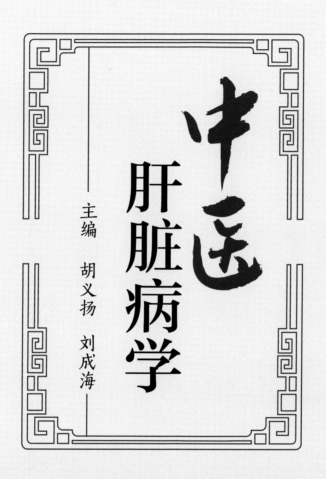

中医
肝脏病学

主编 胡义扬 刘成海

人民卫生出版社
·北京·

图书在版编目（CIP）数据

中医肝脏病学 / 胡义扬，刘成海主编. 一北京：
人民卫生出版社，2023.11
ISBN 978-7-117-35146-1

I.①中⋯ Ⅱ.①胡⋯ ②刘⋯ Ⅲ.①肝疾病 – 中西
医结合 – 诊疗 Ⅳ.①R575

中国国家版本馆 CIP 数据核字（2023）第 172737 号

中医肝脏病学
Zhongyi Ganzangbingxue

主　　编　胡义扬　刘成海
出版发行　人民卫生出版社（中继线 010-59780011）
地　　址　北京市朝阳区潘家园南里 19 号
邮　　编　100021
E - mail　pmph @ pmph.com
购书热线　010-59787592　010-59787584　010-65264830
印　　刷　三河市宏达印刷有限公司
经　　销　新华书店
开　　本　787×1092　1/16　印张:62　插页:8
字　　数　1428 千字
版　　次　2023 年 11 月第 1 版
印　　次　2023 年 11 月第 1 次印刷
标准书号　ISBN 978-7-117-35146-1
定　　价　288.00 元

打击盗版举报电话　010-59787491　　E- mail　WQ @ pmph.com
质量问题联系电话 010-59787234　　E- mail　zhiliang @ pmph.com
数字融合服务电话 4001118166　　E- mail　zengzhi @ pmph.com

《中医肝脏病学》
编写委员会

主　编

胡义扬（上海中医药大学附属曙光医院）

刘成海（上海中医药大学附属曙光医院）

副主编（按姓氏笔画为序）

马　红（首都医科大学附属北京友谊医院）

叶永安（北京中医药大学东直门医院）

吕志平（南方医科大学中西医结合医院）

阮　冰（浙江大学医学院附属第一医院）

李秀惠（首都医科大学附属北京佑安医院）

范建高（上海交通大学医学院附属新华医院）

季　光（上海中医药大学）

高月求（上海中医药大学附属曙光医院）

编　委（按姓氏笔画为序）

丁雯瑾（上海交通大学医学院附属新华医院）

马　红（首都医科大学附属北京友谊医院）

王　宇（首都医科大学附属北京友谊医院）

王　超（首都医科大学附属北京友谊医院）

王　磊（上海中医药大学附属龙华医院）

王晓柠（上海中医药大学）

王晓素（上海中医药大学附属岳阳中西医结合医院）

王晓颖（上海交通大学医学院附属新华医院）

王淑颖（浙江大学医学院附属杭州市第一人民医院）

甘大楠（北京中医药大学东直门医院）

吴　涛（上海中医药大学）

谷培云（首都医科大学附属北京友谊医院）

汪登斌（上海交通大学医学院附属新华医院）

张　华（上海中医药大学附属曙光医院）

张　玮（上海中医药大学附属龙华医院）

张　莉（上海中医药大学脾胃病研究所）

张　寅（首都医科大学附属北京佑安医院）

张　晶（首都医科大学附属北京佑安医院）

张　磊（上海中医药大学）

张　鑫（上海中医药大学附属曙光医院）

张国华（南方医科大学中西医结合医院）

张国梁（安徽中医药大学第一附属医院）

张绪富（南方医科大学中西医结合医院）

陈　亮（南京中医药大学南通附属医院）

陈　艳（中国中医科学院西苑医院）

陈少东（厦门大学）

范建高（上海交通大学医学院附属新华医院）

季　光（上海中医药大学）

周振华（上海中医药大学附属曙光医院）

庞　杰（南方医科大学中西医结合医院）

郑培永（上海中医药大学附属龙华医院）

赵　瑜（上海中医药大学附属曙光医院）

赵志敏（上海中医药大学附属曙光医院）

荀运浩（浙江中医药大学附属杭州西溪医院）

胡义扬（上海中医药大学附属曙光医院）

胡良凯（上海市杨浦区市东医院）

胡建华（首都医科大学附属北京佑安医院）

茹清静（浙江中医药大学附属第二医院）

柳雅立（首都医科大学附属北京佑安医院）

主编简介

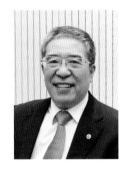

胡义扬，1962 年生，医学博士，二级教授，博士研究生导师，上海市名中医，享受国务院政府特殊津贴。1998—2009 年任上海中医药大学肝病研究所副所长，2009—2017 年任上海中医药大学附属曙光医院副院长，现任医院临床药理研究所所长。兼任中国中西医结合学会第八届、第十一届肝病专业委员会主任委员、世界中医药学会联合会肝病专业委员会副会长（2005 年至今）、中国中西医结合学会理事（2003—2021）、《临床肝胆病杂志》副主编及《中国中西医结合杂志》等 11 部杂志的编委、国家中医药管理局中医肝胆病重点学科带头人等职。主要从事中医药防治慢性肝病的科研与临床诊疗工作。迄今承担国家科技重大专项 3 项、承担国家自然科学基金 9 项（其中重点项目 1 项）。已发表论文 300 余篇，其中 SCI 收录论文 120 余篇，近年来连续 3 年入选"爱思唯尔中国高被引学者"榜单。曾获国家科学技术进步奖二等奖 1 项，部省级科技成果奖一等奖 2 项、二等奖 14 项。已获授权专利 9 项。培养博士、硕士研究生 62 名，博士后 1 名。主编《肝脏病常用中药药理与临床》等著作。曾先后获上海市优秀学科带头人、上海领军人才、新世纪百千万人才工程国家级人选、卫生部有突出贡献中青年专家等荣誉称号。

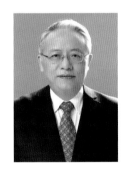

刘成海，1986 年毕业于湖北中医学院（现湖北中医药大学）中医系，1989 年于湖北中医学院获硕士学位。1989—1993 年于湖北中医学院附属医院工作，1996 年于上海中医药大学获博士学位，2000—2001 年于美国耶鲁大学医学院访问学者暨博士后进修，1996 年至今于上海中医药大学附属曙光医院肝病研究所工作。现任上海中医药大学讲席教授、肝病研究所所长，上海中医药大学附属曙光医院首席研究员，上海市中医临床重点实验室主任。从事中西医结合肝病与器官纤维化研究工作 30 余年，迄今承担国家重大科技专项 3 项，国家自然科学青年、面上与重点基金 8 项等，获国家、上海市、全国性学会等科技进步奖 10 余项。获得发明专利 6 项，其中成果转让 3 项。迄至 2022 年，以第一与通讯作者身份发表论文与综述 322 余篇，其中，SCI 收录 91 余篇。享受国务院政府特殊津贴，获上海领军人才等荣誉称号，兼任国务院学位委员会中西医结合学科评议组成员、中国中西医结合学会消化系统疾病专业委员会副主任委员等。

副主编简介

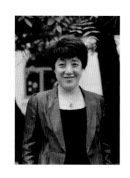

马红，医学博士，首都医科大学附属北京友谊医院肝病中心副主任、主任医师、研究员、博士研究生导师。现任中国中西医结合学会肝病专业委员会副主任委员，中华医学会肝病学分会肝纤维化、肝硬化及门脉高压学组秘书，北京中西医结合学会肝病专业委员会常委。主要从事慢性乙肝和丙肝的抗病毒治疗、中西医结合阻断及逆转肝纤维化的临床及科研工作。曾获北京市科学技术进步奖一等奖、二等奖和三等奖、卫生部科学技术进步奖二等奖、中华医学科技奖三等奖，主持或参与多项国家、省部级科研课题，参与多项国内外有关慢性乙型肝炎、慢性丙型肝炎、自身免疫性肝病等的临床试验，发表相关研究论文80余篇，培养研究生40余名。

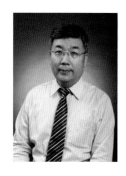

叶永安，北京中医药大学东直门医院教授、主任医师、博士研究生导师，首都中医榜样人物、首都名中医、全国抗击新冠肺炎疫情先进个人、教育部长江学者，北京中医药大学肝病研究院院长，国家"十二五"重大传染病防治专项总体专家组专家，世界卫生组织传统医学国际疾病分类标准修订专家委员会委员，国家药品监督管理局新药评审委员，中国博士后科学基金评审专家，教育部科技成果奖评审专家，国家中医药管理局项目评审专家，世界中医药学会联合会常务理事、肝病专业委员会会长，中国中西医结合学会肝病专业委员会副主任委员，国家中医药管理局中医肝胆病学重点学科、中医肝病国家区域诊疗中心带头人，《中西医结合肝病杂志》学术委员会主任委员，《临床肝胆病杂志》《中医杂志》《世界中医药》编委。从事中医临床工作30余年，对慢性乙肝、肝硬化、肝癌前病变、肝癌、慢性胃肠病等疑难病有较深的造诣。近年来，主持国家级课题5项，负责起草国家"十五"项目指南及国家"十一五"至"十三五"重大传染病专项"病毒性肝炎中医药防治"规划建议书。任科技部"十五"攻关项目及国家"十一五"至"十三五"重大传染病防治专项慢性乙型肝炎课题首席专家。发表论文150余篇，研究结果被 *Hepatology* 等SCI杂志收录30余篇。

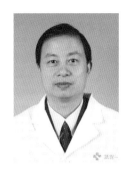

阮冰，1983 年毕业于浙江医科大学，2000 年晋升主任医师，2001 年获博士研究生导师资格。现任浙江大学传染病学教学委员会副主任，国家卫健委能力建设和继续教育传染病学专家委员会副主任委员，中国中西医结合学会肝病专业委员会副主任委员、浙江省中西医结合学会肝病专业委员会主任委员。牵头完成国家科技重大专项、"973"计划等国家级课题 5 项，在病毒性肝炎的传播规律及诊断技术方面的研究有突破，在重大传染病现场综合防治方面有研究经验。发表学术论文 150 余篇，担任国家科学技术奖评审专家，以第一完成人身份先后获科技部国家科技计划执行突出贡献奖及浙江省科学技术进步奖一等奖、二等奖各 1 项。教学工作经验丰富，曾获浙江省教学成果奖一等奖，带领教学团队完成"传染病学"国家精品课程、国家精品资源共享课以及中国医学教育慕课联盟规划课程"传染病学"建设。培养博士后、博士、硕士研究生 30 余名。担任国家级规划教材《传染病学》副主编，主编或参编教材和专著 30 余部。

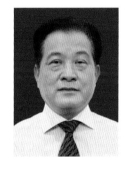

吕志平，南方医科大学中医药学院及中西医结合医院原院长、首席专家，二级教授、主任医师、博士研究生导师，全国名中医、全国中医药高等学校教学名师、全国优秀教育工作者、全国老中医药专家学术经验继承工作指导老师、广东省名中医，享受国务院政府特殊津贴，教育部重点学科中西医结合临床医学学科带头人、中西医结合教学团队带头人，广东省"攀峰"重点学科中西医结合学科带头人、中西医结合肝病重点专科学术带头人、中国中西医结合学会常务理事、中国中西医结合学会肝病专业委员会副主任委员、中华中医药学会常务理事、中医基础理论分会副主任委员，中国医师协会中西医结合医师分会常务理事，广东省中西医结合学会副会长，广东省中医药学会络病专业委员会主任委员、肝病专业委员会副主任委员。先后主持各类课题 30 余项，其中，国家自然科学基金重点课题 1 项、面上项目 8 项。获中国中西医结合学会科学技术奖一等奖 1 项，省部级科学技术进步奖二等奖 5 项，国家发明专利 8 项。主编规划教材 4 部，出版专著 20 部（册），发表论文 260 余篇（SCI 收录 40 篇），培养研究生 90 名，为 5 种核心期刊编委。

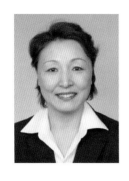

李秀惠，首都医科大学附属北京佑安医院首席专家、中西医结合会诊中心主任，教授、主任医师、博士研究生（博士后）导师，技术二级。国家中医肝病临床重点专科负责人，国家中医药管理局传染病专家组专家，国家中医药管理局中西医结合传染病临床基地及传染病重点学科、传染病重点研究室主任。全国名中医钱英教授学术继承人，首都名中医，第七批全国老中医药专家学术经验继承工作指导老师。中华中医药学会第五、六、七届理事，中华中医药学会肝胆病分会主任委员、中国医师协会中西医结合肝病委员会副主任委员、中国女医师协会中医专业委员会副主任委员、世界中医药学会联合会临床用药安全委员会副主任委员、中国医疗保健国际交流促进会肝胆疾病学分会第五届副主任委员、中华中医药学会内科分会及感染病分会常委。《中西医结合肝病杂志》第十二届编委会主任委员、*Gastroenterology & Hepatology Research*（GHR）主编、《临床肝胆病杂志》副主编。长期研究传染性疾病、病毒性肝炎、肝纤维化及肝硬化、原发性肝癌的中医药、中西医结合临床诊疗与基础研究。主持开发了治疗急慢性肝炎、重型肝炎、肝硬化、脂肪肝的系列院内制剂。主持国家自然科学基金、国家行业专项等多项课题，发表论文 200 余篇，SCI 收录 30 篇，主编著作 5 部，主持编写行业指南、共识、临床路径 10 项，以第一完成人身份获得北京市、中华中医药学会等科技成果奖 6 项。获得全国防治非典型肺炎优秀科技工作者、全国中医药应急工作先进个人、北京市抗击新冠肺炎疫情先进个人等称号。

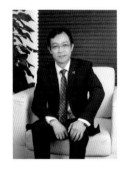

季光，医学博士、二级教授、主任医师、博士研究生导师，上海中医药大学脾胃病研究所创所所长。现任上海中医药大学党委副书记、校长，上海市炎癌转化病证生物学前沿科学中心主任。主要从事中医药防治消化病临床和科研工作，主持国家重大科技专项、国家 863 计划、国家自然科学基金国际合作重点项目等国家级课题，入选国家首批岐黄学者、国家百千万人才工程国家级人选、教育部新世纪优秀人才、上海领军人才、上海市优秀学科带头人等国家和部市级人才计划，人力资源和社会保障部授予"国家有突出贡献中青年专家"称号，获第十届上海市卫生系统银蛇奖、第二届上海市优秀"医苑新星"、上海市卫生局记大功 1 次等个人荣誉。以第一完成人身份获得部、市级科学技术进步奖一等奖 3 项、二等奖 8 项，研发并转让国家新药临床批件 2 项，主持编写行业指南 5 项。以通讯作者身份发表学术论文 400 余篇，其中 SCI 收录论文 280 余篇，他引 4 600 余次，H 指数 36。兼任中华中医药学会健康管理分会主任委员、脾胃病分会副主任委员，*Global Journal of Digestive Diseases* 主编、《中医学》杂志主编，*Journal of Integrative Medicine*、*BMC Complementary and Alternative Medicine* 副主编，*World Journal of Gastroenterology* 等国际期刊编委。入选中国高被引学者、消化病领域国际学术影响力 30 强（Scopus 发布）、World's Top 2% Scientists（Elsevier）。

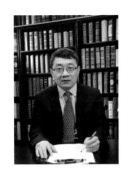

范建高，上海交通大学医学院附属新华医院消化内科主任，上海交通大学医学院高水平地方高校协同创新团队负责人，上海市"医苑新星"、上海市青年科技启明星（跟踪）、教育部新世纪优秀人才、上海市卫生系统优秀学科带头人、上海领军人才。兼任上海市医学会肝病专业委员会名誉主任委员，中国医师协会内科医师分会委员、医学科普分会委员暨肝病科普专业委员会主任委员、脂肪性肝病专家委员会主任委员、整合医学分会内分泌糖尿病专业委员会副主任委员，中国医药生物技术协会理事暨慢病管理分会主任委员，中华医学会肝病学分会脂肪肝和酒精性肝病学组名誉组长，中国药师协会罕见病用药工作委员会副主任委员，北京亚太肝病诊疗技术联盟监事长，《胃肠病学和肝病学杂志》共同主编，《实用肝脏病杂志》总编辑。长期致力于慢性肝病的研究，主编《脂肪性肝病》《临床脾脏病学》《中国脂肪肝防治指南（科普版）》等著作20部，发表学术论文700余篇，其中，以第一或通讯作者身份在 *Hepatology*（3篇）和 *J Hepatol*（4篇）等杂志发表 SCI 期刊论文150余篇，H指数70。以第一完成人身份获中华医学会、教育部、上海市科学技术奖二等奖5项及上海市卫生系统银蛇奖二等奖、上海市杰出专科医师奖提名奖、药明康德生命化学研究奖和宝钢教育奖等荣誉。

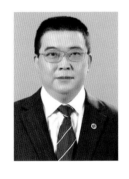

高月求，主任医师、教授，博士研究生导师，享受国务院政府特殊津贴专家，上海市名中医。现任上海中医药大学附属曙光医院副院长、细胞免疫实验室主任，兼任中国民族医药学会肝病分会会长、中华中医药学会肝胆病分会副主任委员、上海市中医药学会肝病分会主任委员。从事中医药防治慢性肝病的临床疗效及免疫机制研究。曾入选岐黄学者、国家百千万人才工程、全国中医临床优秀人才、上海领军人才、上海市曙光学者、上海市优秀学科带头人等多项人才项目。作为第一负责人承担包括国家重大科技专项、国家自然科学基金等在内的10项国家级科研课题，发表学术论文178篇。作为第一完成人获得教育部科技成果奖二等奖、上海市科技进步奖二等奖及三等奖、中国中西医结合学会科技成果奖二等奖、华夏医学科技奖二等奖等10项奖励。获得授权发明专利7项，其中2项完成成果转化。主编全国中医药行业高等教育"十三五"规划教材《传染病学》等图书4部。

张伯礼序

中医药学是中华民族的瑰宝，也是打开中华文明宝库的钥匙。在数千年与疾病斗争的过程中，形成了中医药学独特的理论体系和丰富的治疗方法，为中华民族的繁衍昌盛做出了重要贡献。中医药学理论和方法不是一成不变的，而是与时俱进，不断发展完善。近几十年来，中医药不断吸收现代科技成果为我所用，多学科融合发展，成效显著，加深了对疾病和健康的认识，提高了临床疗效和服务水平，中医药服务广度达到新的历史水平。在抗击新型冠状病毒肺炎的战役中，中医药的优势再一次得到彰显，在遏制病情蔓延、减轻患者症状、控制病情转重、降低病死率等方面均有明确的效果。中西医结合成为抗击新冠疫情中国方案的一个亮点，也为国际疫情防控贡献了中国力量。实践证明，中医药不仅在慢性疾病治疗方面有显著优势，对感染性疾病也能起到不可替代的作用。

在我国，肝病治疗负担非常重，慢性病毒性肝炎存量还很大，脂肪肝、肝纤维化、肝癌等发病率居高不下，给人民健康带来严重危害。因此，"传承好、发展好、利用好"中医药在肝病防治方面的丰富经验，结合现代研究成果，推动中医药"守正创新"意义重大。近几十年来，中医肝脏病学稳步发展：对肝藏象学说、病因病机、治则治法等有了新的认识；针对当代疾病谱，研制了系列临床指南和专家共识，提高了临床疗效；发现了抗病毒、保肝抗损伤、抗肝纤维化、调节免疫等中成药和方剂，也逐步揭示了中医药的作用机制，丰富了中医药防治肝病的科学内涵。如中药扶正化瘀片完成了美国FDA二期临床试验，为慢性丙肝的治疗提供了有效手段，在国内外产生了广泛学术影响。中医肝病领域研究成果丰硕，有必要进行总结梳理，并提高完善，推动中医肝病学术传承创新发展。

胡义扬、刘成海两位教授是中医肝病研究知名专家，在肝病的医疗、科研与教学领域辛勤耕耘30余载，形成自己的学术特色。他们组织国内中西医同道奉献智慧，精勤不倦，历经三载，编撰了《中医肝脏病学》专著。该书从肝病中医理论到临床实践；从中医病证到肝脏疾病诊疗的病证结合；从肝病常用中药到经方、验方、中成药；从肝病科研思路方法到研究成果，内容丰富，较全面反映了该学科的发展概貌，是一部集学术性、创新性和实用性于一体的中医肝脏病重要著作。特别是注重面向当下临床的关切，在中医药防治肝病的现代制剂应用、肝藏象理论的本质与临床应用、中草药肝损伤的原因及其防治措施等方面有专门论述，具有前瞻性和实效性。相信广大读者通过对本书的阅读，均会有所获益。

书将付梓，先睹为快。谨呈学习体会，权充为序。

中国工程院院士
天津中医药大学校长
中国中医科学院名誉院长

张伯礼

2020年7月

刘平序

        肝脏疾病是我国突出的公共卫生问题之一。如我国是慢性乙型病毒性肝炎（CHB）高发地区，目前的流行病学报告资料显示，一般人群 HBsAg 流行率为 5%～6%，CHB 感染者约 7 000 万，其中 CHB 患者 2 000 万～3 000 万例。我国政府从"十一五"以来，一直把慢性乙型病毒性肝炎列为国家科技重大专项进行科技攻关。再如非酒精性脂肪性肝病（NAFLD，2020 年初，国际专家组共识将该病更名为"代谢相关脂肪性肝病"，MAFLD），据来自上海、北京等地区的流行病学调查结果显示，普通成人经超声诊断的患病率近 10 年期间从 15% 增加到 31% 以上。而我国的肝癌患病率占世界的 40% 左右，其病死率在男性已跃居恶性肿瘤第二的高位。因此，肝病防治是我国当前建设健康中国所面临的一项重大难题。

        中医药学是中华民族的瑰宝。中医药在中华传统文化和科技进步的驱动下，逐步形成了完整的以整体观和辨证论治为特色的理论和临床诊疗体系，为我国的人民健康做出了巨大的贡献。中医肝脏病学也是在中医理论指导下和临床体系不断发展进程中，自近代我国引进西方医学后逐渐形成的一门学科。特别是近半个多世纪以来，在我国政府倡导的中西医并重、中西医优势互补的思想指导下，随着科学技术的高速发展，中医肝脏病学坚持以传统中医理论为指导，在传承基础上，整合现代医学，守正创新，取得了快速发展：不仅传承了整体观与辨证论治的精华，荟萃诸多肝病名医的临床经验，进一步发展了肝病中医理论，而且基于病证结合的思维理念，对肝藏象学说、病因病机与治法、常见病证的辨证论治等有了新的认识；针对现代疾病形成了中医证治方药的系统方案；并引进现代科学技术，研制了大量的临床有效方药；针对抗病毒、抗肝炎性损伤、抗肝纤维化、调节免疫等等研发了极具临床特色的中成药、院内制剂、验方；发现了不少效应中药成分。以上成果迫切需要进行总结、归纳，以促进学科的发展。

        由胡义扬教授和刘成海教授主编的《中医肝脏病学》，荟萃集成了国内的中医肝脏病专家和部分西医、中西医结合肝病专家的智慧。该书内容丰富，较全面显现了该学科的当今发展现状，是一部具有特色、实用性很强的中医肝病临床医生、研究生的案头参考书，对肝病学科的发展将产生重要影响。

        在此书付梓前先睹为快，谨遵邀推荐本书以供同道们临证参考应用，是以为序。

刘平

2020 年 8 月

王灵台序

　　中医药是经历了几千年的经验总结而传承下来的集体智慧、民族瑰宝和文化遗产，对于维系国人的健康发挥了不可磨灭的重要作用，也是我国医疗体系的重要构建部分。中医药素来注重实践积累和临床疗效，故及时对有效救治方案或者方药进行总结，归纳相关方剂药理药效机制的研究进展，不断提高临床疗效和学术水平乃是一项长期的任务。

　　中医药治疗肝病历史悠久。作为五脏之一，中医早在《内经》时期即对肝脏的形态位置、生理功能和特征就有独特的认识，又经过了历代医家的补充和完善，已形成一套完整的病因病机和辨证施治的理论体系，围绕该体系涌现出一系列经历了临床实践的古方和验方。另一方面，随着现代对肝病病理机制研究的不断深入，细化了对肝病的疾病分类诊断。面对现代疾病谱的新变化，中医对肝病的防治也有了新的进展，拓宽了肝脏疾病治疗的深度和广度。近年来结合现代医学对于疾病病理机制的前沿进展，对于经方、验方和单味中药的药理药效的研究也不断深入。围绕中医药防治肝病的证候基础研究、治则治法总结、方药疗效判定和药理机制研究涌现大量的文献报道，亟需整理和总结。

　　本书针对上述研究现状和读者需求，围绕中医药防治肝脏病主题，兼顾实用性和专业性，分四卷展开论述。基础理论卷从传统中医出发，讲述中医对肝脏疾病的概念认识和辨证施治；临床应用卷结合现代医学对肝病的诊断分类，介绍中西医结合的防治与调护；古今方药卷汇总了常用于临床的中药、古方、中成药和现代验方的药效与药理报道；科学研究卷聚焦于前沿，并围绕13个不同的主题，从基础、临床、新药研发等多角度讲述中医药诊治肝病的研究思路与方法。力求中西结合、古今结合和理论与实践结合是本书的明显特点。因此该书是一部当今从事肝病临床与科研工作及相关专业的学者、医生、研究生的重要参考书籍。

　　攻克肝病任重道远，唯靠中西医同仁的不懈努力。作为这条战线上的老兵，愿向读者推荐这部专著，冀希从中获益。

王灵台

2020 年 9 月

前言

中医药是中华文明的瑰宝，是 5 000 多年文明历史的结晶。肝病是临床常见病，中医对肝病的理论认识与实践可追溯到《黄帝内经》，其学科形成于近代。自 20 世纪 90 年代以来，学界对肝病研究逐渐深入，一批专著，如洪嘉禾主编的《实用中医肝病学》（1993 年）、王伯祥主编的《中医肝胆病学》（1997 年）、刘平主编的《现代中医肝脏病学》（2002 年）、张赤志和田德英主编的《中西医结合肝脏病学》（2002 年），相继出版，也产生了重要影响。

近年来，党和国家高度重视中医药事业的发展，习近平同志对中医药工作作出了重要指示，强调要遵循中医药发展规律，传承精华，守正创新。为了保护好、发掘好、发展好、传承好中医药，充分反映病疾病谱的变化以及临床研究成果，我们组织编写了《中医肝脏病学》，以期为当代学术进步贡献力量。

本书以传承中医理论和中医特色为主线，以现代肝脏疾病为纲，全面阐述肝脏病的中西医基础理论、临床治疗及现代科学研究进展与展望，分基础理论卷、临床应用卷、古今方药卷、科学研究卷等四部分。

基础理论卷对中医肝病学科的发展沿革和现状、肝藏象学说、病因病机与治法、常见病证的辨证论治等进行较全面的阐述，旨在厘清中医肝脏病学的发展脉络，归纳中医肝病的肝藏象学说、病因病机与治法理论，使肝病常见病证的辨证论治有章可循，并总结了先贤尤其是近代中医名家的理论经验。

临床应用卷以当今常见肝脏疾病为纲，结合最新研究进展，参考最新的研究指南和专家共识，阐述了肝脏病常用中医传统诊断、肝脏病病史采集及体格检查、肝脏病常用的理化诊断、肝脏病的常见症状以及临床相关肝脏疾病的西医治疗措施与中医辨证论治。

古今方药卷围绕肝病常用中药、常用古方、常用中成药、现代验方，依据文献，全面阐述了近半个多世纪以来尤其是近年来的临床和药理研究进展。

科学研究卷介绍了肝病基础和临床研究以及新药研究的思路方法，并根据近年来的肝病研究热点领域分 13 章全面阐述了其研究进展。

本书编写目的在于传承肝病的中医理论、突出中医特色、展示中西结合、追踪研究进展，本书将为临床医生开展中医、中西医结合治疗肝脏疾病的临床和科研提供指导，也将成为医学类本科生和研究生了解肝病临床与研究工作的重要参考书。

本书编委会由我国肝病临床和研究专家组成。其中，主编和副主编均担任和曾担任中国中西医结合学会肝病专业委员会、中华中医药学会肝胆病分会、世界中医药学会联合会肝病专业委员会、中国民族医药学会肝病分会等全国二级学会的主任委员和副主任委员等职。他们有着丰富的临床和研究经验，代表着当今中医和中西医肝病领域的临床和科研水平。书中有大量的研究进展和新见解，很有启迪意义。

当前肝病临床和基础研究进步很快，加之编者水平有限，书中必然存在诸多不妥之处，恳请广大读者批评指正，以利再版时修正。

胡义扬　刘成海

2020 年 6 月

目录

第一卷　基础理论卷

第二卷　临床应用卷

第三卷　古今方药卷

第四卷　科学研究卷

基础理论卷

第一篇　基础理论

第一章　概论

第一节　中医肝脏病学的概念范围与特点

中医肝脏病学是以中医理论为基础，以现代肝脏疾病为基本范畴，以中医肝的生理特点和病理变化为依据，在继承历代中医学家肝病理论和临床经验的基础上，结合现代医学研究成果，系统阐述中医肝系疾病的病因、病机、辨证论治、理法方药、预后与转归的一门临床学科，是中医内科学的重要分支。

一、中医对"肝"的认识

"肝"为中医五脏之一。《素问·五脏别论》："所谓五脏者，藏精气而不泻也，故满而不能实。"满，是充满而没有虚实之分；实，是指有的地方充实，有的地方空虚[1]。脏贮藏精气而应保持充满，使其能够充分发挥生理效应，这一特性也体现在中医对"肝"生理功能的认识当中。中医"肝"的五行属性为木，木性喜条达，生机活泼，其母属水，其子属火，故古人亦称肝为阴尽阳生之脏，即居阴阳之中，水火之间。肝在体合筋，其华在爪；在窍为目；在志为怒；在液为泪[1]。

《难经·四十二难》："肝……左三叶，右四叶，凡七叶……胆在肝之短叶间。"肝位于腹腔，横膈之下，右胁之内。这与现代解剖学所描述的部位和右叶大、左叶小、胆附其下的状态基本一致。

中医对"肝"的生理功能认识还与其经络络属关系密切。肝的直接连属经脉是足厥阴肝经，足厥阴肝经在人体的循行路线是：起于足大趾上丛毛的边际，上循足跗部，再经过内踝前面，向上至内踝上八寸处交叉到足太阴脾经的后方，到达膝内缘，沿着大腿内侧，进入阴毛中，绕过阴部，到达小腹，上至乳下二肋。入内的经脉：挟胃两旁，属肝络胆，向上通过横膈，分布于胁肋，沿着喉咙后面，进入鼻咽部，连接于目系，向上经前额，与督脉会合于颠顶。目系的支脉：下行颊里，环绕口唇。从肝分出的支脉：通过横膈，向上流注于肺，连接于手太阴肺经[2]。

中医肝的生理功能与其脏腑属性、五行属性、经络络属关系密切。肝的主要生理功能是主藏血和主疏泄。"肝藏血"指肝对血液有贮藏、调节和统摄的作用[3]。"肝性如木"，而木具有喜舒畅、条达的特性，故肝主疏泄[4]。其后经历金元时期"相火论"的影响，明清时期医家对该理论内涵的不断外延补充，而今肝主疏泄最终被确立为肝的生理功能之一并被写入教材[5]。所谓肝主疏泄，是指肝具有保持全身气机疏通畅达、通而不滞、散而不郁的作用。肝主疏泄的功能，反映了肝脏主升、主动、主散的生理特点，是调畅全身气机，推动血和津液运行的一个重要环节。肝的疏泄功能对人体的影响，主要表现在：①调畅气机；②保障脾胃运化功能；③保障正常的情志活动；④保障胆汁正常排泄；⑤保障正常的男子排精、女子月经。

二、中医肝脏病的特点

（一）体用失调是肝脏病的基本病理变化

古人把肝称为"阴尽阳生"之脏，其具有条达之性，性刚，主动主升，又主藏血，全赖肾水以涵之、血液以濡之，故《临证指南医案》指出肝有"体阴用阳"之性。肝体柔和，肝气条达是维持肝脏正常生理功能的基本条件。如果肝之体用失调，阴阳不济，就会产生各种病证。古代医家通过长期的临床实践，总结了肝阴肝血常不足、肝阳肝气常有余的肝病特点。故治疗上以滋肾养肝培其本，疏肝平肝治其标为原则[2]。

（二）气血失和是肝脏病的主要表现

肝主疏泄，调畅一身之气机，又主藏血，调节全身之血量，故肝病常表现为各种气血失和的症状。具体来看，肝之疏泄失常，动态多端，可郁于本经，上扰头目，或夹湿热、寒邪下迫肝脉，也可横乘脾胃或流窜肝络，总之，以气机郁滞最为常见。肝郁进一步发展，则又可有多种演变。肝以气为用，气有余便是火，故肝郁易从火化，肝火浮动于上则为肝阳，阳升无制，进而可出现肝风，正如王旭高所言，"肝气、肝风、肝火，三者同出异名"[6]。

气病必及血，肝病之进程，初起涉及气分，久则必及血分。如肝气郁结可致血行不畅，进而形成瘀血；肝阳升发太过，则使血随气升而病厥，还可出现咯血、呕血等证候；肝火日久耗伤阴血，可导致肝阴血亏损，阴虚不能制阳，而肝阳上亢；若肝血内虚，不能藏魂，则可出现多梦易惊或肢麻筋挛等症；对妇女，则可致冲任失调，而见经闭、崩漏，经期提前或推延，以及腹内肿块、经行腹痛等证候[2]。

（三）肝脏病有虚实寒热之分

基于肝之生理性能具有两重性，故肝之病理也有太过与不及、寒化与热化之别。肝的实证，多指肝的疏泄太过导致的病证，多因肝气郁结或湿热侵犯肝胆所致。肝的疏泄太过进而可演化为肝阳、肝火、肝风等，临床表现以肝的功能亢进为主。至于肝之虚证，有肝体不足和疏泄不及之别。肝体不足多因肝血虚失于濡养，肝阴虚致阴虚阳亢；疏泄不及则主要为肝气、肝阳的困乏，使肝疏泄障碍，故临床表现为感觉、运动、精神等一系列衰退症状。

肝病之寒化、热化，也和肝之生理特殊性相一致，《伤寒论》中的厥阴病就是以寒热错杂的蛔厥证、厥热胜复证、手足厥逆之阳厥和阴厥为主要病证。目前，临床上所见的肝的实质性病变如慢性肝炎、肝硬化等，其临床表现就有便溏、怕冷、腹水等阴寒之象和出血、舌红、烦热等阳热之象的不同；肝性脑病患者有表现发热狂躁、扰动不安之热象的，也有表现为昏聩嗜睡、神呆肢冷等阴寒之象的。从肝的功能失常来看，一般来说，肝疏泄太过多为热化，疏泄不及则多为寒化。由此可见，肝病有寒化、热化的不同转归[2]。

（四）肝病有迅速传变他脏之特性

肝，其特性每以干犯他脏为能事。由于在生理功能及经络络属上，肝与脾胃、肺、心、肾、胆等脏腑均有密切联系，所以肝病最易上侮肺金，中乘脾胃，下竭肾阴，上逆冲心，旁及胆腑。其中，尤以肝病传脾和肝病及肺，或肝胆同病为常见。

一般来说，肝病的传变包括相生关系和相克关系失去平衡的两种传变形式。相生关系传变，在脏气太过方面，包括母病及子（如肝火引动心火）和子病犯母（如肝火灼伤肾阴）两类病变；在脏气不及方面，包括母不生子（如肝血虚不能养心）和子盗母气（如肝阴亏损累及肾阴）两类病变。

相克关系的传变,在脏气太过方面,包括相乘(如肝气横逆犯脾胃)和相侮(如肝火犯肺)两类病变;在脏气不及方面,也包括相乘(如肝弱肺旺证)和相侮(如肝失疏泄、木不疏土、脾湿壅滞)两类病变。

应当指出,肝病的传变并不是固定的模式,在传变的过程中,常常可以受到时令气候、体质因素以及精神因素等影响而不依次相传,从而表现为各种特殊的传变形式[2]。

三、肝脏病的治则治法

肝病总的中医治疗原则是:疏通气血、补体泻用、标本兼顾和疗养结合[2]。

(一)疏通气血

肝气宜疏畅条达,不论横逆或郁结均应调理气机使其畅达。肝气横逆、胀满痞闷,则宜平宜泄,肝脏气血郁滞,郁则宜舒,结则宜散,滞则宜化,以遂其条达之性。故《素问·至真要大论》曰:"疏其血气,令其调达,而致和平。"

(二)补体泻用

由于肝在生理上体阴而用阳,肝阴不足,肝阳上亢,故治疗上应补肝体之不足,泻肝用之有余。补肝体之不足,可取补肝血、补肝气、补肝阴、补肝阳诸法;泻肝用之有余,可取清肝法、凉肝法、泻肝法、平肝法、镇肝法诸法。若因不当补而补之,则易敛邪为害,不当泻而泻之,则易犯"虚虚"之戒。

(三)标本兼顾

在肝病的病变过程中,不同阶段可以表现出不同的病症。如肝阴不足、肝阳上亢、阳化内风,则风阳之症为标,肝阴不足是本,治疗时宜急则治标,必须先平肝潜阳以息内风,待风阳息再补肝阴以治其本。又如,湿热黄疸,湿热郁遏为标,疏泄失职为本,治疗时则用清利湿热、解毒退黄以治其标,湿热去后,则再疏肝理气以治其本。再如,眩晕心悸属肝血不足,病症缓,当治本,宜滋补肝血,肝血得充则诸症自解。

(四)疗养结合

对肝病治疗用药,应当如《内经》所言"肝欲酸""肝苦急,急食甘以缓之""肝欲散,急食辛以散之,用辛补之,酸泻之",以此来调整和恢复其正常的功能。但在另一方面,又须注意调动机体自身的抗病能力。当然,这可从整体治疗角度来设法达到益肝、补肝、养肝的目的,在用药上应该避免过多、过量地用苦寒克伐之品。一旦病去七八,当予调养,以待正气来复。

由于肝病与情志变化关系较密切,《素问·举痛论》云"百病生于气也",故有的情况下,除了运用药物治疗外,更重要的是从调节情志上着手,如以安慰、劝导等方法,使患者气机调畅,则"病邪"自去。应该重视这种非药物疗法在肝病中的应用。

肝病的具体治法很多,如疏肝法、清肝法、平肝法、养肝法、益肾法、健脾法、化湿法、化瘀法等。

四、肝脏病的预防调护

肝为风木之脏,寓一阳生生之气,体阴用阳,既忌大量苦寒,又恶刚燥克伐。否则,病则迁延难愈,甚或加重。因此,前人对肝病的治疗除了有效的方药外,往往根据肝的生理特点予以生活起居上的调养,包括春季养生、调摄精神、节欲保精、劳逸适度等方面[2]。

(一)春季养生

从四时与五脏的关系来看,春令之气升发舒畅的特点与人体肝脏主疏泄、升发条达之性相应。故前人认为顺春季之气候变化特点可以养肝,逆之则伤肝。如《素问·四气调神大论》曰:"逆春气,则少阳不生，肝气内变。"因此，肝病患者，尤须掌握四季中春令之气升发舒畅的特点，并在精神、起居、饮食、运动等方面加以调摄，来保障肝之气机条达，血行流畅，以利于肝病的恢复，防止肝病的复发和传变。春时养生，包括调摄精神，起居有常，注意防风御寒以养阳敛阴，饮食宜选辛、甘、温之品，忌酸涩，宜清淡可口，忌油腻生冷之物，同时也要注意适当运动，对于保持人体气血流畅，促进肝病的恢复十分有利。

（二）调摄精神

调摄精神之道，对于肝病患者来说，首先要做到收心养性，还包括平时要注意安心养神，正确对待疾病，有战胜疾病的信心。保持开朗与乐观，对肝病的预防和治疗能起到重要的促进作用。《素问·举痛论》："喜则气和志达，荣卫通利。"精神畅达则生机旺盛，有益于肝气的疏泄、肝血的通畅、肝体的柔和。

（三）节欲保精

肝肾精血同源，可相互滋生转化。一方面，房劳过度，不仅最易耗损肾精，而且也常会损伤肝脏，最终使肝肾两亏；另一方面，足厥阴肝经绕阴器，抵小腹，肝主宗筋，房事过度同样会耗伤肝之阴血和阳气。尤其酒后入房，更易导致肝阳耗竭。

（四）劳逸适度

切勿劳累过度，这也是肝脏病后及早康复，使病情不再复发的重要一环。肝主藏血，又主筋，过劳尤易损伤肝血，影响筋脉运动。此外，脑力劳动过度，初则病在心脾，久则必累及肝肾之精血。临床上急性肝炎或慢性肝病患者，尤其要注意休息，避免劳累。脑力或体力劳动过度往往是诱发肝病复发的原因之一。过度安逸也会使人体气血不畅，脾胃功能减弱，发胖臃肿，肢体软弱，精神不振，甚则继发他病。

（彭景华、胡义扬）

参考文献

[1] 吴敦序.中医基础理论[M].上海：上海科学技术出版社，1995：55-67.

[2] 洪嘉禾.实用中医肝脏病学[M].上海：上海中医药大学出版社，1993：17-95.

[3] 陈明."肝藏血"小议[J].国医论坛，1995，54（6）：44.

[4] 樊文博，李成卫，王庆国.疏泄的三种含义及其支撑理论[J].浙江中医药大学学报，2014，38（11）：1261-1263.

[5] 赵迪，任杰，安海燕.肝主疏泄的源流追溯及现代研究[J].中国中医基础医学杂志，2017，23（2）：289-291.

[6] 王旭高.西溪书屋夜话录[M].北京：人民军医出版社，2012：1.

第二节 中医肝脏病学的形成和发展

长期以来，先贤及历代医家在治疗肝病方面不断丰富其内容，积累了大量的经验，又不断提出理论上的新见解，为防治肝脏疾病做出了重大贡献。近代中医肝病医家不仅在继承传统中医理论方面励精图治，并结合科学技术手段进行基础实验研究，结合大量的古今文献和资料，逐步使肝病学在中医理论里形成了一门专业性的学科。

一、中医肝病理论的起源

从殷商甲骨文记录疾病，商代伊尹创制"汤液"开始，我们的祖先就对中医展开了探索。在我国最早的古方医书《五十二病方》中已有对足厥阴肝脉的循行，以及"是动"所生的"癀疝""少腹肿""腰不可仰""嗌干""面疵"等肝病症状及病名的记载。

始于战国而成书于西汉的《黄帝内经》是一部划时代的医学巨著。基于"人与天地相参也，与日月相应也"（《灵枢·岁露论》）等朴素的哲学思想和整体观，以阴阳藏象理论为核心内容，全面总结了秦汉以前的医学成就，对内科各科疾病从脏腑、经络、气血津液等生理系统进行了系统的阐述和认识，奠定了中医学及其后世肝病学科分支的临床辨证论治理论基础。

"肝者，将军之官，谋虑出焉。"这是《内经》对肝生理功能的高度概括，其内核主要包括肝主敷和，肝主藏血，肝主耐劳。肝主敷和功能不仅表现在协调五脏六腑、气血阴阳方面，也与机体新陈代谢密切相关。如《灵枢·本神》"肝气虚则恐，实则怒"，《素问·调经论》"肝藏血……血有余则怒"，《素问·脏气法时论》"肝病者，两胁下痛引少腹，令人善怒"，《素问·经脉别论》"饮入于胃，游溢精气，上输于脾，脾气散精，上归于肺"，《素问·生气通天论》"阳气者，大怒则形气绝，而血菀于上，使人薄厥"等系列阐述，表达了肝主疏泄，畅达情志，助脾散津，肝气疏则气血冲和等生理功能。肝藏血不仅表现在肝的贮存血液、调节血量等方面，更重要的是通过这种作用使各种精微物质得到重新分解、代谢、合成，为"气血生化之所"。"肝藏血"始见于《灵枢·本神》"肝藏血，血舍魂，肝气虚则恐，实则怒"，《素问·五脏生成》亦云："故人卧血归于肝，肝受血而能视，足受血而能步，掌受血而能握，指受血而能摄。"《素问·金匮真言论》言肝"开窍于目"，《灵枢·脉度》"肝气通于目，肝和，则目能辨五色矣"，《素问·宣明五气》"五脏化液……肝为泪"。肝主耐劳。《素问·六节藏象论》中指出："肝者，罢极之本。"肝主疏泄和藏血功能，两者相辅相成，相互为用，共同调控气血的运行。肝疏泄和藏血功能正常，气机舒畅，血运通达，气血调和，筋脉濡养，是机体抵御疲劳以及促使从疲劳中尽快恢复的根本[1]。此外，

《内经》还系统表达了肝、心、脾、肺、肾五脏的生克关系，以及"肝者……魂之居也，其华在爪，其充在筋"、肝"在窍为目""在志为怒""在液为泪""通于春气"等理论和思想。

《内经》对肝系疾病也有颇多认识，对肝系疾病的概念、病因病机、症状、辨证论治方法、治则等方面均有记载。如黄疸病名，首见于《素问·平人气象论》"溺黄赤，安卧者，黄疸""目黄者曰黄疸"。对于黄疸的病因病机，从内外因两个方面论述，《素问·六元正纪大论》记载"溽暑湿热相薄，争于左之上，民病黄疸而为胕肿"，指出炎暑湿热之邪为黄疸的发病直接病因；内因方面强调了人体阴阳之气久逆不和，在《素问·通评虚实论》中提出"黄疸暴痛，癫疾厥狂，久逆之所生也"。再如臌胀病，《素问·腹中论》记载："黄帝问曰：有病心腹满，旦食则不能暮食，此为何病？岐伯对曰：名为鼓胀。"《灵枢·水胀》中云："黄帝曰：鼓胀何如？岐伯曰：腹胀身皆大，大与肤胀等也，色苍黄，腹筋起，此其候也。"对于病因病机，认为与寒、热、湿等因素有关，尤与湿热密切相关，《素问·异法方宜论》曰："脏寒生满病。"《素问·至真要大论》曰"诸胀腹大，皆属于热。"《灵枢·经脉》认为"虚则鼓胀""胃中寒则胀满"。对于臌胀的治疗，《素问·腹中论》记载的"鸡矢醴"是治疗臌胀最早的方剂。《内经》中对肝系疾病除了对上述的黄疸病、臌胀病有充分的记述外，总共包含有200多个肝系病名，涉及肝脏及本经病、胆腑及本经病、目系病、筋病类、肝主魂失常类、情志类、爪类等[2]。

对于肝病的辨证论治，如《素问·至真要大论》说："诸风掉眩，皆属于肝。"说明其临床表现为肢体震颤抽搐、头晕目眩等症状，多是由"风"引起，这个"风"有外来风邪，也有内生之风邪，为后世医

家提出"阳化生风"提供了理论依据。又如"肝热病者，小便先黄，腹痛，多卧，身热。热争，则狂言及惊，胁满痛，手足躁，不得安卧"，热病在热势亢盛到邪正相争剧烈时，即见狂言、惊厥、手足躁动等表现，实与肝风密切相关。《素问·平人气象论》："平肝脉来，耎弱招招，如揭长竿末梢，曰肝平。春以胃气为本。病肝脉来，盈实而滑，如循长竿，曰肝病。死肝脉来，急益劲，如新张弓弦，曰肝死。"《素问·脉要精微论》："肝脉搏坚而长，色不青，当病坠若搏，因血在胁下，令人喘逆。"凭脉论治肝病，可推测病情轻重、演变、顺逆等，为肝病的论治提供理论支持[3]。

在肝病的治疗上，记载了诸多的治疗原则。如《素问·六元正纪大论》"木郁达之"，《素问·脏气法时论》云"肝苦急，急食甘以缓之……肝欲散，急食辛以散之，用辛补之，酸泻之"，以辛散、甘缓、酸收之法，畅顺肝木条达之性，使气机和调，则木郁得以解，五脏得以安。

总之，《内经》立足于整体观，建立了阴阳、脏腑、经络、气血津液等理论系统，并对包括肝病在内的中医辨证论治原则进行了系统的阐述和认识，奠定了中医学及其后世肝病学科分支的理论。

二、中医肝病理论的发展

自《内经》以后，历代医家就肝病理论多有独特的见解和深刻的发挥。如对肝的生理、病理的阐述，对肝病病因病机的分析，对肝病辨证的归纳，对肝病方药的化裁，对肝病治疗原则和方法的总结等。在肝病的临床辨证方面，概述了其范围内的许多病证，如积聚、黄疸、臌胀、厥证、郁证、中风等，发展了中医肝病理论。

东汉张仲景的《伤寒杂病论》，创造性地发展了《内经》的医学理论，使《内经》辨证论治的思维方法和临床实践密切结合起来。《伤寒论》首创"六经辨证"辨治外感疾病，"脏腑经络辨证"辨治内伤杂病的方法，推进了中医肝病的辨证论治及临床施治。《伤寒论》虽后世多以六经辨外感，实则亦包含了脏腑经络辨证的丰富内容。《伤寒论》112方，其中诸多方药在目前肝病临床中广泛应用。如"阳明病，发热汗出者，此为热越，不能发黄也；但头汗出，身无汗，剂颈而还，小便不利，渴引水浆者，此为瘀热在里，身必发黄，茵陈蒿汤主之""身黄如橘子色，小便不利，腹微满者，茵陈蒿汤主之"。茵陈蒿汤至今仍是治疗湿热黄疸的代表方剂。此外有关"小柴胡汤"证、"柴胡桂枝干姜汤"证、"四逆散"证、"吴茱萸汤"证、"柴胡加龙骨牡蛎汤"证、"芍药甘草汤"证、"小建中汤"证、"当归四逆加吴茱萸生姜汤"证等，都与当代的肝病中医治疗有关。《金匮要略》记载了诸多肝病相关病证，如胁痛、黄疸、奔豚气病；肝的经络病变，如头痛、梅核气、阴狐疝气及肝病连及他脏者，如脏躁、不寐、腹满、水气病等病的辨证论治。如"肝着，其人常欲蹈其胸上，先未苦时，但欲饮热，旋覆花汤主之"。治法方药有疏肝法，如半夏厚朴汤、当归芍药散、旋覆花汤；暖肝法如吴茱萸汤、大黄附子汤；补肝法有当归生姜羊肉汤、当归芍药散；清肝法有奔豚汤、大柴胡汤、茵陈蒿汤；温肝法有吴茱萸汤、大建中汤、蜘蛛散；化肝瘀法有鳖甲煎丸、大黄䗪虫丸等等，均是目前中医肝病临床的常用方药。《金匮》辨治肝病，病机强调湿热瘀血为患，重视脾胃因素，治法突出清利湿热，倡导肝病实脾，方随证情而立，用药多选清热通利之品，辅以理气、活血药[4]。

《伤寒论》在治疗中医肝病中特色明显。第一，注重解郁，在实践中体现和深化了《内经》"木郁达之"之旨；第二，顾护脾胃，肝脾同病，若以肝病为主，仲景立治肝兼治脾胃之法，如小柴胡汤证，若肝病脾病并重，仲景又立肝脾并治之法，如柴胡桂枝干姜汤证，若脾胃见证为急者，仲景又辟先脾后肝之法，"伤寒，阳脉涩，阴脉弦，法当腹中急痛，先与小建中汤，不差者，小柴胡汤主之"，纵然肝病未及脾，仲景亦立实脾御肝之法，如《金匮要略·脏腑经络先后病脉证》曰"夫治未病者，见肝之病，知肝传脾，当先实脾"；第三，创温肝补肝之法，是对《内经》肝病论治的一大发展，如暖肝祛寒之吴茱萸汤证，养血滋肝之当归四逆汤证，调和肝脾、温肝安胃制蛔之乌梅丸证等都是针对不同类型的肝寒病症而设；第四，疏养结合，体用兼顾，肝体宜养，肝用喜疏，《伤寒论》治肝，疏中有养，养中寓疏；第五，助用焦苦，仲景言应"补用酸，助用焦苦，益用甘味之药调之……则肝自愈。此治肝补脾之要妙也"，对于肝病以虚证为主者，运用"焦苦"之品（黄连、黄芩、黄柏、栀子等炒焦）助肝理脾，祛邪以资正，是有临床和理论依据的[5]。

晋代王叔和所著《脉经》是中国现存最早的脉学专著，其对疾病脉象进行了系统的归纳，对肝病脉象做了较为详细的分析。"病在肝，平旦慧，下晡甚，夜半静"指出了肝病脉象在不同时间的不同表现。并结合脉象和临床证候的不同表现，分可治和不可治。"肝病，其色青，手足拘急，胁下苦满，或时眩冒，其脉弦长，此为可治，宜服防风竹沥汤、秦艽散""肝病，胸满胁胀，善恚怒，叫呼，身体有热，而复恶寒，四肢不举，面目白，身体滑，其脉当弦长而急，今反短涩，其色当青，而反白者，此是金之克木，为大逆，十死不治"。

隋代巢元方所著《诸病源候论》是一部中医病因病理学专著，其中对中医肝病亦多有论述，对黄疸病的贡献尤甚。《诸病源候论》中提出"黄疸之病，此由酒食过度，脏腑不和，水谷相并，积于脾胃……瘀结不散，热气郁蒸"，"凡诸疸病，皆由饮食过度，醉酒劳伤，脾胃有瘀热所致，其病身面皆发黄，但立名不同耳"。其中"因酒后伤湿而得者，曰酒疸"，因饮食伤脾而得为谷疸。书中指出瘴毒"治不瘥，成黄疸；黄疸不瘥，为尸疸"，可见外感不正之气或疫气可致人发黄。《诸病源候论》首次提出服石药致疸，"饮酒内热，因服石，石势又热，热搏脾胃。脾胃主土，其色黄而候于肌肉，积热蕴结，蒸发于肌肤，故成黄也"。首次提出"急黄候"，"脾胃有热，谷气郁蒸，因为热毒所加，故卒然发黄，心满气喘，命在顷刻，故云急黄也。有得病即身体面目发黄者，有初不知是黄，死后乃身面黄者。其候，得病但发热心战者，是急黄也"。阴黄急候首见于此，"阳气伏，阴气盛，热毒加之，故但身面色黄，头痛而不发热，名为阴黄"。《诸病源候论》另一重大贡献是对小儿黄疸理论的论述。其中首次提出"胎疸候"，这种黄疸病因不同于其他，是由"母脏气有热，熏蒸于胎"所致。书中对于急黄候、阴黄候、胎疸候等的记载，成为后世研究黄疸的重要理论依据，对黄疸理论体系的完善具有重要指导意义，为后世黄疸病的研究提供了宝贵史料[6]。

唐代的《备急千金要方》（简称《千金方》）和《外台秘要》是两部大型临床医学全书，所载内科病症的治疗方法更是丰富多彩。孙思邈对于肝脏的理论的首要贡献在于强调了肝藏血和肝藏魂的功能，同时列举肝失藏血和肝不藏魂人体会出现的病理变化和临床症状，并按"虚、实、寒、热"分析病机，处方用药。孙思邈认识到肝脏对于人的精神情志活动的重要性。心为五脏六腑之大主，心主神明，心主宰人的意识，使之清晰明了，肝藏魂，随神往来谓之魂，肝魂辅佐心神，使人神智清晰、头脑清醒、精神清明。总之,《备急千金要方》提出虚实寒热为肝脏证的基本病性、脉象为肝脏证的基本诊断依据、肝郁气滞证是肝脏证的基本表现[7]。《外台秘要·温病及黄疸二十门》中共引用有关黄疸病文献17家51条,载方78首,内容比《内经》《金匮要略》更丰富,是对中唐以前黄疸病相关理论及临床治疗经验的总结。《外台秘要》对黄疸病的治疗,以利小便除湿为主要的治疗大法;对"天行毒热"及急黄的治法,多用"攻"法,如吐、泻、涕等迫邪毒外出,从而达到祛邪毒以退黄的目的。因此,《外台秘要》对黄疸的治疗,已初具分型论治的思想,其中载方还体现了泻下退黄、活血化瘀退黄和从痰治黄的思想,开拓了今人的思路[8]。

宋代钱乙在《内经》五脏五行理论的基础上,结合张仲景《金匮要略》和孙思邈《千金方》中有关脏腑症状的归纳和论述,创立了五脏辨证理论,促进了内科学的发展,在肝病学的辨证论治上也起到了极其重要的完善作用。对肝病虚实,钱乙认为:"肝主风,实则目直大叫,呵欠,项急,顿闷;虚则咬牙,多欠气。"对于肝病与其他脏腑间的联系和影响,在《小儿药证直诀》中"肝病胜肺"一节中指出:肝病发于秋令肺金当旺之时,乃是"肝强胜肺,肺怯不能胜肝,当补脾肺治肝,益脾者,母令子实故也",强调了肝和肺的生克关系,在治疗上突出了脾肺的母子关系。

金元时期对肝病的认识也进了一层,"金元四大家"也为中医肝病的发展做出了贡献。刘完素重视清热泻下法,直至现代,对急性病毒性肝炎等的治疗仍然是以清利湿热为主。刘完素在祛邪的同时,也并未忽视对正气的养护。如臌胀之腹胀减轻后,常以建中汤、白术等调治;对虚证臌胀则用异功散治疗。张子和尤重下法,兼用吐法,他认为黄疸是"湿热与宿谷相搏故也",故治疗黄疸,除继承经方,用瓜蒂或加黄芩末纳鼻之法,更有用黄连、大黄等清热泻下之方。对癥积胁痛,他又说"惟坚积不可用此法",因为"坚者消之",宜以渐除,在继承了刘完素采用三棱等活血化瘀药的基础上,又加用蝎梢等通络止痛以渐"消之",此为仲景之虫类药通络之法的灵活运用,又为后世医家用此类药提供了进一步的依据。李东垣学于张元素,实则亦为刘完素传人,继承其泻下清热之法,并在此基础上有了发展,治疗肝病采用补泻并用之法。其对"土疏泄,苍气达"及"木郁达之"的观点进行了阐述,《脾胃论》对"风药"疏肝解郁作用的应用,对于"风药疏肝"理论基础的形成起到了至关重要的作用。如《脾胃论·脾胃胜衰论》曰:"本部本证脉中兼见弦脉,或见四肢满闭,淋溲便难,转筋一二证,此肝之脾胃病也。当于本经药中,加风药以泻之。"又言"肝木妄行,胸胁痛、口苦、舌干、往来寒热而呕、多怒、四肢满闭、淋溲便难、转筋、腹中急痛,此所不胜乘之也"。朱丹溪细分病因病机,重视扶正与调理气血,提出"司疏泄者,肝也"的观点,且相对于前人,他更重视对正气的顾护,并重视调养情志与饮食,以养正气[9-10]。

明清以来,中医内科整体日益充实和发展,对肝病的认识逐渐趋于理、法、方、药的系统化,对前人处方用药经验的总结,有对理论分析的归纳,也有结合个人经验的论述。

张介宾《景岳全书》提出了阳非有余真阴不足、阴阳互补学说等,将肝病的病机分为肝气和肝血变化两个方面,他认为肝气有余不可补,而肝血不足必须补。《杂证谟》部分对臌胀、积聚、胁痛、黄疸等肝系病证进行了详尽的阐述。臌胀病在脾胃,景岳提到"单腹胀者,名为鼓胀……此实脾胃病也"。臌胀当首辨虚实,慎用峻下之剂,景岳强调"治胀当辨虚实",对于实证，如"少壮停滞，或肝强气逆，或时气亢害为邪者，方可直攻其病"，"若以虚证而妄行消伐，则百不活一矣"，认识到攻逐之法极易伤正，临床必需辨清虚实。积聚之治，不过四法，《杂证谟·积聚》总结《内经》后提出积聚的治法"欲总其要，不过四法，曰攻，曰消，曰散，曰补，四者而已"。胁痛当以治气为先，"凡治此者，无论是血是痰，必皆兼气为主，而后随宜佐使以治之"。景岳在《杂证谟·黄疸》一节执简驭繁地提出了"黄之大要有四：曰阳黄，曰阴黄，曰表邪发黄，曰胆黄也"，把黄疸分为了四种。进一步整理了黄疸的分类，阴黄主张综合治疗，不可专用清利，"宜调补心脾肾之虚，以培气血，血气复则黄必自尽退"[11]。

《医宗金鉴》对黄疸的论述进一步全面系统，将湿热、湿寒之因，与太阳、阳明、太阴三经论治以及张仲景的五疸之说相合，在脏腑则重脾胃、肾、膀胱，同时分辨阴阳、表里。《医宗金鉴》接受了阴阳黄的理论，并将阴阳黄论与湿热论相结合，与五疸说对应，与表里虚实对照，丰富了阴阳黄论[12]。

清代著名医家叶天士，调肝着重于对肝气、肝火、肝风、肝阴的调理，尤重肝风论治。《临证指南医案·肝风》云："故肝为风木之脏，因有相火内寄，体阴用阳，其性刚，主动主升，全赖肾水以涵之，血液以濡之。"叶氏对于肝风，认识颇为深刻，创造性提出："内风乃身中阳气之动变，甘酸之属宜之。"指出肝为风木之脏，体阴而用阳，风属阳善动而不居，复感火热之邪，因致肝阳浮动或阴血耗伤，不能敛阳，阳气浮动而化风[13]。临床治疗中治法主要有滋水涵木，包括厚味滋补下焦、潜阳滋阴、温肾凉肝；肝胃同调，包括培土制肝、养胃阴治肝阳、养胃阴滋肝阴；佐金平木，包括养金制肝、清金治肝；以及清肝泻肝、柔肝通络、息风

止痉，为后世临床治疗有关肝风病症提供了有效的经验[14]。

林珮琴在叶天士肝病一源论的启发下，以肝气、肝火、肝风为纲，系统地归纳总结了前人的病机理论和经验，在《类证治裁》中阐述肝病的病机及证治，从而形成了完整的肝病辨证理论体系——三纲学说，对后世医家多有启迪。从运气学说出发，林珮琴认为按五行相因之理，木郁应为其他郁证之先导，可传变发展为五郁；从病机演变规律来看，木郁日久可生"化火、化风"之变，涉及临床多种病证；在遣方用药方面，重视肝木克土、刚性难驯的生理特点。林珮琴善用古方，灵活化裁，主张"用药不宜刚而宜柔，不宜伐而宜和"[15]。

王旭高和林珮琴是处于同时代的中医学家，在继承和发扬叶天士治肝经验的基础上，王氏在《西溪书屋夜话录》中对肝气、肝风、肝火的治法立三十种，其认为三者同出而异名，各有主症，治法有异。从王氏对肝病的治法方药分析，其理法方药集前人先贤经验，结合自己临证心得，具体而且完善。后世临床医家将三十法归结为八法，即疏肝法、柔肝法、清肝法、泻肝法、镇肝法、平肝法、补脾抑肝法、补肺制肝法。

张锡纯在《医学衷中参西录》中提出，"欲治肝者，原当升脾降胃，培养中宫，俾中宫气化、敦厚，以听肝木之自理"。又云："见肝之病，当先实脾，二句从未解者，谓肝病当传脾，实所以防其传，如此解法固是，而实不知实脾，即所以理肝也。"并根据"实脾"理论，进一步提出"升降脾胃"的"实脾"方法治疗肝病。

总之，从汉代至清代，我们能从历代医家著作中看出中医肝病理论的发展脉络，中医肝病理论、辨证论治经验由浅入深不断完善的过程。无论是对肝的生理、

病理的概括，还是辨证及治法方药的总结和发挥均具有十分丰富的内容。这些认识及临床经验一直有效指导着肝病的临证治疗，从而为中医肝脏病学这一学科的形成，奠定了坚实的基础。

三、中医肝脏病学科的形成

自新中国成立以来，西医学的不断引入和发展，西学中等中西医结合的广泛推广，围绕着我国流行的血吸虫性肝病、病毒性肝炎等肝脏疾病，以现代肝脏疾病为纲的病证结合辨证论治的思维逐渐形成。在我国政府对中医发展的高度重视下，20世纪80年代各县级单位都统一建立了中医医院，并在中医院中逐渐形成了中医分科。自此，以中西医结合思维指导、运用现代科技手段开展的肝病研究逐渐兴起，并与时俱进蓬勃发展。

这一时期，不少著名医家总结了肝病临证经验或结合研究成果著书立说。如岳美中教授在对顽固性急、慢性肝炎肝功能异常的治疗上，始终坚持辨证论治的原则，对急性肝炎的治疗重在清利，清利之法，不拘于一法一方，或苦寒清利、或甘寒清利、或健脾清利、或养血清利等；对慢性肝炎的治疗重在清化，以清热化瘀、清热化痰浊为主，同时，注重兼顾正气[16]。著名肝病专家关幼波，特别重视"气血"在辨证施治中的重要作用，极力主张将气血与阴阳表里虚实寒热一起并称为"十纲"，且十纲以阴阳为总纲，下设气血、表里、寒热、虚实[17]。总结出治肝要诀"扶正祛邪，调理气血，调理肝脾肾，中州要当先，扶正需解毒，湿热勿残留"。

1985年，由刘渡舟、程昭寰编著的《肝病证治概要》一书出版，对中医肝病治疗法予以系统整理。1981年，蒋森编著出版《中西医结合防治病毒性肝炎》，1993年洪嘉禾主编出版《实用中医肝病学》，1997年王伯祥主编出版《中医肝胆病学》，

2002年刘平主编出版《现代中医肝脏病学》，2002年张赤志、田德英主编出版《中西医结合肝脏病学》。这些著作阐述了传统中医理论，吸纳了中医药诊治肝脏病及其有关应用基础研究，同时兼收了西医肝脏病的基础理论、诊疗技术及方法。

1984年中华中医药学会内科分会肝胆病专业委员会成立，1991年中国中西医结合学会肝病专业委员会成立，成为中医肝脏病学科形成的标志。

近40年来，以中西医结合思维指导、运用现代科技手段开展的肝病研究有了很大进展。对肝藏象、肝病病因病机的科学内涵有了进一步的阐述，丰富了中医理论。特别是在病证结合思想指导下，揭示了肝脏疾病的证候诊断的部分规律，明确了疾病状态下，证候有其特定的生物学基础，归纳了不同肝脏疾病理法方药，丰富了特色诊疗技术方法。尤其从中药复方、单药、有效成分等方面针对抗炎保肝、抗肝纤维化、抗肿瘤等角度开展了大量的科学研究。目前，已有不少中成药应用于临床，并涌现了大量有效的并有基础和临床研究证据的经验方，形成了一批中医和中西医结合的肝病诊疗指南和专家共识。

（陈亮、冯琴、胡义扬）

参考文献

[1] 李晓娟，骆仙芳，楼招欢，等.《黄帝内经》肝藏象理论探析 [J]. 中华中医药杂志，2017，32（3）：956-959.

[2] 都亚楠.《黄帝内经》肝系疾病名义考 [D]. 沈阳：辽宁中医药大学，2012.

[3] 洪嘉禾. 实用中医肝病学 [M]. 上海：上海中医学院出版社，1993，1-16.

[4] 裘惠萍.《伤寒论》治肝法及其临床运用研究 [D]. 南京：南京中医药大学，2007.

[5] 吴洁.《金匮要略》肝病辨治特点探析 [J]. 南京中医药大学学报，2008，24（3）：147-149.

[6] 毕丽丽.《诸病源候论》对黄疸研究贡献探要 [J].实用中医内科杂志，2008，22（12）：57-58.

[7] 李红波.《千金要方》肝系疾病方药特色分析 [D].北京：北京中医药大学，2017.

[8] 陆健，李瀛均.《外台秘要方》对黄疸研究的贡献 [J].中医文献杂志，2005（2）：7-9.

[9] 孙文斌.浅探金元四大家治疗肝病之特点 [J].浙江中医杂志，2010，45（1）：4-5.

[10] 贾星星，李浩.从李东垣用药思想论风药在肝郁证中的应用 [J].中国中医基础医学杂志，2015，21（12）：1590-1591.

[11] 李友白，薛博瑜.张景岳治疗肝病学术思想初探 [J].江苏中医药，2008，40（2）：16-17.

[12] 李董男.《医宗金鉴》黄疸证治理法特色 [C]//中华中医药学会第十六次医史文献分会学术年会暨新安医学论坛论文汇编.合肥：中华中医药学会医史文献分会，2014：207-209.

[13] 文建华，侯俊明.浅析叶氏《临证指南医案·肝风门》[J].长春中医药大学学报，2016，32（6）：1293-1295.

[14] 刘文静.《临证指南医案》中叶天士"调肝法"概要 [J].北京中医药，2017，36（3）：256-258.

[15] 樊威.浅释《类证治裁》肝气、肝火、肝风证治 [J].中国中医药，2015，13（14）：13-14.

[16] 鄢圣英，胡润怀.岳美中治肝病经验 [J].四川中医，2007，25（12）：1-3.

[17] 赵天敏.关幼波教授谈肝病的辨证施治 [J].云南中医中药杂志，1995，16（5）：4-7.

第三节　现代医学对肝胆的基本认识

一、肝脏与胆囊的解剖学

现代医学认为肝脏隶属于消化系统，是人体内新陈代谢最活跃的器官，也是最大的消化腺。我国成年男性肝的重量约为1 230～1 450g，女性为1 100～1 300g，约占体重的1/50～1/40。肝脏血供丰富，活体肝呈棕红色，质地柔软，边缘锐利。

（一）肝的形态

肝脏呈不规则的楔形，底朝右侧腹壁而尖朝脾脏。正常肝脏上自右锁骨中线与第5肋相交处，下至右肋缘。冠状位径为12～15cm，横径约为25cm。吸气时，下缘常可以在右肋缘下触及。从解剖学形态上，肝脏可分为上、下两面，前、后、左、右4缘。肝上面膨隆，与膈肌相邻，也称为膈面；肝下面则凸凹不平，与腹腔多个脏器如胃、十二指肠、结肠等相邻，也称为脏面。

肝脏膈面突出的解剖标志是镰状韧带，将肝脏分为左、右两叶。肝镰状韧带向前至肝前缘，连接于腹前壁，沿肝圆韧带延续至脐。向后上方延伸到下腔静脉前缘，再向左右分开形成冠状韧带。肝脏左叶小而薄，朝向脾脏。肝右叶大而肥厚。膈面后部没有腹膜覆盖的区域称为裸区，是临床上行肝脏病理穿刺而不经腹膜腔的路径之一。裸区的左侧部分有一纵行深沟，称为腔静脉沟，内有下腔静脉通过。

肝的脏面中部有一前后方位的"H"型沟，由左右纵沟和横沟组成。横沟位于脏面正中，有肝左、右管，肝固有动脉左、右支，肝门静脉左、右支和肝脏的神经、淋巴管出入，称为第一肝门，通称为肝门。出入肝门的结构被结缔组织包绕，构成肝蒂。左侧纵沟窄而深，前部有肝圆韧带通过，后部容纳静脉韧带。肝圆韧带由胎儿时期的脐静脉闭锁形成，经肝镰状韧带的游离缘内行到达脐。静脉韧带由胎儿时期的静脉导管闭锁而成。右侧纵沟宽而浅，前部为一浅窝，容纳胆囊，称为胆囊窝。后部为腔静脉沟，在腔静脉沟上端，有肝左、中、右3条静脉经由此处汇入下腔静脉，称为第二肝门。腔静脉沟的下端，有来自右半肝脏面及尾状叶的多支肝小静脉出肝，一并汇入下腔静脉，此处称为第三肝门。

在肝的脏面，借"H"形的沟将肝分为 4 叶：肝左叶位于肝圆韧带裂与静脉韧带裂的左侧，即左纵沟的左侧；肝右叶位于胆囊窝与腔静脉沟的右侧，即右纵沟的右侧。方叶位于肝门之前，肝圆韧带裂与胆囊窝之间；尾状叶位于肝门之后，静脉韧带裂与腔静脉沟之间。

肝的前缘（下缘）是肝的脏面与膈面之间的分界线，薄而锐利。在胆囊窝处，肝前缘上有胆囊切迹，胆囊底常在此处露出肝前缘。在肝圆韧带通过处，肝前缘上有一肝圆韧带切迹，也称为脐切迹。肝后缘圆钝，朝向脊柱。肝右缘是肝右叶的右下缘，较为饱满和圆钝。肝的左缘即肝左叶的左缘，薄而锐利。

肝的表面，除膈面后份与膈附着的部分以及脏面各沟处之外，均覆有浆膜。浆膜与肝实质间有一层结缔组织构成的纤维膜。在肝门处，肝的纤维膜较发达，并缠绕在肝固有动脉、肝门静脉和肝管及其分支的周围，构成血管周围纤维囊，也称为 Glisson 囊。

需要指出的是，肝脏的解剖形态存在个体差异。传统肝左、右叶的相对大小并非恒定不变。7% 的人两者大小相当，4% 的人左叶甚至较大。镰状肝左叶是左叶向左及后方的延长，状如大镰刀，至多可见于 19% 的人群当中。左叶的严重萎缩（4%）可能是胚胎发育时血管发育上变异或后天时血管闭塞致肝实质消失所致；上述的这类情况在临床阅片时需引起医师重视[1]。

（二）肝脏的分叶和分段

肝脏按外形可分为肝左叶、肝右叶、方叶和尾状叶，但这种简单分叶法不完全符合肝内管道系统的分布和解剖走行，因而不能满足肝内占位性病变定位诊断和肝外科手术治疗的要求。肝内有 4 套管道，形成两个系统，即 Glisson 系统和肝静脉系统，后者包括肝左、中、右静脉，肝右后静脉和尾状叶静脉。肝门静脉、肝固有动脉和肝管的各级分支在肝内的走行、分支和配布基本一致，并有外膜（囊）包绕，共同组成 Glisson 系统。肝叶、肝段的概念是依据 Glisson 系统在肝内的分布情况提出的。Couinaud 提出的分段命名得到了最广泛的认可[2]，临床外科学通常采用改进的 Couinaud 肝叶肝段划分，将肝分为左、右半肝，5 个叶和 8 个段（见表 1-1-3-1），每个肝段可视为功能和解剖上独立单位，可单独或与相邻肝段一起切除。

表 1-1-3-1　改进的 Couinaud 肝叶肝段划分

肝脏	主肝脏	左半肝	尾状叶	段 I
			左外叶	左外叶上段（段 II）
				左外叶下段（段 III）
			左内叶（段 IV）	
		右半肝	右前叶	右前叶下段（段 V）
				右前叶上段（段 VIII）
			右后叶	右后叶下段（段 VI）
				右后叶上段（段 VII）

肝的分叶与分段为肝的局部病灶部分切除确实奠定了解剖学基础，但还要认识到肝内各管道系统分支并非十分规则，在肝裂内与各叶各段之间仍存在许多交错，或者并非固定，如肝中裂在胆囊窝处可位于中点（42%）、偏左（占52%）或偏右（占6%），特别是当肝脏发生肿瘤，且伴有硬化使其形态异常与管道走向或位置改变时，则对理论的肝段范围界定难度更大[3]。因此，可采用B超引导或结合B超引导下的门静脉染料灌注（如亚甲蓝）进行更精确的定位诊断，或者依此施行肝叶、肝段切除术。

（三）肝脏的血管、淋巴管与神经

肝的血管包括肝固有动脉系、肝门静脉系、肝静脉系统。

肝动脉（即肝固有动脉）由腹腔干的分支肝总动脉主干发出胃十二指肠动脉后延续而来，并发出胃右动脉至胃小弯，继而其主干行于肝十二指肠韧带内，位于肝门静脉前方、胆总管的左侧，在近肝门处分为肝左、右动脉，分别经肝管后方进入肝左、右叶，其中肝右动脉支入肝前发出胆囊动脉，经胆囊三角至胆囊。

门静脉系统肝门静脉主干的长度6~8cm，管内径1.0~1.2cm，收集除肝以外腹腔内不成对器官胃肠和脾的静脉血，其主干由肠系膜上静脉和脾静脉在胰颈后方汇合而成，继而经小网膜游离缘行于肝十二指肠韧带内，伴行肝固有动脉在肝门处分为左、右支入肝，亦有3支或单干型。肝门静脉和肝动脉的血液入肝后，共同汇入肝小叶，此后由肝静脉收集，经第二、三肝门回流，汇入下腔静脉。

肝静脉系统肝的静脉包括左、中、右静脉以及若干支（多为4~8支）肝小静脉，起于肝血窦，由肝脏面向膈面经逐级分支汇合而成，分别由下腔静脉窝上、下部即第二、三肝门出肝注入下腔静脉。肝动脉和肝门静脉均为入肝血管和营养血管，与肝管伴行由第一肝门入肝，在肝内进行多级分支；肝静脉即出肝血管，在肝内逐级汇合，各至第二、三肝门出肝。入肝血管的分支与出肝血管的属支在结构和流向上均成互为反向的交错嵌插，肝动脉和门静脉的血液由肝外输入至肝内，而肝静脉将肝内血液引流向肝外直至腔静脉系统回流入心脏，总体血流方向为自下而上[4]。

肝的淋巴系统丰富。肝内淋巴生成以起于小叶间组织间隙的毛细淋巴管内皮细胞转运作用（质膜小泡的运输）为主，经浅淋巴管（位于肝浆膜下）和深淋巴管（伴随肝静脉和门静脉）回流，且浅、深两部淋巴管在接近肝表面处相互形成吻合支。由肝门静脉、肝静脉周围淋巴管导出的淋巴约各占80%和20%。肝的淋巴量甚大，占胸导管引流淋巴总量的25%~50%，且含有大量蛋白质。任何增加肝内静脉压的因素均可使肝的淋巴生成增多。正常时肝脏产生的淋巴液为1 000~3 000ml/d，但在肝硬化或肝外流出道梗阻时，可以增加到11 000ml/d。小胆管与淋巴管间的沟通可使胆道梗阻时淋巴生成增加。由于肝浅、深淋巴管相互吻合，且其注入的淋巴结群较多，故对肝癌的转移或扩散有重要临床意义。

肝的神经来自内脏神经和右膈神经，含有内脏运动和感觉纤维。肝内脏运动的副交感纤维主要来自左、右迷走神经的肝支和腹腔支，分别伴随肝的血管经肝门至肝内；其交感纤维来自胸交感干T_4~T_9的内脏大神经，经腹腔神经节-腹腔神经丛的分支，形成神经束或丛伴随肝的血管经肝门入肝。肝血管只接受交感神经纤维的支配。胆管、胆囊、肝管、肝血窦及肝细胞接受交感和副交感神经纤维双重支配。肝内脏感觉纤维随交感和迷走神经传入至脊髓或脑干；肝脏的被膜、韧带、胆囊和部分胆管的感觉纤维伴随右膈神经传入至颈髓C_4~C_5。该节段与颈神经皮支分布区右侧肩背部的感觉传入节段相应，故临床上常有肝胆疾病患者出现右侧肩背不适、疼痛或者触痛的牵涉性痛、放射性疼痛等现象。

（四）胆囊与肝外胆管系统

肝外胆道系统包括胆囊和输送胆汁的管道（肝左管，肝右管，肝总管和胆总管）。这些管道与肝内胆道一起，将肝脏分泌的胆汁输送到十二指肠腔。

胆囊为贮存和浓缩胆汁的囊状器官，略呈长方形、梨状，长 8～12cm，宽 3～5cm，容量 40～60ml。胆囊位于肝下面的胆囊窝内，其上面借疏松结缔组织与肝相连，易于分离；下面覆以浆膜，与结肠右曲和十二指肠上曲相邻。胆囊的位置有的较深，甚至埋在肝实质内，有的胆囊各面均覆以浆膜，并借系膜连于胆囊窝，可以活动。

胆总管由胆囊管和肝总管汇合而成，其长度 4～8cm，管径 0.6～0.8cm，经肝十二指肠韧带下行，至胰头与十二指肠降部之间和胰管相遇，两者并行穿入十二指肠后内侧壁内汇合，形成略呈梭形膨大的肝胰壶腹，也称为 Vater 壶腹，其开口于十二指肠大乳头。少数情况下，胆总管未与胰管汇合而单独开口于十二指肠腔。肝胰壶腹周围有增厚的肝胰壶腹括约肌，与胆总管末段及胰管末段周围少量平滑肌统称为奥迪（Oddi）括约肌，其舒缩对胆汁的排出和贮存起重要调控作用。该括约肌平时保持收缩。胆囊则处于舒张状态，肝细胞分泌的胆汁经肝左、右管及肝总管、胆囊管进入胆囊贮存与浓缩。进食后，尤其是高脂类食物，受食物和消化管分泌物的刺激，反射性引起胆囊收缩，Oddi括约肌舒张，使胆囊内的胆汁经胆囊管、胆总管排入十二指肠，参与食物消化和吸收过程。由于胆总管下行中需经胰头后方，或穿经薄层胰腺组织，故胆道可常受其管内结石、肿瘤，或胰头癌或慢性胰腺炎的累

及，而导致阻塞性黄疸。一般认为胆总管的直径超过 1cm 时，可视作病理性变化，如临床常见的胆总管下端梗阻等。

（五）肝脏的显微解剖

肝细胞占肝内细胞总数的 80%，肝细胞为多面体形，细胞核居中、单层的肝细胞排列成板状，两侧为充满血液的窦状隙（Disse 间隙）。细胞膜经过特化，侧壁为微管区，窦状隙面（基底侧面）上有许多微绒毛。相邻肝细胞的微管区由紧密连接连在一起形成毛细胆管，经融合最后引流至各级胆管。

在肝硬化发展过程中，窦状隙亦获得体循环毛细血管的一些解剖学特点，即 Disse 间隙变宽并有胶原，基底膜物质沉积、内皮孔隙变小且少，肝细胞微绒毛变得不明显。这些改变常称为肝窦毛细血管化，致使跨窦状隙膜转运减少，是肝硬化时肝功能减退的重要原因之一。

肝脏星状细胞（贮脂细胞、Ito 细胞）位于 Disse 间隙内，其细胞浆内含有大量维生素 A，多为视黄醇棕榈酸酯。当受到多种细胞因子刺激而活化后，肝星状细胞转变成为类似肌成纤维细胞的细胞，其维生素 A 贮存减少，肌纤维及 α-平滑肌肌动蛋白增加，前胶原基因转录增加，活化了的星状细胞是主要的肝成纤维细胞。已证明多种形式的肝脏损伤可以活化肝巨噬细胞，由此释放的细胞因子能激活星状细胞。星状细胞亦分泌基质金属蛋白酶，它可降解肝脏基质中的蛋白质。

库普弗细胞是位于肝脏的巨噬细胞，约占肝脏细胞总数的 15%，占全身组织巨噬细胞的 80% 以上，它们虽然可以在原位增殖，但亦可来自周围血液。库普弗细胞分布在窦状隙内以其伪足锚定在内皮细胞上，它们可能构成窦状隙侧壁的一部分。

肝脏的细胞外基质（extracellular matrix，ECM）支持着肝包膜、从肝门至肝周围的门管及间隙的骨架结构。基质的

组成在不同部位有差异。肝包膜、门管的结缔组织多是Ⅰ、Ⅲ型胶原纤维及弹性硬蛋白网状纤维。

基质中有很多非胶原糖蛋白，如层粘连蛋白、纤维连接蛋白等，蛋白多糖结合至细胞及基质的蛋白质上，参与基质细胞及细胞的相互作用。在肝脏纤维化的病理进程中，多种基质蛋白质的绝对量增多，瘢痕组织的大部分是Ⅰ型胶原[5]。肝细胞坏死后，结缔组织支架很快以一种有序方式与肝细胞重新组合。尽管肝细胞再生能力很强，但若因各种原因导致再生缓慢，星状细胞来源的胶原沉积便破坏支架结构，并阻止其恢复为正常的肝脏结构。基质中胶原的重要作用还在于避免血管和窦状隙发生撕裂。

二、肝脏的生理学和病理生理学基础

肝脏作为机体最大的腺体器官，在维持机体代谢稳态中发挥核心作用。它不仅参与营养物质的消化吸收，是物质代谢（三大代谢）的重要场所，而且参与多种代谢产物及异生物素的生物转化与排泄。肝脏在遭受各种原因所致病理损伤时，其强大的再生能力则是维持上述生理功能的基础。

（一）肝脏的氨基酸和蛋白质代谢

肝脏是氨基酸代谢的主要场所。它具有很强的氨基酸摄取能力，进食含有较多蛋白质食物后，其消化吸收入血的氨基酸约80%被肝脏迅速吸收，仅约20%进入全身血液循环。肝细胞窦面的细胞膜上存在氨基酸转运系统，分别转运相应氨基酸进入细胞内。除摄取血浆氨基酸（外来食物蛋白消化吸收和体内组织蛋白分解）外，肝脏可通过不同的生物合成途径合成各种非必需氨基酸，如谷氨酸和脯氨酸由 α- 酮戊二酸还原加氨生成；丝氨酸来自 3- 磷酸甘油酸；谷氨酸转氨基至丙酮酸与草酰乙

酸产生丙氨酸、天冬氨酸和天冬酰胺；苯丙氨酸羟化则形成酪氨酸。肝细胞内的氨基酸多数被直接用于肝细胞结构性蛋白以及血浆蛋白的生物合成。部分氨基酸可通过转氨基或氧化脱氨产生丙酮酸、乙酰辅酶 A 或三羧酸循环的中间产物。这些产物进一步通过三羧酸循环被氧化分解产生能量或作为糖原异生原料合成葡萄糖，某些氨基酸亦可转变为多种特殊物质或终产物，如卟啉、多胺、嘌呤等。

氨基酸氧化脱氨产生的 α 氨基最终主要以尿素形式排出体外，其中 75% 随尿排出，小部分通过胃肠道排出。肝脏是体内合成尿素的重要器官，每日产生 20～30g 尿素。其合成过程需要消耗三磷酸腺苷（adenosine triphosphate，ATP），并受肝细胞线粒体和胞质中多种酶催化，最后 2 分子氨基和 1 分子二氧化碳产生 1 分子尿素。氨（NH_3）是一种有毒物质，但铵根离子（NH_4^+）则否。血氨增高可干扰三羧酸循环，使氧化磷酸化障碍。严重肝病时体内氨过量积聚，血氨水平可明显升高，是发生肝性脑病的重要原因之一。

肝脏是机体合成蛋白质最活跃的器官之一，每日可产生蛋白质约 50g。除合成自身蛋白质（包括酶、受体、转运蛋白和膜通道）外，血浆蛋白 90% 以上由肝脏合成，其中有白蛋白、纤维蛋白原、抗凝血酶Ⅲ、$α_1$- 抗胰蛋白酶、$α_2$- 巨球蛋白、铜蓝蛋白、转铁蛋白、珠蛋白、血红素结合蛋白、载脂蛋白以及 C 反应蛋白、$α_1$- 酸性糖蛋白等。血浆 γ 球蛋白主要由单核 - 吞噬细胞系统产生。

血清当中的清蛋白（白蛋白）只在肝脏内合成。正常成人每天约合成 200mg/kg 体重，其合成过程与其他分泌性蛋白质相似，最先在肝细胞粗面内质网合成分子量较大的前清蛋白原，经切去信号肽转变为清蛋白原。清蛋白原在高尔基复合体中进一步切去氨基端部分肽段即形成成熟清蛋

白。肝细胞不能贮存清蛋白，其合成后迅速通过胞吐作用排至细胞外。清蛋白的合成受多种因素包括营养、激素、应激和肝内胶体渗透压等的影响。血浆清蛋白的半衰期为 17 ～ 21 天。测定血浆清蛋白水平可反映肝脏合成功能。肝实质细胞广泛受损时，清蛋白合成能力下降，可出现低清蛋白血症。但血浆清蛋白含量受肝外多种因素影响，如肾脏疾病时，可随尿丢失；胃肠道疾病时，可从胃肠道丢失，所以血浆清蛋白异常并非肝脏疾病所特有。

肝脏能合成绝大多数凝血因子，包括纤维蛋白原、凝血酶原，凝血因子 V、Ⅶ、Ⅸ、Ⅹ、Ⅺ、Ⅻ，前激肽释放酶以及高分子量激肽原等。维生素 K 促进其肽键中的谷氨酸羧化成羧基谷氨酸，从而使无活性的前蛋白原转变为有活性的凝血因子。肝脏还能合成纤溶酶原和抗凝血酶 Ⅲ。并能清除血液循环中活化的凝血因子，如Ⅸ a、Ⅹ a、Ⅺ a 以及纤溶酶原激活物和纤维蛋白降解产物。正常情况下，机体出血、凝血与纤溶保持动态平衡状态。肝细胞严重损伤时，凝血与纤溶失去稳态，临床上可出现出血倾向。测定凝血酶原时间和部分凝血活酶时间可延长，由此反映肝细胞蛋白合成功能障碍及凝血机制障碍，是肝病严重程度的重要标志。

（二）糖的代谢

肝脏在糖类代谢中的主要功能包括：贮存糖原，糖异生作用，将半乳糖和果糖水解为葡萄糖。

糖类在胃肠道中消化的产物大部分为葡萄糖，约占 80%，其余为半乳糖和果糖，两者分别占 10%。大多数半乳糖在吸收后迅速进入肝脏转变为葡萄糖，而果糖则主要由小肠上皮细胞转变为葡萄糖。葡萄糖或其他单糖如果糖、半乳糖均可合成糖原，一些小分子物质如乳酸、甘油、丙酮酸以及某些氨基酸经转变成葡萄糖后也可被合成糖原。糖原分解由磷酸化酶催

化，生成的葡萄糖 -1- 磷酸转变为葡萄糖 -6- 磷酸后，可在葡萄糖 -6- 磷酸酶催化下水解为葡萄糖。葡萄糖 -6- 磷酸酶在肝脏甚为丰富。除肠上皮和肾皮质外，其他肝外组织包括肌肉和脂肪均缺乏此酶，因而其糖原分解不产生葡萄糖而无法直接供能。

肝脏在调节血糖浓度、维持其稳态中具有重要作用。肝脏对血糖浓度的影响受多种激素的调节，其中胰高血糖素、儿茶酚胺、血管升压素以及血管紧张素 Ⅱ 可刺激糖原分解和糖原异生，并抑制糖原合成和糖酵解。胰岛素可促进肝脏摄取葡萄糖，加速葡萄糖在细胞内合成糖原、氧化分解和转变成其他物质。肝脏对胰岛素的作用十分敏感，门静脉血中胰岛素水平轻微升高，即可引起肝脏葡萄糖摄取明显增加。

（三）脂类的代谢

肝脏是体内脂肪酸合成的主要场所，其合成能力较脂肪组织强 8 ～ 9 倍。所合成的脂肪酸可酯化形成三酰甘油，后者由极低密度脂蛋白（very low density lipoprotein, VLDL）转运至脂肪细胞贮存。禁食期间，脂肪细胞内的三酰甘油发生脂动员，释出的脂肪酸被氧化分解产生能量。脂肪酸合成的直接原料为乙酰辅酶 A。乙酰辅酶 A 由多种物质（包括糖、氨基酸）在线粒体内氧化产生，因其不能透出线粒体膜进入胞质，必须与草酰乙酸缩合成柠檬酸，柠檬酸在胞质中再经柠檬酸裂解酶催化，裂解生成乙酰辅酶 A。肝细胞胞质中存有脂肪酸合成酶系，其中乙酰辅酶 A 羧化酶（为限速酶）催化乙酰辅酶 A 生成丙二酰辅酶 A，后者进一步在脂肪合成酶作用下经缩合、还原、脱水并反复循环最终产生脂肪酸。

三酰甘油是细胞内脂肪酸贮存的主要形式，其合成绝大部分在肝脏进行。L-3- 磷酸甘油和脂酰辅酶 A 是合成的原料，其中 L-3- 磷酸甘油来自磷酸二羟丙酮（糖酵

解醛缩酶反应的产物）和游离甘油（三酰甘油降解产物）。三酰甘油合成过程的中间产物为磷脂酸，磷脂酸经磷酸酶水解产生二酰甘油，再进一步在脂酰转移酶作用下生成三酰甘油。

脂肪酸氧化分解产生的乙酰辅酶 A 可通过三羧酸循环继续氧化或生成酮体。酮体生成在线粒体进行，由乙酰辅酶 A 经三步酶促反应，最后生成乙酰乙酸。乙酰乙酸可还原生成 β-羟丁酸和丙酮，此三者统称为酮体。

肝脏是生成酮体的唯一器官，但由于缺乏 3- 酮酸辅酶 A 转移酶，故自身不能利用酮体。酮体的生成属于生理现象，正常浓度时并无毒性，但在某些病理状态下（如 2 型糖尿病），酮体生成过多，可造成酮血症，甚或酮症酸中毒。

脂蛋白主要由三酰甘油、胆固醇、胆固醇酯、磷脂等脂类和蛋白质（载脂蛋白）组成，它是血浆脂类运输的形式。根据其密度差异，脂蛋白可分为不同类型，其中包括乳糜微粒（chylomicron，CM）、极低密度脂蛋白（VLDL）、中密度脂蛋白（intermediate density lipoprotein，IDL）、低密度脂蛋白（low density lipoprotein，LDL）及高密度脂蛋白（high density lipoprotein，HDL）等。

CM 由小肠合成，其作用主要是将食物中的三酰甘油运入体内。存在于毛细血管内皮细胞表面的脂蛋白脂酶能迅速水解 CM 中的三酰甘油为游离脂肪酸，而为周围组织所利用。形成的 CM 残基（富含胆固醇）则与肝细胞膜相应受体结合，被肝细胞摄取分解。

VLDL 主要由肝脏分泌。VLDL 亦在毛细血管脂蛋白脂酶作用下，其中的大部分三酰甘油被水解移出，并由此转变成 IDL。IDL 的代谢较快，部分可被肝脏摄取，其余部分通过肝脂酶催化转变成 LDL。LDL 主要被肝外组织利用，因此它是胆固醇从肝脏运往周围组织的工具，其

半衰期为 2 ~ 4 天。所含胆固醇约占血浆总胆固醇的 70%。HDL 由肝脏合成，它是胆固醇逆向转运的关键因素。其他脂蛋白表面的游离胆固醇酯化后亦可移入 HDL 核内。HDL 中的胆固醇酯，可直接运送给肝脏或转递给 VLDL 和 LDL，然后再由肝细胞摄取。

肝细胞损伤时，由于 VLDL 与磷脂的合成能力降低，肝内三酰甘油不能及时输出，易堆积于细胞内形成脂肪肝；由于胆固醇酯化作用减弱，HDL 合成减少，可导致血浆胆固醇酯比值下降。此外也常出现高三酰甘油血症，可能与缺乏肝脂酶有关。肝胆汁淤积性疾病如原发性胆汁性肝硬化时，血脂水平常明显升高，尤以胆固醇升高更为显著。

（四）胆红素的代谢

胆红素是血红素等物质的代谢终产物，肝脏是胆红素代谢的重要器官。血浆胆红素大部分来自衰老的红细胞当中的血红蛋白（75%）。这些血红蛋白主要在单核巨噬细胞系统中被破坏。其余部分胆红素（约25%）来自肝脏游离血红素和含有血红素蛋白组分的酶类如细胞色素 P450 等。

血红蛋白分解产生的血红素，可在网状内皮细胞中，在微粒体血红素加氧酶系催化下，转变为胆绿素。生成的胆绿素进一步在胆绿素还原酶作用下迅速还原而成胆红素（非结合胆红素）。人体每天约生成 250mg（3.8mg/kg）胆红素。非结合胆红素在血浆中主要与白蛋白结合转运。白蛋白分子含一个高亲和性和两个低亲和性胆红素结合位点。肝脏摄取胆红素的能力很强。非结合胆红素在被转运至肝细胞窦面时，与白蛋白迅速解离，而为肝细胞所摄取。肝细胞摄取胆红素是一非 Na^+ 依赖的载体介导的转运过程。

肝细胞的内质网中含有尿苷二磷酸葡糖醛酸（UDPGA）转移酶，它可催化胆红素与葡糖醛酸结合形成胆红素葡萄糖醛酸

酯，即结合胆红素。此过程使胆红素从极性很低的脂溶性转变为极性较强的水溶性，从而易于分泌与排泄。胆红素与葡萄糖醛酸的结合，必须有 UDPGA 作为葡萄糖醛酸的供体，它由 UDP- 葡萄糖在胞质 UDP- 葡萄糖脱氢酶作用下产生。肝细胞微粒体中尚存在一种酸性水解酶即 β- 葡萄糖醛酸酶，它可水解胆红素葡萄糖醛酸酯为非结合胆红素。胆汁淤积时，血浆非结合胆红素升高可能与此酶有关。结合胆红素在内质网经高尔基复合体、溶酶体等作用被运输并分泌入胆汁。其排泌过程是一个逆浓度梯度的限速和耗能的主动转运过程，可能受载体介导，且与其他常见有机阴离子如 BSP、ICG 可能通过同一转运系统转运。

（张晶、柳雅立）

参考文献

[1] 谢渭芬，陈岳祥 . 临床肝脏病学 [M]. 北京：人民卫生出版社，2012：3-12.

[2] 张绍祥，张雅芳，刘树伟，等 . 局部解剖学 [M].3 版 . 北京：人民卫生出版社，2015：170-181.

[3] SCHIFF E R，MADDREY W C，SORRELL M F.Schiff's diseases of the liver[M].11th ed.UK：Wiley-Blackwell，2012：45-57.

[4] 王春，温剑，龚建平 . 肝短静脉的解剖学研究及其在肝脏外科中的临床应用进展 [J]. 中华解剖与临床杂志，2018，23（5）：446-449.

[5] VENKATESH S K，CHANDAN V，ROBERTS L R.Liver masses：a clinical，radiologic，and pathologic perspective[J].Clin Gastroenterol Hepatol，2014，12（9）：1414-1429.

第四节	中医肝脏病学的现代研究概况

自 20 世纪中叶，随着现代科学和西医学的不断发展，以中西医结合思维指导、运用现代科技手段开展的肝病研究逐渐兴起并与时俱进蓬勃开展。迄今已部分阐述了肝藏象、肝病病因病机的内涵，丰富了中医理论；在病证结合思想指导下，揭示了肝脏疾病的证候诊断的部分规律，明确了疾病状态下，证候有其特定的生物学基础；总结归纳了系统的肝病治法、方药，丰富了特色诊疗技术方法，尤其从复方、单药、有效成分针对抗炎保肝、抗肝纤维化、抗肿瘤等等角度，开展了大量的科学研究，诸多中成药通过研究应用于临床，并涌现了大量有效的并有基础和临床研究证据的经验方，形成了一些中医或中西医结合的肝病诊疗指南和专家共识。中医肝脏病学在短短的半个多世纪取得了飞速的进展。

一、肝藏象的研究

《黄帝内经》对肝藏象已有了较为系统的论述，后续历代医家不断补充与发展，逐渐形成了系统、完整的肝藏象学说。中医认为血肉之肝，即指实质性的肝脏；功能之肝是肝主疏泄和主藏血等活动的功能。近半个多世纪以来，围绕着肝主疏泄、肝藏血、肝开窍于目及肝与脾、肺、肾、心、胆等脏腑联系，建立了在现代医学脏器组织生物学基础之上新的肝藏象概念。

1978 年湖北中医学院藏象肝病研究所在全国率先开展"肝郁证"的临床及实验研究，发现"肝郁证"患者具有交感神经功能和甲状腺功能的改变，并开展了"肝开窍于目"的系列肝藏象本质的研究。20 世纪 90 年代前后，湖南医科大学附属湘雅医院金益强教授等对肝阳上亢、肝火上炎、肝胆湿热及肝血虚证进行了较全面的研究，总结了上述 5 证的基本病理变化特征及其生物学基础。认为肝阳上亢证表现为外周交感 - 肾上腺髓质功能偏亢；肝阳化风证出现时，机体处于应激状态，肾上腺皮质、外周交感 - 肾上腺髓质功能均亢进，且伴有脑供血障碍、脑组织损伤[1-2]等。湘雅医院对比检测肝火证、肝胆湿热证、肝火上炎证、肝气郁结证等患者的相关生物学指标，结果发现肝火证以内源性内分泌失调功能代谢偏亢为主，肝胆湿热证以外源性炎症反应、脂质过氧自由基损伤为明显，肝火上炎证以内源性神经 - 体液代谢失调，交感神经功能偏亢和炎症反应为特征。前列腺素 $E_{2\alpha}$（$PGE_{2\alpha}$）和精氨酸升压素（arginine vasopressin，AVP）升高是肝火上炎证区别于肝肾阴虚证和肝阳上亢证的重要指标[3]。近些年来，山东的乔明琦教授及其团队[4-5]、广州的吕志平教授及其团队[6]等获得国家多个项目的重点资助，较全面深入地开展了"肝藏血主疏泄"的现代研究，重点关注下丘脑 - 肾上腺轴、性腺轴与肝藏象的相关机制，揭示从脑调控中枢到效应器官的生物学基础。湖北李瀚旻教授及其团队围绕"肝主生发"（髓生肝、髓失生肝、补肾生髓成肝）的肝藏象理论体系，并建立"补肾生髓成肝"治疗法则指导辨证论治参与的中西医结合治疗方案，临床应用研究显示可显著降低慢性乙型肝炎（慢加急性及慢性）肝衰竭的死亡率[7-10]。

总结山东、广州、北京、湖南、湖北、上海等单位对肝藏象不同侧面的现代研究，目前认为，肝藏血主疏泄的关键调控部位在脑，从脑调控中枢到效应器官的生物学基础是肝藏血主疏泄功能的本质，其中中枢调控在于脑内不同脑区的功能配合，并经特定神经体液途径作用于相应效应器官。

二、肝病病因病机的研究

中医学认为，肝脏病的发生与六淫、疫毒、情志、饮食、劳倦、虫蛊、痰饮、瘀血等致病因素均有密切的关系，而正气亏虚是疾病发生的内在因素。

如病毒性肝炎的发病，为感受疫毒所致。疫毒侵犯人体，随疫毒轻重、患者体质的不同可产生不同的病变。疫毒之邪酿湿生热，如内伤正气，可致气虚、阴虚或阳虚；内伤脏腑则见脾虚、肝虚和肾虚等等。对于我国高发的慢性乙型肝炎，有学者认为，其病因为湿热属性之毒邪，不少临床观察及实验研究认为 HBV 的复制活跃程度与湿热疫毒轻重有一定的相关性。任继学认为此乃内伤杂病所致伏邪，即经过治疗的内伤疾病，病情得到控制，但邪气未除，病邪潜伏，可引发他病（肝硬化或肝癌）[11]。周仲瑛认为"伏毒"更为妥帖，毒邪具有潜藏人体、待时而发的病理特质，感邪之后未即发病，邪气伏藏，遇感而发[12]。另有学者提出肝络虚损是湿热伏邪留滞的根本；机体免疫功能异常是疾病不断发展的基础[13]。

近 20 多年来随着生活水平提高和生活方式的改变，非酒精性脂肪性肝病已成为患病率最高的肝病。目前认为其病因与过食肥甘，情志失调，劳逸失度，脾肾亏虚，他病迁延有关。张声生教授认为痰浊、气郁影响肝之疏泄，造成肝郁气滞，是脂肪肝的基本病机[14]。痰浊困脾为脂肪肝的始动因素，肝郁气滞是基本要素，肝郁脾虚为核心病机，痰瘀为其病理产物[15]。胡义扬教授认为非酒精性脂肪性肝病以痰瘀互结为基本病机，并以验方祛湿化瘀方进行临床观察反证，疗效显示中医证候、肝功能及超声影像学显著改善[16]。

如肝纤维化与肝硬化的病机，上海中医药大学刘平教授及其团队根据明代方隅《医林绳墨》提出的"虚者，气血之空虚也；损者，脏腑之坏损也"，《活法机要》"壮人无积，虚人则有之"的理论，结合临床实践，提出了"血瘀为积之体，虚损为积之根"的肝硬化"虚损生积"的病机理论假说[17-18]。并在国家973项目的支持下，对肝硬化"虚损生积"的病因病机通过"审证求因、以效证因"方法进行了系统深入研究。研究以900例乙肝后肝硬化证候梳理分析；112例乙型肝炎后肝硬化代偿期患者扶正化瘀和黄芪汤治疗1年前后的肝活检变化；210例肝硬化门静脉高压、食管-胃底静脉曲张患者经扶正化瘀胶囊治疗后出血发生情况及胃镜变化；430例肝硬化患者扶正化瘀胶囊治疗的5年随访观察；以及以方测证的系列动物实验基础研究，证明"益气补精、活血化瘀"标本兼治之法能有效改善肝硬化肝脏组织学变化、防治肝硬化门静脉高压、显著提高肝硬化患者的5年生存率。认为：肝硬化气伤为先（气为用，细胞表型及功能的改变），肝星状细胞活化及肝内细胞上皮-间质转化；阴精虚损为继（阴为体，细胞形质损伤），肝实质细胞凋亡、坏死，肝窦内皮损伤；血瘀阻络为果（纤维组织大量增生，肝窦毛细血管化，血管生成，结构紊乱，门静脉高压形成）。系统论证肝硬化"虚损生积"的病机理论及其临床的实际价值[18-22]。

三、肝病证候诊断及其证候生物学基础的研究

辨证论治是中医药理论的核心，是中医认知、治疗疾病的基本思想，证候则是辨证论治核心中的灵魂。近半个多世纪来，肝病证候诊断及其证候生物学基础的研究，已给传统的辨证论治赋予新的内涵。

证候与肝病临床检验指标的相关性研究：自20世纪50年代起，医学研究人员开始了以疾病临床理化指标为基础的证候客观化探索，许多学者通过病-证-临床常用指标的研究来解释中医证候的特征。例如，有不同学者发现慢性乙型肝炎湿热证患者肝功能谷丙转氨酶（glutamic-pyruvic transaminase，GPT）、谷草转氨酶（GOT）、血清总胆红素（total bilirubin，TBIL）水平较其他证型明显增高[23-24]，且在重症肝炎患者中，血清胆红素水平与湿热程度呈正相关[25]。在代谢性疾病中，非酒精性脂肪性肝病（non-alcoholic fatty liver disease，NAFLD）湿热困脾证者的甘油三酯（triglyceride，TG）水平高于其他证[26]。有学者通过440和900例乙型肝炎后肝硬化证候分析，认为主要证候为湿热内蕴、肝肾阴虚、瘀热内蕴和肝郁脾虚4证。湿热内蕴表现为肝脏炎症活动明显；肝肾阴虚表现为肝脏炎症活动不明显；瘀热内蕴表现为肝脏炎症活动不明显，但脾厚度增加；三者同时伴有腹水增多。肝郁脾虚也表现为炎症活动为主，但腹水量少，门脉内径小[27]。有学者根据883例乙肝患者中医临床资料，采用粗糙集方法建立中医证候决策信息表，提取与乙肝证型有密切关联的症状、体征，然后利用关联规则找出不同证型下的中医临床指标的相关性。通过数据挖掘分析，发现口苦、舌苔薄和脉弦等对肝胆湿热证判定以及舌胖、舌荣等对肝郁脾虚证的诊断分析具有很高的参考价值[28-29]。也有学者认为证候作为一个非线性的"内实外虚""动态时空"和"多维界面"的复杂巨系统[30]，从传统的临床实验室或影像学数据中难以寻找可回归临床应用的证候分类指标[31]。

证候量表的研究：采用中医四诊方法，临床表征信息的采集与量化的数据分析证据，编制中医证候评价量表，为中医辨证诊断和疗效评价规范化、定量化提供科学手段，是近10多年来开展的工作。例如，刘平教授团队对临床900例乙肝肝硬化进行流行病学调查，采用因子分析、聚类分析等无监督分类方法，再通过专家讨

论、小样本预试,确定了由 64 个条目组成的乙肝后肝硬化患者报告结局评价量表(PHBC-PRO 量表)。通过对 147 例符合入选标准的乙肝肝硬化患者的临床应用,运用条目分布考察、t 检验、离散趋势、克朗巴哈系数、分辨力系数、相关系数法等统计方法,对量表的条目进行筛选并优化,并对其信度、效度和反应度进行科学考核,最终形成具有 57 条目,从程度和持续时间两个层面对乙肝肝硬化中医症状进行测量的 PHBC-PRO 量表。经重测系数法、结构效度、内部一致性等考评方法,证实量表具有较好的可信度与灵敏度。并通过与慢性肝病量表(CLDQ 量表)进行对照研究,结果显示中医证候量表无论在总评分还是在各维度划分方面均与 CLDQ 量表有较高程度的相关,有良好的吻合度[32-35]。高月求教授团队所建立的慢性乙型肝炎脾虚证量表,经 241 例慢性乙型肝炎脾虚证患者效度、信度、反应度等 3 方面评价,量表的周重测信度为 0.928,克朗巴哈系数为 0.744,因子分析提取出两个公因子,累计方差贡献率为 79.24%,个维度与总分的相关系数均在 0.73 以上[36]。

基于系统生物学的证候生物学基础的研究:系统生物学是研究生物系统中所有组成成分的构成,并且分析这些组分之间的相互关系的学科,其研究思路和方法与中医证候都具有整体性的特点,有望带来重要的方法学突破[37-38]。胡义扬教授团队在国家科技重大专项支持下,开展了慢性乙型肝炎证候生物学基础的研究。研究发现,无论是转录组、代谢组、元基因组、蛋白组等,在慢性乙型肝炎肝胆湿热、肝郁脾虚、肝肾阴虚典型证候患者以及"无证可辨"的健康者之间,均有其可明确分类的物质谱表达,证明中医证候分类有其特定的生物学基础;转录组、代谢组和元基因组学数据整合建模分析提示,肝胆湿热以糖代谢异常为主要特征;肝郁脾虚表

现为糖代谢和氨基酸代谢异常兼而有之;以乙肝肝胆湿热与脂肪肝肝胆湿热的基因表达的共性分析发现,有 5 个相同的通路,涉及细胞周期调控、嘧啶代谢等。即不同疾病的相同证候有其证候的共性物质基础;肝胆湿热(实证)与肝郁脾虚和肝肾阴虚(虚证)慢性乙型肝炎患者的肠道菌群存在明显的差异[39]。

四、肝病治疗方药疗效与药理研究

近年来,围绕肝病治疗的复方、单药、有效成分针对抗炎保肝、抗肝纤维化、抗肿瘤等研究是肝病基础与临床研究的主流。不仅针对肝病常用经方如小柴胡汤、茵陈蒿汤、大承气汤、大黄䗪虫丸、下瘀血汤、桃红四物汤、理中丸等等有广泛深入的临床药理研究,还创制了不少肝病中成药服务于临床,并发现了一些对肝病治疗有效的中药复方及有效成分。

如已在肝病临床广泛应用的中成药有:

①抗炎保肝类:护肝片、肝炎灵注射液、慢肝养阴胶囊、七味红花殊胜散、猪苓多糖注射液、异甘草酸镁注射液、垂盆草颗粒、五酯胶囊、九味肝泰胶囊;②抗肝炎病毒类:草仙乙肝胶囊、肝苏颗粒、苦参碱注射液、六味五灵片、舒肝宁注射液、双虎清肝颗粒、田基黄注射液、五灵丸、乙肝宁颗粒;③抗肝纤维化类:扶正化瘀胶囊(片)、安络化纤丸、复方鳖甲软肝片;④抗肝脏脂肪沉积类:荷丹片、降脂灵片、泰脂安胶囊、壳脂胶囊、强肝胶囊、当飞利肝宁胶囊、三七脂肝丸;⑤抗肝脏肿瘤类:金龙胶囊、消癌平注射液、西黄丸、华蟾素片、复方斑蝥胶囊、槐耳颗粒、肝复乐胶囊(片)、养正消积胶囊、慈丹胶囊、参一胶囊、艾迪注射液、康莱特软胶囊(注射液);⑥解郁药类:舒肝解郁胶囊、解郁丸、柴胡舒肝丸;⑦利胆

类：清肝利胆口服液、胆舒胶囊、金钱草颗粒、大黄利胆片、消石利胆胶囊、消炎利胆片、胆宁片、金胆片、胆石通胶囊、胆清胶囊、十五味赛尔斗丸、茵栀黄口服液（颗粒、注射液）；等等。

针对临床验方，也开展了系列临床疗效与药理机制的研究，有如：

①抗病毒类：乙肝六号方、补肾清透方、茵黄清木合剂、护肝抗原丸、慢肝1号方、慢肝2号方、复方黄芪颗粒、强肝解毒汤、白花香莲解毒方、肝乐胶囊；②抗炎保肝类：肝炎合剂1号、灵猫方、参仙乙肝灵、肝乐颗粒、肝荣汤、补肾解毒健脾冲剂、清肝冲剂、清肝解毒片；③抗肝纤维化类：海珠益肝胶囊、木苏丸、肝豆扶木汤、补肾柔肝方、福尔肝健脾软肝方、养肝澳平合剂、壮肝逐瘀煎、柔木丹颗粒、柔肝抑纤饮、复方861合剂、丹芍化纤胶囊、肝脾舒合剂；④抗肝脏脂肪沉积类：祛湿化瘀方、健脾活血方、肝脂清、化浊颗粒、消木丹颗粒、降脂理肝汤、疏肝消脂方、降脂颗粒；⑤抗肝脏肿瘤类：白蛇六味口服液、扶正消瘤合剂、平调饮、消瘤散、健脾化瘀方、参桃软肝方、叶下珠复方、益脾养肝方、健脾消积汤、松友饮、健脾理气合剂；⑥解郁类：消更解郁汤、荣肝汤、解郁一号方、解郁冲剂、更安汤、柴丹解郁颗粒、白龙解郁颗粒；⑦利胆类：茵黄清木合剂、胁腹宁颗粒、疏肝利胆胶囊、利胆溶石胶囊、利胆化石丸、金胆片、加味五金汤、化石散、华春肝胆舒浓缩丸、胆宝颗粒；⑧其他：扶正化瘀利水汤、甲苓饮、退黄合剂、小儿退黄合剂、消肿散Ⅱ号、消水汤、芪术麝乌汤、消瘀降浊汤；等等。

再如，通过基础研究发现和证实了众多肝病治疗的有效成分，如对肝纤维化有效的组分和成分有：从丹参中提取的水溶性成分丹酚酸B和丹酚酸A；从中药苦豆子或苦参根中提取的苦参碱和氧化苦参碱；源于中药冬虫夏草或虫草菌丝的虫草多糖；从粉防己的干燥块根中提取的汉防己甲素；从绞股蓝中提取的绞股蓝总皂苷；从甘草中提取的甘草甜素；从蔷薇科植物桃、杏、李、梅等种仁中提取的苦杏仁苷；从川芎根茎中提取的川芎嗪；从三七中提取的三七总皂苷，从水飞蓟中提取出来的水飞蓟素；从排钱草中提取的排钱草总生物碱；从牛黄中提取的牛磺酸，以及大黄素；黄颜木素、灯盏细辛黄酮、银杏提取物、黄芩苷、葫芦素B、齐墩果酸、五仁醇等等[40]。对肝脏脂肪沉积有效的组分或成分有如：白藜芦醇、姜黄素、槲皮素、甜菜碱、表没食子儿茶素没食子酸酯、黄连素、水飞蓟素、金雀异黄素、咖啡因、熊果酸、矢车菊素-3-O-葡萄糖苷、S-烯丙基半胱氨酸、6-姜酚、柚皮素、鼠尾草酸、蛇床子素、番茄红素、葛根素、大黄素、大黄酸、丹酚酸B、橄榄苦苷、芦丁、五味子乙素、槐果碱、绿原酸、木犀草素、岩藻黄质、黄芩苷、没食子酸、荷叶碱、栀子苷等[41]。研究认为有抗肿瘤作用的成分或组分有如：生物碱类，胡椒碱、半边莲碱；氧化苦参碱、槐定碱、金雀花碱、去甲乌药碱、蝙蝠葛碱、汉防己甲素、石蒜碱、小檗碱、白屈菜碱、吴茱萸碱、长春碱、长春新碱、水苏碱等；萜类，青蒿素、紫杉醇等；黄酮类，黄芩素、黄芩苷、汉黄芩素、千层纸素A、甘草素等；多糖类，白及多糖、韭菜籽多糖、枸杞多糖、人参多糖等；苷类，七叶皂苷、鹅掌草皂苷等；苯丙素类，蛇床子素、峨参内酯等[42-44]。

肝病治疗方药疗效与药理研究正按国际化的研究方向发展，不断引向深入。如慢性乙型肝炎的研究，叶永安教授在国家科技重大专项的支持项，联合18家医院，采用多中心、随机、双盲对照试验设计，以中药（调肝健脾和血颗粒、调肝解毒化湿颗粒）联合阿德福韦酯为研究对象，以

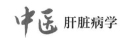

阿德福韦酯为平行对照药物，对 590 例慢性乙型肝炎患者进行了 48 周的临床观察。结果表明，试验组乙型肝炎 e 抗原（HBeAg）消失率较对照组提高 11.78%，试验组 HBeAg 值低于对照组，其 24～48 周乙肝病毒基因（HBV-DNA）下降速率高于对照组[45]。如抗肝纤维化的研究，是近 30 多年来我国中医药研究的热点之一。刘平教授团队持续 30 多年开展了抗肝纤维化扶正化瘀胶囊的研究，经 92 例慢性乙型肝炎治疗前后的肝活检和 112 例乙型肝炎后肝硬化代偿期患者治疗前后活检肝组织学观察，证实该方肝组织纤维化分期的逆转率分别达 52%、66.7%；并运用体外肝星状细胞、肝细胞、库普弗细胞以及四氯化碳肝纤维化模型、DMN 肝纤维化模型、胆管结扎模型、猪血清免疫模型等，从细胞、分子、蛋白水平系统阐明主要作用环节为抑制肝实质细胞凋亡、坏死，肝窦内皮损伤，抑制肝星状细胞活化及肝内细胞转分化（EMT）、抑制胶原合成促进胶原降解，抗肝窦毛细血管化等机制，已在美国 FDA 完成抗丙肝肝纤维化的 II 期临床试验[20,46-50]，出台了第一份中国中西医结合学会肝病专业委员会的指南——《肝纤维化中西医结合诊疗指南》[51]。如肝癌的研究，开展了预防肝癌术后复发研究、中医药联合 TACE 等治疗研究、中药注射液治疗晚期肝癌等等研究，不少研究报道了中药抑制细胞增殖、诱导细胞周期阻滞和凋亡、抑制黏附侵袭能力、抑制血管生成、调节免疫的机制。陈孝平等组织开展了一项由 39 个中心参与的随机对照 IV 期临床试验，观察了中药槐耳颗粒对于肝细胞癌术后复发的预防作用。研究纳入 1 044 例患者，随机分组至接受口服槐耳颗粒治疗或空白对照组，最长治疗周期为 96 周。结果显示治疗组和对照组的平均无复发生存时间（relapse-free survival，RFS）分别为 75.5 周和 68.5 周（HR：0.67，95%CI：0.55～0.81）。术后 2 年的无复发生存率分别为 62.39% 和 49.05%（P=0.000 1），总生存率分别为 95.19% 和 91.46%（P=0.020 7）[52]。

五、中药致肝损伤的研究

中药导致的肝损伤，是近年来临床所关注的问题。中医对于中草药的毒性很早就有认识，《神农本草经》记载了 100 余种有不同程度毒性的药物，2015 版《中华人民共和国药典》（简称《中国药典》）中，明确记载了 83 种有毒中药，其中包括 70 味草药。美国药物性肝损伤网最近报道，约 10% 的药物性肝损伤（drug-induced liver injury，DILI）可能是由中草药所致。一项多中心回顾性队列研究显示，在中国 DILI 中的中草药相关肝损伤（herb-induced liver injury，HILI）的比例为 21%[53]，另一项流行病学调查显示：26.81% 的 DILI 由传统中草药和膳食补充剂造成[54]。但各个医院报告的发病情况有所不同。

已发现，涉及药物性肝损伤事件较多或研究较多的中草药主要有：何首乌、白鲜皮、雷公藤、黄药子、补骨脂、大黄、番泻叶、泽泻、蛇毒草、蜂胶、芦荟、土三七、千里光、苍耳子、川楝子、大枫子、常山、五倍子、土荆芥等等[55-56]。五倍子中的鞣质类，雷公藤、黄药子中的二萜类成分，川楝子中的三萜类化合物，柴胡中的柴胡总皂苷，紫菀、菊三七、款冬花、千里光中的吡咯里西啶类合物，大黄中的蒽醌类化合物，吴茱萸、艾叶、细辛中包含的挥发油类均是引起潜在肝毒性的中药成分[57]。

如土三七的研究，近年来，因误服土三七导致的肝损伤事件较多，已发现土三七中的吡咯里西啶类生物碱由 CYP450 代谢生成初级代谢产物吡咯，吡咯与组织中亲核性的酶、蛋白质、DNA、RNA 等发生不可逆反应，形成共价结合物，最终导致肝细胞和组织的损伤[58]。如雷公藤的毒性研究，已发现雷公藤内酯可能通过抑制 NF-κB 活化来抑制内皮细胞的炎症反应[59]，另有发现雷公藤内酯通过影响 RNA 聚合酶Ⅱ来抑制肝细胞基因转录从而造成肝损伤[60]。如生何首乌的毒性研究，有研究报道，何首乌的两种化合物大黄素 -8-O-β-D- 葡萄糖苷（EG）和 2,3,5,4′- 四羟基二苯乙烯 -2-O-β-D- 葡萄糖苷（TSG）可引起鞘脂和原发性胆汁酸代谢途径的紊乱造成了何首乌的特异性损伤[61]。肖小河教授团队回顾性分析了 2009—2014 年解放军 302 医院收治的 158 例病发前有何首乌及其制剂应用史的药物所致肝损伤患者，其中 80.3% 患者治愈出院，6.1% 发展为肝衰竭，6.1% 发展为肝硬化，1.5% 治疗无效出院，1.5% 死亡[63]，进一步研究发现，*HLA-B*35:01* 等位基因是何首乌肝损伤的遗传风险因子，是预测人类何首乌所致药物性肝损伤的潜在生物标志物[62-63]。

六、肝病中医药研究的展望

随着我国慢性乙型肝炎疫苗的广泛应用及抗病毒治疗的显著疗效，近几十年来造成我国最大肝病危害的慢性乙型肝炎的威胁已逐步减小。当前和未来中医肝病治疗和研究的主战场将逐渐转向高患病率的非酒精性脂肪性肝病和发病率逐年提高的肝癌，以及自身免疫性肝病、酒精性肝病等。病证结合的研究仍将是主要方向。

中医肝藏象、病机证候的研究将进一步深入，有可能通过系统生物学及生物信息分析技术和手段实现肝脏疾病证候标志物的发现，或可用于肝脏疾病证候的客观化诊断。

历史上，中医中药不分家，但既往研究各自为政较多。未来将会有更多的学科交叉团队合作开展研究，在证明临床疗效的基础上，进一步明确肝病治疗中药的有效成分或组分群，逐步揭示有效中药复方的黑箱，使之疗效明确和提高，主要物质成分清楚。中药复方的特点是多途径的药理作用，未来也有可能出现由有效成分组成的中药复方应用于临床。有关少数中药所致肝损伤也将逐渐明确机制与靶标。针药结合、中药与其他中医治疗手段结合以提高疗效的临床研究会进一步深入。

随着科学技术的发展，更多的现代科技手段将应用于肝病防治的中医药研究，如大数据的应用将是未来发展趋势之一，肝病中西医结合、中西药结合的循证医学研究，中医个体化、精准医疗的研究将会越来越广泛。中医理论内涵将进一步丰富，并逐步走向中西医的融合。

（胡义扬）

参考文献

[1]　金益强，朱崇学，刘爱平，等.中医肝病五类证候血浆去甲肾上腺素和肾上腺素含量及诊断意义 [J].湖南医科大学学报，1997，22（1）：29-32.

[2]　宋炜熙，金益强，鄢东红，等.肝系不同证候血浆去甲肾上腺素和肾上腺素含量分析 [J].山东中医药大学学报，2004，28（2）：110-113.

[3]　黎杏群，李家邦，张海男，等.肝火证、肝胆湿热证的病理生理学基础研究 [J].湖南医科大学学报，1996，21（1）：34-39.

[4]　乔明琦.肝藏象现代研究总体思路、基本目标及主要进展 [J].山东中医药大学学报，2005，29（2）：91-94.

[5]　魏盛，乔明琦.肝主疏泄机制研究进展、主要功能及其展望 [J].陕西中医学院学报，2014，37（3）：4-8.

[6]　吕志平，刘承才.肝郁致瘀机理探讨 [J].中医杂志，2000，41（6）：367-368.

[7]　李瀚旻.论"肝主生发" [J].中华中医药学刊，2009，27（10）：2021-2025.

[8]　李瀚旻.肝藏象肝脏中心说 [J].世界中医药杂志，2011，6（1）：11-15.

[9] 李瀚旻. 髓本质研究进展 [J]. 湖北中医药大学学报, 2015, 17（6）：100-103.

[10] 李瀚旻. 中医药调控肝再生的研究进展与展望（述评）[J]. 世界华人消化杂志, 2017, 25（15）：1338-1344.

[11] 任继学. 伏邪探微 [J]. 长春中医学院学报, 2005, 21（1）：4.

[12] 叶吉晃. 周仲瑛教授伏邪学说初探 [J]. 中国中医药现代远程教育, 2006, 4（10）：4.

[13] 王书杰, 韦艾凌. 慢性肝病病因病机规律及治疗原则的探讨 [J]. 时珍国医国药, 2012, 23（10）：10-11.

[14] 陈剑明, 张声生, 吴震宇. 非酒精性脂肪性肝病常见中医证候类型及证候要素的现代文学研究 [J]. 中西医结合肝病杂志, 2012, 22（1）：51-53.

[15] 周滔, 张声生. 张声生教授运用调肝理脾法治疗疑难脾胃病的临床经验 [J]. 中华中医药杂志, 2013, 28（1）：131-133.

[16] 冷静, 赵瑜, 彭景华. 胡义扬教授治疗非酒精性脂肪肝经验 [J]. 中西医结合肝病杂志, 2019, 29（1）：70-72.

[17] 谭春雨, 刘平. 肝硬化"虚损生积"病机理论溯源及其临床意义 [J]. 上海中医药大学学报, 2010（4）：25-28.

[18] 刘平. 肝硬化"虚损生积"病机理论的实践与发展 [C]// 第二十次全国中西医结合肝病学术会议论文汇编.2011：13-14.

[19] 张琴, 刘平, 章浩伟, 等.900 例肝炎肝硬化中医证候判别模式的研究 [J]. 中国中西医结合杂志, 2006, 26（8）：694-697.

[20] LIU P, HU Y Y, LIU C, et al.Multicenter clinical study on Fuzhenghuayu capsule against liver fibrosis due to chronic hepatitis B[J]. World Journal Gastroenterology, 2005, 11（19）：2892-2899.

[21] 肖定洪, 顾杰, 蔡虹, 等. 扶正化瘀胶囊预防肝硬化患者食管静脉曲张破裂出血的随机对照多中心临床研究 [J]. 中华肝脏病杂志, 2014, 22（8）：594-599.

[22] 戈雪靖, 赵长青, 徐列明. 扶正化瘀胶囊对肝硬化生存率的影响 [J]. 中华肝脏病杂志, 2017, 25（11）：834-840.

[23] 雷长国, 覃建锋, 蔡林. 慢性乙型肝炎中医证型与临床检验指标相关性研究 [J]. 中国中医基础医学杂志, 2017, 23（3）：357-358.

[24] 张玲, 蒋桦, 潘虹. 慢性乙型肝炎中医证型与临床检验指标相关性研究 [J]. 浙江中医药大学学报, 2012, 36（1）：21-22.

[25] 于姜标, 江一平. 重症肝炎肝胆湿热程度与生化指标及预后的关系 [J]. 实用中西医结合临床, 2009, 9（1）：5-7.

[26] 陈阳, 冷雪, 杜莹, 等. 非酒精性脂肪肝中医证候分布特点及与临床指标的相关性分析 [J]. 中华中医药学刊, 2014, 32（7）：1556-1558.

[27] 袁继丽, 张华, 王磊, 等. 乙型肝炎后肝硬化患者中医证候要素的生物化学特征 [J]. 中西医结合学报, 2011, 9（4）：374-381.

[28] KANG H, ZHAO Y, LI C, et al.Integrating clinical indexes into four-diagnostic information contributes to the Traditional Chinese Medicine（TCM）syndrome diagnosis of chronic hepatitis B[J]. Sci Rep, 2015（5）：9395.

[29] ZHAO Y, KANG H, PENG JH, et al.Key symptoms selection for two major syndromes diagnosis of Chinese medicine in chronic hepatitis B[J].Chin J Integr Med, 2017, 23（4）：253-260.

[30] 田金洲, 王永炎, 时晶, 等. 证候的概念及其属性 [J]. 北京中医药大学学报, 2005（5）：6-8.

[31] 赵瑜, 彭景华, 李雪梅, 等. 基于受试者工作特征曲线和逐步判别分析法探索实验室指标对慢性乙型肝炎中医证候诊断的价值 [J]. 中西医结合学报, 2012, 10（12）：1382-1387.

[32] 胡鑫才, 张华, 周扬, 等. 乙肝后肝硬化患者报告结局评价量表条目的建立及筛选 [J]. 中华中医药杂志, 2012, 27（6）：1526-

1530.

[33] ZHANG H，LV H，HVANG P X，et al. Comparative study of TCM syndrome scale for liver disease and chronic liver disease questionnaire based on assessment of posthepatitic cirrhosis[J].Evidence-Based Complementary and Alternative Medicine，2012（2012）.DOI：10.1155/2012/496575.

[34] 王蓥，张华，元唯安，等.中医慢性肝病患者报告结局指标量表建立的理论结构模型构想 [J].中国中西医结合杂志，2014，34（11）：1386-1389.

[35] 胡鑫才，张华，林彦，等.慢性肝病量表在乙肝后肝硬化中的应用评价 [J].中华肝脏病杂志，2012，20（8）：621-627.

[36] 乐敏，黄杏，高月求.慢性乙型肝炎脾虚证量表研制初探 [J].上海中医药杂志，2008，42（3）：6-9.

[37] 陈竺.系统生物学：21世纪医学和生物学发展的核心驱动力 [J].世界科学，2005（3）：2-5.

[38] 苏式兵，胡义扬，赵立平，等.慢性乙型病毒性肝炎中医证候生物学基础的研究思路 [J].中国中西医结合杂志，2011，31（2）：252-255.

[39] 胡义扬.慢性病毒性肝炎证候生物学基础研究平台的建立 [C]//第二十次全国中西医结合肝病学术会议论文汇编.2011：14-15.

[40] HU Y Y.Pay attention to the study on active antiliver fibrosis components of traditional chinese herbal medicine[J].Chin J Intergr Med，2012，18（8）：563-564.

[41] LIU Q，ZHU L，CHENG C，et al.Natural active compounds from plant food and Chinese herbal medicine for nonalcoholic fatty liver disease[J].Curr Pharm Des，2017（23）：5136-5162.

[42] 邵莹莹，尹双双，王恺龙，等.中药生物碱类成分的抗肿瘤作用研究进展 [J].中南药学，2019，17（9）：1460-1465.

[43] 梁欣娜，张兴桑，滕红丽.中药及其有效成分抗肿瘤作用研究 [J].时珍国医国药，2013，24（1）：119-122.

[44] 龙小芝，耿耘，郭晴晴.近年中药抗肿瘤有效成分作用机制研究进展 [J].中华中医药学刊，2015，33（4）：862-864.

[45] 叶永安，邵凤珍，周大桥，等.中药联合阿德福韦酯治疗慢性乙型性肝炎随机对照研究 [C]//第二十次全国中西医结合肝病学术会议论文汇编.2011：19-26.

[46] 胡义扬，刘平.中西医结合肝病防治研究"十五"进展概述 [J].中西医结合肝病杂志，2007，17（5）：310-313.

[47] 刘成海，刘平，胡义扬，等.中医药抗肝纤维化临床与基础研究进展 [J].世界科学技术：中医药现代化，2007，9（2）：112-119.

[48] LIU C，HU Y，XU L，et al.Effect of Fuzheng Huayu formula and its actions against liver fibrosis[J].Chinese Medicine，2009（4）：12.

[49] 赵长青，徐列明.扶正化瘀胶囊 / 片治疗肝纤维化和肝硬化的临床研究进展 [J].世界中医药，2014，9（5）：561-567.

[50] HASSANEIN T，BOX T D，TONG M J，et al. Sa1319 A Phase II，Randomized，Placebo-Controlled，Double-Blind，Multi-Center Study to Assess the Antifibrotic Activity of Fuzheng Huayu in Chronic Hepatitis C Patients With Hepatic Fibrosis（S-USIIT-01）[J]. Gastroenterology，2014，146（5）：S261.

[51] 中国中西医结合学会肝病专业委员会.肝纤维化中西医结合诊疗指南 [J].中华肝脏病杂志，2006，14（11）：866-870.

[52] QIAN C，CHANG S，ARIAN D L，et al.Effect of Huaier granule on recurrence after curative resection of HCC：a multicentre，randomised clinical trial[J].Gut，2018，67（11）：2006-2016.

[53] WANG J B，ZHU Y，BAI Z F，et al.Guidelines for the diagnosis and management of herb-induced liver injury[J].Chin J Integr Med，

2018, 24（9）: 696-706.

[54] SHEN T, LIU Y, SHANG J, et al. Incidence and etiology of drug-induced liver injury in mainland China[J].Gastroenterology, 2019, 156（8）: 2230-2241.

[55] XU C Y, WANG F W, SUN Z G, et al. Meta analysis on rates of drug-induced liver injury by Chinese herbal medicines in China[J]. J Emergency TCM, 2014, 23（11）: 1988-1989.

[56] 胡义扬, 黄甫. 中草药与药物性肝损伤[J]. 中华肝脏病杂志, 2012, 30（3）: 173-175.

[57] 吴豪, 钟荣玲, 夏智, 等. 潜在肝毒性中药的成分研究进展[J]. 中国中药杂志, 2016, 41（17）: 3209-3217.

[58] 高江国, 王长虹, 李岩, 等. 吡咯里西啶生物碱的药理作用、毒性及药（毒）物代谢动力学研究进展[J]. 中国中药杂志, 2009, 35（5）: 506.

[59] SONG C D, WANG Y P, CUI L, et al. Triptolide attenuates lipopolysaccharide-induced inflammatory responses in human endothelial cells: involvement of NF-κB pathway[J].BMC Complement Altern Med, 2019, 19（1）: 198.DOI: 10.1186/s12906-019-2616-3.

[60] ZHENG N, WANG T T, WEI A, et al.High-content analysis boosts identification of the initial cause of triptolide-induced hepatotoxicity[J].J Appl Toxicol, 2019, 39（9）: 1337-1347.DOI: 10.1002/jat.3821.

[61] ZHANG L, LIU X Y, TU C, et al. Components synergy between stilbenes and emodin derivatives contributes to hepatotoxicity induced by *Polygonum multiflorum*[J]. Xenobiotica, 2020, 50（5）: 515-525.

[62] 朱云, 刘树红, 王伽伯, 等. 何首乌及其制剂导致药物性肝损伤的临床分析[J]. 中国中西医杂志, 2015, 35（12）: 1442-1447.

[63] LI C P, RAO T, CHEN X P, et al. *HLA-B*35:01* allele is a potential biomarker for predicting polygonum multiflorum-induced liver injury in humans[J].Hepatology, 2019, 70（1）: 346-357.

第二章　肝藏象学说

第一节　肝藏象的基本含义

　　肝脏是人体中最大的腺体, 也是最大的消化腺, 是人体消化系统中最重要的器官之一, 早在《黄帝内经》对肝脏的生理病理就有了较为系统的论述, 《素问·灵兰秘典论》有云: "肝者, 将军之官, 谋虑出焉。"以后历代医家不断补充与发展, 逐渐形成了肝系统的完整理论。

　　藏象是藏于体内的内脏所表现于外的生理功能和病理现象。通过对象的观察, 可以推测脏的状态。历代中医都十分重视这种以表知里、司外揣内、以象测脏的方法, 故将以研究脏腑为中心的学说, 称为脏象学说。脏象学说中的脏, 是化生和储藏精气的内脏, 即心、肝、脾、肺、肾, 《素问·五脏别论》说: "所谓五脏者, 藏精气而不泻也, 故满而不能实。"可见脏在脏象学说中的重要地位。脏象学说中的肝, 在中医文献中有血肉之肝和功能之肝之别。血肉之肝, 即指实质性的肝脏; 功能之肝是肝主疏泄和主藏血等活动的功能。中医学把藏血功能归属于肝, 是指肝脏具有贮藏血液、调节血量和防止出血的功能。如《素问·五脏生成》"人卧血归于肝"，又如《丹溪心法·头眩》说："肝家不能收摄荣气，使诸血失道妄行。"

肝位于腹腔，横膈之下，大部分位于右季肋区和腹上区，小部分可达左季肋区。早在《内经》对肝脏的位置已有了一定的了解，虽未明确提及，但据《灵枢·五邪》"邪在肝则两胁中痛"的记载，不难推断这一时期借助解剖对肝位胁下已有了较直观的认识。肝的膈面基本与膈穹一致，其大部分为肋弓所覆盖，仅在腹上区左、右肋弓间露出，并直接接触腹前壁。肝的脏面邻近腹腔器官。右叶下面与结肠右曲、右肾和十二指肠相接触；左叶下面与胃前壁相接触。肝的上界，在右侧腋中线处起自第7肋，由此向左至右锁骨中线处平第5肋，在前正中线处平胸剑结合，至左锁骨中线平第5肋间隙；肝的下界与肝的下缘一致，在右腋中线处平第10肋，再沿右肋弓下缘向左，至右侧第8、9肋软骨结合处离开肋弓，经剑突下3～5cm处斜向左上，至左肋弓第7、8肋软骨结合处，进入左季肋区，连于上界左端。

肝脏的形态，各代都以分叶论之，但说法不一。清代医家王清任《医林改错》有云："肝四叶，胆附于肝右边第二叶。总提长于胃上，肝又长于总提之上。大面向上，后连于脊。"使肝脏形态解剖的认识有了较大突破。现代解剖学发现肝呈不规则的楔形，可分上、下两面，左、右两叶。重约1 350g，相当于体重的1/50。肝右叶大而厚，左叶小而薄。肝的下面凹凸不平，与许多内脏接触，称脏面。我国古代中医对人体肝脏的重量、颜色、结构等均有一定的认识，虽已达到一定水平，但由于当时历史条件所限，其认识较为粗略，记述亦欠精确。

肝的主要生理功能是主疏泄和主藏血。《临证指南医案·肝风》有肝"体阴用阳"之说。肝的生理特性是主升主动，喜条达而恶抑郁，故称之为"刚脏"。《素问·灵兰秘典论》说："肝者，将军之官，谋虑出焉。"

肝在体合筋，其华在爪，在窍为目，在液为泪。胆附于肝，足厥阴肝经与足少阳胆经相互属络于肝与胆，相为表里。肝在五行属木，为阴中之阳，与自然界春气相通应。

一、肝之气血阴阳

（一）肝气

肝气是肝之精气，表现为肝主疏泄和肝藏血的功能活动。泛指肝的功能活动，也可特指肝脏疏通畅达全身气机、贮藏血液防止出血的功能。《灵枢·脉度》："肝气通于目，肝和则目能辨五色矣。"肝气由肝血化生，具有升发的特性，能畅达全身气的运行，进而调畅血液与津液的运行输布，调畅脾胃之气的升降，调畅胆汁的分泌与排泄，调畅情志活动，调畅男子泄精、女子排卵和月经等。

肝气调畅血液与津液的运行输布。肝主疏泄，促进精血津液的运行输布，血液的运行和津液的输布代谢有赖于气机的调畅。肝的疏泄功能，能调畅气机，使全身脏腑经络之气的运行畅达有序。气能运血，气行则血行，故说肝气的疏泄作用能促进血液的运行，使之畅达而无瘀滞。

脾气以升为健，胃气以降为和。脾胃的运化功能，体现在脾胃之气的升降相因，平衡协调，这与肝气的疏泄功能有密切的关系。另一方面，食物的消化吸收还要借助于胆汁的分泌和排泄，因为胆汁是参与饮食物消化和吸收的"精汁"。胆汁乃肝之余气所化，其分泌和排泄受肝气疏泄功能的影响。肝气的疏泄功能正常发挥，全身气机调畅，胆汁才能够正常地分泌与排泄。

肝气的疏泄功能，能调畅气机，因而能使人心情舒畅，既无亢奋，也无抑郁。

情志活动，指人的情感、情绪变化，是精神活动的一部分。情志活动分属五脏，但由心所主。心之所以有主神志的功能，是与心主血脉密切相关的。而血的正常运行，又要依赖于气机的调畅，因肝主疏泄，调畅气机，所以肝具有调畅情志的功能。

女子的排卵与月经来潮，男子的排精等，与肝气的疏泄功能有密切的关系。《格致余论·阳有余阴不足论》说："主闭藏者，肾也，司疏泄者，肝也。"指出男子精液的贮藏与施泄，是肝肾二脏之气的闭藏与疏泄作用相互协调的结果。肝气的疏泄功能发挥正常，则精液排泄通畅有度；肝失疏泄，则排精不畅而致精瘀。女子的按时排卵，也是肝气疏泄和肾气闭藏功能相互协调的体现。气机调畅又是女子行经能否通畅有度的重要条件，因而亦受肝气的疏泄功能的影响。

（二）肝阳

肝阳主要是指肝脏的一些功能表现。这些功能与"肝气"有着不可分割的联系。肝阳除了表现为肝脏的一些功能活动外，并能与肺的气机相互作用。

肝位于腹腔，在五行属木，为阴中之阳，称为"刚脏"。木曰曲直，升发条达。肝喻为刚脏，其意义在于说明肝以阳气为用，肝之阳气有推动气机调畅、促进血液与津液运行、促进男子排精与女子排卵等作用。肝为刚脏，是指肝气主升主动，具有刚强躁急的生理特性而言。肝阳根于肾阳，是肝脏中具有温煦、上升、宣散、推动、兴奋等作用的物质。《临证指南医案·中风》指出："脉弦动，眩晕耳聋，行走气促无力，肛痔下垂，此未老欲衰，肾阴弱，收纳无权，肝阳炽，虚风蒙窍，乃上实下虚之象。"肝阳可因肝阴不足而相对亢盛，甚则阳升无制而化风，症见眩晕、震颤、动摇，甚则突然昏仆等肝风内动之象。反之，肝阳不足，温煦不能，升泄无力，气行迟缓而郁滞渐生，可在肝气虚的基础上见形寒肢冷、囊缩阴冷或腹胀如鼓、四肢肿胀、大便溏薄、脉细无力等阳虚之象。

（三）肝血

肝血，即肝所藏之血，是全身血液的组成部分。血液贮藏肝内，一方面濡养目、筋、爪等组织器官及冲任二脉精神情志等，另一方面能柔软肝体，制约肝用，防止太过。《血证论》指出："肝为藏血之脏，又司相火。血足则火温而不烈，游行三焦，达于腠理，莫不得其温养之功。"肝血虚以肝血的调节功能失常，影响相关脏器为特点，主要表现在机体各部组织器官失于滋润、濡养而出现相应的病理改变。如肝开窍于目，肝血不足不能濡养于目则两目昏花、干涩，甚则夜盲。肝主筋，筋失肝血濡养则筋脉拘挛、肢体麻木、屈伸不利；肝之华在爪，爪失肝血濡养则爪甲不荣，甚则变形脆裂；肝藏魂，肝血不足，魂失所养则"魂不守舍"，可出现多梦易惊，卧寐不宁；肝血不能充养冲任，女子月经量少，甚则闭经不行。

血是循行于脉中而富有营养的红色液态物质，是构成人体和维持人体生命活动的基本物质之一。《素问·调经论》强调说："人之所有者，血与气耳。"脉是血液运行的管道，血液在脉中循行于全身，所以将脉称为"血府"。脉起着约束血液运行的作用，血液循脉运行周身，内至脏腑，外达肢节，周而复始。血循脉而流于全身，发挥营养和滋润作用，为脏腑、经络、形体、官窍的生理活动提供营养物质，是人体生命活动的根本保证。

水谷精微和肾精是血液化生的基础，它们在脾胃、心、肺、肾等脏腑的共同作用下，经过一系列气化过程，得以化生为血液。《灵枢·决气》指出："中焦受气取汁，变化而赤，是谓血。"《诸病源候论·虚劳精血出候》说："肾藏精，精者，血之所成也。"由于精与血之间存在着相互资生和相互转化的关系，因而肾精充足，则可化为肝血以充实血液。如《张氏医通》说："精不泄，归精于肝而化清血。"

血液的化生是在多个脏腑的共同作用下完成的。脾胃为血液生化之源。营气和津液是血液化生的主要物质基础，而营气和津液都是由脾胃运化转输饮食水谷精微产生的。因此，脾胃运化功能的强健与否，饮食水谷营养的充足与否，均直接影响着血液的化生。心肺的生理功能在血液的生成过程中起着重要作用。脾胃运化水谷精微所化生的营气和津液，由脾向上升输于心肺，与肺吸入清气相结合，贯注心脉，在心气的作用下变化而成红色血液。清张志聪《侣山堂类辩》说："血乃中焦之汁……奉心化赤而为血。"说明心脏的生理功能参与血液的生成，故《素问·阴阳应象大论》明确提出"心生血"。此外，《灵枢·营卫生会》说："此所受气者，泌糟粕，蒸津液，化其精微，上注于肺脉，乃化而为血。"指出了肺脏在化生血液中的重要作用。由于认识到肺脉化生血液流向全身，故在十二经脉中指明手太阴肺经的起点始于中焦，并为脉诊寸口的原理奠定了基础。肾藏精，精生髓，精髓是化生血液的基本物质之一，肾中精气充足，则血液化生有源，同时肾精充足，肾气充沛，也可以促进脾胃的运化功能，有助于血液的化生。

血液运行于脉道之中，循环不已，流布全身，才能保证其营养全身生理功能的发挥。血液的正常运行受多种因素的影响，同时也是多个脏腑功能共同作用的结果。

1. 影响血液运行的因素 血属阴而主静，血的运行需要推行的动力，主要依赖于气的推动和温煦作用。明虞抟《医学正传·气血》说："血非气不运。"若气的推动和温煦作用减弱，则可见血运迟缓、四肢发凉；但若只有阳气的推动、温煦作用的促进而无阴气的宁静、凉润作用的调控，血液的流动必见过速，脉流薄疾。因此，阴阳二气的协调，方可促使血液运行不息，并保持一定的速度。

血运行于脉道之中，而不致逸出脉外，需要得到一定的控摄，这种控摄主要依赖于气的固摄作用。清沈明宗《金匮要略编注·下血》说："五脏六腑之血，全赖脾气统摄。"因此，气能控摄血液按一定轨道运行。气的推动与固摄作用之间、温煦与凉润作用之间的协调平衡是保证血液正常运行的主要因素。

血行脉中，脉为"血府"。《灵枢·决气》称脉管具有"壅遏营气，令无所避"的功能，因此，脉道的完好无损与通畅无阻也是保证血液正常运行的重要因素。其次，血液的质量，包括清浊及黏稠状态，都可影响血液的自身运行。若血液中痰浊较多，或血液黏稠，可致血行不畅而瘀滞。此外，尚需考虑病邪的影响。阳邪侵入，或内生火热，可发生阳热亢盛的病理变化，阳盛则推动血行力量太过，血液妄行，或脉道受到损伤，则易使血逸脉外而出血。阴邪侵袭，或寒从中生也可发生阴寒偏盛的病理变化，阴盛则脉道涩滞不利，易使血行缓慢，甚至出现瘀血。

2. 血液的正常运行 与心、肺、肝、脾等脏腑的功能密切相关。心主血脉，心气推动血液在脉中运行全身，心脏、脉管和血液构成了一个相对独立的系统。心气的充足与推动功能的正常与否在血液循行中起着主导作用。肺朝百脉，主治节，辅助心脏主管全身血脉。肺气会宣发与肃降，调节全身的气机，随着气的升降而推动血液运行全身。尤其是宗气贯心脉而行血气的功能，更突出了肺气在血行中的推动和促进作用。肝主疏泄，调畅气机，是保证血行通畅的一个重要环节。肝有贮藏血液和调节血量的功能，可以根据人体各个部位的生理需要，在肝气疏泄功能的协调下，调节脉道中循环的血量，维持血液循环及流量的平衡，同时，肝藏血的功能也可以防止血逸脉外，避免出血的发生。脾主统血，脾气健旺则能控摄血液在脉中运行，防止血逸脉外。

由上可见，心气的推动、肺气的宣发肃降、肝气的疏泄是推动和促进血液运行的重要因素。脾气的统摄及肝的藏血是固摄控制血液运行的重要因素。而心、肝、脾、肺等脏生理功能的相互协调与密切配合，共同保证了血液的正常运行。其中任何一脏的生理功能失调，都可以引起血行失常的病变。例如，心气不足，血运无力，可以形成血瘀；肺气不足，宣降失司也可以导致血瘀；脾气虚弱，统摄无力，可以产生多种出血病证；肝失疏泄，肝气上逆可致出血，抑郁不畅可致瘀血；等等。故《温病条辨·治血论》说："故善治血者，不求之有形之血，而求之无形之气。"确是临床中治疗血行失常的指导原则。

（四）肝阴

肝阴一词的明确提出，始见于《四诊抉微·管窥附余》，其曰："左关数虚弦细无力，肝阴亏竭，补阴非易。"肝阴是指肝之阴气，与肝阳相对而言，肝脏中具有滋润、潜降、宁静、收藏的一面，可制约过亢的阳热。它根于肾阴，故肝阴虚常与肾阴虚同时并见，出现腰膝酸软、两足疲弱等症。如果阴虚不能制阳，阳气亢逆则常出现面红耳赤、头涨头痛、心烦易怒等征象。肝阴虚使其经脉循行部位失于濡养，也可表现出头晕耳鸣，两目干涩，视力减退，面部烘热或颧红，口燥咽干，五心烦热，潮热盗汗，或胁肋隐隐灼痛，或手足蠕动等症状。

二、肝的生理特性

肝的生理特性有两点，分别为肝为刚脏和肝主升发。

（一）肝为刚脏

肝为刚脏，是指肝气主升主动，具有刚强躁急的生理特性而言。肝在五行属木，木性曲直，肝气具有木的冲和条达、伸展舒畅之能；肝有主疏泄的生理功能，肝气性喜条达而恶抑郁；肝内寄相火，主升主动，皆反映了肝为刚脏的生理特性。肝病常表现为肝气升动太过的病理变化，如肝气上逆、肝火上炎、肝阳上亢和肝风内动等，临床多出现眩晕、面赤、烦躁易怒、筋脉拘挛，甚则抽搐、角弓反张等症状，也反证了肝气的刚强躁急特性。治疗上多用镇肝补虚，以柔制刚，以合木之曲直特性。另外，肝为刚脏与肺为娇脏相对而言，肝气主左升，肺气主右降，左升与右降相反相成，刚脏与娇脏刚柔相济。若肝气升动太过，肺气肃降不及，则出现"左升太过，右降不及"的肝火犯肺的病理变化。

（二）肝主升发

主升发，是指肝具有升生阳气以启迪诸脏，升发阳气以调畅气机的作用。故又言肝主生之气。肝在五行属木，通于春气。类比春天树木的生长伸展和生机勃发之性，肝气具有条达疏畅、升发生长和生机盎然的特性。《素问·四气调神大论》说："春三月，此谓发陈，天地俱生，万物以荣。"春天阳气始发，内孕生升之机推动自然万物的生长变化。肝气通春，内藏生升之气，肝气升发则诸脏之气生生有由，化育既施，则气血充和，五脏安定，生机不息。人体气血阴阳的运行，法于自然阴阳升降消长之道。其气机的升降出入运动，具体体现在脏腑经络的各种功能活动中。其中肝气对气机的影响主要表现为升举、疏通之作用。少阳肝脏应阳升之方，行春升之令，其气以升发为顺，主人体一身阳气之升腾。由于肝气主升发之特性，决定了肝之病变以升泄太过为多见，临床多表现为肝阳上亢、肝气上逆的病理变化，故前人有"肝气肝阳常有余"之说。

第二节 肝主疏泄

肝主疏泄，是指肝气具有疏通、畅达全身气机，使之通而不滞，进而促进精血津液的运行输布、脾胃之气的升降、胆汁的分泌排泄以及情志的舒畅等作用。最早提出肝主疏泄者，乃元代医家朱震亨，他在《格致余论·阳有余阴不足论》明确提出："主闭藏者，肾也，司疏泄者，肝也。"目前对"肝主疏泄"功能的认识，是在临床实践中逐步发展和完善起来的。

肝气的疏泄作用，可调畅全身气机，使脏腑经络之气的运行通畅无阻。气机，即气的升降出入运动。机体脏腑、经络、形体、官窍的功能活动，全赖于气的升降出入运动。由于肝气的生理特点是主升、主动，这对于全身气机的疏通、畅达，是一个重要的因素。因此，肝气的疏泄功能，对各脏腑经络之气升降出入运动的协调平衡，起着重要的调节作用，对维持全身脏腑、经络、形体、官窍等功能活动的有序进行，也是一个重要的条件。肝气的疏泄功能正常发挥，则气机调畅，气血和调，经络通利，脏腑、形体、官窍等的功能活动也稳定有序。

肝气的疏泄功能失常，称为肝失疏泄。根据其所致病证的不同表现，可分为两个方面：一为肝气郁结，疏泄失职。多因情志抑郁、郁怒伤肝所致，临床表现多见闷闷不乐，悲忧欲哭，胸胁、两乳或少腹等部位胀痛不舒等。二是肝气亢逆，疏泄太过，多因暴怒伤肝，或气郁日久化火，导致肝气亢逆，升发太过，多表现为急躁易怒，失眠头痛，面红目赤，胸胁乳房常走窜胀痛，或血随气逆而吐血、咯血，甚则猝然昏厥，如《素问·调经论》说："血之与气并走于上，则为大厥，厥则

暴死，气复反（返）则生，不反则死。"另外，肝气虚弱，升发无力，疏泄不及，可表现出一系列因虚而郁滞的临床表现，如忧郁胆怯、懈怠乏力、头晕目眩、两胁虚闷、时常太息、脉弱等。《灵枢·本神》指出："肝气虚则恐。"《素问·脏气法时论》指出："虚则目䀮䀮无所见，耳无所闻。"

肝气的疏泄功能，反映了肝为刚脏及肝气主动、主升的生理特点，是维持肝脏本身及相关脏腑的功能协调有序的重要条件。肝气疏泄调畅气机的作用，主要表现在以下几个方面。

一、促进血液与津液的运行输布

血液的运行和津液的输布代谢，有赖于气机的调畅。肝的疏泄功能，能调畅气机，使全身脏腑经络之气的运行畅达有序。气能运血，气行则血行，故说肝气的疏泄作用能促进血液的运行，使之畅达而无瘀滞。若气机郁结，则血行障碍，血运不畅，血液瘀滞停积而为瘀血，或为癥积，或为肿块，在女子可出现经行不畅、经迟、痛经、经闭等。若肝气上逆，迫血上涌，又可使血不循经，出现呕血、咯血等出血，或女子月经过多、崩漏不止等症。气能行津，气行则津布，故说肝的疏泄作用能促进津液的输布代谢，使之无聚湿成水生痰化饮之患。若肝气疏泄功能失常，气机郁结，亦会导致津液的输布代谢障碍，形成水湿痰饮等病理产物，出现水肿、痰核等病症。因此，疏肝理气是治疗瘀血内阻和痰饮水湿内停的常法，而相对于健脾升陷是治疗下出血的常用方法，平肝降气是治疗上出血的首要方法。

二、促进脾胃的运化功能和胆汁分泌排泄

脾气以升为健，胃气以降为和。脾胃的运化功能，体现在脾胃之气的升降相

因，平衡协调，这与肝气的疏泄功能有密切的关系。因为肝气疏泄，调畅气机，有助于脾胃之气的升降，从而促进脾胃的运化功能。另一方面，食物的消化吸收还要借助于胆汁的分泌和排泄，因为胆汁是参与食物消化和吸收的"精汁"。胆汁乃肝之余气所化，其分泌和排泄受肝气疏泄功能的影响。肝气的疏泄功能正常发挥，全身气机调畅，胆汁才能够正常分泌与排泄。如果肝气的疏泄功能失常，出现肝气郁结或肝气上逆，则影响胆汁的分泌与排泄，可导致胆汁郁滞，进而影响饮食物的消化吸收，临床可出现食欲减退、口苦、黄疸、厌食油腻、腹胀、腹痛等症。正因为肝的疏泄作用与脾胃的运化功能和胆汁的分泌排泄有着密切的关系，所以肝病常影响脾胃及胆的功能，出现肝木乘土（脾胃）及胆汁郁滞不畅的病变。若肝病以影响脾土为主的，多称之为"肝脾不调"或"肝脾不和"，导致脾失健运，谷食不化，可出现胸胁胀满、腹胀腹痛等症；若引起脾气不升，"清气在下，则生飧泄"，可出现肠鸣、腹泻等症。治宜疏肝健脾，肝脾同调之法。若肝病以影响胃土为主的，多称之为"肝气犯胃"或"肝胃不和"，导致胃失受纳和降，可出现胸胁脘腹胀满或疼痛、纳呆等症；导致胃气不降，"浊气在上，则生腹胀"，可出现嗳气、恶心、呕吐、泛酸等症。治宜疏肝和胃之法。若肝病影响胆腑，胆汁排泄失常而出现郁滞，则见腹痛腹胀、饮食不化等症，重者可见高热、潮热、腹部绞痛；胆汁郁滞日久，则易生结石。治疗则当疏肝理气以促进胆汁的分泌排泄。

三、调畅情志

肝气的疏泄功能，能调畅气机，因而能使人心情舒畅，既无亢奋，也无抑郁。情志活动，指人的情感、情绪变化，是精神活动的一部分。情志活动分属五脏，但由心所主。心之所以有主神志的功能，是与心主血脉密切相关的。而血的正常运行，又要依赖于气机的调畅，因肝主疏泄，调畅气机，所以肝具有调畅情志的功能。肝气的疏泄功能正常，则气机调畅，气血和调，心情舒畅，情志活动正常；若肝气疏泄失职，肝气郁结，可见心情抑郁不乐，悲忧善虑；若肝气郁而化火，或大怒伤肝，肝气上逆，常见烦躁易怒，亢奋激动。反之，情志活动异常，又多导致气机失调的病变，如"怒则气上，喜则气缓，悲则气消，恐则气下……惊则气乱"（《素问·举痛论》）等。由于情志异常与肝气的疏泄功能失常有密切关系，故治疗情志病时应着重调理肝气，如赵献可《医贯·郁病论》说："予以一方治其木郁，而诸郁皆因而愈。一方者何？逍遥散是也。"肝气的疏泄功能失常，可引起情志活动的异常，而强烈或持久的情志刺激，亦可影响肝的疏泄功能，导致肝气郁结或肝气上逆的病理变化。

四、促进男子排精与女子排卵行经

女子的排卵与月经来潮，男子的排精等，与肝气的疏泄功能有密切的关系。《格致余论·阳有余阴不足论》说："主闭藏者，肾也，司疏泄者，肝也。"指出男子精液的贮藏与施泄，是肝肾二脏之气的闭藏与疏泄作用相互协调的结果。肝气的疏泄功能发挥正常，则精液排泄通畅有度；肝失疏泄，则排精不畅而致精瘀。女子的按时排卵，也是肝气疏泄和肾气闭藏功能相互协调的体现。气机调畅又是女子行经能否通畅有度的重要条件，因而亦受肝气的疏泄功能的影响。肝气的疏泄功能正常发挥，则月经周期正常，经行通畅；若肝失疏泄，气机失调，则见月经周期紊乱，经行不畅，甚或痛经。治疗此类病证，常以疏肝为第一要法。由于肝气的疏泄功能对女子的生殖功能尤为重要，故有"女子以肝为先天"之说。

近年对"肝主疏泄"也有一些理论探讨。如有学者[1]对"肝主疏泄"的源流加以梳理，认为疏泄一词最早可追溯至《礼记·月令》"孟春之月，祭先脾……其器疏以达……盛德在木"一段记载。《格致余论》虽提出"司疏泄者，肝也"，但疏泄一词含义模糊，既指肝气对肾精的作用，又指精液外泄的病理现象，尚未作为肝脏功能的专有名词。肝主疏泄作为完整概念提出，首见于《素问·平人气象论》"藏真散于肝"句下注："肝主疏泄，故曰散。"此后，不少医家从多方面加以阐发，使这一理论渐臻成熟。还有学者[2]对肝主疏泄含义沿革加以考察，认为明代以前肝主疏泄只有掌管精液排泄的作用。清代"肝主疏泄"含义扩大，增加了：①对脾胃消化的作用；②协调二便的作用，如吴鞠通、唐容川；③调畅气机的作用，如赵彦晖、吴达。唐宗海[3]在《血证论》中论述肝之疏泄可促进脾胃运化水谷说："木之性主于疏泄，食气入胃，全赖肝木之气以疏泄之，而水谷乃化。"刘渡舟[4]在《肝病证治概要》中对"疏泄"解释为"肝有疏通排泄的作用"，具体表现在两个方面，分别是血液循环的调节和促进机体新陈代谢。近40年来肝主疏泄概念在上述基础上有所取舍，较为常用的有调畅情志、调畅气机、促进脾胃运化等内容，对精液排泄、协调二便的作用则鲜有涉及。韦昱等[5]分析近年"肝主疏泄"的研究情况，认为"肝主疏泄"的功能，主要有调节精神情志、维持气血运行、促进消化吸收、调节水液代谢、调节生殖等。王维广等[6]提出当代"肝主疏泄"理论是立足于"肝郁"病机，由病理到生理反推而形成，其以西医知识（肝为消化器官）和命门学说（命门产生"动气"）为主要知识基础，由当代阴阳五行学说及气机理论构建。余凯[7]在分析现

行教材中医理论过度诠释时，明确指出"肝主疏泄"理论作为脾土病理状态的概述，即"泄泻"，并且提出其作为肝的生理功能。清尤在泾编著的《金匮要略心典》记载"肝喜冲逆而主疏泄，水液随之而上下也"，较早论述了此观点。

临床上胁痛、黄疸等与肝主疏泄的功能密切相关。胁痛是指肝络失和导致的胁肋部的疼痛，初病在气，由肝郁气滞，气机不畅，肝失疏泄导致肝络失和，常可伴见胸闷、腹胀、嗳气呃逆、急躁易怒、口苦纳呆等，临床常见急慢性肝炎、胆囊炎等。黄疸是指以身黄、目黄、小便黄为主症的一种病证。胆汁乃肝之余气所化，其分泌和排泄受肝气疏泄功能的影响。肝气的疏泄功能正常发挥，全身气机调畅，胆汁才能够正常分泌与排泄。如果肝气的疏泄功能失常，出现肝气郁结或肝气上逆，则影响胆汁的分泌与排泄，可导致胆汁郁滞，发生黄疸，进而影响饮食物的消化吸收，临床可出现食欲减退、口苦、黄疸、厌食油腻、腹胀、腹痛等症。

现代研究[8]表明肝主疏泄功能与神经-内分泌-免疫网络密切相关，海马区与情绪控制密切相关，同时海马区也被证实为是疏肝解郁药作用的主要靶区，疏肝解郁等治疗方法的广泛应用是现代肝主疏泄理论的临床基础。肝不仅在生理上对神经-内分泌-免疫网络具有一定的调节功能，在病理上，当肝失疏泄时，也会表现出不同程度的神经内分泌系统的功能紊乱、情志异常等心理应激反应，会通过神经-内分泌-免疫网络对机体产生影响。随着人们的生活节奏日益加快，来自工作、生活以及社会环境中的压力不断增加，人群中情志病的发病率逐渐升高，成为影响人们生活质量的重要疾病之一[9]。古代医家在治疗情志疾病时多从肝主疏泄角度入手，现代的一些医家在情志病的临床应用上，也多用疏肝解郁理气的方法来治疗。现代

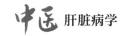

研究发现，单胺类神经递质参与调控机体的精神情绪活动，甚至研究证实单胺类神经递质或其代谢产物可作为情绪异常疾病诊断的生物学标志。因此，近年来有很多关于"肝主疏泄"调畅情志的内在机制研究以单胺类神经递质为切入点，众多研究者们[10]结合现代的科学技术与实验方法对"肝主疏泄"与单胺类神经递质的相关性进行了初步研究，研究分别从内在机制、干预实验以及临床研究等方面开展，发现"肝主疏泄"功能异常时，动物脑内的多巴胺、5-羟色胺的水平显著升高，临床试验也进一步发现当机体"肝主疏泄"功能异常时体内的儿茶酚胺与肾上腺素水平显著升高，血清中的5-羟色胺升高，但也有临床试验及药物干预实验发现"肝主疏泄"功能异常与5-羟色胺、去甲肾上腺素以及多巴胺存在负相关，因此，目前关于"肝主疏泄"功能与单胺类神经递质的内在关系尚未完全清楚，存在争议。中医"肝主疏泄、调畅情志和协助脾胃运化功能"与脑-肠轴的关系密切。脑-肠轴由脑、肠及肠道微生物所构成，控制脑和肠道功能的双向交通系统，包括肠神经系统、自主神经系统、中枢神经内分泌系统，以及下丘脑-垂体-肾上腺轴系统[11]。"脑-肠肽"是借由神经递质的释放和传递内脏和中枢神经系统联系起来的一类神经递质[12]。脑-肠肽除了调节胃肠道功能外，还可以通过中枢神经系统参与调节胃肠道生理功能活动。目前发现的60多种脑-肠肽中，至少有20多种同时分布于脑和胃肠道中，而与抑郁症相关的就有10余种，如5-羟色胺（5-HT）、生长激素释放肽（ghrelin）、P物质（SP）、β-内啡肽（β-EP）等多种肽类物质。毛兰芳[13]等人通过研究发现疏肝健脾法具有促进功能性消化不良胃动力的作用，其作用机制可能与生长激素释放肽、胆囊收缩素表达有关。任培培[14]等发现平胃胶囊（疏肝解郁）的作用机制可能与升

高血清中神经肽Y的含量，降低P物质、血管活性肠肽、降钙素基因相关肽（calcitonin generelated peptide，CGRP）的含量有关，同时可改善肝郁脾虚型腹泻型肠易激综合征（IBS-D）模型大鼠的腹泻状况，恢复大鼠体重，抑制大鼠结肠运动，降低肠道高敏感性，减低疼痛阈值，从而达到治疗IBS-D的作用；相关研究[15]表明，痛泻要方可调节肝郁脾虚型IBS-D患者血清CGRP和内皮素含量，下调5-羟色胺、胃动素及P物质水平；以上提示"肝主疏泄、调畅情志和协助脾胃运化功能"与脑-肠轴的关系密切。

第三节　肝藏血

肝藏血是指肝脏具有贮藏血液、调节血量和防止出血的功能。其说法始于《黄帝内经》，《灵枢·本神》曰："肝藏血，血舍魂。"《素问·五脏生成论》曰："故人卧血归于肝，肝受血而能视，足受血而能步，掌受血而能握，指受血而能摄。"已认识到肝具有藏血的功能，肝中所藏血液具有养魂、柔筋、充目、华爪，维持人体视觉、运动、精神情志的作用。后世关于肝贮藏血液、调节血量的认识也源于此。

一、生理意义

（一）涵养肝气

肝贮藏充足的血液，化生和涵养肝气，使之冲和畅达，发挥其正常的疏泄功能，防止疏泄太过而亢逆。

（二）调节血量

肝贮藏充足的血液，可根据生理需要调节人体各部分血量的分配。在正常情况下，人体各部分的血量是相对恒定的。但是随着机体活动量的增减、情绪的变化、外界气候的变化等因素，人体各部分的血量也随之有所变化。这种变化是通过肝的藏血和疏泄功能实现的。当机体活动剧烈

或情绪激动时，肝脏就通过肝气的疏泄作用将所贮藏的血液向外周输布，以供机体的需要。当人体处于安静状态或情绪稳定时，机体外周对血液的需求量相对减少，部分血液便又归藏于肝。《素问·五脏生成》"人卧血归于肝"，王冰注解说："肝藏血，心行之，人动则血运于诸经，人静则血归于肝脏。何者？肝主血海故也。"

（三）濡养肝及筋目

肝贮藏充足的血液，可濡养肝脏及其形体官窍，使其发挥正常的生理功能。如果肝脏有病，贮藏血液减少，可出现肝血虚亏，濡养功能减退的病变。如肝血不足，不能濡养目，则两目干涩昏花，或为夜盲；若不能濡养筋，则筋脉拘急，肢体麻木，屈伸不利。

（四）为经血之源

肝贮藏充足的血液，为女子月经来潮的重要保证。肝藏血而称为血海，冲脉起于胞中而通于肝，与女子月经来潮密切相关，也称为"血海"。女子以血为本，肝藏血充足，冲脉血液充盛，是其月经按时来潮的重要保证。肝血不足时，可见月经量少，甚则闭经。

（五）防止出血

肝主凝血以防止出血。气有固摄血液之能，肝气充足，则能固摄肝血而不致出血；又因阴气主凝，肝阴充足，肝阳被涵，阴阳协调，则能发挥凝血功能而防止出血。故明章潢《图书编》说："肝者，凝血之本。"

二、各种失血与肝系疾病的关系

凡由各种原因引起的血液不循常道，或上溢于口鼻诸窍，或下泄于前后二阴，或渗出于肌肤所形成的一类出血性疾患，统称血证。清代唐容川《血证论·便脓》云："一切血证总不外理肝也。"唐氏还根据肝主藏血和肝与冲、任、带三脉的关系等生理特征，明确提出了补血"总以补肝为

要"的主张。他说："肝为藏血之脏，血所以运行周身者，赖冲、任、带三脉以营领之，而血海、胞中又血所转输归宿之所，肝则司主血海，冲、任、带三脉又肝所属，故补血者，总以补肝为要。"肝藏血功能失职，引起各种出血，称为肝不藏血。沈金鳌在《杂病源流犀烛·肝病源流》[16]中云肝"其职主藏血而摄血"。肝不藏血的病机大致有三：一是肝气虚弱，收摄无力。如元朱震亨《丹溪心法·头眩》说："吐衄漏崩，肝家不能收摄荣气，使诸血失道妄行。"二是肝阴不足，肝阳偏亢，血不得凝而出血不止。三是肝火亢盛，灼伤脉络，迫血妄行。张介宾[17]在《质疑录》中云："肝血虚，则肝火旺，肝火旺者，肝气逆也；肝气逆则气实，为有余，有余则泻，举世尽曰伐肝，故谓肝无补法。不知肝气有余不可补，补则气滞而不舒，非云血之不可补也。"补肝，是补其阴血不足；伐肝，是泻其气火有余。若应补反泻，则克伐伤肝；当泻误补，则误补益疾。但是，在肝之气火有余时，用之泻其有余，使肝气条达，肝火清泄，肝之生理自能恢复藏血之职，即所谓祛邪以安正。临床上均可出现吐、衄、咯血，或月经过多，或崩漏等出血征象，但从出血的多寡、血出之势及兼症上可对其病机和证候予以鉴别。其中气虚者宜补肝气，兼以健脾；阴虚者宜滋肝阴，兼以补气；火旺者宜清泻肝火，兼以降气。

现代医学从肝脏的凝血因子产生不足，或门静脉血液的调节、分布异常研究阐释中医之"肝不藏血"。肝脏细胞可合成相关凝血因子达到凝血目的，同时可控制抗凝血及纤维蛋白溶解等不利因素以保证凝血功能正常[18]。这些肝脏生理功能都与中医藏象理论"肝藏血"中调节血量、收摄血液相呼应，同时"肝藏血"功能与促红细胞生成素通路相关，肾脏和肝脏分泌的促红细胞生成素是一种激素样物质，具有促进红细胞生成功能。运用疏肝调血方

剂可以调节辐照后小鼠血清中血小板生成素、促红细胞生成素的表达，促进骨髓抑制小鼠造血功能的恢复[19]。肝纤维化肝气郁大鼠模型，肝超声检测结果示门静脉血液回流受阻，肝动脉血流量代偿性增加，临床肝纤维化肝气郁患者常出现蜘蛛痣、鼻衄、牙龈出血、皮肤和黏膜有紫斑或出血点，女性常有月经过多等肝不藏血的表现[20]。同样，乙肝肝硬化患者出现神疲乏力、目涩、肝掌、蜘蛛痣等肝失藏血的证候特点时，其对应血液中凝血酶原时间、凝血酶及活化部分凝血活酶时间均有明显延长，体现出不同程度的凝血功能障碍[21]。基于"肝 - 血管"的角度对肝凝血系统、EPO 通路及肝相关血液流变学的研究，发现"肝藏血"功能失常可引发出血、贫血、微循环障碍等。研究[22]EPO/EPOR 系统发现，EPO 能够促进血管生成，并能够修复损伤血管，减少出血。

三、肝主疏泄与肝藏血的关系

肝主疏泄，其用属阳，又主藏血，其体属阴，故有"肝体阴而用阳"之说。疏泄与藏血之间有着密切的关系，如《血证论·脏腑病机论》说："肝属木，木气冲和条达，不致遏郁，则血脉得畅。"肝的疏泄功能和藏血功能是相辅相成、相互为用的，在病理状态时也常相互影响。肝主疏泄关系到人体气机的调畅，肝主藏血关系到血液的贮藏和调节，故二者密切的关系就体现为气与血的和调。肝疏泄功能正常，气机调畅，血运通达，藏血功能才有保障；肝藏血功能正常，则发挥血的濡养作用，不使肝气亢逆，才能保持全身气机疏通畅达。若肝的疏泄功能减退，肝气郁滞，可导致血瘀证；气郁化火，迫血妄行，或肝气上逆，血随气逆，可见吐衄或妇女崩漏等出血证。肝阴不足，失其柔和凉润之能，可致肝阳升泄太过，甚或导致阳亢风动等病变。肝血亏虚，失其濡养之

能，可致筋目失养的病变。

《本草乘雅半偈》中指出：肝以藏血为体，疏泄为用。"肝藏血，主疏泄"是中医肝藏象理论的重要部分，在临床实践中得到不断发展。赵氏[23]等通过检索、分析基于"肝藏血"论治出血性疾病的文献，探讨了"肝不藏血"的机制，得出如下结论：肝不藏血的机制主要包括肝失疏泄、肝阴不足和脾失健运。即肝气调达，血有所藏，血液才能正常运行，肝藏血中防止出血的功能才能正常发挥。寇氏[24]等结合肝的现代生理学研究，为肝藏血提供了有力的科学依据，并指出肝主疏泄的生理病理与神经内分泌活动密切相关，并尝试从"脑 - 肝 - 血管轴"的角度初步探索了"肝藏血、主疏泄"的机制。黄氏[25]等提出脑 - 平滑肌轴这一概念，并用此来解释肝藏血主疏泄。王氏[26]认为肝藏血包括肝藏血和脉藏血两方面，肝藏血与肝疏泄互为因果。李氏[27]认为肝藏血与主疏泄是统一体，并从"肝体阴而用阳"角度指出肝藏血是主疏泄的基础。以上均可说明肝疏泄与藏血之间有着密切的关系。

第四节　肝与其他脏腑的关系

人体以五脏为中心，与六腑相配合，以精气血津液为物质基础，通过经络的联络作用，使脏与脏、脏与腑、腑与腑、脏与奇恒之腑之间密切联系，将人体构成一个有机整体。脏腑之间的密切联系，除在形态结构上得到一定体现外，主要是在生理上存在着相互制约、相互依存和相互协同、相互为用的关系。这种关系，突出表现在五脏的系统分属关系、五脏的生克制化关系、五脏的精气阴阳关系等方面。脏腑之间的关系主要有：脏与脏之间的关系，脏与腑之间的关系，腑与腑之间的关系，脏与奇恒之腑之间的关系。

一、肝与心

肝主藏血而心主行血，肝主疏泄而心藏神、调畅情志。因此，肝与心的关系，主要表现在行血与藏血以及精神情志调节两个方面。

血液运行方面：心主行血，心为一身血液运行的枢纽；肝藏血，肝是贮藏血液、调节血量的重要脏器。两者相互配合，共同维持血液的正常运行。所以说"肝藏血，心行之"。心血充盈，心气旺盛，则血行正常，肝有所藏；肝藏血充足，疏泄有度，随人体生理需求进行血量调节，也有利于心行血功能的正常进行。心血，是指心所主的运行于心与血脉中的血液（广义），包括运行于心脉中的血液（狭义）；肝血，是指贮藏于肝脏内的血液。因此，心血与肝血，基本上概括了全身之血液，而全身血液的亏虚，也主要表现为心血和肝血两虚的心肝血虚证。此外，心血瘀阻可累及肝，肝血瘀阻可累及心，最终导致心肝血瘀的病理变化。

精神情志方面：心藏神，主宰意识、思维、情感等精神活动。肝主疏泄，调畅气机，维护精神情志的舒畅。心肝两脏，相互为用，共同维持正常的精神情志活动。心血充盈，心神健旺，有助于肝气疏泄，情志调畅；肝气疏泄有度，情志畅快，亦有利于心神内守。病理上，心神不安与肝气郁结，心火亢盛与肝火亢逆，可两者并存或相互引动。前者可出现以精神恍惚、情绪抑郁为主症的心肝气郁证，后者则出现以心烦失眠、急躁易怒为主症的心肝火旺的病理变化。

二、肝与肺

肝主升发，肺主肃降。肺与肝的生理联系，主要体现在人体气机升降的调节方面。"肝生于左，肺藏于右。"肝气从左升发，肺气由右肃降。肝气以升发为宜，肺气以肃降为顺。此为肝肺气机升降的特点所在。肝升肺降，升降协调，对全身气机的调畅，气血的调和，起着重要的调节作用，古人称为"龙虎回环"。肺气充足，肃降正常，有利于肝气的升发；肝气疏泄，升发条达，有利于肺气的肃降。可见肝升与肺降，既相互制约，又相互为用。

病理状态下，肝肺病变可相互影响。如肝郁化火，或肝气上逆，肝火上炎，可耗伤肺阴，使肺气不得肃降，而出现咳嗽、胸痛、咯血等肝火犯肺证，阴阳学说称为"左升太过，右降不及"，五行学说称为"木火刑金"或"木旺侮金"。另一方面，肺失清肃，燥热内盛，也可伤及肝阴，致肝阳亢逆，而出现头痛、易怒、胁肋胀痛等肺病及肝之候。

三、肝与脾

肝主疏泄，脾主运化；肝主藏血，脾主生血统血。肝与脾的生理联系，主要表现在疏泄与运化的相互为用、藏血与统血的相互协调关系。

饮食物消化：肝主疏泄，调畅气机，协调脾胃升降，并疏利胆汁，输于肠道，促进脾胃对饮食物的消化及对精微的吸收和转输功能；脾气健旺，运化正常，水谷精微充足，气血生化有源，肝体得以濡养而使肝气冲和条达，有利于疏泄功能的发挥。病理上肝脾病变相互影响。若肝失疏泄，气机郁滞，易致脾失健运，形成精神抑郁，胸闷太息，纳呆腹胀，肠鸣泄泻等肝脾不调之候。脾失健运，也可影响肝失疏泄，导致"土壅木郁"之证。或因脾虚生湿化热，湿热郁蒸肝胆，胆热液泄，则可形成黄疸。

血液运行：血的正常运行，虽由心所主持，但与肝、脾也有密切的关系。肝主藏血，调节血量；脾主生血，统摄血液。脾气健旺，生血有源，统血有权，使肝有所藏；肝血充足，藏泻有度，血量得以正常调节，气血才能运行无阻。肝脾相互协作，共同维持血液的正常运行。病理状态下，脾气虚弱，则血液生化无源而血虚，或统摄无权而出血，均可导致肝血不足。此外，肝不藏血也与脾不统血同时并见，临床称为"藏统失司"。

四、肝与肾

肝肾之间的关系，有"肝肾同源"或"乙癸同源"（以天干配五行，肝属乙木，肾属癸水，故称）之称。肝主藏血而肾主藏精，肝主疏泄而肾主封藏，肝为水之子而肾为木之母。故肝肾之间的关系，主要表现在精血同源、藏泄互用以及阴阳互滋互制等方面。

精血同源：肝藏血，肾藏精，精血皆由水谷之精化生和充养，且能相互资生，故曰同源互化。清·张璐《张氏医通》说："气不耗，归精于肾而为精；精不泄，归精于肝而化清血。"即说肾精化为肝血。而肾受五脏六腑之精而藏之，封藏于肾之精，也需依赖于肝血的滋养而维持充足。肾精肝血，一荣俱荣，一损俱损，休戚相关。病理上肝血不足与肾精亏损多可相互影响，以致出现头昏目眩、耳聋耳鸣、腰膝酸软等肝肾精血两亏之证。

藏泄互用：肝主疏泄，肾主封藏，二者之间存在着相互为用、相互制约的关系。肝气疏泄可促使肾气封藏有度，肾气闭藏可防肝气疏泄太过。疏泄与封藏，相反而相成，从而调节女子的月经来潮、排卵和男子的排精功能。若肝肾藏泄失调，女子可见月经周期失常，经量过多或闭经，以及排卵障碍，男子可见阳痿、遗精、滑泄或阳强不泄等症。

阴阳互滋互制：肝气由肝精肝血所化所养，可分为肝阴与肝阳；肾气由肾精化生，可分为肾阴与肾阳。不仅肝血与肾精之间存在着同源互化的关系，而且肝肾阴阳之间也存在着相互滋养和相互制约的联系。肾阴与肾阳为五脏阴阳之本，肾阴滋养肝阴，共同制约肝阳，则肝阳不偏亢；肾阳资助肝阳，共同温煦肝脉，可防肝脉寒滞。肝肾阴阳之间互制互用维持了肝肾之间的协调平衡。病理上，肾阴不足可累及肝阴；肝肾阴虚，阴不制阳，水不涵木，又易致肝阳上亢，可见眩晕、中风等。肾阳虚衰可累及肝阳；肝肾阳虚，阳不制阴，阴寒内盛，可见下焦虚寒，肝脉寒滞，少腹冷痛，阳痿精冷，宫寒不孕等。

五、肝与胆

肝胆同居右胁下，胆附于肝叶之间，足厥阴经属肝络胆，足少阳经属胆络肝，两者构成表里相合关系。肝与胆的关系，主要表现在同司疏泄、共主勇怯等方面。

同司疏泄：肝主疏泄，分泌胆汁；胆附于肝，藏泄胆汁。两者协调合作，使胆汁疏利到肠道，以帮助脾胃消化食物。肝气疏泄正常，促进胆汁的分泌和排泄，而胆汁排泄无阻，又有利于肝气疏泄功能的正常发挥。若肝气郁滞，可影响胆汁疏利，或胆腑湿热，也影响肝气疏泄，最终均可导致肝胆气滞、肝胆湿热或郁而化火，肝胆火旺之证。

共主勇怯：《素问·灵兰秘典论》说："肝者，将军之官，谋虑出焉。胆者，中正之官，决断出焉。"胆主决断与人的勇怯有关，而决断又来自肝之谋虑，肝胆相互配合，人的情志活动正常，遇事能作出决断。如《类经·藏象类》说："胆附于肝，相为表里。肝气虽强，非胆不断。肝胆相济，勇敢乃成。"实际上，肝胆共主勇怯是以两者同司疏泄为生理学基础的。若肝胆气滞，或胆郁痰扰，均可导致情志抑郁或惊恐胆怯等病症。

六、肝与女子胞

女子胞的主要功能是产生月经和孕育胎儿，而月经的产生，胎儿的孕育，都有赖于神的调控、气的推动和精血的充养。心藏神，主行血化血；肝主疏泄，调畅气机和情志，藏血而为血海；脾为气血生化之源，并能统血；肾藏精，主生殖而为先天之本。因而皆与女子胞的功能密切相关。又，女子胞的发育有赖于"天癸"的作用，而天癸乃肾精肾气充盈至一定程度时体内出现的一种精微物质。肾精肾气充足，天癸来至，冲任二脉通畅充盛，女子月经来潮并开始排卵，则初步具备了生殖能力。五脏当中，女子胞与心、肝、脾、肾的关系最为密切。

肝主疏泄而藏血，为全身气血情志调节之枢。女子胞的主要生理作用在于血的藏与泄。肝主藏血，称为血海，为妇女经血之本。肝血充足，下注冲脉血海，则冲脉盛满，血海充盈；肝主疏泄，调畅气机，肝气冲和，条达升发，气行则血行，故使任脉通，太冲脉盛；肝气疏泄，气机畅达，则情志舒畅，既无抑郁，又无亢奋。故肝的疏泄和藏血功能正常，可使气血和调，心情舒畅，月事以时下，卵子适时排。因此，肝与女子胞的关系主要体现在月经和孕育方面。女子以血为体，以气为用，经、带、胎、产是其具体表现形式，无不与气血情志相关，无不依赖于肝之藏血和疏泄功能，故有"女子以肝为先天"（《临证指南医案》）之说。

七、肝与脑

藏象学说将脑的生理病理统归于心而分属于五脏，认为心是君主之官，五脏六腑之大主，神明之所出，故将人的精神意识思维及情志活动统归于心，称之曰"心藏神"。但又把神分为神、魂、魄、意、志五种不同的表现，分别由心、肝、肺、脾、肾五脏主司，即所谓"五神脏"。脑的功能与五脏密切相关，五脏精气充盈，功能旺盛，才能化养五神并发挥其生理功能。

"心脑息息相通，其神明自湛然长醒"（《医学衷中参西录》）。心有血肉之心与神明之心：血肉之心即主运血之心脏；"有神明之心……主宰万事万物，虚灵不昧"（《医学入门》），实质为脑。心藏神，脑为元神之府；心主血，上供于脑，血足则脑髓充盈。故心与脑相通。临床上脑病可从心论治。

肝主疏泄，调畅气机，又主藏血。气机调畅，血气和调，则脑清神聪，魂化而主司运动及内在思维。若疏泄失常，肝气抑郁或亢逆，则见精神失常，情志失调，或清窍闭塞，或为中风昏厥；若肝失藏血，神失所养，魂不得涵养而飞荡，则见运动障碍或梦呓夜游等。

八、肝与脉

脉是血液运行的通道，故又称"血脉"，以与经络系统中"经脉"的概念区别。脉的柔韧、舒缩以及血液的畅行，与五脏的功能皆有关。

肝主疏泄，调畅气机，气机畅达则心脏搏动有序，脉管舒缩有度；肝主疏泄，调畅情志，使人心情舒畅，既无抑郁又无亢奋，则维持心脏搏动稳定及脉管舒缩有度。因此，肝气疏泄功能正常发挥，则血液运行通畅而无瘀滞。

第五节　肝与形、窍、志、液、时的关系

一、在体合筋，其华在爪

筋，即筋膜，包括肌腱和韧带，附着于骨而聚于关节，是连接关节、肌肉，主司关节运动的组织。《素问·五脏生成》说："诸筋者，皆属于节。"正是由于筋的收缩、弛张，关节才能运动自如。因此，筋的内涵，实际应包括有收缩功能的肌肉和有传导支配作用的条索样组织（如神经）

在内。筋的功能依赖于肝精肝血的濡养。肝精肝血充足，筋得其养，才能运动灵活而有力，《素问·阴阳应象大论》称为"肝生筋"。肝精肝血充足则筋力强健，运动灵活，能耐受疲劳，并能较快地解除疲劳，故称肝为"罢极之本"。如果肝精肝血亏虚，筋脉得不到很好的濡养，则筋的运动能力就会减退。老年人动作迟缓，运动不灵活，动则容易疲劳，就是由于肝精肝血衰少，不能养筋之故。如《素问·上古天真论》说："丈夫……七八肝气衰，筋不能动。"肝精肝血不足，筋不得濡养，还可出现手足震颤、肢体麻木、屈伸不利等征象。又如邪热过盛，燔灼肝之筋脉，耗伤肝血，使筋不得滋养，也会出现手足震颤、抽搐，甚则角弓反张等表现。前者称为"血虚生风"，后者称为"热极生风"，治疗大多从肝着眼。故《素问·至真要大论》说："诸风掉眩，皆属于肝。"

爪，即爪甲，包括指甲和趾甲，乃筋之延续，所以有"爪为筋之余"之说。《素问·六节藏象论》云："肝者，罢极之本……其华在爪。"指出肝与爪有着密切的联系。爪甲亦赖肝精肝血以濡养，因而肝之精血的盛衰可以影响到爪的荣枯，而观察爪甲的荣枯，又可以测知肝脏功能正常与否。肝精肝血充足，则爪甲坚韧，红润光泽；若肝精肝血不足，则爪甲萎软而薄，枯而色夭，甚则变形、脆裂。

二、在窍为目

目为视觉器官，具有视物功能，故又称"精明"。目之视物功能，依赖肝精肝血之濡养和肝气之疏泄。肝的经脉上连目系，《灵枢·经脉》说："肝足厥阴之脉……连目系。"肝之精血气循此经脉上注于目，使其发挥视觉作用。如《灵枢·脉度》说："肝气通于目，肝和则目能辨五色矣。"肝之精血充足，肝气调和，目才能正常发挥其视物辨色的功能。若肝精肝血不足，则会导致两目干涩、视物不清、目眩、目眶疼痛等症；肝经风热则目赤痒痛；肝风内动则目睛上吊、两目斜视；因情志不畅，致肝气郁结，久而火动痰生，蒙阻清窍，可致二目昏蒙，视物不清。由于肝与目在生理病理上关系密切，临床上凡目疾主要以治肝为主。

目的视觉功能的发挥，还依赖五脏六腑之精的濡养。五脏六腑之精气，上注于眼窠部位，分别滋养眼的各个组织。《灵枢·大惑论》说："五脏六腑之精气，皆上注于目而为之精，精之窠为眼，骨之精为瞳子，筋之精为黑眼，血之精为络，其窠气之精为白眼，肌肉之精为约束；裹撷筋、骨、血、气之精而与脉并为系，上属于脑，后出于项中。"后世在此基础上发展了"五轮"学说，为眼科疾病的辨证论治奠定了理论基础。

三、在志为怒

怒是人在情绪激动时的一种情志变化，由肝血、肝气所化，故说肝在志为怒。一般来说，怒志人人皆有，一定限度内的情绪发泄对维持机体的生理平衡有重要的意义，但大怒或郁怒不解，对于机体是一种不良的刺激，既可引起肝气郁结，气机不畅，精血津液运行输布障碍，痰饮瘀血及癥瘕积聚内生，又可致肝气上逆，血随气逆，发为出血或中风昏厥，如《素问·举痛论》"怒则气逆，甚则呕血及飧泄"；《素问·生气通天论》说："阳气者，大怒则形气绝，而血菀于上，使人薄厥。"大怒暴怒，可导致肝气升发太过，表现为烦躁易怒，激动亢奋，称为大怒伤肝；郁怒不解，则易致肝气郁结，表现为心情抑郁，闷闷不乐，称为"郁怒伤肝"。怒由肝血、肝气所生，若肝血充足，肝气亢盛，或肝阴不足，肝阳偏亢，则稍有刺激，即易发怒。如《素问·调经论》说："血有余则怒。"《灵枢·本神》说："肝气虚则恐，实则怒。"清·沈金鳌《杂病源流犀烛》更进一步指出："治怒为难,惟平肝可以治怒,此医家治怒之法也。"临床辨证属郁怒者,当以疏肝解郁为治;属大怒者,当以平肝降逆为治。

四、在液为泪

泪由肝精肝血所化,肝开窍于目,泪从目出。泪有濡润、保护眼睛的功能。在正常情况下,泪液的分泌,是濡润而不外溢,但在异物侵入目中时,泪液即可大量分泌,起到清洁眼目和排除异物的作用。在病理情况下,可见泪液分泌异常。如肝血不足,泪液分泌减少,常见两目干涩;如风火赤眼,肝经湿热,可见目眵增多,迎风流泪等。此外,在极度悲哀的情况下,泪液的分泌也可大量增多。

五、与春气相通应

五脏与自然界四时阴阳相通应,肝主春。肝与春气相通应,是因为春季为一年之始,阳气始生,自然界生机勃发,一派欣欣向荣的景象。而在人体之肝则主疏泄,恶抑郁而喜条达,为"阴中之少阳",故肝与春气相通应。如《素问·诊要经终论》曰:"正月二月,天气始方,地气始发,人气在肝。"因此,春季养生,在精神、饮食、起居诸方面,都必须顺应春气的生发和肝气的畅达之性:保持情志舒畅,力戒暴怒忧郁,夜卧早起,免冠披发,松缓衣带,广庭信步,舒展形体。春季天气转暖而风气偏胜,人体之肝气应之而旺,故素体肝气偏旺、肝阳偏亢或脾胃虚弱之人在春季易发病,可见眩晕、烦躁易怒、中风昏厥,或情志抑郁、焦虑,或两胁肋部疼痛、胃脘痞闷、嗳气泛恶、腹痛腹泻等症状。

(张玮、朱步坤)

参考文献

[1] 刘娜,李翠娟,赵田田,等.从肝论治情志病探析 [J].辽宁中医药大学学报,2019,21(6):100-103.

[2] 赵迪,任杰,安海燕.肝主疏泄的源流追溯及现代研究 [J].中国中医基础医学杂志,2017,23(2):289-291.

[3] 唐容川.血证论 [M].北京:中国中医药出版社,2005:10.

[4] 刘渡舟.肝病证治概要 [M].北京:人民卫生出版社,2013:4-5.

[5] 韦昱,吴昊,唐利龙,等.中医肝主疏泄生理功能研究现状与分析 [J].辽宁中医杂志,2014,41(9):2017-2020.

[6] 王维广,王莉媛,李成卫,等.当代肝主疏泄理论框架构建分析 [J].世界中医药,2015,10(11):1645-1649.

[7] 余凯,钱俊华,李如辉.从教材看中医理论的过度诠释问题 [J].时珍国医国药,2017,28(8):1963-1964.

[8] 王雪,赵燕,扈新刚,等.从中医肝主疏泄理论谈疏肝解郁法在情志病中的应用 [J].环球中医药,2019,12(3):366-370.

[9] 蔡光先.情志病学 [M].北京:人民卫生出版社,2011:15.

[10] 田蕾,吴昊,韦昱,等.肝主疏泄与单胺类神经递质相关性的研究进展 [J].环球中医药,2019,12(4):636-640.

[11] 汪龙德,杜晓娟,刘俊宏,等.基于脑肠互动探讨疏肝健脾法治疗功能性消化不良的研究思路 [J].中医研究,2019,32(4):1-3.

[12] RUBENSTEIN J H, MORGENSTERN H, MCCONELL D, et al.Associations of diabetes mellitus, insulin, leptin, and ghrelin with gastroesophageal reflux and Barrett's esophagus[J].Gastroenterology, 2013, 145(6):1237-1244.

[13] 毛兰芳,梁乾坤,汪龙德,等.基于脑肠轴的疏肝健脾法促进功能性消化不良患者胃动

力作用的研究 [J]. 时珍国医国药, 2021, 32
（1）：42-46.

[14] 任培培, 王淼蕾, 赵丽, 等. 平胃胶囊对肝
郁脾虚腹泻型肠易激综合征大鼠脑肠肽的影
响 [J]. 华西药学杂志, 2021, 36（3）：262-
267.

[15] 陈富丽, 窦志芳. 痛泻要方治疗肠易激综合
征肝郁脾虚证 5- 羟色胺作用机制研究 [J]. 世
界中西医结合杂志, 2017, 12（12）：1686-
1690.

[16] 沈金鳌. 杂病源流犀烛 [M]. 北京：中国中医
药出版社, 1994：153.

[17] 袁秋全, 代喜平. 试论《内经》"肝生血气"
理论对血证从肝辨治的启示 [J]. 时珍国医国
药, 2019, 30（1）：168-169.

[18] 崔丽安, 张俊富. 从慢性肝炎、肝硬化出血
倾向探讨中医"肝藏血""脾统血"理论的
意义 [J]. 中西医结合肝病杂志, 2002, 12
（1）：48-49.

[19] 姜涛, 陈钢, 夏丽娜, 等. 逍遥散、归脾汤
对辐照后骨髓抑制小鼠血清 TPO、EPO、
GM-CSF 的影响 [J]. 中国药物经济学,
2014, 12（3）：246-248.

[20] 阎晶璐, 薛晓兴, 李君玲, 等. 肝纤维化大
鼠肝气郁结证与肝藏血关系的研究 [J]. 中西

医结合肝病杂志, 2016, 26（6）：354-357.

[21] 邢金丽, 张秋云, 王天芳, 等. 乙肝肝硬化
中医肝不藏血的证候特征及与凝血功能变化
的关系 [J]. 中国医刊, 2014, 49（3）：97-99.

[22] MADEDDU P, EMANUELI C. Switching
on reparative angiogenesis essential role of the
vascular erythropoietin receptor[J].Circulation
Research, 2007, 100（5）：599-601.

[23] 赵丽红, 王天芳, 薛晓琳, 等. 从基于"肝
藏血"论治出血性疾病的文献报道探讨"肝
不藏血"的机制 [J]. 中华中医药杂志,
2013, 28（6）：1669-1672.

[24] 寇冠军, 郑偕扣, 徐强, 等. 从"脑 - 肝 -
血管"轴初步探讨肝藏血、主疏泄的机制
[J]. 天津中医药, 2015, 32（2）：124-128.

[25] 黄熙, 王杨, 张英进, 等. 脑 - 平滑肌轴：
假说及其与肝藏象 / 抑郁症共病的关系 [J].
世界科学技术：中医药现代化, 2011, 13
（2）：221-225.

[26] 郑偕扣, 徐强, 王保和. 王保和从肝藏血主
疏泄论治高血压病的经验 [J]. 江苏中医药,
2014, 46（10）：24-25.

[27] 李成卫, 王庆国. 藏象的含义与肝藏象理论
的历史演变 [J]. 世界中医药, 2015, 10
（11）：1641-1644.

第二篇 病因病机与治法

第一章 病因病机

一、概述

肝郁有广义、狭义之分。广义肝郁是指多种因素致肝失疏泄，影响气机条畅的病理状态，有肝气郁、血郁、火郁之不同。狭义肝郁指肝气郁结证，简称肝郁证。历代医家所提出的肝郁多指肝气郁结[1]。

（一）含义

肝为五脏之一，属性为木，其特性主升发、喜条达、体阴而用阳、主怒。其功能主疏泄，肝郁的理论自然是基于其生理功能。古人常用"郁"表示郁滞的状态，《康熙字典》引《左传》注为"郁滞也"，《传》"郁，积也"，《吕氏春秋》"精气郁也"，其"郁"即"不通"也[2]。

"肝郁"从字面上可理解为"肝脏的功能或气机状态出现郁滞"。因肝的生理特点与木主生长、升发、条达舒畅的特性具有内在的相似性，故有"肝木"的说法，后世有时也用"木郁"表示"肝郁"。但究其源，最初的"木郁"并非指脏腑之郁，而是运气之郁。

（二）相关西医学认识

肝郁之变，可生百病。肝郁属于脏腑辨证体系中肝病证候之一，是肝病辨证体系中的一个常见证候。临床上可涉及多个系统的疾病，表现复杂多样。相关研究提示肝郁证可引起内分泌系统、免疫系统、消化系统、循环系统、精神系统、生殖系统等疾病。

（三）源流

《素问·六元正纪大论》首次出现"木郁"一词，作为"五运之郁"之一，表示五运六气太过不及产生异常，客气胜于主气而产生的一种异常状态，其本质在于五行相克。唐宋之前并未明确出现"肝郁"的描述，虽有张仲景在《金匮要略·妇人杂病脉证并治》中涉及属于郁证的脏躁及梅核气两种证型，因郁而致，但并非肝郁也。陈无择《三因极一病证方论》中提出七情致郁，论治胀满时认为"肝气不平，胜克于脾，脾郁不行，结聚涎沫，闭于脏气，腑气不舒，胃则胀满，其脉弦迟"，情绪导致肝气疏泄失常，影响脾胃、肺、大肠的气机而致胀满，与现代所说的肝郁相近。金元时期，朱丹溪在《脉因证治·胁痛》中首次出现"肝气郁甚"及"肝郁"的说法。明代对于"木郁"的研究开始明确从五运六气之郁转为脏腑之郁，即"肝郁"，各家相关的论述较多，而且不仅局限于内科，妇科、儿科、外科等均有涉及。现代文献中多以孙一奎《赤水玄珠》中"肝郁者，两胁微膨，嗳气连连有声"作为首次提出"肝郁证"的依据。"肝郁"在清代的著作中出现的频率显著提高，大多数是在之前基础上的进一步阐述。尤怡《金匮翼·胁痛总论》首次提出"肝郁胁痛"的病名，"肝郁胁痛者，悲哀恼怒，郁伤肝气，两胁骨疼痛，筋脉拘急，腰脚重滞者是也"。民国时期最初的诸多医家著作仍为纯中医范畴，《丁甘仁医案》中亦有肝郁化火、肝郁夹痰的描述，涉及妇科、外科等。后来医家对于肝郁的认识，走上了中西医结合的道路，将中医肝郁理论与西医病名相结合，《朱良春经验精华全集》中胆囊炎、鬟黑斑、慢性结肠炎、结节病、功能失调性子宫出血、高血压等均有肝郁相关的论述；《赵绍琴临证验案精选》中，肝郁也出现在浅表性胃炎、十二指肠球部溃疡、神经衰弱、过敏性结肠炎、冠心病、更年期综合征等章节中。20世纪60年代，秦伯未提出应区分肝气证和肝郁证。

二、分类

（一）病因

1. 内生因素 情志异常是肝郁的主要成因。正常的情志变化不致气机紊乱，而剧烈或持久的情绪变化，便成为致病因素而发病。来自社会及家庭的压力影响着现代人的情志，甚则导致情志失常而发病。七情过用多可伤肝[3]。"怒伤肝"，怒有郁怒、暴怒之不同，两者是情绪失常的两极反应。《素问·举痛论》"怒则气上"即此种病理变化，两者皆伤肝，但病理变化有一定差异，即所谓"怒气泄则肝血大伤""怒气郁则肝血大损"。忧思太过而成肝郁气滞证。"忧则气聚""思则气结"，思为脾脏之志，而成"土壅木郁"之变。"惊则气乱"，气机逆乱，肝之升发功能受到抑制，亦见肝气郁滞之证。情志致病虽非独作肝脏，但其他脏腑气机异常，可导致肝脏病理状态。

除情志因素外，饮食不节亦可伤肝。饮食不节，损伤脾胃，脾胃失健，食滞不化，气机不利，即成土壅木郁之变。"食入于胃，散精于肝"，然嗜食肥甘或饮酒过度，影响肝之疏泄，亦可造成肝郁。

劳逸失调亦可伤肝。"劳则气耗"，气虚不足以推动气机之运行，气机郁闭；或伏案久坐，致胸中气机窒塞不通，肝之舒畅条达之性受到抑制，而生郁滞之证。过度安逸，必然气血失畅，气机呆滞，肝气阻滞随之而生。

2. 外源性因素 感受寒邪，寒性凝滞，阻遏气机，气血流通受阻，血脉凝滞，可致肝郁；感受湿热之邪，湿热蕴结体内，脏腑经络受阻，亦可致肝郁。感受疫戾邪气，邪恋于肝，肝失疏泄，可致肝郁。

3. 其他因素 因用药不当或误用而引起的肝郁气滞证临床亦可见到。如误用苦寒，或渗利沉降之品，令木气约束，影响其疏散升发之性，或过用辛温香燥之剂，耗伤肝之阴血，或过用误用某些药物，致药毒伤肝，肝失疏泄而成肝郁。

（二）病机

肝郁本身的病机核心是肝气失于疏泄，其转归易于化火、生瘀，其与虚证之间相互转化，且临证常见各种郁证兼夹为病。

1. 肝气郁结 主要与气机运行失畅有关。肝主疏泄，肝喜调达，肝郁病机特点必然是肝脏气机不畅。肝气调达与肝胆和脾胃的功能密切相关，肝胆司气机出入，脾胃司气机升降。脾主升，胃主降，胆气出，肝气入，肝胆脾胃气机升降失常则一身之气皆有可能受到影响，故善治郁者重视调气。症见精神抑郁，胸胁满闷或胀痛，乳房胀痛，月经不调等，舌苔薄白，脉弦。

2. 肝郁化火 郁则气滞，气滞久必化热，初在气分，久则入血分。气机升降出入失司，出现闭而不通或通而不畅，气血运行受阻，郁而化火则成郁热或郁火。此火为气机郁滞的基础上，热与郁之气相合，清热当以升散、透达、宣通为主，不可单用清热。症见肝气郁结，头痛，面红目赤，两胁灼痛，心烦，木火刑金而见咳嗽，咯血，舌红苔黄，脉弦数。

3. 肝郁生瘀　肝郁生瘀的病理转化，与情志、饮食、年龄、环境、久病等因素有关。肝主疏泄而藏血，司调达气机、调节情志，情志不遂或外邪侵袭肝络则肝气郁滞，日久不解，致瘀血内停。气行则血行，气机郁滞则血行不畅。症见两胁刺痛，痛有定处，入夜尤甚，胁部或有积块，舌质紫暗，脉涩。

4. 肝郁致虚　气机升降出入失常过久，痰饮瘀血等在体内停留，耗伤气血，导致脏腑功能失常，气血津液生化乏源，郁积不去，新血不生，因郁致虚。此虚证尤不受补，愈补愈郁，当先开郁，则气血自能渐渐化生。

三、现代研究

（一）临床研究

1. 肝郁致肝脏疾病　叶永安等[4]通过计算机检索和手工检索国内外有关中医药治疗慢性乙型肝炎的文献，将符合纳入标准的522篇文献进行证型分布情况统计和评价。发现出现频次前8位的证型分别为肝郁脾虚、肝肾阴虚、脾肾阳虚、瘀血阻络、湿热中阻、肝胆湿热、气滞血瘀、肝郁气滞。肝郁脾虚和湿热内阻是慢性乙型肝炎最主要的证型。张纯、高月求等[5]对肝郁脾虚型慢性乙型肝炎患者在基础治疗和情志调护的基础上，治疗组加用逍遥散加减治疗。研究提示逍遥散可显著改善慢性乙型肝炎患者的中医证候积分，中医证候疗效改善，且慢性乙型肝炎患者的情绪状态在证候疗效中占有主要作用。程瑞文等[6]将原发性肝癌（肝郁脾虚型）患者随机分为对照组和治疗组。对照组施行单纯肝动脉化疗栓塞（TACE）术，治疗组在肝动脉化疗栓塞（TACE）术后序贯柴胡疏肝散加减辨证治疗。研究提示：TACE术后序贯柴胡疏肝散治疗肝郁脾虚型肝癌与单纯TACE治疗比较，近期疗效无显著差

别，但可以明显改善肝郁脾虚型肝癌患者TACE术后生活质量，有效降低血清甲胎蛋白水平及改善肝功能，并明显提高患者远期疗效。

2. 肝郁致情志疾病　任胜洪等[7]将70例患者随机分为治疗组和对照组，2组均给予依那普利降压治疗，治疗组联合中药复方解郁平肝汤抗焦虑治疗，对照组则联合氟哌噻吨美利曲辛抗焦虑治疗，提示解郁平肝汤在改善焦虑方面与氟哌噻吨美利曲辛疗效相似，均可降低去甲肾上腺素、血管紧张素Ⅱ水平，但解郁平肝汤对于改善肝郁化火的相关症状/协助控制血压方面及降低血管内皮素疗效更好。王任昌等[8]对抑郁症（肝气郁结型）患者随机分为治疗组和对照组，治疗组用柴胡疏肝散治疗，对照组用帕罗西汀治疗。提示柴胡疏肝散治疗肝气郁结型抑郁症与帕罗西汀疗效相当，但安全性、依从性较帕罗西汀好。

（二）实验研究

1. 机制研究　多项对肝郁证实质进行研究的实验结果提示，肝郁证的生物学内涵可能涉及蛋白质组和代谢物组分子层面上的异常，不同疾病背景的相同肝郁证可能具有相对特征的蛋白差异表达。徐舒等[9]运用代谢组学技术探查发现，模型大鼠血浆中葡萄糖和肌酸的含量明显偏高，3-羟基丁酸、谷氨酰胺、磷脂酰胆碱、磷酸胆碱和不饱和脂肪酸的含量明显偏低，其中以醋酸、乳酸、酪氨酸、低密度脂蛋白的谱峰峰型改变较为明显，降低的几种物质分别与细胞正常生理功能维持、神经递质的合成与传递、脂肪代谢、抗氧化修复及免疫功能相关，进一步表明肝郁证是多系统、多功能的病理改变。赵荣华[10]运用系统生物学方法和肝脏蛋白组学技术探查中医肝郁、脾虚、肝郁脾虚三证模型大鼠的肝脏蛋白组学特点，结果发现，三证模型大鼠肝脏蛋白质均有异常表达，差异

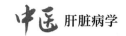

蛋白涉及与造血（前体细胞生长）有关的粒细胞-巨噬细胞集落刺激因子（GM-CSF）信号、甲状腺激素代谢和视黄醇合成有关的 Retinotate Biosynthesis I 等信号通路的异常；其中肝郁证主要涉及神经、血管功能、凝血及肝脏解毒等方面，柴疏四君子汤对三证模型的肝脏差异蛋白均有不同程度的调节或逆转作用，以对肝郁脾虚证的调节作用更为广泛。

2. 疗效研究 严亨秀[11]开展柴胡疏肝散对肝郁证大鼠行为、血液流变及脑组织中单胺类神经递质的影响的研究，结果显示模型组大鼠体重下降，糖水消耗量降低，胸腺、脾脏及白细胞介素2含量下降，血流变呈血瘀样表现，去甲肾上腺素、多巴胺及5-羟色胺含量下降，柴胡疏肝散可明显对抗上述改变。提示柴胡疏肝散对大鼠实验性肝郁证有明显对抗作用。刘建鸿等[12]使用带枷单笼喂养法复制肝郁证模型，造模后取大鼠肝组织并制备匀浆，检测匀浆中氧自由基（oxygen free radical，OFR）、丙二醛（malondialdehyde，MDA）水平，结果显示肝脏组织内 OFR、MDA 水平增高，且肝脏组织有明显过氧化损伤。

四、名家精言

（一）李东垣论肝郁

李东垣在《内外伤辨惑论》中，对于胸中窒塞，从"金木相克"及"肝升肺降"角度对"木郁"进行阐述，并主张使用"吐法"以畅气机，认为"太阴者，肺金收降之气，当居下体，今反在于上，抑遏厥阴风木反居于下，是不得上升也，故曰木郁，故令其吐出窒塞有形土化之物，使太阴秋肺收于下体，复其本以衰之，始上升手足厥阴之木，元气以伸，其舒畅上升之志得其所矣"，并在《脾胃论》中详细描述此症的脉象及治法方药。

（二）王旭高论肝郁

王旭高在《西溪书屋夜话录》中载治肝三十法，因肝病最杂而治法最广，而其渊源亦是不离同出异名的肝气、肝风、肝火之三说，这是基于气有余便是火，内风多从火出。而肝风可上冒者，阳亢居多，可旁走者，多血虚。在"肝气证治"中针对肝气自郁明确提出疏肝理气、散肝的治法，以及用泄肝、抑肝针对肝气横逆与上逆的治法。

（三）秦伯未论肝郁

秦伯未重视以脏腑为纲，据脏腑病变而用药，肝郁作为病名，是以气郁为先导，由情志郁结引起，肝脏气血不能条达舒畅，进而血郁。提出应区分肝气证和肝郁证，肝气证是作用太强、疏泄太过，肝郁证是作用不及、疏泄无能[13]。

（杜宏波、甘大楠）

参考文献

[1] 郝志，张浩，郑智勇，等.肝疏泄不及的现代机制研究[J].辽宁中医杂志，2017，44（10）：2229-2232.

[2] 李碧莲.功能性消化不良与抑郁症及其中医证候的关系探讨[D].北京：北京中医药大学，2006：5-6.

[3] 车桂燕，李巍，黄柄山，等.肝郁气滞证发病学及病因学探讨[J].黑龙江中医药，1989（5）：8-14.

[4] 叶永安，江锋，赵志敏，等.慢性乙型肝炎中医证型分布规律研究[J].中医杂志，2007，48（3）：256-258.

[5] 张纯，周振华，孙学华，等.肝郁脾虚型慢性乙型肝炎中医证候改善与临床疗效的相关性[J].中西医结合杂志，2017，27（5）：263-265.

[6] 程瑞文，李平，邓梨平.TACE序贯柴胡疏肝散治疗肝郁脾虚型肝癌的临床研究[J].中医药导报，2016，22（20）：20-23.

[7] 任胜洪，石燕芳，李青，等.解郁平肝汤治疗高血压合并焦虑症肝郁化火型的临床观察

[J]. 世界中医药，2017，12（6）：1294-1297.

[8] 王任昌，朱自强. 柴胡疏肝散治疗抑郁症临床观察[J]. 实用中医药杂志，2013，29（4）：258-259.

[9] 徐舒，陈合兵，李洪，等. "肝郁证"大鼠模型的建立及代谢组学的初步研究[J]. 中华中医药杂志，2009，24（6）：787-791.

[10] 赵荣华. 中医肝郁-脾虚-肝郁脾虚证与疏肝健脾方肝脏蛋白质组学研究[D]. 北京：北京中医药大学，2014：3-4.

[11] 严亨秀，顾健. 柴胡疏肝散对实验性肝郁证大鼠的影响[J]. 中药药理与临床，2006，22（6）：5-6.

[12] 刘建鸿，姚凝，王淳，等. 肝郁证与下丘脑-腺垂体-肾上腺皮质轴和肝组织过氧化损伤的实验研究[J]. 中国中西医结合消化杂志，2008（5）：302-304.

[13] 秦伯未. 谦斋医学讲稿[M]. 上海：上海科学技术出版社，1964：84.

第二节　肝风内动

一、概述

（一）含义

肝风内动，又名肝风、内风、风气内动，与外风相对，指脏腑气血失调，体内阳气亢逆而致风动之征的病理变化。《素问·阴阳应象大论》[1]云："东方生风，风生木，木生酸，酸生肝。"故肝为风木之脏，"风气通于肝"，说明内风的产生与肝的关系密切。《临证指南医案》中指出[2]："内风乃身中阳气之变动。"凡是在疾病发展过程中，因为阳盛，或阴虚不能制阳，阳升无制，出现动摇、眩晕、抽搐、震颤等动摇不定、类似风动的病理状态，都是肝风内动的具体表现。如《素问·至真要大论》说"诸暴强直，皆属于风""诸风掉眩，皆属于肝"，即指明了肝风内动的临床表现[1]。

（二）西医学认识

肝风内动属于脏腑辨证体系中肝病症候之一，是肝病辨证体系中的一个常见症候。可见于中枢神经系统感染、心脑血管疾病、血液系统疾病等，涉及内科、外科、妇科、儿科等多个学科。

（三）源流

"内风"一词，最早见于《黄帝内经》。《素问·风论》曰："风中五脏六腑之俞，亦为脏府之风，各入其门户所中，则为偏风……入房汗出中风，则为内风。"指的是入房时汗出，感受风邪，即为内风。《黄帝内经》中所提到的内风实指外来风邪，与现在说的内风并不是同一个概念，如《读素问钞·病能》中就有"入房汗出中风，则为内风"一句，指出"内耗其精，外开腠理，风因内袭，故曰内风"，明确指出此内风即为外风。《素问·风论》亦有"肝风"一词，其隶属于五脏中风，即"风中于肝"所致的病证，为脏腑中风之一，谓"以春甲乙伤于风者，为肝风……以冬壬癸中于邪者，为肾风"，以上之肝风，指肝伤于四时不正之邪风，是属外风所致的病证之一，与后来指的肝风名同实异，迥不相侔[3]。

《内经》中虽无现代意义的内风之说，却有内风学说的理论基础。如《素问·至真要大论》曰"诸暴强直，皆属于风""诸风掉眩，皆属于肝"，即指明动摇、眩晕、抽搐、震颤等临床表现与风邪为病同类，与肝相关，成为后世肝风内动的理论渊源。《素问·生气通天论》说："阳气者，大怒则形气绝，而血菀于上，使人薄厥。"《素问·调经论》说："血之与气并走于上，则为大厥。"这些关于"薄厥""大厥"等病机的论述，为后世肝阳化风学说的发展奠定了理论基础。

唐宋以后医家除了考虑外风因素致病以外，还考虑到了内在因素。《备急千金要方·风眩》云："痰热相感而动风。"首倡痰热生风致眩的观点；朱丹溪《丹溪心法》从痰湿立论；刘河间以其"六气皆从火化"理论首创"火热中风"理论；李东垣则认为中风病与"正气自虚"有关，应从正虚立论。王履则提出了"真中风"与"类中风"的概念，指出风气内动之肝阳化风的病机为阴虚阳亢。到了明清时期，"内风"学说日趋成熟与完备。明代医家李中梓论述"诸暴强直，皆属于风"时谈到："肝主筋，其化风，故曰属风，非天外入风也。"认为此风由内而生。明代医家张介宾在《类经》中明确指出"风之为病"有表里之别，而有内风、外风之异，其发生与肝脏密切相关。"内风，乃身中阳气之变动"，见之于《临证指南医案》。《医学衷中参西录》曰："盖肝为木脏，木火炽盛，亦自有风。"肝火最易引起肝风；肝气易引起肝风，如《医碥》"内风即气尔"；《王旭高医书六种》亦云："肝气、肝风、肝火，三者同出异名。"这也许就是说明肝风最容易由肝气、肝火引起。"血虚生风"之说源于清代的《重订通俗伤寒论》，其他医家如王士雄认为："营血耗伤，内风欲动。"王士雄在《王氏医案译注》中指出，"阴虚之体"若用"温散"类药物治之，必定导致"劫阴"，使"内风抖动"。

二、分类

（一）成因

1. 情志因素 忧郁恼怒，情志不遂，肝失条达，气郁阳亢，或肝郁化火，阳亢火生，引动肝风。若肝火郁久，耗伤阴血，肝肾阴虚，阳气偏亢，亦可引动肝风。

2. 内伤积损 素体阴亏血虚，阳盛火旺，风火易炽，或年老体衰，精亏血少，肝肾阴虚，肝阳偏亢，复因将息失宜，致使阴虚阳亢，风气内动。或久病耗伤，阴血亏虚，脾胃虚弱，生化乏源，气血不足，或失血过多，而致虚风内动。

3. 劳欲过度 《素问·生气通天论》说："阳气者，烦劳则张。"烦劳过度，耗气伤阴，易使阳气暴张，引动风阳上旋。纵欲过度，房事不节，亦能引动心火，耗伤肾水，水不制火，则阳亢风动。

4. 饮食不节 脾胃为后天之本，气血生化之源，若脾胃虚弱，则气血化源不足，筋脉失养，则虚风内动，或化燥而生风。或嗜食肥甘厚味、辛香炙煿之物，或饮酒过度，脾失健运，聚湿生痰，痰湿生热，而致使热极生风。

5. 外感因素 外感热邪，火热亢盛，化而为风，并煎灼津液，伤及营血，筋脉失其柔润，而发动风之症。或热病后期，阴液亏损，筋脉失润，发为风动。

6. 瘀血内结 脏腑功能失调、气虚或失于固摄，寒热等内外因素的作用，导致脉道不通，或致血离经脉而瘀积，阻于肢体肌肤或脑络，皆可发生动风。

（二）病机

1. 肝阳化风 肝阳化风多由情志所伤，肝气郁结，郁久化火而亢逆；或暴怒伤肝，肝气亢逆；或操劳过度，耗伤肝肾之阴，阴虚不能制阳，水不涵木，阳气亢逆化风，形成风气内动。症状在肝阳上亢表现的基础上，可见筋惕肉𬌗、肢麻震颤、眩晕跌仆，甚则口眼㖞斜、半身不遂。严重者，则因血随气升而发猝然厥仆。

2. 热极生风 热极生风，又称热甚动风。多见于热性病的极期，由于火热亢盛，化而为风，并因邪热煎灼津液，伤及营血，燔灼肝经，筋脉失其柔顺之性，而出现痉厥、抽搐、鼻煽、目睛上吊等临床表现，常伴有高热、神昏、谵语。

3. 阴虚风动 阴虚风动，多见于热病后期，津液和阴气大量亏损，或由于久病耗伤津液及阴气所致。阴液枯竭，阴气大伤，筋脉失之滋润，阳气失其制约而相对亢盛，而出现筋惕肉𬌗、手足蠕动等症状，并见低热起伏、舌光少苔、脉细如丝等阴竭表现。

4. 血虚生风 血虚生风，多由于生血不足或失血过多，或久病耗伤营血，肝血不足，筋脉失养，或血不荣络，则虚风内动。临床见肢体麻木不仁，筋肉跳动，甚则手足拘挛不伸等症。

5. 血燥生风 多由久病耗血，或年老精亏血少，或长期营养缺乏，生血不足，或瘀血内结，新血生化障碍所致。血少津枯，失润化燥，肌肤失于濡养，经脉气血失于和调，故血燥而化风。临床可见皮肤干燥或肌肤甲错，并有皮肤瘙痒或落屑等症状。

6. 血瘀生风 瘀血致风的根本病机为瘀血阻塞经络脉道，髓海清窍失养，筋脉肌肉失于濡润。瘀血可阻滞经络脉道，气机逆乱，血液不循常道，气血津液不能充养肢体；又血不归经，肝无血可藏，无以濡养筋脉，筋脉失养，则变生内风。或瘀血久蕴，新血不生，阴液耗损，身之阴阳失调，暴戾之阳亢于上，竭阴不能上承以润之，又离经之血随逆乱之气，窜扰经络，上袭清窍，则化生内风[4]。

三、现代研究

（一）临床研究

文献检索显示西医的肝脏疾病有两类和"肝风"有关，分别是肝豆状核变性、肝性脑病。

1. 肝豆状核变性（hepatolenticular degeneration，HLD） 是一种常染色体隐性遗传的铜代谢障碍疾病，其致病基因 *ATP7B* 编码一种铜转运 P 型 ATP 酶，该基因的致病变异导致 ATP 酶的功能缺陷或丧失，造成胆道排铜障碍，大量铜蓄积于肝、脑、肾、骨关节、角膜等组织和脏器，患者出现肝脏损害、神经精神表现、肾脏损害、骨关节病及角膜色素环等表现[5]。中医上并无肝豆状核变性病名，但

据临床症状，本病多属于"身摇振""强直""颤振""癫狂""黄疸"等病证范畴。病机方面，多数医家认为肝风内动为肝豆状核变性患者痉挛、震颤等症状的内在机理。程婷等[6]认为先天肾精不足、邪伏于精（肾）是引起本病的根本原因。病始于精（肾），病变累及肝，肝肾同出一源，互损互荣，肝肾阴虚动风，蕴久则伏精化火，则见肢体颤抖、行走困难、言语含糊、性格急躁等肝风症状。鲍远程[7]认为铜毒内聚贯穿于肝豆状核变性整个病程，铜毒致肝之疏泄失常，则气机失畅，可见肝气郁结，肝气郁久耗伤阴血，则易化火生风，肝血不足，不能濡养经脉，风火上犯于脑或走窜经络可见四末失司、肢体抖动。治疗方面，徐磊[8]等观察中成药肝都灵片治疗 76 例肝豆状核变性痰瘀互结证的疗效，经 6 个疗程治疗后，临床疗效总有效率 84.21%。张静[9]等探讨肝豆汤联合二巯基丙磺酸钠治疗 245 例湿热内蕴型肝豆状核变性患者的安全性及疗效性的影响，观察发现治疗组肝豆状核变性全面评价量表（globle assessment scale，GAS）评分明显改善，驱铜效果明显优于对照组，且 4 个疗程后白细胞未见明显减少，提示其疗效及安全性。

2. 肝性脑病（hepatic encephalopathy，HE） 是严重肝病或门体分流引起的，以代谢紊乱为基础，中枢神经系统功能失调的综合征。临床表现轻者仅有轻微的智力减退，严重者出现意识障碍、行为失常和昏迷。根据其临床表现，可归属于中医学黄疸、瘟黄、臌胀、积聚、昏聩等范畴，其病机之一有邪毒内蕴脏腑，郁久化热，灼伤阴津，肝阴内耗，肝火上炎，肝风内动，扰乱神明。黄远峰[5]等通过采用回顾性住院病例资料调查统计方法，对符合要求的 174 名肝性脑病患者的中医证型以及各证型的转归等进行深层次的结合分析，发现湿蒙清窍证、热扰心神证、肝阴虚动

风证在肝性脑病的发病中是常见的证型。周扬[10]等观察养阴化痰息风方（处方组成：生地黄 15g，玄参 15g，当归 10g，白芍 15g，枸杞子 15g，陈皮 6g，半夏 12g，茯苓 15g，白菊花 9g，远志 9g，石菖蒲 6g，郁金 10g，甘草 6g）治疗反复发作性肝性脑病（急性发作期间）的临床疗效，对照组予利福昔明及乳果糖治疗，治疗组予养阴化痰息风方治疗。研究提示，养阴化痰息风方治疗肝性脑病，可明显减少反复发作性肝性脑病的发作次数，降低血氨水平。宫嫚等[11]探讨中西医结合治疗慢性乙型肝炎相关慢加急性肝衰竭（acute-on-chronic liver failure，ACLF）合并 HE 患者 8 周病死率情况，根据辨证分型分别给予试验组凉血解毒化瘀方（赤芍、栀子、白花蛇舌草、茵陈、茜草、丹参等）及益气解毒化瘀方（黄芪、太子参、炒白术、炙附子、豨莶草、虎杖等）治疗，同时给予生大黄、乌梅煎剂高位保留灌肠 1 周，发现中医药治疗可显著降低 HBV-ACLF 合并 HE 患者的 8 周病死率，提高 8 周生存概率，延长生存时间。

（二）实验研究

金益强等[12]对肝风内动证三类亚型（肝阳化风、血虚生风、阴虚风动）进行不同层次多指标实验研究，以探讨其病理生理学基础，发现肝阳化风证时，球结膜微循环显著异常，血黏度增加，颈动脉多普勒超声异常率 90% 等，说明存在脑供血障碍和脑组织损伤；血浆皮质醇、肾上腺素、血清三碘甲状腺原氨酸（triiodothyronine，T_3）等降低，说明机体处于应激状态；具有收缩血管作用的血栓素 B2、血浆及血小板钙调素等增高，具有舒张血管作用的 P 物质、心房钠尿肽等含量下降，说明调节血管平滑肌舒缩功能活性水平存在显著变化。王光平等[13]应用信使核糖核苷酸差异显示技术，探究肝阳上亢、肝阳化风两证的分子机制，结果发现肝阳上亢患者与正常受试者之

间、肝阳化风患者与正常受试者之间、肝阳上亢患者与肝阳化风患者之间的区带表达均具有差异，且大部分不同表达的基因其表达为降低。说明肝阳上亢患者、肝阳化风患者与正常受试者之间不仅存在基因表达的改变，而且肝阳上亢患者与肝阳化风患者之间也存在不同的基因表达，两者可能具有不完全相同的分子基础。曾年菊等[14]运用蛋白质组学技术，探查肝风内动证可能的标志性蛋白，结果发现，硫氧还蛋白过氧化物酶（thioredoxin peroxidase，TPx）为肝风内动亚型与健康人组比较共同的差异蛋白，TPx 在维持细胞的活性，清除线粒体内的活化氧以及调节线粒体细胞凋亡的信号转导过程中都起着重要的作用。

四、名家精言

清代叶天士创"阳化内风"理论，认为"（中风）乃身中阳气之变动，肝为风脏，因精血衰耗，水不涵木，木少滋荣，故肝阳偏亢，内风时起"，症见眩晕、目胀、耳鸣，甚则肢体麻木，手足瘛疭，或猝然昏仆等。其病机与肝木有关，叶氏言"肝为风木之脏"，风性动摇，木性生发；肝"有相火内寄"，若"复加郁勃，肝阴愈耗"，则相火升腾；肝"体阴用阳，其性刚劲，主升主动"，故肝阴易虚，肝阳易亢，多见盛候、实证。而肝阳之所以能潜藏，肝风之所以能宁谧，"全赖肾水以涵之，血液以濡之，肺金清肃下降以令平之，中宫敦阜之气以培之"，可见阳化内风为本虚标实之证，肝肾虚损为本，风阳上扰为标。对于遣方用药，叶氏提出"缓肝之急以息风，滋肾之液以驱热"的治疗大法以及"介以潜之，酸以收之，味厚以填之"的具体用药法则。

（孙凤霞、甘大楠）

参考文献

[1] 孙广仁，郑洪新.中医基础理论[M].北京：中国中医药出版社，2012：264.

[2] 吴建林.风气内动的理论渊源与历代医家的认识[J].山东中医杂志，2013，32（8）：527-530.

[3] 李祥，杨文明，汪瀚，等.肝风论[J].中医药临床杂志，2013，25（3）：198-200.

[4] 肖爽.瘀血致风的理论研究[D].成都：成都中医药大学，2008.

[5] 黄远峰.肝性脑病的证型分析及其演变规律[D].广州：广州中医药大学，2007.

[6] 程婷，李祥，黄鹏，等.肝豆状核变性—伏邪致病新论[J].辽宁中医药大学学报，2019，21（8）：64-67.

[7] 沈斌，鲍远程.鲍远程辨证治疗肝风（肝豆状核变性）经验[J].河南中医，2017，37（2）：227-229.

[8] 徐磊，蔡永亮，蒋怀周，等.肝豆灵片治疗肝豆状核变性痰瘀互结证的疗效观察[J].中国实验方剂学杂志，2017，23（15）：173-177.

[9] 张静，方媛，崔圣伟，等.肝豆汤联合二巯基丙磺酸钠对湿热内蕴型肝豆状核变性患者的影响[J].中国实验方剂学杂志，2017，23（17）：190-194.

[10] 周扬，马亚丽.养阴化痰息风方治疗反复发作性肝性脑病的临床观察[J].上海中医药杂志，2016，50（5）：42-44.

[11] 宫嫚，周超，张宁，等.中西医结合治疗HBV相关慢加急性肝衰竭合并肝性脑病的效果分析[J].临床肝胆病杂志，2018，34（4）：795-800.

[12] 金益强，黎杏群，胡随瑜，等.肝风内动证三亚型的病理生理学基础研究[J].中国中西医结合杂志，1993（7）：391-396.

[13] 王光平，金益强，鄢东红.应用信使核糖核酸差异显示研究中医肝阳上亢、肝阳化风证的基因表达[J].湖南中医学院学报，2001（1）：6-8.

[14] 曾年菊，梁清华，陈疆，等.蛋白质组学方法研究TPx在肝风内动证中的表达及关系[J].中华中医药学刊，2008（4）：750-752.

第三节 肝火上炎

一、概述

火为六淫之一，为热之甚。肝火上炎，指火热炽盛，内扰于肝，肝火随肝经上逆，属里实热的范畴[1]。

（一）含义

火证是一个广义的概念，有外火和内火两大类。内火是指由于人体内气血津液及脏腑功能失调所产生的一系列病理反应。具有燔灼急迫，升腾上炎，使气血沸涌，物质腐败，生风动血，耗伤津液，扰乱心神等病理特点，临床常见面红目赤，头涨头痛，暴鸣易怒，口渴，尿黄便秘，舌质红、苔黄，脉数等症状，这些表现均具有"热""赤""干""急迫"等火的特征，故取类比象而称之为火证。历代医家认为肝火之病因病机不外两个方面，多因情志不遂或五志过极而肝郁化火，或因火热之邪内侵所致。其病因虽有内、外之分，但因肝为刚脏，内寄相火，体阴而用阳，主动主升，故肝火常由内生。因此，凡是肝之相火（阳气）升动太过，出现热象及冲逆现象的，概称为肝火。

（二）相关西医学认识

因肝开窍于目，且《灵枢·经脉》云"肝足厥阴之脉……连目系"，目与肝在生理和病理上密切相关。当外邪侵袭肝脏时，自当首先侵犯于目，宋代医家杨士瀛在《仁斋直指方》中说："目者，肝之外候也。"因此肝火上炎证涉及多种疾病，主要以眼科疾病为主，包括急性虹膜睫状体炎、角膜溃疡、角膜炎、青光眼、眼外伤等；高血压病、甲状腺功能亢进症以及某些肝胆疾患也与肝火上炎有关[2]；研究提示[3]，肝火上炎亦可与脑瘤、精神分裂症、蛛网膜下腔出血以及耳聋耳鸣、糖尿病等有关。

（三）源流

秦汉至北宋时期的中医著作中，都不曾记载有"肝火"一词，直至金元时期，张元素在《医学启源·用药备旨·去脏腑之火》中提到"白芍药泻肝火"以及"柴胡泻肝火，须用黄连佐之"。其后，"肝火"一词就常出现在金元明清时期的著作当中，如叶天士《临证指南医案·中风》中认为"肝火"的形成首先因"郁为肝气"，阻滞于内，结聚而不得发越则为气，进而"发为肝火"。明代虞抟在《苍生司命》中论肝火多起于情志失常，"大怒则血菀于上，令人暴绝，名曰煎厥。故多怒之人，肝火屡动。"唐大烈《吴医汇讲》中亦道："惟忿怒伤肝有二：郁怒则肝火内炽而灼血；大怒则肝火上升而吐血。"王旭高《西溪书屋夜话录》中言"肝火燔灼，游行于三焦；一身上下内外皆能为病，难以枚举……善饥，烦渴……"，说明肝火为害广泛，火性炎上，窜扰不定，无所不至。《柳宝诒医案·肝火》中记载："肝火郁伏，燔灼津液，消渴善饥。"

虽然"肝火"一词出现较晚，但其实从《黄帝内经》开始，就有很多描述，如"气逆""气实"，与后世认为的"肝火"很接近，《素问·脉要精微论》："肝气盛则梦怒。"比如王叔和有关"气逆、气实、肝实、肝胆俱实"的描述，其中肝实表现为"左手关上脉阴实者，足厥阴经也，病苦心下坚满，常两胁痛，自恚恚如怒状"，"肝胆俱实"表现为"左手关上脉阴阳俱实者，足厥阴与少阳经俱实也，病苦胃胀呕逆，食不消"。巢元方有关"肝气盛、肝气逆"的描述中提到很多和"肝胆火盛"相似的症状，如《诸病源候论·五脏六腑病诸候》："肝气盛，为血有余，则病目赤，两胁下痛引小腹，善怒，气逆则头眩，耳聋不聪，颊肿，是肝气之实也，则宜泻之。"

二、分类

（一）病因

1. 六气化火 外界阳热之邪侵袭，如高温劳作、感受温热，或外感病邪郁滞、生热化火，内传于肝，肝火郁伏，或素体阳旺，外邪引动肝火。正如刘完素在《素问玄机原病式·六气为病》中强调"六气皆能化火"。

2. 肝郁化火 情志不畅，忧思郁怒，最易影响肝气的疏泄，肝失疏泄，肝气郁结，久则化热化火，此为肝郁化火，所谓"气有余便是火"。正如张锡纯在《医学衷中参西录》中所说："肝主疏泄，中藏相火，肝虚不能疏泄，相火即不能逍遥行于周身，以致郁于经络之间，与气血凝滞而作热作疼。"叶天士说："肝者将军之官，相火内寄，得真水以涵濡。"

3. 情志过极化火 暴怒伤肝，肝气暴张，引发肝火上升，或情志所伤，五志过极化火，心火亢盛，引动肝火。正如《素问·生气通天论》曰："阳气者，大怒则形气绝，而血菀于上，使人薄厥。"

（二）病机

1. 肝火上扰头目 肝火上犯，清窍失和，元神被扰，常见头痛、眩晕、耳鸣、耳聋、面红目赤、口干口苦、口鼻出血等证。

2. 肝火犯肺 肺为娇脏，不耐邪扰，若肝火上炎，循经上逆犯肺，导致肺失清肃或肺络受伤而见咳嗽阵作，气逆，咳痰黄稠，甚则咳吐鲜血，胸胁痛、性急易怒，心烦口苦，头晕目赤，大便干结，小便短赤，舌边红，苔薄黄，脉弦数等。又称"木火刑金"。

3. 肝火犯胃 肝木能疏中土，助胃气以纳化水谷、传导化物。而肝火一起，常常横燔伤胃，一则木气不达，而中焦运化失司，和降失常。再则肝火燔灼胃液，以致肝胃阴伤。可表现为胸胁胃脘疼痛剧烈，心烦易怒，口干口苦，舌红苔黄，脉弦数；火气灼伤肝阴，耗伤胃津，则常有胁肋隐隐作痛，胃脘胀痛，饥不欲食，口干，大便干，舌红少苔或中有裂纹等阴虚表现；日久影响血液运行而致血瘀，则表现为胁肋胃脘疼痛，痛如针刺，甚则直接损伤脉络，而见呕血黑便。

4. 肝火扰心　心主火，为阳中之太阳，赖肝木之疏泄、肝血之润养。若肝火内炽，极易上扰心神，常见心烦不寐，烦躁不安；若心火亦旺，则心肝火盛，每致发狂，喧闹不宁，怒骂叫号，不分亲疏。

5. 肝火灼津　火为阳邪，最易燔灼津液。肝火伤阴，往往先灼肝阴，继而损及其他脏腑，上炎则伤肺胃阴液，出现消渴善饥等。

三、现代研究

（一）临床研究

1. 肝火与肝硬化食管-胃底静脉曲张破裂出血　董建华在评价中西医结合方法治疗肝硬化合并上消化道出血的疗效中提到[4]，本病辨证分为4个证型，其中就包括肝火犯胃一型，说明由于肝气不疏，横逆犯胃，胃失和降，肝郁日久，化火犯胃，灼伤胃络，络伤血溢，引起上消化道出血[5]，经辨证治疗后，治疗组总有效率为93.7%，对照组总有效率为83.3%，两组治疗结果差异有统计学意义。张庆福[6]亦采用中西医结合的方法治疗上消化道出血92例，辨证分为4型，肝火犯胃型有39例，文中描述其临床表现或有黄疸、胁痛宿疾，或见红丝赤缕或痞块，可见肝火犯胃一型中包括肝硬化食管-胃底静脉曲张破裂出血，由此可知，肝火与肝硬化食管-胃底静脉曲张破裂出血密切相关。

2. 肝热与非酒精性脂肪性肝病　张声生认为[7]非酒精性脂肪性肝病属于中医

"胁痛""肝积""肥气"等范畴，与"肝癖"病名对应。提出该病以肝郁气滞为基本要素，肝郁脾虚为核心病机，调肝理脾为基本治法，临床运用疏肝气、清肝热、凉肝血、通肝络、破肝积等治法，根据治法选用不同的方药。由此可知，肝热可致非酒精性脂肪性肝病的发生，其调肝法中就包括清肝热一法，认为"上逆之火热得以清利，可选用龙胆草、黄芩、栀子、鬼箭羽、夏枯草、槐花、石见穿等"。

3. 肝热与肝癌　肝热常与痰湿、湿毒及血瘀等相兼为病，导致肝癌的发生。吴玉生[8]将原发性肝癌辨证分为4型，其中包括肝热湿毒型，见右上腹疼痛，心烦易怒，发热出汗，体倦纳呆，甚或身黄、目黄、尿黄如浓茶样，舌红、苔黄腻，脉弦数。治以清肝利湿，解毒散结。药用茵陈、山栀子、七叶一枝花、半枝莲、白花蛇舌草、大黄、田三七、猪苓、丹参、土茯苓、山楂。林丽珠[9]等将肝癌分为肝盛脾虚型、肝热血瘀型及肝肾阴虚型；曾普华[10]认为，肝癌的常见证候为气滞血瘀证、湿热聚毒证、脾虚湿困证、肝气郁结证以及肝肾阴虚证等5大证候。

（二）实验研究

黎杏群[11-12]探讨肝火上炎证实验性诊断参考指标发现，前列腺素$F_{2\alpha}$、精氨酸血管升压素两项指标测定值升高在肝火上炎证中差异有显著性。初步发现$PGF_{2\alpha}$、AVP水平升高并结合上述两种疾病临床常用指标特点，对肝火上炎证的实验性诊断有一定参考意义。其后，该研究者通过检测肝火上炎证与健康人组间各指标差异的显著性，发现肝火上炎证时机体发生以下病理生理改变：①机体处于应激状态：血浆去甲肾上腺素、肾上腺素、皮质醇、醛固酮升高；血清三碘甲状腺原氨酸降低，反三碘甲状腺原氨酸、促甲状腺素升高。②炎症介质释放增加：血中前列腺素E_2、前列腺素$F_{2\alpha}$、肿瘤坏死因子均升高，呈组织炎症反应。③调节血管平滑肌舒缩功能的活性物质含量变化和环核苷酸代谢失调。

四、名家精言

（一）秦昌遇论肝火

秦昌遇认为肝火可致腹胀，其特点有"小腹胀急，或攻刺作痛，或左边胀甚"兼"目睛黄，两胁痛""小便赤，夜不得瘥"等。认为肝火腹胀病机为"或恼怒伤肝，肝气怫郁，或浩饮酒伤，热聚于胆，木火乘脾，则膈塞不利"。即情志异常致肝郁生火或饮酒过多致热聚于胆，肝火乘脾，运化失常则膈塞不利。

秦昌遇认为肝气或肝血伤，若"因恼怒伤肝，肝气怫郁"，"或尽力谋虑，肝血有伤，肝主藏血，阳火扰动血室"，可引起"不得卧"，还有"胁肋时胀""口渴多饮，腹大如怀，小腹季胁牵引作痛，痛连阴器"等症状。

（二）王旭高论肝火

对于肝火之证，王氏指出"肝火燔灼，游行于三焦，一身上下内外皆能为病，难以枚举"，肝疏泄气血，内寓相火而宣布于三焦，所以肝郁化火，即可充斥一身上下内外及三焦腠理肌肤而为病，可见肝火一证，症状复杂。然而肝火之证虽然复杂，但可大致分别为虚火、实火以及郁火。如何区分三者，就需详细分辨脉象，如为虚火，"脉当弦细而数，重按无力，或寸关弦数，尺部细小"；如为实火，则"脉来滑数，坚实弦劲，搏指有力"；如为郁火，则"郁闷不扬，或伏或匿，乍大乍小，轻手不见，重按乃得，寸部多和，尺中则盛"。

（江宇泳、杜宏波）

参考文献

[1] 张海男.肝火证临床研究概况[J].湖南中医杂志，1995，11（2）：50-54.
[2] 钱雪旗.浅谈"肝火"[J].江西中药，2008，39（302）：14-15.
[3] 陈泽奇.肝火上炎证与肝胆湿热证临床辨证标准的研究[J].黑龙江中医药，1992（4）：12-14.
[4] 董建华，胡玉珍.中西医结合治疗肝硬化合并上消化道大出血48例[J].山东中医杂志，1999，18（9）：412-413.
[5] 董菲洛，王兆清.70例上消化道急性出血的中医辨证分型及中西医结合治疗的探讨[J].山东中医杂志，1999，18（9）：412-413.
[6] 张庆福.中西医结合治疗上消化道出血92例观察[J].贵州中医学院学报，1981，2（8）：29-31.
[7] 周强，张声生.张声生运用调肝理脾法辨治非酒精性脂肪性肝病经验[J].世界中西医结合杂志，2016，11（4）：470-472.
[8] 吴玉生.中药治疗晚期原发性肝癌35例临床观察[J].新中医，1991，10（14）：21-23.
[9] 林丽珠，蓝少清.原发性肝癌中医证型与相关客观化指标的关系研究[J].中医杂志，2001，42（8）：486-488.
[10] 曾普华，潘敏求.中医药治疗原发性肝癌概述[J].湖南中医杂志，2003，19（4）：58-59.
[11] 黎杏群.肝火上炎证实验性诊断参考指标研究[J].中国中西医结合杂志2001，21（3）：190-192.
[12] 黎杏群.肝火上炎证的病理生理学基础研究[J].中医杂志，2002，43（1）：54-56.

第四节　肝阳上亢

一、概述

肝阳上亢是指肝阴不能敛藏肝阳，以致肝阳浮越于上引起的异常证候。房事劳倦、饮食失宜等导致肝阴受损为本证基础，七情激越或挣扎努力皆可扰动肝阳并致证候突发加重而成疾病。[1]初期以阳亢为主，阴虚较轻，多表现为眩晕头痛、耳鸣目赤、急躁易怒、口苦咽干、舌红、脉弦等；后期以肝肾阴虚为重，可见腰膝酸软、潮热盗汗等，甚至会导致肝阳化风，发生晕厥、中风等，症见肢麻震颤、眩晕欲仆，甚至突然昏倒、不省人事、口眼㖞斜、半身不遂等。

（一）含义

《说文》：亢为颈之义，引申为高、极。《广雅》云："亢，极也。"阳亢，为体内之阳偏盛上行之意。肝者，体阴而用阳，其生理以阴血为体，以气阳为用，当肝肾阴虚，阴不制阳，则阳偏盛于上。轻则为肝阳，重则为肝风。肝阳上亢而致上实下虚之证候。肝主动、主升，是为刚脏，故肝气、肝阳常有余，而肝阴、肝血常不足，一旦阴阳失去相对平衡，阳气偏盛则极易上亢甚或化风，清林珮琴有云"肝胆乃风木之脏，相火内寄，其性主动、主升，或由身心过动，或由情志郁勃，或由地气上腾，或由冬藏不密，或由高年肾液已衰、水不涵木，或由病后精神未复、阴不吸阳，以至目昏耳鸣、震眩不定"。由此可见，肝阳偏盛是出现疾患的一个很重要的因素。

（二）相关西医学认识

肝阳上亢证目前尚缺乏清晰的病理机制解释，临床上常见于慢性肝病、高血压、甲亢等疾病。不同领域的研究结果有所不同，当前研究提示肝阳上亢证可能与人体肾素 - 血管紧张素 - 醛固酮系统的异常激活、交感神经亢奋、甲状腺功能异常、血压升高等多种病理机制有关。不同疾病中的肝阳上亢证既有相似又有不同，临床特征复杂多变，可涉及多个系统。

（三）源流

清代以前的医籍未见肝阳上亢说，其证候均归入肝风门论述。两者关系极端密切，《中国医学大辞典》中认为：肝风之清者，郁而不舒为肝气，升于头目为肝阳。故欲明"肝阳"之渊源，当查"肝风"之演变。至清代，肝阳上亢始从肝风中分化出来，并逐渐形成了理法方药体系。"肝风"之名，早在《内经》就已存在，当时所论多为肝受外风之义，如《素问·风论》曰"以春甲乙伤于风者为肝风"；《内经》中虽无肝阳上亢、肝阳化风之说，但其中关于肝风厥证的病机论述为后世肝阳上亢、肝阳化风之说奠定了理论基础。《素问·脉解》篇中云："阳尽在上而阴气从下，下虚上实，故狂巅疾也。"此论中可明确看出该病病机特征为：阴亏于下，阳亢于上，"下虚上实"是病机关键；而阳亢之病，其病在上，病性为阳，为狂巅之变。《素问·著至教论》篇中云："三阳独至者，是三阳并至，并至如风雨，上为巅疾，下为漏病。"进一步为后世明确了肝阳上亢的学术渊源，并补充了下虚为阳虚失摄之漏病。肝阳上亢与肝风内动仍有内涵之不同。从气机运行上看，肝风多疾，而肝阳多缓，如《素问·阴阳应象大论》提出肝风乃是"阳之气，以天地之疾风名之"。王冰认为，其意是指"阳气散发，疾风飞扬，故以应之"，即阳动至极而化风之意，成为后世"肝阳化内风"说的理论基础。至叶天士首提"肝阳上亢"学说。《临证指南医案·眩晕门》云："经云诸风掉眩，皆属于肝，头为六阳之首，耳、目、口、鼻皆系清空之窍，所患眩晕者，非外来之邪，乃肝胆之风阳上冒耳。"肝阳上亢乃是阴虚失制的阳气，循肝经而上行，汇诸于头，郁冒清窍。从病性上看，肝阳一证，其性多纯，常为情志所诱发；而肝风一证，常为外风所引或内热所煽，可挟痰携毒而成风动之势。王旭高则进一步把肝阳上亢和肝阳化风区别开来，《西溪书屋夜话录》载"上冒者，阳亢居多，旁走者，血虚为多"即为明证。在此认识的基础上，叶天士明确指出，肝阳上亢证的病机为"因精血衰耗，水不涵木，木少滋荣，故肝阳偏亢"。因此，肝阳上亢证指由于肝肾阴亏、阴不制阳、肝阳亢扰于上所表现的下虚上实证。

二、分类

（一）病因

1. 禀赋偏颇　素体肝肾阴亏血虚，阳盛火旺，阴不制阳，阳亢于上；或年老体衰，肝肾阴血渐亏，肝阳偏亢；或久病累积，五脏气阴损伤，复因将息失宜，致使肝肾阴虚而成阳亢。

2. 劳欲过度　《素问·生气通天论》云："阳气者，烦劳则张。"劳烦过度，精神紧张，虚火内燔，阴精暗耗，日久导致肝肾阴虚，易使肝阳上亢；纵欲过度，房事不节，使得心火汲伤肾水，水不制火，则阳亢于上。

3. 外邪久羁　外邪侵扰中焦，久羁不愈，内生湿热，肝脾肾煎熬日久，阴精暗耗，日久导致肝肾阴虚，而成肝阳上亢之变。

4. 七情过极　忧郁恼怒，情志不畅，肝气郁而化火，耗损营阴，致阴亏于下，阴不制阳，阳亢于上，甚至生风。

（二）病机

病机均为本虚标实，下虚上实，视主证轻重或主次的不同，可分为以下几类：

1. 阴虚阳亢　症见头目眩晕或头目涨痛，面部潮红，耳鸣目涩，心烦少寐，下肢无力，舌红少苔，脉弦。阴虚阳亢为虚实并重，故临床辨证以头眩头痛、面红目赤之"上盛"和腰膝酸软、下肢无力之"下虚"并见为要点。常见于慢性肝病、高血压、更年期综合征、甲状腺功能亢进等疾病，然不同疾病的阴虚阳亢证也有临床表现的差异，如慢性肝病中的阴虚阳亢证，肝肾阴虚表现多重于阳亢，而高血压患者阳亢症状多重于肝肾阴虚表现。

2. 肝阳上亢生风　素有肝体阴虚，或因情志过极，或因邪热交争，或因中焦浊毒夹杂，肝阳上亢可内化成风，突见头目

昏眩，目赤涨痛，或头痛不止，或神智昏聩，猝然倒地，伴手足抽搐等。"风阳上冒"多为实多虚少，故临床表现主要以肝阳上冒颠顶，神明被扰为主证，常见于现代医学中的肝性脑病、脑血管意外、甲状腺功能亢进等疾病。不同疾病的肝阳上亢型既有共性，又各有特性，如肝性脑病中多见肝阳化风乱神，可出现谵妄躁动等表现；高血压者多见头涨眩晕；而甲亢者则以面部烘热为主。

三、现代研究

（一）慢性肝病中的肝阳上亢证

叶永安团队[2]就乙肝代偿期肝硬化患者进行临床证候调查，基于该断面研究，对乙肝代偿期肝硬化中医证候特征进行因子分析，结果提示 7.9% 患者存在肝阳上亢证型。现有研究提示，慢性肝病患者中发生肝阳上亢的病理基础与湿热疫毒感染日久、长期情志异常等病因有关。

（二）脑病中的肝阳上亢证

肝阳上亢证是眩晕病中的常见证型。兰卫洁[3]将符合肝阳上亢标准的眩晕患者进行分组治疗，其中中医治疗组以天麻钩藤饮联合氟桂利嗪胶囊治疗，对照组给予氟桂利嗪胶囊治疗。通过临床症候积分、眩晕评估评分量表（DARS）、眩晕障碍调查表评分（DHI）及经颅多普勒检测等指标评价，发现针对肝阳上亢进行论治的中医组，临床疗效明显优于对照组（$P<0.05$），证实了中医肝阳上亢论治体系在脑病中的应用价值。

（三）高血压病中的肝阳上亢证

肝阳上亢证在高血压中具有极高的流行率。有调查提示成年人高血压中肝阳上亢型高达 87.23%[4]。郭修芹选取肝阳上亢型高血压患者进行临床对照治疗研究，方用天麻钩藤汤加减治疗。结果提示天麻钩藤汤加减治疗肝阳上亢型高血压效果显著[5]。此外，镇肝熄风汤等经典镇肝潜阳

方剂也取得了类似研究结果。

（四）其他疾病中的肝阳上亢证

在甲亢患者中也存在较高比例的肝阳上亢证。通过加味逍遥丸等药物清热平肝潜阳，对于临床症状具有较好的改善作用。

四、名家精言

（一）王旭高论肝阳上亢

王旭高把肝阳上亢和肝阳化风区别开来，认为肝风初起以阳亢为主，阴虚较轻，仅见眩晕头痛、耳鸣目赤、急躁易怒，伴有腰膝酸软，即为"肝阳上亢"；若证多偏虚，夹有阳气亢逆，症见肢麻震颤、眩晕欲仆，甚则突然昏倒、不省人事，发为中风者，即为肝阳化风。治疗当辨阳亢与阴虚的轻重缓急，提出肝风初起用"息风和阳"法，若其法不效，阴虚为主则用"息风潜阳"法。王旭高《西溪书屋夜话录》载"上冒者，阳亢居多，旁走者，血虚为多"即为明证。

（二）叶天士论肝阳上亢

叶天士首创"肝阳上亢"，对肝阳上亢的论述也较为全面。如"水亏不能涵木，厥阳化风鼓动，烦劳阳升，病斯发矣"，"头为六阳之首，耳目口鼻皆系清空之窍，所患眩晕者，非外来之邪，乃肝胆之风阳上冒耳，甚则有昏厥跌仆之虞"（《临证指南医案·眩晕》）；"精液有亏，肝阴不足，血燥生热，热则风阳上升，窍络阻塞，头目不清，眩晕跌仆，甚则瘛疭痉厥矣"（《临证指南医案·肝风》）；等等。

（三）张锡纯论肝阳上亢

张锡纯认为根据八卦肝木与巽风相对的理论，肝阳亢盛则内风亦盛，"其脉弦长有力……肝为木脏，于卦为巽，巽原主风，且中寄相火，征之事实，木火炽盛，亦自有风；此因肝木失和，风自肝起"，强调中风证肝阳上亢，肝风内动与气血上逆互为因果，治宜平肝潜降，直折亢盛之阳，用药上一是平肝潜阳药用量较大，药

每多在五钱至一两之间，且生用；二是集大队平肝潜阳药于一方，以增强疗效，三是平肝潜降与引血下行法相合，而收相辅相成之功，并创制了后世广为沿用的镇肝熄风汤、建瓴汤等。

（四）胡光慈论肝阳上亢

胡光慈在《中医内科杂病证治新义》指出"阳的作用出现浮动时，便称为肝阳上亢，此时肝阳便属于病理现象，引起肝阳上亢的原因，一是由于肝热上升，一是阴血虚而阳不能潜降"，并创立治疗"高血压头痛、眩晕、失眠"的平肝降逆之剂天麻钩藤饮，为现代临床所常用。[6]

（叶永安、杜宏波）

参考文献

[1]　姚乃礼.中医证候鉴别诊断学[M].2版.北京：人民卫生出版社，2002：295.

[2]　王茂云.101例乙肝代偿期肝硬化患者中医证候、心理健康及五态人格初探[D].北京：北京中医药大学，2015.

[3]　兰卫洁.平肝熄风法治疗肝阳上亢型眩晕60例[J].现代中医药，2018，38（1）：27-28.

[4]　陈明嘉.高血压病（肝阳上亢型）的中医治疗及研究近况[J].中医药导报，2001，12（1）：80-82.

[5]　郭修芹.天麻钩藤汤加减治疗肝阳上亢型高血压的临床分析[J].中西医结合心血管病杂志，2018，6（16）：150.

[6]　郭贺龙.肝阳上亢证溯源[J].世界中西医结合杂志，2016，11（12）：1462-1467.

第五节　肝经湿热

一、概述

肝经湿热是指湿热蕴聚肝经，以胁肋胀痛，或阴部潮湿、瘙痒，阴器肿胀疼痛，或耳胀痛流脓水，舌红苔黄腻，脉滑

数等为见症的证候[1]。

（一）含义

肝经为足厥阴肝经之简称。肝经病即足厥阴经病，十二经病之一。《灵枢·经脉》："是动则病腰痛不可以俯仰，丈夫㿉疝，妇人少腹肿，甚则嗌干，面尘，脱色。是主肝所生病者，胸满，呕逆，飧泄，狐疝，遗溺，闭癃。"

湿热为湿和热相结合的病邪。致病可分别引致脾胃、肝胆及下焦大肠、膀胱等脏腑或皮肤筋脉的病证。《素问·生气通天论》："湿热不攘，大筋缀短，小筋弛长，缀短为拘，弛长为痿。"

肝主疏泄，调畅一身气机，可影响脾胃的水湿运化，参与了湿热的产生，如《医贯·湿论》指出："有湿热发黄者，当从郁治……当用逍遥散。"《外科正宗》亦指出"七情郁火伤损肝脾"，可导致"湿热下注"而生妇人阴疮。《杂病源流犀烛》曰："或由怒气伤肝，渐蚀其脾，脾虚之极，故阴阳不交，清浊相混，隧道不通，郁而为热，热留为湿，湿热相生，故其腹胀大。"《四圣心源·黄疸根原》指出黄疸"其病起于湿土而成于风木"。《辨证奇闻》也指出黄疸之湿热是由于"肝气之郁"。清代《医原·湿气论》则直接提出"湿热伤肝"，如"或湿热伤肾，水不济火而为梦遗，为黄浊……或湿热伤肝，流入筋脉而为疝；或湿热伤脾，而为泄泻"。

肝经湿热是湿热蕴结肝经，疏泄功能失职所表现的证候，结合肝经循行部位，肝经湿热证的证候特点体现了"有诸内必形诸外"。

（二）相关西医学认识

肝经湿热属于经络辨证体系中肝经病证候之一，是肝病辨证体系中的一个常见证候。临床上可涉及多个系统的疾病，表现复杂多样。相关研究提示肝经湿热证可见于现代医学的内分泌系统、免疫系统、神经系统、生殖系统等疾病。

（三）源流

首先在《灵枢·经脉》可见肝经循行以及肝经疾病的描述，"肝足厥阴之脉，起于大指丛毛之际，上循足跗上廉；去内踝一寸，上踝八寸，交出太阴之后，上腘内廉，循股阴，入毛中，环阴器，抵小腹，挟胃，属肝络胆，上贯膈，布胁肋，循喉咙之后，上入颃颡，连目系，上出额，与督脉会于巅；其支者，从目系下颊里，环唇内；其支者，复从肝别贯膈，上注肺。是动则病腰痛不可以俯仰，丈夫㿉疝，妇人少腹肿，甚则嗌干，面尘脱色。是主肝所生病者，胸满，呕逆，飧泄，狐疝，遗溺，闭癃。"亦有对湿热的描述，主要是指外感六淫中的湿和热，两邪气的合邪，如《素问·六元正纪大论》中言："四之气，溽暑湿热相薄，争于左之上，民病黄疸而为胕肿。"其范围仅涉及外感范畴，尚未涉及内伤湿热，但为后世内伤湿热的产生奠定了理论基础。这为后世肝经湿热的提出奠定了理论基础。

后世基于《黄帝内经》对肝经的描述，一些肝经循行部位的疾患，特别五官清窍以及前阴浊窍疾病，开始按肝经湿热来处方，产生了一系列清肝化湿的方剂。如宋代陈文中《小儿痘疹方论》载方：龙胆草（酒炒）五分，车前子（炒）五分，木通五分，当归尾五分，泽泻五分，甘草三分，黄芩三分，生地黄三分，栀子三分。其功效为：治肝经湿热，或囊痈、下疳、便毒，小便涩滞，或阴囊作痛，小便短少。李东垣《兰室秘藏·眼耳鼻门·内障眼论》指出"治疳眼流脓生疳翳，湿热为病"。

二、分类
（一）病因

1. 外感湿热之邪，湿热蕴结肝经，疏泄功能失职而成肝经湿热。

2. 嗜食肥甘厚腻之品，湿热内生，湿

热阻滞肝经，肝脏疏泄功能失职，而成肝经湿热。

3. 脾胃运化失司，湿滞化热，蕴结肝经所致肝经湿热。

（二）病机

肝经湿热的病机核心是湿热内阻肝经，疏泄功能障碍，气机不畅，故胁肋部胀痛灼热。肝木侮土，脾胃运化失健，则厌食，腹胀，泛恶，大便不调。湿热郁蒸，胆气上逆则口苦，胆汁不循常道而外溢肌肤，故身目发黄。肝胆属少阳，半表半里，湿热犯之，故寒热往来。肝经绕阴器，湿热循经下注，故见小便短赤，男子阴囊湿疹，睾丸肿胀热痛，女子带下黄臭，外阴瘙痒。舌红苔黄腻，脉弦数或滑数，均为湿热蕴结之象。

三、现代研究

（一）临床研究

1. 慢性乙型肝炎肝经湿热证 张岩明等[2]的研究表明中西医结合治疗肝胆湿热型慢性乙型肝炎效果较好，能有效改善肝功能，增强免疫功能。刘芬等[3]的研究显示复方黄栌口服液联合恩替卡韦片治疗慢性乙型肝炎，能提高生化学、病毒学和血清学应答，改善中医临床症状，并能调节患者免疫功能，提高机体清除病毒的能力。陈永青等[4]的临床观察显示乙肝1号方联合恩替卡韦治疗湿热中阻型慢性乙型肝炎可提高临床疗效。刘会智[5]的临床研究得出补肾解毒方联合替比夫定治疗肝胆湿热型慢性乙型肝炎能明显改善肝功能，并有一定抗乙型肝炎病毒的作用。秦祖杰等[6]的临床研究显示肝宁方治疗慢性乙型肝炎湿热证具有较好疗效，能有效改善患者中医症状及肝功能，抑制HBV病毒复制，减轻肝纤维化，进而延缓病情的发展。湛韬等[7]的临床观察显示清肝利湿汤对肝胆湿热型慢性乙肝患者在症状、病毒载量和肝功能方面可能有改善作用。黄晶

等[8]的临床观察显示解毒利湿法佐用益气扶正中药可提高治疗慢性乙型肝炎（肝胆湿热证）疗效。

2. 非酒精性脂肪性肝炎肝经湿热证 刘颖等[9]的临床观察表明黄连解毒汤治疗非酒精性脂肪性肝炎肝经湿热证疗效显著，具有调节血脂、改善患者中医证候以及降低内毒素和炎症因子等作用。张海燕[10]的临床研究显示降脂颗粒能够有效地减轻湿热中阻型非酒精性脂肪性肝炎患者的临床症状，降低GOT水平，无明显不良反应，安全可靠。

3. 原发性胆汁性胆管炎肝经湿热证 甘霞等[11]的临床观察表明在西医治疗基础上，清营活血汤治疗原发性胆汁性胆管炎肝胆湿热证可显著改善患者临床症状，提高临床疗效，调节外周血Th17/Treg平衡及其细胞因子水平可能是其发挥疗效的机制之一。陈秀清等[12]的临床研究显示利胆祛湿方治疗肝胆湿热型原发性胆汁性胆管炎临床疗效确切，能有效调节免疫功能。

（二）实验研究

陈佩婵[13]的实验研究表明慢性乙型病毒性肝炎湿热证患者尿液水通道蛋白2（aquaporins-2，AQP2）、血清热激蛋白70（heat shock protein 70，HSP70）表达水平较正常人群升高，湿偏重证与热偏重证者尿AQP2、血清HSP70表达并不完全相同，检测AQP2、血清HSP70可作为湿热证辨证论治的量化指标，用于指导临床诊治具有一定意义。刘友平[14]的实验研究得出慢性乙型肝炎湿热中阻证患者与健康者存在代谢产物主成分差异，这些代谢产物主成分差异可能是慢性乙型肝炎湿热中阻证的潜在分子标志物。陈斌[15]的Meta分析表明慢性乙型肝炎肝胆湿热证型组与肝郁脾虚证型组相比较，患者血清GOT、TBIL含量明显升高。石志平等[16]的研究表明*TNF-a-308G/A*的基因多态性可能与乙肝肝硬化的遗传易感性有关，*TNF-a-308A*

可能是乙肝肝硬化患者湿热证的潜在遗传学因素。

四、名家精言

（一）陈自明论肝经湿热

宋代陈自明《校注妇人良方》中"九味柴胡汤"的适应证是：肝经湿热下注，便毒肿痛，或小腹胁肋结核；肝胆经一切疮疡或风热结核瘰疬，阴痛，寒热，脉数洪涩。

（二）薛己论肝经湿热

明代薛己《外科发挥》中"加减龙胆泻肝汤"其适应证言：肝经湿热，阴部生疮，阴囊肿痛，小便赤涩，便毒悬痈，妇人阴挺。

（叶永安、杨先照）

参考文献

[1] 中华人民共和国国家质量监督检验检疫总局，中国国家标准化管理委员会.中医临床诊疗术语证候部分[S].北京：中国标准出版社，1997：32.

[2] 张岩明，魏子安，何淑英.中西医结合治疗肝胆湿热型慢性乙型肝炎及对免疫功能的影响[J].中华中医药学刊，2018（6）：1490-1492.

[3] 刘芬，张大坤，苏峰.复方黄栌口服液治疗慢性乙型肝炎湿热蕴结证的随机对照研究[J].中国实验方剂学杂志，2017（3）：175-180.

[4] 陈永青，张君利，李伟林.乙肝1号方联合恩替卡韦治疗湿热中阻型慢性乙型肝炎临床研究[J].中西医结合肝病杂志，2016，26（4）：215-216.

[5] 刘会智.替比夫定联合补肾解毒方治疗肝胆湿热型慢性乙型肝炎的疗效观察[J].时珍国医国药，2014（3）：648-649.

[6] 秦祖杰，邓鑫.肝宁方治疗慢性乙型肝炎湿热证的临床观察[J].辽宁中医杂志，2012（3）：497-499.

[7] 湛韬，戴娇，陈泽奇，等.清肝利湿汤合拉米夫定片治疗肝胆湿热型慢性乙型肝炎34例临床观察[J].中医杂志，2011（8）：674-678.

[8] 黄晶晶，黄鸿娜，毛德文.解毒利湿法佐用益气中药治疗慢性乙型肝炎（肝胆湿热证）的临床观察[J].辽宁中医杂志，2011（7）：1392-1393.

[9] 刘颖，韩宪忠，徐美玲，等.黄连解毒汤联合水飞蓟宾胶囊对湿热蕴结型非酒精性脂肪性肝炎患者的治疗效果观察[J].中国中医基础医学杂志，2018，24（9）：80-83.

[10] 张海燕，喻晓，邢练军.降脂颗粒治疗湿热中阻型非酒精性脂肪性肝炎临床研究[J].中西医结合肝病杂志，2016，26（3）：140-141.

[11] 甘霞，赵新芳，林红，等.清营活血汤对原发性胆汁性肝硬化肝胆湿热型的疗效以及对外周血Th17/Treg平衡的影响[J].中国实验方剂学杂志，2016（11）：161-164.

[12] 陈秀清，曹海芳.利胆祛湿方对肝胆湿热型原发性胆汁性肝硬化患者外周血T细胞亚群的调节作用[J].四川中医，2018，36（11）：107-109.

[13] 陈佩婵.慢性乙型病毒性肝炎湿热证患者尿AQP2、血清HSP70变化研究[J].白求恩医学杂志，2015（4）：393-394.

[14] 刘友平，李波，张光海，等.慢性乙型肝炎湿热中阻证的血浆代谢组学[J].世界华人消化杂志，2014（7）：107-113.

[15] 陈斌，毛果，蔡光先.慢性乙型肝炎肝胆湿热证与肝功能指标相关性的Meta分析[J].中西医结合肝病杂志，2014（3）：177-181.

[16] 石志平，吴同玉，刘瑶，等.乙型肝炎肝硬化湿热证与肿瘤坏死因子α基因多态性相关性研究[J].中华中医药杂志，2014（6）：2004-2006.

第六节　肝血瘀滞

一、概述

肝血瘀滞证即是肝经血脉中血液流行

不畅、停滞，或离经之血停积体内，称为肝血瘀滞证。多由于肝气郁滞、肝气不足、肝经血热、肝血不足、肝阳不振以及外伤等产生。常导致疼痛如刺、固定不移，肿块，肌肤甲错，唇舌青紫，瘀斑瘀点等。

（一）含义

瘀，亦常作淤。瘀之本义指血积不行。如《说文解字》释"瘀，积血也"。《辞海》谓："瘀，积血。即瘀血。指体内血液滞于一定处所"。淤，本指水中沉淀的泥沙，但又有"滞塞，不流通"的含义。中医学中"瘀"的含义有以下三方面。一是血结不行为瘀。血行于脉，本当流通无滞，但若因各种致病因素的影响，导致血液积结不行，或血液溢出脉管之外，未能排出体外，是为瘀。二是血行不畅为瘀。血当畅行，但在各种致病因素的作用下，血液不能畅行脉络，即血流受阻，血行迟滞，亦为瘀。此时之瘀乃指血液循环迟缓和不流畅的一种病理状态。三是离经之血即为瘀。血既离经，已于机体无益而反有害。《血证论》说："世谓血块为瘀，清血非瘀；黑色为瘀，鲜血非瘀；此论不确。盖血初离经，清血也，鲜血也，然即是离经之血，虽清血鲜血，亦是瘀血。"

（二）相关西医知识

肝血瘀滞证属于脏腑辨证体系中肝病证候中的一种，临床上不仅见于肝炎、肝硬化、肝癌及其并发症肝脏本身的病变，还见于内分泌系统、消化系统、循环系统、生殖系统等。

（三）源流

《黄帝内经》中虽无瘀血一词，但有"恶血""血脉凝泣""血凝涩""脉不通""留血"等30余种近似瘀血名称的记载，并在一些篇章里谈到了瘀血产生的原因及瘀血导致的症状。例如《素问·举痛论》云"寒气入经而稽迟，泣而不行，客于脉外则血少，客于脉中则气不通"，《灵枢·痈疽》云"寒邪客于经络之中则血泣，血泣则不通"，说明了血受寒凝致瘀的病理变化。《素问·阴阳应象大论》云"人有五脏，化五气，以生喜、怒、悲、忧、恐""肝在志为怒"，《素问·生气通天论》云"大怒则形气绝，而血菀于上，使人薄厥"，阐明了肝和情志的关系，以及肝血瘀滞证的病因由来。东汉时期，张仲景在《金匮要略》惊悸吐衄下血篇中总结前人的经验，首先提出了"瘀血"这一名称，并用活血化瘀法治疗各科疾病，开后世瘀血证治之先河，但并未明确肝和血瘀之间的关系。隋唐时代，《诸病源候论》《备急千金要方》《外台秘要》等书已将血瘀作为一个证候，并在血证、积聚等病机中加以阐述。金元时期出现了四大医学流派，刘完素、张从正、李东垣、朱丹溪在各自的医学流派中进一步推动了血瘀理论的发展。李东垣在《医学发明》中提出"血者，皆肝之所主，恶血必归于肝，不问何经之伤，必留胁下"，明确提出了"肝血瘀滞"的病机；朱丹溪认为"气血冲和，万病不生，一有怫郁，诸病生焉"，他认为瘀血不仅是肝郁证的病理结果，还是肝郁证进一步加重的诱因；叶天士提出了"久病入络"的理论，倡导"通络"之法，他认为初病在经，久病入络，经主气，络主血。他所著《临证指南医案》云"大凡经主气，络主血，久病血瘀"，癥瘕、疟母、噎膈、郁证、痹证、月经胎产等多种有血瘀证候的病证。王清任对人体脏腑解剖和生理功能进行了深入细致的研究，在《医林改错》专著中，对血瘀证治的发展做出了重要的贡献。他创制了以五逐瘀汤为代表的活血方药，从而使活血方得到了极大的丰富与发展，这些方药至今仍对临床治疗血瘀病证具有重要的指导意义。近代医家张锡纯所著的《医学衷中参西录》中也有对肝血瘀滞证的描述，并创有化血丹、化瘀理膈丹、活络效灵丹等重要方剂。

二、分类

（一）病因

1. 内源性因素 肝血瘀滞证多由生活工作压力大，情志不遂，或久思气结，气机郁滞，肝血运行不畅而发。或劳力过甚，或后天饮食不节，伤及脾胃，脾气虚弱，运化无力，气虚不能推动血行；或血虚脉道涩滞，血行不畅；或先天禀赋不足，肾阳虚衰，不能温煦脉道，进而形成肝血瘀滞证。

2. 外源性因素 感受寒邪，寒主收引，其性凝滞，则寒凝血瘀；或感受湿热之邪，湿性黏滞，热伤津血，脉道涩滞不畅；或外伤后形成瘀血，阻塞脉道发为肝血瘀滞证。

（二）病机

肝血瘀滞既是各类疾病中重要的证候，也是各种证候发展到一定程度后形成的病理结果，可以说，肝血瘀滞证贯穿某些疾病的始终。

1. 气滞血瘀 多因情志内伤，抑郁不遂，气机阻滞，而致血瘀。肝主疏泄而藏血，肝气的疏泄在气机调畅中起着关键作用，因而气滞血瘀多与肝失疏泄密切相关。临床上多见胸胁胀满疼痛，瘕聚、癥积等病证。肺主气，调节全身气机，辅心运血，若邪阻肺气，宣降失司，日久可致心、肺气滞血瘀，而见咳喘、心悸、胸痹、唇舌青紫、脉弦涩等表现。

2. 寒凝血瘀 多因感受寒邪，寒性凝滞，血行不畅，而致血瘀。临床表现为局部或周身疼痛，固定不移，或皮肤紫暗不泽，四肢逆冷，痛得温稍减，舌质紫暗，脉沉涩。

3. 热壅血瘀 多为肝经血热，炼液为痰，痰热互结，壅滞不行，形成血瘀。临床上可见皮肤发斑，颜色紫暗，或有衄血，身热神昏。舌质红绛或紫暗，苔黄腻，脉细数或滑数。

4. 痰凝血瘀 多为嗜食肥甘厚味，或脾虚生痰，痰浊内生，痰瘀凝结。临床上可见肿块，质地坚硬，伴胸闷牵痛，烦闷急躁，或月经不调、痛经等；舌质暗红，苔薄腻，脉弦滑或弦细。

5. 气虚血瘀 因气虚无力行血而致血行瘀滞的病理变化。气为血帅，血液的正常运行，有赖于气的正常推动，若元气亏虚，无力行血，则血行缓慢，停留而瘀。临床常见神疲乏力、少气懒言等气虚之症，又有瘫痪、麻木或窜痛等血瘀之表现，舌淡苔白，脉细涩无力。

6. 血虚血瘀 各种原因所致的血液亏虚，脏腑百脉失养，脉道不充，运行不畅，形成血瘀。临床可见面白无华或萎黄，唇色淡白，爪甲苍白，头晕眼花，心悸失眠，手足发麻，肌肤甲错，痛处固定不移，疼痛喜按，舌淡紫，苔白，脉细涩无力。

7. 阳虚血瘀 多因先天禀赋不足，或疾病后期阳气亏损，瘀血阻滞，以畏寒肢凉，肢体麻木，或萎废不用，或局部固定刺痛，舌淡胖或有瘀点、瘀斑，脉沉迟而涩为主要临床表现。

8. 阴虚血瘀 各种原因所致的阴液亏虚，瘀血内阻，以午后潮热，五心烦热，口燥咽干，局部刺痛，或出血夹块，色紫暗，或舌有斑点，脉细涩等为常见症。

9. 血瘀致虚 瘀血停留于体内，耗伤气血，旧血不去，新血不生，导致脏腑功能失调，气血生化不足，不能进一步濡养脏腑，形成恶性循环。

三、现代研究

（一）临床研究

1. 肝血瘀滞证和肝脏疾病 赵丽红等[1]进行全国多中心的横断面流行病学调查，收集肝炎肝硬化患者的中医症状、舌象、脉象信息，结果801例患者中，病性类证候要素的分布情况为，气虚517例

（64.5%），血瘀 503 例（62.8%）；其中 314 例代偿期患者中，单一病性类证候要素以血瘀最为常见（36.4%）；常见脉象分布中，弦脉为 602 例（75.2%）；常见脉象与病性类证候要素的相关性分析后得出弦脉与血瘀、气滞呈正相关关系，综上，气虚证和血瘀证为肝炎肝硬化的主要证型，代偿期肝硬化主要以血瘀证常见，且血瘀证和弦脉有一定相关性。侯风刚等[2]通过肝癌辨证分型文献分析，发现肝癌常见的单证为气滞（肝气郁结）、血瘀、脾气虚、肝阴虚、肾阴虚、肝胆湿热；进一步通过对 267 例肝癌患者证候临床分布分析，得出血瘀、脾气虚、肝胆湿热、肝气郁结、肝阴虚、肾阴虚这 6 种证候可能是肝癌常见的中医单证；血瘀证是肝癌单一证素中的重要证型。

2. 肝血瘀滞证和其他系统疾病 肝血瘀滞证常常以复合证候出现在各类疾病中。如中风病恢复期的基本病机为本虚标实，常见气虚、血瘀等症，又如消渴病亦常兼血瘀证，并且对于血瘀证的治疗也常常决定疾病的转归。李敏[3]通过研究 100 例中风病恢复期气虚血瘀证患者发现，补阳还五汤组临床疗效明显优于对照组。祝谌予[4]教授在治疗消渴病时从肝血瘀滞入手，常用丹参、益母草、当归、川芎等疏肝活血化瘀之品而效佳。

（二）实验研究

1. 机制研究 早期研究发现[5]，血瘀证患者存在血液流变学、微量元素、血流动力学、内皮素（endothelin，ET）、一氧化氮（NO）、血小板活化分子颗粒膜蛋白（CD62p）等微观指标的异常和 *c-fos*、*c-jun*、*HSP70* 基因的异常表达，并且其指标异常与基因表达水平的高低与血瘀证各型之间存在密切关系。方利等[6]研究发现强直性脊柱炎患者血瘀证形成的机制和细胞因子紊乱及核因子 NF-κB 激活有关。另外，张竞之等[7]发现血流机械力对内皮细胞的影响参与了高血压病患者的血瘀证形成的机制。

2. 疗效研究 许斌等[8]用疏肝化瘀利胆法治疗慢性胆囊炎气滞血瘀证的临床效果显著，通过疏肝利胆，活血化瘀，可有效缓解临床症状，促进各项生化指标恢复正常，具有积极的临床意义。其中丹参、赤芍、桃仁、红花的应用能有效改善肝血瘀滞证。徐祥涛等[9]应用自拟软肝煎可明显降低血清肝纤维化指标，降低门静脉压力，改善肝脏血流，具有较好的抗肝纤维化作用。

四、名家精言

王清任，清朝著名医家，重视气血，他认为气血为人体生命的源泉。他提出："治病之要诀，在明白气血，无论外感内伤，要知初病伤人何物，不能伤脏腑，不能伤筋骨，不能伤皮肉，所伤者无非气血。"他的著作《医林改错》总结了 50 余种瘀血之证，并且将其列举在各类活血方的适应证，其创立的血府逐瘀汤、身痛逐瘀汤、膈下逐瘀汤、通窍逐瘀汤、少腹逐瘀汤的五逐瘀汤仍然广泛应用于内、外、妇等科，以及临床杂病。

（叶永安、李小科）

参考文献

[1] 赵丽红，王天芳，薛晓琳，等 .801 例肝炎肝硬化患者病性类证候要素与常见脉象的相关性分析 [J]. 北京中医药大学学报，2017，40（8）：693-698.

[2] 侯风刚，凌昌全，赵钢，等 .原发性肝癌中医基本证候临床分布状况调查分析 [J]. 上海中医药杂志，2005（2）：22-23.

[3] 李敏，苏利梅，周莉，等 .补阳还五汤治疗中风恢复期气虚血瘀证的中医量化疗效评价分析 [J]. 心电图杂志（电子版），2018，7（4）：95-96.

[4]　祝勇，祝肇刚，王玉光，等．从瘀论消渴：祝谌予医话医案精读 [J].环球中医药，2012，5（10）：742-743.

[5]　马民．血瘀证形成的微观机理研究 [D].济南：山东中医药大学，2003.

[6]　方利，刘健，朱福兵，等．基于细胞因子 / NF-κB 信号通路探讨强直性脊柱炎患者血瘀状态形成的机制 [J].中华中医药学刊，2016，34（12）：2913-2917.

[7]　张竞之，刘彬，刘慰华，等．从血流机械力对内皮细胞的影响探讨高血压病血瘀证形成机制 [J].中华中医药杂志，2015，30（2）：470-473.

[8]　许斌，李敏朋，俞渊，等．舒肝化瘀利胆法治疗慢性胆囊炎气滞血瘀证的临床效果分析 [J].中医临床研究，2018，10（30）：63-65.

[9]　徐祥涛，刘丽娜，孙志广，等．自拟软肝煎治疗慢性乙肝纤维化正虚血瘀证 45 例疗效观察 [J].云南中医中药杂志，2016，37（12）：70-71.

第七节　痰浊阻络

一、概述

近年来，痰浊与肝脏疾病的相关性越来越受到重视。肝郁化火，火热上炎，灼熬津液，因而生痰[1]，且"肝为风痰之本"，肝风往往与痰邪相夹为患，形成"风痰"这一特殊病理现象。痰之为病，全身各处均可见，与五脏之病均有关系，与肝脏系疾病亦关系密切。痰浊闭阻于肝经，或痰浊瘀血相互交结形成积块，阻滞经络，则形成肝脏疾病。众多学者从病因、病机、临床研究等多方面研究痰浊与肝脏疾病的关系。

（一）含义

中医学所论之痰，有狭义、广义之分。狭义的痰，单指产生于呼吸道或鼻腔，由其黏膜分泌，经由口鼻咯吐而出的黏稠、混浊的液状物质，即平时所说的"吐痰"之痰。广义的痰包括"饮"，统称"痰饮"，泛指脏腑功能失调，或疾病过程中由于水液代谢障碍而产生的病理产物。一般以较稠浊的称为痰，清稀的称为饮。痰不仅是指咯出来的有形可见的痰液，还包括瘰疬、痰核和停滞在脏腑经络等组织中而未排出的痰液，临床上可通过其所表现的证候来确定，这种痰称为无形之痰。饮指水液停滞在人体局部者，因其所停滞的部位及症状的不同而有不同的名称。《金匮要略·痰饮咳嗽病脉证并治》言："夫饮有四，何谓也？师曰：有痰饮，有悬饮，有溢饮，有支饮……其人素盛今瘦，水走肠间，沥沥有声，谓之痰饮；饮后水流在胁下，咳唾引痛，谓之悬饮；饮水流行，归于四肢，当汗出而不汗出，身体疼痛重，谓之溢饮；咳逆倚息，短气不得卧，其形如肿，谓之支饮。"这种病理产物一旦形成，可引起一系列独具特点的病证。

（二）相关的西医学认识

西医学中肝脏功能较为复杂，主要有代谢功能，生成和分泌胆汁功能以及造血与凝血功能。代谢功能包括糖、脂肪、蛋白质、维生素、激素、胆红素、胆汁酸、药物及其他毒物的代谢。此外，肝脏对于维持不同状态下机体循环血量的平衡具有重要意义。现代肝脏病常见的症状、体征有：发热、疲倦乏力、体重减轻；消化道症状如食欲减退、厌食油腻、恶心、呕吐、腹胀、腹痛、腹泻及便秘等；黄疸、胁痛（肝区疼痛）、肝大；皮肤黑、皮肤瘙痒、蜘蛛痣、肝掌、毛细血管扩张、出血倾向、性欲减退、男性乳房肿大、女性月经不调、闭经、乳腺囊肿；水肿，腹水及肝性脑病等。"百病皆由痰作祟"，在现代研究中，痰浊作为致病因素，与冠状动脉粥样硬化性心脏病、高脂血症、高血压、颈动脉硬化等疾病密切相关。若痰浊停滞肝区，则可表现为胁肋胀满、肝区疼痛，以及伴随消化道症状等，西医学多认为与肝硬化胸水、腹水、脂肪肝、重症肝炎等疾病相关；若黏滞气血，使血行缓涩，可致痰浊瘀血互结而形成积聚[2]。西医学研究多认为其与肝癌、肝血管瘤等相关。

（三）源流

《神农本草经》中，已有"胸中痰结""留饮痰癖"之类的记载。《内经》言"湿气变物，水饮内蓄"，认为痰浊产生于太阴之胜复，其致病可影响脾的正常生理功能，也可及肾。《素问·气交变大论》云："岁土太过，雨湿流行，肾水受邪……饮发中满食减。"此时已经明确认识到痰浊的产生，责之于脾肾，以脾为主。《灵枢·刺节真邪》云："有所结，气归之，卫气留之，不得反，津液久留，合而为肠溜。久者数岁乃成，以手按之柔。已有所结，气归之，津液留之，邪气中之，凝结日以易甚，连以聚居，为昔瘤，以手按之坚。"可见当时"痰"病证治理论探讨及临床应用研究已认识到"瘤"的发生，与津液留结有关。到东汉，张仲景所著《伤寒论》与《金匮要略》中，已出现有关痰饮证治的明确论述。如《金匮要略》痰饮咳嗽篇，提出"病痰饮者，当以温药和之"的治疗原则，并据饮邪所在不同部位而出现的各种不同主证，将其病变分为痰饮（狭义）、悬饮、溢饮、支饮四类，并提出主治方剂，体现出不同的治疗方法及用药特点。但从此篇所论病变的特点看，基本属于饮邪为患。《诸病源候论》中"痰"病证治理论探讨及临床应用研究荟萃众说，沉研精理，首创痰病学说，论列痰病诸候，揭示痰生诸病，阐发痰病病源，至今亦不失其可资借鉴取法的科学价值。宋代陈言认为，痰浊来源有三：内为津液代谢紊乱、脏腑功能失调；外则六淫侵冒，余为饮食不节或偏嗜，以及劳逸失当，即著名的三因致病学说。明清时期，痰浊的理论得到进一步完善和发展，形成了各具特

色的观点，认为痰浊是人体正常津液转化而来，津液运行正常，则滋润濡养脏腑组织；津液运行失常，则化为痰饮水湿。如《景岳全书·痰饮》："痰即人之津液，无非水谷之所化，此痰亦既化之物，而非不化之属也。但化得其正，则形体强，营卫充，而痰涎本皆血气；若化失其正，则脏腑病，津液败，而血气即成痰涎。"另有认为气滞成痰，即"痰乃津血所生成，随气升降，气血调和则流行不聚，内外感伤则壅逆为患"。

二、分类

（一）病因

1. 体质因素 痰湿体质是由于津液运化失司，痰湿凝聚，以黏滞重浊为主要特征的体质状态。《石室秘录》曰"肥人多痰，乃气虚也"，说明肥胖是痰湿体质的基本特征。痰湿体质的产生分先天遗传及后天形成。痰湿可自先天禀赋而来，如素体脾经血少，胃火太甚，易熬煎津液为痰；肾虚水沸为痰；脾胃虚寒，气不能运，积成冷痰；肺气虚寒，津液不布，郁而成痰；饮食起居失常，尤其高能量饮食、低运动水平为后天痰湿体质形成的主要原因。另外，疾病日久，或滥用某些特殊药物，亦可影响痰湿体质形成。

2. 饮食因素 饮食习惯是产生痰浊的重要因素之一。《素问·经脉别论》有"食气入胃，浊气归心，淫精于脉"，《素问·平人气象论》曰"胃之大络，名曰虚里，贯膈络肺，出于左乳下，其动应衣，脉宗气也"，《诸病源候论·解散病诸候》曰"服散而饮过度，将适失宜，衣浓食温，则饮结成痰癖"。《素问·痹论》曰"饮食自倍，肠胃乃伤"，若饮食不当，过食膏粱肥甘厚味，损伤脾胃的运化功能，导致痰浊内生，外溢于肌肤形成肥胖，内停于肝则成脂肪肝[3]等病症。

3. 情志因素 气的运行正常与否，与

肝之疏泄功能密切相关，津液的运行依赖于脾之运化、肺之通调、肾之开合及三焦决渎功能等。情志不遂，肝失疏泄，气机郁滞，日久化热，热邪内炽，津受煎灼，则凝炼为痰；若思虑过度，脾胃呆滞，水津不运，或所愿不遂，暗耗心阴，心火炽津，亦可成痰。一般说来，七情所生之痰，都伴有受损脏腑的相应症状。《诸病源候论》云："气脉闭塞，津液不通，水饮气停在胸府，结而成痰。"临床上七情五志变化过于急骤、剧烈、持久，扰乱脏腑气机的正常运转，使津液停滞生成痰浊。郁怒伤肝，木邪贼土，脾气受伤，运化不及，易生痰浊，所以肝郁可影响痰浊，而痰浊阻络亦在肝脏病发生发展中有重要的作用。

4. 外感因素 气候湿冷或冒雨涉水，坐卧湿地，寒湿之邪侵袭肌表，困遏卫阳，致使肺不能宣布水津，脾无以运化水湿，水津停滞，积而成饮，结而为痰。《诸病源候论·面体病诸候》曰："风邪客于皮肤，痰饮渍于腑脏。"由六淫生痰者，多因六淫化热，津液受其煎熬而成，痰浊混杂于气血之间，随气血之行而无处不在，痰在肝则易引起眩晕、中风、痫证、痉厥等。

5. 劳倦体虚 《景岳全书》曰："故痰之化无不在脾，而痰之本无不在肾。"劳倦纵欲太过，或久病体虚，伤及脾肾，水液失于输化，亦可停而成痰浊。"脾为生痰之源，肺为贮痰之器"，脾主运化，升清，水谷精微赖之以运化转输，若脾胃虚弱，健运失司，水精无以运化转输，清气不升，浊气不降，遂凝聚而成痰。肾主水液，津液得肾阳之气化蒸腾，方能清升浊降，若肾阳亏虚，不能温煦脾阳，脾运不健，聚湿生痰，或肾之真阴不足，精亏液少，虚热内生，灼津炼液，亦可成痰。

（二）病机

痰之性质重浊黏腻，随气而至，无处不到。痰能阻滞气血，流窜经络，妨碍脏腑功能，影响整体气化，致病多端，可随其侵犯或停留部位的不同，出现不同的见症。若饮停中州，则脾阳失运，症见纳少腹泻、肠中雷鸣等；若饮结肠间则见腹满、口舌干燥之症；若上扰清空则眩晕困蒙；蒙蔽心窍则神情呆滞或昏蒙；壅阻于肺则咳喘痰多；凝着肌肤则为痰核、瘰疬；饮聚于腹则成腹水；饮停胸胁即为悬饮。痰浊性腻而黏，若腻滞胸胁，阻滞气机升降之道，在肝病中则可表现为胁肋胀满，肝区疼痛等；若黏滞气血，使血行缓涩，可致痰浊瘀血互结而形成积。肝为风木之脏，肝风挟痰上扰或风痰窜阻经络，可见头昏或昏仆、肢体麻木、手足动。

1. 痰结而脏腑失调 《诸病源候论·妇人杂病诸候》言"胸膈饮渍于五脏……亦令目眩头痛也"；《诸病源候论·小儿杂病诸候》："脏内客热，与胸膈痰饮相搏；熏渍于肝，肝热气冲发于目，故令目赤痛也。"肝在体为筋，开窍于目，其经脉连目系，交于巅。痰浊客于肝络，肝生理功能失调，症状亦可表现为头痛、眼部症状等，现代肝脏病也表现出程度不同的眼部症状与体征的改变，如病毒性肝炎有眼部体征者占 66.9%[2]。

2. 痰结而气血失和 《诸病源候论·痰饮病诸候》："阴阳痞隔，上焦生热，热气与痰水相搏，聚而不散。"在外感和内伤疾病中，火热之邪为患最常见，火盛则煎熬津液成痰。而肝郁化火为临床极为常见之证，肝失疏泄，气机郁滞，日久化热，热邪内炽，津受煎灼，则凝炼为痰。肝主疏泄、主藏血，痰浊则气血失和，反过来又影响肝脏之生理功能。

3. 痰阻而气机不利 《诸病源候论·气病诸候》"胸膈痰满，气行壅滞，喘息不调，致咽喉有声如水鸡之鸣也"，《诸病源候论·妇人杂病诸候》"胸膈痰结，与气相搏，逆上咽喉之间，结聚状如炙肉之裔也"，《圣济总录·痰饮门》："若三焦气塞，脉道壅滞，则水饮停聚不能宣通，聚而成痰饮。"气的推动和升降出入运动，是津液在体内正常输布、排泄、代谢的动力，正所谓"气顺则一身之津液皆顺"；反之，气的运化推动无力，则会影响人体水液代谢，日久变生痰浊。正如朱佐《类编朱氏集验医方》所云"气滞则痰滞，气行则痰行"，肝主疏泄，气机不利，痰瘀交阻，肝之疏泄不通，则发为胁痛、黄疸等病症。

4. 痰瘀互结、多成癥积　《灵枢·百病始生》云："凝血蕴里而不散，津液涩渗，著而不去，而积皆成矣"，《医学正传》曰"津液稠黏，为痰为饮，积久渗入脉中，血为之浊"，说明痰可生瘀，瘀可生痰。对于积的形成，《灵枢·邪气脏腑病形》指出"若有所大怒，气上而不下，积于胁下，则伤肝"，《灵枢·百病始生》指出："若内伤于忧怒，则气上逆，气上逆则六输不通，温气不行，凝血蕴里而不散，津液涩渗，著而不去，而积皆成矣"。由此可见，其特点是以气机逆乱为始，继则累及营血、津液，产生血瘀、痰湿，痰瘀交阻，形成癥积。肝主疏泄，人体气机畅达、津液流行、血液通利，全赖肝疏泄功能调节。若肝失疏泄，肝气郁结，上述因素相互影响、互为因果，逐渐形成以血瘀为中心，瘀血、痰湿胶着互结的病理改变——癥积。

5. 痰浊与肝风相合而病　肝为风木之脏，体阴而用阳，各种内外因素干及肝脏，均可招致肝风[4]。若暴感温热之邪，热势高浓，阳化风动，或邪热深入厥阴，引动肝风，可见颈项强直，目陷上吊，角弓反张，四肢抽搐，身板木僵等"风胜则动"之征。痰浊随气而动，易与肝风相合为病，若肝风挟痰上扰或风痰窜阻经络，可见头昏或昏仆、肢体麻木、手足动。

三、现代研究

（一）痰浊与非酒精性脂肪性肝病

朱璐[5]等观察脂肝丸治疗痰浊瘀结型非酒精性脂肪性肝病的临床疗效及其与中医证候疗效的相关性。将160例非酒精性脂肪性肝病患者随机分为治疗组（120例）和对照组（40例）；治疗组予脂肝丸口服，对照组予安慰剂模拟脂肝丸口服。两组疗程均为3个月，观察肝脏超声病情分度变化情况、中医证候疗效、中医证候总积分改善情况，并对前两者的相关性进行分析。得出脂肝丸治疗痰浊瘀结型非酒精性脂肪性肝病疗效满意，中医证候疗效可以作为本病临床和科研中疗效评价的主要方法和指标。

尹天雷[6]等观察肝脂康胶囊对痰浊瘀结型脂肪肝的证病疗效。采用分层区组随机、阳性药物对照、双盲双模拟观察，入选患者198例，其中治疗组98例，对照组100例。自拟肝脂康胶囊治疗痰浊瘀结型非酒精性脂肪性肝病（NAFLD），并对其证、病疗效及其相关性进行探讨。结果治疗组总显效率和总有效率分别为40.82%和81.64%，治疗后肝脾CT比值与治疗前比较明显回升（$P<0.05$），中医证候积分的改善与脂肪肝患者肝脾CT比值的改善呈现出较好的相关性（$P<0.05$），与谷丙转氨酶、γ-谷氨酰转肽酶等肝功能主要指标有较好的相关性（$P<0.05$）。得出肝脂康胶囊对痰浊瘀结型脂肪肝有一定的疗效，能改善患者肝脾CT比值。

（二）痰浊与肝癌

宋来成等评价中药联合肝动脉经导管动脉栓塞化疗（transcatheter arterial chemoembolization，TACE）后序贯射频消融术（radiofrequency ablation，RFA）治疗大肝癌的疗效。72例肝癌患者TACE治疗后1周行RFA治疗，24h CT评价，如有漏空现象，给予RFA 1~2次补充治疗，最后一次 RFA 治疗后 1 个月再次行 TACE 巩固治疗。术后所有患者均服用中药健脾化痰方。随访观察治疗效果、并发症和患者生存时间。得出中药联合 TACE 后序贯 RFA 是治疗大肝癌的一种有效治疗模式[7]。

四、名家精言

朱丹溪认为，痰之已成，随气升降，无处不到，或贮于肺，或停于胃，或凝滞于心膈，或聚于肠间，或客于经络四肢等。其为病则为喘咳、为呕吐，为泄利，为眩晕，心中嘈杂，怔忡惊悸，为寒热痛肿，为痞隔，为壅塞，或胁间辘辘有声，或背心一片常为冰冷，或四肢麻木不仁……诸般杂证，多与痰相关。"痰夹瘀血，遂成囊窠"，他十分重视痰瘀相关。此外，提出"治痰不若顺气为先，气顺则一身津液自顺"的原则，在治疗上强调以治脾为本，顺气为先，调理气机。

（叶永安、江锋）

参考文献

[1] 田德禄.中医内科学[M].北京：人民卫生出版社，2002：30.

[2] 刘平.现代中医肝脏病学[M].北京：人民卫生出版社，2001：22.

[3] 王岩，卢秉久，丁世斌，等.中医药对非酒精性脂肪肝认识概况[J].实用中医内科杂志，2013，27（12）：155-157.

[4] 方鸿，马月香.痰浊与肝风[J].山西中医学院学报，2006，17（2）：59-61.

[5] 朱璐，张堃，尹天雷，等.脂肝丸治疗痰浊瘀结型非酒精性脂肪性肝病的随机安慰剂对照研究[J].上海中医药杂志，2014，48（6）：45-48.

[6] 尹天雷，刘天舒，朱沛，等.肝脂康胶囊对痰浊瘀结型脂肪肝的证病疗效及其相关性研究[J].中国中西医结合消化杂志，2009，17（3）：183-185.

[7] 宋来成，张连业，苗秀英，等.健脾化痰法联合肝动脉导管化疗栓塞序贯射频消融治疗大肝癌的临床研究[J].世界中西医结合杂志，2014，9（6）：634-637.

第八节 疫毒虫毒

一、概述

（一）含义

疫毒又叫"疫气""毒气"，后世又称为"疠气"等。《素问·刺法论》言："黄帝曰余闻五疫之至，皆相染易，无问大小，病状相似，不施救疗，如何可得不相移易者？岐伯曰：不相染者，正气存内，邪不可干，避其毒气。"说明疫毒的特点具有一定的季节性或传染性。明吴又可《温疫论》明确指出："瘟疫之为病，非风、非寒、非暑、非湿，乃天地间别有一种异气所感。""疫者，感天地之疠气。""今感疫气者，乃天地之毒气也。"所谓"异气""疠气"又称"杂气"，都属于疫毒的概念。

关于疫毒的特性，《诸病源候论》说道："非其节而有其气，一气之至，无人不伤，长少虽殊，病皆相似者，多挟于毒。"《温疫论》曰："此气之来，无论老少强弱，触之者即病。"以上这些论述，说明了疫毒的特性，即致病暴烈，相互传染，病状相似。

"虫毒"又称"蛊毒"，在肝病又有"蛊胀""血蛊"之名。《诸病源候论》指出"发病之初体乍冷乍热"，"不治乱下脓血"，最后出现"腹胀满如蛤蟆"。《备急千金要方》称"蛊毒千品，种种不同……腹内坚如石，面目青黄，小便淋沥，病变无常"。其文描述与现代血吸虫病引起的肝硬化腹水的临床表现基本一致。

（二）相关西医学认识

根据古代医家所论，"毒"是包括现代

医学所指的致病微生物在内的一类致病物质的总称，是内科病证中致病主因之一。从现代医学的角度来看，有人认为其包括了多种病原微生物及毒素，邓文龙等还特别强调了细菌内毒素是中医致病之"毒"的一个重要物质基础[1]。

从历代医家所论，"虫毒"致病与现代晚期血吸虫病肝硬化腹水表现相符。晚期血吸虫病肝硬化腹水是以患者感染血吸虫后，未及时治疗，日久损伤肝脏，导致门静脉高压，出现腹大如鼓，腹部青筋显露，形体消瘦，食少，乏力，尿少，下肢浮肿等一系列表现为特征的疾病，是血防医疗单位临床常见的一种较严重的病症，甚者危及患者的生命，也是现代医学治疗较为棘手的问题。

（三）源流

历代医家从不同角度总结归纳了"毒"的含义，其内涵和外延极其丰富。《黄帝内经》对毒的论述，主要集中在《素问》部分，《素问·至真要大论》："夫百病之生也，皆生于风寒暑湿燥火，以之化之变也。"风寒暑湿燥火是天之六气，气之正者为化，气之邪者为变，六淫均可化为毒。说明毒乃外邪所演化而来，提示毒不单纯是独立的一种致病因素，还受外界邪气影响而产生演变。

唐孙思邈《备急千金要方·伤寒例》载"毒病之气"可致"时气瘟毒"。清徐延祚《医医琐言》是论述疫毒的代表著作，徐氏认为"毒者无形也，物者，有形也，毒必乘其形，既乘有形，然后其证见矣"，提出毒之产生有内毒和外毒之分，他所说的外毒主要包括六淫邪毒与四时杂气。

"虫毒"致病，多引起肝硬化腹水，且伴有血痢、吐血、下血、便黑如漆、胸胁胀疼、腹内有坚硬积块、肌肉瘦削、面目青黄、肚上有青筋、皮肉间有红痕赤缕、面色淡黄之中而有红点红纹或有蟹爪纹路等血瘀气滞症状。但古代并没有血吸虫病的专有名词，而是常把血吸虫病各时期的症状归入已有的中医病名中。如《诸病源候论》将虫毒分为蛊毒候、蛊吐血候、蛊下血候、氐羌毒候、猫鬼候、野道候、射工候、沙虱候、水毒候等。

二、分类

（一）病因

毒邪就类别来讲，《内经》首先提出了寒毒、热毒、湿毒、燥毒、清毒、大风苛毒等概念。《伤寒论》中论述了阴毒、阳毒病证的表现及治疗。《诸病源候论》中有温毒、热毒、湿毒、寒毒为病的记载。现代唐氏[2]认为毒邪有外感、内伤之分，外感毒邪包含气毒、水毒、药毒、食物毒、动物毒、金刃毒，内生毒邪则有粪毒、尿毒、血毒、水液毒、脏毒。崔氏[3]认为毒有内、外之分，结合现代医学的认识，外毒包括化学致病物、物理致病物、生物致病物等。内毒则有饮食变毒、水液成毒、诸气生毒、血瘀生毒之别。章氏[4]认为毒邪应分为时毒与杂毒两大类，与季节有关之邪毒为时毒，与季节无关的毒邪为杂毒，杂毒里又分内杂毒与外杂毒，内生毒邪为杂毒之一。外杂毒又分为虫、兽、刀、器及其他致毒物。时毒里又有疫毒与杂气之不同。

虫毒病因，如《诸病源候论·水毒候》曰："自三吴以东及南诸山郡，山县，有山谷溪源处有水毒病，春秋辄得。"多因疫情高发季节，接触疫区水源，自身正气低下，不能抗邪感染所致。

（二）病机

"毒"发病的内在根源是正气不足，"毒"邪侵袭是发病的重要条件，有时可起到主导作用，如疫毒、虫蛇鸟毒、瘴毒等，即便正气强盛，也难以避免。"毒"邪导致气血阴阳失调是脏腑病变的根本原因，也是脏腑病变的前提条件。气血阴阳是维持脏腑正常功能活动的物质基础，当

"毒"邪侵，导致邪盛正衰、阴阳失调、气血失调等病变发生时，常常导致脏腑生理功能的失常，最终引起脏腑病变而发病。

《诸病源候论》以"毒"邪导致邪盛正衰病变的有中恶候、蛊风候、时气口疮候、脚气缓弱候等27条。《诸病源候论》以"毒"邪为病因，导致阴阳失调病变的有时气六日候、时气烦候、时气喉咽痛候、温病烦候、卒忤死候、伤寒咽喉痛候、阴黄候、中热候、中恶霍乱候、时气阴阳毒候，共10条。《诸病源候论》以"毒"邪导致气血失调病变的有伤寒后下利候、伤寒下部痛候、时气腹满候、伤寒病后胃气不和利候、伤寒病后脚气候、脚气风经五脏惊悸候等33条。

"在病名有鼓胀与蛊胀之殊。鼓胀者，中空无物，腹皮绷急，多属气也。蛊胀者，中实有物，腹形充大，非虫即血也"。这些论述概括起来，认为缘由虫毒所致，与我们现代医学的晚期血吸虫病肝硬化腹水有相似之处。一般来说，中蛊后，虫毒在肝内造成肝络阻塞，血瘀气滞；肝病传脾，脾病及肾，进而发展至肝脾肾都有程度不同的血瘀气滞病变。

三、现代研究

（一）临床研究

1. 病毒性肝炎 病毒性肝炎是"疫气""疫毒"导致的传染性疾病，全国第六、七届肝胆病会议确认病毒性肝炎属中医"肝瘟"的范畴，目前公认"毒"是发病的核心和关键。以治"毒"为基本法则，结合病情轻重缓急、脏腑虚实盛衰、毒夹湿热瘀痰之不同，辅以其他治法，成为目前治疗选择的主流，取得了明显疗效。薛博瑜[5]在综合治疗基础上，针对重型肝炎血分瘀热、火毒炽盛的病机，采用清肝解毒针（水牛角、茵陈、大黄、生地黄、赤芍、煅人中白）结合西药常规疗法治疗重型肝炎38例，存活率为61.16%；

单用西药常规治疗，对照组存活率40.00%，$P<0.05$。谌宁生等[6]按卫气营血辨证、解毒化瘀、凉血化瘀3种治法治疗亚急性和慢性重型肝炎104例，三组总有效率分别为47.1%、76.5%、72.2%，解毒组、凉血组疗效与辨证组相比有显著性差异，$P<0.05$，故认为病机关键在于"毒""瘀"，治疗应重在解毒，贵在化瘀。

2. 肝癌 癌毒聚结是肝病的重要病因病机特点，解毒治法为中医治疗该病的重要法则，临床常用以毒攻毒、清热解毒药物治疗肝癌。现代药理研究表明这两类药物分别有以下作用[7]：①直接抗菌抗病毒；②直接抑制肿瘤细胞；③清除肿瘤毒素；④提高机体免疫功能；⑤减轻放疗、化疗的副作用，增强疗效。董海涛[8]用清开灵注射液治疗癌症化疗后毒副反应57例，治疗组化疗完成率100%，消化道反应率37.8%，肝功能异常率13.5%，而对照组分别为70%、75%、75%。此外，治疗组对化疗后血象也有良好影响。

3. 晚期血吸虫病 晚期血吸虫病肝硬化腹水患者的各种临床表现与古代由虫毒引起的蛊病腹水（包括蛊毒、蛊胀和血蛊等）大体相似。运用中医学治疗蛊病腹水的经验，在晚期血吸虫病肝硬化腹水的治疗实践中，取得了较好的疗效。活血化瘀、行气通络则是治疗的基本法则。上海王玉润曾报道[9]，运用活血化瘀法治疗61例晚期血吸虫病患者，以3个月疗程结束时的即期疗效为准。显效：肝功能试验明显好转或正常，腹水消失，其他症状消失。计16例（26.2%）。有效：肝功能试验好转，腹水明显减少，其他症状消失。计36例（59%）。无变化：症状虽有好转，但肝功能试验与腹水无明显好转。计9例（14.8%）。本组总有效率为85.2%，无恶化病例。61例治疗后的主要肝功能试验与治前比较，均有明显好转（$P<0.05$ 和 $P<0.01$）。

（二）实验研究

从现代医学的角度来看，有人认为"毒"包括了多种病原微生物及其毒素，进一步研究发现，许多病原微生物及其毒素引起的严重病理损害是由细胞因子介导的。细胞因子在炎症、感染性休克及组织器官损伤中起着重要的病理生理作用。

刘平[10]等发现，晚期血吸虫病患者周围血淋巴细胞转化率明显低于正常人对照组（P<0.001），周围血 T 淋巴细胞亚群的检测结果表明，晚期血吸虫病患者周围血中的总 T 淋巴细胞，TH/I 细胞及 TH/I 与 TC/S 细胞的比值均显著低于正常人（P<0.001），而 TC/S 却在正常范围之内。刘成[11]等应用桃仁提取物合虫草菌丝治疗血吸虫病肝纤维化，肝纤维化获得较明显的逆转，免疫功能、临床与病理也明显改善。其机制可能是桃仁提取物提高了肝组织胶原酶的活性，从而促进肝内胶原分解，使纤维化自行降解。免疫功能改善则可能与虫草菌丝作用有关。

四、名家精言

（一）姚乃礼论"毒损肝络"

姚乃礼[12]根据慢性乙型肝炎的致病特征，首次提出慢性乙型肝炎的"毒损肝络"假说，认为慢性乙型肝炎的疾病过程，是正邪交争的过程。当湿热疫毒侵袭人体，正气与毒邪相对平衡，毒邪伏而不发。当某种诱因打破这种平衡时，正邪交争，引发疾病，损伤肝络，日久成瘀，湿、热、癖、毒互结，正气耗伤，脏腑受损而致病。

（二）李渊泉论"湿热疫毒"

李渊泉老中医认为慢性乙肝病位在肝，与脾、胃相关[13]。病因病机是正气不足，感受湿热疫毒之邪，而致肝气郁结，失于疏泄，横乘脾胃，加上湿困脾胃，脾失健运，胃失受纳，气血生化乏源，导致肝失血养，其气不得条达；脾虚则湿浊不

化，湿热蕴蒸日久，湿性重着，邪毒稽留，故肝郁、脾虚、湿热三者相互关联，恶性循环，病情迁延不愈。

（杜宏波、甘大楠）

参考文献

[1] 邓文龙.中医解毒法实质研究及内毒素性疾病的中医药防治[J].中药药理与临床，1993，8（4）：40.

[2] 唐年亚，陈丽琛.从六淫邪气论毒邪[J].湖北中医学院学报，2006，8（3）：34.

[3] 崔文成.毒邪病因论[J].中医药通报，2008，7（5）：25-26.

[4] 章新亮.关于建立毒邪为因理论系统框架的几点构思[J].江西中医药，2009，4（40）：13.

[5] 薛博瑜.凉血解毒法治疗重型病毒性肝炎的临床研究[J].中国中医急症，1996，5（2）：51-54.

[6] 谌宁生，李晓良，孙克伟.中医药治疗重型肝炎3法比较[J].中医杂志，1998，39（3）：165-167.

[7] 龚惠明.抗肿瘤中药的临床应用[M].北京：人民卫生出版社，1998.

[8] 董海涛.清开灵注射液减轻肿瘤患者化疗毒副反应临床观察[J].中国中医急症，1996，5（5）：228.

[9] 王玉润.活血化瘀法为主治疗 61 例血吸虫病性肝硬化腹水患者的临床观察[J].上海中医药杂志，1981（7）：9-11.

[10] 刘平，李文，王玉润，等.晚期血吸虫病患者 T 细胞变化[J].伤害免疫学杂志，1987，7（1）：31-32.

[11] 刘成，刘平，王玉润，等.桃仁提取物合虫草菌丝治疗血吸虫病肝纤维化的研究[J].中国血吸虫防治杂志，1991，3（4）：214-217.

[12] 刘震，姚乃礼.慢性乙型肝炎毒损肝络病机探讨[J].辽宁中医杂志，2005，32（11）：1126.

[13] 刘锦灿，周银香.李渊泉老中医治疗慢性乙肝经验介绍[J].光明中医，2009，24（1）：24-25.

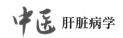

第九节 肝血虚

一、概念

肝血虚证是指肝血不足，所属组织器官失养所表现的证候[1]，属于血虚证的一种类型，可伴有心脾两脏血虚的异常表现。肝血虚证特征为肝脏调节和储存血液的能力下降，而出现形窍志液和血虚风动的异常表现。

（一）含义

在中医学中，肝在体合筋，其华在爪，开窍于目，与胆相表里，罢极之本，魂之居也。肝体阴而用阳，易气逆而上亢。肝脏生理功能的正常有赖于血液的濡养和滋润，若血液丢失过多或生化不足，筋爪、头目、血海及魂失所养，则会出现爪甲不荣、肌肤甲错、头晕眼花、不耐疲劳、两目干涩、月经异常和失眠胆怯等症状，甚则有血虚生风之象。

（二）相关西医学认识

肝血虚证属于脏腑辨证和气血津液辨证，具备两个辨证体系的特征，是目前慢性肝脏病辨证的常见证型之一。临床上也涉及其他系统的疾病，其中以肝血亏损的贫血表现和血虚风动的神经系统疾病为主，目前研究提示主要与消化系统、神经系统、精神系统和生殖系统等相关。

（三）源流

《黄帝内经》提出肝主藏血，肝藏血的记载首见于《素问·调经论》和《灵枢·本神》。肝藏血的功能包括贮藏血液和调节血量两个方面，在《素问·五脏生成》指出"人卧血归于肝"，结合王冰所注《素问》中所说"肝藏血，心行之，人动则血运于诸经，人静则血归于肝脏。何者？肝主血海故也"，阐释了肝主藏血的功能。肝储藏血液供机体各部所用，正如《素问·六节藏象论》所说"肝者，罢极之本"，肝血充足，筋骨得养而肢体灵活且耐疲劳。张仲景在

《伤寒论》厥阴病篇指出"手足厥寒，脉细，欲绝者，当归四逆汤主之"，提出血虚寒厥，并以当归补肝，芍药柔肝，四肢则温。目为肝之外窍，《素问·五脏生成》曰"肝受血而能视"，肝血虚会导致干涩痛眩等目系疾患。在五行生克乘侮理论上，肝木横乘脾土，脾胃受损则血液生化无源，《难经·七十七难》提出"所谓治未病者，见肝之病，则知肝当传之于脾，故先实其脾气，无令得受肝之邪"之说，《金匮要略》也有"见肝之病，知肝传脾，当先实脾"之论述，提出肝病实脾之法。金元四大家之李东垣指出养血治疗在重视脾胃的同时，不能忽视肝对血液化生的作用。清代唐容川在《血证论·吐血》中指出"肝为藏血之脏……司主血海，冲、任、带三脉又肝所属，故补血者，总以补肝为要"，指出冲、任、带三脉与肝之间的关系，补充说明了肝对于补血的重要性。明代《医宗必读》曰"东方之木，无虚不可补，补肾即所以补肝……然木既无虚，又言补肝者，肝气不可犯，肝血当自养也。血不足者濡之，水之属也，壮水之源，木赖以荣"，其提出乙癸同源的观点，随后明代张景岳在《质疑录》指出"肝之所赖以养者，血也。肝血虚，则肝火旺……以肝气之不可补，而非谓肝血之不可补也"，张氏尤善用熟地补阴精以养肝血，合精血同源、肝肾同治之意。清代俞根初在《通俗伤寒论·六经方药》记载"血虚生风者，非真有风也。实因血不养筋，筋脉拘挛，伸缩不能自如，故手足瘛疭，类似风动，故曰内虚暗风，通称肝风"，肝血虚进一步可发展为血虚生风。综上所述，根据历代医家所论，肝血虚与肝主藏血、脾主运化以及肾精气化的功能密切相关，可进一步发展为血虚风动之证。

二、分类

（一）病因

1. 内生因素 脾气亏虚，生化乏源。

《灵枢·决气》曰"中焦受气取汁，变化而赤，是谓血"，而《景岳全书》中明确指出"血者，水谷之精也，源源而来，而实生化于脾"，说明脾胃是气血生化之源。若脾胃虚弱，运化失常，则生血乏源。

久病生瘀，瘀血阻络，而致气滞，瘀血不去，血不归经，因瘀致虚；且瘀血不去，新血不生，瘀血阻碍了新血的再生。情志失调，气机失常，气为血之帅，血为气之母，肝之疏泄和藏血的功能是相辅相成的，日久会因实致虚。所以久病及七情过极均会耗伤气血。恣情纵欲，劳倦而伤，日久肾精亏虚。《素问·阴阳应象大论》曰"肾生骨髓，髓生肝"，《医宗必读》中提出"乙癸同源，肾肝同治"，精血既同源，精亏则致精不生血。上述内因均会导致肝血不足。

2. 外源性因素　跌仆损伤、胎产过多和崩漏吐衄等各种原因而致的脉道破裂、血溢脉外。若失血量过多，新血尚未生成，则是引起肝血虚证的外在原因。

3. 其他因素　因药品使用不当，而药毒伤肝；或过用辛燥之品，耗伤肝血；或感染虫毒，以血吸虫为主，虫毒阻塞经络，气滞血瘀，妨碍血液化生，又暗耗气血；或酒食不节，嗜酒过度，恣食肥甘，致湿热蕴结，清浊相混，阴血乃伤。

（二）病机

肝血虚证的病机核心是肝血不足，失于濡养，是以肝的调节功能失常及相关脏器失养为特征的病证。临证常以心肝血虚、肝阴血虚以及血虚风动证兼夹为病。

1. 肝血亏损　主要与肝血不足相关。肝血亏损时，肝主藏血失常，与脾胃的功能也密切相关，脾胃为气血生化之源，参与血液的生成。脾主统血，与肝主藏血的功能相协调，所以治疗时应重视顾护脾胃。临床症见头晕，两目干涩，或视物昏花，胁肋隐痛，肢体麻木或筋脉拘急，月经量少，甚则经闭，面色苍白或萎黄，爪

甲不荣，口唇、齿龈、舌质淡白，脉弦细或细。

2. 心肝血虚　主要为心肝两脏的血液亏虚。两者均有血虚的临床表现，可由母病及子，或同时罹患，主要以病位不同相区分，治疗在肝血虚的基础上，多佐以养血安神药。肝主藏血，开窍于目，主筋，为血海，肝血虚证多以视物模糊，两目干涩，四肢麻木，月经异常为特征。心主血脉，藏神，主神志，心血虚证多伴有本脏、神志和精神的异常，如心悸怔忡，失眠多梦，健忘，神志不宁的特征。

3. 肝阴血虚　主要为肝血不足和肝阴虚并见为患。阴血同源，两者的病位均在肝，均属肝之虚证，肝阴虚常为肝血虚证发展而来，具有阴虚内热的特征。临床症见眩晕耳鸣、烦躁易怒、面色潮红、胁肋灼痛、口干咽燥、心中烦热、盗汗、筋惕肉瞤，舌红少津，脉弦细数。

4. 血虚风动　主要为肝血不足的基础上，出现了风自内生的表现。血虚风动常为肝血虚发展而来，肝血亏极，血不荣筋，筋脉失养，发展为肝风内动。临床症见肢体震颤，关节拘急，肌肉瞤动，肢体麻木，皮肤瘙痒，舌淡，脉细或弱。

三、现代研究

（一）临床研究

1. 肝血虚证之肝脏疾病　张秋云等[2]采用临床流行病学调研，通过比较分析484例慢性乙型肝炎、乙型肝炎肝硬化失代偿期、乙型慢性重型肝炎黄疸病患者的证候变化，发现随着病情进展，肝胆湿热、肝气郁结、肝郁脾虚证出现的概率降低，而血瘀证、肝血虚证、脾气虚证、肾气虚证、肝阳虚证、气滞血瘀证、肝肾阴虚证、脾肾阳虚证、气阴两虚证、阴虚湿困证、气虚血瘀证、水饮内停证和肝胆热毒炽盛证出现概率明显升高。刘成海等[3]对329例原发性胆汁性胆管炎患者进行四

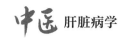

诊信息采集，用快速聚类法对中医症状变量进行聚类，发现中医证型分布由高到低为脾气亏虚证、肝肾阴虚证、肝血虚证、肝气郁结证、气虚血瘀证、气阴两虚证、肝郁脾虚证和肝胆湿热证，并认为脾气亏虚证、肝肾阴虚证和肝血虚证是原发性胆汁性胆管炎患者常见的中医证型，证型分布与疾病阶段密切关系。祝峻峰等[4]通过检索相关文献，归纳原发性胆汁性胆管炎的病机为本虚标实，标实集中在湿、瘀、毒，本虚包括脾虚、肝血虚、肝气虚及肾虚等，相关实验研究发现中药有促进造模小鼠肝细胞增生的作用。杨志云等[5]对原发性肝癌的主要病机进行文献理论探索，认为气虚阴亏是其主要病机，脾气虚是基本前提，肝血虚是根本原因，肾阴虚是重要因素。田德禄等[6]对脂肪肝的主要病机归纳为三实二虚，即肝气盛、血滞、湿重、肝血虚和脾气虚，用当归芍药散进行治疗，取得了满意的疗效。苗宇船等[7]通过动物实验发现，当归芍药散加味可能是通过调控代谢紊乱的有关机制来治疗非酒精性脂肪性肝病。

2. 肝血虚证之辨证要素 吴承玉等[8]收集涉及肝系统病位特征及基础证的古今医案及临床报道990例，并随机选取病例1011例，对肝血虚证病案资料进行分析，结合频数统计及专家意见征询，分析得出肝血虚证以视物模糊、视力减退或雀盲、爪甲不荣、月经量少、经色暗淡、月经愆期为主症；以胁肋隐痛、头晕、寐差、精神疲惫、肢倦乏力、面色萎黄、面白无华、耳鸣为次症；若出现肌肉瞤动、肢体拘急则为血虚生风证；舌脉多表现为舌质淡白，苔薄白或白润，脉细、弦细、沉细或弱。张书河等[9]将关联规则数据挖掘技术应用到肝脏辨证常见证型的研究中，发现肝血虚与爪白、唇白、甲白、面色白、视力减退、筋急、目光短、头晕、心腹引痛、胸胁痛、虚烦及夜间发热等存在一定

的关联。

（二）实验研究

1. 机制研究 石林阶等[10]采用异病同证和同病异证相关证对照的方法，观察血红蛋白、血清铁蛋白、血浆去甲肾上腺素、肾上腺素的含量，红细胞膜ATP酶活性和红细胞耗氧率，发现肝血虚证患者的血红蛋白、血浆去甲肾上腺素、肾上腺素的含量以及红细胞膜ATP酶活性均显著低于正常人的相关指标。在后续的研究中，陈昌华等[11]采用高效液相色谱法和放射免疫法，对27例肝血虚证患者的典型指标进行筛选，显示肝血虚证患者的血浆去甲肾上腺素和三碘甲状腺原氨酸下降，血浆血栓素B2、环磷酸鸟苷和醛固酮的含量升高，提示肝血虚证的病理基础主要以交感神经活动减退、副交感神经活动亢进、低三碘甲状腺原氨酸综合征、舒缩血管的活性物质含量异常、水盐代谢紊乱及细胞内第二信使类物质含量异常为特征改变。

2. 疗效研究 石林阶等[12]用加味补肝汤治疗肝血虚证、心血虚证和气血两虚证三个证型的缺铁性贫血患者，结果显示肝血虚证经治疗后血红蛋白、血清铁蛋白、白细胞介素-2和红细胞耗氧率均有明显改善。王均宁等[13]通过实验研究发现圣愈汤可以改善血虚小鼠的造血功能，作用机制可能与调控造血生长因子促红细胞生长素的释放、白细胞介素-6的分泌和粒细胞-巨噬细胞集落刺激因子蛋白的表达有关，进而促进骨髓造血干细胞和祖细胞的增殖与分化，刺激血细胞的生成和释放。

四、名家精言

（一）高鼓峰论肝血虚

高鼓峰认为"阴虚者，血虚也；阳虚者，气虚也"，在对于肝病虚实之分析时，则着重于虚，忌攻伐太过，他自创方剂滋水清肝饮。滋水清肝饮由六味地黄汤合丹栀逍遥散加减而成，记载于《医宗己任

编·四明心法·二十五方主证》："疏肝益肾汤，凡胃脘痛，大便秘结者，肝血虚也，此方主之，逍遥散所不能愈者，此方妙。"

（二）秦伯未论肝血虚

秦伯未重视脏腑辨证，指出要注意本脏体用性质、与形体各组织器官的联系、与其他脏腑的关系和外邪与七情所产生的影响。他认为肝气血为体，阴阳为用，辨肝血虚证时，在血虚的基础上，强调必须出现目眩、筋惕肉瞤等肝之特征。在肝血不足的治疗上提出补、养和滋，并以四物汤为基础，联合养血息风药、养血安神药和滋补肝肾药[14]。

（江锋、杨先照）

参考文献

[1] 朱文峰.中医诊断学[M].北京：人民卫生出版社，1999：711.

[2] 张秋云，汪晓军，刘增利，等.慢乙肝、肝硬化、乙型慢重肝黄疸病的证候规律研究[J].北京中医药，2009，28（12）：976-978.

[3] 郝娟，周扬，刘成海，等.原发性胆汁性胆管炎的中医证候分析[J].环球中医药，2017，10（12）：1438-1442.

[4] 高勤，范兴良，祝峻峰.中医药治疗原发性胆汁性胆管炎研究进展[J].吉林中医药，2017，37（11）：1185-1188.

[5] 赵亚林，何玲玲，杨志云，等.气虚阴亏为原发性肝癌主要病机的文献理论初探[J].世界中西医结合杂志，2015，10（7）：897-899.

[6] 邹芷均，孙劲晖，田德禄.当归芍药散治疗脂肪肝探析[J].辽宁中医杂志，2006（10）：1263-1264.

[7] 苏赵威，苗宇船，何丽清，等.当归芍药散加味治疗非酒精性脂肪肝代谢组学研究[J].世界中西医结合杂志，2016，11（2）：177-180.

[8] 史话跃，杨涛，吴承玉.肝血虚证因子分析及专家意见征询研究[J].江苏中医药，

2019，51（1）：65-67.

[9] 张书河，郭爱银，陈群，等.肝脏辨证常见证型辨证论治文献的关联规则数据挖掘研究（一）[J].中华中医药学刊，2009，27（12）：2622-2624.

[10] 石林阶，陈昌华，陈国林，等.肝血虚证辅助实验诊断指标的初步研究[J].湖南中医学院学报，1999（4）：30-32.

[11] 陈昌华，石林阶，舒毅刚，等.肝血虚证15项实验指标同步检测的分析[J].湖南医科大学学报，2001（4）：337-339.

[12] 石林阶，陈昌华，李娟，等.加味补肝汤治疗肝血虚证的疗效观察与分析[J].湖南中医学院学报，2000（2）：35-37.

[13] 王均宁.圣愈汤及其拆方调控血虚小鼠造血生长因子的研究[D].北京：北京中医药大学，2004.

[14] 秦伯未.谦斋医学讲稿[M].上海：上海科学技术出版社，1964：93-109.

第十节　肝阴虚

一、概述

肝阴，指肝的阴血和阴液[1]。《灵枢·本神》曰："五脏主藏精者也，不可伤，伤则失守而阴虚。"因此，一旦肝之阴血、津液耗损，就会出现相关的临床证候，称为肝阴虚证。

（一）含义

肝阴虚证又称"肝阴不足证"，是指肝之阴血津液不足，濡养失职，筋脉失养，或阴不制阳，虚热内生所表现的证候。其临床表现[2]可见头晕眼花，两目干涩，或耳鸣，胁肋灼痛，或见手足蠕动，筋惕肉瞤，或五心烦热，潮热盗汗，口咽干燥，失眠多梦，舌红少津，脉弦细数。辨证以头目、筋脉、肝络失养与阴虚见症为要点，因肝阴不足所表现的虚热证候亦称"肝虚热证"。

（二）相关西医学认识

慢性肝病大多迁延难愈，病情复杂，影响患者的生活质量，常呈进行性发展。在疾病进展过程中，慢性耗损或血不养肝可致肝阴虚。慢性肝病包括病毒性肝炎、自身免疫性肝炎、非酒精性脂肪性肝病、酒精性肝病等，其病因各有不同，但是患者可以表现出相似的临床症状，如疲劳、头晕、肝区隐痛、抑郁、睡眠障碍和认知损害等[3]。肝为罢极之本，阴精不足则形体失养，筋骨不得濡养，而见身体虚羸乏力，常见于原发性胆汁性肝硬化、原发性硬化性胆管炎所引起的淤胆型肝炎，现代研究表明慢性肝病患者出现中枢疲劳的根本原因是大脑内神经递质通路的改变，主要包括促肾上腺皮质激素、5-羟色氨酸、去甲肾上腺素等；肝阴不足无以制阳致阳亢于上，或阴虚头目失养，而见头晕，西医学与自主神经功能障碍有关；肝之经脉布胸胁，阴血难以濡养肝络，而见胁肋隐痛，悠悠不休，遍见于病毒性肝炎、非酒精性脂肪性肝病、酒精性肝病、终末期肝病患者；肝体（阴）不足影响肝用，导致肝主疏泄而调畅气机的生理功能受损，而见抑郁，同时，肝阴虚日久、阴损及阳导致肝之阳气不振、疏泄无力，亦可导致情绪抑郁，多见于病毒性肝炎、肝硬化、肝癌等；此外，在肝病发展过程中，毒、痰、瘀、虚等病因相互作用上蒙清窍、神机逆乱，治不得法或不及时致使真阴耗伤，则神志混乱严重，西医主要表现为肝性脑病，常见于失代偿期肝硬化、肝癌等。

（三）源流

《黄帝内经》虽有"阴虚"的记载，但没有形成以肝为对象划分阴阳的肝阴概念[4]，仅应用阴阳概念确定肝的阴阳属性。《素问·调经论》对"阴虚"临床表现有如下描述："阴虚生内热奈何……有所劳倦，形气衰少，谷气不盛，上焦不行，下

脘不通。胃气热，热气熏胸中，故内热。"肝的阴阳属性正如《素问·金匮真言论》所论，"腹为阴，阴中之阳，肝也"，这一时期的肝阴主要是指肝中的阴气。除此之外，尚有部分肝阴虚表现的论述，如《素问·疏五过论》曰："暴怒伤阴。"宋以后医家继承了前代应用阴阳观对肝脏进行阴阳属性的分类，形成了以肝为对象的肝阴概念，对肝阴虚（肝阴不足）的记载渐渐丰富。程杏轩《医述·肝风》曰"倘津液有亏，肝阴不足，血燥生热，热则风阳上升，窍络阻塞，头目不清，眩晕跌仆"，描述了因肝阴不足所致肝风内动的病机及症状。张景岳《景岳全书·十问篇》记载肝阴虚致热，云："凡怒气七情伤肝伤脏而为热者，总属真阴不足，所以邪火易炽，亦阴虚也。"秦景明《症因脉治·小便不利论》认为肝阴虚亦可致小便不利，提出"肝主施泄，肝阴不足，则亢阳癃闭而小便不利"。叶天士在《临证指南医案·肝风》提出"肝体阴用阳"思想，"故肝为风木之脏，因有相火内寄，体阴用阳，其性刚，主动、主升，主赖肾水以涵之，血液以濡之"，其在痹证、咳嗽、目、调经等章节皆有肝阴虚致病的论述。"肝阴虚"在清代的著作中出现的频率显著提高，大多数是在之前基础上的进一步阐述。尤怡《金匮翼·胁痛统论》认为肝阴虚则经脉失养可致胁痛，提出"肝虚者，肝阴虚也，阴虚则脉绌急，肝之脉贯膈布胁肋，阴虚血燥则经脉失养而痛"。魏之琇《续名医类案》认为"肺阴虚则多嗽，肝阴虚则火升"。

二、分类

（一）病因

1. 饮食所伤 《灵枢·决气》曰："中焦受气取汁，变化而赤，是谓血。"《素问·痹论》曰："饮食自倍，肠胃乃伤。"脾胃为气血生化之源，如饮食饥饱失常、劳倦过度导致脾胃损伤，气血化源不足，

不能充养肝脏，则肝阴自成无水之源，无本之木也。《素问·五脏生成》曰："多食辛，则筋急而爪枯。"同时饮食不洁，如引起吐泻，也是导致阴液损伤的原因之一，《医宗必读·泄泻》曰："水液去多，甚而转筋，血伤，故筋急也。"

2. 情志所伤 突然或长期持久的精神刺激，也是损伤肝阴的因素之一。《灵枢·百病始生》曰："喜怒不节则伤脏。"《素问·疏五过论》亦曰："暴怒伤阴。"肝在志为怒，怒则肝气有余，"气有余便是火"，火为阳邪，最易耗气伤津，灼伤肝之阴津，以致肝阴不足，甚则生风动血。

3. 房室所伤 肝肾同居下焦，肝藏血，肾藏精，精能生血，血能化精，精血相互滋生，相互转化，肝肾之间关系密切，故有"肝肾同源"或"乙癸同源"之称。陈士铎云："肝木得肾之滋，枝叶条达，筋有不润者乎？"肾精肝血，一荣俱荣，一损俱损，休戚相关。房事太过，泄精过度，不能归于肝化阴血，导致肝阴亏虚。

肝为风木之脏，体阴而用阳，其性刚，主动主升，全赖肾水以涵之，血液以濡之。可见肝阴是"肝用"的物质基础，同时肝阴的生成与来源不是孤立的，而与其他脏腑的生理功能关系十分密切。综上所述，引起肝阴亏虚的原因是多方面的，但主要与摄生、饮食、情志等因素及脏腑的互相影响密切相关[5]。

（二）病机

肝阴亏虚所出现的证候及其病机，主要表现为肝的阴液失调，肝血的柔养功能减弱及肝阴制约肝阳的关系失调等方面。

由于肝之阴液不足，清窍失养，则头晕头痛，其痛绵绵，眩晕不欲睁眼；精血不能上承于目，故目干涩畏光、视物昏花或雀盲，阴血不能濡养肝络，则胁肋隐痛，其痛悠悠不休；阴血不能荣养筋脉，则肢体麻木；肝之阴血不足，损及肾精，冲任俱虚，则妇女月经不调；阴虚生内

热，故可有五心烦热，口咽干燥，午后颧红，潮热盗汗，便干结而尿黄短或短赤，舌红少苔或无苔，脉弦细数。

此外，肝阴虚尚可与其他因素相互兼夹致病[6]：

1. 阴虚肝郁 肝阴亏虚，肝失濡润，肝之疏泄功能减退，气之疏通和畅达受到阻碍，从而形成气机不畅而郁结的病理变化，表现为胸胁、两乳、少腹等局部胀痛不适的症状，同时又见口燥咽干、舌红赤乏津、脉象弦细等症。而津与气均以三焦为升降出入之道路，肝气郁结，疏泄失常，必碍津液之流通，故阴虚肝郁之时又常兼水湿壅滞征象。

2. 阴虚阳亢 肝者，体阴而用阳。肾阴滋生肝阴，以制肝阳，若肾不养肝，水不涵木则致肝阳上亢，症见头晕耳鸣，头目涨痛，面赤易怒。

3. 阴虚阳搏 《素问》曰："阴虚阳搏，谓之崩。"肝主疏泄而藏血，肝阴制约肝阳，若阳气升腾太过谓之阳搏，阳搏则虚火旺盛，疏泄太过则血液妄行而失血，在肝阴虚证候表现基础上又见吐血、衄血、便血等。

4. 阴虚动风 肝阴亏已极，肝阳暴张，肝风内旋，上扰头目则天旋地转、眩晕欲仆，或头摇不止；气血随风阳上扰，壅滞络脉则头痛不止；风动痉挛则项强肢颤；风阳暴升，气血逆乱，肝风夹痰蒙蔽清窍，心神昏愦故突然昏倒，不省人事；风痰窜扰络脉则半身不遂，口眼㖞斜。

5. 阴虚伏热 吴鞠通《温病条辨》认为，热病末期，高热已退，余热羁留，热邪深伏下焦阴分则易致肝肾阴亏，症见暮热早凉，热退无汗，舌红少苔，脉象细数。

6. 阴虚血瘀 阴虚内热，血热妄行，溢出血络之外而成瘀；或虚火久蒸，干血内结，瘀滞不通，久则瘀血不去，新血难生。症见羸瘦，骨蒸潮热，肌肤甲错，面

目黯黑，妇女经闭，舌红绛有瘀斑，或遍体紫红瘀点，脉弦细涩等。

三、现代研究

（一）肝阴虚与慢性肝损伤

梁增荣等[7]以四氯化碳以及温热药物制造肝损伤肝阴虚证大鼠模型，模型组大鼠消瘦，饮食减少，舌红少津，疲倦易困，竖毛少泽，尿液色黄，大便干结，谷草转氨酶（AST）和醛固酮（ALD）水平显著升高，白蛋白（ALB）水平显著降低，肝组织匀浆超氧化物歧化酶（SOD）活性明显降低，羟脯氨酸（Hyp）、丙二醛（MDA）含量明显升高。与模型组相比，一贯煎组AST和ALD水平降低，MDA、Hyp含量显著降低和SOD活性升高，表明一贯煎对肝细胞具有保护作用，且具有清除自由基、抗脂质过氧化的作用，在一定程度上减轻肝纤维化。

（二）肝阴虚与非酒精性脂肪性肝病

夏晨[8]提出非酒精性脂肪性肝病病机与肝阴不足有关。有研究[9-10]表明肝阴虚证患者具有因微观血瘀所致的微循环障碍征象，全血比黏度、血浆比黏度增加，红细胞聚集，血红蛋白浓度增高，故夏晨以血红蛋白升高作为肝阴不足的观察指标，发现与正常对照组相比，非酒精性脂肪性肝病患者的血红蛋白、尿酸、甘油三酯、胆固醇等均升高，认为其机制在于肝阴不足，疏泄失职，精微物质运化失常，精化为浊，痰浊入血，痰阻血瘀而致脂浊升高，血液浓缩，血红蛋白升高。在治疗非酒精性脂肪性肝病时，适当运用滋阴药物，充肝血，敛肝阳，使肝气条达舒畅，共同祛除肝内痰瘀。

（三）肝阴虚与肝硬化腹水

肝硬化腹水属于中医臌胀范畴，多因肝、脾、肾三脏功能失调，气血水积于腹内而形成，属本虚标实证。肝主疏泄，调畅气机，又主藏血，调节血运。肝郁不达，日久伤阴，肝阴不足，阴损及阳，脾阳不振，水湿内停。阴虚而致脾虚水停为本病发病机制之一。现代药理研究表明一贯煎具有保肝、抑制肝纤维化、抗炎、提高机体免疫等作用，刘高峰等[11]使用一贯煎配合利尿剂治疗肝硬化腹水肝阴虚证30例，发现一贯煎组在腹水消退时间、每日尿量、每日体重减轻及治疗后肝功能改善等方面优于对照组。

四、名家精言

（一）叶天士论肝阴不足

叶天士在《临证指南医案》提出"肝体阴用阳"的观点，"故肝为风木之脏，因有相火内寄，体阴用阳，其性刚，主动主升，主赖肾水以涵之，血液以濡之，肺金清肃下降之令以平之，中宫敦阜之土气以培之，则刚劲之质得为柔和之体，遂其条达畅茂之性"。并对肝阴不足的症状和治法进行了详细描述，认为"倘精液有亏，肝阴不足，血燥生热，热则风阳上升，窍络阻塞，头目不清，眩晕跌仆……所谓缓肝之急以熄风，滋肾之液以驱热，如虎潜、侯氏黑散、地黄饮子、滋肾丸、复脉等方加减。是介以潜之，酸以收之，厚味以填之，或用清上实下之法"。

（二）危北海论肝阴不足

危北海对于久病肝阴消耗、营血不足、肝失所养之症，常运用养血柔肝的药物，以滋补肝阴，即所谓"养其肝体，则其用自柔"，即润药柔肝法，润则肝体柔和，肝火肝气常宁静，而不至于出现燥烈之象。其常用的养肝柔肝药物[12]有当归、白芍、枸杞子、女贞子、龟甲、旱莲草等，目的在于滋养阴液，充实水源，使肝木得涵。此外，肝阴不足，肝阳易散，临床上常加用一些酸敛之品，如白芍、乌梅、五味子、山茱萸等，以收敛肝气，达到养肝的目的。

（江锋、李小科）

参考文献

[1] 柯天华，谭长强.临床医学多用辞典[M].南京：江苏科学技术出版社，2006.

[2] 郑绍勇，丁成华，王朝晖.基于肝阴虚证现代文献病证结合研究[J].江西中医药大学学报，2017，29（5）：103-104.

[3] 王凤静，黄丽华.慢性肝病共发症状管理的研究进展[J].护理与康复，2019，18（4）：40-45.

[4] 王维广，李成卫，王庆国.肝阴肝阳概念的历史考察[J].浙江中医药大学学报，2015，39（7）：512-516.

[5] 石林阶，欧阳取长.肝阴虚证研究概况[J].湖南中医学院学报，1997（4）：70-73.

[6] 卢跃卿，任小巧，刑志强.肝阴虚证候及治疗探析[J].河南中医药学刊，2001（2）：4-5.

[7] 梁增荣，龙梓，陈少锐，等.护肝片对四氯化碳致大鼠慢性肝损伤肝阴虚证的保护作用[J].中国实验方剂学杂志，2015，21（24）：137-141.

[8] 夏晨.非酒精性脂肪肝（肝阴不足）的病机研究[J].实用中医内科杂志，2010，24（12）：95-96.

[9] 马雪柏，毛春林，张敏.微循环障碍与肝阴虚证相互关系的研究[J].中国中西医结合急救杂志，2004（1）：47-49.

[10] 石林阶，陈昌华，陈国林，等.肝阴虚证患者血浆血栓素A2、前列环素I2水平研究[J].湖南中医学院学报，2001（2）：9-10.

[11] 刘高锋，范江勇，陆定波，等.一贯煎配合利尿剂治疗肝硬化腹水肝阴虚证30例[J].湖北中医杂志，2008（4）：45-46.

[12] 戚团结.危北海教授学术思想与临床经验总结及治疗非酒精性脂肪性肝炎临床研究[D].北京：北京中医药大学，2012.

第十一节　肝阳虚

一、概述

《素问·灵兰秘典论》说："肝者，将军之官，谋虑出焉。"《临证指南医案·肝风》中云："肝体阴而用阳。"肝在五行属木，主动，主升[1]。故各医家在论述肝病时，多以肝气郁、肝阴虚、肝胆实热证等立论，少有谈及肝气、肝阳虚者。然或患者素体不足，或久服苦寒之药，或各证型肝病长期不愈，久病体虚，肝阴耗损，阴损及阳，也可现面色㿠白、气短懒言、倦怠无力、四肢欠温、形寒肢冷、舌淡、脉细等肝阳虚证候。肝阳虚多由肝气虚发展而来，两者难以截然分开，以下重点就肝阳虚证展开论述。

（一）含义

肝阳，是肝脏升发、疏泄和血液的贮藏及血流量调节的根本动力，与人体精神情志的调节和全身筋骨活动息息相关。肝气虚又称肝气不足，指肝本脏的精气虚损及肝的功能活动减退；肝阳虚指肝的阳气不足，虚寒内生。二者均为肝病的虚证，然又有程度不同，气虚乃阳虚之始，阳虚乃气虚之渐。

（二）相关西医学认识

肝阳虚证在临床上常表现在一些患有慢性病的人群中，如慢性疲劳综合征、抑郁症、睡眠障碍等多个系统疾病，其他如妇科疾病等，表现不一而同[2]。此外，部分慢性肝炎、肝硬化腹水、肝癌等病的形成，均可由肝阳虚所致。

（三）源流

《素问·上古天真论》曰："丈夫七八，肝气衰，筋不能动。"《素问·方盛衰论》曰："肝气虚则梦见菌香生草，得其时则梦伏树下不敢起。"《素问·脏气法时论》曰："肝病者……虚则目䀮䀮无所见，耳无所闻，善恐如人将捕之。"《灵枢·本神》曰："肝气虚则恐，实则怒。"《灵枢·天年》曰："五十岁，肝气始衰，肝叶始薄，胆汁始减，目始不明。"《灵枢·经脉》曰："肝足厥阴之脉……肝所生病者，胸满，呕逆，飧泄，狐疝，遗溺，闭癃，为此诸病，盛则泻之，虚则补之。"《素问·脏气法时论》中说："肝苦急，急食甘以缓之……肝欲散，急食辛以散之，用辛补之，酸泻之。"由此可见，早在《内经》中已有肝阳虚证的症状表现及治疗的相关记载。

从《黄帝内经》提出"肝气虚""肝气衰"，到唐孙思邈《备急千金要方》提出"肝虚寒"，宋严用和《严氏济生方》及宋王怀隐《太平圣惠方》等相继肯定肝虚寒，但并未明确指出"肝阳虚"。明张景岳在《求正录·真阴论》中始有"或拘挛痛痹者，以木脏之阳虚，不能营筋也"之语，木脏即肝脏，实开肝阳虚之名先河。陈士铎根据肝与胆在生理上的表里关系，认为"凡人胆怯不敢见人者，少阳胆经虚也，而所以致少阳胆经之虚者，肝木之衰也。"进一步指出胆虚惊恐的根本原因是肝阳（气）的虚衰[3]。清·王旭高则明确提出了四种补肝之法，即补肝阴、补肝阳、补肝血、补肝气。

秦伯未在《论肝病》中提出："（肝）以血为体，以气为用，血属阴，气属阳，称为体阴而用阳。故肝虚证有属于血亏而体不充的，也有属于气衰而用不强的，应包括气、血、阴、阳在内，即肝血虚、肝气虚、肝阴虚、肝阳虚四种。"当代学者王孟祯在探讨眩晕证的病理机制时，提到临床上有的眩晕证"乃属肝阳虚，清阳不升，脑失温养"所致。至此，肝阳虚一词才得以正式明确地提出来[4]。

二、分类

（一）病因

导致肝气虚、肝阳虚的常见病因有寒邪直中、情志所伤、禀赋不足、年老体衰、阴虚阳损、他脏影响以及肝阳素虚等。

1. 寒邪直中 淋雨涉水，或房事受寒，或食凉饮冷，或误用、久用寒凉药物等原因，均可使肝脏受寒，而阳气渐耗。尤其病程长者，肝阳更易受损。

2. 阴虚阳损 由于生理上阴阳互根，病理上出现阴损及阳出现阳虚。因此，不论肝脏本身阴血亏虚，还是肾精不足，久而不复，均可导致肝阳和肾阳的虚损。

3. 情志所伤 肝主疏泄，调畅情志，在志为怒。若长期忧郁寡欢，气机不畅，疏泄无力，肝阳不展而渐致阳亏。

4. 禀赋不足 禀赋薄弱，先天不足，肝阳素虚。

5. 他脏影响 在他脏影响中，尤以肾为突出。盖肾为元阳，乃一身阳气的基础。此外，肝肾同源，而肾阳为人体阳气的根本，对各脏腑组织器官都有温煦推动作用，因此，肾阳不足，肝得不到温煦，也会导致肝阳虚。

（二）病机

肝位于胁下，主疏泄，为魂之处，血之藏，筋之宗；主外，主动，属下焦。肝中之阳，乃春生少阳之气，始萌未盛，故易受戕伐而肝阳馁弱，形成脏寒。肝阳不足，疏泄失职，气机失畅，阴寒凝滞则胁肋部冷痛或有症结；疏泄失常，脾胃升降受碍，故见腹满，不欲饮食。肝木阳虚，无法生火生土，脾阳亦虚，故见久泻；肝经绕阴器过腹，挟胃，属肝络胆，上出额与督脉会于巅，肝阳不足，气血运行不利，阳虚则阴寒盛，寒易收引，筋脉拘急，故见少腹及阴器冷痛或萎缩；肝阳不足湿易停而下注可见阴囊潮湿；厥阴经脉交颠顶，肝阳气虚，肝精不能上奉，清阳不能上养脑腑，故见头痛在巅；肝阳不足，阴寒内盛，浊气上逆则干呕吐涎沫；若肝阳不足，日久"子盗母气"，肾阳亦虚，肝肾阳虚，寒水之气乘虚随冲脉之气上逆而见少腹气上冲。《素问·六节藏象论》云"肝为罢极之本，魂之居也"，又主"谋虑"，肝阳虚，功能低下，筋脉失养，故见倦怠不耐劳；肝阳气虚，疏泄失常，藏魂失职，魂动失舍或胆腑空虚，则忧郁胆怯。妇人以血为本，肝为冲任之本，藏血，主疏泄，肝阳不足，藏血无能，血海蓄溢失常，则妇人月经不利；肝阳气虚，无法将所藏之血疏养温煦四末，故见四肢不温或厥逆；下肢属阴，距心、肝脏较远，故下肢冷感明显。面色青为肝病寒；阴寒内盛则舌淡苔白滑；脉沉主里，弦主肝病，细为阳虚鼓血无力，迟为阴寒。诸症均为下焦肝阳气虚，生发不及之征 [5]。

三、现代研究

（一）临床研究

刘洋等 [6] 总结李士懋学术经验，李士懋教授结合自己临床经验认为慢性肝病患者存在肝阳虚这一病机特点，并提出一个重要法则，就是温肝阳、益肝气。以温补法益肝之用治疗慢性肝炎，每能收到较好疗效。

乌梅丸为《伤寒论·辨厥阴病脉证并治》主方，临床多从其寒热错杂、上热下寒的病机考虑，运用于内外妇儿等诸科疾病。然而现代医家对乌梅丸病机有了新的认识。马琴等 [7] 主要从乌梅丸对应肝阳虚的病机考虑，将其运用于眼科疾病，取得了一定疗效。

王佳琦等 [8] 通过归纳与总结肝阳虚理论及恶性肿瘤术后并发抑郁的临床研究，结合古今名医相关论述，对肝阳虚理论辨治恶性肿瘤术后并发抑郁学术经验进行探讨，发现恶性肿瘤患者术后易并发抑郁，并随着癌症发病率上升而临床日益多见，而肝阳虚是恶性肿瘤术后并发抑郁的重要病因病机。恶性肿瘤患者发病前即存在正气亏虚之本，癌毒侵袭损伤正气，正气衰久致肝气受损，复因手术伐伤气血，心身遭创，阳气虚衰，肝阳益发亏虚致肝之疏泄功能失调，则气机失和，神气郁结，故恶性肿瘤术后患者易并发抑郁。基于"肝体阴而用阳"理论，首当补益肝阳，善补阳者必于阴中求阳，不忘滋肝阴以育肝阳；还应顺应肝性，养血以柔肝。从肝阳虚理论辨治恶性肿瘤术后并发抑郁，取得了很好的临床疗效。

（二）实验研究

李家邦等 [9] 采取证病结合模式，多层次多项指标对肝气（阳）虚证进行病理生理学基础研究。研究初步发现，肝气（阳）虚证有4个方面的病理生理改变：①交感神经功能活动降低；②调节血管平滑肌舒缩功能的活性物质显著变化，微循环障碍；③机体能量代谢水平降低，供能不足；④炎症介质增加，组织呈炎性反应。

四、名家精言

（一）孙思邈论肝阳虚

肝阳虚常见面带青色，趾指甲枯淡，胁下坚胀，或筋寒挛缩，不能固握；眼生黑花，视物不明，形寒肢冷，胁下作痛，下肢不温，头身麻木；抑郁善恐，怏怏不乐；性欲缺乏，阳痿不举或举而不坚，睾冷囊湿，无梦滑精，女子少腹寒痛，月经后期或淋漓不断，带下清冷，宫寒不孕。

（二）章真如论肝阳虚

章真如认为肝气虚与肝阳虚是客观存在的，并指出肝病的辨证分型与肝气、肝阳有着密切的关系，认为肝气、肝阳与肺气、心气、脾气、肾气这几种气都是诸脏生理功能之气，认为肝气虚和肝阳虚是客观存在的，是肝之疏泄功能不足的具体表现，故在临证时必须益肝气、补肝阳。

（三）李士懋论肝阳虚

李士懋教授对肝阳虚和厥阴病的独特认识，丰富和完善了中医学对肝阳虚一证认识的不足，扩大了乌梅丸的临床应用范围。厥阴病的实质，是肝阳虚导致的寒热错杂证。厥阴病之主方是乌梅丸，并据平脉辨证临床经验明确提出了乌梅丸的临床应用指征：①脉弦按之减，此即肝馁弱之脉。弦脉亦可兼濡、缓、滑、数、细等，只要弦而按之无力，统为肝之阳气馁弱之脉。②症见由肝阳虚所引发的症状，只要有一二症即可。两条具备，即可用乌梅丸加减治之。

（李小科、甘大楠）

参考文献

[1] 孙广仁.中医基础理论 [M].北京：中国中医药出版社，2011.

[2] 潘家乐，王德龙，龙惠珍.肝气虚及肝阳虚理论探讨 [J].浙江中西医结合杂志，2018，28（6）：509-510.

[3] 潘学柱.肝阳虚理论基础探析 [J].吉林中医药，1995（5）：2-3.

[4] 吴小明，李如辉.试论肝阳虚证的确立 [J].中医药临床杂志，2004（3）：198-199.

[5] 李清峰.试论肝阳虚证 [J].河南中医，2004（4）：3-4.

[6] 刘洋，张明泉，张洁晗，等.国医大师李士懋温肝阳、益肝气治疗慢性肝炎探究 [J].中华中医药杂志，2019，34（4）：1501-1503.

[7] 马琴，杨薇.乌梅丸在眼科的应用举隅 [J].江西中医药大学学报，2019，31（2）：18-20.

[8] 王佳琦，罗毅，陶方泽.从肝阳虚理论探讨恶性肿瘤术后抑郁的辨治 [J].四川中医，2018，36（12）：25-28.

[9] 李家邦，陈泽奇，朱双罗，等.肝气（阳）虚证病理生理学基础研究 [J].中医杂志，2000（3）：166-168.

第二章　治法

第一节　疏肝法

一、概述

中医学认为，肝为五脏之一，与胆相连，藏血而主疏泄，和整体气血密切相关[1]。肝司疏泄，气以条达为顺，若受抑郁，则气郁为病。疏泄一词，始见于《素问·五常政大论》：发生之纪，是谓启陈，土疏泄，苍气达，阳和布化，阴气乃随，生气淳化，万物以荣。这里的"土疏泄"指木气条达，土得木制化而疏通，与《素问·宝命全形论》的"土得木而达"是同一意思。肝病初起，其经在气，故先见肝气郁滞证。肝气郁滞证是肝病最常见的证候，也是形成其他肝病证候的病理基础。

诸如肝气亢逆、肝火上炎、肝血瘀阻、肝经湿热等都可因于肝气郁滞。肝主生发之气，一旦气机郁结就会生化失常，表现为肝气郁结的证候，治疗当以疏肝理气法。

疏肝最早可追溯到内经时代。《素问·脏气法时论》中说："肝苦急，急食甘以缓之……肝欲散，急食辛以散之，用辛补之，酸泻之。"甘缓、辛散、酸泻治肝三法成为后世众多治肝法之始祖。疏肝法首方当属张仲景《伤寒论·辨少阴病脉证并治》中的四逆散，治疗少阴四肢逆冷证候[2]。宋代《太平惠民和剂局方》的逍遥散，为疏肝与健脾合用，是治疗肝郁脾虚的常用方。张景岳在《景岳全书》中提出了柴胡疏肝散一方，治疗因肝气郁结而引起的各类痛证，是临床常用的疏肝理气方剂之一。该方以仲景四逆散为基础（柴胡、枳壳、芍药、甘草），加香附、川芎。本方疏肝理气而兼和胃，辛散酸甘，擅于行气解郁去滞，兼可理血，如叶桂所说，不损胃，不破气，不滋腻。此后历代中医名家又在四逆散、逍遥散、柴胡疏肝散三方基础上加减运用创制了一系列疏肝解郁方剂，如明代薛己的丹栀逍遥散，张景岳的旋覆花汤、暖肝煎，清代费伯雄的清肝达郁汤，以及《济生方》中的橘核丸、《医学发明》中的天台乌药散等[3]。

疏肝法适用于：胸胁胀痛或隐痛，在一或两侧，有时走窜不定，甚则引及胸背肩臂，可伴有胸闷、嗳气，症状的产生与加重常与情志因素有关，平素性情善郁，舌苔薄白，脉象弦或细弦。妇女可并见月经不调，经期前后症状尤著，或伴有乳房胀痛有块等症状。常用药：柴胡、白芍、枳壳、香附、郁金、青皮、橘叶等。

陈松[4]等为探讨肝郁证机体特异性免疫应答的变化及疏肝治疗的影响，采用夹尾应激加肾上腺素注射法复制肝郁证模型，观察分别代表细胞免疫与体液免疫功能的T、B淋巴细胞活性变化、血液IgG、IgM的水平及疏肝解郁基本方剂柴胡疏肝散对它们的影响，结果肝郁证模型大鼠T、B淋巴细胞转化率显著升高，IgM水平显著降低，通过灌服柴胡疏肝散可明显预防前者的升高，而对后者的降低无明显影响，认为肝郁证淋巴细胞活性增强，IgM水平降低，疏肝治疗通过降低淋巴细胞活性而发挥作用。赵昌林[5]提出肝主疏泄是调控人体正常免疫功能活动的核心，是维持人体正常免疫功能的基础。调节性T细胞是肝主疏泄在免疫功能方面的生物学基础，当肝失疏泄时，调节性T细胞的调控功能下降，使中性粒细胞等免疫细胞的功能紊乱或下降，导致免疫相关性疾病的出现或者恶性肿瘤的发生和转移，而疏肝理气方药具有干预作用。

二、常用疏肝法

疏肝法在临床肝脏病的应用甚多，常用于治疗病毒性肝炎、慢性胆囊炎、脂肪肝等肝脏疾病。临床常用疏肝法包括疏肝理气、疏肝清热、疏肝化瘀、疏肝健脾、疏肝利水、疏肝和胃等。

（一）疏肝理气法

适用于肝郁气滞的病证。症见胸胁胀痛、隐痛，走窜不定，疼痛引及肩胸等处，常伴胸闷，嗳气，情绪易波动，苔薄白，脉弦或弦细，多见于慢性肝炎、慢性胆囊炎等疾病。方选四逆散、柴胡疏肝散加减。常用药如柴胡、白芍、制香附、广郁金、青皮、橘叶、乌药、佛手、桔梗等。

（二）疏肝清热法

适用于气郁化火、肝胃气滞化热的病证。症见胃脘、胁肋灼热疼痛，性情急躁易怒，嘈杂，泛酸，口干口苦，心烦不寐，舌质红，苔薄黄或黄，脉弦数，见于肝胆系慢性炎症、胆石症、神经症等。方选化肝煎、丹栀逍遥散、栀子清肝饮加减。常用药如柴胡、栀子、茯苓、牡丹皮、当归、白芍、黄连、青皮、枳壳、丝瓜络、甘草。

（三）疏肝化瘀法

适用于肝气郁结、气血瘀滞的病证。肝郁日久，气机不畅，气病及血，则血瘀不行，症见急躁易怒，头痛头晕，胸闷且痛，胁痛经久不愈，痛有定处，痛甚于胀，舌质紫黯，脉弦细或细涩。多见于慢性肝炎、心绞痛、神经症、肋间神经痛、妇女闭经或痛经、肋软骨炎等病证。方选复元活血汤、血府逐瘀汤加减。药用：柴胡、香附、赤芍、白芍、当归、桃仁、红花、川芎、丹参、郁金、枳壳、血竭、牛膝等。

（四）疏肝健脾法

适用于肝气郁结、横逆犯脾、肝脾不

和的病证。症见脘腹痞满作胀，胁胀隐痛，食少神倦，腹满腹胀，大便溏薄，痛泻并见，泻后痛减，舌苔薄白，脉弦细，多见于慢性肝炎、慢性胃肠炎、胃癌等。治宜疏肝健脾，方选逍遥散、柴芍六君子汤、痛泻要方加减。药用：柴胡、白芍、炒防风、炒枳壳、陈皮、砂仁、神曲、茯苓、焦白术、太子参、法半夏、木香、炙甘草等。

（五）疏肝利水法

适用于肝郁气滞而致三焦气化不利，气血运行不畅，体内水湿停留之证。症见颜面或下肢浮肿，平素性情急躁，气短神疲，女性可见月经不调，经行前面浮肢肿，乳房或胀或痛，胁痛，舌苔薄白，脉弦细，多见于肝硬化腹水、更年期综合征等。可用疏肝理气之法，配以利水之品，方选四逆散、当归芍药散、柴胡疏肝散合五皮饮加减。药用：柴胡、香附、川芎、赤/白芍、白术、泽兰叶、泽泻、茯苓、当归、益母草、大腹皮、厚朴、枳壳、玫瑰花等。

（六）疏肝和胃法

适用于肝失疏泄，横逆犯胃，肝胃不和的病证。临床除肝气郁结症状外，常伴胃脘疼痛，不思饮食，或食后疼痛加剧，或见恶心呕吐、吞酸等，多见于体质虚弱如产后、病后情志不舒、饮食不慎而致腹痞胀满，纳少，舌苔薄白，脉弦细，及慢性胃炎、慢性肝炎、眩晕等病。治以疏肝和胃为纲，方选逍遥散、柴芍六君子汤加减，药用：柴胡、白芍、枳实、郁金、制半夏、茯苓、陈皮、玫瑰花、白术、太子参、菊花、薄荷等。

三、现代研究

肝主疏泄与脂质代谢从现代生化的角度来看存在一定的联系，脂质等营养物质应该属于水谷精微的范畴，类似于中医对膏脂的表述。因此肝主疏泄功能与脂质代谢在生理病理以及相关疾病的治疗上有非常密切的关系。如果肝主疏泄功能异常，则会导致从消化、吸收到转化、排泄的一系列脂质代谢过程的异常。有研究[6]选择反映小肠吸收消化功能的3项指标——小肠肌电活动、小肠吸收细胞的酶化学及吸收细胞的超微结构，研究了肝失疏泄对小肠吸收功能的影响。发现"肝失疏泄"动物的小肠肌电活动、吸收细胞的酶活性均低于正常组，电镜下可见小肠吸收细胞部分线粒体肿胀，基质减少，空化，嵴萎缩，变短变少，整体表现为饮食减少、形体消瘦、毛色不泽。也有研究[7]探讨了肝主疏泄与脑肠肽的相关性，脑肠肽是指存在于胃肠道内分泌细胞、肠道神经系统及中枢神经系统的肽类激素，它们作为神经肽或神经内分泌或神经旁分泌物质，调节着胃肠运动、分泌、吸收等复杂功能。该研究推测肝失疏泄，肝气不能正常升发，津血不能正常为五脏六腑及脑所用，以致脑失所充、脾失所养，局部和中枢神经系统的脑肠肽改变终致消化功能紊乱。

疏肝法亦常用于治疗肝病关联的情志疾病。以柴胡为主要药物的柴胡类经方在郁证的治疗中疗效显著，这与柴胡的药理作用密切相关。柴胡与白芍是此类经方的基础药物，两药是否具有抗抑郁作用首先受到了关注，李越兰等[8]实验发现柴胡-白芍水煎剂抗抑郁药效明显，且无中枢兴奋性作用。郭晓擎等[9]通过行为学和代谢组学研究发现，无论是南柴胡或北柴胡组成的逍遥散，虽然功效略有不同，但都具有显著的抗抑郁作用。岳滢滢[10]等观察疏肝和胃汤对抑郁模型大鼠脑部前额皮层（prefrontal cortex，PFC）-伏隔核（nucleus accumbens，NAC）-腹侧被盖区（ventral tegmental area，VTA）神经环路多巴胺（dopamine，DA）含量的影响，探讨疏肝和胃汤的抗抑郁作用机制。发现疏肝和胃汤可能是通过增加PFC区、NAC区及

VTA 区 DA 的表达，整体调节 PFC-NAC-VTA 神经环路中 DA 的含量，达到改善抑郁样行为的作用。

四、名家精言

（一）董建华教授论疏肝法

董建华教授认为[11]，脾胃的升降与肝气疏泄调达密切相关。厥阴之脉，挟胃属肝，脾胃互为表里，木土之气相通，故《素问·宝命全形论》云"土得木而达"，此为生理。若肝失疏泄，木气郁结，则脾气不升，胃气不降而壅滞为病。董老十分注重疏肝气以调节脾胃之气机，疏气令调，脾胃自安。肝气不调有郁结、横逆之分，病情有虚实之辨。因此在临证时，或疏肝，或抑肝，或平肝，或柔肝，或清肝，审证权宜而应变：肝郁土壅，脘胀胁满者，用疏肝解郁和胃，方以四逆散加减；肝气横逆犯胃，恶心呕吐者，用平肝降逆，方以旋覆代赭汤加减；肝阴不足，胃中痞满者，用柔肝和胃，方以一贯煎加减；脾虚木乘，大便溏薄者，用抑肝扶脾，以痛泻要方加减；肝火犯胃，胃脘灼痛者，用清肝和胃，方以左金丸、金铃子散加减，总以肝气条达、脾胃升降复常为度。

（二）刘渡舟教授论疏肝法

刘渡舟教授精于伤寒学说[12]，对经方运用有独到认识，善用柴胡剂类方，尤其精于肝胆病的临床治疗，积累了宝贵的临床经验和诊治特色。刘老强调在整个肝炎的治疗过程当中，都不能忘记疏肝解郁的法则，本法要贯穿肝炎治疗的始终，临床常用柴胡剂加减。对于肝气郁结，疏泄不利所致的肝炎胁痛，刘老也用柴胡疏肝散、四逆散等加减治疗。若肝郁化热，症见胸胁胀满而痛，胃脘痞塞，嗳气，嗳则少宽，口苦，咽干，心烦目眩，舌质红，苔黄白相兼，脉弦细而数。治宜轻清宣散，方用加味四逆散。若肝郁夹食，症见胸胁胀满疼痛，稍食则胀甚，伴有嗳腐吞酸，噫食臭味，时时欲吐，舌苔黄腐，脉弦滑。治宜疏肝理气，消食导滞，方用柴平汤加味。若肝郁夹湿，症见胁肋胀满疼痛，四肢沉重，食欲不振，口腻不渴，时呕恶，腹肿面黄，舌苔白腻，脉濡。治宜疏肝理脾，方用加减外台茯苓饮。

（杜宏波、甘大楠）

参考文献

[1] 王新华，童瑶.中医基础理论[M].北京：人民卫生出版社，2004：68.

[2] 陈潮祖.中医治法与方剂[M].北京：人民卫生出版社，2004：173.

[3] 刘白璐.疏肝法的学术渊源及临床运用[J].辽宁中医药大学学报，2009，11（4）：38-39.

[4] 陈松，李家邦，朱双罗，等.肝郁证T、B淋巴细胞活性改变及疏肝治疗影响的实验研究[J].湖南中医学院学报，2001，21（2）：7-8.

[5] 赵昌林.肝主疏泄为调控免疫功能的核心[J].中医杂志，2017，58（7）：568-571.

[6] 盛浩，张沁园.肝失疏泄对小肠吸收功能影响的实验研究[J].实用中西医结合临床，2008，8（4）：47-49.

[7] 凌江红.肝主疏泄与脑肠肽的相关性[J].中国中西医结合消化杂志，2003，11（4）：233-234.

[8] 李越兰，张世亮，张丽英，等.柴胡-白芍水煎剂对行为绝望抑郁模型小鼠的影响[J].甘肃中医学院学报，2012，29（3）：7-9.

[9] 郭晓擎，田俊生，史碧云，等.南柴胡和北柴胡组成的逍遥散抗抑郁作用的^{1}H-NMR代谢组学研究[J].中草药，2012，43（11）：2009-2012.

[10] 岳滢滢，许乐思，陈雨，等.疏肝和胃汤对抑郁模型大鼠PFC-NAc-VTA神经环路DA含量的影响[J].中华中医药杂志，2018，33（5）：2036-2040.

[11] 王长洪.董建华的脾胃学术思想[J].中国中

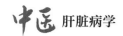

西医结合消化杂志, 2018, 26 (4): 315-318.

[12] 闫军堂, 孙良明, 刘晓倩, 等. 刘渡舟教授治疗肝炎胁痛十法 [J]. 中华中医药学刊, 2013, 31 (5): 1056-1059.

第二节　息风法

一、概述

息风法, 指平息内风的方法, 治疗内脏病变所致的风病。内风证主要由脏腑病变所致, 其临床表现有类似风的动摇不定、急骤、变化快的特点, 宜用息风法治疗。息风法主要是通过清热、滋阴、养血、解痉等使肝脏的功能恢复正常, 筋脉得到阴血的充分濡养, 从而达到治疗各种风证的目的。常用的息风药物有天麻、钩藤、羚羊角、龙骨、牡蛎、石决明、白芍、龟甲、全蝎、蜈蚣等。息风法适用于治疗头晕目眩, 四肢抽搐, 肢体震颤, 或肢体强直, 或猝然昏倒不省人事, 口眼㖞斜, 半身不遂等内风病证。由于引起内风的原因有: 邪热亢盛、引动肝风, 肝肾阴虚、肝阳化风, 阴亏血少、虚风内动等, 故息风法相应有凉肝息风、平肝息风、滋阴息风等诸法。

历代医家多根据自己对内风之见解确立内风治则。如唐孙思邈在《千金方》中有痰热相感而使风阳内动发为眩晕者, 以代表方续命汤治之, 药用竹沥、生地黄、生姜、防风、麻黄等。刘完素主张运用清凉之剂, 即《素问》所谓"风淫于内, 治以辛凉"的原则; 朱丹溪主张分血虚、气虚、挟火、挟湿, 有痰则"治痰为先, 次养血行血", 其书《丹溪心法》中载可用治肝阳上亢证之方药有大补阴丸、犀角防风汤、续命丹、至圣保命金丹等。缪希雍认为内虚暗风治当清热、顺气、开痰以救其标; 次治其本, 或益血, 或补气, 或气血

两补。明孙一奎《赤水玄珠》中认为内风"木火上盛, 肾阴不充, 下虚上实, 实为痰火, 虚则肾亏", 属本虚标实、虚实夹杂之证, 因此, 治疗本证应是"扶正祛邪、清上补下、标本兼顾", 具体方有摧肝丸、钩藤散等。尤需指出, 叶天士在"阳化内风"基础上确立的肝风治则, 备受后世医家的推崇, 至今仍指导着临床用药。叶氏针对肝风提出了"滋液息风""镇阳息风""和阳息风""缓肝息风""养血息风""介类潜阳"等多种方法, 并指出"身中阳化内风, 非发散可解, 非沉寒可清"。至于"阳明脉衰, 厥阴内风暗旋不熄"者, 又当甘温益气, 而"攻病驱风, 皆劫气伤阳, 是为戒律"。因此, 叶氏对肝风病证的治疗, 强调治病求本, 重视人体之正气, 认为养血、滋液、缓肝及甘温益气诸法, 都在于培补人之正气, 再用镇阳、和阳、潜阳之品以调和阳气之变动, 而达息风之目的, 故在临床中反而少用全蝎、蜈蚣、地龙、钩藤等息风之品。

二、常用息风法

(一) 平肝息风法

适用于肝阳偏亢、肝风上翔的肝阳化风之病证, 症见头目眩晕、或脑中作痛、或耳鸣目胀, 甚至眩晕跌仆, 昏不知人, 舌红苔黄, 脉弦长有力。多见于原发性高血压、脑出血、中风、血管性头痛与失眠、更年期综合征等。方选镇肝熄风汤, 常用药物如龙骨、牡蛎、石决明、磁石、生地黄、玄参、茵陈、川楝子、白芍、地龙等。

(二) 凉肝息风法

适用于急性热病热盛阶段, 以高热和抽搐并见为特征。温热之邪传入厥阴, 可见壮热神昏、手足抽搐等热病及动风之证。多见于癫痫、重型手足口病合并脑炎、子痫前期、小儿高热惊厥、脑出血急性期等。方选羚角钩藤汤、清热熄风汤

等，常用药物如羚羊角、钩藤、桑叶、菊花、玄参、生地黄、白芍、金银花、连翘、板蓝根等。

（三）滋阴息风法

适用于热病末期，阴津耗损，乃至筋膜失养，肝风内动。症见口焦唇燥，筋脉挛急，手足蠕动，舌绛少苔，脉细数。见于帕金森病、中风偏瘫、小儿抽动秽语综合征等。方选大定风珠、阿胶鸡子黄汤等，常用药物如阿胶、鸡子黄、地黄、白芍、龟甲、鳖甲、牡蛎等。

（四）化痰息风法

适用于痰滞腠理，引起膜络紧张、松弛，或筋脉抽搐、瘀阻脑络而引起津凝成痰等以风痰阻滞为病机的病症，症见眩晕、风痹、癫痫、偏瘫等，兼见胸闷吐痰、口吐涎沫，苔腻，脉濡或弦。见于癫痫、眩晕症、脑卒中、脑梗死等。方选导痰汤、涤痰汤、半夏白术天麻汤、定痫丸等，常用药物如天南星、白附子、僵蚕、全蝎、蜈蚣、天麻、羚羊角等。

（五）补脾解痉法

适用于脾虚不能养肝，虚风内动之证，症见小儿久病或吐泻脾困，手足抽动、目睛上视，兼见身冷肢逆、面色惨白，呼吸微弱，嗜睡等，见于小儿癫痫等。方选醒脾散、星附六君子汤等，常用药物如人参、白术、茯苓、甘草、干姜、僵蚕、全蝎、蜈蚣等。

三、现代研究

恶性肿瘤转移的治疗是临床肿瘤学的一大难题，也是大多数癌症患者的死亡原因。近代中西医学者已从不同的角度，以不同的方式研究了肿瘤转移的成因以及治疗方法。贺用和等[1]认为"内风暗旋、肝风内动为恶性肿瘤的病理机制之一，是恶性肿瘤转移的基本条件"。在历代文献中，恶性肿瘤属于"肠蕈""癥瘕""乳岩""伏梁"等疾病的范畴，其病因病机多数人认为与正气亏虚、气滞、血瘀、痰凝、毒聚有关。然而受古代医学发展的限制，中医对于肿瘤的认识只注意到肿瘤"积"的特性，而缺乏对肿瘤转移的认识。肿瘤细胞战胜或逃脱宿主免疫反应在循环系统中穿行游走的过程，以及最终滞留于何处，能否增殖成转移瘤的难以预料性，恰与"风者，善行而数变"相吻合。故认为"内风暗旋、肝风内动"是恶性肿瘤机体所固有的一种病理特点，同时也是恶性肿瘤转移的基本条件。

严溢泉等[2]观察单味息风药全蝎水煎剂对荷瘤鼠体内肝癌生长和转移的影响，以及对发生转移的组织上皮间质转化（epithelial mesenchymal transition，EMT）相关蛋白的作用，发现模型组肺组上皮钙黏素（E-cadherin）表达水平显著降低，神经钙黏素（N-cadherin）表达水平显著升高，肿瘤灶内 EMT 状态发生了转变，说明息风药全蝎对荷瘤鼠体内肿瘤的形成、生长和转移均表现出有效的抑制作用，并明显抑制了相关组织 EMT 的状态；观察单味息风药全蝎含药血清对鼠源性肝癌细胞 Hepa1-6 体外增殖、凋亡活性和侵袭、迁移能力的影响，发现与对照组细胞相比较，全蝎组肝癌细胞 Hepa1-6 阳性增殖细胞数明显减少，而凋亡细胞数则显著增多，同时全蝎组肝癌细胞的迁移能力和侵袭能力与对照组相比也均明显降低，说明息风药全蝎可有效降低肝癌细胞 Hepa1-6 体外的增殖活性，诱导促进其凋亡，并对细胞的侵袭和迁移能力有明显的抑制作用；通过构建肝癌细胞 EMT 模型，进一步研究息风药全蝎对肝癌细胞及组织 EMT 过程产生的具体作用影响和潜在作用机制。息风药全蝎可能通过抑制 EMT 相关转录因子 Snail 的表达，对 EMT 过程发挥负向调节作用，有效减弱肝癌细胞侵袭能力并抑制肝癌的进一步转移。

谢娟等[3]观察息风中药（全蝎 0.8g、地龙 1.5g，研末吞服）联合经导管动脉化疗栓塞（transcatheter arterial chemoembolization，TACE）治疗肝癌的临床疗效，发现息风中药联合 TACE，相对于单纯 TACE 组，可减少 TACE 治疗次数，降低甲胎蛋白（alpha-fetoprotein，AFP）值，减少肺转移发生率，说明息风中药全蝎、地龙具有抗肿瘤转移作用。陈国光等[4]应用癌性腹水注入小鼠右腋皮下建造移植性实体瘤模型，对不同浓度全蝎生物酶提取物作用下肿瘤的生长进行观察，以研究全蝎生物酶提取物对肿瘤生长的抑制作用。发现在不同浓度的全蝎酶提物作用下 H22 肝癌模型小鼠瘤重呈不同程度的降低。说明全蝎生物酶提取物对 H22 肝癌的生长有显著的抑制作用，且从全蝎酶提物对荷瘤小鼠一般状况和体重的增长情况看其毒副作用明显小于阳性对照药（环磷酰胺）。

四、名家精言

（一）王旭高论治肝风

对肝风，王氏首先指出"内风多从火出"。阳气动变，气有余便是火，火极动风，故"内风多从火出"。王氏接着又指出肝风有虚、实之分，"上冒者，阳亢居多；旁走者，血虚为多"，即阳热亢盛，可亢极生风，为实；阴血亏虚也可出现生风之变，为虚。王氏在文中共列出五种肝风证治类型。"一法曰息风和阳"，治疗"肝风初起"。因肝热亢盛，肝阳升动无制，直冒颠顶而以"头目昏旋"为主症的风阳上冒证。此种证型为肝风初起，肝阳亢，肝阴未伤，属实证，药用"羚羊角、牡丹皮、甘菊、钩藤、石决明、白蒺藜"息风凉肝和阳。"一法曰息风潜阳"，病情进一步发展，"息风和阳不效"，肝阴已伤，阴血渐亏，则药以"牡蛎、生地黄、女贞子、玄参"等滋肝息风，潜阳固本。可以看出，息风和阳与息风潜阳是根据肝阳上冒生风的不同阶段，以是否伤阴作为区分的标准

而采取的不同治疗方法。同时，作者在该段文字中还提到了"培土宁风"法，适用于治疗脾虚风动，既有纳少之中虚症状，又可见眩晕、肢麻、胸闷之风象，药以白芍酸甘缓急，玉竹养阴，菊花息风，人参补益脾气。若脾虚风动，且侧重于脾阳虚寒盛，虚风内动，则宜"暖土以御寒风"之暖土御风法，方以"《金匮》近效白术附子汤"祛寒暖土，则风自息。

（二）叶天士论治肝风

清代以前医家对内风病机认识不一，叶天士辨析百家之说，结合自己的临床体会，提出"内风，乃身中阳气之变动"之说，并进一步阐明了内风的病机关键是"精血衰耗，水不涵木，木少滋荣，故肝阳偏亢，内风时起"，据此提出"酸甘化阴"之法。叶氏认为，"以酸能柔阴"，"甘以缓急"，"肝为刚脏，非柔润不能调和也"，故以柔肝养阴为治疗肝风之大法，常用五味子、木瓜、芍药、山茱萸等味之酸，生地黄、玄参、石斛、炙甘草等味之甘来滋养肝肾之阴液，从而使阳和风息。叶氏受明代命门学说之影响，认为阴精是命门水火的物质基础，故而认为肝风之证以阴虚为本，阴虚日久，则必会导致阴精之亏损，继而阴损及阳，出现阴阳俱虚。对此，叶氏主张"温柔通补"之法以治之："阴阳并损，无阴则阳无以化，故以温柔濡润之通补，如地黄饮子、还少丹之类。"即将温补肝肾与甘柔养阴相结合，但认为"肝为刚脏""肾虚忌燥"，故不用附子、肉桂等刚燥之药，而用肉苁蓉、沙苑子、巴戟天等。

（孙凤霞、甘大楠）

参考文献

[1] 贺用和，韩静.论"风"与肿瘤转移 [J].中国中医基础医学杂志，2006（2）：124-126.

[2] 严溢泉.息风药全蝎对肝癌转移的影响和肝

癌细胞 EMT 作用的研究 [D]. 西安：中国人民解放军空军军医大学，2018.

[3]　谢娟. 息风中药联合肝动脉栓塞化疗治疗肝癌 50 例临床研究 [J]. 江苏中医药，2015，47（2）：59-61.

[4]　陈国光，马琴. 全蝎生物酶制剂对小鼠 H-22 肝癌、S-180 肉瘤移植瘤的抑制生长作用 [J]. 世界中医药，2010，5（3）：208-209.

第三节　清热法

一、概述

清热法是清解热邪的一种治疗方法，主要治疗各种热性病证。遵"热者寒之"的原则，清热法主要由寒凉性能的药物组成，具有清热、泻火、凉血、解毒等作用，是汗、吐、下、和、温、清、补、消八法中的大法之一。清法的含义及运用范围十分广泛，这里仅对清肝法进行总结与阐述。清肝法中之"清"首见于《素问·至真要大论》，云"温者清之"。所谓清肝者 [1]，即清解肝热，指凡热邪入里，客于肝经或肝气郁而化热，肝火燔灼，上逆为患，肝火为病之在上、在外者，或湿热相兼之为病者，宜用清肝法，以达清除肝脏邪热之功效。肝热久则化火，便为肝火，火是在热的基础上更进一步。热为火之渐，火为热之极，火性炎上，肝火症状多见于上部，表现为一系列肝经火热的证候，治宜清肝泻热法。

《素问·刺热论》指出"肝热"为病，能引起"小便先黄，腹痛多卧，身热，热争则狂言及惊，胁满痛，手足躁，不得安卧……"的全身症状。同时《内经》中也提出"治热以寒""温者清之"，明确了疾病的治疗总则。清肝热方剂的选用首推龙胆泻肝汤，本方不仅可泻肝火，还可清利肝经湿热，其适应范围广泛，疗效显著，为临床医家常用要方之一。关于龙胆泻肝汤首出于何书，众说纷纭，且其在不同古籍中具体的组成也不甚一致。陈如泉认为 [2]，龙胆泻肝汤首制应为李东垣《兰室秘藏》，其主要组成为龙胆草、泽泻、车前子、木通、当归、生地黄、柴胡。《妇人良方》的龙胆泻肝汤实为薛己所制定，乃李东垣方去柴胡加黄芩、栀子而成，故在薛氏书中称"加味龙胆泻肝汤"。陈实功的《外科正宗》方为薛氏方加黄连、连翘而成。目前全国高等医药院校教材《方剂学》中龙胆泻肝汤注录为《医方集解》，其主要组成为龙胆草、黄芩、栀子、泽泻、车前子、木通、当归、生地黄、柴胡、甘草 [3]。张景岳在《景岳全书》中记载化肝煎一方，主治"怒气伤肝，烦热胁痛，胀满动血"等证，其中用牡丹皮、栀子清肝火，青、陈皮疏肝气，白芍护肝阴，因气火能使痰湿阻滞，故加川贝母、泽泻，川贝兼有解郁作用。《不知医必要》中云"加味逍遥散治肝经风热"，发展了清肝法治疗女科的疾病理论及方药。《徐灵胎医略六书》中记载的柴胡清肝散为肝火伤营衄之专方，栀子清肝，能降屈曲之火；黄芩清肺，善涤胸中之热；当归及白芍调营气以降血；柴胡疏肝解热；连翘清心泻热；生地黄凉血以止耳衄；人参与甘草扶元气以缓肝。叶天士在《临证指南医案》中记载某医案提到"肝火上郁，目眦红肿……连翘、赤芍、菊花叶、黑栀皮、苦丁茶、夏枯草"，另一医案提到"……先以清肝通络……丹皮、山栀、羚羊角、夏枯草、蚕沙、钩藤、连翘、青菊叶"。

清肝法适用于：头晕头痛，面红目赤，口苦咽干，急躁易怒，胁肋灼痛，吐血衄血，便秘尿黄，耳鸣如潮，或耳内肿痛流脓，不眠或噩梦纷纭，舌红苔黄，脉弦数。若湿热相兼之为病，则湿热循肝经下注，多见阴痒阴痛、阴囊湿疹、小便淋浊、带下色黄、睾丸肿、遗精等症状。常用药物有黄芩、栀子、龙胆草、牡丹皮、茵陈、车前子、柴胡、夏枯草等。

二、常用清热法

清热法在临床中运用范围十分广泛，本篇着重强调清肝法。清肝法主要运用于肝病的治疗中，包括慢性乙型肝炎、慢性丙型肝炎、酒精性肝病、脂肪肝、肝纤维化甚至肝癌等，还用于甲状腺功能亢进症、甲状腺炎等甲状腺疾病以及眼科疾病等。清肝法常与其他辨治方法联合运用，适用范围更加广泛，如常与化瘀法联合使用，在肝癌患者中较多见，慢性粒细胞白血病的治疗也常用此法；与利胆法合用，可治疗胆囊炎、胆石症、原发性胆汁性胆管炎以及急性黄疸性肝炎等；与和胃法同用，可用于治疗胃食管反流病、慢性萎缩性胃炎等；联合泻肺法可治疗支气管扩张以及哮喘等；与泻心法、滋肾法合用，可治疗失眠、高血压、糖尿病及其并发症等。除以上内科疾病外，带状疱疹以及乳腺炎等外科疾病以及围绝经期诸症、多囊卵巢综合征等妇科疾病也常用此法。临床常用的清肝法包括清肝泻热法、清肝解郁法、清肝利湿法、清肝和胃法、清肝利胆法、清肝泻肺法等。

（一）清肝泻热法

适用于肝火上炎的病证。症见头晕头涨，目赤耳鸣，耳聋，鼻衄，口干而苦，不寐多梦，甚则彻夜不眠，急躁易怒，不思饮食，便秘溲赤，舌红苔黄，脉弦而数。多见于顽固性偏头痛、高血压、动脉粥样硬化、急性黄疸性肝炎、急性胆囊炎以及结膜炎、虹膜炎等。方选龙胆泻肝汤加减。药用龙胆草、黄芩、栀子、泽泻、车前子、当归、地黄、柴胡、甘草。

（二）清肝解郁法

适用于肝郁化火的病证。症见性情急躁易怒，或精神抑郁，胸胁胀满，口苦而干，或嘈杂吞酸，大便秘结，或颈前喉结两旁轻度或中度肿大，烦热，易出汗，甚则眼球突出，手指颤抖，面部烘热，舌红苔黄，脉弦数。多见于神经衰弱、焦虑症、更年期综合征及甲状腺功能亢进症等。方选丹栀逍遥散或栀子清肝汤合消瘰丸加减。药用：柴胡、薄荷、郁金、制香附、当归、白芍、白术、茯苓、牡丹皮、栀子等，可配合牛蒡子、生牡蛎、浙贝母消瘰散结。

（三）清热利湿法

适用于肝经湿热的病证。症见胁肋胀闷或灼热疼痛，口苦口黏，胸闷纳呆，恶心呕吐，小便黄赤，大便不爽，或兼有身热恶寒，身目发黄，阴肿阴痒，睾丸坠胀作痛，小便淋浊或妇女带下黄臭等。方选龙胆泻肝汤加减。多见于急慢性肝炎、胆囊炎、胆囊结石以及膀胱炎、尿道炎、阴道炎、带状疱疹等。药用龙胆草、黄芩、栀子、泽泻、车前子、川楝子、延胡索。

（四）清肝和胃法

适用于肝火犯胃，胃失和降的病证。症见胃痛较甚，痛势急迫，吞酸时作，嗳气酸腐，胸脘胀闷，两胁胀满，心烦易怒，口苦口干，咽干口渴，甚则吐血色红或紫黯，舌红，苔黄，脉弦数。多见于反流性食管炎、急慢性胃炎、胃溃疡、肝硬化食管-胃底静脉曲张破裂出血等。方选化肝煎或丹栀逍遥散加左金丸加减。药用青皮、陈皮、芍药、牡丹皮、栀子、黄连、吴茱萸、柴胡、白术、茯苓等。

（五）清肝利胆法

适用于湿热砂石郁滞，肝胆失疏，脾胃不和的病证。症见身目发黄，黄色鲜明，上腹、右胁胀闷疼痛，牵引肩背，身热不退，或寒热往来，口苦咽干，呕吐呃逆，尿黄赤，大便秘，苔黄舌红，脉弦滑数。多见于急慢性肝炎、胆囊炎、胆结石、酒精性肝病、肝硬化等。方选大柴胡汤加减。药用柴胡、黄芩、半夏、大黄、枳实、郁金、佛手、茵陈、栀子、白芍、甘草。

（六）清肝泻肺法

适用于肝郁化火，上逆侮肺的病证。症见咳嗽上气阵作，咳时面赤，咽干口苦，常感痰滞咽喉而咯之难出，量少质黏，或如絮条，甚则痰中带血或纯血鲜红，胸胁胀痛，咳时隐痛，症状随情绪波动而增减，舌红或舌边红，舌苔薄黄少津，脉弦数。多见于支气管扩张、咳嗽变异性哮喘及小儿急性支气管炎等。方选黛蛤散合泻白散加减。药用：桑白皮、地骨皮、黄芩、山栀子、牡丹皮、青黛、海蛤壳、粳米、甘草、紫苏子、竹茹、枇杷叶。

三、现代研究

肝病实证以交感神经功能偏亢为主，其病理生理改变包括能量消耗增加，心血管活动亢进，血液循环加强，肾上腺素分泌增加[4]。这与肝病实证临床特征，如头涨痛、烦躁易怒、面红目赤、口干、脉弦数等密切相关。胡随瑜等[5]报告健康人90.5%自主神经功能测值正常，副交感神经亢进占9.5%；而肝火上炎证患者的自主神经功能异常率为85%，以交感神经亢进为主，占63%，副交感神经亢进占13%，双向紊乱为9%。朱崇学等[6-7]报道肝火上炎证患者血浆去甲肾上腺素、肾上腺素、多巴胺显著高于健康人组，说明肝火上炎证具有外周交感-肾上腺髓质系统兴奋性增高的病理生理学基础。以上研究均证实肝火上炎证患者机体代谢增强，机体处于能量消耗阶段。

多项研究表明，清肝法在抗肝纤维化方面具有一定的作用。韩向晖[8]研究中药复方清肝活血方及其拆方（清肝方以及活血方）抗酒精性肝损伤大鼠肝细胞内质网应激（endoplasmic reticulum stress，ERS）性凋亡的作用及机制时，发现酒精性肝损伤模型大鼠发生了明显的ERS反应性肝细胞凋亡，清肝活血方及其拆方对其有明显的抑制作用，其机制可能通过降低血清总同型半胱氨酸（total homocysteine，tHCY）水平，抑制eIF2α蛋白磷酸化及下调ERS凋亡相关因子GRP78、Caspase-3的表达来实现。其中，全方和清肝方在改善模型大鼠肝细胞总凋亡率及调节ERS凋亡基因和蛋白水平方面均优于活血方。提示君药柴胡和黄芩可能是抗ERS反应性肝细胞凋亡的主要药物，而调控ERS凋亡信号转导通路可能是"清肝法"治则的机制之一。贾爱芹[9]在清肝抑纤饮及其拆方防治大鼠肝纤维化作用的研究中，发现含清热解毒药物的组别在降低血清透明质酸（hyaluronic acid，HA）水平、降低肝组织丙二醛（MDA）含量、抑制TNF-α表达方面作用显著。

四、名家精言

（一）张景岳论清肝火

张景岳所创之"化肝煎"立肝火证治之一法。认为郁怒伤肝，气逆动火，烦热动血，胁痛胀满等证，宜清化肝经之郁火，用青皮、陈皮、山栀子、芍药、泽泻与土贝母。善解肝气之郁，平气逆而散郁火是本方的精神与特点，也代表肝郁化火是临床常见的现象，但若郁火之势，非实不泻，非壮不清，则宜化。气化则气逆能平而郁火即散，避免诛罚太过。

（二）王旭高论清肝火

王氏治实火有三：肝火上炎，清之不已，用牡丹皮、山栀子、黄芩、连翘、夏枯草等；若火热较重，向内向下，宜用如龙胆泻肝汤、泻青丸之类。如肝火实者，或兼心火亢盛之症，可实则泻其子，可用导赤散、凉膈散之类。郁火之治有二：木郁则达之，火郁则发之，治之当从《内经》"结者散之"之意，药以逍遥散为主方。如郁怒伤肝，肝郁化火，气逆火动，则宜改用化肝之法，王氏选景岳之化肝煎。虚火之治有二：如水亏而肝火盛者，清之不应，当益肾水，遵"乙癸同源"之义运用虚则补母之法，如六味丸、大补阴丸之类。如肝火上炎，运用清肝诸法后，其肝火仍不能清者，应考虑本病属肺金不能制木，使木火之气亢盛，而致刑金。药用沙参、麦冬、石斛、天冬、玉竹、石决明、枇杷叶之类。

（三）秦伯未论清肝火

秦老对肝尤为重视，认为肝的生理病理在五脏中涉及最广、引起病症最多。对肝阴虚与肝血虚、肝火与肝热及肝阳与肝风间的细微区别进行了很详细的鉴别。秦老认为肝火与肝热的鉴别，曰"火性炎上，其症状以头痛昏胀，面热面红，口苦，目赤，耳鸣等最为常见"；"肝热多指烦闷，口干，手足发热，小便黄赤等，无冲激上逆现象"；"静则为热，动则为火"。治疗肝热或肝火冲激，宜清肝、凉肝及泻肝。秦老强调"治肝火需分轻重，兼顾肝阴，肝火症的治疗，并非一派苦寒泻肝方药所能解决，轻者宜辛宜凉，乘热达之，重者宜清宜降，治其上升，若肝逆太过，则用苦寒直折，但都需照顾肝阴，如常用的龙胆泻肝汤，既以泻肝为主，但又用生地滋阴，当归活血，柴胡疏散"，都是值得我们深入研究和学习的地方。

（江宇泳、杜宏波）

参考文献

[1] 王爽，曲长江. 中医清肝法的理论探讨 [J]. 辽宁中医药大学学报，2009，11（9）：18-19.

[2] 陈如泉，凡润泉. 龙胆泻肝汤源流考 [J]. 山东中医学院学报，1981（1）：60-61.

[3] 邓中甲. 方剂学 [M]. 北京：中国中医药出版社，2010：106-108.

[4] 王子栋. 植物性神经系统生理学 [M]. 北京：科学出版社，1994：21，379.

[5] 胡随瑜，潘其民，王勇华，等. 中医肝病常见证型的植物神经功能状态研究 [J]. 湖南中医杂志，1996，12（1）：11-14.

[6] 朱崇学，金益强，张翔，等. 肝火上炎证和肝胆湿热证患者血浆儿茶酚胺测定 [J]. 湖南医科大学学报，1996，21（4）：308-310.

[7] 朱崇学，金益强，胡小萍，等. 肝火上炎证患者红细胞内核苷酸含量分析 [J]. 湖南医科大学学报，1995，16（6）：347-349.

[8] 韩向晖. 清肝活血方及其拆方抗酒精性肝损伤大鼠肝细胞内质网应激性凋亡的作用及机制 [J]. 中国中西医结合杂志，2011，31（5）：653-657.

[9] 贾爱芹. 清肝抑纤饮及其拆方防治大鼠肝纤维化作用的实验研究 [D]. 济南：山东中医药大学，2010.

第四节　平肝法

一、概述

肝者，将军之官，主疏泄和藏血，调畅一身之气机，"木曰曲直"，喜条达而恶抑郁。若肝不条达，功能失常，则可出现两方面的病理表现：一是肝失疏泄，气机不通，出现气机郁结的病理变化，如胸胁、两乳或少腹胀痛不适；二是升发太过，为肝脏功能亢进，表现为刚强、暴烈的病理状态，病变特点为"逆"，多由情志刺激、阴虚无以制阳等所致，根据病势表现不同，可分为上逆和横逆两种[1]：形成肝气上逆、肝火上炎、肝阳上亢、肝风内动和肝气横犯脾胃的表现，如眩晕、面赤烦躁、易怒、筋脉拘急、胃痛呕吐腹泻等症状。《类证治裁》即云"肝木性升散，不受遏郁，郁则经气逆，为嗳，为胀，为呕吐，为暴怒胁痛，为胸满不食，为飧泄，为疝，皆肝气横决也"[2]。而平肝法，即是针对后者升发之太过，惊者平之、重可镇怯。平者，平其亢也。平而降之，平而敛之，或潜阳平肝，或滋阴平肝，或平肝和阳，或养血平肝，最终使肝体得疏，肝用得健，气血调和，经络通达，全身脏腑功能恢复正常[3]。

平肝法的理论由来已久。早在《素问·至真要大论》中便言及"诸风掉眩，皆属于肝"等能够反映肝阳偏亢、肝风上扰的病机理论；《金匮要略》中提到"奔豚气上冲胸，腹痛，往来寒热，奔豚汤主之"，其运用平肝降逆的方法治疗肝气冲逆，上冲腹、胸及咽喉所致的奔豚气病。而后，诸多医家对平肝法开展了丰富的探究，比如刘完素说过："所谓风气甚而头目眩运者，由风木旺，必是金衰不能制木，而木复生火。风火皆属阳，多为兼化，阳主乎动，两动相搏，则为之旋转。"（《素问玄机原病式》）他从五运六气太过与不及提示了眩晕发病的原因，并且从风火立论确立"平肝法"的治疗思路。清代的叶天士更是在《临证指南医案·肝风》中对于平肝法有着详细的阐述，"肝为风木之脏……肺金清肃下降之令以平之"。这些理论对于后世对平肝法的深入研究有着重要的影响和指导意义。

肝升发太过，依据其病理因素，又可将其分为肝气、肝火、肝风三种。肝气有侮脾乘胃、冲心犯肺、夹寒夹痰、本虚标实之种种不同。肝气上冲于肺，猝得胁痛，暴上气而喘，宜抑肝；肝气乘脾，脘腹呕酸者，宜泻肝和胃；肝气胀甚，疏之更甚者，当柔肝。肝风一症，虽多上自颠顶，亦能旁走四肢，上冒者，阳亢属多；旁走者，血虚为多。然内风多从火出，气有余，便是火，宜息风和阳。肝火燔灼，游行于三焦，一身上下内外皆能为病，难以枚举，如目红颧赤，痉厥狂躁，淋闭疮疡，善肌烦渴，呕吐不寐，上下血溢皆是，宜清肝；肝火上炎，清之不已，当别制肝，清金以制木火之亢逆也[4]。

平肝法适用于眩晕耳鸣、头目涨痛、心悸、烦躁易怒、腰膝酸软、筋脉拘急、头重脚轻等症状，舌红少津，脉弦有力或弦细数。现代医学也用其进行脂肪肝等慢性肝病中的肝阳上亢证治疗[5]。常用药：天麻、钩藤、石决明、白芍、代赭石、牛膝等。

二、常用平肝法

平肝法在临床上应用良多，对多种疾病中的肝阳上亢证均有良好的疗效。按照王旭高的治肝三十法，大致可以将其归纳为：平肝气法（分疏肝法、柔肝法）、平肝火法（分清肝法、泻肝法）、平肝风法（分镇肝法、平肝法）及五行补泻平肝法（分补脾平肝、清肺平肝法），共四类八法[6]。现以此为基础，结合临床研究可将平肝法大概分为以下几类：

（一）平肝潜阳法

是指用重镇潜阳的方药，以达到平抑肝阳、敛纳肝气、调和经脉的治法。主要用于阴不维阳、肝阳亢逆于上所致的耳鸣耳聋、头晕头痛、烦躁易怒，以及惊悸癫狂等症。正如《杂病源流犀烛》中"治怒为难，惟平肝可以治怒，此医家治怒之法也"。此法常用药有石决明、珍珠母、牡蛎、代赭石、山羊角、紫贝齿、刺蒺藜、罗布麻、决明子等。常用方剂如平肝潜阳汤、天麻钩藤饮等。

（二）滋阴平肝法

是指用滋养肝肾之阴、敛纳肝气的方药，以达到滋阴敛阳的治法。主要用于阴液亏损筋脉失养，阴虚风动引起的手足蠕动或筋肉眴动，午后潮热，盗汗，五心烦热，口干咽燥，形体消瘦，舌红，苔少，脉弦数。其病因主要有三个方面：由于年老体亏，肾阴不足，水不涵木，以致阳亢于上；热病后期或内伤杂病长期不愈，阴液亏损，不能濡养筋脉；出血过多或久病血虚以致肝肾失养，肝风内动。此法常用药有生地黄、玄参、天冬、白芍、石斛等。常用方剂如大定风珠、滋阴平肝汤等。

（三）养血平肝法

是指用养血营肝、疏调气血的方药，以达到养血平肝、调和经气的治法。如王旭高所言，肝风"旁走者，血虚为多"。本法主要用于血虚导致经脉失养引起的手足蠕动，或肌肉瞤动，肢体麻木活动不利，眩晕耳鸣，目糊目涩，爪甲不荣，脉弦细。肝主藏血，在体为筋，开窍于目，其华在爪。肝血虚，无以濡养筋脉则手足蠕动或肌肉瞤动，肢体麻木活动不利，爪甲不荣。肝血虚不能上荣于头目则眩晕耳鸣，目糊且涩。此法多用白芍、阿胶等药以敛肝阴、益肝血。常用方剂如养血平肝散（汤）等。

（四）平肝活血法

是指用活血化瘀、平肝潜阳的方药，以达到平抑肝阳、活血养肝的治法。主要用于瘀血所致的头刺痛不移，爪甲紫黯，肌肤甲错，脉沉涩。"久病入络"，肝阳上亢与血瘀是相互促进的，导致肝阳上亢的病理基础是肝肾阴虚，而肝肾阴虚又可导致血瘀的产生。肝藏血，性喜条达、恶抑郁，若肝阴不足，在导致肝阳上亢的同时，还易导致疏泄失于调畅，造成气滞血瘀。此外，阴液不足可导致脉络涸涩，血行涩滞而产生瘀血。阴虚阳亢，虚火内生亦可灼血成瘀。此法常用丹参、益母草、地龙等活血化瘀。常用天麻钩藤饮合活血药物。

（五）泻热平肝法

是指用清热泻火、平抑肝阳的方药，以达到清热平肝的功效。主要用于除言语、肢体运动障碍外，伴有身热躁动、颜面潮红、气粗口臭、大便秘结、舌红苔黄、脉弦滑等火热之证。肝体阴而用阳，火热上炎，耗伤营阴，阴不敛阳，阳亢于上。此法常用生大黄、黄芩、生山栀子苦寒直折，天麻、钩藤等平抑肝阳。

三、现代研究

目前针对慢性肝病中的平肝法机制研究仍有很多工作需要开展。其他领域的相关研究对认识平肝法的内在机制有一定帮助。近年来的多项研究表示，平肝代表方剂天麻钩藤饮治疗高血压病肝阳上亢证的机制主要有以下几个途径：①清除氧自由基；②调节一氧化氮、内皮素的分泌；③影响肾素-血管紧张素系统；④改善胰岛素抵抗；⑤调节糖脂代谢[7]。李臻琰[8]、胡小勤[9]等对肝阳上亢型大鼠的蛋白质组特征及天麻钩藤饮的干预特征进行研究，结果发现，蛋白质组的改变与上述机制存在密切相关性。

四、名家精言

（一）王旭高论平肝法

王旭高于《西溪书屋夜话录》中提出治肝风八法，其中一法曰平肝。其认为，肝气、肝火、肝风同出而异源，可互相转化。肝风有虚实之异，一为阳亢风动，上冒头目，故为风阳；一为厥阴化风，由阴血亏虚而引起的肝风。故其治法亦异耳。一为息风和阳，意即凉肝之法，主要用于肝风初起，肝阳亢盛，阴血未伤之证，药用羚羊角、牡丹皮、甘菊、钩藤、石决明等，以解燃眉之急。若凉肝不应，考虑风阳过亢，肝阴已伤，并进一步劫伤阴血，治则息风潜阳，药用牡蛎、生地黄、女贞子、玄参、白芍、菊花、阿胶，使其滋肝以息风，潜阳以固本。运用平肝法，并不意味着一味拘泥于平肝，其强调凡人必先有内风而后外风，亦有外风引动内风者，故肝风门中，每多夹杂，则搜风之药，亦当引用也，如天麻、羌活、独活、薄荷、蔓荆子、防风、荆芥、僵蚕、蝉蜕、白附子等。

（二）张锡纯论平肝法

张锡纯既是近代中西医汇通大家，又是治疗杂病颇有独创精神的临床大家。其治学严谨，以《内经》《伤寒论》《金匮要略》为基础，撷取后世诸家之精华，在治肝、仲景调肝治法及后世发展研究方面，其所论别开生面。在《医学衷中参西录》

载有"凡人之元气之脱，皆脱在肝，故人虚极者，其肝风必先动，肝风动，即元气之欲脱之兆也"。治则反常人所思之参附汤、独参汤，因"人参以救无气之下脱，犹足恃，而以救元气之上脱，若单用之转有气高不返之弊"，治则予山萸肉、生龙骨、生牡蛎等，言"萸肉救脱之功，较参、术更胜"，其根据《神农本草经》所言，释其"萸肉既能敛汗，又善补肝，是以肝虚极而元气将脱者服之最效"。此山萸肉所救之元气脱，实乃肝肾阴虚至极所致，所谓阴脱是也。

（三）刘弼臣论平肝法

刘弼臣在临床中治疗肺病亦注重肺金、肝木、脾土之间的相生相克关系，如哮喘之治，刘弼臣倡"外风引动内伏风痰论"，立调肺平肝法，从金木相克关系研究小儿哮喘的治疗，其方用钩藤、地龙、秦皮清热平肝搜风平喘，再加辛夷花、苍耳子、玄参、板蓝根、山豆根等调肺之品，以紫石英温肾纳气，共达调肺平肝、止咳平喘之效。其中，钩藤、秦皮及紫石英为刘老治哮常用，而钩藤、秦皮均为肝经之药，故可见其对哮病重视肝的调理。

（四）邹良材论平肝法

邹良材在王旭高的治肝病三十法基础上，加以化裁整理，总结出治肝病八法，其中肝风上冲则头目眩晕，头痛耳鸣，旁走则经脉牵掣或四肢麻木作痛，内冲则胸闷痞胀，恶心。此外，如心惊肉跳，口眼㖞斜，甚至瘫痪昏厥等皆属肝风之类。常见病：高血压、中风、神经衰弱、昏迷、惊厥、梅尼埃病、脑血管意外、甲亢等。治疗上常用石决明、牡蛎、龙骨、龙齿、贝齿、生铁落、代赭石、磁石以镇肝，羚羊角、天麻、钩藤、全蝎、地龙、杭菊等以平肝潜阳，此类药物在临床上常与清肝或柔肝药物同用，更能收得预期之效。

（叶永安、杜宏波）

参考文献

[1] 刘绍永，游璐."体阴而用阳"角度探讨"肝病"辨证用药特点 [J].环球中医药，2018，11（12）：1981.
[2] 林珮琴.类证治裁 [M].北京：人民卫生出版社，1988：157-158.
[3] 王丽华，孙丽霞.平肝法探析 [J].中医中药，2012，10（25）：598-599.
[4] 张重寿.临床平肝法应用 [J].青海医药杂志，2007，37（10）：51-52.
[5] 郭绮妮，徐珊.疏肝、柔肝、镇肝、平肝法治疗脂肪肝 [J].中国中医药现代远程教育，2008，6（8）：961-962.
[6] 朱世楷，尤松鑫，邹良材.肝病诊疗经验 [M].南京：江苏科学技术出版社，1983：27.
[7] 王莉莉.天麻钩藤饮治疗高血压病肝阳上亢证的作用机制研究进展 [J].湖南中医杂志，2010，26（2）：123-124.
[8] 李臻琰，李炜，颜永平，等.天麻钩藤饮对高血压肝阳上亢证大鼠下丘脑差异蛋白质表达的影响 [J].中国临床康复，2006，10（47）：58-61.
[9] 胡小勤，曾学文，岑卫健，等.天麻钩藤饮与高血压病肝阳上亢证方证相关的蛋白质组学初步研究 [J].时珍国医国药，2012，23（8）：1916-1917.

第五节　祛湿法

一、概述

祛湿为祛除湿邪的统称。分化湿、燥湿、利湿等法。湿在上焦宜化，在中焦宜燥，在下焦宜利。脾主运化水湿，治湿应注意健脾。化湿是用芳香祛湿的药物以宣化上焦湿邪的方法。如湿邪在表，用疏表化湿，如藿香正气散。湿温时疫，喉痛胸闷，用清热化湿法，如甘露消毒丹。燥湿是用苦燥药祛除湿邪的方法，适用于中焦湿证。有苦温燥湿、苦寒燥湿等。利湿是用渗湿利水药使湿邪从小便排出的方法。有淡渗利湿、温阳利湿、滋阴利湿、清暑利湿、清热利湿、温肾利水等法。

湿作为一种致病邪气，具有重浊黏腻性趋下、易阻气机易伤阳的特点，是诸多病原微生物如细菌、病毒等赖以生存的内在基础，也是临床许多疾病，尤其是慢性病变过程的常见的原因。因此，祛湿也成为临床常用的治疗方法。

湿的来源有外、内之分。外湿自外而来，多因于气候潮湿，或居处潮湿，或淋雨涉水，或汗出沾衣，在湿气弥漫或浸渍的情况下，侵扰人体而发病。在这一过程中，湿邪致病要有一个前提条件，即存在着机体正气的相对或绝对不足，且多呈现为复合状态，即与其他邪气相合致病，常见有风湿、寒湿、湿热、暑湿、风寒湿、风湿热等组合方式，临床可导致感冒、泄痢、黄疸、痹证、湿温等病证。

内湿为自内而生，每因先天脾胃不足，或他病致脾胃亏虚，或过食肥甘，或恣啖酒酪，一者脾气虚弱则运化无力，二者脾荷过重而难以履职，这样就使水湿无法尽排，留存体内。这一过程说明，内湿是绝对与相对脾虚的病理产物。内湿产生后，又因于脏腑的寒热不同而呈现寒湿及湿热两种状态，并常留居于中、下二焦，可散见于胃痛、腹痛、胁痛、黄疸、臌胀、淋浊、带下等病证中。

受内环境的影响，内湿在形态上还可发生从无形到有形的改变，如凝而成痰，留而成饮，聚而成水。而这几种病理产物在其形成之初，都具有湿的一些基本特征，如痰湿、水湿等，而一旦形成则又有各自的致病特点，如痰可随气机升降而无处不到，致病具有广泛性与复杂性，可致咳嗽、哮病、喘证、胸痹、癫病、头痛、眩晕、中风等；饮往往以阳虚为病理基础，形成后常停留于胸肺、胸胁、胃肠等某一局部，可致咳嗽、喘证、心悸、呕吐等；水则常责之于肺、脾、肾功能失职，形成后常泛溢肌肤，甚或停于胸、腹，可致水肿、臌胀等。

二、常用祛湿法

祛湿法以祛除湿邪为治疗目标，分类不外乎两面：一为利用具有祛湿功效的药物直接针对湿邪的治疗，包括燥湿法、利湿法；二为利用具有扶正功效的药物通过调理脏腑功能间接针对湿邪的治疗，即化湿法。其中燥湿法是从药物性味角度而言，包括苦味燥湿法、风药燥湿法等；利湿法为祛湿途径所分，包括发汗利湿法、逐水利湿法、通肠利湿法等；化湿法主要立足调理脏腑功能，包括芳香化湿法、宣肺化湿法、健脾化湿法、温肾化湿法、疏肝化湿法等。

（一）苦温燥湿法

适用于湿邪或寒湿阻于中焦脾胃的证候。症见脘闷腹胀，不思饮食，口淡无味，渴不多饮，呕恶便溏，困倦嗜睡，舌苔白腻，脉濡或滑。方选平胃散加减，常用药物有苍术、厚朴、草果、半夏、陈皮等。

（二）苦寒燥湿法

适用于因热生湿的湿热胶结之证。症见身热不扬，口渴不欲饮，胸脘痞闷，心中烦闷，小便短赤，大便稀溏色黄，苔黄滑腻，脉滑数。方选二妙散加减，常用药物有黄芩、黄连、黄柏、龙胆草等。

（三）风药燥湿法

适用于湿邪侵袭四肢关节、湿滞肌肉筋骨之证。症见四肢关节不利，肌肉疼痛，腰背重痛，或一身尽痛，不能转侧，苔腻，脉浮或弦。方选羌活胜湿汤加减，常用药物如羌活、独活、防风、秦艽、桑寄生等。

需要指出，燥湿法是据拮抗中和的治疗机理所立之法，应当遵循中病即止的原则，如《素问·五常政大论》所云："无使过之，伤其正也。"药物角度来说，苦温之品既能燥湿，过用则易伤津耗液；风药辛散，性善走窜开泄，亦有耗气伤阴之弊，此两法尤显燥湿之效，对阴虚津少及气虚体质者当慎用。即使为病情所需而短期使用，亦需在用量及用时上仔细斟酌，如金·张从正《儒门事亲·七方十剂绳墨订》曰："所谓燥剂者……非积寒之病，不可用也。若久服，则变血溢、血泄、大枯大涸、溲便癃闭、聋瞀痿弱之疾。"苦寒燥湿法祛湿之力稍逊，但苦寒之品有伤脾胃阳气之弊，尤其对脾胃阳虚者尤宜审慎。如清·张璐《本经逢原·黄连》曰："然苦寒之剂，中病即止，岂可使肃杀之令常行，而伐生发冲和之气乎？"提示苦寒之剂应中病即止。

（四）发汗利湿法

适用于湿邪在表之证。症见恶寒发热，肌表无汗，肢体酸楚疼痛，口不渴，舌苔薄白或滑，脉浮而缓或濡。方选麻杏苡甘汤、葛根汤、桂枝芍药知母汤、桂枝加黄芪汤加减，常用药物有麻黄、桂枝、紫苏、生姜、白芷等。

（五）逐水利湿法

适用于水湿壅盛之证，尤宜于湿停下焦所致的水肿、泄泻、癃闭、淋浊等。方选五苓散加减，常用药物有茯苓、猪苓、泽泻、薏苡仁、香加皮、车前子、滑石、川木通等。

（六）通肠利湿法

适用于水肿腹胀，二便不通，形气俱实的证候。方选十枣汤加减，常用药物有大戟、甘遂、芫花、牵牛子、商陆等。

（七）芳香化湿法

适用于治疗湿阻轻证或兼有表湿的情况。症见口淡，纳呆，胸闷，泛漾欲恶，大便溏薄，舌苔白腻，脉濡或浮。方选藿香正气散加减，常用药物有藿香、佩兰、香薷、紫苏梗、石菖蒲、砂仁等。

（八）宣肺化湿法

适用于湿阻上焦证候。方选三仁汤加减，常用药物有滑石、杏仁、白蔻仁、竹叶、半夏、白通草等。

（九）健脾化湿法

适用于湿阻中焦或寒湿困脾证，且尤适于久湿不除之证。方选六君子汤、苓桂术甘汤为代表方剂加减，常用药物有黄芪、白术、党参、山药、白扁豆等。

（十）温肾化湿法

适用于湿从寒化，水停下焦的证候。方选真武汤为代表方剂加减，常用药物有附子、肉桂、干姜、吴茱萸、补骨脂、益智仁等。

（十一）疏肝化湿法

本法适选逍遥散为代表方剂加减，常用药物有柴胡、川芎、香附、青皮、郁金、当归等。

三、现代研究

鲁艳平等[1]通过观察清热祛湿健脾方对慢性乙型肝炎肝纤维化的临床疗效及其对转化生长因子-β1（transforming growth factor-β1，TGF-β1）和血小板衍生生长因子（plateletderived growth factor，PDGF）的影响，发现清热祛湿健脾方可明显改善慢性乙型肝炎肝纤维化的病情，其作用机制可能与下调外周血清 TGF-β1 和 PDGF 水平有关。史晓伟等[2]临床观察清肝祛湿活血方治疗非酒精性脂肪性肝病患者，能够显著改善非酒精性脂肪性肝病患者临床症状，与治疗前比较，治疗后两组患者的谷丙转氨酶、谷草转氨酶、总胆固醇、甘油三酯、低密度脂蛋白、胆固醇、胰岛素抵抗指数、体重指数及腰围均明显下降。王心蕊等[3]研究表明基于清热祛湿活血立法的加味茵芍散对大鼠肝纤维化有一定的逆转作用，其抗肝纤维化分子机制可能与抑制或下调 TGF-β1、β-catenin mRNA 和蛋白质的表达，从而阻断 TGF-β1、Wnt/β-catenin 细胞通路的激活有关。刘超等[4]观察清热祛湿益气法对伴刀豆球蛋白（ConA）诱导肝损伤小鼠肝组织超微结构的影响发现，清热祛湿益气法对 ConA 诱导的肝损伤具有明显的拮抗作用。庆慧等[5]研究得出清热祛湿益气方可抑制肝细胞凋亡，对 ConA 诱导的急性肝损伤具有治疗作用。

四、名家精言

（一）张仲景论祛湿法

张仲景认为祛湿之法，有汗、吐、下之分。张仲景治疗黄疸特别重视给湿邪以出路。"诸病黄家，但利其小便"，强调了祛湿的重要性和举例说明祛湿的法则。从张仲景治疗黄疸的方药分析，其祛湿之法可谓汗、吐、下兼备。湿邪偏于表者，以汗法为主。"伤寒瘀热在里，身必黄，麻黄连轺赤小豆汤主之"（《伤寒论》）。湿邪在里者当下当利之。"阳明病……但头汗出，身无汗，剂颈而还，小便不利，渴引水浆者，此为瘀热在里，身必发黄，茵陈蒿汤主之"（《伤寒论》）。又有湿热壅遏，湿重于热者以"茵陈五苓散主之"。湿邪偏于上者即用吐法。"瓜蒂汤，治诸黄"（《金匮要略》）。

（二）关幼波论祛湿法

关幼波认为慢性肝炎多因湿热之邪未能彻底清除，余邪留恋，寄于肝胆或蕴积脾胃，治疗时要"在扶正的基础上，佐以祛湿解毒之品"。病邪"偏于上中二焦者，除利湿外，尚应注意宣化畅中而散湿，以便从上中二焦化散；若偏于中下二焦者，则畅中通利，使之从大便或小便泄利；若弥漫三焦，则宣上畅中，通利三焦"[6]。

（三）姜春华论祛湿法

姜春华认为病毒性肝炎"目前中医亦知本病为病毒传染，但在治疗上仍以湿热为因"。其治疗慢性肝炎认为"清热利湿仍为主药"。并认为凡急性黄疸性肝炎"初起时病机总以湿热为本，治疗以清热为主，利湿次之，因为清热有消炎解毒作用，利湿有通利小便、促进排除黄疸作用，利湿协助清热"[7]。

（叶永安、杨先照）

参考文献

[1] 鲁艳平，郑娟丽，杨从意，等．清热祛湿健脾方抗乙型肝炎肝纤维化的研究[J]．世界中医药，2017（6）：139-142.

[2] 史晓伟，王一强，张玉香，等．清肝祛湿活血方治疗非酒精性脂肪肝的疗效评价[J]．中国实验方剂学杂志，2016（15）：181-184.

[3] 王心蕊，鲁玉辉，郑旭，等．基于转化生长因子-β₁、β-catenin 的表达水平初步探讨清热祛湿活血法干预大鼠肝纤维化的机制[J]．世界华人消化杂志，2015（17）：2697-2706.

[4] 刘超，黄霞，孙为，等．清热祛湿益气法对 ConA 诱导急性肝损伤小鼠的超微病理研究[J]．时珍国医国药，2010（4）：830-831.

[5] 庆慧，黄霞，刘惠霞，等．清热祛湿益气方对肝损伤细胞凋亡相关蛋白表达的影响[J]．中医杂志，2009，50（9）：839-841.

[6] 北京中医医院．关幼波临床经验选[M]．北京：人民卫生出版社，1979.

[7] 戴克敏．姜春华运用茵陈蒿汤的经验[J]．山西中医，2012，28（4）：4-5.

第六节 活血法

一、概述

活血法是一种运用具有活血化瘀、消散作用的，或能攻逐体内瘀血的药物，治疗瘀血病证的方法。临证可见，肝血瘀滞证是肝病很常见的一种证候，也是很多疑难肝病缠绵难愈的关键证候之一，且常与其他证候交互并见，相互影响，如气滞血瘀证、寒凝血瘀证、痰凝血瘀证、热壅血瘀证等等。一旦肝经疏泄失常，气血失和，血脉不畅，形成血瘀，辨证为肝血瘀滞证，当治以活血化瘀法。

活血法的运用最早应用于"积聚"等病症的治疗，现代医学把慢性乙型肝炎肝硬化、酒精性肝炎肝硬化、非酒精性脂肪性肝炎肝硬化、肝癌等等均归于"积症"的范畴。"积聚"一名首见于《黄帝内经》"人之善病肠中积聚者也"。《灵枢·百病始生》"积之始生，得寒乃生，厥乃成积也……若内伤于忧怒，则气上逆，气上逆则六输不通，温气不行，凝血蕴里而不散，津液涩渗，著而不去，而积皆成矣"，指出寒邪或忧怒导致血瘀证，血瘀日久形成积症。其治疗方法主要是活血化瘀，如"血实宜决之""疏其血气，令其调达，而致和平""坚者消之""结者散之""留者攻之""菀陈则除之者，去血脉也""病在脉，调之血；病在血，调之络"等等。以上可见《黄帝内经》已形成了活血化瘀的基本概念，是活血法理论的雏形，为后世医家研究发展血瘀理论、创制活血化瘀方药奠定了理论基础。汉代张仲景首创血瘀辨证论治法则，建立了理气活血、泄热化瘀、除湿化瘀、逐水破瘀、温经祛瘀等多种灵活多变的活血化瘀方法，并且创制了一批有疗效的活血良方，如桃核承气汤、大黄牡丹汤、温经汤、茯苓丸、鳖甲煎丸、下瘀血汤、抵当汤、当归芍药散、大黄䗪虫丸、旋覆花汤等，其中鳖甲煎丸及其同类制剂如复方鳖甲软肝片等目前广泛应用于肝纤维化的治疗。宋代《太平惠民和剂局方》对于"产后心腹痛欲死，百药不救者"，以五灵脂与蒲黄组成失笑散救治；金元时期刘完素认为"六气皆从火化"，阐明了热邪、燥邪致瘀的特点，他说"燥之为病，血液衰少，而又气血不能通畅"，故治疗燥病时，除用"退风散热"之品外，还要注意合用"活血养液、润燥通气之凉药"。李东垣在《医学发明》中提出"血者，皆肝之所主，恶血必归于肝，不问

何经之伤，必留胁下"，并创制了治疗外伤所致肝经血瘀的复元活血汤，对外伤性瘀血的治疗做出了重要的贡献。朱丹溪认为"气血冲和，万病不生，一有怫郁，诸病生焉"，创立了气、血、痰、湿、食、火六郁之说，并创制越鞠丸，对于以肝经血瘀为主证者，可酌情加用活血化瘀药。王清任的《医林改错》，对血瘀证治做出了重要的贡献，他创制的治疗肝经寒凝血瘀证的少腹逐瘀汤，目前仍然广泛应用于临床。

活血法适用范围很广，如瘀阻于心所致的胸闷心痛、口唇青紫。瘀阻于肺所致的胸痛咯血、瘀阻于肝所致的胁痛痞块、瘀阻于胞宫所致的小腹疼痛、月经不调、痛经等；瘀阻于肢体所致的局部肿痛青紫；瘀阻于脉络所致的半身不遂等。常用川芎、桃仁、红花、赤芍、丹参、蒲黄、乳香、没药等药物组成方剂，代表方剂有桃仁承气汤、血府逐瘀汤、复元活血汤、温经汤等。活血化瘀常同补气、养血、温经散寒、清热、行气、攻下等治法配合使用。

二、常用活血法

（一）理气活血法

适用于气滞血瘀证，临床上多见胸胁胀满疼痛，痞聚、癥积等病证。肺主气，调节全身气机，辅心运血，若邪阻肺气，宣降失司，日久可致心、肺气滞血瘀，而见咳喘、心悸、胸痹、唇舌青紫、脉弦涩等表现。代表方剂为血府逐瘀汤，常用药如当归、地黄、桃仁、红花、枳壳、赤芍、柴胡、川芎、桔梗、牛膝等。

（二）温经通络法

适用于寒凝血瘀证，临床表现为局部或周身疼痛，固定不移，或皮肤紫暗不泽，四肢逆冷，痛得温稍减，舌质紫暗，脉沉涩。方用当归四逆汤加减。方药：当归、白芍、桂枝、细辛、木通、制草乌、桃仁、丹参、炙甘草。

（三）清热活血法

适用于热壅血瘀证，临床上可见皮肤发斑，颜色紫暗，或有衄血，身热神昏。舌质红绛或紫暗，苔黄腻，脉细数或滑数。方用清瘟败毒饮加减。方药：生地黄、水牛角、石膏、黄连、栀子、黄芩、知母、牡丹皮、赤芍、连翘、玄参、丹参、紫草、郁金、桃仁、红花、甘草。

（四）化痰通络法

适用于痰瘀互结证，临床上可见肿块，质地坚硬，伴胸闷牵痛，烦闷急躁，或月经不调、痛经等；舌质暗红，苔薄腻，脉弦滑或弦细。方用化痰通络汤加减。方药：法半夏、橘红、枳壳、川芎、红花、远志、石菖蒲、茯神、党参、丹参、炙甘草。

（五）补正活血法

临床常见身疲乏力、少气懒言等气虚之症，又有瘫痪、麻木或窜痛等血瘀之表现，舌淡苔白，脉细涩无力。方用补阳还五汤加减。方药：黄芪、当归、赤芍、川芎、桃仁、红花、地龙、牛膝。若伴有五心烦热、潮热盗汗、头晕耳鸣、腰膝酸软等属阴虚者，可加用麦冬、玉竹、生地黄或左归丸等；若伴有畏寒怕冷，手足不温，腰膝酸冷，精神不振，阳痿遗精，大便溏薄，尿频而清等属阳虚者，可加用右归丸；若面色淡白或萎黄，口唇、眼睑、爪甲色淡，心悸多梦，手足发麻，头晕眼花，妇女经血量少色淡、衍期甚或闭经等属血虚者，可加用熟地黄、白芍、阿胶、何首乌、龙眼肉等。

三、现代研究

活血化瘀临床应用广泛，应用前景十分可观。活血法在肝病治疗方面主要应用于肝纤维化、肝炎肝硬化、肝硬化腹水、肝癌等。有研究发现[1]，疏肝活血方治疗原发性胆汁性肝硬化具有良好的临床疗效，其治疗机制可能与调节机体 Th17/Treg 细胞相关。张俊杰等[2]，通过研究肝纤维化大鼠模型，发现疏肝健脾活血方的抗纤维化机制可能是通过干预 Notch 通路，抑制肝星状细胞（hepatic stellate cell，HSC）活力及肝窦内皮细胞失窗孔化；也可能是降低肝组织 HIF-1α 蛋白、VEGF mRNA 表达量[3]。

目前，治疗肝纤维化、肝硬化最具代表性的有活血化瘀功效的中成药是复方鳖甲软肝片和扶正化瘀胶囊。有报道[4]观察复方鳖甲软肝片对慢性乙型肝炎肝纤维化的组织病理及 HSC 凋亡作用，65 例慢性乙型肝炎患者治疗前、治疗 6 个月肝穿刺活组织检查采用 Ishak 肝纤维化评分，应用 TUNEL 和 α-SMA 双标记免疫组化染色显示 HSC 的凋亡。结果发现治疗组肝组织炎症活动度和肝纤维化程度均有明显改善，活化 HSC 数量明显减少，而 HSC 凋亡数量显著增加。证实复方鳖甲软肝片具有改善肝组织纤维化与炎症作用，机制与抑制 HSC 活化、促进活化 HSC 凋亡有关。徐列明等[5]通过观察扶正化瘀胶囊对抗病毒有效的乙型肝炎肝硬化患者外周血细胞因子的分泌、肝功能及肝硬化程度的影响，发现扶正化瘀胶囊可以减少炎性因子的分泌，从而抑制抗病毒有效的乙型肝炎肝硬化患者的进展。

在活血化瘀单药治疗肝炎肝硬化方面也取得了一定的研究成果。王玉润等[6]应用桃仁提取物合虫草菌丝治疗血吸虫病肝纤维化。经治疗肝纤维化获得较明显的逆转，免疫功能、临床与病理也明显改善，其机制可能是桃仁提取物提高了肝组织胶原酶的活性，从而促进肝内胶原分解，使纤维化自行降解。刘政芳等[7]的研究表明活血化瘀法可以降低肝衰竭患者血液中 TNF-α、IL-1、IL-6、IFN-γ、IL-4 等各种炎性细胞因子水平。田甜等[8]研究表明，丹参、延胡索、三七、桃仁等活血化瘀中药能提高肝脏灌流量和微循环流速。

四、名家精言

（一）叶天士论述活血法

清代叶天士提出了"久病入络"的理论，倡导"通络"之法。他认为"初病在经，久病入络，经主气，络主血"。他所著《临证指南医案》云："大凡经主气，络主血，久病血瘀。"对癥瘕、疟母、噎膈、郁证、痹证、月经胎产等多种有血瘀证候的病证，在治疗上他主张以辛为用，包括辛润、辛温、辛咸（虫、蚁之类），并多以丸剂缓图。叶氏治疗温病出血者，提出了"入营尚可透营转气"，阐述了清营汤中配伍金银花、连翘、淡竹叶的重要意义；他还提出"入血尤恐耗血动血，直须凉血散血"之观点，指出治疗血分病必须辅佐丹参等活血药，"热病用凉药，须佐以活血之品，始不致有冰伏之虑，盖凡大寒大热病后，脉络之中必有推荡不尽之瘀血，若不驱除，新生之血不能流通，元气终不能复，甚有转为营损者"，这对近世治疗出血病证，如弥散性出血、弥散性血管内凝血等应用清热凉血化瘀之法，颇有指导意义。

（二）董建华论述活血法

董建华[9]治疗痹证方面常运用活血通络药物。董老认为痹证日久，风寒湿邪阻滞经络，气血运行不畅，筋脉失于濡养，症见筋脉拘急，肌肉酸痛，屈伸不利，寒热之象均不明显，治以舒筋活络法。董老擅用桑枝、木瓜，两药功专祛风湿拘挛。加用海风藤、鸡血藤、络石藤、丝瓜络、海桐皮、五加皮、豨莶草、路路通等大量藤类药物以养血柔筋通络。若络脉瘀阻，血行不畅则用鸡血藤、赤芍、桃仁、红花、川芎、香附、姜黄、路路通、制乳香、制没药、当归、桂枝、麝香等以通窍温经行气活血通络。董老在治疗胃脘痛方面也常用活血通络之法[10]，若病情尚轻者，董老常用自拟金延香附汤，药用川楝子、延胡索、香附、橘皮、枳壳、大腹皮等；若病情较重者，董老常用自拟猬皮香虫汤，药用炙刺猬皮、炒九香虫、炒五灵脂、川楝子、延胡索、制乳香、制没药、香附、香橼皮、佛手等。

（叶永安、李小科）

参考文献

[1] 孙达志，麻友兵. 疏肝活血方对肝郁脾虚型原发性胆汁性肝硬化患者 Th17/Treg 细胞的调节作用 [J]. 四川中医，2018，36（4）：113-116.

[2] 夏雪皎，黄棪，鲁军，等. 疏肝健脾活血方含药血清对肝纤维化模型大鼠肝窦内皮细胞失窗孔化的影响 [J]. 中医杂志，2018，59（23）：2037-2042.

[3] 夏雪皎，林庚庭，滕飞，等. 疏肝健脾活血方对肝纤维化大鼠肝组织 HIF-1α 蛋白及 VEGF mRNA 表达的影响 [J]. 中华中医药杂志，2018，33（4）：1357-1360.

[4] 周光德，李文淑，赵景民，等. 复方鳖甲软肝片抗肝纤维化机制的临床病理研究 [J]. 解放军医学杂志，2004（7）：563-564.

[5] 吴眉，徐列明. 扶正化瘀胶囊对抗病毒有效的乙型肝炎肝硬化患者外周血细胞因子的调节 [J]. 肝脏，2017，22（12）：1094-1097.

[6] 刘成，刘平，洪嘉禾，等. 桃仁提取物合虫草菌丝治疗血吸虫病肝纤维化的研究 [J]. 中国血吸虫病防治杂志，1991（4）：214-217.

[7] 刘政芳，黄伟，李芹，等. 凉血解毒化瘀方联合中药灌肠治疗慢加急（亚急）性肝衰竭湿热瘀黄证临床研究 [J]. 中国中医药信息杂志，2016，23（2）：37-41.

[8] 田甜. 活血化瘀中药对肝脏微循环影响的实验研究 [C]// 全国第 2 届中西医结合传染病学术会议暨国家中医药管理局第 1 届传染病协作组会议论文汇编.2008：330-336.

[9] 王长洪，陈光新. 董建华治疗痹证的临床经验 [J]. 中医杂志，1982（2）：15-18.

[10] 杨晋翔.名医董建华院士论治胃病学术思想及临床实践[C]//第四次全国温病学论坛暨温病学辨治思路临床拓展应用高级研修班论文集.2018：18-25.

第七节 化痰法

一、概述

中医学上，"痰"与"饮"均是水液代谢所形成的病理产物，一般将稠浊的称为痰，清稀的称为饮，痰不仅是指咳出来的有形可见的痰液，还包括瘰疬、痰核和停滞在脏腑经络等组织中而未排出的无形之痰。化痰法是针对体内津液凝聚成痰而拟定的治疗大法，最早可以追溯到《黄帝内经》时代。《素问·至真要大论》中提到"客者除之"，是后世化痰法的理论基础。《朱氏集验方》云"人之气道贵乎顺，顺则津液流通，决无痰饮为患"。庞安常说："人身无倒上之痰，天下无逆流之水，故治痰者不治痰而治气，气顺则一身津液亦随之而顺矣。"《诸病源候论·痰饮病诸候》说："痰饮者，由气脉闭塞，津液不通，水饮气停在胸腑，结而成痰……脉偏弦为痰，浮而滑为饮。"《外台秘要·痰饮论二首》云："病源痰饮者由气脉闭塞，津液不通水饮气停在胸腑，结而成痰……"历代医家阐述了津液凝聚成痰的原因——气血闭塞。关于痰饮的论述，《金匮要略》论述最为详细，仲景曰"病痰饮者，当以温药和之"，痰为阴邪气，最易伤阳，治痰饮得顾护阳气。《金匮要略·水气病脉证并治》谓"经水前断，后病水，名曰血分，此病难治；先病水，后经水断，名曰水分，此病易治"，痰饮阻滞气血运行，则气滞血瘀；津液凝聚为痰饮，然津血同源，病久可致痰瘀互结，故需活血化瘀。

化痰法为消散痰涎的方法，由于"痰"成因的不同，治法也就不同[1]。外感六淫，邪郁肺卫，肺失宣降者，治宜宣肺化痰，如宣肺化痰汤、杏苏散之类；脾失健运，无力运化，湿聚成痰者，治宜燥湿化痰，如二陈汤、二陈平胃散之类；脾肾阳虚，寒痰凝聚，水饮内停者，治宜温化寒痰，如苓甘五味姜辛汤、三子养亲汤之类；三焦热郁，炼津成痰者，治宜清热化痰，如清气化痰丸、小陷胸汤之类。阴虚火旺，炼津成痰者，宜润燥化痰，如贝母瓜蒌散之类；痰滞膜原腠理，引动肝风者，治宜息风化痰，如半夏白术天麻汤、定痫丸之类。痰浊闭阻清窍，蒙蔽神志者，治宜化痰开窍，如涤痰汤之类；痰气结于胸中，胸闷痞满胀痛者，治宜理气化痰，如半夏厚朴汤、导痰汤之类；化痰法适用的症状：咳嗽痰多，胸膈痞闷，头晕头痛，咽喉如有异物，吞之不下，吐之不出；食欲减退，疲倦乏力，恶心呕吐，厌食油腻，嗳气，肝区胀满，胁肋部疼痛，腹胀腹痛；或半身不遂、口角㖞斜；或男性乳房肿大，女性月经不调，闭经；甚则水肿腹水，四肢抽搐，神志昏迷，舌苔白腻或黄腻，脉弦滑或滑数。常用中药：柴胡、黄芩、半夏、陈皮、茯苓、枳实、瓜蒌、杏仁、石菖蒲、胆南星等。

二、常用化痰法

化痰法在肝脏疾病中的运用范围十分广泛，包括非酒精性脂肪性肝病、非酒精性脂肪性肝炎、淤胆型肝炎、慢性乙型肝炎、慢性丙型肝炎、慢性重型肝炎、肝纤维化、肝癌、肝性脑病。临床上常用的化痰法包括：燥湿化痰、清肝化痰、息风化痰、祛瘀化痰、开窍化痰法等。

（一）燥湿化痰法

适用于脾失健运，津凝成痰的病证。症见咳嗽痰多，痰白易咳，胸膈痞闷，或恶心呕吐，不欲饮食，肢体困倦，或眩晕头重，舌苔白滑或腻，脉弦滑。多见于非酒精性脂肪性肝病、胆囊息肉样病变、慢性肝炎、淤胆型肝炎、高尿酸血症、高脂血症等疾病。方选二陈柴胡汤加减。药用：半夏、陈皮、茯苓、香附、枳壳、柴胡、黄芩、龙胆草、赤芍、茵陈等。

（二）清肝化痰法

适用于肝郁化火，灼津成痰的病证。症见胸膈痞闷，或胸脘烦热，或颈部可见核块，如黄豆大小，一个或数个，同时出现或相继发生，口苦咽干，胁肋疼痛，烦躁易怒，小便短赤，舌红苔黄腻，脉滑数。多见于肝功能异常、非酒精性脂肪性肝病等疾病，配合活血法多用于病毒性肝炎、肝纤维化、肝硬化等疾病。方选清肝化痰丸加减。药用：生地黄、牡丹皮、海藻、贝母、柴胡、昆布、海带、夏枯草、僵蚕、当归、连翘、栀子等。

（三）息风化痰法

适用于痰滞腠理引起膜络紧张、松弛或筋脉抽搐、瘀阻脑络引起津凝成痰的病证。症见头晕目眩，胸闷吐痰，或口吐涎沫，猝然昏仆，四肢抽搐，口出怪叫，或半身不遂，口角㖞斜，舌苔白腻，脉濡或弦。多见于肝性脑病所致的扑翼样震颤、意识障碍等，配合开窍法可用于肝性脑病。方选定痫丸或涤痰止痉散加减。药用：天麻、川贝母、半夏、茯苓、石菖蒲、全蝎、僵蚕、蜈蚣、远志、白芍、胆南星等。

（四）祛瘀化痰法

适用于痰瘀互结，瘀滞肝络的病证。症见胁肋隐痛或胁下痞块，面色晦暗，脘腹胀满，纳差便溏，神疲乏力，口干且苦，赤缕红丝等。多见于非酒精性肝硬化、慢性持续性黄疸、慢性乙型肝炎、淤胆型肝炎、肝血管瘤、肝纤维化、原发性肝癌等疾病。方选鳖甲煎丸或复方鳖甲软肝片加减。药用：鳖甲、莪术、赤硝、蜣螂、桃仁、瞿麦、牡丹皮、射干、柴胡、厚朴、黄芩、大黄、桂枝、土鳖虫、葶苈子等。

（五）化痰开窍法

适用于痰浊闭阻清窍，神志不清的病证。症见神昏谵语，身热烦躁，痰盛气粗，舌绛苔黄垢腻或舌强不能语，喉中痰鸣，辘辘有声，舌苔白腻或黄腻，脉沉滑或沉缓。多见于急性黄疸性肝炎、肝性脑病等疾病。方选局方至宝丹或涤痰汤加减。药用：麝香、牛黄、水牛角、安息香、冰片、雄黄、琥珀、朱砂、胆南星、半夏、枳实、茯苓、橘红、石菖蒲、竹茹等。

三、现代研究

"百病皆由痰作祟"，痰作为一种致病因素，与非酒精性肝硬化、慢性肝炎、肝硬化、胸腹水等密切相关。现代研究表明，痰浊内阻型脂肪肝患者与血清低密度脂蛋白具有明显相关性[2]。闻莉[3]等在探讨化痰活血方中化痰与活血药对高脂血症大鼠肝脏高密度脂蛋白受体（SR-B Ⅰ）基因表达的影响时，发现化痰药是化痰活血方中促进高脂血症模型大鼠肝脏 SR-B Ⅰ mRNA 水平表达的主要组分，也是调节脂质代谢的主要作用部位。严茂祥[4]等报告游离脂肪酸（free fatty acid，FFA）、TNF-α、IL-6 参与高脂饮食诱导的大鼠非酒精性脂肪性肝病的发生，并指出理气化痰祛瘀法中药能显著降低大鼠血清 FFA、TNF-α、IL-6 水平，防止脂肪肝进一步发展。

现代研究表明，化痰法在改善非酒精性脂肪性肝病患者临床症状、保肝降酶退黄、抗肝纤维化、降血氨等方面具有一定作用。化痰法可用于脾失健运，痰浊内阻所致的非酒精性脂肪性肝病等代谢疾病。石磊[5]等在研究二陈汤对非酒精性脂肪性肝病细胞色素 P450 2E1（Cytochrome P450 2E1，CYP2E1）及线粒体能量代谢的影响时，发现以半夏、陈皮为主要药物的化痰方剂治疗脂肪肝具有显著的疗效。其机制可能是化痰方剂可改善非酒精性脂肪性肝病模型鼠谷丙转氨酶、谷草转氨酶、甘油三酯、总胆固醇、超氧化物歧化酶及丙二醛水平，降低 CYP2E1 含量，恢复肝组织能量代谢，从而有效改善非酒精性脂肪性肝病病变，恢复其线粒体能量代谢。顾亚娇[6]基于网络药理学探讨化痰祛湿活血方治疗非酒精性脂肪性肝炎的作用机制，经大鼠实验证实化痰祛湿活血方可通过上调肝组织中大鼠磷酸化 AKT 蛋白表达，抑制大鼠磷酸化核因子 -κB 表达，从而参与炎症、免疫反应发挥效用。

付丽[7]在活血化痰法抗乙型肝炎肝纤维化的临床观察研究中，发现活血化痰药对乙型肝炎纤维化具有显著的阻断及逆转作用，同时还可以减轻肝脏炎症反应，促进血液循环、促进蛋白质合成，有较好的保肝降酶退黄作用。齐洪军[8]在祛瘀化痰汤抗大鼠肝纤维化的作用及其机制研究中，发现祛瘀化痰汤具有显著的抗肝纤维化作用，其作用机制可能是通过改善肝功能，保护肝细胞，抗脂质过氧化，抑制胶原合成，加速胶原降解来抗肝纤维化。周扬[9]在养阴化痰息风方治疗反复发作性肝性脑病的临床观察研究中，发现养阴化痰息风方能有效减少肝性脑病发作次数及血氨水平。

四、名家精言

（一）张仲景重视"痰瘀并治"

早在《内经》时代，就有"痰瘀相关"这一认识。到张仲景时代，"血不利则为水，水聚则成痰"进一步阐明了血与津液代谢在病理上相互影响、相互转化的机制。"痰瘀同治散胶结"是张仲景治痰的一大特点。仲景治痰时，常配伍鼠妇、紫葳（凌霄花）、土鳖虫、蜣螂、桃仁、水蛭、大黄、鳖甲、紫参、泽漆等活血药，他认为活血化瘀药具有软坚散结的作用，有利于痰邪的消散；在治痰时，仲景常配伍和

血药如桂枝、白芍、当归、川芎等，有助于血脉的通畅。对于久疟疟母者，仲景运用"痰瘀并治"的思路，自创鳖甲煎丸以活血化瘀，软坚散结。为后世医家治疗肝脾大、慢性肝炎、肝硬化证属气滞血瘀者，提供了思路。

（二）关幼波治肝病重视"气血痰瘀"

关幼波认为痰瘀是气血失调的表现，强调痰瘀易于相互转化，治疗上应痰瘀同治。关老治痰的方法包括：见痰休治痰，治痰必治气，治痰要活血，怪病责于痰。他提倡"顺气化痰"法。关老认为慢性肝炎始于肝郁气滞，湿痰瘀阻，进而痰湿与瘀血凝聚，阻滞经络，致肝、脾、肾、气血失和，所以活血化瘀法一定要贯穿肝病治疗的始终。对于肝硬化腹水者，关老紧抓久病正虚，气郁血瘀，湿痰瘀阻血络，气血运行不畅，水湿停聚这一重要环节，在治水的同时重视行气化痰、补气活血之法。

（三）周仲瑛从"痰瘀"论治肝病

肝主疏泄、藏血，调畅全身气血津液。肝失疏泄，气不化津，津凝成痰，血脉不利，气滞血瘀；肝郁化火，炼津成痰，灼血为瘀；均可导致痰瘀合并，变生胁痛、黄疸、癥瘕、积聚等诸多病症。《医学入门》谓"胁痛二三年不已者，乃痰瘀结成积块"。可见痰瘀胁痛可以发展成为积块，与慢性肝炎演变成肝硬化颇为相符。对于脂肪肝、肝囊肿、肝血管瘤、肝硬化等疑难杂症，周仲瑛多从痰瘀论治，并同中求异，脂肪肝以痰为主，肝囊肿则痰瘀并重，肝血管瘤、肝硬化以瘀为主，常取化痰软坚、祛瘀消结法。

（叶永安、江锋）

参考文献

[1] 陈潮祖 . 中医治法与方剂 [M]. 北京：人民卫生出版社，2009：112.

[2] 范永丽，陈雅民，高丽华．脂肪肝痰浊内阻型患者血清低密度脂蛋白胆固醇相关性研究[J]．河北医学，2010，16（1）：89-90.

[3] 闻莉，刘松林，叶勇，等．化痰活血方拆方对高脂血症大鼠肝脏高密度脂蛋白受体基因表达的影响[J]．中国实验方剂学杂志，2007（7）：35-38.

[4] 严茂祥，陈芝芸，孙丽伟，等．理气化痰祛瘀法对非酒精性脂肪肝大鼠血清FFA、TNF-α、IL-6的影响[J]．中医药学刊，2005（11）：53-55.

[5] 石磊，杨鹏，郭舜，等．二陈汤对非酒精性脂肪肝CYP2E1及线粒体能量代谢的影响[J]．中国药师，2017，20（2）：205-207.

[6] 顾亚娇，张丽慧，张剑波，等．基于网络药理学探讨化痰祛湿活血方治疗非酒精性脂肪性肝炎作用机制及实验验证[J]．中西医结合肝病杂志，2022，32（3）：260-265.

[7] 付丽，卢宁，周红．活血化痰法抗乙型肝炎肝纤维化的临床观察[J]．中医药信息，2002（4）：31.

[8] 齐洪军，胡曼菁，王长松，等．"祛瘀化痰汤"抗大鼠肝纤维化的作用及其机制[J]．江苏中医药，2003（7）：55-57.

[9] 周扬，马亚丽．养阴化痰息风方治疗反复发作性肝性脑病的临床观察[J]．上海中医药杂志，2016，50（5）：42-44.

第八节　解毒法

一、概述

"毒"是指邪气蕴藏蓄积不解的意思。毒又有外毒与内毒之分，外毒主要随外感六淫而入，内毒主要是由脏腑功能紊乱，阴阳气血失调，郁结不解而生毒。如五志化火，盛而成毒，即火毒。此外，还有痰毒、瘀毒、溺毒等。内毒为外邪六淫化毒提供了内在条件，内外相引，毒邪速发。

解毒，泛指解除体表或体内之"毒"[1]，是治疗因"毒"致病的基本手段，也是中医最为常用的治疗大法。在《诸病源候论·解诸药毒候》"若但觉有前诸候，便以解毒药法救之"，文中提出"解毒药法"。解毒法的含义及运用范围十分广泛，这里仅对肝病治疗中的解毒法进行总结与阐述。

历代有关解毒法的文献，有些多为宽泛论述，如《内经》认为偏盛之气为毒，有寒毒、热毒、湿毒、燥毒等，《金匮要略》又分为阴阳毒，《备急千金要方》有温毒，后世吴又可等主疫毒，近代周国雄云："热证、火证之猛烈顽乱者称之为热毒、火毒。"专门针对肝病而言，缺乏相关论述及认识。直到新中国成立后，各医家对以乙型肝炎为代表的肝病进行深入研究后，才逐渐形成共识，认为湿热疫毒是包括慢性乙肝等疾病在内的肝系疾病发生发展的主要因素。应以在辨证论治基础上，重点解毒。故肝病解毒法多运用于慢性重型肝炎，包括慢加急性、亚急性肝衰竭，慢性肝衰竭等。

此类肝病多属"疫毒"为患，多属湿热之邪，贯穿疾病发生发展的整个病程。在相关疾病导致的肝功能衰竭发生发展中，外感湿热疫毒，毒热炽盛，热迫心营，内闭心包，进而瘀阻脉络，毒、热、瘀三者相互胶结，互为因果。湿热交蒸、瘀热相搏是造成病毒复制和宿主应答异常，致使肝细胞大量坏死和严重变性的病理基础；毒邪内蕴、弥漫三焦则是内毒素诱导的肝细胞继发性损伤，以及多种致死性并发症的病理机制。湿热疫毒是慢加急性肝功能衰竭病因，而毒热互结深入营血，则变证丛生；肝之体用皆衰，则内生浊毒（如内毒素），而内生之浊毒又可加重肝脏的损害。

因此，新中国成立后，解毒法在肝炎及相关疾病治疗中，始终占有主导地位。解毒法一般不单用，往往与其他中医治法相互协同，相得益彰，在肝病治疗中发挥重要作用。

解毒法适用于：身目俱黄或迅速加深，极度乏力，证型不同表现不同。湿热蕴毒多表现为：脘腹胀满，纳呆呕恶，口干不欲饮，小便短赤，大便溏或黏滞不爽，舌红，苔黄腻，脉弦滑数等；瘀热蕴毒则表现为：纳呆呕恶，口干，尿黄赤，大便秘结，或鼻齿衄血，皮肤瘀斑，昏狂谵妄，胁下痞块，舌质绛红，瘀斑瘀点，舌下脉络增粗延长，脉弦数；阴虚瘀毒表现为：色泽晦暗，腰膝酸软，神疲形衰，胁肋隐痛，失眠多梦，尿色深黄，舌质暗红，苔少或无苔，脉细涩；阳虚瘀毒表现为：色泽晦暗，形寒肢冷，极度乏力，腹胀纳呆，便溏或完谷不化，但欲寐，或有胁下痞块，舌质淡胖，有齿痕，苔白，脉沉迟。常用药物有蒲公英、鱼腥草、半边莲、半枝莲、白花蛇舌草、土茯苓、苦参、败酱草、露蜂房、重楼、甘草等。

二、常用解毒法

解毒法在临床应用颇多，本篇强调肝炎、肝纤维化、肝硬化、肝癌等肝病中解毒法的运用。因肝病常见疫瘴湿毒等邪毒致病的病机，故临证解毒法常为常规通用治法，往往与其他治法结合运用。临床常用解毒法包括清热解毒、利湿解毒、益气解毒、化瘀解毒、温阳解毒等。

（一）清热解毒法

适用于肝火上炎，甚则热毒壅盛的病证。症见头晕耳鸣、耳聋，急躁易怒，面红赤，心烦口渴，口臭便秘，舌红苔黄，脉滑数或弦数。常见于急性肝炎、慢性肝炎活动期等，少数见于肝纤维化、肝硬化等。除肝胆疾病外，常兼有高血压、顽固性头痛、动脉硬化等表现或疾病。一般选用龙胆泻肝汤加减治疗。用药如龙胆草、黄芩、栀子、泽泻、车前子、当归、生地黄、柴胡、甘草等，常依具体情况酌加蒲公英、鱼腥草、露蜂房、半枝莲、白花蛇舌草等。

（二）利湿解毒法

适用于肝经湿热，甚则湿毒壅盛的病证。症见皮肤、目睛发黄，口苦口黏，胸脘痞闷，恶心欲呕，浮肿尿少，或尿频、尿急、尿痛，或身黄、目黄、尿黄，或腹胀尿少，或湿疹肌肤瘙痒，大便黏滞不爽，舌质淡红，苔白或黄，脉濡数或缓滑。常用方如茵陈蒿汤、甘露消毒丹等加减治疗。常用药如大黄、茵陈、栀子、车前草、广藿香、石菖蒲、白豆蔻、川木通、杏仁、薏苡仁、扁豆、猪苓、茯苓、泽泻等，酌情加入苦参、土茯苓、地肤子等利湿解毒之品。

（三）益气解毒法

适用于肝郁脾虚、气血亏虚，湿毒不化之病症。症见疲乏倦怠，四肢无力，食欲不振，面色灰黄，腹胀便溏等，以肝郁脾虚、湿浊困阻表现为主。方选平胃散、二陈汤加味，常合三仁汤、甘露消毒丹、逍遥散等。常用苍术、白术、茯苓、厚朴、陈皮、半夏、郁金、砂仁、熟大黄、甘草。如纳差者，苔浊腻者，常合达原饮或草果、槟榔等，疲乏明显加黄芪、山药、升麻。常佐以蒲公英、败酱草、半枝莲等解毒降酶。

（四）化瘀解毒法

适用于肝经瘀毒积滞的病证。常见于急性病中期、慢性病后期等，一般病程长、病情重，患者多见肝脾增大、蜘蛛痣、肝掌，症见面色青紫，口唇、爪甲青紫；舌质紫暗，或舌质有瘀斑、瘀点；胁肋部刺痛，肿块疼痛，痛处固定不移，拒按，夜间痛势尤甚。常用方如用膈下逐瘀汤、肝着汤加味等，常用桃仁、红花、旋覆花、茜草、当归、川芎、赤芍、牡丹皮、丹参、鳖甲、牡蛎、三棱、莪术等活血化瘀，气虚者加黄芪、党参，血分瘀热者，加地黄、栀子等。

（五）温阳解毒法

适用于肝经寒毒病证。此类病症，常见于肝硬化、肝癌等病，时见于慢性病毒性肝炎、肝纤维化等，疾病多进入慢性阶段，正气亏耗，阳气虚衰。常症见精神倦怠，面色晦暗，腹痛胁痛暴作，呕吐泄泻，吐出物大多未消化，排泄物大多不甚恶臭；或欲吐不出，欲大便不能通；或黄疸日久，黄色晦暗；舌淡苔白，脉多沉缓。常用方如吴茱萸汤、茵陈四逆汤、茵陈术附汤等。常用药如附子、干姜、吴茱萸、党参、甘草、茵陈等。

三、现代研究

解毒法是中医学独具特色的治疗方法。近年随着对肝脏疾病认识和研究的深入，其应用有了很大发展，特别是对许多难治危重性疾病如病毒性肝炎、肝癌等疾病有明显疗效，使这一传统治疗法更加受到重视。

以乙型肝炎为代表的肝病，发病病机复杂，其中，慢性病毒性乙型重型肝炎更是其典型代表。现代医学已认识到，乙型慢性重型肝炎的发病原因包括：病毒变异或再感染变异的病毒株攻击肝细胞膜上乙型肝炎e抗原的活力得以增强，导致大量肝细胞坏死而引起；各种原因导致的病毒再活动；内毒素或外毒素的作用；NKG2-C在慢性重型肝炎免疫细胞中的过度表达可能激活并增强细胞毒性T淋巴细胞和自然杀伤细胞对主要组织相容性复合体Ⅰ（major histocompatibility complex Ⅰ，MHC Ⅰ）限制的病毒感染细胞的溶细胞毒作用，最终导致严重的肝组织损伤；乙型肝炎病毒重叠感染其他嗜肝病毒等。

这些认识均与中医的"毒"有关，而肝组织乃肝功能的物质基础，属于阴，损伤肝组织即损伤肝阴，肝组织严重受损，肝功能也会衰竭，功能衰竭，亦即肝用虚衰，故有低蛋白血症、红细胞和血红蛋白

的降低，以及由此而发生的全身营养不良状况，可归属于中医阴血亏虚的表现。就主要症状体征的产生机制而言，"极度乏力"的产生与以下几个方面有关：肝脏损害或胆汁排泄不畅，血中胆碱酯酶减少，影响神经肌肉的正常生理功能；乳酸转化为肝糖原的过程发生障碍，肌肉活动后乳酸蓄积过多；碳水化合物、蛋白质、脂肪等中间代谢障碍，能量产生不足；高度腹胀与肝细胞严重损坏，不能将来自肠道的内毒素进行灭活，从而刺激膈神经、迷走神经。肝细胞严重受损，对胆盐的合成、分泌减少是严重的食欲低下的原因之一。持续深度黄疸更是与肝细胞对胆红素的摄取、转化、肝细胞内运行和排出肝外各个环节发生障碍有直接关系。可见，现代医学对其病理学认识，着重在大量病毒复制或有毒物质堆积造成肝实质严重损坏和肝功能严重障碍，而高度黄疸，还与胆汁淤积有关、脾大、门静脉高压及侧支循环的建立、凝血机制障碍导致出血，均与中医"瘀血"有关，所以，现代医学的认识，也与"毒瘀胶着难解""肝体肝用俱损"的病因病机相吻合[2]。

现代研究证明[3-4]，解毒药物多具有增强巨噬细胞功能、抑制体液免疫等功能，达到消除炎症、降低转氨酶和较强的抗乙肝病毒的作用。如：蒲公英、败酱草有保肝利胆作用，临床报道，蒲公英煎剂或注射剂治疗急性黄疸和无黄疸性肝炎，对于肝功能和黄疸指数的恢复均有明显的促进效果，可用于各型病毒性肝炎。蒲公英注射液或蒲公英乙醇提取物经十二指肠给药，能使麻醉或切除胆囊后的大鼠胆汁量增加。蒲公英注射液腹腔注射或蒲公英煎剂灌胃，有降低 CCl_4 所致大鼠血清 GOT 水平的作用。败酱草有防止肝细胞变性及坏死的作用，并能促进肝细胞再生，可降低异常升高的转氨酶，并可降低絮浊反应，还可改善肝内循环。认为该植物有抗

肝炎病毒，使肝炎病灶消退，使毛细胆管疏通的作用。

白花蛇舌草、重楼具有抗病原微生物与抗炎作用，重楼在体外能抑制乙肝病毒 DNA。田基黄腹腔注射可使对乙酰氨基酚中毒小鼠的血清 GOT 和血清 GPT 活性恢复正常，肝内谷胱甘肽含量明显升高，抑制肝脏脂质过氧化，减少肝丙二醛的生成。以上作用具有量效关系。甘草浸膏对 CCl₄、对乙酰氨基酚等所致的实验性肝损伤有明显的保护作用，可使肝脏的变性坏死程度减轻、肝脏内糖原及 RNA 恢复、血清 GOT 下降。甘草的有效成分甘草甜素、甘草次酸可使大鼠实验性肝硬化的发生率减少，肝内胶原蛋白含量降低，肝细胞坏死和球样变性明显减轻，甘草甜素能明显降低肝匀浆甘油三酯含量，防止脂肪肝的发生。

现代药理研究发现[5]，苦参碱类是苦参中提取的成分，苦参碱类具有抗肝纤维化功能，其作用机制是比较广泛的，包括抗病毒、抑制细胞外基质合成、抗炎，促进其降解，使其沉积减少等。郭景梅[6]运用干扰素和苦参碱相结合在临床上治疗慢性乙型肝炎，结果显示乙肝病毒脱氧核糖核酸（HBV-DNA）、HBeAg 转阴率为 43.48%。徐莹[7]将 150 例慢性乙型肝炎患者按每组 75 例，随机分为 2 组，对照组运用保肝降酶西药治疗，治疗组运用苦参素和中药辨证。3 个月后观察并比较组治疗前后的体征、症状、肝功能变化、HBV-DNA 阴转率及乙肝血清学等情况。结果显示，对照组总有效率 34.7%，治疗组总有效率为 93.3%，治疗组疗效显著高于对照组（P<0.01），治疗组的 HBV-DNA 阴转率明显高于对照组的 8%（P<0.01），有统计学意义。由此说明，苦参素能够改善慢性乙型肝炎患者的肝功能和临床症状，有效控制病毒，从而使慢性乙肝患者的病情得到改善。

四、名家精言

（一）刘渡舟论解毒法

刘渡舟教授精于伤寒学说，对经方运用有独到认识，善用柴胡剂类方，尤其精于肝胆病的临床治疗，积累了宝贵的临床经验和诊治特色。刘老认为[8]辨治慢性乙肝，辨气血最为关键，解毒法贯穿始终。他将慢性乙肝分为"气分肝炎"和"血分肝炎"两种基本证型，分别创制了柴胡解毒汤和柴胡活络汤。气分肝炎以清热利湿解毒、调理气机为主，兼以疏通血络；血分肝炎既要清热解毒、调畅气机，同时也要活络祛瘀、养血和血。还要注意肝炎初期慎用补法，应以解毒驱邪为主。

（二）关幼波论解毒法

关老认为[9]，乙型肝炎正虚是矛盾的主要方面，在治疗上以扶正为主，但不能忽视余热未清、余邪未尽和湿热蕴毒的一方面。所以在扶正为主，调整脏腑气血功能的基础上，要辅以清热解毒的祛邪措施。一般讲，清热解毒之剂每多苦寒，不宜过用，以免伤正。扶正之属每多甘温，长期久服也易蕴热，故配以少量苦寒之剂也寓反佐之意。此外，根据三焦病位灵活化裁，若偏于中上焦，应佐以芳化解毒；若偏于中下二焦，应佐以燥湿解毒；若湿热下注膀胱，应佐以清热利湿解毒。在扶正中辅以祛邪，一方面可以继续清除未尽之余邪，另一方面可以在新蕴生的湿热毒邪处于微弱之际，一鼓歼之，有利于疾病的早日恢复。

（杜宏波、甘大楠）

参考文献

[1] 中医大辞典编委会.中医大辞典基础理论分册[M].北京：人民卫生出版社，1982：327.

[2] 张秋云.慢性病毒性乙型重型肝炎中医病因病机及证候规律研究[D].北京：中国中医研

究院，2005.

[3] 黄泰康.常用中药成分与药理手册[M].北京：中国医药科技出版社，1999：1-879.

[4] 梅全喜，毕焕新.现代中药药理手册[M].北京：中国中医药出版社，1998：1-685.

[5] 倪士峰，刘惠，孙平文，等.苦参药理学研究新进展[J].时珍国医国药，2008，19（6）：1506-1507.

[6] 郭景梅.苦参碱治疗慢性乙型肝炎的疗效观察[J].中华腹部疾病杂志，2006，6（7）：510.

[7] 徐莹.中医药联合苦参素治疗慢性乙型肝炎[J].光明中医，2009，10（4）：24-26.

[8] 傅延龄.刘渡舟老师治乙肝经验[J].家庭医药，2006（8）：38-39.

[9] 关幼波，超伯智.中医对乙型肝炎的治疗[J].云南中医中药杂志，1995，6（4）：35-38.

第九节 养血法

一、概念

中医学认为，肝为风木之脏，藏血而寄相火，体阴而用阳，主升易动，又为刚脏，其性刚暴，非滋润而不能柔和，肝脏功能的正常有赖于血液的濡养和滋润。养血法是以补血药为主而组方，用以治疗气血失调、脏腑失和以及由此产生的血虚病证的方法。根据《素问·三部九候论》指出"虚则补之"而立法，属于《医学心语》治疗八法中补法的范畴。肝血虚证是慢性肝病常见的证候之一，治疗当以养血柔肝为法。

《素问·阴阳应象大论》曰"精不足者，补之以味"，提出了养血法的总原则。《素问·脏气法时论》指出"肝苦急，急食甘以缓之……肝欲散，急食辛以散之，用辛补之，酸泻之"，甘缓、辛散、酸泻三法对肝病治疗具有重要的指导意义。《伤寒论》中说"手足厥寒，脉细欲绝者，当归四逆汤主之"，其治以养肝血、温经通脉为养肝通络法。伤寒条文"伤寒脉浮，自汗出，小便数，心烦，微恶寒，脚挛急……若厥愈足温者，更作芍药甘草汤与之，其脚即伸"，则治以柔肝缓急法。《金匮要略·血痹虚劳病脉证并治》中提出了根据血虚兼夹证而施以相应的补血法，如思虑过度，心肝血虚而烦躁不眠者，治以酸枣仁汤。唐代《仙授理伤续断秘方》以四物汤治疗"凡伤重，肠内有瘀血者"，后世将其作为补血基本方。宋代严用和于《济生方》创归脾汤，用以养血安神。明代《景岳全书》记载"肝藏血，肾藏精，精血亏损，不能滋养百骸，故筋有缓急之病，骨有痿弱之病，总由精血败伤而然……只当养血以除燥，则真阴复而假风自散矣"，张景岳在治疗上善于精血同补。明代李梴在《医学入门·火类》中说"胁痛本是肝家病，宜分左右审实虚；左右者，阴阳之道路也，左肝阳血阴，右肺阴气阳……虚者，肝血虚也，痛则悠悠不止……善恐，如人将捕，四物汤加柴胡梢……名干胁痛，甚危，八物汤加木香、青皮、桂心"，用四物汤、八珍汤加减以补肝血虚证。叶天士在《临证指南医案》中所言"肝为风木之脏，因有相火内寄，体阴用阳，其性刚，主动主升，全赖肾水以涵之，血液以濡之……则刚劲之质得为柔和之体，遂其条达畅茂之性"。清代吴鞠通在《温病条辨》中言"本脏自病痉（此证则瘛病也）……肝主血，肝以血为自养，血足则柔，血虚则强，故曰本脏自病……治本脏自病法，一以育阴柔肝为主，即同产后血亡致痉一例，所谓血足风自灭也。六味丸、复脉汤、三甲复脉三方、大小定风珠二方、专翁膏，皆可选用"，提出对于血虚风动证，在治疗上以滋补阴血、养血息风为法。清代医家王旭高在《西溪书屋夜话录》中指出"肝气、肝风、肝火，三者同出异名"，首创肝病三纲论治体系，并立治

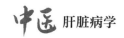

肝三十法。

二、常用养血法

养血法在肝脏病的中后期临床应用甚多，临床常用的养血法包括养肝血法、养血安神法、养阴补血法和养血息风法等。

（一）养肝血法

适用于肝血亏损的病证。症见两目干涩，或视物昏花，胁肋隐痛，肢体麻木，或筋脉拘急，月经稀少，爪甲不荣，口唇色淡，舌质淡白，脉弦细或细，多见于慢性肝炎、肝硬化、贫血等疾病。方选四物汤、补肝汤加减。常用药如当归、熟地黄、白芍、川芎、酸枣仁、麦冬、木瓜、甘草等。

（二）养血安神法

适用于心肝血虚的病证。症见心悸怔忡，失眠多梦，健忘，眩晕耳鸣，面色无华，目涩，爪甲不荣，肢体麻木，月经质稀色淡，舌淡，脉细弱，多见于慢性肝脏病、贫血、神经衰弱、心脏神经症、更年期综合征等疾病。方选归脾汤、酸枣仁汤加减。常用药如当归、酸枣仁、川芎、白术、人参、黄芪、茯苓、远志、木香、龙眼肉、生姜、大枣、知母、小麦、甘草等。

（三）养阴补血法

适用于肝阴血虚的病证。症见眩晕耳鸣、烦躁易怒、面色潮红、胁肋灼痛、口干咽燥、心中烦热、盗汗、筋惕肉瞤，舌红少津，脉弦细数，多见于慢性肝炎、慢性胃炎、胃及十二指肠溃疡、肋间神经痛、神经症等疾病。方选一贯煎、大补元煎加减。常用药如熟地黄、生地黄、当归、枸杞子、北沙参、麦冬、山茱萸、川楝子、杜仲、升麻、鹿角胶等。

（四）养血息风法

适用于血虚风动的病证。症见肢体震颤，关节拘急，肌肉瞤动，皮肤瘙痒，舌淡，脉弦或细，多见于慢性肝炎、高血压、脑血管疾病、荨麻疹、热病后期等疾病。方选大定风珠、三甲复脉汤加减。常用药如地黄、白芍、五味子、麦冬、阿胶、鸡子黄、龟甲、牡蛎、鳖甲、火麻仁、甘草等。

三、现代研究

周珉等[1]探讨养肝澳平合剂对肝纤维化的影响及机制，养肝澳平合剂主要由茵陈、当归、赤芍、牡丹皮、丹参、茜草、紫草、凤尾草、白花蛇舌草等组成，研究采用四氯化碳联合橄榄油腹腔注射法制备肝纤维化模型，用生化方法测定大鼠肝功能、超氧化物歧化酶、丙二醛、羟脯氨酸含量，用免疫荧光法检测肝 α 平滑肌肌动蛋白和转化生长因子 β_1，蛋白质印迹法检测转化生长因子 β_1 和基质金属蛋白酶抑制剂 1 的表达。发现养肝澳平合剂能剂量依赖地降低肝脏损伤，改善肝纤维化，机制可能是通过抗炎、抗脂质过氧化从而减少肝细胞的损伤，间接降低胶原蛋白含量，并通过抑制肝星状细胞活化过程中的转化生长因子 β_1 信号通路来逆转肝纤维化。沈昕等[2]探讨地五养肝胶囊对肝纤维化大鼠的影响和机制，地五养肝胶囊主要由熟地黄、五味子、茵陈、姜黄和生甘草组成，研究以四氯化碳诱导肝纤维化模型，发现地五养肝胶囊干预可显著减轻肝组织损伤和纤维化程度，显著下调纤维化肝组织中音速豪猪蛋白（sonic hedgehog，Shh）、平滑蛋白（smoothelin，Smo）、补丁蛋白（patchedreceptor，Ptch）和 Gli1 的蛋白和基因表达水平，抗纤维化效应与其抑制纤维化大鼠肝组织中过度活化的 Hedgehog 信号通路相关。

叶永安等[3]对 HBeAg 阳性慢性乙型肝炎的中医用药特点和组方规律进行探讨，基于关联规则和复杂系统熵聚类的方法，纳入文献 100 篇，共使用 220 种中药，发现在药物归经中频数较高的为肝经、脾经、胃经，在用药频数前二十的药物中，其用药频数排名第二、第六、第十二、第十五、第十七位，分为丹参、白芍、当归、赤芍和五味子，提示养血活血、滋阴柔肝法在中医证治文献 HBeAg 阳性的慢性乙型肝炎中也有所应用。周全胜等[4] 应用养肝软坚方对四氯化碳诱导的肝纤维化大鼠进行治疗，养肝软坚方主要由黄芪、鳖甲、丹参、海藻、牡蛎、柴胡、薏苡仁、茯苓等组成，发现养肝软坚方能改善肝纤维化大鼠的肝功能，降低血清透明质酸、层粘连蛋白、Ⅲ型前胶原和羟脯氨酸的水平，并观察出光镜下的病理组织肝纤维化程度有所改善。袁静等[5] 通过实验研究发现养血调肝方具有调节大鼠神经内分泌和免疫的作用，养血调肝方由当归、白芍、熟地黄等药组成，其可以提高自然衰老雌性大鼠的血浆促肾上腺素皮质激素、β 内啡肽、血清雌二醇、三碘甲状腺原氨酸、白细胞介素 -2 和肿瘤坏死因子，并降低促卵泡激素和促甲状腺素，对雌性大鼠具有一定的延寿及抗自由基作用。

四、名家精言

（一）王旭高论养血法

清代医家王旭高，在《西溪书屋夜话录》提出"肝气、肝风、肝火，三者同出异名"，并言"肝病最杂而治法最广"，创肝气、肝风、肝火三纲论治体系，并立治肝三十法，三十法中包括柔肝、养肝和补肝血。王氏注重脉证，强调六淫、内伤情志及痰饮瘀血均可致肝病，治疗上疏畅条达以治肝气，柔体济刚以息肝风，补虚泻实以治肝火。对于肝风之治疗，用以凉肝热、滋肝阴、养肝血之法，即柔体以济刚。对于血虚风动之证，他治以养血息风，舒筋通络，常用药生地黄、何首乌、栀子、当归、牛膝、天麻和三角胡麻。结合王氏医案所论肝病之因、脉、证，使得肝病论治体系更臻完善。

（二）关幼波论养血法

现代医家关幼波著书《关幼波肝病·杂病论》，在十纲辨证施治中提出"审证必求因，当在气血寻""辨证明病机，气血为主题"和"治病必求本，气血要遵循"的原则。他重视气血在辨证论治中的地位和作用，认为疾病的发生和发展转归，气血为枢机，提倡以阴阳为总纲，下设气血、表里、寒热、虚实八纲，合为十纲，临证以十纲辨证结合脏腑辨证。在治疗黄疸疾患的过程中，总结出"治黄必治血，血行黄易却"为治黄的要点之一。在用药方面，他重用白芍，认为其主要作用是养血柔肝，体现了酸味药补肝体而制肝用的作用。

（江锋、杨先照）

参考文献

[1] 何晶，邵铭，周珉，等 . 养肝澳平合剂对肝纤维化模型大鼠的实验研究 [J]. 中国中西医结合杂志，2017，37（7）：825-832.

[2] 沈昕，彭瑜，程思思，等 . 地五养肝胶囊对肝纤维化大鼠肝脏 Hedgehog 通路的调节作用 [J]. 中华中医药杂志，2015，30（8）：2954-2957.

[3] 焦云涛，李小科，叶永安，等 . 基于关联规则和复杂系统熵聚类的 HBeAg 阳性慢性乙型肝炎用药规律分析 [J]. 临床肝胆病杂志，2016，32（11）：2075-2079.

[4] 周全胜，徐礼通 . 养肝软坚方抗大鼠肝纤维化的实验研究 [J]. 中西医结合肝病杂志，2011，21（2）：95-96.

[5] 袁静，陈全珠，侯正明，等 . 养血调肝方对初老雌性大鼠神经内分泌免疫影响的实验研究 [J]. 中国实验方剂学杂志，2005（1）：34-36.

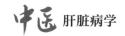

第十节　滋阴法

一、概述

中医学认为对人体具有滋润、凝聚、抑制等作用的物质和功能统属于阴。阴虚即凉润、宁静等作用的减退，表现为机体精、血、津液等物质的亏虚，滋养宁静功能减退，以致阳气相对偏亢的状态。若脾胃损伤，化源不足，或长期喜怒不节，房事太过皆可导致肝之阴血津液不足，濡养失职，故滋阴法是肝病学中常用治法。《说文解字》云："滋，益也。"滋阴法又称补阴法，是针对阴虚而立法。滋阴法的理论源于《内经》。《灵枢·本神》云"五脏主藏精者也，不可伤，伤则失守而阴虚，阴虚则无气，无气则死矣"，《素问·三部九候论》云"实则泻之，虚则补之"，为后世治疗阴虚病证采用滋阴法提供了理论依据。

在《伤寒论》中，滋阴法运用灵活完善，如黄连阿胶汤，治疗肾阴亏于下、心火亢于上的心肾不交证，猪苓汤治疗阴虚有热、水热互结的小便不利证等。金元时期，刘河间倡"六气皆从火化"，善用寒凉之药；其后朱丹溪创立"阳有余阴不足论"和"相火论"，善用滋阴降火法，提出"降阴火，补肾水"的治疗方法，其代表方为大补阴丸，故而又被后世称为滋阴学派。明代张景岳阴阳互济，自制左归丸，阳中求阴，治疗真阴不足证。温病学家叶天士临证尤为重视顾护阴液，强调"存津液为第一"[1]，善用甘寒濡润之品治疗津液不足或温病过程中热邪渐解，肺阴、胃阴或肺胃皆伤者的后遗症。

滋阴法的适应证：阴虚见证或阴虚兼有邪气的疾病，在治疗上均适用滋阴法。中医肝病学中的滋阴法主要适用于肝阴虚证，其临床表现可见头晕眼花，两目干涩，或耳鸣，胁肋灼痛，或见手足蠕动，筋惕肉𥆧，或五心烦热，潮热盗汗，口咽干燥，失眠多梦，舌红少津，脉弦细数。

常用药：当归，白芍，玄参，麦冬，生地黄，阿胶，枸杞子等。

二、常用滋阴法

滋阴法在临床应用广泛，在慢性乙型肝炎、早期肝硬化、自身免疫性肝病、肝癌等疾病中有较多应用。滋阴法包括滋阴疏肝、滋阴降火、滋阴止血、滋阴潜阳、滋阴息风、滋阴透热、滋阴活血等[2]。

（一）滋阴疏肝法

适用于肝阴亏虚、肝气郁结的病证。症见胸胁、两乳、少腹等局部胀痛不适，同时又见口燥咽干、舌红赤乏津、脉象弦细等，多见于慢性肝炎、慢性胃炎、消化道溃疡、失眠、抑郁症等疾病。方选一贯煎、滋水清肝饮加减。常用药如沙参、麦冬、当归、生地黄、枸杞子、川楝子、牡丹皮、白芍等。

（二）滋阴降火法

适用于阴虚火旺的病证。症见烦躁易怒，骨蒸潮热，口燥咽干，颧红盗汗，舌红少苔，脉细数等，多见于慢性胃炎、消化道溃疡、围绝经期综合征、甲状腺功能亢进等疾病。方选大补阴丸、清骨散加减。常用药如黄柏、知母、熟地黄、龟甲、鳖甲、地骨皮等。

（三）滋阴止血法

适用于阴虚血热的病证。症见吐血、便血、衄血或皮肤青紫有瘀斑，妇人月经过多，口干舌燥，颧红潮热，舌红少苔，脉细数等，多见于肝硬化失代偿期、慢性胃炎、消化道溃疡、肺结核、过敏性紫癜等疾病。方选知柏地黄丸、茜根散等加减。常用药如知母、黄柏、生地黄、阿胶、茜草根、侧柏叶、黄芩、牡丹皮、紫草、蒲黄炭等。

（四）滋阴潜阳法

适用于阴虚阳亢的病证。症见头晕耳

鸣，头目涨痛，面赤易怒，五心烦热，或失眠，遗精，性欲亢进，舌红而干，脉弦或弦细等。多见于高血压、耳源性眩晕、失眠等疾病。方选镇肝熄风汤加减。常用药如麦冬、生地黄、白芍、阿胶、龟甲、鳖甲、代赭石、龙骨、牡蛎、石决明等。

（五）滋阴息风法

适用于肝阴亏已极、肝风内动的病证。症见头目眩晕，肢体麻木，手足瘈疭或震颤，形体消瘦，五心烦热，口燥咽干，小便短黄，大便干结，舌红少苔，脉细数等。多见于肝性脑病、脑梗死、高血压等疾病。方选大定风珠、天麻钩藤饮加减。常用药如天麻、钩藤、石决明、磁石、鸡子黄、阿胶、麦冬、生地黄、牡蛎、龟甲等。

（六）滋阴透热法

适用于热病末期，高热已退，邪热稽留于下焦阴分的阴虚伏热证。症见暮热早凉，热退无汗，能食消瘦，舌红少苔，脉细数等。临床常见于不明原因的发热、传染病恢复期低热、慢性肾盂肾炎等疾病。方选青蒿鳖甲汤加减。常用药如青蒿、鳖甲、生地黄、知母、牡丹皮、天花粉、沙参、麦冬等。

（七）滋阴活血法

适用于阴虚内热，血热妄行，溢出血络之外而成瘀；或虚火久蒸，干血内结，瘀滞不通，久则瘀血不去的病证。症见羸瘦，骨蒸潮热，肌肤甲错，面目黧黑，妇女经闭，舌红绛有瘀斑，或遍体紫红瘀点，脉弦细涩等。常见于肝硬化失代偿期、消化道肿瘤、肺结核、不稳定型心绞痛等疾病。方选滋阴活血汤加减。常用药如当归、白芍、熟地黄、麦冬、丹参、桃仁、红花、栀子等。

三、现代研究

有关肝阴虚证的物质基础研究较少，国内学者通过研究认为肝阴虚证患者体内存在多种内分泌激素分泌功能失调的表现，其中特别是以下丘脑 - 垂体 - 甲状腺轴、下丘脑 - 垂体 - 性腺轴等功能失调为主，可出现催乳素升高[3]、血清 T_3 水平低下[4] 等。易少凌等[5] 在慢性四氯化碳肝损伤模型的基础上结合温热中药复方灌胃制作了肝损伤肝阴虚证大鼠模型，并给予护肝片（主要成分：墨旱莲、女贞子、白芍、姜黄等，具有补阴柔肝、清热活血等功效）治疗，发现与模型组比较，护肝片组血清中谷丙转氨酶、醛固酮、肝丙二醛、肝组织羟脯氨酸明显降低，血清白蛋白和肝超氧化物歧化酶明显升高，认为肝功能和组织病理学形态提示该模型具有的肝阴虚证有所改善。

现代学者对滋阴法及相关方药进行了多项动物及临床研究。白辰等[6] 对四氯化碳诱导的肝纤维化模型大鼠进行一贯煎灌胃治疗，发现治疗后大鼠肝脏炎症和纤维化程度减轻，脾重指数及肝脏羟脯氨酸含量降低，认为滋阴疏肝法可减轻肝纤维化程度，缓解肝脾大。陈嘉璐等[7] 使用养阴方（北沙参、麦冬、五味子）对肝癌模型小鼠进行治疗，发现养阴法可抑制小鼠肝癌实体瘤生长，对免疫器官具有保护作用，可使脾脏指数和胸腺指数明显上升，并降低肿瘤的恶化程度。陆海英[8] 等研究发现六味地黄丸对糖尿病小鼠伴肝脏损伤有保护作用，其机制与调节血脂代谢、抑制炎症反应有关。多项研究表明，滋阴法可调节机体内分泌功能，如伍庆华等[9] 研究发现六味地黄丸可降低小鼠血清 FT_3、FT_4 含量及肝组织肝钠钾泵活性、线粒体呼吸链 ATP 酶明显降低。

滋阴法还具有抗氧化、调整微量元素、益智、提高应激能力、调节血糖等作用[10]。但因阴虚证候复杂多样、涉及多系统功能改变，目前缺乏特异性评价指标、新的造模方法，仍需进一步研究。

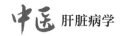

四、名家精言

（一）朱丹溪论滋阴法

朱丹溪认为，整个自然界及机体处于"阳有余而阴不足"的状态中，根据中医学天人相应的观点，治疗当滋阴降火以保护人体之阴气。他善用黄柏、知母泻火补阴，但不偏执于滋阴降火统治各病。朱丹溪认为"火之为病，其害甚大，其变甚速，其势甚彰，其死甚暴"，"阴虚证本难治，用四物汤加炒黄柏，降火补阴，龟板补阴，乃阴中之至阴也。四物加白马胫骨，降阴中火，可代黄连、黄芩"。临证常用黄柏、知母、栀子等清热泄火药与四物汤、龟甲、生地黄等滋阴养血药配伍以滋阴降火，代表方有大补阴丸、消渴方等。同时，朱丹溪认为人的体质是阳有余而阴不足，故而反对乌药、金石药及小续命汤等辛温香燥之品的滥用。

（二）戴思恭论滋阴法

戴思恭在深入钻研刘河间"主火论"、李东垣"阴火论"和朱丹溪"相火论"的基础上，以"气化火、血易亏"论、"气属阳、动作火"论阐发了阳盛阴衰的道理，认为"若阳盛水衰而动者，则从河间治法，泻热救水；若阳虚不足而动者，则阳愈虚，当从东垣必补胃气，次泻其火。阳虚不安其位而火乘于阴，根据东垣自阴升阳提而出之；阳盛入于阴者，遵仲景下之。阴虚不胜夫火动者，用先生益精血、壮肾水以安之"。戴思恭注意温凉并重，既传承了朱丹溪的滋阴凉润之法，又兼收了李东垣的调脾补中、益气泻火的治疗特点。选方用药首推"四物汤"，他认为四物汤中川芎为血中之气药通肝经，能行血滞之气；地黄为血中血药，能生真阴之虚；当归为治血主药，能养血活血而各归其经；芍药为阴分之药，能和血气。临证时在此基础上加减化裁，则可任无穷之应变。

（三）赵绍琴论滋阴法

赵绍琴在治疗阴伤较甚时，主张以清补、通补为准则，切忌滋腻壅塞。清补者，甘凉清润或甘寒养津，选用沙参、麦冬、生地黄、玉竹等，液多而流动不滞，清凉而不助热；通补者，补中兼通，疏调血脉，选用丹参、玄参、益母草等，既养阴固本，又通络行滞，相辅相成。此外，赵绍琴主张滋阴养阴时应避免甘温助热，在治疗气阴不足时，不宜用甘温如人参、党参之属，应选用甘凉甘寒益气养阴之品，如沙参、太子参、西洋参。

（叶永安、李小科）

参考文献

[1] 王雪娇.滋阴法的文献整理及用药规律探究[D].北京：北京中医药大学，2017.

[2] 卢跃卿，任小巧，刑志强.肝阴虚证候及治疗探析[J].河南中医药学刊，2001（2）：4-5.

[3] 曾晓聆，王兴娟，靳岭，等.无排卵性不孕症肝阴虚证特征初探[J].中国中西医结合杂志，2014，34（8）：936-939.

[4] 石林阶，陈昌华，欧阳取长，等.肝阴虚证病人血清甲状腺激素和促甲状腺激素的测定[J].湖南中医学院学报，1999（3）：22-23.

[5] 易少凌，朱翠霞，余泽君，等.护肝片及其拆方对慢性肝损伤肝阴虚证大鼠模型的影响[J].药学研究，2016，35（5）：257-259.

[6] 白辰，车念聪，刘文兰，等.滋阴疏肝法治疗大鼠肝纤维化的实验研究[J].北京中医药，2015，34（7）：577-580.

[7] 陈嘉璐，李湧健.滋阴法对种植性肝癌模型的抑瘤作用和细胞周期的影响[C]//2013年中医、中西医结合防治肝癌、肝病高峰论坛论文集.2013：64-73.

[8] 陆海英，李志杰，舒适，等.六味地黄丸基于SIRT6/NF-κB信号通路对糖尿病伴肝损伤的保护作用[J].中国实验方剂学杂志，2019，25（12）：28.

[9]　伍庆华，黄云，胡珺，等.六味地黄丸对甲亢阴虚小鼠肝组织钠钾泵的影响[J].江西中医药，2017，48（9）：62-63.

[10]　薛春苗，任汉阳.滋阴法延缓衰老的实验研究进展[J].山西中医学院学报，2005（4）：61-62.

第十一节　温阳法

一、概述

"温"，多理解为温补、温通、温化、温阳等，可用于治疗阳虚、寒盛的疾病，常见的温阳法有温阳解表、温阳散寒、温阳通络、温阳化饮、温阳化瘀等。《黄帝内经》云"寒者热之"，即用具有温热性质的药治疗寒甚的疾病。"阳"者，阳气也，《素问·生气通天论》云："阳气者，若天与日，失其所，则折寿而不彰。故天运当以日光明。是故阳因而上，卫外者也。"阳气是寿命延续的重要物质，是人体生命活动之气，具有温煦、温润、升发、卫外的作用。郑钦安在《医法圆通》云："阳气流通，阴气无滞，自然百病不作。阳气不足，稍有阻滞，百病丛生。"《素问·生气通天论》云"凡阴阳之要，阳密乃固，两者不和，若春无秋，若冬无夏"。二者均强调阳气的重要性，只有机体阳气固密，才能够护卫全身肌表，防御外邪的入侵[1]。

在中医文献记载中看，温阳法多侧重温补心、脾、肾之阳虚，肝阳虚少有提及者。肝气虚、肝阳虚临床往往易忽视。可能因为肝气易郁易逆，肝阳则易亢易动；其次，虚的症状往往不够明显，常伴随肾阳虚之症状，难以分辨，或直接以肾阳虚概之。再则，肝之阳气虚弱，"肝用"疏泄无权，易导致留湿、停痰、痞塞、瘀阻等寒热夹杂，虚实并见，故本证容易被掩盖[2]。

《太平圣惠方》曰："肝虚则生寒。"寒即肝阳不足的表现。《儒门事亲》云："肝本温，虚则清。"肝气本温，适其性为补，因此用温肝法治疗肝阳虚证。《素问·脏气法时论》曰："肝病者，两胁下痛引少腹，令人善怒；虚则目䀮䀮无所见，耳无所闻，善恐如人将捕之。"足厥阴肝经，属肝络胆，布胁肋，连目系，因此，肝病者联系胁、目、耳等处，肝虚则胁痛，视力受损。

二、常用温阳法

（一）温阳化湿法

又称苦温化湿法。适用于寒湿内阻，或湿重热轻，湿胜阳微者。症见面色黄晦如垢，头身困重，脘腹胀满，恶心欲吐，尿少色黄，苔白厚腻，脉沉缓。方用茵陈五苓散、茵陈术附汤加减，药如苍术、晚蚕沙、白豆蔻、藿香、茯苓等。

（二）理气通阳法

气畅则阳通，气滞则阳郁，因此调理气机是通阳的重要手段。该法适用于各种气机逆乱引起的阳郁证。症见肝区胀痛，四肢冷，腹部胀满不舒，遇寒则甚，得热稍舒，善太息，矢气不断，脉沉弦。方剂用四逆散、大小柴胡汤等。药如柴胡、陈皮、枳实、厚朴、丁香、高良姜、乌药等。

（三）温肝祛寒法

又称温通血脉法，亦即祛肝寒法，用于肝寒证。适用于寒邪凝滞血脉或湿从寒化而致脉络瘀阻者。症见面色苍白或青紫，肝区疼痛较剧，手足厥冷，少腹冷痛，或猝然挛痛，引及睾丸，阴冷囊缩，疝瘕，四肢厥冷，指甲青紫，舌苔淡润，质青，脉沉迟或细弦等。方如天台乌药散、暖肝煎、当归四逆汤等加减。药用肉桂、吴茱萸、细辛、川花椒、小茴香、陈艾叶、乌药、荜澄茄、延胡索、九香虫等。并服苏合香丸辛香温通，散寒行气止痛。药物如桂枝、当归、川芎、细辛等。在肝病证治中辛温通络药常与三棱、莪术等破血药以及水蛭、鳖甲等搜剔络脉药

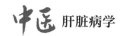

同用。

（四）温肾养肝法

亦即补肝阳法，用于肝阳虚证。症见头昏头痛，眩晕目涩，四肢麻木，手足不温，两足冷甚，肝区隐痛，绵绵不休，胃脘不舒，泛酸，或口吐清水，食欲不振，尿频，舌苔淡润胖大隐紫，脉沉细迟等。此为肾阳虚衰，肝失温养，虚风内动。可仿二仙汤、暖肝煎。药用淫羊藿、巴戟天、肉苁蓉、山萸肉、沙苑子、枸杞子、菟丝子、当归等补肾以养肝，阳虚内寒加附子、肉桂。温养并行，不可纯刚，以免温热过甚，耗伤真元。方用吴茱萸汤、暖肝煎、当归生姜羊肉汤等。药物如吴茱萸、小茴香、乌药、肉桂、生姜、当归等。

（五）温脾暖肝法

又称温胃暖肝法，亦即补肝气法，用于肝气虚证。类同于王旭高所称之温中疏木法，当属土不植木，或木不疏土，肝郁脾虚所致之脘腹胁肋胀痛，嘈杂，吐沫泛酸，头昏，便溏，倦怠，苔白质淡，脉细弦等症。根据肝病当先治脾的理念，治当培土以植木，补脾以疏肝，可仿王氏意，用六君子汤加吴茱萸、白芍、木香；中虚寒甚，空腹痛作，泛吐涎沫者用吴茱萸汤加黄芪、肉桂、干姜、川椒等温肝暖胃。临床常用于慢性肝炎、慢性胃炎等病证。

三、现代研究

现代药理研究发现，温阳药对心肌有正性肌力作用，并通过扩张血管、改善循环达到抗缺氧、抗休克的目的；对消化系统有刺激胃液分泌、增强胃肠蠕动的作用；对中枢神经系统则能兴奋交感神经，使产热增加，起温里祛寒的作用[3]。目前药理研究多集中在温补心脾肾阳的药物，对温肝阳的药理研究少见[4]。

陈晓蕾等[5]发现淫羊藿95%的乙醇提取物在100～800μg/ml浓度范围内均能显著抑制人乳腺癌雌激素受体阳性细胞（MCF-7）的增殖。Barret等[6]从花椒中分离所得的花椒宁碱，能够抑制80%以上的K562细胞生长，而不增加培养细胞的死亡率。汪绍兴[7]利用补骨脂素与临床常用药长春新碱、阿糖胞苷杀伤K562细胞进行观察，发现同在62.15μg/ml浓度时，补骨脂素杀伤率为99.19%，而长春新碱、阿糖胞苷仅为30%及9.37%，但随着浓度的增加、补骨脂素杀伤率成为坪值。

王丽春等[8]通过实验研究发现温阳药通过改善肝脏及胃肠道的微循环来改善肝细胞功能，从而改善肝纤维化程度。肝病日久并发臌胀，结合辨证用温阳利水方治疗肝硬化难治性腹水[9]，获得满意疗效。有研究[10]发现附子水提物通过NF-κB信号转导通路发挥减少肝细胞凋亡、保护肝细胞的作用。李士懋教授针对部分慢性肝病患者久治不愈提出了温肝阳、益肝气[11]的治法。

四、名家精言

（一）张景岳论温阳法

天之大宝，只此一丸红日，人之大宝，只此一息真阳；善补阳者，必于阴中求阳，则阳得阴助而生化无穷。

（二）郑钦安论温阳法

人之所以立命者，在活一口气。气者，阳也，阳行一寸，阴即行一寸；阳停一刻，阴即停一刻，可知阳者阴之主也。

（三）张伯臾教授论温阳法

临床中肝气虚、肝阳虚在肝炎、肝硬化病例中尤属多见，其症如胁肋隐痛，或胀痛绵绵，劳累则增剧，神疲乏力，腹胀纳呆，面色灰滞萎黄，悒悒不乐，其或畏寒肢冷，舌多淡红胖，苔白或腻，脉虚细弦或沉细无力。

（四）李士懋教授论温阳法

认为厥阴病的实质是肝阳虚导致的寒热错杂证。厥阴病之主方是乌梅丸。肝中之阳，乃春生少阳之气，始萌未盛，故易受戕伐而肝阳馁弱，形成脏寒。然肝又内寄相火，相火郁而化热，于是形成寒热错杂证。并认为益肝气黄芪为主药，温肝阳附子为要药。临床常用于治疗肝气虚、肝阳虚证的药物有：黄芪、炮附子、巴戟天、桂枝、细辛、淫羊藿、柴胡、升麻、茯苓、当归、白术、党参、川芎等。

（五）周仲瑛教授论温阳法

认为气为阳化，血属阴类，肝气以肝阳为本，肝血以肝阴为源，肝阴、肝血虚者治当滋柔，但阴虚则阳亢；肝阳、肝气虚者，总当温养，但阳虚则生寒，故临证时滋阴与养血，温肝与补肝，可分而又难分，每需相兼合伍，分别主次选药。

（李小科、甘大楠）

参考文献

[1] 李冬梅，徐依然，陈赢政，等.温阳法在皮肤病中的应用举隅[J].中华中医药杂志，2019，34（2）：625-628.

[2] 杜凡凡，薛博瑜.温阳法在肝病中的运用[J].四川中医，2014，32（3）：19-21.

[3] 李仪奎，姜名瑛.中药药理学[M].北京：中国中医药出版社，1992：106.

[4] 刘颖，邹雯，咸庆飞，等.浅谈温阳法对免疫功能的作用[J].中华中医药杂志，2017，32（6）：2615-2617.

[5] 陈晓蕾，汤立建，李庆林.淫羊藿、秦皮醇提取物体外抗乳腺癌细胞增殖的研究[J].中国药房，2007，18（15）：1124-1127.

[6] BARRET Y，韩淑萍.花椒宁碱，一种新的抗白血病生物碱[J].国外医药（植物药分册），1993（1）：19-21.

[7] 张晓迪，李湧健.温阳法治疗恶性肿瘤的研究进展[J].辽宁中医药大学学报，2009，11（6）：55-57.

[8] 王丽春，赵连三，唐红，等.温阳中药对肝纤维化大鼠血流动力学的影响[J].中华肝脏病杂志，2005，13（6）：421-424.

[9] 王晶.温阳利水方治疗肝硬化难治性腹水47例[J].光明中医，2016，31（6）：811-812.

[10] LUO J X, ZHANG Y, HU X Y, et al. Aqueous extract from aconitum carmichaelii debeaux reduces liver injury in rats via regulation of MGB1/TLR4/NF-κB/caspase-3 and PCNA signaling pathways[J].Journal of Ethnopharmacology, 2016, 183: 187-192.

[11] 刘洋，张明泉，张洁晗，等.国医大师李士懋温肝阳、益肝气治疗慢性肝炎探究[J].中华中医药杂志，2019，34（4）：1501-1503.

第十二节　益气法

一、概述

益气法，适用于气虚诸证。《素问·三部九候论》言"虚则补之"[1]，为益气法提供了理论依据。从字面意义分析，"益"者，补也，益气，可略等同于补气。气，是构成人体和维持人体生命活动的最基本物质。由于气具有活力很强的不断运动着的特性，对人体生命活动有推动和温煦等作用，因而中医学中以气的运动变化来阐释人体的生命活动[2]。《难经·八难》说"气者，人之根本也"，人体的气来源于先天之精气、后天之精气和自然界的清气，气的生成依赖于全身各脏腑组织功能的综合作用，与肺、脾、胃、肾的关系尤为密切，气也是维持脏腑功能的物质基础[3]。人体脏腑组织功能活动的强弱与气的盛衰有密切关系，气盛则功能旺盛，气衰则功能活动减退。故益气法，适用于气虚诸证。

二、常用益气法

（一）益气温阳法

适用于气虚甚，累及阳气不足的病证。症见恐惧不安，气自少腹上冲咽，呃声不止，头目苦眩，不能坐起，汗出、心悸，干呕不能食，舌淡苔薄白，脉弱而结。多见于慢性胆囊炎、慢性胃炎、心脏神经症等疾病。方用大补肝汤加减。常用药如黄芪、桂枝、干姜、五味子、旋覆花、大枣、山药等[4]。

（二）益气疏肝法

适用于肝气因虚致郁的病证。症见周身乏力、胸胁或少腹胀闷窜痛，胸闷喜太息，情志抑郁易怒，或颈部瘿瘤，妇女可见乳房作胀疼痛。月经不调，量少甚则闭经。多见于慢性肝炎、慢性胃炎、心脏官能症及妇科疾病等。方用理郁升陷汤加减。常用药如黄芪、当归、桂枝、柴胡、乳香、没药、升麻、香附等[5]。

（三）益气健脾法

适用于脾气虚弱的病证。症见纳少腹胀，饭后尤甚，大便溏薄，肢体倦怠，少气懒言，面色萎黄或㿠白，形体消瘦或浮肿，舌淡苔白，脉缓弱。多见于慢性胃肠炎等疾病。方用补中益气汤加减。常用药如黄芪、人参、白术、当归、陈皮、炙甘草、升麻、柴胡[6]。

（四）益气养血法

适用于气血俱不足的病证。症见头晕目眩，少气懒言，乏力自汗，面色淡白或萎黄，心悸失眠，舌淡而嫩，脉细弱等。多见于再生障碍性贫血，放化疗引起的白细胞减少、血小板减少，以及各种危重病晚期等。方用当归补血汤、十全大补汤加减。常用药如人参、白术、茯苓、当归、川芎、白芍、熟地黄、炙甘草、生姜、大枣、肉桂、黄芪等。

（五）益气滋阴法

适用于气阴两虚的病证。症见少气懒言，神疲乏力，头晕目眩，自汗或盗汗，活动时诸症加剧，口燥，咽干心烦，手足心热，头晕眼花，耳鸣，腰腿酸软无力，多梦遗精，大便秘结，小便短少，及脉细数无力，舌红干少苔。多见于如干燥综合征、慢性肾小球肾炎、肾病综合征、糖尿病、慢性前列腺炎等疾病。方用生脉饮加减。常用药如人参、麦冬、五味子等。

三、现代研究

从现代医学的角度讲，中医学所认为的脾气不足，与现代医学认为的免疫功能低下有密切联系。肝癌的发生发展亦与机体免疫功能异常密切相关。吴万垠教授使用健脾益气的方药（太子参、白术、黄芪、山慈菇、炒薏苡仁、甘草等）结合放化疗或介入治疗，临床实践中发现联合使用健脾益气方药可帮助改善患者一般情况，缓解患者接受西医治疗后出现的发热、腹痛、恶心呕吐等症状，同时降低相关治疗的毒性反应，提高疗效。贾英杰认为原发性肝癌经导管动脉栓塞化疗术后胃肠道反应为化疗所致的胃肠功能障碍，运用健脾益气方药配合疏肝、化湿治疗，临床可获良效。陈荣生纳入 23 例肝癌患者，使用补中益气汤治疗肝癌所致呃逆，治愈 8 例，为 34.8%，好转 10 例，占 43.4%，提示健脾益气类方药对肝癌的症状有良好的缓解作用。

肿瘤发生的机制主要一个方面就是细胞免疫受到抑制，而脾虚证存在着免疫功能失调，因此脾虚与肿瘤的发生发展密切相关。既往研究认为健脾益气中药可以调节肝癌的免疫微环境，使患者的免疫功能得到改善，有效阻止肿瘤的发生和发展，增强其对治疗的反应。吴日辉通过动物实验比较研究人参的提取物人参皂苷 20（S）-Rg₃ 和 20（R）-Rg₃ 对肝癌小鼠细胞免疫功能的影响及其作用机制，研究结果显示人参皂苷 20（S）-Rg₃ 或 20（R）-Rg₃ 可通过显著增强荷瘤小鼠胸腺和脾脏的超氧化物歧化酶活性及降低荷瘤小鼠的黄嘌呤氧化酶活性和丙二醛含量，以改善荷瘤小鼠抗氧化能力，增强荷瘤小鼠细胞免疫功能而发挥抗肿瘤作用。薛瑞等研究表明具有健脾益气功效的参芪扶正注射液在体内外均能抑制肝癌 H22 细胞的生长，其抑制作用具有浓度和时间依赖性，且与其调节动物模型的免疫功能有关。孙丽红等研究表明健脾益气中成药参灵合剂可明显改变肝癌 H22 小鼠模型的脾脏指数、胸腺指数和外周血白细胞计数，同时影响肿瘤坏死因子和血管内皮生长因子，提示参灵合剂可通过增强动物模型的免疫反应能力而发挥抗瘤的作用。

陈嘉璐运用细胞培养技术，采用现代药理学方法，MTT 法从细胞水平评价益气法对肝癌细胞增殖的抑制作用。并采用流式细胞术检测细胞周期变化，从细胞周期角度观察中医扶正治法对肝癌细胞周期的影响。结果发现体外研究提示益气法对肝癌细胞具有不同程度的抑制作用，且这种抑制作用在一定范围内呈浓度依赖性，与空白组比较在 50mg/ml 浓度以上有统计学意义（$P<0.05$），益气各浓度组对两种不同的肝癌细胞有不同程度的 G2/M 期阻滞作用。得出了益气法在体外对肝癌细胞有抑制作用，益气法有 G2/M 阻滞作用的结论[7]。

程学莲通过实验研究应用血清药理学的思路得出健脾理气方（黄芪、人参、白术、陈皮、升麻、柴胡、当归）抑制人肝癌细胞（HepG2）的作用机制，可能与其降低葡萄糖 -6- 磷酸酶、三磷酸腺苷酶的活性，使其生理功能下降以及增强 *P53* 抑癌基因表达、降低促癌基因 *BCL-2* 基因表达，诱导细胞凋亡的过程相关[8]。

四、名家精言

张锡纯论气虚：

或问：黄芪为补肺脾之药，今谓其能补肝气何也？答曰：肝属木而应春令，其气温而性喜条达，黄芪性温而升，以之补肝，原有同气相求之妙用。愚自临证以来，凡遇肝气虚弱，不能条达，一切补肝之药不效者，重用黄芪为主，而少佐以理气之品，服之，覆杯之顷，即见效验。是知谓肝虚无补法者，非见道之言也。

人之元气，根基于肾，而萌芽于肝。凡物之萌芽，皆嫩脆易于伤损，肝既为元气萌芽之脏，而开破之若是，独不虑损伤元气之萌芽乎？

曾治有饮食不能消化，服健脾暖胃之药百剂不效。诊其左关太弱，知系肝阳不振，投以黄芪（其性温升、肝木之性亦温升，有同气相求之义，故为补肝之主药）一两，桂枝尖三钱，数剂而愈。

（杨先照、李小科）

参考文献

[1] 黄帝内经素问 [M].北京：人民卫生出版社，2012：42.

[2] 孙广仁.中医基础理论 [M].北京：中国中医药出版社，2011.

[3] 吴云华，胡剑秋，闫霞，等.熊辅信运用益气法经验举隅 [J].中医药临床杂志，2005（5）：429-430.

[4] 衣之镖.辅行诀五脏用药法要 [M].北京：学苑出版社，2015：52-53.

[5] 张锡纯.医学衷中参西录 [M].太原：山西科学技术出版社，2010：92.

[6] 李冀.方剂学 [M].北京：高等教育出版社，2014：109.

[7] 陈嘉璐.益气法对 SMMC-7721 和 Hepa1-6 肝癌细胞体外抑瘤作用和细胞周期影响的实验研究 [J].辽宁中医杂志，2011，38（5）：1005-1008.

[8] 庄振杰，黄慈辉，李佳容，等.健脾益气法治疗原发性肝癌研究进展 [J].辽宁中医药大学学报，2019，21（5）：153-155.

第十三节　利水法

一、概述

利水法，是以通利水道、渗泄水湿为

主要功效的治法，常用以治疗水湿内停病症[1]。《素问·汤液醪醴论》最早提出"开鬼门，洁净府"的治法。《金匮要略·黄疸病脉证并治》中记载"诸病黄家，但利其小便"，此外，《金匮要略·痰饮咳嗽病脉证并治》中提到"夫短气有微饮，当从小便去之"的治法，以及在《金匮要略·水气病脉证并治》中亦有关于五脏水病的记载，如"肝水者，其腹大，不能自转侧，胁下腹痛，时时津液微生，小便续通"的利水法。尤在泾《金匮要略心典》中论述"水在阴者宜利，在阳者宜汗"，"盖痰饮为结邪，温则易散，内属脾胃，温则能运耳"进一步解释了利水法的应用。《景岳全书》言"单腹胀，此实脾胃病也……如或水道不利，湿气不行，则当助脾行湿，而佐以淡渗，如猪苓、泽泻、茯苓之属"。《血证论》"单腹胀者为血臌……瘀血化水而肿……既化为水，则兼治水，五皮饮加当归、白芍、蒲黄、丹皮、桃仁治之"。

二、常用利水法

（一）利水行气法

适用于气滞水停的病证。症见腹大坚满，叩之如鼓，两胁胀满，胁痛走窜不定。饮食减少，食后作胀，嗳气不适，小便短少。舌质淡红，苔白腻，脉弦。方用柴胡疏肝散合胃苓汤加减。常用药如柴胡、枳壳、芍药、甘草、香附、川芎、茯苓、苍术、陈皮、白术、肉桂、厚朴、泽泻、猪苓、生姜、大枣等。

（二）利水健脾法

适用于脾虚水停的病证。症见腹大胀满，按之如囊裹水，乏力，食欲不振。面色萎黄，颜面、下肢浮肿，小便短少，大便溏薄。舌苔白滑或白腻，脉缓。方用四君子汤合实脾饮加减。常用药如人参、白术、茯苓、炙甘草、附子、干姜、厚朴、木香、草果、槟榔、木瓜、生姜、大枣等。

（三）利水清热法

适用于湿热水停的病证。症见腹大坚满，脘腹撑急，腹痛拒按，身目发黄。口干、口苦，渴不欲饮，小便短黄，大便秘结或溏垢。舌质红、苔黄腻，脉弦滑或数。方用中满分消丸合茵陈蒿汤加减。常用药如厚朴、枳实、黄芩、黄连、知母、法半夏、陈皮、茯苓、猪苓、泽泻、砂仁、干姜、姜黄、人参、白术、甘草等。

（四）利水化瘀法

适用于血瘀水停的病证。症见腹大如鼓，腹壁青筋暴露，胁肋刺痛，固定不移，面色黧黑，面颈胸臂有丝状血痣，肌肤甲错，渴不欲饮。舌质紫红或有瘀斑，苔白润，脉细涩。方用调营饮或膈下逐瘀汤加减。常用药如川芎、赤芍、大黄、莪术、延胡索、当归、瞿麦、槟榔、葶苈子、赤茯苓、桑白皮、大腹皮、陈皮、肉桂、细辛、甘草、五灵脂、桃仁、牡丹皮、乌药、香附、红花、枳壳等。

（五）利水温阳法

适用于脾肾阳虚水停的病证。症见腹大胀满，形似蛙腹，腹胀早轻暮重，形寒肢冷。面色白，肢体浮肿，腰膝酸软，腹中冷痛。舌质淡胖，或有齿痕，苔薄白润，脉沉弦。方用附子理中丸合五苓散加减。常用药如制附片、干姜、人参、白术、甘草、桂枝、茯苓、泽泻、猪苓等。

（六）利水滋阴法

适用于肝肾阴虚水停的病证。症见腹大胀急，腰膝酸软，目睛干涩。面色晦暗，牙龈出血，口燥咽干，五心烦热。舌质红绛少津，苔少或花剥，脉弦细数。方用一贯煎合猪苓汤加减。常用药如沙参、麦冬、当归、生地黄、枸杞子、川楝子、猪苓、茯苓、泽泻、阿胶、滑石等。

三、现代研究

鞠静等为探讨真武汤温阳利水药效物质基础及作用机制，回顾真武汤药物成分测定及药物代谢动力学相关研究文献，对真武汤的研究进展进行归纳总结。发现真武汤水煎液中共鉴定出 45 种成分，主要为来源于附子、白芍和茯苓的生物碱类、多糖类和萜类等成分，共鉴定出真武汤挥发油中的 82 种成分，主要来自生姜和白术。真武汤温阳利水的作用机制主要包括兴奋下丘脑-垂体-肾上腺皮质轴、调节下丘脑-垂体-甲状腺轴、降低一氧化氮及内皮素含量、调节凋亡相关基因，抑制细胞凋亡以温心阳，调节水通道蛋白 AQP1、降低 AQP2，调节渗透压调定点，平衡水液代谢以达到利水目的[2]。毛连根等为观察中药消臌方（药物组成：党参、泽泻、白术、丹参、益母草）的利水消臌作用并探讨作用机制，用中药提取；尿液 Na+ 测定；Griess 法血清一氧化氮（NO）浓度测定；膈腹膜扫描电镜制样及计算机图像处理系统定量分析腹膜淋巴孔。结果发现中药消臌方剂能提高尿液 Na+ 的排泄（$P<0.01$）；能增加膈腹膜淋巴孔面积、密度和周长（$P<0.01$）；中药消臌方剂诱导的小鼠血清一氧化氮（NO）升高能被一氧化氮合酶（NOS）抑制剂（L-硝基精氨酸）抑制（$P<0.01$）。得出中药方剂通过刺激活化 NOS 诱导机体内源 NO 升高实现利水消臌作用的结论[3]。

四、名家精言

（一）张仲景论水气病

师曰：病有风水，有皮水，有正水，有石水，有黄汗。风水其脉自浮，外证骨节疼痛，恶风；皮水其脉亦浮，外证胕肿，按之没指，不恶风，其腹如鼓，不渴，当发其汗；正水其脉沉迟，外证自喘；石水其脉自沉，外证腹满不喘，黄汗其脉沉迟，身发热，胸满，四肢头面肿，久不愈，必致痈脓……师曰：诸有水者，腰以下肿，当利小便；腰以上肿，当发汗乃愈。

（二）孙思邈论水病

水有十种，不可治者有五。第一唇黑伤肝。第二缺盆平伤心。第三脐出伤脾。第四背平伤肺。第五足下平满伤肾。此五伤必不可治。凡水病忌腹上出水，出水者，一月死，大忌之。

（江锋、杨先照）

参考文献

[1] 钟赣生.中药学[M].北京：中国中医药出版社，2015：192.

[2] 鞠静，杜武勋.真武汤药效物质基础及温阳利水机制研究[J].吉林中医药，2016，36（7）：719-723.

[3] 毛连根，李继承，丁世萍.中药消臌方利水消臌作用的机制研究[J].中国现代应用药学，2003（3）：198-200.

第十四节 通便法

一、概述

《素问·汤液醪醴论》云"平治于权衡，去宛陈莝……故精自生，形自盛，骨肉相保，巨气乃平"，通便法因有"去邪安正，给邪出路"的功能。《素问·五脏别论》[1]曰："五脏者，藏精气而不泻也，故满而不能实。六腑者，传化物而不藏，故实而不能满也。所以然者，水谷入口，则胃实而肠虚；食下，则肠实而胃虚。故曰实而不满，满而不实也。"肝藏血、主疏泄，气以条达为顺[2]。疏泄，始见于《素问·五常政大论》："发生之纪，是谓启陈，土疏泄，苍气达，阳和布美，阴气乃随，生气淳化，万物以荣。"如肝之疏泄失责，则气机不畅，阴阳失调，出现病态，甚则危及生命。根据"其下者，引而竭之；中满者，泻之于内……其实者，散而泻之"（《素问·阴阳应象大论》）及"留者攻之"(《素问·至真要大论》)等原则，可采用通便法以排除体内病邪，使腑气通畅，气血调和。

《内经》中有关于通便法的论述，虽无具体方药，但在许多篇幅中都提出了有关的治则。《素问·阴阳应象大论》云："其下者，引而竭之，中满者泻之于内。"为通便法奠定了初步理论基础。张仲景《伤寒论》的承气类方，是通便法广泛应用于外感时病和内伤杂病的治疗体现。金元四大家张子和《儒门事亲》主谈通便法，亦言"《内经》一书，惟以气血通流为贵"。明末吴又可著《瘟疫论》，主张对瘟疫的治疗应长于下法，更倡"逐邪勿拘结粪"之说，而在下法中又善于应用大黄。

通便法是中医学八法中下法的体现，具有通便、泻热、攻积、逐水等作用，主治里实证。其法之根本是"去宛陈莝"、给邪以出路，故凡以通便药物导邪于体外的治法，皆为通便法的体现。临床治疗肝病常用通便法包括泻热通便、逐水通便、祛瘀通便等，亦可见清热泻肝、疏肝理气、清热利胆、清热止血等法以通便药物治疗邪热内蕴之证。

二、常用通便法

（一）泻热通便法

适用于实热积滞于肝经胆腑的病证。症见黄疸、上腹绞痛拒按、胁痛、或皮肤瘙痒、或发热、烦躁、大便燥结、小便短赤、舌红、苔黄、脉沉实弦而有力。多见于肝内外胆汁淤积、急性胆囊炎、慢性胆囊炎急性加重等疾病。方选大承气汤、大黄硝石汤、硝石矾石散、复方大承气汤等加减。药用：大黄、厚朴、枳实、虎杖、芒硝、矾石、栀子、黄柏等。

（二）逐水通便法

适用于阳水实证的病证。症见水肿水胀、形气俱实、口渴、气粗、腹坚，大小便秘，脉沉数有力。多见于肝硬化腹水等

疾病。方选舟车丸、消水丹、己椒苈黄丸等加减。常用药如大黄、甘遂、葶苈子、防己、青皮、陈皮、木香、沉香、琥珀、枳实等。

（三）祛瘀通便法

适用于瘀血内停的病证。症见形体羸瘦、腹满不能饮食，肌肤甲错，两目黯黑，或潮热，舌质黯红，或边有瘀斑，脉涩。多见于慢性肝炎、肝纤维化、肝硬化、慢性重型肝炎等疾病。方选大黄䗪虫丸、下瘀血汤、黄虎汤等加减。常用药如大黄、土鳖虫、虎杖、生地黄、赤芍、泽兰、泽泻、茵陈、桃仁、红花、虻虫、水蛭、黄芩、白芍等。

（四）清泻肝热通便法

适用于肝经湿热的病证。症见热盛发狂、头痛昏眩、目赤、耳鸣、耳聋、胁痛、发黄、小便黄赤涩痛、带下稠黏臭秽、阴囊潮湿、阴痒阴肿、口苦、舌红、苔黄、脉弦数。多见于肝胆系急慢性炎症、胆石症等。方选大柴胡汤、茵陈蒿汤、龙胆泻肝汤、泻心汤等加减。药用：大黄、枳实、生地黄、枳壳、茵陈、栀子、柴胡、黄芩、泽泻、车前子、黄连等。

（五）疏肝理气通便法

适用于肝郁气滞的病证。症见四肢逆冷、或咳、或悸、或小便不利、或腹中痛，舌红，脉弦。多见于慢性肝炎、慢性胆囊炎、胆石症等疾病。方选四逆散等加减。常用药如枳实、白芍、柴胡、甘草等。

（六）清热利胆通便法

适用于胆腑、胆经实热的病证。症见寒热往来，或发热，胁肋胀痛，心下痞硬，或心下急痛，或协热下利，或烦躁如狂，舌红，苔黄，脉弦数有力。多见于急性胆囊炎，胆石症，胆道蛔虫病，急性胰腺炎，急慢性肝炎，急性肠梗阻等疾病。方选大柴胡汤、大陷胸汤等加减。药用：

大黄、芒硝、枳实、芍药、柴胡、黄芩、半夏等。

（七）清热止血通便法

适用于血热妄行的病证。症见咯血、吐血、衄血，血色鲜红，舌红，脉数。多见于肝门静脉高压所致的消化道出血等疾病。方选十灰散加减。治以通便祛瘀生新，常用药如大黄、栀子、牡丹皮、大蓟、小蓟、荷叶、侧柏叶等。

三、现代研究

临床上可以通便法治疗肝胆系疾病。肝性脑病是由急、慢性肝功能严重障碍或各种门静脉 - 体循环分流异常所致的、以代谢紊乱为基础、轻重程度不同的神经精神异常综合征；高血氨是肝性脑病发生的重要因素之一，因此，降低氨的生成和吸收非常重要；临床常用乳果糖、拉克替醇等酸化肠道，减少氨的吸收，并发挥导泻通便的作用保持肠道通畅[3,6]。胆汁淤积指肝内外各种原因造成胆汁形成、分泌和排泄障碍的病理状态[4]；慢性肝病过程中，由于肠肝循环作用，加重胆红素循环障碍；临床上保证肠道畅通是针对病因治疗的基础。

宋佰玉[5]等检测水通道蛋白4及闭合蛋白在肝硬化肝性脑病脑水肿脑组织中的表达，结合脑组织病理形态学的变化，探讨毒消肝清丸对实验大鼠肝硬化肝性脑病脑水肿的影响，结果毒消肝清丸具有清肠毒、通宿便、减少肠道内毒素吸收、降低肝损害、改善血脑屏障和肠道屏障的功能，可达到防治肝性脑病的目的。王凤林[7]等为探讨以茵陈蒿汤联合大承气汤为基础的清下法对急性内毒素肝损伤大鼠肝细胞凋亡防治作用，观察各组大鼠肝功能、凝血酶原时间、肝组织病理改变、肝细胞凋亡指数、肝组织 Bcl-2、BAX 及 Caspase-3 蛋白表达量，结果显示清下法可显著改善内毒素性肝损伤大鼠肝功能及肝组织病理、降低肝细胞凋亡率，其机制可能是通过降低 BAX、Caspase-3 蛋白表达，上调 Bcl-2 蛋白表达，调节 Bcl-2/BAX 之间的平衡而起到防治内毒素所致肝细胞凋亡的作用。

多项研究表明，通便法在治疗肝纤维化、肝炎、急性重型肝炎等方面具有一定的作用。龚正华[8]等研究大黄䗪虫丸对 H_2O_2 诱导大鼠肝星状细胞氧化应激的影响时，发现大黄䗪虫丸可防治肝纤维化，其作用机制可能是通过调控 RAC1、p67phox、p22phox 和 p-ERK 等分子，参与拮抗 H_2O_2 诱导的氧化应激，阻止活性氧的生成，并最终抑制 HSCs 活化、增殖。刘旭东[9]等通过研究大黄䗪虫丸是否能阻断脂多糖（lipopolysaccharide，LPS）与肝星状细胞 Toll 样受体 4（toll-like receptor 4，TLR4）的结合，发现在原代细胞和 HSC-T6 细胞中，与空白组比较 LPS 处理组的荧光强度增强（$P<0.001$），与 LPS 处理组比较含药血清和 LPS 共同处理组的荧光强度减弱（$P<0.05$），结论：大黄䗪虫丸能阻断 LPS 与 TLR4 的交联，这可能是其抗肝纤维化机制之一。仇瑞莉[10]观察中药方剂大柴胡汤加减方联合西药治疗重度慢性乙型肝炎（肝胆湿热证）的临床疗效，发现两组患者治疗后在临床症状均有好转、肝功指标较前改善、在乙肝病毒复制抑制方面治疗组优于对照组（$P<0.05$），显示大柴胡汤加减方联合西药治疗重度慢性乙型肝炎（肝胆湿热证）具有更好的临床疗效。王敬枪[11]等观察凉血解毒、祛瘀通下法联合西药治疗 160 例慢性重型肝炎的临床疗效，发现治疗组总有效率为 59.31%，对照组总有效率 37.84%，治疗组疗效明显优于对照组（$P<0.05$），凉血解毒、祛瘀通下法联合西药治疗慢性重型肝炎可提高临床疗效。高西绪[12]观察加减大承气汤灌肠治疗 72 例重症肝炎的临床疗效，结果显示治疗后，两组患者的血清总胆红素（TBIL）、凝血

酶原活动度（PTA）水平改善，观察组 TBIL、PTA 肝功能指标水平明显优于参照组（*P*<0.05），加减大承气汤灌肠治疗重症肝炎能够有效降低 TBIL、提升 PTA。

四、名家精言

（一）刘渡舟教授论通便法

刘渡舟精于伤寒学说[13]，善用柴胡剂类方，尤其精于肝胆病的辨证治疗，对急慢性病毒性肝炎、迁延性肝炎、肝硬化等病积累了丰富的临床经验。刘老针对肝胆病不同时期的证候，选用泻热通便法、祛瘀通便法、逐水通便法进行治疗。刘老治疗慢性乙型肝炎[14]，认为该阶段湿热未清，正气已伤，由气及血，虚实夹杂，寒热互呈，变化多端，应遵循《伤寒论》"观其脉证，知犯何逆，随证治之"的古训，根据阴阳气血、湿热寒毒、痰瘀互结等不同情况，灵活处理，如热痰瘀较重，合方用大黄硝石散。刘老治疗慢性病毒性肝炎肝纤维化、肝硬化或者淤胆型肝炎[15]，认为该阶段瘀血留着，结于胁下，渐成癥块，滞塞络道；此时不可图求速效，须缓缓调治，淤胆型肝炎尤其如此；刘老喜用硝石矾石散加味荡涤热结，消瘀逐浊。肝硬化腹水的发病过程中水血互结而成瘀[13]，由于血瘀气阻，导致水湿内聚，而小便不利，腹胀满青筋暴起。证情轻者，方用消胀除湿汤以消满除湿，活血逐水。瘀血重者，则用下瘀血汤荡涤瘀血，攻下利水。若水湿内蓄日久化热，证偏热实，刘老则转方用热胀中满分消汤加减。病实者，其人神色不衰，舌苔厚腻，脉来沉实任按。此时可考虑攻水消胀，刘老常用桂枝汤减去甘草合消水丹法。其患本虚者，见单腹胀，叩之不实、如鼓皮绷紧，小便不利，无痛，面色苍白，舌苔润或水滑，脉沉。治宜行气宽中，攻下利水，刘老选用加减厚朴汤。

（二）祝谌予教授论通便法

祝谌予教授治疗肝硬化腹水实证[16]运用逐水通便法。祝师认为肝硬化出现腹水、水肿时多属晚期病变，古人称为臌胀或单腹胀。因湿热邪毒久羁，侵害肝脾，气机不畅，瘀血阻络进而导致脾肾阳虚，气化不利，水液内停而成。患者既有湿热、气滞、瘀血、水饮等邪实的一面，又有气血不足、肝肾阴虚或脾肾阳虚等正虚的一面。如出现湿热壅盛，腹胀如鼓，尿黄便结，舌红苔黄厚之实证，可选用己椒苈黄丸（大黄、葶苈子、防己、椒目）加茵陈、猪苓、茯苓、泽泻、车前子、赤小豆等攻逐水饮，利尿通便，使积水前后分消。俟便通尿畅，腹水势衰后，当宜培补脾肾，活血软坚为治。

（杨先照、甘大楠）

参考文献

[1] 黄帝内经素问 [M]. 田代华，整理. 北京：人民卫生出版社，2005：22-23.

[2] 王新华，童瑶. 中医基础理论 [M]. 北京：人民卫生出版社，2004：68.

[3] KWON J I, PARK Y, NOH D O, et al. Complex-oligosaccharide composed of galacto-oligosaccharide and lactulose ameliorates loperamide-induced constipation in rats[J]. Food Sci Biotechnol, 2018, 27（3）：781-788.

[4] 陈成伟，成军，窦晓光，等. 胆汁淤积性肝病诊断和治疗共识（2015）[J]. 临床肝胆病杂志，2015，31（12）：1989-1999.

[5] 宋佰玉，刘铁军. 基于"下法"毒消肝清丸对肝硬化肝性脑病大鼠脑组织 occludin 及 AQP-4 蛋白表达的影响 [J]. 世界最新医学信息文摘，2017，17（8）：114-115.

[6] 李兰娟，陈春雷，吴仲文，等. 拉克替醇对慢性病毒性肝炎患者肠道菌群及内毒素血症的影响 [J]. 中华传染病杂志，2005，23（6）：395-397.

[7] 王凤林，杨宏志，李杨湄，等．基于茵陈蒿汤及大承气汤的清下法防治急性内毒素性肝损伤大鼠肝细胞凋亡的机制研究 [J]. 中药材，2014，37（5）：848-852.

[8] 龚正华，郑洁，梁悦，等．大黄䗪虫丸对 H_2O_2 诱导大鼠肝星状细胞氧化应激的影响 [J]. 中国中西医结合杂志，2019，39（6）：723-727.

[9] 刘旭东，徐新杰，赵壮志，等．大黄䗪虫丸对脂多糖与肝星状细胞 TLR4 交联的影响 [J]. 广东医学，2019，40（2）：176-179.

[10] 仇瑞莉．大柴胡汤加减方治疗慢性乙型肝炎重度（肝胆湿证热）临床疗效观察 [J]. 中国实用医药，2013，8（25）：146-147.

[11] 王敬枪，陈卫庆，徐胜，等．凉血解毒、祛瘀通下法治疗慢性重型肝炎的临床观察 [J].中华中医药学刊，2014，32（7）：1753-1755.

[12] 高西绪．加减大承气汤灌肠治疗重症肝炎的临床疗效 [J]. 临床医学研究与实践，2018，3（6）：115-116.

[13] 闫军堂，孙良明，刘晓倩，等．刘渡舟治疗肝硬化腹水十法 [J]. 中医杂志，2012，53（21）：1820-1823.

[14] 闫军堂，刘晓倩，赵宇明，等．刘渡舟教授论治乙型肝炎"四期、八大关系" [J]. 中华中医药学刊，2013，31（10）：2174-2177.

[15] 闫军堂，孙良明，刘晓倩，等．刘渡舟治疗黄疸八法 [J].辽宁中医杂志，2013，40（1）：28-31.

[16] 董振华，季元．祝谌予教授治疗慢性肝病的经验 [J]. 中国临床医生，1999（6）：21-22.

第三篇　常见病证的辨证论治

第一章　胁痛

胁，指侧胸部，为腋以下至第十二肋骨部。《医宗金鉴》"其两侧自腋而下，至肋骨之尽处，统名曰胁"。胁下附肋，故胁肋部常合并而称，即位于侧胸部、腋部以下至十二骨部分的统称，在现代中医学中，胁肋部还包括两侧下胸肋及肋缘部[1]。

胁痛，指以一侧或两侧胁肋部疼痛为主要表现的病证。肝居胁下，其经脉布于两旁；胆附于肝，少阳之脉循于胁。中医古已论之，胁痛的发生主要是由于肝胆病变。早在《黄帝内经》中已有关于胁痛的诸多论述，如《灵枢·五邪》"邪在肝，则两胁中痛"；《素问·脏气法时论》"肝病者，两胁下痛引少腹"。

胁痛是肝胆疾病中的常见症状，也是中医肝胆系重要疾病。《医方考·胁痛门》谓："胁者，肝胆之区也。"

第一节　病因病机

胁痛病因主要可按外感与内伤划分，大致与外邪、饮食、七情、劳欲等有关；病证多有实有虚；致病因素多为气滞、血瘀、湿热；病变部位主要在肝胆，又与脾、胃、肾有关。胁痛的主要病机转化常较为复杂，可由实转虚，也可由虚转实，或虚中夹实；可气滞及血、也可血瘀阻气。脏腑经络失和、太过则气滞血瘀，不通则痛；不及则气虚血亏，不荣则痛。

一、古代医家认识

循中医对胁痛认识的沿革而言，起初，胁痛作为一种症状描述，病因病机的探讨主要基于外感与内伤、脏腑气血阴阳等的关系。《内经》中有多处关于胁痛的描述，病因方面，重视寒邪致病；病位方面，强调肝胆脏腑与经络之间的关系。并曰"肝病者，两胁下痛引少腹，令人善怒"，探讨了胁痛与情志的关系。张仲景在其《金匮要略》中有关于"腹满病、胁痛里急"等的阐述。《诸病源候论》中："胸胁痛者，由胆与肝及肾之支脉虚为寒气所乘故也。"丰富和发展了对胁痛病因病机的认识。《备急千金要方》设肝胆篇，病因上提出肝实热和肝虚寒两方面。宋金元时期，朱震亨《丹溪心法·胁痛》："胁痛，肝火盛，木气实，有死血，有痰流注。"《圣济总录》"宿食不消"一节记载了"脾胃虚寒，宿食不消，攻胁下痛""脾胃虚寒，宿饮不消，两胁满痛"，明确地指出了宿食宿饮对胁痛的直接致病性。张子和《儒门事亲》记载了饮酒导致胁痛的病案。严用和《严氏济生方》认为胁痛主要为情志所伤。出现了很多关于胁痛部位（左胁痛、右胁痛）、性质（如两胁刺痛）等的分析和阐述。提出疲极、情志、风寒、疝气、积聚都是导致胁痛的病因："夫胁痛之病……多因疲极、嗔怒、悲哀、烦恼、谋虑、惊忧，致伤肝脏。肝脏既伤，积气攻注，攻于左，则左胁痛；攻于右，则右胁痛；移逆两胁，则两胁俱痛。"

明清时期，张景岳在《景岳全书》中提出当分"外感胁痛"和"内伤胁痛"。清代，吴鞠通极为重视"肝郁"，常将肝郁的原因写于病证之前；叶天士《临证指南医案》认为胁痛分为气机郁滞、痰饮流注、肝络虚损、络脉瘀痹等。尤怡《金匮翼》中谈到"肝郁胁痛""肝虚胁痛""肾虚胸胁痛""肝火胁痛""污血胁痛"等。此外，还有"运气胁痛""感冒胁痛""产后胁痛""胎前胁痛""惊伤胁痛""妊娠胁痛""肺邪胁痛""房劳胁痛""跌仆胁痛""食积胁痛""经来胁痛""肝气胁痛""风寒胁痛""火病胁痛"等[2-3]。

二、现代医家认识

急性肝炎、慢性肝炎、肝硬化、肝癌、急慢性胆囊炎、胆石症、胆道蛔虫等，可表现为以胁痛为主要症状。

在古代医家对于胁痛中医认知的基础上，现代中医名家继承、丰富了对胁痛病因病机的认识，辨证论治胁痛的基础上，常兼顾辨病。从中西医结合的角度，与胁痛相关的疾病具体包括：以坠胀痛、暴痛、灼热或冷痛为主的胁肋疼痛，疼痛部位与肝经循行关系密切，除胸胁单侧或双侧外，还常见于颠顶、双目、咽喉、少腹、疝气、睾丸。西医可见肋间神经痛、带状疱疹后遗症、睾丸炎、疝气、外伤后胁痛等，治疗上包括抗病毒、抗感染及手术等，但经对症治疗后仍表现为胁肋部牵扯痛、胀痛，尚无明显疗效，在排除肺、胸膜病变引起的肋间神经痛及肝胆胰脏胃肠道病变引起的下腹胸胁胀痛后可通过中医药治疗改善症状。

疼痛部位见右侧肋间或肋下、腋中线或背后，疼痛性质以胀痛、隐痛、钝痛或刺痛为主，并伴有乏力、纳差、黄疸、膜胀等症状时，患者病情往往与肝脏病变有关。如病毒性肝炎、脂肪肝、酒精肝、非酒精性脂肪性肝病、免疫性肝病等。疼痛性质以暴痛、热痛、牵扯痛为主，伴有口苦、关节不利、低热等。病因以外感风寒、湿热居多的胁痛，常见于胆系病变。临床常见于急性胆道感染、慢性胆囊炎、胆囊结石、胆道手术对症治疗后出现的疼痛和不明原因发热等，以及胆汁反流性食管炎、胆道蛔虫病等。疼痛性质多为一侧或双侧胸胁胀痛，持续不解，多伴有咳唾，可见稀薄黏液，转侧、呼吸时疼痛加重者，病位在肺，与肝相关，病理因素主要为痰饮，治在疏经通络、泄肺逐饮。西医可见肺心病、胸腔积液、胸膜炎等。若患者自觉症状较多，胸胁胀痛，可伴有嗳气、纳差、胸闷、失眠、健忘、幻觉、喜怒无常等情志症状，病位在肝，与心、脾相关，忧思过度为病因，病理因素包括湿气、血、食、热、痰、火等。西医多见神经症。

董建华教授认为，胁痛病因不外于寒、热、瘀。肝属木，性刚强，喜条达，恶抑郁，司疏泄，胆为中清之府，若情志失调、寒温不适等，致肝胆郁阻，疏泄失司，可导致胁痛[4]。

熊继柏教授认为，胁痛病机主要责之气血[5]。谢晶日教授认为肝郁脾虚为病机关键，气滞、血瘀、痰湿为致病之标，血瘀贯穿本病始终[6]。陈扬荣教授从人体气机升降、五行生克制化、经络相连角度提出肺肝同调治疗胁痛的思路。认为，肝居人体之下焦，为阴中之阳。肺居人体之上焦，为阳中之阴。肝肺相克，足厥阴肝经与手太阴肺经，两经在气血循行的关系上，一为十二经之始，一为十二经之末，气血由肝经复入肺经而循环往复。故治疗中要注意肺肝同调[7]。

孔光一教授在治疗慢性肝炎胁痛的经验中总结到，慢性肝炎胁痛在疏肝的基础上，应注重调和脾胃、养血、清热解毒及利湿等，并特别重视情志的调畅和饮食的节制[8]。刘渡舟教授认为，实验室检查可以视为中医四诊的延伸，胁痛在经，初痛多为肝经气滞，久痛则由气滞兼生血郁；痛轻多为肝经气滞，痛剧则为气血皆滞；在右多为肝经气滞，及左多因肝气偏盛，横逆至左，气血郁阻，经脉不畅所致。胁痛在脏，若病势较急，疼痛亦重者，多因湿热火毒之邪内聚肝胆或壅阻肝络所致，且热毒亦可致瘀，或因滞气阻塞肝络所致；其痛轻者瘀阻亦轻，痛剧者瘀阻亦重，甚或肝体痞积，并可兼夹湿热火毒之邪，或兼肝气、肝血、肝阴不足。此外，胁痛在脏尚有痰瘀互结、脂浊积聚所致者[9]。

朱良春教授认为：肝郁和肝虚均可致胁久痛[10]。

钱英教授倡导"体用同调""肝病固肾"和"和血"，重视慢性肝病防治中的疾病传变、肝脾肾相互影响，认为胁痛的治疗不能单纯以疏肝或通络为主，"若欲通之，必先充之"[11]。

段富津教授认为脾虚是影响肝气郁结的一个主要病机，若脾胃功能常，则诸阳皆升，诸阴皆降，气机畅达，气血阴阳调和，则病自可愈。脾虚与肝郁常相兼并见，肝郁克脾，土虚木乘，遣方用药要分清肝实与脾虚的轻重缓急[12]。

在结合西医诊断方面，现代中医医家认为，乙型肝炎胁痛病例，以湿热毒邪熏蒸肝胆致病为主；胆囊炎之胁痛，病机重点在于疏肝活血；胆结石之胁痛，重在行气利湿排石。肝硬化胁痛者，注重消补兼施[13]。

综合古今医家认识，胁痛的病因病机主要包括：

1. **肝气郁结** 情志抑郁，或暴怒伤肝，肝失条达，疏泄不利，气阻络痹，致胁痛。

2. **湿热蕴结** 饮食所伤、外湿入侵，脾失健运，痰湿中阻，气郁化热，肝胆失其疏泄条达，致胁痛。

3. **脾虚肝郁** 肝主疏泄，主藏血，体阴而用阳。若情志失调，则致肝郁气滞，肝脉布于胁肋，胁肋作痛；肝木为病，易于传脾，脾虚亦进一步加重肝郁，致胁痛迁延。

4. **瘀血阻络** 气郁日久，血流不畅，瘀血停积，胁络痹阻，出现胁痛；或负重强力，胁络受伤，瘀血停留，阻塞脉络，致胁痛。

5. **肝阴不足** 久病或劳欲过度，精血亏损，肝阴不足，血虚不能养肝，脉络失养，致胁痛。

6. **脾肾阳虚** 素体阳虚或肝病日久，脾肾受累，肝失疏泄，脾失运化，肾精难以化生，肾阳不能温养脾阳，致胁痛。

第二节　诊断要点

一侧或两侧胁肋疼痛为主要临床表现。疼痛性质可表现为刺痛、胀痛、隐痛、闷痛、灼痛或窜痛。常因情绪改变、进食油腻、劳累受凉等原因而诱发，并反复发作。

部分患者可伴见胸闷、腹胀、嗳气呃逆、急躁易怒、口苦纳呆、厌食恶心等。常有饮食不节，情志内伤，感受湿邪，跌仆闪挫或劳欲久病等病史。

可结合血常规、肝功能、甲胎蛋白（AFP）、胆囊造影、B超、CT等检查。

第三节　类证鉴别

（一）胁痛与心胸痛鉴别

胸痛中有肝郁气滞证，与胁痛中的肝气郁结证病机基本相同。但胁痛以一侧或两侧胁肋部胀痛或窜痛为主，伴有口苦、目眩等症；而胸痛是以胸部胀痛为主，可涉及胁肋部，伴有胸闷不舒、心悸少寐。

（二）胁痛与胃脘痛鉴别

胃脘痛指剑突下、胃脘部发生疼痛的

病证。胁痛与胃脘痛均可表现为胀痛，但两者的疼痛部位不同。胃脘痛常伴随嗳气呃逆，吞酸嘈杂。

（三）胁痛与腹痛鉴别

腹痛指胃脘以下，耻骨毛际以上部位发生疼痛的病证。胁痛与腹痛的疼痛部位不同。

第四节　辨证论治

一、辨证要点

胁痛的辨证，当以症状、体征、舌脉等区分寒湿热邪、气逆气滞、血瘀痰浊、肝阴虚损以及肝病传变等相关证型。

（一）辨病位

辨别胁痛的具体部位，单侧、抑或双侧，位于侧胸部、腋部以下或牵涉胸胁及肋缘部等的具体部位，是否痛有定处。

（二）辨舌脉

实证胁痛常脉实有力；虚证胁痛常脉虚无力。舌苔黄腻浊厚，脉弦滑，为有湿热浊毒之邪；舌深红或暗红，脉弦数，为肝火热毒所致；脉弦，为有肝郁气滞；舌上紫暗或有瘀斑，舌下络脉青紫，脉弦涩或沉涩，为有瘀血之邪；脉虚弦或尺脉沉弱，为肝肾阴虚表现，舌淡苔薄白，为肝气、肝血或肝阳不足的表现；等等。

（三）辨胁痛诱因

外感相关胁痛，常急性起病，或慢性不间断发病，每因外感诱发；外感胁痛以寒邪致痛为主。情志相关胁痛，常与气相关，游走不定，因情志变动而增减；气机郁结之情志抑郁，多愁易悲，胸胁少腹胀闷不适，还可伴肺气不降如胸闷、咳嗽、右胁不适等症状。肝气横逆者情志易怒，性格暴躁，胁痛常表现为两胁窜痛。饮食相关者，常由饮食不节、暴饮暴食导致，胀痛为主；过劳者，胁痛常表现为急性牵掣痛或慢性隐痛[14]。

（四）辨胁痛的病邪性质、气血虚实、受累脏腑

胁痛需辨清属虚、属实，但病变主要涉及气、血。以肝胆为主，但可涉及脾、胃、肾等脏。按临床症状表现，可将胁痛分为肝郁、肝虚、瘀血、积聚等类型。

（五）辨原发病

在辨证的基础上，结合引起胁痛的原发疾病的中西医诊断，可以提高辨证的准确性。

二、治疗原则

胁痛治疗应以通为主。实证多采用理气、化瘀、清热、利湿等法；虚证可滋阴柔肝，亦可适当加入理气之品。理气不宜辛燥，以免更伤其阴，疏肝柔肝并举，气血同治，体用同调。

三、辨证治疗

（一）肝气郁结

【证候】情志抑郁，善太息，嗳气后觉舒，两侧胁肋或少腹胀痛，走窜不定，甚则连及胸肩部，或有乳房胀痛，且情绪激动则痛剧；伴有纳呆，脘腹胀痛；舌苔薄白，脉弦。

【病机】肝失条达，气机不畅，阻于胁络，肝气横逆，犯及脾胃。

【治法】疏肝理气。

【方药】柴胡疏肝散加减：柴胡、香附、枳壳、陈皮、川芎、白芍、甘草。

胁痛重者，酌加青皮、川楝子、郁金，以理气止痛；遇胀痛，痛无定处，情绪激动加重，还可加厚朴、半夏以宽胸畅通宣泄郁气。气郁化火，胁肋掣痛，心急烦躁，口苦口干，尿黄便秘，舌红苔黄，脉象弦数，去川芎，加牡丹皮、栀子、黄连、川楝子、延胡索，以清肝理气，活血止痛；肝气横逆，脾失健运，肠鸣腹泻，加白术、茯苓、泽泻、薏苡仁，以健脾止泻；胃失和降，恶心呕吐，加半夏、广藿

香、砂仁（后下）、生姜，以和胃止呕。

（二）湿热蕴结

【证候】胁肋胀痛、触痛明显而拒按，或牵及肩背；伴有身热不扬，纳呆恶心，厌食油腻，口苦口干，腹胀尿少，或有黄疸；舌红，舌苔黄腻，脉滑数。

【病机】外湿或内热蕴积肝胆，肝络失和，胆失疏泄。

【治法】清热利湿，理气通络。

【方药】龙胆泻肝汤加减：龙胆、黄芩、栀子、泽泻、川木通、当归、地黄、柴胡、甘草、车前子（包煎）。

发热、黄疸，加茵陈（后下）、黄柏，以清热利湿除黄；湿热煎熬形成结石，阻滞胆道，胁肋剧痛，连及肩背，加金钱草、海金沙（包煎）、郁金，以利胆排石；热盛伤津，大便秘结，腹部胀满，加大黄（后下）、芒硝（冲服），以泄热通便。

（三）脾虚肝郁

【证候】两胁作痛，头痛目涨，神疲，纳差，或往来寒热，或月经不调、乳房胀痛，脉弦细。

【病机】肝主疏泄，性条达而恶抑郁，肝又主藏血，体阴而用阳。若情志失调，则肝的疏泄功能不能正常发挥，致肝郁气滞，肝脉布于胁肋，上行头目，肝气不疏，则胁肋作痛、头眩，妇女多见月经不调等；肝木为病，易于传脾，脾胃虚弱则神疲、纳差，脉弦细亦为脾虚肝郁之象。

【治法】疏肝解郁，健脾养血。

【方药】逍遥散加减：柴胡、白芍、当归、茯苓、白术、炙甘草、川芎。

（四）瘀血阻络

【证候】胁肋刺痛，痛处固定而拒按，入夜更甚，面色晦暗，舌质紫暗或有瘀斑，脉弦涩。

【病机】肝郁日久，气滞血瘀，或阴伤血滞，脉络瘀阻。

【治法】活血化瘀，通络止痛。

【方药】血府逐瘀汤加减：桃仁、红花、当归、地黄、川芎、赤芍、牛膝、桔梗、柴胡、枳壳、甘草。

瘀血较重，可用复元活血汤以活血化瘀，通经活络；胁肋下有癥块而正气未衰，加三棱、莪术、制大黄、䗪虫，以增强破瘀消坚之力。

（五）肝阴不足

【证候】胁肋隐痛，绵绵不已，遇劳加重；伴有口干咽燥，五心烦热，两目干涩，头晕目眩；舌红少苔，脉弦细数。

【病机】肝郁日久化热，或湿热久蕴伤阴，或病久体虚阴亏，导致精血亏损，肝络失养。

【治法】滋阴柔肝，养血通络。

【方药】一贯煎加减：北沙参、麦冬、当归、地黄、枸杞子、川楝子。

心中烦热者，可加炒栀子、莲子心，以清心除烦；头晕目眩者，可加黄精、女贞子、菊花，以益肾清肝。见胁下隐隐作痛，按之痛舒，因久病耗伤，劳欲过度，使精血亏虚者，加黄精以补中寓通，养阴而无滋腻。

（六）脾肾阳虚

【证候】胁肋冷痛或绞痛，畏寒喜暖，面色无华，食少脘痞，腹胀便溏，或伴下肢浮肿，舌质暗淡，有齿痕，苔白滑，脉沉细无力。

【病机】素体阳虚或肝病日久、脾肾受累、肝失疏泄、脾失运化、肾精难以化生、肾阳不能温养脾阳。

【治法】温补脾肾。

【方药】济生肾气丸加减：熟地黄、山茱萸、牡丹皮、山药、茯苓、泽泻、肉桂、附子（制）、牛膝、车前子。

偏于脾阳虚者，合五苓散，温中扶阳化气；温补脾肾时注意疏肝。

第五节　其他疗法

一、针灸疗法

（一）体针疗法

主穴：期门、支沟、阳陵泉、足三里。

肝郁气滞者，加行间、太冲；血瘀阻络者，加膈俞、血海；湿热蕴结者，加中脘、三阴交；肝阴不足者，加肝俞、肾俞。实证针用泻法，虚证针用补法[15-16]。

（二）耳针疗法

取穴肝、胆、胸、神门，毫针中等强度刺激，也可用王不留行贴压。

二、穴位贴敷

用中药穴位敷贴透皮制剂，通过穴位给药，可治疗胁肋疼痛。

选用健脾疏肝、活血化瘀中药或随证加减，白芍、茯苓、枳壳、地黄、三七，粉碎研末后加甘油调匀，采用巴布贴外敷；选取神阙、肝区或章门、期门等穴位。患者取坐位或平卧，穴位局部常规消毒后，取药贴于相应穴位，每日一贴，每次6～8小时，1周为1个疗程，连续1～2个疗程。

三、饮食疗法

切忌暴饮暴食和煎炸的食品，勿过食膏粱厚味，饮食宜清淡，摄入的蛋白质要容易消化。

四、生物物理治疗

肝病治疗仪：应用生物信息反馈技术发出与人体心律同步的脉动红外线，在肝脏体表投影区，即右胁足厥阴肝经、足少阳胆经循行之所，进行照射。照射穴位：期门、章门，每天1～2次[17]。

五、导引法

《诸病源候论》巢元方在腹痛候中记述了3种导引法，包括引阳归中法、温运中阳法、补泻相合法，通过呼吸吐纳、意守导引以达到激发阳气、温运中阳、调畅气机、驱寒逐邪、缓急止痛之功。用之于临床也极为有效、实用、简便廉验，值得推广应用[18]。

六、心理治疗

结合心理治疗和心理护理，通过医务人员的解释、安慰、鼓励，使患者对疾病消除疑虑，振作精神，树立信心，稳定情绪，保持恬静愉快的心理状态，以利气机调达。

（李秀惠、张寅）

参考文献

[1] 张伯臾.中医内科学[M].上海：上海科学技术出版社，1985：10-179.

[2] 姜德友，苏超.胁痛源流考[J].南京中医药大学学报，2014，15（4）：237-240.

[3] 张金中.明代以前医家对胁痛的认识和治疗[D].北京：中国中医科学院，2013.

[4] 杨晋翔.董建华教授治疗肝病腹胀经验[J].实用中医内科杂志，1991，5（1）：1-2.

[5] 姚欣艳，李点，何清湖，等.熊继柏教授辨治胁痛经验[J].中华中医药杂志，2005，30（3）：790-792.

[6] 王炳予.谢晶日教授治疗肝纤维化的经验研究[D].哈尔滨：黑龙江中医药大学，2009.

[7] 章亭，张晓娜.陈扬荣教授肺肝同调治疗慢性乙型病毒性肝炎胁痛经验[J].福建中医药，2017，48（5）：45-46.

[8] 吴炫静，严季澜.孔光一教授治疗慢性肝炎胁痛的经验[J].吉林中医药，2009，29（11）：935.

[9] 闫军堂，孙良明，刘晓倩，等.刘渡舟教授治疗肝炎胁痛十法[J].中华中医药学刊，2013，31（5）：1056-1059.

[10] 邱志济，邱江东，邱江峰.朱良春治疗肝病

顾固胁痛的廉验特色发挥 [J].辽宁中医杂志, 2004, 31 (11): 892-893.

[11] 靳华, 李秀惠, 勾春燕, 等.钱英教授和血法治疗慢性肝病理论探讨 [J].中西医结合肝病杂志, 2015, 25 (5): 291-293.

[12] 王浩然.段富津教授治疗胁痛经验研究 [D].哈尔滨: 黑龙江中医药大学, 2014.

[13] 洪嘉禾.实用中医肝病学 [M].上海: 上海中医学院出版社, 1993: 717.

[14] 李力, 王振兴, 王一童, 等.《临证指南医案》辨治胁痛医案浅析 [J].江苏中医药, 2017, 49 (3): 12-13.

[15] 刘健彬, 鞠宝兆.《黄帝内经》针灸辨治胁痛辑要 [J].实用中医内科杂志, 2018, 32 (2): 60-62.

[16] 黄辉长.体针配合排针法治疗胁痛 (肝气郁结型) 的临床研究 [D].长春: 长春中医药大学, 2017.

[17] 田秀霞.BILT 治疗仪改善胁痛症状临床观察 [J].继续医学教育, 2018, 32 (6): 153-154.

[18] 林松, 付俊, 章文春.《诸病源候论》腹痛候导引法探析 [J].江西中医药大学学报, 2017, 29 (4): 11-12.

第二章　黄疸

黄疸是指因时气疫毒、湿热或寒湿之邪侵袭，或酒食不节、劳倦内伤，以致肝胆脾胃功能失调，或湿热蕴蒸，或寒湿阻遏，以致胆失疏泄、胆液渗溢于皮肤，以目黄、身黄、小便黄为主要临床表现。本病常见于西医学的肝细胞性黄疸、阻塞性黄疸、溶血性黄疸，临床常见的急慢性肝炎、肝硬化、胆囊炎、胆结石及某些消化道肿瘤等，凡出现黄疸者，皆可参考本病证辨证论治。

第一节　病因病机

一、古代医家认识

黄疸的病名首见于《黄帝内经》。《素问·平人气象论》便有记载："溺黄赤，安卧者，黄疸……目黄者曰黄疸。"《灵枢·论疾诊尺》记载："面色微黄，齿垢黄，爪甲上黄，黄疸也。"

张仲景《伤寒论》辨阳明病脉证并治从六经分证角度首述太阴、阳明发黄，并创制茵陈蒿汤，为治阳黄之代表方剂。《金匮要略·黄疸病脉证并治》是最早的黄疸专论，提出完整的寸口、趺阳、尺脉脉诊，论及黄疸、谷疸、女劳疸、酒疸、黑疸等多种黄疸类病症，说明黄疸与饮食、酒、虚劳的关系，并详细描述临床症状。

皇甫谧《针灸甲乙经》中有最早的穴疸对应，《针灸甲乙经》："劳瘅，小便赤难，前谷主之。"避免了抽象的经脉描述，是对针灸治疸的直接指导，还对消疸、黄疸和脾疸三个概念进行了辨析。王叔和《脉经》论及酒疸、谷疸、女劳疸等等，既继承了《金匮》中的黄疸脉诊，其中条目又比《金匮》脉诊细致，是最早的黄疸脉诊专论。葛洪《肘后备急方》有"肤黄病，初唯觉四体沉沉不快，须臾，见眼中黄，渐至面黄及举身皆黄，急令溺白纸，纸即如柏染者，此热毒已入内，急治之"的记载，为黄疸的诊断提出了依据。并提出"疸病有五种，谓黄疸、谷疸、酒疸、女疸、劳疸也"，弃黑疸而增劳疸。提出酒疸"由大醉当风入水所致"，劳疸"由大劳大热交接，交接后入水所致"。该书还最早叙述温病发黄栀子柏皮汤方"亦治温病发黄"，并提出"误食鼠粪亦作黄"，最早提出黄疸类疾病可经由动物传播。

隋巢元方《诸病源候论》"黄病诸候"篇指出："阳气伏，阴气盛，热毒加之，故但身面色黄、头痛，而不发热，名为阴黄。"这是历史上对阴黄的首次论述，开后世研究阴黄之先河。此外，书中立有"急黄候"，对重症黄疸已有所认识。还针对小儿专门列出了小儿杂病诸候，包括天行病发黄候、黄病候、黄疸病候、胎疸候，对"天行"二字已有"非节之气伤人，谓之天行……"的深刻见解。

唐孙思邈《备急千金要方》中出现了"针灸黄疸法"和"黄疸病"篇，增补了巨阙、风府、肺俞、上脘、中脘、章门等疗黄疸要穴。并在《金匮要略》基础上提出"黄有五种，有黄汗、黄疸、谷疸、酒疸、女劳疸"。而《千金翼方》则进一步指出："凡遇时行热病，多必内瘀著黄，但用瓜丁散纳鼻中，令黄汁出，乃愈。"这是黄疸外治法的又一体现，为后世研究黄疸又提供了新的思路。其中"时行热病……内瘀著黄"对黄疸的传染性有所认识，并创制了茵陈汤、大茵陈汤、茯苓丸、宛转丸等。王焘《外台秘要》精选了 90 个疸方，引《必效方》中"每夜小便浸白帛片，取色退为验"比色法来判断黄疸，此乃世界医学史上用实验手段检查和诊断黄疸的最早文献记载。

北宋官修的《太平圣惠方》《圣济总录》吸收了北宋以前各种方书的相关内容。《太平圣惠方》有"黄病论""治急黄诸方""治阴黄诸方""治酒疸诸方""治谷疸诸方""治三十六种黄证候"等专篇。《圣济总录》"九疸三十六黄"，分述"黄疸""急黄""阴黄""酒疸""谷疸""胃疸""黑疸"等专篇，总述治则"凡黄病当利其小便"。

宋·韩祗和《伤寒微旨论》除了论述"阳黄"证外，还设有"阴黄证篇"，详述了阴黄的成因，提出了阴黄的辨证施治，首创"阴阳黄论"。还根据仲景"于寒湿中求之"之说而制定了茵陈茯苓汤、茵陈四逆汤、小茵陈汤、茵陈附子汤等温里散寒、祛湿退黄的方剂。史堪《史载之方》提出"黄疸有二，有肝热刑脾而疸，有湿极而疸"，第一次从湿热的角度分类论治黄疸。窦材《扁鹊心书》云"黄疸……此证第一要审阴阳"，将阳黄、阴黄从症状、脉象、治法、预后方面都进行了对比。并首次提出"胆黄证"之说，认为此证乃"因大惊卒恐，胆伤而汁泄于外"所致，描述了胆汁外泄致疸这一重要的黄疸病因。郭雍《仲景伤寒补亡论》提出毒血相搏致疸之说，明确指出外邪不去久成热毒，在血脉中传流，与血相搏，为邪气败坏的血液不衄、不汗、不溺则郁而发为至黄之色。陈无择于《三因极一病证方论·五疸论》中将黄与疸认作一病，避免黄、疸混称，易致惑乱之虞。并对导致这几种黄病的原因进行了阐释，最后得出结论"若论所因，外则风寒暑湿，内则喜怒忧惊、酒食房劳，三因悉备"，对黄疸的成因有了一个全面的认识。

金刘完素《黄帝素问宣明论方》首次提出积聚可致黄疸。治以行气活血消积，创立积气丹、金黄丸等方剂，从行气活血消积角度进行治疗。

元罗天益《卫生宝鉴》总结了前人的经验，进一步明确湿从热化为阳黄，湿从寒化为阴黄，把阳黄和阴黄的辨证论治系统化。朱丹溪《丹溪心法》中言："疸不必分其五，同是湿热，如曲相似。轻者小温中丸，重者大温中丸。热多加芩连，湿多茵陈五苓散，加食积药。"此观点被后世医家广为引用。此外，他还认为"黄疸乃脾胃经有热所致，当究其所因，分利为先，解毒次之"，提出了湿热黄疸的证治大法。

明张景岳在《景岳全书·杂证谟·黄疸》中明确指出："黄之大要有四：曰阳黄，曰阴黄，曰表邪发黄，曰胆黄也。知此四者，则黄疸之证无余义矣。"在"胆黄证"一节中，又明确指出："盖胆伤则胆气败而胆液泄，故为此证。"提出"胆黄"和胆汁外泄的关系。秦景明《症因脉治》中率先采用了外感黄疸、内伤黄疸的命名分类方法。按此分类法，外感黄疸包括黄汗、正黄疸，而内伤黄疸则包括谷疸、酒疸、阴黄，将传统的五疸进行重新组合归类。李时珍《本草纲目》黄疸论开篇即言"有五，皆属热湿，有瘀热，脾虚，食积，瘀血，阴黄"，并在篇中分湿热、脾胃、食积三部分详细列举了主治药物。喻嘉言《医门法律》一书探索仲景之学，将《伤寒论》所述者称为外感黄疸，《金匮要略》所述者谓之内伤黄疸，并提出了"黄疸病，得之外感者，误用补法""得之内伤者，误用攻法""阴疸病，误从阳治"3种医者误治黄疸的条文。

清程钟龄《医学心悟》言："其间有伤食者，名曰谷疸，伤酒者，名曰酒疸，出汗染衣名曰黄汗，皆阳黄之类也。""其间有女劳疸，乃阴黄之类，宜用姜附汤加参、术补之。"首创将女劳疸归于阴黄，将谷疸、酒疸、黄汗归于阳黄，并载有茵陈术附汤（茵陈、白术、附子、干姜、甘草、肉桂），作为治疗寒湿黄疸的基本方剂。黄元御《四圣心源》认识到黄疸病变的脏腑，不仅是脾，而且和肝也关系密切，他在"黄疸根原"一节中，指出黄疸"其病起于湿土，而成于风木。以黄为土色，而色司于木，木邪传于湿土，则见黄色也"。叶天士《临证指南医案》继承了张景岳"胆黄证"的观点，也认为黄疸的产生是由于"胆液为湿所阻，渍于脾，浸淫肌肉，溢于皮肤""瘀热在里，胆热液泄"所致。吴又可《温疫论·发黄》曰："疫邪传里，热移下焦，小便不利……其传为

疸，身目如金。"对黄疸的传染性已有初步认识。沈金鳌《杂病源流犀烛·诸疸源流》曰："又有天行疫疬，以致发黄者，俗谓之瘟黄，杀人最急。"发现这类患者起病急骤，病情重笃，具有较强的染性。在其另一本著作《沈氏尊生书》中提出根据急黄"杀人最急"等特点而制茵陈泻黄汤或济生茵陈汤以治。何梦瑶《医碥》记载了采用"黄蜡、香油摊膏"贴脐部的疗法，这也是黄疸外治法的又一发展[1-4]。

二、现代医家认识

黄疸是以目黄、身黄、小便黄为主症的一种病证，其中目睛黄染为本病的重要特征。本病与西医诊断学所述黄疸症状意义一致，主要见于西医学的肝细胞性黄疸、阻塞性黄疸、溶血性黄疸等。

在古代医家对于黄疸中医认知的基础上，现代中医名家沿承、丰富了对黄疸病因病机的认识，辨证论治的基础上，常兼顾辨病，多从肝胆、瘀血或血分论述。刘晓辉[5]认为《金匮要略·黄疸病脉证并治》中"脾色必黄，瘀热以行"一句揭示了湿邪和瘀血为发黄的关键病因病机。陆晓忠[6]等指出，对"瘀热以行"中"瘀"字，不可局限狭义之血瘀。广义之瘀有瘀滞之意，内热炽盛，炼液为痰，耗津生石，或者湿热生虫均可阻滞胆道，胆汁不循常道，外溢肌肤而发黄。黄海涛[7]等提出肝胆湿热是黄疸的主要病因病机，因肝胆湿热而致肝络损伤，络破胆汁外溢而致黄疸。张征波等[8]认为发黄病位深入血分，由湿、毒、瘀三者相互胶结所致。姜浩[9]认为发黄并非均为实证，虚证亦可致发黄。饮食不节，虫积食滞，七情所伤，劳倦太过，伤及脾土，脾不化血，血败而脾土之色外现，故发黄。车军勇[10]阐述历代医家对"瘀血致黄"的理论，湿热之邪渗透入血，致血分瘀热。杨佼等[11]认为劳倦太过，如形劳太过耗伤气血，累及脏腑；

劳心过度，损伤心脾；房劳太过伤及肾精，日久阴阳两虚，精血两伤，则有可能导致发黄。吴润秋[12]认为发黄之发生，外责之于以风、湿、热为首的六淫，内责之于经脉脏腑气机逆乱。夏克平[13]认为黄疸病因关键是湿的观点存在片面性，肝胆疏泄失常才是黄疸病机之关键，指出在五行学说的支配和影响下，许多医家都认为黄疸主要病位在脾，与湿相关，然后涉及肝胆，这是对"见肝之病，知肝传脾"关系的颠倒。时玉昌等[14]将现代医学与中医的辨证论治相结合，并且提出湿热疫毒瘀郁，肝胆疏泄失司是造成肝细胞性黄疸的主要因素。王雁翔[15]则从胆汁与血液同源的角度，指出脾虚湿盛及肝胆湿热是黄疸的根本病机。吕永慧[16]认为黄疸病因病机"与风寒湿热均有关，其中以湿为主"。文彬[17]总结仲景理论，认为湿热熏蒸，遏阻血脉，外溢肌肤为发黄之机理。陆健等[18]研究《外台秘要》中有关黄疸的内容，总结出中唐以前黄疸病因仍是以湿为关键。脾胃功能不和，胆汁排出异常，泛溢肌肤而成黄疸是总的病机。朱科伦等[19]通过对10年气象因素与黄疸肝炎发病的回归分析，认为黄疸因感受湿热外邪所致的理论具有一定价值。王俊等[20]将黄疸分为瘀热黄疸、瘀血黄疸、燥热黄疸、虚寒黄疸、痰滞黄疸、疫毒黄疸等6个类型，其并非湿邪所能概括。唐智敏[21]认为，黄疸病因病机应分为湿热内蕴、寒湿内阻、瘀血内阻、正气大伤、酒食所伤等5种。黄干喜[22]将黄疸病因病机分为疫毒外袭、饮食不节、内伤不足和瘀血内阻等5个方面进行辨证施护。谢冬梅[23]通过对《伤寒杂病论》黄疸病因病机探析，提出湿热发黄、寒湿发黄、火劫发黄、女劳发黄及虚劳萎黄等病机，强调"湿"与"瘀"在发病过程中起关键作用，并贯穿其发病的始终。赵平春[24]通过对仲景黄疸病因病机的临床再认识，认为临床上黄疸病机不仅仅是

湿、毒、瘀相互作用演变的结果，而是湿、毒、瘀、痰四邪共同作用所致。张英凯等[25]认为"湿、热、毒、瘀"是慢性乙型肝炎重度黄疸的主要病机。朱云[26]总结汪承柏经验，以"久病入络""病久必瘀"为理论依据，指出病邪"其始在气，继则入血"，肝又主藏血，故肝脏受邪日久，易成蓄血证，"血瘀在内，则时时体热而发黄"，"蓄血在下焦，使之黄"，指出血瘀是发黄之因。陈欣贵[27]认为，病理情况下"气血之败"，或"胆汁质量异常"和"胆汁反流入肝"是黄疸病致黄的实质。此外，有研究[28]显示，酒精性肝病、脂肪肝患者黄疸多因湿热内蕴、饮食不洁和酒毒所致；病毒性肝炎患者黄疸多属体虚感染疫毒而引起；肝硬化、肝癌等患者多由瘀血发黄所致。

从中西医结合的角度，与黄疸相关的疾病具体包括：急慢性肝炎、肝硬化、胆结石及某些消化系统肿瘤等疾病。本篇主要讨论与肝病相关的黄疸，溶血性黄疸等暂不讨论。综合现代医家认识，黄疸的病因分外感与内伤。外感源于疫毒侵袭或饮食不节，内伤则由脾胃虚弱或宿疾引发；外因重在湿、毒，而内因偏于虚、瘀。

1. 时邪疫毒，熏蒸肝胆　疫毒之邪由表入里，熏蒸肝胆，肝胆失于疏泄，胆汁外溢于肌肤，上注于肝窍，下流于膀胱，故身目小便俱黄。若疫毒重者，其病势暴急凶险，而见热毒炽盛伤及营血之象，名曰急黄。

2. 酒食伤脾，化生湿热　嗜食膏粱，酗酒过度，皆能损伤脾胃，脾失健运，湿浊内阻，积久成热。湿热交阻，蕴结中焦，熏蒸肝胆，胆汁不循常道而泛溢，熏染身目肌肤而发黄；亦有嗜食寒凉，或服苦寒之药，损伤脾阳，或脾阳素虚，湿从寒化，胆汁为湿所阻，浸渍于肌肤而发黄。

3. 积聚内阻，胆汁失泄　积聚日久不

消、瘀血或砂石阻滞胆道，胆汁失于常道而外溢，致肌肤身目发黄。《诸病源候论·黄病诸候》言："气、水、饮停滞，结聚成癖，因热气相搏，则郁蒸不散，故胁下满痛而身发黄，名而癖黄。"

4. 化源不充，血不荣色 素体脾胃虚弱或肾精不充，以致气血化源不充，肾精难以化生阴血，血败而不能华色，从而引发黄疸。犹《景岳全书·杂证谟·黄疸》所言："阴黄证，则全非湿热，而总由气血之败，盖气不生血，所以血败，血不华色，所以色败。"

黄疸病之成因，源于疫毒外侵、湿热蕴结、积聚内阻，引发胆汁不循常道，或化源不充、血败不华于色，以致身目俱黄。黄疸的病理因素有湿邪、热邪、寒邪、疫毒、气滞、瘀血等，但以湿邪为主。黄疸病所在脏腑主要为肝、胆、脾、胃，所病脏腑间又可相互传变。

因感邪性质、体质差异而引发不同的证候，一般而言，属疫毒之邪为病者，多发为急黄；属湿邪为病者，又因素体差异，有热化、寒化之分，湿从热化者，湿热熏蒸肝胆，胆汁泛于肌肤，发为阳黄；湿从寒化，阻遏胆汁，胆汁浸淫肌肉，发为阴黄。

阳黄、急黄、阴黄在一定条件下可以互相转化。如阳黄治疗不当，热毒炽盛，侵及营血，内陷心包，引动肝风，则可转为急黄；如阳黄误治失治，迁延日久，脾阳损伤，湿从寒化，则可转为阴黄；如阴黄重感湿热毒邪，或湿郁化热，又可呈现出阳黄表现。一般说来，急黄热毒炽盛，常可危及生命；阳黄病程较短，消退较易；但阳黄湿盛于热者，消退较缓，应防其迁延转为骨阴黄；阴黄病程缠绵，若日久不退，预后较差。

第二节 诊断要点

1. 目黄、身黄、小便黄乃黄疸三大主症，且三症之中尤以目黄为要。

2. 常伴有食欲减退、恶心呕吐、胁痛、腹胀等症状。

3. 常有外感湿热疫毒，内伤酒食不节，或有胁痛、癥积等病史。

第三节 类证鉴别

（一）黄疸与萎黄鉴别

黄疸的病因为感受时邪，饮食所伤，脾胃虚弱，砂石、积块瘀阻等；萎黄的病因为大失血，久病脾虚等。黄疸的病机是湿浊阻滞，脾胃肝胆功能失调，胆液不循常道，随血泛溢；萎黄的病机是脾虚不能化生气血，或失血过多，致气血亏虚，肌肤失养。黄疸以目黄、身黄、小便黄为特征；萎黄以身面发黄且干萎无泽为特征，双目和小便不黄，伴有明显的气血亏虚证候，如眩晕耳鸣、心悸少寐等。二者的鉴别以目黄的有无为要点。

（二）黄疸与黄胖病鉴别

黄胖病与血虚不华之黄疸同有皮肤色黄之症，但黄胖病主因肠中钩虫匿伏，蚕食血气，以致血虚不华于色，其表现为面部肿胀色黄，肌肤色黄带白，而目睛如故；黄疸则由气血之败，血不华色使然，症见身黄、目黄、小便黄。《杂病源流犀烛·诸疸源流·黄胖》对此辨之甚详，其谓："黄胖，宿病也，与黄疸暴病不同。盖黄疸眼目皆黄，无肿状；黄胖多肿，色黄中带白，眼目如故，或洋洋少神，虽病根都发于脾，然黄疸则由脾经湿热蒸郁而成，黄胖则湿热未甚，多虫与食积所致，必吐黄水，毛发皆直，或好食生米、茶叶、土炭之类。"颇具参考价值。

第四节　辨证论治

一、辨证要点

（一）辨阳黄、阴黄、急黄

阳黄多由湿热之邪所致，其黄色泽鲜明如橘，伴发热、小便短赤、大便燥结，舌红，苔黄腻，脉弦滑数；阴黄由脾胃虚寒、寒湿内阻，或肝郁血瘀所致，其色虽黄，但色泽晦暗，伴脘腹痞闷、畏寒神疲、气短乏力，舌淡白，苔白腻，脉濡缓，或舌质紫暗有瘀斑，脉弦涩；急黄则由疫毒引发，热毒炽盛，营血耗伤，其起病急骤，色黄如金，伴神昏谵语、壮热烦渴，舌质红绛，脉弦细数或洪大等。

（二）辨阳黄之湿热轻重

阳黄虽由湿热所致，然有偏重于热、侧重于湿之分，故于阳黄证中应再辨湿、热之孰重孰轻，热重于湿者，身目俱黄，色泽鲜明，发热口渴，大便燥结，舌苔黄腻，脉弦数；湿重于热者，身目俱黄，色泽不如热甚者鲜明，头身困重，胸满脘痞，舌苔白腻微黄，脉弦滑。

（三）辨阴黄之寒湿与血瘀

阴黄证有脾胃虚弱、寒湿内阻与肝郁血瘀、胆液失泄两类，故应辨别。凡因脾胃虚弱、寒湿内阻者，黄色多晦暗不泽，或如烟熏，神疲畏寒，舌苔白腻，脉濡缓；瘀血阻滞，胆液失泄者，色黄而晦暗，面色黧黑，舌质紫暗，多见瘀斑，或见胁下积块，脉弦涩。

二、治疗原则

黄疸初期以实证为主，治疗重在攻逐体内邪气，据其邪气特性，采用相应的治疗方法。阳黄证以清热利湿为主，通利二便是驱逐体内湿邪的主要途径。《金匮要略·黄疸病脉证并治》篇称"诸病黄家，但利其小便"，阳黄证无论湿热之轻重，苦寒攻下法的应用均有利于黄疸的消退，但须中病即止，以防损伤脾阳；急黄证的治疗以清热解毒凉血为主，并随病证之变化，择用攻下、开窍之法；阴黄证之治疗则依据寒湿或血瘀的病机特性，分别采用温化寒湿、化瘀退黄之法；虚黄的治疗以健脾生血柔肝为原则。黄疸的中末期治疗应重在健脾疏肝、活血化瘀，以防黄疸转生积聚、臌胀，而先安未受邪之地。

三、辨证治疗

（一）阳黄

1. 热重于湿

【证候】身目俱黄，黄色鲜明。可兼见发热口渴，小便黄赤，大便秘结，心中懊恼，胁痛，口干而苦，恶心欲吐。舌质红，苔黄腻，脉弦数。

【病机】湿热蕴阻中焦，熏蒸肝胆，致胆汁外溢，故身目皆黄，热为阳邪，故其色鲜明；灼伤津液，阳明燥结，故发热口渴，小便黄赤，大便秘结；肝胆火热上扰，则心中懊恼，口苦而干；腑气不通，则脘腹胀满；肝热犯胃，故恶心呕吐；湿热上蒸，故舌质红，苔黄腻，脉弦数，为肝胆湿热之象。

【治法】清热利湿，佐以泻下。

【方药】茵陈蒿汤加减：茵陈、栀子、大黄（去皮）。

方中茵陈为清热利湿退黄之主药，辅栀子苦寒以清利三焦之热，大黄通导阳明之积，使湿热从大小便而去。并可酌加茯苓、猪苓淡渗以增利小便之力，或加虎杖、土茯苓、田基黄以益清热解毒之功。若胁痛较甚，加柴胡、黄芩、川楝子、郁金以疏利肝胆，行气止痛；若恶心呕吐者，加陈皮、竹茹和胃止呕；若心中懊恼，加黄连、龙胆草清热除烦；若有砂石内阻者，加金钱草、鸡内金、郁金以化滞消石，俾胆道通畅而黄退；若因蛔虫阻滞胆道而见黄疸者，则可选用乌梅丸加茵陈、栀子以安蛔止痛、利胆退黄。

2. 湿重于热

【证候】身目俱黄，然不及热重于湿者鲜明。可兼见头身困重，脘腹痞闷，食欲减退，呕恶，便溏。舌质红，苔厚微腻，脉弦滑。

【病机】湿遏热壅，肝胆失泄，胆汁不循常道而泛溢，故身目皆黄；因湿为阴邪，故湿重于热之黄不若热重于湿者鲜明；湿遏清阳，不得发越，故头身困重；湿热壅阻中焦，脾胃气机不畅，故脘腹痞闷；脾胃功能受阻，胃失受纳腐熟之功，脾失运化水湿之职，则见食欲减退，呕恶便溏；湿热蒸腾而湿浊较甚，故舌苔厚腻而微黄；湿热充斥脉道则脉见弦滑。

【治法】利湿化浊，佐以清热。

【方药】茵陈五苓散：茵陈、白术、茯苓、猪苓、桂枝、泽泻。

茵陈清热利湿以退黄，为方中主药，辅以茯苓、猪苓、泽泻以淡渗利湿，白术健脾燥湿，桂枝通阳化气以利小便。头身困重，表湿较甚者，加藿香，以增祛湿之功；脘腹痞闷者，可加白蔻仁、木香以芳香化浊，醒脾开胃；呕恶便溏者，加陈皮、黄连，以清热燥湿，和胃止呕。

3. 胆腑郁热证

【证候】身目发黄，黄色鲜明，上腹、右胁胀闷疼痛，牵引肩背，壮热不退或寒热往来，口苦咽干，呃逆呕吐，尿黄，便干难解。舌红，苔黄干。脉弦滑数。

【病机】湿热砂石郁滞，胆汁疏泄失常，不循常道，外溢肌肤，下注膀胱，发为身目发黄、尿黄；胆腑不通，气机郁滞，不通则痛，故见上腹、右胁胀闷疼痛；胆热不得泄越，阻遏中焦，蕴蒸脾土，而致脾胃不和，症见呃逆、呕吐；热毒炽盛，灼伤津液，肠燥津亏，故见口咽干，便干难解。

【治法】疏肝泄热，利胆退黄。

【方药】大柴胡汤加减：柴胡、黄芩、白芍、半夏、枳实、生姜、大枣、大黄。

方中柴胡、黄芩、半夏和解少阳，和胃降逆；大黄、枳实通腑泄热；白芍缓急止痛，大枣与生姜相配，和营卫而行津液，并调和脾胃，功兼佐使。若砂石阻滞，可加金钱草、海金沙、玄明粉利胆化石；恶心、呃逆明显，加厚朴、竹茹、陈皮和胃降逆。

（二）急黄

【证候】发病急骤，黄疸迅速加深，色黄如金。可兼见高热烦渴，腹满而痛，吐血、衄血、便血，或肌肤出现瘀斑，手足抽搐，神昏谵语。舌质红绛，苔黄而燥，脉弦数或弦细数。

【病机】瘟疫之邪，致病最速，毒热熏灼肝胆，胆汁泛溢，故起痛急骤，黄疸迅速加深，色黄如金；热毒内炽，耗伤津液，故高热烦渴；毒结阳明，腑气不通，故腹满而痛；疫毒上扰神明则神昏谵语；热毒侵入营血，迫血妄行，上逆则吐衄，下行则便血，泛于肌肤则现瘀斑；热毒扰动肝风，肝风内动则手足抽搐；舌质红绛，苔黄糙为气血两燔之征；脉弦数乃毒热充斥脉道；脉弦细数乃营阴耗伤。

【治法】清热解毒，凉血开窍。

【方药】犀角散加减：犀角、黄连、栀子、升麻、茵陈。

方中犀角（以水牛角代）清热凉血解毒，辅黄连、栀子、升麻以增清热解毒之力，茵陈以清热利湿退黄。可加生地黄、牡丹皮、玄参以清热解毒、养阴凉血；若神昏谵语，手足抽搐者，加服安宫牛黄丸或至宝丹以凉血开窍；若吐血、衄血、便血或肌肤瘀斑者，加地榆炭、柏叶炭、白茅根、紫草等凉血止血；若大便不通，腹满而痛者，加大黄、枳实、槟榔通腑行气导滞；小便不利或出现腹水者，可加车前子、茯苓、泽泻等通利小便，利水消肿。

（三）阴黄

1. 寒湿阻遏证

【证候】身目发黄而晦暗。可兼见脘闷

腹胀，食欲减退，神疲体乏，畏寒肢冷，大便溏薄。舌体胖大，苔白腻，脉濡缓。

【病机】久嗜生冷或阳黄证服苦寒药太过，皆可损伤脾阳，阳损而脾运失司，寒湿内蕴，阻遏胆液，胆汁不循常道而泛溢，而致身目发黄，寒、湿俱属阴邪，故虽黄而晦暗；寒湿阻遏脾胃，胃纳脾运失职，故脘闷腹胀，食欲减退；水湿浸渍肠间，故大便溏薄；脾司肌肉四肢，脾阳不振，故神疲体倦，畏寒肢冷；寒湿上泛，浸淫于舌，而见舌体胖大，苔白腻；脉濡缓。

【治法】温化寒湿，健脾退黄。

【方药】茵陈术附汤：茵陈、白术、附子、干姜、甘草（炙）、肉桂。

方中茵陈利湿退黄，附子、干姜温中散寒以化水湿，且可制茵陈寒凉之性，白术、甘草健脾胃以利湿浊。若脾虚较甚，可加黄芪、山药、薏苡仁健脾利湿；若湿邪较重者，可加猪苓、泽泻、茯苓等淡渗利小便；兼有胁痛加郁金、川楝子以疏肝理气。

2. 血瘀肝郁证

【证候】身目发黄而晦暗，面色黧黑。可兼见胁下或有癥块，或疼痛如刺，或隐痛不休，皮肤可见蛛丝纹缕，或见手掌赤痕。舌质紫暗或有瘀斑，苔或白或少，脉弦涩或细涩。

【病机】阳黄迁延日久，湿毒留滞经脉，阻遏气血流通，而致气滞血瘀，气滞则肝失条达，瘀血阻塞则胆汁失泄。胆液外溢则身黄，瘀血阻滞血运且有碍新血化生，肌肤失养，故黄而晦暗，面色黧黑。瘀血留着，积而不去，结于胁下，则可见胁下瘀块，肝络不通则疼痛，肌肤络脉阻塞，则见赤纹丝缕。舌质紫暗或有瘀斑，脉弦涩或细涩，皆瘀血内阻之征。

【治法】活血化瘀，疏肝解郁。

【方药】鳖甲煎丸加减：鳖甲、桃仁、牡丹皮、柴胡、黄芩、半夏、厚朴、射干、凌霄花、芍药、桂枝、鼠妇、䗪虫、蜣螂、葶苈子、石韦、瞿麦、大黄、赤硝、人参、阿胶、灶中灰。

方中以鳖甲滋阴软坚，以柔肝之脉络，是为方中主药，辅以桃仁、牡丹皮、凌霄花、芍药、桂枝、鼠妇、䗪虫、蜣螂活血祛瘀，通络软坚；葶苈子、石韦、瞿麦通利水道；柴胡、黄芩、半夏、厚朴、射干清热疏肝解郁；大黄、赤硝通导积滞；人参、阿胶补血气之虚；灶中灰主癥瘕坚积，清酒以行药势。诸药寒热并用，攻补兼施，有行气解郁，活血通络，软坚消结之妙。然本方攻大于补，体虚者难于久服，且因药味众多，临床作汤剂应用时又应随证加减，热象明显者，宜减桂枝、干姜；湿浊不著，去石韦、瞿麦、葶苈子；寒象明显者，可去射干、凌霄花。若脾气虚弱者，可加黄芪、茯苓、白术等健脾益气；肝血不足者，酌加当归、何首乌、枸杞子等养血柔肝，若兼见衄血者，适减方中破血行血之品，而加入茜草、三七等化瘀止血之物。

（四）黄疸消退后的调治

黄疸消退有时并不代表病已痊愈。如湿邪不清，肝脾气血未复，可导致病情迁延不愈，或黄疸反复发生，甚至转成癥积、臌胀。因此，黄疸消退后，仍须根据病情继续调治。

1. 肝脾不调证

【证候】脘腹痞闷，肢倦乏力，胁肋隐痛不适，饮食欠香，大便不调。舌苔薄白，脉弦细。

【病机分析】肝脾不调，疏运失职，故见上述诸症。

【治法】调和肝脾，理气助运。

【方药】柴胡疏肝散或归芍六君子汤加减。柴胡疏肝散：陈皮、柴胡、川芎、香附、枳壳、芍药、甘草。归芍六君子汤：当归身、白芍、人参、白术、茯苓、陈皮、半夏、炙甘草。

前方偏重疏肝理气，用于肝郁气滞者；后方偏重调养肝脾，用于肝血不足，脾气亏虚者。方中当归、白芍、柴胡、枳壳、香附、郁金养血疏肝；党参、白术、茯苓、山药益气健脾；陈皮、山楂、麦芽理气助运。

2. 湿热留恋证

【证候】脘腹痞胀，胁肋隐痛，饮食减少，口中干苦，小便黄赤，舌红苔腻，脉濡数。

【病机】湿热留恋，瘀血未清，故见上述诸症。

【治法】清热利湿，以除余邪。

【方药】茵陈四苓散加减：茵陈、黄芩、黄柏、茯苓、泽泻、车前草、苍术、紫苏梗、陈皮。

方中茵陈、黄芩、黄柏清热化湿；茯苓、泽泻、车前草淡渗分利；苍术、紫苏梗、陈皮化湿行气宽中。

3. 气滞血瘀证

【证候】胁下结块，隐痛、刺痛不适，胸胁胀闷，面颈部见有赤丝红纹。舌有紫斑或紫点，脉涩。

【病机】气滞血瘀，积块留着，故见上述诸症。

【治法】疏肝理气，活血化瘀。

【方药】逍遥散合鳖甲煎丸加减：柴胡、枳壳、香附、当归、赤芍、丹参、桃仁、莪术，合鳖甲煎丸。

方中柴胡、枳壳、香附疏肝理气；当归、赤芍、丹参、桃仁、莪术活血化瘀。并服鳖甲煎丸，以软坚消积。

第五节　其他疗法

一、针灸疗法

黄疸的针刺治疗需辨证施治。阳黄可选取上部、末部和关节部穴以清热祛邪。阴黄可选取关元、气海等腹部之穴以温阳散寒。虚证则可选取关元、气海、石门、中脘、天枢、肾俞、足三里等穴以补气温阳，益肾健脾。热重于湿型，针刺胆俞、太冲、阳陵泉、内庭、阴陵泉，用泻法；湿重于热型，针刺水分、太冲、公孙、太白、阴陵泉、地机、脾俞、期门，以泻法为主；寒湿阻遏证，针灸足三里、三阴交、脾俞、胆俞、阳陵泉、阴陵泉、关元、气海、天枢，以平补平泻手法为主。

因为艾灸可以益气温阳，祛寒除湿，故对于黄疸中的阴证、寒证、虚证有较好疗效。艾灸的热刺激又可加强血液循环，激发体内潜在生理功能，增强自身调节机制，提高免疫功能，有益于清除细菌、病毒。艾灸能够化瘀血，除湿浊，故艾灸又能治疗实证黄疸。灸法可采用中脘穴配内关穴或中脘穴配足三里穴交替隔姜灸，或取双侧肝俞、足三里、太冲、三阴交穴灸法治疗黄疸。此外，可选用胆囊穴、阳陵泉穴点按刺激，以治疗乏力、纳差等症状。

火针是针刺与烧灼相结合的治疗方法，古已有之。如《备急千金要方》载"侠人中穴，火针，治马黄黄疸疫，通身并黄，语音已不转者"。临床使用火针可辨证选用深刺法或浅刺法，甚至仅在皮肤表面用点刺法。

二、放血疗法

因为本病常由邪毒、瘀血所致，故可用放血疗法除之，《针灸逢源》载可砭刺曲池、曲泽出血。《肘后备急方》亦称"若已深，应看其舌下两边，有白脉弥弥处，芦刀割破之，紫血出数升"。放血的穴位多在大关节部或末端处，这正是邪气聚集之处。

三、预防调护

黄疸与多种疾病有关，本病要针对不同病因予以预防。在饮食方面，要注意卫生，避免食用不洁食物，注意饮食节制，勿过食辛辣肥甘食物，尽量戒酒类饮料。对于有传染性的患者，按照要求隔离，注意餐具消毒，防止传染给他人。注射用具及手术器械应严格消毒，避免血液制品的污染，防止血液途径传染。注意起居有常，顺时添减衣物。

关于本病的调护，在发病初期，应尽量休息，急黄患者绝对卧床，恢复期和慢性病患者，可适当运动，不宜过度劳累，保持心情舒畅，肝气调达，有利于病情康复。注意饮食营养均衡，易消化，补脾益肝。禁食辛辣、油腻、酒热之品，防止助湿生热，碍脾运化。密切观察脉证变化，若出现黄疸加深，或出现斑疹吐血，神昏痉厥，属病情恶化之表现，立即就医。

黄疸的转归预后与证候、体质、治疗护理等因素密切相关。一般而言，阳黄证，身体强壮，又能获得正确之治疗，黄疸能在短期消退；而素体虚弱、失治误治者，则易转为阴黄。急黄证，起病急骤，病势凶险，若年高体弱者患此，每致邪毒内陷心营而难以再现生机；而素体壮盛，治疗及时者，亦可转危为安，或导致正气虚弱，正虚邪恋之阴黄证候。阴黄证，起病缓慢，多因阳黄证误治损伤脾阳，使湿从寒化，若迁延日久，易转成积聚、臌胀，从而使黄疸加剧。简而言之，阳黄证预后良好，急黄证预后凶险，阴黄证若正气渐复，黄疸渐退者，预后较好，而缠绵不愈，黄疸不消者，转为积聚、臌胀者，预后不良。虚黄证病程缠绵，难求速效。

（徐春军、王琮、刘尧）

参考文献

[1]　周仲瑛. 中医内科学 [M]. 北京：中国中医药出版社，2007.

[2]　吴鞠通. 温病条辨 [M]. 北京：人民卫生出版社，1955.

[3]　张仲景. 仲景全书·伤寒论 [M]. 北京：中医古籍出版社，1997.

[4]　张仲景. 仲景全书·金匮要略 [M]. 北京：中医古籍出版社，1997.

[5]　刘晓辉. "脾色必黄，瘀热以行"探析 [J]. 中国中医急症，2011，10（20）：1644-1645.

[6]　陆晓忠，薛博瑜. 病毒性肝炎黄疸的中西医治疗 [J]. 吉林中医药，2010，30（2）：120-121.

[7]　黄海涛，姜茜，于兰兰. 肝病黄疸的病机刍议 [J]. 中国民间疗法，2009，17（1）：3-4.

[8]　张征波，薛博瑜. 从"湿、毒、瘀"谈肝病黄疸病因病机 [J]. 辽宁中医药大学学报，2012，12（12）：131-132.

[9]　姜浩. 黄疸从三焦论治 [J]. 山西中医，2008，24（11）：30.

[10]　车军勇. 黄疸从瘀论治 [J]. 四川中医，2011，29（2）：37-38.

[11]　杨佼，吕文良. 中医黄疸病因病机研究 [J]. 辽宁中医药大学学报，2010，12（10）：69-70.

[12]　吴润秋.《内经》黄疸证治研究 [J]. 湖北中医学院学报，1995，15（2）：4-5.

[13]　夏克平. 论黄疸治疗大法——疏肝利胆的确立 [J]. 中医药临床杂志，2004，16（4）：364.

[14]　时玉昌，陈四清. 肝细胞性黄疸中医辨治体会 [J]. 江苏中医药，2006，27（8）：50-52.

[15]　王雁翔，文颖娟. 黄疸病论治探讨 [J]. 陕西中医学院学报，2003，26（1）：14-15.

[16]　吕永慧. 仲景论黄疸 [J]. 时珍国医国药，2009，20（8）：2083-2084.

[17]　文彬. 仲景论黄疸的辨治体系探析 [J]. 云南中医学院学报，2004，27（3）：13-14.

[18]　陆健，李瀛均.《外台秘要方》对黄疸研究的贡献 [J]. 中医文献杂志，2005（2）：7-9.

[19]　朱科伦，马佩球，李建强. 从气象因素与黄疸性肝炎发病的回归分析证论湿邪致病理论 [J]. 中西医结合肝病杂志，1994，4（3）：7.

[20]　王俊，张翼宙. 黄疸病因病机浅析 [J]. 甘

肃中医学院学报，2013，30（2）：26-27.

[21] 唐智敏. 浅议中医对黄疸病的认识及其辨治大法 [J]. 湖北中医杂志，2001（8）：15-17.

[22] 黄干喜. 黄疸的辨证施护 [J]. 时珍国医国药，2001，12（12）：1132-1133.

[23] 谢冬梅.《伤寒杂病论》黄疸病因病机探析 [J]. 江西中医药，2013，44（1）：3-4.

[24] 赵平春. 对仲景黄疸病因病机的临床再认识 [J]. 中国中医药信息杂志，2008（S1）：69-70.

[25] 张英凯，张冰，张敏，等. 中医治疗慢乙肝重度黄疸的临床研究近况 [J]. 中国民族民间医药，2013，22（5）：70-71.

[26] 朱云. 汪承柏教授重用行气活血药治疗重度黄疸肝病经验 [J]. 中西医结合肝病杂志，2011，21（2）：105-107.

[27] 陈欣贵. 黄疸病因病机初探 [J]. 新中医，1994（S1）：15-16.

[28] 杨佼，吕文良. 探源析流论黄疸 [J]. 吉林中医药，2011，31（4）：282-283.

第三章　臌胀

臌胀者因其腹部膨胀如鼓，故而得其名，其发生与肝、脾、肾三脏密不可分，与气、血、水相互搏结、停于腹内息息相关，临床以腹部胀大如鼓为主要临床表现，可兼见皮色苍黄、腹壁脉络暴露，或胁下、腹部痞块，四肢枯瘦等病证表现。慢性肝病中，本病常见于各种原因导致的肝硬化失代偿期，临床常反复发作，迁延难愈，或可兼见吐血、便血、昏迷等变症，甚至危及生命[1]。

本病的分类，前人据病因病机有"气臌""血臌""水臌""虫臌"之分。但实际发病时，气、血、水三者往往互相牵连为患，常仅有主次之分，而非单独为病。清·何梦瑶便在《医碥·肿胀》篇中指出："气、水、血三者，病常相因。有先病气滞而后血结者；有病血结而后气滞者；有先病水肿而血随败者；有先病血结而水随蓄者。"

第一节　病因病机

一、古代医家认识

本病在古代文献中亦称水蛊、蛊胀、蜘蛛蛊、单腹胀等，"臌胀"病名，首见于《黄帝内经》，《内经》还提及病机、治法等相关概念、理论。《灵枢·水胀》曰："鼓胀何如？岐伯曰：腹胀，身皆大，大与肤胀等也，色苍黄，腹筋起，此其候也。"论及病机之处，如《素问·至真要大论》曰"诸湿肿满，皆属于脾"，《灵枢·经脉》言足太阴"虚则鼓胀"，提出脾脏与水湿运化失调密切相关。

此后历朝历代医家对臌胀病因病机皆有论及，且逐渐丰富。张仲景在《金匮要略·水气病脉证并治》中论及风、皮、正、石四水，心、肝、脾、肺、肾五脏水；其中以石水、肝水、脾水、肾水以腹大为主症，与臌胀十分相近。如其书中曰"石水，其脉自沉，外证腹满不喘"；"肝水者，其腹大，不能自转侧，胁下腹痛，时时津液微生，小便续通"；"脾水者，其腹大，四肢苦重，津液不生，但苦少气，小便难"；"肾水者，其腹大，脐肿腹痛，不得溺，阴下湿如牛鼻上汗，其足逆冷，面反瘦"。其中对于肝、脾、肾功能失司导致的水气病有了分别论述，可视其为从脏腑论治膨胀开创先河。

皇甫谧《针灸甲乙经》对《内经》中关于膨胀的相关内容进行了收集整理，并补充了治疗膨胀病的腧穴。隋巢元方《诸病源候论》虽然没有膨胀病名，但有与膨胀相关的疾病；虽没有专篇论述，但在"水肿病诸候""水诸病候""盛毒病诸候"中均有相关论述。其贡献主要体现在对膨胀病因病机认识的发展上，如《诸病源候论·大腹水肿候》曰："大腹水肿者，或因大病之后，或积虚劳损，或新热食毕……三焦闭塞，小便不通，水气结聚于内，乃腹大而肿，故四肢小，阴下湿，手足逆冷，腰痛上气，咳嗽烦疼，故云大腹水肿。"《诸病源候论·水蛊候》曰："此由水毒气结聚于内，令腹渐大，动摇有声，常欲饮水，皮肤粗黑，如似肿状，名水蛊也。"较为系统地总结出其病因、病机及证候等相关认识。

唐孙思邈继承了《内经》"脏寒生满病""足太阴……虚则鼓胀"的病机，在《备急千金要方·脾脏》中指出："脾病虚则胃寒，寒则腹中鼓胀，胀则阴病，阴脉反小于寸口一倍。病则泄水不能卧而烦，强立股膝内痛。"

《太平圣惠方》《圣济总录》对宋以前治疗膨胀的方剂进行了系统性总结，但是亦有新的见解，如《太平圣惠方》关于单纯的心腹膨胀的发病认为是由于在内之阴阳不和，脏腑虚弱而感受外在邪气，邪气流于腹中与脏气相搏，正邪相搏，邪留于内，导致饮食不化，气机塞滞。但若是由于腹内有水气而导致的心腹膨胀，则是由于脾肾亏虚不能制水导致水气积聚腹内，即"由脾肾二脏俱虚故也，脾主于土，肾

主于水，土能克水，今脾胃虚弱，不能制于水，使水气停聚在于腹内，故令心腹鼓胀也"。《圣济总录》在"水蛊"篇中对水蛊的病因病机进行了补充。其认为水蛊病的产生是由于脾肾气虚，无力制水，导致水气淫溢所致。窦材《扁鹊心书》首次使用"臌"字，并设"臌胀"专篇加以论述，由于脾胃虚衰无力运化水湿，水湿停聚，导致腹部肿大如鼓。采用灸法先顾护脾肾之气，"先灸命关百壮，固住脾气"，当灸至五十壮时，气可降而化水，小便则利，然后"再灸关元三百壮，以保肾气"，再配合服用金液丹和草神丹。陈无择《三因极一病证方论》胀满之病的病位在二阳明，胃与大肠之腑，但阳明与太阴相表里，"阳予之正，阴为之主"，所以其发病之根本在二太阴之脏，"脏气不平，胜克乘克，相感相因，致阴阳失序，遂有此证"。因忧思过度导致脾气郁结的，不论其虚实，而胀之于胃的，为内因；因感受外在风寒暑湿之邪，传之于阳明经者，为外因；因"饮食饥饱，生冷甜腻"，而导致脾胃运化失常，停聚在腹中不散，"或作疮块，膨胀满闷"，为不内外因。

元·朱震亨，创"阳有余阴不足论"及"相火论"，于《格致余论·臌胀论》言七情内伤、六淫外侵、饮食不节、房劳致虚诸因使"脾土之阴受伤，转输之官失职，胃虽受谷，不能运化"，"清浊相混，隧道壅塞，气化浊血，瘀郁而为热。热留而久，气化成湿，湿热相生，遂成胀满"。言治宜"补脾，又须养肺金以制木，使脾无贼邪之虑；滋肾水以制火，使肺得清化之令"；荐禹余粮丸，谓其"制肝补脾，殊为切当"；又云"灼知其不因于虚，受病亦浅，脾胃尚壮，积滞不痼，而又有可下之证，亦宜略与疏导"。于《丹溪心法·鼓胀》又曰"白人腹胀者，是气虚"；"瘦人腹胀者，是热"；"朝宽暮急、血虚，暮宽朝急、气虚，终日急、气血皆虚"；"实

者，按之不坚不痛，治须实者下之、消之、次补之"，"虚者温之、升之，补为要"。

孙一奎《赤水玄珠》结合《内经》"胀取三阳，三阳者，足太阳寒水膀胱经也"等认识，提出小便不利乃是由于下焦元气虚寒，不能温水化气，"以致湿气壅遏于肤里膜外之间，不得发越"，进而发为肿满。所以治疗肿满病必须先温补下元，下元火气足则能"湿气蒸发，胃中温暖，谷食易化"，如此则中满之病可除也。将臌胀病分为气胀、寒胀、热胀、血胀、虫蛊等证型分别给予处方。方隅《医林绳墨·臌胀》言其因"忿怒太甚，不能发越，郁结中州，痰涎停住，乃成满也，久而不食，以致气虚，则曰气虚中满"，强调以"实脾理气为要"，立"肿当利水而实脾，胀宜清气而开郁"之大法。至于"肚见青红之纹"皆由染"山岚蛊毒之气"而成，"治当利其肠胃，去其恶积"。龚廷贤《万病回春》曰："夫胀者，由脾胃之气虚弱，不能运化精微而致水谷聚而不散，故成胀也。然饮食失节，不能调养则清气下降，浊气填满胸腹，湿热相蒸，遂成胀满。"张介宾《景岳全书·杂证谟·肿胀》首列酒臌一证，曰"少年纵酒无节"，"酒属阳而性悍，凡酒入血分，血欲静而酒动之，血欲藏而酒逐之"，由此扰乱一番，而致血气耗损，"及乎血气渐衰，则所生不偿所耗，而且积伤并至，病斯见矣"，治疗"必当以血气为主，而养阴利湿"。单腹胀者，"凡治此者，若察其病由中焦，则当以脾胃为主"，"若察其病由下焦，则当以命门母气为主"；然"病肿胀者，最多虚证"，故宜"培补元气，速救根本"为务。李中梓《医宗必读·水肿胀满》区分臌胀、虫胀曰"臌胀者，中空无物，腹皮绷急，多属于气也；虫胀者，中实有物，腹形充大，非血即虫也"。又将臌胀分虚实，且曰"治实颇易，理虚恒难"。言其临证之时"察其实

者，直清阳明""苟涉虚者，温补脾肾"；遇"不大实亦不大虚者，先以清利见功，继以补中调摄"。又言理肺、理脾之殊，曰："先喘而后胀者，治在肺；先胀而后喘者，治在脾。"且列死证，曰："腹胀身热者死。腹胀寒热如疟者死。腹大胀、四肢清、脱形、泄甚为逆。腹胀便血，脉大时绝者死。"秦景明《症因脉治·内伤腹胀·虫积腹胀》曰"虫积腹胀之因，脾气不足，强食伤脾，不能磨化，停积于中，湿热生虫，而腹胀之症作矣"；于《症因脉治·内伤腹胀·血臌腹胀》曰"血臌腹胀之因，或因惊恐跌仆，或因恼怒悲哀，或因过食辛辣，血热妄行，不归故道，停积于中，则血臌腹胀之症作矣"。

清陈士铎《辨证录·臌胀门》言臌胀由脾胃气虚所致，然又曰："脾胃气虚，非脾胃之故也。由于肾气之虚，则土无升腾之气，而土乃郁而不伸，力不能制水，使水来相侮。"便倡制水之法，宜补肾之火，且云"初起之病，宜急泄其水之为得""泄脾胃中之水，实益初病之水胀""补肾中之火，可治久病之水臌"。潘楫《医灯续焰·胀满脉证》曰："大抵饮食不节，起居失宜，房事过劳，忧思无极，久久皆足以耗其守阴，衰其阳运，致气壅滞留中，而胀满之疾渐起矣。"言其治此病"察其果系实邪，则直清阳明"，若"单腹胀急"，"但破其结气，利其壅滞"；"凡属虚劳内损者，多从温补脾肾而愈，俱得复元。或临证之际，有虚实未明，疑似难决者，则宁先以治不足之法，探治有余。若果未投而病反加甚，是不宜补也。不妨易辙，自无大害"。李用粹《证治汇补·腹胁门·胀满》曰："单腹胀者，腹大而四肢极瘦。"

何梦瑶《医碥》指出气、血、水在臌胀的发病中常相互为病，并对三者为病的关系做了说明，"有先病气滞而后血结者""有先病血结而后气滞者""有先病水

肿而血随败者""有先病血结而水随蓄者"。然气为运行津血动力，津血为气之载体，所以不论三者如何为病，必有气滞为病，所以臌胀的治疗当以理气为主。其曰："食血痰虫积聚，虽非因气滞使然，亦必因此滞气，并以理气为主，故皆属之气也。"沈金鳌《杂病源流犀烛·肿胀源流论》所言臌胀之病机与朱震亨相仿，另"有因蓄血而成者，必青紫筋见，小便仍利"。至于单腹胀，"其原皆由脾气虚而伤风与食"。水蛊之证，则"因水毒之气，结聚于内，遂令其腹渐大，动摇有声，常欲饮水，皮肤粗恶，其原多因他病，久而变成"。喻昌《医门法律·胀病论》曰："凡有癥瘕、积块、痞块，即是胀病之根，日积月累，腹大如箕，腹大如瓮，是名单腹胀。"张锡纯《医学衷中参西录》"论水臌、气臌治法""论血臌治法"，水臌以手按其肿处成凹，皆不能随手而起，必小便短少；气臌，以手重按成凹，则必随手而起，必觉肝胃气滞；血臌与气臌、水臌在肿胀形状上无法辨别，唯有"其周身之回血管紫纹外现耳"。

二、现代医家认识

现代医家对于臌胀的病因病机亦各有争鸣。

李振华[2]教授认为臌胀是由情志失调，饮食不节，嗜酒过度，血吸虫感染及其他病如慢性肝炎等转化而来，主要是肝、脾、肾三脏相互受病，导致气、血、水瘀积腹中而成。肝、脾、肾三脏尤以脾脏为形成臌胀腹水之枢纽。臌胀形成的病机常见有"木郁克土""土壅木郁"两种形式。关幼波[3]教授认为臌胀早期是以正虚为本，邪实为标，本病正气亏虚，肝郁血滞，中州不运，湿热凝聚结痰，瘀阻血络，甚者肝、脾、肾三脏实质性损害导致功能失调，三焦气化不利，气血运行不畅，水湿不化，聚而成水。沈南敏[4]认为

本病的病因病机分为虚实两端，实为气结、血瘀、水停，虚为肝脾肾不足及气血两虚。王文彦[5]认为臌胀早期多属肝郁脾虚，气滞血阻，中期多属肝郁脾虚，瘀血内结，晚期多属肝脾肾俱虚，气血水代谢失调，而发病的中心环节为肝郁脾虚。刘平[6]认为本病的基本病机为气阴两虚，血瘀阻络，湿热内蕴。周信有[7]认为本病早期主要病机为正气亏虚，复感外邪，内外合因，病情迁延，至晚期损及脾肾阳气，终致腹水潴留。周仲瑛[8]认为臌胀不止于气滞、血瘀、水湿，更常有湿热、瘀热、肝风之变，早期重视阴虚臌胀。李今垣教授[9]认为臌胀一病的发生与湿热之邪、情志郁结、虫毒感染、酒食不节及肝病迁延不愈等密切相关，其病在肝，亦与脾肾有关。常占杰教授[10]认为气滞、血瘀、水停，总以气滞为先，病理变化总属肝、脾、肾受损，气滞、血瘀、水停腹中。虽涉及肝、脾、肾三脏，但后天之本尤虚，加之肝木横克脾土，脾脏运化水液失常，而水湿泛溢。张琪[11]认为，臌胀虚实夹杂，本虚标实，其病机为肝郁脾虚、湿热中阻。中焦湿热之邪蕴蓄，日久伤及脏腑气血，湿热困脾，脾失健运，水湿不得下行，水液停蓄于中而成臌胀。欧志穗等[12]认为，脾虚或肝病传脾，导致脾运失职，堤防不固，使水湿不能正常泄利，逐渐水邪泛滥而成臌胀。顾瑞麟[13]认为，臌胀以脾虚为本，或脾土制水无权，水湿滞塞腹中；或脾虚运化无权，升降失常；或脾虚导致生化乏源，周身肌肉失养；或脾失统血，出现血证。徐云生等[14]认为，湿邪是臌胀的主要病因，感受六淫之湿邪为外湿，脾失健运而生为内湿，两湿相互作用而为臌胀。李佃贵等[15]认为，浊毒邪气在臌胀的发生发展过程中既是病理产物，又是致病原因，臌胀是由于浊毒内侵、正气亏虚所致。印会河[16]认为，臌胀可分为气臌和水臌2个阶段，肝炎早期由瘀血造

成，若此时失治或调治不当，其病变可由血瘀而转生气滞，其所表现的症状多为腹胀，即气臌；如失治误治，可由气滞进一步转变成为水停，发为臌胀，即水臌。李景华[17]认为，痰瘀既是臌胀的病理产物，又是发病原因，本病主要是由气滞、痰凝、血瘀，肝、脾、肾功能受损，气血调摄功能失调所致。张赤志[18]认为，臌胀病变呈现由气滞痰凝—入血阻络—痰瘀互结—水湿内停的过程，早期各种病因导致肝气郁结，气滞痰阻，或脾失运化，酿生痰湿，或湿浊凝津为痰；中期见痰瘀阻络，结块成积；至晚期痰瘀互结，或者痰瘀互化，痰瘀夹杂，发为臌胀。痰浊贯穿于疾病过程的始终。朱良春[19]认为，臌胀多以肝肾阴虚为主要病机，患者多先经利尿药的治疗，极易伤阴，并随着病程迁延，会使清阳不能敷布，阴精不能归藏，从而出现阴损及阳或阴阳两竭。高风琴[20]认为，臌胀是肝病及脾，脾阳不振，阳虚不运，则水湿泛溢，久之由脾及肾，肾火虚衰，不能蒸化水湿，导致开阖失司，水湿渐盛，加之肝气郁滞，隧道壅塞，形成臌胀。冯文忠[21]认为，三焦气化不利为臌胀的直接因素，只有肺气正常的宣发肃降，使气机升降正常，才能三焦疏利，行其通调水道之职。

臌胀病多起病缓慢，常与酒食不节、情志所伤等有关，但它的直接原因当责之于黄疸、胁痛、积聚等病迁延日久，使肝、脾、肾三脏功能失调，气、血、水等病理产物相互搏结，停于腹内，以致腹部日益增大而成病。西医学的肝硬化腹水及其他疾病出现类似臌胀的证候时，可参考本篇进行辨证施治。

1. 黄疸、胁痛、积聚迁延日久 湿热或寒湿阻滞中焦，气机升降失常，水湿难化，土壅木郁，肝气亦不能通调畅达，而终至肝脾两脏俱损。久病及肾，肾主水，肾失开合，水湿内停，气、血、水互结，终成臌胀。胁痛其病根于肝，肝失疏泄，气机不畅，日久肝气横逆犯脾，脾失健运，水湿不化，湿浊内生，若久治不愈，累及于肾，终至肝、脾、肾俱损，气、血、水互结而成臌胀。积聚病在肝脾，脏腑失和，肝脾受损，气机阻滞，瘀血内停，或兼痰湿凝滞，迁延日久，病及于肾，开合不利，水湿内停，最终气、血、水互结而成臌胀。

2. 情志不遂 肝喜条达而恶抑郁，若忧思恼怒，肝失调达，气机不利，则血液运行不畅，气阻络痹而致胁痛；肝伤气滞日久，则致血脉瘀阻，日积月累，气血凝滞，肝脾俱损，而成积聚。胁痛、积聚迁延日久而成臌胀。

3. 酒食不节 饮酒太过，或嗜食肥甘厚味，使脾胃受损，运化失职，湿浊内生，湿邪阻滞中焦，土壅木郁，影响肝胆疏泄，病由脾及肝，或胆汁被阻不循常道，浸淫肌肤而发黄疸。此外，湿浊内生，凝结成痰，痰阻气机，气血失和，气、血、痰互相搏结，阻于腹中，结成积聚。黄疸、积聚迁延日久可成臌胀。

4. 血吸虫感染 在血吸虫流行区接触疫水，遭受血吸虫感染，未能及时治疗，虫阻络道，肝脾气血失和，脉络瘀阻，脾伤运化失健而致痰浊内生，日久气滞、血瘀、痰凝互相影响，胶结不化，搏结腹部而成积聚，积聚日久又可发为臌胀。

情志不遂、酒食不节既是臌胀的成因，又是臌胀发作和加重的因素，在臌胀形成之后，若不注意情志调畅，饮食宜忌，或复感血吸虫，可使臌胀进一步加重。

臌胀形成，肝、脾、肾功能失调是关键。肝气郁结，气滞血瘀，是形成臌胀的基本病机；其次是脾脏功能受损，运化失职，遂致水湿停聚；肾脏的气化功能障碍，不能蒸化水液而加重水湿停滞，也是形成臌胀的重要因素。其中，气滞、血瘀、水停互为因果，是邪实的主要内容。

正虚是气滞、血瘀、水停发展的必然趋势。所涉及的脏腑主要是肝、脾、肾。其病变的性质是本虚标实，或实中夹虚，或虚中有实，或虚实夹杂。

第二节　诊断要点

1. 初起脘腹作胀，食后尤甚，继则腹部渐大，可见面色萎黄、乏力、纳呆等症，日久则腹部胀满高于胸部，重者腹壁青筋暴露，脐心突出，四肢消瘦，或伴下肢浮肿。常有小便不利，牙龈出血、皮肤紫癜等出血倾向。

2. 胁下或腹部积块，可兼见手掌赤痕，面、颈、胸、臂蛛纹丝缕等。

3. 多有黄疸、胁痛、积聚病史。常与酒食不节、情志内伤、虫毒感染有关。

4. 腹部 B 超、CT 检查，腹水穿刺检查等，均有助于诊断。

第三节　类证鉴别

（一）与水肿鉴别

水肿指体内水液潴留，泛滥肌肤，引起局部或全身浮肿的病证。严重的水肿患者也可以出现胸腔积液、腹水，因此需与臌胀作出鉴别诊断。

水肿病因为外感六淫、饮食不节或劳倦太过。病变脏腑在肺、脾、肾。其病机为肺失宣降，脾失健运，气化不利。其临床表现，以颜面、四肢浮肿为主，水肿多在肌肤，初起从眼睑部开始，继则延及头面四肢以至全身，亦有从下肢开始水肿，后及全身，皮色一般不变。后期病势严重，可见腹胀满、不能平卧等症。

臌胀病因为情志郁结、酒食不节、感染虫毒以及他病转化而来，病变脏腑在肝、脾、肾。其病机为肝脾肾功能失调，气血水互结于腹内。临床表现以腹部胀大坚满为主，四肢不肿或枯瘦，水停腹内，

甚则腹大如鼓。初起腹部胀大但按之柔软，逐渐坚硬，皮色苍黄，以至脐心突起，四肢消瘦，晚期可出现四肢浮肿，甚则吐血、昏迷等危象。

（二）与积证鉴别

积证是指腹内结块，或胀或痛的病证。臌胀以腹部胀大、腹壁脉络暴露为主症，而积证以腹中结块、或胀或痛为主症，二者有别。但腹中积块又多为诱发臌胀的原因之一。

（三）与痞满鉴别

痞满是指腹中自觉有胀满之感，而按之柔软无物，虽有胀满而无胀急之象。臌胀可兼有痞满之症，且有胀急之状，病程长，腹内有积块等有形之物，故而可与痞满相鉴别。

第四节　辨证论治

一、辨证要点

臌胀为本虚标实之证，其标实有气滞、血瘀、水停的侧重。本虚有脾气虚、气阴两虚、脾阳虚、脾肾两虚、肝肾阴虚的不同。因此，其主症虽然都以腹大如鼓、胀满不适为主，但临床表现尚有差异，临证时应注意辨别标实与本虚的主次。

（一）辨标实

偏于气滞者，兼症常有两胁胀满，善太息，嗳气，或得矢气后腹胀稍缓，口苦脉弦等；偏于血瘀者，兼症常有四肢消瘦，腹壁脉络显露，胁下或腹部痞块，面色黧黑，面颊、胸腹血痣或血缕，肌肤甲错不润，手掌赤痕，唇及爪甲色黯，舌边尖瘀点、瘀斑等；偏于水停者，兼症常有腹胀之形如囊裹水，或腹中有振水音，周身困乏无力，溲少便溏，或有下肢浮肿等。

腹部膨隆，脐突皮光，嗳气或矢气则舒，腹部按之空然，叩之如鼓，为"气臌"；胀病日久，腹部胀满，青筋暴露，内

有癥积，按之胀满疼痛，而颈胸部可见赤丝血缕，为"血臌"；腹部胀大，状如蛙腹，按之如囊裹水，为"水臌"。

（二）辨脏腑之虚

偏于脾气虚者，兼症常有面色萎黄，神疲乏力，纳少不馨，舌淡，脉缓等；偏于气阴两虚者，除脾气虚症外，还可见口干不欲饮，知饥而不能纳，形体消瘦，五心烦热，舌红体瘦而少津等；偏于脾阳虚者，兼症常有面色苍黄，畏寒肢冷，大便溏薄，舌淡体胖，脉沉细无力等；偏于脾肾阳虚者，兼症除有脾阳虚症外，还可见腰膝冷痛，男子阴囊湿冷，阳痿早泄，女子月经短期，量少色淡等；偏于肝肾阴虚者，兼症常有头晕耳鸣，腰膝酸软，心烦少寐，颧赤烘热，齿鼻衄血，舌红少苔，脉弦细而数等。

二、治疗原则

本病为本虚标实之证，总以攻补兼施为治则。临床应按照气滞、血瘀、水停、正虚的不同侧重，在理气消胀、活血化瘀、利尿逐水、扶正培本诸法中化裁，早期以祛邪为主，中期和晚期，均宜攻补兼施，中期以利水消胀为目的，晚期应重视严重并发症的防治。

三、辨证治疗

标实为主者，当根据气、血、水的偏盛，分别采用行气、活血、祛湿利水或暂用攻逐之法，同时配以疏肝健脾；本虚为主者，当根据阴阳的不同，分别采取温补脾肾或滋养肝肾之法，同时配合行气活血利水。

（一）气滞湿阻证

【证候】腹胀按之不坚，胁下胀满或疼痛，饮食减少，食后作胀，嗳气不适，小便短少。舌苔白腻，脉弦。

【病机】肝气郁滞，脾运不健，气滞不畅，血脉瘀阻，湿浊停留而壅塞于腹中，故腹大胀满。因气滞血瘀偏重而湿浊未盛，故腹胀而按之不坚。肝失条达，经气痹阻，故胁下胀或疼痛。脾胃不健，纳运失司，故纳食减少，食后脘腹胀满、嗳气。气壅湿阻，水道不利，故小便短少。舌暗或有瘀点，苔白腻，脉弦滑，也是气滞、湿阻之征。

【治法】疏肝理气，运脾利湿。

【方药】柴胡疏肝散合胃苓汤加减：柴胡、香附、郁金、青皮、川芎、枳壳、白芍、苍术、厚朴、陈皮、茯苓、猪苓、甘草。

前方以疏肝理气为主，适用于胸胁胀闷疼痛较重者；后方以运脾利湿消胀为主，适用于腹胀，尿少，苔腻较著者。方中柴胡、香附、郁金、青皮疏肝理气；川芎、白芍养血和血；苍术、厚朴、陈皮运脾化湿消胀；茯苓、猪苓利水渗湿。

若症见胸脘痞闷，腹胀，嗳气为快，气滞偏甚者，可酌加佛手、沉香、木香调畅气机；如尿少、腹胀、苔腻者，加砂仁、大腹皮、泽泻、车前子以加强运脾利湿作用；若神倦，便溏，舌质淡者，宜酌加党参、附片、干姜、川椒以温阳益气，健脾化湿；如兼胁下刺痛，舌紫，脉涩者，可加延胡索、莪术、丹参等活血化瘀药物。

（二）水湿困脾证

【证候】腹大胀满，按之如囊裹水，甚则颜面微浮，下肢浮肿，脘腹痞胀，得热则舒，精神困倦，怯寒懒动，小便少，大便溏。舌苔白腻，脉缓。

【病机】湿邪内侵，脾阳受困，运化失司，水湿停于腹中，则见腹大胀满，按之如囊裹水；湿阻阳气，不能温化水湿，泛溢肌表，故肢体浮肿，溢于颜面，则见颜面微浮；流注下肢，则见下肢浮肿；胃失和降则脘腹痞胀；湿为阴邪，故得热则舒；湿阻气滞，气血运行不畅，不能外荣筋肉，故见懒动；膀胱气化不利，则小便短少；湿注肠中，则便溏；寒湿内盛则舌淡苔白腻，脉缓。

【治法】温中健脾，行气利水。

【方药】实脾饮加减：白术、苍术、附子、干姜、厚朴、木香、草果、陈皮、茯苓、泽泻。

方中白术、苍术、附子、干姜振奋脾阳，温化水湿；厚朴、木香、草果、陈皮行气健脾除湿；茯苓、泽泻利水渗湿。

若浮肿较甚，小便短少，可加肉桂、猪苓、车前子温阳化气，利水消肿；如兼胸闷咳喘，可加葶苈子、紫苏子、半夏等泻肺行水，止咳平喘；如胁腹痛胀，可加郁金、香附、青皮、砂仁等理气和络；如脘闷纳呆，神疲，便溏，下肢浮肿，可加党参、黄芪、山药、泽泻等健脾益气利水。

若腹水明显，伴下肢浮肿，可再加泽泻、赤小豆、防己等增强除湿利尿之力。

若腹大坚满，脘腹撑急，烦热口苦，小便赤涩，大便秘结，舌苔黄腻，脉弦数，为湿热互结，浊水停聚所致，可选用中满分消丸，既可清热化湿、理气燥湿、淡渗利湿，又能护卫中焦。

若湿蕴化热而发黄，则应加茵陈、土茯苓、金钱草等清利湿热之品，或加用茵陈蒿汤；若小便赤涩不利，可加滑石、通草、蟋蟀粉以利窍行水；若气阴两虚，舌质嫩红，可加沙参、玉竹、麦冬以养阴益胃；若气血两虚，舌淡，心悸少寐，可加当归、何首乌、阿胶等以养血宁心；若湿浊中阻，胃失和降，恶心呕吐，可加半夏、陈皮、生姜、竹茹等和胃降逆；若伴有齿衄、鼻衄，可加入滋阴清热、凉血止血之品，如女贞子、墨旱莲等；若腹水胀满太甚，伴见喘促不宁，可加炙麻黄、杏仁、桔梗以宣肺利水，或桑白皮、葶苈子、椒目泻肺利水，或枇杷叶、瓜蒌皮润肺利水。

治疗此期臌胀患者，常用木香、大腹皮、槟榔行气消胀，兼可利水。益母草、泽兰、水红花子活血祛瘀，也兼除湿。白术、猪苓、茯苓、车前子，专司利水除湿。黄芪、黄精健脾益气，扶正祛邪。标本兼顾，以期消除胀满。

假若腹水严重，常法治疗不效时，也可以选用攻逐利水的方法。使用这一治法，应该掌握如下原则：腹水严重，腹胀撑急难忍；患者当能承受攻逐之力，脾肾未败；中病即止，或腹水退其七八即止；攻逐之后，调理脾胃收功，以巩固疗效。常用方剂以舟车丸、十枣汤化裁为用。

（三）湿热蕴结证

【证候】腹大坚满，脘腹胀急，烦热口苦，渴不欲饮，或有面目皮肤发黄，小便赤涩，大便秘结或溏垢。舌边尖红，苔黄腻或兼灰黑。脉弦数。

【病机】湿热壅盛，蕴结中焦，浊水内停，故见上述诸症。

【治法】清热利湿，攻下逐水。

【方药】中满分消丸合茵陈蒿汤加减：茵陈、金钱草、山栀子、黄柏、苍术、厚朴、砂仁、大黄、猪苓、泽泻、车前子、滑石。

中满分消丸有清热化湿、行气利水作用，适用于湿热蕴结，脾气阻滞所致胀满；茵陈蒿汤清泄湿热，通便退黄，用于湿热黄疸。方中茵陈、金钱草、山栀子、黄柏清化湿热；苍术、厚朴、砂仁行气健脾化湿；大黄、猪苓、泽泻、车前子、滑石分利二便。若热势较重，常加连翘、龙胆草、半边莲清热解毒；小便赤涩不利者，加陈葫芦、蟋蟀粉（另吞服）行水利窍；如腹部胀急殊甚，大便干结，可用舟车丸行气逐水，但其作用峻烈，不可过用。

（四）瘀结水留证

【证候】脘腹坚满，青筋显露，胁下癥结痛如针刺，面色晦暗黧黑，或见赤丝血缕，面颈胸臂出现血痣或蟹爪纹，口干不欲饮水，或见大便色黑。舌质紫黯，或有紫斑，脉细涩。

【病机】肝脾瘀结，脉络滞涩，水气停留，故见上述诸症。

【治法】活血化瘀，行气利水。

【方药】调营饮加减：当归、赤芍、桃仁、三棱、莪术、鳖甲、大腹皮、马鞭草、益母草、泽兰、泽泻、赤茯苓。

方中当归、赤芍、桃仁、三棱、莪术、鳖甲化瘀散结；大腹皮、马鞭草、益母草、泽兰、泽泻、赤茯苓化瘀利水。若胁下癥积肿大明显，可选加穿山甲、土鳖虫、牡蛎，或配合鳖甲煎丸内服，以化瘀消癥；如病久体虚，气血不足，或攻逐之后，正气受损，宜用八珍汤或人参养荣丸等补养气血；如大便色黑，可加参三七、茜草、侧柏叶等化瘀止血；如病势恶化，大量吐血、下血，或出现神志昏迷等危象，当辨阴阳之衰脱而急救之。

（五）阳虚水盛证

【证候】腹大胀满，形似蛙腹，朝宽暮急，面色苍黄，或呈㿠白，脘闷纳呆，神倦怯寒，肢冷浮肿，小便短少不利。舌体胖、质紫、苔淡白，脉沉细无力。

【病机】脾肾阳虚，不能温运，水湿内聚，故见上述诸症。

【治法】温补脾肾，化气利水。

【方药】附子理苓汤或济生肾气丸加减：附子、干姜、人参、白术、鹿角片、胡芦巴、茯苓、泽泻、陈葫芦、车前子。

方中附子、干姜、人参、白术、鹿角片、胡芦巴温补脾肾；茯苓、泽泻、陈葫芦、车前子利水消胀。偏于脾阳虚弱，神疲乏力，少气懒言，纳少，便溏者，可加黄芪、山药、薏苡仁、扁豆益气健脾；偏于肾阳虚衰，面色苍白，怯寒肢冷，腰膝酸冷疼痛者，酌加肉桂、仙茅、淫羊藿等，以温补肾阳。

（六）阴虚水停证

【证候】腹大胀满，或见青筋暴露，面色晦滞，唇紫，口干而燥，心烦失眠，时或鼻衄，牙龈出血，小便短少。舌质红绛少津、苔少或光剥，脉弦细数。

【病机】肝肾阴虚，津液失布，水湿内停，故见上述诸症。

【治法】滋肾柔肝，养阴利水。

【方药】六味地黄丸合一贯煎加减：地黄、山萸肉、牡丹皮、山药、沙参、麦冬、枸杞子、楮实子、猪苓、茯苓、泽泻、玉米须。

方中沙参、麦冬、生地黄、山萸肉、枸杞子、楮实子滋养肾阴；猪苓、茯苓、泽泻、玉米须淡渗利湿。若津伤口干明显者，可酌加石斛、玄参、芦根等养阴生津；如青筋显露，唇舌紫暗，小便短少，可加丹参、益母草、泽兰、马鞭草等化瘀利水；如腹胀甚，加枳壳、大腹皮以行气消胀；兼有潮热，烦躁，酌加地骨皮、白薇、栀子以清虚热；齿鼻衄血，加鲜茅根、藕节、仙鹤草之类以凉血止血；如阴虚阳浮，症见耳鸣，面赤，颧红，宜加龟甲、鳖甲、牡蛎等滋阴潜阳；湿热留恋不清，溲赤涩少，酌加知母、黄柏、六一散、金钱草等清热利湿。

（七）臌胀变证

1. 出血

【证候】腹大胀满伴出血。轻者呕吐物中夹有鲜血或血块，或大便色黑。重者吐血盈碗盈盆，或大便暗红而溏薄。可兼见口干口苦，胃脘灼热，肠鸣腹胀，或心悸气短，汗出肢冷。舌质红，苔黄，或舌淡，脉弦滑而数，或沉细而数。

【病机】肝脾不和，中焦气机壅滞，蕴久化热，热迫血络，故吐血、便血、口干而苦，胃脘灼热，肠鸣腹胀。若气随血耗，气血不足，则心悸气短，汗出肢冷。舌质红，苔黄，脉弦滑数为热盛于中之象。舌质淡，脉沉细而数，为气血耗伤之象。

【治法】泄热宁络，凉血止血；气血耗伤者合益气固脱为法。

【方药】泻心汤（大黄、黄芩、黄连）或大黄、白及、三七打粉，凉开水调为糊状，慢慢吞服。

药用大黄、黄芩、黄连清胃泻火，凉血止血。大黄粉、白及粉、三七粉凉血、止血、散瘀。若吐血、便血来势猛烈，病位在贲门上下者，可先用三腔管送入胃中，令胃囊充气，再吞服大黄、白及、三七粉半次量，再将食管囊充气，以增强止血功效。若气血耗损，汗出肢冷时，可煎服独参汤，或生脉注射液/参附注射液静脉滴注，以益气固脱，或服黄土汤亦可。

2. 神昏

【证候】腹大胀满伴神昏。先见烦躁不宁，逐渐嗜睡，终至昏迷。或先语无伦次，逐渐嗜睡，终至昏迷。可兼见脘闷纳呆，恶心呕吐，大便不通。舌质红、苔黄腻，或舌淡红、苔白腻，弦滑数或弦滑。

【病机】湿热蕴积，蒙闭心包，故先烦躁不宁，逐渐嗜睡，终至昏迷。舌质红，苔黄腻，脉弦滑数也是湿热之象。若为痰湿壅盛，蒙闭心包，则先见语无伦次，逐渐嗜睡，终至昏迷。舌质淡红，苔白腻，脉弦滑也是痰浊之象。中焦气机不利，胃失和降，故脘闷纳呆，恶心呕吐，大便不通。

【治法】醒神开窍。

【方药】湿热蒙闭心包者，用局方至宝丹（水牛角、牛黄、琥珀、朱砂、雄黄、麝香、安息香、冰片）研化，吞服或鼻饲，以清热凉开透窍。痰湿蒙闭心包者，用苏合香丸（苏合香、安息香、冰片、水牛角浓缩粉、人工麝香、檀香、沉香、丁香、香附、木香、制乳香、荜茇、白术、诃子肉、朱砂）研化，吞服或鼻饲，以芳香温开透窍。或用菖蒲郁金汤（石菖蒲、炒栀子、鲜竹叶、牡丹皮、郁金、连翘、灯心草、木通、淡竹沥）鼻饲，以芳香豁痰开窍。也可用清开灵静脉滴注，治疗湿热蒙闭心包者效佳。

第五节　其他疗法

一、针灸疗法

临床治疗臌胀常以针灸疗法联合中药汤剂治疗。中脘为胃的募穴，具有健脾和胃、降逆利水之功效；水分为任脉穴，可以通调水道，是分利水液的主穴；气海属于先天元气汇聚之处，可调节水液的代谢分布，疏理下焦。以上主穴可疏通经脉、畅通气血、疏利水道。三阴交属于足三阴经交会处，具有滋补肝肾、健脾利湿的作用；足三里具有健脾补肾、调和胃肠的作用。将以上诸穴配合，具有健脾补肾、行气利水的作用。此外，可艾灸神阙穴，使药物燃烧的温热之气从孔穴传达至经络，而经络又和人体脏腑相互联系，致使药力直达五脏六腑，从而达到温散寒邪、温通经络、利水消肿、活血逐瘀、回阳固脱及防病保健的作用。

二、中药外敷

可应用单味药或者复方外敷，其中单味药多为甘遂、冰片、大黄、黄芪、莪术、麝香、丹参、三棱等，复方常用如浊霾散、神效止痛膏、千金消水膏、扶正消水散等。将药物制作为膏状、饼状或者糊状敷于神阙穴，因神阙穴处皮肤角质层薄，药物易于穿透、弥散而更易被吸收，以通调肝脾肾，平衡气血水。

三、调护

注意休息，病重者以卧床休息为主。饮食有节，宜低盐饮食，禁食生冷、油腻、辛辣刺激性食物，以及油炸、粗糙、坚硬类食物。注意饮食营养，食用蔬菜水果等富有维生素的食物。忌饮酒，少吸烟，避免与血吸虫疫水接触，避免接触对肝有害的毒性物质。保持情绪稳定，避免精神刺激，消除恐惧心理，增强治疗信心。

本病本虚标实，虚实夹杂，治疗具有一定难度，当权衡标本之轻重，方能见效。如攻伐太过，实胀可转为虚胀，如复感外邪，或过用滋补壅塞之剂，虚胀亦可出现实胀的症状。臌胀早期及时投疏肝理气、除湿消满之剂，可使病情得到控制。若迁延不愈，正气渐伤，邪气日盛，病情可进一步加重。若水湿较重，迁延日久，伤及脾肾之阳，可转化为脾肾阳虚之证。湿郁日久，或过用温热之品，亦可化热，转变成湿热蕴结之证。湿热久恋，耗伤阴液，伤及肝肾，可转化为肝肾阴虚之证。若病至晚期，腹大如瓮，青筋暴露，脐心突起，大便溏泻，四肢消瘦，或见脾肾阳虚证，或见肝肾阴虚证，则预后不良。若见出血、神昏、痉证则为危象。臌胀久治不愈，数年之后可转化为肝癌。

（徐春军、王琮、刘尧）

参考文献

[1] 周仲瑛.中医内科学[M].北京：中国中医药出版社，2007.

[2] 王海军，李郑生，万新兰.李振华教授治疗鼓胀的经验[J].中医学报，2013，28（12）：1808-1810.

[3] 赵伯智.关幼波肝病杂病论[M].北京：世界图书出版公司，1994.

[4] 沈南敏.治疗肝硬化腹水的临床经验[J].辽宁中医杂志，1994，21（4）：172-173.

[5] 卢秉久，刘欣.王文彦教授治疗臌胀80例经验总结[J].辽宁中医杂志，1998，25（2）：75.

[6] 慕永平，王磊.刘平教授治疗肝硬化经验浅析[J].上海中医药大学学报，2004，18（3）：20-32.

[7] 吴全学.周信有教授治疗肝炎后肝硬化经验介绍[J].甘肃中医学院学报，2005，22（3）：3-5.

[8] 叶放.周仲瑛教授鼓胀临证医案心法[C]//第十七次全国中西医结合肝病学术会议论文汇编.2008：367-372.

[9] 纪晓丽，张桐，闫丽珠.李今垣运用楮实子汤治疗鼓胀经验[J].湖南中医杂志，2016，32（8）：25-26.

[10] 闫瑞娟，李京涛，常占杰.常占杰教授辨治鼓胀运用提壶揭盖法之经验[J].四川中医，2015，33（12）：1-2.

[11] 潘洋，王炎杰.张琪治疗肝硬化腹水经验[J].中医杂志，2011，52（5）：380-381.

[12] 欧志穗，刘友章，杨汉彬.肝脾相关理论在肝硬化腹水治疗中的应用[J].时珍国医国药，2011，22（9）：2272-2273.

[13] 顾伟民.顾瑞麟诊治肝硬化腹水的经验[J].中医药临床杂志，2004，16（2）：163-164.

[14] 徐云生，陈孝银，杨钦河.肝硬化中医治疗浅识[J].四川中医，2003，21（1）：23-24.

[15] 李佃贵，李刚，刘金里，等.李佃贵以"浊毒"立论治疗肝硬化经验[J].陕西中医，2006，27（11）：1394-1395.

[16] 穆博.肝性腹胀须疏肝开利肺气畅三焦——印会河肝性腹水治验[J].中国社区医师，2006，22（20）：38.

[17] 蔡丽威.李景华治疗肝硬化腹水临床经验总结[J].中国社区医师（医学专业），2012，14（6）：236-237.

[18] 程良斌.张赤志教授从痰论治肝硬化的经验[J].中西医结合肝病杂志，2011，21（2）：108-109.

[19] 邱志济，朱建平，马璇卿.朱良春治疗肝硬化腹水临床经验和用药特色[J].辽宁中医杂志，2001，28（8）：468-469.

[20] 高风琴.温阳利水法治疗肝硬化腹水的体会[J].现代医药卫生，2004，20（23）：2544-2545.

[21] 邵志林，费新应，陈炎生，等.冯文忠老中医治疗肝硬化腹水的经验[J].中医药临床杂志，2010，22（3）：216-217.

第四章 积聚

积聚通常是以腹内结块，或痛或胀为主要表现的病症[1]。积聚之名，首载于《黄帝内经》，在各篇章中多有论述，如《灵枢·五变》说"人之善病肠中积聚者……如此则肠胃恶，恶则邪气留止，积聚乃作；脾胃之间，寒温不次，邪气稍至，蓄积留止，大聚乃起"。后世医家也多以《内经》所论各有阐发，丰富了理论和临床经验；历代医学典籍中常见"癥瘕""癖块""痃癖""肥气""伏梁""痞块"等记载，就其性质和临床表现而言，均属于积聚范畴。

积与聚关系密切，虽常统称论述，但又有区别。《景岳全书·积聚》曰："积者，积垒之谓，由渐而成者也；聚者，聚散之谓，作止不常者也……是坚硬不移者，本有形也，故有形者曰积；或聚或散者，本无形也，故无形者曰聚。"故积触之有形，结块固定不移，痛有定处，病在血分；聚触之无形，包块聚散无常，痛无定处，病在气分。

第一节 病因病机

积聚的发生，多因情志失调、寒邪内犯、饮食所伤以及病后体虚，或黄疸、疟疾等经久不愈，使脏腑失和，气机阻滞，瘀血内结，或兼痰湿凝滞，而成积聚[2]。《景岳全书·积聚》篇曰："积聚之病，凡饮食、血气、风寒之属，皆能致之。"聚证以气机阻滞为主，积证以瘀血凝滞为主。一般本病初起之时，气滞血瘀，邪气壅实，正气未虚，病性多属实；积聚日久，病势较深，正气耗损，可转为虚实夹杂之证；病至后期，气血衰少，体质羸弱，则往往转以正虚为主。以上所谓虚

实，仅是相对而言，因积聚的形成，总与正气不强有关。故《素问·经脉别论》云："勇者气行则已，怯者则著而为病也。"

一、古代医家认识

对于积聚病因病机的认识主要起源于《内经》，经后世各代医家不断总结和完善，逐渐形成了一套完整的理论体系[3]。《灵枢·百病始生》云："积之始生，得寒乃生……卒然外中于寒，若内伤于忧怒，则气上逆，气上逆则六输不通，温气不行，凝血蕴里而不散，津液涩渗，著而不去，而积皆成矣。"指出了积聚的病因为寒邪外侵、内伤忧怒，以致气机逆乱，温气不行，凝血蕴裹，津液涩渗，著而不去，渐结成积。《难经·五十五难》曰："病有积、有聚，何以别之……积者，五脏所生；聚者，六腑所成也。积者，阴气也，其始发有常处，其痛不离其部，上下有所终始，左右有所穷处；聚者，阳气也，其始发无根本，上下无所留止，其痛无常处，谓之聚。故以是别知积聚也。"从症状表现和病机上区分了积证与聚证，为后世辨治本病开了先河。《华佗神方》说："癥者，由寒温失节，致脏腑之气虚弱，而食饮不消，聚积在内……若积引岁月，人则柴瘦，腹转大，遂至于死。"《华佗神方》又说："瘕与癥异，癥坚而瘕软，癥以血为之，瘕以气为之也。"提出了本病的病因，不仅与寒温失结有关，而且包括脏腑虚弱、饮食因素。同时还明确地指出癥由"血"所造成，瘕由"气"导致，指明了本证的病机关键，并认识到积证日久，正气耗竭，遂至于死的危候。

隋巢元方在其《诸病源候论》中设立专论，列有"积聚病诸候""癥瘕病诸

候""癖病诸候"等篇，继前人之已论，补前人之未载："积者，脏病也，阴气所生也；聚者，腑病也，阳气所成也。虚劳之人，阴阳伤损，血气凝涩，不能宣通经络，故积聚于内也。"首创虚劳致积的理论学说。并在《诸病源候论》中指出："癥瘕病者，皆由久寒积冷，饮食不消所致也。积聚牢强，按之不动转为癥，推之游移为瘕。虚劳之人，脾胃气弱，不能克消水谷，复为寒冷所乘，故结成此病也。"

金张从正《儒门事亲》载："积之成也，或因暴怒、喜、悲、思、恐之气，或伤酸、苦、甘、辛、咸之食，或停温、凉、热、寒之饮，或受风、暑、燥、寒、火、湿之邪。其初甚微，可呼吸按导方寸大而去之。不幸而遇庸医，强补而留之，留而不去，遂成五积。"不仅说明了五志、五味、五气等皆可成为五积之因，更可贵的是已经提到误治而成积。元代朱震亨不仅对积聚的证候做了详细的论述，还对其病机理论独有创新。如《丹溪心法·积聚痞块》曰："块乃有形之物也，痰与食积死血而成也。"认为积块的产生，由痰与食积死血兼夹而成。

明张介宾在其《景岳全书·痢疾·论积垢》说："饮食之滞，留蓄于中，或结聚成块，或胀满硬痛，不化不行，有所阻隔者，乃为之积。"强调了饮食所伤可成积聚。清代《金匮翼·积聚统论》指出："积聚之病，非独痰、食、气、血，即风寒外感，亦能成之，然痰、食、气、血，非得风寒，未必成积，风寒之邪，不遇痰、食、气、血，亦未必成积。"指出了本证非一种病因所致，往往由于诸种因素杂合而成，比较切合临床实际。在辨证方面，《类证治裁》曰："诸有形而坚着不移者，为积；诸无形而留止不定者，为聚。积在五脏，主阴，病属血分；聚在六腑，主阳，病属气分。"较完善地概括了本证的主症及病机。王清任在《医林改错·膈下

逐瘀汤所治之症目》中曰："无论何处，皆有气血……气无形不能结块，结块者必有形之血也。"重点强调了积聚与瘀血的关系。

二、现代医家认识

积聚是临床常见的病症之一，西医学中的肝脾大、胃肠功能紊乱、不完全性肠梗阻、肠扭转、肠套叠、腹腔肿瘤、肝硬化、多囊肾等病均属于积聚范畴[4]。兹将以腹中结块为主要临床表现的常见西医内科疾病治疗分述于下：

肠易激综合征，亦称胃肠功能紊乱，是临床常见的肠道功能性疾病。其特点为肠道无结构上的缺陷，但整个肠道对刺激的生理反应有过度或反常的现象。临床上常出现结肠性腹痛、便秘或腹泻，或便秘与腹泻交替，以及时有粪中带有大量的黏液。据其发作性腹痛，时有腹中气聚特点，可按聚证辨证论治。

肠内容物不能正常运行或其通过发生障碍时，称为肠梗阻。肠梗阻是一种较常见的腹部疾患，可由多种原因引起，不但引起肠道局部解剖和正常功能的改变，还可引起全身一系列生理紊乱，重者可危及生命。慢性不完全性肠梗阻表现为腹痛、腹中气聚时作，可按聚证辨证施治。

肝的脂肪正常含量为肝湿重的5%左右。多种原因引起肝内脂肪堆积，若含量超出正常限度时，称脂肪肝。常由酒精中毒、营养失调、内分泌紊乱、药物或肝性毒物所致。脂肪肝的部分患者，尤其病程较长，病情较重者，多表现为肝脾大，可按积证辨证论治。

肝硬化是以肝脏损害为主要表现的慢性全身性疾病。常因病毒性肝炎、慢性酒精中毒、营养失调、寄生虫感染、药物或工业毒物中毒等因素导致持久或反复地损害肝脏组织，最后导致肝小叶结构破坏和重建，使肝脏变硬。肝硬化分为肝硬化代

偿期和肝硬化失代偿期，临床上表现为上腹部不适或疼痛，肝脾大，可按积聚进行辨证论治。

原发性肝癌是指发生于肝细胞与肝内胆管上皮细胞的恶性肿瘤。常见病因有病毒性肝炎、食物中的黄曲霉毒素污染、饮水污染以及饮酒、吸烟和遗传因素等，多种病因间常有协同作用。临床上常表现为右胁疼痛，上腹部肿块进行性增大，质地坚硬而拒按，伴纳差、腹胀、乏力等，可按积证辨证施治。

现代医家在古人研究积聚的基础上，不断发展和丰富对积聚病因病机的认识，尤其对肝硬化的研究颇多，为中医药防治肝硬化提供了有效的指导作用。多数学者认为情志失调、疫毒感染、饮食失节及病后迁延不愈为本病的主要原因，其病变主要涉及肝、胆、脾、肾、三焦等脏腑，其基本病理因素有痰食、气、毒、瘀、虚等，正气亏虚是本病的内在基础。

岳美中教授认为积聚（肝硬化）的病因病机较复杂，或湿热，或湿阻，或气滞，或血瘀，导致脾胃升降失调、肝胆疏泄失职[5]。关幼波教授从气血辨证、痰瘀学说及络病思想来探讨本病的病因病机，认为其病在血分，基本病机为正虚邪恋，气虚血滞[6]。正虚以脾气亏虚贯穿于整个病程始终，脾虚则扶正着重强调补益脾气，以恢复气血生化之源；邪恋为湿热未净，痰瘀互结，祛邪要活血化痰解毒。

周仲瑛教授认为积聚的基本病机是"湿热瘀毒郁结"。"瘀热"为主要矛盾，邪毒久羁，暗耗正气，往往先有气虚，继之阴虚，或气阴两虚。病位在肝胆、脾胃，日久可及肾等；周教授在临证之际，常把清热化湿、凉血解毒作为基本治法，强调把握基本病机的同时注重病机共性和个性的统一，根据患者的具体情况随证加减、灵活应用[7]。

徐经世教授结合当代人生活环境、饮食偏嗜、起居因素、情志因素等对正常身体和疾病的影响，认为本病的基本病机以阴虚为主，兼有湿热、气郁、血瘀等；所以在具体治疗过程中，常运用酸甘化阴法、甘寒养阴法、咸寒养阴法，兼用养阴解毒法、养阴疏肝法、养阴活血法等[8]。李佃贵教授对积聚尤为强调浊、毒、虚的共同致病，提出"浊毒蕴肝、诸气失和、湿毒瘀滞、胶结为患"的病机思想，并认为"浊邪"在整个致病过程中占重要地位，其既是病理产物又为致病原因，主张运用"化浊解毒"之法，顺厥阴生发之常性，起肝木久稽之沉疴[9-10]。

吴以岭教授认为癥积属于络病范畴，是一个由气及血，由功能病变到器质性损伤的慢性病理过程，癥积的形成常由情志郁结、饮食所伤、外受寒邪以及久病不愈等因素影响脏腑气机，导致络气郁滞、络脉功能失调、津血互换失常、瘀血痰湿凝滞脉络而成[11]。

辛伟教授在"络病理论"的指导下，认为"脏虚络瘀"是肝纤维化的病机中心环节，其发病过程是由经到络、由气至血、由浅入深的虚实夹杂、互为因果的进程，肝脾肾亏虚是其病程较久、缠绵难愈的主因[12]。

钱英教授将"络病理论"贯穿于其治疗本病全过程中，从"久病入络""肝失濡养"的病机入手，倡导以养血柔肝法治疗[13]。杨震教授认为积聚发病的重要基础是正气不足，瘀血阻络为主要病机所在，湿、热、毒、痰、瘀是疾病持续存在和逐渐进展的重要因素；故在治疗此疾时宜图缓而不能急取，常分期论治，早期注重行气活血化瘀，代偿期则攻补兼施，失代偿期宜养阴利水泻热共用，同时注重治疗过程中的饮食和精神调养[14]。

刘平教授通过对大量古代文献的整理归纳以及临床和实验研究，提出"血瘀为积之标，虚损乃积之本"的"虚损生积"

中医病机理论，其内涵是指肝脏形质损伤、肝脾肾精气亏虚不复，瘀血日结渐积成为癥积病证的本虚标实、虚实夹杂的因果关系，在治疗上主张以补益精气、促进精气来复为本，祛瘀通络为标[15]。王灵台教授根据大量的临床实践，认为脾肾亏虚是肝硬化病理演变的归宿和结局，扶正祛邪、虚实兼顾是治疗慢性肝炎与肝硬化的主要原则，将补肾健脾贯穿于治疗的始终[16]。

根据古今医家所论，并结合临床实际，积聚常见的病因病机主要包括：

1. 情志失调、气滞血瘀 气为血之帅，气行则血行，气滞则血行受阻。若情志为病，常常首先影响到肝，因肝主疏泄，与人体气机升降出入关系密切，情志抑郁不畅，则肝气郁结，肝之疏泄失职，则又进一步影响其他脏腑的气机，脏腑失和，使气机阻滞或逆乱，聚而不散，而致聚证；若气滞不能帅血畅行，久则必然导致血行不畅，经遂不利，血脉瘀阻，结而成块而致积证。宋严用和《重订严氏济生方·癥瘕积聚门》曰："有如忧、思、喜、怒之气，人之所不能无者，过则伤乎五脏……传克不行，乃留结而为五积。"清尤怡《金匮翼·积聚统论》载："气滞成积也，凡忧思郁怒，久不得解者，多成此疾。"均指出了积聚的发生与情志因素关系极为密切。病初肝气郁滞为主者，多表现为聚。肝郁日久，气滞导致血瘀，胁下有块者，则成为积。

2. 酒食所伤、痰浊内生 脾为阴土，胃为阳土，脾主运化，其气宜升，胃主腐熟，其气宜降，两者相和，升清降浊，专司运化和吸纳水谷之精微，为人体提供营养物质。若饮酒过度，或嗜食肥甘厚味、煎炸辛辣之品，或饥饱失宜，致使脾胃受损。脾失健运，胃不腐熟，则水谷之精微不得正常输布而停聚为痰湿。痰湿阻碍气机，滞而不畅，或饮食阻遏气机，食气交阻，气机失畅，甚或痰浊内生，发为聚证；气滞又可使血行不畅，脉络壅塞，痰浊与气血相搏，久则积而成块，发为积证。诚如《太平圣惠方》所言："夫人饮食不节，生冷过度，脾胃虚弱，不能消化，与脏气相搏，结聚成块，日渐生长，盘牢不移。"《圣济总录》亦云："论曰脾胃虚弱，饮食累伤，积久不去，结在肠内，与正气交争则心腹硬痛，妨碍饮食，肢体消瘦，以手按之，积块有形。"也有痰食互结，内聚日久化瘀，痰食瘀互结而发为积证者。总之，痰浊、食滞阻塞于中，都会影响到气血的运行，使气机阻滞、血脉瘀阻，最终往往痰、食、瘀互相搏结，而形成积聚。

3. 感受寒湿、血脉凝涩 寒为阴邪，易伤及阳气，其性凝滞、收引，主痛，且易与湿合。若寒湿侵袭，内伤脾胃，则水谷不运而痰湿内生，阻碍气机，滞而不畅，致生聚证；气滞痰阻，血行不畅，致脉络瘀滞，则成积证。《灵枢·五变》云："脾胃之间，寒温不次，邪气稍至，蓄积留止，大聚乃起。"《外台秘要·寒疝积聚方四首》亦曰："夫积聚者，由寒气在内所生也。血气虚弱，风邪搏于脏腑，寒多则气涩，气涩则生积聚也。"若外感风寒，内伤饮食，使脾失健运，湿痰内生，阻滞气机，滞而不畅而发为聚证；或风寒痰食与气血相搏，致血流瘀滞，脉络壅塞成块而发为积证。如《杂病源流犀烛》载："积聚、癥瘕、痃癖，因寒而痰与血食凝结病也。"《景岳全书·积聚》曰："不知饮食之滞，非寒未必成积，而风寒之邪，非食未必成形。故必以食遇寒，以寒遇食，或表邪未清，过于饮食，邪食相搏，而积斯成矣。"也有外感于风寒，内伤情志，气因寒逆，壅遏不畅，而致聚证；甚或累及血分，使脉络不畅，阴血凝结，而成积证。如《金匮翼·血积》云："或忧怒伤其内，风寒袭于外，气逆血寒，凝结成积。"所以从临床上来看，情志、饮食、外邪等致病因素并不是孤立的，而是相互兼见，相互影响，合并为患。气滞可夹痰食瘀血，痰食可因寒湿伤脾所致，伤于情志、饮食不节导致脏腑功能失调常可成为外邪侵袭的原因，痰食瘀血内停又可进一步加重气滞或血瘀，内外合邪则更容易发生本病。

4. 湿热邪毒、留着不去 五气皆可化火，五志过极亦能化火。若感受湿热等其他外邪及邪毒，湿热邪毒亦长期作用于机体，或使肝胆疏泄失常、或使脾胃运化失调，脏腑失和，气血痰浊交搏，日久而成积聚。如《吴少怀医案》所论："积是由于气郁而湿滞，湿郁而升热，热郁而痰结，痰郁而血凝，血郁而食不化，食积而积成，此六者相因而致病。"《金匮要略·肺痿肺痈咳嗽上气病脉证治》云："热之所过，血为之凝滞。"寒湿或痰食郁久而化热，煎熬血液亦可烁炼成块，形成积证。王清任在《医林改错·膈下逐瘀汤所治之症目》所言："血受寒则凝结成块，血受热则煎熬成块。"说明了湿热或热毒之邪是导致积聚发生的重要因素。

5. 他病转归、正虚成积 他病经久不愈，或失治、误治，致使病邪长时间作用于人体，或侵袭人体后留着不去，使正气亏虚，无力抗邪外出，余邪留恋日久，气血郁久而成积。如黄疸病后，或黄疸经久不退，湿邪留恋，阻滞气血；或久疟不愈，湿痰凝滞，脉络痹阻，瘀血内结；或感染血吸虫，经久不能愈，肝脾气血不畅，血络瘀滞等。亦有久病而脾肾两虚、气血虚弱者，由气血不足而致运行不畅，痰、食、瘀互结于腹中而成积。如《辨证录·痿门》云："人有脾气虚寒，又食寒物，结于小腹之间，久不能消，遂成硬块……夫脾乃湿土，必藉命门之火熏蒸……无火则所用之饮食停积于中，而癥痿生焉。"认为脾肾不足，中焦不运，则邪毒留居而成积。

第二节 诊断要点

1. 积聚以腹内结块，或胀或痛为主要症状。聚证为腹中气聚，攻窜胀痛，以胀为主，痛无定处，时聚时止，触之无形，常突然起病，病情较轻，青少年多见；积证为腹内结块，疼痛明显，痛有定处，固定不移，触之有形，常起病隐匿，呈渐进性过程，病情较重，中老年人多见。

2. 部分患者可见恶心呕吐、食欲不振、大便不调、倦怠乏力、形体消瘦等，常有情志失调、饮食不节、感受外邪或黄疸、胁痛、虫毒、久痢等病史。

3. 可结合病史进行 B 超、CT、MRI、PET-CT、胃肠钡剂 X 线、纤维内窥镜、腹腔镜或穿刺活组织等检查，有助于诊断。

第三节 类证鉴别

（一）积聚与痞满的鉴别

积聚与痞满均可因情志失调出现气滞痰阻而腹部胀满之象。痞满患者自觉心下闭塞不通，胸膈满闷不舒而外无胀急之形，但满而无痛，更无包块可及，病变部位主要在胃；而积聚者除胀满外，更有聚证发时有形可视，走窜不定，伴有痛感；积证有块固定，扪之可及的特征，病变部位主要责之肝脾。

（二）积聚与石瘕的鉴别

石瘕从广义上说，亦可属于积聚、癥瘕的范围，二者都有腹部积块的表现。但石瘕为妇科疾病，指生于胞宫的肿块，多发生于三十岁以上的妇女，常表现为胞宫逐渐增大，质硬，一般无触痛，常伴有经血量多，有血块，月经周期紊乱，痛经，白带异常等症，而本篇所论积聚一般是指内科疾患，所以下腹部出现的积聚，当注意与石瘕相鉴别。

（三）积聚与臌胀的鉴别

积聚与臌胀均有情志失调、邪毒酒食

所伤而致气滞血瘀的相同病机，其病变部位可同在肝脾，皆有胀满、疼痛、包块等临床表现。但臌胀以腹部胀大，腹皮青筋暴露、四肢微肿等为临床特征，更有水液停聚于腹内，其病机变化有水饮内停，而积聚一般无腹内停水。所以临床上若见腹部坚满，摇动有水声，按之如囊裹水，或伴见脐心突出，青筋暴露，面、颈、胸出现红缕赤痕，虽然腹部能扪及积块，也当诊为臌胀。

第四节　辨证论治

一、辨证要点

积聚的辨证必须根据病史的长短、邪正盛衰以及伴随症状，辨其虚实之主次。

（一）辨积与聚

积与聚虽常兼夹为患，但两者证候仍有所不同，病机亦因之不同。明辨积聚，审查病机，可以为治疗提供依据。积证触之有形，固定不移，痛有定处，以痛为主，病程较长，多属血分，病情较重，治疗较难；聚证触之无形，聚散无常，发有休止，痛无定处，以胀为主，病程较短，多属气分，病情较轻，治疗相对较易。至于历代文献中以积为脏病，聚为腑病，不可拘泥，实际上不少积块就发生在胃肠。

（二）辨积之病期

积证的发展，有虚实转化的过程，明辨积证的发展阶段，对权衡正邪盛衰、掌握攻补法度、指导临床用药有深刻意义。一般将病期分为初、中、末三个阶段。积证初期以邪气实为主，正气虽有亏损但未衰，积块体积小，质地软而不坚；病至中期，邪正相争，正气渐衰而邪气渐甚，积块体积逐渐增大，质地较硬，瘀血征象明显；末期则正气大衰而邪气日盛，表现为积块明显增大，质地坚硬，疼痛剧烈，病情复杂。从积聚的病期演变来看，初期以

实证为多，而中、末期往往虚实夹杂，很难绝然以虚实划分证情。

（三）辨积块部位

审别积块的所在部位，主要是为了明确所病之脏腑，因为病变的脏腑不同，其临床症状、治疗方药等亦有不同，故必须加以辨别。一般而言，心下属胃，两胁属肝，大腹属脾。从临床的角度来看，属于内科范围内的脘腹部积块主要见于肝和胃肠的病变。积块出现在右胁腹伴见胁肋刺痛、黄疸、纳呆、腹胀等症状者，病在肝；积块出现在胃脘部伴见反胃、呕吐、吐血、便血等症状者，病在胃；积块出现在左胁腹伴见患处胀痛、疲乏无力、出血者，病多在肝脾；积块出现在右腹伴见腹泻或便秘、消瘦、乏力者，或出现在左腹伴见大便次数增多、脓血便者，其病多在肠。所以临床上辨部位，明脏腑，可以及早发现病变，并使治疗更具有针对性。

（四）辨标本缓急

在积聚的病程中，随着病变的发展，常可出现一些危急重症，这些症状相对于积聚本病而言，当属标证，临床上应按照急则治其标或标本兼顾的原则及时处理。如因瘀血内结，阻塞脉络，或血热妄行，或气不摄血而吐血、便血；因胃失和降、胃气上逆而剧烈呕吐；因肝胆郁滞、胆汁外溢而出现黄疸等，都应当治标为急。

二、治疗原则

一般而言，聚证病情较轻，正伤不甚明显，治疗重在疏肝理气，行气聚散，兼以导滞、化痰、通腑，基本原则是调气。积证病情轻重，治疗宜根据病机演变过程中邪正盛衰的趋势，或攻，或补，或攻补兼施。积之初期，积块尚小，软而不坚，正气未虚，治疗以攻邪为主，当行气活血，通络消积；中期积块增大，质渐坚硬，正气已伤，形体日渐消瘦，治疗应攻补兼施，宜祛瘀软坚，补益脾胃；末期积

块坚硬作痛，消瘦脱形，正气大伤，治疗以扶正培本为主，宜大补气血，酌加活血化瘀、祛瘀消积之品，忌攻伐太过。积证的形成非一朝一夕，故其治疗亦有过程，在具体施用攻补方法时，应当充分注意这一点。如明·李中梓《医宗必读·积聚》提出："余尝制阴阳二积之剂，药品稍峻，用之有度，补中数日，然后攻伐，不问其积去多少，又与补中，待其神壮，则复攻之，屡攻屡补，以平为期，此余独得之诀，百发百中者也。""去积及半，纯与甘温调养，使脾土健运，则破残之余积，不攻自走。"这种攻补交替和先攻后补的方法充分把握了正气的盛衰，未过分损伤正气。临床上，三期之间常难以严格区分，须谨守病机，辨证施治，处理好"正"与"邪"、"攻"与"补"的关系。

三、辨证治疗

（一）聚证

1. 肝郁气滞证

【证候】腹中气聚，攻窜作痛，结块按之柔软，时聚时散，时或疼痛，或痛无定处，脘胁之间常胀闷不舒，舌苔薄白，脉弦。

【病机】情志失调，肝失疏泄，气结不行，或成形作梗，或气机逆乱，致腹中气聚，攻窜作痛，按之柔软；气结而聚，气顺而散，故见时聚时散；肝郁犯脾，则脘胁之间常胀闷不舒；脉弦为肝郁不舒、气机不利之象。

【治法】疏肝解郁，行气散结。

【方药】逍遥散合木香顺气散加减：柴胡、白芍、薄荷、当归、白术、茯苓、木香、香附、青皮、枳壳、郁金、乌药、甘草。

若气滞较重，加香橼、佛手、川楝子以加强疏肝理气；若气郁化火，烦躁易怒，面红目赤，口干口苦，尿黄便干，加牡丹皮、栀子、黄芩、龙胆草清肝泻火；

若肝郁日久而化火伤阴，双目干涩，头晕耳鸣，失眠多梦，加用北沙参、女贞子、墨旱莲、酸枣仁以养阴安神；若肝气横逆犯胃而脘腹胀痛，呃逆嗳气，加陈皮、砂仁、半夏以和胃降逆；若肝气乘脾，纳差便溏，神疲乏力，加党参、薏苡仁、山药以健脾益气；若气滞日久，致使血瘀，痛如针刺，夜间尤甚，加用延胡索、丹参、赤芍以活血化瘀。

2. 寒凝气滞证

【证候】腹中胀痛，得寒则气聚而痛甚，得热则气散而痛消，重者发作时呕不能食，自觉腹中冷痛，腹部有时可见肠形。平素形寒肢冷，尿清便溏。舌淡苔白，脉迟紧。

【病机】外感风寒，寒凝气滞，气机不畅；或素体脾胃虚寒，又食寒饮冷，以致寒凝气聚而为病。寒主收引，主凝聚，脏腑受寒则气聚不行，气不行则郁结作痛。得寒则气聚更甚故痛增，得热则气散而痛止。脾胃受寒，升降失司，气机紊乱，故呕不能食；阳气受损，不能外达肌表，故形寒肢冷；尿清便溏主脾阳不振，中焦有寒。苔白为寒，脉迟亦为寒，紧则为痛。

【治法】温中止痛，行气散寒。

【方药】大建中汤加减：人参、蜀椒、干姜，煎煮后去滓纳饴糖。

若寒甚者，加附子、乌药、细辛以加强温里散寒；若气滞胀满，加枳壳、厚朴以行气消胀；若脾胃虚寒明显者，加党参、白术以加强温中健脾；若四肢发冷明显，加桂枝、附子、当归以温经散寒；若痰饮内停，加茯苓、半夏以化痰利水；若寒食夹滞，胸脘痞闷，不食，嗳气或呕吐，加焦槟榔、鸡内金、半夏、生姜以消食导滞，和胃降逆。

3. 食滞痰阻证

【证候】腹部胀满或疼痛，时有条索状物聚起，按之胀痛更甚，纳呆，便秘或便溏臭秽，舌苔腻，脉弦滑。

【病机】饥饱失宜，酒食不节，脾失健运，湿痰内生，痰食互阻，腑气不通，传化失常，则腹部胀满或疼痛，纳呆，大便秘结或溏薄臭秽；痰食阻滞，气聚不散，故腹部时有条索状物聚起，按之痛甚；舌苔腻，脉弦滑为痰食阻滞之象。

【治法】理气化痰，通腑导滞。

【方药】六磨汤加减：沉香、木香、乌药、大黄、枳实、槟榔。

若痰湿较盛，加陈皮、半夏、茯苓以增强燥湿化痰；若痰湿较重，兼有食滞，腑气虽通，而苔腻不化，加陈皮、苍术、厚朴、山楂、莱菔子以健脾化痰，消食导滞；若脾虚便溏纳差者，加党参、白术、炒麦芽以益气健脾；若因蛔虫积聚，阻于肠道而致本证经常发作者，可配服乌梅丸。

4. 热结积滞证

【证候】腹痛腹胀，大便秘结，腹中结块，结块时聚时起，纳呆，发热，口渴，辗转不安，舌红，苔黄燥或厚腻，脉滑数或弦数。

【病机】实热与积滞互结于胃肠，浊气充塞，腑气不通，气机不利，故腹痛剧烈，大便秘结，纳呆，舌苔厚腻；邪热内盛于里，则见发热，上扰心神，则辗转不安；灼伤津液，则口渴。舌苔厚腻为腑气不通，浊气上逆之象；舌红苔黄燥，脉弦数为热盛伤津，燥实内结之象。

【治法】泻热通腑，顺气导滞。

【方药】大承气汤加减：生大黄、芒硝、枳壳、厚朴、桃仁、赤芍、莱菔子、槟榔。

若虫积阻滞气机者，重用槟榔，加使君子、雷丸以杀虫去积；若大便干结而坚硬、口干舌燥、津液耗伤者，加地黄、玄参、麦冬以养阴生津；热证较重者，加黄连、栀子、芦荟以清热泻火；若恶心呕吐者，加半夏、竹茹以化痰止呕；若兼情志失和者，加柴胡、白芍以疏肝解郁。

（二）积证

1. 气滞血阻证

【证候】腹部或胁下积块，质软不坚、固定不移，胀痛和刺痛并见，脘部痞闷，食后胀甚。舌质紫或青，或见瘀斑，舌苔薄，脉弦。

【病机】外感邪毒留滞肝经，或情志不畅，肝郁日久，血行不畅，聚而成块而发积证。肝区气聚日久，血瘀阻滞胁下，脉络不和，故胁生固着不移肿块。血瘀气阻，气血不畅，不通则痛，则胁下胀痛并见。病属初期，积犹未久，积块质软不坚。舌质紫或青，或有瘀斑，脉弦为气滞血阻之象。

【治法】理气活血，通络消积。

【方药】柴胡疏肝散合失笑散加减：柴胡、川芎、枳壳、陈皮、香附、赤芍、蒲黄、五灵脂。

若胀痛明显者，加青皮、乌药、川楝子以行气止痛；若积块渐硬，时有刺痛，加三棱、郁金、延胡索以活血止痛；若兼烦热口干，口苦，加牡丹皮、栀子、黄芩以清热凉血；若腹中冷痛，畏寒喜温，加吴茱萸、肉桂以温经散寒。

2. 湿热结毒证

【证候】腹内结块，身目俱黄，胁腹刺痛，心烦易怒，口干口苦，恶心纳差，大便干结或溏薄黏滞，小便黄赤，或有发热，舌质红绛或略红，苔黄腻，脉弦滑或滑数。

【病机】湿热蕴结于肝胆，气血运行受阻，日久则腹内结块，身目俱黄，胁腹刺痛，心烦易怒，发热；湿热伤及肝胃，则恶心纳差；耗伤阴血，故口干，便干；湿热流注大肠则黏滞秽浊；湿热下注膀胱则尿黄赤；热毒累及营血，乃有舌质红绛或暗红；苔黄腻，脉弦滑或滑数，为湿热蕴结之象。

【治法】清热燥湿，解毒散结。

【方药】龙胆泻肝汤加减：龙胆草、栀子、黄芩、木通、泽泻、车前子、柴胡、虎杖、生地黄、炙甘草。

若发热重，积块胀痛明显，加蒲公英、半枝莲、羊蹄根以清热凉血解毒；若腹胀纳呆，加厚朴、大腹皮、莱菔子以行气导滞消胀；若阴血耗伤明显，重用生地黄，加当归、旱莲草、女贞子以滋阴养血。

3. 寒湿凝滞证

【证候】积块坚硬而冷痛，牵及少腹或睾丸，脘腹痞胀，纳差，精神困倦，怯寒，懒动，小便不利，大便溏，舌苔润滑或白腻，脉沉弦或迟。

【病机】寒湿内结，多滞于肝经，少腹和睾丸为肝经循行部位，故其痛常牵及该部；寒易伤人体阳气，故冷痛，怯寒，懒动，精神困倦，脉迟；阳虚则气化无权，乃见小便少；湿盛伤脾，运化失常，故见脘腹痞胀，纳差，大便溏；舌苔润滑或白腻，脉沉弦，为寒湿之象。

【治法】散寒除湿，温经散结。

【方药】暖肝煎加减：肉桂、小茴香、当归、枸杞子、乌药、沉香、茯苓、生姜。

若寒象重者，加吴茱萸、干姜、附子以温里散寒；若湿盛者，加苍术、厚朴以燥湿散结；若脾胃气虚者，加党参、白术、黄芪以益气健脾。

4. 痰瘀互结证

【证候】结块硬痛，或伴麻木，或有结节，经久不消，面色晦暗，目光呆滞，耳轮或皮肤甲错，舌下静脉迂曲，胸闷，纳差，苔薄白或白腻，脉弦或涩。

【病机】痰瘀胶着，凝结腹内，故见积块硬痛，或有结节，日久难消；脉络瘀阻，机体失于濡润，故伴麻木，目光呆滞，并有耳轮或皮肤甲错，面色晦暗；痰凝伤脾，脾失健运，致胸闷，纳差；正气渐衰，邪气渐盛，瘀结已成，病属积证中期；舌下静脉迂曲，脉弦或涩，为痰瘀互结之征。

【治法】化痰祛瘀，软坚散结。

【方药】膈下逐瘀汤合鳖甲煎丸加减：桃仁、红花、赤芍、丹参、川芎、延胡索、川楝子、鳖甲、土鳖虫、白芥子、半夏、苍术。

若结块较硬者，加穿山甲、山慈菇、蜂房、三棱、莪术以增强活血祛瘀，软坚散结；若肝气郁结者，加郁金、香附以开郁散结；若热象明显者，加夏枯草、牡丹皮、玄参以清热泻火散结；兼脾虚者，加太子参、白术、山药以健脾益气。

5. 正虚瘀结证

【证候】久病体弱，缠绵难愈，腹内积块坚硬，疼痛渐重，神疲乏力，形体消瘦，面色萎黄或黧黑，饮食大减；舌质淡紫，少苔或无苔，脉细数或弦细。

【病机】积证日久，迁延不愈，血络瘀阻更甚，故积块坚硬，疼痛渐重；正气亏虚，中气大伤，故饮食大减；脾虚失运，新血不生，机体失于濡养，乃见面色萎黄，形体消瘦；舌质淡紫，少苔或无苔，脉细数或弦数，为气血耗伤，津液枯竭，血瘀气机不利之象。

【治法】大补气血，活血化瘀，消坚散结。

【方药】八珍汤合化积丸加减：党参、白术、茯苓、当归、白芍、熟地黄、川芎、三棱、莪术、五灵脂、海浮石、苏木。

若气虚明显者，将党参改为人参，加黄芪、山药以健脾益气；兼气滞者，加莱菔子、大腹皮、乌药以理气消胀；血虚明显者，加何首乌、阿胶以补血养血；若阴伤明显者，加生地黄、沙参、石斛以养阴生津；若瘀血甚者，加穿山甲、鳖甲、水蛭、桃仁以破瘀消癥，软坚散结。

第五节　其他疗法

一、针灸疗法

运用针灸治疗积聚在历代文献中多有

记载，最早可见于《黄帝内经》，如《素问·长刺节论》曰："病在少腹有积，刺皮髓以下，至少腹而止，刺侠脊两傍四椎间，刺两髂髎季胁肋间，导腹中气热下已。"所以后世医家常在运用方药治疗积聚的同时配以针灸，临床疗效可得到明显提高[17]。

（一）体针和灸法

1. 聚证

（1）肝郁气滞证

【取穴】中脘、天枢、关元、足三里、期门、太冲。

【针法】只针不灸，用泻法。

【功效】疏肝解郁，理气消聚。

（2）寒凝气滞证

【取穴】中脘、天枢、大肠俞、上巨虚、关元、神阙、足三里、阴陵泉、气海。

【针法】针灸并用，泻法。神阙隔盐灸。

【功效】温中散寒，行气止痛。

（3）食滞痰阻证

【取穴】中脘、天枢、关元、足三里、支沟、丰隆、脾俞、阴陵泉、内庭。

【针法】只针不灸，泻法。

【功效】消食导滞，理气化痰。

（4）热结积滞证

【取穴】大肠俞、天枢、支沟、合谷、曲池、中脘、行间。

【针法】只针不灸，泻法。

【功效】泻热通腑，顺气导滞。

2. 积证

（1）气滞血阻证

【取穴】中脘、天枢、关元、足三里、三阴交、内关、期门、太冲、血海、肝俞、膈俞。

【针法】只针不灸，泻法。

【功效】疏肝理气，活血消积。

（2）湿热结毒证

【取穴】中脘、天枢、足三里、上巨虚、合谷、阳陵泉、曲池。

【针法】只针不灸，泻法。

【功效】清热燥湿，解毒散结。

（3）寒湿凝滞证

【取穴】中脘、天枢、足三里、合谷、上巨虚、阴陵泉、气海、关元、太白。

【针法】针灸并用。关元、太白用补法并灸；其余穴位用泻法。

【功效】散寒除湿，温经散结。

（4）痰瘀互结证

【取穴】中脘、建里、梁门、天枢、关元、内关、公孙、足三里、三阴交、丰隆、脾俞。

【针法】只针不灸，泻法。

【功效】化痰祛瘀，软坚散结。

（5）正虚瘀结证

【取穴】气海、血海、膈俞、悬钟、心俞、脾俞、胃俞、肾俞、足三里、中脘、三阴交、丰隆、行间、公孙。

【针法】针灸并用，泻法。

【功效】补益气血，活血化瘀理气。

（二）耳针法

1. 每次选肝穴、脾穴、胃穴、胰胆穴、三焦穴、大肠穴、小肠穴、屏尖穴中3～5穴，局部皮肤消毒后，用毫针刺之，可留针5～10分钟。

2. 每次选肝穴、脾穴、食道穴、贲门穴、角窝中穴、肾穴、屏尖穴、三焦穴、结节穴、小肠穴、大肠穴中3～4穴，针刺中等强度，留针10～20分钟，两耳交替使用，每日1次，10次为1个疗程。

（三）耳压法

1. 选肝穴、胆穴、大肠穴、小肠穴、三焦穴、脾穴，先用探棒找出敏感点，强刺激2～3分钟（以患者能耐受为度），同时观察症状改善情况，待疼痛减轻或缓解后，取绿豆、王不留行或磁珠用胶布贴压耳穴。

2. 选肝穴、胆穴、脾穴、腹穴、大肠穴、小肠穴，取王不留行或磁珠用胶布贴压耳穴，两耳交替，隔日1次。每日按压

3～5次，以有酸胀感为度，餐后20分钟为最佳按压时间。

二、饮食疗法

积聚患者饮食应以清淡、有营养、易消化为原则，忌食肥腻、煎炸、硬固、辛辣、生冷及醇酒之品。

1. 莲子山药甲鱼汤[18]　取甲鱼1只将其洗净，放沸水中，使其排尿后，剖腹去其内脏，放入砂锅，加入莲子、山药、调料等，再加清水适量，用文火炖煮约50分钟即可。食肉，饮汤。具有软坚散结、补脾益气之功效。

2. 红枣鳖甲汤　准备米醋2匙，取半匙白糖放入米醋中使其溶化以备用。锅烧红后，以小火炒鳖甲，5分钟后倒入糖醋，迅速翻炒，汁将干时盛起，倒入砂锅中，加洗净的红枣10枚及冷水1大碗，小火煨1小时，至枣酥烂时去鳖甲。喝汤，吃枣，2个月为1个疗程。具有清热利湿、疏肝软坚之功效。

三、预后

聚证的预后一般较好，而积证的预后一般较差。正如《景岳全书·积聚》所说："无形之聚其散易，有形之积其破难。"聚证病情多轻，如及时正确治疗，一般预后较好；但失治、误治或反复发作，日久则成积。积证在腹部扪到积块之前，一般都病程较长，所以当发展成为积证之时，治疗大多比较困难。现在由于治疗的进展，积证的预后得到明显改善，可以使患者症状有所减轻，生存时间延长，部分患者甚至可望获得治愈。积证后期，因肝胆疏泄失常，胆汁外溢而出现黄疸；水液内聚而成为臌胀；火热灼伤脉络，或气虚不能摄血，或瘀血内积而致吐血、便血、衄血等，均为病情较重而预后不良之象，当引起重视。

（陈磊、张国梁、李秀惠）

参考文献

[1] 洪嘉禾. 实用中医肝病学 [M]. 上海：上海中医药大学出版社，1998：167-187.

[2] 周仲瑛. 中医内科学 [M]. 北京：中国中医药出版社，2004：582-591.

[3] 王永炎，严世芸. 实用中医内科学 [M]. 上海：上海科学技术出版社，2009：525-527.

[4] 李乾构，沈绍功，栗德林. 今日中医内科·下卷 [M]. 北京：人民卫生出版社，2011：519-563.

[5] 鄢圣英，胡润怀. 岳美中治肝病经验 [J]. 四川中医，2007（12）：1-3.

[6] 齐京. 肝硬化治疗思路与体会 [N]. 中国中医药报，2013-05-10（004）.

[7] 王佳赢，范赟芝，叶放. 周仲瑛教授辨治肝炎肝纤维化经验钩玄 [J]. 陕西中医，2012，33（5）：581-582.

[8] 徐梦翔，鲁江艳，施卫兵. 徐经世运用养阴法治疗肝硬化经验介绍 [J]. 山西中医，2018，34（11）：4-6.

[9] 李佃贵，李刚，刘金里，等. 李佃贵以"浊毒"立论治疗肝硬化经验 [J]. 陕西中医，2006（11）：1394-1395.

[10] 刘宇，王彦刚. 李佃贵教授运用角药治疗肝硬化经验 [J]. 河北中医，2016，38（8）：1125-1127.

[11] 吴以岭. 络病的十大临床表现（二）[J]. 疑难病杂志，2005（3）：155-156.

[12] 辛伟. 论"脏虚络瘀"为肝纤维化的基本病机 [J]. 中国中医药信息杂志，2005（7）：88.

[13] 杜宇琼，车念聪，张秋云，等. 钱英教授"养血柔肝法"治疗肝纤维化经验初探 [J]. 中西医结合肝病杂志，2012，22（6）：366-367.

[14] 史艳平，王少波. 杨震治疗肝硬化经验 [J]. 山东中医杂志，2018，37（9）：748-750.

[15] 慕永平，刘成海，张华，等. 肝硬化"虚损生积"论：刘平教授学术思想浅析 [J]. 上海中医药大学学报，2013，27（2）：1-4.

[16] 刘光伟，王春芳，王灵台，等. 补肾健脾法治疗慢性肝病理论探析 [J]. 中医研究，2010，23（11）：13-14.

[17] 吴绪平，张淑蓉，金来星. 现代针灸治疗大

成 [M]. 北京：中国医药科技出版社，2006：157-158.

[18] 李永来. 中华食疗 [M]. 哈尔滨：黑龙江科学技术出版社，2012：111-112.

第五章 郁证

郁证是由于情志不舒、气机郁滞所致，以心情抑郁、情绪不宁、胸部满闷、胁肋胀痛，或易怒喜哭，或咽中如有异物梗塞等症为主要临床表现的一类病证。

《内经》无郁证病名，但有关于五气之郁的论述。如《素问·六元正纪大论》云"郁极乃发"，又言"郁之甚者，治之奈何""木郁达之，火郁发之，土郁夺之，金郁泄之，水郁折之"。王冰注："郁，谓抑天气之甚也。"《吕氏春秋·达郁》云："凡人三百六十节，九窍五脏六腑，肌肤欲其比也，血脉欲其通也，筋骨欲其固也，心志欲其和也，精气欲其行也，若此则病无所居而恶无由生矣。病之留，恶之生也，精气郁也。"此时对情志致郁也有了一定的认识，如《管子·内业》云："忧郁生疾，疾困乃死。"

郁者，滞而不通之意。凡因情志不和、气郁不伸，而致气滞、血瘀、痰壅、火逆，渐至脏腑失和、损伤脑神等称为郁证[1]。

第一节 病因病机

郁证，或因情志所伤，或因各种因素致脏腑功能失调，发病与肝的关系最为密切，其次涉及心、脾。肝失疏泄，脾失健运，心失所养，脏腑阴阳气血失调是郁证的主要病机。

一、古代医家认识

《素问·举痛论》说"思则心有所存，神有所归，正气留而不行，故气结矣"。《灵枢·本神》说"愁忧者，气闭塞而不行"。《灵枢·本病论》说"人忧愁思虑即伤心"，"人或恚怒，气逆上而不下，即伤肝也"。东汉张仲景《金匮要略·妇人杂病脉证并治》[6]记载了属于郁证的脏躁及梅核气两种病证，并观察到这两种病证多发于女性，所提出的治疗方药沿用至今。

陶弘景《神农本草经集注》，其中有用羚羊角等以"除郁"的方法。

隋代巢元方《诸病源候论·气病诸候·结气候》说："结气病者，忧思所生也。心有所存，神有所止，气留而不行，故结于内。"指出忧思会导致气机郁结。

宋代陈无择在《三因极一病证方论》一书中提出七情致郁学说。在内因方面他强调"七情，人之常性，动之则先自脏腑郁发，外形于肢体，为内所因"。

金元时期，开始比较明确地把郁证作为一个独立的病证加以论述。刘完素的郁证理论多着眼于阳气的流通及其对阴液的宣发作用。如《素问玄机原病式》言："阳气极甚而阴气极衰，则阳气怫郁，阴阳偏倾而不能宣行，则阳气蓄聚于内而不能营运于四肢。则手足厥冷，谓之阳厥。"另一方面，"郁"可化火或促使六气化火。例如寒与火热不相及，然寒可化火，《素问玄

机原病式》言："盖寒伤皮毛，则腠理闭密，阳气怫郁，不能通畅，则为热也。"在治疗方面，则根据"郁"的部位在表、在里或表里同病而有所不同，怫热郁结于体表，燥而无汗，多用辛凉甘寒之品发表，如石膏、滑石、甘草、葱、豆豉等，如腠理闭密，也可用辛甘热之品强开郁结，使经络开通，气血宣行。对于表里郁结者，或先投辛甘热药开冲郁结，使郁热稍退，再改用寒药治其根本，或从一开始即寒热并用，以辛甘热药开郁，寒药散热，当避免单纯使用寒药使得腠理郁闭，反而影响郁积的发泄。郁结在里则主要以寒凉之品治之，亦可间或投以辛热之品调之。

张从正认为，七情交战于人体，导致气机紊乱，可变生多种病证。他在《儒门事亲》中言："气，本一也，因所触而为九。"并列出七情所致病证六十余种，并指出可利用七情相胜的原理来治疗郁证。

李杲论郁，重在脾土。《内外伤辨惑论·辨气少气盛》言："外伤风寒者，故其气壅盛而有余，内伤饮食劳役者，其口鼻中皆气短促，不足以息。"其认为治郁之关键在于调节脾胃功能，恢复气机升降，并创立以补中益气汤和调中益气汤为代表的解郁诸方。

朱丹溪的《丹溪心法·六郁》已将郁证列为一个专篇，提出了气、血、火、食、湿、痰六郁之说，六郁之中，气郁为先，而后诸郁遂成。若喜怒无常，忧思过度，或饮食失节，寒温不适等因素，均可引起气机郁滞。气滞则血行不畅，或郁久化火，或脾运失司，聚湿生痰，或食滞不化，遂发血、火、湿、痰、食诸郁。其创立了六郁汤、越鞠丸等相应的治疗方剂。

元代滑伯仁从五行之理提出"木性条达、火性发扬、土性冲和、金性清肃、水性流通，一有怫郁，失其性矣"，从气机升降理论来探研郁证，认为"郁者结聚，而

不得发越，当升者不得升，当降者不得降，当变化者不得变化，所以传化失常，而六郁之病见矣"。

明代虞抟的《医学正传》首先采用郁证这一病证名称。

自明代之后，已逐渐把情志之郁作为郁证的主要内容。如《古今医统大全·郁证门》说："郁为七情不舒，遂成郁结，既郁之久，变病多端。"

张景岳的《景岳全书·郁证》将情志之郁称为因郁而病，着重论述了怒郁、思郁、忧郁三种郁证的证治。他指出"经言五郁者，言五行之化也，气运有乖和，则五郁之病生矣"，因此，"五郁"的病因是六淫、内伤七情和脏腑气血功能失调。而后又说，"凡五气之郁，则治病皆有，此因病而郁也。至若情志之郁，则总由乎心，此因郁而病也"，情志之郁的病因是因郁而病。在论治郁证中，他举出"如火郁之治，当用发矣，若元阳被抑，则达非发乎？脏腑留结，则夺非发乎？肤窍闭塞，则泄非发乎？津液不化，则折非发乎？且夺者，挽回之谓，大实非大攻，不足以荡邪；大虚非大补，不足以夺命，是皆所谓夺也"，实者不可误用消法或过用消法，虚者需用大补之法。在遣方用药方面，指出"若忧郁伤脾肺，而困倦怔忡、倦怠食少者，宜归脾汤，或寿脾煎。若忧思伤心脾，以致气血日消，饮食日减，肌肉日削者，宜五福饮、七福饮，甚者大补元煎"。

《临证指南医案·郁》所载的病例，均属情志之郁，治则涉及疏肝理气、苦辛通降、平肝息风、清心泻火、健脾和胃、活血通络、化痰涤饮、益气养阴等法，用药清新灵活，颇多启发，常有的疏肝理气药有香附、柴胡、薄荷，平肝药有钩藤，补气药有人参、甘草、大枣，补血药有当归、白芍，补阴药有石斛、生地黄，醒神开窍药有石菖蒲、茯神、远志，凉血药有牡丹皮，活血化瘀药有郁金、桃仁，理气

化痰药有半夏、陈皮、生姜，健脾祛湿药有茯苓，并且充分注意到精神治疗对郁证具有重要的意义，认为"郁证全在病者能移情易性"。

陈士铎的《本草新编》指出，郁于内，七情内伤，治以开其结；郁于外，六淫之伤，治以散其邪。郁于不内不外，跌仆坠堕之伤，治以活其瘀。认为郁证不仅有外感六淫与内伤七情致气血郁滞，跌仆坠堕伤也可致郁。关于郁证的病机方面，陈氏在《脉诀阐微》云："阴阳不合，气血不达，外感于风寒，内阻于忧郁，抑塞而不通也，郁而未发之状。"指出郁证的病机为气血不达、气机不畅。在此基础上，陈氏独重肝郁，提出肝郁生诸郁、肝郁生诸痛、肝郁生寒热等思想。如《外经微言·寒热舒肝篇》云："肝喜疏泄，不喜闭藏，肝气郁而不宣，则胆气亦随之而郁，胆木气郁，何以生心火乎？故心之气亦郁也……正未尝有外邪之干，乃五脏之郁气自病。"

王清任对郁证中血行郁滞的病机作了必要的强调，对于活血化瘀法在治疗郁证中的应用做出了贡献。

沈金鳌吸收历代诸家对郁证总结说："郁者，滞而不通之义。百病皆生于郁，人若气血冲和，病安从作。有怫郁，当升不升，当降不降，当化不化，或郁于气，或郁于血，病斯作矣。"

综上可知，郁有了广义狭义之分。广义的郁，泛指外感六淫、七情内伤所致的脏腑功能失调，因而导致气、血、痰、火、湿、食郁滞，气机不得发越。狭义的郁，即单指情志失调、气郁不舒为病因所致的情志抑郁、意欲食复不能食、常默默然、情绪不宁、喜悲怒欲哭、胸胁胀痛、咽中如炙脔等复杂病症。明代以后的医籍中记载的郁证，多单指情志之郁而言。

二、现代医家认识

根据郁证的临床表现及其以情志内伤为致病原因的特点，主要见于西医学的神经衰弱、癔症及焦虑症等。另外，也见于更年期综合征及反应性精神病。

在古代医家对于郁证中医认知的基础上，现代中医名家沿承、丰富了对郁证病因病机的认识，辨证论治的基础上，常兼顾辨病。

从中西医结合的角度，与郁证相关的疾病具体包括：神经衰弱、抑郁、焦虑、癔症、妄想；妇科的月经不调、女子不月、乳痈、乳岩等；各种因郁所致杂症。

现代医家在古人研究积聚的基础上，不断发展和丰富对郁证病因病机的认识，对郁证的研究颇多，为中医药防治郁证提供了有效的指导作用。

胡国俊[2]教授认为气机郁滞是郁证早期的主要机因；气滞痰结，气郁化火为病情进一步进展；郁证后期多表现为虚证，比如阴虚血亏。胡国俊教授诊治郁证认为"郁证调气，必先疏肝"，"郁证实多虚少"，"治疗以理气为主，顾护阴液"。王新志[3]教授从五脏辨证，认为郁证虽起于气郁，与肝相关性更多，并且从五脏一体观出发，发现五脏六腑的临床症状，皆可谓郁证表现于外的征象，故而郁证从治疗上不但从肝论治，还可从脾、从心、从胆、从肾论治。以肝为轴，结合补脾、泻心之法，运用五行相生相克之理治疗。蒋健[4]教授首次将中医脾胃病分为非郁证性与郁证性两大类，后者乃指情志因素引起或加重的脾胃病，多属功能性消化系统疾病，其根源在于郁证，故治疗上解郁是治疗之本。根据郁证病变脏腑侧重解肝郁、心郁、脾郁，解肝郁包括疏肝理气解郁、清泻肝热肝火、柔肝益肝，解心郁包括补益心气、益阴养血、养心安神定志、清泻心火、交通心肾，解脾郁包括健脾益气、补养心脾等。张学文[5]教授从肝脾两脏五行乘侮关系出发，探讨郁证的发生与发展。认为两者虽功能不同，但都在调畅情志方面发挥重要作用，且二者存在密切的生理与病理关系，若木郁乘土、土壅侮木、土木不疏都将导致郁证内生。因此临床上从肝脾两脏五行关系着手，将郁证分为怒郁、思郁、忧郁三类，分别以疏肝解郁、清热除湿、理气疏肝、健脾化痰、行气解郁、益气健脾为治则，治疗湿热内蕴、痰气互结、肝脾亏虚型郁证，可得良效。王克勤[6]教授辨治郁证，注重首先寻找直接致病的心理因素，尽管情志变化太过是发病的主因，但外界环境的变化也应该予以重视。人的体质是情志产生的个性基础，但其性格特点的形成及变化，还与社会因素、疾病因素密切相关，必须通过问诊了解。临床应四诊合参辨病情，并且认为郁证发生与季节有一定关系。情志致病与五脏虚实互为因果，对郁证的治疗要从形神合一一体观、阴阳动态平衡观、三才整体宇宙观、五脏情志相应观出发，在"形神合一"理论下心身并治。王立忠[7]教授认为因情志而导致的疾病，多与心、肝、肾功能失调有关。治疗采用调情志、养心安神、补肾健脑等方法，每获良效。

综合古今医家认识，郁证的病因病机主要包括：

1. 肝失疏泄　肝喜条达而主疏泄，长期肝郁不解，情志不畅，肝失疏泄，可引起气血失调。

2. 脾失健运　肝气郁结，横逆乘土，则出现肝脾失和之证。脾失健运，胃失消磨水谷功能，食积留中，郁而不消而为食郁。不能运化水湿，湿邪内聚，而成湿郁。水湿可酿生痰浊，着而不去，变生痰郁。气、食、湿、痰诸郁结而不散，化火而为热郁。故朱丹溪云："凡郁皆在中焦。"

3. 心失所养　忧愁思虑，气结于胸中不散，而致心气郁结，损伤脑神，亦可发为郁证。叶天士曰："有本气自郁而成病者，心郁昏昧健忘。"

4. 脏腑阴阳气血失调　肝气郁结及脾损肺，致使气滞，脾运不健，肺失治节之权，水聚为痰，痰浊不化，全身气机郁滞不得发越，当升不得升，当降不得降，当通不得通。《医鉴》曰："郁者，结聚而不得发越也。当升不升，当降不降，当变化不得变化。"气为血之帅，气行则血行。若气血不调，气滞血瘀，脉络不通，脑失所养，易发为郁证。更有气滞痰结，壅塞经络，也可引发郁证。如叶天士曰："情怀怏郁，五志热蒸，痰聚阻气，脘中窄隘不舒。胀及背部，上焦清阳郁结。"说明脏腑阴阳气血失调，是郁证的病机之一。

5. 心肾不交　久郁耗伤心气，营血渐耗，阴虚火旺，心病及肾，因而出现心肾阴虚之症。如《杂病源流犀烛·诸郁源流》说："诸郁，脏气病也，其原本由思虑过深，更兼脏气弱，故六郁之病生焉。"

本病始于肝失条达，疏泄失常，故以气机郁滞不畅为先。气郁则湿不化，湿郁则生痰，而致痰气郁结；气郁日久，由气及血而致血郁，又可进而化火等，但均以气机郁滞为病理基础。

病理性质初起多实，日久转虚或虚实夹杂。本病虽以气、血、湿、痰、火、食六郁邪实为主，但病情日久，则易由实转虚，或因火郁伤阴而导致阴虚火旺、心肾阴虚之证；或因脾伤气血生化不足，心神失养，而导致心脾两虚之证。

平素性情内向，抑郁寡欢，或中年女性，肝气善郁或心虚胆怯者，每致肝气郁结。故情志内伤是郁病的致病原因，脏气虚弱则为郁病发病的内在因素。

第二节　诊断要点

1. 以忧郁不畅、情绪不宁、胸胁胀满疼痛为主要临床表现，或有头昏乏力、食欲不振、呃逆、性欲减退、多疑善虑、优柔寡断等症，或有易怒易哭，或有咽中如有炙脔，吞之不下，咯之不出的特殊症状。

患者大多数有忧愁、焦虑、悲哀、恐惧、愤懑等情志内伤的病史，并且郁证病情的反复常与情志因素密切相关。

2. 多发于青中年女性，无其他病证的症状及体征。

3. 结合病情做相关的检查，常无异常发现。如以咽部症状为主要表现时，需做咽部的检查。有吞之不下、咯之不出的症状时，可行食管的 X 线及内窥镜检查。另外，可以结合抑郁自评量表、焦虑自评量表、汉密尔顿抑郁量表等协助诊断。

第三节　类证鉴别

（一）郁证梅核气与虚火喉痹的鉴别

梅核气多见于青中年女性，因情志抑郁而起病，自觉咽中有物梗塞，但无咽痛及吞咽困难，咽中梗塞的感觉与情绪波动有关，在心情愉快、工作繁忙时，症状可减轻或消失，而当心情抑郁或注意力集中于咽部时，则梗塞感觉加重。虚火喉痹则以青中年男性发病较多，多因感冒、长期吸烟饮酒及嗜食辛辣食物而引发，咽部除有异物感外，尚觉咽干、灼热、咽痒，咽部症状与情绪无关，但过度辛劳或感受外邪则易加剧。

（二）郁证梅核气与噎膈的鉴别

梅核气的诊断要点如上所述。噎膈多见于中老年人，男性居多，梗塞的感觉主要在胸骨后的部位，吞咽困难的程度日渐加重，做食管检查常有异常发现。

（三）郁证脏躁与癫证的鉴别

脏躁多发于青中年妇女，在精神因素刺激下呈间歇性发作，不发作时可如常人。而癫证则多发于青壮年，男女发病率无显著差别，病程迁延，心神失常的症状

极少自行缓解。

（四）郁证与狂证的鉴别

郁证需与狂证相鉴别，后者具有思维障碍、知觉障碍和性格改变等症状，如被控制感、被洞悉感、幻听、原发性妄想等。

第四节　辨证论治

一、辨证要点

郁证的辨证，当以症状、体征、舌脉分别证候虚实，辨气、血、湿、痰、火、食六郁及分属脏腑。

（一）辨六郁

七情过极，情志失调，尤以悲忧恼怒最易致病。若恼怒伤肝，肝失条达，气失疏泄，而致肝气郁结。气郁日久化火，则为火郁；气滞血瘀则为血郁；谋虑不遂或忧思过度，久郁伤脾，脾失健运，食滞不消而蕴湿、生痰、化热等，则又可成为食郁、湿郁、痰郁、火郁。

《景岳全书·郁证·论情志三郁证治》曰："至若情志之郁，则总由乎心，此因郁而病也。第自古言郁者，但知解郁顺气，通作实邪论治，不无失矣。兹予辨其三证，庶可无误，盖一曰怒郁，二曰思郁，三曰忧郁。"

怒郁病者，大怒导致气逆，肝气郁结，日久木克土，损伤脾胃。

思郁病者，思则气结，结于心，导致心神失养，日久可致心脾两虚；气结也可致肺气失宣，胃气不和，为咳喘，为失血，为嗝噎，为呕吐；病久下连肝肾，则为带浊，为崩淋，为不月，为劳损。

忧郁病者，张氏言："多以衣食之累，利害之牵，及悲忧惊恐而致郁者，总皆受郁之类。盖悲则气消，忧则气沉，必伤脾肺；惊则气乱，恐则气下，必伤肝肾。此其戚戚悠悠，精气但有消索，神志不振，

心脾日以耗伤。"《证治汇补》载："有本气自郁而生病者，心郁昏昧健忘；肝郁胁胀嗳气；脾郁中满不食；肺郁干咳无痰；肾郁腰胀淋浊，不能久立。胆郁口苦晡热，怔忡不宁。"

何伯斋言："七情不快，郁久成病。或为虚怯，或为噎膈，或为痞满，或为腹胀，或为胁痛，女子则闭经、坠胎、带下崩中。"可见内科杂症兼郁，病情变化多端，临床表现不一。

综合言之，本病始于肝失条达，疏泄失常，故以气机郁滞不畅为先，气郁则湿不化，湿郁则生痰，而致痰气郁结；气郁日久，由气及血而致血郁，又可进化为火，但以气机郁滞为病理基础。

（二）辨累及脏腑与六郁

郁证的发生主要为肝失疏泄，脾失健运，心失所养，应依据临床症状，辨明其受病脏腑侧重之差异。可分为肝郁、心郁、脾郁、肺郁、肾郁、胆郁或两脏甚至多脏相兼杂的郁证。《灵枢·寿夭刚柔》曰："忧恐忿怒伤气，气伤脏，乃病脏。"因此可依所伤或所起的脏腑经络进行辨证。

郁证以气郁为主要病变，但在治疗时应辨清六郁。一般说来，气郁、血郁、火郁主要关系于肝；食郁、湿郁、痰郁主要关系于脾；而虚证则与心的关系最为密切。

（三）辨证候虚实

实证病程较短，表现精神抑郁，胸胁胀痛，咽中梗塞，时欲太息；虚证则病已久延，可见精神不振，心神不宁，心慌，虚烦不寐，悲忧善哭等。在《灵枢·寿夭刚柔》云："五脏不安。必审五脏之病形，以知其气之虚实，谨而调之也。"

（四）辨郁证所致的疾病

郁证的范畴很广，所以郁证所致的疾病种类相当多。《丹溪治法心要》云："人身万病皆生于郁。"而《医贯》也认为"凡病之起，多由于郁"。所以说诸病之起，多因脏腑的偏盛偏衰，或因气郁造成气不通畅，致使血行涩滞，而产生多种病证。如《证治准绳·杂病》所说："郁之为病，外在六经九窍四属，内在五脏六腑，大而中风、暴病、暴死、癫狂、劳瘵、消渴等疾，小而百病，莫不由是气液不能宣通之所致。"

郁证引起的妇科方面的疾病相当多，如月经不调、女子不月、妊娠胸腹刺痛、乳痈、乳岩等。以郁所致的杂病也相当多，如《读医随笔》所载："凡病之气结、血凝、痰饮、肿、臌胀、痉厥、癫狂、积聚、痞满、眩晕、呕吐、哕呃、咳嗽、哮喘、血痹、虚损，皆肝气之不能舒畅所致也。或肝虚而力不能舒，或肝郁而力不得舒，日久遂气停血滞，水邪泛滥，火势内灼而外暴矣。"何伯斋云："七情不快，郁久成病或为虚怯，或为噎膈，或为痞满，或为腹胀，或为胁痛……可见百病兼郁如此。"可见因郁所致的疾病种类非常多且复杂，常见的有脏躁、梅核气、百合病、眩晕、腰痛、胁痛、肿胀、惊悸、气疝、噎膈、耳鸣耳聋、阳痿。

（五）辨原发病

在辨证的基础上，结合引起郁证的原发疾病的中西医诊断，可以提高辨证的准确性。

（六）辨舌脉

实证脉多弦或滑。虚证脉多细或细数。

情志之郁，脉象变化莫测，有结促、有弦、紧、沉、涩、迟、细、短、数，血气亏虚，则脉多间断。

二、治疗原则

郁病的基本治疗原则是理气开郁、调畅气机。正如《医方论·越鞠丸》方解中说："凡郁病必先气病，气得疏通，郁于何有？"

对于实证，首当理气开郁，并应根据是否兼有血瘀、火郁、痰结、湿滞、食积等而分别采用活血、降火、祛痰、化湿、消食等法。《医宗己任编·四明心法》认为"怫郁……法当疏之发之。如火在下而以湿草盖之，则闷而不舒，必至烧干而自尽。故疏之发之，使火气透，则及此可以自存"。《金匮钩玄》提出"火郁当发看何经，轻者可降，重则从其性升之，实火可泻，小便降火极速"。

虚证则应根据损及的脏腑及气血阴精亏虚的不同情况而补之，或养心安神，或补益心脾，或滋养肝肾。《医学入门》认为"本病久不解，因服药杂乱而成，又有郁久而生病者，俱宜升提"。朱丹溪云："人之天真与谷气并。分布五脏……而金木则统为生杀之纪纲。"认为郁在中焦，因此有"郁宜调中"之论。

对于虚实夹杂者，则又当视虚实的偏重而虚实兼顾。治疗实证时，理气不可耗气，活血而不破血，清热而不败胃，祛痰而不伤正。治疗虚证则补心脾不可过燥，滋养肝肾不能过腻，要阳中求阴，阴中求阳，当行则行，当止则止。

治郁证重在治木。《外经微言·寒热舒肝篇》云："五郁发寒热，不止木郁也，而解郁之法独贵于木，以木郁解而金土水火之郁尽解，故解五郁惟尚解木郁也，不必逐经解之。"可见疏肝、条达肝气是根本所在。

三、辨证治疗

（一）肝气郁结

【证候】精神抑郁，情绪不宁，胸部满闷，胁肋胀痛，痛无定处，脘闷嗳气，不思饮食，大便不调，苔薄腻，脉弦。

【病机】肝郁气滞，肝失条达，脾胃失和。

【治法】疏肝解郁，理气畅中。

【方药】柴胡疏肝散加减：柴胡、香附、枳壳、陈皮、川芎、白芍、甘草。

肝气犯胃，胃失和降，而见嗳气频作，脘闷不舒者，可加旋覆花、代赭石、法半夏和胃降逆；兼有食滞腹胀者，可加神曲、麦芽、山楂、鸡内金等消食化滞；肝气乘脾而见腹胀、腹痛、腹泻者，可加苍术、厚朴、茯苓、乌药健脾化湿，理气止痛；兼有血瘀而见胸胁刺痛，舌质有瘀点瘀斑，可加当归、丹参、郁金、红花活血化瘀。

（二）气郁化火

【证候】性情急躁易怒，胸胁胀满，口苦而干，或头痛，目赤，耳鸣，或嘈杂吞酸，大便秘结，舌质红，苔黄，脉弦数。

【病机】肝郁化火，横逆犯胃。

【治法】疏肝解郁，清肝泻火。

【方药】丹栀逍遥散加减：牡丹皮、栀子、当归、柴胡、白芍、茯苓、白术、甘草、生姜、薄荷。

热势较甚，口苦、大便秘结者，可加龙胆草、大黄泻热通腑；肝火犯胃而见胁肋疼痛、口苦、嘈杂吞酸、嗳气、呕吐者，可加黄连、吴茱萸（即左金丸）清肝泻火，降逆止呕；肝火上炎而见头痛、目赤、耳鸣者，加菊花、钩藤、刺蒺藜清热平肝；热盛伤阴，而见舌红少苔，脉细数者，可去原方中当归、白术、生姜之温燥，酌加地黄、麦冬、山药滋阴健脾，或改用滋水清肝饮养阴清火。

（三）痰气郁结

【证候】精神抑郁，胸部闷塞，胁肋胀满，咽中如有物梗塞，吞之不下，咯之不出，苔白腻，脉弦滑。本证亦即《金匮要略·妇人杂病脉证并治》所说"妇人咽中如有炙脔，半夏厚朴汤主之"之症。《医宗金鉴·诸气治法》将本证称为"梅核气"。

【病机】气郁痰凝，阻滞胸咽，故见胸闷、咽中如有物梗塞。

【治法】行气开郁，化痰散结。

【方药】半夏厚朴汤加减：法半夏、茯

苓、厚朴、生姜、紫苏叶。

湿郁气滞而兼胸脘痞闷，嗳气，苔腻者，加香附、佛手片、苍术理气除湿；痰郁化热而见烦躁，舌红苔黄者，加竹茹、瓜蒌、黄芩、黄连清化痰热；病久入络而有瘀血征象，胸胁刺痛，舌质紫暗或有瘀点瘀斑，脉涩者，加郁金、丹参、降香、姜黄活血化瘀。

（四）心神失养

【证候】精神恍惚，心神不宁，多疑易惊，悲忧善哭，喜怒无常，或时时欠伸，或手舞足蹈，骂詈喊叫等，舌质淡，脉弦。此种证候多见于女性，常因精神刺激而诱发。临床表现多种多样，但同一患者每次发作多为同样几种症状的重复。《金匮要略·妇人杂病脉证并治》将此种证候称为"脏躁"。

【病机】营阴暗耗，心神失养。

【治法】甘润缓急，养心安神。

【方药】甘麦大枣汤加减：甘草、浮小麦、大枣。

血虚生风而见手足蠕动或抽搐者，加当归、生地黄、珍珠母、钩藤养血息风；躁扰失眠者，加酸枣仁、柏子仁、茯神、制首乌等养心安神；表现喘促气逆者，可合五磨饮子开郁散结，理气降逆。

（五）心脾两虚

【证候】多思善疑，头晕神疲，心悸胆怯，失眠健忘，纳差，面色不华，舌质淡，苔薄白，脉细。

【病机】病情日久，脾虚血亏，心失所养，而致心脾两虚。

【治法】健脾养心，补益气血。

【方药】归脾汤加减：白术、茯神、黄芪、当归、龙眼肉、酸枣仁、远志、人参、木香、甘草、生姜、大枣。

心胸郁闷，情志不舒者，加郁金、佛手片理气开郁；头痛，加川芎、白蒺藜活血祛风而止痛。

（六）心肾阴虚

【证候】情绪不宁，心悸，健忘，失眠，多梦，五心烦热，盗汗，口咽干燥，舌红少津，脉细数。

【病机】病情日久，迁延不愈，阴精亏虚，阴不涵阳，导致心肾阴虚。

【治法】滋养心肾。

【方药】天王补心丹合六味地黄丸加减：熟地黄、山茱萸、山药、茯苓、天冬、麦冬、玄参、西洋参、五味子、当归、柏子仁、酸枣仁、远志、丹参、牡丹皮。

心肾不交而见心烦失眠、多梦遗精者，可合交泰丸（黄连、肉桂）交通心肾；遗精较频者，可加芡实、莲须、金樱子补肾固涩。

第五节　其他疗法

一、针灸疗法

（一）体针疗法

1. 肝气郁结证

【取穴】百会、风府。

【针法】只针不灸，用泻法。

【功效】疏肝解郁，理气散结。

主穴，百会、风府。《灵枢·海论》曰："脑为髓之海，其腧上在于其盖，下在风府。"通过针刺百会、风府可直接调理脑神。

肝失疏泄是郁证的基本病机，因肝失疏泄导致气机郁滞，五脏失和，针刺足厥阴肝经等穴位以起到疏肝的作用，对郁证的治疗亦有帮助[8]。

2. 气郁化火证

【取穴】百会、风府、胆俞、水沟、神道。

【针法】只针不灸，用泻法。

【功效】疏肝泻火解郁。

3. 痰气郁结证

【取穴】百会、风府、胆俞、阳陵泉。

【针法】只针不灸，用泻法。

【功效】化痰理气，解郁散结。

4. 心神失养证

【取穴】百会、风府、心俞、络却、内关、膻中。

【针法】针灸并用，用补法。

【功效】养心安神解郁。

5. 心脾两虚证

【取穴】百会、风府、心俞、络却、中脘、天枢。

【针法】针灸并用，用补法。

【功效】养心安神、健脾理气。

6. 心肾阴虚证

【取穴】百会、风府、心俞、络却、胆俞、水沟、神道。

【针法】针灸并用，用补法。

【功效】养心安神，滋阴益肾。

膀胱经背俞穴是脏腑之气输注之处，而督脉与膀胱经相连，故治疗郁证可选取相应背俞穴及督脉穴，以调整肝、心、心包、脾、胃、肾等脏腑之功能，除了百会、风府，常用穴有心俞、络却、胆俞、水沟、神道。

（二）耳针疗法

取胆、心、脾、肾、神门、内分泌、皮质下、交感、小肠、胃、三焦等穴，局部皮肤消毒后，用毫针刺之，可留针5~10分钟。

二、心理治疗

郁证与情志心理因素密切相关，除药物治疗外，采用心理疗法来调治人的精神情志活动，也是必不可少的治疗环节。

现在的心理咨询，主要就是开展精神疗法，针对患者的具体情况，以语言为主进行感情交流。解除患者精神上的痛苦，做到心情舒畅，精神愉快，思想上安定清静，不贪欲妄想。正如《素问·上古天真论》云："恬淡虚无，真气从之，精神内守，病安从来。"可使气机通畅，气血调和，脏腑功能正常，正气充沛，起到防治疾病的作用。因此，调节情志活动，对于郁证的治疗有着重要的意义。

三、饮食疗法

忌暴饮暴食和煎炸的食品，勿过食膏粱厚味，饮食宜清淡，摄入的蛋白质要容易消化。

（郭朋、陈艳）

参考文献

[1] 李睿. 郁证概述 [J]. 中国中医基础医学杂志，2006，12（1）：49-50.

[2] 胡国俊. 略论易学原理在脏腑辨证中的运用 [J]. 安徽中医学院学报，1990，9（2）：12-14.

[3] 汪道静. 王新志教授运用经方从五脏论治情志病经验总结 [D]. 郑州：河南中医药大学，2018.

[4] 周丹. 蒋健教授关于"郁证脾胃病"的学术思想研究 [D]. 上海：上海中医药大学，2017.

[5] 董斌，张天垚，马洋. 张学文治疗抑郁症经验举隅 [J]. 山西中医，2016，32（1）：7-9.

[6] 吕波. 王克勤教授治疗抑郁症经验琐谈 [C]// 全国第五次中医学术流派交流会论文集，2013：303-305.

[7] 赵润杨. 全国老中医药专家王立忠教授论郁证辨治的经验总结 [J]. 时珍国医国药，2015，26（5）：1230-1231.

[8] 杜元灏，李桂平. 调神疏肝针法治疗郁证的理论基础 [J]. 中国针灸，2005，25（2）：143-146.

第六章　血证

　　凡血液不循常道，或上溢于口鼻诸窍，或下泄于前后二阴，或渗出于肌肤所形成的一类出血性疾病，均统称为血证。在古典医籍中亦称血病或失血。

　　血证之病名最早见于明代虞抟的《医学正传》，被用来概括一切以出血为主要症状的疾患。但早在《黄帝内经》中即对血证的生理病理及常见病证有了较深入的认识，有关篇章还对呕血、血泄、衄血、嗽血、咯血、唾血、溺血、便血等病症作了详细的记载，同时还对出血引起的原因及部分血证的预后做了论述。

　　血证是肝胆疾病中的常见症状，但事实上血证的范围是相当广泛的，它包含西医学中多种急慢性疾病引起的出血，凡以出血为主要临床表现的内科病症，均属本证范畴。本节主要讨论肝胆疾病中最常见的吐血、便血、衄血等血证。

第一节　病因病机

　　血证的病因主要由感受外邪、饮食不节、劳倦过度、情志过极、跌仆闪挫、久病或热病等多种原因导致；病证多有实有虚，但临床以气火亢盛最为多见；致病因素则多为气逆、火盛、瘀血；病变部位主要在肝、脾、心，又与肺、胃、肾等脏腑密切相关。血证的病机可以归纳为火热熏灼、迫血妄行以及气虚不摄、血溢脉外两大类；在火热之中则又有实火与虚火之别，外感风热燥火、情志过极、肝郁化火、火毒内蕴等均属实火；劳伤肝肾或火热伤阴导致的阴虚火旺之火则属虚火范畴；气虚之中又有仅见气虚和气损及阳，阳气亦虚之别。

　　从证候虚实的角度来说，由气火亢盛所致者属于实证；由阴虚火旺及气虚不摄所致者则属于虚证。实证和虚证虽然各有其不同的病因病机，但是在疾病发展过程中又常常出现由实证向虚证的转化。如开始为气火亢盛，迫血妄行，但在反复出血之后则可出现阴血亏损、虚火内生的表现；或因出血过多，血去气伤，以致气损及阳，甚则血随气脱之危候。此外，出血之后离经而未排出体外的血液留于体内，蓄结而为瘀血，瘀血又会妨碍新血的生长及气血的正常运行，从而使出血反复难止。因此，瘀血既是出血所产生的病理产物，同时还是引起出血的病理因素。

一、古代医家认识

　　循中医对血证认识的沿革而言，《内经》中虽未明确提出血证的病名，但已经对血证的病理生理做了较为详细的论述，因而为后世中医血证的发展奠定了基础。书中就血液的生成、生理功能、循行规律及其影响因素等都做了较为全面的论述。如《灵枢·决气》篇云"中焦受气取汁，变化而赤，是谓血"；《灵枢·邪客》篇谓"营气者，泌其津液，注之于脉，化以为血，以荣四末，内注五脏六腑"；《灵枢·营卫生会》篇曰："中焦亦并胃中，出上焦之后，此所受气者，泌糟粕，蒸津液，化其精微，上注于肺脉，乃化而为血，以奉生身，莫贵于此。"指出了血是由中焦脾胃运化水谷精微产生而来。《素问·五脏生成篇》则指出"肝受血而能视，足受血而能步，掌受血而能握，指受血而能摄"，进一步明确了血的生理功能。《素问·痿论》提出"心主身之血脉"；《素问·五脏生成》篇又说"故人卧血归于肝"；《灵枢·决气》篇曰"壅遏营气，令无所避,是谓脉";《素问·经脉别论》谓:"脉气流经,经气归于肺,肺朝百脉,输精于皮毛。"则明确了血液的运行需要依赖于心之推动、肝之贮藏及脉管的壅遏作用,并在肺气的作用下运行全身。

对于血证的病因病机,《内经》认为血证的形成与外感时邪、情志内伤及饮食劳倦相关。如《素问·至真要大论》曰"太阴司天,湿淫所胜……咳唾则有血"等,指出了外感时邪可导致出血。《素问·举痛论》提出"怒则气逆,甚则呕血",则指出了情志过极亦可导致出血。《灵枢·百病始生》则指出:"卒然多食饮则肠满,起居不节,用力过度则络脉伤。阳络伤则血外溢,血外溢则衄血;阴络伤则血内溢,血内溢则后血。"《素问·腹中论》所论血枯证的"先唾血""时时前后血"等出血症状,系由"此得之年少时有所大脱血,若醉入房中,气竭肝伤"所致;这些都明确指出了饮食劳倦可导致出血。

《金匮要略》惊悸吐衄篇中对吐血、便血、衄血的辨证论治、治疗宜忌及预后做了较为详细的论述,如"衄家不可汗,汗出必额上陷,脉紧急,直视不能眴,不得眠""夫吐血,咳逆上气,其脉数而有热,不得卧者,死""夫酒客咳者,必致吐血,此因极饮过度所致也""亡血不可发其表,汗出即寒栗而振"[1]。书中所提出的治疗思想和方法对后世中医血证的发展影响深远,其所拟的方剂泻心汤、黄土汤、柏叶汤、赤小豆当归散更是沿用至今。

隋巢元方《诸病源候论》承《内经》思想,在论述血病病因上强调火热的致病作用,并突出阐发了脏腑伤损在血证发病中的作用,认为各种血证的发生均与脏腑密切相关,视脏腑伤损为血证发病之本,其中尤其重视心、肝二脏对血证的影响[2-3]。如《诸病源候论·虚劳病诸候》"血之与气,相随而行,俱荣于脏腑""脏腑伤损,血则妄行";《诸病源候论·血病诸候》云"上焦有邪则伤诸脏,脏伤血下入于胃,胃得血则闷满气逆,气逆故吐血也""唾血者,由伤损肺""唾上如红缕者,此伤肺也,胁下痛,唾鲜血者,此伤肝",这些都提示我们在血证治疗中安脏宁腑的重要性。

唐孙思邈《备急千金要方》《千金翼方》系统总结了唐以前血证的治疗经验,并创制了千古名方犀角地黄汤,开凉血散瘀法治疗血证之先河,为后世袭用至今。

金元时期李杲创立脾胃学说并在此基础上提出"夫脾胃不足,皆为血病"(《脾胃论·脾胃盛衰论》)的观点,认为脾胃不足,元气亏虚,阴火上炎是导致血病的关键因素[4]。血由水谷精气所化,若补脾和胃则血自生而循于常道;若脾胃内伤,则百病由生,五脏皆不可独安;脾胃不足,可致血瘀、血虚、出血等多种血病,并且出血、血虚又可以形成瘀血进一步导致出血。

刘完素[5]根据《内经》"阳络伤则血外溢"的观点认为"热甚则血有余而妄行""诸见血证无寒,衄血、下血、吐血、尿血皆属于热,但血家证,皆宜服生地黄散……如脉微身凉恶风,每服一两,加肉桂五分"(《素问病机气宜保命集》)

明代医家对血证的论治做了较为全面的论述。缪希雍在《先醒斋医学广笔记》中确立了治血三法:"宜降气,不宜降火。气有余即是火,气降即火降,火降则气不上升,血随气行,无溢出上窍之患矣。降火必用寒凉之剂,反伤胃气,胃气伤则脾不能统血,血愈不能归经矣。""宜行血,不宜止血。血不行经络者,气逆上壅也。行血则血循经络,不止自止。止之则血凝,血凝则发热,恶食,病日痼矣。""宜补肝,不宜伐肝。经曰,五脏者,藏精气而不泻者也。肝为将军之官,主藏血。吐血者,肝失其职也。养肝则肝气平而血有所归,伐之则肝虚不能藏血,血愈不止矣。"缪氏治血三法在前人的基础上比较系统全面地归纳总结了血证论治之大要；其对血虚之治善用甘寒、甘平、酸寒、酸温之剂以生阴血；善以凉血清热之剂以清营血之热；对于血瘀的治疗，虽然寒热温凉并用，但主以辛散之剂，以活血通经。缪氏治血三法对后世血证论治影响巨大，被奉为血证治疗之圭臬[6]。

明张景岳《景岳全书·杂证谟·血证》中指出："血本阴精，不宜动也，而动则为病；血主营气，不宜损也，而损则为病。盖动者多由于火，火盛则逼血妄行；损者多由于气，气伤则血无以存。故有以七情而伤火者，有以七情而伤气者；有以劳倦色欲而动火者，有以劳倦色欲而伤阴者。或外邪不解而热郁于经，或纵饮不节而火动于胃，或中气虚寒则不能收摄而注陷于下，或阴盛格阳，则火不归原而泛溢于上，是皆动血之因也。"书中明确提出血证的病因乃由七情所伤、劳欲动火、外邪郁热或饮食不节所致，其病机则为火盛迫血妄行或气伤血损而致出血。因而认为"凡治血证，须知其要。而血动之由，惟火惟气耳。故察火者，但察其有火无火，察气者，但察其气虚气实，知此四者而得其所以，则治血之法无余义矣"。在具体治法上张氏则提出"火盛逼血妄行者"可以"清火为先，火清而血自安矣"，"气逆于脏，则血随气乱而错经妄行"则"当以顺气为先……盖气顺则血自宁也"，"凡火不盛，气不逆，而血动不止者，乃其元阴受损，营气失守"则"凡治损伤无火无气而血不止者，最不宜妄用寒凉以伐生气，又不宜妄用辛燥以动阳气……而治此之法，但宜纯甘至静之品培之养之，以完固损伤，则营气自将宁谧，不待治血而自安矣"。

明萧京《轩岐救正论》主张"治血贵静"，书中指出"夫血既外溢，则阳动之太过也；治专主寒，则阴制之有余也。益气固云救血，未免动而复动，了无归息之

日；泻阴虽曰抑阳，乃至静而益静，殊绝生发之机。均非有得乎治血之窦，而亦未识其所以为静之体矣"。萧氏虽然主张"治血贵静"，但并非专主以寒凉沉静之品，诚如书中所言"惟必明乎为静之体，与夫失静之由，庶可语乎治静之之方矣。血主乎阴，以静为体，阴中蕴阳，静处寓动，盖此静非沉寂之静，乃生化之静"。因而在处方用药上主张以"不润不燥，中和恬静之品"以使"水火两平，得葆其静之体，而益完其静之神"。

明代医家赵献可《医贯·绛雪丹书》首先提出血证的治疗当先分阴阳，谓："凡血证，先分阴阳。有阴虚，有阳虚，阳虚补阳，阴虚补阴，此直治之法，人所共知。又有真阴真阳，阳根于阴，阴根于阳。真阳虚者，从阴引阳，真阴虚者，从阳引阴。"此外，赵氏还强调"天地间之理，阳统乎阴，血随乎气，故治血必先理气，血脱必先益气"，因而在血证大出血出现血随气脱时应当益气固脱为先，以"有形之血不能速生，无形之气所当急固，无形自能生有形也"。

自明以后清代诸医家对血证的治疗，亦多有创新和发展，其中当以晚清医家唐宗海所著《血证论》最为系统完善。唐氏治血证远取《内经》《伤寒论》之要旨，近则兼取西医学之所长，并主张"好古而不迷信古人，博学而能取长舍短"，因而其在血证的治疗中多有创见。《血证论》提出的血证四法即"止血""消瘀""宁血""补虚"，确实是血证的通治大纲。诚如书中所言："阳明之气，下行为顺，今乃逆吐，失其下行之令，急调其胃，使气顺吐止，则血不致奔脱矣。此时血之原委，不暇究治，惟以止血为第一要法。血止之后，其离经而未吐出者，是为瘀血，既与好血不相合，反与好血不相能，或壅而成热，或变而为痨，或结瘕，或刺痛，日久变证，未可预料，必亟为消除，以免后来诸患，

故以消瘀为第二法。止吐消瘀之后，又恐血再潮动，则需用药安之，故以宁血为第三法。邪之所凑，其正必虚，去血既多，阴无有不虚者矣，阴者阳之守，阴虚则阳无所附，久且阳随而亡，故又以补虚为收功之法。四者乃通治血证之大纲。"观此四法，其实都是围绕着止血复正的总则。此外，唐氏还提出了血证"忌汗、禁吐、主下、宜和"四要。在遣方用药上，唐氏特别推崇治疗阳明气火上逆的泻心汤，认为大黄能"推陈致新，以损阳和阴""下胃中之气"并有使气顺而不留邪的功效 [7]。

清张石顽在《张氏医通》则力陈妄用寒凉治疗血证之弊端，称："一见血海，每以寒凉济阴为务，其始非不应手，而取效于一时，屡发屡折，而既病之虚阳愈衰，必致呕逆喘乏，夺食泄泻；尚以为药力未逮，猛进苦寒，在阴不济阳而上溢者尚为戈戟，况阳不统阴而亡脱者，尤为砒鸩。盖因阳药性暴，稍有不顺，下咽立见其害，不若阴柔之性，至死不知其误，而免旁人讥谤也。" [8]

清吴澄《不居集》治血证强调以气为主，贯通寒热虚实，并引《易》入医，创立"降气""导瘀""温中""温散""补气""补益""阻遏""升阳"之治血八法，同时还指出"诸家之法，均不可废"。

二、现代医家认识

肝硬化食管 - 胃底静脉曲张、消化性溃疡、消化系统肿瘤、泌尿系结石、血液系统疾病等全身多系统疾病都可以出现出血症状，都可以归为血证范畴。

在古代医家对于血证认知的基础上，现代中医名家继承、发展和丰富了对中医血证病因病机的认识，常常将辨病与辨证相结合以治疗各种出血。

浙江名医叶永清先生在继承前人的基础上，进一步提出应根据病情辨明虚实，灵活斟酌消补顺序，先消后补、先补后消、消补并行或气血双补；同时还指出气血之来源皆由中焦脾胃化生而来，因而治气血应以调脾为要务。另外，先生还特别强调"见血休治血"，如气虚无以摄血，若不先以补气摄血为急，则有血未止而气已先溃之虞；因呕吐而致血随气逆，若单以止血而不治其吐，则血必随气逆而愈吐；若由外感六淫之邪而致失血，单纯止血不治邪热，则邪热炽盛，气火升腾，虽止血而血不自止 [9]。

胡建华教授认为，在传统中医用药习惯中止血药有"生用化瘀，制炭止血"之说，但事实上根据其临床经验发现止血还需生用，烧炭则其药性难存。

关幼波教授则提出对于活血止血的理解并不能局限于单纯使用活血药，而应针对病因，谨守病机，疏通气血，令其条达使瘀血消散。

夏仲方教授于血证治疗中尤其推崇黄芩，认为其能疗"诸失血"，且不论寒热均可选用。

郑国庆根据古人"治风先治血，血行风自灭"（《妇人良方》）推而认为"风去血自止，风息血归经"，认为风药的合理运用能起到治气（行气、升气、降气、益气）以治血，治藏血之肝（宁风、息风、升发郁火、解郁）以治血的作用。

乔仰山教授认为血证新病多由火盛气逆所致，病位虽在血但病机却往往在气；久病则多由热少气衰；另外湿瘀相兼不仅可以是血证产生的病理产物，还可以成为血证的致病因素。乔老认为湿滞可以引起血瘀，血瘀日久又可生湿，因此治疗应采用瘀湿同治的方法。

田玉美教授则认为止血必消瘀，不可将止血与消瘀截然分开，因为离经之血阻隔经络是引起出血最重要的继发性病理因素；因脾主统血，为气血生化之源，治血必治脾。另外，田老还认为久病必及肾，肾主藏精，精血同源，血证日久必损肾精，因而血证日久不愈多为肾精亏损[10]。

王新佩教授结合中医温阳思想和自己的临床经验提出温阳止血的方法，丰富了血证的中医理论内涵。历代医家多认为血证的发生乃由"气火逆乱，脉络损伤，血不循经，溢于脉外"，较少论及阳虚失血的病因病机，事实上阳虚在血证发生发展过程中亦十分常见；如素体脾阳亏虚、久病伤阳，滥用抗生素及清热解毒药物、盛夏过食生冷寒凉、营养过剩化湿生痰、年老体虚阳衰等均可导致脾阳不足而不能摄血，导致出血加重或难以痊愈[11]。

著名中医学家颜德馨教授对于血证的善后提出应脾肾双调，运脾温肾。出血之后，患者多呈现出气血阴阳俱损之象，因而血止之后当以运脾温肾之法以调气养血，温阳育阴[12]。

综合古今医家的认识，肝病血证的病因病机主要由外感时邪、情志过极、饮食失节、劳倦过度、跌仆闪挫、久病或热病等多种原因导致，其病机主要为火热熏灼、迫血妄行或气虚不摄、血溢脉外两类[13]。具体而言则包括以下几个方面：

1. 感受外邪　外邪侵袭或因热病损伤脉络而引起出血，其中以热邪及湿热所致者为多，如风、热、燥邪损伤上部脉络则引起衄血、吐血，热邪或湿热损伤下部脉络则引起便血。

2. 五志过极　情志不遂，恼怒过度，肝气郁结化火或肝火上逆犯肺引起衄血、咯血，肝火横逆犯胃则引起吐血，心火下移小肠则可引起尿血。

3. 饮食不节　嗜酒过多以及过食辛辣肥甘厚腻之品，酿湿生热，热伤脉络则可引起衄血、吐血、便血，或损伤脾胃，脾阳虚衰，血失统摄，而引起吐血、便血等。

4. 七情劳欲　劳神伤心、思虑伤脾、房劳伤肾或年老失养，导致心、脾、肾气阴亏损。若伤于气则气虚不能摄血，以致血液外溢而形成衄血、吐血、便血、紫斑等；若伤于阴则阴虚火旺，迫血妄行而致衄血、紫斑诸血证。

5. 久病体虚　久病之后阴精暗耗以致阴虚火旺，迫血妄行则致出血，或久病正气亏损，气虚不摄，血溢脉外而致出血；久病入络或离经之血阻于脉络、血脉瘀阻、血不循经亦可致出血。

6. 跌仆闪挫　起居不慎跌仆闪挫导致气机阻滞、血不循经亦可出现出血。

第二节　诊断要点

肝脏病血证具有明显的证候特征，即表现为血液从口、鼻、肛门或皮肤等而外溢。有些可以因情绪激动、饮食不慎等因素而诱发，有些则无明显诱发因素而于无意中发现。根据病程之长短、病势之缓急，部分患者可伴见乏力、头晕、心慌、汗出等。

临床可结合患者血常规、大便常规、隐血试验等检查。

1. 吐血　发病急骤，吐前常有恶心、胃脘部不适、乏力、头晕等症状。血随呕吐而出，常伴食物残渣等胃内容物，血色多为暗红色或鲜红色，患者多有消化性溃疡或肝硬化等病史。

2. 便血　大便鲜红或紫暗甚至呈柏油样便，大便次数增多。常常有溃疡、痔疮或肝病等病史。

3. 鼻衄　凡血自鼻道外溢而非倒经、外伤所致者即为鼻衄。

4. 齿衄　血自齿龈或齿缝中外溢且排除外伤者，即可诊断为齿衄。

5. 紫斑　皮肤出现青紫斑点，小的如针尖大小，大的则融合成片，压之不褪色。紫斑好发于四肢，尤以下肢为多见，重者可伴有鼻衄、齿衄、便血、尿血、崩漏等[14]。

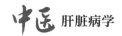

第三节　类证鉴别

（一）吐血与鼻腔、口腔及咽喉出血的鉴别

吐血经呕吐而出，血色多紫暗，一般夹有食物残渣，呕吐之前常有胃脘部不适，常有消化性溃疡或肝硬化病等病史；口腔、鼻腔及咽喉出血多为鲜红色，无食物残渣，做五官科检查即可明确诊断。

（二）吐血与咯血的鉴别

二者血液均经口而出，但咯血是由肺或气道而来，经咳嗽而出，血色多鲜红，常混杂有痰液，咯血之前多有咳嗽、咽痒、胸闷等伴随症状，大便一般不呈黑色。吐血是血从胃中而来，经呕吐而出，血色多为紫暗色，常夹有食物残渣，吐血之前常有恶心、胃脘不适、胃痛等不适症状，大便多呈黑色，大便隐血实验可帮助鉴别。

（三）便血与痔疮的鉴别

二者都可见大便下血，但痔疮下血表现为便时或便后出血，血色多为鲜红色，常常伴有肛门疼痛或肛门异物感，肛门直肠检查可发现痔疮，二者不难鉴别。

（四）便血与痢疾的鉴别

痢疾初起有发热、恶寒等不适症状，其便血为脓血相兼，且有腹痛、里急后重、肛门灼热等证，便血无里急后重症状。

（五）齿衄与咯血的鉴别

齿龈、鼻咽部及口腔部其他部位的出血常为纯血或随唾液而出，血量少，常有鼻咽部或口腔部病变或相应症状。

（六）内科鼻衄与外伤鼻衄的鉴别

因外伤等引起的鼻腔出血多在损伤的一侧，且经局部止血后不再出血，一般无全身症状，与内科所论鼻衄有别。

（七）内科鼻衄与经行衄血的鉴别

经行衄血又称逆经、倒经，其发生与月经周期密切相关，多出现于经期或经行前期，与内科鼻衄机制不同。

（八）齿衄与舌衄的鉴别

齿衄为血液自牙龈或齿缝溢出，舌衄则为血自舌面而出，舌面常有针尖样出血点。

（九）紫斑与丹毒的鉴别

丹毒属外科皮肤病，以皮肤色红如丹而得名，常常有局部皮肤灼热肿痛，与紫斑不难鉴别。

（十）紫斑与出疹的鉴别

紫斑为点状或片状的出血点，隐于皮下，压之不褪色，抚之不碍手；而疹高出于皮肤，压之褪色，抚之碍手。

第四节　辨证论治

一、辨证要点

事实上因血证包含许多个病证，每一病证之间既有相同点，但在具体病因病机上又具有不同之处。例如吐血和便血，吐血则以气火亢逆之实证多见，而便血则以脾肾虚寒证为多见，在具体治法上每一病证亦多有不同。另外，同一病证根据其病势之缓急、病程之长短亦有虚实之别，临证不可不察。因此，针对血证的辨证应首辨病证的不同，然后辨病位明确病位在何脏何腑，最后辨明病证之虚实。具体详述如下：

（一）辨病证的不同

血证具有明确的出血表现，一般不易混淆。但因为引起出血的原因以及出血的部位不同，其病机和治疗原则亦不相同，因此首先需要辨清病证的不同。如吐血与便血虽然都属血证，但在病因病机及治疗原则上却有许多不同之处；另外，针对具有同一症状的相似病证也需要明确，如小便出血有尿血与血淋的不同，大便带血有痔疮与便血的不同。

（二）辨脏腑病位的不同

同一血证其病位也常有不同，如吐血

其病位有在肝与在胃的不同；鼻衄病位有在肺、在肝、在胃之别；尿血有病在膀胱与病在肾的不同。

（三）辨证候虚实

应依据病程之长短、病势之缓急辨别血证之虚实，一般初病多实，久病多虚；病势急者多实，病势缓者多虚；由火热迫血者属实，由阴虚火旺，气虚不摄，甚则阳气虚衰所致者属虚。

二、治疗原则

血证的治疗应根据血证的病因病机及损伤脏腑的不同，结合证候虚实及病情轻重缓急而辨证施治。唐宗海所著《血证论》提出的通治四法实为血证治疗之原则，即"止血""消瘀""宁血""补血"。具体详述如下：

1. **止血**　凡遇血证骤作，血溢奔腾，此时因本着"急则治其标"的原则尽快止血。诚如唐氏所言"此时血之原委，不暇究治，唯以止血为第一要法"，止血即止已动跃奔腾于经脉中而尚未外溢之血，"止之使不溢出，则存得一分血，便保得一份命"。

2. **消瘀**　血止之后离经之血溢入体内而成瘀血，留着不去，壅塞气道可阻滞生机，"瘀血踞住，则新血不能安行无恙，终必妄走而吐溢"，故唐氏把消瘀列为第二法。

3. **宁血**　血止瘀消，但在数日或数十日后，其血复潮动而出，是血不安其经脉之故，必须用宁血之法，使血得安，方可防止其再发。

4. **补血**　血证虽常常因实邪所致，但"邪之所凑，其正必虚"，血出之后，其虚益甚。"即血既循经，一如平人，而前次所吐之血，已属有去无回，其经脉脏腑，又系血所走泄之路，非用封补滋养之法，乌能完全"。

三、辨证治疗

以下分别叙述吐血、便血、鼻衄、齿衄、紫斑五个肝病常见血证的辨证论治。

（一）吐血

血自胃中而来，经呕吐而出，血色常紫暗或暗红，多夹有食物残渣，称为呕血或吐血。古代文献中曾将吐血无声者称之为吐血，有声者称之为呕血。但在临床实际中二者不易严格区分，并且在治疗上亦无区别，因此并无区分的必要。

吐血主要见于上消化道出血，其中以肝硬化食管 - 胃底静脉曲张破裂出血及消化性溃疡出血最为多见，其次急慢性胃炎、食管炎以及某些全身性疾病如血液病、应激性溃疡、尿毒症等也可引起吐血。

1. 胃热炽盛证

【证候】吐血骤作，病势急迫，脘腹胀闷，嘈杂不适，甚则作痛，血色鲜红或紫暗，常夹有食物残渣，呕吐物多有酸腐臭味，口臭，大便秘结，舌质红，苔黄腻，脉滑数。

【病机】胃热内蕴，郁久化热，热伤胃络，迫血妄行。

【治法】清胃泄火，化瘀止血。

【方药】泻心汤加减：生大黄、生黄芩、黄连。出血多，病势急者可以合用十灰散（大蓟、小蓟、侧柏叶、荷叶、茜草根、山栀子、白茅根、大黄炭、棕榈皮）加减；胃气上逆而见恶心呕吐频繁者可加旋覆花、代赭石、竹茹以和胃降逆；胃热伤阴而出现口渴、口干、心烦、脉象细数，可加天花粉、麦冬、石斛以养胃生津。

2. 肝火犯胃证

【证候】吐血色红或紫暗，口苦胁痛，心烦易怒，失眠多梦，口干，胃脘嘈杂不适，大便多干结，舌质红绛，脉弦数。

【病机】情志恼怒或肝郁化火，横逆犯胃，损伤胃络。

【治法】清肝泻火，凉血止血。

【方药】龙胆泻肝汤加减：龙胆草、炒黄芩、焦山栀、泽泻、川木通、炒当归、生地黄、柴胡、甘草、车前子。血热妄行，吐血量多势急者可合用犀角地黄汤以加强凉血止血之力；胁痛甚者可加降香、郁金、制香附以理气通络；呕吐吞酸者可合用左金丸以加强清肝泻火，降逆止呕之力。

3. 气虚血溢证

【证候】吐血绵绵不止，时轻时重，血色黯淡，神疲乏力，少气懒言，面色苍白，舌质淡，苔薄，脉细弱。

【病机】脾气亏虚，统摄无权，血液失摄。

【治法】益气健脾摄血。

【方药】归脾汤加减：党参、炒白术、生黄芪、炒当归、茯苓、炙甘草、木香、龙眼肉、炮姜炭、大枣。若气损及阳，脾胃虚寒，症见肢冷畏寒、便溏者，宜温经止血，可加艾叶、灶心土、炮姜炭以温经止血；若出血量多，气虚血损较甚者可去党参，加人参、仙鹤草、阿胶以益气养血。

此外，上述三种证候若吐血量多势急，患者出现面色苍白、四肢厥冷、汗出、脉微等症状，则有气随血脱之虞，应宗"有形之血不能速生，无形之气所当急固"的原则，应急以益气固脱治标，或结合西医方法积极救治。

（二）便血

便血系胃肠脉络受损，血液随大便而下，或大便呈柏油样为主要临床表现的病证。便血主要见于胃肠道疾患如消化性溃疡、肿瘤、胃肠炎、胃肠息肉等，肝硬化食管 - 胃底静脉曲张破裂出血也多以便血为主要表现。

1. 肠道湿热证

【证候】便血色红而黏，大便黏滞不爽或稀溏，或有腹痛，口干或口苦，舌质红，苔黄腻，脉滑数。

【病机】湿热蕴结肠道，损伤脉络，血溢肠道。

【治法】清热化湿，凉血止血。

【方药】地榆散合槐角丸加减：地榆炭、茜草根、炒黄芩、炒黄连、焦山栀、茯苓、槐角、炒当归、炒枳壳、防风。若便血日久而出现湿热伤阴的表现，可酌加熟地炭、阿胶珠以养阴止血；若大便不畅，口干口苦较甚可加熟大黄、龙胆草以清肝利胆；若腹痛绵绵可加生白芍以缓急止痛。

2. 气虚不摄证

【证候】病势较缓，出血绵绵不止，便血色红或紫暗，体倦食少，少气懒言，面色萎黄，心悸失眠，舌质淡，苔薄，脉细。

【病机】久病或出血后期，脾气亏损，气不摄血，血溢肠道。

【治法】健脾益气，摄血止血。

【方药】归脾汤加减：炒党参、炒白术、炒当归、生黄芪、炙甘草、茯苓、远志、酸枣仁、广木香、生姜、大枣。中气下陷，神疲气短，头晕眼花，肛坠加柴胡、升麻，重用黄芪以益气升陷。

3. 脾胃虚寒证

【证候】便血紫暗甚则呈黑色，腹部隐痛，手足不温，面色不华，神倦懒言，便溏，舌质淡，苔薄白，脉沉细涩。

【病机】中焦虚寒，统血无力，血溢肠道。

【治法】温中健脾，养血止血。

【方药】黄土汤加减：灶心土（赤石脂代）、炒黄芩、熟地炭、炒白术、熟附子、阿胶、炙甘草、炒当归。阳虚较甚者去黄芩、地黄之苦寒滋润，加炮姜炭、鹿角霜、艾叶等以加强温阳止血之力；若乏力、纳差加党参、黄芪以增益气健脾之力。轻症便血应注意休息，减少活动，重者则应卧床。若出现头晕、心慌、烦躁不安、面色苍白、脉细数等常为大出血的征兆，应积极抢救。

（三）鼻衄

鼻腔出血，或一侧或双侧者称为鼻衄；可因鼻腔局部或全身性疾病而引起。

1. 肝火上炎证

【证候】鼻衄，耳鸣目眩，烦躁易怒，口苦口干，舌质红，苔黄，脉弦数。

【病机】火热上炎，迫血妄行，上溢清窍。

【治法】清肝泻火，凉血止血。

【方药】龙胆泻肝汤加减：龙胆草、焦山栀、炒黄芩、木通、泽泻、车前子、柴胡、当归、生地黄、大蓟、小蓟、藕节、蒲黄。火热伤及阴分而出现口干、大便干结等症状时去车前子、泽泻、当归，加玄参、麦冬、墨旱莲以滋阴凉血止血。

2. 火热犯肺证

【证候】鼻燥衄血，口干咽燥，或兼有身热，头痛，咳嗽等症，舌质红，苔薄，脉数。

【病机】外感热邪或情志过极化火，血热妄行，上溢清窍。

【治法】清泻肺热，凉血止血。

【方药】枇杷清肺饮加减：生石膏、焦山栀、知母、连翘、炒黄连、麦冬、枇杷叶、桔梗、甘草、仙鹤草、侧柏炭、藕节炭、焦山楂。肺热盛而无咳嗽、头痛等表证去枇杷叶、连翘；阴伤较甚，口、鼻、咽干燥较甚者加玄参、地黄。

3. 胃热炽盛证

【证候】鼻衄或兼有齿衄，血色鲜红，鼻干，烦躁，口渴欲饮，口干臭秽，便秘，舌质红，苔黄，脉数。

【病机】胃火上炎，迫血妄行。

【治法】清胃泻火，凉血止血。

【方药】石膏知母汤加减：生石膏、知母、桔梗、桑白皮、地骨皮、连翘、芦根。热势甚者加焦山栀、炒黄芩、牡丹皮炭以增清热泻火、凉血止血之力；大便秘结者加熟大黄泻热通便；胃热伤阴者加天花粉、玉竹养阴生津。

4. 气虚不摄证

【证候】鼻衄，病势缠绵不已，或兼有齿衄，神疲乏力，食少纳差，气短懒言，面色㿠白，头晕心悸，或失眠多梦，舌质淡，苔薄白，脉弱。

【病机】气虚不摄，血溢清窍，血随气伤，气血两虚。

【治法】健脾益气，补血摄血。

【方药】归脾汤加减：党参、炒白术、生黄芪、炙甘草、炒当归、茯苓、远志、酸枣仁、木香、龙眼肉、炮姜炭、大枣、仙鹤草、茜草。若气损及阳而出现四肢畏冷，大便溏泻可加灶心土、干姜以温脾摄血。

（四）齿衄

齿龈出血即为齿衄，因阳明经脉入于齿龈，齿为骨之余，故齿衄主要与胃肠及肾的病变有关。

1. 胃火炽盛证

【证候】齿龈出血，血色鲜红，齿龈红肿疼痛，口气臭秽，舌红，苔黄，脉数。

【病机】胃火炽盛，循经上犯，灼伤血络。

【治法】清胃泄火，凉血止血。

【方药】清胃散加减：升麻、炒川黄连、生地黄、牡丹皮、生石膏、白茅根、大蓟、小蓟、藕节。胃火较甚，出血量多者可合用泻心汤以加强清热凉血泻火之力。

2. 阴虚火旺证

【证候】齿衄血色淡红，时作时止，齿摇不坚，舌质红，苔少，脉细数。

【病机】肾阴亏虚，虚火上炎，络损血溢。

【治法】滋阴降火，凉血止血。

【方药】玉女煎合茜根散加减：熟地炭、麦冬、知母、川牛膝、茜草根、炒黄芩、阿胶、生地黄、甘草。虚火较甚而见低热、手足心热者加地骨皮、白薇、知母

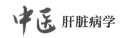

清退虚热。

（五）紫斑

血液溢出于肌肤之间，皮肤表现青紫斑点或斑块的病证，称为紫斑，亦称为肌衄。内科病证导致的紫斑常见于西医学中的原发性血小板减少性紫癜及过敏性紫癜等多种血液系统疾病。此外，药物及化学、物理因素也可引起继发性血小板减少性紫癜，也可参考本节辨证论治。

1. 血热妄行证

【证候】皮肤出现点状或片状斑块，病程短，病势急，或伴有鼻衄、齿衄、便血、尿血等多种血证，或同时伴有发热、口渴、口干、便秘等，舌质红，苔黄，脉数。

【病机】外感热邪或药毒或五志过极化火，迫血妄行，血溢肌腠。

【治法】清热解毒，凉血止血。

【方药】犀角地黄汤加减：水牛角、生地黄、赤芍、炒牡丹皮、茜草炭、白茅根、小蓟。热毒炽盛，发热，烦躁，口渴，出血广泛者加生石膏、焦山栀以增清热泻火解毒之力；热壅肠胃，气血瘀滞而出现腹痛便血者，加白芍、生甘草、地榆、槐花以凉血止血，缓急止痛。

2. 气不摄血证

【证候】反复出现肌衄，久延不愈，气短声低，少气懒言，面色苍白或萎黄，或失眠多梦，食欲不振，舌质淡，苔薄，脉细弱。

【病机】中气亏损，统血无力，血溢肌腠。

【治法】益气健脾，补血摄血。

【方药】归脾汤加减：党参、炒白术、生黄芪、炒当归、炙甘草、茯苓、酸枣仁、木香、生姜、龙眼肉、仙鹤草、紫草、蒲黄炭。若气损及阳而出现手足畏寒、大便溏泻等症可去生姜加炮姜、赤石脂以温阳摄血；若出血较多，斑点隐隐者加阿胶、熟地炭以养血止血。

3. 阴虚火旺证

【证候】皮肤反复出现青紫斑点，时发时止，常伴有衄血或月经过多，颧红，面赤心烦，口渴口干，或有潮热、盗汗，舌质红，苔少，脉细数。

【病机】久病阴血亏损或外感热邪伤阴，虚火内炽，灼伤脉络，血溢肌腠。

【治法】滋阴降火，凉血止血。

【方药】茜根散加减：茜草根、炒黄芩、阿胶、侧柏叶、生地黄、生甘草。阴虚较甚者可合用二至丸养阴清热止血；潮热者可加白薇、青蒿、地骨皮以清退虚热；或出现腰膝酸软等肾阴不足之象可另服六味地黄丸；若见气阴两虚者可加太子参、西洋参以益气养阴。

第五节 其他疗法

一、针灸疗法

古代针灸文献中对血证的治疗缺乏明确的辨证分型的论述，血证的治疗多以内科治疗为主，亦可配合针灸治疗以提高临床疗效[15]。

1. **吐血** 治则：清肝泻火，化瘀止血。取穴：膈俞、胃俞、内关、足三里。配穴：肝火加行间，胃热加内庭，气虚加中脘、气海。

2. **便血** 治则：健脾化湿，凉血止血。主穴：长强、大肠俞、会阳、承山。配穴：肠道湿热加次髎，脾胃虚寒加关元、太白。

3. **尿血** 治则：滋阴补脾，凉血止血。主穴：三阴交、肾俞、血海。配穴：下焦湿热加膀胱俞、中极，阴虚火旺加太溪，脾肾亏虚加脾俞。

4. **咯血** 治则：滋阴降火，宁络止血。主穴：孔最、肺俞、大椎。配穴：阴虚火旺者加太溪、行间、三阴交，肺热壅盛加少商，瘀血内阻者加膈俞、膻中、内关，如咯血较甚还可以行穴位注射疗法，在孔最穴位注射维生素 K_3 10mg[16-17]。

5. **鼻衄**　治则：泻热凉血。主穴：合谷、上星、迎香。配穴：肺热壅盛加少商，肝火犯胃加太冲，胃火上逆加内庭，肝肾阴虚加太溪、肾俞，脾不统血加足三里。

齿衄及紫斑在临床已较少使用针灸治疗，故在此不做详细探讨。

二、饮食疗法

血证的食疗，不仅要重视辨证施食，还要根据病位、病势、病程等诸方面的情况，针对性地选择不同的食疗方法。同时还要注意食疗方的烹制方法，严格饮食禁忌。具体而言，血证患者饮食一般都应忌发物、忌粗硬、忌温热之品，同时还应戒烟酒[18]。

三、生物物理疗法

微波综合治疗仪：微波综合治疗仪是一种利用高频电磁波在人体组织内瞬间产生高温而达到凝固止血目的的仪器。它以人体组织为热源的内部加热，人体内水分子正负极的位置在微波交变外电场作用下，以2 450MHz的频率快速变化，水分子相互摩擦产生热能。微波电极触压局部病变组织时，可在瞬间产生小范围的高温，从而起到凝固止血的作用。目前，微波已广泛用于外科止血治疗，在鼻出血、牙龈出血治疗中亦有报道[19-20]。

四、心理治疗

心理治疗在血证治疗中亦扮演着重要的角色，患者常常在出血后出现紧张甚至恐惧、焦虑等不良情绪，会进一步加重病情。医护人员应通过与患者解释、沟通、安慰、鼓励等使患者消除紧张恐惧情绪，树立信心，保持轻松愉悦的心情，有利于气机调畅和疾病的恢复。

（张国梁、周灏）

参考文献

[1] 陈华，杜武勋.浅述仲景血证辨治思想规律[J].四川中医，2016，34（2）：17-19.
[2] 黎亚，戴玉微，刘琴.李呆脾胃血瘀证治探讨[J].中医药导报，2017，23（20）：38-40.
[3] 阮善明，戴金，张宇.金元四大家对尿血辨证施治观的探究[J].河北中医，2006，28（6）：468-470.
[4] 单书健，陈子华.古今名医临证精华[M].2版.北京：中国中医药出版社，2011.
[5] 陆志强."诸病源候论"血病诊治思想的探讨[J].中医药学报，1990（2）：12-14.
[6] 田翠时.血证《内经》寻源[J].中国中医急症，2007，16（2）：182-184.
[7] 张津男，杨文华.《血证论》之治血四法浅析[J].河北中医，2015，37（2）：267-269.
[8] 丁盈戈，刘明，朱平生.《张氏医通》辨治血证机理[J].河南中医，2016，36（5）：778-780.
[9] 叶德铭.叶永清老中医治疗血证经验[J].浙江中医学院学报，1979（5）：32-34.
[10] 成肇仁.田玉美教授辨治疑难血证经验撷要[J].辽宁中医杂志，1993（7）：6-7.
[11] 陈荣馨，王新佩.王新佩教授治疗血证的温阳思想认识[J].成都中医药大学学报，2014，37（1）：93-95.
[12] 颜乾麟.颜德馨老中医治疗血证的经验[J].黑龙江中医药杂志，1989（1）：1-3.
[13] 陈洪洲.中医血证的治疗体会[J].中国现代医生，2008，46（14）：77-78.
[14] 周仲瑛.中医内科学[M].北京：中国中医药出版社，2017.
[15] 于本性.内科诸血症针灸处方配穴原则及规律的研究[D].辽宁中医药大学，2005.
[16] 季传婷，袭武.咯血的中医药疗法[J].甘肃中医，2007，20（7）：16-18.
[17] 张玲，李忆.尺泽穴位注射维生素K_3治疗咯血258例临床观察[J].中医杂志，2002，43（5）：346-347.

[18] 鞠兴荣. 出血性疾病的中医食疗 [J]. 江苏中医, 1991 (6): 37-39.

[19] 杜晓东, 舒畅. 微波治疗鼻出血的近期效果观察 [J]. 青岛大学医学院学报, 1999 (30): 72.

[20] 张正富. 微波热凝治疗急诊牙龈出血 9 例 [J]. 航空军医, 1997, 25 (2): 107-108.

第七章　昏迷

昏迷是指神志不清，不省人事，呼之不应的一种病症。在外感热病及内伤杂病中均可出现，系临床常见危重病症之一。多由热、痰、湿、瘀血、疫毒阻闭清窍，扰乱神明而出现神志不清或人事不省的证候。

昏迷病名首见于《症因脉治》，但早在《内经》中即有"暴露不知人"的记载。《扁鹊心书》采用针灸治疗"不省人事""不识人"等症状："邪气深入则昏睡谵语，足指冷，脉浮紧，乃死证也，急灸关元三百壮可生。"《针灸聚英》："郁冒：郁为气不舒，冒为神昏不清，即昏迷是也……刺太阳、少阳。"本病在历代文献中又常称作"神昏""昏聩""昏冒""昏蒙""昏厥"等，对其常用的描述有昏迷不醒、神昏谵语、卒倒不省、暴仆、神识如蒙、奄奄忽急、其状如尸等。中医认为昏迷是因心脑受邪，窍络不通，神明被蒙，以神志不清、呼之不应、昏不知人，甚者对外界刺激毫无反应为主要临床特征，可发生于多种疾病中。本章节以肝性脑病为重点进行论述。

第一节　病因病机

一、古代医家的认识

中医认为，昏迷是以神志不清为特征的一种危重证候，属心脑之证。精神、意识和思维均与心有关。"心主神明"，"头为诸阳之会"，脏腑清阳之气均上注于脑，而出于五官九窍。脑为髓海，元神之府，内寓神机，清窍为其出入之所，脊髓为其出入之枢纽。心主血脉，行气血以上奉于脑，脑髓得养，神机如常。若外感疫疠之邪，毒热内攻，或内有痰瘀火毒，致使气血阴阳逆乱，皆可扰动心脑，致窍络闭阻，神机失用，发为昏迷。其基本病机是外感时疫、热毒内攻，内伤阴阳，气血逆乱，导致邪气蒙扰神窍，神明失司，或元气败绝，神明散乱。本病病位在心、脑，标在肝、脾、肺、肾四脏，病性有虚实之分，但以实证居多。常分为瘀血阻窍、阴竭阳脱、痰浊蒙蔽及感受疫疠毒邪四型进行论治。

昏迷病因病机颇为复杂。多因外感时邪、卒冒秽浊之气，蕴结化热，或五志过极，肝阳暴亢、心火过盛，火热上扰神明；或因素体阳虚，饮食不节，痰浊内生，致闭阻清窍，神明不用；亦可系汗、吐、下太过或热邪久羁，伤津耗液而阴枯液竭，久病重病，元气虚损，清窍失养，神无所依。以上种种，均因损及神明而可呈闭证或脱证。

中医文献中"肝性脑病"的记载分为有黄疸的和无黄疸的两种类型。有黄疸的肝性脑病的代表病为"急黄"与"瘟黄"，两者为异名同病，皆因温疫毒邪所致，湿热蕴积化毒，疫毒炽盛，充斥三焦，深入营血，内陷心包，可见猝然发黄、神昏谵妄、痉厥、出血等危重症。巢元方《诸病源候论》云："因为热毒所加，故卒然发黄，心满气喘，命在顷刻，故云急黄也。有得病即身体面目发黄者，有初不知是黄，死后乃身面黄者，其候得病，但发热心战者，是急黄也。"《圣济总录》亦云："病人心腹之间，烦躁，身热五日之间，便发狂走，体如金色，起卧不安，此是急黄。"巢元方《诸病源候论》云："热邪在骨髓，而脑为髓海，故热气从骨髓流入于脑，则身体发黄，头脑痛眉疼，名为脑黄候。"其含义为热邪病毒发展到脑部时，身体有肝病发黄疸外，并有脑细胞的伤害的症状，如头痛、眉痛。在临床上，常有急性无黄疸性肝炎并发肝性脑病，其特征是眼睛、皮肤不发黄疸，精神不振、胸脘满闷、上腹部时作隐痛、小便色黄，一般病变均属轻度、中度，此等病症多为湿浊阻遏中焦、肝郁气滞、脾胃不和等。《素问·刺热篇》载有热争引起"狂言及惊"的肝热病表现："肝热病者，小便先黄，腹痛多卧，身热。热争则狂言及惊，胁满痛，手足躁，不得安卧。"《伤寒杂病论》载有关于肝疾病引起脑病及意识的描述：如谵语、嗜卧、默默不欲饮食、心烦、如见鬼状、如狂、发狂、狂言及惊、躁不得卧、烦惊、惊狂、狂走见鬼、手足躁扰、循衣摸床、神昏痉厥、谵言妄语等。误下发热"狂走见鬼"之脑病"胸下为急喘，汗出而不得呼吸，呼吸之中痛在于胁，振寒相搏，形如疟状，医反下之，故令脉数发热，狂走见鬼，心下为痞，小便淋漓，少腹甚硬，小便则尿血"。瘀热内结，心为所扰"如狂"之脑病："太阳病不解，热结膀胱，其人如狂，血自下，下者愈。其外不解者，尚未可攻，当先解其外。外解已，但少腹急结者，乃可攻之，宜桃核承气汤。"太阳随经瘀热结于下焦荣分"发狂"之脑病："太阳病六七日，表证仍在，脉微而沉，反不结胸，其人发狂者。以热在下焦，少腹当硬满；而小便自利者，下血乃愈。所以然者，以太阳随经瘀热在里故也，宜下之抵当汤。"

二、现代医家的认识

肝性脑病是一种以神经精神症状为主的，由急、慢性肝功能严重障碍或各种门静脉-体循环分流异常所致的，以代谢紊乱为基础轻重程度不同的神经精神异常综合征。肝性脑病属中医的"昏迷""急黄""肝厥"等范畴。临床主要表现为性格智力改变、行为失常、不同程度的意识障碍等。此外，肝性脑病在不同病理阶段可分别归属于中医"黄疸""臌胀""积聚""神昏"的范畴。其病位在脑，病变脏腑主要责之肝、脾、肾，病性有实证、虚证之别。多数学者倾向于认为其病因与感受湿热之邪，或饮食不节，嗜酒无度，或染蛊、疫病、火毒有关。其病初多为疫毒、湿热、痰浊、瘀血之邪内盛，瘀阻脉络，蒙蔽清窍，扰乱神明，疾病后期往往出现脏腑虚损、阳虚阴竭，甚或阴阳离决、阴微阳脱，其病机特点为本虚标实。现代名老中医如关幼波认为本病系湿热痰结，痰热蕴结、毒火攻心而到内闭，注重气血辨证，对慢性肝炎提出"久病体自虚，气血要注意；活血要化痰，化痰要软坚"[1-2]。卢秉久教授认为本病主因感受湿热疫毒之邪，邪热壅盛，扰乱神明，或邪毒内蕴脏腑，郁而化热，肝风内动，上扰心神[3]。王明刚等研究认为：肺与大肠肃降失常是肝性脑病的重要病机，脾胃衰微是其发病基础，痰浊盘踞、上蒙心神脑窍是其致病关键[4]。姚春等认为：轻微型肝性脑病的关键病机为痰、瘀、毒互结，导致腑气不通、脑窍蒙蔽[5]。闫咏梅教授认为肝性脑病急性期的病机为湿热、痰浊、瘀血、邪毒内蕴，弥漫三焦，上扰清窍，神明逆乱；肝性脑病慢性期则以正虚邪实为主，因阴阳气血衰败，精神竭绝而致神明不用[6]。

根据古今医家所论，并结合临床实际，昏迷常见的病因病机主要包括：

1. 外因 感受六淫风、寒、暑、湿、燥、火之邪，尤其是湿热疫毒之邪，正虚邪盛，湿热内结，邪热炽盛，内犯心营，扰乱神明；或邪毒内蕴脏腑，郁久化热，灼伤阴津，肝阴内耗，致肝火上炎，肝风内动，上扰心神，从而继发神昏谵语、躁扰不宁等肝性脑病的表现。此类型肝性脑病于"急黄""急疫黄""瘟黄""伤寒发黄""时疫发黄""天行病急黄"等，古籍中有记载，相当于西医学所谓的重型肝炎、病毒性肝炎、流行性肝炎等。

2. 内因 因内伤七情，与喜、怒、思、悲、惊、恐等情志有关的疾病。中医认为过怒伤肝，忧思伤脾，惊亦伤肝，致使肝气郁结，气郁化火，导致肝的疏泄失常，加上湿热之邪内蕴，引发为肝病，肝病及脑。此相当于自身免疫性肝炎等。

3. 不内外因 因饮食不洁、过食肥甘厚腻、长期饮醇酒无度、长期饥饱失常、过食生冷（如带菌或虫的淡水生鱼片）、劳倦太过、房事不节、纵欲过度，导致脾胃损伤，运化失职，湿浊内生，郁而化热，湿热熏蒸，致使胆汁不循常道，外溢肌肤而发黄为黄疸，瘀血痰浊壅阻，上蒙清窍，则发为本病。巢元方《诸病源候论·解散发黄候》云："饮酒内热因服石，石势又热，热搏脾胃，脾胃主土，其色黄而候于肌肉，积热蕴结，蒸发于肌肤，故成黄疸也。"酒热加上寒食散亦是热药，热搏于脾胃，积热蕴结，蒸发于肌肤，成为黄疸，久服则伤及肝、脑，行为异常，个性改变，终末昏迷致死。相当于西医学的酒精性肝炎、药物性肝炎、脂肪肝等。本病的基本病因病机可概括为：在各种致病因素的作用下，肝脾俱损，肝失疏泄，脾失运化，湿热、痰浊、瘀血内盛，郁而成毒，热毒内陷心包；或痰浊上蒙清窍；

或肝阴内耗，肝火上炎，肝风内动，上扰心神；或肝病日久，久病及肾，脏腑俱虚，阴阳离决，神明无主。

第二节 诊断要点

本病病位在肝、脑，与肝、肾、脑、脾、胃等脏腑有关。常因肝病迁延不愈，邪热疫毒，伤及阴液，以致虚风内动；或因木旺克土，肝气犯脾，脾胃虚弱，聚痰生湿，痰浊上蒙清窍，以致神昏不识。本病病情危重，邪实正虚，肝肾阴竭。诊断要点如下：

1. 有急、慢性严重肝病和/或广泛门体侧支循环的存在。大部分肝性脑病是由各型肝硬化引起（肝炎后肝硬化最多见），氨中毒假说是肝性脑病目前最重要的发病机制[7]；小部分脑病见于重症病毒性肝炎、中毒性肝炎和药物性肝炎的急性或暴发性肝功能衰竭阶段；更少见的有原发性肝癌、妊娠期急性脂肪肝、严重胆道感染等。

2. 临床分期：分为四期，一期只有轻微的性格改变和行为异常；二期可有睡眠障碍、意识错乱、行为举止异常、扑翼样震颤；三期有昏睡、精神严重错乱；四期有意识丧失、昏迷，同时可出现阵发性惊厥、踝阵挛、肝臭等，扑翼样震颤反而消失。

3. 常见诱因有上消化道出血、大量排钾利尿、放腹水、高蛋白饮食、安眠镇静药、麻醉药、便秘、尿毒症、外科手术、感染等。

4. 明显肝功能损害或血氨升高。

5. 脑电图异常。脑电图不仅有诊断价值，且对预后有一定的意义。

6. 简易智力测验。对于诊断早期肝性脑病包括亚临床脑病有重要价值。

第三节　类证鉴别

（一）昏迷与厥证的鉴别

厥证发作时多见面色苍白，四肢厥冷，短时间内可逐渐苏醒，醒后无偏瘫、失语、口舌歪斜等症；而昏迷发病较重，持续时间较长，短时间内不易苏醒，醒后常有原发病的相关症状或有偏瘫、言语不利等症，可资鉴别。

（二）昏迷与多寐的鉴别

多寐又称多眠、多卧，现代医学称之为发作性睡病，表现为突然和不可抗拒的发作性睡眠，不分昼夜，时时欲睡，呼之能醒，醒后复睡的病证，但无神志障碍，易被唤醒，可与昏迷鉴别。

（三）昏迷与癔症的区别

癔症为一种精神障碍性疾病，以青壮年女性多见，表现为阵发性意识范围缩小，可有缄默、昏睡状态，甚至出现强直性昏厥，可自行缓解，或经暗示治疗后缓解，无明显后遗症，可反复发作，但发病前多有明显的精神因素。

（四）昏迷与嗜睡、昏睡状态的区别

三者均有神志不清的表现，嗜睡是意识障碍的早期表现，处于睡眠状态，唤醒后定向力基本完整，但注意力不集中，记忆差，如不继续对答，又进入睡眠。昏睡状态为处于较深睡眠状态，较重的疼痛或言语刺激方可唤醒，作简单模糊的回答，很快入睡。而昏迷是指神志不清，不省人事，呼之不应的一种病症，可资鉴别。

（五）昏迷与意识模糊的区别

意识模糊或称朦胧状态，意识范围缩小，常有定向力障碍，较明显的是错觉，幻觉少见，情感反应与错觉有关。

（六）昏迷与晕厥的区别

晕厥是由于一时性全脑供血不足导致的短暂的意识丧失状态，发作时患者因肌张力丧失而倒地。一般突然发生，持续时间短暂，很快恢复，而昏迷持续时间较长，恢复较慢。

第四节　辨证论治

一、辨证要点

昏迷的辨证必须根据病史的长短、邪正盛衰以及伴随症状，辨其虚实之主次。初期以实证为主，常伴有突然昏迷，或躁动不安，或喉中痰鸣等实证表现。病至后期，元气耗伤，以虚证为主，患者可出现面色苍白，四肢厥冷，神志昏迷，呼之不应，气息低微等阴阳两虚表现。气阴衰败，病情凶险。

二、治疗原则

本病应虚实分治，临证时以虚实分治提纲挈领。实证以祛毒化浊、开窍醒神为主选方用药。临证选方，辨证论治，另可辅以中药灌肠，临床常用中药有大黄、石菖蒲、冰片等，灌肠可以通腑开窍，保肝解毒，清除内毒素，防止体内血氨聚集而发病。

急则治其标，缓则治其本。肝性脑病急性发作时应遵循"急则治其标"的原则，予以"治脑病"——开窍醒神为先。病情平稳后，再以"缓则治其本"为主，即治本病（肝病）。同时，还要积极消除引起肝性脑病的诱因，重视疏肝健脾补肾。

三、辨证治疗

（一）实证

1. 瘀血阻窍证

【证候】神志痴呆、错乱，甚或昏迷，头部刺痛，或久痛不止，头晕目眩，健忘失眠，或面唇紫暗，舌暗或有斑点，脉弦涩。

【病机】七情内伤、外邪侵袭或脏腑功能失调，皆能引起气机不利，血行不畅，而致肝失疏泄，气滞血瘀，故头部刺痛；

经脉瘀滞，津血不能濡养，脉络失养，故头晕目眩，健忘失眠。面唇紫暗，舌暗或有斑点，脉弦涩为瘀血阻络表现。

【治法】活血化瘀、开窍通闭。

【方药】通窍活血汤加减：麝香（冲），赤芍，桃仁，红花，川芎，老葱白，生姜，红枣。加减：可加石菖蒲、郁金，以理气开窍。

2. 肝阳暴亢证

【证候】突然昏迷，不省人事，面色潮红，肢体偏瘫，鼾声时作，呕吐，大小便失禁，舌红而燥，脉弦滑而数。

【病机】邪毒内蕴脏腑，郁而化热，灼伤阴液，内耗肝阴，以致肝火上炎，肝风内动，上扰心神，从而继发神昏谵语、躁扰不宁等。肝火偏旺，面色潮红，灼伤阴津，故见舌红而燥，阳亢化风，横窜脉络，冲犯心脑，神明无主而发病。

【治法】镇肝息风，潜阳开窍。

【方药】羚角钩藤汤或镇肝熄风汤加减。钩藤、生龙骨、生牡蛎、生地黄、牡丹皮、夏枯草、石决明、羚羊角、白芍、麦冬。若痰盛者加枳实、胆南星、云茯苓、半夏等。

3. 湿热上蒸证

【证候】神昏谵语或昏迷不醒，伴身黄、目黄、小便黄，斑疹衄血，腹胀如鼓，口中有鱼腥味，舌苔黄腻，脉弦数。

【病机】脾气亏虚，脾失健运，不能运化水湿，则湿浊内生，脾胃运化失调，湿热疫毒之邪内蕴脏腑，湿热上蒸，扰乱神明，而成神昏、谵语之证。

【治法】清热利湿，醒神开窍。

【方药】茵陈蒿汤加减。茵陈、栀子、水牛角、大黄、生地黄、牡丹皮、玄参、石菖蒲、石斛、薏苡仁、虎杖、大腹皮、云茯苓。加减：斑疹衄血者加紫草、茜草，舌苔厚腻者加藿香、佩兰。

4. 热陷心包证

【证候】昏迷不醒，高热谵语，烦躁，

抽搐或斑疹衄血，舌红绛，脉滑数。

【病机】热毒熏蒸肝胆，热盛动风，故见抽搐，伤及营血，迫血妄行，斑疹衄血，内陷心包，上扰心神，以致昏迷不醒，高热谵语等。

【治法】清心开窍。

【方药】清宫汤加减。玄参心、莲子心、竹叶卷心、水牛角、连翘心、麦冬。若痰热盛者加石菖蒲、浙贝母、竹沥、胆南星；兼血瘀者加桃仁、红花、丹参；烦躁甚、抽搐者，加用紫雪丹鼻饲；肌肤斑疹、谵语者，加用安宫牛黄丸鼻饲；神昏较深者，加用至宝丹鼻饲。

5. 痰浊蒙蔽证

【证候】神志似清非清，喘促咳逆，痰涎壅盛，端坐呼吸，身热，体温高或不高。舌苔腻而垢浊，脉濡或滑数。

【病机】肝失疏泄，三焦气化失司，水液停聚，凝而为痰。痰浊偏盛，上壅清窍，内蒙心神，神机闭塞而发病。

【治法】化痰开窍。

【方药】菖蒲郁金汤加味。石菖蒲、郁金、炒山栀、连翘、竹叶、竹沥、姜半夏、云茯苓、白芥子、紫苏子、莱菔子。若痰多者加胆南星、天竺黄；高热者加黄芩、鱼腥草；湿邪较甚者，加服苏合香丸；兼动风抽搐者，加服止痉散；热甚者，加服至宝丹。

6. 阳明腑实证

【证候】神昏谵语，躁扰不宁，循衣摸床，日晡潮热，腹满而痛，大便燥结或秽臭，舌质深红，苔黄燥，甚者满布芒刺，脉沉实有力。

【病机】肝失疏泄，脾气不能升清降浊，则腑气不通，内热熏蒸，故见日晡潮热，大便燥结或秽臭；舌质深红，苔黄燥，甚者满布芒刺，脉沉实有力为里实热证表现。

【治法】攻积通下，醒神开窍。

【方药】大承气汤。大黄、芒硝、枳

实、厚朴。若阳明腑实兼邪闭心包者，改用牛黄承气汤；高热者加石膏、玄参、黄芩；高热昏狂者改用白虎承气汤；痰多黄稠者加浙贝母、制半夏、瓜蒌；消化道出血者加白及；中风阳闭者加天麻、石决明、钩藤、石菖蒲；热甚伤阴，津枯便结者，改用增液承气汤。

（二）虚证

1. 热毒伤肝，阴虚风动

【证候】身热颧红，口干且苦，不寐盗汗，烦躁不安，胡言乱语，鼻衄齿衄，大便干结，小便短赤，可有扑翼样震颤。舌红绛，苔少或黄糙，脉弦细数。

【病机】热毒伤及肝阴，阴虚内热，故身热颧红、口干且苦、盗汗；热毒扰乱神明，故烦躁不安、胡言乱语、夜难成寐；热迫血妄行，则见鼻衄牙宣；热毒下迫肠道和膀胱，可有大便干结、小便短赤；阴虚风动，则有扑翼样震颤；舌红绛、苔少或黄糙、脉弦细数均为热毒伤肝，阴虚风动之象。

【治法】育阴息风，泻热解毒。

【方药】三甲复脉汤合黄连解毒汤加减。羚羊角粉、生地黄、白芍、麦冬、阿胶、龟甲、鳖甲、牡蛎、火麻仁、黄芩、黄连、栀子、生大黄、甘草。随症加减：有扑翼样震颤者，加天麻、钩藤，以平肝息风；鼻衄齿衄者，加白茅根、白及、侧柏叶，以止血；便秘者，加芒硝，以泄热通便。

2. 脏腑虚极，肝肾阴竭

【证候】昏迷日久，谵语气促，肢体强直，手足痉挛，散发特殊肝臭，小溲短少或癃闭不通。舌质红绛，苔焦黄，脉微细数。

【病机】脏腑虚衰，肝肾阴竭，阳失承制，神明逆乱，则见神昏谵语；阴竭风动，故肢体强直，手足痉挛；脏腑虚竭，则气促，散发特殊肝臭；肾元亏虚，开合不利，可有小溲短少或癃闭不通；舌质红绛、苔焦黄、脉微细数为肝肾阴竭之象。

【治法】育阴潜阳，息风开窍。

【方药】大定风珠加减送服安宫牛黄丸。鸡子黄（生）、阿胶、枸杞子、白芍、五味子、生地黄、麦冬、麻仁、龟甲、鳖甲、生牡蛎、石菖蒲、甘草、安宫牛黄丸1粒（吞）。加减：肢体强直，手足痉挛者，加葛根、天麻、钩藤，以平肝息风；喉中痰涎鸣响，肝臭，便结者，加黄连、半夏、生大黄，以清热化痰通便；尿少者，加车前子（包煎）、泽泻，以淡渗利水。

3. 气血亏虚，阴阳欲脱证

【证候】突然昏仆，面色苍白，口唇无华，呼吸微弱，自汗肤冷，舌淡苔薄白，脉沉微无力。

【病机】病程日久，迁延不愈，正气亏虚，中气大伤，气血亏虚，机体失于濡养，乃见面色苍白，口唇无华；舌淡苔薄白，脉沉微无力。为气血耗伤，气血亏虚，阴阳欲脱之象。

【治法】补气养血，回阳固脱。

【方药】回阳救急汤、人参养荣汤加减。人参（另炖）、黄芪、当归、熟地黄、附子（先煎）、白芍、白术、麦冬。加减：大汗淋漓，阴阳欲脱者，重用人参、附子，加五味子、煅龙骨、煅牡蛎。

第五节　其他疗法

一、针灸治疗

（一）实证

1. 瘀血阻窍证

【取穴】百会、四神聪、水沟、内关、合谷、期门、太冲、血海、肝俞、膈俞。

【针法】只针不灸，用泻法。

【功效】活血通络，开窍醒神。

2. 肝阳暴亢证

【取穴】十二井穴、水沟、内关、太

冲、太溪。

【针法】只针不灸，用泻法。

【功效】镇静平肝，潜阳开窍。

3. 湿热上蒸证

【取穴】水沟、百会、内关、中脘、天枢、足三里、合谷、阳陵泉、曲池。

【针法】只针不灸，用泻法。

【功效】化湿行气，开窍醒神

4. 热陷心包证

【取穴】十二井穴、水沟、内关、百会、四神聪、大椎、神门。

【针法】只针不灸，用泻法。

【功效】清心泻热，开窍醒神。

5. 痰浊蒙蔽证

【取穴】水沟、内关、百会、公孙、足三里、三阴交、丰隆、脾俞。

【针法】只针不灸，用泻法。

【功效】化痰祛浊，开窍醒神。

6. 阳明腑实证

【取穴】水沟、内关、大肠俞、天枢、支沟、合谷、曲池、中脘、行间。

【针法】只针不灸，用泻法。

【功效】通腑泻热，开窍醒神。

（二）虚证

1. 热毒伤肝，阴虚风动

【取穴】百会、水沟、内关、太溪、风池。

【针法】只针不灸，用泻法。

【功效】滋补肝阴，开窍醒神。

2. 脏腑虚极，肝肾阴竭

【取穴】水沟、百会、关元、三阴交、太溪、膈俞、悬钟、心俞、脾俞、肾俞。

【针法】针灸并用。

【功效】补益肝肾，开窍醒神。

3. 气血亏虚，阴阳欲脱证

【取穴】水沟、百会、关元、复溜、太渊、气海、血海、太溪、足三里。

【针法】针灸并用。

【功效】补益气血，开窍醒神。

二、中药注射液治疗

1. **醒脑静注射液** 具有芳香开窍、醒神止痛、化痰通瘀、清热解毒之功[8]。

2. **清开灵注射液** 具有清热解毒、化痰通络、醒神开窍之功[9]。

3. **痰热清注射液** 具有清热、解毒、化痰之功，适宜于昏迷证属痰热内盛者[10]。

4. **川芎嗪注射液** 适用于昏迷由闭塞性脑血管疾病如脑供血不全、脑血栓形成、脑栓塞等引起者。脑出血及有出血倾向者忌用。

5. **生脉散注射液** 具有益气养阴、复脉固脱之功，适用于昏迷证属气阴两亏、脉虚欲脱者[11]。

6. **参附注射液** 具有良好的益气固脱、回阳救逆作用，已广泛运用于临床急救，尤其适宜于昏迷见有阴阳欲脱者[12]。

三、中成药治疗

1. **急救三宝** 安宫牛黄丸、至宝丹、紫雪丹，号称中药"急救三宝"，为中医治疗热性危重症的速效药物，主要治疗感染性和传染性疾病。三者都是清热开窍的代表性药物，因此又名"温病三宝"[13]。临床主要应用于温邪热毒壅盛，内陷心包，或突感秽浊之气，或卒中风，痰热内闭者。但三者药性不同，安宫牛黄丸最凉，其次是紫雪丹，再次是至宝丹。安宫牛黄丸[14]适于高烧不退、神志昏迷、"稀里糊涂"的患者；紫雪丹适于伴有惊厥、烦躁、手脚抽搐，常发出响声的患者；至宝丹对昏迷伴发热，神志不清、不声不响的患者更适用。

2. **苏合香丸** 本方集诸香药以开寒闭，为中风门中夺门开关之将。主治：①中风、中气或感受时行瘴疠之气，以致突然昏倒不语、牙关紧闭、不省人事者；②中寒气闭，心腹猝痛，欲吐泻而不得，甚则昏厥；③小儿惊厥、昏迷；④冠心病之心绞痛。尤其适用于昏迷证属阴闭者。

3. 牛黄清心丸 功擅清心化痰，镇惊祛风。主治诸风缓纵不遂，言謇心怔，健忘恍惚，头晕目眩，惊恐悲忧，或发狂癫，神情昏乱，时发时醒，癫痫惊风，痰涎壅盛，痰迷心窍，痰火痰厥等。

四、中药保留灌肠疗法

昏迷患者神志不清，不能配合口服给药，且患者多因邪热内盛，致使腑气不通。使用具有豁痰开窍、清热通腑功效的中药保留灌肠，使邪从下泄，可促使昏迷患者神志清醒，以减少并发症，降低死亡率，提高患者的生活质量。中药保留灌肠具有操作简便、安全易行、显效迅速、疗效稳定的特色[15-16]。灌肠时间、中药保留时间越长效果越好，大便通畅者效果较好。常用药物有生大黄[17]、芒硝、全瓜蒌、石菖蒲、牛膝等，可煎汁备用。每次取用100～150ml，加温至39～41℃，肛管粗细适中，插入深度以20～30cm为宜，缓慢滴入，另外，乳果糖[18-19]和食醋灌肠[20]均是辅助治疗早期肝性脑病的安全、有效方法，并且乳果糖疗效优于白醋[21]。

五、呼唤疗法

昏迷患者由于长期卧床而造成各种感觉剥夺，阻碍了大脑康复的进程，抑制了中枢神经功能。呼唤疗法是以多种感觉的刺激来增加患者反应的一种治疗方法，不仅能使昏迷患者保持各种正常的感觉输入，而且有利于脑部生物电活动增强，调整大脑皮质的潜在能力，促进意识恢复。

听觉呼唤包括医护人员言语呼唤、亲情呼唤和音乐呼唤。视觉呼唤如在病床边提供一个良好的视觉刺激环境，比如彩色的、熟悉的物体、家庭照片，以及每次10～15分钟的电视节目。味觉呼唤即应用酸、甜、苦、辣等各种味道进行刺激，观察患者面部表情变化，有气管插管时注意安全。嗅觉呼唤是利用各种带有刺激性气味的物质，如香水、芳香气味中药等。触觉呼唤可让家属对患者的头部及体表进行抚摩，并在耳旁给予语言抚慰；被动运动肢体关节，对皮肤、黏膜进行痛觉刺激等。电刺激呼唤即采用脑循环功能治疗仪或低频颅治疗仪刺激神经。

六、注意事项

1. 积极防治肝病，避免一切诱发肝性脑病的因素。严密观察肝病患者，及时发现肝性脑病的前驱期和昏迷前期的表现并进行适当治疗。

2. 注意护理，用冰帽降低颅内温度，保护脑细胞功能；深昏迷者，要保持呼吸道通畅，应气管切开给氧；防治脑水肿；防止出血与休克。

3. 患者应禁食蛋白质，补充高糖、高维生素。有腹水者忌盐。昏迷不能进食者可经鼻胃管供食。纠正患者的负氮平衡，以用植物蛋白为最好。植物蛋白含蛋氨酸、芳香族氨基酸较少，含支链氨基酸较多，且能增加粪氮排泄。此外，植物蛋白含非吸收性纤维，被肠菌酵解产酸有利于氨的排除，且有利通便，故适用于肝性脑病患者。

4. 诱因明确且容易消除者（例如出血、缺钾等）的预后较好。肝功能较好，做过分流手术，由于进食高蛋白而引起的门体分流性脑病预后尚佳。有腹水、黄疸、出血倾向的患者提示肝功能很差，其预后也差。暴发性肝衰竭所致的肝性脑病预后最差。

（聂红明、高月求）

参考文献

[1] 沈元良. 名老中医话肝脏疾病[M]. 北京：金盾出版社，2011：235-236.

[2] 温洋洋，谢苗，郭选贤. 对关幼波气血辨证

的思考 [J]. 光明中医, 2015, 30（10）: 2093-2094.

[3] 苏文涛. 卢秉久教授治疗肝硬化肝性脑病的临床经验 [J]. 云南中医中药杂志, 2019, 40（5）: 12-14.

[4] 王明刚, 王娜, 毛德文, 等. 轻微型肝性脑病中医病因病机探析 [J]. 现代中医药, 2017, 37（2）: 55-57.

[5] 姚春, 姚凡, 谢武, 等. 大黄煎剂保留灌肠治疗轻微肝性脑病临床研究 [J]. 辽宁中医杂志, 2013, 40（3）: 474-476.

[6] 刘燕妮. 肝性脑病中医谈 [N]. 中国医药报, 2018-1-19（4）.

[7] 葛均波, 徐永健. 内科学 [M].8 版. 北京: 人民卫生出版社, 2013: 434-438.

[8] 姚莉. 醒脑静注射液治疗急诊内科昏迷的临床效果分析 [J]. 深圳中西医结合杂志, 2015, 25（2）: 128-129.

[9] 尤忠孝. 清开灵注射液治疗急性乙型肝炎69例 [J]. 中西医结合肝病杂志, 2000（S1）: 47.

[10] 历彦美. 痰热清注射液的药理作用及临床应用效果观察 [J]. 世界最新医学信息文摘, 2019, 19（54）: 197-198.

[11] 张军华, 刘卓锋, 马力天. 丹参川芎嗪联合生脉注射液对肝星形细胞 LX-2 增殖和凋亡的影响 [J]. 山西医科大学学报, 2019, 50（4）: 400-405.

[12] 曾德金. 参附注射液的药理研究及临床应用

进展 [J]. 中西医结合研究, 2019, 11（3）: 159-161.

[13] 彭鑫, 汤尔群.《温病条辨》凉开三宝在疫病急救中的运用 [J]. 中国中医基础医学杂志, 2011, 17（12）: 1309-1310.

[14] 刘静. 安宫牛黄丸的临床应用进展 [J]. 现代中医药, 2019, 39（4）: 142-146.

[15] 赵莉君, 马莉. 中药保留灌肠对肛肠术后并发症的防治 [J]. 吉林中医药, 2016, 36（4）: 366-368.

[16] 董敬新. 中药保留灌肠治疗慢性肾衰的临床观察 [J]. 世界最新医学信息文摘, 2015, 15（36）: 134.

[17] 韦新, 程万里, 张荣臻. 大黄煎剂治疗轻微肝性脑病的临床研究 [J]. 长春中医药大学学报, 2011, 27（1）: 26-27.

[18] 徐江海, 付菊萍, 向保云, 等. 乳果糖治疗亚临床肝性脑病临床分析 [J]. 临床荟萃, 2005, 20（4）: 216.

[19] 王胜呈, 史洁, 陆将. 乳果糖治疗亚临床肝性脑病40例 [J]. 第四军医大学学报, 2006, 27（23）: 2189.

[20] 陈丽萍, 邓彩梅, 林丽燕, 等. 食醋保留灌肠综合治疗肝性脑病临床观察 [J]. 内科, 2016, 11（5）: 769-770.

[21] 肖政, 尹雄章. 乳果糖与白醋稀释液灌肠辅助治疗早期肝昏迷的疗效观察 [J]. 中国药房, 2013, 24（4）: 341-342.

第八章　失眠

失眠也称"不寐""不得眠""不得卧""目不瞑"。指经常不能获得正常的睡眠为特征的一种病证。证情轻重不一, 轻者有入睡困难, 入睡而易醒, 有醒后不能再入睡, 也有时睡时醒, 严重者整夜不能

入寐。不寐的病名首见于《难经·四十六难》。阴阳失交, 阳盛阴衰, 阴虚不能敛阳, 阳气不得入阴分, 阴阳失和, 阳浮越于外, 则见失眠,《灵枢·口问》"阳气尽, 阴气盛, 则目瞑; 阴气尽, 而阳气盛, 则

瘳矣"。营卫失调也可引起失眠，营卫失和，夜间卫气不能随营气循行于阴经五脏，营气濡养的功能减低，神气不得涵敛，浮越于外，则出现失眠，《灵枢·营卫生会》"其营气衰少而卫气内伐，故昼不精，夜不瞑"；心、肝、脾、肺、肾的失调均可导致不寐，且五脏亦涵养心神，神机不安亦可引起失眠，《素问·病能论篇》"人有卧而有所不安者何也？……脏有所伤，及情有所倚，则卧不安"；而在现代社会中，生活环境、工作压力、人际关系等原因，使人们不得不承受越来越多的精神压力，当外界刺激引起的压力超越机体调节能力时，就会产生不良的情绪变化，情志活动是在脏腑气血功能活动的基础之上产生，情志失调可引起脏腑失调，而所伤脏腑多在肝，肝之疏泄异常，导致肝气郁结，神魂受扰，出现失眠；肝郁日久，化火，肝火旺盛，上扰心神，加重不寐的产生，肝郁日久，暗耗肝阴，或者肝火日久，灼伤肝阴，水不涵木，阴不制阳，阳气生动无制不能入阴而亦出现失眠；临床中七情变化所致失眠或失眠伴有情绪变化，从肝调治往往可获得良好效果[1]。

第一节　病因病机

一、古代医家的认识

　　肝脏功能异常引起的失眠，历代也有论述，早在《素问·宣明五气篇》"心藏神，肺藏魄，肝藏魂，脾藏意，肾藏志，是谓五脏所藏"，表明五脏藏五神主五志，彼此之间关系密切。关于"肝藏魂"的论述，《灵枢·本神》中说"随神往来者谓之魂"，《类经》中如此解释，"魂之为言，如梦寐恍惚，变幻游行之境，皆是也"，肝藏血主疏泄，只有肝气调达藏血充沛，才能魂随神往，功能正常，如果肝失疏泄，或者肝血不足，魂不随神活动，则夜寐不

安、乱梦纷纭涌现。《素问·刺热论篇》"肝热病者……热争而狂言及惊，胁满痛，手足躁，不得安卧"，说明肝经有热，魂不安藏，故不得安卧；至东汉时期，张仲景《金匮要略》中有酸枣仁一方，是为肝血不足，肝魂不潜而致虚烦不得眠所专设。至宋代，许叔微《普济本事方》中云"平人肝不受邪，故卧则魂归于肝，神静而得寐，今肝有邪，魂不得归，是以卧则魂扬若离体也"，是故肝经湿热或肝气郁结均可内扰魂神，魂不守舍而病不寐。唐容川《血证论·卧寐》篇有云"肝病不寐者，肝藏魂……寐则魂返于肝，若阳浮于外，魂不入肝，则不寐，其证并不烦躁，清睡而不得寐，宜敛其阳魂，使入于肝"，人体的正常睡眠和肝血充足密切相关，若肝血充足，人卧则魂归于肝，神志安静，睡眠安稳；肝血不足，血不舍魂，则入睡困难，即使入睡，也会梦多纷纭。

二、现代医家的认识

　　失眠是指尽管有合适的睡眠机会和睡眠环境，依然对睡眠时间和/或质量不满意，并且影响日间社会功能的一种主观体验，主要的症状表现为入睡困难（入睡潜伏期超过30min）、睡眠持续障碍（整夜觉醒次数≥2次）、早醒、睡眠质量下降和总睡眠时间减少（通常少于6.5h），同时伴有日间功能障碍。失眠引起的日间功能障碍主要包括疲劳、情绪低落或激惹、躯体不适、认知障碍等。失眠依据病程分为：短期失眠（病程<3个月），慢性失眠（≥3个月）。有些患者失眠症状反复出现，应按照每次出现失眠持续的时间来判定是否属于慢性失眠。失眠证发生和维持的主要假说是过度觉醒假说和3P假说（易感因素、促发因素、维持因素），过度觉醒假说认为失眠是一种过度觉醒，故失眠患者在睡眠和清醒时表现出更快的脑电频率、自主神经功能活性增加、下丘脑-垂体-肾上腺轴

过度活跃及炎症因子释放增加等，是 3P 因素累积超过发病阈值所致。其中易感因素包括年龄、性别、遗传及性格特征等，使个体对失眠易感，而促发因素包括生活事件及应激等，可引起失眠症状的急性发作，最后持续因素是指使失眠得以持续的行为和信念，包括应对短期失眠所导致的不良睡眠行为（如延长在床时间）及由短期失眠所导致的焦虑和抑郁症状等，尤其是对失眠本身的焦虑和恐惧[2]。

现代医家在古人研究不寐的基础上，结合临床实际，不断发展和丰富对不寐病因病机的认识。失眠常见的病因病机主要包括[3-5]：

1. 思虑劳倦太多，伤及心脾 心伤则阴血暗耗，神不守舍；脾伤则食少纳呆，生化之源不足，营血亏虚，不能上奉于心，以致心神不安。《景岳全书·不寐》指出："劳倦思虑太过者，必致血液耗亡，神魂无主，所以不寐。"《类证治裁·不寐》："思虑伤脾，脾血亏损，经年不寐。"

2. 久病体弱，精血亏虚 素体虚弱，或久病之人，肾阴耗伤，不能上奉于心，水不济火，心阳独亢；《景岳全书·不寐》："无邪而不寐者，必营气之不足也，营主血，血虚则无以养心，心虚则神不守舍。"《景岳全书·不寐》亦云："总属其阴精血之不足，阴阳不交，而神有不安其室耳。"

3. 心虚胆怯，心神不安 心虚胆怯，决断无权，遇事易惊，心神不安，亦能导致不寐；《沈氏尊生书·不寐》："心胆俱怯，触事易惊，梦多不详，虚烦不眠。"此属于体弱心胆素虚，善惊易恐，夜寐不宁。《类证治裁·不寐》"惊恐伤神，心虚不安"，此属于暴受惊骇，情绪紧张，终日惕惕，渐至心虚胆怯，而致失眠。

4. 胃气不和，夜卧不安 饮食不节，肠胃受伤，宿食停滞，酿为痰热，壅遏于中，痰热上扰，胃气不和，以致不得安寐。《素问·逆调论篇》"胃不和则卧不安"，《张氏医通·不得卧》："脉数滑有力不眠者，中有宿滞痰火，此为胃不和则卧不安也。"进一步阐明了胃不和则卧不安。

5. 肝胆郁热，痰火上扰 肝胆之经有痰热内郁，痰火内盛，上扰心神，而致心烦、失眠。《景岳全书·不寐》："痰火扰乱，心神不宁，思虑过伤，火炽痰郁，而致不眠者多矣。"

现代节奏越来越快，工作压力增大，人们受社会、环境、心理、生活等诸多因素的影响而引发的失眠症越来越多，伴随着精神紧张、焦虑、忧郁等精神症状，此类表现多与肝的功能相关，《中西汇通医经精义·五脏所藏》"夜则魂归于肝而为寐"。因此，现在临床从肝论治，兼顾其他脏腑，往往可以得到满意的临床疗效。生理上肝主疏泄，疏通全身气机的运行，促进精血津液的运行输布，调节脾胃的升降功能，促进胆汁的分泌排泄。肝的生理功能可以概括为"肝为刚脏，肝气生发，肝体阴用阳"。肝脏喜条达而恶抑郁，性主升主动，其功能属于阳，肝藏血，以血为本，血属于阴，肝的本体属于阴；若肝气郁结，气机紊乱，气血津液不能正常滋养五脏，则出现失眠。肝的疏泄功能正常，全身气机畅达，则五脏六腑气血正常，则睡眠安和。

现代医家在古人研究不寐的基础上，结合临床实际，不断发展和丰富对从肝论治不寐病因病机的认识。

江苏省中医院唐蜀华教授指出，不寐的病机是肝阴阳失调，包括肝气郁滞，肝阳上亢之阳不入阴，肝阴肝血不足，阴不敛阳两方面。情绪波动，或暴受惊骇，恼怒悲哀，抑郁太过，所求不得，则肝失疏泄，气机郁滞，阳魂不能入于阴血，而致不寐，或木郁乘脾，脾胃虚弱，气血生化乏源，导致气血亏虚，血不舍魂而不寐，气郁不舒，郁而化火，火性上炎，冲扰神魂，魂不归舍而不寐，即所谓"阳浮于外，魂不入肝，心不宁神，则不寐"；长期肝火内盛，灼伤肝阴肝血，阴血亏虚，魂不守舍，心神不宁而不寐[6]。

国医大师颜德馨认为，失眠者每以情志、精神刺激为主因，与肝胆病变密切相关。一些顽固性失眠，病程缠绵，服用安神药少效，从肝胆论而独效，提出肝郁血瘀，治宜调畅血气，肝火上炎，法当清泄定魂；胆涎沃心，治以化痰除烦；肝血虚弱，以养营开郁[7]。

河北省中医院田军彪教授指出，不寐之证，其总的病理变化，属于阳盛阴衰，阴阳失交，从肝入手，同时要处理好肝与其他脏腑之间的关系。心神正常，有利于肝主疏泄，肝主疏泄正常，有利于心主神志，治肝同时配合养心安神之品；肺主降，而肝主升，对于全身气机的调畅是一个重要环节，肝升太过或肺降不及，失眠见肺系症状，则配合宣肃肺气之法；脾胃为气机升降枢纽，肝木的疏泄功能失调，易横逆犯脾土，导致脾胃功能异常，脾土的壅滞和气机的升降失常，也影响肝木的疏泄功能，失眠兼见腹胀、嗳气等症状，则配合健脾和胃之法；肝藏血，肾藏精，精血同生，肝阴与肾阴相互滋养，在养肝血同时，滋肾阴[8]。

湖南中医药大学第二附属医院吴清明教授指出，顽固性失眠，初起多因烦躁恼怒不得解，肝失疏泄，肝郁气滞，日久气机失调，气血津液运行障碍，而成肝郁血瘀及肝郁痰扰之证，更有甚者肝郁化热化火，伤及阴血，而见心肝血虚之证，阴虚阳无所制，阳不交于阴，心肝火旺，病情虚实夹杂，不寐顽疾由此而生。郁怒伤肝，肝气郁结，气血阴阳失和是顽固性失眠的病机关键，其病理性质当责之痰、瘀、火、热为患[9]。

南京市中医院刘永年教授指出肝疏泄异常，出现气机不畅，气血紊乱，阳不潜于阴，阴阳失交，从而出现不寐。气滞日久，郁而化火，火性炎上，扰乱心神，而不得卧，郁火灼液为痰，痰热内扰，火横逆犯脾，脾运不健，聚湿凝痰，痰浊内扰，皆可导致失眠；气滞血瘀，血瘀扰动神明而不寐，七情不畅，肝失疏泄产生气、火、痰、瘀等病理产物，扰乱神明以致失眠发病，失眠日久不愈或抑郁烦躁，反过来又加重肝气郁滞，互为因果，是失眠发病难愈的主要原因[10]。

北京中医药大学彭建中教授指出失眠的主要部位在肝，与心、脾、肾三脏相关，肝藏血，血舍魂，肝血不足，阴液亏虚，肝失濡养，虚热内扰，魂不守舍，出现失眠；肝主疏泄，调畅全身气机，促进精血津液的运行和输布，肝疏泄功能失常，气机郁滞。气机通畅与条达在失眠的治疗中非常重要，女子以肝为先天，出现睡眠障碍的女性较多，心主一身之血脉，肝气条达促进心血的运行，肝气郁滞，心血瘀阻，久郁化火，出现心肝火旺之症；脾主统摄血液的功能，依赖肝气的舒畅条达，若肝失疏泄，气机郁滞，易致脾失健运，出现肝脾不和之证。肝肾阴虚，虚热内扰，可出现肝肾阴虚之证。总之，失眠病机总属肝经郁热，热扰心神，兼见心肝火旺、肝脾不和、肝肾阴虚，同时瘀血阻络贯穿疾病的始终[11]。

第二节　诊断要点

（一）中医诊断要点

1. 以不寐为主症，轻者入睡困难，或醒后不能再眠，或时寐时醒，重者彻夜不寐。

2. 伴有情绪易烦躁或易激动、善叹息或胁痛，或因情志不畅失眠加重。

3. 常伴有心悸、头晕、健忘，多梦、心烦等症。

（二）慢性失眠诊断标准

必须符合 1～6 项[2]：

1. 存在以下一种或者多种睡眠异常症状（患者自述，或者照料者观察到）：①入睡困难；②睡眠维持困难；③比期望的起床时间更早醒来；④在适当的时间不愿意上床睡觉。

2. 存在以下一种或者多种与失眠相关的日间症状（患者自述，或者照料者观察到）：①疲劳或者全身不适感；②注意力不集中或记忆障碍；③社交、家庭、职业或学业等功能损害；④情绪易烦躁或易激动；⑤日间思睡；⑥行为问题（比如：多动、冲动或攻击性）；⑦精力或体力下降；⑧易发生错误与事故；⑨过度关注睡眠问题或对睡眠质量不满意。

3. 睡眠异常症状和相关的日间症状不能单纯用没有合适的睡眠时间或不恰当的睡眠环境来解释。

4. 睡眠异常症状和相关的日间症状至少每周出现 3 次。

5. 睡眠异常症状和相关的日间症状持续至少 3 个月。

6. 睡眠和觉醒困难不能被其他类型的睡眠障碍更好地解释。

（三）短期失眠西医诊断标准

符合慢性失眠第 1～3 及 6 条标准，但病程不足 3 个月和/或相关症状出现的频率未达到每周 3 次。

第三节　类证鉴别

（一）一时性不寐、生理性少寐

不寐是以单纯性的失眠为症状，表现为持续的入睡困难。若因一时性情志影响或生活环境改变引起的暂时性失眠不属于病态。部分人群睡眠时间较少，但白天精神体力正常，也无其他不适的，不视为病态。老年人少寐早醒，也属于生理状态。

（二）不得卧

本篇不寐以失眠为主症，表现为持续入睡困难，睡后易醒，应与其他疾病因痛苦引起的失眠相鉴别，《金匮要略·痰饮咳嗽病脉证治》中的"咳逆喘息不得卧"及《素问·评热病论篇》中"诸水病者，故不得卧，卧则惊，惊则咳甚也"，皆属于不得卧范畴，而张仲景《伤寒论·辨少阴病脉证并治》"少阴病，得之二三日以上，心中烦，不得卧"，则是以烦躁不眠为主，当属本病。

（三）百合病

百合病临床也可出现欲卧不能卧，但与不寐易区别，它以精神恍惚不定及口苦、尿黄、脉微微为主要临床特点，多由热病之后，余热未尽所致，其伴随症状亦有差异。

第四节　辨证论治

一、辨证要点

（一）辨脏腑

由于受累脏腑不同，临床表现的兼证亦有差别，不寐病位在心、肝，但胆、脾、胃、肾等脏腑若出现阴阳气血失调，亦可扰动心神而发不寐，若伴有急躁易怒多为肝火内扰，若有不思饮食、腹胀、便溏、面色少华多为脾虚不运，若有腰酸、心烦、心悸、头晕、健忘多为肾阴虚，心肾不交，嗳腐吞酸多为胃气不和。

1. **从肝论治失眠**　病理上，肝气易郁结，肝血易虚，《症因脉治·内伤不得卧》："肝火不得卧之因。或因恼怒伤肝，肝气怫郁，或尽力谋虑，肝血有伤。肝主藏血，阳火扰动血室，则夜卧不宁矣。"肝郁结日久，化火，内火上扰心神，神志不宁，则发为失眠。若肝受邪扰，或年老体虚，肝血不足，阴不敛阳，阳浮于外，魂不归肝，而至不寐。可出现肝郁气滞、肝郁化火、肝郁血瘀等证型。

2. 不寐病机中肝与其他脏腑的关系
肝心为母子之脏，肝所主的情志是神的重要组成部分，心神往往易受情志因素的影响。心主神，肝藏魂，心肝血气充盛，则心神得养，肝魂安藏，若肝血不足或肝失调达，肝魂不能安藏，而且母病及子，导致心神失养或心神被扰，出现不寐；另一方面，肝主疏泄，畅气机，心主血，而养诸脏，调血量而行气血，气血又是神志活动的基础物质，神本于血而动于气，肝心二脏生理相关，病理相连，若情志所伤，疏泄不及，肝气郁结，易累及心导致神气活动障碍，肝不藏血，肝血亏虚或血行不利，心神失于濡养，而导致失眠。《杂病广要·惊悸》"有因怒气伤肝，有因惊气入胆，母能令子虚，因而心血不足，又或嗜欲繁冗，思想无穷，则心神耗散而心君不宁，此其所以又从肝胆出治也"。乙癸同源，阴虚神扰，肝肾同源，肝藏血，肾藏精，气郁化火日久，必损肾阴，肾阴为人体阴液根本，具有滋养、濡养各脏腑组织、充养脑髓，制约阳亢之功，肾阴亏虚，不能上养脑髓，阴不制阳，虚火亢旺，上扰心神[12]。土木不疏，横犯脾胃，肝与脾胃互助为理，胃气调畅有赖于肝之疏泄，肝气郁结，郁而化火，横逆犯胃，可致胃失和降，脾失健运，升降失常，出现腹胀痞满、嗳气、大便不畅或溏等，或肝气郁结，肝乘脾，脾失健运，气血生化不足，不能养心安神而致不寐。胆附于肝，相为表里，肝气虽强，非胆不断，肝胆相济，勇敢乃成，肝胆两者相互配合，相互为用，人的精神意识思维活动才能正常进行，胆虚则善惊易恐，则出现不寐。

（二）辨虚实
本病病轻者仅有少眠或不眠，病程短，舌苔腻、脉弦滑多见，以实证为主；重者彻夜不眠，病程长，易反复发作，舌苔较薄，脉沉细无力，多以虚证为主。

二、治疗原则
治疗以补虚泻实、调整阴阳为原则，安神定志是本证的基本治法。

（一）调整气血阴阳
不寐的病机是脏腑阴阳失调，气血不和，用药上注重调整阴阳，补虚泻实，使阴阳达到平衡，阴平阳秘，气血调和，脏腑功能恢复正常，阴交于阳，则睡眠改善。

（二）心理治疗
对于情志不调所致不寐，在治疗上应给以患者心理指导，使其放松紧张或焦虑情绪，保持心情舒畅以调达气机，因此心理指导对不寐的治疗起着举足轻重的作用。

三、辨证治疗
（一）实证
1. 肝郁气滞
【证候】不易入睡，梦多易惊，善叹息或胁痛，呕逆，或腹胀，便后不爽，苔薄，脉弦，发病每因情志不畅而加重。

【病机】情志抑郁，肝气郁滞，日久则气滞血瘀，胸胁疼痛，肝魂受扰而出现不易入睡，梦多易惊，肝气郁结，肝经气机阻滞，见胁痛，横逆犯胃，胃气上逆，见呕逆，横逆犯脾，气机阻滞，脾失健运，见腹胀、便后不爽。

【治法】疏肝解郁，理气安神。

【方药】四逆散、柴胡疏肝散或逍遥散加减。四逆散，柴胡、枳实、芍药、甘草；也可选用柴胡疏肝散，柴胡、香附、枳壳、陈皮、川芎、芍药、甘草等，在诸多辛散理气的药物中加入养血活血、和胃降逆的药物。肝气郁结太过，横逆犯脾，脾失健运，不仅有肝郁症状，同时出现腹胀、腹泻等脾虚症状，方选逍遥散加减，应用柴胡、白芍、当归、茯苓、白术、甘草、薄荷等。

2. 肝郁化火 [3-5]
【证候】不寐，平素急躁易怒，多梦易

惊，伴头晕、头涨、目赤口苦、便秘、溲赤、舌红、苔黄，脉弦数。

【病机】肝郁化火，上扰心神而致多梦易醒，急躁易怒。肝火上扰，见目赤口苦、便秘、溲赤。舌红、苔黄、脉弦数为热象。

【治法】清肝泻火，镇静安神。

【方药】龙胆泻肝汤加减。龙胆草、黄芩、栀子、泽泻、木通、车前子、当归、生地黄、柴胡、甘草等；病症较轻者，如果肝气郁结日久，化火，见失眠、心情烦躁、易怒、口干、口苦、舌红脉弦等热象，可予以丹栀逍遥散，牡丹皮、栀子、柴胡、白芍、当归、茯苓、白术等；若胸闷胁胀，善叹息者加香附、郁金、佛手疏肝解郁，若肝胆实火，肝火上炎之重症出现头痛欲裂，大便秘结可服当归龙荟丸，以清泻肝胆实火。

3. 肝经痰热 [3-5]

【证候】不寐，痰多，脘闷，吞酸恶心，心烦口苦，目眩，舌质红，苔黄腻，脉滑数。

【病机分析】日久情郁不畅，肝气犯脾，脾失健运，运化失常，痰气自生，痰郁化热，内扰肝魂，发为不寐。舌质红，苔黄腻，脉滑数为痰热内蕴之象。

【治法】清热涤痰，养心安神。

【方药】黄连温胆汤加酸枣仁汤加减。黄连、竹茹、甘草、生姜、茯苓、半夏、陈皮、枳实、酸枣仁、知母、川芎等；若心悸动、惊惕不安加琥珀、珍珠母、朱砂之类镇惊安神定志；若痰热盛，痰火上扰心神彻夜不眠，大便秘结不通者，加大黄或用礞石滚痰丸逐瘀泻火安神。

4. 肝郁血瘀

【证候】不寐，或伴头痛，胸痛，胁痛，妇女经行不畅，面色暗滞，舌紫有瘀斑，脉象弦涩。

【病机】肝失疏泄，久则气滞血瘀，经络瘀阻，影响肝的正常藏血，魂不归肝，

瘀血不去，心血不生，血不能濡养心神，导致心失所养，临床见失眠。《医林改错》关于血府逐瘀汤的论述中，提到"夜不能睡，用安神养血药治之不效者，此方若神"。

【治法】活血化瘀，疏肝安神。

【方药】血府逐瘀汤加减。当归，川芎，桃仁，红花，牛膝，柴胡，桔梗，枳壳，生地黄，当归，甘草等。

（二）虚证

1. 阴虚火旺 [3-5]

【证候】心烦不寐，多梦易惊兼心悸、健忘，头晕耳鸣，腰膝酸软，梦遗，五心烦热，舌红，脉细数。

【病机】肝肾阴虚，心阴不足，心肝火旺，虚火扰神而致心烦不寐，多梦易惊，心悸。肾精亏耗，髓海空虚，故头晕、耳鸣、健忘。腰府失养，故腰膝酸软，心肾不交，精关不固，故梦遗。五心烦热、舌红、脉细数为阴虚内热之象。

【治法】滋阴降火，交通心肾，安神。

【方药】黄连阿胶汤加减。黄连，黄芩，阿胶，鸡子黄，白芍等。本证也可选用天王补心丹、朱砂安神丸等。朱砂安神丸、天王补心丹，作丸作丹便于常服；若阳升面热微红，眩晕耳鸣可加牡蛎、龟甲、磁石等重镇潜阳；若心烦心悸较甚，男子遗精，可加肉桂引火归元；若肾阴虚明显加六味地黄丸；盗汗加麻黄根、浮小麦、生龙骨、生牡蛎。

2. 肝血不足

【证候】难以入睡，寐则多梦易醒，心悸健忘，肢倦神疲，头晕，腹胀，便溏，面色少华，舌淡苔白，脉细涩。

【病机】年老体虚，或素禀肝血不足，或久病失血，久病血虚，肝血亏虚，血亏气郁，夜卧则肝血难归于肝，魂不归藏而病不寐，多梦易醒。肝血不足，不能濡养心神见心悸健忘、头晕，肝血不足，脾失健运，见肢倦神疲、腹胀、便溏、面色少

华。舌淡苔白，脉细涩为血虚表现。

【治法】补益肝血，养心安神。

【方药】酸枣仁汤加减。酸枣仁、茯苓、知母、川芎、甘草等；肝血亏虚日久，肝阴不足，出现失眠伴有口干、胁肋隐痛、五心烦热、舌红少津、脉细数，在补养肝血时予以滋阴养肝，可用一贯煎加减；若肝阴血亏虚连及肾，肝肾同源，肾阴不足，失眠兼见目眩耳鸣、腰膝酸软等，肝肾阴虚，则应补益肝肾，予以六味地黄丸加安神之品。

若偏于血虚面色不华加熟地黄、丹参，若不寐较重可加合欢花、柏子仁、五味子、首乌藤，助养心神，龙骨、牡蛎以镇静安神，夜梦纷纭，时醒时寐加肉桂、川黄连，如兼脘闷纳差，苔滑腻，予加二陈汤助脾理气化痰，兼腹泻者减当归加苍术、白术之类。

3. 心胆气虚 [3-5]

【证候】不寐多梦，善恐易惊，胆怯心悸，气短倦怠，自汗，舌质淡，脉弦细。

【病机】心虚则心神不安，胆虚则善惊易恐，而见多梦易惊，气短倦怠为气虚之象，舌淡、脉弦细为气血不足的表现。

【治法】益气镇惊，安神定志。

【方药】安神定志丸加减。人参、茯苓、甘草、远志、石菖蒲、川芎、酸枣仁、知母、龙齿等；心悸气短加黄芪、白术、山药；心气虚自汗者加浮小麦、麻黄根；心肝血虚，惊悸汗出，重用人参，加白芍、当归补养肝血；胸闷善太息，腹胀者加柴胡、陈皮、山药、白术、吴茱萸；善惊易恐较甚，神魂不安可加龙骨、牡蛎、石决明、朱砂重镇安神。

（三）用药注意事项

肺主降，肝主升，肝升太多，或肺降不及，则见"肝火犯肺"；反之，肺失清肃，燥热内生，可影响肝脏。肝失疏泄，失眠伴有咳嗽者，可以配伍宣肺之品例如桑白皮、枇杷叶之类。

脾胃为气机升降之枢纽，肝失疏泄，横逆犯脾，脾胃运化功能失常；脾胃功能异常，也影响到肝脏之功能，故从肝论治失眠，若见不思饮食、食后呃逆、腹胀等表现，可在方中加以茯苓、白术、陈皮等健脾药物。

肝藏血，肾藏精，精血同源，肝阴和肾阴相互滋生，肝肾相生。临证中常肝肾同治，白芍、当归等养肝血同时，予以山茱萸、地黄等滋养肾阴。若阴虚阳亢，加煅龙骨、煅牡蛎等平肝。

依据虚实的不同，可采用重镇安神或养血安神的药物，实证多用重镇安神的药物，常用生龙骨、生牡蛎、紫石英、龙齿、朱砂、琥珀、珍珠母。虚证多用养血安神药物，常用首乌藤、柏子仁、酸枣仁、龙眼肉、远志、合欢皮、茯神等。

第五节　其他疗法

一、针灸疗法

现在临床上针灸疗法广泛用于失眠的治疗，从针灸治疗的原则来看，主要是以下几种：

一是以主神明为主的理论，多取心包经、心经的腧穴，以宁心安神的神门、内关等为代表。陈鑫等提出心神受扰是失眠的主要原因，故采用心包经之原穴大陵为主治疗失眠，以疏导五脏六腑之气，配合百会、印堂镇静安神 [13]。

二是以脑为元神之府为理论的依据，多取头部腧穴或直接予以头针；标准头穴线均位于头皮部，按颅骨的解剖名称分为颞区、顶区、额区、枕区 4 个区，14 条标准线，依据大脑皮层的功能定位在头皮的投影选取相应的头穴线为头针的理论基础与应用原则。取醒脑开窍的百会、四神聪、安眠、太阳等穴。

三是以相关脏腑为理论依据的依据辨

证论治多取背俞穴、五输穴、原穴,在脏腑经络辨证的基础上在躯干、四肢选取相关的穴位进行针刺并施以补泻手法,调整脏腑、疏通经络、行气和血,达到宁心安神的目的,取以调理脏腑功能的肝俞、脾俞、肾俞、心俞及三阴交等。

四是以奇经八脉为理论依据,多取督脉、阴跷脉、阳跷脉为主腧穴,取神庭、印堂、申脉、照海等穴;吴希等认为跷脉经气的盛衰直接影响到人的睡眠活动,从调跷脉论治失眠,取申脉、照海穴以调和阴阳。

现代临床以从肝论治为理论基础,治疗失眠,也有较多的应用。

(一)体针

处方[14]:合谷配太冲,百会配四神聪,肝俞配期门。方义:合谷为手阳明大肠经原穴,阳明经多气多血而主阳主动,太冲为足厥阴肝经原穴,厥阴经少气多血,主阴主静,两穴相配为阴阳同治、调和气血、平肝潜阳、安神定志。百会属于督脉,具有平肝潜阳、开窍醒神、聪耳明目之效,四神聪具有镇静平肝、健脑明目的作用,两穴相配,宣通气机,上疏下导。肝俞配合期门,属于肝经俞募配穴法,肝俞具有疏肝降火、养肝退热等作用,期门为胸胁部要穴,具有疏肝理气、调气养神的功效。

(二)电针

电针是将毫针刺入人体腧穴,通以脉冲电流、以持续增加针感效应治疗疾病的一种方法。处方[15]:神庭、百会、经验穴位(神庭穴左右旁开1寸处各取1穴)。方法:用1.5寸毫针进针,行针至得气后,平补平泻法,神庭与白会、经验穴加以100Hz连续波脉冲电流,强度以患者能忍受为度,每次25分钟,每日1次,2周为1个疗程。

(三)灸法

灸法是通过艾绒燃烧后产生的热度对腧穴进行刺激,激发经络之气,促进气血通畅,平衡阴阳,恢复脏腑功能。陈勤等运用艾灸的方法治疗失眠,取得了良好的效果。处方[16]:百会、神门、内关、心俞、脾俞、肝俞、肾俞。方法:背俞穴采用灸或回旋灸,以患者感温热舒适,局部皮肤发红为度,每穴10分钟,百会、神门、内关、毫针针刺,得气后捻转补法,每穴留针30min,1周4次为1疗程。

(四)穴位埋线

穴位埋线是对针灸疗法的革新,有作用持久、便捷、副作用少等特点,在临床上广泛应用。处方[17]:督脉棘突下压痛点。方法:取穴时让患者尽量低头,充分暴露椎间隙,在棘突下压痛旁开1cm处作为埋线进针点,该处常规消毒,左手提起皮肤,右手用注射器吸取盐酸利多卡因作一直径1cm大小皮丘,局部浸润麻醉,将0/2号1cm羊肠线放置于9号一次性埋线针,在进针处向穴处斜刺一定深度进入脂肪层,得气推按针芯使羊肠线进入皮下,边推针芯,边推针管,勿露线头,压住针眼以防出血,最后贴上创可贴以防止感染,14天埋线1次,共6次。

二、耳穴疗法

处方[18]:耳尖放血;双耳取穴:神门、心、枕、皮质下、神经衰弱区、睡眠深沉穴。方法:耳尖放血,每次5~8滴,第一次双耳,5~7天双耳交替,1个疗程5次;耳穴:用王不留行粘在0.5cm×0.5cm胶布中央,贴敷在穴位上,嘱咐每天自行按压每个穴位0.5min,每天按压3次,以局部产生酸、麻、胀痛及灼热感为宜。

三、推拿疗法

潘连奎[19]等,通过开天门(推攒竹)、推坎宫、按太阳、勾风池、压安眠、勾廉泉、按承浆、擦躯干(心俞、肝俞、脾俞、胃俞、肾俞、命门），治疗失眠取得了一定效果。

四、中药穴位贴敷

常用的治疗失眠穴位贴敷的药物有吴茱萸、酸枣仁、肉桂、黄连、朱砂、远志、茯苓、首乌藤、龙骨、石菖蒲，应用穴位前5位是涌泉穴、内关穴、神阙穴、心俞穴、三阴交穴。常用的贴敷调和剂有醋、蜂蜜、水、生姜汁、凡士林、白酒、米酒等[20]。

五、中医传统功法

（一）八段锦

八段锦功法是八节动作编成的健身功法，具有调节人体经络气血运行、改善脏腑功能、健身祛病的功效，具有简单易学、保健功效显著的特点。有研究表明，八段锦作为一种基础运动干预方法，对糖尿病伴有失眠、高血压伴有失眠患者具有一定的疗效。

（二）太极拳

太极拳是中华传统武术中极具代表性的优秀拳种，与阴阳学说、五行学说、经络理论等中医学理论完美融合。太极拳动作柔和、舒展，能调节呼吸、协调肢体、调畅气血、平衡阴阳、疏通经络、调节脏腑。Irwin MR[21]等对老年失眠患者进行了观察，发现太极拳能改善老年患者的睡眠障碍，是一种有效的非药物疗法。

（三）五禽戏

五禽戏，最初是东汉华佗潜心研究虎、鹿、猿、熊、鸟五种动物的生活习性，将人体的运动与动物的形态动作完美结合创制的一套养生保健方法。五禽戏的动作较八段锦、太极拳复杂，民间练习的人少，相对八段锦和太极拳，有关失眠研究少。有学者针对五禽戏对大学生失眠患者的影响进行了研究，通过观察匹兹堡睡眠质量指数量表积分，显示五禽戏有一定

改善睡眠的作用。

六、饮食疗法

饮食疗法对于虚证的失眠尤为适合。

1. 甘麦大枣汤　淮小麦60g，红枣15枚，甘草30g，加水400ml，煎成100ml，临睡前服用。应用于更年期妇女失眠、多汗、体虚者。

2. 莲子百合汤　莲子30g，百合15g。共煮成汤，加入冰糖少许，临睡前服用。适用于虚热烦躁失眠者。

3. 柏子仁汤　柏子仁15g，粳米100g。先将柏子仁去皮捣烂，同粳米煮粥，待粥熟时，兑入蜂蜜，稍煮1~2min沸即可，每天服用2次，7天为1个疗程。此方适用于失眠、健忘、便秘的老年患者。

4. 阿胶红枣汤　红枣500g，加水煮烂，再加冰糖100g、阿胶150g（适量黄酒烊化），慢火煨成膏方备用，早晚各服用1~2汤匙。此方应用于气血亏虚之失眠多梦。

（朱晓骏、高月求）

参考文献

[1] 王维伟，陈建杰.试谈肝性不寐[J].辽宁中医药大学学报，2008，10（2）：25-26.

[2] 张鹏，李雁鹏，吴惠涓，等.中国成人失眠诊断与治疗指南（2017年版）[J].中华神经科杂志，2018，51（5）：324-355.

[3] 张伯臾.中医内科学[M].上海：上海科学技术出版社，1984：113-116.

[4] 陈湘君.中医内科学[M].上海：上海科学技术出版社，2013：354-361.

[5] 余小萍，方祝元.中医内科学[M].上海：上海科学技术出版社，2018：124-130.

[6] 张冰怡，刘春玲.唐蜀华从肝论治不寐临床经验[J].天津中医药大学学报，38（2）：122-125.

[7] 颜德馨.中国百年百名中医临床家丛书·颜

德馨 [M].北京：中国中医药出版社，2001：159.

[8] 牟萍，高晶晶，万溪，等.田军彪从肝论治失眠经验 [J].中医药导报，2017，23（5）：114-116.

[9] 权国昌，刘恋，刘惠君，等.吴清明教授从肝论治顽固性失眠的临床经验 [J].中国中医药远程教育，2018，24（16）：70-72.

[10] 吴同启，刘永年.刘永年从肝论治失眠经验 [J].辽宁中医杂志，2011，38（6）：1057-1058.

[11] 高梦鸽，赵艳.彭建中从肝论治失眠经验 [J].中医杂志，2019，60（1）：17-19.

[12] 印会河.中医基础理论 [M].上海：上海科学技术出版社，1998：49-53.

[13] 焦扬，吴常征，丁一，等.针灸从调治失眠的思路探讨 [J].时珍国医国药，2014，5（3）：693-694.

[14] 王聪，陈云飞.针灸从肝论治失眠思路探析 [J].针灸临床杂志，2018，34（5）：72-77.

[15] 史银莹，张海峰，侯宏.头针结合电针治疗顽固性失眠 [J].广西中医药大学学报，2016，19（2）：22-24.

[16] 陈勤，陈晓均，周之英，等.艾灸背俞穴为主治疗慢性失眠的随机对照研究 [J].中华中医药学刊，2013，31（11）：2483-2485.

[17] 刘卓兰，王顺.督脉压痛点埋线法治疗顽固性失眠临床观察 [J].上海针灸杂志，2015，34（2）：1188-1189.

[18] 王淑芬，刘素敏.耳尖放血结合耳穴治疗失眠症 106 例疗效观察 [J].浙江中西医结合杂志，2015，25（8）：777-778.

[19] 潘连奎.改良引阳入阴推拿治疗原发性失眠 [J].中医外治杂志，2018，27（6）：10-11.

[20] 李佳明，刘立安.中药穴位贴敷治疗失眠的文献分析 [J].临床医药文献杂志，2019，13（6）：197.

[21] IRWIN M R，OLMSTEAD R E，MOTIVALA S. Improving sleep quality in older adults with moderate sleep comlpains：a randomized controlled of Tai Chi Chih[J].Sleep，2008，31（7）：1001-1008.

第九章　虚劳

虚劳又称虚损，是由多种原因导致的以脏腑亏损，气血阴阳虚衰，久虚不复成劳为主要病机，以五脏虚候为主要临床表现的多种慢性虚弱证候的总称。

历代医籍对虚劳的论述颇多。汉代张仲景《金匮要略·血痹虚劳病脉证并治》首先提出了虚劳的病名，并详细论述了虚劳的脉象、辨证、证治等内容。其中"虚劳虚烦不得眠，酸枣汤主之"和"五劳虚极羸瘦，腹满不能饮食，食伤、忧伤、饮伤、房室伤、饥伤、劳伤、经络营卫气伤，内有干血，肌肤甲错，两目黯黑。缓中补虚，大黄䗪虫丸主之"对于肝性失眠和终末期肝病的辨证论治具有临床指导意义。隋代巢元方《诸病源候论·虚劳病诸候》用五劳、六极、七伤概括了虚劳的病因。五劳中的肝劳是指，面目干黑，口苦，精神不守，能独卧，目视不明；六极中的筋极是指，数转筋，十指爪甲皆痛苦，倦不能久立；七伤中的大怒气逆伤肝，均表明肝脏脏腑功能亏虚、气血阴阳虚弱与虚劳的发生发展密切相关。机体或因感染疫毒，或因饮食不节或不洁，或因情志失畅均可伤及肝脏，导致正气亏损，阴阳失调，气血运行失司；肝为刚脏，藏血，主疏泄，性喜条达，气为血帅，气虚则无力推动血液正常运行，血瘀阻滞肝络，瘀血不去，新血不生病久迁延，正气亏损，脏腑失调，导致气血阴阳虚弱，毒邪相客，互相搏结，则发为虚劳。

第一节　病因病机

一、古代医家的认识

《素问·通评虚实论》以"精气夺则虚"概括为虚劳的定义。《素问·调经论》提出了"阳虚则外寒，阴虚则内热"的阳虚、阴虚之别。《素问·三部九候论》提出了"虚则补之"、《素问·至真要大论》提出了"劳者温之""损者温之"的治疗虚劳的总则。《难经·十四难》论述了"五损"之说，并提出了治则治法："损其肺者益其气，损其心者调其营卫，损其脾者调其饮食，适其寒温，损其肝者缓其中，损其肾者益其精。"汉代张仲景《金匮要略·血痹虚劳病脉证并治》首先提出了虚劳的病名，分阴虚、阳虚、阴阳两虚三类，治疗重在温补脾肾，还提出了干血致虚，宜化瘀生新的治法。隋代巢元方《诸病源候论·虚劳病诸候》用五劳、六极、七伤概括了虚劳的病因。五劳是指心劳、肝劳、肺劳、脾劳、肾劳；六极是指气极、血极、筋极、骨极、肌极、精极；七伤是指大饱伤脾，大怒气逆伤肝，强力举重、久坐湿地伤肾，形寒寒饮伤肺，忧愁思虑伤心，风雨寒暑伤形，大恐惧不节伤志。金元时期，李东垣以脾胃立论，长于甘温补中调理虚损，朱丹溪善于滋阴降火及泻火保阴之法，从肝肾论治虚劳，并重视调养精血。明张景岳提出了阳中求阴、阴中求阳的治则："善补阳者，必于阴中求阳，则阳得阴助而生化无穷；善补阴者，必于阳中求阴，则阴得阳升而泉源不竭。"创制了左归丸、右归丸，创新性发展了肾虚虚损的治疗。明汪绮石《理虚元鉴》为虚劳专书，提出："治虚有三本，肺、脾、肾是也。肺为五脏之天，脾为百骸之母，肾为性命之根，治脾、治肺、治肾，治虚之道毕矣。"清王旭高尤其重视调治中土，常用肝病缓中、扶土抑木、培土生金、培土制水等法[1]。清王学权《重庆堂随笔》中将虚劳分为阳伤和阴伤两类。阳伤虚劳据脉又可分为两类，脉大为烦劳伤阳；脉迟为冷劳[2]。对于虚劳的发病和预后，认为"阳伤冷劳不概见而易治，阴伤火劳则甚多而难治，盖因烦劳伤阳，节其阳易，而阳气亦易复也；情欲伤阴，遂其情难，而阴液亦难充也"。清吴鞠通《医医病书·虚劳论》中提出了"补上焦如鉴之空，补中焦如衡之平，补下焦如水之注"的三焦补益治疗原则和用药特点[3]。

二、现代医家的认识

虚劳涉及的疾病范围很广，凡先天禀赋不足，后天失养，病久体虚，积劳久伤，久虚不复所导致的以脏腑气血阴阳虚损为主要表现的病证均属于本证的范围。

中医肝病名家关幼波教授重视气血辨证在治疗慢性肝病中的作用，将气血辨证与八纲辨证列为同等重要的地位，创立了"十纲辨证"学术体系，形成其"气血辨证""痰瘀学说""络病说""虚证说"的学术特点。治疗虚证首要抓住疾病的本质分清因果，辨明"因病而虚"还是"因虚而病"论治。关老认为慢性肝炎"久病体自虚，气血要注意；活血要化痰，化瘀要软坚"，即指肝病日久，机体气血日益虚衰，对五脏六腑四肢百骸的充盈、濡养和调节的功能均衰退，应重视各脏腑器官气血的盛衰，适当加以调整，治疗应以补气、活血、化痰、养血、柔肝等为主。慢性肝炎始于肝郁气滞，湿痰瘀阻，进而痰湿与瘀血凝聚，阻滞经络，以致肝、脾、肾、气血失和，所以活血化痰法则一定要贯穿肝病治疗的始终。肝硬化辨证虽分肝肾阴虚、阴虚血热、脾肾阳虚，但气虚血滞为本，治疗以补气活血、养血柔肝为基础。肝硬化腹水久病正虚，肝郁血滞，湿痰瘀阻血络，气血不畅为水湿停聚的重要环节，治以补气活血行气化痰之法[4-5]。

首届全国名中医钱英教授论治肝癌导致的虚劳时认为，本病多因久病正虚，脾虚失于运化，元气亏虚，络脉不通，痰浊瘀血邪毒结聚不散，进一步阻塞经络气血运行，影响脏腑运化。概括其病机特点为"肝郁脾肾气血亏，痰湿疫毒残未尽"。虚损成积是肝癌的根本原因，因此扶正补虚是肝癌治疗中的重中之重。扶正强调补气、和血、滋补肝肾等方法。钱英教授在治疗慢性肝病中强调体用同调，他认为肝血充足肝体得养方能肝用调和，功能正常。血液在脉道中流行，血量充沛则脉道充盈；血液虚少，阴津不足则脉道萎闭，继而成瘀。所以当"补血滋阴，增液盈脉"，令肝体得养，肝血得充，并适当使用活血化瘀之品，使肝络得通，血行得畅。最终达到养肝体、调肝用、和气血的目的。临证思辨时钱英教授常言"肝无血养则失柔，木无水涵则枯萎"，治疗时极力倡导：若欲通之，必先充之。另外，钱老治疗慢性肝病提出"见肝之病，其源在肾，急当固肾"的观点。根据久病及肾的理论，认为肾阴为肝体之本，肾阳为肝用之本，固肾须阴阳平调，兼顾肾阴、肾阳。临证见患者出现腰酸腿软、面色黧黑、晦暗无华等证，或两尺脉沉而无力，便投以固肾之品[6-8]。

首届全国名中医王伯祥教授认为慢性肝病，因病程较长，经久不愈，其病理本质为本虚标实，即肝脾肾虚为本，湿热疫毒羁留为标。正虚有三：一曰肝虚（肝阴虚为主），二曰脾虚，三曰肾虚。故主张治疗用药遵循中医"久病必虚""久病及肾"等理论，采用扶正补虚、补益肝脾肾等治则；王老推崇"治未病者，见肝之病，知

肝传脾，当先实脾"理论，遵循"肝病实脾"的原则，主张采用健脾益气、培补中土等治疗原则，采用"甘味"之药健脾补中，加强脾胃生化气血功能，既防病邪入侵，又可资生肝血，使肝有所藏[9]。

国医大师李振华教授论治臌胀认为，病程日久，发展为肝肾阴虚证，症见腹胀腹水，心悸失眠，口舌干燥，舌红无苔，脉弦细。多因素体阴虚、嗜酒过度，或久病伤阴，致肝肾阴虚，郁而化热，脾虚湿阻所致。本证患者因病机虚实寒热错杂，治疗较困难。概因健脾利水需温阳，如用桂枝助膀胱气化则伤阴助热而心烦失眠加重，滋阴清热则伤脾助湿而使腹胀腹水加重。治宜疏肝健脾、养阴清热，选用加减滋水清肝饮加减治疗[10]。

上海市名中医王灵台教授在论治慢性乙型肝炎的临床实践中，深刻体会到若拘泥于清热解毒利湿之法则难以取效，应当另辟蹊径，寻觅新法为治。他对临床收治的慢性乙型肝炎患者仔细分析发现，相当部分患者除了有湿热症状外，尚有肾虚、间或尚有命门之火不足的表现，如面色无华，神情委顿，眩晕耳鸣，腰酸膝软，阳痿遗精或带下清稀，甚或形寒畏冷或月经失调等，舌象可见舌苔薄白，舌质淡胖，边有齿印，脉细滑。况且，慢性乙型肝炎病情缠绵，病程较长，患者感染乙肝病毒旷日持久，必然暗耗肾精，即所谓"五脏之真，惟肾为根""五脏之伤，穷必及肾，轻伤肾气，重伤肾阳"，即"久病伤肾"之说。此外，本病多湿重热微，湿为阴邪，易伤阳气，轻则脾阳不运，重则脾阳不振，暂则脾病而已，久则肾阳亦虚，正所谓"湿久，脾阳消乏，肾阳亦惫"。因此，王灵台教授认为慢性乙型肝炎的病机主要体现在肾精肾气亏损，或命门之火不足，湿热未尽。无论是慢性乙型肝炎导致肾虚，还是在肾虚的基础上发生慢性乙型肝炎，肾虚都是慢性乙型肝炎的主要病机之

一。根据益肾温肾为主、清化湿热为辅的治则来选方用药，拟定了补肾方，长期应用于慢性乙型肝炎临床治疗[11-12]。

根据古今医家所论，并结合临床实际，现代医学中的慢性肝脏疾病，出现类似虚劳的临床表现时，其常见的病因病机归纳如下：

名医秦伯未在《谦斋医学讲稿·论肝病》中指出："（肝脏）以血为体，以气为用，血属阴，气属阳，称为体阴而用阳。故肝虚证有属于血亏而体不充的，也有属于气衰而用不强的，应包括气、血、阴、阳在内，即肝血虚、肝气虚、肝阴虚、肝阳虚四种。"[13]

名老中医蒲辅周先生也指出，五脏皆有"阳虚阴虚之别"，"肝阳虚则筋无力，恶风，善惊惕，囊冷，阴湿，饥不欲食"可见肝阳虚在临床上是客观存在的[14]。

《理虚元鉴·虚证有六因》中指出虚劳病因为："有先天之因，有后天之因，有痘疹及病后之因，有外感之因，有境遇之因，有医药之因。"因此，虚劳多因父母体弱多病，禀赋不足；或孕育不足，胎中失养；或出生后喂养失当，水谷精气不足，均可导致先天不足，易于罹患疾病，且病后迁延难愈，久虚不复，发为虚劳；或因烦劳过度，忧郁思虑，积思不解，七情内伤，易使心失所养，脾失健运，心脾两虚则致气血亏虚，日久成劳。又因早婚多育，恣情纵欲，房事不节，致使肾精亏虚，肾气不足，久则阴阳亏损；或因饥饱不调，暴饮暴食。过食生冷、辛辣、油腻、饮酒过度；或嗜食偏食，营养不良，均可损伤脾胃后天之本，水谷精微生化乏源，气血亏虚，脏腑经络失于濡养，日久形成虚劳；或因大病邪气过盛，或病久迁延难愈，脏腑功能受损，耗伤气血阴阳，正气难复，瘀血留滞，新血不生；或寒邪久留，伤气损阳；或病后失于调理，均可演变成虚劳；或因诊断有误，失治误治，

用药不当，致精气损耗，延误病情，加剧脏腑功能虚损，气血阴阳失衡，久则导致虚劳。

虚劳病理性质为气、血、阴、阳虚损。病变部位主要在五脏，尤其以脾、肾两脏为主。盖因脾为后天之本，气血生化之源；肾为先天之本，五脏之根。五脏和气血的阴阳功能既各有不同，又密切联系、相互协调。主要由于五脏互关，气血同源，阴阳互根，所以在病变过程中常互相影响。

五脏阴阳气血的损伤亦各有不同的重点。一般而言，气虚以肺、脾为主，病重者也可影响到心、肾；血虚以心、肝为主，并与脾生化之源不足有关；阴虚以肾、肝、肺为主，涉及心、胃；阳虚以脾、肾为主，重者可影响到心。

第二节　诊断要点

1. 多见乏力体倦，心悸气短，面容憔悴，自汗盗汗，或五心烦热，或畏寒肢冷，脉虚无力；重者可见形神衰败，身体羸瘦，大肉尽脱等症状。若病程较长，久虚不复，症状可逐渐加重。

2. 具有引起虚劳的致病因素及较长的慢性肝病病史。血常规、血生化、心电图、X 线检查、CT 或 MRI、超声、免疫功能测定、病毒性肝炎等病毒学检查有助于本病的诊断。

第三节　类证鉴别

一、肺痨

肺痨乃正气不足，复感痨虫所致，病位主要在肺，后期可累及脾肾，具有传染性，以阴虚肺燥为其病理特点，以潮热盗汗、消瘦、胸痛、咳嗽、咳痰、咯血为主要临床特征；而虚劳乃多种病因所致，病

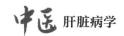

位在五脏，重点在脾肾，病程较长，受累脏腑较多而致久虚不复，无传染性，以脏腑气血阴阳亏虚为基本病机，以五脏气血阴阳虚损证候为主，症候复杂多样。肺痨久虚不复，可转成虚劳。

二、其他脏器中的虚证

虚劳与内科其他疾病中的虚证在临床表现、治疗方药均有相似之处，但亦有差别。虚劳是以一系列精气亏虚的表现为特征，而其他疾病中的虚证则以其他病证的主要症状为特征；虚劳是多种慢性虚弱疾病发展到严重阶段的结果，病程漫长且病势缠绵，常累及多个脏腑；其他疾病中的虚证虽也以久病致虚者多见，但往往病变脏腑单一，亦有病程较短而呈虚证者。

（一）心之虚劳

心气虚症见心悸、气短，动则尤甚，神疲体倦，面色淡白或㿠白，自汗。舌淡苔白，脉虚弱。心气不足，鼓动无力，故见心悸、气短；劳则气耗，故动则尤甚，神疲体倦；心失所养，气血不得上荣，故面色淡白或㿠白；卫阳不固则自汗。

心血虚症见心悸，怔忡，失眠多梦，眩晕健忘，面色不华，口唇色淡。舌淡苔白，脉细弱。心血不足，心失所养，故心悸怔忡；血不养心，神不守舍，故失眠多梦；血虚不能上荣头面，故眩晕健忘，面色淡白无华，口唇色淡。

心阴虚症见心烦、失眠，潮热，盗汗，颧红，或口舌生疮。舌红少津，脉细数。心阴虚，心失濡养，心神不宁，故心悸，失眠；阴虚生内热，故潮热、盗汗、颧红；心开窍于舌，虚火上蒸于口舌，故口舌生疮。

心阳虚症见心悸，自汗，神倦嗜卧，心胸闷痛，形寒肢冷，面色苍白。舌淡或紫黯，脉细弱或沉迟。心阳不振，心气亏虚，故心悸，自汗，神倦嗜卧；心阳虚，心脉不畅，故心胸闷痛；阳虚不能温煦，则形寒肢冷，面色苍白。

（二）肺之虚劳

肺气虚症见气短不足以息，动则益甚，少气懒言，自汗乏力，咳嗽无力，痰液清稀，时寒时热，平素易于感冒，面色苍白。舌淡，脉虚无力。肺气不足，卫表不固，故气短不足以息，动则益甚，少气懒言，自汗乏力；肺气亏虚，宣降失常，不能布津，故咳嗽无力，痰液清稀；肺气亏虚，营卫失和，故时寒时热，平素易于感冒。

肺阴虚症见干咳或痰少而黏，甚则痰中带血，咽干甚或失音，潮热盗汗，颧红。舌红少津，脉细数。阴液亏虚，肺失濡润，宣肃失常，虚火灼伤肺络，故干咳或痰少而黏，甚则痰中带血，咽干甚或失音；阴虚生内热故潮热盗汗、颧红。

（三）脾之虚劳

脾气虚症见纳少腹胀，食后尤甚，倦怠乏力，便溏，面色萎黄。舌淡苔白，脉弱。脾虚失健，运化失司，故纳少腹胀，食后尤甚；脾运失职，水湿下注，故便溏；脾虚日久，气血生化乏源，故倦怠乏力；气血不能上养头面则面色萎黄。

脾胃阴虚症见口燥咽干，不思饮食，脘部灼热隐痛，干呕呃逆，面色潮红，大便干结。舌红少苔或无苔，脉细数。脾胃阴虚，运化失司，阴津不能上承，故口燥咽干，不思饮食；胃阴亏虚，胃失和降，则脘部灼热隐痛，干呕呃逆；津亏不润，无水停舟，则大便燥结。

脾阳虚症见腹胀纳少，喜温喜按，形寒，四肢不温，神疲乏力，遇受凉或饮食不慎而加剧，便溏或完谷不化。舌质淡，苔白，脉弱。脾阳虚衰，运化乏力，故腹胀纳少；阳虚寒凝，则形寒，四肢不温，喜温喜按；阳虚水谷不化，故便溏或完谷不化。

（四）肾之虚劳

肾气虚症见腰膝酸软，神疲乏力，耳聋耳鸣，小便频数而清，或尿后余沥不尽，或夜尿频多，女子白带清稀。舌淡苔白，脉沉弱。肾气不充，经筋失养，故腰膝酸软，神疲乏力；肾开窍于耳，肾气虚故耳聋耳鸣；肾气不固，膀胱失约，故小便频数而清，或尿后余沥不尽，夜尿频多，白带清稀。

肾阴虚症见腰膝酸软，眩晕耳鸣，甚至耳聋足痿，失眠多梦，男子遗精，女子经少或闭经，五心潮热盗汗，溲黄便干。舌红少津，脉细数。肾阴虚，精血不足，筋骨失养，故腰膝酸软，甚则足痿；肾虚髓海不足，脑失濡养，故眩晕耳鸣，甚则耳聋；阴虚内热，水不济火，故失眠多梦，五心潮热，盗汗；阴虚火旺，精关不固，则致遗精。

肾阳虚症见腰膝酸软，畏寒肢冷，男子遗精阳痿，女子宫冷不孕。多尿，或小便不禁，下利清谷或五更泄泻。舌质淡胖，有齿痕，苔白，脉沉弱。肾阳不足，失于温煦，故腰膝酸软，畏寒肢冷；肾失固摄，故遗精，阳痿；肾阳虚，气化不利，水不化气故多尿；肾气不固，则小便不禁；肾阳虚，命门火衰，火不生土，故下利清谷或五更泄泻。

第四节　辨证论治

一、辨证要点

1. 辨证应以气血阴阳为纲，五脏虚实为目　虚劳的证候虽多，但总不离乎五脏，而五脏之辨，又不外乎气血阴阳。因此，对虚劳的辨证应以气、血、阴、阳为纲，五脏虚候为目。《杂病源流犀烛·虚损痨瘵源流》曰"五脏虽分，而五脏所藏，无非精气，其所以致损者有四，曰气虚、曰血虚、曰阳虚、曰阴虚"。由于气血同源、阴阳互根，五脏相关，所以各种原因所致的虚损往往相互影响，由一虚渐致两虚，由一脏而累及他脏，使病情趋于复杂

严重。如临床常见肺脾（气阴）两虚、肺肾气虚、心脾（气血）两虚、肝肾阴虚、脾肾阳虚、心肾阳虚、阴阳两虚等。

2. 辨有无兼杂病证　先辨是否因虚而感外邪，次辨原有疾病是否继续存在，再辨有无因虚致实。①因病致虚、久虚不复者，应辨明原有疾病是否还继续存在。如因热病、寒病或瘀结致虚者，原发疾病是否已经治愈。②有无因虚致实的表现。如因气虚运血无力，形成瘀血；脾气虚不能运化水湿，以致水湿内停等。③是否兼夹外邪。虚劳之人由于卫外不固，易感外邪为患，且感邪之后不易恢复，治疗用药也与常人感邪有所不同。

二、治疗原则

虚劳的治疗方法当以补益为基本治疗原则，如《素问·三部九候论》所言"虚则补之"。

1. 根据病理属性的不同，分别采用益气、养血、滋阴、温阳之法；补血需要兼补气。血为气之母，血虚均伴有不同程度的气虚，故补血应适当配伍补气之品，益气生血。另外，需要注意阴阳互根，正如《景岳全书·新方八略引》中所言："善补阳者，必于阴中求阳，则阳得阴助而生化无穷；善补阴者，必于阳中求阴，则阴得阳升而源泉不竭。"

2. 要密切结合五脏病位的不同遣方用药，加强治疗的针对性。

3. 重视补益脾肾在治疗虚劳中的作用。因脾胃为后天之本，气虚生化之源，脾胃健运，五脏六腑、四肢百骸方能得以滋养。肾为先天之本，寓元阴元阳，为生命本元，故重视补益脾肾在虚劳治疗中具有重要的意义。

三、辨证治疗

1. 肝脾气虚证

【证候】纳少腹胀，食后尤甚，倦怠乏

力，便溏，面色萎黄，病目不明，两胁拘急筋挛，善悲怒，舌淡苔白，脉弱。

【病机】脾虚失健，运化失司，故纳少腹胀，食后尤甚；脾运失职，水湿下注，故便溏；脾虚日久，气血生化乏源，故倦怠乏力；气血不能上养头面则面色萎黄。

【治法】健脾益气。

【方药】加味四君子汤。常用药：人参、黄芪、白术、甘草益气健脾；茯苓、白扁豆健脾除湿。胃失和降，胃脘胀满，嗳气呕吐，加陈皮、半夏；食积停滞，脘闷腹胀，嗳腐吞酸，舌苔厚腻，加神曲、麦芽、山楂、鸡内金；气虚及阳，脾阳渐虚，腹痛即泻，手足欠温，加肉桂、炮姜。

2. 肝血虚证

【证候】头晕目眩，视力减退，面色不华，胁痛，肢体麻木，筋脉拘急，筋惕肉瞤，妇女月经不调甚则闭经。舌淡苔白，脉细弦。

【病机】肝血亏虚，不能上养头面，故头晕目眩，面色不华；肝血不足，目失濡养，故视力减退；血虚不能养肝故胁痛；肝血虚筋脉失养，血虚生风，故肢体麻木，筋脉拘急，筋惕肉瞤；肝血不足，冲任空虚，则月经不调，甚至闭经。

【治法】补血养肝，柔筋明目。

【方药】四物汤。常用药：熟地黄、当归补血养肝；芍药、川芎和血调营；黄芪、党参、白术补气生血。血虚甚者加制首乌、枸杞子、鸡血藤；胁痛加丝瓜络、郁金、香附理气通络；视物模糊加楮实子、枸杞子、决明子养肝明目；肝血亏虚，肝火亢盛，加龙胆草、黄芩、栀子、酸枣仁柔肝清肝泻火。

3. 肝阴虚证

【证候】头晕，耳鸣，目干畏光，视物模糊，急躁易怒，肢体麻木，筋惕肉瞤，面色潮红，口干红，脉弦细数。

【病机】肝阴虚则阴虚阳亢，上扰清

窍，故眩晕，耳鸣；肝阴不能上荣于目，故目干畏光，视物模糊；阴虚阳旺，肝阳化风，故急躁易怒，肢体麻木，面色潮红；肝阴虚，筋脉失养，故筋惕肉瞤。

【治法】滋养肝阴，养血柔肝。

【方药】补肝汤。常用药：熟地黄、当归、芍药、川芎养血柔肝；木瓜、甘草酸甘化阴；山茱萸、何首乌滋养肝阴。头痛、眩晕、耳鸣较甚者，加石决明、钩藤、菊花、刺蒺藜平肝息风潜阳；目干畏光，视物不明，加枸杞子、女贞子、决明子养肝明目；急躁易怒，尿赤便秘，舌红脉数，胃肝火亢盛，加夏枯草、牡丹皮、栀子。

4. 肝肾阳虚证

【证候】腰膝酸软，畏寒肢冷，男子遗精阳痿，女子宫冷不孕。多尿，或小便不禁，下利清谷或五更泄泻。舌质淡胖，有齿痕，苔白，脉沉弱。

【病机】肾阳不足，失于温煦，故腰膝酸软，畏寒肢冷；肾失固摄，故遗精、阳痿；肾阳虚，气化不利，水不化气故多尿；肾气不固，则小便不禁；肾阳虚，命门火衰，火不生土，故下利清谷或五更泄泻。

【治法】温补肾阳。

【方药】右归丸。常用药：附子、肉桂温补肾阳；杜仲、山茱萸、菟丝子、鹿角胶温补肾气；熟地黄、山药、枸杞子、当归补益精血，滋阴以助阳。

遗精加金樱子、桑螵蛸、莲须，或合金锁固精丸收涩固精；下利清谷，去熟地黄、当归，加党参、白术、薏苡仁益气健脾，渗湿止泻；五更泄泻合四神丸温脾暖肾，固肠止泻；阳虚水泛，浮肿、尿少，加茯苓、泽泻、车前子，或合五苓散利水消肿；肾不纳气，喘促短气，动则尤甚，加补骨脂、五味子、蛤蚧补肾纳气。

为了便于辨证和治疗，将虚劳归纳为气、血、阴、阳亏虚四类，但临床常有错杂互见的情况。一般来说，病程短者，多伤及气血，可见气虚、血虚及气血两虚之证；病程长者，多伤及阴阳，可见阴虚、阳虚及阴阳两虚之证。而气血与阴阳的亏虚既有联系，又有区别。津液精血都属于阴的范畴，但血虚与阴虚的区别在于：血虚主要表现为血脉不充，失于濡养的症状，如面色不华，唇舌色淡，脉细弱等；阴虚则多表现阴虚生内热的症状，如五心烦热，颧红，口舌干燥，舌红少津，脉细数等。阳虚可包括气虚在内，且阳虚往往是由气虚进一步发展而成。气虚表现为短气乏力，自汗，食少，便溏，舌淡，脉弱等症；阳虚进一步加重，常出现阳虚里寒的症状，如倦怠嗜卧，形寒肢冷，肠鸣泄泻，舌质淡胖，脉虚弱或沉迟。

第五节　其他疗法

一、针刺治疗

取穴：主穴取足三里、三阴交、关元、百会、印堂、膻中、气海、血海、膈俞。

随证配穴：脾气不足型，加太白、脾俞；肝气郁结型，加太冲、阳陵泉；心血不足型，加安眠、内关；肾气不足型，加太溪、肾俞；痰浊内阻型，加丰隆、内庭。

操作方法：按部位分别选取一次性0.35mm 长 40～50mm 毫针直刺，采用平补平泻法，留针 1～2 小时，每隔 10 分钟行针刺手法 1 次，每日针刺 1 次，针刺 10 次为 1 疗程[15]。

二、艾灸治疗

取穴：大椎、中脘、关元、足三里。

操作方法：在 4 个穴位用米粒大艾炷行直接灸，每日 1 次，根据患者病情和体质每穴灸 3～9 壮，连续 3 天，休息 1 天，疗程 3～6 个月[16]。

另可采用艾灸热敏化腧穴肾俞、关

元、足三里等其他特殊艾灸治疗[17]。

三、穴位注射

取穴：心俞、肝俞、脾俞、肾俞、三焦俞。

操作方法：每次取 3～4 个穴位，每日 1 次，以上穴位交替选用。药物为黄芪注射液、维生素 B_{12} 或维生素 B_1 等，每穴注射 1～2ml[18]。

四、情志调摄

《不居集》提出虚劳防治要在调摄情志："调息寡言，肺金自全。动静以敬，心火自定。宠辱不惊，肝木以宁。恬然无欲，肾水自足。"提出虚损（劳）者应戒房室、戒利欲、戒恼怒、戒多言、戒肥浓、戒风寒；方法包括却妄、远色、贵达、调息、除烦、节食、酌饮、慎劳、惩忿、守口、防感、去疑、破拘、寡交、自贵、能断，做到以上胜于服药。

《理虚元鉴》认为宜根据患者不同的性情特点进行有针对性的情志调摄，如："须各就性情所失以，宜节忿怒以养肝；在躁而不静者，宜节辛勤以养力；在琐屑而不坦夷者，宜节思虑以养心；在慈悲而不解脱者，宜节悲哀以养肺。此六种，皆五志七情之病，非药石所能疗，亦非眷属所可解，必病者生死切心，自讼自克，自悟自解，然后医者得以尽其长，眷属得以尽其力也。"还进一步指出："二守者，一服药，二摄养。二者所宜守之久而勿失也……起于色者节欲，起于气者慎怒，起于文艺者抛书，起于劳倦者安逸，起于忧思者遣怀，起于悲哀者达观，如是方得除根。"

《医述·杂证汇参·虚劳》强调医养结合："劳于力作者，当逸之以安闲，而甘其饮食，和其气血；劳于思虑者，当屏思却虑，药之以养心；劳于房帏者，当远房帏，滋肾水，尤当照顾脾土。"

（高月求、周振华）

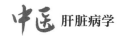
中医 肝脏病学

参考文献

[1] 张志峰，吴孟元.王旭高辨治虚劳病学术思想探析[J].南京中医药大学学报，2017，33（3）：221-222.

[2] 于志峰，黄建新.《重庆堂随便》虚劳治疗特色[J].江苏中医药，2013，45（8）：4-5.

[3] 胡向阳，张荣华.吴鞠通论治虚劳经验探析[J].江苏中医药，2008，40（5）：21-22.

[4] 王新颖，齐京.关幼波气血辨证学术思想探析[J].北京中医药，2011，30（12）：898-900.

[5] 齐京，王新颖，徐春军.关幼波从络论治验案剖析[J].中西医结合肝病杂志，2016，26（1）：37-39.

[6] 李昌滢，李秀惠，张寅，等.钱英教授辨治原发性肝癌的经验探析[J].临床肝胆病杂志，2016，32（7）：1342-1344.

[7] 靳华，李秀惠，勾春燕，等.钱英教授和血法治疗慢性肝病理论探讨[J].中西医结合肝病杂志，2015，25（5）：291.

[8] 杨华升，杨薇，李秀惠.钱英治疗慢性肝病临证思辨特点[J].中国中医基础医学杂志，2008，14（6）：456-457.

[9] 程良斌，罗欣拉，肖琳.王伯祥教授成才之路及论治慢性肝病的经验[J].中西医结合肝病杂志，2015，25（6）：359-360.

[10] 王海军，李郑生，万新兰.李振华教授治疗鼓胀的经验[J].中医学报，2013，28（12）：1808-1810.

[11] 张玮，高月求，凌琪华，等.跟名医做临床·内科难病（八）[M].北京：中国中医药出版社，2012.

[12] 周振华，李曼，高月求.从肝气虚和肝阳虚论治慢性乙型肝炎探讨[J].上海中医药杂志，2009，43（12）：22-23.

[13] 秦伯未.谦斋医学讲稿[M].上海：上海科学技术出版社，1964：52.

[14] 张力.肝气虚、肝阳虚证治初探[J].河南中医，1998，18（5）：266-267.

[15] 马向东.针刺为主治疗疲劳综合征27例[J].内蒙古中医药，2015，34（7）：92.

[16] 文云星.老年虚劳宜灸、药施调补脾胃为要[J].光明中医，2014，29（4）：803-804.

[17] 孔叶平，张宏如，顾一煌.腧穴热敏化在艾灸抗运动疲劳中的应用[J].吉林中医药，2013，33（3）：291-293.

[18] 马林，李坤英，赵秀敏，等.穴位注射加针刺治疗干燥综合征35例[J].中国针灸，2004，24（9）：627-628.

第二卷

临床应用卷

第四篇　临床基础

第一章　肝脏病常用中医传统诊断

中医传统诊断，是医生根据中医学理论，对患者进行有目的的询问、检查，搜集病情资料，同时进行分析、归纳、整理，把握患者的健康状况和病变本质，并对所患病、证作出概括性判断的行为和思维过程。主要包括诊法和辨证两部分。

中医诊法主要包括望、闻、问、切四诊。医者诊病要四诊合参，即从不同的角度去搜集病情资料（症状、体征和病史）。中医学常将症状和体征统称为症状，或简称"症"。症是疾病所反映的现象，是判断病种、证候的主要依据。

一、望诊

望诊是医者运用视觉观察人体全身、局部及排出物的变化，以了解健康和患病情况的一种方法。包括全身望诊（望神、色、形、态）、局部望诊（望头面、五官、躯体、四肢、二阴、皮肤、小儿食指络脉、舌象）和望排出物（痰涎、呕吐物、大小便）等内容。望诊要注意知常达变，知常是达变的前提和基础，不知常则不足以达变。

（一）望神

神，包括广义（人体生命活动的一切外在表现，即"生命"）及狭义（人体的精神、意识、思维活动，即"精神"）之神，具体表现于人的目光、色泽、神情、体态诸方面，而尤以望眼神为重点。望神可以了解脏腑精气的盛衰、疾病的轻重及预后的吉凶。根据神的盛衰和病情的轻重主要分得神、少神、失神、假神及神乱五类，判断时需神形合参，具体见表4-1-1-1。

表4-1-1-1　神的判断及临床意义

分类	含义	主要特征	临床意义
得神（有神）	精充气足神旺	目光明亮，神志清楚，面色荣润，形体适中，体态自如	正气充足，脏腑精气充盛；健康或轻病，预后好
少神（神气不足）	精气不足	两目乏神，精神不振，面色少华，形体瘦削，肌肉松软	正气不足，脏腑精气轻度受伤；体弱及轻病
失神（无神）	正虚失神 精亏气败	目光晦暗，精神萎靡或昏迷，面色无华，形体羸瘦，动作艰难	正气大伤，脏腑精气衰竭；慢性久病；病重，预后不良
	邪盛失神 邪气亢盛	神昏谵语，或壮热神昏，或猝然昏倒，双手握固，牙关紧闭	邪气亢盛；肝风挟痰上蒙清窍；急性危重病，病重；预后不良

分类	含义	主要特征	临床意义
假神	久病、重危突然出现精神暂时"好转"的假象	目光晦暗,突然转亮;神昏不语,突然神清、多言;面色晦暗,突然颧赤如妆;毫无食欲,突然思食、索食	正气将脱,脏腑精气衰竭已极,阴不敛阳,虚阳外越,阴阳即将离决。为临终前预兆
神乱	神志失常	焦虑恐惧、悲伤抑郁、狂躁妄动、抽搐神昏等	癫病、狂病、痫病、脏躁

（二）望色

指医生通过观察患者皮肤（主要是面部）的色泽变化来诊察病情，分常色与病色。望色时，一要注意与脉、症合参，在病情复杂，出现面色与脉、症不相应的情况时，应综合判断。二要注意非疾病因素影响，如遗传、种族、季节、时辰、环境、饮酒、情绪等因素对面色的影响。

常色为健康人面部色泽，特征为明润、含蓄。黄种人为红黄隐隐，明润含蓄。其中，与生俱来，一生基本不变的为主色，多与种族或遗传因素有关；随着季节、时辰、环境、饮食及情绪等非疾病因素所致的短暂的面色变化为客色。

病色是人体在疾病状态时面部的色泽，有善色与恶色之分。一般而言，病色虽显但尚有光泽，为善色，表明脏腑精气未衰，称"气至"，多属新病、轻病、阳证，预后较好；病色暴露而晦暗枯槁者，是真脏色外露，为恶色，表明脏腑精气衰败，称"气不至"，多属久病、重病、阴证，预后较差。病色有青、赤、黄、白、黑五种，分别提示不同脏腑和不同性质的疾病。具体见五色主病表（表4-1-1-2）。

表4-1-1-2　五色主病

五色	五行	五脏	主病
青	木	肝	寒证、痛证(淡青/青黑),气滞(面青易怒),血瘀证(青灰/青紫),惊风证(小儿高热,眉间、鼻柱、唇周色青)
赤	火	心	热证[实热证(满面通红)、虚热证(两颧潮红)];戴阳证(久病重病,突见颧红如妆)
黄	土	脾	脾虚(萎黄)和湿证(黄胖);黄疸(色鲜明,阳黄;色晦暗如烟熏,阴黄);疳积(小儿面色青黄,形瘦腹大毛憔)
白	金	肺	虚证(气血虚,淡白;阳虚,晄白;亡阳,苍白伴神昏肢厥、冷汗)、寒证(苍白伴剧痛)、失血(苍白或淡白无华)
黑	水	肾	寒证、痛证、血瘀证、肾虚和水饮。肾阴虚证(黑而干焦),肾阳虚证(黑而暗淡),水饮或寒湿带下(眼眶周围色黑)、血瘀证(面色黧黑,肌肤甲错)、痛证(面黑、畏寒)

（三）望形

望形，是指通过观察患者形体的强弱、胖瘦、体质形态和其他异常表现以诊察病情的方法。可测知脏腑虚实、气血盈亏，判断病情轻重和预后吉凶。

1. 形体强弱胖瘦　形体强弱胖瘦的特征及临床意义见表4-1-1-3。

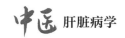

表 4-1-1-3　形体强弱胖瘦的特征及意义

分类	含义	特征	临床意义
体强	形体强壮	皮肤润泽,肌肉充实,骨骼强壮,精力充沛,食欲旺盛	内脏坚实,气血旺盛,抗病力强,不易患病;预后较好
体弱	形体衰弱	皮肤枯槁,肌肉瘦削,骨骼细小,精神萎靡,食欲不振	内脏脆弱,气血亏虚,抗病力弱,易于患病;预后较差
体胖	常态	体胖能食,肌肉坚实,神旺有力	形气有余,精气充足、身体健康
	病态	体胖食少,肌肉松弛,神疲乏力	形盛气虚,脾虚痰湿。易患中风、胸痹;肥人湿多、肥人多痰
体瘦	常态	筋骨、肌肉坚实,饮食正常	健康
	病态	体瘦食多	中焦有火,瘦人多火
		体瘦食少	中气虚弱
		体瘦颧红,潮热盗汗、口咽干燥	阴虚火旺,肺痨,瘦人多阴虚
		久病重病,形销骨立	脏腑精气衰竭,气液干枯

2. **体质类型**　体质是指个体在先天禀赋与后天环境等因素影响下,于生长发育过程中逐渐形成的形体结构、功能、心理方面的相对稳定的,与自然、社会、环境相适应的人体个性特征。在一定程度上反映了机体阴阳气血的盛衰和对疾病的易感性、转化性。观察患者的体质类型,有助于对疾病的诊断和预后的推测。

体质分类有多种方法,最简单易行的为阴阳三分类法,即阴脏人、阳脏人及平脏人。20世纪90年代初,王琦结合文献研究、流行病学调查、临床观察等研究方法并结合临床实践,提出了平和质、气虚质、阳虚质、阴虚质、痰湿质、湿热质、瘀血质、气郁质、特禀质9种体质类型,推动了中医体质学的发展。

（四）望态

指通过观察患者动静姿态和肢体异常动作来诊察病情的方法。其中,烦躁不安者多属热证、实证、阳证。安静懒动者多为寒证、虚证、阴证;肢体活动与脏腑尤其是肝肾二脏功能密切相关,观察肢体的异常动作,有助于判断脏腑功能的盛衰及筋骨、经脉的病变。坐卧姿态及异常动作临床表现及意义见表4-1-1-4。

表 4-1-1-4　坐卧姿态及异常动作表现及临床意义

分类		临床表现	临床意义
坐卧姿态	坐而喜俯	咳喘无力,少气懒言	肺虚气少
	坐而喜仰	咳喘痰多,胸胀气粗	肺实气逆
	但坐不得卧	卧则气逆	咳喘肺胀,或饮停胸腹
	但卧不能坐	坐则神疲晕眩	眩晕病或夺气失血

分类		临床表现	临床意义
异常动作	手足颤动	手指或足趾轻微抖动,不能自主	动风先兆(外感热病);血虚阴亏,筋脉失养,虚风内动
	手足蠕动	手足缓慢掣动,类似虫行	虚风内动
	四肢抽搐	四肢筋脉拘急与弛缓间作,舒缩交替,动而不止	热极生风,或肝风夹痰:小儿惊风或痫病
	角弓反张	颈项、后背僵硬,甚至腰背反折如张弓之状	热极生风:破伤风及小儿惊风
	循衣摸床撮空理线	手抚摸衣被、捻摸床沿、伸向空中如穿针引线	久病重病、神志昏迷;久病元气将脱;失神恶候,病危
	行动不灵	手足软弱而无痛	痿病
		伴关节疼痛,活动困难	痹病
	猝然昏倒	四肢抽搐,口吐白沫,发猪羊叫声,醒后如常人	痫病(肝风夹痰,蒙闭清窍)
		四肢厥冷,呼吸自续	厥病(气机升降失常,神明失司)
		盛夏卒倒,伴面赤汗出	中暑(暑热邪气,闭阻清窍)
		半身不遂,口眼㖞斜,语言不利	中风病(肝风夹痰,流窜经络,蒙闭清窍)

二、舌诊

舌诊是通过观察舌象,了解机体生理功能和病理变化的诊察方法。舌象包括舌质和舌苔两方面。望舌质主要包括舌体的神、色、形、态及舌下络脉,以候脏腑虚实、气血盛衰;望舌苔主要诊察苔质和苔色情况,以分辨病邪深浅、邪正消长。正常舌苔是由胃气蒸化谷气上承于舌面而成,异常舌苔则由邪气所生,邪实则苔厚,是外邪入里或饮食积滞夹脾胃浊气上升而成。望舌质与望舌苔需互参,综合分析,以全面了解病情。除望舌外,还可配合刮舌、揩舌等方法,以排除各种影响因素的干扰。

正常舌象特征:舌色,淡红鲜明,舌质滋润。舌体,大小适中,柔软灵活,老嫩胖瘦适中,无异常形态。舌苔,颗粒均匀,色白而润,薄铺于舌面,干湿适中,不黏不腻,其下有根,揩之不去。简称为"淡红舌,薄白苔"。

(一)望舌质

1. **舌神**　舌神是衡量机体正气盛衰的标志之一,也是估计疾病轻重和预后的依据。主要表现在舌体的荣枯和灵动方面:舌色红活鲜明,舌质滋润,舌体活动自如者为有神;舌色晦暗枯涩,活动不灵便,为无神。

2. **舌色**

(1)**淡红舌:**舌体颜色淡红润泽。气血充足,脾胃之气旺盛。见于正常人或病情轻浅,尚未伤及气血及内脏。

(2)**淡白舌:**比正常舌色浅淡(全无血色者为枯白舌)。主虚证、寒证。

(3)**红绛舌:**较正常舌色红(鲜红色,为红舌;较红舌更深或略带暗红色,为绛舌，多为红舌进一步发展）。主热证，舌色愈红，热势愈甚。舌稍红或仅见边尖稍红，多外感表热证初起。舌尖红赤破碎，多为心火上炎。舌两边红赤，多为肝经热盛。舌红绛而有苔，多属实热证。舌红绛而少苔或无苔，多属虚热证。

（4）**青紫舌**：全舌呈青色或紫色，或在舌色中泛现青紫色（舌上局部出现青紫色斑点、斑块，为"瘀斑舌"或"瘀点舌"）。均主气血运行不畅，瘀血内停。舌淡紫或紫暗而湿润，多为气虚或阳虚阴盛；舌色青，为寒凝血瘀之重证；舌紫红或绛红，干枯少津，为营血热盛，血行不畅；舌色紫暗或有斑点，多为瘀血内阻。青紫舌还可见于某些先天性心脏病或药物、食物中毒等。亦有外伤损伤血络，血液溢出而现斑点，舌色可无明显异常。

3. 舌形

（1）**老嫩舌**：是疾病虚实的标志之一。舌体坚敛苍老，纹理粗糙或皱缩者为老舌，多见于实证。舌体娇嫩，纹理细腻者为嫩舌，多见于虚证。舌淡白而嫩，多为气血两虚。舌淡白而胖嫩，多为脾肾阳虚。舌红而嫩者，多为阴液不足。

（2）**胖瘦舌**：舌体比正常舌大而厚，伸舌满口，为胖大舌。舌肿大，色鲜红或青紫，甚则肿胀疼痛难以缩回，为肿胀舌；舌体比正常舌瘦小而薄，为瘦薄舌。舌胖大而淡白，多为气虚、阳虚。胖大而色红，多为脾胃湿热，或痰热内蕴；舌肿胀色红绛，多为心脾热盛，或热毒内蕴。舌局部肿胀色紫，为血络瘀阻的局部病变，见于先天性舌血管瘤；舌瘦薄而淡白，多为气血两虚。舌瘦薄红绛而干，少苔或无苔，多见于阴虚火旺。

（3）**齿痕舌**：指舌体两侧有牙齿印迹，主脾虚，湿证。舌胖大色淡白而有齿痕，多为阳气虚弱，水湿内停。舌嫩不胖而有齿痕，多属脾虚，或气血两虚。

（4）**点刺舌**：突起于舌面的红色、白色或黑色星点，大者为星，小者为点。舌乳头突起如刺，摸之棘手的红色或黄黑色点刺，为芒刺。星、点与芒刺常并见，合称点刺舌。提示脏腑阳热亢盛，或血分热盛。舌尖生点刺，多为心火亢盛；舌中生点刺，多为胃肠热盛。

（5）**裂纹舌**：舌面上出现各种形状的裂纹，深浅不一，多少不等，裂纹或裂沟中无舌苔覆盖。多为精血亏虚，或阴津耗损，舌体失养。如生来就有，裂沟、裂纹较浅，沟裂中有苔覆盖，则为先天性裂纹舌，不属病态。舌浅淡而有裂纹，为血虚。舌红绛而有裂纹，为热盛伤津，阴津耗损。

另有舌衄、舌疮及重舌、舌痈、舌疔、舌疖、舌菌等异常变化，多属于舌的局部组织病变。

4. 舌态

（1）**痿软舌**：舌体软弱，屈伸无力，不能随意伸缩回旋。舌痿软而红绛少苔，多见于外感热病后期，邪热伤阴，或内伤久病，阴虚火旺。舌痿软而枯白无华，多为久病气血虚衰。

（2）**强硬舌**：舌体失柔，卷伸不利或板硬强直，语言謇涩。舌强硬色红绛，兼身热夜甚，神昏者，为热入心包。舌强硬少津，为热盛伤津。舌强硬而苔厚腻，为风痰阻络。

（3）**歪斜舌**：伸舌时舌体偏向一侧，多由肝风夹痰，或痰瘀阻滞经络。见于中风或中风先兆。

（4）**颤动舌**：舌体不自主地颤动、动摇不宁。是动风的表现之一。舌淡白而颤动，多为气血两虚。舌绛紫而颤动，多为热盛动风。舌红少苔、少津而颤动，多为阴虚动风、肝阳化风。另外，酒毒内蕴，亦可见舌体颤动。

（5）**吐弄舌**：舌伸于口外，不即回缩者，为吐舌；伸舌即回缩如蛇舐，或反复舐口唇四周，掉动不宁者，为弄舌。都属心脾有热。病情危急时见吐舌，多为心气已绝。弄舌多为热甚动风的先兆，也可见于先天愚型患儿。

（6）**短缩舌：**舌体卷缩、紧缩，不能伸长，严重者舌不抵齿。常与痿软舌并见，多为病情危重的征象。先天性舌系带过短，亦可影响舌体伸出，称为绊舌。舌短缩，色淡或青紫而湿润，多属气血虚衰，或寒凝筋脉。色红绛而干，多属热盛伤津。舌短而胖大苔厚腻，多属风痰阻络。

5. 舌下络脉 舌下络脉是分析气血盈亏及运行情况的重要依据。舌下络脉细而短，色淡红，周围小络脉不明显，舌色和舌下黏膜色偏淡者，多属气血不足；舌下络脉粗胀，或呈青紫、紫红、绛紫、紫黑色，或舌下细小络脉呈暗红色或紫色网状，或舌下络脉曲张如紫色珠子状大小不等的瘀血结节等改变，均为瘀血的征象。

（二）望舌苔

1. 苔质

（1）**薄厚：**反映邪正的盛衰。薄苔提示胃有生发之气，或病邪轻浅；厚苔是由胃气夹湿浊邪气熏蒸所致，主邪盛入里，或内有痰湿、食积。

舌苔由薄变厚，提示邪气渐盛，为病进。舌苔由厚渐化，舌上复生薄白新苔，为病退；舌苔薄厚转化，以渐变为顺。薄苔突然增厚，提示邪气极盛，迅速入里。厚苔骤然消退，舌上无新生薄苔，为正不胜邪，或胃气暴绝。

（2）**润燥：**反映体内津液盈亏和输布。润苔是正常舌苔的表现之一，提示体内津液未伤；滑苔为水湿之邪内聚之象，主寒、主湿；燥苔提示体内津液已伤，亦为津失输布的征象；糙苔可由燥苔进一步发展而成。

舌苔干结粗糙，津液全无，多为热盛伤津之重症。苔质粗糙而不干，多为秽浊之邪盘踞中焦。舌苔由润变燥，表示热重津伤，或津失输布；舌苔由燥转润，主热退津复，或饮邪始化。

（3）**腻腐：**测知阳气与湿浊的消长。腻苔主湿浊、痰饮、食积。腐苔为邪热有余，蒸腾胃中秽浊之邪上泛。脓腐苔，多见于内痈或邪毒内结，为邪盛病重。霉苔或霉腐苔，为湿热秽浊之邪泛滥，多见于危重患者或营养不良小儿。

舌苔薄腻或腻而不板滞，多为食积，或脾虚湿困。舌苔腻而滑，为痰浊、寒湿内阻。舌苔厚腻如积粉，多为时邪夹湿。舌苔厚而黏腻，为脾胃湿浊之邪上泛；腐苔脱落，不能续生新苔，为病久胃气衰败，属无根苔。

（4）**剥落：**主胃气匮乏，胃阴损伤，或气血两虚，亦是全身虚弱之象。舌光剥如镜面多主病重。若生来就有，多因先天发育不良。

舌红苔剥，多为阴虚，若见类剥或花剥苔多属气阴两虚。舌淡苔剥或类剥多为血虚或气血两虚。镜面舌而色红，为胃阴干涸，胃无生发之气。舌色㿠白如镜，毫无血色，主营血大亏，阳气将脱。舌苔部分剥落，未剥落处仍有腻苔或滑苔者，多为正气已虚，湿浊之邪未化，病情复杂。

（5）**真（有根）假（无根）：**主胃气的有无。真苔是胃有生发之气；假苔则提示胃气衰败，胃无生发之气。

2. 苔色

（1）**白苔：**主寒证，薄白苔亦为正常舌苔的表现之一。舌苔薄白而润，为正常，或表证初起、里证病轻，或是阳虚内寒。薄白而干，为风热表证。薄白而滑，为外感寒湿，或脾阳不振，水湿内停；白而厚腻，为湿浊内困，或阳气虚衰，亦主食积、痰饮内停。白厚腻滑，为脾阳不振，寒湿、痰饮停聚。白厚腻干，为湿浊、痰饮停聚，津气不得宣化；苔白如积粉（积粉苔），见于外感温热病，秽浊湿邪与热毒相结。苔白而燥裂，扪之粗糙，提示燥热伤津。

（2）黄苔：主热证，淡黄为热轻，深黄为热重，焦黄为热极。薄黄苔，邪热未甚，见于风热表证，或风寒化热入里。黄白相兼苔，见于外感表证化热入里、表里相兼；黄腻苔，为湿热蕴结，痰饮化热。黄黏腻苔，为痰湿或湿浊与邪热胶结；黄滑苔，为阳虚寒湿之体，痰饮聚久化热，或气血亏虚者，感受湿热之邪；黄糙苔、黄瓣苔，或苔焦黄、焦黑、黄黑相兼，均主邪热伤津，燥结腑实。

（3）灰黑苔：主邪热炽盛，或阴寒内盛，或痰湿久郁等。苔色深浅与疾病程度相应，苔质润燥以资鉴别寒热属性。白腻灰黑苔，舌面湿润、舌质淡白胖嫩，多为阳虚寒湿，痰饮内停。黄腻灰黑苔，多为湿热久蕴；苔焦黑干燥，舌质干裂起刺，为热极津枯；霉酱苔，常由胃肠宿食湿浊积久化热，熏蒸秽浊上泛。也见于湿热夹痰。

（三）舌诊意义、注意事项及危重舌象

舌诊对中医临床辨证、立法、处方、用药有重要意义。主要体现在可以判断邪正盛衰、区别病邪性质、分辨病位浅深、判断病势与预后四个方面。

舌诊一是要注意舌质与舌苔综合分析。二者变化一致，提示病机及所主病证一致。若二者不一致，甚至变化相反，多提示体内存在两种或两种以上的病理变化，应注意分析病变的标本缓急；二是要注意同类舌象的鉴别及动态分析，以了解疾病的进退、顺逆等病势；三是要注意舌象与症状变化是否一致，如寒热虚实的真假、新、旧病夹杂，或是某些药物影响等，均可致舌症不符，需综合、仔细分析。

诊危重舌象，对推断病情轻重，预测病情吉凶，具有一定意义。常见危重舌象有镜面舌、猪腰舌、干荔舌、砂皮舌、火柿舌、赭黑舌、瘦薄无苔舌、囊缩卷舌等，提示脏腑阴阳气血精津枯竭，病情凶险，预后不良，多属难治。但也并非绝

对，仍要四诊合参，全面分析。

三、闻诊

闻诊是通过听声音和嗅气味，以诊察疾病的方法。诊察时应注意一是将患者声音、气味与其周围人群的声音、气味相比较。二是将患者声音、气味的变化，与其自身往常的声音、气味进行比较。

（一）听声音

听声音主要诊察患者的语言、呼吸、咳嗽、呕吐、呃逆、嗳气等声音的高低、强弱、清浊、缓急等变化。起病急、病程短、声高有力、语声连续者，多属阳证、实证、热证。起病缓、病程长、声低无力、语声断续者，多属阴证、虚证、寒证。

喘、哮、短气、少气等病态呼吸，主要与肺、肾病变有关。呼吸气粗而促，疾出疾入，多热证、实证。呼吸气微，徐出徐入，多寒证、虚证；咳嗽，外感内伤皆可见，以肺脏疾患为主，但亦与其他脏腑病变有关。根据咳嗽声音，结合痰之量、色、质、味等兼症，可辨病证之寒热虚实。另有特殊咳嗽，如顿咳（百日咳），见于儿童传染病。咳声如犬吠，吸气困难，喉部有白色伪膜，为白喉，是疫毒时邪，壅阻喉部，气道不畅，病情凶险；呕吐、呃逆、嗳气三者均属胃气上逆，可根据各自所发出声音的强弱缓急及兼症，判断病证的寒热虚实属性。

（二）嗅气味

嗅气味指嗅辨与疾病有关的气味，包括病体的气味、排出物气味，以及病室的气味。临床可通过诊察患者散发出的各种气味来判断病性的寒热虚实。一般来说，气味酸腐臭秽者，多属实热。无气味或微有腥臭者，多属虚寒。若气味充斥病室，说明病情危重，或病室通风不良。

四、问诊

问诊是通过对患者或陪诊者进行有目

的的询问，以了解疾病的发生、发展、诊治经过、现在症状和其他有关情况，从而诊察病情的一种方法。主要包括问一般情况、主诉、现病史、既往史、个人生活史、家族史等。问现在症状范围较广，包括问寒热、汗出、疼痛、头身胸腹不适、饮食、睡眠、二便、情志、妇女经期、小儿疫苗接种史等内容。

（一）问寒热

寒与热是疾病常见症状，是辨别病邪性质和机体阴阳盛衰的重要依据（表4-1-1-5）。

表 4-1-1-5　寒热的临床表现及意义

分类		临床表现	临床意义
恶寒发热	表证外感病初期	恶寒重发热轻	风寒表证
		发热重恶寒轻	风热表证
		发热轻而恶风	伤风表证
		恶寒重,甚至寒战,发热	邪正剧争:疮疡、瘟疫及邪毒内陷
但寒不热	里寒证阴盛/阳虚	新病畏寒	里实寒证
		久病畏寒	里虚寒证
但热不寒	里热证阳盛/阴虚	壮热	里实热证:气分证、阳明经证
		潮热:日晡潮热/湿温潮热/阴虚潮热/骨蒸潮热	阳明腑实证/湿温发热/阴虚火旺/肾阴亏虚
		微热:长期低热颧红/劳累则甚/情志因素诱发/小儿夏季长期发热	温热病后期和内伤杂病:阴虚发热/气虚发热/气郁发热/气阴两虚
寒热往来	半表半里证	发有定时,兼头痛,多汗	疟疾病
		发无定时	少阳病或气郁化火、热入血室

（二）问汗

询问患者汗出的异常情况，可以判断病邪性质和机体阴阳的盛衰。汗出有无是判断感受外邪性质和卫阳盛衰的重要依据。

自汗，见于气虚、阳虚证。盗汗，主阴虚内热证。若气阴两虚，常自汗、盗汗并见。绝汗（脱汗），见于亡阳或亡阴。战汗，为伤寒邪正剧烈斗争阶段，病变发展的转折点；头汗，主上焦热盛，或中焦湿热蕴结，或元气将脱、虚阳上越。半身汗出，为风痰或瘀痰、风湿等邪气阻滞经络，见于中风病、痿病及截瘫。手足心汗，为阳明热盛，或中焦湿热郁蒸，或脾虚失运。心胸汗，见于心脾两虚或心肾不交。阴汗，属下焦湿热郁蒸。

（三）问疼痛

应注意询问疼痛的部位、性质、程度、时间、喜恶及伴随症状等。疼痛性质提示不同的病因病机，疼痛部位，提示不同的脏腑经络病位。因实致痛，即"不通则痛"；因虚致痛，即"不荣则痛"。

1. **性质**　新病疼痛，痛势剧烈，持续不解，或痛而拒按者，多属实证。久病疼痛，痛势较轻，时痛时止，或痛而喜按者，多属虚证；冷痛喜温，遇寒痛剧，得温痛减者，属寒证。灼痛喜凉，痛处发

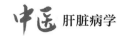

热，遇寒觉舒者，属热证（表4-1-1-6）。

表 4-1-1-6　疼痛性质及临床意义

性质	常见部位	临床意义
胀痛	胸胁、脘腹；头目	气滞；肝阳上亢或肝火上炎
走窜痛	胸胁、脘腹；肢体关节	气滞；行痹（风邪偏胜）
固定痛	胸胁、脘腹；肢体关节	血瘀；痛痹、着痹（寒或湿邪偏胜）
刺痛	胸胁、脘腹	血瘀
闷痛	胸、脘部	痰浊或痰瘀内阻
冷痛	腰脊、脘腹、头、四肢关节	寒证
灼痛	胃脘、胸胁、咽喉、关节	热证
绞痛	真心痛、腰腹痛	实证（有形实邪阻闭或寒凝气滞）
隐痛	头部、胸胁、脘腹	虚证（阳气精血亏虚）
重痛	头部、四肢、腰部以及全身	湿邪困阻气机，肝阳上亢（头部）
酸痛	全身、关节	湿邪侵袭，肾虚骨髓失养
掣痛	心脉痹阻（引痛、彻痛）	经脉阻滞不通，或筋脉失养
空痛	头部或小腹部	气血精髓亏虚

2. 部位　了解病变所在的脏腑、经络。①头痛：确定病属何经。头痛连项，太阳经。两侧头痛，少阳经。前额痛连及眉棱骨，阳明经。颠顶痛，厥阴经；②胸痛：心、肺病变。左胸心前区憋闷作痛，多胸痹。胸痛伴咳喘咳痰，多属肺系病证；③胁痛：多肝胆病变；④脘痛：胃失和降，气机不畅；⑤腹痛：脏腑气机不利，经脉气血阻滞，或脏腑经络失养；⑥背痛：与督脉、足太阳经、手三阳经病证有关；⑦腰痛：常见于肾脏及其周围组织病变；⑧四肢痛：多痹病，经络痹阻不通；⑨周身疼痛：新病多实证，感受风寒湿邪，经气不利。久病或年高体弱，多虚证，乃气血亏虚，形体失养。

（四）问耳目及头身胸腹不适

1. 耳鸣与耳聋　突发耳鸣，声大如潮，多实证，肝胆火盛；渐觉耳鸣，声音细小，如闻蝉鸣，多虚证，肝肾阴虚，或肾虚精亏。耳聋（轻者称"重听"），新病暴聋，多实证，肝胆火逆，或邪壅上焦，或药毒损伤耳窍；久病或年老渐聋，属虚证，肝肾亏虚，精气虚衰，不能上充清窍。

2. 目眩及目昏、雀盲、歧视　目眩（眼花），实证多因肝阳上亢、肝阳化风及痰湿上蒙清窍。虚证多因气虚、血亏、阴精不足，目失所养；目昏、雀盲、歧视均为视力减退，多因肝肾亏虚，精血不足，目失充养。见于久病或年老体弱之人。

3. 头晕　头晕而涨，烦躁易怒，舌红苔黄，脉弦数，为肝火上炎；头晕胀痛，头重脚轻，耳鸣腰酸，舌红少苔，脉弦细，见于肝阳上亢；头晕面白，神疲体倦，舌淡脉弱，为气血亏虚；头晕且重，如物裹缠，胸闷呕恶，舌苔白腻，主痰湿内阻；外伤后头晕刺痛，多属瘀血阻络。

4. 进食梗噎感　多属噎膈。常因气郁、痰浊、瘀血郁结食管，或津伤血燥，食管干涩，致食管窄隘。

5. 胸闷　心、肺、肝气机不畅。伴心悸、气短，为心气不足，心阳不振；伴心痛如刺，为心血瘀阻；伴咳喘、痰多，多痰湿蕴肺；伴胁胀、善太息，为肝郁气结。

6. 心悸　为心神失藏或心脏病变的反映，分惊悸与怔忡两种。病因多为惊骇气乱，心神不安；营血亏虚，心神失养；阴虚火旺，内扰心神；心阳气虚，鼓搏乏力；脾肾阳虚，水气凌心；心脉痹阻，血行不畅等。

7. 胁胀　肝胆病变。易怒，善太息者，为肝气郁结；口苦，苔黄腻者，为肝胆湿热。

8. 脘痞　胃失和降，中焦气机不畅。伴嗳气酸腐，纳少或厌食，为食积胃脘；伴食少、便溏，多脾胃气虚；伴纳呆呕恶、苔腻，为湿邪中阻；伴干呕、饥不欲食，多属胃阴亏虚；伴胃中有振水声、呕吐清水，为饮邪停胃；伴胸胁胀满、嗳气太息，为肝气犯胃。

9. 腹胀　脾胃、肠、肝、肾病变，气机不畅。时胀时减而喜按，属虚证，脾胃虚弱；持续胀满不减而拒按，属实证，食积胃肠，或实热内结，气机不畅；腹部胀大如鼓，皮色苍黄，腹壁青筋暴露，为鼓胀，因肝、脾、肾功能失常，气血水互结腹内。

10. 身重　水湿泛溢及气虚不运。伴脘腹胀满、苔腻，为湿邪困阻；伴浮肿尿少，为水湿泛溢肌肤；伴嗜卧、倦怠乏力，因脾气亏虚，不能运化精微布达四末。热病后期身重乏力，多系邪热耗气伤阴，形体失养。

11. 麻木（不仁）　多见于头面、四肢。多因气血亏虚，或风寒入络，或肝风

内动，或痰湿、瘀血阻络，肌肤、筋脉失养。

12. 乏力　内科疾病常见症状，与肝、脾、肾关系密切。因气血亏虚、阳气虚衰或脾虚湿困。伴神疲懒言、动则尤甚、舌淡脉弱，为气虚；伴头晕健忘、心悸气短、面唇舌淡、脉弱，为气血两虚；伴身重困倦、脘痞纳少、苔腻脉濡，为湿邪困阻；伴腹胀纳少、便溏、舌淡脉弱，为脾气亏虚。

（五）问饮食口味

了解体内津液的盈亏、输布及脾胃等相关脏腑功能盛衰，判断疾病寒热虚实。

1. 口渴与饮水　反映体内津液盛衰和输布情况。

口不渴饮：津液未伤，多见于寒证、湿证，或无明显燥热证。

口渴欲饮：津液损伤，属燥证、热证。口渴与饮水的程度反映体内津伤程度。

渴不多饮：为轻度伤津或津液输布障碍。湿热、痰饮、瘀血内停及温病营分证。

2. 食欲与食量　与脾胃、肝胆相关，可判断脾胃功能强弱及疾病预后转归。

食欲减退（纳呆、纳少）：脾胃或是其他脏腑病变影响到脾胃功能。伴脘部胀满、嗳气酸腐、舌苔厚腻，为饮食积滞；伴腹胀便溏、神疲倦怠、面色萎黄、舌淡脉虚，为脾胃气弱。伴头身困重、脘闷腹胀、舌苔厚腻，为湿盛困脾。

厌食：食滞或湿邪困阻脾胃。兼嗳气酸腐、脘腹胀满，属食滞胃肠；厌食油腻食物，兼脘腹痞闷、呕恶便溏、肢体困重，属脾胃湿热；厌食油腻厚味，伴胁肋胀痛灼热、口苦泛呕、身目发黄，为肝胆湿热。

消谷善饥（多食易饥）：多见于胃火炽盛，腐熟太过。兼多饮多尿、身体消瘦，为消渴病。兼颈前肿物、心悸多汗，为瘿瘤。兼大便溏泄，多属胃强脾弱。

饥不欲食：为胃阴不足，虚火内扰。

常伴脘痞、嗳气、干呕等。

除中：久病或重病患者，本无食欲或不能进食，突然欲食或食量大增。为中气衰败，脾胃之气将绝，属假神。

嗜食异物：多见于小儿虫积，常伴有消瘦、腹痛、腹胀等。

3. 问口味 口味异常，是脾胃功能失常或其他脏腑病变的反映。

口淡：为脾胃虚弱，或寒湿中阻；口苦：见于肝胆火旺，或心火炽盛等热证；口酸：为肝胃郁热或食滞胃脘；口甜：属脾胃湿热或脾虚。口甜而黏腻，舌苔黄腻，多属脾胃湿热。口甜而口中涎沫稀薄，舌苔薄白，多为脾虚；口咸：见于肾虚及寒水上泛；口涩：为燥热伤津，或脏腑热盛，气火上逆；口黏腻，属湿浊困阻中焦。黏腻而苦，多为肝胆湿热。黏腻而甜，多为脾胃湿热。

（六）问睡眠

了解机体阴阳气血的盛衰，心、肾、脾、肝等脏腑功能的强弱。

失眠（不寐、不得眠）：阴阳失调，阴虚或阳盛，阳不入阴，神不守舍。虚证因阴血亏虚、心虚胆怯、或阴虚火旺，常见于心脾两虚，心肾不交，心胆气虚等证。实证多因邪气内扰，心神不宁，如心火、肝火、痰热内扰心神及食滞内停等。

嗜睡（多寐）：阴阳失调，阳虚或阴盛，或痰湿内盛。注意与昏睡区别：嗜睡，呼之即醒，神志清楚；昏睡，神志模糊或不清，属昏迷范畴，病重。

（七）问二便

了解机体消化功能强弱及水液代谢的情况，亦是判断病证寒热虚实的重要依据。要注重便次、便质的情况及有无排便感觉等的异常（表4-1-1-7、表4-1-1-8）。

表 4-1-1-7　大便异常情况及意义

分类		病机特点	临床意义
便次异常	便秘（大便难）	肠失濡润	热结肠道 /津液亏少 /阴血不足
		腑气不畅	气机郁滞 /气虚传送无力 /阳虚寒凝
	泄泻 泻急 / 泄缓	外感	风寒 / 湿热 / 疫毒之邪
		内伤	饮食所伤 /脾胃虚弱 /命门火衰 /情志失调
便质异常	完谷不化	新病	食滞胃肠
		久病	脾胃虚寒、肾虚命门火衰
	溏结不调	时干时稀	肝郁脾虚,肝脾不调
		先干后稀	脾胃虚弱
	脓血便	痢疾	湿热积滞交阻于肠,脉络受损
		肠癌	气血瘀滞化为脓血
	便血	远血(暗)	便黑如柏油状,胃、食管等部位出血
		近血(鲜红)	附于表面或见于排便前后,直肠或肛门附近
排便感异常	肛门灼热	泄泻 / 痢疾	大肠湿热下注或郁热下迫
	里急后重	痢疾	湿热内阻,肠道气滞

分类		病机特点	临床意义
排便感异常	排便不爽	肠道气滞	湿热蕴结，或肝气犯脾，或食滞胃肠
	大便失禁	肛门失约	久病年老体衰，或久泻不愈，脾肾虚衰
	肛门气坠	劳累或便后重坠	脾虚中气下陷，见于久泻久痢或年老体弱
		伴肛门灼热	湿热蕴结

表 4-1-1-8　小便异常情况及意义

分类		病机特点	表现及临床意义
尿量异常	尿量增多	虚寒证	小便清长量多，畏寒肢冷
		消渴病	多饮、多食、消瘦
	尿量减少	津伤或水停	各种热病和水肿、癃闭、鼓胀等
尿次异常	小便频数（尿频）	新病	短赤急迫，伴尿道灼痛，属膀胱湿热
		久病	量多色清，夜间尤甚，肾气不固
	癃闭	虚证	久病或年老肾阳亏虚，气化无力，开合失司
		实证	瘀血、结石或湿热、阴部手术等，尿路阻塞
排尿感异常	小便涩痛	淋证	湿热蕴结，膀胱气化不利
	余沥不尽	膀胱失约	老年或久病体衰，肾气不固
	小便失禁	神清	肾气不固，或下焦虚寒
		神昏	危重证候
	遗尿/尿床	禀赋不足	肾气亏虚，膀胱失约

五、切诊

切诊是医生运用手对患者体表的相关部位进行触、摸、按、压，以获得有关病情资料的一种诊察方法。包括脉诊和按诊两部分。

（一）脉诊

脉诊，又称诊脉、切脉，是医生用手指切按患者的脉搏，根据脉动应指的形象，以探查病情、辨别病证的一种诊察方法。

1. 平脉　平脉，又称常脉，是正常人在生理条件下的脉象。随气候、季节、环境及年龄、性别、体格、生理活动等人体内外因素的影响而发生相应的变化。

表现：寸、关、尺三部有脉，一息四或五至，不浮不沉，不大不小，从容和缓流利，柔和有力，节律一致，尺脉沉取应指有一定力量。

特点：①有胃，即有胃气。脉象从容、和缓、流利。判断脾胃功能的盛衰、气血盈亏及疾病进退转归。②有神，脉来柔和有力，节律整齐。察精气之盛衰。③有根，尺脉沉取有力。测肾精盈亏和肾气盛衰。脉的胃、神、根，是从不同角度描述正常脉象的必备条件。三位一体，相互补充，不能截然分开。

生理变异：六阴脉，凡见六脉（双手寸、关、尺六部）沉细等同而无病象者；六阳脉，六脉常见洪大等同而无病象者。

另有斜飞脉、反关脉，见于桡动脉解剖位置变异，亦不属病脉。

2. 常见脉象的特征及临床意义（表4-1-1-9）

表4-1-1-9　常见脉象特征及临床意义归类比较表

脉类	脉名	脉象特征	临床意义
浮脉类	浮	轻取即得，重按稍减而不空；举之有余，按之不足	表证，亦主虚证；生理性见于形体偏瘦及夏秋之际
	洪	脉来极大，充实有力，状如波涛汹涌，来盛去衰	气分热盛，亦主邪盛正衰。生理性见于夏季
	濡	浮细而软	主诸虚，主湿
	散	浮散无根，稍按则无，至数不齐，脉力不均	元气离散，脏腑之气将绝
	芤	浮大中空，如按葱管	失血，伤阴
	革	浮而搏指，中空外坚，如按鼓皮	亡血，失精，半产，漏下
沉脉类	沉	轻取不应，重按始得；举之不足，按之有余	里证，有力为里实，无力为里虚。生理性见于肥胖者及冬季
	伏	推筋按骨始得，甚则伏而不见	邪闭，厥病，痛极。两手脉伏，甚或太溪与趺阳脉不见为险证
	牢	脉沉而实大弦长，轻取中取不应，沉取始得，坚牢不移	阴寒内实，疝气癥瘕。失血、阴虚证见之为危重征象
	弱	极软而沉细	气血不足。病后正虚见之为顺，新病邪实为逆
迟脉类	迟	脉来迟慢，一息不足四至	寒证，有力为寒积，无力为虚寒。生理性见于长期锻炼者
	缓	一息四至，脉来缓慢，脉率快于迟脉	湿证，脾胃虚弱。生理性见于正常人。患者脉转缓，为正气恢复
	涩	往来艰涩不畅，如轻刀刮竹	精伤血少，气滞血瘀，夹食，夹痰
	结	脉来缓而时一止，止无定数	阴盛气结，寒痰血瘀。亦主气血虚衰
数脉类	数	脉来急促，一息五~六至	热证，虚阳外浮。有力为实热，无力为虚热。生理性见于婴儿和儿童
	促	脉来数而时一止，止无定数	阳盛实热，气血痰饮宿食停滞。亦主脏气虚弱，阴血衰少
	疾	脉来急疾，一息七八至	阳极阴竭，元气将脱。生理性见于剧烈运动后及婴儿
	动	脉形如豆，厥厥动摇，滑数有力	主痛，主惊

脉类	脉名	脉象特征	临床意义
虚脉类	虚	三部脉举之无力，按之空虚	虚证。气血两虚及脏腑诸虚
	微	极细极软，按之欲绝，若有若无	气血大虚，阳气衰微。久病脉微为正气将绝，新病脉微多主阳气暴脱
	细	脉细如线，但应指明显	气血两虚，诸虚劳损，亦主湿病。生理性见于冬季
	代	脉来一止，止有定数，良久方来	脏气衰微。亦主风证，痛证，七情惊恐，跌打损伤
	短	首尾俱短，不及三部	有力为气郁，无力为气损
实脉类	实	三部脉举按均有力	实证。邪气亢盛而正气不衰
	滑	往来流利，如盘走珠，应指圆滑	痰饮，食滞，实热。生理性见于正常人及妊娠妇女
	紧	脉来绷急，状如牵绳转索	寒证，痛证，宿食
	长	脉形长，首尾端直，超过本位	阳证、热证、实证，阳盛内热等有余之证。生理性可见正常人
	弦	端直以长，如按琴弦	肝胆病，诸痛，痰饮，疟疾。弦劲如循刀刃，为胃气衰败。生理性见于春季、中年之后及老年人

3. 相兼脉与真脏脉　相兼脉，两种或两种以上的脉象相兼出现。其主病往往等于各组成脉象所主病的总和。如浮数脉主表热证，浮紧脉主表寒证，沉数而无力之脉主里虚热证，沉迟而有力之脉则主里实寒证等。真脏脉，又称怪脉、败脉、死脉、绝脉。是疾病危重期出现无胃、无神、无根的脉象。有七绝脉：釜沸脉、鱼翔脉、虾游脉、屋漏脉、雀啄脉、解索脉及弹石脉。十怪脉，为七绝脉基础上加偃刀脉、转豆脉及麻促脉。真脏脉反映病邪深重，元气衰竭，胃气已败。但随着医疗技术的进步，并非都是死证，仍应尽力救治。

4. 脉诊意义及注意事项　脉象是中医临床诊断疾病的重要依据。诊脉，可辨别疾病病位、判断疾病性质、推测病因病机、推断疾病的进退预后。临证要注意脉症是否相应及顺逆与从舍。脉症相应为顺证，不相应为逆证。脉症不相应，多表明病证病机较为复杂，需四诊合参，综合分析，仔细辨明脉症的真假以决定从舍，即舍症从脉或舍脉从症。

（二）按诊

按诊是医生用手对患者的肌肤、手足、胸腹、腧穴等部位进行触摸按压以诊察疾病的方法。有触、摸、按、叩四法，用以探明疾病的性质、部位、程度等，尤其对胸腹部疾病诊断有重要作用。包括按头面（囟门、额部、眼部等）、按颈项（结节、瘿肿，及诊颈脉、气道），以及按胸胁、脘腹、肌肤、手足、腧穴等。

1. 按胸胁　胸胁为心、肺、肝胆、脾所居之处，按之可了解相关内脏的病变。

（1）胸部：测肺、心、乳房情况。

前胸高突：叩之音清，呈鼓音，为肺胀、气胸；叩之音浊或呈实音，兼胸痛，多为饮停胸膈，肺痨，肺内肿瘤，或肺痈。

虚里：搏动微弱，为宗气内虚，或饮

停心包；搏动数急而时止，为宗气不守；搏动剧烈，其动应衣弹手，为宗气外泄；绝不应手，是心肺气绝，属死候。

乳房：轻触即痛，皮肤灼热发红，肿块增大迅速，多为乳痈；肿块大小不一，呈片状、结节、条索状，质地不坚，活动度好，常有压痛，多为乳癖；肿块质硬，形状不规则，边界不清，腋窝多可扪及肿块，考虑乳腺癌。

（2）**胁肋部**：了解肝、胆、脾疾病。喜按者多虚证，拒按者多实证。

右胁下肿块：质软，表面光滑，边缘钝，有压痛，多为肝着；质硬，表面平或呈小结节状，边缘锐利，压痛不显，为肝积；质地坚硬，表面凹凸不平，边缘不规则，常有压痛，应考虑肝癌。

左胁下痞块：按之硬者，为疟母（患疟疾后）。

2. **按脘腹** 脘腹为肝、胆、脾、胃、肠、肾脏及膀胱、胞宫所居之处。按脘腹，包括胃脘，脐腹，大腹，小腹，少腹。可以了解其凉热、软硬、胀满、肿块、压痛以及脏器大小等情况，以辨别病证部位及属性。

凉热：脘腹按之冷而喜温属寒证，按之热而喜凉属热证。

软硬：按之松弛而软为虚，紧张而硬为实，全腹松软无力多见于久病重病。右下腹紧张多见于肠痈，右上腹紧张可见于胆石、胆胀。

胀满：按之饱满而有弹性，有压痛，为实满。虚软而少弹性，无压痛，多虚满；脘部胀痛，推之辘辘有声，为痰饮；腹部胀大如鼓，皮色苍黄，为鼓胀。

肿块：推之不移，痛有定处，为癥积，病属血分。推之可移，或痛无定处，聚散不定，为瘕聚，病属气分；肿块大者为病深，形状不规则、表面不光滑者为病重，坚硬如实者为恶候；左下腹部结块，按之起伏聚散，往来不定，或按之手下如

蚯蚓蠕动者，多为虫积。

腹痛：喜按，按之痛减，腹壁柔软者，多虚证。腹痛拒按，按之痛甚，并伴有腹部硬满者，多实证，如饮食积滞、胃肠积热之阳明腑实、瘀血肿块等。

3. **按腰背** 背为"胸中之府"，腰为"肾之府"。主要检查脊柱侧凸及压痛情况。

背部：在脏多与心、肺、胃有关，在经络与阳经关系密切。

腰部：在脏多与肾有关，在经络多与足太阳、足少阴、带脉有关。

4. **按肌肤** 诊察寒热、润燥、滑涩、疼痛、肿胀、皮疹疮疡等情况。

寒热：了解人体阴阳的盛衰、病邪的性质等。

滑润和燥涩：了解汗出与否及气血津液的盈亏。

疼痛：分辨疾病的虚实和部位。

肿胀：以辨别水肿、气肿及血肿。

疮疡：判断病证之阴阳寒热及是否成脓。

皮里膜外之结节：为痰凝、火郁，或气血瘀滞，或疫气浸淫。

5. **按手足与按腧穴**

手足：触摸冷热程度，判断病情的寒热虚实及表里内外顺逆。手足俱冷者，为阳虚寒盛，属寒证；手足俱热者，多为阳盛热炽，属热证。

腧穴：为脏腑经络之气转输之处，是内脏病变在体表的反应点。按压某些特定穴位，可以判断某些内脏疾病。如肝俞或期门穴有压痛，常是肝病的反映。

按诊内容丰富，上至头部，下至足部，皮肉筋骨以及脏腑、腧穴、疮疡都是按诊所及的范围。临床上应根据诊察疾病的需要，选择性地对一些部位做仔细的按诊，以辨别疾病的寒热虚实、部位浅深以及病证趋势。

第二节　常见病证诊断

一、胁痛

胁痛，是以一侧或两侧胁肋部位疼痛为主要临床表现的病证，也是现代临床肝脏疾病、胆道感染及胆石症等病变中较为常见的一种自觉症状。肝居胁下，其经脉布于两胁，胆附于肝，足少阳胆经络肝，循胁里，过季肋，故胁痛主要责于肝胆。

胁痛病因主要与情志不畅，饮食不节，外感湿热，疫疠之邪以及体虚等有关。临床常见肝气郁结、瘀血停着、肝胆湿热及肝阴不足证。

（一）诊察要点

1. 详细询问胁痛的性质、程度，以及诱发或促使胁痛加重的因素。如胁肋胀痛，走窜痛，因情志不畅诱发或加重，多属气郁；胁肋刺痛，持续不已，部位固定，多属血瘀；胁肋灼痛，多属火热；胁肋隐痛，遇劳则甚，多属气虚或阴血亏虚。

2. 临床辨证应分清寒热虚实及兼夹演变，气滞日久可致血瘀，血瘀或湿热又可兼见气滞；气郁化火或湿热久羁可耗伤阴液。要全面分析、辨明主次。

3. 胁痛而胁下有癥块者，参阅"积证"辨证。

（二）现代病理学基础

临床常见的肝脏疾病可有程度不同的右上腹疼痛，其常见的原因有：①肝脏炎症、肝内占位性病变、右心衰竭及肝静脉阻塞综合征等引起肝脏肿大，肝包膜上的感觉神经受刺激；②肝实质炎症刺激肝内膈神经的分支；③肝脓肿、肝癌等所致肝周围炎症刺激，肝癌破裂出血可引起突发剧烈的肝区疼痛；④肝硬化、肝癌、脾切除术后或腹腔内其他脏器的肿瘤压迫或侵蚀门静脉，导致门静脉系统血栓形成，血管痉挛或因阻塞所致局部缺血；⑤胆囊炎、胆管炎等引起胆道黏膜炎症和胆道系统周围炎，胆道内结石或蛔虫嵌顿，引起胆管肌肉及括约肌的强烈收缩，可产生阵发性疼痛，胆囊炎并发急性穿孔，疼痛可由局限性转为弥漫性；⑥内分泌失调、自主神经或消化道激素调节功能失常等引起胆道运动功能障碍，影响胆汁排泄引发。

二、腹痛

腹痛，是指以胃脘以下、耻骨毛际以上疼痛为主要表现的病证。腹部有肝、胆、脾、肾、大肠、小肠、膀胱等多个脏腑，并为手足三阴、手足阳明、足少阳及冲、任、带等经脉循行之处。外感或内伤引发气血运行受阻或气血亏虚不足以温养，均可出现腹痛。腹痛也是现代多种肝脏疾病的常见症状。

腹痛可因外感时邪、饮食不节、情志失调、虫积内扰，以及阳虚失运等诸种因素引起腹内脏腑、经脉、气机郁滞，脉络瘀阻所致。即"不通则痛"。临床常见寒实、湿热、气滞、血瘀、食积、虚寒、虫积及外伤等证。

（一）诊察要点

1. 详细了解腹痛的性质、程度、部位、伴随症状、加重与诱发因素等。痛而喜按为虚，拒按为实；喜温为寒，喜凉为热。胀痛、攻窜无定处多气滞；刺痛、痛处固定，并伴腹部积块为血瘀。痛在少腹，延及两胁，多为肝胆病；小腹及脐周痛多属脾胃、小肠、肾、膀胱病变。

2. 腹痛病因以寒凝、气滞、食积为多。多因气机阻滞，不通则痛。

（二）现代病理学基础

引起腹痛的原因很多，腹部疾病、腹外疾病及全身性疾病均可引起腹痛。肝脏疾病引发腹痛主要机制有三：一是肝病并发原发性腹膜炎，仅发生于伴有腹水时，腹痛可为隐痛、胀痛，亦可呈阵发性，多伴发热。二是门静脉系统血栓形成，因血管痉挛和阻塞导致局部缺血而疼痛。三是病毒性肝炎、肝硬化伴发慢性胰腺炎引发。

三、黄疸

黄疸，是以目黄、身黄、尿黄为主要临床表现的病证。以目黄为最典型的特征。病位主要在肝胆、脾胃，常见于现代临床肝脏疾病及胆道、胰腺疾病。

黄疸病因包括外感（寒湿、湿热、疫毒）和内伤（七情、饮食、劳欲、虫石）损伤脾胃，湿从中生，湿浊中阻或郁而化热，熏蒸肝胆，胆汁不循常道，浸淫肌肤而发黄。即"黄家所得，从湿得之"。临床根据黄疸特点，有阳黄、阴黄、急黄之分，常见湿热、寒湿、疫毒、胆郁及瘀血等证。

（一）诊察要点

1. 目黄为黄疸的最主要特征。现代医学肝胆胰等多种疾病可引起黄疸，需详细询问用药、输血及手术史，以及家族史、生活史等病史和伴随症状，以明确其类型及病因，并结合临床和实验室检查明确诊断。

2. 黄疸发生主要是湿邪为患。辨证应分清寒、热、虚、实、阴、阳。黄色鲜明，伴表证、湿热者多阳黄；黄色晦暗，伴寒湿或虚寒者多阴黄；黄色晦暗日久不退者，为瘀黄；感受疫毒，猝然发黄，色黄如金，传变迅速，伴神昏、出血等急重症者，则为"急黄""瘟黄"。

3. 注意各证候间兼夹与转化。阳黄失治、误治，迁延日久，湿从寒化，可转为阴黄。阴黄复感外邪，湿郁化热，可出现阳黄。病程日久，湿热、寒湿以及气阴不足又均可致瘀，以致血瘀或瘀热发黄。瘟黄后期，正气耗伤，可转为阴黄。

4. 注意与萎黄鉴别，萎黄以肌肤淡黄、干萎无光、两目和小便不黄为特征。

（二）现代病理学基础

黄疸是由于血中胆红素增高，黏膜、皮肤及其他组织和体液出现黄染的现象。按发病机制可分为胆红素生成过多、肝细胞处理（摄取、结合）障碍以及排泄障碍等。据病因可分为溶血性黄疸、肝细胞性黄疸、先天性家族性非溶血性黄疸、胆淤性黄疸及多因性黄疸等。

四、纳呆

纳呆，是指不欲饮食，又称食欲不振或不欲食。病位在肝胆脾胃，是肝脏病中较常见的临床症状。

纳呆病因与饮食不节，情志抑郁，外感湿热，脾胃运化功能失调有关。常见证候为湿热蕴结、胃阴不足、肝气犯胃、脾虚胃弱、脾胃虚寒及饮食内伤等。

（一）诊察要点

1. 纳呆多虚实夹杂，需根据其不同特点辨证。伤食，多伴嗳腐吞酸；感受外邪，多伴恶心呕吐；情志所伤，多伴嗳气、烦躁易怒；胃阴不足，多饥而不欲食；脾胃虚弱，多食不知味，食后腹胀。

2. 现代医学肝、胆、肠、胃、脾及神经系统病变都可出现纳呆，临床上需结合体征及实验室检查以明确诊断。

（二）现代病理学基础

临床肝脏疾病均可出现食欲不振，以病毒性肝炎最明显。肝病引发的胃黏膜损伤、中枢神经系统功能障碍、胆汁排泌减少，以及门静脉高压症胃肠道瘀血，门静脉高压性胃肠病，均可使胃肠道消化、吸收功能减退而致食欲不振。

五、泄泻

泄泻，又称腹泻，指排便次数增多，粪质溏软、稀薄，甚至如水样的病证。便溏薄而势缓者为泄，便清稀如水而直下者为泻。病位在脾胃与大小肠，病久可及肾。泄泻是现代肝胆疾病的常见症状。

泄泻病因多为外邪、饮食、情志及脾胃、肾脏亏虚等，致脾胃运化、小肠受盛和大肠传导功能失常而成。脾喜燥恶湿，故有"无湿不成泄"之说。其常见证候分为外感（湿热、寒湿、暑湿等）及内伤（食滞肠胃、肝气乘脾、脾胃虚弱、肾阳虚衰）两大类。

（一）诊察要点

1. 首辨寒、热、虚、实　大便清稀，完谷不化，属寒证。色黄褐而臭，泻下急迫，属热证。泻下腹痛，痛势急迫，泻后痛减，属实证。腹痛不甚，喜温按，病程较长，属虚证。各型泄泻可单一出现，也可虚实兼挟、寒热互见，亦可互相转化，辨证时应全面分析。

2. 辨别诸证特点　外感者，多夹表证；食滞肠胃者，粪便臭如败卵，泻后痛减；肝气乘脾者，每因情志变化而增剧；脾胃虚弱者，稍进油腻之物则便次增多；肾阳虚衰者，多在黎明之前腹痛肠鸣即泻，泻后则安。

3. 肝源性腹泻　轻者仅表现粪便稀而不成形，每日排便2～3次。重者可出现稀水样便，含有未消化食物残渣，每日排便5次以上，甚至几十次。继发感染时可伴脓血便。有结肠溃疡时可见黏液血便。

（二）现代病理学基础

肝脏病并发腹泻，称为肝源性腹泻。是肝脏病的常见临床表现之一，有时可作为肝脏病的首发和主要症状。肠黏膜损害是肝源性腹泻最常见的因素，急慢性肝炎、肝硬化或肝癌等各种肝病，均可发生。另外，肝硬化患者胰液分泌不足；门静脉高压症患者肠壁淤血、水肿、糜烂甚至溃疡形成；肝功能障碍，肠内结合胆盐缺乏引起脂肪吸收障碍；病毒或肠道内细菌过度繁殖，或继发细菌感染；以及肝癌分泌类癌毒素等原因均可引起肠道炎症，发生腹泻。肝源性腹泻与原发肝病和肠黏膜损害轻重相关，原发性肝病愈重，引起腹泻的程度愈重，发生率也愈高。

六、积聚

积聚，是腹内结块，或胀或痛的病证。病位主要在肝、脾。聚乃无形，病在气分，一般较轻；积则有形，病在血分，病情较重。

积聚多因情志所伤，饮食不节、感受邪毒及他病转归，黄疸、疟疾等病久失治不愈，致气机阻滞、瘀血内停，再兼痰湿凝滞而成积聚。常见肝气郁结（聚）、食滞痰阻（聚），以及气滞血阻（积）、瘀血内结（积）、正虚瘀结（积）等证。

（一）诊察要点

1. 详细询问病史　注意有否黄疸、疟疾、血吸虫病、长期服药及接触毒物等病史，了解饮食习惯、饮酒史等，以及家属中有否类似疾病史。并借助现代理化检查，明确诊断。

2. 区别积与聚　聚乃积之因，聚久可成积，但积证亦可不经聚证而成。聚以腹中气聚、攻窜作痛、按之无形无物为特征；积则以腹部肿块，痛有定处，按之有形有物，且积块坚硬为特征。需仔细触摸积块有无以及其大小、质地、形态、表面情况、有否触痛及能否推移等。

3. 了解积块部位　积块在胁腹，伴胁肋刺痛、黄疸、纳呆、腹胀等，病多在肝胆；积块在胃脘，伴恶心呕吐、呕血黑便等，病多在胃；左胁触及积块，或有胀痛、纳呆、出血等，病多在肝脾；积块在下腹，伴腹泻、脓血便者，病多在肠。

4. 分辨初、中、末三期　初期，积块尚小，软而不坚，邪气虽实而不甚，正气未虚；中期，积块增大，触之质硬，伴乏力消瘦等，为邪气渐甚而正气已虚；末期，积块大而坚硬，痛剧，伴神疲乏力、大肉尽脱等，为邪气实甚，正气大虚。

（二）现代病理学基础

积聚见于现代肝脏病中的肝、脾肿大，肝脾肿大可继发于其他多种疾病。常见原因如下：

①感染性：病毒、细菌、螺旋体、立克次体、寄生虫等病原体感染；②中毒

性：药物或毒物致肝损伤而引起，受年龄、营养、妊娠、遗传等个体差异影响；③淤血性：见于充血性心力衰竭、大量心包积液、缩窄性心包炎、肝静脉阻塞症、肝小静脉闭塞病等；④代谢性：见于脂肪肝、威尔逊氏病（Wilson's disease，WD）、肝糖原贮积症、肝淀粉样变性以及血色病等；⑤淤胆性：包括病毒性肝炎、药物及毒物致肝内胆汁淤滞、原发性胆汁性胆管炎（primary biliary cholangitis，PBC）、原发性硬化性胆管炎（primary sclerotic cholangitis，PSC）以及占位性病变致肝内胆管阻塞、胆汁淤滞；⑥肿瘤：良性或恶性肝肿瘤占位，或胆道恶性肿瘤因胆管胆汁淤积和癌肿肝内转移；⑦囊肿性，先天性和后天性肝囊肿，以及寄生虫感染如肝包虫病等。

此外，血液病（白血病、恶性淋巴瘤、恶性组织细胞病、真性红细胞增多症、溶血性贫血和骨髓纤维化等）及结缔组织病（系统性红斑狼疮、结节性多动脉炎、多发性肌炎、硬皮病等）亦可继发不同程度的肝和/或脾肿大。

七、臌胀

臌胀，因腹部胀大如鼓而名，以腹部胀满、膨隆，皮色苍黄，青筋显露为特征。现代肝脏病中见于肝硬化、肝癌等并发腹水者。

病位涉及肝、脾、肾三脏功能失常，导致腹中气滞、血瘀、水停。病因与血吸虫感染、酒食不节、寒热内郁、情志所伤、劳欲过度及黄疸、积聚等失治有关。

（一）诊察要点

1. **明确诊断** 臌胀以腹部膨大、腹胀、按之如囊裹水，尿少为主要症状，可伴面色鲘黑、乏力、纳差、便溏、鼻衄齿衄、胁痛等。查体可见皮肤、巩膜黄染、蜘蛛痣、肝掌、腹壁静脉曲张、脐突或脐疝，腹部或可触及积块。既往有肝炎、血吸虫、酗酒及积聚病史等有助于诊断。

2. **类证鉴别** 需与水肿、积证和痞满相鉴别。

（1）**水肿**：臌胀可兼水肿，水肿甚者也可见鼓胀。臌胀多因黄疸、积聚、血吸虫感染，酒食不节等日久失治，肝、脾、肾功能失调，以致气滞、血瘀、水停三者交阻腹中。临床表现为单腹胀大，有"色苍黄""腹筋起""蜘蛛痣""朱砂掌""腹部积块"等特征，或兼下肢浮肿；水肿多为风邪外袭，水湿浸渍，饮食劳倦导致肺、脾、肾三脏相干为病，水液输布失调，溢于肌肤。表现为头面、四肢皆肿，若兼腹部胀大，则多先肿后胀，且无青筋暴露等。

（2）**积证**：积证可导致臌胀，臌胀亦常兼见腹部积块，但臌胀以腹部膨隆胀大、青筋暴露为特征，积证以腹中结块疼痛为特征。

（3）**痞满**：痞满是自觉腹中胀满，但外无胀急之象。臌胀见腹胀大，且有腹皮绷急、青筋暴露等特征。

3. **辨虚实及气结、血瘀、水停之主次** 臌胀病机特点为本虚标实，虚实夹杂。气结、血瘀、水停为标，肝、脾、肾三脏阴阳气血亏损为本。发病急，病程短者多实。日久不愈，病程长者多虚；时满时减，按之软而不痛，为虚胀。常满不减，按之坚硬而痛，为实胀；臌胀初起，腹胀或痛，得矢气而舒，叩之如鼓者，以气结为主；腹部膨隆，脐平或突，按之坚满，叩之声浊，小便短少者，以水停为主；面色鲘黑，面、颈、胸部有红缕赤痕，腹壁青筋暴露，腹中触及积块者，以血瘀为主。

4. **辨并发症** 臌胀常可并发血证、昏迷、积聚、发热、癃闭等，从而使病情更加复杂。故要详询病史，仔细查体并借用现代理化检查手段，以便及早发现。

（二）现代病理学基础

臌胀，相当于现代医学多种伴有腹水

的疾病。腹水产生的机制极为复杂，参阅本书相关章节。

八、郁证

郁证，是由情志不舒，气机郁滞所致的以心情抑郁，情绪不宁，胸脘满闷，胁肋胀痛，或易怒欲哭，或咽中如有异物梗阻，失眠等为主要临床表现的一类病证。病位主要在心、肝、脾、肾。现代肝脏病中以病毒性肝炎、慢性肝炎患者较为多见，也是干扰素治疗出现的主要副作用之一，即"因病而郁"。

郁证发病与恼怒、思虑、悲哀、忧愁等情志所伤，肝主疏泄、心主神明的功能受损，以及个体差异，阴阳气血失调有关。常见肝气郁结、气郁化火、气滞痰郁、忧郁伤神、心脾两虚及阴虚火旺等证。

（一）诊察要点

1. 注意区分"因病而郁"与情志之郁的"因郁而病"　因郁而病者常有明显的精神因素，女性为多。肝脏病中郁证多为因病而郁，因其有明确肝炎病史而易于与单纯性抑郁证相鉴别。

2. 辨病位与虚实病性　郁证主要与肝、脾、心相关。兼胁肋胀痛，善太息，为肝气郁结。兼纳呆、便溏，为脾失健运。见精神恍惚，心神不宁，多心失所养；初病多实，以气郁为先，常兼火盛、血瘀、湿聚、痰结、食滞等证。病久则由实转虚，见心脾两虚，心阴亏虚、肝肾阴虚等证。亦有正虚邪实，虚实夹杂者。

3. 辨气、血、痰、火、湿、食六郁及其相兼转化　"六郁"以气郁为先，因肝喜条达而恶抑郁，悲哀恼怒等精神刺激，使肝失条达而成气郁；气为血帅，气郁日久，可致血郁；气郁化火，则为火郁；气滞津停，凝聚成痰，则形成痰郁。

（二）现代病理学基础

郁证在现代肝脏病中的慢性肝炎及所谓肝炎后综合征中较为常见。主要表现为

敏感性增高、情绪不稳定、思维迟钝，记忆力减退等。其常见原因，一是疾病本身所伴发自主神经功能失调。二是因精神因素，如对肝脏病的过分忧虑、对轻微的躯体及精神变化敏感等。三是个体体质因素，久病而致神经功能失调。

九、发热

发热，是一个常见症状，见于外感、内伤多种病证。外感发热以感受风寒、风热、湿热为多，常伴恶寒、恶风、肌肉、筋骨酸痛等，热度高低不一；内伤发热可因情志、饮食、劳倦、脏腑功能失调等因素导致，因病变脏腑不同，气血阴阳盛衰侧重之别而有不同的病机，常见肝郁、瘀血、气虚、血虚、阴虚等证，临证需仔细鉴别。

（一）诊察要点

1. 注意发热的起病、特征及伴随症状，辨明外感、内伤，以及外感病邪属性及内伤脏腑、气血、阴阳病机之不同　急性发热，热势较高，初起伴恶寒，周身疼痛、咽痒鼻塞、咳嗽等肺卫症状，病程短者，多外感。起病缓，热势低或仅自觉发热而体温不高，伴有气血阴阳亏虚，脏腑功能失调表现，病程长者，多内伤。

2. 辨别病变脏腑及气血阴阳盛衰　发热是多种外感、内伤疾病的共有症状，外感者多实，内伤者虚实兼有，需详辨气滞、血瘀、气虚、血虚、阴虚和阳虚。

3. 注意病史及有关检查　发热涉及现代医学诸多疾病，病因复杂，需详询病史，仔细查体，借鉴必要的实验室检查以明确诊断，切忌见热治热，延误病情。

（二）现代病理学基础

体温调节中枢功能障碍，产热过多或散热过少，导致体温超出正常范围，即为发热。急性肝病特别是急性感染性肝脏疾病的早期常有发热，热度的高低与疾病的严重程度有一定关系。慢性肝病患者在病

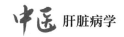

变活动期或继发感染时也常有发热。肝病并发内毒素血症（肝硬化的共同特征），可有发热，并使原有肝病加重。可加重肝外系统损害，甚至发生多脏器衰竭而致死。

病毒性肝炎、药物性肝炎、肝硬化（失代偿期）、肝癌，及其他感染性病变如肝脓肿（细菌性与阿米巴性）、胆道感染及胆囊炎以及门静脉血栓性静脉炎等均可有发热，应注意鉴别。

十、血证

血证，是多种出血性疾病的总称。凡血液不循常道，或上溢于口鼻诸窍，或下泄于前后二阴，或渗出于肌肤所形成的出血性疾患，统称血证。

血液生化于脾，藏于肝，总统于心，在气的推动、固摄下，行于脉中，环流不休。病因主要为外感、内伤损伤脉络，或邪热迫血妄行，气虚不摄，血溢脉外。

常见血证有鼻衄、齿衄、咯血、吐血（呕血）、便血、尿血、肌衄（皮下出血）等，在现代肝脏病中，多见于各种原因所致肝硬化（失代偿期）、肝癌及重症肝炎等。

（一）诊察要点

1. 辨出血部位及脏腑 鼻衄、肌衄、便血、尿血等部位比较明确，需注意分辨呕（吐）血与咯血。呕血，多平素有胃脘痛或黄疸、积聚病史，出血前有恶心感，血液中夹有食物，色红或暗红，或有血块，可由胃热，肝火所致；咯血，既往有慢性咳嗽、肺痨或心脏病史，出血前有咳嗽、咽痒，血色鲜红，血中多泡沫，病变在肺与肝；便血需区分近血、远血。血鲜红者多为近血，属肠道湿热。血色紫暗多为远血，为脾胃虚寒。若远血量大，短时内大量出血，也可为鲜红色；鼻衄，病变有在肺、在胃及在肝之异；齿衄有在胃、在肾之别；尿血病变多在膀胱、肾及脾。

2. 估计出血量 估计出血量有助于了

解病情，判断预后。出血量少，一般病情较轻，预后好。出血量大，则病情较重，预后差，且再出血的可能性较大。出血量可直接测量，但若无法收集或混有他物无法准确测量，可根据患者出血后症状估计。如面色如常，口不渴，脉搏增快不显，四肢温暖，无汗出等，提示出血量较小。若面色苍白，神情淡漠，肢冷汗出，脉细数无力，尿少或无尿，表明出血量大，病重。

3. 辨寒热虚实 血证基本病机为火盛与气虚。火盛有虚实之别，火热炽盛者为实，阴虚火旺者为虚。气虚者，有气虚不摄和脾胃虚寒之别；血证，离经之血不去或止血治疗均易致留瘀，瘀血不去，血不循经又可出血。故当注意瘀血所致出血。

（二）现代病理学基础

全身皮肤黏膜及几乎所有脏器均可能出血，其病因及发病机制极为复杂。肝脏病出血病理机制主要有脏器局部病变与凝血障碍两大方面。脏器局部病变最常见的是肝硬化门静脉高压致食管-胃底静脉曲张而破裂出血、门静脉高压性胃病可出现急性胃黏膜出血。凝血障碍主要是凝血因子合成减少及脾功能亢进导致的血小板降低。

重症肝炎患者常有出血倾向，多以皮肤和黏膜为主。严重者有消化道及泌尿道等出血。若出血量较大，可见显著贫血，甚至发生失血性休克而诱发肝性脑病。

十一、昏迷

昏迷，是以神志不清为特征的病证。因痰浊、邪热、阳亢风动、瘀血等蒙蔽清窍，或气血阴阳衰竭不相维系、神无所倚所致。见于多种时行温病过程中，也是中风、消渴、臌胀、癃闭、厥证、痫证等疾病发展到一定阶段而出现的危急证候。与心、脑关系密切。是现代肝脏病肝性脑病的常见症状。

昏迷基本病机为邪蒙清窍和神明失用。有闭、脱之分。闭证常见热、痰、浊、瘀四证，脱证则分亡阳、亡阴二证。

（一）诊察要点

1. 首辨闭证脱证　二者均表现为不省人事。闭证以牙关紧闭、口噤不开、两手握固、痰鸣气粗、大小便闭为特点；脱证以目合口开、鼻息低微、手撒肢冷、大汗淋漓、二便自遗等为特点。闭证属实，为邪实内闭；脱证属虚，为精气欲竭，阴阳离决。

2. 辨寒热虚实　闭证中，热闭：见神昏，伴身热烦躁、面赤气粗、舌红脉数者，多为热入心包；若神昏谵语、便秘、腹部胀满，按之坚硬，为热结肠胃；若神昏抽搐，多为温病邪入少阴或热极生风。痰闭：以喉中有痰声或口吐痰涎为特征。无发热，静卧不烦，为痰湿上蒙；发热，躁扰不宁，为痰热上扰。浊闭：以静卧不烦，面色晦滞，脉沉为特点。卒中秽浊者，发病较突然；浊阴上犯者，多久病积渐而成，发病较缓。脱证中，若汗出身热，唇舌干红，脉虚数，为亡阴；汗出肢冷，面色苍白，脉微欲绝，为亡阳。

3. 详细了解病情　昏迷见于外感、内伤等多种疾病的危重阶段。应向患者家属、陪送人详细了解发病情况、诱发因素及既往病史等，并进行必要查体和理化检查，以明确诊断。

（二）现代病理学基础

昏迷即完全持续的意识丧失，是脑功能衰竭的主要表现之一，是最严重的意识障碍，为临床各科常见的危重急症。现代肝脏病中最常见于肝性脑病、慢性肝脑变性（多发于门体静脉分流量大者）、急慢性酒精中毒等。

十二、癃闭

癃闭，是指以小便量少、点滴而出，甚则闭塞不通为主症的一种病证。包括各种原因引起的尿潴留及无尿症。病位在膀胱，但与三焦、肺、脾、肾、肝均有密切关系。在现代肝脏病中，多见于肝源性肾病、肝肾综合征。

癃闭病因有湿热、气滞、血瘀、脾虚、肾元亏虚等。肺脾肾肝功能失常，三焦气化不利是病机关键。常见证候有膀胱湿热、肺热壅盛、肝郁气滞、中气下陷、肾阳虚惫及肾阴不足等。

（一）诊察要点

1. 了解发生的诱因及伴随症状，分辨病性及寒热虚实　如发作与情绪波动有关，多属肝郁气滞；排尿过程中突然中断，考虑尿道堵塞，应除外结石、血块（外伤史）、脓块（脓尿）、乳糜块（乳糜尿）堵塞；如病发于热病过程中，多为肺热壅盛或膀胱湿热；如久病年高体弱而见者，多为中气下陷或肾元亏虚。因膀胱湿热、浊瘀阻塞而膀胱气化不利者属实；肾虚命门火衰，气化不及者属虚。

2. 与淋证相鉴别　两者均有小便量少，排出困难。但淋证以尿频、尿痛为特点，24 小时尿量多正常。癃闭以小便量少，点滴而出，甚或闭塞不通为特征，多无疼痛，24 小时尿量低于正常，甚至无尿。

（二）现代病理学基础

癃闭包括了现代医学中各种原因引起的尿闭及尿潴留。肝脏病中常见的发生机制，一是肝源性急性肾小管坏死，常因大失血、大量放腹水、呕吐腹泻、过度利尿等致使血容量急骤减少或内毒素血症诱发。二是肝肾综合征，见于严重的晚期肝病，特别是失代偿期肝硬化，可引起少尿、氮质血症、酸中毒和电解质紊乱等肾功能衰竭表现。

（张华）

第二章 肝脏病病史采集及体格检查

病史采集作为《诊断学》一个重要组成部分，其准确性与快速性取决于一名医生的基本功，需要不断训练和反复实践。完整而准确的病史对疾病的诊断与处理有着极大的影响。

病史采集又称为"问诊"，通过医患双方简单的"提问与回答"进行初步沟通，了解疾病发生和演变过程，随后针对病程中有意义的细节，医生进一步详细地采集信息，结合患者的体格检查或/和辅助检查，做出初步诊断。病史采集是病情诊断的第一步，需要医患双方信任及配合，原则上只要患者神志清晰，无论在门诊部或病房，甚至事发地点，均可进行。

肝脏疾病病史的采集涉及沟通技巧、人文关怀、基础医学与临床知识结合等多方位技能的运用，针对肝脏及伴随症状进行重点采集，在情绪波动或涉及隐私等特殊情况下，需考虑加入语言技巧与适当心理疏导。

一、肝脏病病史采集的技巧

（一）基本技巧

由于长期的观念，肝病患者尤其是病毒性肝炎患者常会受到歧视。随着科普知识的推广，这个现象有了很大的改善，但仍存在于偏远地区。因此肝病的问诊需要注意患者隐私的保护，尽可能避免陌生人在场。有些肝病患者存在自卑感，或有胆怯心理以及对疾病存有恐惧感，问诊医生需要耐心温柔对待，尽力营造宽松氛围，缓解患者紧张情绪，也可以根据患者情况，让家属陪同和协助问诊，以求更好地安抚患者的不安情绪，达到良好的医患沟通状态。

肝病患者的临床症状常以恶心、纳差等消化道症状为首要表现，或者伴有腹胀、腹围增大（肝硬化失代偿），或者伴有皮肤巩膜黄染（黄疸），或者存在肝区胀痛（急性肝炎、脂肪肝等），也有先以神经系统为首要表现，如肝性脑病、肝豆状核变性（脑型）等。问诊医生不仅需要问清病史，还应该厘清疾病演变顺序。当几个症状同时出现或者有重叠时，尽可能明确前后顺序，若无法以"一元论"解释，则应确定主次疾病。问诊时医生需客观地将患者引入疾病的主要线索，让患者充分地描述感受和他认为的重要过程。当患者的陈述严重离题时，委婉地提醒并将话题转回，禁忌生硬而粗暴地打断患者叙述。

医生作为专业人士，总结病史时可以使用医学术语，但在询问病史时尽量口语化，做到通俗易懂。鉴于就诊者的不同文化背景、不同生活环境及学习经历，问诊医生需避免专业术语，防止因对医学词汇的理解不同而导致的误解。以"梗阻性黄疸"为例，典型表现为"陶土样大便"，有些患者误以为"陶土样大便"即为土色大便，遇到这种情况，问诊医生可简单表述为"白色大便"或"大便颜色变浅"，以求患者更好理解。即便对于医学人士，因不同专业所接触的医学词汇各异，也不能以为对方就有较高的医学水平，因此建议问诊时同样做到"口语化"。对于有些容易混淆的词语，必要时需要多次解释或者更换词语，甚至书写，达到双方理解的目的。比如，肝硬化失代偿期患者出现食管-胃底静脉曲张伴破裂出血，出现呕血症状时，问诊医生会建议"禁食"，即暂停饮食，而患者或家属会误以为"进食"，反而会让患者开放饮食，加重病情。

问诊医生提问时要注意顺序与目的。患者杂乱无章的回答会使问诊医生感到混乱与疲劳，同样，问诊医生若杂乱无序地发问，也会影响患者的表述。此外，问诊医生认为重要的、与肝病发生相关的事件，可用反问句表达。例如药物性肝损患者，就诊时许多患者并未意识到肝功能异常与近期服用保健品相关，故询问病史时，医生可以反复提醒有无用药史，即便如此，部分患者也不认为"保健品"属于"用药史"，此时有经验的医生就会直接问"最近有无使用保健品或者海外代购的营养品？"，而缺乏经验的医生容易疏忽，误以为患者无用药史，从而影响疾病诊断。

为了确保收集信息的准确性，对于关键信息，问诊医生可以口述重复，进一步向患者核实。比如原发性肝癌肝移植患者，因存在慢性乙型肝炎长期服用核苷类似物抗病毒治疗。问诊医生需要核实其使用药物、剂量、使用年数、是否存在过耐药等。经过询问后，为了更准确核实，医生可以直接重复表述为"你服用 A 药 B 年了，是吗？""服用后复查过 HBV-DNA，并恢复至 10^3 以下，对吗？"问诊过程中，医生需要注意仪态仪表，做到不卑不亢，建立良好的医患信任，甚至使患者愿意分享原想隐瞒的敏感事情。

（二）特殊情况

问诊过程中，医生需要关注肝病患者流露的情绪，及时进行人文关怀，也应该对患者性格进行初步排摸，调整语速及用词分寸。这不仅是对患者的尊重，也是保护医护人员自身，避免不必要的医患纠纷和伤害。

1. 情感障碍者　情感障碍指以情感高涨或低落为主要表现，伴有思维奔逸或迟缓的一种精神疾病，严重者可以出现妄想、幻听、幻觉等精神症状。抑郁和躁狂是常见的临床表现，可以单一形式出现，也可相互转换，称为"双相型"。

对于有肝脏疾病病史的患者，若病史问诊时发现患者处于情绪淡漠、反应迟钝或情绪高亢、易怒易激惹状态，需要首先简单排除肝脏相关疾病引起的精神变化（如肝硬化患者出现肝性脑病、肝豆状核变性患者出现脑型等）。即便患者否认既往肝脏疾病史，也需要仔细问诊后进行排查，避免因患者不自知肝病而延误疾病诊治。

鉴别情感障碍和肝病神经系统表现的另一个简单方法就是询问既往病史，一般明确情感障碍诊断的患者均有就诊记录或者服药史，他们往往会有家属陪同就诊。对于有抑郁表现的肝病患者，建议问诊医生多用鼓励性言语，诸如"要有信心，一切都会好起来的"等话语，适当给予安慰和关心；对于有躁狂表现的肝病患者，建议问诊医生放慢问诊语速，进行简单沟通后先了解患者的主要问题，取得初步信任后逐渐深入主题，以避免患者产生激动情绪，造成不必要的医患矛盾。针对情感障碍患者的问诊，除了上述技巧之外，也可尝试通过家属的帮助来获得患者的信任。首先，问诊医生可以对家属长期的辛苦照顾表示理解，其次询问患者近期的情绪状况，然后逐步切入肝病主题。家属的作用不仅仅是协助提供病史，有时出现潜在医患矛盾时，信任医生的家属通常能起到缓解冲突的作用。

2. 言语混乱者　不同文化程度的患者对医生提问的理解能力不同，部分患者因文化水平较低，导致答非所问且喋喋不休，影响接诊医生对疾病的判断。因此建议接诊医生尽可能使用通俗易懂的语言，以"自然聊天"形式进行询问，避免医学术语，问诊时多次重复问题，减少患者产生歧义。有些患者尤其是长期独居缺乏关爱者，诉求欲望较强，回答问题易无限制地扩大回答范围，接诊医生需要礼貌地及时打断，并将偏离主题的患者拉回问题中心。小部分患者不仅回答得思维混乱，还以自我为中心，不愿意被医生打断，此时有经验的医生会将问诊问题简化为仅需要回答"是"或"否"即可，体面而自然地缩小患者的发挥余地。

3. 老年人群 有些慢性肝病老年患者，因其长期肝病，往往有多次住院病史，特别是乙型肝炎感染者，存在家族聚集现象，故而这些患者对自身病情甚至预后都较为了解，病史采集也通常比较顺利。因此，年龄并不是判断"能否提供病史"的标准，虽然随年龄上升，机体的反应能力有所减退，但若判断力和认知力正常，可以由患者亲自提供病史。接诊医生可在问诊过程中适当放慢语速，将问题通俗化并简单化，问诊同时关注患者精神状态，尤其是高龄患者，如出现疲乏、断片等现象，建议休息后再继续，或改由向家属收集病史。

4. 精神疾病患者 指在生物学、心理学以及社会环境等因素影响下，存在大脑功能失调的患者，可表现为认知、情感、意志和行为等方面出现不同程度障碍。对于有自知力的肝病精神病者，可向本人或与其共同居住者询问病史；对于缺乏自知力的，建议向共同居住或关系亲近的家属，或者法定监管人等采集病史。采集过程中，务必同时翻阅患者既往就诊记录，进行综合分析与查阅，并归纳后记录本次病情。对于缺乏自知力且无家属的这类患者，可通过交谈、观察及翻阅既往病史，尽可能多获得一些资料作为病史的补充。询问病史时，确保有精神疾病的肝病患者情绪平稳，不处于知觉障碍和思维障碍。

5. 病情危重者 如重症肝衰竭等病危病重者本身体虚声弱，反应较迟钝，接诊医生采集病史时切忌急躁，应耐心对待，勿催促患者。也可以在患者身旁，向共同居住的家属询问细节，并对患者核实。若患者为独居者，可在询问亲近家属的同时，翻查患者病历记录本或住院史，了解其既往史，以利于接诊后诊治。重症患者体质虚弱，抵抗力较差，易于感染，且病情易变，病史采集时尽量高度浓缩时间和体格检查，以赢得治疗时间。对于预后差的肝脏疾病（晚期肝癌等），根据患者性格脾性，委婉地向家属或/和患者告知。对于已有厌世情绪的患者，医生多在床旁逗留，温柔言语及真诚关心，均是极大的安慰和鼓励。

二、肝病的重点问诊内容

与其他部分病史采集相比[1]，肝脏病病史的采集既有共性（表 4-2-1-1），又有其自身特点[2]。

表 4-2-1-1　肝脏病病史采集共性内容

肝脏病病史采集的内容	采集重点
一般项目	姓名、性别、年龄、出生地、病史陈述者及可靠程度等
主诉	最显著的症状或/体征，持续时间（如乏力纳差/皮肤巩膜黄染 × 日，加重 × 日）
现病史	起病基本情况和出现时间
	主要症状和体征（如皮肤巩膜黄染、瘙痒、腹围增多等）
	发病病因和诱因，有无缓解因素
	病情发展与演变

肝脏病病史采集的内容		采集重点
现病史	伴随症状	
	症状出现后有无就诊,如曾就诊,需描述诊治经过	
	病程中睡眠、二便和体重变化	
既往史	既往健康情况,曾患过的疾病,有无手术史、传染病史(尤其病毒性肝炎)和输血史等	
系统回顾	着重消化系统,慢性肝病常累及的其他系统(造血系统、神经精神系统等)	
个人史	出生地、居住地(是否疫区)、职业与工作环境(是否损肝因素,如接触化学物品、毒物等)、习惯与爱好(如饮酒、熬夜等)	
婚姻史	婚姻情况,配偶健康状况(有无传染性肝病)	
月经史与生育史	女性:月经史与生育史,男性:生育史	
家族史	遗传相关疾病(如肝豆状核变性、遗传性黄疸等)	

1. 病史中提示转氨酶异常的可能性

（1）**病毒性肝炎**：慢性乙型肝炎感染患者往往有乙肝家族史或乙肝患者接触史；甲型肝炎、戊型肝炎通常急性起病，有时伴有黄疸和腹泻，它们的传染方式相似，为粪口途径传播，故问诊时除接触史外，应着重生活方式（如饭前便后洗手）和饮食（如生食海鲜）等病史；丙型肝炎以血液传播、性传播、垂直传播为主，病史采集时加强询问有无输血史或血制品使用史、有无吸毒等背景。

（2）**脂肪性肝病**：针对超重、肥胖或肌少症人群，无论伴或不伴糖尿病、高血压、血脂代谢异常，都需要询问饮食、运动情况，有无甲状腺功能减退、多囊卵巢综合征等。通过了解患者是否存在脂肪性肝病的高危因素和合并症，以判断脂肪性肝病的可能。

（3）**药物性肝损伤**：通常发生在用药5~90天之间，因此接诊转氨酶升高患者后，当班医生务必追问近3个月的用药史和用药目的，包括中草药、海外代购药品及保健品。若患者近期使用过化疗药物，需了解原发疾病、是否肝脏转移、化疗时间、药物名称和剂量。

（4）**自身免疫性肝病**：主要分为自身免疫性肝炎（autoimmune hepatitis，AIH）、原发性胆汁性胆管炎（PBC）和原发性硬化性胆管炎（PSC）等。AIH患者疾病活动期时，会合并甲状腺炎、炎症性肠病和类风湿关节炎等肝外自身免疫性疾病；PBC多见于女性，突出症状为乏力和瘙痒；PSC多为中青年男性，80%~90%合并炎症性肠病，60%的患者临床表现为乏力和瘙痒。当怀疑自身免疫性肝病时，建议根据疾病各自特点有侧重地进行病史采集。

（5）**其他**：造成转氨酶异常的病因众多，可由肝病引起，常见疾病如上所述，罕见的有肝豆状核变性等，也可由肝外疾病导致，如横纹肌溶解、心肌梗死及术中缺血再灌注。故而，问诊医生应根据接诊患者个体情况，结合自身经验行个体化询问内容的调整。

2. 病史中提示胆红素升高的可能性

胆红素代谢紊乱的主要表现为黄疸，但黄疸并非为独立疾病，而是消化系统、血液

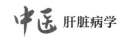

系统等多种疾病的共同表现和症状。一般血清胆红素分为结合性胆红素（直接胆红素）和非结合性胆红素（间接胆红素），当结合性胆红素占血清总胆红素 30% 以上称为高结合胆红素血症，当非结合性胆红素占血清总胆红素 80%～85% 以上称为高非结合胆红素血症。

（1）高结合胆红素血症：常见病因为肝细胞性（病毒性肝炎、酒精性肝病、药物性肝损害）、胆汁淤积性疾病（肝外梗阻性胆汁淤积多见于胆石症、胰头肿瘤，肝内梗阻性胆汁淤积常见于肝内胆管泥沙样结石，非梗阻性胆汁淤积如 PBC、PSC）和遗传性（Rotor 综合征、Dubin-Johnson 综合征、遗传性高结合胆红素血症）等。病史采集时应注重询问有无病毒性肝炎背景、饮酒史、用药史、大便色泽、皮肤瘙痒及黄疸家族史。

（2）高非结合性胆红素血症：常见病因有溶血性贫血（遗传性/获得性溶血性贫血）、药物、充血性心力衰竭和遗传性高非结合性胆红素血症（Gilbert 综合征、Ⅰ型和Ⅱ型克纳综合征）。病史采集时务必记录病程中有无发热、腰酸、尿色变化、劳累史，夜间可否平卧以及黄疸家族史。

3. 病史中提示感染性肝病的可能性

（1）肝脓肿：这类疾病多见于肝内胆管结石、糖尿病或抵抗力差的人群。追问病史，患者往往有反复胆管炎发作、血糖控制不佳或近期腹腔手术史，临床表现为发热、腹痛及消瘦，以多种细菌混合所致的细菌性肝脓肿最为常见，其次有阿米巴性肝脓肿和真菌性肝脓肿。阿米巴性肝脓肿粪中偶可找到阿米巴包囊或滋养体，真菌性肝脓肿常有抵抗力低下或长期使用抗生素史。

（2）寄生虫：如肝吸虫病、阿米巴病、血吸虫病等，有相应疫区接触史，或食生鱼海鲜史，肝吸虫病大便可找到肝吸虫卵。患者临床表现为非特异性的精神不振、上腹隐痛、腹泻和肝大。

（3）其他：HIV 感染可显著增加患者感染乙肝病毒并进展为慢性肝炎的风险，这类患者慢性乙肝的疾病进展和发生肝硬化、肝脏相关的死亡率风险也明显上升。因此，接诊医生应提高问诊技巧，委婉询问"冶游史"及"个人爱好"。

4. 病史中提示肝硬化的可能性

（1）病史采集发现患者存在肝硬化的病因：病毒性肝炎（乙肝和丙肝）、长期饮酒或大量饮酒（饮酒超过 5 年，男性乙醇摄入量≥40g/d、女性≥20g/d，或近 2 周大量饮酒，乙醇摄取量≥80g/d）、胆汁淤积、循环障碍、损肝药物使用、免疫疾病、寄生虫感染、遗传代谢疾病（肝豆状核变性、血色病）、营养障碍和非酒精性脂肪性肝病等。

（2）患者有肝硬化失代偿期的临床表现，如腹水、食管 - 胃底静脉等侧支循环形成、脾大脾亢等；或在存在肝硬化病因的基础上，直接出现上消化道出血（呕血、黑便）、感染（自发性腹膜炎等）、肝肾综合征、肝肺综合征、肝性脑病、门静脉血栓形成甚至原发性肝癌等并发症。

（3）采集病史时医生养成观察患者面容和体征的习惯，如果患者有面色黑黄的肝病面容、双手呈肝掌、颈部有蜘蛛痣等表现，需要高度怀疑肝硬化可能。进一步查体时注意其有无男性乳房发育、腹壁静脉曲张及脐疝等失代偿期表现，若存在这些体征，有助于诊断肝硬化。

5. 病史中提示肝衰竭的可能性

（1）急性、亚急性肝衰竭患者可无肝病既往史，但往往存在自知或不自知的损肝因素（病毒性肝炎、药物、胆道疾病等），以体温升高、极度乏力、严重消化道症状（腹痛、腹胀、恶心、食欲不振、呕吐）、进行性皮肤黏膜黄染、进行性尿色加深、多部位凝血功能障碍为主要共同临床特点。病史采集的重点在肝病病因和临床症状上，查体需着重检查皮肤黏膜、鼻腔、口腔牙龈等部位的出血、移动性浊音和肝界大小等。

（2）慢加急性或慢性肝衰竭的患者既往有慢性肝病或肝硬化基础，短期内发生肝功能减退和失代偿，临床症状比急性肝炎起病要重，常伴有腹水、消化道出血、肝性脑病等各种并发症，凝血功能障碍且不能缓解者提示预后较差。病史采集时需询问患者慢性肝病的病因及曾经针对病因的保肝治疗方案，因为患者私自改变用药方案也可能是本次肝衰竭诱因（如慢性乙型肝炎患者随意停用核苷类似物、肝豆状核变性患病私自停用青霉胺或慢性肝病患者服用不明中草药偏方等）。

第二节　肝脏病的体征采集

患者赴医院就诊，接诊医生经过病史采集后，需进行一般身体检查，称为"查体"。对于肝脏病患者，针对肝病与肝病相关并发症/合并症需着重进行一些体征采集，包括视诊、触诊、叩诊及听诊，主要用于了解患者的全身状况，便于评估肝病的严重程度[1]。九分法是腹部分区常用方法之一，其中肝右叶、胆囊位于右季肋部，肝左叶位于上腹部。肝脏病的体征采集顺序同腹部查体顺序，即"视诊—听诊—触诊—叩诊"。查体前嘱患者排空膀胱，查体时医生站立于患者右侧，嘱患者取平卧位，充分暴露腹部，暴露时间不宜过长，检查过程中注意腹部保暖，避免受凉。

一、视诊

查体时务必确保光线从前侧方射入视野，以光线充足且柔和的环境为宜。针对肝脏病患者，视诊主要观察其营养状况、全身皮肤、腹部外形、腹壁静脉、呼吸运动与脐疝等[3]。

营养状况与面容：肝脏恶性疾病晚期

患者体态消瘦，呈恶病质；脂肪肝合并肥胖者常体态丰满。慢性肝病患者面色无光且黯淡、脸色发黑、皮肤弹性差，甚至出现"古铜色"，称为肝病面容；酒精性肝病患者颜面部或鼻尖部有毛细血管扩张，呈现纤细血管网络，形成"酒渣鼻"；门静脉高压导致食管-胃底静脉曲张伴出血的患者往往长期贫血，面色苍白，面容呈现贫血貌。

全身皮肤：①观察腹部有无瘢痕，包括手术伤口或皮肤感染愈后痕迹：胆囊切除术切口往往在右上腹直肌旁或腹腔镜切口，胆囊疾患可有助于鉴别以胆系酶谱异常为主的肝功能异常；阑尾手术切口往往在右下腹麦氏点附近，近期阑尾手术史或腹腔手术史有时是肝脓肿诱因；四肢皮肤反复感染、迁延难愈，或提示血糖控制不佳，若这类患者存在肥胖或脂肪肝，需警惕是否为代谢综合征患者。②皮肤瘀点瘀斑或出血点提示凝血功能异常。若为肝硬化患者，需排除是否进入失代偿期，由脾大脾亢导致三系下降；若为急性肝衰竭患者，往往提示疾病加重、预后不良；少见的原因有横纹肌溶解症（表现为包括转氨酶在内的多种血清肌酶升高）等。③黄疸：应先区分黄染与黄疸，前者可能为胡萝卜素血症或单纯性皮肤苍黄，后者指血清中胆红素升高引起皮肤、巩膜及黏膜发黄。正常的血胆红素小于 $17.1\mu mol/L$，当胆红素水平在 $17.1\sim34.2\mu mol/L$，为隐性黄疸，临床不易察觉，如超过 $34.2\mu mol/L$ 时可出现黄疸。若患者的黄疸呈现皮肤黏膜浅黄至深黄色，甚至伴出血倾向时，需考虑肝细胞性；若皮肤暗黄及黄绿色时，应考虑胆汁淤积性，进一步鉴别肝内性和肝外性；皮肤黏膜浅黄或柠檬黄时，结合病史，排除有无溶血性黄疸。④血色病：是常染色体隐性遗传病，由于铁负荷过多导致肝脏弥漫性纤维化。这类患者因黑色素增多和铁沉积于真皮中，皮肤呈特征性的金属颜色或石板灰色，有时也被描述为青铜色。

腹部膨隆：①腹腔积液亦称"腹水"，大量腹腔积液会引起腹内压增高，腹部膨隆似球状；中量腹水平卧时液体下沉于腹腔两侧，腹中部呈宽扁形，即"蛙腹"。腹水常见于肝硬化失代偿期、肝癌晚期（原发性肝癌伴转移、转移性肝癌等）等。②腹部肿块：腹腔脏器肿大、腹内炎性包块等均可造成腹部隆起，隆起的部位通常为脏器所在的区域，视诊时需观察隆起部位的外形、有无搏动、是否因呼吸/体位而移位。肝左叶肿大常造成上腹中部膨隆，肝右叶疾病（肿瘤、脓肿等）引起右上腹膨隆。

腹壁静脉：正常人腹壁皮下静脉呈直条状，并不显及。肝硬化失代偿期出现门静脉高压后，因循环障碍或上下腔静脉回流受阻，导致侧支循环建立，腹壁静脉迂曲变粗并凸起于腹壁表面，形成曲张的腹部静脉。

呼吸运动：女性以胸式呼吸为主，男性与幼儿以腹式呼吸为主。当存在腹水和腹腔巨大肿物（如肝癌）等，呼吸时患者腹壁上下起伏减弱，腹式呼吸可不明显。

脐疝：脐部缺少脂肪组织，是腹壁最薄弱的部位。当腹内压力增高时，腹腔内容物由此突出的腹外疝，称为"脐疝"。肝硬化患者容易并发门静脉高压症，引起腹水，导致腹内压增高，而出现脐疝，可局部呈蓝紫色；当腹水消失，腹内压降低时，疝也可能回纳消失。

此外，对于慢性肝病患者，视诊时不仅仅着重腹部情况，还应注意有无男性乳房发育、有无肝掌和蜘蛛痣。

二、听诊

肠鸣音：指肠蠕动时肠管内气体和液体一起流动产生的咕噜声，可连续性也可间断性。肠鸣音的听诊点为右下腹，一般是 4 ~ 5 次 /min。当肝硬化患者出现消化道出血并发症时肠蠕动增加，肠鸣音次数增多，甚至达 10 次 /min，即肠鸣音活跃；若肝硬化患者出现电解质紊乱（低血钾）并发症时肠蠕动减弱，肠鸣音可能数分钟听及 1 次，称为肠鸣音减弱。

血管杂音：肝硬化门静脉高压症患者脐部可出现水母头样、向四周放射的曲张静脉簇，此处可听及静脉血管杂音；在肝区若闻及收缩期血管杂音，需考虑酒精性肝炎、肝细胞癌、门体分流术后、肝动脉瘤和肝动静脉瘘等。

腹膜摩擦音：在肝区听到摩擦音时多提示肝转移瘤或原发性肝癌，也有可能是肝梗死及肝脓肿。部分肝活检患者术后在针道周围血肿区可闻及一过性摩擦音，一般术后 4 ~ 6 小时消失。慢性肝病合并脾大脾亢患者出现脾梗死时，可在深呼吸时闻及脾区摩擦音。

搔弹音：适用于所有人群，要求患者检查放松心情，如实反馈敲击时的感觉。听诊搔弹音的改变主要用于肝下缘和微量腹水的测定。①肝下缘的测定：患者取仰卧位，站于右侧的医生将听诊器体件用左手中指与食指固定按压在剑突下肝左叶上，左手拇指按于右锁骨中线与右肋缘的交点，右手掌向上，无名指与小指屈曲，右中指与食指半伸，中指稍向上用力，食指则往下紧擦过中指。用食指端轻轻弹击腹壁，沿右锁骨中线肋缘自上而下反复用力均匀地进行。当弹击可听到响亮而近耳的"嘭嘭"声时，表明此腹壁下面有肝脏存在；当离开肝脏弹击到邻近脏器时，叩诊音将转为低弱的"啪啪"声，且传声有距离感，此音转变之处，即肝下缘所在。通过这个方法，沿右季肋缘自上而下弹叩并逐渐移向剑突下区，即可测定出整个肝下缘。该方法常用于腹壁较厚或触诊不满意、不能配合触诊的患者，也能用来鉴别肝肿大和右腹肿物。②微量腹水的测定：

该方法多用于腹胀明显、腰围进行性增大和下肢浮肿的患者，又称为"水坑征"。操作时患者取肘膝位并保持该姿势数分钟，使腹水积聚于腹内最低处的脐区。用听诊器的膜式体件置于此区域，同时医生用手指在侧腹壁稳定、快速地轻弹，并逐步将体件向对侧腹壁移动，当声音突然变响时，体件所在处即为腹水边缘。用扣听法检查可查出少至 120ml 游离腹水。

此外，根据肝脏病患者病情发展，非腹部听诊也至关重要。以肝硬化食管-胃底静脉曲张为例，活动性消化道大出血时，患者的心率心音听诊不能忽视，若心率持续增加，排除高热等因素，需考虑活动性出血依然存在。

三、触诊

触诊是腹部检查的主要方法，通过触诊可发现腹膜刺激征等体征，也是了解肝脏等脏器大小及肿块的重要手段，本节重点介绍肝脏病相关的腹部触诊。

肝脏：正常肝脏边缘较锐且光滑，柔软而不硬，左叶不可触及。可触及肝左叶往往提示慢性浸润性肝病或肝脏的新生物。急性病毒性肝炎和脂肪肝等慢性肝脏疾病会导致肝脏中等肿大。肝缘在肋缘下 10cm 以上称为肝脏极度肿大，极度肿大较少见，常出现于原发性及转移性肝脏肿瘤、酒精性肝病、严重充血性心力衰竭、肝脏浸润性疾病和慢性髓性白血病等。肝脏肿块，无论原发性还是继发性，部分可在腹壁相对应的区域触及，凡能触及的肿块应通过触诊评估其大小、形态、质地、移动度及有无压痛，还需区分肿块与腹壁和皮肤的关系，以鉴别腹腔内或腹腔外病变。

当右心衰竭引起肝淤血肿大时，用右手掌压迫肝区，持续 10 秒钟，可观察到明显的颈静脉怒张，称为肝颈静脉回流征阳性。当发生肝周围炎时，可用手触知肝表面与邻近腹膜间的摩擦感，称为肝区摩擦感，产生原因与两者间因纤维素性渗出物而变得粗糙有关。肝震颤是指手指掌面按压肝囊肿表面瞬间感到细微震动感，是肝棘球蚴病特征性表现。

胆囊：正常胆囊隐存于肝脏后，不能触及。胆囊疾患时，有时可在右肋缘下腹直肌外缘处触到，有时胆囊尚未肿大到肋缘下，可检查有无胆囊触痛。当检查者手指放在右上腹高处肋缘处，嘱患者深吸气，吸气时胆囊下降触及检查者手指，患者因疼痛而停止吸气，称为墨菲征。急性胆囊炎时，患者肝功能出现转氨酶升高伴碱性磷酸酶和 γ- 谷氨酰转肽酶上升；胆总管结石引起胆道阻塞时，出现黄疸；当胰头肿瘤压迫胆总管致胆囊肿大、黄疸加重，但无压痛时，称为 Courvoisier 征。

脾脏：位于左上腹，若患者仰卧位时不能触及，可让患者右侧卧位，或者嘱患者左手放第 11 肋后方，检查者弯着一只手或双手手指放在肋缘下，请患者配合吸气，用指尖触及脾脏边缘。脾脏轻度肿大常见于急慢性病毒性肝炎，一般质地柔软。脾脏中度肿大出现于肝硬化所致门静脉高压症。

液波震颤：当肝硬化腹水患者腹腔内游离液体达到 3 000 ~ 4 000ml 时，用手指叩击腹部，能感受到波动感，称为液波震颤。检查时由患者或第三者将手尺侧面置于腹壁中线，检查者右手置于患者左胁腹部，同时左手放在对侧，当右手急剧地拍击时，左手产生波浪感。此方法敏感度不高，约 60%，且肥胖者可能得出假阳性结果，需要注意鉴别。

水肿：肝源性水肿最常见的病因为肝硬化，产生的机制与低蛋白血症、门静脉高压症、继发醛固酮增多等相关，临床上多首先表现为踝部水肿，触诊可呈凹陷性。

四、叩诊

肝脏：通过叩诊法可确定肝上界和肝

绝对浊音界（肝下界），两者之间的距离约为 9~11cm，矮胖体型者肝上下界可高一肋，瘦长者反之。急性病毒性肝炎、肝脏肿块、肝淤血和肝脓肿等肝脏疾病呈现肝浊音界扩大，重症肝炎和肝硬化可出现肝浊音界缩小。其他影响肝浊音界大小的因素有肺气肿、气胸、膈下脓肿等，但肝脏本身并未改变。若肝浊音界呈鼓音，称为肝浊音界消失，见于消化道穿孔、腹腔手术后等。肝区叩击痛指检查者左手掌置于肝浊音界，右手握拳用轻到中等力量叩击该区，观察患者表情并询问有无疼痛，阳性见于病毒性肝炎、肝脓肿和肝癌。

胆囊：由于被肝脏遮盖而难以通过叩诊检查其大小，但急性胆囊炎时会出现胆囊区叩击痛。

脾脏：脾脏叩诊用于脾脏触诊不满意的情况下。常在左腋中线处进行，采用轻叩法，能在第 9~11 肋之间叩及，长度 4~7cm。肝硬化脾大患者脾脏浊音区扩大，左侧气胸、腹腔胀气时脾脏浊音区缩小。

移动性浊音：肝硬化失代偿期或者晚期肝癌重要表现之一为腹腔积液，移动性浊音是检查腹腔有无积液的重要方法，有助于检测出 1 000ml 以上的腹腔内游离液体。利用患者仰卧位时腹腔游离液体沉降至腰部而小肠上浮的原理，检查时嘱腹水患者平卧，腹前壁叩诊呈鼓音、两侧腰部为浊音，然后让患者翻身侧卧，浊音区移动，最高位的一侧因被充气肠管占据而叩诊呈鼓音。移动性浊音虽然是诊断腹水常用方法，但也有局限性，首先不适用于少量腹水患者，其次需与肠梗阻、肠管大量液体潴留和巨大卵巢囊肿等鉴别。

肝性胸腔积液：多出现在右侧，但也有双侧肝性胸腔积液者，一般患侧胸部叩诊呈实音。

（丁雯瑾）

参考文献

[1] 欧阳钦.临床诊断 [M].3 版.北京：人民卫生出版社，2015.

[2] 希夫.希夫肝脏病学 [M].黄志强，主译.北京：化学工业出版社，2006：3-15.

[3] MURTAGH J.John Murtagh's general practice [M].6th ed. Sydney：McGraw-Hill Australia Pty Ltd，2015.

第三章　肝脏病常用的理化诊断

第一节　血液检测

肝脏在人体蛋白质、糖、脂质、胆汁酸和胆红素、维生素和激素等物质代谢过程中起到重要作用，肝脏是人体各种酶合成与排泄的主要脏器，肝脏也是重要的生物转化和解毒器官。肝脏损伤会使体液中各种物质的水平发生不同的变化，通过对肝脏代谢功能、生物转化和解毒、排泄功能及酶学指标等实验检测，可以帮助了解是否有肝脏病变及其受损情况和功能状态[1]。临床常将了解肝脏功能状态的临床生物化学检测称为"肝功能试验"，是判断有无肝脏损害、评估肝脏严重程度、追踪肝病进展以及判断治疗效果和预后的重要临床检验指标[2]。常用肝脏生物化学试验主要包括谷丙转氨酶（glutamic-pyruvic transaminase，GPT）、谷草转氨酶（glutamic-oxaloacetic transaminase，GOT）、碱性磷酸酶（alkaline phosphatase，ALP）、γ- 谷氨酰转移酶（gamma-glutamyl transferase, GGT）、胆红素（bilirubin, BIL）、白蛋白（albumin, ALB）和凝血酶原时间（prothrombin time, PT）等项目[1-3]。

一、蛋白质代谢功能检测

（一）血清总蛋白（total protein, TP）、白蛋白（albumin，ALB）、球蛋白（globulin，GLB）和白蛋白/球蛋白比值（albumin/globulin, A/G）测定

血清蛋白质检测主要是反映肝脏合成功能的重要指标。血清 TP 为血清所含的各种蛋白质的总称，包括 ALB 和 GLB。其含量与性别无关，但与年龄相关，新生儿、婴幼儿和 60 岁老人稍低。血清蛋白质检测主要是反映肝脏合成功能的重要指标。血清 TP 为血清所含的各种蛋白质的总称，包括 ALB 和 GLB。其含量与性别无关，但与年龄相关，新生儿、婴幼儿和 60 岁老人稍低[3]。正常参考范围见下表（表4-3-1-1）：

表 4-3-1-1　血清总蛋白、白蛋白、白蛋白/球蛋白比值

年龄	TP/g·L^{-1}	ALB/g·L^{-1}	A/G
婴儿	46 ~ 70	28 ~ 44	
7 个月 ~ 1 岁	51 ~ 73	36 ~ 50	
1 ~ 2 岁	56 ~ 75	37 ~ 51	
3 ~ 14 岁	62 ~ 76	38 ~ 54	
15 ~ 60 岁	60 ~ 80	40 ~ 50	(1.5 ~ 2.5) : 1
>60 岁		34 ~ 48	

血清 TP 中 ALB 所占比例比球蛋白高，由于肝脏有很大的代偿能力和 ALB 半衰期较长，只有当肝脏损害达到一定程度或至一定病程后才能出现血清 TP 和 ALB 的变化；而急性或局灶性肝损害时它们多在正常水平。因此，血清总蛋白和 ALB 检测主要用于反映慢性肝损害和肝实质细胞的储备功能。

总蛋白减低通常是指水平 <60g/L（低蛋白血症），减低可见于中毒、坏死等严重肝损害；增高通常是指水平 >80g/L（高蛋白血症），如肝硬化时由于 γ 球蛋白增高会出现高蛋白血症，自身免疫性肝炎等慢性疾病也会出现高蛋白血症。ALB 减低指ALB<25g/L（低白蛋白血症），低白蛋白血症通常反映了肝损害严重、ALB 合成减

少，常见于慢性肝病如肝硬化患者，肝硬化腹水时血清 ALB 浓度降低尚与此时分布容积增大有关。但是，低 ALB 血症并无肝病特异性，尚可见于蛋白质丢失（肾病综合征、烧伤、蛋白质丢失性肠病）、ALB 转化增加（分解代谢状态、使用糖皮质激素）和蛋白质摄入减少（营养不良、极低蛋白饮食），以及慢性感染和恶性肿瘤等。

（二）血清前白蛋白（prealbumin, PAB）测定

PAB 由肝细胞合成，分子量比白蛋白小，半衰期（约为 2 天）较其他血浆蛋白短，因此比白蛋白更能反映早期肝细胞损害，被视为肝脏损害的早期灵敏指标。

正常的参考范围为：成人 280 ~ 360mg/L，1 岁 100mg/L，1 ~ 3 岁 168 ~

281mg/L。减低常见于受营养状况和肝功能改变的影响。

（三）与肝脏功能有关的特殊蛋白测定

α1酸性糖蛋白、α1抗胰蛋白酶、α2巨球蛋白、结合珠蛋白、铜蓝蛋白、转铁蛋白、血色素结合蛋白、C反应蛋白、纤维结合蛋白等，均是由肝细胞合成的球蛋白，多属于急性时相反应蛋白。当机体发生炎症、中毒和组织损伤等时，它们会发生相应的变化。这些蛋白的变化，一定程度上也反映了肝脏的功能和状态。

其中，铜蓝蛋白由肝脏合成，30%~80%由胆汁排出；铜蓝蛋白是含铜的α_2-糖蛋白，其纯品呈蓝色，具有铁氧化酶活性。正常的参考范围为（成人）：男0.22~0.40g/L，女0.25~0.60g/L。减低通常见于：肝豆状核变性（Wilson病）、营养性铜缺乏、严重肝病和严重低蛋白血症；增高见于：各种炎症等急性时反应和各种胆道阻塞性疾病等。

（四）血浆凝血功能测定

血浆凝血酶原时间（prothrombin time，PT）是凝血酶原转变为凝血酶、导致血浆凝固的时间，是外源性凝血系统较为灵敏和最常用的筛选试验，可反映肝脏合成凝血因子的能力。组织凝血活酶试剂的敏感性是影响PT测定结果的重要因素，可用国际敏感性指数（international sensitivity index，ISI）来表示。ISI值越小，表示该试剂对相关凝血因子的减少越敏感。结合市售凝血活酶试剂标明的ISI值，可计算出PT的国际标准化比值（international normalized ratio，INR），后者常用于指导华法林等抗凝治疗时的临床用药剂量调整。

PT检查结果以秒（s）表示，通常将PT超过正常对照4s作为截断值，用于评价急性肝损害的严重程度和预后。PT延长并非肝病特异，尚见于先天性凝血因子缺乏、纤维蛋白溶解亢进、弥散性血管内凝血、服用抗凝药和异常抗凝血物质。胆汁

淤积性肝病的PT延长可能是由于维生素K缺乏。如果皮下注射10mg维生素K，在24h内PT纠正或至少改善30%，意味着肝脏合成功能完好。根据血清BIL、ALB和PT等制定的肝功能Child-Pugh分级，可正确判断慢性肝病的预后，并有助于手术风险的估测。INR表达方式已用于诊断急性肝衰竭和终末期肝病模型（MELD）计算公式中，对于评价肝衰竭状态具有一定的参考意义。

（五）血氨测定

正常人体中含有少量游离的氨（ammonia，NH_3）。氨是有毒物质，肝脏将氨合成尿素，是保证血氨正常的关键。当肝脏功能严重损害（80%肝组织遭破坏）时，氨不能被解毒，在中枢神经系统聚集，会引起肝性脑病。血氨的病理性增高见于：严重肝损害（肝性脑病、肝硬化、肝癌、重症肝炎等）。

二、胆红素和胆汁酸代谢检测

（一）胆红素代谢功能检测

胆红素代谢功能的常规检测主要包括血清总胆红素（total bilirubin，TB）、结合胆红素（conjugated bilirubin，CB，又称直接胆红素）和非结合胆红素（unconjugated bilirubin，UCB，又称间接胆红素）。肝脏对胆红素的解毒作用有重要的意义，正常情况下进入血中的胆红素与被清除的胆红素处于动态平衡，故血中胆红素浓度保持相对恒定；当胆红素代谢发生障碍时，包括肝细胞摄取UCB能力降低，肝细胞转化胆红素能力降低，肝细胞及肝内外胆红素分泌排泄功能障碍等，均会引起血、尿胆红素和尿胆原发生变化。

1. 血清总胆红素（TB）、结合胆红素（CB）与非结合胆红素（UCB）测定 肝细胞功能严重低下会导致以CB为主的高胆红素血症，CB占血清TB的30%以上。高胆红素血症时会出现黄疸，黄疸指血清

TB 增高致使巩膜、皮肤、黏膜以及其他组织和体液发生黄染的现象。正常血清 TB 浓度 <17μmol/L，当其 >34μmol/L 时，临床上出现可见黄疸。

胆红素升高的程度对病因诊断的价值不大，但其大致规律为：在病毒性肝炎患者中，血清胆红素浓度越高，经组织学证实的肝细胞损害越重，病程越长；在酒精性肝炎患者中，血清胆红素浓度超过 5×ULN 是预后不良的表现[4]；在原发性胆汁性胆管炎中，胆红素水平持续升高提示预后不良；肝衰竭患者血清胆红素常较高，且呈进行性升高，每天上升 ≥ 1×ULN，达到或超过 10×ULN；也可出现胆红素升高与 GPT 和 GOT 降低的所谓"胆酶分离"现象。

2. 尿胆红素和尿液尿胆原测定　尿胆红素是直接胆红素，尿胆红素阳性表示血清胆红素增高。正常时尿中含有微量胆红素；当血中胆红素浓度增高，超过肾阈值（>34μmol/L）时，结合胆红素可从尿中排出，尿胆红素定性为阳性。尿胆红素测定结合血清胆红素测定对临床黄疸的诊断、鉴别诊断及提示是否有肝胆损害有一定意义；尿胆红素阳性仅见于高结合胆红素血症。

在肠道内形成的尿胆原大部分经粪便排出体外，经肠肝循环回到肝脏的尿胆原也只有很少部分（<10%～20%）经肾随尿排出，尿液中尿胆原正常时虽可查出，但含量较低。胆红素代谢障碍时，尿液中尿胆原含量会发生变化。尿中和血中尿胆原增高是反映肝细胞损害更敏感的指标（其敏感性高于尿中胆红素增高），是早期发现肝炎的简易而有用的方法。

（二）胆汁酸代谢功能检测

生成和分泌胆汁是肝脏的主要功能之一，胆汁酸是胆汁的主要成分，是胆汁中一大类胆烷酸的总称。胆汁酸是天然的离子化去垢剂，表现出极强的界面活性，能

降低脂、水两相间的表面张力，使脂类物质能较稳定地溶解于胆汁中。胆汁酸能促进脂类的消化吸收，调节胆固醇的代谢和促进胆汁分泌。血清总胆汁酸测定可反映肝细胞的合成、摄取和排泌功能，是比其他指标更敏感的肝细胞损伤的诊断指标；也用于反映肠道、胆道及门静脉系统病变。其增高见于急性肝炎、慢性活动性肝炎、乙醇肝、中毒性肝炎、肝硬化和肝癌时，是肝细胞损伤的敏感指标，并有助于估计其预后和提示病情复发。

三、酶学异常检测

肝脏是人体含酶最丰富的器官，酶蛋白含量占肝脏总蛋白的 2/3，肝脏复杂的生物转化和物质代谢功能多是经一系列酶促反应而完成的。肝脏的一些病理状态常导致酶的血清浓度发生变化。因此，根据酶活性测定可以对肝脏的某些疾病进行诊断、鉴别诊断、病情观察、疗效判断和预后评估。

（一）血清氨基转移酶检测

血清氨基转移酶（以往称为转氨酶）主要包括 GPT 和 GOT。GPT 广泛存在于机体组织细胞胞质内，以肝细胞含量最多，其次为心肌、脑和肾组织。GOT 主要分布于心肌，其次为肝、骨骼肌和肾等组织，存在于细胞质和线粒体，其中线粒体型 GOT 活性占肝脏 GOT 总活性的 80% 左右。肝内 GOT 和 GPT 的活性分别是血清中的 7 000 倍和 3 000 倍。在肝细胞膜通透性增大时，即使无肝细胞坏死，细胞内的转氨酶也由于巨大浓度梯度而易于渗溢入血，因此转氨酶是肝细胞损害的敏感指标。

按照国际惯例，将 GPT 的正常参考值上限（ULN）定为男 40IU/L、女 35IU/L。但是研究显示，目前广泛使用的血清氨基转移酶参考值可能偏高，2016 年美国胃肠病学会异常肝脏生化试验评估临床指南提出，血清氨基转移酶正常参考值为男性

29～33IU/L，女性19～25IU/L。

当肝脏损伤时，血清GOT与GPT会同时升高，但不同病因所致的GPT和GOT升高的幅度和相对水平有所差异。氨基转移酶水平显著升高（≥15×ULN）仅见于少数疾病，其最常见的病因是急性病毒性肝炎、缺血性肝炎、急性药物或毒物性肝损害。有时氨基转移酶水平显著升高也可见于自身免疫性肝炎、慢性乙型或丙型肝炎的活动加剧、慢性乙型肝炎患者重叠丁型肝炎病毒等其他病毒感染、急性巴德-基亚里综合征（尤其是伴有门静脉血栓者）、肝小静脉闭塞病、HELLP综合征（溶血、肝酶升高、血小板减少综合征）、妊娠急性脂肪肝、肝梗死等疾病。氨基转移酶轻度（<5×ULN）至中度（≤15×ULN）升高可见于多种疾病。其他一些疾病如肝脓肿、肝结核、肝血吸虫病，胆道、胰腺疾病，饥饿、营养不良、分娩、缺氧、中暑、休克等因素均可能导致GPT升高。

对血清氨基转移酶水平进行动态监测有助于急性肝损害病程观察和/或病因鉴别。急性病毒性肝炎及药物或毒物诱导的肝损害患者，其氨基转移酶水平需数周至数月恢复正常。而在缺血性肝损害（低血压、心律失常、心肌梗死、大出血）的患者，只要其缺血缺氧状态得到纠正或缓解，其氨基转移酶水平在达到高峰之后的24h之内可下降50%或以上，7d后可降至正常。氨基转移酶暂时性升高亦可见于结石引起的一过性胆总管阻塞，在胆管阻塞解除后24～48h内显著下降。GPT和GOT的下降一般表明肝功能恢复，若出现胆酶分离现象伴临床症状加重，常常提示肝坏死，预后不良。

（二）血清ALP和GGT检测

血清ALP主要来自肝和骨骼，也可来源于胎盘、肠道或肾。妊娠3个月后，胎盘型ALP进入血液循环，可达到正常的2～3倍，并在分娩后持续升高数周。婴幼儿以及14岁以前的儿童血清ALP水平高于成年人，青春期男性的血清ALP水平甚至可达成年人的3倍。高脂饮食后可使血清ALP水平短暂升高。排除上述生理因素及骨骼疾病，血清ALP明显升高提示肝胆疾病。血清ALP升高程度与肝胆疾病来源有一定的相关性。大约75%的长期胆汁淤积患者血清ALP显著升高（≥4×ULN）。血清ALP轻度升高（≤3×ULN）对于鉴别胆汁淤积缺乏特异性，可见于各种类型的肝病及充血性心力衰竭。动态观察血清ALP活性有助于黄疸病情判断。如果血清中ALP持续低值，则阻塞性黄疸的可能性很小；若血清Bil逐渐升高，而ALP不断下降提示病情恶化。

导致单项ALP升高或以ALP升高为主的肝生化指标异常的病因很多，可见于：结石或肿瘤所致的胆管部分梗阻；原发性硬化性胆管炎（primary sclerosing cholangitis，PSC）和原发性胆汁性胆管炎（primary biliary cholangitis，PBC）的早期；肝脏浸润性疾病，如淀粉样变性、结节病、肝脓肿、肝结核以及转移性肝癌；肝外疾病，如骨髓纤维化、腹膜炎、糖尿病、亚急性甲状腺炎以及胃溃疡；肝外肿瘤，包括骨肉瘤，肺、骨、头颈部和肾细胞癌，卵巢癌，子宫癌和霍奇金淋巴瘤；药物：如苯妥英钠。

GGT分布在包括肾、胰、肝、脾、心、脑及生精管等多种组织的细胞膜上。绝大多数肝胆疾病均可引起GGT升高，但明显升高见于肝内癌细胞的浸润、肝内外胆管梗阻和酒精性肝病[4]。GGT的临床价值在于它有助于判断ALP升高的组织来源，因为GGT活性在骨病时并不升高。血清GGT水平升高也见于服用巴比妥类药物或苯妥英钠的患者，以及酗酒者，亦见于慢性阻塞性肺疾病、肾功能不全、急性心肌梗死后等疾病状态。

（三）胆碱酯酶

胆碱酯酶分为两类，包括乙酰胆碱酯酶和丁酰胆碱酯酶，两种胆碱酯酶均可催化酰基胆碱水解，有机磷对它们有强烈的抑制作用。丁酰胆碱酯酶是肝脏合成功能的标志，用于肝脏损伤和有机磷中毒诊断。肝实质损伤会使血清胆碱酯酶减低，包括急性病毒性肝炎、大面积肝坏死、中毒性肝病、肝硬化、肝癌、肝脓肿等肝实质损伤等；脂肪肝（营养过剩性或酒精性）会使血清胆碱酯酶水平增加。

四、肝脏纤维化相关标志物检测

肝脏纤维化血清学标志物大致可以分为直接标志物和间接标志物两类。直接标志物反映了肝脏细胞外基质（extracellular matrix，ECM）的产生，而间接标志物则主要体现肝纤维化过程中肝脏的炎症程度以及肝脏合成、代谢等功能的改变[5-7]。

直接标志物主要指肝纤维化过程中，血清中出现的促纤维化细胞因子、细胞外基质蛋白及其降解的产物。它们反映了肝纤维化进程的中心环节：肝星状细胞激活、成纤维细胞活化、ECM产生和降解失平衡。临床常用的直接标志物主要包括：透明质酸（hyaluronic acid，HA）、Ⅲ型前胶原氨基端肽（procollagen type Ⅲ amino-terminal peptide，PIIINP）、Ⅰ型胶原（type Ⅰ collagen，C-Ⅰ）和Ⅳ型胶原（type Ⅳ collagen，C-Ⅳ）、层粘连蛋白（laminin，LN）、基质金属蛋白酶（matrix metalloproteinase，MMP）和金属蛋白酶组织抑制物（tissue inhibitor of metalloproteinase，TIMP）、转化生长因子β₁（transforming growth factor β₁，TGF-β₁）等细胞因子[5-6]。其中前五项血清学标志物的检测在我国的临床实验室中已广泛开展[7]。

间接标志物主要包括肝纤维化过程中，转氨酶水平、血小板计数、凝血因子、白蛋白浓度等的变化，体现的是肝脏合成、代谢、储备功能的改变，而不是直接检测ECM的产生。

国内外的一些研究小组将间接标志物与直接标志物联合应用，甚至纳入了患者的年龄、性别等临床参数，构成新的肝纤维化综合评估方程式。经临床研究验证，提高了诊断的效能。FibroTest是目前临床应用最为广泛的综合评估模型之一。该公式可区分轻度纤维化即METAVIR F0-F1期以及显著纤维化即METAVIR F2-F4期。此外，其他在欧美国家应用于临床诊断和监测的综合评估模型还包括：天冬氨酸转氨酶/血小板计数比值指数（AST-to-platelet ratio index，APRI）、Forns指数、Hepascore公式、强化肝纤维化评分（enhanced liver fibrosis，ELF）等等[6]。近年来，我国肝病学专家和检验学专家根据我国肝病患者的特点，提出了适合我国慢性肝病人群的综合血清标志物评估模型，主要有Zeng评分公式、Hui评分公式、Chen评分公式等等[7]。具体的评估模型和公式可见下表（表4-3-1-2）：

表 4-3-1-2　肝脏纤维化相关评估模型及模型公式

评估模型	模型公式
FibroTest	$=4.467 \times \lg \alpha 2M - 1.357 \times \lg HAP + 1.017 \times \lg GGT + 0.028\ 1 \times Age + 1.737 \times \lg TBIL - 1.184 \times ApoA1 + 0.301 \times gender(female=0, male=1) - 5.540$
APRI	$=(AST/ULN)/PLT(10^9/L) \times 100$
Hepascore	$=y/(1+y), y=\exp[-4.185\ 818 - 0.024\ 9 \times age + 0.746\ 4 \times gender(female=0, male=1) + 1.003\ 9 \times \alpha 2M + 0.030\ 2 \times HA + 0.069\ 1 \times TB - 0.001\ 2 \times GGT]$

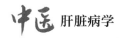

评估模型	模型公式
ELF	$=2.494+0.846\times\ln HA+0.735\times\ln P\,\text{III}\,NP+0.391\times\ln(TIMP-1)$
Forns	$=7.811-3.131\times\ln PLT+0.781\times\ln GGT+3.467\times\ln(age)-0.014\times cholesterol$
Fibrometer（病毒性肝炎模型）	$=-0.007\times PLT-0.049\times PTA+0.012\times AST+0.005\times\alpha2M+0.021\times HA-0.270\times Urea+0.027Age+3.718$
Fibrometer（酒精性肝病模型）	$=-0.169\times PTA+0.015\times\alpha2M+0.032\times HA-0.140\times age+16.541$
Zeng	$=13.995+3.220\times lg\,\alpha2M+3.096\times(age)+2.254\times lg\,GGT+2.437\times lg\,HA$
Hui	$=3.148+0.167\times BMI+0.088\times TBIL-0.151\times ALB-0.019\times PLT$
Chen	$=-2.739+3.270\times gender(female=0,male=1)+0.003\times CIV+1.959\times\alpha2M-0.032\times PLT-2.625\times HP$

目前临床应用的肝纤维化血清学标志物对进展期及肝纤维化（尤其是肝硬化）具有较高的诊断准确性，但无法对中等程度的纤维化分期。现有的血清学标志物缺乏肝脏特异性，且易受肝肾排泄清除功能的影响，各种肝脏和全身性疾病均会导致血清学标志物的假阳性升高。故目前肝纤维化的血清学标志物检测仍无法取代肝脏穿刺活检对纤维化的评估作用，尤其是在需明确肝脏纤维化的原发病因和肝脏炎症程度时，肝穿刺活检具有重要临床意义。联合血清学标志物检测、影像学检查等非侵入性评估可提高肝纤维化的诊断和监测的准确性，尤其是对慢性肝病人群进行进展期肝纤维化和肝硬化的筛查和预后评估，具有较高的临床应用价值。

（曾静、范建高）

参考文献

[1] KWO P Y, COHEN S M, LIM J K.ACG clinical guideline：evaluation of abnormal liver chemistries[J].The American Journal of Gastroenterology, 2017, 112（1）：18-35.

[2] 许建明，陈成伟，宋育林，等.常用肝脏生物化学试验的临床意义及评价共识[J].中华消化杂志，2010（5）：331-340.

[3] 尚红，王兰兰.实验诊断学[M].北京：人民卫生出版社，2015.

[4] 中华医学会肝病学分会脂肪肝和酒精性肝病学组，中国医师协会脂肪性肝病专家委员会.非酒精性脂肪性肝病防治指南（2018年更新版）[J].实用肝脏病杂志，2018，21（2）：177-186.

[5] MARTÍNEZ S M, CRESPO G, NAVASA M, et al.Noninvasive assessment of liver fibrosis[J].Hepatology, 2011, 53（1）：325-335.

[6] LICHTINGHAGEN R, PIETSCH D, BANTEL H, et al.The enhanced liver fibrosis（ELF）score：normal values, influence factors and proposed cut-off values[J].Journal of Hepatology, 2013, 59（2）：236-242.

[7] 沈立松，周韵斓.肝脏纤维化的血清学标志物检测的现状和展望[J].中华检验医学杂志，2014（2）：93-95.

第二节　影像学检查

肝脏影像学检查在肝脏疾病诊断中发挥着重要的作用。绝大多数肝脏病变通过影像学检查即可做出明确诊断。由于肝脏为实质性器官，缺乏天然对比，兼顾检查费用及有无辐射性的考量，超声常常作为首选检查技术，计算机（X线）断层成像（computed tomography，CT）作为主要的诊断手段，磁共振成像（magnetic resonance imaging，MRI）是重要的补充检查技术。在大多肝脏疾病，特别是肝脏局灶性实性病变的鉴别诊断方面，单纯平扫检查作用有限，对比剂的使用及增强检查具有重要价值。

一、X 线检查

常规的 X 线应用包括透视和平片检查，在肝脏疾病诊断中应用价值非常有限。一方面它是三维结构的二维投影，存在解剖结构彼此重叠与掩盖；另一方面，X 线检查密度分辨力较低，仅能显示肝脏体积增大、肝内胆管积气、肝内胆管结石及肝内钙化灶[1]。肝脏血管造影为有创性操作，目前已较少用于肝脏疾病的诊断，更多用于肝脏肿瘤的介入治疗。肝脏疾病诊断主要依赖于超声、CT 与 MRI 检查。

二、超声检查

超声检查是肝脏疾病诊断的首选和主要影像学检查技术之一。因其具有一定检查敏感性及特异性，且检查仪器便携、检查费用低廉、检查过程无辐射且无创，常作为肝脏疾病的首选检查技术，并用于健康体检。超声检查结果具有操作者依赖性，经验丰富的超声科医生通过调整机器设置及换能器可以优化图像质量，更清晰地显示病变细节，提高诊断准确性。

（一）二维超声检查

二维超声检查可敏感地发现肝脏形态、边缘、实质回声及肝内胆管和血管的异常改变，检出肝脏脂肪浸润及反映肝脏局灶性病变的形态、包膜、回声等特征，特别对肝脏囊性病变（如肝囊肿）的诊断及鉴别具有较高准确性。

（二）彩色多普勒超声检查

彩色多普勒超声检查可检出肝内血管（肝动脉、肝静脉及门静脉）形态及血流异常，反映局灶性病变的血流状况，为肝脏疾病诊断提供重要补充信息，且检查时间较短，已成为肝脏常规超声检查中的一部分。

（三）超声造影

超声造影（contrast-enhanced ultrasound，CEUS）是目前肝脏局灶性疾病超声诊断中的研究热点。CEUS 借助气体微泡造影剂使后散射回声增强，进行血池成像，反映和观察正常组织和病变组织的血流灌注情况。CEUS 可明显提高超声对肝脏局灶性病变诊断的准确性，其观察实时性明显优于 MRI 和 CT，且具有高效益成本比的优势，目前已被欧洲肝病学会与亚太肝病学会列入对可疑肝癌的推荐检查项目[2-3]。

（四）超声弹性成像

超声弹性成像采用内源性或外源性激励在肝脏产生剪切波，并定量或半定量测量剪切波在肝内的传导或肝脏的位移情况，间接反映肝脏硬度的改变，可部分替代肝活检，用于临床及科研中的肝纤维化评估。常用的超声弹性成像技术有瞬时弹性成像、声辐射力脉冲成像与 2D 剪切波弹性成像。需注意的是，肝脏硬度不只取决于纤维化程度，还受成像技术及其他生物因素（如剪切波频率、肝脏脂肪浸润程度、肝脏炎症等）影响。另外，测量过程受肥胖、腹水等因素影响较大，具有一定局限性。此外，超声弹性成像也用于评估门静脉高压程度和检测食管静脉曲张。初步结果表明，将 CEUS 和超声弹性成像结合，可提高肝脏肿瘤诊断的准确性[4]。

三、CT 检查

与常规 X 线平片相比，CT 图像可以显示三维解剖结构的空间位置关系，密度分辨力也得到大大提高，并可对 X 线衰减进行定量分析。目前，CT 检查在临床肝脏疾病的诊断中占有十分重要的地位。

（一）平扫检查

肝脏 CT 检查常规先行平扫检查。经平扫检查，能发现肝脏的大多数疾病。结合 CT 值的测量，肝囊肿、脂肪肝、出血性及钙化性病变等常可做出初步诊断[5]。部分局灶性病变呈等密度，CT 平扫难以检出。此外 CT 平扫检查对肝脏局灶性实性病变的鉴别诊断方面作用有限，需要进行增强检查。

（二）增强检查

在平扫发现肝脏异常而难以诊断，以及需同时观察肝脏血管情况，或其他检查发现异常而平扫未显示病灶时，常规需行增强检查。

1. 肝脏多期增强检查 为通常采用的方法，是经静脉快速团注水溶性碘对比剂后分不同延迟时间点进行肝脏动脉期、门静脉期和平衡期扫描，可用于分析病灶的强化方式和强化程度及其变化，评估病灶的肝动脉和门静脉供血情况，有助于病变的定性诊断[6]。

2. 肝脏 CT 血管成像 在血管内团注对比剂后的首次循环过程中，血管密度明显高于周围软组织结构，此时进行图像采集，可获得 CT 血管成像。应用图像后处理技术，还可整体、直观地显示肝动脉、门静脉、肝静脉等血管以及肿瘤与周围血管关系、肿瘤供血动脉等。

3. CT 灌注成像（CT perfusion imaging, CTPI） CTPI 是在常规 CT 增强扫描的基础上，结合快速扫描技术和先进的计算机图像后处理技术，得到肝脏病变及全肝的各种灌注参数图及病灶的时间 - 密度曲线，提供常规 CT 增强扫描不能获得的血流动力学信息，属于功能成像范畴。但因这种方法辐射剂量相对较大，临床应用较少[1]。

4. 能谱 CT 能谱 CT 是基于人体同一组织对不同光子能量及不同组织对同一光子能量吸收能力的差异成像，可提供除传统 CT 图像外的单能量图像、基物质图像、能谱曲线以及有效原子序数等，实现物质成分鉴别、定量分析，提高疾病诊断准确性。尽管有文献显示能谱 CT 在肝脏疾病应用中有较广阔的前景，但目前仍处于科研阶段，尚未常规应用于临床。

四、MRI 检查

与 CT 相比，MRI 具有更高的组织分辨力，可以进行多参数成像，从多个维度反映肝脏的结构及功能改变。一部分肝脏病变依靠 MRI 平扫即可检出，甚至确诊。但肝脏属于实性器官，天然对比往往较差，需借助对比剂制造人工对比。增强检查不但可以增加病变检出率，对于病变的定性诊断也颇有帮助。因此，对于肝脏局灶性实性病变的 MRI 评估，应常规进行动态增强检查。但 MRI 检查费用相对较高、检查时间较长、空间分辨力略低于 CT，目前仍作为肝脏疾病超声和 CT 检查后的补充检查技术，用于疾病的鉴别诊断。但随着近年 MRI 定量技术的快速发展，MRI 逐渐从定性诊断走向定量诊断，在肝病弥漫性病变的早期诊断及定量评估方面发展前景广阔。

（一）平扫检查

1. T1 加权成像（T1 weighted imaging, T1WI）**与 T2 加权成像**（T2 weighted imaging，T2WI） 二者为 MRI 的常规检查，通常行横断位和冠状位成像。辅以脂肪抑制技术，既可提高病变的对比噪声比，还可进一步鉴别病灶内是否存在脂肪组织。应用化学位移成像技术，获得的 T1WI 同、反相位图像可定性、半定量诊断脂肪肝，并鉴别病灶内的脂肪浸润与局灶性的成熟性脂肪，为局灶性病变的鉴别诊断提供重要信息。

2. 磁共振胰胆管成像（magnetic resonance cholangiopancreatography, MRCP） MRCP 是一种非介入性胰胆管成像技术，无需对比剂，且受操作者水平的影响较小，可以获得类似于经内镜逆行胰胆管造影的结果。MRCP 在显示肝内外胆道有无扩张、梗阻方面具有较高的敏感性与特异性，已被广泛应用于上腹部 MRI 检查。

3. 扩散加权成像（diffusion weighted imaging，DWI）　DWI 是目前唯一可以无创检测活体组织内水分子扩散受限程度的影像学技术。DWI 成像速度快，无需对比剂，且可以获得定量指标——表观扩散系数（apparent diffusion coefficient，ADC），已常规应用于临床肝病的检查。在肝脏实性病灶的检出方面，DWI 较 T2WI 具有更高的检出率，较 MRI-DCE 的检出率略低。应用多 b 值采集信号，采用体素内不相干运动（intravoxel incoherent motion，IVIM）模型，可获得更为准确的真实扩散系数（D）、灌注分数（f）与灌注相关扩散系数（D*）。IVIM-DWI 在肝脏局灶性病变的鉴别诊断、疗效评估与肝纤维化诊断的方面具有较大价值。目前，关于多 b 值 DWI 的成像技术及后处理算法正逐步优化、统一，相信未来会在肝脏疾病的定量评估方面发挥更重要的作用[7]。

4. MRI 脂肪定量技术

（1）磁共振波谱（magnetic resonance spectroscopy，MRS）技术，被认为是影像学中进行肝脏脂肪定量的金标准之一。脂肪信号（甘油三酯）具有多个频率。在 3T 磁共振设备中，其主要频率在距离水峰 420Hz（1.46ppm）处。MRS 法获得的质子密度脂肪分数（proton density fat fraction，PDFF）是多个频率峰的集合。文献报道，使用 MRS 进行脂肪定量结果准确，并且具有可重复性，但该序列采集时间较长，仅能检测小块的组织，具有抽样误差，在肝脏检查中易受运动的影响，目前仍主要应用于临床研究。

（2）**多回波化学编码的梯度回波序列：**该序列是近年来出现的一种脂肪定量技术。该技术利用水与脂肪质子的化学位移，可精确测得组织中的脂肪含量，获得定量参数 PDFF。该序列采用多个回波（多为 6～12 个回波），不仅获得脂肪含量信息，还可获得肝脏 T2* 弛豫信息：这一方面可用于校正 PDFF，使其测值更为准确；另一方面，其获得的 T2* 值，还可反映肝脏的铁负荷程度[7]。此外，MRS 相比，该技术具有成像速度快、检查范围大的优点，可在一次屏气中完成采集，减少肝脏运动对定量参数测量的影响。研究证实，使用该技术进行肝脏脂肪定量分析具有较好的准确性、可重复性及再现性，已作为肝脏脂肪定量的金标准之一[8]。

5. 磁共振弹性成像（magnetic resonance elastography，MRE）　MRE 是一种用 MRI 方法测量剪切波传播的弹性成像技术，被认为是目前对肝纤维化分期诊断效能最高的无创性评估方法。与超声弹性成像技术相比，MRE 有其独特的优点：首先，它不受采集声窗及检查路径的限制，可扫描整个肝脏，对其进行全面评估，避免抽样误差。其次，实施 MRE 时还可添加其他 MRI 技术对腹部脏器进行全方位、一站式检查。再次，MRE 相对不受患者腹水、肥胖等因素影响，对操作者的依赖性也较低。然而，MRE 的实现需要配备额外的硬件，这极大地限制了 MRE 的普及与应用。此外，MRE 的检查相对耗时，检查费用也较超声昂贵。

（二）增强检查

1. MRI 多期增强检查　用于平扫发现病变，但诊断有困难的病例。常规注入钆对比剂 Gd-DTPA，行肝脏 T1WI 多期增强扫描，其作用和意义同 CT 多期增强检查。

近年出现的钆塞酸二钠（gadolinium-ethoxybenzyl-diethylenetriamine pentaacetic acid，Gd-EOB-DTPA），兼具非特异性细胞外对比剂和肝胆特异性对比剂的特性。在注射后进行多期 T1WI 检查，除可获得与常规钆对比剂相同的动态期用于评估组织血流情况外,在注射对比剂20min后加扫一期,可获得肝胆期图像。正常功能肝细胞选择性摄取Gd-EOB-DTPA而强化,肝细胞功能减退或缺失的部位因对比剂摄取减少或不摄取而表现为稍低或低信号[9]。Gd-EOB-DTPA的应用在提高小肝癌检出率、评估肝硬化结节、肝脏良恶性疾病鉴别诊断及肝纤维化分期方面均具有重要价值。

2. 磁共振灌注加权成像(magnetic resonance-perfusion weighted imaging,MR-PWI) MR-PWI技术包括动态增强(dynamic contrast-enhanced,DCE)成像、动态磁敏感增强成像、动脉自旋标记成像等。在注射单纯的细胞外对比剂后,采用高时间分辨率的DCE-MRI采集,可获取组织微灌注信息。采用半定量分析方法,可得到增强曲线下面积、峰值强化率、曲线斜率、平均通过时间等参数。应用定量分析方法,可计算定量参数:容积转移常数(Ktrans)、速率常数(Kep)和血管外细胞外容积比(Ve)等。在定量分析过程中,需选择适宜的药代动力学模型。肝细胞肝癌主要为肝动脉供血,宜采用单输入双室模型,弥漫性肝病与肝转移瘤为肝门静脉与肝动脉双重供血,多采用双输入双室模型。MR-PWI可用于评价肝纤维化程度,因为在纤维化中期肝脏即可出现肝门静脉灌注与总灌注水平减低、肝动脉灌注水平增加,平均通过时间延长,且上述表现在肝硬化时更为明显[10]。但目前,关于MR-PWI的模型选用及后处理方法尚无统一标准,造成不同研究得出的灌注参数的变异度较大。动脉自旋标记成像虽然目前在肝脏领域的应用仍十分有限,但其具有无创、可重复使用且无需注射对比剂等优点,可以很好地显示肠系膜上静脉及肝内门静脉的结构及灌注情况[11],在肝脏肿瘤的微血管侵犯评估中具有潜在应用价值。

总之,不同的影像学检查方式各有其优势与局限性。在临床工作中,需结合患者的临床特点,依次选择适宜的影像学检查技术。多种影像学模态与技术的联合应用,可以更为丰富地显示病变特征,提高疾病诊断的准确性。

(李金凝、汪登斌)

参考文献

[1] 徐克,龚启勇,韩萍.医学影像学[M].8版.北京:人民卫生出版社,2018:188.

[2] EUROPEAN ASSOCIATION FOR THE STUDY OF THE LIVER. EASL clinical practice guidelines: management of hepatocellular carcinoma[J]. J Hepatol, 2018, 69(1): 182-236.

[3] OMATA M, CHENG A L, KOKUDO N, et al. Asia-Pacific clinical practice guidelines on the management of hepatocellular carcinoma: a 2017 update[J]. Hepatol Int, 2017, 11(4): 317-370.

[4] ZHANG P, ZHOU P, TIAN S M, et al. Diagnostic performance of contrast-enhanced sonography and acoustic radiation force impulse imaging in solid liver lesions[J]. J Ultrasound Med, 2014, 33(2): 205-214.

[5] ADAM A, DIXON A K, GILLARD J H, et al .Grainger & Allison's diagnostic radiology[M].Elsevier, 2020: 599.

[6] 王成林,周康荣.肝脏疾病CT与MRI诊断[M].北京:人民卫生出版社,2007:1-20.

[7] 汪登斌.肝脏疾病影像学诊断技术新进展[J].实用肝脏病杂志,2018,21(4):489-492.

[8] EUROPEAN ASSOCIATION FOR THE STUDY OF THE LIVER, EUROPEAN ASSOCIATION FOR THE STUDY OF DIABETES, EUROPEAN ASSOCIATION FOR THE STUDY OF OBESITY. EASL-EASD-EASO clinical practice guidelines for the management of non-alcoholic fatty liver

disease[J]. J Hepatol，2016，64（6）：1388-1402.

[9]　宋彬 . 肝细胞特异性磁共振对比剂 Gd-EOB-DTPA：新的机遇 [J]. 放射学实践，2016，31（1）：17-18.

[10]　VAN BEERS B E，DAIRE J L，GARTEISER P. New imaging techniques for liver diseases[J]. J Hepatol，2015，62（3）：690-700.

[11]　蒋涵羽，刘曦娇，宋彬 . 磁共振成像技术在肝细胞癌中的应用进展 [J]. 磁共振成像，2015，6（2）：91-97.

第三节　肝病的病理学检查

一、肝脏活检病理学检查方法

对肝脏进行病理检查的目的主要是为了明确肝脏疾病的存在并进行分类。取得肝脏标本的方式有经皮肝穿刺，经颈静脉肝穿刺，腹腔镜或外科手术活检。自 1883 年 Dr.Paul Ehrlich 首创肝穿刺活组织检查（肝活检）以来，临床一直把肝活检病理诊断作为"金标准"。尽管 1 份肝活检标本仅占肝脏 1/100 000 ~ 1/50 000，难免存在样本误差，肝穿刺活检目前仍是重要的检查手段。由于肝活检是一项有损伤的侵入性检查，存在着可能的危险性和并发症，所以应严格掌握适应证和禁忌证。对于有出血倾向或大量腹水的高危患者应避免使用经皮肝穿刺，而适宜使用经颈静脉穿刺。

为了做出尽可能正确的病理诊断，对活检标本的处理至关重要。肝穿刺标本虽小，但仍应仔细地肉眼观察和记录，即使细微的变化也有可能对诊断提供重要的线索。令人满意的肝穿刺标本呈圆柱状，表面平整光滑，肝纤维化标本表面粗糙呈颗粒状，肝硬化标本常呈不规则米粒至粟米大小碎块。标本的颜色往往暗示了病变的类型，如肿瘤组织一般呈灰白色，胆道疾病往往为暗绿色，血色病则为棕褐色。穿刺标本应展平，及时放入 10% 的福尔马林溶液中固定 6 小时以上，如需要进行特殊的化学染色、分子检测或电镜检查，应同时留取部分新鲜组织做冰冻切片或其他处理[1-2]。

为避免样本误差，做出较为正确的病理学诊断和评估，建议使用 16G 穿刺针，样本长度 ≥ 15mm，即显微镜下显示 10 个以上小叶范围和 6 个以上门管区组织。对石蜡包埋的组织连续切片可暴露标本各个层面的病变，尤其是间隔连续切片。建议每张切片上放置 ≥ 6 个组织切面，这有助于肝脏病变的诊断，尤其是慢性肝炎、肝纤维化的诊断和评估。[1-2]

广泛使用的常规染色为苏木素伊红（HE）染色，镜下观测有无正常的肝小叶结构，有无肿瘤，有无纤维化。基本的组织学病变包括坏死炎症性病变（小叶内坏死，界面炎，门管区炎症），脂肪变性，小胆管增生，纤维化等。

除常规 HE 染色外还需附加进行特殊染色和免疫组织化学检查。网状纤维染色有助于显示肝组织结构改变，以及纤维间隔内是否含有网状纤维，从而判断是否为肝细胞坏死后原有网状支架塌陷后纤维化形成纤维间隔。MASSON 三色染色有助于识别门管区定位和确认纤维化程度。罗丹宁（Rhodanine）铜染可显示肝细胞内的铜颗粒，呈棕红色，常用于 Wilson 病的确诊或慢性淤胆的鉴别诊断。普鲁士（Perls）蓝铁染色用以显示肝细胞中的铁颗粒，除酒精性肝病外，用于血色病的确诊及疗效判定。糖原染色（PAS/D-PAS）显示肝细胞内糖原，正常肝细胞内含丰富的糖原，消化后糖原染色（D-PAS）显示肝细胞内糖原消失，如存在不被消化的异常糖原凝聚块，则是糖原贮积症的特征。此外，D-PAS 染色还可以显示小叶间胆管的基底膜，α_1- 抗胰蛋白酶（α_1-AT）缺乏症肝细胞浆内的球形小体等。

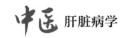

免疫组织化学标记 CK7&19 染色主要用于显示门管区小叶间胆管，和门管区周围小胆管的增生情况。HBsAg、HBcAg 等病毒抗体染色的阳性反应物见于相应病毒感染的肝细胞质或核内。正常窦内皮细胞 CD34 阴性，发生恶性肿瘤（如肝细胞癌）时可毛细血管化转为阳性表达。α_1-AT 缺乏症肝细胞内可见 α_1-AT 阳性的球形小体。

二、慢性病毒性肝炎

病毒感染是慢性肝炎最常见的病因，肝穿刺活检可以评估肝脏病变严重程度，并据此指导治疗以及评估疗效。嗜肝性病毒的数量很多，对肝细胞（肝实质）产生的作用也大相径庭，造成慢性肝炎的病毒主要包括乙型、丙型和丁型肝炎病毒。由于感染途径相同，同时或相继感染其中两种或以上病毒的情况并不少见。其他嗜肝性病毒往往造成全身症状，并不造成慢性肝炎，如巨细胞病毒、EB 病毒等。

当病理医生收到怀疑慢性病毒性肝炎的穿刺标本时，需详细了解临床病史，病毒血清学检查结果，并注意病毒感染的时间和穿刺前的治疗情况。然后结合这些信息和镜下所见，对肝脏病变的严重程度做出评估，同时观察是否合并其他的肝脏病变，如酒精性肝病、脂肪性肝炎、血色病等，这些疾病很有可能加快病情发展，并对治疗产生耐药。当治疗效果欠佳或产生无法忽视的副作用时，肝穿刺活检的结果可以作为后续治疗的参考。

慢性病毒性肝炎的组织学改变包括纤维化和坏死炎症性病变，后者包括汇管区炎症、界面炎、小叶内坏死和桥状坏死。根据这些病变的严重程度，分别进行分级和分期评估。这种分级、分期能准确可靠地显示肝脏的病理状态，被公认是判断肝实质损害程度、评价预后及疗效的"金标准"。但对于分级、分期的标准，目前国际上尚未统一。为了客观评价病变程度，国内外学者们试图建立一个半定量评分系统来反映病变活动的程度。1981 年，Knodell 等根据重复肝穿刺病理观察结果，提出 HAI 记分系统，曾被广泛应用于各类慢性病毒性肝炎的预后及疗效的评估。但这一系统将纤维化程度合并计入炎症活动度，而且记分系统过于复杂，不宜应用于常规病理诊断。但在慢性肝炎的研究工作中，在判断疗效、评判药物反应时，Knodell 的记分系统更敏感。1995 年，Ishak 对其进行改良后（纤维化与炎症活动度分开），更有利于进行统计分析。1991 年 Scheuer 将炎症活动度与纤维化分别记分，简化了 Knodell 的记分系统，有利于慢性肝炎的常规病理诊断。目前我国对慢性肝炎的评估参照的就是 Scheuer 的记分系统。1994 年，欧洲肝病学会的 Metavir 小组建立了 Metavir 记分系统，通过树形表的记分形式来加强常规病理诊断中的可重复性。[3-5]

三、自身免疫性肝病

随着抗病毒治疗的开展，慢性病毒性肝炎（主要为乙型和丙型肝炎）得到了有效的控制，同时自身免疫性肝病（autoimmune liver disease，ALD）逐渐引起临床和病理医生的关注。ALD 主要发生于中年女性，表现为血液中出现自身抗体 ANA 或 AMA（AMA-M2）及免疫球蛋白升高等。当临床病史或血清学改变不典型时，往往需要进行肝穿刺活检来明确诊断，以确认进一步的治疗方案。最常见的为自身免疫性肝炎（autoimmune hepatitis，AIH），多表现为慢性肝病，但有时可呈急性发作。对于不明原因的肝功能异常患者需考虑 AIH 的可能，尤其是伴有一些其他内分泌疾病的年轻女性或更年期女性患者。一旦确诊 AIH 需及时应用激素治疗，诊断自身免疫性肝炎（AIH）的组织学证据包括：①小叶内坏死炎症性病变，常以中央静脉为中心，有时可见气球样变的肝细胞形成"玫瑰花结"样结构。②门管区和门管区周围坏死炎症性病变，经常形成桥接样坏死。③大量浆细胞浸润，有时小叶间胆管周围出现淋巴小结。④除非合并自身免疫性胆管炎，很少出现胆管病变和胆汁淤积。有些 AIH 的患者在首次活检时就可出现纤维化，但需注意鉴别肝细胞坏死后网状纤维塌陷和成熟纤维间隔的区别，后者在 MASSON 三色染色中呈现亮绿色，在天狼星红染色中呈红色。

患者同时或在病程的不同阶段同时存在两种自身免疫性肝病的临床、血清学、组织学特征，称为自身免疫性肝病重叠综合征，有时肝活检组织学改变可先于血清学改变发生。原发性胆汁性胆管炎（PBC）是一种慢性胆汁淤积性肝病，多见于中老年女性。典型的病理学改变是非化脓性肉芽肿性胆管炎。原发性硬化性胆管炎（PSC）是一种原因不明的肝内外胆管炎症和纤维化导致的，以多灶性胆管狭窄为特征、慢性胆汁淤积病变为主要临床表现的自身免疫性肝病。多见于中年男性，常合并炎症性肠病。镜下可见小叶间胆管"洋葱皮"样改变，但需与继发性硬化性胆管炎鉴别。更有意义的是 PSC 需与 IgG4 相关的胆管炎鉴别。当镜检发现有大量浆细胞浸润、淋巴滤泡形成时，应考虑是否存在 IgG4 相关疾病。IgG4 相关疾病的典型病理学表现为：①标志性淋巴或浆细胞浸润及纤维化；②IgG4 阳性浆细胞浸润，每高倍镜视野下大于 10 个；③车辐状纤维化；④闭塞性静脉炎。[1-2]

四、胆汁淤积性肝病

胆汁淤积是肝病的永恒主题，也是临床医生最常送检肝穿刺病理检查的原因，黄疸更是婴幼儿肝病的最主要症状。所谓胆汁淤积是指正常胆汁分泌机制产生紊乱，从临床医生的角度来看是黄疸症状，从病理医生的角度则是胆色素聚积造成胆汁潴留于肝细胞内和库普弗（Kupffer）细胞内或者毛细胆管内形成胆栓的形态学表现。组织学改变通常分为：①胆汁淤积本身：HE 切片中典型的形态是毛细胆管中可见棕黄色的胆栓。通常发生于肝小叶中央，即中央静脉周围或附近，随着病程延长也可发生于门管区周围。②继发现象：肝细胞胞浆嗜酸性磨玻璃样变。如病变持续存在，肝细胞发生羽毛状变性，严重时可见嗜酸性小体，并可能随后局灶发生炎症。Kupffer 细胞和巨噬细胞吞噬胆色素和脂褐素，PAS 阳性染色。与肝炎继发胆汁淤积的组织学形态不同，原发胆汁淤积的炎症仅发生于胆汁淤积区。③指向特定诊断的组织学改变，如肝外胆道梗阻引起的胆汁淤积通常有以下特点：门管区周围水肿，胆管炎伴有中性粒细胞浸润，界面小胆管增生，胆管周围同心圆状纤维化，小叶间胆管内胆栓，有时可见大的胆栓甚至胆湖。

很多原因都可以造成肝内胆汁淤积，有些仅单纯存在胆汁淤积，而有些可以同时伴有肝炎。单纯性胆汁淤积的原因主要包括：家族性复发性胆汁淤积，怀孕或口服避孕药和睾酮，术后黄疸，败血症，溶血，休克，早期胆道梗阻也可仅表现为单纯的胆汁淤积。伴有炎症的胆汁淤积主要有病毒性肝炎的胆汁淤积期，造成轻微炎症的药物反应（如：氯丙嗪），以及伴有门管区大量嗜酸性粒细胞浸润的中毒性（药物性）肝炎。

肝外胆道梗阻引起的胆汁淤积的原因可以是先天性的或后天发生的，常包括：①胆道发育结构异常，如先天性胆道闭锁，Alagille 综合征；②后天发生的肝外胆道梗阻最常由胆道结石引起，其他原因包括术后粘连、肿瘤压迫等。

五、脂肪性肝病

肝细胞脂肪变是肝活检中常见的病理

学改变。综合评估脂肪肝的病理改变有助于了解其病因、肝结构损害程度及预后。完整的病理学评估包括脂肪肝的类型、肝腺泡累及部位以及脂肪肝的病理分型和分期三方面。

目前按有无坏死、炎症和纤维化分为单纯性脂肪肝和脂肪性肝炎，后者按病因分为酒精性脂肪性肝炎（alcoholic steatohepatitis, ASH）和非酒精性脂肪性肝炎（non-alcoholic steatohepatitis, NASH）。

单纯性脂肪肝是一种多病因引起的获得性疾病，表现为甘油三酯在肝细胞内大量沉积，但不伴有坏死、炎症、纤维化或肝硬化。肝细胞脂肪变是各种肝损伤的早期表现，随着病因的去除或原发病的控制，肝脂肪变可于数月、数周甚或数日内恢复。根据肝细胞内脂滴的大小不同，又可分为大泡性、小泡性以及混合性肝细胞脂肪变性。大泡性脂肪肝的肝细胞核被挤压而移位，大的脂滴可融合成微脂囊肿，甚至脂肪性肉芽肿。小泡性脂肪肝相对少见，多呈急性起病，肝细胞内满布细小脂滴，肝细胞核无移位，亦可作为大泡性脂肪肝的轻型、前期或恢复期的表现形式。相较于 HE 染色，油红染色和苏丹 Ⅲ 染色更有利于在光镜下观察到小泡性脂肪变肝细胞内的脂滴。大泡性及混合性脂肪肝与小泡性脂肪肝的病因不同，单纯依靠肝活检组织学改变一般难以鉴别。

脂肪性肝炎是继发于肝细胞脂肪变性和细胞损伤的炎症和纤维化状态。病变包括肝细胞气球样变、中性粒细胞为主的炎症细胞浸润、胞浆内 Mallory 小体以及静脉周围和细胞周围纤维化。这些成分在脂肪性肝炎并非皆具备，以 ASH 较为突出，少数肥胖、糖尿病等代谢综合征所致 NASH 亦可并发脂肪性肝炎的病理改变。NASH 和 ASH 的组织学特征在本质上是非常一致的，但是 NASH 可能肝细胞脂肪变更为明显，而 ASH 有丰富的 Mallory 小体形成及大量中性粒细胞浸润。

在酗酒者中，脂肪肝是很常见的，而 ASH 只在部分严重嗜酒者中发生，在欧美人中酒精性脂肪肝和 ASH 的发病率远较东方人高。ASH 的形态学诊断标准各家报道不一，综合国内外文献提出如下标准供参考：①病变主体为小叶中央区肝细胞变性坏死，肝细胞明显肿胀、气球样变；②各种程度的肝细胞坏死；③炎细胞灶性浸润，通常以中性粒细胞为主；④ Mallory 小体，虽然是诊断重要依据，但并不是诊断不可缺少的；⑤程度不一的肝细胞脂肪变性；⑥细胞周围纤维化，产生了网格状的结构。典型的酒精性肝炎以上数条常均具备，但酒精性肝炎的确诊至少需具备①～④或③、④缺一。其他常见的非特征性病变包括：①胆管增生；②肝静脉纤维化；③嗜酸性小体；④嗜酸性颗粒状肝细胞；⑤巨大线粒体；⑥淤胆。酒精性肝炎的炎症、坏死、Mallory 小体及纤维化累及小叶中央静脉时，可致硬化性透明性坏死，是酒精性肝炎无肝硬化而有门脉高压的原因之一。

NASH 病理学评估包括：脂肪含量和类型（大泡性和小泡性）、小叶内炎症（急性和 / 或慢性）、肝纤维化（腺泡 3 区和门脉周围）。肝腺泡 3 区、大泡性为主的肝脂肪变，小叶内轻度、混合性炎症细胞浸润，以及邻近脂变肝细胞的气球样变是诊断 NASH 的必备条件。窦周纤维化、糖原核、小叶内脂肪性肉芽肿和脂肪囊肿等有助于 NASH 的诊断。而小泡性脂肪变、汇管区炎症明显且重于小叶内以及硬化性透明坏死等改变，则提示其他原因所致脂肪肝可能。NASH 诊断标准主要针对肥胖和 / 或糖尿病、高脂蛋白血症等代谢综合征所致脂肪肝。目前临床上一般采用美国肝病协会的 NAS 炎症和纤维化评分标准 [6] 和欧洲肝病协会推荐的 SAF 评分标准 [7]。

六、肝硬化

肝硬化是种较常见的慢性进行性肝脏疾病。各种病因造成的肝病持续发展，肝细胞坏死，炎症使肝星状细胞增生、活化及胶原蛋白等细胞外基质成分在肝组织内过多沉积，随病程的发展，正常肝小叶结构全部被改建的假小叶、肝细胞再生性结节和增生的结缔组织所取代，从而使肝脏进一步萎缩变硬。随着各种检查技术的发展，临床往往在实验室或影像学检查的基础上高度怀疑为肝硬化，但最后确定诊断仍需要组织学证实。

肝硬化的两大主要病理特征是纤维化和肝细胞再生结节。通过网状纤维染色可以观察到纤细的网状纤维围绕或部分围绕较小的、孤立的肝细胞结节有助于肝硬化的诊断。肝穿刺标本中下列变化有助于肝硬化的诊断：①被纤维分隔围绕的假小叶；②各区域肝细胞大小、形态及肝索宽窄有明显差异，其中可能有再生活跃或异型增生细胞；③片块状分隔之肝组织伴不明显的纤维结缔组织；④纤维分隔伴小叶结构异常，看不见汇管区或正常血管关系消失；⑤小叶结构及血管关系改变，如肝静脉分支与纤维分隔相连或扩展至汇管区。

肝硬化活检诊断的困难在于不同部位的肝组织，其所含结缔组织的量也不相同。在肝表面近包膜的肝组织有较丰富的结缔组织，且常与表浅的门静脉区相连，因而在肝组织穿刺活检时，要注意此正常的变异，切忌误诊为肝硬化。

肝硬化按病因学来分类常常十分困难，但应通过认真的病理检查，结合临床信息，根据结节形态和纤维化类型、胆管数量、病毒血清学检查结果、异常的沉积物等线索，综合分析，尽量寻找可能的病因。

（王晓颖）

参考文献

[1] 张泰和，周晓军，张丽华.肝脏诊断病理学[M].南京：江苏科学技术出版社，2006.

[2] 范建高，曾民德.脂肪性肝病[M].北京：人民卫生出版社，2013：92-118.

[3] M Reynès.La biopsie hépatique en pathologie non tumorale du foie[M]. Elsevier，2000.

[4] KNODELL R G，ISHAK K G，BLACK W C，et al.Formulation and application of a numerical scoring system for assessing histological activity in asymptomatic chronic active hepatitis[J].Hepatology，1981，1（5）：431-435.

[5] SCHEUER，PETER J.Classification of chronic viral hepatitis：a need for reassessment[J]. Journal of Hepatology，1991，13（3）：372-374.

[6] BRUNT，ELIZABETH M.Nonalcoholic steatohepatitis：definition and pathology[J]. Semin Liver Dis，2001，21（1）：3-16.

[7] BEDOSSA P，POITOU C，VEYRIE N，et al. Histopathological algorithm and scoring system for evaluation of liver lesions in morbidly obese patients[J]. Hepatology，2012，56（5）：1751-1759.

第四节　其他检查

一、瞬时弹性成像技术

肝脏纤维化是各种慢性肝脏疾病向肝硬化发展的病理过程，肝纤维化程度是各种慢性肝病严重程度及预后的重要预测指标，对肝纤维化程度的准确评价有助于指导临床的诊疗。目前评价肝纤维化的金标准仍然是肝脏活检的肝病理学检测。但肝活检是有创的，且由于肝脏病变可能分布不均匀，单个肝组织活检标本不一定能全面反映肝脏整体纤维化程度，不同阅片人判定的结果可能会有一定偏差等，此外尚不好满足目前临床上所需的多次动态检查的应用。

瞬时弹性成像技术（transient elastography，TE）是 2003 年出现的测定肝组织弹性的无创性方法，由振动的探针产生低频剪切波，剪切波传播速度取决于组织弹性，并与组织弹性成反比，反映组织硬度，组织越硬，传播速度越快[1]。肝纤维化扫描仪（FibroScan）是基于 TE 技术所制造的一种检测仪器，通过超声波瞬时弹性的改变进行肝脏硬度测量；2010 年来，在肝硬度检测（LSM）诊断平台基础上法国 Echosens 公司定义出受控衰减参数（controlled attenuation parameter，CAP）是瞬时弹性超声仪器使用的另一种计算方法，测量超声信号衰减程度，以此来定量评估肝脏脂肪，可测量并区分 10% 以上的脂肪变性，机型 FibroScan-502（Echosens 公司）可同时进行 LSM 和 CAP 测定，并评价肝纤维化及脂肪变性程度，分析二者相互作用。

TE 技术检测的 LSM 和 CAP 值为慢性肝病患者提供了无创性肝纤维化及脂肪变的评价方法，使很多患者免于进行肝活检。但检测会受多种因素影响，如肝脏炎症（GPT 升高）、肝内外胆汁淤积（TBIL 升高）、肝脏水肿或淤血、肝淀粉样变性等对检测结果均会有影响。具体的肝纤维化及脂肪变分期的 LSM 及 CAP 临界值还需更多的大样本、有配对肝活检的临床研究进一步验证。

二、微 RNA

微 RNA 是一类由内源基因编码的非编码 RNA 分子，参与转录后基因表达调控。它的发现为基因表达调控的机制提供了一个全新的模式和更为复杂的调控网络。一个微 RNA 分子可能调控多个基因的表达，一个基因也可能接受多个微 RNA 分子的调控。而微 RNA 自身的表达也受多种机制的调控。在细胞内，微 RNA 既可通过调控相关基因的表达调控细胞内的信号传导，同时其自身的表达也受细胞内某些信号传导通路的调控，从而形成一个封闭的细胞内信号调控环路[2-3]。

微 RNA 在肝脏生理和病理过程中扮演着重要角色，肩负着维持肝细胞形态、调节胆固醇和脂肪酸的生物合成、影响病毒复制等功能，同时还与肝癌的发生相关。所以，微 RNA 在肝脏的分化及其形态和功能的维持中发挥重要作用，也与肝脏疾病的发生、发展、治疗及预后密切相关。微 RNA 的变化在肝炎病毒的复制、肝纤维化的进展甚至肝癌的发生和转移中有其特殊意义。

（曾静、范建高）

参考文献

[1] 曹建彪，陈永平，成军，等. 瞬时弹性成像技术（TE）临床应用专家共识（2015 年）[J]. 中国肝脏病杂志（电子版），2015（2）：12-18.

[2] WANG X W, HEEGAARD N H, ORUM H. MicroRNAs in liver disease[J]. Gastroenterology, 2012, 142（7）: 1431-1443.

[3] LIU X L, CAO H X, FAN J G. MicroRNAs as biomarkers and regulators of nonalcoholic fatty liver disease[J]. Journal of Digestive Diseases, 2016, 17（11）: 708.

第四章　肝脏病的常见症状

一、概述

肝胆区疼痛：是发生在右侧季肋部的疼痛，只是一种症状/体征，并非疾病。多见于肝脏或胆道系统的疾病（如急慢性炎症、结石、肿瘤等）刺激肝脏或胆道系统的痛觉神经后产生肿痛、钝痛或针刺样疼痛，查体时患者常诉有肝胆区触压或叩击痛。肝胆区按照腹部四分区法位于右上腹部，属于腹痛的一部分。

二、病因及常见疾病

肝脏本身没有痛觉神经，但肝脏外面有一层肝包膜，当肝细胞发炎、肿胀时会导致肝大；或肝脏受到压力、温度或化学性刺激，均可形成冲动，传入大脑，产生疼痛、触压痛甚至绞痛或针刺样、烧灼样感觉。肝包膜上的神经与膈神经相连，属脊髓感觉神经支配。根据患者的年龄、症状、既往史、流行病学资料、体征以及必要的辅助检查来确定肝区疼痛的病因，多见于以下病变[1]：

1. **肝胆系统病变**　如病毒性肝炎、中毒性肝炎、细菌性肝脓肿、阿米巴肝脓肿、肝癌、胆石症、胆系感染、胆管癌等。

2. **胸壁病变**　如右季肋部的肌肉局部损伤、肋骨骨折、胸壁挫伤、骨髓炎、带状疱疹、肋间神经炎、肋间肌损伤、流行性胸痛、胸壁结核等。

3. **胸膜及肺组织病**　如右侧结核性胸膜炎、气胸、脓胸、血胸、肺炎、支气管肺癌、肺栓塞等。

4. **其他**　如膈下脓肿、右肾肿瘤、结肠肝曲的病变以及其他肝区附近器官病变引起的肝区不适、肝区疼痛。

三、肝胆区疼痛的分类

1. **急性肝胆区疼痛**

（1）**腹腔脏器的急性炎症**：如各种原因引起的急性肝炎、肝脓肿、急性胃炎、结肠肝曲的急性炎症、急性胆囊炎等。

（2）**空腔脏器的阻塞或扩张**：如右半结肠的梗阻、胆道结石、胆道蛔虫病、右肾的结石梗阻等。

（3）**脏器的扭转或破裂**：如肠扭转、肠绞窄、肝破裂等。

（4）**腹膜炎症**：多由胃肠道穿孔引起，少部分为自发性腹膜炎。

（5）**腹壁的疾病**：如腹壁挫伤、脓肿及腹壁的带状疱疹等。

（6）**胸腔疾病所致的肝胆区牵涉痛**：如右下肺炎、右下肺梗死、右侧胸膜炎、食管裂孔疝等。

2. **慢性肝胆区疼痛**

（1）**腹腔脏器的慢性炎症**：如反流性食管炎、慢性胃炎、慢性胆囊炎及胆道感染、溃疡性结肠炎等。

（2）**空腔脏器的张力变化**：如胃肠痉挛或胃肠、胆道运动障碍等。

（3）**胃、十二指肠溃疡**。

（4）**腹腔脏器的扭转或梗阻**：如慢性胃、肠扭转。

（5）**脏器包膜的牵张**：如肝淤血、肝炎、肝脓肿、肝癌等。

（6）**肿瘤压迫或浸润**：如肝癌、胆囊癌、胆管癌、右半结肠癌等。

四、肝胆区疼痛的发生机制

肝胆区疼痛的三种基本机制：内脏性

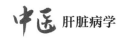

疼痛、躯体性疼痛和牵涉痛。

1. **内脏痛（visceral pain）** 是腹内某一器官受到刺激（如肝胆），信号经交感神经通路传入脊髓，其疼痛特点为：疼痛部位含混，疼痛感觉模糊，常伴有恶心、呕吐、出汗等其他自主神经兴奋症状。

2. **躯体痛（somatic pain）** 来自腹膜壁层及腹壁的痛觉信号，经体神经传至脊神经根，反映到相应的脊髓节段所支配的皮肤，其疼痛特点为：定位准确，程度剧烈而持续，可有局部腹肌强直，疼痛可因咳嗽、体位变化而加重。

3. **牵涉痛（referred pain）** 也称感应痛，是肝胆区脏器引起的疼痛，刺激经内脏神经传入，影响相应脊髓节段而定位于体表，即更多具有体神经传导特点，疼痛程度剧烈，部位明确，局部有压痛、肌紧张及痛觉过敏等。

五、诊断思路

肝胆区疼痛的诊断类同于一般的腹部疼痛的诊断，必须明确疼痛的部位、疼痛的性质和程度、疼痛的诱发因素、疼痛发作时间与体位的关系、伴随症状等。只有搞清楚这些相关要点才能准确地把握肝胆区疼痛的诊断和治疗[2]。

1. **疼痛的部位** 一般疼痛部位多为病变所在部位。如肝胆区疼痛多由胆囊炎、胆石症、肝脓肿、胆管炎、结肠肝区病变等引起。

2. **疼痛的性质和程度** 腹痛的性质和程度与病变的性质密切相关，这对于疼痛的病因诊断有提示效应。如脂肪肝、病毒性肝炎、酒精性肝炎可表现为肝区持续性胀痛；胆囊结石、胆管结石等可表现为阵发性肝胆区绞痛，相当剧烈，致使患者辗转不安；阵发性剑突下钻顶样疼痛是胆道蛔虫病的典型表现。

3. **疼痛的诱发因素** 胆囊炎、胆石症发作前常有进食油腻食物病史；肝胆区受

暴力作用引起的剧痛伴有休克者，可能是肝胆破裂所致。

4. **疼痛发作时间及与体位的关系** 餐后痛可能由于胆胰疾病、胃部肿瘤；反流性食管炎患者烧灼痛在躯体前屈时明显，而直立位减轻。

5. **伴随症状** 疼痛伴发热寒战者显示有炎症存在，见于急性胆道感染、胆囊炎、肝脓肿等；肝胆区疼痛伴有黄疸者可能与肝胆胰疾病有关；腹痛伴有休克、贫血者可能是肝胆区脏器破裂所致（如肝破裂）。

六、常见引起肝胆区疼痛的肝脏疾病的诊断

引起肝胆区疼痛的病因很多，可以是肝胆区内脏器官的病变引起，也可以是肝胆区皮肤肌肉甚至骨骼的病变引起，仍可以是与肝胆区相邻的组织器官病变引起的肝胆区的牵涉痛（如右肺下叶病变，结肠肝曲的病变，胃窦小弯及十二指肠球部病变等）。本章就肝胆区常见疾病肝脏疾病的诊断作一阐述。

1. **脂肪性肝炎** 包括非酒精性脂肪性肝炎及酒精性脂肪性肝炎，患者往往有肝区持续性胀痛、肝功能异常、有代谢综合征的组分异常、有酒精滥用史、影像学检查有脂肪性肝病的影像表现、肝组织活检病理显性脂肪性肝炎的特征，同时排除其他病毒性肝炎等可引起肝脏损伤的疾病可作出诊断。

2. **病毒性肝炎** 主要包括甲型病毒性肝炎、乙型病毒性肝炎、丙型病毒性肝炎、戊型病毒性肝炎，此外，非嗜肝病毒如巨细胞（cytomegalovirus，CMV）病毒、EB病毒等也可引起肝炎，这些肝炎患者往往有一些上述病毒感染的流行病学线索，病原学检查能检查到上述病毒感染的依据，患者往往有肝区持续性疼痛，肝功能检查往往有肝细胞损伤的表现，影像学

检查可见肝脏弥漫性程度不等的肿大。

3. 细菌性肝脓肿 该类患者往往有糖尿病病史，部分患者有使用激素或免疫抑制剂病史，患者可有寒战、高热、肝区剧烈疼痛，肝功能检查可以正常或轻到中度异常，影像学检查发现肝脏单发或多发占位性病变，病程的不同时期占位性病变的密度不均，中央可出现液化，占位穿刺可见脓液，穿刺液培养可见检测的细菌病原体，抗生素治疗有效等，根据上述表现基本可以作出细菌性肝脓肿的诊断。

4. 原发性肝细胞性肝癌 该类患者往往有慢性乙型或慢性丙型病毒性肝炎病史，大多数患者伴有肝硬化的临床表现，患者往往可以发现肝脏占位性病变，上腹部增强 CT 或 MRI 显示占位性病变为典型的快进快出改变，部位为典型的"牛眼征"，大部分患者有甲胎蛋白（AFP）的异常升高，肝占位活检检查有肝细胞癌的依据即可作出诊断。

七、常见引起肝胆区疼痛的肝脏疾病的鉴别诊断

肝胆区疼痛绝大多数由肝胆疾病引起或肝胆区组织或器官的病变引起，但也有部分非肝胆区组织或器官的病变也可以引起肝胆区的疼痛，比较重要的是要排除右肺或右侧胸部疾病、胃窦小弯病变、十二指肠球部病变、结肠肝曲及右肾上极病变引起的肝胆区的疼痛[3-4]。

1. 右肺、右侧胸部病变 该类患者除了可有肝胆区疼痛外，尚有右侧胸部的疼痛不适，可伴有咳嗽、咳痰、胸痛和呼吸有关，胸部 CT 可见右肺的炎症或肿瘤性病变等，或者右侧胸壁可见局部红肿、压痛等表现。

2. 胃窦及十二指肠球部病变 该类患者往往有周期性、节律性中上腹部疼痛病史，部分患者可出现肝胆区的疼痛，尤其是胃窦小弯侧的病变更易引起肝胆区不适，胃镜检查可以明确诊断。

3. 结肠肝曲病变 多见是结肠肝曲的肿瘤，患者往往有消瘦、贫血、腹胀、腹痛（部分患者肝胆区疼痛），往往无大便习惯或形态的改变，右上腹部可触及包块，肠镜检查可见结肠肝曲溃疡隆起性或占位性病变，活检病理可见腺癌可明确诊断。

4. 右肾及右肾上极病变 可以表现为肾脏结石或右肾上腺的肿瘤；患者可有肉眼或镜下血尿、右上腹部疼痛，部分患者可同时伴有肝胆区疼痛不适，KUB 或腹部 CT 检查可明确诊断。

（颜士岩）

参考文献

[1] 欧阳钦，吕卓人.临床诊断学 [M].北京：人民卫生出版社，2005：41-44.

[2] GANS S L，POLS M A，STOKER J，et al. Guideline for the diagnostic pathway in patients with acute abdominal pain[J]. Dig Surg，2015，32（1）：23-31.

[3] LAURELL H，HANSSON L E，ULF G. Diagnostic pitfalls and accuracy of diagnosis in acute abdominal pain[J].Scand J Gastroenterol，2006，4（10）：1126-1131.

[4] ANNIKA V，CHRISTIAN K，TOBIAS B，et al.Studies of the symptom abdominal pain—a systematic review and meta-analysis[J]. Fam Pract，2014，31（5）：517-529.

第二节 黄疸

一、概述

黄疸（Jaundice）是由于血清中胆红素升高致使皮肤、黏膜和巩膜发黄的症状和体征。正常胆红素最高为 17.1μmol/L（1.0mg/dl），其中结合胆红素 3.42μmol/L，非结合胆红素 13.68μmol/L。胆红素在

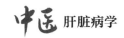

17.1～34.2μmol/L，临床上不易察觉，称为隐性黄疸，超过34.2μmol/L（2.0mg/dl）即可出现肉眼可察觉的黄疸，称为显性黄疸。

黄疸的诊断较为复杂，传统的分类一直沿用溶血性黄疸、肝细胞性黄疸、梗阻性黄疸的分类方法；近来倾向于根据增高的胆红素的性质来分类，即分为非结合型胆红素（UCB）增高为主型和结合型胆红素（CB）增高为主型，再根据临床及生化异常，结合可能的病因与病变部位，作出病因诊断。但有时临床表现有交叉，甚至两种胆红素均升高而形成混合型高胆红素血症，为此必须结合临床及其他深入检查才能明确诊断。

二、黄疸的分类

1. 按病因学分类 ①溶血性黄疸；②肝细胞性黄疸；③胆汁淤积性黄疸（即过去所称的阻塞性黄疸）；④先天性非溶血性黄疸。以前三类最为多见，而第四类较为罕见。

2. 按胆红素性质分类 ①以UCB增高为主的黄疸；②以CB增高为主的黄疸。

三、病因及发病机制

黄疸的产生原因是多方面的，究其机制而言可以分为五类：

1. 胆红素生成过多 这是由于红细胞大量破坏（溶血）后，非结合胆红素形成增多，大量的非结合胆红素运输至肝脏，必然使肝细胞的负担增加，当超过肝脏对非结合胆红素的摄取与结合能力时，则引起血液中非结合胆红素浓度增高。此外，大量溶血导致的贫血，使肝细胞处在缺血、缺氧的状态下，其摄取、结合非结合胆红素的能力必然会进一步降低，结果导致非结合胆红素在血液中浓度更为增高而出现黄疸。

2. 肝细胞功能低下或有功能肝细胞量减少 这是由于肝脏的肝酶功能低下，或者由于晚期肝硬化、或急性重型肝炎、肝功能衰竭，肝内残存有功能的肝细胞量很少，不能摄取血液中的非结合胆红素，导致非结合胆红素在血液中浓度更为增高而出现黄疸。新生儿生理性黄疸也是由于这个原因。

3. 肝细胞破坏结合胆红素外溢 在肝炎患者中，由于肝细胞发生了广泛性损害（变性、坏死），致使肝细胞对非结合胆红素的摄取、结合发生障碍，故血清中非结合胆红素浓度增高，而部分未受损的肝细胞仍能继续摄取、结合非结合胆红素，使其转变为结合胆红素，但其中一部分结合胆红素未能排泄于毛细胆管中，而是经坏死的肝细胞间隙反流入肝淋巴液与血液中，导致血清中结合胆红素浓度也增高而出现黄疸。

4. 肝内型胆汁淤积性黄疸 一部分患者是肝炎时因肝细胞变性、肿胀、汇管区炎性病变以及毛细胆管、小胆管内胆栓形成，使结合胆红素的排泄受阻，结果造成结合胆红素经小胆管溢出（小胆管内压增高而发生破裂）而反流入肝淋巴流与血液。还有一些患者是由于毛细胆管、小胆管本身的病变，小胆管内胆汁栓形成，或毛细胆管的结构异常，使结合胆红素的排泄受阻，结果造成结合胆红素经小胆管溢出（或小胆管内压增高而发生破裂）而反流入肝淋巴流与血液。也有些患者非全由胆管破裂等机械因素所致（如药物所致的胆汁淤积），还可由于胆汁的分泌减少（分泌功能障碍）、毛细胆管的通透性增加、胆汁浓缩、淤滞而致流量减少，最终导致胆管内胆盐沉积与胆栓的形成[1]。

5. 大胆管的梗阻引起的黄疸 肝内、肝外肝胆管、总肝管、胆总管及肝胰壶腹等处的任何部位发生阻塞或胆汁淤积，则阻塞或淤积的上方胆管内压力不断增高，胆管不断扩张，最终必然导致肝内小胆管或微细胆管、毛细胆管发生破裂，使结合胆红素从破裂的胆管溢出，反流入血液中而发生黄疸。

四、临床表现

1. 基本症状

（1）皮肤、巩膜等组织的黄染，黄疸加深时，尿、痰、泪液及汗液也被黄染，唾液一般不变色。

（2）浓茶样尿，部分患者表现为陶土样便。

（3）消化道症状：常有腹胀、腹痛、食欲不振、厌油、恶心、呕吐、腹泻或便秘等症状。

（4）胆盐血症的表现：主要症状有皮肤瘙痒、心动过缓、腹胀、脂肪泻、夜盲症、乏力、精神萎靡和头痛等。

2. 伴随症状

（1）**黄疸伴发热：**常见于急性胆管炎、急性胆囊炎、肝脓肿、钩端螺旋体病、败血症等。病毒性肝炎或急性溶血可先有发热而后出现黄疸。

（2）**黄疸伴上腹剧烈疼痛：**可见于胆道结石、肝脓肿或胆道蛔虫病；右上腹剧烈疼痛、寒战高热和黄疸为查科（charcot）三联征，提示急性化脓性胆管炎。持续性右上腹钝痛或胀痛可见于病毒性肝炎、肝脓肿或原发性肝癌。

（3）**黄疸伴肝脏肿大：**若轻度至中度肿大，质地软或中等硬度且表面光滑，见于病毒性肝炎、急性胆道感染或胆道阻塞。明显肿大，质地坚硬表面凸凹不平有结节，见于原发性或继发性肝癌。肝大不明显或不肿大而质地较硬、边缘不整、表面有小结节者，见于肝硬化。

3. 腹部体征

（1）**腹部外形：**肝占位性病变、巨脾、腹膜后肿瘤和盆腔内肿瘤均有相应部位的局部膨隆；大量腹水时呈蛙腹状；脐部突出可发生腹壁疝和脐疝；腹壁静脉曲张见于门静脉高压、门静脉或下腔静脉阻塞。

（2）**肝脏情况：**急性病毒性肝炎或中毒性肝炎时黄疸和肝大并存，肝脏质软，压痛和叩击痛较明显；急性和亚急性重型肝炎时，黄疸迅速加深，而肝大不著或反而缩小；慢性肝炎和肝硬化时，肝大不如急性肝炎明显，且质地增加，也可无压痛；肝硬化时也可扪及边缘不齐和大小结节；肝癌时肝大可以较明显，可失去正常形态，质坚，可扪及巨大包块或较小结节，压痛可不显著，但肝表面光滑的不能排除深部癌肿或亚临床型"小肝癌"；肝脓肿接近肝表面时，局部皮肤可有红肿、压痛等炎症征象；巨大肝脓肿、肝包虫病、多囊肝和肝海绵状血管瘤等情况时，肝区或有囊样或波动感。

（3）**脾大：**黄疸而伴脾大者，多见于各型肝硬化的失代偿期、慢性活动性肝炎；急性肝炎、溶血性黄疸、全身感染性疾病和浸润性疾病、癌肿侵及门静脉和脾静脉时也可引起脾大；少见的脾梗塞和脾脓肿等亦有类似脾大，且有局部明显压痛体征。

（4）**胆囊肿大：**黄疸而伴胆囊肿大者均属肝外梗阻，应考虑：①癌性黄疸：见于胆总管癌、胰头癌、肝胰壶腹癌和罕见的原发性十二指肠癌。②原发性胆总管结石：一旦出现梗阻，胆囊可肿大，多无压痛；胆囊结石和慢性胆囊炎时，胆囊也可以肿大。③慢性梗阻性胆囊炎：因胆囊管存在结石，胆囊肿大的机会较急性胆囊炎为大，压痛不明显。④慢性胰腺炎：炎症纤维组织增生可压迫胆总管而使胆囊肿大，压痛也不显著。⑤胆囊底部巨大结石、先天性胆管扩张或胆道蛔虫病，也可引起胆囊肿大、压痛多不明显。

（5）**其他情况：**部分肝性脑病患者可有神经精神异常，部分患者可有腋毛稀少、睾丸萎缩、杵状指、皮肤角化过度、

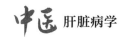

匙状指甲、多发性静脉栓塞和心动过缓等。晚期癌性黄疸患者尚可表现癌肿转移的有关征象。

五、诊断要点

1. 病史

（1）**年龄**：①新生儿黄疸除考虑生理性及母乳性外，还需除外先天性胆道闭锁、先天性溶血性和遗传性非溶血性黄疸；②儿童及青少年黄疸首先考虑先天性溶血性和遗传性非溶血性黄疸；③中青年患者胆道系统疾病发生率较高，40岁以上要考虑癌性梗阻性胆汁淤积可能；④病毒性肝炎可发生于任何年龄。

（2）**性别**：①女性患者，胆囊疾病及原发性胆汁性胆管炎多见；②男性患者胰腺癌、原发性肝癌多见；③妊娠期妇女需考虑妊娠性肝内胆汁淤积、妊娠急性脂肪肝、妊娠中毒症并发暴发性肝衰竭等。

（3）**既往史**：既往有胆道结石，有胆道手术史要考虑结石再发或术后胆道狭窄；有手术或输血史要考虑病毒性肝炎可能。

（4）**个人史**：有病毒性肝炎接触史或药物注射史，要考虑病毒性肝炎可能；有特殊食物、药物接触或服用史（特别是中草药、保健品、染发剂等），要考虑药物性肝炎可能；有血吸虫、钩端螺旋体病流行病区居住史或疫水接触史，要考虑上述传染病可能。

（5）**家族史**：家族中有慢性黄疸者，应除外先天性溶血性和遗传性非溶血性黄疸及遗传性肝脏疾病；还需注意有无病毒性肝炎家族史[2]。

2. 临床特点

（1）**黄疸的发生发展**：①急骤出现的黄疸：多见于急性肝炎、结石病、急性或大量溶血。②缓慢或隐匿出现的黄疸：多为癌性或溶血性黄疸。③反复短暂发作，呈波动性出现的黄疸：常见于胆道系统疾病，如胆总管结石、胆管炎等。④进行加深的黄疸：多见于胰头癌、壶腹癌、原发性肝癌等癌性梗阻性胆汁淤积。

（2）**伴随症状**：①发热：肝胆系统化脓性感染，常伴有寒战、高热，黄疸出现在上腹痛之后；病毒性肝炎多先有低热，而后出现黄疸；急性溶血或溶血危象多先出现高热，再出现黄疸。②腹痛：急性阵发性右上腹绞痛，随后出现黄疸的常见于胆道结石、胆道蛔虫病；持续性上腹部隐痛不适、钝痛或胀痛，可见于病毒性肝炎、肝脓肿、原发性肝癌等；急性全腹痛常见于肝脓肿或原发性肝癌破裂；无痛性进行性加深的黄疸多见于胆管癌、壶腹癌等；溶血性黄疸可伴有上腹部及腰背部酸痛；胰头癌也常见腰背痛，夜间为甚。③大小便颜色：尿呈酱油色，粪便颜色加深多为溶血性黄疸；尿呈浓茶色，粪便变浅甚至为陶土色，多为胆汁淤积性黄疸；尿色轻度加深，粪便浅黄色，肝细胞性黄疸可能性大。④皮肤瘙痒：伴有皮肤瘙痒往往提示胆汁淤积。

（3）**皮肤改变**：溶血性黄疸患者皮肤常呈柠檬色伴有睑结膜苍白；肝细胞性黄疸患者皮肤多呈浅黄或金黄色；胆汁淤积性黄疸患者皮肤多呈暗黄、黄绿甚至深褐色；慢性肝病患者的皮肤除了黄染外可伴有肝病面容、肝掌、蜘蛛痣。

（4）**肝脾肿大、胆囊肿大**：轻到中度肝大，质软且表面光滑，见于病毒性肝炎或肝外梗阻性胆汁淤积；肝大、质地坚硬、表面结节感，多见于肝癌；肝大伴触痛，可见于急性肝炎、肝脓肿、肝淤血；脾轻度肿大多见于急性肝炎（病毒、钩端螺旋体等引起）；脾中度肿大见于先天性溶血性贫血、胆汁性肝硬化；脾明显肿大提示肝硬化门静脉高压；胆囊肿大，表面光滑、无压痛、可移动提示胰头癌、胆总管癌或壶腹周围癌；胆囊肿大、坚硬有结节感则提示胆囊癌可能[3]。

3. 辅助检查

（1）肝功能试验：血非结合胆红素增高，尿胆红素阴性，尿胆原增高提示高非结合胆红素血症；结合胆红素增高，尿胆红素阳性，尿胆原及粪胆原减少提示高结合胆红素血症。谷丙转氨酶（GPT）及谷草转氨酶（GOT）明显增高提示肝细胞损害；碱性磷酸酶（ALP）及γ-谷氨酰转肽酶（GGT）明显增高提示胆汁淤积。

（2）血浆凝血酶原时间：肝脏损伤或维生素K吸收障碍均可引起凝血酶原时间延长。胆汁淤积性黄疸，肌内注射维生素K可使凝血酶原时间恢复或接近正常。严重肝病导致的凝血酶原时间延长，不能通过维生素K纠正。

（3）血脂：血脂反映肝细胞的脂质代谢及胆道系统排泄功能。胆汁淤积黄疸时，总胆固醇及三酰甘油增高。肝细胞严重受损时，胆固醇下降。

（4）免疫学及肿瘤标志物检查：IgG增高见于各种原因引起的慢性活动性肝炎；IgM明显增高伴抗线粒体抗体阳性多提示原发性胆汁性胆管炎；病毒标志物检查有助于各种病毒性肝炎的诊断，AFP、CEA、CA199等肿瘤标志物检查有助于原发性肝癌及腹腔肿瘤的鉴别诊断。

（5）腹部B超检查：是黄疸鉴别诊断首选的无创检查方法。

（6）电子计算机断层扫描（CT）：CT不仅可以更为清楚地显示肝、胆、脾、胰的解剖结构，还可以清晰地显示腹腔淋巴结情况，对了解有无胆道梗阻、梗阻的部位和原因有重要的参考价值。

（7）磁共振成像（MRI）及磁共振胰胆管成像（MRCP）：MRI不涉及射线，对肝脏良恶性肿瘤的诊断优于CT。MRCP是一种无创性的胆胰管成像技术，可以清晰地显示胆胰管的走向及有无梗阻等，对梗阻性黄疸的鉴别诊断具有重要的价值。

（8）肝穿刺活组织检查：常用于慢性持续性黄疸的鉴别诊断，尤其对遗传性非溶血性黄疸的鉴别诊断具有重要价值。但有肝内胆管扩张者不宜进行，以免并发胆汁性腹膜炎。

（9）其他：如ERCP、PET-CT、PTC、超声内镜、腹腔镜、FibroScan等检查对黄疸的病因诊断均具有一定的价值。

4. 诊断流程

黄疸诊断/检查流程见下图（图4-4-2-1）。

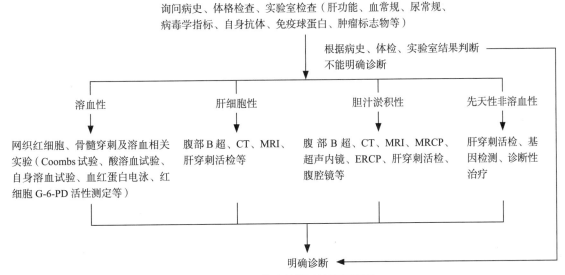

图 4-4-2-1　黄疸诊断/检查流程图

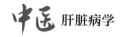

六、鉴别诊断

需要和假性黄疸鉴别。假性黄疸见于过量进食含有胡萝卜素的胡萝卜、南瓜、西红柿、柑橘等食物。胡萝卜素只引起皮肤黄染，巩膜正常；老年人球结膜有微黄色脂肪堆积，巩膜黄染不均匀，以内眦较明显，皮肤无黄染。假性黄疸时血胆红素浓度正常[4]。

七、治疗

黄疸的治疗原则是在明确原发病的基础上针对病因治疗，止痒、退黄等对症治疗。

（颜士岩）

参考文献

[1] BOSMA P J.Inherited disorders of bihrubin metabolism[J].J Hepatol，2003，38（1）：107-117.

[2] HEATHEOTE E J.Diagnosis and management of cholestatic liver disease[J].Clin Gastroenterol Hepatol，2007（5）：776-782.

[3] European Association for the Study of the Liver.EASL clinical practice guidelines：management of cholestatic liver diseases[J].J Hepatol，2009，51（2）：237-267.

[4] 欧阳钦，吕卓人.临床诊断学[M].北京：人民卫生出版社，2005：49-54.

第三节　呕血

一、概述

呕血（hematemesis）是上消化道疾病（指屈氏韧带以上的消化器官，包括食管、胃、十二指肠、肝、胆、胰疾病）或全身性疾病所致的急性上消化道出血，血液经口腔呕出。由鼻腔、口腔、咽喉等部位出血或呼吸道疾病引起的咯血，不属呕血，应当注意仔细加以区别。

二、病因与发病机制

1. 食管疾病　食管静脉曲张破裂、食管炎、食管憩室炎、食管癌、食管异物、食管贲门黏膜撕裂（Mallory-Weiss综合征）、食管裂孔疝等。大量呕血常由门静脉高压所致的食管静脉曲张破裂所致，食管异物戳穿主动脉也可造成大量呕血，并常危及生命。

2. 胃及十二指肠疾病　最常见为消化性溃疡（胃及十二指肠溃疡），其次为慢性胃炎及由服用非甾体抗炎药（如阿司匹林、吲哚美辛等）和应激所引起的急性胃十二指肠黏膜病变。胃癌、胃黏膜脱垂症、血管异常如恒径动脉破裂（Dieulafoy综合征）等亦可引起呕血。

3. 肝、胆道疾病　肝硬化门静脉高压可引起食管和胃底静脉曲张破裂出血；肝恶性肿瘤（如肝癌）、肝脓肿或肝动脉瘤破裂出血，胆囊、胆道结石，胆道寄生虫（常见为蛔虫），胆囊癌、胆管癌及壶腹癌均可引起出血。大量血液流入十二指肠，造成呕血或便血。

4. 胰腺疾病　急性胰腺炎合并脓肿或囊肿、胰腺癌破裂出血也可引起呕血。

5. 血液疾病　血小板减少性紫癜、过敏性紫癜、白血病、血友病、霍奇金病、遗传性毛细血管扩张症、播散性血管内凝血及其他凝血机制障碍（如应用抗凝药过量）等，该类患者部分也可以表现为消化道出血而出现呕血。

6. 急性传染病　流行性出血热、钩端螺旋体病、登革热、急性重型肝炎等。

7. 其他　尿毒症、呼吸功能衰竭、肝功能衰竭等。如上所述，呕血的原因甚多，但以消化性溃疡引起最为常见，其次为食管或胃底静脉曲张破裂，再次为急性胃黏膜病变，因此考虑呕血的病因时，应首先考虑上述三种疾病。当病因未明时，也应考虑一些少见疾病，如上消化道肿瘤、血管畸形、血友病、原发性血小板减少性紫癜等。

三、临床表现

呕血前常有上腹不适及恶心，随后呕吐出血性胃内容物。其颜色视出血量的多少及在胃内停留时间的长短以及出血的部位而不同。出血量多、在胃内停留时间短、位于食管则血色鲜红或混有凝血块，或为暗红色；当出血量较少或在胃内停留时间长，则因血红蛋白与胃酸作用形成酸化正铁血红蛋白，呕吐物可呈咖啡渣样棕褐色。呕血的同时因部分血液经肠道排出体外，可致便血或可形成黑便。

上消化道出血患者除有呕血及黑便外，其他表现视其出血量的多少而异。出血量在 10%~15% 的血容量时，除头晕、畏寒外，多无血压、脉搏等变化；出血量达血容量 20% 以上时，则有冷汗、四肢厥冷、心慌、脉搏增快等急性失血症状。若出血量在 30% 血容量以上，则有急性周围循环衰竭的表现，如脉搏频数微弱、血压下降、呼吸急促及休克等。血液学改变最初可不明显，随后由于组织液的渗出及输液等情况，血液被稀释，血红蛋白及红细胞逐渐降低[1]。

四、伴随症状

了解伴随的症状对估计失血量及确定病因很有帮助。

1. 伴上腹痛　中青年人，慢性反复发作的上腹痛，具有一定的周期性与节律性，多为消化性溃疡。中老年人，慢性上腹痛，疼痛无明显规律性并有厌食及消瘦

者，应警惕胃癌。

2. 伴脾大　皮肤有蜘蛛痣、肝掌、腹壁静脉怒张或有腹水，化验有肝功能障碍，提示肝硬化门静脉高压；出现肝区疼痛、肝大、质地坚硬、表面凹凸不平或有结节，血液化验甲胎蛋白（AFP）阳性者多为肝癌。

3. 伴黄疸　黄疸、寒战、发热伴右上腹绞痛而呕血者，可能由肝胆疾病所引起。黄疸、发热及全身皮肤黏膜有出血倾向者，见于某些感染性疾病，如败血症及钩端螺旋体病等。

4. 皮肤黏膜出血　常与血液疾病及凝血功能障碍的疾病有关。

5. 其他　近期有服用非甾类药物史、大面积烧伤、颅脑手术、严重外伤伴呕血者，应考虑急性胃黏膜病变。在剧烈呕吐后继而呕血，应注意食管贲门黏膜撕裂伤；头晕、黑曚、口渴、冷汗，提示血容量不足，早期伴随体位变动（如由卧位变坐、立位时）而发生。肠鸣、黑便或便血，提示活动性出血。

五、诊断要点

1. 首先要确定是否呕血　要确定呕血首先必须明确呕吐物里是否有出血（可以行呕吐物隐血检查），而不能仅仅根据呕吐物的颜色（如红色、深红色或咖啡色等）来诊断呕血；其次要判断呕吐物是否来自胃食管，以防将部分鼻咽部或者支气管或肺的出血由于咽下而经呕吐动作吐出当作呕血。当然有时临床很难区分咯血和呕血，但一些基本的鉴别要点需引起重视（见表4-4-3-1）。

表 4-4-3-1　咯血呕血鉴别

鉴别要点	呕血	咯血
病因	消化性溃疡、肝硬化、急性糜烂出血性胃炎、胆道出血	肺结核、支气管扩张症、肺炎、肺脓肿、肺癌、心脏病等

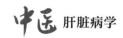

鉴别要点	呕血	咯血
出血前症状	上腹部不适、恶心、呕吐等	咽喉部痒感、胸闷、咳嗽等
出血方式	呕出,可为喷射状	咯出
血色	棕黑、暗红、咖啡色、有时鲜红	鲜红
血中混合物	食物残渣、胃液	痰、泡沫
酸碱度	酸性	碱性
黑便	有,可为柏油样便,呕血停止后仍持续数日	除非咽下,否则没有
出血后痰性状	无痰	常有血痰数日

2. **要尽可能发现呕血的诱因** 有否饮食不节、大量饮酒、毒物或特殊药物摄入史。

3. **仔细询问呕血的颜色** 可以帮助推测出血的部位和速度,如食管病变出血多为鲜红或暗红色;胃内病变的出血则多呈咖啡渣样。

4. **要大概预估呕血量** 可供作为估计出血量的参考,但由于部分出血滞留在胃肠道,应根据全身反应估计出血量。通常情况呕血胃内出血至少 300～500ml,如果出现血循环障碍出血量至少大于 1 000ml,通常血红蛋白每下降 10g/L 估计出血量 250～300ml。当然这些预估标准不是绝对的,具体到每个患者,要结合患者的临床表现、全身状况、体格检查及化验室检查综合判断。

5. **胃镜检查** 是目前诊断上消化道出血病因的首选检查方法。胃镜检查在直视下顺序观察食管、胃、十二指肠球部直至降段,从而判断出血病变的部位、病因及出血情况。多主张检查在出血后 24～48 小时内进行,称急诊胃镜检查(emergency endoscopy)。一般认为这可以提高出血病因诊断的准确性。急诊胃镜检查还可根据病变的特征判断是否继续出血或估计再出血的危险性,并同时进行内镜止血治疗。在急诊胃镜检查前需先补充血容量、纠正

休克、改善贫血,并尽可能在出血的间歇期进行。如患者一般情况允许,无胃镜检查的禁忌,可在充分维持生命体征平稳的前提下及早行胃镜检查,以便明确出血的部位、性质,便于明确诊断,必要时内镜下干预治疗。

六、鉴别诊断

根据呕血、黑便和失血性周围循环衰竭的临床表现,呕吐物隐血试验呈强阳性,血红蛋白浓度、红细胞计数及血细胞比容下降的实验室证据,可作出呕血(上消化道出血)的诊断,但必须注意排除以下情况:

1. **排除来自呼吸道的出血** 部分呼吸道的出血(如支气管或肺脏)患者可以咽下随后经口腔吐出,有时和呕血很难鉴别(具体见上表)。

2. **排除口、鼻、咽喉部出血** 部分患者如果呕血病史不典型或者患者的实验室检查与呕血似乎不完全相符时应该注意仔细询问患者的病史和口腔、鼻部及咽喉部的局部检查,排除这些部位的出血引起的患者呕吐物含血("呕血")的可能。

七、危险性预测

据临床资料统计,约 80%～85% 呕血患者除支持治疗外,无需特殊治疗,出血

可在短期内自然停止。仅有 15% ~ 20% 患者持续出血或反复出血，这类患者常由于出血并发症而导致死亡。为此，尽早识别再出血及死亡危险性高的患者，便成为急性上消化道大量出血处理的重点。以下主要因素提示预后不良危险性增高：

1. 高龄患者（>60 岁）；

2. 有严重伴随病（心、肺、肝、肾功能不全、脑血管意外等）；

3. 本次出血量大或短期内反复出血；

4. 特殊病因和部位的出血（如食管胃底静脉曲张破裂出血）；

5. 消化性溃疡伴有内镜下活动性出血，或近期出血征象（stigmata of recent hemorrhage），如裸露血管或溃疡面上有血痂[2]。

八、治疗

呕血属于急性上消化道大量出血，病情急、变化快，严重者可危及生命，应采取积极措施进行抢救。抗休克、迅速补充血容量放在一切医疗措施的首位[3]。

1. 一般急救措施

（1）患者应卧床休息，保持呼吸道通畅，避免呕血时血液吸入引起窒息，必要时吸氧。

（2）活动性出血期间禁食，通常呕血需禁食、黑便不一定要禁食。

（3）严密监测患者生命体征，如心率、血压、呼吸、尿量及神志变化，定期复查血红蛋白变化情况，如可能予以心电监护。

2. 积极补充血容量

由于呕血通常出血量较大，故需立即查血型和配血，尽快建立有效的静脉输液通道，尽快补充血容量。下列情况为紧急输血指征：

（1）改变体位出现晕厥、血压下降和心率加快。

（2）失血性休克。

（3）血红蛋白低于 70g/L 或血细胞比容低于 25%。

3. 止血措施

（1）**食管胃底静脉曲张破裂大出血引起的呕血止血措施：**控制急性出血可予以药物生长抑素治疗；也可使用三腔二囊管压迫止血（但总时间压迫不超过 24 小时）；也可予以急诊胃镜下胃底曲张静脉三明治治疗，同时予以食管曲张静脉六连环皮圈套扎治疗；上述治疗效果不佳者，如患者肝脏储备功能 Child-Pugh A 级者可行急诊断流手术，如无急诊手术条件者可行 TIPS 作为救命的措施。

（2）**其他原因所致的呕血的止血措施：**除食管胃底静脉曲张破裂出血之外的其他病因引起的上消化道出血，习惯上又称非静脉曲张上消化道出血，其中以消化性溃疡所致出血最为常见。止血措施主要有：抑制胃酸分泌的药物（PPI）的使用，PPI 的使用需要足量，尽可能使胃内 pH 提高到 6.0 以上，因为血小板聚集及血浆凝血功能所诱导的止血作用需要 pH 在 6.0 时才能有效发挥，相反，新形成的凝血块在 pH 小于 4.0 的胃液中会迅速被消化。其次，如内镜检查有活动性出血或裸露血管的溃疡应进行内镜止血，目前证明有效的方法包括热探头、高频电灼、激光、微波、注射疗法或上止血夹等；少数经过药物和内镜下止血措施使用效果不佳者尚可考虑介入治疗或手术治疗。

（颜士岩）

参考文献

[1] PALMER K R. Non-variceal upper gastrointestinal haemorrhage guidelines[J]. Gut, 2002, 51（Suppl 4）: IV1-IV6.

[2] ALQUIST D, FENNERTY B, FLEISCHER D, et al.American Gastroenterological Association medical position statement: evaluation and management of occult and

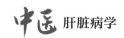

obscure gastrointestinal bleeding[J]. Gastroenterology, 2000, 118（1）: 197-120.

[3]　王吉耀, 廖二元, 胡品津. 内科学 [M]. 北京: 人民卫生出版社, 2013: 543-549.

第四节　便血

便血（hematochezia）是指消化道出血，血液由肛门排出。便血颜色可呈鲜红、暗红或黑色。少量出血而无明显粪便颜色改变，经隐血试验才能明确者，称为隐血（occult blood）。

一、便血的分类

（一）下消化道疾病

1. 结肠疾病　溃疡性结肠炎、结肠癌、急性细菌性痢疾、阿米巴痢疾、结肠憩室炎、结肠息肉、缺血性结肠炎等。

2. 直肠肛管疾病　直肠息肉、直肠癌、痔疮、直肠肛管损伤、非特异性直肠炎、肛裂、肛瘘等。

（二）中消化道疾病

肠血管畸形、克罗恩病、肠结核、肠伤寒、急性出血坏死性肠炎、钩虫病、小肠良恶性肿瘤（小肠间质瘤、血管瘤、淋巴瘤、神经内分泌肿瘤、腺癌）、小肠憩室炎或溃疡、麦克尔（Meckel）憩室炎、肠系膜血管栓塞、肠套叠、放射性肠炎等。

（三）上消化道疾病

见本章第三节。

（四）全身性疾病

白血病、血小板减少性紫癜、血友病、遗传性毛细血管扩张症、维生素 K 缺乏症、严重肝脏疾病、尿毒症、流行性出血热、败血症等。

二、便血的诊断思路

对便血的诊断，需注意出血的部位、颜色、出血量估计、影响便血的因素、伴随症状，还需结合相关检查。

（一）出血的部位和颜色

便血多为下消化道出血，可表现为急性大出血、慢性少量出血及间歇性出血。便血颜色可因出血的部位、颜色、出血量的多少以及血液在肠腔内停留时间的长短而异。如出血量多、速度快则呈鲜红；若出血量小、速度慢，血液在肠道内停留时间较长，则可为暗红色。粪便可全为血液或混合有粪便，也可仅黏附于粪便表面或于排便后肛门滴血，提示为肛门或肛管疾病出血，如痔、肛裂或直肠肿瘤引起的出血；上消化道或小肠出血并在肠内停留时间较长，则因红细胞破坏后，血红蛋白在肠道内与硫化物结合形成硫化亚铁呈黑色，更由于附有黏液而发亮，类似柏油，故称柏油便（tarry stool）。阿米巴痢疾的粪便多为暗红色果酱样的脓血便，急性细菌性痢疾多为黏液脓性鲜血便，急性出血性坏死性肠炎可排出洗肉水样血便，并有特殊的腥臭味。细致观察血性粪便的颜色、性状及气味等对寻找病因及确立诊断有极大帮助。

（二）出血量的估计

成人每日消化道出血 >5ml，粪便隐血试验即出现阳性；每日出血量超过 50ml 可出现黑便；胃内积血量 >250ml 可引起呕血。严重出血者可导致急性周围循环衰竭。如果出血量不超过 400ml，由于轻度的血容量减少可很快被组织间液和脾脏贮血所补充，一般无症状。当出血量超过 400ml，失血又较快时，患者可出现头昏、乏力、心动过速和血压过低等全身症状。短时间内出血量 >1 000ml，可出现休克表现。当患者出现收缩压 <90mmHg、心率 >120 次 /min，伴有面色苍白、四肢湿冷、烦躁不安或神志不清，则表明存在大出血导致的休克。对于出血量的估计，主要根据血容量的减少所致周围循环衰竭的临床表现，特别是血压和脉搏的动态观察。根据患者的血红细胞计数、血红蛋白及血细胞比容测定，也可估计失血程度。

（三）影响便血的因素

过多食用动物血、火龙果等也可使粪便呈黑色或红色，应加以注意。服用铋剂、铁剂、炭粉及中药等药物也可使粪便变黑，但一般为灰黑色无光泽，且隐血试验阴性，可鉴别。部分使用抗凝药物如阿司匹林、华法林等均可能引起便血，需详细询问药物史。

（四）伴随症状

1. **腹痛**　慢性反复上腹痛，呈周期性与节律性，出血后疼痛减轻者，见于消化性溃疡。上腹绞痛或黄疸伴便血者，应考虑胆道出血。腹痛时排血便或脓血便，便后腹痛减轻，见于细菌性痢疾、阿米巴痢疾或溃疡性结肠炎。腹痛伴便血还见于急性出血坏死性肠炎、肠套叠、肠系膜血管栓塞等。

2. **里急后重**　即肛门坠胀感。常觉排便未净，排便频繁，但每次排便量甚少，且排便后未感轻松，提示为肛门、直肠疾病，见于痢疾、直肠炎及直肠癌。

3. **发热**　便血伴发热常见于传染性疾病，如败血症、流行性出血热、钩端螺旋体病或恶性肿瘤，如肠道淋巴瘤、白血病等。

4. **全身出血倾向**　便血伴皮肤黏膜出血者，可见于急性传染性疾病及血液系统疾病，如重症肝炎、流行性出血热、白血病、过敏性紫癜、血友病等。

5. **皮肤改变**　皮肤有蜘蛛痣及肝掌者，便血可能与肝硬化门静脉高压有关。皮肤与黏膜出现毛细血管扩张，提示便血可能由遗传性毛细血管扩张症所致。

6. **腹部肿块**　便血伴腹部肿块者，应考虑肠道恶性淋巴瘤、结肠癌、肠结核、肠套叠及克罗恩病等。

（五）相关检查

便血行粪常规及隐血试验明确是否便血，同时行血常规、凝血功能、肝肾功能、肿瘤标志物、粪细菌培养、寄生虫检测等辅助检查诊断可能的病因。出血部位确定需首先考虑行消化道结肠镜和胃镜检查，内镜检查是便血定位和定性诊断的首选方法，可解决90%以上的病因诊断。该检查不仅能直视病变，且对于出血病灶可进行及时准确的止血治疗。内镜检查前需先纠正休克、补充血容量、改善贫血及使用止血药物。在体循环稳定的情况下，及时行内镜检查，根据病变特点行内镜下止血治疗，有利于控制病情。若胃肠镜检查结果无法解释出血原因，需进一步行小肠方面检查如胶囊内镜、小肠镜、小肠双源CT等。选择性血管造影对出血的诊断及治疗具有重要作用。根据脏器的不同可选择腹腔动脉、肠系膜动脉或门静脉造影，该项造影术最好在活动性出血的情况下，即出血速率大于0.5ml/min时，才可能发现真正的出血病灶。对血管畸形、血管瘤等诊断价值更大，同时还可予以栓塞止血。此外，超声、CT及MRI有助于了解肝、胆、胰腺病变，对诊断胆道出血具有重要意义。

二、常见引起便血的肝脏疾病的诊断与鉴别诊断

引起便血的疾病很多，以下主要介绍常见肝脏疾病引起的便血之鉴别诊断。

（一）肝硬化合并消化道出血

各种原因所致肝硬化患者可能由于肝脏对凝血、抗凝血因子的生物合成及清除功能衰竭，肝病中多数凝血因子都降低，PT延长，血小板可减少，出现凝血障碍。如皮肤瘀点、瘀斑、鼻出血、牙龈出血等。消化道出血是严重肝病最常见的表现，可表现为便血或呕血，但几乎都与消化道的局部损伤有关，其中痔疮静脉曲张多以鲜血便为表现，小肠静脉曲张、消化性溃疡、急性出血糜烂性胃炎、门静脉高压性胃病、食管胃底静脉曲张多表现为黑

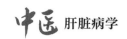

便伴或不伴呕血。患者多有肝硬化失代偿期表现如黄疸、腹水、脾大、脾功能亢进、肝掌、蜘蛛痣等。实验室检查可有全血细胞减少、凝血时间延长、肝酶异常、白蛋白降低。影像学检查可发现早期肝硬化有肿大，晚期肝缩小，肝裂增宽，左右肝叶比例失调，右叶萎缩，左叶及尾叶代偿性增大，外形因纤维瘢痕组织的收缩、再生结节隆起及病变不均匀的分布而呈凸凹不平。肝内门静脉、肝静脉、侧支血管和脾大，从而肯定门静脉高压的诊断。胃肠镜及小肠镜等检查可直接观察有无静脉曲张、溃疡等情况，了解曲张的程度与范围，必要时行内镜下治疗。

（二）重症肝炎或肝功能衰竭

病毒性肝炎、药物性肝炎、中毒性肝病、妊娠急性脂肪肝等各种肝损害病因均可引起重症肝炎或肝功能衰竭，临床可表现为肝性脑病、重度黄疸、肝功能严重损害、腹水等，患者可有明显出血倾向，如消化道、皮下、鼻腔、牙龈甚至颅内出血，引起出血的原因主要有凝血因子合成减少，血小板减少和功能障碍，纤溶亢进，弥散性血管内凝血（disseminated intravascular coagulation，DIC），微循环障碍，血管内皮细胞损伤，血管通透性增加等，胃肠道黏膜糜烂可加重出血。患者可表现为便血、呕血、全身皮肤瘀点瘀斑等，血常规和 DIC 等检查可判断凝血功能情况，提示预后状态。

（三）胆道出血

胆囊或胆管结石，胆道蛔虫病、胆囊或胆管癌、胆道术后损伤、肝癌、肝脓肿、肝血管瘤破入胆道均可引起胆道出血。胆道大量出血则多有休克表现。胆道大量出血的典型临床表现为三联征：①胃肠道出血（呕血、便血）；②胆绞痛；③黄疸。患者可表现为发热、寒战、黄疸，上腹绞痛后出现呕血、黑便或 T 管引流出鲜血，出血呈周期性。右上腹不同程度的压痛或肌紧张，肝及胆囊肿大。血总胆红素及胆红素升高。内镜下发现血液自壶腹开口处流出，则确诊为胆道出血。腹部 B 超、CT、MRI 及选择性肝动脉造影有助于诊断和鉴别诊断。

第五节　昏迷

昏迷（coma）是严重的意识障碍，表现为意识持续的中断或完全丧失。昏迷的发生，提示患者的脑皮质功能发生了严重障碍。主要表现为完全意识丧失，随意运动消失，对一般刺激和疼痛刺激反应迟钝或丧失。程度较浅者，疼痛刺激可引起肢体运动；程度深者，即使强烈刺激亦无任何反应，吞咽、咳嗽等反射均可消失。

一、昏迷的分类

（一）全身性病因

1. 内分泌与代谢障碍　如肝性脑病、肺性脑病、尿毒症、甲状腺危象、甲状腺功能减退、糖尿病酮症酸中毒、低血糖、妊娠中毒症等。

2. 重症感染　如败血症、中毒性菌痢、肺炎、伤寒、斑疹伤寒、恙虫病等。

3. 心血管疾病　如休克、心律失常引起阿-斯综合征等。

4. 水、电解质、酸碱失衡　如稀释性低钠血症、低氯性碱中毒、高氯性酸中毒等。

5. 外源性中毒　如有机磷杀虫药、安眠药、一氧化碳、氰化物、酒精和吗啡等中毒。

6. 物理性及缺氧性损害　如高温中暑、触电、日射病、高山病等。

（二）中枢神经系统本身疾患

1. 脑血管疾病　脑栓塞、脑出血、脑血栓形成、蛛网膜下腔出血、脑动脉瘤等。

2. 脑占位性疾病　脑肿瘤、脑脓肿等。

3. 颅脑感染　脑膜炎、脑炎、脑囊虫病、脑弓形虫病、脑型疟疾。

4. 颅脑外伤　脑震荡、脑挫裂伤、产伤、颅内血肿等。

5. 脑电活动异常　癫痫。

二、昏迷的诊断思路

对昏迷的诊断，需注意昏迷的程度、影响昏迷的因素、伴随症状，还需结合相关检查。

（一）昏迷的程度

1. 轻度昏迷　意识大部分丧失，无自主运动，对光、声刺激无反应，对疼痛刺激尚可出现痛苦的表情或肢体退缩等防御反应。角膜反射、瞳孔对光反射、眼球运动、吞咽反射等可存在。

2. 中度昏迷　对周围事物及各种刺激均无反应，对于剧烈刺激可出现防御反射。角膜反射减弱，瞳孔对光反射迟钝，眼球无转动。

3. 深度昏迷　全身肌肉松弛，对各种刺激全无反应。深、浅反射均消失。

（二）影响昏迷的因素

患者有无毒物和药物接触史，如安眠药、农药服用或一氧化碳中毒患者，可第一时间明确诊断，实施清除毒物或高压氧等抢救。此外，患者是否有不洁食物或疫区接触史，如猪囊虫、疟原虫感染等，患者可出现谵妄、癫痫、昏迷等。患者如长期空腹未进食，需考虑低血糖发作等。

（三）伴随症状

1. 伴发热　先有意识障碍后有发热，见于脑出血、蛛网膜下腔出血、巴比妥类药物中毒等；先发热后有意识障碍可见于重症感染性疾病。

2. 伴呼吸缓慢　呼吸中枢受抑制的表现，可见于有机磷杀虫药、吗啡、巴比妥类等中毒。

3. 伴瞳孔散大　可见于颠茄类、酒精、氰化物等中毒以及癫痫、低血糖状态等。

4. 伴瞳孔缩小　可见于有机磷杀虫

药、吗啡类、巴比妥类等中毒。

5. 伴心动过缓　可见于颅内高压症、房室传导阻滞以及吗啡类、毒蕈等中毒。

6. 伴高血压　见于高血压脑病、脑血管意外、尿毒症等。

7. 伴低血压　见于各种原因的休克。

8. 伴皮肤黏膜改变　出血点、瘀斑和紫癜等可见于严重感染和出血性疾病；口唇呈樱桃红色提示一氧化碳中毒。

9. 伴脑膜刺激征　见于脑膜炎、蛛网膜下腔出血等。

（四）相关检查

昏迷需根据神经系统损害的症状和体征，结合呼吸、瞳孔反射性及运动反应，结合有无其他系统疾病的表现，推测昏迷是神经系统原发损害还是全身系统代谢障碍继发性损害。患者如有神经系统外的疾病，需行常规实验室检查辅助诊断。神经系统头颅 CT 或 MRI，脑电图、肌电图、脑血管造影等检测可帮助鉴别神经系统原发疾病。

三、常见引起昏迷的肝脏疾病的诊断与鉴别诊断

引起昏迷的疾病很多，以下主要介绍常见肝脏疾病引起的昏迷之鉴别诊断。

（一）肝性脑病

肝功能衰竭、肝硬化、门体分流术后患者出现慢性反复发作性木僵与昏迷为突出表现。常有进食大量蛋白食物、消化道出血、感染、放腹水、大量排钾利尿等诱因。最早患者多为性格改变如情绪激动、精神错乱、嗜睡等，以后可有扑翼样震颤、阵发性抽搐、逐渐进入昏迷，神志完全丧失，不能被唤醒。各种反射消失、肌张力降低、瞳孔散大，可出现踝阵挛和换气过度。实验室检查可见肝功能异常和血氨升高，脑电图明显异常。头颅 CT 或 MRI 可发现脑水肿，同时鉴别其他类型脑病[1]。

（二）肝豆状核变性

肝豆状核变性又称 Wilson 病，是一种常染色体隐性遗传的铜代谢障碍所引起的肝硬化及脑变性疾病。患者多隐匿起病，病程进展缓慢。以肝脏为首发表现者，可有急慢性肝炎、肝硬化、脾大、脾功能亢进等。绝大部分患者可有精神症状，表现不一。慢性进展多表现为性格改变、狂躁、抑郁、妄想、幻觉。部分表现为进行性加剧的肢体震颤、肌强直、构音困难[2]。神经症状出现越早者进展越快，如不积极治疗，可出现肝功能衰竭、感染、昏迷而死亡。

（三）胆红素脑病

胆红素脑病是由于血中胆红素增高，主要是非结合胆红素增高，进入中枢神经系统，在大脑基底节、视丘下核、苍白球等部位引起病变，血清胆红素 >342μmol/L 就有发生核黄疸的危险。主要见于新生儿，表现为重度黄疸、肌张力异常、嗜睡、拒奶、强直、角弓反张、惊厥、昏迷等。本病多由于新生儿溶血病所致，可见于克里格勒-纳贾尔综合征（Crigler-Najjar syndrome）、Lucey-Driscoll 综合征、葡萄糖-6-磷酸脱氢酶缺乏症等，如出现胆红素脑病，则治疗效果欠佳，后果严重，容易遗留后遗症[3]。

（四）急性梗阻化脓性胆管炎

急性梗阻化脓性胆管炎的特点是在胆道梗阻的基础上发生胆管急性化脓性感染和积脓，胆道高压，大量细菌内毒素进入血液，导致败血症、内毒素血症、高胆红素血症、中毒性肝炎、感染性休克以及多器官功能衰竭等一系列严重并发症。患者可表现为寒战、高热、腹痛、黄疸、谵妄、甚至昏迷等感染性休克征象。实验室检查可发现血白细胞和中性粒细胞增高、肝功能异常等。腹部 B 超、CT 或 MRCP 可显示肝内外胆管和有无结石等，是普遍采用的诊断方法。此外，内镜逆行胰胆管造影术（endoscopic retrograde cholangiopancreatography，ERCP）可对肝内外梗阻性黄疸、胆道癌、胰腺癌等提供诊断和鉴别依据。

（五）瑞氏综合征

本病是儿童在病毒感染康复过程中得的一种罕见的病，以服用水杨酸类药物为重要病因。病理特征是弥漫性脑水肿和重度肝脂肪变性。临床表现在上呼吸道感染或胃肠道症状后出现呕吐及神经系统症状，肝脏进行性肿大，但很少发生黄疸。神经系统可有颅内压增高表现，如嗜睡、抽搐、谵妄、昏迷、去大脑强直等，病死率高[4]。实验室检查可发现肝功能异常，血氨升高，脑脊液压力明显升高，细胞数或蛋白大都在正常范围或轻度增加。脑电图有明显变化，但属非特异性。肝穿刺可见大量肝细胞脂肪浸润。如果不及时治疗，会很快导致肝肾衰竭、脑损伤，甚至死亡。

（六）酒精性肝病与酒精中毒

长期大量饮酒可导致酒精性脂肪肝、酒精性肝炎、肝纤维化和肝硬化。长期饮酒者由于维生素 B_1 摄入不足或吸收障碍导致维生素 B_1 缺乏，引起维生素 B_1 缺乏性脑病（Wernicke 脑病）[5]。主要特征是眼肌麻痹、躯干性共济失调和遗忘性精神症状。表现有眼球活动障碍、凝视障碍、眼球震颤和瞳孔异常。躯干性共济失调主要影响下肢，很少影响上肢。遗忘性精神症状是一种不能记忆新事物的脑功能失常状态，急性期精神错乱，语言增多，后期可出现定向障碍、淡漠、迟钝或嗜睡、木僵、昏迷。部分患者可发生自主神经调节功能障碍如低血压、低体温、心动过速、癫痫发作、周围神经炎。突然起病者表现与脑卒中相似。脑电图检查示弥漫性慢波或正常。脑脊液蛋白质轻度增高。血丙酮酸含量明显增高，用维生素 B_1 治疗后，血丙酮酸含量降低。

单次大量饮酒者可引起急性酒精中毒，影响神经系统[6]。临床表现分为三期：①兴奋期：当血酒精含量达200～999mg/L时，可出现乏力、头昏、欣快感、言语增多、颜面潮红或苍白，呼出气带酒味；②共济失调期：血酒精浓度达1 000～2 999mg/L，患者动作不协调、步态蹒跚、动作笨拙、语无伦次、眼球震颤、复视等；③昏睡期：血酒精浓度达3 000mg/L以上。患者沉睡、颜面苍白、体温降低、皮肤湿冷、口唇微绀。严重者深昏迷、陈 - 施呼吸、心跳加快、二便失禁，可因呼吸衰竭而死亡。也可因咽部反射减弱，进餐后呕吐，导致吸入性肺炎或窒息死亡。酒精抑制糖原异生，使肝糖原明显下降，引起低血糖，可加重昏迷。

第六节 发热

当机体在致热原作用下或各种原因引起体温调节中枢功能障碍时，中心躯体体温升高超出体温正常的日波动范围，称为发热（fever）。正常人的体温受体温调节中枢所调控，并通过神经、体液因素使产热和散热过程呈动态平衡，保持体温在相对恒定的范围内。正常人体温一般为36～37℃。女性略高于男性，女性月经前及妊娠期体温略高于正常。老年人体温相对低于青壮年。在24小时内下午体温较早晨稍高，运动或进餐后体温可略升高，但一日内体温波动范围不超过1℃。多数情况下，发热是人体对致病因子的一种病理生理反应。

一、发热的分类

（一）感染性发热

各种病原体，如细菌、病毒、衣原体、支原体、立克次体、螺旋体、真菌、寄生虫等引起的感染，不论是急性、亚急性或慢性，均可出现发热。

（二）非感染性发热

1. **无菌性坏死物质的吸收** 由于组织细胞坏死、蛋白分解及坏死产物的吸收，所致的无菌性炎症，可引起发热，亦称为吸收热（absorption fever）。常见于：①物理、化学因素或机械性损伤，如大面积烧伤、内出血、大血肿、大手术后组织损伤等；②血管栓塞或血栓形成：肺、脾、心肌等内脏梗死或肢体坏死；③组织坏死或细胞破坏，如癌、淋巴瘤、白血病、急性溶血反应等。

2. **变态反应** 如风湿热、血清病、结缔组织病、药物热等。

3. **内分泌与代谢疾病** 如甲状腺功能亢进、成人斯蒂尔（Still）病等。

4. **皮肤散热减少** 某些皮肤病如广泛性皮炎、鱼鳞病，或慢性心力衰竭等而引起发热，一般为低热。

5. **体温调节中枢功能失常** 有些致热因素不通过内源性致热原而直接损害体温调节中枢，使体温调定点上移后发出调节冲动，造成产热大于散热，体温升高，称为中枢性发热。常见于：①物理性：中暑；②化学性：安眠药中毒；③机械性：脑震荡、脑出血、颅骨骨折等。上述各种原因可直接损害体温调节中枢，致使其功能失常而引起发热，高热无汗是这类发热的特点。

6. **自主神经功能紊乱** 由于自主神经功能紊乱，影响正常的体温调节过程，使产热大于散热，体温升高，多为低热，常伴有自主神经功能紊乱的其他表现，属功能性发热范畴。常见的功能性低热有：①原发性低热：由于自主神经功能紊乱所致的体温调节障碍或体质异常，低热可持续数月甚至数年之久，热型较规则，体温波动范围较小，多在0.5℃以内；②感染后低热：由于病毒、细菌、原虫等感染致发热后，低热不退，而原有感染已愈，此系体温调节功能仍未恢复正常所致；③夏季低热：低热仅发生于夏季，秋凉后自行退热，每年如此反复出现，连续数年后多可自愈，多见于幼儿，因体温调节中枢功能不完善，夏季身体虚弱，多见于营养不良或脑发育不全者；④生理性低热：如精神紧张、剧烈运动后均可出现低热，月经前及妊娠初期也可有低热现象。

二、发热的诊断思路

对发热的诊断，需注意发热的分度、热程、热型、影响发热的因素、伴随症状，还需结合相关检查。

（一）发热的分度

热的分度按发热的高低可分为：低热37.3～38℃；中等度热38.1～39℃；高热39.1～41℃；超高热41℃以上。

（二）发热的热程

热程长短对发热的病因分类诊断具有极大参考价值。一般来说，热程短（数周），有乏力、寒战等毒性症状者，在抗菌药物应用、病灶切除、脓肿引流后发热即终止，全身情况也随之改善，有利于感染性疾病的诊断。如热程中等（数月），呈渐进性消耗、衰竭者，以肿瘤多见。热程长（数年），无毒性症状，发作与缓解交替出现，有利于结缔组织病的诊断。

（三）发热的热型

将患者在不同时间测得的体温数值分别记录在体温单上，将各数值点连接起来成体温曲线，该曲线的不同形状称为热型。许多发热性疾病具有特殊的热型。

1. **稽留热**（continued fever） 多为高热，体温常持续在40℃上下，达数天或数周，24h内体温波动范围不超过1℃。常见于伤寒、斑疹伤寒及大叶性肺炎等。

2. **弛张热**（remittent fever） 体温常在39℃以上，波动幅度大，24h内波动范围超过2℃，但都在正常水平以上。多见于败血症、重症肺结核、风湿热、肝脓肿等。

3. **波状热**（undulant fever） 体温逐渐上升达39℃或以上，数天后又逐渐下降至正常水平，持续数天后又逐渐升高，如此反复似波浪，可连续数月之久。常见于布氏杆菌病。

4. **间歇热**（intermittent fever） 24h内温差大，体温波动在正常与高热之间，或高热期与无热期交替出现。常见于疟疾、淋巴瘤、肾盂肾炎、回归热等。

5. **不规则热**（irregular fever） 发热无一定规律，热度高低不等，可见于流行性感冒、结核病、阿米巴肝脓肿、风湿热等。

（四）影响发热的因素

由于抗生素的普遍应用，及时控制了感染，或因解热药或糖皮质激素的应用，可使某些疾病的特征性热型变得不典型，从而影响临床的判断。此外，热型与个体反应有关，例如老年人休克型肺炎时，发热可不高或无发热，而不具备肺炎的典型热型。故对发热患者应具体情况具体分析，才能对疾病作出正确的判断。

（五）伴随症状

1. **寒战** 常见于大叶性肺炎、急性胆囊炎、急性肾盂肾炎、败血症、流行性脑脊髓膜炎、疟疾、钩端螺旋体病、药物热、急性溶血或输血反应等。

2. **咳嗽、咳痰** 常见于呼吸道感染、肺结核等。

3. **尿频、尿急、尿痛** 常见于泌尿系统感染等。

4. **结膜充血** 常见于麻疹、流行性出血热、斑疹伤寒、钩端螺旋体病等。

5. **恶心、呕吐、腹泻** 常见于急性胃肠炎、急性肝炎等。

6. **淋巴结肿大** 常见于传染性单核细胞增多症、淋巴结结核、风疹、局灶性化脓性感染、丝虫病、白血病、淋巴瘤、转移癌等。

7. **肝脾肿大** 常见于传染性单核细胞

增多症、病毒性肝炎、肝及胆道感染、布氏杆菌病、疟疾、白血病、淋巴瘤、黑热病、结缔组织病、急性血吸虫病等。

8. 出血发热伴皮肤黏膜出血 可见于重症感染及某些急性传染病，如流行性出血热、病毒性肝炎、斑疹伤寒、败血症等。也可见于某些血液病，如急性白血病、再生障碍性贫血等。

9. 关节肿痛 常见于败血症、猩红热、布鲁氏菌病、风湿热、痛风、结缔组织病等。

10. 骨痛 多发性骨髓瘤、骨转移性肿瘤等。

11. 口腔溃疡 白塞病、系统性红斑狼疮等。

12. 皮疹 常见于麻疹、猩红热、风疹、水痘、斑疹伤寒、药物热、风湿热、结缔组织病等。

13. 昏迷 先发热后昏迷者常见于流行性乙型脑炎、流行性脑脊髓膜炎、斑疹伤寒、中毒性菌痢、中暑等；先昏迷后发热者见于脑出血、巴比妥类药物中毒等。

（六）相关检查

实验室检查在诊断中具有重要意义，但应根据具体病情有选择地进行。发热需首先行实验室检查，如血常规、尿常规、C反应蛋白、红细胞沉降率、病毒学检查、血培养、血涂片、抗结核抗体、降钙素原等，此外，痰、尿液、腹水、胸腔积液、骨髓、脑脊液培养也有助于明确病原体。考虑非感染性疾病需查肝肾功能、血糖、肿瘤指标、自身免疫指标等鉴别。淋巴结超声、胸腹部CT或MRI，甚至PET-CT等影像学检查也有助于发热的诊断与鉴别诊断。部分患者必要时可行活组织检查明确诊断。对于不明原因发热，少部分患者可通过非创伤性检查获得诊断，更多患者则需要多次活组织检查方能明确诊断。

三、常见引起发热的肝脏疾病的诊断与鉴别诊断

引起发热的疾病很多，以下主要介绍常见肝脏疾病引起的发热之鉴别诊断。

（一）急性病毒性肝炎

急性甲型或戊型肝炎感染主要为粪-口途径传播，起病急，早期可出现发热、乏力、头痛、肌痛、食欲不振、恶心呕吐，后可出现肝酶升高、黄疸等表现，黄疸出现前有尿色加深，可伴有皮肤瘙痒和粪便不成形。部分非嗜肝病毒如EB病毒、巨细胞病毒、风疹病毒、单纯疱疹病毒等感染也可引起发热和肝功能异常等相似表现。病毒学检查及影像学检查可辅助明确诊断。多数患者预后较好，但也有部分免疫功能低下患者进展到急性肝功能衰竭。

（二）药物性肝损伤

患者常以发热为首要表现，与特异性体质有关。患者往往先有感染，用药治疗后发生药物热。表现为发热、黄疸、淋巴结肿大，同时伴发荨麻疹、肌肉关节痛等反应。血嗜酸性粒细胞增高，血清转氨酶、胆红素、碱性磷酸酶等生化指标不同程度地升高。部分患者可有肝外器官损伤的表现。病情较轻者，停药后短期能恢复，重者可发生暴发性肝功能衰竭，出现进行性黄疸、出血倾向和肝性脑病，预后不佳。药物性肝损伤临床常分为肝细胞损伤型、胆汁淤积型、混合型，此外，肝血管损伤型相对少见，临床多见于肝窦阻塞综合征或肝小静脉闭塞病。影像学对肝血管损伤型诊断有较大价值。腹部超声、CT或MRI等常规影像学检查对鉴别胆汁淤积型肝损伤与胰胆管结石或恶性肿瘤等有重要价值。

（三）肝脓肿

临床上有发热、肝大、肝区叩击痛、黄疸等表现，对于肝脓肿的诊断并不困难。但在病程的早期，发热可为唯一的症

状，常常误诊为其他疾病。多数患者有寒战高热，表现为弛张热，有时有双峰，数天或数月后患者才出现右上腹钝痛，伴乏力、纳差、恶心，脓毒症休克可发生于革兰氏阴性杆菌感染，毒血症严重者可有毒血症面貌与中毒性心肌炎。实验室检查可见白细胞增高、C反应蛋白升高、肝酶升高、白球比例下降，B超可发现肝占位，可区分囊肿与实质性肿块，B超还可用于定位穿刺排脓。腹部增强CT或MRI等有助于观察整个肝脏脓肿的分布，鉴别肝脓肿与其他肝脏肿瘤。伴有脂肪肝者仍能检出脓肿，这是B超无法鉴别的。此外，对于难以明确的病灶可行肝穿刺活检以鉴别恶性肿瘤。

（四）肝胆系恶性肿瘤

肝脏恶性肿瘤可引起长期原因不明发热。国内以原发性肝癌多见，国外以转移性肝癌多见。临床上可表现为发热、肝区疼痛、肝大、腹水、黄疸、体重减轻等。发热多以低热为主，早期以发热为重要表现时易误诊，常伴有类白血病反应。血中甲胎蛋白检测有确诊价值。无创检查如腹部B超、CT或MRI检查均有助于定位诊断。选择性肝动脉造影检查准确率可达92%以上，直径小于1cm的结节亦可检出。此外，对于难以区分良恶性的患者可行肝穿刺活检来明确。

（五）肝囊肿合并感染

肝囊肿分为先天性和潴留性，可一个或多个，囊肿大小不一，生长速度缓慢。肝囊肿如并发感染，囊液可呈脓性。临床表现与囊肿大小有关，可表现为消化不良、食欲减退、恶心呕吐和右上腹痛。有时腹痛难忍，继发感染后可出现寒战和发热。巨大囊肿压迫胆总管或肝管可导致黄疸。肝功能多数正常。腹部B超或CT可见明显低密度区，造影剂无填充。注意与肝脓肿、肝恶性肿瘤相鉴别。

（六）肝脏肉芽肿性疾病

肉芽肿性肝病是许多疾病引起的一个病理过程，结核及其他分枝杆菌感染、梅毒、结节病、组织胞浆菌病均会出现肉芽肿性肝炎。患者可表现为发热、食欲缺乏、肝区不适等。除常规病原学检查外，腹部B超、CT、MRI、PET-CT可辅助诊断，必要时肝穿刺可明确性质。

（七）肝硬化腹水合并自发性细菌性腹膜炎

自发性细菌性腹膜炎是肝硬化伴腹水门静脉高压症的常见并发症。腹水细菌感染易发生于细胞免疫功能低下和单核巨噬细胞功能低下的肝硬化患者。患者可有发热，伴有腹痛、腹泻，或伴有腹部压痛，甚至有反跳痛。腹水中性粒细胞大于250个/mm^3，多数患者腹水白细胞数升高，腹水培养可为阳性，多为大肠埃希菌、肺炎克雷伯菌、肺炎链球菌等。部分患者可发展为内毒素性休克或进行性肾功能不全。

（八）寄生虫性肝病

日本血吸虫、华支睾吸虫、肝包虫等寄生虫急性感染患者多有疫区接触史，患者急性感染后可表现为发热、食欲缺乏、腹胀、腹泻、消瘦等，慢性感染者可有肝区疼痛、黄疸、腹水、贫血等表现，患者可发展为肝硬化、脾肿大、门脉高压等，血或粪便病原学检测可明确病因诊断。实验室检查可见血嗜酸性粒细胞升高和贫血，腹部B超、CT或MRI可有助于肝脏病灶的诊断和鉴别诊断。

（九）胆道感染

包括胆石症、胆管炎、胆囊炎、胆囊积脓、急性梗阻性化脓性胆管炎等，患者多有油腻饮食史，发病时常有畏寒、寒战、间歇性高热，部分患者可有胆绞痛、黄疸，胆绞痛可向右肩背部放射，可伴有恶心、呕吐，当结石在胆总管或壶腹部时，易并发急性胰腺炎，实验室检查外周血白细胞和中性粒细胞增高，肝功能可异常，腹部 B 超、CT、MRI 及 ERCP 可协助明确诊断结石大小、位置、梗阻情况等。

（十）胆道蛔虫病

儿童和青少年较多见，发病急，患者突然剑突下钻顶样剧烈疼痛，向右侧背脊部放射，患者往往弯腰屈背，辗转呻吟，大汗淋漓。疼痛多为阵发性，可突然发作，又突然缓解，为本病的特点之一。患者还可有恶心、呕吐，连续发作者可有低热或中等度发热，少数患者严重时可出现高热及中毒症状。体检时多无黄疸，腹部软，剑突下偏右深压痛，但无肿块，无反跳痛。症状与体征不相称是本病的又一特点[7]。B 超见胆总管内有虫样蠕动可确诊。根据典型症状和体征，大便检查发现蛔虫卵即可诊断。

（孙超）

参考文献

[1] SCHIFF E R, MADDREY W C, REDDY K R.Schiff's disease of the liver[M].USA：Wiley-Blackwell，2017：387-411.

[2] SCHILSKY M L. Wilson disease：diagnosis，treatment，and follow-up[J].Clin Liver Dis，2017，21（4）：755-767.

[3] BHARDWAJ K, LOCKE T, BIRINGER A, et al.Newborn bilirubin screening for preventing severe hyperbilirubinemia and bilirubin encephalopathy：a rapid review[J].Curr Pediatr Rev，2017，13（1）：67-90.

[4] CHORNOMYDZ I, BOYARCHUK O, CHORNOMYDZ A.Reye（Ray's）syndrome：a problem everyone should remember[J].Georgian Med News，2017（272）：110-118.

[5] OUDMAN E, WIJNIA J W, OEY M J, et al.Preventing Wernicke's encephalopathy in anorexia nervosa：a systematic review[J].Psychiatry Clin Neurosci，2018，72（10）：774-779.

[6] 陈灏珠，林果为，王吉耀. 实用内科学 [M].北京：人民卫生出版社，2013：330-340.

[7] SHARMA A, JARIWALA P, KAUR N.Biliary ascariasis presenting with gangrenous perforation of the gall bladder：report of a case and brief review of literature[J].Trop Doct，2018，48（3）：242-245.

第七节　腹水

正常腹膜面平滑而光泽，为少量浆液所覆盖，浆液由脏腹膜产生，经腹壁膜毛细血管吸收，分泌与吸收之间保持动态平衡。任何原因引起腹腔内液体产生的速度超过吸收的速度，导致腹腔内液体积聚过多（>200ml）称为腹水。

一、腹水的发病机制

腹水的形成是腹腔内液体的产生和吸收失去动态平衡的结果，其形成的机制包括全身性因素和局部因素。各种疾病发生腹水的机制常常不是单一的，往往有多种因素参与，发病机制包括血浆胶体渗透压降低、肝内血流动力学改变与门静脉高压、肝脏淋巴液外漏及回流受阻、肾脏血流动力学的改变、水钠潴留、腹膜毛细血管通透性增加、腹腔内脏破裂等。

（一）全身性因素

1. 血浆胶体渗透压降低　血浆胶体渗透压主要依靠白蛋白来维持。血浆白蛋白低于 25g/L，液体容易从毛细血管漏入腹腔，形成腹水。此种情况见于重度肝功能不全、失代偿期肝硬化、营养缺乏、肾病综合征、蛋白丢失性肠病等情况。

2. 水钠潴留　常见于心功能不全及失代偿期肝硬化伴继发性醛固酮增多症。心功能不全及失代偿期肝硬化引起的大量腹水使有效血容量减少，刺激容量感受器及肾小球装置，交感神经活动增强激活肾素 - 血管紧张素 - 醛固酮系统，抗利尿激素释

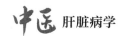

放增加，使肾血流量减低，肾小球滤过率下降，肾小管重吸收增加促使水钠潴留，使腹水持续不退。因此认为肾脏的钠、水潴留是腹水持续存在的主要因素。

3. **内分泌障碍** 肝硬化或肝功能不全时，肝脏降解功能减退。一方面抗利尿激素与醛固酮等灭活功能降低，导致钠、水潴留；另一方面血液循环中一些扩血管性血管活性物质浓度增高，这些物质引起外周及内脏小动脉阻力减低，心排血量增加，内脏处于高动力循环状态。由于内脏血管床扩张，内脏淤血，造成有效循环血容量相对不足及低血压，机体代偿性释放出血管紧张素II及去甲肾上腺素，以维持血压。这样因反射性地兴奋交感神经系统释放出一些缩血管物质，使肾血流量减低，肾小球滤过率下降，加之抗利尿激素释放，引起肾小管钠、水重吸收增加，导致水钠潴留并形成腹水。

（二）局部性因素

1. **液体静水压增高** 因肝硬化及门静脉外来压迫或其自身血栓形成导致门静脉及其毛细血管内压力增高，进而引起腹水。门静脉高压是肝硬化发展到一定程度的必然结果，门静脉高压是肝硬化患者形成腹水的主要原因。当门静脉压力<12mmHg时，很少形成腹水。断流后腹水发生率远远高于门体分流术。

2. **淋巴流量增多、回流受阻** 肝硬化时因门静脉及肝窦压力明显增高，包膜下淋巴管如枯树枝状吸收面积缩小，淋巴液生长增加，超过了淋巴循环重吸收的能力引起淋巴液增多。由淋巴管漏出经腹膜脏层或肝表面进入腹腔，加重腹水的积聚，在腹膜后肿瘤、纵隔肿瘤、丝虫病等所引起的胸导管或乳糜池阻塞，以及损伤性破裂、乳糜漏入腹腔形成乳糜性腹水。

3. **腹膜血管通透性增加** 腹膜的炎症、癌肿浸润或脏器穿孔引起胆汁、胰液、胃液、血液的刺激均可促使腹膜的血管通透性增加引起腹水。

4. **腹腔内脏破裂** 实质性或空腔脏器破裂与穿孔可分别引起胰性腹水、胆汁性腹水、血性腹水。

二、腹水的分类 [1-4]

腹水临床分类可根据外观、腹水总蛋白及白蛋白相关指标及病因进行具体分类。临床工作中，可根据腹水的特点及分类将腹水的病因逐步抽丝剥茧，找到腹水背后的真正病因。

（一）根据外观分类

腹水分为浆液性、化脓性、血性、乳糜性、胆汁性。

乳糜性腹水外观为乳白色，主要成分为甘油三酯，静置后可分层：上层为乳糜状，中间为水样，下层为白色沉淀。乳糜性腹水加入乙醚后，振荡后静置，腹水可变清。乳糜性腹水苏丹III染色为红色。乳糜性腹水常见原因为丝虫病、肿瘤、外伤或手术。乳糜性腹水需与假性乳糜性腹水鉴别。假性乳糜性腹水也呈乳糜样外观，见于慢性化脓性感染、脓细胞脂肪变性、破坏。化学成分为卵磷脂、胆固醇与小量蛋白质和脂肪颗粒。乙醚试验阴性。血性腹水外观可呈淡红色、暗红色至鲜红色，如外观无血色，但沉淀后摇动呈烟雾状，镜下可见大量红细胞。血性腹水多见于腹内脏器急性穿孔与破裂、腹膜肿瘤、急性出血性坏死性胰腺炎、肠系膜血管血栓形成或栓塞伴肠道坏死、结核性腹膜炎、肝癌、肝硬化等。

（二）按血清腹水白蛋白梯度（serum ascites albumin gradient，SAAG）分类

可以分为门脉高压性腹水和非门脉高压性腹水。

腹水分析获得腹水白蛋白定量的同时需常规检测白蛋白，以计算血清腹水白蛋白梯度，SAAG（g/L）= 白蛋白含量 - 当日腹水白蛋白含量。腹水的白蛋白含量可体现腹水的渗透压，其余白蛋白含量之差可间接反映血清与腹水的渗透压差，可间接判断腹水是否因为门静脉压力增高引起。SAAG ≥ 11g/L 为高梯度腹水，提示存在门静脉高压，反之为低梯度腹水，为非门脉高压性腹水。表 4-4-7-1 为常见的不同疾病所致腹水的 SAAG 分类。

表 4-4-7-1　SAAG 进行分类的腹水常见病因

门脉高压,高梯度(≥ 11g/L)	非门脉高压,低梯度(<11g/L)
肝硬化	腹膜癌
酒精性肝炎	结核性腹膜炎
心源性腹水	急性腹膜炎
暴发性肝衰竭	肾病综合征
原发性肝癌	营养不良性腹水
Budd-Chiari 综合征	结缔组织疾病所致腹水
门静脉血栓形成	肠梗阻或肠穿孔所致腹水
肝小静脉闭塞病	
急性妊娠脂肪肝	
充血性心力衰竭	
缩窄性心包炎	

（三）根据腹水总蛋白含量分类

分为渗出液和漏出液。

腹水总蛋白 >30g/L 提示渗出液，<25g/L 提示漏出液。一般说来，明确腹水的渗、漏性质，是确定腹水病因的基础。二者在腹水的外观、比重、细胞数、蛋白定量以及李凡他试验（Rivalta 试验）等方面有各自的特点（见表 4-4-7-2）。

表 4-4-7-2　渗出液和漏出液的鉴别诊断

鉴别要点	渗出液	漏出液
外观	可为血性、乳糜性、脓性	浆液性淡黄色
透明度	浑浊	澄清
凝固性	自行凝固	一般不凝固
比重	>1.018	<1.018
李凡他试验	阳性	阴性
蛋白质定量	>30g/L	<25g/L
葡萄糖定量	低于血糖水平	与血糖接近

鉴别要点	渗出液	漏出液
白细胞数	$>500 \times 10^6/L$	$<100 \times 10^6/L$
细胞分类	中性粒细胞或淋巴细胞为主	淋巴细胞或间皮细胞为主
细菌学检查	常找到病原菌	常为阴性
病因	炎症性、肿瘤性	门脉高压、心源性

（四）腹水的病因分类[5]

腹水是多种疾病的表现，根据其性状特点通常分为漏出性和渗出性两大类。漏出性腹水常见原因有：肝源性、心源性、静脉阻塞性、肾源性、营养缺乏性等；渗出性腹水常见原因有：自发性腹膜炎，继发性腹膜炎（包括癌性腹水），结核性腹膜炎，胰源性、胆汁性腹膜炎等。图 4-4-7-1 为腹水常见病因的发病机制示意图。

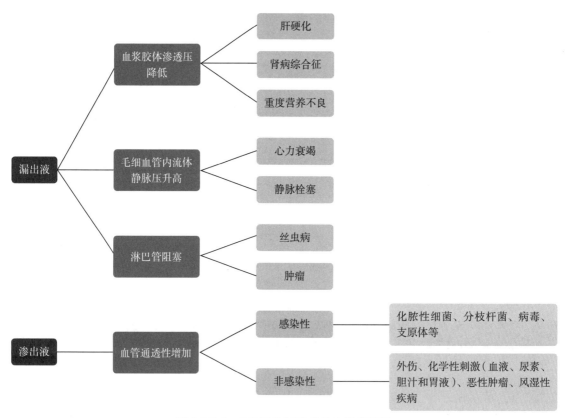

图 4-4-7-1　不同病因所致的腹水发病机制

腹水按疾病的病因分类：

1. 心血管疾病　包括充血性心力衰竭、缩窄性心包炎、渗出性心包炎、限制型心肌病等。

2. 肝脏疾病　包括病毒性肝炎、肝硬化、药物性肝损伤、肝脏肿瘤、肝脏血管性疾病如 Budd-Chiari 综合征、门静脉血栓等。

3. **肾脏疾病** 包括肾病综合征等。

4. **胰腺疾病** 急性重症胰腺炎、胰腺癌、创伤、手术所致胰内瘘等。

5. **腹膜疾病** 包括急性腹膜炎、结核性腹膜炎、腹膜间皮瘤、转移瘤、腹腔脏器穿孔等疾病。

6. **风湿免疫性疾病** 如系统性红斑狼疮等。

7. **营养障碍性腹水** 如低蛋白血症等。

8. **其他原因** 如甲状腺功能减退、Meigs 综合征（卵巢纤维瘤伴有胸腹水）。

三、腹水的诊断思路

（一）明确腹水的诊断[6]

腹水的明确诊断需依靠病史和体格检查，超声检查和诊断性腹腔穿刺可证实腹水的存在。腹部的膨隆程度与腹壁紧张度取决于腹水形成的速度、腹内压与腹水量。临床上，可根据腹水的量分为1级（少量）、2级（中量）、3级（大量）。1级或少量腹水：只有通过超声检查才能发现的腹水，患者一般无腹胀的表现，查体移动性浊音阴性；超声下腹水位于各个间隙，深度<3cm。2级或中量腹水：患者常有中度腹胀和对称性腹部隆起，查体移动性浊音阴/阳性；超声下腹水淹没肠管，但尚未跨过中腹，深度3~10cm。3级或大量腹水：患者腹胀明显，查体移动性浊音阳性，可有腹部膨隆甚至脐疝形成；超声下腹水占据全腹腔，中腹部被腹水填满，深度>10cm。在识别腹水时，须与其他原因引起的腹部膨隆加以鉴别：

1. **腹型肥胖** 有全身性肥胖，腹壁脂肪层厚，腹部呈球形膨胀而无蛙腹，脐下陷，移动性浊音阴性。

2. **胃肠胀气** 急性胃扩张、慢性肠梗阻、吞气症患者因胃肠高度充气而腹部膨隆，叩诊全腹呈鼓音，无移动性浊音。有时由于胃肠腔内体液潴留过多，叩诊也有移动性浊音，不应误诊为腹水。

3. **巨大卵巢囊肿** 病史长，起病缓慢，腹部明显膨胀，酷似腹水，无明显全身症状，平卧位腹部向前膨隆较两侧明显，脐向上移位，最大腹围在脐下水平，外形多不对称，脐至两侧髂前上棘的距离不相等，两侧肋腹多呈鼓音，阴道检查可提示囊肿起源于卵巢，B超或CT可帮助鉴别诊断。

4. **腹腔内其他囊肿与肾盂积水** 腹膜后、胰腺、大网膜的巨大囊肿或肾盂积水均可引起腹部膨隆，易与腹水混淆，但其特点是病史长，起病缓慢，无明显全身症状，腹部外形不对称，肠被推移至一侧或双侧腰肋部而叩诊呈鼓音。

（二）腹水的病因诊断

腹水的病因学诊断需结合患者的病史、症状、体征和实验室、影像学及病理学检查综合评估。

1. **病史** 在询问腹水病史时应尽可能鉴别出腹水的原因，需详细询问患者的一般情况、现病史、既往史、家族史、输血史、饮酒史、静脉毒品使用史、文身、性滥交、相关药物使用史及肥胖等情况。

（1）**年龄**：青年人多为结核性腹膜炎，恶性淋巴瘤，中年以后常见于肝硬化，也应考虑腹膜肿瘤。

（2）**性别**：男性患者以肝硬化腹水多见，女性应考虑卵巢癌或异位妊娠、黄体、卵巢囊肿破裂等引起的腹水。

（3）**既往史**：有血吸虫流行区疫水接触史者，需考虑血吸虫性肝纤维化的可能；有病毒性肝炎病史者，常为肝硬化引起的腹水；有腹部近期外伤史者，要考虑如肝、脾、大血管及空腔脏器等破裂；有急性胰腺炎病史者，应想到胰源性腹水；怀疑肝脏血管疾病如肝小静脉闭塞病切勿忘询问土三七等中草药使用的病史。

2. **常见的伴随症状和体征** 患者可因腹胀、乏力、纳差等症状就诊，查体提示腹部膨隆、腹围增大。移动性浊音是检测有无腹水简单而又重要的检测手段，当腹腔内游离腹水在 1 000ml 以上时，即可查出移动性浊音。腹水患者的检查除有移动性浊音阳性外，需注意原发疾病的体征。如心脏疾病引起的腹水可有颈静脉怒张、肝颈静脉回流征阳性、肝脾肿大及心脏瓣膜杂音。肝脏疾病引起的腹水可有慢性肝病面容，可见肝掌、蜘蛛痣、毛细血管扩张、脾大、腹壁静脉曲张等特征。肾脏疾病引起的体征可有水肿。腹部触诊腹壁柔韧感提示结核性腹膜炎，有淋巴结肿大或者腹部包块者提示肿瘤性疾病。Budd-Chiari 综合征可见胸腹壁及背部血流方向为由下而上的静脉曲张和肝大等体征。腹水压迫膈肌或并发胸腔积液，可有呼吸困难。其他常见的伴随症状和体征，有助于腹水病因的鉴别诊断。

（1）**腹水伴有全身水肿者**：常见于充血性心力衰竭、肾病综合征、心脏压塞或缩窄性心包炎、营养缺乏等。如腹水出现于水肿之后，或下肢水肿程度甚于腹水者，除上述情况外，还应考虑下腔静脉阻塞；下肢水肿出现于腹水之后者，需考虑肝硬化失代偿、腹膜肿瘤、恶性淋巴瘤、结核性腹膜炎等。

（2）**发热**：腹水伴有发热者应考虑急性腹膜炎、结核性腹膜炎、急性胰腺炎、阿米巴肝脓肿破溃、恶性淋巴瘤、系统性红斑狼疮并发腹膜炎等。

（3）**呕血与黑便**：上消化道大出血后出现腹水，常为肝硬化伴门静脉高压所引起。癌性腹水可有呕血与黑便。

（4）**黄疸**：在肝硬化失代偿期、肝静脉阻塞、慢性胰腺炎压迫胆总管可见腹水伴有轻度黄疸；急性重型肝炎、肝硬化、原发性与转移性肝癌腹水可同时出现黄疸。

（5）**肝大**：在原发性肝癌、充血性心力衰竭、缩窄性心包炎、肝静脉阻塞、下腔静脉阻塞可见腹水伴有明显的肝大；肝硬化、重型肝炎的腹水多伴有肝脏轻度肿大，后者可在腹水出现后肝脏呈进行性缩小。

（6）**脾大**：腹水伴有脾大者应考虑肝硬化、慢性门静脉血栓形成、慢性肝静脉阻塞、恶性淋巴瘤等。

（7）**腹壁静脉曲张**：以肝硬化或门静脉、下腔静脉、肝静脉阻塞为多见。门静脉或肝静脉阻塞时，腹壁静脉血流方向正常，即血流方向在脐水平以上者向上，脐水平方向以下者向下；下腔静脉阻塞时，则见腹壁静脉血流方向均向上。

（8）**出血倾向**：肝硬化、重症肝炎、肝癌、肾病伴尿毒症时，常有鼻出血、齿龈出血或皮下出血等出血倾向。

（9）**蜘蛛痣、肝掌**：在肝硬化、慢性活动性肝炎或其他严重肝病，因雌激素灭活障碍而常见蜘蛛痣、毛细血管扩张、肝掌。

（10）**腹痛**：腹水伴有腹痛者常见于腹膜炎、胰腺炎、腹腔内脏器穿孔破裂、恶性肿瘤等。

（11）**腹部肿块**：腹腔肿瘤、腹部结核、淋巴瘤、腹膜假性黏液瘤、卵巢纤维瘤等，除发现腹水外，常可触及肿块。

（12）**呼吸困难、颈静脉怒张**：在充血性心力衰竭、缩窄性心包炎时特别明显。

（13）**胸腔积液**：严重右心衰竭时，扩大的右心房压迫奇静脉，可出现右侧胸腔积液；肝硬化时，因奇静脉压升高与右侧横膈有较丰富的淋巴管道连接腹腔与右侧胸腔，腹水或淋巴液引流入胸腔，形成右侧胸腔积液；慢性胰腺炎、胰腺假性囊肿胰管破裂时，若内瘘位于胰腺后方，则胰液可沿主动脉或食管进入胸腔，形成胸腔积液。Meigs 综合征患者可有胸腹水，风湿免疫性疾病所致多浆膜腔积液可有胸腔积液。

（14）**恶病质**：腹水伴有恶病质多提示晚期癌肿、营养缺乏、结核病等。

3. **腹水实验室检查**　腹腔穿刺是明确腹水病因的最快速、简单、经济、安全的方法，应在所有新发生临床显著腹水的患者中进行。一旦确诊腹水的存在，应常规送腹水实验室检查，明确腹水的性质，早期诊断和治疗感染性腹水可大大降低病死率。腹腔穿刺常规穿刺点为反麦氏点，即脐与左髂前上棘连线的中外 1/3 交界处。送检项目包括腹水常规、生化、白蛋白、细胞分类、乳酸脱氢酶（lactate dehydrogenase，LDH）、腺苷脱氨酶（adenosine deaminase，ADA）、肿瘤指标、甘油三酯、淀粉酶、细菌培养及革兰氏染色、结核涂片及腹水培养、细胞学检查等，根据这些检查结果可将腹水类型分为渗出液与漏出液。渗出性腹水外观可略浑浊，蛋白质定量 >30g/L，白细胞 >$0.5×10^9$/L，中性粒细胞百分比 >80%，常由细菌、寄生虫感染，胃液、胆汁、胰液、化学性刺激，外伤、恶性肿瘤等引起。引起腹水的常见疾病为肝硬化、结核性腹膜炎、腹膜癌病、充血性心力衰竭、肾病综合征、化脓性腹膜炎、慢性胰腺炎等。

4. **特殊检查**　肝硬化腹水可见肝功能异常，X 线食管钡餐检查可见食管静脉曲张，胃镜检查可见食管胃底静脉曲张。B 超是检测腹水最简单敏感的方法。一般腹腔内有 300ml 左右液体即可探查出。超声检查呈现肝脏形态变小，肝内回声增加，血管影减少，边缘不规则，门静脉影增宽与脾大。腹水因原发性肝癌引起者，ALP、GGT 及同工酶试验阳性，甲胎蛋白检测与放射性核素肝扫描有确诊价值，实时超声检查可见占位性病变灶证据。癌性腹水 GPT、LDH 与亮氨酸氨基肽酶测定结果均明显高于肝硬化腹水，腹水糖蛋白含量显著增高。腹水肿瘤标志物如甲胎蛋白、铁蛋白、CEA 及 CA125 有重要诊断意义，染色体核型分析和流式细胞仪检查对癌性腹水的诊断也有重要意义。

5. **腹腔镜腹膜活检**　腹腔镜腹膜活检是病因不明的腹水明确诊断的重要及病理学依据。腹腔镜广角度和多角度的灵活性使其检查时能直接看到大部分壁、脏腹膜，并能窥视肝、脾、胃、肠、肠系膜以及盆腔，而且可在直视下有的放矢地进行病理学检查，准确性大为提高。但它毕竟是一种有创的诊断方法，存在一定禁忌证和并发症，必须在手术室进行，价格较昂贵，临床应用受到一定限制。

四、常见引起腹水的疾病的诊断与鉴别诊断

（一）肝硬化

患者常有病毒性肝炎或酒精性肝病的病史，代偿期患者可有轻度乏力、腹胀及肝区不适，失代偿期患者可表现为肝功能损害和门静脉高压的症状。查体可见患者为慢性肝病面容，可有肝掌、蜘蛛痣、移动性浊音阳性。实验室检查可有三系下降、肝功能异常、凝血酶原时间延长，腹部超声可见肝脏表面凹凸不平、肝实质回声增强、门静脉增宽、脾肿大及腹水。胃镜检查可见典型的食管胃底静脉曲张。腹水检查提示为漏出液，SAAG>11g/L，门静脉高压性腹水肝硬化患者易并发自发性细菌性腹膜炎，患者常有急性腹膜炎的表现，如腹痛、查体提示有压痛及反跳痛；可有全身炎症反应综合征的表现，如发热、寒战、呼吸急促、心动过速等；可有肝功能的恶化；可表现为顽固性腹水或对利尿剂突发无反应或肾功能衰竭；可有休克及肝性脑病表现。腹水实验室检查提示腹水中性粒细胞计数 ≥ $0.25×10^9$/L，腹水细菌培养阴性。对于肝硬化患者出现顽固性腹水应首先排除此病。

（二）肝癌

患者可表现为肝区不适、乏力、消瘦、黄疸、腹胀，查体提示肝区压痛阳性或肝大，腹水实验室检查常为血性腹水或

渗出液，腹水肿瘤指标明显升高，脱落细胞检查可有阳性发现。需进一步完善影像学检查，临床上肝癌的诊断标准如下：影像学检查提示两种典型的肝癌影像学表现，且病灶 >2cm，或者一种典型的肝癌影像学表现，病灶 >2cm，AFP>400ng/ml，或者肝活检阳性。

（三）巴德 - 基亚里综合征（Budd-Chiari syndrome）

由于各种原因引起的肝静脉或其开口以上的下腔静脉阻塞性病变引起的以下腔静脉高压为特点的一种肝后性门静脉高压症。临床上分为急性型、亚急性型、慢性型、暴发型。急性发作时，患者常有发热、右上腹痛、大量腹水、黄疸、肝大，查体肝区有触痛。腹水检查提示 SAAG>11g/L。通过腹部超声及 CT、血管造影可明确诊断。

（四）肝小静脉闭塞病（Hepatic Veno-occlusive Disease，HVOD）

由于某些原因所致肝小叶中央静脉和小叶下静脉等小静脉内膜炎和纤维化，而导致管腔狭窄、广泛闭塞，甚至引起肝细胞坏死、纤维化的一种血管疾病。在我国常常是由于服用含吡咯烷生物碱的中草药、植物或茶制品所致。临床起病急骤，常表现为腹胀、腹痛、肝脏肿大，查体提示腹水，可伴有皮肤黏膜黄染等。

（五）胰腺疾病

急慢性胰腺炎及胰腺癌患者均可有腹水形成。重症胰腺炎患者腹水多为草黄色，也可为乳糜样或血性，腹水化验提示淀粉酶明显升高，并且高于血清淀粉酶，脂肪酶也明显升高。胰腺癌患者腹水常为血性，腹腔穿刺提示腹水为渗出液，腹水肿瘤指标如 CA199 明显升高，腹水脱落细胞检查提示为腺癌。

（六）妇科疾病

在女性恶性腹水中，卵巢癌是常见的原因。对于合并盆腔肿块、腹水增长迅速、妇科查体发现有包块，需警惕卵巢癌。阴道超声是发现和诊断卵巢恶性肿瘤的有效便捷的方法。血清 CA125 是最为广泛的卵巢癌肿瘤标记物，但是对于存在大量腹水的患者，CA125 常常都是升高的，此时 CA125 在疾病诊断中的特异性非常差。卵巢癌患者腹水实验室检查提示渗出液，脱落细胞可有助于明确病变性质。如临床上检查仍不能明确者，可行腹腔镜及腹膜活检。良性卵巢肿瘤伴有胸腹水称为 Meigs 综合征，以卵巢纤维瘤最为常见，也可以是泡膜细胞瘤、颗粒细胞瘤。

（曹海霞、范建高）

参考文献

[1] 万学红，卢雪峰 . 诊断学 [M]. 北京：人民卫生出版社，2013.

[2] 陈灏珠，林果为 . 实用内科学 [M]. 北京：人民卫生出版社，2009.

[3] 姚光弼 . 临床肝脏病学 [M]. 上海：上海科学技术出版社，2004.

[4] 葛均波，徐永健，王辰 . 内科学 [M]. 北京：人民卫生出版社，2018.

[5] 唐承薇，谢渭芬 . 腹腔积液 [M]. 北京：人民卫生出版社，2014.

[6] 中华医学会肝病学分会 . 肝硬化腹水及相关并发症的诊疗指南 [J]. 临床肝胆杂志，2017，33（10）：158-174.

第八节　浮肿

浮肿，通称为水肿（edema），是指组织间隙有过多的液体积聚使组织肿胀，通常指皮肤及皮下组织液体积聚，体腔内体液增多则称积液。根据分布范围，水肿可表现为全身性与局部性。当液体积聚在体内组织间隙呈弥漫性分布时呈全身性水肿（常为凹陷性），往往同时有浆膜腔积液，如腹腔积液、胸腔积液、心包腔积液。当液体积聚在局部组织间隙时呈局部水肿。根据水肿的程度可分为轻、中、重度水肿，轻度水肿仅见于眼睑、眶下软组织，胫骨前、踝部的皮下组织，指压后可见组织轻度凹陷，体重可增加 5% 左右。中度水肿，即全身疏松组织均有可见性水肿，指压后可出现明显的或较深的组织凹陷，平复缓慢。重度水肿，即全身组织严重水肿，身体低垂部皮肤紧张发亮，甚至可有液体渗出，有时可伴有胸腔、腹腔、鞘膜腔积液。一般情况下，水肿这一术语，不包括内脏器官局部的水肿，如脑水肿、肺水肿等[1,4]。

一、水肿的分类[4]

（一）全身性水肿

1. 心源性水肿（cardiac edema）　见于风湿病、高血压病、梅毒等各种病因及瓣膜、心肌等各种病变引起的充血性心力衰竭、缩窄性心包炎、心包积液或积血、心肌或心内膜纤维组织增生及心肌硬化等。

2. 肾源性水肿（renal edema）　见于各型肾炎和肾病。如急性肾小球肾炎、慢性肾小球肾炎、肾病综合征、肾盂肾炎肾衰竭期、肾动脉硬化症、肾小管病变等。

3. 肝源性水肿（hepatic edema）　肝硬化是其最常见的原因，还可见于肝坏死、肝癌、急性肝炎等。

4. 内分泌代谢疾病所致水肿　抗利尿激素分泌异常综合征，肾上腺皮质功能亢进（库欣综合征、醛固酮分泌增多症），甲状腺功能低下（垂体前叶功能减退症、下丘脑促甲状腺素释放激素分泌不足），甲状腺功能亢进，糖尿病等。

5. 营养不良性水肿（nutritional edema）

（1）原发性食物摄入不足：见于战争或其他原因（如严重灾荒）所致的饥饿。

（2）继发性营养不良性水肿：见于多种病理情况，如继发性摄食不足（神经性厌食、严重疾病时的食欲不振、胃肠疾

患、妊娠呕吐、口腔疾患等）；消化吸收障碍（消化液不足，肠道蠕动亢进等）；排泄或丢失过多（大面积烧伤和渗出、急性或慢性失血等）以及蛋白质合成功能受损、严重弥漫性肝疾患、低蛋白血症、维生素 B 缺乏病、恶病质、蛋白丢失性肠病等。

6. 妊娠性水肿　妊娠后半期，妊娠期高血压疾病等。

7. 结缔组织疾病所致水肿　可见于系统性红斑狼疮、硬皮病、皮肌炎等。

8. 变态反应性水肿　常见致敏原有致病微生物、异种血清、动植物毒素、某些食物及动物皮毛等。

9. 药物所致水肿

（1）药物过敏反应：常见于某些解热镇痛药、磺胺类、某些抗生素等。

（2）药物性肾脏损害：见于某些抗生素、磺胺类、别嘌醇、木通、雷公藤等。

（3）药物致内分泌紊乱：见于肾上腺皮质激素、性激素、胰岛素、萝芙木制剂、甘草制剂和钙拮抗剂等。引起水肿的原因为水钠潴留，特点是水肿在服药后发生，停药后消失。

10. 经前期紧张综合征　育龄期妇女在月经来潮前 7～14 天出现眼睑、下肢水肿，可能与内分泌激素改变有关。

11. 特发性水肿　原因不明，多见于中年妇女，往往与月经的周期性有关。

12. 功能性水肿　患者无引起水肿的器质性疾病，而是在环境、体质、体位等因素影响下，使体液循环功能发生改变而产生的水肿。包括：①高温下水肿；②肥胖性水肿；③老年性水肿；④旅行者水肿：缺乏锻炼的人经长途跋涉后两下肢出现水肿，但经过锻炼后水肿现象消失；⑤久坐椅者水肿。

（二）局部性水肿

1. 炎症性水肿　为最常见的局部水肿。见于蜂窝织炎、疖肿、痈、丹毒、高温及化学灼伤等。

2. **淋巴回流障碍性水肿** 原发性淋巴性水肿，如先天性淋巴性水肿、早发性淋巴性水肿；继发性淋巴性水肿，如肿瘤、感染、外科手术、丝虫病的象皮腿、流行性腮腺炎所致胸前水肿等。

3. **静脉回流障碍性水肿** 肿瘤压迫或肿瘤转移、局部炎症、静脉血栓形成、血栓性静脉炎、下肢静脉曲张等。可分为慢性静脉功能不全，上腔静脉阻塞综合征，下腔静脉阻塞综合征以及其他静脉阻塞。

4. **血管神经性水肿** 属变态反应或神经源性，可因昆虫、机械刺激、温热环境或感情激动而诱发。部分病例与遗传有关。

5. **神经源性水肿** 神经营养障碍所致的水肿。

6. **局部黏液性水肿** 如胫前黏液性水肿。

二、水肿的诊断思路 [1]

（一）确定是否存在水肿

由于重力作用，水肿常出现在组织疏松的部位。因此，首先观察下肢是否存在水肿，再依次观察颜面、躯干、会阴、背部及上肢是否存在水肿。

（二）对水肿患者进行问诊

1. **水肿发生的时间** 发生时间及持续时间。

2. **水肿发生的部位** 全身或局部。

3. **水肿发生的诱因** 药物、情绪、月经期、感染等。

4. **水肿发生与体位、运动关系** 与体位、运动是否有关。

5. **水肿发生的频率** 经常还是偶尔发生。

6. **伴随症状**

（1）**肝大：** 可为心源性、肝源性与营养不良性，而同时伴有颈静脉怒张者则为心源性。

（2）**重度蛋白尿：** 常为肾源性，而轻度蛋白尿也可见于心源性。

（3）**呼吸困难与发绀：** 常提示由于心脏病、上腔静脉阻塞综合征等所致。

（4）**心率慢、血压偏低：** 可见于甲状腺功能减退症。

（5）**与月经周期明显有关：** 可见于经前期紧张综合征。

（6）**消瘦、体重减轻：** 可见于营养不良。

7. **患者及家族中既往疾病** 如心脏病、肾脏病、肝脏疾病等。

（三）明确水肿存在部位、水肿性质及可能疾病

1. **首先判断** 是全身性水肿，还是局限性水肿。

2. **再判断水肿的性质** 是凹陷性水肿还是非凹陷性水肿。前者是由于体液积聚于皮下疏松结缔组织间隙所致；后者是由于慢性淋巴回流受阻，黏液性水肿所致。以及是炎性水肿还是非炎性水肿，前者以红肿热痛为特征。如为凹陷性水肿，判断是轻度、中度，还是重度。

3. **按水肿发生部位判断出相应疾病**

（1）**水肿发生于单侧下肢：** 常见于下肢深静脉血栓、静脉闭塞、淋巴管阻塞。静脉性血栓或闭塞所致水肿多为凹陷性，不累及脚趾；而淋巴管阻塞所致水肿为非凹陷性，质地较硬，累及脚趾。

（2）**水肿仅限于双侧下肢：** 常见于神经性水肿、药源性水肿（钙拮抗剂、雌激素、类固醇等）、肥胖、高血压、妊娠、月经期、更年期、老年人、贫血、特发性水肿等。若水肿仅局限于双下肢胫骨下缘，常见于甲状腺功能亢进。妊娠所致水肿一般左下肢较右下肢出现早且重。

（3）**水肿仅发生于上肢及面部：** 常见于上腔静脉阻塞综合征。

（4）**水肿发生于眼睑及颜面部，以晨起时最明显：** 见于肾性疾病，常见于肾炎。

（5）**水肿初发生于下肢，而后蔓延至全身：**（包括下肢、上肢、躯干、会阴部及

面部）：常见于心源性水肿、肝源性水肿、肾源性水肿、重度贫血、重度营养不良、黏液性水肿等疾病。

（6）水肿仅发生于下肢及腰骶部： 常见于下腔静脉阻塞综合征、截瘫、长期卧床、营养不良等疾病。

（四）相关检查[1]

根据引起水肿原因不同，需要进行的实验室检查也不尽相同。临床常见的水肿往往由于一些重要的系统或器官的疾病所引起，故除水肿的一般实验室检查外，还需要针对其原发病进行检查，以确定水肿的治疗和估计水肿的预后。

1. **常规检查**　对水肿患者进行血、尿、粪三大常规及血生化（肝肾功能、血脂、心肌酶、电解质等）检查。如血浆总蛋白低于 55g/L 或白蛋白低于 23g/L，表示血浆胶体渗透压降低。其中白蛋白的降低尤为重要，当降低至 25g/L 以下易产生腹水。血浆总蛋白与白蛋白降低常见于肝硬化、肾病综合征及营养不良。有全身性水肿时应检查尿内是否有蛋白、红细胞及管型等。如无蛋白尿很可能水肿不是由心脏或肾脏病引起。心力衰竭患者常有轻度或中度蛋白尿，而持久性重度蛋白尿为肾病综合征的特征。持久性蛋白尿，尿中红细胞与管型增多，伴有肾功能明显减退者常提示水肿为肾脏病所致；心力衰竭患者虽亦可有上述表现，但尿检查和肾功能的改变在程度上一般都比较轻。与水肿有关的肾功能试验，常选用酚红（酚磺酞）试验、尿浓缩和稀释试验、尿素廓清试验等，可检测肾脏的排泄功能。计算每日水和钠盐的摄入量和排出量，必要时测定血浆氯化钠含量，有助于了解体内水、盐的潴留情况。

2. **怀疑为心源性水肿**　应行心电图、心彩超、胸片、pro-BNP。必要时行核素心肌显像、冠脉造影等。还有几项简单易行的物理检查方法有助于确诊。

（1）**评估颈静脉压：** 患者取坐位或半坐位，观察并测量颈静脉搏动点与经过胸骨角水平线的距离，通常应小于 3cm。如高于 3cm，表示颈静脉压力高，常见于慢性心衰、缩窄性心包炎、渗出性心包炎。

（2）**肝颈静脉回流征：** 按压患者肿大的肝脏，可见颈静脉充盈明显，称为肝颈静脉回流征阳性，常见于慢性心功能不全、缩窄性心包炎、渗出性心包炎。

（3）**奇脉：** 触摸患者桡动脉，在患者吸气时脉搏明显减弱或消失，而在呼气时脉搏明显增强，称为奇脉，常见于缩窄性心包炎、渗出性心包炎。

3. **怀疑为肾源性水肿**　应行尿常规、尿蛋白测定、尿红细胞形态、尿比重、尿管型、内生肌酐清除率、肾脏 B 超等检查。

4. **怀疑为肝源性水肿**　应行乙肝、丙肝、戊肝、凝血功能检查，腹部及门静脉超声，必要时行胃镜及腹部 CT 检查。

5. **怀疑为内分泌性水肿**　应行腹部肾脏及肾上腺 B 超、甲状腺 B 超、ACTH、皮质醇、甲状腺功能、立卧位醛固酮、立位血浆醛固酮 / 血浆肾素活性、血尿儿茶酚胺、立卧位水试验等项测定，必要时行肾上腺 CT 及 MRI、脑垂体 CT 及 MRI。

三、常见引起水肿的肝脏疾病的诊断与鉴别诊断

（一）肝硬化

肝硬化是肝源性水肿最常见的原因，往往以腹水为主要表现，而双下肢足踝等部位水肿表现却不明显，少见有肝性胸腔积液，多见于失代偿期肝硬化患者。此时由于肝静脉回流受阻及门静脉高压，特别是肝窦内压力明显升高，滤出的液体主要经过肝包膜渗出并滴入腹腔；加之肝脏蛋白质合成障碍使血浆白蛋白减少，醛固酮和抗利尿激素等在肝内灭活减少可使水钠潴留，均为水肿发生的重要原因。该病诊断一般不难，多有慢性肝炎病史，肝、脾

肿大，质硬，腹壁有侧支循环，食管静脉曲张，有些患者皮肤可见蜘蛛痣和肝掌。实验室检查可见肝功能明显受损，血浆白蛋白降低。诊断内容包括确定有无肝硬化、寻找肝硬化的病因、判断肝脏储备功能（如蔡尔德-皮尤评分、MELD 评分、Maddrey 判别函数、肝硬化的五期分类法等）、明确并发症。如患者出现腹水，需与结核性腹膜炎、腹腔内肿瘤、肾病综合征、缩窄性心包炎、自发性腹膜炎等鉴别[2,3,5]。

（二）原发性肝癌（primary carcinoma of liver，PLC）

起病隐匿，早期缺乏典型症状。临床症状明显者，病情大多已进入中晚期。本病常在肝硬化基础上发生，或者以转移病灶症状为首发表现。中晚期患者临床可表现为进行性消瘦、发热、食欲不振、乏力、营养不良和恶病质等全身性表现，还可出现肝区疼痛、肝大、黄疸、腹水、副肿瘤综合征（如低血糖症、红细胞增多症、高钙血症、高脂血症、类癌综合征等）。在失代偿期肝硬化基础上发病者，如原有腹水，此时腹水可迅速增加且具有难治性，腹水一般为漏出液。血性腹水多因肝癌侵犯肝包膜或向腹腔内破溃引起，少数因腹膜转移癌所致。伴有腹水者常有下肢水肿，轻者发生在踝部，严重者可蔓延至整个下肢、会阴部。造成下肢水肿的主要原因是腹水压迫下肢静脉或癌栓阻塞，使静脉回流受阻。轻度水肿亦可因血浆白蛋白过低所致。满足下列三项中的任一项即可诊断肝癌：①具有两种典型影像学（超声、增强 CT、MRI 或选择性肝动脉造影）表现，病灶 >2cm；②一项典型的影像学表现，病灶 >2cm，AFP>400ng/ml；③肝脏活检阳性。PLC 需与继发性肝癌、肝硬化、肝脓肿、肝包虫病、肝脏其他良性肿瘤（血管瘤、肝腺瘤等）等鉴别[2,3,5]。

（三）Budd-Chiari 综合征（BCS）

BCS 是指肝静脉（HV）主干和 / 或下腔静脉（IVC）肝段部分或完全阻塞所引起的以门静脉高压和 / 或下腔静脉高压为主要临床表现的症候群。本病的临床表现主要为门静脉高压症（PHT）和 / 或下腔静脉高压症（IVCHT）两大症候群，前者包括肝脾肿大、食管静脉曲张、消化道出血、腹水及右上腹痛等，后者表现为下肢浮肿及浅静脉曲张，皮肤色素沉着或溃疡、胸腹壁及腰背部浅静脉曲张并有向上回流的特征。诊断依据：①肝脾肿大、腹水和具有特征性的广泛浅静脉曲张；②门静脉高压症状明显，而肝功能失代偿症状不显著；③超声、CT、MRI 以及肝静脉、上腔静脉、下腔静脉造影可明确诊断并可了解 HV、IVC 的阻塞部位、形态、程度、范围和侧支循环情况等[2]。

第九节　恶心

恶心（nausea）是一种上腹部不适和紧迫欲吐的感觉，常为呕吐（vomiting）的前驱感觉，但也可单独出现，常伴有迷走神经兴奋的症状，如头晕、皮肤苍白、出汗、流涎、血压降低及心动过缓等。

一、恶心的分类 [4]

（一）反射性

1. 咽部受到刺激　如吸烟、剧咳、鼻咽部炎症或溢脓等。

2. 胃、十二指肠疾病　急慢性胃炎，消化性溃疡，功能性消化不良，急性胃扩张，幽门梗阻、十二指肠壅滞症等。

3. 肠道疾病　急性阑尾炎、肠梗阻、急性肠炎、腹型过敏性紫癜、肠结核等。

4. 肝胆胰疾病　急性肝炎，肝硬化、肝淤血，急慢性胆囊炎或胰腺炎等。

5. 腹膜及肠系膜疾病　如急性腹膜炎。

6. 其他疾病　肾输尿管结石、急性肾盂肾炎、急性盆腔炎、异位妊娠破裂等。急性心肌梗死早期、心力衰竭、青光眼、屈光不正、肺炎等。

（二）中枢性

1. 神经系统疾病

（1）颅内感染：各种脑炎、脑膜炎、脑脓肿。

（2）脑血管疾病：脑出血、脑栓塞、脑血栓形成、高血压脑病、偏头痛等。

（3）颅脑损伤：脑挫裂伤、颅内血肿、蛛网膜下腔出血等。

（4）癫痫：特别是持续状态。

2. 全身性疾病
尿毒症、糖尿病酮症酸中毒、甲状腺危象、甲状旁腺危象、肾上腺皮质功能不全、低血糖、低钠血症、早孕等。

3. 药物
某些抗生素、抗癌药、洋地黄、吗啡等。

4. 中毒
乙醇、重金属、一氧化碳、有机磷农药、鼠药等中毒。

5. 精神因素
胃神经官能症、癔症、神经性厌食等。

（三）前庭障碍性

伴有听力障碍、眩晕者需考虑。常见于①迷路炎：是化脓性中耳炎的常见并发症；②梅尼埃病：为突发性的旋转性眩晕伴恶心呕吐；③晕动病：一般在航空、乘船、乘车时发生。

二、恶心呕吐的诊断思路[4]

临床上恶心常伴有呕吐，对其诊断，需详细询问病史，还需注意恶心呕吐发生的时间、与进食的关系、特点、呕吐物的性质、伴随症状，最后需结合病史及相关检查（包括辅助检查及体格检查）来确定恶心呕吐的原因。

（一）有针对性地询问病史

1. 既往系统性疾病病史
心绞痛、脑血管疾病、青光眼、糖尿病、肾上腺皮质功能不全等。

2. 用药史
化疗药、阿片类药物、抗生素、阿司匹林等。

3. 毒物接触
有毒食物、酒精、一氧化碳等。

4. 育龄期妇女
月经史，判断是否为早孕反应。

（二）发生时间

育龄期妇女晨起恶心呕吐见于早期妊娠，亦可见于尿毒症、慢性酒精中毒、功能性消化不良；鼻窦炎患者亦可出现晨起恶心、干呕。晚上或夜间恶心呕吐见于幽门梗阻。

（三）与进食的关系

进食过程中或餐后即刻出现恶心呕吐，可能为幽门管溃疡或精神性呕吐；餐后1小时以上恶心呕吐称延迟性呕吐，提示胃张力下降或胃排空延迟；餐后较久或数餐后恶心呕吐，见于幽门梗阻，呕吐物可为隔夜宿食，常有酸臭味；餐后近期恶心呕吐，特别是集体发病者，多由食物中毒所致。

（四）特点

进食后立刻呕吐，恶心很轻或缺如，吐后又可进食，长期反复发作而营养状态不受影响，多为神经官能性呕吐。喷射状呕吐多为颅内高压性疾病。

（五）呕吐物的性质

带发酵、腐败气味提示胃潴留；带粪臭味提示低位小肠梗阻；不含胆汁说明梗阻平面多在十二指肠乳头以上，含多量胆汁提示在此平面以下；含有大量酸性液体者多有胃泌素瘤或十二指肠溃疡，无酸味者可能为贲门狭窄或贲门失弛症。上消化道出血常呈咖啡色样呕吐物。

（六）伴随症状

1. 伴腹痛、腹泻
多见于急性胃肠炎、霍乱、副霍乱、食物中毒。

2. 伴右上腹痛及发热、寒战或有黄疸
应考虑急性胆囊炎或胆石症。

3. 伴头痛及喷射性呕吐
常见于颅内高压症或青光眼。

4. 伴眩晕、眼球震颤
见于前庭器官

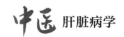

疾病。

（七）相关检查

对于恶心呕吐患者首先需快速视诊患者的一般情况，良好、病态还是危重，这有助于判断患者是否病情危重、是否出现威胁生命的严重疾患。其次进行生命体征监测，若患者体位改变（卧位改为立位）后心率加快 >15 次 /min 或收缩压下降 >15mmHg，则提示有明显低血容量；若静息时出现心动过速，则提示血容量减少；若患者呼吸急促提示有可能出现误吸。接下来针对伴随症状进行相应的体格检查，如神经系统查体、腹部查体（包括肝区肾区叩击痛、墨菲征、腹膜刺激征、振水音、肠鸣音等）等。最后针对原发疾病进行相关实验室及器械检查。

1. 感染性疾病 常规行血常规、CRP。

（1）**急性胃肠炎**：粪常规 + 隐血试验（OB）、粪便培养。

（2）**肠结核**：纤维结肠镜、胸片、T-SPOT。

（3）**呼吸系统感染**：胸片、痰培养。

（4）**泌尿系感染**：尿常规、泌尿系超声。

（5）**寄生虫病**：寄生虫检查。

（6）**颅内感染**：脑脊液检查，头颅 CT、MRI。

（7）**肝胆感染**：肝功能、肝胆 B 超。

（8）**慢性胃炎、胃十二指肠溃疡**：纤维胃镜。

2. 非感染性疾病

（1）**消化系统**：腹部 X 线、B 超、纤维内镜。

（2）**中枢神经系统**：头颅 CT、MRI。

（3）**内分泌代谢系统疾病**：电解质、尿常规、血糖、血酮体等。

（4）**泌尿系统疾病**：肾功能、肾脏超声。

（5）**自主神经功能紊乱**：所有检查均正常。

（6）**妊娠**：尿 HCG。

三、常见引起恶心呕吐的肝脏疾病的诊断与鉴别诊断

（一）脂肪性肝病

脂肪性肝病（fatty liver disease）在临床上可根据有无长期过量饮酒分为非酒精性脂肪性肝病（non-alcoholic fatty liver disease，NAFLD）和酒精性脂肪性肝病，后者简称酒精性肝病（alcoholic liver disease，ALD）。两者发展至肝硬化失代偿期则其临床表现与其他原因所致肝硬化相似。

1. NAFLD 起病隐匿，发病缓慢，常无症状。少数患者可有乏力、右上腹轻度不适、肝区隐痛或上腹胀痛等非特异性症状。严重脂肪性肝炎可出现黄疸、食欲不振、恶心、呕吐等症状。临床诊断标准为：凡具有下列第 1～5 项和第 6 或第 7 项中任何一项者可诊断。①有易患因素：肥胖、2 型糖尿病、高脂血症等；②无饮酒史或饮酒折合乙醇量男性 <140g/ 周，女性 <70g/ 周；③除外病毒性肝炎、药物性肝病、全胃肠外营养、肝豆状核变性和自身免疫性肝病等可导致脂肪肝的特定疾病；④除原发疾病的临床表现外，可有乏力、肝区隐痛、脾肿大等症状及体征；⑤血清转氨酶或 GGT、转铁蛋白升高；⑥符合脂肪性肝病的影像学诊断标准；⑦肝组织学改变符合脂肪性肝病的病理学诊断标准[3]。

2. ALD 酒精性脂肪肝常无症状或症状轻微，可有乏力、食欲不振、右上腹隐痛或不适，肝脏不同程度肿大。酒精性肝炎常发生在近期（数周至数月）大量饮酒后，出现全身不适、食欲不振、恶心、呕吐、乏力、肝区疼痛等症状，可有低热、黄疸、肝大并有触痛。严重者可发生急性肝衰竭。我国现有的 ALD 诊断标准为：有长期饮酒史，一般超过 5 年，折合酒精量

男性≥40g/d，女性≥20g/d；或2周内有大量饮酒史，折合酒精量>80g/d。诊断思路为：①是否存在肝病；②肝病是否与饮酒有关；③是否合并其他肝病；④如确诊，其临床病理属哪一阶段；必要时可肝穿刺活组织检查[3]。

（二）病毒性肝炎

是由多种肝炎病毒，包括嗜肝病毒（如甲乙丙戊肝病毒）及非嗜肝病毒（如EBV、CMV、风疹病毒等）引起的以肝脏病变为主的一种传染病。临床上以食欲减退、恶心、上腹部不适、肝区痛、乏力为主要表现。部分患者可有黄疸、发热和肝大伴有肝功能损害。有些患者可慢性化，甚至发展成肝硬化，少数可发展为肝癌。化验血清相关病毒抗原抗体可协助诊断[3]。

（三）原发性肝癌

起病隐匿，早期无明显症状，可能出现的临床表现多为原有肝炎或肝硬化所致。中、晚期肝癌可出现典型临床症状，其中肝区持续性钝痛或胀痛多为首发症状，消化道症状还包括纳差、腹胀、恶心、呕吐、腹泻等；全身性表现包括进行性乏力、消瘦、营养不良和恶病质等。发生肝外转移时常伴有转移灶症状，如咳嗽、咯血、胸腔积液、骨痛等。可根据病史、临床表现、AFP、肝脏影像学检查、肝活检等作出诊断[3]。

（四）肝脏良性肿瘤

1. 海绵状血管瘤 是最常见的肝脏良性肿瘤，大多数患者无临床症状，或仅有一些非特异性症状，如腹胀、上腹部钝痛、餐后饱胀等。常因体检或其他疾病做B超、CT等影像学检查或开腹探查时发现。临床分型：①无症状型：肿瘤≤4cm；②腹部肿块型：患者无意中发现肝区肿块；③肿瘤压迫型：肿瘤生长至相当程度，压迫邻近脏器或组织，出现上腹胀满不适，有时有纳差、恶心、乏力等；④内出血型：肿瘤自发破裂极为少见，且多为

肝活检造成。肿瘤发生破裂时腹腔内出血，可出现休克、剧烈腹痛、腹膜刺激征。实验室检查肝功能多属正常，偶有全血细胞轻度减少。诊断应结合超声、CT、核素血池扫描、MRI、血管造影等联合检查，可发现病变，并准确判断部位[2]。

2. 肝细胞腺瘤（hepatocellular adenoma，HCA） 由分化好的肝细胞组成，多见于育龄妇女，口服避孕药及同类药物均与HCA的发生有明显关系，但在婴儿、儿童、成年男性、无服避孕药史的妇女中也有发生。该病可恶变。由于肿瘤生长缓慢，早期多无临床症状，往往于体检或剖腹手术时发现。随肿瘤逐渐增大，可出现右上腹不适、闷胀、隐痛、恶心等症状，肿瘤大到在体检时触到包块的较少。HCA有明显出血倾向，当瘤内出血时可有急性腹痛，甚至出现黄疸。位于肝脏表面的HCA偶有破裂，造成腹腔内大出血，出现失血性休克。肝功能、AFP常正常，B超、CT、^{99m}Tc肝扫描可协助诊断，细针穿刺细胞学检查能明确诊断，但有出血可能，应慎重对待[2]。

（五）药物性肝病（drug induced liver disease，DILI）

DILI指使用一种或多种药物后，由药物或其代谢产物引起的肝脏损伤。临床可分为急性和慢性两类，前者最常见，病程<3个月，可分为肝细胞损伤型、胆汁淤积型、混合型。慢性者病程>3个月，主要包括慢性肝炎、脂肪肝、肝纤维化、肝硬化、胆汁淤积、硬化性胆管炎、肉芽肿性肝病等。轻症患者可无症状，重者可发生肝衰竭。通常可有乏力、食欲不振、恶心、呕吐和上腹部不适等消化道症状。胆汁淤积型可有发热、黄疸和瘙痒。部分患者外周血嗜酸性粒细胞可增多，可有皮疹和关节痛。诊断主要根据用药史、停药后恢复情况、再次用药反应、实验室有肝细胞损伤及胆汁淤积的证据。肝组织活检主

要用于排除其他肝胆疾病所造成的肝损伤。目前免疫治疗相关 DILI 或肝病基础上 DILI 是研究热点与难点。当临床诊断有困难时需采用国际上常用的 RUCAM 评分系统协助诊断。

（六）妊娠期肝病

凡妊娠期出现黄疸或肝功能损害者，均可称妊娠期肝病。可分为：①妊娠期合并肝病，常见的有病毒性肝炎、药物性肝炎、胆囊炎、胆石症等。②妊娠期特有的肝病，可分为两种，一种为特发性，主要有妊娠期肝内胆汁淤积和妊娠期急性脂肪肝；另一种为妊娠并发症引起的肝损害，如妊娠剧吐、妊娠毒血症和溶血、肝酶增高和溶血肝功能异常血小板减少综合征（HELLPS）等。以下介绍几种可引起恶心、呕吐的妊娠期肝病[2]。

1. 妊娠合并急性病毒性肝炎 患者急性起病，出现发热、乏力、纳差、恶心、尿黄等症状，查体可有肝大并有压痛、肝区叩击痛，部分患者可有脾大。可出现转氨酶升高，伴或不伴有胆红素升高。查甲乙丙丁戊型肝病毒抗原、抗体等可协助诊断。

2. 妊娠合并慢性乙型病毒性肝炎 患者临床可表现为乏力、纳差、腹胀、恶心、肝区不适，查体可有肝掌、蜘蛛痣，皮肤、巩膜可有黄染，肝、脾可肿大，肝区叩痛等。实验室检查可发现转氨酶增高，胆红素升高，白蛋白降低，白球比例倒置等。B 超检查可提示肝包膜增厚，回声增粗、分布不均，门脉可增宽以及脾大等。肝活检病理可提示慢性肝炎特征。

3. 妊娠急性脂肪肝（acute fatty liver of pregnancy，AFLP） 多见于年龄较大、初产妇、多胎妊娠、重度子痫前期，妊娠 30～40 周发病，起病急，一般无发热，以恶心、呕吐、多喜冷食开始，继之乏力、尿黄及严重水肿，部分有上腹痛，出现黄疸进行加深，可伴不同程度的高血压，短期内出现肝、肾功能衰竭，多伴 DIC，心、脑、胰腺等脏器均有脂肪性变，可导致胎儿窘迫和胎儿死亡。肝功能检查血清胆红素升高，以直接胆红素升高为主，GPT 升高，ALP 轻至中度升高，可有低蛋白血症、低血糖症。重症者肾功能异常及 DIC 表现，尿胆红素一般阴性，B 超可发现脂肪肝特征。

4. 妊娠剧吐肝损害 早孕期出现恶心、剧烈呕吐不能进食、尿少。有脱水征，皮肤可见黄染，无慢性肝病体征。实验室检查可见尿比重增加，尿酮体阳性；电解质与酸碱平衡紊乱，代谢性酸中毒等。肝损害一般 GPT ≤ 200U/L，胆红素 ≤ 85.5μmol/L，肝炎病毒学标志阴性，影像学检查无特异性，经对症治疗，呕吐停止后病情可迅速好转。

（段晓燕、范建高）

参考文献

[1] 那开宪，余平，张桂云. 水肿诊断思路 [J]. 中国临床医生，2012，40（5）：5-7.

[2] 中华医学会. 临床诊疗指南：消化系统疾病分册 [M]. 北京：人民卫生出版社，2005：105-107.

[3] 葛均波，徐永健，王辰. 内科学 [M].9 版. 北京：人民卫生出版社，2018.

[4] 万学红，卢雪峰. 诊断学 [M].9 版. 北京：人民卫生出版社，2018.

[5] 杨冬华，陈旻湖. 消化系疾病治疗学 [M]. 北京：人民卫生出版社，2005.

第十节 腹胀

腹胀是一种常见的消化系统症状，可以是很多疾病的一种症状，可以是主观上感觉腹部的一部分或全腹部胀满，通常伴有相关的症状，如呕吐、腹泻、嗳气等；也可以是一种客观上的检查所见，如腹围增大。腹胀也可以合并腹痛、呼吸困难等其他症状。腹胀的病因复杂，可能涉及多个因素，包括肠道积气，膈肌和肠壁运动异常，内脏敏感度增加等[1-2]。

一、腹胀的分类

（一）功能性腹胀

功能性腹胀（functional bloating，FB）是功能性胃肠病（functional gastrointestinal disorder，FGID）的常见类型，FB 是一种以反复出现的腹胀为主观感觉、伴或不伴有腹部膨胀的胃肠道功能性疾病，如吞气症、顽固性呃逆、功能性消化不良（非溃疡性消化不良）、肠易激综合征（irritable bowel syndrome，IBS）等[3]。其症状不能用结构的异常来解释，缺乏相关器质性胃肠道疾病的改变，也与功能性消化不良（functional dyspepsia，FD）、IBS 和其他功能性胃肠道疾病不同，属 FGID 的一个亚型。

FB 临床表现个体差异大，常出现不同程度、间断发作的腹部胀满或憋胀感，程度轻重不一，日间腹胀症状逐渐加重，夜晚减轻，并且与饮食无明显关系，常伴有腹鸣。现代医学研究对其病因和发病机制尚不完全清楚，FB 的发病可能与肠道气体生成量过多、肠道菌群异常、胃肠运动功能障碍、内脏敏感性改变、精神心理因素异常、食物（乳糖等）不耐受、膈肌下移和腹前壁突出导致腹腔内容物重新分布、膈肌与胸腹壁肌肉收缩失调等诸多因素有关。其发病是社会、心理、生物模式多因素共同作用的结果，但具体的机制还有待深入研究，而精神心理社会因素起着重要作用。由于其发病机制的多样性、复杂性，导致 FB 反复发作、难以治愈，患者频繁就医、生活质量降低，严重影响患者的心身健康，临床上使用调节胃肠动力和肠道菌群等的药物治疗 FB 后，仅部分患者有效，而且效果有限，停药后复发率较高。

（二）胃肠道疾病引起腹胀

除了功能性腹胀外，其他胃肠道疾病同样会引起腹胀。主要包括：

1. **胃部疾病** 引起腹胀的重要病因之一，见于慢性胃炎、慢性萎缩性胃炎、消化性溃疡、胃扩张、胃扭转、胃下垂、胃出口梗阻/幽门狭窄及胃癌等。

2. **肠道疾病** 同样也是导致腹胀的重要原因，多见于急慢性肠道感染（如细菌性痢疾、阿米巴肠炎、肠结核、克罗恩病、溃疡性结肠炎等），乳糜泻，吸收不良综合征，急慢性肠梗阻，假性肠梗阻，肠道憩室病，各种原因导致的便秘等。

（三）其他病因引起腹胀

1. **肝脏疾病** 肝脏疾病也是引起腹胀的重要病因，多见于急慢性肝炎，尤其是重型肝炎时（腹胀是主要且顽固的症状之一），肝硬化（腹胀常是早期肝硬化的主要症状），肝脓肿，肝癌等。

2. **胆道疾病** 如急慢性胆囊炎，胆石症及多种原因所致的胆道梗阻等。

3. **胰腺疾病** 如急慢性胰腺炎，巨大胰腺囊肿，胰腺癌等。

4. **腹膜疾病** 如急性化脓性腹膜炎、结核性腹膜炎、腹膜癌等。

5. **急性感染性疾病** 如休克性肺炎、伤寒、重症肺结核及败血症等。

6. **心血管疾病** 见于急慢性充血性心力衰竭（尤其是右心功能不全），肠系膜血管栓塞或血栓形成等。

7. **其他病因** 如慢性肾功能不全、电解质及酸碱代谢紊乱、结缔组织疾病、糖尿病性胃轻瘫、血液系统疾病、中枢神经或脊髓病变、各种原因所致的胸腔积液与腹水等。

二、腹胀的诊断思路

对于存在腹胀症状的患者，首先需要排除器质性疾病引起的腹胀，根据病史、体格检查结合辅助检查结果，大部分腹胀

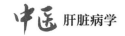

病例不难诊断。

（一）病史特点

1. 年龄特点 腹胀原因随年龄不同而有差异，成人期常见于 FB、IBS 以及各种器质性疾病者；儿童腹胀同样常见，既可以是消化系统疾病本身表现，亦可以是全身性疾病或其他系统的伴随或继发症状。新生儿及小婴儿有腹胀应考虑胃肠道畸形、幽门梗阻、先天性巨结肠及严重感染等，小儿腹胀以胃肠胀气为主[4]。

2. 病程特点 对急性起病、时间短者需要考虑肠套叠、肠梗阻、消化道穿孔、腹膜炎或重症感染等所致，而反复腹胀、病程长的患者需要考虑如 FB、IBS、肾病综合征、结缔组织疾病，或营养性、肝性、肿瘤性、代谢性疾病所致腹水等。

（二）体格检查[2]

腹胀患者的体格检查依据导致腹胀的病因不同而异。功能性疾病患者一般情况良好，吸收不良综合征者有消瘦、贫血、皮肤粗糙等营养不良体征；吞气症患者可观察到频繁的吞气动作。腹胀患者需要重视腹部查体的结果，主要包括腹部视诊、触诊、叩诊及听诊。

1. 视诊 腹部视诊要注意是全腹胀、中腹胀、下腹胀、偏左或偏右侧的腹胀。引起全腹胀的原因多见于胃肠炎、感染、中毒或电解质紊乱引起的肠麻痹、低位性肠梗阻、气腹、血腹、腹腔感染及各种原因引起的腹水。全腹胀呈均匀圆形隆起，而脐部凹陷，应考虑肥胖或胃肠胀气、麻痹性肠梗阻等；若脐部凸起则多为腹水或腹内肿物。局限性腹胀常与该部位的脏器有关，如先天性胆管扩张症常表现右上腹的局限性腹胀，右上腹胀还见于肝、胆肿大；中上腹胀常见于胃肠道疾患；左上腹胀常由脾肿大、急性胃炎、功能性消化不良、肝硬化、幽门梗阻、胃扩张或血液系统疾患等引起；下腹胀见于尿潴留，右下腹胀可能为阑尾周围脓肿。胃型及蠕动波

提示幽门或十二指肠近端梗阻；小肠型常表示相应部位的小肠梗阻；先天性巨结肠则表现为沿结肠走行的宽大结肠型。

2. 触诊 腹部触诊时要注意有无压痛及压痛部位。压痛部位可协助判断原发病器官，如胰腺炎时左上腹压痛，胆囊炎时右上腹压痛，阑尾炎时右下腹压痛。肌紧张和反跳痛是腹膜炎的表现，往往提示存在外科疾病，但个别内科疾病也可致腹肌紧张，如糖尿病并发酮症酸中毒，应注意鉴别。触诊对腹部占位病变的诊断很有帮助，可了解囊性包块张力、实性肿物的质地及表面光滑度，还可了解包块与脏器的关系，以协助确定肿物来源。

3. 叩诊 腹部叩诊可提示腹胀是由气体、液体还是实性占位引起。叩诊时气体为鼓音，液体为浊音，实性占位为实音。少到中量气体位于肠腔内或腹腔，常需结合其他辅助检查确定，大量气腹可致肝浊音界消失而提示诊断。中量腹水时叩诊可发现移动性浊音。

4. 听诊 腹部听诊对鉴别机械性肠梗阻或麻痹性肠梗阻意义最大，机械性肠梗阻时肠鸣音亢进，并可听到气过水音；而麻痹性肠梗阻时肠鸣音减弱或消失。如果伴腹部压痛和肌紧张，肠鸣音消失，往往提示肠穿孔的可能。

（三）辅助检查[1]

1. 实验室检查 外周血中白细胞计数增多提示感染性疾病，肝功能检查对急慢性肝炎有诊断价值，尿胆红素升高可能有肝脏疾病，尿蛋白阳性提示肾炎或肾病综合征，大便隐血持续阳性需谨防胃肠道肿瘤。腹水穿刺常规检查可确定漏出液或渗出液，有时通过腹腔穿刺抽出少量液体送检可判断炎症、出血、消化道或胆道穿孔。在恶性肿瘤腹腔转移患者的腹腔穿刺液中，可能找到肿瘤细胞。

2. 影像学检查 主要包括腹部 X 线检查、钡灌肠检查、超声检查、CT 或 MRI

扫描、胃镜和结肠镜等有助于确诊器质性疾病。

（1）**腹部X线检查：**可见膈肌抬高，两侧腹壁外隆，胀气扩张的肠管，肿大的肝脏轮廓，尿潴留时下腹正中扩张的膀胱轮廓，巨大肿瘤时的软组织影，机械性或麻痹性肠梗阻时的肠腔内气液平面，坏死性小肠结肠炎时肠壁和门静脉积气，急性胃扩张时的胃扩张影像等。立位片可看到胃肠穿孔时的膈下游离气体，腹水时的下腹密度增高。

（2）**钡灌肠检查：**可提示先天性巨结肠，肠旋转不良，新生儿如看到扩张的小肠同时有细小结肠，则提示肠闭锁或全结肠无神经节细胞症。

（3）**超声检查：**可提示肝脾肿大、肠套叠、肠旋转不良、腹水、肿瘤及肾盂积水等。

（4）**腹部CT或MRI等检查：**可提示肝脾肿大、肠旋转不良、腹水、肿瘤，以及肝、脾、胰、肾挫裂伤等，还可显示肠壁增厚。如高度扩张和细瘪的肠管并存，多提示机械性肠梗阻。

（5）**胃镜和结肠镜：**可提示胃肠道相关病变，肝硬化患者胃镜下可见食管胃底静脉曲张。

（6）**消化道功能试验：**有助于诊断腹胀原因，可使用排气分析、消化道通过时间、糖类消化试验。

如排除器质性疾病后，考虑FD，首先要判断患者的症状是否符合FB的诊断标准，其次要全面了解病因，评估和分析可能的病理生理机制；同时要识别和评估患者的精神心理状态[3-5]。目前FD的诊断标准参照FGID罗马Ⅲ标准：①3个月内，每个月至少有3天反复出现腹胀感或可见腹部膨胀；②没有足够的证据诊断FD、IBS或其他FGID；③诊断前症状出现至少6个月，近3个月症状符合以上标准；④所有患者均行胃镜、结肠镜检查，未发

现溃疡、糜烂、肿瘤等器质性病变，腹部超声等检查排除肝、胆、胰、脾等器官病变，并排除心血管疾病、糖尿病、代谢性疾病、精神病等全身性疾病。在诊断过程中应该注意患者在长期FB的基础上会新发生器质性疾病，因此在治疗随访中也要定期评估检测器质性疾病。另在FB的鉴别诊断中，应遵循"既不漏诊器质性疾病，又避免不必要的检查"的原则。辅助检查的选择要有针对性，同时要考虑到检查本身的优、缺点和患者的具体情况等。

三、常见引起腹胀的肝脏疾病的诊断与鉴别诊断

临床上引起腹胀的疾病很多，以下主要介绍常见能引起腹胀的肝脏疾病。腹胀是肝病患者常见的症状之一，多为上腹胀，少数为全腹胀，尤其在进食后较明显，同时伴有食欲减退等症状。

（一）急慢性肝炎

尤其是重型肝炎时，腹胀是主要且顽固的症状之一。肝脏是人体内最大的消化腺，功能之一是制造胆汁，胆汁可以帮助脂肪消化。肝病患者的肝脏功能受损，胆汁生成和排泄出现障碍，食物中的脂肪消化不良，常引起腹泻及腹胀。肝病时人体内的消化道运动减弱，分泌吸收减少，使消化道对细菌的顺应性机械排空作用减弱，抗体、溶菌酶、黏液及酸碱分泌减少，使胃肠环境利于细菌滋生，大量细菌的增殖，不仅造成胃肠内气体的增多（如CO_2、氮、氢、NH_3等），还造成了小肠黏膜上皮细胞受损、绒毛剥离变短、黏膜下炎性病变，出现糜烂，同时，肠毒素的吸收更加剧了消化道运动功能紊乱，由于慢性重型肝炎患者消化功能受影响，不能及时消化、吸收以及排空气体，造成排空延迟，当气体的生成和吸收严重失衡时，胃肠道积气加剧，因此，重型肝炎病患往往出现顽固性腹胀。诊断一般需结合患者临

床症状及肝功能相关检查。

（二）肝硬化

腹胀常是早期肝硬化的主要症状，同时由于肝硬化，门静脉压升高，肠道瘀血肿胀及消化液分泌异常，使食物消化吸收不良，尤其进食高蛋白质食物如牛奶、鸡蛋、肉食以及土豆等，在肠道内发酵、腐败、产气而使肝硬化患者易出现腹胀。肝硬化腹水患者也会因少尿、大量腹水出现腹胀。肝硬化是各种慢性肝病发展的晚期阶段，以肝功能减退和门静脉高压为主要表现。除了腹胀外，患者常有乏力、食欲减退、腹泻、牙龈鼻腔或皮肤黏膜出血，实验室检查可发现三系下降，出血倾向，查体可有蜘蛛痣、肝掌、男性乳房发育、腹部移动性浊音阳性等。B超、CT等提示肝硬化，内镜下可发现食管胃底静脉曲张，肝活检可见假小叶形成是金标准。

（三）肝脓肿

肝脓肿患者部分因肠蠕动减慢或肠道内细菌产气过多而导致腹胀。肝脓肿患者一般有明显炎症的临床表现，肿大的肝脏表面光滑无结节，触痛明显。超声检查可见肝内液性暗区。

（四）肝癌

早期肝癌也多有上腹胀痛或肝区不适、疼痛，或有食欲减退、恶心、呕吐、腹泻等消化不良症状。晚期肝癌出现腹胀的原因，主要可能由于肝功能合成功能减退，白蛋白水平低，同时大部分晚期肝癌的患者存在腹水，还有部分可能因为消化功能减退。一般该类患者通常有乙肝、丙肝病史，在肝硬化的基础上并发肝癌，可出现消瘦、发热、出血倾向、肝脾肿大、黄疸、腹水及肝癌转移引起的淋巴结、肺、骨、胸腔、脑等相应部位的临床症状。检查有甲胎蛋白升高，影像学发现肿瘤表现，动脉相造影剂快进快出。肝脏穿刺病理可明确。

（曾静、范建高）

参考文献

[1] 尚红，王兰兰.实验诊断学[M].北京：人民卫生出版社，2015.

[2] 万学红，陈红.临床诊断学[M].北京：人民卫生出版社，2015.

[3] 王学红.从医学模式转变看功能性腹胀的成因和处置[J].中华消化杂志，2015，35（9）：582-584.

[4] 张婷.儿童腹胀的诊治要点[J].中国小儿急救医学，2017，4（4）：269-272.

[5] 陈治水.功能性消化不良的中西医结合诊疗共识意见（2010）[J].中国中西医结合杂志，2011，31（11）：1545-1549.

第五篇　临床治疗

第一章　急性病毒性肝炎

急性病毒性肝炎是由肝炎病毒引发的传染病，具有传播途径复杂、流行面广、发病率高等特点，是严重危害人类健康的传染病之一。病原包括以肠道传播的甲型肝炎病毒、戊型肝炎病毒和以血制品、注射器、密切接触等经血传播的乙型、丙型、丁型肝炎病毒。临床主要特征是急性起病，大多有发热、疲乏无力、恶心呕吐、食欲不振、厌油、纳差、腹胀、腹泻等消化道症状，体检有肝脏轻度或中度肿大，肝区叩击痛或压痛。实验室检查可发现肝功能异常和病毒抗原抗体系统的特异性标志物阳性。病理主要特征为肝脏的急性炎症和坏死病变。临床上将急性病毒性肝炎分为急性黄疸性肝炎、急性无黄疸性肝炎两大类，部分急性肝炎患者将发展为急性肝功能衰竭。急性病毒性肝炎预后因肝炎病毒而异，其中甲肝、戊肝为急性肝炎，有自愈性，不易转为慢性肝炎；乙肝、丙肝、丁肝较易转为慢性肝炎。

第一节　病因病机

1. 湿热疫毒，侵袭机体　湿热之邪或疫毒由外侵袭人体，郁于中焦，熏蒸肝胆，肝失疏泄，胆汁外溢，浸淫皮肤则表现为黄疸。中焦受困，则食欲减退；肝气郁滞，则见胁痛；气机升降失常，则见腹胀恶呕。

2. 饮食不节（洁），内伤湿热　嗜食膏滋厚味，酗酒贪杯，饮食不洁，生冷不忌，可伤及中焦之气，脾胃气机不利，运化失常，易生内湿，湿蕴中焦，郁而化热，肝胆受扰，胆汁外溢而见面目发黄。

3. 素体脾虚，湿从寒化　素体脾胃虚寒，或肾阳亏虚，火不暖土，中焦气化无力，水谷精微不得输布，既可致气血生化失源，脏腑失养，正气不充，又可致湿浊内阻，困遏脾胃。正虚易感外邪，内湿亦可与外湿相合，若湿从寒化，寒湿凝滞，胆汁不寻常道，则见皮肤晦暗发黄如烟熏。

综上所述，急性病毒性肝炎的病理性质以实为主，以外感湿热、疫毒、寒湿为主要因素，肝胆脾胃功能失调则是发病的内在条件。病位主要在脾胃、肝胆，脾胃发病又可涉及肝胆，病久及肾，则证属虚。

第二节　病因病理及临床诊断

一、病因及发病机制

（一）病原学

病毒性肝炎的病原体是肝炎病毒，目前已证实甲、乙、丙、丁、戊五型肝炎病毒是病毒性肝炎的主要致病因子。巨细胞病毒、EB病毒、单纯疱疹病毒、风疹病毒、黄热病毒等感染亦可引起肝脏炎症，但这些病毒所致的肝炎是全身感染的一部分，不包括在"病毒性肝炎"的范畴内。

1. 甲型肝炎病毒（hepatitis A virus，

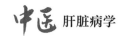

HAV） HAV 是 1973 年 由 弗 瑞 斯 特（Feinstone）等应用免疫电镜方法在急性肝炎患者的粪便中发现的[1]。1987 年获得 HAV 全长核苷酸序列。1981 年 HAV 归类为肠道病毒属 72 型，但由于其在生化、生物物理和分子生物学的特征与肠道病毒有所不同，1993 年将 HAV 归类于微小 RNA 病毒科（picornavirus）中的嗜肝 RNA 病毒属（heparnavirus），该属仅有 HAV 一个种[2]。

2. **乙型肝炎病毒**（hepatitis B virus，HBV） 1965 年 Blumberg 等报道澳大利亚抗原，1967 年 Krugman 等发现澳大利亚抗原与肝炎有关，故称其为肝炎相关抗原（hepatitis associated antigen，HAA）。1970 年 Dane 等在电镜下发现 HBV 完整颗粒，称为 Dane 颗粒。1972 年世界卫生组织（WHO）将其命名为乙型肝炎表面抗原（hepatitis B surface antigen，HBsAg）。1979 年 Galibert 完成了 HBV 全基因组序列测定。HBV 是嗜肝 DNA 病毒科（hepadnavirus）正嗜肝 DNA 病毒属（orthohepadnavirus）的一员，该属其他成员包括土拨鼠肝炎病毒（Woodchuck hepatitis virus，WHV）及地松鼠肝炎病毒（ground squirrel hepatitis virus，GSHV）。鸭乙型肝炎病毒（duck hepatitis B virus，DHBV）则是同科中禽嗜肝 DNA 病毒属（avihepadnavirus）的一员。

在 HBV 复制过程中，病毒 DNA 进入宿主细胞核，在 DNA 聚合酶的作用下，两条链的缺口均被补齐，形成超螺旋的共价闭合环状 DNA（covalently closed circular DNA，cccDNA）。cccDNA 是乙肝病毒前基因组复制的原始模板，虽然基因含量较少，每个肝细胞内约 5～50 拷贝，但其存在对病毒复制以及感染状态的建立十分重要，cccDNA 从肝细胞核的清除，意味着 HBV 感染状态的中止[3]。

抗原抗体系统：

（1）HBsAg 与抗 -HBs：成人感染 HBV 后最早 1～2 周，最迟 11～12 周血中首先出现 HBsAg。急性自限性 HBV 感染时血中 HBsAg 大多持续 1～6 周，最长可达 20 周。无症状携带者和慢性患者 HBsAg 可持续存在多年，甚至终身。HBsAg 本身只有抗原性，无传染性。抗 -HBs 是一种保护性抗体，在急性感染后期，HBsAg 转阴后一段时间开始出现，在 6～12 个月内逐步上升至高峰，可持续多年，但滴度会逐步下降；约半数病例抗 -HBs 在 HBsAg 转阴后数月才可检出；少部分病例 HBsAg 转阴后始终不产生抗 -HBs。抗 -HBs 阳性表示对 HBV 有免疫力，见于乙型肝炎恢复期、既往感染及乙肝疫苗接种后。

（2）HBeAg 与抗 -HBe：HBeAg 是一种可溶性蛋白，一般仅见于 HBsAg 阳性血清。急性 HBV 感染时 HBeAg 的出现时间略晚于 HBsAg。HBeAg 的存在表示患者处于高感染低应答期。HBeAg 消失而抗 -HBe 产生称为 e 抗原血清转换（e antigen seroconversion）。每年约有 10% 的病例发生自发血清转换。抗 -HBe 阳转后，病毒复制多处于静止状态，传染性降低。部分患者仍有病毒复制，肝炎活动。

（3）HBcAg 与抗 -HBc：血液中 HBcAg 主要存在于 Dane 颗粒的核心，游离的 HBcAg 极少，故较少用于临床常规检测。肝组织中 HBcAg 主要存在于受感染的肝细胞核内。HBcAg 有很强的免疫原性，HBV 感染者几乎均可检出抗 -HBc，除非 HBV C 基因序列出现极少见的变异或感染者有免疫缺陷。抗 -HBc IgM 是 HBV 感染后较早出现的抗体，绝大多数出现在发病第一周，多数在 6 个月内消失，抗 -HBc IgM 阳性提示急性期或慢性肝炎急性发作。抗 -HBc IgG 出现较迟，但可保持多年甚至终身。

3. **丙型肝炎病毒**（hepatitis C virus，

HCV）　HCV 是 1989 年经分子克隆技术发现的，1991 年国际病毒命名委员会将其归为黄病毒科（Flaviviridae）丙型肝炎病毒属（hepacivirus）。

抗原抗体系统：

（1）HCVAg 与 抗 -HCV：血清中 HCVAg 含量很低，检出率不高。抗 -HCV 不是保护性抗体，是 HCV 感染的标志。抗 -HCV 又分为 IgM 型和 IgG 型。抗 -HCV IgM 在发病后即可检测到，一般持续 1 ~ 3 个月。如果抗 -HCV IgM 持续阳性，提示病毒持续复制，易转为慢性。

（2）HCV RNA：感染 HCV 后第 1 周即可从血液或肝组织中用 RT-PCR 法检出 HCV RNA。HCV RNA 阳性是病毒感染和复制的直接标志。HCV RNA 定量测定有助于了解病毒复制程度、抗病毒治疗的选择及疗效评估等。HCV RNA 基因分型在流行病学和抗病毒治疗方面有很大意义。

4. 丁型肝炎病毒（hepatitis D virus, HDV）　1977 年在 HBsAg 阳性肝组织标本中发现 δ 因子，1983 年命名为 HDV。HDV 呈球形，直径 35 ~ 37nm。HDV 是一种缺陷病毒，在血液中由 HBsAg 包被，其复制、表达抗原及引起肝损害须有 HBV 或其他嗜肝 DNA 病毒（如 WHV）的辅佐。但细胞核内的 HDV RNA 无需 HBV 的辅助能自行复制。HDV 基因组为单股环状闭合负链 RNA，长 1 679bp，其二级结构具有核糖酶（ribozyme）活性，能进行自身切割和连接。黑猩猩和美洲土拨鼠为易感动物。HDV 可与 HBV 同时感染人体，但大部分情况下是在 HBV 感染的基础上引起重叠感染。当 HBV 感染结束时，HDV 感染亦随之结束[4]。

抗原抗体系统：

（1）HDAg：是 HDV 唯一的抗原成分，因此 HDV 仅有一个血清型。HDAg 最早出现，然后分别是抗 -HD IgM 和抗 -HD IgG，一般三者不会同时存在。抗 -HD 不

是保护性抗体。

（2）HDV RNA：血清或肝组织中 HDV RNA 是诊断 HDV 感染最直接的依据。

5. 戊型肝炎病毒（hepatitis E virus, HEV）　1983 年采用免疫电镜在患者粪便中观察到 HEV，1989 年通过分子克隆技术获得 HEV cDNA[5]。

抗原抗体系统：采用免疫组织化学方法在约 40% 戊型肝炎病例肝组织标本中发现 HEVAg，它主要定位于肝细胞浆。血液中检测不到 HEVAg。抗 -HEV IgM 在发病初期产生，多数在 3 个月内阴转。因此，抗 -HEV IgM 阳性是近期 HEV 感染的标志。抗 -HEV IgG 持续时间在不同病例差异较大，多数于发病后 6 ~ 12 个月阴转，但亦有持续几年甚至十多年者。

HEV RNA：戊型肝炎患者发病早期，粪便和血液中存在 HEV，但持续时间不长。

（二）发病机制

1. 甲型肝炎　HAV 进入消化道后，穿过肠道上皮，最后侵入肝细胞，在胞浆内进行复制。肝脏是 HAV 造成损害的靶器官，HAV 感染肝细胞后在 RNAP 作用下进行基因组复制，产生的子代病毒经胆道进入肠腔，最后随粪便排出。潜伏期内可在血液中检出 HAV，但持续时间甚短。HAV 造成肝细胞损伤主要是经免疫介导，而非病毒的直接损害。发病早期，HAV 在肝细胞内大量增殖及 CD8+T 细胞毒性 T 细胞杀伤作用共同导致肝细胞损害，同时，内源性 INF-γ 诱导受感染肝细胞膜表达 I 类 MHC 抗原，促进杀伤性 T 细胞的细胞毒性作用。病程后期，可能主要是免疫病理损害，即内源性 INF-γ 诱导 I 类 MHC 抗原表达，促使杀伤性 T 细胞特异性靶向受 HAV 感染的肝细胞，导致肝细胞坏死，同时 HAV 清除。此外，HAV 感染时肝细胞损伤也可能与凋亡有关。部分急性 HAV 患者在发病后 5 个月内出现自身免疫性肝炎的

表现。

2. 乙型肝炎 HBV 感染可产生各种不同的临床征象，包括从无症状的隐性感染到症状明显的急慢性肝炎、重型肝炎、肝硬化和肝癌。我国一般人群 HBV 自然感染率高达 60%～80%，约 1/2～2/3 的为亚临床感染，仅少数表现出临床症状。成人和婴幼儿感染 HBV 的转归存在较大差别。成人感染 HBV 后，只有 10%～20% 的患者病情迁延，转为慢性（持续性）感染；新生儿期获得的感染则绝大多数（90% 以上）由于机体免疫功能不全，表现为对病毒的免疫耐受而形成持续性感染。

（1）**急性乙型肝炎：** 常有明显肝损害，大多呈自限性。细胞毒性 T 细胞（CTL）介导的非溶细胞性免疫机制对清除病毒有重要意义，主要通过 γ 干扰素及肿瘤坏死因子，降解胞内病毒，同时通过 Fas-FasL 结合，造成肝细胞凋亡。此外，急性肝炎血清中出现的 HBsAb 对清除循环中病毒也有重要作用。

（2）**肝外损伤：** 可能主要由免疫复合物引起。急性乙型肝炎早期偶尔出现的血清病样表现很可能是循环免疫复合物沉积在血管壁和关节腔滑膜并激活补体所致，此时血清补体滴度通常显著下降；慢性乙型肝炎时循环免疫复合物可沉积在血管壁，导致膜性肾小球肾炎伴发肾病综合征，在肾小球基底膜上可检出 HBsAg、免疫球蛋白和补体 C3；免疫复合物也可导致结节性多动脉炎，这些免疫复合物多是抗原过剩的免疫复合物。

（3）**肝衰竭：** 急性肝衰竭的发生机制研究较多，以两次损伤学说的可能性较大。首先是原发性损伤，HBV 大量感染肝细胞后，宿主细胞免疫亢进，CTL 和 Th 细胞攻击受感染的肝细胞，造成肝细胞凋亡，表现为大片肝细胞坏死；同时体液免疫亢进，早期产生大量 HBsAb，与 HBV 结合，短期内形成大量抗原抗体复合物，

沉积于肝血窦内，激活补体，形成局限型 Ⅲ 型超敏反应，即"Arthus"反应，引起微循环障碍，局部微血栓形成，使肝细胞缺血、缺氧，引起肝细胞变性及坏死。继发性损伤是由于 HBV 感染及继发细菌感染和肠源性内毒素吸收增多，血中内毒素水平明显升高，刺激巨噬细胞和单核细胞产生肿瘤坏死因子 -α（TNF-α）、白介素 -1（IL-1）等炎性细胞因子，使受损肝细胞发生"第二次"损伤，引起更加广泛的肝细胞坏死。TNF-α 还能损害血管内皮细胞，引起微循环障碍，肝细胞缺血、缺氧，加重肝细胞坏死。亚急性肝衰竭发病机制与急性肝衰竭相似，但进展较缓慢。慢性肝衰竭的发病机制较复杂，有待进一步研究。

3. 丙型肝炎 HCV 感染者的病情往往较轻，感染后第一周很少有肝脏的病理改变，血清 GPT 的升高多在感染后 4～6 周出现，甚至呈亚临床经过。可能是病毒血症并不明显，免疫损伤相对缓和。HCV 致肝细胞损伤有下列因素的参与：

①HCV 直接杀伤作用：可能是 HCV 急性感染致肝损伤的主要原因。HCV 进入体内后，首先引起病毒血症，第 2 周开始才可检出抗 -HCV，少部分病例感染 3 个月后才检测到抗 -HCV。HCV 在肝细胞内复制干扰细胞内大分子的合成，增加溶酶体膜的通透性引起细胞病变；另外，HCV 部分蛋白对肝细胞有毒性作用。②宿主免疫因素：肝组织内存在 HCV 特异性 CTL，可攻击 HCV 感染的肝细胞。另外，CD4+T 细胞被致敏后分泌的细胞因子，在协助清除 HCV 的同时，也导致了免疫损伤。③自身免疫：HCV 感染者特别是白种人常伴有自身免疫改变，如胆管病理损伤与自身免疫性肝炎相似；常合并自身免疫性疾病，血清中可检出多种自身抗体，均提示自身免疫机制的参与。④细胞凋亡：HCV 感染肝细胞内有较大量 Fas 表达，同时，HCV 可激活 CTL 表达 FasL，二者结合导致肝细

胞凋亡。HCV 感染所致疾病的进展除与男性、高龄及大量病毒感染等有关外，还与 HCV 的基因型、其他肝病的共存如 HBV 感染、酒精性肝病、α_1 胰蛋白酶抑制剂缺陷等因素有关。

4. 丁型肝炎　HDV 的复制效率很高，感染肝细胞后，在 HBV 的辅助下产生大量病毒颗粒，对肝细胞有直接的致病作用；同时由于 HDAg 的抗原性较强，可能是 $CD8^+T$ 细胞攻击的靶抗原，宿主免疫也在肝细胞损伤过程中起重要作用。HDV 与 HBV 重叠感染时，常见肝细胞损害加重，并向慢性化发展。

5. 戊型肝炎　HEV 主要经口感染，侵入肠道，循血液侵入肝脏，在肝细胞内增殖后排入胆汁，最后经粪便排出体外。与 HAV 相似，HEV 造成肝细胞损伤主要是经免疫介导，而非病毒的直接损害。电镜观察可见 HEV 抗原相对集中区，肝细胞受损较为明显，可见淋巴细胞与受损肝细胞发生紧密连接，甚至侵入 HEV 抗原阳性肝细胞，偶可发现成熟的病毒颗粒散在于肝细胞浆，而肝细胞并未发生变性，因而认为 HEV 对细胞无直接致病作用。

二、病理

（一）急性病毒性肝炎

急性病毒性肝炎的病理改变以肝损害为主。部分病例也可存在肝外脏器的损害。主要病理改变为全小叶性病变，表现为肝细胞肿胀、水样变性及气球样变（ballooning degeneration），夹杂以嗜酸性变、凋亡小体形成，凋亡小体又称嗜酸性小体（eosinophilic body），是指个别肝细胞体积缩小，胞核固缩甚至消失，由于核酸含量减少，胞浆嗜酸性染色增强，形成伊红色圆形小体。与此同时，肝小叶有散在的点、灶状坏死；肝窦库普弗细胞增生，窦内淋巴细胞、单核细胞增多；汇管区呈轻至中度炎症反应，肝内无明显纤

化，网状支架和胆小管结构正常。黄疸型病变较非黄疸型重，有明显的肝细胞内胆汁淤积，毛细胆管内形成胆栓；肝窦内有含黄褐色素的吞噬细胞聚集。甲型和戊型肝炎，在汇管区可见较多的浆细胞；急性乙型肝炎汇管区炎症不明显；丙型肝炎有滤泡样淋巴细胞聚集和较明显的脂肪变性。

（二）急性肝衰竭

部分急性病毒性肝炎患者会出现急性肝衰竭，表现为大量肝细胞一次性坏死，坏死面积往往大于肝实质的 2/3，伴有存活肝细胞的重度变性，坏死区周围有中性粒细胞浸润，无纤维组织增生，亦无明显的肝细胞再生。坏死大于 2/3 者，多不能存活；反之，如能度过急性阶段，肝细胞再生迅速，可望恢复。

1. 急性重型肝炎　发病初肝脏无明显缩小，约 1 周后肝细胞大块坏死或亚大块坏死或桥接坏死，坏死肝细胞占 2/3 以上，周围有中性粒细胞浸润，无纤维组织增生，亦无明显的肝细胞再生。肉眼观肝体积明显缩小，由于坏死区充满大量红细胞而呈红色，残余肝组织淤胆而呈黄绿色，故称之为红色或黄色肝萎缩。

2. 亚急性重型肝炎　肝细胞呈亚大块坏死，坏死面积小于 1/2。肝小叶周边可见肝细胞再生，形成再生结节，周围被增生胶原纤维包绕，伴小胆管增生，淤胆明显。肉眼肝脏表面见大小不等的小结节。

三、临床表现

（一）临床分类

各型急性病毒性肝炎的临床表现基本相同，分为急性黄疸性肝炎和急性无黄疸性肝炎。但它们病程和病情还有一些差异，并各有一些特殊的临床表现。

1. 急性黄疸性肝炎　HAV 和 HEV 感染多见，HBV、HCV 和 HDV 感染也有发生。病程分为 3 期，总病程 1～4 个月。

（1）黄疸前期：因尚未出现黄疸，诊

断比较困难。常见的前驱症状为食欲不振、发热、上腹不适、右上腹痛、恶心或呕吐等。主要症状有发热、疲乏、食欲下降、恶心、厌油、尿色加深，肝功能检查转氨酶水平升高。部分病例有咳嗽、流涕、咽痛等上呼吸道感染症状，少数有关节痛、腹泻、荨麻疹和浮肿等。黄疸前期历时 1~21 天，平均 5~7 天。

（2）黄疸期：可总结为"热退黄疸现，自觉症状减"。症状好转，发热消退；但尿色加深，巩膜和皮肤出现黄疸，肝脏肿大伴有压痛。尿胆红素阳性，转氨酶升高及血清胆红素升高。本期持续 2~6 周。

（3）恢复期：症状消失，黄疸消退，肝脏回缩，肝功能恢复正常。本期大多持续 1~2 月。

2. 急性无黄疸性肝炎 比急性黄疸性肝炎少见，一般症状与黄疸性肝炎相同，但病程中无黄疸出现。有时肝区疼痛和不适较为突出，其余症状比黄疸性肝炎为轻。

3. 重型肝炎（肝衰竭） 重型肝炎病因及诱因复杂，包括重叠感染（如乙型肝炎重叠其他肝炎病毒感染）、机体免疫状况、妊娠、HBV 前 C 区突变、过度疲劳、精神刺激、饮酒、应用肝损药物、合并细菌感染、有其他合并症（如甲状腺功能亢进、糖尿病）等。表现为一系列肝衰竭症候群：极度乏力，严重消化道症状，神经、精神症状（嗜睡、性格改变、烦躁不安、昏迷等），有明显出血现象，凝血酶原时间显著延长（常用国际标准化比值 INR>1.5）及凝血酶原活动度（PTA）<40%。黄疸进行性加深，胆红素上升大于正常值 10 倍。可出现中毒性鼓肠，肝臭，肝肾综合征等。可见扑翼样震颤及病理反射，肝浊音界进行性缩小。胆酶分离，血氨升高等。

（1）分类：根据病理组织学特征和病情发展速度，重型肝炎（肝衰竭）可分为四类：

急性重型肝炎（急性肝衰竭，acute liver failure，ALF）：又称暴发性肝炎（fulminant hepatitis），特征是起病急，发病 2 周内出现以 II 度以上肝性脑病为特征的肝衰竭症候群。发病多有诱因。本型病死率高，病程不超过 3 周。

亚急性重型肝炎（亚急性肝衰竭，subacute liver failure，SALF）：起病较急，发病 15 天~26 周内出现肝衰竭症候群。首先出现 II 度以上肝性脑病者，称脑病型；首先出现腹水及其相关症候（包括胸腔积液等）者，称为腹水型。晚期可有难治性并发症，如脑水肿，消化道大出血，严重感染，电解质紊乱及酸碱平衡失调。白细胞升高，血红蛋白下降，低血糖，低胆固醇，低胆碱酯酶。一旦出现肝肾综合征，预后极差。本型病程较长，常超过 3 周至数月。容易转化为慢性肝炎或肝硬化。

慢加急性/亚急性重型肝炎（慢加急性/亚急性肝衰竭，acute-on-chronic liver failure，ACLF）：是在慢性肝病基础上出现的急性或亚急性肝功能失代偿。

慢性重型肝炎（慢性肝衰竭，chronic liver failure，CLF）：是在肝硬化基础上，肝功能进行性减退导致的以腹水或门静脉高压、凝血功能障碍和肝性脑病等为主要表现的慢性肝功能失代偿。

（2）时相分期：各种类型重型肝炎（肝衰竭）依据发病整个过程时期不同大致区分早期、中期、晚期三个时相。

早期：①极度乏力，并有明显厌食、呕吐和腹胀等严重消化道症状；② GPT 和/或 GOT 大幅升高，黄疸进行性加深（血清总胆红素 $\geq 171\mu mol/L$ 或每天上升 $\geq 17.1\mu mol/L$）；③有出血倾向，凝血酶原活动度 30%<PTA $\leq$ 40%（或 1.5<INR $\leq$ 1.9）；④未出现肝性脑病或明显腹水。

中期：肝衰竭早期表现基础上，病情进一步发展，GPT 和/或 GOT 快速下降，总胆红素持续上升（胆-酶分离现象），并出现以下两条之一者：①出现Ⅱ度以下肝性脑病和/或明显腹水；②出血倾向明显（出血点或瘀斑），且20%<PTA≤30%（或1.9<INR≤2.6）。

晚期：在肝衰竭中期表现基础上，病情进一步加重，出现以下三条之一者：①有难治性并发症，如肝肾综合征、上消化道大出血、严重感染和难以纠正的电解质紊乱等；②出现Ⅲ度以上肝性脑病；③有严重出血倾向，PTA≤20%（或INR≥2.6）。

重型肝炎（肝衰竭）的临床时相划分实际上是连贯发展的，依诱因和个体体质不同，时间长短不一，与疾病发生机制密切相关，如及时有效的治疗，疾病可进入相对稳定的"平台期"或"缓解期"，症状逐渐好转，生命体征逐渐稳定，各项生化指标改善。

（二）临床特点

1. **甲型肝炎** 甲型肝炎的传染期，为潜伏期的后期及症状出现后的最初1周内，系粪-口途径传播，可通过食物、饮水和人与人密切接触而传播，食物和饮水传播往往引起暴发性流行[2]。

潜伏期为2~6周，平均为30天，临床表现比较典型，但起病时83%的患者有发热，体温大多在38~39℃，平均发热3天，有少数患者可并发关节酸痛、皮疹、荨麻疹、出血倾向和心律失常。急性期病程一般为2~4周，并发重型肝炎者很少。另外，患急性甲型肝炎的孕妇，不会传染给胎儿。

2. **急性乙型肝炎** 乙型肝炎的传染源为各型急性、慢性乙肝患者及HBsAg携带者。乙型肝炎主要是经血液或注射途径而传播，凡含有HBV的血液或体液（唾液、乳汁、羊水、精液、分泌物等），直接进入或通过破损的皮肤、黏膜进入体内而感染。急性乙型肝炎潜伏期为1~6个月（平均60天左右），起病常比较隐匿，前驱症状大多不明显，多数患者无发热，很少有

高热。在前驱期部分患者有皮疹、荨麻疹、血管炎、肾小球肾炎等。急性期症状与一般急性肝炎相同，无黄疸型比黄疸型多见。病程一般较长，需3个月以上或更长时间才能恢复。

3. **急性丙型肝炎** 丙型肝炎主要通过血制品输注、注射、性生活、母-婴和密切接触而传播。丙型肝炎的潜伏期为2~26周，平均为7.4周。急性丙型肝炎的临床表现一般较轻，亚临床型较为多见。与乙型肝炎比较，本病血清GPT活性和胆红素含量水平较低，黄疸持续时间较短，病情相对较轻。但发展为慢性肝炎的比例较高，有学者认为可达40%~50%，其余为自限性，可自行康复。

4. **急性丁型肝炎** HDV的传播方式与HBV基本相同，是经血或注射途径传播。与HBV相比，HDV的母-婴垂直传播少见，而性传播相对较为重要。HDV与HBV的共感染往往为急性（自限性）肝炎，少数可并发重型肝炎或转为慢性肝炎。共感染的潜伏期4~20周，与典型的急性乙型肝炎一样，部分患者可出现双相的经过，患者于临床表现和血清GPT活性恢复后，于2~4周后再度异常。在第一个高峰时，血清内HDAg阳性，第二个高峰时出现明显的免疫反应，抗HDV阳性，这种情况可能由于多次接种HDV和HBV所致。

5. **急性戊型肝炎** 戊型肝炎通过粪-口途径传播，往往呈水源性暴发流行，也可通过密切接触、食物污染等方式传播。潜伏期为2~8周，平均为6周。感染后可表现为临床型和亚临床型。成人临床型感染较多见，儿童多为亚临床型感染。而妊娠后期患本病易并发重症肝炎及DIC。病程一般为4~8周，合并肝内淤胆患者，黄疸可持续较长。

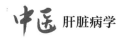
四、诊断及鉴别诊断

(一)诊断

1. 流行病学资料 甲型肝炎：病前是否在甲肝流行区，有无进食未煮熟海产如毛蚶、蛤蜊及饮用污染水。乙型肝炎：输血、不洁注射史，家庭成员有无 HBV 感染者，特别是婴儿母亲是否 HBsAg 阳性等有助于乙型肝炎的诊断。丙型肝炎：有输血、静脉吸毒、血液透析、多个性伴侣、不洁注射及文身等病史。丁型肝炎：同乙型肝炎，我国以西南部感染率较高。戊型肝炎：基本同甲型肝炎，暴发以水传播为多见。多见于成年人。

2. 临床表现

（1）急性无黄疸性肝炎

病史：与确诊病毒性肝炎患者（尤其是急性期）密切接触史，即同吃、同住、同生活或经常接触肝炎病毒污染物（如血液、粪便）或有性接触而未采取防护措施者。在半年内曾接受输血及消毒不严格的药物注射、免疫接种、针刺治疗等。

症状：患者近期内出现的持续几天以上的、无其他原因可解释的症状，如乏力、食欲减退、恶心等。

体征：大部分患者有肝大并有压痛，肝区叩击痛；部分患者可伴有轻度脾大。

实验室检查：

1）**肝功能**：血清 GPT、GOT 活性升高。

2）**病原学检查**：

甲型肝炎：有急性肝炎临床表现，并具备下列任何一项均可确诊为甲型肝炎：抗 -HAV IgM 阳性；抗 -HAV IgG 急性期阴性，恢复期阳性；粪便中检出 HAV 颗粒或抗原或 HAV RNA。

乙型肝炎：①血清 HBsAg 阳性；②血清 HBV DNA 阳性；③ HBV DNA 聚合酶阳性；④血清抗 -HBc IgM 阳性；⑤肝内 HBcAg 和 / 或 HBsAg 阳性或 HBV DNA

阳性。

丙型肝炎：抗 -HCV IgM 或 / 和 IgG 阳性，HCV RNA 阳性，可诊断为丙型肝炎。无任何症状和体征，肝功能和肝组织学正常者为无症状 HCV 携带者。

丁型肝炎：有现症 HBV 感染，同时血清 HDAg 或抗 -HD IgM 或高滴度抗 -HD IgG 或 HDV RNA 阳性，或肝内 HDAg 或 HDV RNA 阳性，可诊断为丁型肝炎。低滴度抗 -HD IgG 有可能为过去感染。不具备临床表现，仅血清 HBsAg 和 HDV 血清标记物阳性时，可诊断为无症状 HDV 携带者。

戊型肝炎：急性肝炎患者抗 -HEV IgM 高滴度，或由阴性转为阳性，或由低滴度到高滴度，或由高滴度到低滴度甚至阴转，或血 HEV RNA 阳性，或粪便 HEV RNA 阳性或检出 HEV 颗粒，均可诊断为戊型肝炎。抗 -HEV IgM 阳性可作为诊断参考，但须排除假阳性。

凡肝功能异常（血清 GPT、GOT 活性升高），且病史、症状、体征三项中有两项阳性或肝功能及体征（或症状）均明显阳性，并排除其他疾病者可诊断为急性无黄疸性肝炎。

凡单项血清 GPT 增高或仅有症状、体征，或仅有流行病学史，均为疑似病例，对疑似病例应进行动态观察或结合其他检查（包括活检肝组织检查），作出诊断，疑似病例如病原学诊断阳性，且除外其他疾病才可确诊。

（2）急性黄疸性肝炎：凡符合急性无黄疸性肝炎诊断条件，且血清胆红素 > 17.1μmol/L，或尿胆红素阳性，并排除其他原因引起的黄疸，可诊断为急性黄疸性肝炎。急性病毒性肝炎确诊的命名形式为临床分型与病原学分型相结合。如病毒性肝炎（甲型；甲型乙型同时感染）、急性黄疸性（或急性无黄疸性）肝炎。

（3）急性重型肝炎（肝衰竭）：急性

重型肝炎主要有肝衰竭症候群表现。急性黄疸性肝炎病情迅速恶化，2周内出现Ⅱ度以上肝性脑病或其他重型肝炎表现者，为急性肝衰竭；15天至26周出现上述表现者为亚急性肝衰竭；在慢性肝病基础上出现的急性肝功能失代偿为慢加急性（亚急性）肝衰竭。

（二）鉴别诊断

1. 其他原因引起的黄疸

（1）溶血性黄疸：常有药物或感染等诱因，表现为贫血、腰痛、发热、血红蛋白尿、网织红细胞升高，黄疸大多较轻，主要为间接胆红素升高。

（2）肝外梗阻性黄疸：常见病因有胆囊炎、胆石症，胰头癌，壶腹周围癌，肝癌，胆管癌，阿米巴脓肿等。有原发病症状、体征，肝功能损害轻，以直接胆红素为主。肝内外胆管扩张。

2. 其他原因引起的肝炎

（1）慢性肝炎急性发作：症状不明显的慢性肝炎如有急性发作，往往类似急性肝炎，特别是乙型肝炎、丙型肝炎较常见。下列各点可资鉴别：

1）以往有肝炎发作史或黄疸史；

2）血清GPT活性及胆红素含量升高程度较轻，持续较久；

3）血清球蛋白增加而白蛋白减少；

4）病程已逾半年；

5）肝活体组织检查呈慢性肝炎病理改变；

6）各种病毒急性感染指标阴性；

7）抗-HBc IgG阳性。

（2）传染性单核细胞增多症：本病主要根据以下几点区别：

1）常有发热、咽峡炎及颈后淋巴结肿大，发热较高，持续较久；

2）肝大及肝功能改变明显或轻微，厌食不明显，但脾肿大及触痛较明显；

3）外周血象：白细胞计数正常或增多，淋巴细胞增多，主要是异常淋巴细胞增多，可超过白细胞计数10%或以上；

4）嗜异性凝集试验阳性，效价>1∶64或血清抗EBV效价递升；

5）肝活检可见弥漫性单核细胞浸润及局灶性肝坏死。

（3）其他病毒所致肝炎：巨细胞病毒、风疹、麻疹、腺病毒及柯萨奇病毒等病毒感染可引起血清GPT活性升高，但较少见，且罕有黄疸。可根据原发病的临床特点和病原学、血清学检查结果进行鉴别。

（4）钩端螺旋体病：主要根据以下几点鉴别：

1）在流行区夏秋季节的1~3周内有疫水接触史；

2）起病急骤，有畏寒、发热、头痛、身痛、腿痛、乏力、结膜充血、腓肠肌明显压痛、腋下及腹股沟淋巴结肿大；

3）血象常见白细胞计数增高、中性粒细胞增多、血沉增快，可有出血及肾损害；

4）肝内病毒的病原学或血清学检查阴性。

（5）药物性肝炎：药物性肝炎是仅次于病毒性肝炎的常见肝炎，主要根据有使用肝损害药物的历史，停药后肝功能可逐渐恢复。肝炎病毒标志物阴性。

（6）脂肪肝及妊娠急性脂肪肝：脂肪肝大多继发于肝炎后或身体肥胖者。血中三酰甘油多增高，B超有较特异的表现。妊娠急性脂肪肝多以急性腹痛起病或并发急性胰腺炎，黄疸深，肝缩小，严重低血糖及低蛋白血症，尿胆红素阴性。

（7）感染中毒性肝炎：如肾综合征出血热、恙虫病、伤寒、钩端螺旋体病、阿米巴肝病、急性血吸虫病、华支睾吸虫病等。主要根据原发病的临床特点和实验室检查加以鉴别。

（8）酒精性肝病：有长期大量饮酒史，一般超过5年，折合乙醇量男性≥40g/d，女性≥20g/d，或2周内有大量饮酒史，折合乙醇量≥80g/d，肝炎病毒标志物阴性。

（9）**自身免疫性肝炎**：主要有原发性胆汁性胆管炎（PBC）和自身免疫性肝病（AIH）。PBC 主要累及肝内胆管，自身免疫性肝病主要破坏肝细胞。诊断主要依靠自身抗体的检测和病理组织检查。

（10）**肝豆状核变性**（Wilson disease）：是一种以原发性铜代谢障碍为特征的常染色体隐性遗传病，主要表现为慢性肝损伤（肝慢性炎症、脂肪变或肝硬化）和 / 或神经、精神症状。其主要特点为血清铜及铜蓝蛋白降低，24 小时尿铜增加，眼角膜边缘可发现凯 - 弗环（Kayser-Fleischer ring）。

第三节　治疗

一、中医治疗

本病以黄疸型多见，清代沈金鳌《沈氏尊生书》述"有天行疫疠，以致发黄者，俗谓之瘟黄"，《内经》亦云"湿热相搏，民病黄疸"。急性黄疸性肝炎的主要病因是湿热疫毒，故以祛湿清热为基本治则。但临床诊疗仍需视患者脏腑症结所在，"观其脉症，知犯何逆，随证治之"，或清热，或散寒，或理气，或解毒，使邪去正复。

"诸病黄家但利其小便"，故祛湿多选用利湿之法，使"黄从小便出"。在辨证运用化湿利小便之法的同时，应注重疏肝和胃，将调畅气机贯穿治疗始终，只有升降有常，一身气机条达，方可助祛湿逐邪。然和胃不宜一味补脾、过用甘温，以免助热，疏肝亦不可过用辛燥理气，以防燥热伤津。善后调理同样不可忽视，需继用健脾疏肝，以防余热未清、湿浊未净或肝脾气血亏虚，迁延不愈。

（一）辨证论治
1. 湿热内蕴证

【**症状**】纳呆食少，恶心呕吐，厌食油腻荤腥，甚则闻之即反胃，右胁疼痛，口干口苦，喜冷饮或渴不欲饮，神疲乏力，肢身困重，脘痞腹胀，便溏或黏滞不爽，气味腥臭，尿黄赤，或身目发黄，鲜亮如橘皮，或发热，舌质红，苔黄腻，脉弦滑数。若有纳呆恶呕、胁痛等症，兼见口干口苦，便质稍干，属热重于湿证；若纳呆、恶呕、脘腹胀满、肢体困重、便溏者，则属湿重于热证；若兼备以上诸症，则属湿热并重证。

【**治则**】利湿退黄，清热解毒。

【**方药**】茵陈蒿汤（《伤寒论》）合甘露消毒丹（《温热经纬》）加减。茵陈、栀子、大黄、滑石、黄芩、石菖蒲、藿香、白蔻仁、连翘、川贝母、射干、薄荷。热重于湿者，可用茵陈蒿汤加减；湿重于热者，可用茵陈五苓散（《金匮要略》）加减；湿热并重者，可用茵陈栀子银花汤。腹胀胁痛较甚，可加柴胡、郁金、青皮等疏肝理气之品；热毒炽盛，可增黄连、黄芩、金银花清热解毒；口苦渴饮者，或为热盛化火伤津，可用生地黄、芦根、玄参清热生津止渴；小便不利加赤小豆、车前子等利尿渗湿之品；恶心呕吐较甚加半夏、竹茹、生姜降逆止呕。

2. 寒湿中阻证

【**症状**】纳呆食少，恶心反胃，呕吐清水，腹胀喜温，口淡不渴，疲倦乏力，头身困重，大便稀溏，完谷不化，或身目发黄，晦暗如烟熏，舌质淡胖，苔白滑腻，脉濡缓。

【**治法**】健脾和胃，温化寒湿。

【**方药**】茵陈术附汤（《医学心悟》）加减。茵陈蒿、附子、白术、干姜、甘草、茯苓、泽泻、薏苡仁、车前子。脘腹胀满，加厚朴、大腹皮行气利水消胀；食欲不振，则加焦六曲、鸡内金健胃消食；湿浊上犯，反胃呕恶，可加半夏、竹茹。

3. 其他
部分患者可无黄疸，仅见乏力、恶心、食欲减退等表现，若兼见脘痞、口黏、便溏等症，可辨作湿困脾胃证；若兼见胁痛明显、情绪不畅、善太息、口苦等症，可辨作肝气郁滞证。

湿浊中阻，困遏脾胃者，可用藿香正气散或茵陈五苓散（《金匮要略》）加减清热利湿、健脾和胃。湿浊较盛、泛泛欲吐者，可加菖蒲、藿香、白豆蔻芳香醒脾燥湿。肝气郁滞者，多见胁肋胀痛、情志不畅，可予柴胡疏肝散（《景岳全书》）加减。胁痛甚，可酌加青皮、延胡索理气活血止痛；木郁化火，则用丹栀逍遥散疏肝健脾，清火理气止痛。若木旺乘土，脾失健运，而见肠鸣腹痛泄泻，需对以抑木扶土之法，在原方基础上加用茯苓、白术、白芍、薏苡仁等。

（二）中成药治疗

中成药治疗急性病毒性肝炎，应根据其类型及证候不同合理选择药物，辨证施治、对症用药。

1. **苦黄注射液（颗粒）**　苦黄注射液源于《伤寒论》的"茵陈蒿汤"，由苦参、大黄、茵陈、柴胡、大青叶等组成，具有清热利湿、疏肝退黄作用，主治湿热型黄疸、黄疸病毒性肝炎。将中药汤剂改为静脉注射液，不仅减少用药量，而且注射剂经去除杂质后有效成分浓度更高；通过静脉给药避免了首过效应，提高了药物生物利用度，同时对脾胃运化功能不佳的肝病患者减少了苦寒性中药对消化道的刺激。

现代药理学及临床学研究表明，苦黄注射液具有诱生小鼠体内血清干扰素，增加小鼠巨噬细胞功能，使 DHBV DNA 滴度下降，恢复环磷酰胺抑制的 DTH 反应，产生多向性免疫调节作用；能降低 GPT、GOT、γ-GT、ALP 等酶的水平达到保肝作用；能促进胆汁分泌和增强胆红素从胆汁中排泄的作用。此外，含有丰富的人体需要的氨基酸、多糖类物质以及锌、镁、铜、磷等微量元素，对肝炎患者的恢复起一定作用。苦参、大黄、大青叶等单味药

的化学成分，如多种生物碱、黄酮类、蒽醌衍生物等，具有抗病毒、抗炎、保肝、利胆、调节免疫等作用。

2. **八宝丹**　八宝丹由牛黄、蛇胆、羚羊角、珍珠、三七、麝香等组成，具有清利湿热、活血解毒、退黄止痛等功效。对治疗乙型病毒性黄疸性肝炎，证属湿热黄疸（阳黄）证者，疗效显著。牛黄清心豁痰开窍，凉肝息风定惊，辅清热解毒、清肝明目利胆的蛇胆，上清下泻。羚羊角平肝阳息风邪，佐珍珠镇心安神，清肝明目。三七散瘀消肿，止血止痛，配合麝香开窍醒神，活血通经。诸药合力，清热利湿功效显著，使湿去黄退，肝功能逐渐得到恢复。[6] 吕慧萍等研究显示八宝丹胶囊和肝喜乐颗粒联合西医常规治疗急性黄疸性肝炎临床疗效良好，可改善患者症状和肝功能，安全可靠。[11]

3. **护肝片**　护肝片由板蓝根、柴胡、五味子、茵陈、猪胆粉等组成，具有解毒抗炎、降低转氨酶水平、助消化等作用，在急慢性乙型病毒性肝炎的治疗中疗效显著。现代药理研究显示，五味子富含维生素，可以增加体内的血氧含量，加快废物和病毒的排泄速度，减轻肝脏的负担。柴胡抑制肝炎病毒，抗肝纤维化，保护正常肝细胞，加速肝细胞的修复速度。板蓝根可以清除机体内的毒素，避免肝细胞纤维化，对病毒有强效抑制作用，可以清除肝细胞内的氧自由基，降低其对肝细胞的损伤。[7]

4. **茵栀黄口服液**　茵栀黄口服液由茵陈、金银花、黄芩、栀子等提取，具有清热解毒、利胆保肝、利湿退黄等功效，对各种急慢性乙型肝炎的疗效确切。现代药理研究显示，茵栀黄口服液能抑制葡萄糖醛酸转移酶活性和氧化应激反应，调节人体免疫功能、清除自由基，增强肝脏解毒功能，促进胆红素的排泄，利于肝细胞的修复和再生，同时还具有较强的抗病毒和免疫调节作用，可显著抑制体内 TNF-α 以

及 IL-6 等炎性介质的表达。[8]

5. 熊胆舒肝利胆胶囊 熊胆舒肝利胆胶囊由熊胆粉、龙胆、茵陈、姜黄、大黄、木香、诃子等组成，具有清热利湿、解毒疏肝、运气止痛等功效，可用于治疗肝胆湿热所致的急性病毒性肝炎。李萍研究显示熊胆舒肝利胆胶囊在改善症状，提高肝细胞的解毒功能，降低 GPT、GOT、GGT 方面具有良好疗效。[9]

6. 裸花紫珠颗粒 裸花紫珠颗粒具有消炎解毒、收敛止血功效，可明显改善患者乏力、纳差、腹胀、肝区痛等临床症状，降低血清转氨酶和胆红素水平。李欣等研究显示裸花紫珠颗粒联合阿德福韦酯可明显提高急性乙型肝炎患者病毒学应答，改善临床症状和肝功能，提高临床疗效，降低炎症反应。[10]

7. 其他 临床还可选用黄疸茵陈颗粒、乙肝清热解毒胶囊、垂盆草颗粒、护肝宁胶囊、肝舒乐颗粒、肝苏丸、复方益肝灵、逍遥丸等中成药。[12]

（三）中药保留灌肠

直肠给药方式，可使药物的生物成分不易被破坏，且有助于肠道黏膜对药物成分的吸收，增加细菌毒素排泄，从而解毒退黄。徐艳等分析归纳出中药灌肠治疗急性肝衰竭的高频药物：大黄、赤芍、厚朴、枳实、茵陈、蒲公英、丹参等。[13]《医学入门》提出"肝与大肠相通，肝病宜疏通大肠"。临床多采用承气汤类化裁泻下攻积，行气消痞，符合中医急则治其标之治则。党中勤等在辨证内服汤药的基础上，加用中药乌黄灌肠液（由大黄、乌梅、金钱草、虎杖、黄连、大腹皮等组成）保留灌肠，提高临床疗效。[14]方中乌梅对肠道内菌群产生明显抑制作用，使肠道活动增加，保护肠道黏膜。

（四）针灸治疗

选取足三里、阳陵泉、三阴交，或选取阳陵泉透阴陵泉、足三里、太冲透涌泉，辨证施治加减取穴治疗急性病毒性肝炎，如腹胀纳差配中脘、恶心呕吐配内关、胁痛甚配章门。

（1）阳黄： 胆俞、阴陵泉、内庭、太冲、阳纲、阳陵泉（泻）、建里（补）。

（2）阴黄： 至阳、脾俞、胆俞、中脘、三阴交、肾俞、足三里（补）、肝俞（泻）。

胁肋疼痛，选取阳陵泉、支沟；腹胀脘痛，选取行间（泻）、解溪（补）、中枢、中脘、足三里、气海；恶心呕吐，选取天突、内关、足三里、中脘，均用泻法；皮肤瘙痒，选取曲池、合谷；黄疸甚，选取合谷透后溪，中封，太冲，翳明；神疲畏寒，选取命门、气海（灸）；大便溏泻，选取天枢、关元（灸）。

（五）推拿疗法

肝郁气滞型： 点按侧胸腹→按上腹部→顺气→摩按季肋→脊背拿提→揉足三里。

脾虚气弱型： 上腹摩按→分摩季肋→推侧腹→背部挤推→背部拳揉→揉足三里。

二、西医治疗

（一）急性病毒性肝炎

急性肝炎一般为自限性，多可完全康复。以一般治疗及对症支持治疗为主，急性期应进行隔离，症状明显及有黄疸者应卧床休息，恢复期可逐渐增加活动量，但要避免过劳。饮食宜清淡易消化，适当补充维生素，热量不足者应静脉补充葡萄糖。避免饮酒和应用损害肝脏药物，辅以药物对症及恢复肝功能，药物不宜太多，以免加重肝脏负担。一般不采用抗病毒治疗，急性丙型肝炎则例外，只要检查 HCV RNA 阳性，尽快开始抗病毒治疗可治愈。

（1）恶心、呕吐者，甲氧氯普胺口服，或肌内注射 10mg/次，必要时可重复 2～3 次。

（2）腹胀、食欲不振者，可口服多酶片、胰酶、酵母片等。

（3）恶心、呕吐明显，胃纳不佳，可静脉滴注 10% 葡萄糖液。

（4）黄疸持久不退者，可采用门冬氨酸钾镁 10～20ml 加于 10% 葡萄糖溶液 250ml，静脉滴注；也可使用甘草酸二铵注射液 20～30ml 加 10% 葡萄糖溶液 250ml，静脉滴注，每日 1 次，或维生素 K 10～20mg 静脉滴注，每日 1 次。

（5）**其他：**可口服维生素 B、维生素 C。

（二）急性肝衰竭

重症肝炎（肝衰竭）因病情发展快、病死率高（50%～70%），应积极抢救。重症肝炎（肝衰竭）治疗原则：依据病情发展的不同时相，予以支持、对症、抗病毒等内科综合治疗为基础，早期免疫控制，中、后期预防并发症及免疫调节为主，辅以人工肝支持系统疗法，争取适当时期进行肝移植治疗。

1. 支持和对症治疗　患者应卧床休息，实施重症监护，密切观察病情，防止医院感染。饮食方面要避免油腻，宜清淡易消化。由于急性肝衰竭患者食欲极差，肝脏合成能力低下，热量摄入不足，应给予以碳水化合物为主的营养支持治疗，以减少脂肪和蛋白质的分解。补液量 1 500～2 000ml/d，注意出入量的平衡，尿量多时可适当多补。注意维持电解质及酸碱平衡。供给足量的白蛋白，尽可能减少饮食中的蛋白质，以控制肠内氨的来源，维持正氮平衡、血容量和胶体渗透压，减少脑水肿和腹水的发生。补充足量维生素 B、维生素 C 及维生素 K。输注新鲜血浆、白蛋白或免疫球蛋白以加强支持治疗。禁用对肝、肾有损害的药物。

2. 抗病毒治疗　乙型重型肝炎（肝衰竭）患者如有 HBV 复制，应尽早抗病毒治疗；抗病毒治疗药物选择以核苷类药物为主，一般不主张使用干扰素类；抗病毒治疗对降低病死率及长期预后有重要意义。

3. 免疫调节　重症肝炎（肝衰竭）发生、发展过程，机体免疫因子变化明显。早期多以免疫亢进为主，后期以免疫抑制为主。故早期适当使用激素，后期使用免疫增强药是有益的。激素使用要慎重，必须严格掌握适应证，对发病时间较早，GPT 水平较高，无肝硬化及其他激素禁忌证患者，可短程使用。

4. 促进肝细胞再生

（1）**肝细胞生长因子**（hepatocyte growth factor，HGF）：临床上应用的 HGF 主要来自动物（猪、牛等）的乳肝或胎肝，为小分子多肽类物质。静脉滴注 120～200mg/d，疗程一个月或更长，可能有一定疗效。

（2）**前列腺素 E₁**（prostaglandin E₁，PGE₁）：可保护肝细胞，减少肝细胞坏死、改善肝脏的血液循环，促进肝细胞再生。目前采用其脂质微球载体（Lipo PGE₁）制剂，临床应用后部分患者肝功能有明显改善，阻止重型肝炎病情的发展。静脉滴注 10～20μg/d。

（3）**肝细胞及肝干细胞或干细胞移植：**重症肝炎（肝衰竭）能否存活，主要取决于肝细胞再生，外源性补充肝细胞或干细胞可以帮助机体补充或促进新生肝细胞产生。但有效性和安全性有待进一步证实。

5. 人工肝支持系统　非生物型人工肝支持系统，包括血浆置换（plasma exchange，PE）、选择性血浆置换（fractional plasma exchangeexchange，EPE）、血浆（血液）灌流（plasma-or-hemoperfusion，PP/HP）、特异性胆红素吸附、血液滤过（hemofiltration，HF）、血液透析（hemodialysis，HD）及综合以上发展的李氏非生物型人工肝（Li's non-bioartificial liver，Li-NBAL），主要作用是清除患者血

中毒性物质及补充生物活性物质，治疗后可使血胆红素明显下降，凝血酶原活动度升高。非生物型人工肝支持系统对早期重型肝炎有较好疗效，对于晚期重型肝炎亦有助于争取时间让肝细胞再生或为肝移植做准备。生物型人工肝研究进展缓慢。

适应证：①各种原因引起的肝衰竭早、中期，PTA 在 20% ~ 40% 之间和血小板 $>50 \times 10^9/L$ 为宜；晚期肝衰竭患者也可进行治疗，但并发症多见，应慎重；未达到肝衰竭诊断标准，但有肝衰竭倾向者，也可考虑早期干预。②晚期肝衰竭肝移植术前等待供体、肝移植术后排异反应、移植肝无功能。

相对禁忌证：①严重活动性出血或弥漫性血管内凝血者；②对治疗过程中所用血制品或药品如血浆、肝素和鱼精蛋白等高度过敏者；③循环功能衰竭者；④心脑梗死非稳定期者；⑤妊娠晚期。

并发症：人工肝治疗的并发症有过敏反应、低血压、继发感染、出血、失衡综合征、溶血、空气栓塞、水电解质及酸碱平衡紊乱等。随着人工肝技术的发展，并发症发生率逐渐下降，一旦出现，可根据具体情况给予相应处理。

6. 并发症的防治

（1）**肝性脑病**：低蛋白饮食；保持粪便通畅，可口服乳果糖、诺氟沙星等抑制肠道细菌措施减少氨的产生和吸收；也可采用乳果糖或弱酸溶液保留灌肠，及时清除肠内含氨物质，使肠内 pH 值保持在 5 ~ 6 的偏酸环境，减少氨的形成和吸收，达到降低血氨的目的；在合理应用抗生素的基础上，及时应用微生态制剂，调节肠道微环境，肠道微生态制剂主要由有益的肠道正常菌种和可发酵的膳食纤维组成，可改善肠道菌群失调，减轻内毒素血症；静脉用乙酰谷酰胺、谷氨酸钠、精氨酸、门冬氨酸钾镁有一定的降血氨作用；纠正假性神经递质可用左旋多巴，左旋多巴在大脑转变为多巴胺后可取代奥克巴胺等假性神经递质，静脉滴注 0.2 ~ 0.6g/d；维持支链/芳香氨基酸平衡可用氨基酸制剂；出现脑水肿表现者可用 20% 甘露醇和呋塞米滴注，并注意水电解质平衡。治疗肝性脑病的同时，应积极消除其诱因。

（2）**上消化道出血**：预防出血可使用组胺 H_2 受体拮抗剂，如雷尼替丁、法莫替丁、西咪替丁等，有消化道溃疡者可用奥美拉唑、艾司奥美拉唑、泮托拉唑和雷贝拉唑等质子泵抑制剂；补充维生素 K 纠正凝血酶原延长；有出血倾向者可输注凝血酶原复合物、新鲜血液或血浆、浓缩血小板、纤维蛋白原等；降低门静脉压力，如特利加压素等。出血时可口服凝血酶、去甲肾上腺素冰盐水或云南白药局部止血，如食管胃底静脉曲张破裂出血可静脉应用垂体后叶素、生长抑素和奥曲肽收缩胃肠道血管，蛇毒凝血酶止血等，如效果不好可考虑三腔二囊管压迫止血。肾上腺色腙片必要时在内镜下直接止血（血管套扎，电凝止血，注射硬化剂或组织黏合剂等）。肝硬化门静脉高压引起出血还可用介入治疗的方法，如经颈静脉肝内门-体分流术（TIPS）和胃底静脉栓塞术及外科手术治疗。出血抢救时应消除患者紧张情绪，卧床休息，保持呼吸道通畅，避免呕血时误吸引起窒息，必要时吸氧，严密监测患者的生命体征，如心率、血压、呼吸、尿量和神志变化。

（3）**继发感染**：重型肝炎患者极易合并感染，必须加强护理，严格消毒隔离。感染多发生于胆道，腹腔，呼吸道，泌尿道等。一旦出现，根据细菌培养结果及临床经验选择抗生素。胆系及腹膜感染以革兰氏阴性杆菌多见，可选用头孢菌素类或喹诺酮类；腹膜感染者尚可试用腹腔内注射抗生素；肺部感染怀疑革兰氏阳性球菌可选用去甲万古霉素；厌氧菌可用甲硝唑；严重感染可选用强效广谱抗生素如头孢他啶、头孢曲松、头孢吡肟、亚胺培南或美罗培南等，或联合用药，同时要警惕二重感染的发生；有真菌感染时，可选用氟康唑、卡泊芬净等。

（4）肝肾综合征：是继发于严重肝功能障碍基础上的功能性肾衰竭，治疗上避免使用肾损药物，避免引起血容量降低的各种因素，密切监测血压、尿量，保持液体平衡。目前对肝肾综合征尚无有效治疗方法，可应用前列腺素 E 或多巴胺静滴并配合使用利尿剂，使 24 小时尿量不低于 1 000ml。使用特利加压素联合人血白蛋白治疗效果显著，优于单用特利加压素。应用血管收缩药物治疗无效可选用肾替代治疗或人工肝支持系统。大量腹水者早期隔天腹腔穿刺放液，腹腔内注射利尿剂和血管活性药物，并积极补充人血白蛋白，有一定效果。对伴有顽固性腹水及低钠血症的患者，可选用托伐普坦排水保钠。对难治性腹水进行大量腹腔穿刺放液往往也不能获得满意疗效，且有诱发肝性脑病发生的危险，应尽早争取肝脏移植。

7. 肝移植　目前该技术基本成熟。近年采用核苷类似物、高效价抗乙肝免疫球蛋白进行移植前后抗病毒治疗明显提高了 HBV 感染所致的重型肝炎患者肝移植的成功率。肝移植是晚期肝炎患者的主要治疗手段，术后 5 年生存率可达 70% 以上。

适应证如下：①各种原因所致的中晚期肝衰竭，经积极内科和人工肝治疗疗效欠佳；②各种类型的终末期肝硬化。

禁忌证：①绝对禁忌证：难以控制的全身性感染；肝外有难以根治的恶性肿瘤；难以戒除的酗酒或吸毒；合并严重的心、脑、肺等重要脏器器质性病变；难以控制的精神疾病。②相对禁忌证：年龄大于 65 岁；肝脏恶性肿瘤伴门静脉主干癌栓或转移；合并糖尿病、心肌病等预后不佳的疾病；胆道感染所致的败血症等严重感染；获得性人类免疫缺陷病毒感染；明显

门静脉血栓形成等解剖结构异常。

三、专家经验

根据急性肝炎的病因病机特点，一般属于阳黄者较多，阴黄者较少，因此医家多以清热利湿为治疗大法。因湿热之邪，各属阴阳之别，如何处理这对矛盾？重用苦寒之清热药物如栀子、黄连、黄芩、黄柏、大黄等易伤脾胃，阻塞气机，而化湿药物如苍术、厚朴、藿香、半夏、陈皮、砂仁等性温，有助热伤阴之嫌。因此，利小便使湿与热分离，邪有出路，清热与利湿的矛盾得到了统一，茵陈、金钱草、车前子、车前草、茯苓、猪苓、泽泻、白茅根、滑石、通草、竹叶、薏苡仁等淡渗利湿药成为治疗急性肝炎的常用药物。湿热或有兼夹痰、瘀、滞、虚等不同证候，临证当紧抓主证，辨证施治，灵活变通。下面摘录几位有代表性的中医专家治疗急性肝炎的临证经验。

（一）关幼波诊治经验

著名中医学家关幼波教授认为急性病毒性肝炎无论有无黄疸，湿热均是其最主要的致病因素，只是湿热程度有轻重之分，即"有黄湿热较重，无黄湿热较轻"。两型均属肝病犯脾，以中州失运为主证。治疗原则上重视治理中州、清利肝胆湿热这一基本治则。诊治急性病毒性肝炎时首辨湿热轻重，根据湿、热孰轻孰重辨证用方用药。二辨在气在血，关教授提出，有黄是湿热入于血分，可致血络瘀阻，熏蒸肌肤而发黄疸，治疗上需重用清利之法，偏于治血；无黄则是湿热入于气分，胆汁疏泄尚循常道，故未见黄疸，在治疗上偏于治气。三辨三焦病位，湿热偏于中上二焦者，治以芳香化浊，用药如藿香、佩兰、金银花、苦杏仁、橘红等；湿热偏于中下二焦可随证选用茵陈蒿汤化裁；若湿热下注膀胱，尿急尿痛，可用八正散加减；若湿症见泄痢、里急后重，则证属湿

热下注大肠；宜用白头翁汤或葛根芩连汤化裁；湿热弥漫三焦，病情重矣。

治疗黄疸时有"三要"，分别是"治黄要治血，血行黄易却""治黄要解毒、毒解黄易除""治黄要化痰，痰化黄易散"。所谓"瘀热发黄""瘀血发黄"都说明黄疸是血分病变，其病机是湿热瘀阻血脉，故治黄疸需从治血入手，即在清热祛湿的基础上加用理血药。凉血活血常用药物有生地黄、牡丹皮、赤芍、白茅根、小蓟、藕节等；养血活血常用的药物有丹参、白芍、当归、益母草、泽兰、红花等；温通血脉之品有附子、桂枝等。湿热蕴久可生毒邪，又或内伤湿热兼外感疫毒，此时必须加用解毒之品。化湿解毒常用藿香、佩兰、黄芩、黄连等；凉血解毒常用板蓝根、白茅根、青黛、石见穿等；解下焦湿热毒邪，每用大黄、白头翁、秦皮、败酱草、黄柏等品；利湿解毒，常用药物包括金钱草、车前子、车前草、木通、萹蓄、瞿麦等，为通利下焦，还可配伍芳香化湿之品如藿香等开中上二焦之源；黄疸后期方中需在祛湿清热或温化寒湿的基础上佐用酸敛药物，如乌梅、五味子等，盖因病久者正气耗伤，病邪漫散，唯有以酸敛聚拢病邪，方可毕全功于一役。湿热内阻，蕴毒生痰，痰阻血络，湿热痰瘀互结，则黄疸胶固难化。临床治疗时可辅以化痰散结之法，痰滞得通，则原本胶结凝滞的湿热也得以祛除，湿热一除，黄疸自退。"治痰先治气，气行痰自消"，故化痰常需配合行气使用。常用于行气化痰的药物有苦杏仁、橘红、莱菔子等。此外，山楂消食化痰，半夏燥湿化痰，白术健脾化痰，川贝母清热养阴化痰，均为临证常用药物。[15]

（二）汪承柏诊治经验

1. 对于急性黄疸性肝炎的病因、病机，汪氏主要从以下几方面考虑：

湿热：由于湿热郁蒸于里不能外泄。湿邪无出路，邪热不得外达，水湿与热邪相蒸不解，郁而不达，从而酿发黄疸。此证临床上有两种特殊证型，一种为长夏季节（阴历6—7月）湿热型，但本属脾虚。急性肝炎在长夏季节发病，或慢性肝炎在此季节发作多为湿热。该季节炎热多雨，湿为阴邪，其性重浊，易伤阳气，湿邪伤中，阻遏气机，清阳不得舒，胃气不得和，下焦不得畅，故有胸腹胀满、大便不爽等湿邪弥漫三焦之见症，单纯用清利湿热法难以取效，当以三仁汤（若有热重者可与甘露消毒饮合方）宣畅三焦，疗效甚佳。另一种为素体脾虚或久服苦寒之品，脾胃受损，日久湿困，湿久化热，症见四肢倦怠，胃脘胀满，大便稀溏，舌苔黄腻。治疗取苓桂术甘法，去白术中滞、甘草易胸满之弊，仅取苓桂，疗效满意。

火盛：多见于急性重症肝炎或亚急性重症肝炎早期，特点为起病急，来势凶，大都由太阳中风，未用调和营卫解肌发汗之法治疗，却误用火劫法发汗，产生很多变证。风属阳邪，被火劫后，火热之气致邪风愈盛，风火相加，首先使血气运行失去了正常规律，风与火两阳熏灼，热发于外，以致周身肌肤发黄。

寒湿：寒湿为阴邪，其所致之黄为阴黄。乃因脾胃为寒湿所伤，脾胃的健运困顿，湿瘀而不化，所以郁而成黄。

瘀热：瘀热发黄，系指血瘀、血热所致之黄疸。汪氏在收治的重度黄疸性肝炎患者中95%以上以血瘀血热型为主证。它的特征是病程长、里热盛、血瘀症重。其原因主要有以下几方面：久病致瘀、因湿致瘀、因热致瘀、气虚致瘀和阳虚致瘀。谈到血热的原因他认为主要有两种：首先是肝郁，因各型肝炎病初为湿热，其病位在肝胆脾胃，但病久必导致肝郁。其次是久用温药，因为有的患者形似阴黄而用肉桂、附子等温热药，有的长期服用激素，均可导致里热炽盛。也有久服苦寒之品，化燥伤阴，而致热甚。

2. 对于黄疸性肝炎的治则方药常用以下几种：

清热利湿法：此法对于急性轻度、中度黄疸性肝炎或重度黄疸性肝炎而病程尚短者，确有明显退黄作用。但对病程较长而有重度黄疸之急性肝炎不宜作为退黄大法。

泻火滋阴法：适应于阳明腑实证，可见面红，目赤，气粗口臭，唇燥，神昏谵语，手足躁动不得安卧，大便秘结，小便短赤，舌红，苔黄糙或焦黑，脉数。汪氏特别提出："病因是火盛，病位是阳明，证属阳明腑实。应注意与热入心包相区别，因二者治疗原则不同。"方药：牛黄承气汤；安宫牛黄丸（每4小时1次，每次2丸，加牛黄0.5g）；大黄10g煎汁送服丸药。注意：安宫牛黄丸用量要大，用的时间要长，服至清醒后再减量继续服。如有反复者再用，疗程较第一次要长。应用大黄是釜底抽薪，保持大便每日2～3次。肝风内动证：四肢抽动，口角抽搐，头摇，脉弦。引起肝风内动的原因有三，一为肝肾阴虚，津液不足，或失血过多，虚风内动；二为肝气郁结化火，火升动风；三为感受温邪，邪热炽盛，热极生风。治疗宜犀角地黄汤加减或与局方至宝丹并用。水牛角6g，生地黄15g，白芍15g，丹皮15g，川黄连10g，生石膏30g，柴胡6g，黄芩15g，栀子15g，知母12g，黄柏12g，茵陈30g，甘草6g。同时服安宫牛黄丸2丸，日3次。湿浊蒙蔽证：可见神志模糊，困倦呆钝，身重不语，或语声低微，面色暗黄或如蒙尘垢，目黄，舌苔黏腻，脉滑，胸闷腹胀，下肢水肿，小便短赤或淋沥不爽。方药可选用黄连、生地黄、山栀子、知母、赤芍等，若腑气内闭，脉实有力者加大黄、玄明粉、全瓜蒌、枳实。若舌红而干，阴虚液少而火重者，加玄参、麦冬、沙参、石斛、芦根。涤痰用陈皮、半夏、远志、胆南星、石菖

蒲、竹沥、天竺黄。血结瘀阻证：可见身热谵妄，腹满而痛，大便色黑，小便尚清，病后月经停闭，因感受外邪，热盛于里，热血相搏，扰于心神。治疗宜活血祛瘀。药用：当归、桃仁、红花、大黄、川芎。

凉血活血法：此法乃汪氏治疗黄疸性肝炎的主要方法。其选药原则主要有三：针对病因病机及重度黄疸的主要证型；参照古代医家治验；结合现代医学重度黄疸发生机制。主药有①丹参：配伍其他凉血活血之品，治疗重度黄疸，每日可用20～30g，配伍葛根治疗残留黄疸屡建功效。此外，用于降酶、降脂亦颇有效。②大黄：是治疗黄疸的主要药物，古代治黄百余方中有三分之一含有大黄。近代有用大黄单味治疗高黄疸、淤胆型肝炎，有胆腑不通者，常用承气汤以通腑逐瘀利胆，本品配其他凉血药治高黄疸取效甚速。每日可用10～30g，保持大便3～4次/d。若腑气不通可伍用玄明粉，有脾虚泄泻者忌用。③葛根：现代研究其利胆作用优于栀子、茵陈。配伍其他凉血活血药治疗重度黄疸甚效，与丹参配伍可治残留黄疸。用量20～30g。本品兼有降酶作用。④茜草：配伍其他凉血活血药具有明显退黄作用。此外，具有清除免疫复合物及抗过敏作用，对胆汁淤积伴有高热、皮疹者，其退热、消退皮疹作用迅速。本品还可抑制丙种球蛋白的产生，对高丙种球蛋白血症能使之迅速降至正常。故改善白球蛋白比例效果满意。⑤当归：能生血滋阴，滋阴即能退热，故对有血热、阴虚内热者尤为适宜。⑥赤芍：是汪氏治疗黄疸的主要药物。在病情极为严重的情况下加大赤芍用量后病情全面好转，乃至各项指标复常。经验证，赤芍对黄疸持久不退的急性重度黄疸性肝炎确有着显著的退黄作用，用于治疗长期重度胆汁淤积症取效非常迅速。用量虽大而对肝、肾、肺等主要脏器无损

害。现代医学研究证明赤芍有降低血液黏度及抗菌、抗炎、解退热、利尿、保肝、降低门静脉压等作用。经过临床大量病例证明，以赤芍为主的赤芍合剂胶囊对胆红素大于 171μmol/L 的各型重度黄疸肝炎，退黄有效率为89%。⑦生地黄：配伍当归防止伤血，尤其对黄疸伴有出血、瘀斑者尤为适宜，有黄腻苔者不宜用。⑧丹皮：配伍茜草旨在清热凉血，特别是对有皮疹者用之尤宜。对于凉血活血药治疗黄疸的作用机制，汪氏通过临床应用和研究，认为有如下作用：降低血栓素、PGF$_{1\alpha}$改善血液黏度，增加肝脏血流量，降低血液血管紧张素转换酶（angiotensin converting enzyme，ACE）浓度，加强胆红素结合，利胆、通便、利尿，改善肝脏亚微结构，改善肝脏病理。汪氏对凉血活血药的抗病毒作用进行了实验研究，认为其退黄作用有效率为89.4%，急慢性肝炎重度黄疸患者 HBeAg 转阴率分别为60% 及65%，并对肝组织中 HBsAg、HBcAg 有一定转换作用。[16-17]

（三）李培生诊治经验

李氏认为甲型肝炎（甲肝）、乙型肝炎（乙肝）多属中医湿热疫毒证的范畴，临床选用四法治疗取得满意疗效。

1. 宣上透表，开泄湿热 甲肝始恶寒发热者，实属中医湿热兼表证发黄，其发病机制乃湿热遏阻中焦，上焦肺卫失宣，致少阳三焦与胆疏泄失职，故见发热恶寒之表证，胆汁外溢则身目小便俱黄，气机不畅则胸胁痞满，湿热遏阻于中必见苔黄厚腻，渴不欲饮，脉浮滑数。李氏取寒温众家之长，立宣上透表、开泄湿热退黄之法，用麻黄杏仁茵陈连翘剂（炙麻黄、杏仁、茵陈、连翘、藿香叶、炒苍术、厚朴、白蔻衣、赤茯苓、薏苡仁、白茅根、车前草、虎杖），方中麻黄、杏仁、连翘、藿香宣上，透表达邪，开泄湿热从汗而解，此为透风于热外；苍术、厚朴、蔻衣

苦温芳香，燥湿醒脾，使湿从中化，以除生湿之源，此为渗湿于热下；茯苓、薏苡仁、白茅根、车前草甘淡渗湿，使湿从小便而去；茵陈、虎杖除少阳三焦之湿热，解毒退黄，推陈而出新。全方旨在行表里之湿，通达三焦，湿去热必孤，黄从小便去，为解表退黄之良剂，治疗湿热兼表证发黄的甲肝患者，可获桴鼓之效。

2. 宽中利湿，疏肝利胆 症见身目小便黄，右上腹胀痛，脘闷纳差，口苦干涩，恶心欲吐，肢倦乏力，大便或干或溏而不爽，舌质欠润，苔黄厚腻，脉弦滑数或濡。因为湿热壅结脾胃，郁蒸肝胆，影响肝胆疏泄功能，胆汁外溢肌肤，本证病机重在湿热阻滞于中，胆汁瘀滞疏泄不及，上下不通，法当宽中利湿，疏肝利胆，分利三焦，用药宜寒温参合，如苦降辛开，芳香化浊，淡渗利湿，解毒退黄。用自拟疏肝利胆方（藿香、厚朴、姜半夏、茯苓、柴胡、茵陈、丹参、白花蛇舌草、车前草、大黄等）。方中藿香开上泄湿化浊，厚朴与姜半夏辛开理气宽中，除湿化痰而降逆，大黄苦降泻热通腑而解毒，柴胡配丹参疏肝而利胆，茵陈、茯苓、车前草、白花蛇舌草相合，利小便渗湿热，排毒邪而退黄。本剂治疗湿热并重蕴结中焦而发黄的甲肝患者，疗效甚捷。

3. 导下解毒，分消走泄 适应证：身目黄染，色泽鲜明，口干而苦，小便橙黄如橘汁，大便焦结，病机为胃燥脾湿，肝郁胆火炽盛，三焦壅滞，胆汁排泄不畅，属于热重于湿而发黄的患者。用清热利湿退黄剂（茵陈、栀子、黄柏、大黄、藿香、厚朴、茯苓、车前草、杏仁、薏苡仁、豆蔻）。使用上方可收开上、宽中、导下、清热利湿、解热退黄之效。若邪热毒盛者加连翘、败酱草、白花蛇舌草；湿重小便不利者加芦根、滑石、通草；脘腹胀满者加枳实、大腹皮、炒莱菔子；呕恶纳呆者加黄芩、姜半夏、谷芽、麦芽；胁痛

者加川楝子、延胡索、丹参之类。

4.**清利三焦，疏肝和胃**　肝脾主升，胆胃主降，仲景有"见肝之病，知肝传脾，当先实脾"之说，若肝胆失疏，脾胃失运，三焦壅滞，湿热疫毒壅结于中，则上焦不通，下焦郁闭，津液不下，胆汁排泄不畅，外溢肌肤，故见身目小便俱黄；湿热胶结不解，则脘痞纳呆；脾湿不化，则大便溏而不爽；胃热浊气上逆，则口黏呕恶；肝失调达，气机不畅则两胁胀痛；湿遏热伏，则舌苔厚腻或黄白相兼，脉弦滑或弦细而数。方用清肝败毒饮（柴胡、炒黄芩、杏仁泥、川厚朴、茯苓、茯神、生麦芽、绵茵陈、败酱草、车前草、白花蛇舌草），意在和解少阳，清利三焦，起宣上、导下、宽中、疏肝利胆、调理脾胃之功。使湿热疫毒之邪，由上、中、下三焦分而解之。若胸脘痞满者加瓜蒌皮、藿香梗、大腹皮；呕恶纳呆者加生姜、半夏、连苏饮之类；胸胁胀痛者加橘络、丹参、金铃子散之属；湿遏热伏小便不利者加芦根、滑石之流；腹痛便秘者加赤芍、白芍、山楂炭、大黄炭等。本方治疗甲肝，乙肝，甲、乙混合型肝炎均疗效卓著。[16,18]

（四）潘澄濂诊治经验

潘氏治疗急性病毒性肝炎，临床辨证以六经为纲。他认为只有以六经辨证为基础，才能作出较全面灵活的辨证，方能避免顾此失彼。特别是各证在病程中不是固定不变的，而是时刻在互相转化着的，明此，则能既知其常，也可知其变。对急性病毒性肝炎黄疸型者，主要是以阳明为主的热重于湿证和以太阴为主的湿重于热证，如患者身体素虚，抵抗力低下，热毒邪盛，则可致邪入厥阴，而呈现狂乱昏迷的湿热炽盛证，及文献所称的"急黄"之症，颇似重症传染性肝炎，发展成为亚急性重型肝炎。此时，可有呈少阴阴虚为主的热毒伤阴证，也有呈现太阴阳虚为主的脾困湿壅证。黄疸在三阳以阳明经证为

主，在三阴以太阴经证为主，另外尚有太阳经证、少阳阳明合病证、太阴少阴合病证、厥阴心包证。

潘氏对急性传染性黄疸性肝炎的治疗，主药是山栀子、郁金、茵陈。热重于湿加黄柏、半枝莲或大黄清热以利胆；湿重于热证，加胃苓汤燥湿以健胃。此病在发病之初期，应迅速改善消化道症状，特别是恶心、呕吐。这是控制病情进展的重要一环。如见舌苔黄腻，或黄浊，脉象弦滑，用主药合小陷胸汤治疗，或加鸡内金、麦芽以健胃，每获较好疗效。

对于急性无黄疸型病毒性肝炎要抓住肝郁与脾困证的主次而辨证，肝郁主要表现为少阳证，脾困主要表现为太阴证。由于肝郁，则易导致瘀凝热化而伤阴，由于脾困，则易促使气阻湿滞而气虚，这是急性无黄疸性肝炎病变发生和发展的一般规律。然而，肝郁和脾困，是互相联系互为影响的。所以，辨别肝郁与脾困的主次是施治的关键。临床选用山栀子、郁金、丹参（或茜草）为主药，如以肝郁为主则配柴胡疏肝散，以脾困为主者则配平胃散。

潘氏特别强调：对无黄疸性肝炎的肝功能长期异常，要想改善，离不开辨证施治的法则，单凭化验报告的数据是无从着手的，必须从整体出发，与证同参。例如对GPT升高，根据病情，辨别虚实寒热甚为重要。一般来说，急性肝炎以属热属实为多见，可于治疗常规方法中，加用半枝莲、垂盆草、大青叶或板蓝根之类的清热解毒药以降酶。对于降酶，不能执一方一药而不变。[16,19]

第四节　预防和调护

急性病毒性肝炎虽病势较急，但预后一般较好。疾病的恢复阶段必须注意调理，巩固治疗。湿热疫毒侵袭人体，肝胆脾胃为首犯脏腑，然病久亦可波及肾脏，

故肝、脾、肾三脏在疾病发展过程中所受损伤较大，表现在中医证型方面，可见肝郁脾虚证、肝肾不足证和肝胆湿热未清等证型。治疗不及时或不彻底，抑或病愈未能注意调护，正气未复，都易导致复发或由急性向慢性转化。故而即使患者自觉病瘥，症状消失，无明显不适，肝功能恢复正常，仍不宜过早停药，需要巩固一段时间，防止复发，在此阶段中医治疗尤其重视顾护脾胃、补肾养肝、清除湿热余邪。

（一）调护

1. 充分休息 急性肝炎的早期，应住院或留家隔离治疗休息。在肝炎症状明显期，应让患者卧床休息，有黄疸的病例更应注意。卧床休息时间要持续到症状和黄疸明显消退，方可起床活动。初起活动时可在室内散步；如症状继续好转，体力增强，可以逐步扩大活动范围，并延长活动时间。活动量一般以不觉疲乏为度。卧床休息，不仅能减少机体体力和热量消耗，而且能减少活动后的肝糖原过多分解、蛋白质分解以及乳酸形成。另外，卧床休息可增加肝脏的血流量，有利于肝脏营养和氧气供给。但不能过分强调卧床休息，以免营养过度、活动太少而形成脂肪肝，不利于肝炎的痊愈。

急性病毒性肝炎患者肝功能正常后，仍需休息 1~2 个月，待情况稳定后，可恢复半日工作，逐步过渡到全日工作。并在一年内避免重体力劳动和剧烈运动。

2. 合理饮食 合理安排肝炎患者的饮食对促进其康复很重要。急性期应以流质、半流质或易消化食物为主，少量多餐，保证水分的供给，以利于利尿退黄。恢复期患者的饮食，可以根据患者饮食习惯加以调剂，注意适当增加蛋白质和维生素。蛋白质补充按每日 1.5~1.8g/kg，对脂肪不必严格限制，以免影响食欲的恢复，但须防止医源性糖尿病和脂肪肝的形成。

3. 食疗方法

（1）河鱼 250g，绿豆 120g，陈皮 6g，炖烂，吃豆及鱼，喝汤。

（2）黄花菜 10g，玉米须 20g，茅根 30g，煎水服，连服 10 日。

（3）3.1% 王浆蜂蜜（由王浆与蜂蜜调和而成），4 岁以下每次口服 5g，5~10 岁服 10g，10 岁以上及成人每次服 20g，每日 2 次。

（二）预防

1. 控制传染源 肝炎患者和病毒携带者是本病的传染源。急性患者应隔离治疗至病毒消失。符合抗病毒治疗情况的尽可能予抗病毒治疗。凡现症感染者不能从事食品加工，饮食服务，托幼保育等工作。对献血员进行严格筛选，不合格者不得献血。

（1）**患者的隔离**：急性患者应适当隔离，对甲型、戊型肝炎粪便，乙型、丙型、丁型患者分泌物、排泄物及血液污染物进行严格消毒处理。

（2）**携带者的管理**：对无症状 HBV 和 HCV 携带者应进一步检测各项传染性指标，包括 HBeAg、HBV DNA、HCV RNA 等，阳性者应禁止从事献血和托幼工作。

2. 切断传播途径

（1）**甲型和戊型肝炎**：搞好环境卫生和个人卫生，加强粪便、水源管理，贯彻食品卫生法，做好食品卫生、食具消毒等工作，养成良好的个人卫生习惯，不用他人饮食、洗漱用具，不饮生水，不吃未洗净的生菜、水果，食用贝类食品要煮熟，饭前便后要洗手，防止"病从口入"。

（2）**乙型、丙型和丁型肝炎**：患者用过的医疗器械及用具（如采血针、针灸针、手术器械、划痕针、探针、各种内镜及口腔科钻头等）应严格消毒。提倡一次性使用医疗器械。各种医疗器械及用具实行一用一消毒的措施。对带血及体液的污染物应严格消毒处理。加强血制品管理，每一个献血员和每一种血液成分都要经过最敏感方法检测 HBsAg 和抗 -HCV，有条件时应同时检测 HBV DNA 和 HCV RNA。采取主动和被动免疫阻断母婴传播。

3. 保护易感人群

（1）主动免疫

1）甲型肝炎： 抗 -HAV IgG 阴性者可通过接种甲型肝炎减毒活疫苗以获得主动免疫，主要用于幼儿、学龄前儿童及其他高危人群。目前，在国内使用的甲肝疫苗有灭活疫苗和减毒活疫苗两种类型。按照国家免疫程序，减毒活疫苗 18 月龄接种 1 剂次即可；灭活疫苗需要 2 剂次，分别在 18 月龄和 24 月龄各接种 1 剂次。两种疫苗均具有较好的安全性和免疫原性。

2）乙型肝炎： 接种乙型肝炎疫苗是预防 HBV 感染的最有效方法，易感者均可接种。我国于 1992 年将乙型肝炎疫苗纳入计划免疫管理；自 2002 年起正式纳入计划免疫，对所有新生儿免费接种乙型肝炎疫苗，但需支付接种费；自 2005 年 6 月 1 日起改为全部免费。因此，新生儿均应进行普种，与 HBV 感染者密切接触者、医务工作者、静脉药瘾者等高危人群，以及从事托幼保育、食品加工、饮食服务等职业的人群亦是主要的接种对象。乙型肝炎疫苗全程接种共 3 针，按照 0、1、6 个月程序，每次注射 10μg。新生儿接种乙型肝炎疫苗越早越好，要求在出生后 24 小时内接种。接种部位新生儿为大腿前部外侧肌肉内，儿童和成人为上臂三角肌中部肌肉内。单用乙型肝炎疫苗阻断母婴传播的保护率近 90%。

3）戊型肝炎： 由厦门大学研制的重组戊型肝炎疫苗成为世界上第一个用于预防戊型肝炎的疫苗，可刺激机体产生抗戊型肝炎病毒的免疫力。推荐用于 HEV 感染的重点高风险人群，如畜牧养殖者、餐饮业人员、学生或部队官兵、育龄期妇女等。

目前对丙、丁型肝炎尚缺乏特异性免疫预防措施。

（2）被动免疫

1）甲型肝炎： 对近期有与甲型肝炎患者密切接触的易感者，可接种人血丙种球蛋白以防止发病，时间越早越好，免疫期 2～3 个月。

2）乙型肝炎： 乙型肝炎免疫球蛋白（hepatitis B immunoglobulin，HBIG）主要用于暴露于 HBV 的易感者的免疫保护，应及早注射，保护期约 3 个月。对 HBsAg 阳性母亲的新生儿，应在出生后 24 小时内尽早注射 HBIG，剂量应 ≥ 100IU，同时在不同部位接种乙型肝炎疫苗，接种后的新生儿可接受 HBsAg 阳性母亲的哺乳。HBV DNA 水平较高（ ≥ 2×10^6IU/ml）母亲的新生儿容易发生母婴传播，对这部分母亲在妊娠后期口服核苷类抗病毒药替诺福韦酯，可降低血清 HBV DNA 水平，提高母婴阻断率。

（茹清静、刘社兰、王兰、阮冰）

参考文献

[1] FEINSTONE S M, KAPIKIAN A Z, PURCELI R H, et al. Hepatitis A: detection by immune electron microscopy of a viruslike antigen associated with acute illness[J]. Science，1973，182（4116）：1026-1028.

[2] ABUTALEB A, KOTTILIL S. Hepatitis A: Epidemiology, Natural History, Unusual Clinical Manifestations, and Prevention[J]. Gastroenterol Clin North Am，2020，49（2）：191-199.

[3] TU T, DOUGLAS M W. Hepatitis B Virus Infection: From Diagnostics to Treatments[J]. Viruses，2020，12（12）：1-10.

[4] ALDABE R, SUAREZ-AMARAN L, USAI C, et al. Animal models of chronic hepatitis delta virus infection host-virus immunologic interactions[J].Pathogens，2015，4（1）：

46-65.

[5] KAMAR N, IZOPET J, PAVIO N, et al. Hepatitis E virus infection[J].Nature reviews Disease primers, 2017（3）: 17086-17092.

[6] 陈曦, 武超, 孙润菲, 等. 八宝丹治疗肝病临床研究进展 [J]. 中华中医药学刊, 2017（5）: 161-164.

[7] 沈勇. 护肝片在急慢性乙型病毒性肝炎中的应用和研究 [J]. 光明中医, 2017, 32（4）: 525-526.

[8] 尹贤敏, 张明. 茵栀黄口服液在治疗急慢性肝炎中的临床疗效观察 [J]. 世界最新医学信息文摘, 2018, 18（58）: 141-142.

[9] 李萍. 熊胆舒肝利胆胶囊与护肝宁片治疗急性病毒性肝炎的疗效比较 [J]. 临床合理用药杂志, 2018, 11（2）: 28-29.

[10] 李欣, 王云丽, 李娜. 裸花紫珠颗粒治疗急性乙型肝炎临床观察 [J]. 中国卫生标准管理, 2018, 9（8）: 100-103.

[11] 吕慧萍, 殷祥瑞. 八宝丹胶囊与肝喜乐颗粒联合西医治疗急性黄疸型病毒性肝炎的临床观察 [J]. 中国中医急症, 2017, 26（2）: 328-330.

[12] 朱建明, 贡联兵. 急性病毒性肝炎中成药的合理应用 [J]. 人民军医, 2018, 61（2）: 188-189.

[13] 徐艳, 张涛, 谭元生, 等. 中药灌肠治疗肝衰竭用药规律的研究 [J]. 中西医结合肝病杂志, 2017, 27（1）: 20-22.

[14] 党中勤, 党志博, 王宇亮, 等. 中医多途径给药治疗乙型肝炎慢加急性肝衰竭理论探析和运用体会 [J]. 中医研究, 2018, 31（8）: 8-9.

[15] 柳诗意, 刘燕玲, 洪慧闻, 等. 关幼波辨治急性肝炎经验 [J]. 山东中医杂志, 2013, 32（4）: 283-285.

[16] 刘燕玲, 洪慧闻, 东文兆, 等. 专科专病名医临证经验丛书·肝胆病 [M]. 北京: 人民卫生出版社, 2002: 2-23.

[17] 朱云, 汪承柏. 汪承柏诊治黄疸思路与方法 [J]. 中医杂志, 2012, 53（18）: 1546-1547.

[18] 王俊槐. 李培生治疗肝炎病湿热证的经验 [J]. 湖北中医学院学报, 2003, 5（4）: 23.

[19] 盛增秀. 熔古冶今究温病 探得骊龙颔下珠——潘澄濂在温病学研究上的成就 [J]. 浙江中医杂志, 2009, 44（9）: 625-629.

第二章　慢性病毒性肝炎

慢性病毒性肝炎是指由嗜肝病毒引起的、急性肝炎病程超过半年者; 或原有乙、丙、丁型肝炎急性发作再次出现肝炎症状、体征及肝功能异常者; 发病日期不明确或虽无肝炎病史, 但根据肝组织病理学或根据症状、体征、实验室检查及 B 超检查等综合分析符合慢性肝炎表现者。在已经确认的五种嗜肝病毒中, 一般认为甲型、戊型肝炎病毒不会导致慢性肝炎; 乙型、丙型、丁型肝炎病毒均可导致慢性肝炎, 主要经血液、体液等胃肠外途径传播, 少数病例可发展为肝硬化或肝细胞癌

（HCC）。近年来, 国内外有关慢性乙型病毒性肝炎、丙型肝炎的基础和临床研究取得很大进展[1-3]。

慢性病毒性肝炎在中医学属 "肝着" "胁痛" "黄疸" "积聚" "臌胀" 等疾病范畴。

第一节　病因病机

（一）外因

该病多认为由外感湿热疫毒之邪, 毒邪内伏机体, 蕴结不解, 久留不去所致。

湿为阴邪，易伤阳气，留连体内，脾阳受困而致脾虚；脾为后天之本，气血生化之源，脾不养肝则木郁土壅，气滞血瘀，肝脾同病；热为阳邪，易灼肝阴，乙癸同源，肝阴被耗，久病及肾，导致肝肾阴虚。湿热相合作祟，使病程迁延不愈，病情由实转虚，病位由浅入深，机体阴阳失调，脏腑功能失调，形成慢性肝炎。

（二）内因

《素问·评热病论》曰："邪之所凑，其气必虚。"先天禀赋不足，素体虚弱；或年老体弱，阳气匮乏；或久病体虚，耗伤阴精；或劳欲太过，精血亏损。一旦正气不足，则机体防御、抵抗病邪能力下降，不能驱邪外出，以致慢性肝炎缠绵难愈。另外，体质不同决定着发病倾向的不同。《灵枢·五变》云："肉不坚，腠理疏，则善病风……五脏皆柔弱者，善病消瘅……粗理而肉不坚者，善病痹。"研究表明慢性乙肝患者中以气虚体质、湿热体质、气郁体质最为多见。

（三）其他因素

饮食不节（洁）或饮酒过度，皆能损伤肝胆脾胃，导致脾胃运化功能失常，湿浊内生，引起脏腑功能气化失司。食积不化，阻遏气机，复致肝气不疏。脾运失司，气血生化乏源，日久可致气血亏虚，膏粱浓酒多为辛热之品，辛多发散，热易伤阴，又可致气阴两虚。情志抑郁，或性急易怒，引起木失调达，气机不畅，气滞则血瘀、水停，形成黄疸、积聚、臌胀。

综上所述，本病是在正虚邪犯的基础上形成湿热、气滞、瘀血、痰结，最终影响到肝胆脾胃等脏腑功能。

本病分型种类较多，分型标准亦有不同。目前有归纳出肝胆湿热（湿热中阻）、热毒炽盛、寒凝阳衰、肝郁气滞、肝郁脾虚、肝郁血瘀、肝肾阴虚、脾肾阳虚、正虚邪恋、瘀血阻络（肝血瘀阻）和湿邪困脾（湿困脾胃）等11证。病位涉及肝、脾、肾、肺、胆（少阳）、胃、卫表；属性包括阴阳、精、气、血、痰、湿、瘀、寒、火（热）多种。但临床报道以湿热内蕴、肝郁脾虚、肝胃不和、肝肾阴虚、脾肾阳虚最为常见，其次为瘀血阻络、气滞血瘀。按照《病毒性肝炎中医辨证标准》（2017年版）本病分为湿热内结证、肝郁脾虚证、瘀血阻络证、肝肾阴虚证、脾肾阳虚证5个证型。

第二节　病因病理及临床诊断

一、病因及发病机制

慢性肝炎常见于乙、丙、丁3型肝炎。

（一）乙型肝炎

人感染HBV后，病毒持续6个月仍未被清除者称为慢性HBV感染。乙型肝炎慢性化的发生机制是目前研究关注的热点和难点。大量研究表明，HBV不直接杀伤肝细胞，其引起的免疫应答是肝细胞损伤及炎症发生的主要机制。而炎症反复存在是CHB患者进展为肝硬化甚至HCC的重要因素。HBV特异性T淋巴细胞缺乏或功能耗竭被认为是导致HBV感染慢性化的重要因素[3]。慢性乙型肝炎的高病毒载量状态会引起HBV特异性$CD4^+$和$CD8^+$T淋巴细胞应答反应显著减弱，呈窄谱、微弱、寡克隆应答，同时抑制分子如PD-1（programed death-1）表达增加，导致HBV特异性T淋巴细胞发生凋亡和功能耗竭。此外，HBV对天然免疫系统如Toll样受体和干扰素通路的抑制，cccDNA在肝细胞内持续稳定的存在也是造成慢性感染的重要原因。

肝细胞病变主要取决于机体的免疫应答，尤其是细胞免疫应答。免疫应答既可清除病毒，亦可导致肝细胞损伤，甚至诱导病毒变异。各种原因导致HBV复制增加均可启动机体免疫对HBV应答反应。机体

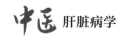

免疫反应不同，导致临床表现各异。当机体免疫功能低下、不完全免疫耐受、自身免疫反应产生、HBV 基因突变逃避免疫清除等情况下，可导致慢性肝炎。

（二）丙型肝炎

极高的慢性率是 HCV 感染的一个明显特征。HCV 感染后 60%~85% 转为慢性。慢性化的可能机制有：① HCV 的高度变异性：HCV 在复制过程中，依赖 RNA 的 RNA 聚合酶缺乏校正功能；同时由于机体免疫压力，使 HCV 不断发生变异，一是不断出现新的准种群，来逃避机体的免疫监视和免疫清除，二是导致 HCV 缺陷颗粒的产生，这种缺陷颗粒能吸收可能的中和抗体，使得 HCV 复制（非缺陷）颗粒得以生存。② HCV 对肝外细胞的泛嗜性：存在于外周血单核细胞中的 HCV，可能成为反复感染肝细胞的病毒来源。③ HCV 在血液中载量低，免疫原性弱，机体对其免疫应答水平低下，容易产生免疫耐受，造成病毒持续感染。

HCV 与 HCC 的关系也很密切。HCV 与 HBV 不同，它不经过与宿主肝细胞基因组整合的过程。从 HCV 感染到 HCC 的发生通常要经过慢性肝炎和肝硬化的阶段。现在认为，慢性炎症导致肝细胞不断的破坏和再生是 HCC 发生的重要因素。

HCV 感染所致疾病的进展除与男性、高龄及大量病毒感染等有关外，还与 HCV 的基因型、其他肝病的共存如 HBV 感染、酒精性肝病、α1 胰蛋白酶抑制剂缺陷等因素有关。

（三）丁型肝炎

丁型肝炎病毒 HDV 的复制效率很高，感染肝细胞后，在 HBV 的辅助下产生大量病毒颗粒，对肝细胞有直接的致病作用；同时由于 HDAg 的抗原性较强，可能是 CD8$^+$T 细胞攻击的靶抗原，宿主免疫也在肝细胞损伤过程中起重要作用。HDV 与 HBV 重叠感染时，常见肝细胞损害加重，并向慢性化发展。

二、临床表现

肝脏是沉默的器官。慢性肝炎患者的常见症状为：不同程度的疲乏、纳差、肝区不适、腹胀、尿黄等，可以反复出现或持续出现，病程迁延，根据病情轻重、实验室指标改变，可以分成轻、中、重三度。部分患者可全无症状而发展为肝硬化，有些症状往往是非特异的。最常见的症状是疲乏，休息后也不恢复；食欲减退在轻中度慢性肝炎患者中并不普遍，程度也多轻微；肝区疼痛常见，尤其是顾虑较多的患者。亚临床黄疸虽无巩膜黄染，但血清胆红素可有轻度增高。典型症状如黄疸、食欲不振和恶心、呕吐可见于肝炎恶化和失代偿期肝硬化，一般慢性肝炎较少见。

慢性肝炎患者典型的体征包括：①肝脾肿大：慢性肝炎患者因反复肝脏炎症导致肝纤维化，出现肝脏肿大，质硬，还可能出现结节，可伴有脾肿大。②肝病面容：患者面色晦暗，皮肤缺乏光泽。由于肝脏对性激素灭活能力减退，血液中雌激素增多，对血液中酪氨酸酶的抑制作用减低，使酪氨酸变成黑色素增多，所以慢性活动性肝炎患者常有颜面部的色素沉着。③蜘蛛痣：主要分布于前胸、手臂、面颈部、背部等，是肝病的特征性表现，主要因为雌激素增多引起毛细血管扩张引起。典型的蜘蛛痣常决定慢性化的程度或病变的进展。④肝掌：毛细血管扩张可引起部分慢性肝炎患者大小鱼际呈红色。此外，还可出现男性乳房肥大、性功能减退，女性出现月经不规则及不育等。

（一）慢性乙型肝炎

HBV 感染的结局很大程度上取决于宿主与病毒之间相互作用，主要由获得性免疫应答介导。病毒特异性 T 淋巴细胞反应是 HBV 感染发病机制中的关键因素之一。

病毒变异会影响病程和结局。在疾病进展过程中，宿主因素所起的作用仍未清楚。仅在极少的情况下（发生严重的免疫抑制）HBV 也可直接引起细胞损伤。急性 HBV 感染的慢性化风险与初始感染时的年龄相关。幼年感染者 15%～25% 死于 HBV 相关的肝硬化或 HCC，而且男性的风险要明显高于女性。

根据宿主免疫状态，慢性 HBV 感染自然史可分为 4 个阶段：免疫耐受期、免疫清除期、非活动期或低（非）复制期、再活化期。各不同阶段的临床特点如下：

①免疫耐受期（immune tolerant phase）：血清 HBsAg 和 HBeAg 阳性、HBV DNA 复制活跃、血清 GPT 正常、肝组织学无或轻微炎症、无肝纤维化或进展缓慢[4]。②免疫清除期（immune clearance phase）：HBeAg 阳性、HBV DNA 水平降低、GPT 水平反复波动、肝组织学有炎症坏死、纤维化进展程度较快。大部分 HBV 感染者都会由免疫耐受期进展为免疫清除期，这一时期自发 HBsAg 清除率增加，不能清除的患者表现为 HBeAg 阳性慢性乙型肝炎。③非活动期（inactive phase）或低（非）复制期：HBeAg 消失、出现抗-HBe、HBV DNA 水平很低或检测不到、GPT 正常、肝脏炎症减轻，此期患者发展为肝硬化和 HCC 的风险较低。④再活动期（immune reactive phase）：部分处于非活动期的患者可能出现一次或数次的肝炎发作，多数表现为 HBeAg 阴性、抗-HBe 阳性（是由于前 C 区和/或 BCP 区变异所导致 HBeAg 表达水平低下或不表达），但仍有 HBV DNA 活动性复制、GPT 持续或反复异常，成为 HBeAg 阴性慢性乙型肝炎，这些患者可进展为肝纤维化、肝硬化、失代偿肝硬化和 HCC；也有部分患者可出现自发性 HBsAg 消失（伴或不伴抗-HBs）和 HBV DNA 降低或检测不到，预后良好。

慢性 HBV 感染后临床表现多种多样，从无症状亚临床感染、持续肝炎活动伴随进展型肝纤维化、肝硬化至肝衰竭和/或 HCC 等。整个疾病结局的决定因素仍未完全清楚，但病毒、宿主和环境三者之间相互作用是慢性 HBV 进展的关键因素。病毒因素对病程的影响因疾病阶段而异。例如，血清 HBV DNA 滴度在免疫耐受期最高，但此时期不存在肝脏炎症或进展型纤维化。相反，HBeAg 阴性的慢性乙型肝炎患者，HBV DNA 滴度越高，疾病进展以及发生 HCC 的风险越高。

（二）慢性丙型肝炎

HCV 病毒血症持续 6 个月仍未清除者为慢性感染。HCV 感染慢性化的预测指标：男性、感染时年龄 >25 岁、感染后无明显症状、HIV 感染者、免疫抑制患者等[5]。HCV 感染进展多缓慢，感染后 20 年，儿童和年轻女性肝硬化发生率为 2%～4%；中年因输血感染者为 18%～30%；单采血浆返输血细胞感染者为 1.4%～10.0%；一般人群为 5%～15%。感染 HCV 时年龄在 40 岁以上、男性、嗜酒（男性 50g/d 以上，女性 30g/d 以上）、合并感染 HIV 并导致免疫功能低下者可促进疾病进展。肥胖、胰岛素抵抗、合并 HBV 感染、非酒精性脂肪肝、肝脏高铁载量、合并血吸虫感染、肝毒性药物和环境污染所致的有毒物质、遗传因素等也可促进疾病进展[5]。慢性丙型肝炎急性发作期的临床表现与慢性乙型肝炎相似或较轻，也可以无任何自觉症状。少数患者肝功能一直正常但组织学改变明显，甚至可发现肝硬化。此外，HCV 还可以引起肝外器官损伤，包括类风湿关节炎、干燥综合征、扁平苔藓、肾小球肾炎、混合型冷球蛋白血症、B 细胞淋巴瘤等等[5]，可能是机体异常免疫反应所致。

（三）慢性丁型肝炎

HDV 的感染依赖于 HBV，所以可以区分为两种病毒不同的感染模式（共同感染和重叠感染）。在大多数情况下 HBV 和

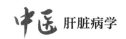

HDV 共同感染有自限性；慢性 HBV 者感染 HDV 为重叠感染，双重感染者 80% 以上会发生暴发性肝功能衰竭[6]。

三、辅助检查

（一）血清学检测

1. HBV 血清学检测　HBV 血清学标志物包括 HBsAg、抗 -HBs、HBeAg、抗 -HBe、抗 -HBc 和抗 -HBcIgM。HBsAg 阳性表示存在现症 HBV 感染，阴性不能排除 HBV 感染，因为可能有 S 基因突变株存在；抗 -HBs 为保护性抗体，其阳性表示对 HBV 有免疫力，见于乙型肝炎康复及接种乙肝疫苗者。HBeAg 持续阳性表明存在 HBV 活动性复制，传染性较大，容易转为慢性。抗 -HBe 持续阳性提示 HBV 复制处于低水平，HBV DNA 可能已经和宿主 DNA 整合，并长期潜伏下来；部分可能由于前 C 区基因变异，导致不能形成 HBeAg。HBeAg 转阴而抗 -HBe 转阳，称为 HBeAg 血清学转换。HBcAg 主要存在于 Dane 颗粒的核心，常规方法不能检出。HBcAg 阳性表示血清中存在 Dane 颗粒，HBV 处于复制状态，有传染性；抗 -HBcIgM 阳性多见于急性乙型肝炎及 CHB 急性发作；抗 -HBc 总抗体主要是 IgG 型抗体，只要感染过 HBV，无论病毒是否被清除，此抗体多为阳性。在 HBeAg 阳性的 CHB 患者中，基线抗 -HBc 定量对聚乙二醇干扰素（PEG-IFN）和核苷（酸）类似物（NAs）治疗的疗效有一定的预测价值。血清 HBsAg 定量检测可用于预测疾病进展、抗病毒疗效和预后。

2. HCV 血清学检测

（1）抗体检测：抗 -HCV 检测（化学发光免疫分析法 CIA，或者酶免疫法 EIA）可用于 HCV 感染者的筛查。快速诊断测试（RDTS）可以被用来初步筛查抗 -HCV。对于抗体阳性者，应进一步进行 HCV RNA 检测，以确定是否为丙型肝炎患者。血清抗 -HCV 滴度越高，HCV RNA 检出的可能性越大。一些血液透析和自身免疫性疾病患者可出现抗 -HCV 假阳性，免疫功能缺陷或合并 HIV 感染者可出现抗 -HCV 假阴性，急性丙型肝炎患者可因为抗 -HCV 检测处于窗口期出现抗 -HCV 阴性。因此，HCV RNA 检测有助于确诊这些患者是否合并感染 HCV。

（2）抗原检测：在缺乏 HCV RNA 检测条件时，可考虑进行 HCV 核心抗原的检测，用于慢性 HCV 感染者的实验室诊断。

（3）HDV 血清学检测：HDAg 和抗 -HDV。HDAg 是 HDV 颗粒内部成分，阳性是诊断急性 HDV 感染的直接证据。在慢性 HDV 感染中，由于有高滴度的抗 -HDV，HDAg 多为阴性。抗 -HDV IgM 阳性是现症感染的标志，当感染处于 HDAg 和抗 -HDV IgG 之间的窗口期时，可仅有抗 -HDV IgM 阳性。抗 -HDV IgG 不是保护性抗体，高滴度抗 -HDV IgG 提示感染的持续存在，低滴度提示感染静止或终止。

（二）HBV DNA、HCV RNA、HDV RNA、基因型和变异检测

1. HBV DNA、基因型和变异检测

（1）HBV DNA 定量检测：主要用于判断慢性 HBV 感染的病毒复制水平和传染性的强弱，可用于抗病毒治疗适应证的选择及疗效的判断。准确定量需采用实时定量聚合酶链反应（real-time quantitative PCR）法。HBV DNA 的检测值用 IU/ml 表示，根据检测方法的不同，1IU 相当于 5 ～ 6 拷贝。

（2）HBV 基因分型和耐药突变株检测：常用的方法有①基因型特异性引物聚合酶链反应法；②基因序列测定法；③线性探针反向杂交法。基因耐药变异位点检测对核苷类似物抗病毒治疗有重要意义。

（3）组织中 HBV 标志物：可用免疫组织化学法检测肝组织中 HBsAg 或 HBcAg，

以及用原位杂交或原位 PCR 法检测组织中 HBV DNA，对血清中 HBV 标志物阴性患者的诊断有意义，也可用来评价抗病毒药物的疗效。

2. HCV DNA、基因型和变异检测

（1）**HCV RNA 定量检测**：适用于 HCV 现症感染的确认、抗病毒治疗前基线病毒载量分析、抗病毒治疗过程中及治疗结束后的应答评估。

（2）**HCV 基因分型和耐药相关基因检测**：HCV 基因分型的方法有分子生物学和血清学两大类，前者包括 DNA 测序法、特异性引物扩增法、基因芯片、探针杂交等，后者是合成 HCV 特异性多肽来检测其特异性的抗体从而区分基因型，但不能区分亚型。HCV 基因分型应当在抗病毒治疗前进行。

3. HCV DNA、基因型和变异检测 HDV RNA 血清或肝组织中 HDV RNA 是诊断 HDV 感染最直接的依据。可采用分子杂交和 RT-PCR 方法检测。

（三）生物化学检查

1. 血清酶测定

（1）**谷丙转氨酶**（glutamic-pyruvic transaminase，GPT）：又称丙氨酸转氨酶（alanine aminotransferase，ALT），是目前临床上反映肝细胞功能的最常用指标。慢性肝炎和肝硬化时 GPT 可持续或反复升高。重型肝炎患者可出现 GPT 快速下降、胆红素不断升高的"胆酶分离"现象，提示肝细胞大量坏死。

（2）**谷草转氨酶**（glutamic-oxaloacetic transaminase，GOT）：又称天冬氨酸转氨酶（aspartate aminotransferase，AST），此酶 80% 存在于肝细胞线粒体中，仅 20% 在胞浆中，肝病时血清 GOT 升高，提示线粒体损伤，病情易持久且较严重，通常与肝病严重程度呈正相关。急性肝炎时如果 GOT 持续在高水平，有转为慢性肝炎的可能。

（3）**碱性磷酸酶**（ALP）：经肝胆系统进行排泄。当 ALP 产生过多或排泄受阻时，均可使血中 ALP 发生变化。可动态观察 ALP 的变化来判断慢性肝炎病情发展，预后和临床疗效。

（4）**γ-谷氨酰转移酶**（GGT）：诊断价值基本同 ALP，但不受骨骼系统疾病的影响。此酶在慢性活动性肝炎及肝硬化失代偿时仅轻中度升高。各种原因导致的肝内外胆汁淤积时可以显著升高。

（5）**胆碱酯酶**（cholinesterase，CHE）：CHE 提示肝脏储备能力，肝功能有明显损害时，CHE 可下降。CHE 明显下降提示预后不良。

2. 血清蛋白 主要由白蛋白（A）及 α1，α2，β 及 γ 球蛋白（G）组成。前 4 种主要由肝细胞合成，γ 球蛋白主要由浆细胞合成。白蛋白半衰期较长，约 21 天。慢性肝炎中度以上、肝硬化、（亚急性及慢性）重型肝炎时白蛋白下降，γ 球蛋白升高，白/球（A/G）比例下降甚至倒置。

3. 胆红素测定 胆红素含量是反映肝细胞损伤严重程度的重要指标。血清胆红素升高常与肝细胞坏死程度相关。直接胆红素在总胆红素中的比例尚可反映淤胆的程度。黄疸性肝炎时血清胆红素升高，活动性肝硬化时可升高且消退缓慢，重型肝炎患者血清总胆红素常超过 $171\mu mol/L$ [7]。肝功能衰竭患者血清胆红素可呈进行性升高，每天上升 ≥ 1 倍正常值上限（ULN），且有出现胆红素升高与 GPT 和 GOT 下降的"胆酶分离"现象。

4. 凝血酶原时间（PT）及凝血酶原活动度（PTA） 反映肝脏凝血因子合成功能的重要指标，常用国际标准化比值（INR）表示，对判断疾病进展及预后有较大价值。

5. 甲胎蛋白（AFP）测定 AFP 含量的检测是筛选和早期诊断 HCC 的常规方法，但应注意有假阴性的情况。肝炎活动和肝细胞修复时 AFP 有不同程度的升高，

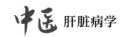

应动态观察。应注意 AFP 升高的幅度、动态变化及其与 GPT 和 GOT 的消长关系，并结合临床表现和肝脏影像学检查结果进行综合分析。

6. 其他 胆汁酸升高可见于慢性肝炎活动时，由于肝脏对胆红素和胆汁酸的运转系统不同，检测胆汁酸有助于鉴别胆汁淤积和高胆红素血症；肝纤维化的血清学指标特异性不高，近年已较少应用，主要有透明质酸（HA）、Ⅲ型前胶原（PC-Ⅲ）、Ⅳ型胶原（Ⅳ-C）、层粘连蛋白（LN）等；异常凝血酶原（或称异常糖链糖蛋白）检测有助于 HCC 的诊断。

（四）肝纤维化非侵袭性诊断

1. 天冬氨酸转氨酶与血小板之比指数（aspartate aminotransferase-to-platelet ratio index，APRI） 评分为天冬氨酸转氨酶（AST）和血小板（PLT）比率指数，可用于肝硬化的评估。成人中 APRI 评分 >2，预示患者已经发生肝硬化。APRI 计算公式为 $[(AST/ULN)×100/PLT(10^9/L)]$。

2. 基于 ALT、AST、PLT 和患者年龄的 FIB-4 指数 可用于患者肝纤维化的诊断和分期。FIB4=（年龄 ×AST）÷（血小板 ×ALT 的平方根）。与 APRI 评分一致，简单易行，但敏感性和特异性不强。

3. 瞬时弹性成像（transient elastography，TE） TE 作为一种较为成熟的无创检查，其优势为操作简便、可重复性好，能够比较准确地识别出轻度肝纤维化和进展性肝纤维化或早期肝硬化；但其测定成功率受肥胖、肋间隙大小以及操作者的经验等因素影响，其测定值受肝脏炎症坏死、胆汁淤积以及脂肪变等多种因素影响。

（五）肝活体组织检查

对肝穿刺标本需作连续切片，慢性肝炎除了炎症、坏死外，有不同程度的纤维化，甚至发展为肝硬化。肝活检检查能准确判断慢性肝炎患者所处的病变阶段及

预后。

（六）影像学检查

目前常用的影像学诊断方法包括腹部超声检查、电子计算机断层成像（CT）和磁共振成像（MRI）等，可以帮助监测慢性病毒性肝炎的临床进展、判断有无肝硬化及其并发症、发现和鉴别 HCC 等占位性病变。

四、诊断及鉴别诊断

（一）诊断

1. 流行病学资料 乙型肝炎：输血、不洁注射史，家庭成员有无 HBV 感染者，特别是婴儿母亲是否 HBsAg 阳性等有助于乙型肝炎的诊断。丙型肝炎：有输血及血制品、静脉吸毒、血液透析、多个性伴侣、不洁注射及文身等病史。丁型肝炎：同乙型肝炎，我国以西南部感染率较高。多见于成年人。

2. 临床诊断 病程超过半年或发病日期不明确而有慢性肝炎症状、体征、实验室检查改变者。常有乏力、厌油、肝区不适等症状，可有肝病面容、肝掌、蜘蛛痣、胸前毛细血管扩张，肝大、质偏硬，脾大等体征。根据病情轻重、实验室指标改变等综合评定轻、中、重三度。①轻度：临床症状、体征轻微或缺如，肝功能指标仅 1～2 项轻度异常。②中度：病情轻重介于轻度、重度之间者。③重度：有较明显或持续的慢性肝炎症状，典型的慢性肝炎体征，实验室检查血清 GPT 和 / 或 GOT 反复或持续升高，同时以下 4 项检测至少符合 1 项，即白蛋白 ≤ 32g/L，或胆红素 > 正常值 5 倍以上，或 PTA 为 60%～40%，或胆碱酯酶 <2 500U/L。

3. 病原学诊断

（1）慢性乙型肝炎

1）HBeAg 阳性慢性乙型肝炎：血清 HBsAg、HBeAg 阳性和 HBV DNA 阳性，抗 -HBe 阴性，血清 GPT 持续或反复升高，

或肝组织学检查有肝炎病变。

2）HBeAg 阴性慢性乙型肝炎：血清 HBsAg 和 HBV DNA 阳性，HBeAg 持续阴性，抗 -HBe 阳性或阴性，血清 GPT 持续或反复异常，或肝组织学检查有肝炎病变。

根据生化学试验及其他临床和辅助检查结果，上述两型慢性乙型肝炎可进一步分为轻度、中度和重度。

3）隐匿性慢性乙型肝炎：血清 HBsAg 阴性，但血清和 / 或肝组织中 HBV DNA 阳性，并有慢性乙型肝炎的临床表现。患者可伴有血清抗 -HBs、抗 -HBe 和 / 或抗 -HBc 阳性。另约 20% 隐匿性慢性乙型肝炎患者除 HBV DNA 阳性外，其余 HBV 血清学标志均为阴性。诊断需排除其他病毒及非病毒因素引起的肝损伤。

（2）丙型肝炎：临床符合慢性肝炎，抗 -HCV IgM 或 / 和 IgG 阳性，同时血清或肝内 HCV RNA 阳性，无其他型肝炎病毒的急性感染标志者，可诊断为慢性丙型肝炎。肝脏组织病理学检查符合慢性肝炎。肝活检病理诊断可以判定肝脏炎症分级和纤维化分期。

（3）丁型肝炎：有现症 HBV 感染，同时血清 HDAg 或抗 -HD IgM 或高滴度抗 -HD IgG 或 HDV RNA 阳性，或肝内 HDAg 或 HDV RNA 阳性。可诊断为丁型肝炎。低滴度抗 -HD IgG 有可能为过去感染。不具备临床表现，仅血清 HBsAg 和 HDV 血清标记物阳性时，可诊断为无症状 HDV 携带者。

（二）鉴别诊断

1. **其他病毒所致的肝炎**　巨细胞病毒感染（CMV）、传染性单核细胞增多症（EBV）等。可根据原发病的临床特点和病原学、血清学检查结果进行鉴别。

2. **感染中毒性肝炎**　如肾综合征出血热、恙虫病、伤寒、钩端螺旋体病、阿米巴肝病、急性血吸虫病、华支睾吸虫病等。主要根据原发病的临床特点和实验室

检查进行鉴别。

3. **药物性肝损害**　有使用肝损害药物的历史，停药后肝功能可逐渐恢复。初次应用至出现肝损害有一段潜伏期，再次暴露于同一药物时肝损害迅速发生。肝炎病毒标志物阴性。

4. **酒精性肝病**　有长期大量饮酒的历史，肝炎病毒标志物阴性。GGT 增高较明显，GOT/GPT 比值常大于 2 等特点有助于两者的鉴别。可根据个人史和血清学检查加以鉴别。

5. **自身免疫性肝病**　主要有原发性胆汁性胆管炎（PBC）和自身免疫性肝炎（AIH）。前者主要累及肝内胆管，后者主要破坏肝细胞。诊断主要依靠自身抗体及病理检查。

6. **脂肪肝**　脂肪肝大多继发于肝炎后或身体肥胖者。血清甘油三酯增高，B 超有较特异性表现。

7. **肝豆状核变性（Wilson 病）**　是一种以遗传性铜代谢障碍所致的肝硬化和脑部病变为主的疾病，血清铜及铜蓝蛋白降低、尿酮增加，眼底镜检查可看见眼角膜边缘多有凯 - 弗（Kayser-Fleischer）环。

第三节　治疗

一、中医治疗

慢性病毒性肝炎的治疗首当分期论治，早期多实证，应当以祛邪为主，佐以扶正；中期正邪双方势均力敌，当扶正祛邪同进；晚期以正虚为主，则应重用扶正；其次，肝病当先实脾，清热解毒、利湿化浊、疏肝行气、活血通络虽为重要环节，然一旦脾弱气虚，则诸药难达病所，因此治疗尤应充实脾气；最后宜谨守病机、察其寒热、辨其虚实、审其轻重、掌握宜忌。亦有强调毒邪贯穿本病始终，病机不外乎湿热瘀毒蕴结和正虚邪恋，辨证

应从整体出发，注重各个脏腑功能及气血变化。治疗上根据病程长短及毒邪轻重不同，分别采用解毒法、排毒法、抗毒法[8]。

（一）辨证论治

1. 湿热内结证

【症状】口干口苦，食少纳差，困重乏力，胁肋不适，恶心干呕，或伴身目发黄，小便黄赤，大便溏或黏滞不爽，舌红苔黄腻，脉弦数或弦滑数。

【治则】清热利湿，凉血解毒。

【方药】茵陈蒿汤合甘露消毒丹加减。茵陈、栀子、大黄、黄芩、黄连、滑石粉、木香、射干、石菖蒲、薄荷、草豆蔻、浙贝母、木通。口苦而黏，小便黄赤者加竹叶、芦根、车前子；发热，口干，口臭者加金银花、佩兰、重楼；皮疹渗液或皮肤瘙痒，口中黏腻，腹胀便溏者加乌梢蛇、土茯苓、炒薏苡仁、炒白术；鼻衄或齿龈红肿者加玄参、丹皮、青黛。

2. 肝郁脾虚证

【症状】情志抑郁，胁肋胀痛，面色萎黄，身倦乏力，口淡乏味，纳呆食少，脘痞，腹胀，便溏，舌质淡有齿痕[9]，苔薄白或白，脉弦细。

【治则】疏肝解郁，健脾和中。

【方药】逍遥散加减。茯苓、白芍、柴胡、当归、甘草、白术、煨姜片、薄荷。胃纳明显减少者加焦山楂、神曲、麦芽；右季肋疼痛明显，妇女月经愆期者加延胡索、五灵脂、香附、川芎；疲乏无力、肢倦嗜卧、食入不化、苔白质淡、边有齿痕者加炒党参、山药、黄芪、莲子肉。

3. 瘀血阻络证

【症状】面色晦暗，胁肋刺痛，肝脾肿大，质地较硬，蜘蛛痣、肝掌、口干但欲漱水不欲咽，或胁下痞块，赤缕红丝，舌质紫暗或有瘀斑、瘀点，脉沉细或细涩。

【治则】活血化瘀，散结通络。

【方药】膈下逐瘀汤加减。五灵脂、川芎、桃仁、红花、牡丹皮、延胡索、赤芍、木香、鳖甲、甘草。兼有气滞者加陈皮、木香、厚朴等；舌质光红无苔者加沙参、麦冬、五味子；有齿衄、鼻衄等出血倾向者加青黛、仙鹤草、墨旱莲、茜草；女子痛经、经水色暗有块者加鸡血藤、王不留行、失笑散。

4. 肝肾阴虚证

【症状】胁肋隐痛，腰膝酸软，两目干涩，口燥咽干，失眠多梦，或头晕耳鸣，五心烦热，女子经少或经闭，舌红少苔或无苔，脉细数。

【治则】滋阴补肾，养血柔肝。

【方药】一贯煎加减。麦冬、生地黄、川楝子、枸杞子、当归、沙参。眩晕、耳鸣较甚者加天麻、钩藤、磁石；腰膝酸软较甚者加杜仲、续断、牛膝、桑寄生；面色无华、全身乏力、心悸气促者加党参、黄芪、白术、山药等。

5. 脾肾阳虚证

【症状】面色少华，畏寒喜暖，食少便溏，食谷不化，甚则滑泄失禁，少腹、腰膝冷痛，下肢浮肿，舌质暗淡有齿痕，苔白滑，脉沉细无力。

【治则】健脾益气，温肾扶阳。

【方药】附子理中汤合肾气丸。附子、党参、干姜、白术、肉桂、牡丹皮、山茱萸、茯苓、山药、熟地黄、泽泻、炙甘草。兼有畏寒、四肢不温或男子阳痿、女子经少或经闭者加巴戟天、仙茅、淫羊藿、补骨脂等[10]。

（二）中成药治疗

慢性病毒性肝炎的中成药应用较多，主要是以保肝降酶药为主，有些兼具退黄和/或抗肝纤维化、免疫调节作用。常用的保肝降酶药如五味子提取物（联苯双酯、双环醇等），甘草提取物，山豆根类提取物制剂（苦参碱），以及中药复方制剂等。举例如下：

1. **五酯胶囊**　降低血清谷丙转氨酶。适用于慢性、迁延性肝炎谷丙转氨酶升高者。

2. **双环醇片**　五味子提取物，降低血清氨基转移酶。用于慢性肝炎所致的氨基转移酶升高。

3. **护肝片**　含柴胡、茵陈、板蓝根、五味子、猪胆粉、绿豆。疏肝理气，健脾消食。用于慢性肝炎及早期肝硬化。

4. **肝炎灵注射液**　为山豆根经提取物。清热解毒，消肿止痛。用于慢性肝炎。

5. **垂盆草冲剂**　清利湿热。用于急、慢性肝炎活动期。

6. **双虎清肝颗粒**　金银花、虎杖、黄连、白花蛇舌草、蒲公英、丹参、野菊花、紫花地丁、法半夏、甘草、瓜蒌、枳实等组成。功效：清热利湿，化痰宽中，理气活血。用于慢性乙型肝炎湿热内蕴证。

7. **肝爽颗粒**　主要由柴胡、白芍、当归、茯苓、白术、党参、鳖甲、蒲公英、虎杖、夏枯草、丹参、桃仁、枳壳组成。功效：疏肝健脾、清热散瘀、保护肝脏、软坚散结。用于急慢性肝炎、肝硬化、肝功能损害[11]。

（三）针灸治疗

针灸治疗能调节机体的免疫力、增加机体的抗病能力、抑制病毒的复制、改善疾病引起的多种临床症状等。根据经络理论、脏腑理论等选穴，遵循辨证论治、攻补兼施原则，运用针刺、艾灸、放血等方法，以体穴为主，辅以耳穴。针灸治疗选取的穴位主要有足三里、内关、合谷、神阙、肝俞、脾俞、华佗夹脊穴、中都、日月、期门、中脘、气海、阳陵泉、三阴交、太冲等。刺激方法主要有：针刺（多补法为主），或灸法，针刺和灸法共用，穴位注射等。选3～6穴，每日针刺一次[12]。

（四）贴脐疗法与熨法

茵陈姜附散：取茵陈、附子各30g，干姜10g。共混合碾碎成细末，备用。用时取药末10～20g撒布于普通膏药或暖脐膏的中央，贴于脐孔上，外用纱布盖上，脱敏胶带固定。每日换药1次，7天为1疗程。

对慢性肝炎两胁胀痛者，可用炒盐布裹熨之以缓解症状。

二、西医治疗

应根据患者具体情况、不同病原、不同临床类型及组织学损害采用综合性治疗方案。总的治疗原则是足够休息，合理饮食，辅以适当药物。药物包括抗病毒、免疫调节、抗炎和抗氧化、抗纤维化和对症治疗，其中抗病毒治疗是关键，只要有适应证且条件允许，就应进行规范的抗病毒治疗。避免饮酒、过度劳累和损害肝脏药物。

（一）一般治疗

1. **适当休息**　宜采取动静结合的疗养措施，处于活动期的患者，应以静养为主；处于静止期的患者，可从事力所能及的轻工作。

2. **合理饮食**　适当的高蛋白、高热量、高维生素的易消化食物有利肝脏修复，不必过分强调高营养，以防发生脂肪肝，避免饮酒。

3. **心理平衡**　使患者有正确的疾病观，对肝炎治疗应有耐心和信心。

（二）药物治疗

1. **改善和恢复肝功能**　①非特异性护肝药：维生素类，还原型谷胱甘肽，葡醛内酯等。②降酶药：五味子类（联苯双酯等），山豆根类（苦参碱等），甘草酸类制剂，垂盆草，齐墩果酸，水飞蓟素等有降转氨酶作用。降酶药停用后，部分患者可能GPT反跳，故显效后逐渐减量至停药为宜。③利胆退黄药物：主要有S-腺苷蛋氨酸（SAM）、熊去氧胆酸（UDCA），以及中成药茵栀黄、苦黄、苦参碱等。SAM能促进肝内淤积胆汁的排泄，有助于肝细胞恢复功能，可用于伴有肝内胆汁淤积的各种肝病。改善微循环的药物如丹参、前列腺素 E_1、山莨菪碱、低分子右旋糖酐等也有一定的退黄作用。

2. 免疫调节 如胸腺肽或胸腺素，转移因子，特异性免疫核糖核酸等。某些中草药提取物如猪苓多糖、香菇多糖、云芝多糖等亦有免疫调节效果。

3. 抗肝纤维化 目前还缺乏有肯定临床疗效的药物，可酌情应用扶正化瘀胶囊、复方鳖甲软肝片、安络化纤丸及肝复乐等；冬虫夏草菌丝及丹参等活血化瘀中草药可能也有一定疗效。

4. 抗病毒治疗 目的是最大限度地长期抑制病毒复制，减轻肝细胞炎性坏死及肝脏纤维组织增生，延缓和减少肝功能衰竭、肝硬化失代偿、HCC 及其他并发症的发生，改善生活质量、延长存时间；也包括阻断母婴传播，防止肝炎病毒再激活；以及防治病毒性肝炎相关的肝外表现。抗病毒治疗的必要性：因 HBV、HCV 病毒持续复制，病情反复或持续活动，影响疾病进展，故进行抗病毒治疗是慢性乙型肝炎、丙型肝炎的最根本治疗，符合适应证者应积极进行抗病毒治疗。HDV 感染首选治疗方案亦为抑制 HBV 复制，包括完全抑制 HBV 包膜蛋白的产生。

抗病毒治疗的一般适应证包括：①慢性乙型肝炎患者血清 HBV DNA 阳性、GPT 持续异常（>1×ULN）且排除其他原因所致者。②乙肝肝硬化代偿期患者血清 HBV DNA 阳性，或失代偿期患者 HBsAg 阳性。③慢性乙型肝炎患者血清 HBV DNA 阳性、GPT 正常，有下列情况建议抗病毒：A.肝组织学显示显著炎症和/或纤维化（G≥2 和/或 S≥2）；B.有乙肝肝硬化或HCC家族史且年龄30岁以上；C.无创肝纤维化评估或肝组织学检查显示明显肝脏炎症或纤维化；D.乙肝相关肝外表

现。④丙型肝炎 HCV RNA 阳性。

抗病毒治疗疗效判断：①完全应答：HBV DNA 或 HCV RNA 阴转，GPT 正常，HBeAg 血清转换。②部分应答：介于完全应答和无应答之间者。③无应答：HBV DNA 或 HCV RNA、GPT、HBeAg 均无应答者。慢性乙型肝炎的临床治愈（或功能性治愈）是指停止治疗后仍保持 HBsAg 阴性（伴或不伴抗-HBs 出现）、HBV DNA 检测不到、肝脏生化指标正常。但因肝细胞核内 cccDNA 未被清除，因此仍存在 HBV 再激活和发生 HCC 的风险。

（1）干扰素 α（IFN-α）： 可用于慢性乙型肝炎和丙型肝炎抗病毒治疗，它主要通过诱导宿主产生细胞因子起作用，在多个环节抑制病毒复制。干扰素疗效与病例选择有明显关系。以下是有利于干扰素疗效的因素：肝炎处于活动期，GPT 升高；病程短；女性；年轻；HBV DNA 滴度低；HCV 非 *1b* 基因型；组织病理有活动性炎症存在等。

1）IFN-α 治疗慢性乙型肝炎： 普通干扰素每次 3～5MU，推荐剂量为每次 5MU，每周 3 次，皮下或肌内注射，疗程半年，根据病情可延长至 1 年。长效干扰素（聚乙二醇干扰素，PEG-IFN）每周 1 次，疗程 1 年。长效干扰素治疗慢性乙型肝炎，可能在有限疗程内诱导对 HBV 的长期免疫控制，多数认为其抗病毒效果优于普通干扰素。主要缺点是个体应答差异较大，安全性堪忧，使得许多患者不能或不愿接受 PEG-IFNα 治疗。为此，需要综合考虑疾病活动度、疾病阶段、HBV 基因型、HBV DNA 水平、HBsAg 水平以及 HBeAg 状态、GPT 水平、性别等选择病例和预测个体应答。早期治疗中的预测因子也有助于优化个体治疗策略，预测很难获得长期治疗应答的个体可及早停药[13]。

有下列情况之一者不宜用 IFN-α：①血清胆红素≥正常值上限 2 倍；②失代

偿性肝硬化；③有自身免疫性疾病；④有重要器官病变（严重心、肾疾患，糖尿病，甲状腺功能亢进或低下以及神经精神异常等）。

IFN-α 的不良反应：类流感综合征、骨髓抑制、神经精神症状、脱发。少见的不良反应如癫痫、肾病综合征、间质性肺炎和心律失常及诱发自身免疫性疾病，如甲状腺炎、血小板减少性紫癜、溶血性贫血、风湿性关节炎、1 型糖尿病等。

2）IFN-α 治疗慢性丙型肝炎：只要血清 HCV RNA 阳性，无论 GPT 升高与否，均应给予 IFN-α 治疗，联合利巴韦林可提高疗效。治疗方案：普通 IFN-α 3～5MU/ 次或复合干扰素 9～15μg/ 次，3 次 /w，或 PEG-IFNα-2a 135～180μg/ 次，或 PEG-IFNα-2b 1.0～1.5μg/kg/ 次，1 次 /w。疗程 6～12 个月利巴韦林用量为 10～15mg/d。用药期间少数病例可发生溶血性贫血。孕妇禁用，用药期间及治疗结束后至少应避孕 6 个月。

（2）核苷类似物（nucleotide analogues，NAs）：该类药物用于乙型肝炎的抗病毒治疗，大致可分为两类，即核苷类似物和核苷酸类似物，前者包括拉米夫定、恩替卡韦等，后者包括阿德福韦酯、替诺福韦等。核苷（酸）类似物作用于 HBV 的聚合酶区，通过取代病毒复制过程中延长聚合酶链所需的结构相似的核苷，终止链的延长，从而抑制病毒复制。这些药物又可分为低耐药屏障（LAM、ADV、TBV）和高耐药屏障（ETV、TFV、TAF）两类。所有应用 NA 治疗的患者，均应定期随访评估血清 GPT 和 HBV DNA 水平。有肾病风险的患者应用任何一种 NA 治疗时，以及不论有无肾病风险但应用 TFV 治疗的所有患者，应定期监测肾脏，至少监测估算的肾小球滤过率（GFR）和血清磷水平。应用 TFV 治疗的患者，若有发生肾脏或骨疾病的风险，和 / 或有潜在的肾脏

或骨疾病，应该根据以往 LAM 暴露史，考虑转换为 ETV 或 TAF 治疗。

1）替诺福韦（tenofovir，TFV）：是一种核苷酸类似物，结构与阿德福韦酯相似。TFV 每日 300mg，耐药率低，与 ETV、LAM 及 LdT 等无交叉耐药，可用于 CHB 患者的初始治疗，亦可作为这些药物治疗失败后的挽救治疗。TFV 的肾毒性比 ADV 小，妊娠安全性上与 LdT 同属 B 类药物。

2）富马酸替诺福韦艾拉酚胺（tenofovir alafenamide fumarate，TAF）：具有靶向肝脏的特点。低于 TFV 十分之一（每日 25mg）剂量，具有更好的安全性。TFV 有非常强的抗病毒效果，且有 8 年零耐药的数据，唯一的缺点是长期服用可能对肾脏和骨密度造成损伤。而 TAF 克服了部分 TFV 的缺点，兼顾了疗效、安全性和耐药性。

3）恩替卡韦（entecavir，ETV）：恩替卡韦是环戊酰鸟苷类似物。成人每天口服 0.5mg 能有效抑制 HBV DNA 复制；对初治患者治疗 1 年时的耐药发生率为 0，但对已发生 YMDD 变异患者治疗 1 年时的耐药发生率为 5.8%。

4）替比夫定（telbivudine，LdT）：是一种合成的胸腺嘧啶核苷类似物，具有抑制 HBV DNA 聚合酶的作用。可迅速降低患者 HBV 病毒载量 HBeAg 血清转换率较高，而耐药率 2 年 HBeAg 阳性为 21.6%，HBeAg 阴性为 8.6%。用于乙型肝炎的剂量为 600mg，每天一次口服，不受进食影响。

替比夫定常见的不良反应（发生率 1%～10%）有：头晕、头痛、疲劳、腹泻、恶心、皮疹、血淀粉酶升高、脂肪酶升高、谷丙转氨酶升高和血肌酸激酶升高。极少部分患者可出现高乳酸血症及肌溶解。美国 FDA 药物妊娠安全性分类的 B 级药物，在动物试验中无致畸性。

5）拉米夫定（lamivudine，LAM）：拉米夫定属 L- 核苷类，剂量为每天 100mg，顿服。拉米夫定耐受性良好，仅少数病例有头痛，全身不适，疲乏，胃痛及腹泻，个别可能出现过敏反应。随用药时间的延长患者发生病毒耐药变异的比例增高，1 ～ 5 年的耐药率分别为 14%、38%、49%、67%、69%。

6）阿德福韦酯（adefovir dipivoxil，ADV）：阿德福韦酯是 5'- 单磷酸脱氧阿糖腺苷的无环类似物。目前临床应用的阿德福韦酯是阿德福韦的前体，在体内水解为阿德福韦发挥抗病毒作用。剂量为每天 10mg，顿服。在较大剂量时有一定肾毒性，主要表现为血清肌酐的升高和血磷的下降，但每天 10mg 剂量对肾功能影响较小。对应用阿德福韦酯治疗者，应定期监测血清肌酐、血磷及骨密度。其耐药发生率在 HBeAg 阳性慢性乙型肝炎 1 ～ 5 年分别 为 0、3%、11%、18%、29%；HBeAg 阴性者 1、2、3 年的耐药发生率分别为 0、3.0% 和 5.9% ～ 11%。

7）丙型肝炎直接抗病毒药物（directly acting antivirals，DAAs）：近年推出的 DAAs 使得丙型肝炎的抗病毒治疗取得了突破性进展，这些药物与原先的干扰素和利巴韦林不同，它们通过直接抑制 HCV 的蛋白酶、RNA 聚合酶或病毒的其他位点，发挥很强的抑制病毒复制作用，使持续病毒学应答率从传统 PR 疗法的 40% ～ 70% 提高到 90% 以上，疗程从 48 周缩短到 12 ～ 24 周，副作用很少。基于 DAAs 的丙型肝炎抗病毒治疗方案，可显著改善患者预后并降低 HCV 病毒传播扩散的风险，使丙型肝炎成为第一种能完全治愈的慢性病毒感染性疾病。

目前在我国已经获批或即将获批上市的 DAAs 包括 NS5B 聚合酶抑制剂索磷布韦、达塞布韦等，NS5A 抑制剂拉维达韦、达拉他韦、来迪派韦等，NS3/4A 蛋白酶抑制剂达诺瑞韦、阿舒瑞韦、西美瑞韦等，应用期间需定期监测肝功能，同时需要防范与其他药物产生相互作用。更多的 DAAs 产品正在不断问世。2019 年我国指南推荐使用泛基因型药物如索磷布韦 / 维帕他韦（400mg/100mg），可用于 HCV 基因 1-6 型初治或 IFN-α 联合利巴韦林经治者，包括肝硬化失代偿成年（12 岁以上），1 次 /d，疗程 12 周。患者在服用 DAA 泛基因型药物抗病毒治疗前，不再需要检测 HCV 基因型。大量的临床研究工作正在开展之中。

三、专家经验

基于对慢性肝炎病因病机的认识，中医药专家在长期的临床实践中摸索总结出了很多独特的辨证思维。虽然近年来现代医学在抗病毒治疗上已经取得很大的进步，但仍然存在不足和有待完善之处，中西医结合仍然可以提高疗效，对非病毒性肝炎的诊治也有一定的借鉴价值，兹摘录部分有代表性的中医药专家学术经验，用以启发思维[14]。

（一）刘渡舟经验

认为急性乙肝病程超过半年，临床反复出现肝区疼痛、体倦乏力、纳差恶心、厌油腻、腹胀便溏，伴有蜘蛛痣、肝病面容、肝掌或肝脾肿大等，则转入慢性乙肝阶段。此时湿热未清，正气已伤，由气及血，虚实夹杂，寒热互呈，变化多端，治疗颇为棘手，应遵循《伤寒论》"观其脉证，知犯何逆，随证治之"的古训，根据阴阳气血、湿热寒毒、痰瘀互结等不同情况灵活处理。治疗宜扶正祛邪并举，既要清热利湿解毒、调畅气机，同时也要活络祛瘀，养血和血。创制柴胡活络汤、柴胡鳖甲汤、柴胡止痛汤、加味柴胡桂枝汤、大黄硝石散等[15]。

（二）李可经验

治疗乙肝，重视脾肾，善用培元固本

散。认为"三阴统于太阴"，"后天胃气（中气）乃先天肾气之根，生命之延续全赖中气之滋养、灌溉"，"土能生万物，无土不成世界"；注重温阳，反对滥用寒凉。认为阳虚之体，寒湿之邪，再加寒凉攻泻之法妄施，易致中阳日困。脾胃为后天之本，有赖先天肾阳之温煦，才能蒸化水谷。若误投苦寒，则致先伤脾阳，后及肾阳，阴寒肆虐。滥用苦寒，则往往"败坏中焦气化，升降乖乱，湿浊不化，阳证转阴证"，渐渐毒入血分而转为肝硬化；药施芳化，强调寒湿为患。认为治黄疸性肝炎，茵陈蒿汤除人实、证实、脉实外，不用栀子大黄，常用茵陈五苓合藿朴夏苓合方化裁。从芳香化湿醒脾、健脾利湿、活血化瘀利水、降逆和胃、调燮三焦气化入手[16]。

（三）周信有经验

乙型肝炎是湿热、虚、瘀等综合因素而形成，从而构成了乙型肝炎正虚邪实、虚实夹杂的病理特点。在确定治疗原则和遣方用药时必须清解、补虚、祛瘀三种方法综合运用，并拟定了基本方：柴胡9g，茵陈10g，板蓝根15g，当归9g，丹参20g，莪术9g，党参9g，炒白术9g，黄芪9g，女贞子9g，五味子15g，茯苓9g。方中柴胡调达肝气；茵陈、板蓝根、茯苓清解利湿，抑制肝炎病毒；当归、丹参、莪术等养血调肝、和血祛瘀，防止肝细胞损害、变性；当归、党参、白术、黄芪、女贞子、五味子等为扶正补虚之品，可调控免疫机制，改善肝细胞功能[17]，促进蛋白质合成[18]。

（四）姜春华经验

姜老治疗慢性肝炎常做三步走：第一步活血化瘀，第二步加九香丸，第三步再加五灵脂、制乳香。肝病离不开血瘀，故对慢性肝炎都以活血化瘀为主。既是瘀血，则气为血阻而致气行不畅，郁结为痛，利气、柔肝只治其标，不治其本，用活血化瘀方是治本之道，故用活血化瘀兼加利气药。常用药物有当归、桃仁、丹参、䗪虫、五灵脂、生大黄、九香丸。同时姜老认为如果活血化瘀药服用后出现不适应停用，如气阴两虚明显，即先用益气养阴药，等病情好转，再用活血化瘀药。

在治疗慢性肝炎时，姜老同时强调注意个体差异，辨病与辨证相结合。少数急性肝炎可以转为慢性肝炎，表现为四肢乏力、腹胀纳呆等气虚型症状，或为咽干口苦、内热、溲黄、少寐多梦等阴虚症状。这两种类型的患者，还可兼有湿热，表现为苔腻，口苦；或兼肝气郁滞，胁胀腹满；或兼肾两虚，腰酸胁痛；或兼气阴两虚。这些症状，往往错综复杂。也有少数患者，毫无症状，或症状很不明显。姜老治疗慢性肝炎，以化验指标作为衡量疗效的标准。症状固然与病的本质有关，有时症状还不能完全反映病的本质。现代检测可以反映病的本质但不能反映人的体质。姜老认为病与体质可分割，通过客观检查，看到病的实质，通过诊察症状，了解人的体质，两者不能偏废。只有将两者结合起来，辨证论治，才能达到治病的目的。

（五）徐景藩经验

徐氏治疗慢性肝炎，更注重柔肝养阴。认为慢性肝炎多呈阴虚邪恋之候，阴虚则病长，阴足则邪退。肝阴宜养，法在柔润，取药宜甘。阴主内，性静，喜柔。"柔"者缓也，柔能制刚；"润"可生津，津液足则血有源；"甘"能补能守，其性和缓，能缓肝之急，助肝之用，益肝之体。临床上症见头晕耳鸣，目涩口干，胁肋隐痛，夜寐多梦，溲黄便干，舌红苔薄，脉细或数者，已示肝阴亏虚，当用柔肝之法。即使以上症状不典型，只要无明显湿盛脾阳受遏者，如苔腻、便溏等，均可辨证用之。柔肝养阴，常用一贯煎和费伯雄调养敛肝饮加减。常用药有当归、白芍、枸杞子、女贞子、北沙参、石斛等。徐氏

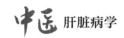

既注重柔肝养阴，又重视整体，对气血脏腑、正邪之间的关系主次分明。在用药的配伍上充分体现养阴不忘调气，治肝不忘实脾、扶正不忘祛邪的整体观点。

（1）配用清热解毒药：慢性肝炎的发病过程始终贯穿正邪之间的斗争。临证时应扶正祛邪，而不是置邪于不顾。当虚多邪少时，以扶正为主，佐以祛邪；当虚少邪多时，以祛邪为主。常用清热解毒药有：蒲公英、凤尾草、紫草、夏枯草、石见穿、半枝莲、败酱草。根据病情选用。如此，养阴用甘，清热用寒，既可生津，又能清热，柔中济刚，补中兼泄，促使邪去正安。

（2）配用益气健脾药：肝主疏泄，脾主运化，乃气血生化之源。肝之阴血赖脾之资生，养肝之药需脾之运化吸收，在养阴时配合健脾之剂，常用药有：山药、太子参、白术、炙甘草、大枣、鸡内金。其中山药甘平，既益气又养阴，健而不燥，补而不腻，为理虚要药，尤为常用。

（3）配用调气疏肝药：气郁化火则伤阴，阴亏血少则气滞。气行则血行，气和则阴顺。慢性肝炎多兼气郁之症，宜柔中兼疏，以使气血调和，同时亦可避免养阴碍胃之弊，取药轻疏柔和而不伤阴，常用药：郁金、合欢皮、绿萼梅、生麦芽等。其中生麦芽甘咸微寒，既可疏肝又可健胃，药性平和，为临床常用之品。

（六）印会河经验

肝性腹胀是有慢性肝炎病史，而后出现以腹胀为主的一种病症。其中有的是肝痛和消化道症状已经消失，查肝功能亦基本正常；但也有肝功能尚未恢复，肝痛和消化道症状继续存在者。肝性腹胀的特征，一般不受饮食的影响，即在未进饮食时，亦同样有腹胀发生，而且这种腹胀，常常不因矢气或嗳气而有所减轻，其症状一般以晚间为重。肝炎早期，是以肝区痛、压痛为主，一般认为是由瘀血所造成的。治

疗方法一般以舒肝和血为主，常用方剂是以逍遥散加减，疗效基本可靠。若此时失治或调治不当，则其病可以由血而转生气滞，并可以因肝气横逆而犯于脾胃，故其所表现的症状，重点在于腹胀[20]。

肝性腹胀，和胃肠道气滞腹胀不同，用一般行气、理气下气、破气之类的药物，几乎不起作用，从多次失败中找到的一条出路，证明这种气胀，只有从三焦这条"元气之所终始"的"气道"中加以驱除。考虑三焦这一"孤府"，它上通于肺，下达膀胱，而肺主周身之气，故欲治三焦，使"气道"通畅，势不能舍开理肺气而他求。为此联想到紫菀、桔梗这两味药物，在临床用于呼吸道气郁、气闭、气失肃降而造成气逆喘咳、痰出不爽的多种疾患中，常常是行之有效的，故而选用这种药，作为开利肺气，以通三焦的主要药物。并结合治肝炎初起时的常用逍遥散加减，治久瘀所习用的介类、虫类药物，于是便组成了治疗肝性腹胀的"抓主症"用方，命名为舒肝开肺方，组成如下：柴胡、赤芍、当归、丹参、生牡蛎、广郁金、川楝子、桃仁、䗪虫、紫菀、桔梗[19]。

（七）吴寿善经验

见肝之病，顾护胃。吴师推崇医圣张仲景"见肝之病，知肝传脾，当先实脾"之古训，临床中以实脾为首务。善用党参、白术、茯苓、焦山楂健脾助运之品。反对临床上见肝功能波动，或乙肝标志物日久不转阴，就加苦寒清热之品。因肝木克脾土，脾湿内生，乃病之本。倘医者不知扶脾，反而伤脾则湿热难以化散，以致邪恋不去，造成湿浊未清，余邪残留。遣方用药，贵在平淡。吴师认为，过用苦寒之品，非但无益，反而有害，必致脾胃受伤，元气暗耗，致病情迁延难愈，或用板蓝根之类，再配用丹参、黄、茵陈疏肝清热。正气不足，病情反复。主张选用辛凉轻平之品，如金银花。阴虚之体，不宜重

补。肝病日久,必致阴虚。一般人往往重用益气养阴滋补厚腻之品,以致气机壅滞,脾胃升降失司,患者纳呆,饮食无味,使水谷精微无从化生,阴液得不到补充,其阴更虚。此时宜用紫苏梗、白芍等药辛开苦降,疏通脾胃,脾胃健运功能恢复,有利于疾病康复。

调节情志,事半功倍。肝炎患者的情绪变化,影响着疾病的康复。患及此病者往往心情抑郁,悲观失望,丧失治疗信心。所以吴师除给患者精神鼓励外,特别强调用药要以患者服用后感觉舒服为原则。治疗过程中,分层次、分阶段解决问题,开始即集中药力,重点解决主要矛盾。患者症状改善,感觉舒服,精神得到鼓励,乐意接受治疗,机体才能产生调节平衡作用。心情愉快,利于疾病康复。反之,患者服药后不舒服,症状得不到改善,导致心情烦躁,产生抵触情绪,往往影响治疗。

熟知药理,治而不误。如果患者服药后出现一些不良反应,即可酌情去之。如石膏乃吴师治肝病常用药,具有清热除烦、生津止渴之功效,但脾胃虚寒腹泻者应慎用。石膏乃辛凉之品,若过用之,必致寒甚,宛如"雪上加霜";川楝子味苦性寒,功可疏肝理气、止痛杀虫,擅治肝胆之热,若肝病日久,伤及脾胃,致中焦虚寒,用之则胁腹痛甚;邪在半表半里,多用黄芩,而伴腹痛则不宜。有宗仲景法改用白芍者,然而吴师不用白芍,而用半枝莲,曰:"半枝莲不单清热阶段祛邪,还可缓急止痛,能解胁腹之苦,此乃一举两得。"据现代药理研究,半枝莲不但能治癌肿,还用于治疗肝炎、肝大,对乙肝标志物有抑制作用。且其毒副作用甚小,虽为辛凉之品,但脾胃虚寒的患者,饭后服用可免去不适。

病情繁杂,辨证精当。人体是一个有机整体,某一脏腑发生病变时,常累及其他脏腑。了解病史时,患者陈述仅供参考,医生仔细诊查方为中策,不然患者盲目作答,医者马虎处治,容易延误病情。曾有一外地患者在当地以"胃病"诊治多年,久治不愈,吴师嘱查肝功、B超,确诊为胆囊炎、慢性乙肝。经辨证治疗,胃痛乃解。吴师认为,乙肝实验室指标应作为衡量疗效的标准,不能只是根据症状治疗,因有时症状还不能完全反映病的本质。若见患者症状消失,即认为病愈而不继续施治,可造成病情迁延难愈。一再告诫,现代实验室检查与通过诊察症状了解患者体质,二者应兼而顾之,不可偏废 [21]。

(八)金实经验

金氏认为慢性乙型肝炎的病机是感染某种疫毒之气,内蕴血分,痼结不去。"疫气"有偏湿、偏热之别。临床上有的患者表现以身困、纳呆、厌油腻、脘痞、苔腻为主,而有的则以口苦、便干、溲赤、舌红、面部痤疮为主,因此,疫毒、湿、热皆为本病致病因素。他还认为,肝郁气滞是本病发病的重要环节,木旺克土,肝郁乘脾犯胃,导致肝胃气滞、肝脾不和,进一步引起肝脾气血两伤;肝郁气滞,则致血瘀阻络,面色晦滞、舌质紫黯或舌下脉络怒张,是其征也。他总结为湿、热、郁、瘀、毒五种因素为患,并提出以毒为本,在毒邪基础上,余四种互相胶结,诸邪夹杂,故病深难已。又提出,本病当责之于肝、脾、肾三脏,肝肾阴虚尤当重视。金氏治肝炎以清、疏、化、运、补为法。清,即清热解毒、清肝泻火、清热燥湿、清热凉血;疏,即疏肝解郁;化,为化湿、化瘀;运,健脾助运;补,补脾胃之气血,滋肝肾之阴液。毒邪为本,因此清热解毒、化湿解毒之品为常用、必用。根据湿热之偏重,或苦燥、芳化、渗利,药用茵陈、半夏、苍术、陈皮、藿香、白蔻仁、车前草;或苦辛泄降、苦寒燥湿,常选半夏泻心汤、小陷胸汤及黄柏、山栀子、龙胆草等。但解毒之品，如龙葵、白花蛇舌草、夏枯草、鸡骨草、垂盆草、板蓝根、贯众、山豆根、蒲公英、连翘等，每方必择二三味，以解邪毒，为求本之治。肝郁为关键，金氏喜用小柴胡汤，它可除"胸胁苦满"。柴胡为炒，用量亦轻，一般为6~8g，因本病常感阴血不足，柴胡过用，恐有劫肝阴之虞。治肝不忘健脾，运脾常用炒白术、山药、陈皮、白蔻仁、鸡内金、谷麦芽、焦楂曲等。金氏化瘀喜用丹参、茜草、赤芍、莪术等平和之味，行瘀而不伤正。另外常配合三七、鸡内金等活血通络软坚之品，制成粉剂冲服。极少用桃仁、红花、三棱等，以其不能深入络脉，久用攻破太过，于事无补。补法中补气用炒党参、黄芪、炒白术；补血用当归、白芍、何首乌；补肝肾之阴用生地黄、女贞子、枸杞子、旱莲草等。极少用温补，"恐炉烟虽熄，灰中有火也"。金氏强调，疾病过程中，邪正有消长，五法运用要灵活，活动期应以清、化、疏为主，不可早用补法。但金氏在湿浊不重时，也常用女贞子、枸杞子平补肝肾，而人参、黄芪等补气之品不赞成早用，恐有"资寇以粮"之弊。常用自拟龙柴汤为基础方，药用：龙葵、茜草、炒柴胡、黄芩、半夏、鸡骨草、郁金、夏枯草、山栀子、女贞子、甘草等。若稳定期，热退湿化，而以正虚为主，则应扶正达邪。常用贞杞汤：女贞子、枸杞子、炒柴胡、黄芩、半夏、丹参、白芍、炒白术、甘草等。

金氏一贯主张辨证与辨病相结合，宏观证与微观证相结合，并在这方面积累了丰富的经验。如降酶时，主张选用一些既针对证候，又有降酶作用的药物。如热盛体实者，可用龙胆草、黄柏、山栀子等；脾胃虚弱者，采用夏枯草、蒲公英、白术，避免苦寒太过，伤脾败胃；肝肾不足者，扶正降酶，药选女贞子、白芍、麦冬、五味子，但五味子之酸温敛涩，对湿

热为患者，宜慎用或不用。在治疗蛋白代谢异常时，倡清、补、活三法。清即清热化湿解毒，药如连翘、黄芩、紫草、茵陈、虎杖等可抑制体液免疫，降低免疫球蛋白过度升高；补即补气血、益肝肾，药如党参、黄芪、白术、当归、黄精、乌骨鸡等有升高白蛋白作用；活即活血和络、软坚削积，药如三七、当归、丹参、茜草等能抑制体液免疫，减少免疫复合物形成，亦有降低球蛋白之功[22]。

（九）匡萃璋经验

匡氏认为慢性乙型肝炎（以下简称"慢肝"）在证候表现上有许多与传统伏气理论相吻合的特点，将"慢肝"纳入传统伏气理论中来认识并提出了治疗方案。

"慢肝"伏气的性质：从中医病因学的角度来观察，"慢肝"伏邪的性质似乎更接近何廉臣所创导的"伏火"。何氏说："凡伏气温热皆是伏火。"在辨证治疗时又将伏火分为"湿火""燥火"两类。同样，从"慢肝"临床症状来审证求因地推论，则"慢肝"之伏邪亦有火毒、湿毒两种性质。

火毒出入少阳、厥阴之间，清之易伏，泻之易匿。"慢肝"见面红目赤、口苦口干、心中烦躁、嘈杂、心下如灼、手足心热、鼻衄齿衄、红丝赤缕、胭脂掌、便结尿赤、舌赤舌绛、苔黄苔黑、脉弦脉数等，都是火毒的具体表现。或谓火毒是病毒伤于阴虚之体者从其阳化而成。但证之临床，火毒之盛未必先有阴虚，有育阴之法又不能制其火，就其病邪之性质而言，归之于火毒仍较适宜。

湿为阴邪，其性濡滞，阻中焦而障升降，碍疏泄而涩清浊，滞气耗气，郁毒生风。湿毒浸淫于太阴，遏伏于阳明、少阳之间，清利透达而胶着不去，香燥苦泄而清浊难分。"慢肝"症见面黄面垢、恶心干呕、厌油畏甘、胸闷脘痞、纳呆口甜、口中粘腻、腹胀腹满、便溏而不爽、尿黄而浑、尿有沉淀、口臭龈糜、舌胖舌润、舌

嫩而赤、苔腻苔腐、苔浊苔垢、脉濡细沉等，都是湿毒的具体表现。或谓湿毒为病毒之伤于阴虚之体，从其阴化而成。而证之临床，湿毒不必先有阳虚气虚，且益气温阳亦不能祛其湿，其病邪的性质为湿毒。

"慢肝"伏气的病位：匡氏认为，"慢肝"伏气之病位应归为太阴、厥阴二处。即湿毒之邪伏于太阴，火毒之邪伏于厥阴。"慢肝"湿毒证虽可兼见太阳、少阳、阳明、少阴、厥阴等证，但多植根于太阴，或久滞太阴不移，太阴湿毒之本质常贯穿于全病。足厥阴肝经为三阴之里，乃两阴交尽，一阳初生之地，故"慢肝"火毒之证易伏于此，"出则少阳，入则厥阴"，口苦咽干，目眩，胸胁苦满，消渴，气上撞心，心中疼热，饥而不能食等症皆"慢肝"所常见。"慢肝"火毒证虽可兼见少阳、太阳、阳明、太阴、少阴等证，而其厥阴瘀热之本质常贯穿于病程始末。

"慢肝"伏邪伏匿于太阴、厥阴，其外发于三阳经者，以少阳为最多，即以太阴、少阳兼病或厥阴、少阳兼病为最常见。其兼阳明者次之，厥阴兼阳明者多为火毒兼燥，而见胃阴不足之证，此时清肝不应而养胃获效，即"厥阴不应取之阳明"之谓。太阴兼阳明者，多为脾湿胃热相合，此时泄腑为祛邪之通路。其兼太阳者亦不少见，或为初起，或为兼感，或为出表之契机，达表透邪之法不可错失良机。

三阴之中，太阴为开，厥阴为合，少阴为枢。"慢肝"伏气其涉及少阴者，以厥阴而兼少阴热化证者为多，而太阴之兼足少阴寒化证者多为传变之末路，四逆辈皆难以逞其功，偶有姜、附奏效者，必于太阴证时握其先机。

总之，"慢肝"伏邪匿太阴、厥阴之地，其气化不离风、火、燥、湿之胜复兼化，其传变多可用六经之出、入、合、并来统括。明乎其伏匿之地，洞悉其传变之径，预知其气化之变，则可以知常达变。

"慢肝"伏气的证候与治疗：匡氏认为"慢肝"伏气的证候表现极为复杂，若仍按传统方法中以主证或主证所命名的病来认识，则不仅不能示其内在规律，而且对主证的治疗也无法深入，疗效更难提高。故对"慢肝"伏气的辨治应抓住其病因、病位、病机的综合状态，把握其人、其时、其证的可调节趋势而调节之，以顺应机体逐邪愈病的向愈机制。而能最深入地揭示"慢肝"伏气伏、溃、发、传的内在机制，并且能对其主证全面兼赅，对其治则能确切指导的，莫如六经辨证方法。

湿毒太阳、少阳合病证："慢肝"免疫标志物阳性而有肝功能损害，黄疸或无黄疸、口苦、咽干、胁痛、胸满、易感冒、鼻鸣、自汗、恶风，或关节酸痛，食纳尚可，大便尚调，尿或黄或清，舌淡红或淡润或边有齿印，苔薄白而近常，脉濡或近常。治法：透达伏邪，和解太少二阳。方剂：茵陈柴胡桂枝汤（柴胡10g，黄芩10g，法半夏10g，秦艽10g，白芍10g，甘草6g，茵陈30g，薏苡仁30g，蚕沙30g，此方即柴胡桂枝汤以秦艽易桂枝，因秦艽能疏风祛湿利疸退黄而无桂枝之燥，另加茵陈、薏苡仁、蚕沙祛湿毒）或茵陈柴胡五苓散（柴胡10g，黄芩10g，法半夏10g，桂枝10g，白术10g，茯苓15g，猪苓10g，泽泻10g，茵陈30g），"慢肝"太阳少阳合病证，舌淡而润，或舌淡胖有齿痕者宜此方，茵陈四苓散利其湿毒，桂枝通阳化气利尿和营卫，用之并无化燥之弊。此种证候在"慢肝"中并不少见，可为"慢肝"复发者，或"慢肝"小劳即发，或介于"无症状携带状态"与肝炎之间（免疫标志物阳性、转氨酶略高而消化道症状不著）。其特点是虽无太阴厥阴的典型与严重症状，而有太阳、少阳的临床表现。若患者表现较明显的湿偏盛证，如自汗畏风、发热、口渴、尿后凛寒、脘痞便溏、苔滑脉濡者。亦可用茵陈二香散（香薷饮合藿香正气散）或茵陈六和汤。在"慢肝"患者病程中，对表证的及时透发不但可使症状改善，而且有利于伏邪透发，有些患者甚至可自此而步入坦途。而从六经辨证的表里次第而言，则更应置之首位。

湿毒少阳、太阴合病证："慢肝"免疫标志物阳性，肝功能明显损害。其临床表现为黄疸或无黄疸、口苦咽干、两胁不适、面垢、干呕、纳差、脘痞、便溏、尿或黄或清、舌淡红或胖、苔白或白滑或白腻、或淡黄厚腻，脉或弦或濡、或左弦右濡、或弦软或细。治法：燥湿利湿，宣达少阳。方剂：茵陈柴平汤加味（柴胡10g，黄芩10g，法半夏10g，苍术10g，川厚朴10g，陈皮10g，甘草6g，茵陈30g，薏苡仁30g，败酱草15g，土茯苓30g）。此证可见于"慢肝"初起或复发，或经西药久治虽向愈而难清彻者（转氨酶虽降而未正常，黄疸虽退而总不清）；或"慢肝"久治，消化道症状见轻而黄疸持续不退者。中医辨证着眼于湿郁不开而无化火、伤阴、入络、致瘀等阴火毒之象。故治以苦辛宣达之剂，裨太阴之湿郁得开，而少阳之升发得行。

火毒少阳郁滞证："慢肝"免疫标志物阳性，肝功能提示肝炎损害明显。可见黄疸或无黄、面不垢浊、色不晦暗、口苦口干、唇燥渴饮、心烦不寐、心下如灼或嘈杂似饥而纳差、便结或溏热而滞、尿赤或黄赤或短，舌赤或边赤中绛、苔薄黄而干，脉弦或弦数或弦滑。治法：清泻火毒，宣达少阳。方药：茵陈四逆散加味（柴胡6g，枳实10g，白芍10g，甘草6g，茵陈30，栀子10，龙胆草10g，连翘10g，木通6g，车前草15g，蚕沙9g，薏苡仁30g）。火毒之邪伏于厥阴发于少阳是"慢肝"中极常见证候。四逆散透达少阳，开逐邪之门户，诸苦寒之药泻其火毒，佐以清利，为"慢"之正治法。匡氏认为四逆散治疗"慢肝"不仅针对少阳证的临床

表现，而且确有开泄、分消、透达升降之殊功，实为治疗"慢肝"伏气，开逐邪气门户之剂。

湿毒太阴久稽证："慢肝"伏气湿毒伏匿太阴，久稽一经，迁延不愈，免疫标志物阳性，肝功能严重损伤。黄疸深而久稽不退、面垢浊、色晦滞，或有肝炎后肝硬化、腹水腹胀、纳差痞块、大便或泄泻或溏而不爽、尿黄或浑浊或黄短、附肿或胫肿、纳差或知饥不能食、食则腹胀，或恶心、口苦或口甜、或口干不多饮、神疲体倦、四肢困重乏力，舌胖润嫩赤而裂、苔黄腻或黄滑或水粘，脉软或弱软或虚弦大。治法：升降分利，斡旋中焦，泻浊解毒。方剂：东垣清暑益气汤加减（升麻10g，柴胡6g，粉葛根20g，建曲10g，黄柏10g，茵陈30g，苍术6g，白术15g，泽泻10g，陈皮10g，当归10g，党参15g，黄芪25g，败酱草15g，蚕沙30g，土茯苓30g，赤小豆30g，栀子10g）。此证肝炎反复发作，黄疸深而难退，邪气深伏固匿，盘根错节，难以根除，为"慢肝"伏气之棘手证型。其病邪总以湿毒为著，化火之证不显，血分症状不著。其病位不离太阴，少见传变。而寻常清热利湿、退黄之方药投之无效。此证在于湿毒侵淫至深至重，邪正混为一家，徒执祛邪或扶正之一端皆无补于病。故采用清暑益气汤之意益其气，升其清，同时扩充原方用二妙散之意，加大其祛湿、泄浊、清利、解毒之力使病情得以缓解。

火毒厥阴伏匿证："慢肝"伏气反复发作，免疫标志物阳性，肝功能反复损害，初起或无黄、数发则黄疸出现，面赤目赤（或目眦赤，或目中血络充滞），鼻端或颈、胸、手部赤络浮现，鼻衄或齿衄、口苦而干不多饮、咽燥唇干、纳差，或脘中嘈灼如饥、饥而能食、移时复嘈如"风消"状。腹胀胁痛或有癥积，或腹筋起，大便或结，或溏泄，水泄，舌赤暗或绛，苔少

或白粘，或薄腻而干，脉弦数或弦细数。

治法：育阴凉血，行瘀通络，透达伏邪。

方剂：三甲散（杨果山方）合血府逐瘀汤加减（鳖甲 20g，牡蛎 30g，甲珠 5g，柴胡 6g，枳实 10g，赤芍 20g，甘草 6g，红花 6g，茵陈 30g，丹参 15g，牡丹皮 10g，栀子 10g，龙胆草 10g，赤小豆 30g，蚕沙 30g，半边莲 10g，延胡索 10g，土鳖虫 10g）。此证也是"慢肝"伏邪的常见证型，特征是火象较著，伤阴较甚，血分证明显，厥阴血分瘀热是其证候特点。厥阴为阖，其病机之透达必借少阳为出路，以厥阴、少阳相表里之故。清泻火毒，凉血行血，搜剔络脉等药，捣其伏邪于内。四逆散或降透达开少阳之门户于外，则伏邪可徐徐拔之使出，而不至遏伏厥阴而竭阴动风生变。如此则证情可望长期稳定，症状消除。三甲散乃入厥阴行瘀透络之方，以其治火毒伏匿厥阴血分，瘀热痼结，正邪交浑之"慢肝"伏气证甚为合拍。用四逆散取代僵蚕、蝉蜕，以增开达少阳之功。

"慢肝"伏气临床表现甚为复杂，而以六经分证以察其病位，以六气兼化以窥其病邪，以六经表里开阖升降以测其病机，则能对其证之阴阳虚实、标本缓急，出入进退了然于胸中。证虽多变而其伏、溃、发、传皆有迹可循，有经可据，有方可执，故有利于疗效的提高。

第四节　预防和调护

一、预后

轻度慢性肝炎患者一般预后良好；重度慢性肝炎预后较差，约 80% 五年内发展成肝硬化，少部分可转为 HCC。中度慢性肝炎预后居于轻度和重度之间。

慢性乙肝是一种严重进展性疾病。有研究显示：慢性乙肝患者每年进展为肝硬化的比例为 2.1%~6%，5 年肝硬化发生率为 12%~25%；肝硬化患者的 5 年 HCC 发生率为 6%~15%，5 年肝功能衰竭的发生率为 20%~23%。HBV 感染是 HCC 的重要相关因素，乙肝肝硬化患者发生 HCC 的高危因素包括男性、年龄、嗜酒、黄曲霉素污染的食物、合并 HCV 或 HDV 感染、持续的肝脏炎症、持续 HBeAg 阳性及 HBV DNA 持续高水平（≥ 10^4IU/ml）等。但有少部分与 HBV 感染相关的 HCC 患者无肝硬化证据。HCC 家族史也是相关因素，但在同样的遗传背景下，HBV 病毒载量更为重要。幼年感染者 15%~25% 死于 HBV 相关的肝硬化或 HCC，而且男性的风险要明显高于女性。

HBV 和 HDV 重叠感染患者发展为肝硬化和 HCC 的风险比单纯感染 HBV 的风险分别增加了 2 倍和 3 倍，预后较差。

慢性丙型肝炎预后较慢性乙型肝炎稍好。HCV 相关 HCC 发生率在感染 30 年后为 1%~3%，主要见于肝硬化和进展期肝纤维化患者，一旦发展成为肝硬化，HCC 的年发生率为 2%~4%。年龄、性别、嗜酒等促进丙型肝炎疾病进展的因素及糖尿病均可促进 HCC 的发生。输血后丙型肝炎患者的 HCC 发生率相对较高。肝硬化和 HCC 是慢性丙型肝炎患者的主要死因。肝硬化发生失代偿的年发生率为 3%~4%。一旦发生肝硬化，10 年生存率约为 80%，如出现失代偿，10 年的生存率仅为 25%。

二、主要预防措施

包括控制传染源、切断传播途径及保护易感人群等，详见上章。

三、调护

"三分治，七分养"，日常生活习惯方面的注意和饮食调护与治疗有着同等重要地位。慢性肝炎患者要规律起居，注意休息，切勿熬夜；适当锻炼，根据天气变化随时增减衣物，预防感冒和各种感染；饮食清淡，摄入优质蛋白，注意补充高纤维、高维生素和硒。忌酒，忌过甜食，少吃辛辣；忌盲目进补，注意药源性肝损，以免损伤肝脏或加重肝脏负担；"气为百病之长"，保持心情愉悦，使肝气调达。

（茹清静、王淑颖、阮冰）

参考文献

[1] 李兰娟.传染病学[M].3版.北京：高等教育出版社，2018.

[2] 李兰娟，任红.传染病学[M].9版.北京：人民卫生出版社，2018.

[3] 中华医学会感染病学分会，中华医学会肝病学分会.慢性乙型肝炎防治指南（2019年版）[J].中华临床感染病杂志，2019，12（6）：401-428.

[4] 刘平.现代中医肝脏病学[M].北京：人民卫生出版社，2002.

[5] 中华医学会肝病学分会，中华医学会感染病学分会.丙型肝炎防治指南（2019年版）[J].中华肝脏病学杂志，2019，27（12）：962-979.

[6] 吴姗姗，陈小华，余永胜.丁型肝炎病毒研究进展[J].中华传染病学，2017，35（2）：126-127.

[7] 王汉，邹文爽，熊壮，等.刘铁军教授下法治疗病毒性肝炎高胆红素血症经验[J].亚太传统医药，2018，14（4）：128-129.

[8] 陈美玲，赵智强.赵智强教授从毒论治病毒性肝炎经验[J].四川中医，2018，36（1）：8-10.

[9] 赵磊，梁茂新.病毒性肝炎中医辨证标准和诊断探讨[J].中华中医药杂志，2017（4）：152-155.

[10] 玉玲，王健，冯全生.298例慢性乙型病毒性肝炎的中医体质特征研究[J].四川中医，2018，36（9）：54-58.

[11] 中国中西医结合学会肝病专业委员会.肝纤维化中西医结合诊疗指南[J].中华肝脏病杂志，2019，27（7）：494-504.

[12] 杨进，劳祥婷，郑桂欣，等.针灸治疗乙型病毒性肝炎的研究进展[J].四川中医，2014（2）：178-179.

[13] 黄昂，邹颖，孙正升.《2017年EASL临床实践指南：乙型肝炎病毒感染的管理》要点解读[J].传染病信息，2017，30（3）：129-132.

[14] 刘燕玲，洪慧闻，东文兆，等.专科专病名医临证经验丛书·肝胆病[M].北京：人民卫生出版社，2002：72-270.

[15] 闫军堂，刘晓倩，赵宇明，等.刘渡舟教授论治乙型肝炎"四期、八大关系"[J].中华中医药学刊，2013（31）：2174-2177.

[16] 吴小明.李可治疗乙型肝炎经验探析[J].浙江中医杂志，2019，54（1）：17.

[17] 孙婷，郭晓东，刘秀芳，等.黄芪多糖对乙型肝炎小鼠肝脏脂肪变性的作用及机制[J].现代生物医学进展，2012，12（23）：3.

[18] 张毅，李金田.周信有教授辨治乙型肝炎的临证思路与经验[J].云南中医中药杂志，2006（27）：4.

[19] 单书健，陈子华.古今名医临证金鉴·黄疸胁痛鼓胀卷（上）[M].北京：中国医药科技出版社，1999：302-315.

[20] 孙晓卉，张量.柴胡药理作用的研究进展[J].中国医药导报，2017，14（10）：52-55.

[21] 丁木，彭燕，郭跃熙.吴寿善治疗乙肝经验[J].湖北中医杂志，1998，20（1）：10-11.

[22] 杨利.金实治疗慢性乙型肝炎经验撷菁[J].浙江中医杂志，1999，14（4）：141-142.

第三章　血吸虫肝病

血吸虫病（schistosomiasis）是人体皮肤接触血吸虫尾蚴而感染的、寄生于人体的寄生虫病，目前寄生于人体的血吸虫包括日本血吸虫、埃及血吸虫、曼氏血吸虫等6种。本病广泛流行于亚洲、非洲与南美洲，在我国只有日本血吸虫病流行，主要分布在长江流域及其以南的部分省、市、自治区。血吸虫的终宿主是人与牛、羊、猪等动物，它的唯一的中间宿主是钉螺。血吸虫病的流行包括患者与家畜粪便和污水、中间宿主钉螺的存在以及宿主接触疫水三个环节。由于中间宿主和保存宿主的存在，近年来血吸虫病流行范围有扩大趋势，其防治工作形势依然严峻。

人体感染血吸虫具有区域流行性特点。血吸虫尾蚴感染皮肤侵入人体后，成为童虫，进入肝门静脉发育成为成虫，合抱的雌雄成虫进入门脉-肠系膜静脉，产卵随粪便排出，或随血流进入肝脏。因此，其发病机制比较复杂，除了虫体移行与成虫的机械性损伤外，童虫、成虫、虫卵等虫体的各种抗原刺激引起宿主产生一系列免疫应答和病理改变，主要导致结肠溃疡、增生、增厚形成包块，可发生梗阻，以及出现肝脏的粟粒样虫卵结节、肝纤维化和肝硬化，最后引起门静脉高压，食管胃底静脉曲张，甚至破裂引起上消化道出血。除了结肠和肝脏的器官病变外，以肺与脑的异位血吸虫病较为常见。其中，虫卵是主要致病因子，它在血吸虫病的发生与发展、预后转归中起着关键的作用，并引发了相应病理学变化。血吸虫病的治疗首选吡喹酮，针对病原的治疗适用于各期各型血吸虫病患者，然后根据症状和并发症进行相应处理[1]。

我国古代医学典籍中很难找到关于血吸虫病的明确记载，根据其临床表现，急性期大致归属中医学伤寒或温病范畴，慢性期多归属泄泻或痢疾，晚期则归入臌胀、癥积范围。隋巢元方《诸病源候论·水毒候》等文献中记载的"沙虱""射工""水毒""溪毒"以及古代医家所称的"九虫""三虫"与血吸虫病尽管并不等同，但存在一定联系，相关论述可为参考。古代文献中对"鼓胀""蛊胀"的描写与晚期血吸虫病相似之处颇多。例如《灵枢·水胀》说："鼓胀何如？岐伯曰：腹胀身皆大，大与肤胀等也，色苍黄，腹筋起，此其候也。"又如《医门法律·胀病论》说："凡有癥瘕、积块、痞块，即是胀病之根，日积月累，腹大如箕，腹大如瓮，是名单腹胀。"《备急千金要方·蛊毒》说："凡人蛊积年，时腹大，便黑如漆，或坚或薄，或微或赤，皆是蛊也。"《秘传证治要诀及类方·蛊胀》说："蛊与鼓同。以言其急实如鼓。非蛊毒之蛊也。俗谓之膨脝，又谓之蜘蛛病。所感不同，止是腹大而急，余处皮肉如常，未辨何证。"上述描写与晚期血吸虫病的腹水、肝脾肿大、蜘蛛痣、腹壁静脉曲张、食管胃底静脉曲张破裂出血等症状十分相似。因而可以认为，古代医籍中记载的鼓胀、蛊胀、单腹胀、蜘蛛病等疾病，名虽各异，但症状相似，实际上是包括了晚期血吸虫病在内的各种肝硬化以及腹腔肿瘤、结核性腹膜炎等引起腹水表现较突出的一组疾病。有关论述可指导晚期血吸虫病的中医诊治。

现代中医学认为，此病系感受蛊毒（血吸虫）所致，主要病位在肝，累及脾肾，核心病机为蛊毒内侵，肝络阻塞，气滞血瘀。作为西医病原治疗的重要补充，

中医 肝脏病学

中医药治疗血吸虫病的重点在晚期血吸虫病，主要是运用古代医家治疗臌胀、癥积病的经验来治疗腹水和脾肿大，在晚期血吸虫病患者管理中占一定地位。

第一节 病因病机

从中医学角度而言，血吸虫病的病因是由虫毒（能寄生于人体的血吸虫）侵蚀所致。虫毒之邪自皮肤毛窍而入人体，先犯肺卫，继而蕴结脾胃，生湿化热，湿热相蒸，正邪相搏，出现咳嗽、发热、皮疹、腹痛下痢等急性感染相关症候。如正气充沛而邪毒不盛，或医治适当，则毒除病愈；如正衰而不能祛邪，则邪毒流连，病情缠绵，久成顽疾。

慢性病变经过阶段，中医学认为，虫毒稽留人体，寄居于肝，肝为藏血之脏，性喜条达而主疏泄，肝木受累致使肝络壅塞，气滞血瘀；日积月累，遂成癥积，胁下形成坚硬积块；肝失条达而气郁，横逆伤及脾土，脾失健运，水湿内停，痞塞中焦升降之气，腹水乃成；脾虚及肾，肾气不足则气化失常，开阖失司而水停腹中；肝不藏血，脾不统血，血溢离经，留著不行，常见皮肉之间红痕赤缕，腹大青筋，紫纹绽露以及鼻衄、齿衄、呕血、便血等出血症候；肝气不舒，脾胃不和，气机郁滞，运化失司，致糟粕内停，大便秘结，或水谷不化，久泻不止；水谷纳少，气血无源，可致大肉脱陷，羸弱消瘦。如病起于年少，肾气虚弱，藏精不足，可引起生长发育迟缓[2]。

因而，本病病因由虫毒所致，主要病位在肝，累及脾肾，总体病机特点为蛊毒内侵，肝络阻塞，血瘀气滞。疾病初期可有肺卫见症，多数病程冗长，迁延日久引起正气虚弱，气血亏损，因而临床上多有不同程度正虚的表现。

第二节 病因病理及临床诊断

一、流行病学

血吸虫病广泛流行于亚洲、非洲等地区，在我国只有日本血吸虫病流行，主要分布在湖南、湖北、安徽、江西等4省。

1. **传染源** 血吸虫病的传染源是患者与家畜。感染的猪、牛等家畜是重要的传染源，由于保存宿主的存在，给防治工作带来了困难。

2. **传播途径** 血吸虫病的传播必须具备3个条件。血吸虫病患者的粪便通过各种途径污染水源，以及病牛等家畜的粪便也可以污染水源。由于钉螺是血吸虫的唯一中间宿主，只有钉螺存在的地区才可能构成血吸虫病的流行，血吸虫的毛蚴遇到钉螺后，才能孵化成可以感染人体的尾蚴。最后，人体只有通过生产或生活接触疫水，才能导致感染。

3. **易感人群** 人群对血吸虫普遍易感，主要以青壮年男性农民和渔民为主。目前，由于没有血吸虫疫苗，因此，血吸虫感染的机会取决于接触疫水的机会。儿童初次大量感染后，常发生急性血吸虫病。

二、病因及发病机制

（一）病原学

日本血吸虫雌雄异体，成虫常寄生在人体肝门静脉和肠系膜静脉中，合抱的雌雄成虫产卵，大部分虫卵随血流进入肝脏及肠壁内，每条雌虫每日可产卵1 000个左右。小部分随粪便排出的虫卵入水，虫卵在适宜温度下孵化成毛蚴，毛蚴遇到唯一中间宿主钉螺，在钉螺体内发育成为尾蚴，尾蚴排出钉螺体外，在水里游动。当人体接触疫水后，尾蚴入侵皮肤即成为童虫，随血液循环进入肝门静脉，发育成为成虫，经血流逆行至肠系膜下静脉产卵，完成血吸虫的生活史。

344

在血吸虫的生活史中，人是它的终宿主，钉螺是它的唯一中间宿主。牛、羊、猪等动物是血吸虫的储存宿主，这些储存宿主不但可以给家畜自身带来危害，还可以排出带有血吸虫虫卵的粪便，污染水源，增加血吸虫感染和传播风险。

血吸虫属于蠕虫，它的基因组由染色体 DNA 和线粒体 DNA 构成。染色体 DNA 由 7 对常染色体和 1 对性染色体（雄性为 ZZ，雌性为 ZW）组成，通过序列分析推测血吸虫基因组含有 14 000～20 000 个基因。线粒体 DNA 中的基因主要编码与能量代谢有关的酶类。由于血吸虫基因组含有大量的重复序列，给血吸虫的疫苗研制带来了困难。目前血吸虫疫苗尚未面世，因此，血吸虫病防治工作依然任重而道远。

（二）发病机制

根据血吸虫生活史，人体接触疫水后，尾蚴入侵皮肤脱尾成为童虫，童虫随血流进入肝门静脉发育为成虫，成虫寄生于门静脉-肠系膜静脉，产卵后部分随粪便排出，大部分虫卵随血流滞留于肝脏。上述这些环节均可给机体带来伤害和不良免疫反应。其中，血吸虫虫卵是引起本病的主要病理损害原因，形成典型的虫卵肉芽肿。

血吸虫尾蚴、童虫、成虫、虫卵对人体可引起一系列免疫反应。第一阶段主要是由于尾蚴侵入皮肤感染人体后，童虫具有可溶性虫卵抗原，促进补体旁路激活，吸引肥大细胞和嗜酸性粒细胞聚集引起局部的炎症反应，出现"尾蚴性皮炎"改变，持续时间为 1～3d，可自行消退。第二阶段主要是尾蚴脱尾为童虫，童虫随血液循环到达肺部，可引起肺组织出血和白细胞浸润。第三阶段主要是成虫及其排卵阶段，成虫表面具有抗原性，可引起机体产生抗体，对机体具有一定的保护作用。成虫排出的虫卵则是引起宿主免疫反应的主要因素，虫卵可释放可溶性的抗原，致

敏 T 淋巴细胞，释放细胞因子，吸引大量的单核细胞和嗜酸性细胞等，形成虫卵肉芽肿，虫卵周围由一群变性坏死的嗜酸性粒细胞、新生的毛细血管和少数成纤维细胞组成，故称嗜酸性肉芽肿。血吸虫早期的病理变化主要是由虫卵引起的迟发型变态反应。

随着病程绵延和进展，在肝脏嗜酸性肉芽肿基础上，慢性期和晚期血吸虫病可引起肝纤维化。由于可溶性虫卵因子、巨噬细胞和淋巴细胞产生细胞刺激因子，促进成纤维细胞增殖和胶原沉积。因此，血吸虫病肝纤维化的主要病理特征是肝结缔组织异常增生，它包括间质细胞、胶原纤维、基质、蛋白多糖，以及肝窦毛细血管化等病理改变。

三、病理

血吸虫成虫常常寄居于门静脉-肠系膜静脉，雌雄合抱的成虫可产卵。部分虫卵随粪便排出，大部分虫卵在肠壁黏膜下层，随血流滞留于肝内门静脉分支。因此，其病变主要为肝脏与结肠最显著，也可导致肺部、脑部异位损害。

1. **肝脏** 血吸虫感染早期，肝脏充血和水肿，可有粟粒样虫卵结节。晚期肝内门静脉因纤维组织沉积，引起纤维性病变，呈典型的干线状肝纤维化。肝脏由于粟粒样虫卵结节和纤维结缔组织增生，血液循环障碍，肝脏表面大小结节、凹凸不平形成肝硬化。最后，引起门静脉高压，食管胃底静脉曲张和破裂，出现上消化道出血。此外，由于门静脉高压，使得脾脏长期淤血、纤维组织增生以及脾脏纤维化，导致脾大与脾功能亢进。

2. **结肠** 血吸虫感染人体后，最常累及病变在直肠、乙状结肠和降结肠，右侧结肠和阑尾。急性期病变主要表现为黏膜充血和水肿，黏膜下虫卵结节破溃，导致结肠表面溃疡，排出脓血便。慢性期由于

纤维组织增生和肠壁增厚形成包块，导致肠腔变窄发生肠道梗阻。

3. **异位损害** 除了结肠和肝脏的器官病变外，肺与脑为异位血吸虫病常发生部位。肺部病变为间质性粟粒样虫卵肉芽肿伴周围肺泡渗液，脑部的顶叶和颞叶部位常可发生虫卵肉芽肿病变。

四、临床表现

由于血吸虫感染后，尾蚴、童虫、成虫和虫卵对人体可引起不一样的免疫反应，因此，血吸虫感染时间、程度、部位和病程的不同，临床表现也各不相同。本病临床上可分为急性、慢性与晚期血吸虫病以及异位血吸虫病。

（一）急性血吸虫病

发热是血吸虫急性感染的首要症状，可见于所有病例。以弛张型和间歇型发热多见，一般伴有畏寒和盗汗。发热期间，可出现腹痛、腹泻、恶心和呕吐等消化系统症状。少许患者可排脓血便。除了尾蚴性皮炎外，患者可发生如荨麻疹、血管神经性水肿和淋巴结肿大等过敏反应。90%以上患者可有左叶肝大，常有压痛，部分患者可见脾大。重症患者可出现持续高热达 40℃，可有意识淡漠、心肌受损和重度贫血等严重毒血症表现。

（二）慢性血吸虫病

慢性血吸虫病指急性症状消失而未经治疗或反复轻度感染获得部分免疫力者，病程在半年以上。大多数血吸虫感染者均为慢性血吸虫病，临床表现以隐匿性间质性肝炎或慢性血吸虫性结肠炎为主。它分为无症状患者与有症状患者两类。以无症状者最多见，仅在粪便检查时发现。有症状慢性血吸虫病患者以慢性腹泻为多见，常伴乏力、食欲不振、贫血、消瘦和肝脾肿大等。

（三）晚期血吸虫病

由于血吸虫尾蚴反复感染或虫卵对肝损害很大，易发展为肝硬化，以门静脉高压与脾大和脾功能亢进为主要表现。晚期血吸虫病患者一般情况较差，出现消瘦、腹胀、腹泻和劳动力减退等，一般病程在 15 年以上。临床分 4 型：①巨脾型，约占 70%，脾脏呈进行性肿大，伴脾功能亢进。②腹水型，约占 25%，严重肝硬化的主要标志。③结肠肉芽肿型，患者经常腹痛和腹泻便秘，或溃疡、息肉和肠腔狭窄，极易癌变。④侏儒型，幼年慢性反复感染引起以垂体前叶和性腺功能不全等内分泌腺的萎缩和功能减退，临床表现为身材矮小、性器官不发育和骨骼生长发育抑制。

（四）异位血吸虫病

主要包括脑型血吸虫病和肺型血吸虫病。脑型血吸虫病多见于青壮年，为血吸虫卵沉积在脑部病变所致。临床上可分为急性和慢性两型。急性期脑脊液可见蛋白和白细胞计数偏高。粪检血吸虫虫卵阳性率偏高，抗血吸虫治疗效果较好。肺型血吸虫病多见于急性血吸虫病患者，为虫卵沉积在肺部引起的肺间质性病变所致。该病变可有轻微的呼吸道症状，肺部体征也不明显，一般肺部病变经过吡喹酮抗血吸虫治疗后 3～6 个月内逐渐消失。机体其他部位也可发生血吸虫病，主要依靠组织活检确诊，或因病手术治疗时无意中发现，可见于肾、膀胱、子宫颈、输卵管等。

（五）并发症

主要见于晚期血吸虫病患者，常见并发症有上消化道出血、肝性脑病、原发性腹膜炎和肠梗阻等。其中，上消化道出血为晚期血吸虫病患者重要并发症，发生率在 10% 左右。

五、辅助检查

（一）血清学检查

1. **血常规检查** 急性血吸虫病患者白细胞总数和嗜酸性粒细胞均增多，嗜酸性粒细胞增多更加明显，嗜酸性粒细胞百分比一般在 20%～90%。慢性血吸虫病嗜酸性粒细胞一般在 20% 以内。晚期患者嗜酸性粒细胞则增多不明显，可因脾功能亢进引起外周血红细胞、白细胞和血小板数量减少。

2. **肝功能检查**　急性期患者丙氨酸转氨酶和天冬氨酸转氨酶轻度增高。晚期则白蛋白减少和球蛋白增高，白球蛋白比例倒置等。

3. **粪便检查**　粪便内检查到血吸虫虫卵或毛蚴孵化是确诊血吸虫病的直接依据，但是，慢性和晚期患者的阳性率不高。常用虫卵透明法检查虫卵或塑料杯顶管孵化法检查毛蚴。

4. **直肠活检**　采用直肠或乙状结肠镜直接钳取米粒大小黏膜，置显微镜下检查有无虫卵。这种方法很难区别是过去感染或新近感染血吸虫，后者需要及时治疗。

5. **免疫学检查**　免疫学检查方法较多，皮内试验是普筛和初筛血吸虫感染的简便方法。酶联免疫吸附试验是目前常用的敏感性与特异性较强的方法，阳性率可达 95% 以上，具有简便、快速和经济等优点，对血吸虫病的诊断和疗效考核的评价具有重要价值。

（二）影像学检查

超声检查可反映肝脏纤维化或肝硬化程度以及脾脏体积大小改变，并可反映肝表面是否光滑和门静脉血管增粗等情况改变。计算机断层扫描（computed tomography, CT）可以显示肝包膜增厚、钙化等特异性影像改变，可以判断肝脏的纤维化程度。

六、诊断及鉴别诊断

（一）诊断

1. **既往史**　是否去过血吸虫流行区，以及是否有血吸虫疫水接触史，必须询问清楚，是诊断血吸虫病的必要条件。

2. **临床表现**　根据患者的症状和体格检查结果，符合急性、慢性或晚期血吸虫

病的症状和体征，结合肝脏和脾脏超声检查和 CT 扫描，判断其临床归于哪期。

3. **实验室检查**　血吸虫病的诊断必须依赖实验室检查，包括病原学诊断和免疫学诊断。病原学诊断包括粪便玻片法或加藤集卵透明法直接检查到血吸虫虫卵，以及新鲜粪便沉淀后进行虫卵毛蚴孵化法，也是确诊血吸虫病的直接依据。免疫学诊断一般采用间接荧光抗体试验或酶联免疫吸附试验（enzyme linked immunosorbent assay，ELISA）法检测成虫、童虫、尾蚴与虫卵的抗体。由于抗体存在时间较长，一般不易区分是过去感染还是现症感染，并有假阴性或假阳性等交叉反应。近年来，采用单克隆抗体技术检测患者血中循环抗原的微量法，可以用来诊断活动性血吸虫感染，也可以用于疗效考核，是今后血吸虫免疫学诊断的发展方向。

（二）鉴别诊断

血吸虫感染后，不同分期的血吸虫病临床表现不一，易于与其他疾病相互混淆。急性血吸虫病应注意与伤寒、副伤寒、疟疾、阿米巴肝脓肿和肺结核等区别。流行病学血吸虫疫水接触史和嗜酸粒性细胞增多对鉴别诊断很有价值。粪便虫卵检查、血液与骨髓疟原虫检查、伤寒肥达氏试验、胸部 X 线检查和肝脏超声检查等有助于鉴别这些疾病。

慢性血吸虫病应注意与慢性肝炎、慢性痢疾、肠结核和疟疾等区别。除了注意这些疾病的症状与体征差别，进行粪便培养和毛蚴孵化试验、肝功能检查、肝炎病毒标志物检测、肠镜及活检和疟原虫检测等辅助诊断，可以予以鉴别。

晚期血吸虫病应与其他原因引起的肝硬化和肝癌相区别。肝功能检查、肝炎病毒标志物检测、甲胎蛋白、肝脏超声检查与 CT 扫描和核磁共振等辅助检查有助于鉴别诊断。

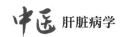

第三节　治疗

一、中医治疗

（一）基本治法

急性期与慢性期患者病原学治疗是关键，中医药治疗的目的是缓解病情，改善症状。中医药治疗的对象主要为晚期患者，由于蛊毒内侵，肝络阻塞，气滞血瘀是其主要病机，因而活血化瘀、行气通络为其共同治法[3-4]。

基本方药：桃仁、红花、川芎、当归、丹参、郁金、柴胡、枸杞子、麦冬、甘草。

方中桃仁、红花、川芎、丹参、当归活血化瘀；郁金、柴胡疏肝解郁，配以枸杞子、麦冬滋阴柔肝，使祛瘀而不伤阴；甘草调和诸药。诸药共奏活血化瘀、行气通络之功。

（二）辨证论治

1. 肝脾湿热证

【症状】畏寒、发热，或寒热往来，胸闷胁痛，口干但不欲饮，腹胀、黏液便或脓血便，尿黄，舌红，苔白腻或黄腻，脉弦数。常见于急性血吸虫病患者。

【治则】清热化湿。

【方药】清脾饮加减。药用草果仁、柴胡、黄芩、半夏、黄连、苍术、青皮、厚朴、茯苓、滑石、甘草等。

2. 肝郁脾虚证

【症状】胁肋胀痛、腹胀、腹痛、腹泻，纳呆乏力，舌质淡红或舌体胖大，苔薄白，脉弦或弦细。常见于慢性血吸虫病和晚期血吸虫病结肠肉芽肿型患者。

【治则】疏肝健脾。

【方药】逍遥散加减。药用柴胡、白芍、白术、茯苓、白头翁、秦皮、木香、延胡索、甘草等。

3. 瘀血内阻证

【证候】面色灰暗或黧黑，胸胁胀痛或刺痛，左胁下巨型癥块，体形消瘦，皮肤上见蟹爪纹路，血丝缕缕，舌质暗紫或带紫斑，苔薄白，脉细涩。常见于晚期血吸虫病巨脾型患者。

【治则】化瘀通络，活血理气。

【方药】桃仁红花煎加减。药用丹参、赤芍、生地黄、龙骨、牡蛎、鳖甲、桃仁、红花、香附、延胡索、青皮、当归、川芎等。

4. 水湿内停证

【症状】腹大如鼓，腹胀难忍，腹壁青筋暴露，蟹爪纹路，饥不能食，食后胀甚，四肢消瘦，面色黧暗，水滑舌或舌体胖大，边有齿痕，苔白腻，脉濡滑。常见于晚期血吸虫病腹水型患者。

【治则】通阳利水。

【方药】五苓散加减。药用桂枝、木香、白术、枳壳、茯苓、猪苓、泽泻、车前子等。

5. 肝肾阴虚证

【症状】腰酸背痛，腹胀胁痛，五心烦热，腹大如箕，四肢消瘦，口燥，鼻衄，齿衄，尿短赤，舌质绛，苔光剥，脉细或细弦。多见于晚期血吸虫病腹水型患者。

【治则】滋养肝肾。

【方药】六味地黄丸加减。药用熟地黄、山药、茯苓、泽泻、猪苓、山茱萸、牡丹皮、大腹皮、车前子等。

6. 脾肾阳虚证

【症状】症见腰酸背痛，腹胀纳呆，神倦肢冷，面色苍老，身材矮小，性器官发育不全，便溏，尿清长，舌质淡红，苔白水润，脉沉细。多见于晚期血吸虫病腹水型和侏儒型患者。

【治则】健脾温肾。

【方药】济生肾气丸加减。药用熟地黄、山药、茯苓、泽泻、山茱萸、牡丹皮、附子、肉桂等。或用附子理中汤加减，药用党参、白术、附子、干姜、甘草等。

7. 阴阳两虚证

【症状】腹大胀满，面色憔悴或黝

黑，形体消瘦，潮热盗汗，手足心热，口干咽燥，烦躁不安，便干尿少，舌质红绛，苔少或光剥，脉弦细。多见于晚期血吸虫病腹水型病程日久者。

【治则】温阳育阴，大补气血。

【方药】药用黄芪、肉桂、人参、茯苓、白术、炙甘草、当归、川芎、白芍、熟地黄、大枣等。

（三）中成药治疗

1. **香砂六君子丸**　健脾和胃、理气止痛。适用于慢性或晚期血吸虫病脾虚症状明显者。

2. **大黄䗪虫丸（胶囊）**　活血破瘀，通经消痞。适用于晚期血吸虫病瘀血内阻证患者，也可作为晚期其他各型的基础治疗。

3. **鳖甲煎丸**　破血逐瘀，软坚散结。适用于晚期血吸虫病瘀血内阻证患者，也可作为晚期其他各型的基础治疗。

4. **复方鳖甲软肝片**　活血化瘀，软坚散结。适用于晚期血吸虫病瘀血内阻证患者，也可作为晚期其他各型的基础治疗。

5. **扶正化瘀胶囊**　益气扶正，活血化瘀。适用于晚期血吸虫病瘀血内阻证患者，也可作为晚期其他各型的基础治疗。

6. **安络化纤丸**　健脾养肝，凉血活血，软坚散结。适用于晚期血吸虫病瘀血内阻证患者，也可作为晚期其他各型的基础治疗。

7. **舟车丸**　行气逐水，泻下除胀。适用于晚期血吸虫病水湿内停证邪盛正气未衰患者，有较强的消退腹水作用。本方为峻下逐水之剂。临床一般用于体质较强、形体尚充者，需防止腹泻不止引起液脱气陷。

8. **真武丸**　补肾健脾，温阳利水。适用于晚期血吸虫病脾肾阳虚证患者。

9. **知柏地黄丸**　滋阴降火。适用于晚期血吸虫病肝肾阴虚证患者。

10. **十全大补丸**　温补气血。适用于晚期血吸虫病阴阳两虚证患者。

（四）其他治疗

1. **针灸**　可改善血吸虫病某些症状，如腹胀取穴期门、章门、足三里，便血取穴隐白、血海、外关。

2. **中药敷脐**　神阙穴是五脏六腑之本，冲脉循行之地，元气归藏之根，利用中药敷脐疗法辅助治疗包括血吸虫肝硬化在内的腹水，可辅助口服中药治疗。敷脐中药可选用甘遂、炒牵牛子、沉香、木香、肉桂、附子等研末以醋（或蜂蜜）调，加冰片外敷于神阙穴，4~6h后取下，每日1次，疗程不定。

二、西医治疗

（一）病原治疗

血吸虫病的治疗，首选吡喹酮。适用于各期各型血吸虫病患者，是一种广谱抗蠕虫药物。它可以清除体内的血吸虫成虫，阻断肝脏肠道等虫卵沉着以及虫卵肉芽肿结节的增加，有利于保护肝脏。世界卫生组织专家委员会推荐剂量：慢性、晚期血吸虫病成人剂量为60mg/kg，每次10mg/kg，每日3次，分2日服完。慢性早期患者接受抗病原治疗后绝大多数患者可长期保持健康状态。晚期血吸虫病患者预后较差。急性血吸虫病成人剂量为120mg/kg，分4~6d，每日剂量分为2~3次服用。急性血吸虫病患者经过及时、有效抗病原治疗多可痊愈。治疗过程中可能出现头昏、头痛、嗜睡等副作用，均为一过性的轻微反应。

总之，吡喹酮具有广谱、高效、低毒、副作用轻、疗程短等优点，是治疗血吸虫病的理想药物。

（二）对症治疗

急性期血吸虫病应住院治疗，给以补液保证水和电解质平衡，加强全身支持治疗。晚期血吸虫病按肝硬化治疗，采用中西医结合的治疗原则。同时，应及时治疗并发症、改善体质、加强营养。对于巨脾型、门静脉高压、上消化道出血及晚期血吸虫病患者可选择时机手术切除脾脏治疗。

第四节 预防和调护

血吸虫病的预后与血吸虫感染的病程长短、有无并发症、异位器官损害、治疗用药及时与否等密切相关。急性血吸虫病患者经及时治疗一般都可痊愈。慢性早期患者接受抗病原体治疗后可长期保持健康状态。根据流行区的具体情况，因时因地进行防治。

（一）预防

分别针对以下三个环节，采取综合性预防措施。

1. 控制传染源 在流行地区对患者、病牛等家畜进行普查筛选。一旦发现阳性病患，及时治疗，使得患病人数大幅下降，控制和限制传染源。

2. 切断传播途径 钉螺是血吸虫的中间宿主。消灭钉螺是预防本病的关键。粪便须经无害化处理，防止人畜粪便污染水源，保护水源，改善用水。

3. 保护易感人群 重视宣传工作，加强个人防护。在流行区尽量避免与疫水接触，或 1% 氯硝柳胺可以杀死尾蚴，也有预防作用。如果接触疫水时，可以预防性用药。青蒿素衍生物蒿甲醚和青蒿琥酯能杀灭 5~21d 的血吸虫童虫。

（二）调护

1. 心理健康 调畅情志，保持心情舒畅。晚期血吸虫病患者病程长，病情重，患者往往伴有情绪低落、悲观失望等不良情绪，积极乐观的精神状态有利于疾病康复，因此应注意心理健康指导。

2. 起居 生活起居要有规律，保证充足睡眠，保持大便通畅。晚期血吸虫病患者均应注意休息，体能较好者可适当参加低强度的体育活动，增强体质，但应避免劳累，防止感染。

3. 饮食调摄 清洁卫生是基本前提，晚期血吸虫肝病患者饮食总体以清淡、易消化、营养丰富为原则，宜少食多餐，并补充足量维生素。食材需精工细作，细嚼慢咽。禁忌食用对肝脏有毒性的食物，如饮酒、含防腐剂的食品等，禁食损肝药物。同时，食疗宜结合当地饮食习惯，遵从专科医师建议。

（潘小平、荀运浩）

参考文献

[1] 李兰娟. 传染病学 [M].3 版. 北京：高等教育出版社，2018.

[2] 刘平. 现代中医肝脏病学 [M]. 北京：人民卫生出版社，2004.

[3] 中华中医药学会脾胃病分会. 肝硬化腹水中医诊疗专家共识意见（2017）[J]. 临床肝胆病杂志，2017，33（9）：1621-1626.

[4] 张赤志，田德英. 中西医结合肝脏病学 [M]. 北京：人民军医出版社，2002.

第四章 肝硬化

肝硬化的本质为肝实质细胞破坏、弥漫性纤维组织肝脏沉积、再生结节形成以及血管结构改变。临床上以门静脉高压和肝功能减退为主要表现，晚期常出现大量腹水以及消化道出血、肝性脑病、继发感染等严重并发症。肝纤维化向肝硬化的发展是肝脏在形态学、血流动力学及肝功能诸方面的连续改变，在临床上无法将两者截然分开[1]。从病理组织学角度而言，当肝纤维化发展到假小叶形成、并被纤维化组织包绕时，即到达 Metavir 标准 4 期或 Ishak 评分系统 6 期，认为肝硬化达到"终期"[2]。根据临床表现，肝硬化可分为代偿期和失代偿期，代偿期的肝硬化根据有无食管静脉曲张、失代偿期肝硬化根据并发症的有无与程度，又可进一步区分为 4 个临床亚型[3]。

第一节　病因病机

中医无肝纤维化、肝硬化这两个病名，根据肝纤维化、肝硬化临床特点和病变特点，代偿期多属于中医"胁痛""积聚"范畴。中医学认为本病为肝病日久演变而成，多与感受外邪、饮食不节、情志不遂、感受虫毒以及其他疾病转变密切相关。湿热疫毒、虫毒等病邪侵袭，损伤中焦脾胃，痰湿内聚，土壅木郁，气血凝滞，伤及肝胆；或情志抑郁，或暴怒，肝失调达，气阻痹络。病情迁延日久，湿浊留滞，气血蕴结；或久疟不愈，湿痰凝滞，脉络痹阻；或久泻久痢后，脾气虚弱，血行涩滞，胁络阻塞；肝阴不足，脉络失养等皆可影响肝气之条达而发病。肝脾功能失调，两者互为因果，病久肝脾愈虚，累及于肾。本病病位在肝，涉及脾、肾，证属本虚标实。

第二节　病因病理及临床诊断

一、病因

肝硬化的病因种类繁多，其相对重要性在世界各地有所不同。在发达国家以酒精性肝病及丙型肝炎病毒感染多见，近年来代谢综合征相关的非酒精性脂肪性肝炎（NASH）也逐渐成为肝硬化的重要病因；而在发展中国家则以病毒性肝炎为主。在我国，肝硬化的病因仍以慢性乙型肝炎为主，慢性丙型肝炎也占一定比例。随着我国民众生活水平的提高和生活方式的改变，乙醇和 NASH 引起的肝硬化也将会明显增加。另外，随着认识水平的提高和诊断技术的进步，临床实践发现自身免疫性肝炎、原发性硬化性胆管炎、重叠综合征和遗传代谢性肝病（如肝豆状核变性、血色病等）所引起的肝硬化也在逐渐增多。参见表 5-4-2-1。

表 5-4-2-1　肝硬化的病因

病因	举例
感染性	肝炎病毒乙、丙、丁型 血吸虫
乙醇、药物或毒物	HIV（硬化性胆管炎）
	乙醇
	胺碘酮
	氟烷
	异烟肼
	甲氨蝶呤

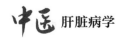
病因	举例
乙醇、药物或毒物	甲基多巴
	黄曲霉毒素
	双氯芬酸
	维生素 A 中毒
自身免疫性 / 胆汁淤积性	自身免疫性肝炎
	原发性胆汁性胆管炎
	原发性硬化性胆管炎
其他胆汁淤积性	先天性胆道闭锁
	进行性肝内胆汁淤积
遗传性 / 代谢性	肝豆状核变性（Wilson 病）
	血色病
	α_1 胰蛋白酶抑制剂缺乏症
	糖原贮积症
	酪氨酸血症
	半乳糖血症
	果糖不耐受症
	致死性家族性肝内胆汁淤积症
	黏多糖病
	β 脂蛋白缺乏症
	胆固醇酯水解酶缺乏症
	卟啉症
	囊性纤维化
	代谢综合征相关的 NASH
血管性	静脉阻塞性疾病（巴德 - 基亚里综合征）
	肝窦肝小静脉阻塞综合征（VOD）
	心力衰竭或缩窄性心包炎
	遗传性出血性毛细血管扩张症（hereditary hemorrhagic telangiectasia，HHT）
其他病因	营养不良（少见）
	移植物抗宿主病
	印第安儿童肝硬化
	结节病
	缺血性肝病

二、病理

肝硬化的病理基础是肝纤维化，肝纤维化是各种损肝因素引起的肝脏损害和炎症，进而导致慢性肝病发展为肝硬化的必经病理过程。肝星状细胞活化并转化为肌成纤维样细胞是肝纤维化发生发展的关键环节[4]。炎症等致病因素通过诱导免疫应答使肝细胞凋亡或坏死。大量肝实质细胞破坏，导致肝脏结构发生改变。同时，肝细胞、内皮细胞、库普夫细胞及血小板等释放大量纤维化相关细胞因子，激活肝星形细胞，胶原合成增加、降解减少，总胶原量可增至正常的 3～10 倍，沉积于 Disse 间隙，导致间隙增宽、肝窦内皮细胞下基底膜形成，内皮细胞上窗孔变小、数量减少，甚至消失，形成弥漫性屏障，称为肝窦毛细血管化。肝细胞表面绒毛变平以及屏障形成，肝窦内物质穿过肝窦壁到肝细胞的转运受阻，直接干扰肝细胞功能，导致肝细胞缺氧和养料供给障碍，加重肝细胞坏死，使始动因子得以持续其作用。

肝细胞炎症和坏死能诱导肝细胞再生，然而这种情况下再生的肝细胞形态偏离正常，不再按正常的单层肝细胞索呈放射状排列，而是形成结构紊乱的两层或两层细胞以上的厚肝板，周围有 ECM 包绕，即为再生结节。

汇管区和肝包膜的纤维束向肝小叶中央静脉延伸扩展，这些纤维间隔包绕再生结节或将残留肝小叶重新分割，改建成为假小叶，形成典型的肝硬化组织病理形态。肝纤维化发展的同时，伴有显著的、非正常的血管增殖，使肝内门静脉、肝静脉和肝动脉三个血管系之间失去正常关系，出现交通吻合支等，这不仅是形成门静脉高压的病理基础，而且是加重肝细胞的营养障碍、促进肝硬化发展的重要机制。

肝硬化不是一个独立的疾病，而是多种慢性肝病的共同病理结局。近年来，对"肝硬化"的概念认识发生了很大变化，主要表现为三个方面：①病因分类：过去不强调病因，认为不同病因的肝硬化具有共性形态特征、病理机制与预后；现在认为不同原因肝硬化的病理机制、形态特征及其发展预后有所不同，治疗方法也有差异。②病情变化：过去认为肝硬化属于终末期，是静止不变的；现在认为肝硬化并非完全是终末期，可分为代偿期、失代偿期，代偿期根据门静脉压力又可进一步细分为无静脉曲张，轻度门静脉高压；无静脉曲张，临床显著门静脉高压；静脉曲张。组织结构与功能等方面可进展也可消退变化。③治疗结局：过去认为肝硬化是不可逆的；目前认为肝硬化是可逆的[5]。

三、临床表现

（一）症状与体征

1. 症状 肝硬化初期的临床表现无特异性，主要取决于其原发肝病。患者肝功能代偿良好时可无明显症状；部分患者有体倦乏力，睡眠障碍，食欲不振，右季肋部或两季肋部不适或疼痛，体重减轻，腹胀，腹泻，皮肤瘙痒，鼻、牙龈出血，以及两目干涩、视力下降，不规则发热，夜尿增多等。男性可见性欲减退，女性可见月经减少或提前闭经。

2. 体征 面色黝黑、晦暗、巩膜轻度黄染、肝掌及蜘蛛痣是肝硬化患者颇具特征的表现，男性可见睾丸萎缩，乳房发育。K-F 角膜色素环是 Wilson 病的重要体征之一；黄色瘤则可见于胆汁性肝硬化患者的眼睑内眦部。半数以上的患者可出现轻重不一的黄疸。毛细血管扩张可与蜘蛛痣同时存在。腹部触诊中，脾脏可有不同程度的肿大。也可见舌下静脉、腹壁静脉曲张，皮下或舌质有瘀斑、瘀点。部分患者出现杵状指、匙状指或扁平指。

（二）并发症

失代偿期肝硬化可出现肝脏合成减

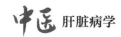

低，主要表现为低蛋白血症、凝血酶原时间延长；排泄功能减退，表现为高胆红素血症；门静脉高压，表现为食管胃底静脉曲张、腹水、脾大伴脾功能亢进等，严重者可出现上消化道出血及自发性腹膜炎。由于失代偿期体内激素水平紊乱、肝脏氨代谢减退、支链/芳香族氨基酸失平衡、有效循环血量降低等，可引起肝源性糖尿病、肝性脑病、肝肾综合征、肝肺综合征等累及其他系统的并发症。每年有2%~5%的代偿期患者进展为失代偿期；20%的代偿期肝硬化患者在确诊后5年内进展为失代偿期，而10年后则高达60%[6-7]。一旦进展为失代偿，患者常出现因门静脉高压导致的食管胃底静脉曲张破裂出血、腹水、脾功能亢进、肝性脑病、肝肾综合征等并发症，死亡风险明显增加[8]。

原发性肝癌多数在肝硬化基础上产生，肝硬化本身就是发生HCC的最重要危险因素。HCC的其他危险因素包括：老年、男性、肝病严重程度、GPT水平、随访期间病毒复制活跃、病毒基因型、病毒突变、HCV或HDV重叠感染、饮酒和黄曲霉素暴露等。早期原发性肝癌与肝硬化鉴别主要依赖血清学与影像学检查。甲胎蛋白是原发性肝癌的特异性血清学标记。肝组织病理学检查、B超、CT及磁共振检查可见明确的实质性占位性病变。

（三）实验室检查及其他检查[9]

1. 肝脏功能及其代偿能力的评估

（1）肝脏生化学指标：肝脏生化学指标中的GPT和GOT等血清酶学指标升高并不能反映肝脏的特定功能受损或障碍，仅能作为提示肝损伤的标志，反映肝细胞损伤程度。生化学指标中的胆红素水平、凝血酶原时间（PT）及凝血酶原活动度（PTA）、白蛋白和胆碱酯酶的明显异常，通常反映肝脏的部分功能受损或障碍，如排泄功能和合成功能。疾病进展，出现慢加急性（亚急性）肝衰竭和慢性肝衰竭时，上述生化学指标可显著异常并进行性加重。出现血清总胆红素≥171μmol/L或每日上升≥17.1μmol/L、胆酶分离现象、PTA进行性降至40%以下等，为肝衰竭征象，提示死亡风险增加、预后不良。

（2）吲哚氰绿（ICG）试验：ICG试验可反映肝脏储备功能，通常以注射后15min血中ICG潴留率（ICGR15）或ICG最大清除率作为衡量肝储备功能的指标。其对外科手术的选择、手术时机的确定有重要参考价值，有学者认为ICGR15是HCC患者术前肝储备功能评估的最佳指标[10]。

（3）Child-Pugh分级：Child-Pugh分级是常用的评估肝脏储备功能的工具，可反映病情的严重程度，见表5-4-2-2。Child-Pugh评分最初用于评估酒精性肝硬化伴静脉曲张破裂出血患者的门体分流术后死亡风险，可预测术后1年生存率及术后并发症的风险，但无法很好预测长期死亡风险。根据评分，可将肝硬化分为A（5~6分）、B（7~9分）、C（≥10分）三级（见表5-4-2-2）。通常，代偿期肝硬化一般属Child-Pugh A级，而失代偿期肝硬化则属Child-Pugh B或C级[11]。诊断时的Child-Pugh分级与1年生存期密切相关，有研究提示肝硬化患者Child-Pugh A、B、C级的1年生存率分别为100%、80%、45%[12-13]。

表5-4-2-2 Child-Pugh分级

指标	异常程度评分		
	1	2	3
肝性脑病（级）	无	1~2	3~4

指标	异常程度评分		
	1	2	3
腹水	无	轻度	中、重度
血清胆红素 /μmol·L⁻¹	<34	34 ~ 51	>51
白蛋白 /g·L⁻¹	≥ 35	28 ~ 34	<28
凝血酶原时间延长 /s	≤ 4	4 ~ 6	≥ 6

（4）MELD 模型：终末期肝病模型（MELD）可有效预测终末期肝病的死亡风险[11-12]，其计算公式为：$R = 3.8 \times \ln[$胆红素（mg/dl）$] + 11.2 \times \ln($INR$) + 9.6\ln[$肌酐（mg/dl）$] + 6.4 \times$（病因：胆汁性或酒精性 0，其他 1）。R 值越高提示病情越严重，生存率越低。MELD 评分最初用于评估经颈静脉肝内门体分流术患者的短期死亡风险，2002 年后在美国用于评估各种病因肝硬化患者的 3 个月死亡风险。由于可准确评估终末期肝病的病情严重程度和近期的死亡风险，在等待肝移植的候选者中，MELD 评分决定着器官分配的顺序。近年发展的 MELD-Na 模型也对终末期肝病的病情严重程度评估和预测死亡风险有重要价值。

2. 纤维化程度评估

（1）**肝组织病理学检查**：肝活检组织病理学检查至今仍被认为是肝纤维化和肝硬化诊断的金标准，可用于明确肝脏疾病病因，并可对肝组织炎症、坏死程度进行分级，对肝组织纤维化程度进行分期，其对早期肝硬化明确诊断尤为重要。重度肝硬化由于纤维结缔组织大量增加，难以获得具有完整肝小叶结构的肝组织，活检获得的肝组织往往呈碎屑状。若患者有明显凝血机制障碍或大量腹水者，肝活检应慎重开展。根据纤维增生程度与部位，将肝纤维化程度分别为 1 ~ 4 期（表 5-4-2-3）。国际上已有多种对慢性肝病的计分方法，用以判断肝纤维化的程度（表 5-4-2-4）。

表 5-4-2-3　肝脏炎症活动度分级和纤维化程度分期标准

炎症活动度			纤维化程度	
级（G）	汇管区及周围	小叶内	期（S）	纤维化程度
0	无炎症	无炎症	0	无
1	汇管区炎症	变性及少数点状坏死	1	汇管区纤维化扩大,局限窦周及小叶内纤维化
2	轻度 PN 或嗜酸小体	变性,点、灶状坏死	2	汇管区周围纤维化,纤维间隔形成,小叶结构保留
3	中度 PN	融合坏死或见 BN	3	纤维间隔伴小叶结构紊乱,无肝硬化
4	重度 PN	BN 广泛,累及多个小叶（多小叶坏死）	4	早期肝硬化

注：PN：碎屑坏死（界面肝炎）；BN：桥接坏死。

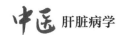

表 5-4-2-4　慢性肝病计分情况

评分	Knodell	Ishak	Scheuer	METAVIR	国内 S2000
0	无纤维化	无纤维化	无纤维化	无纤维化	无纤维化
1	汇管区扩大	有些 PF ± 无纤维间隔	汇管区扩大	PF,无纤维间隔	汇管区纤维化扩大,局限窦周及小叶内纤维化
2		多数 PF ±1 条维间隔	PF,纤维间隔形成	PF,少量纤维间隔	汇管区周围纤维化,纤维间隔形成,小叶结构保留
3	桥接纤维化 P-P/P-C	多数 PF,2 ~ 3 条纤维间隔	纤维间隔伴小叶结构紊乱	间隔纤维化	纤维间隔伴小叶结构紊乱,无肝硬化
4	肝硬化	PF 伴明显 P-P 和 P-C,4 条或以上纤维间隔	可能或肯定肝硬化	肝硬化	早期肝硬化
5		明显 P-P/P-C,1 ~ 3 个假小叶			
6		超过 3 个假小叶			

注：PF 为汇管区纤维化；P-P 为汇管 - 汇管桥接纤维化；P-C 为汇管 - 中央桥接纤维化。

（2）影像学检查：常用的影像学手段如 B 超、CT、MRI 等可发现肝脏的中重度纤维化改变，常见特征有：肝包膜增厚，肝表面轮廓不规则，肝实质回声不均匀增强或 CT 值增高或呈结节状，各叶比例改变（尾叶：右叶 >0.05），脾脏厚度增加，门静脉直径（≥ 14mm）和脾静脉直径（≥ 10mm）增大等门静脉高压的征象。彩色多普勒超声检查或放射性核素扫描可以测定肝动脉和门脉的血流量及功能性门体分流情况。

肝脏瞬时弹性成像（TE）近年来用于肝纤维化的无创诊断，kPa 值反映纤维化与硬化程度，可较好用于肝硬化的辅助诊断。研究表明，肝脏弹性测量与肝活检组织纤维化程度具有良好的相关性，其诊断慢性乙型肝炎肝硬化、进展期肝纤维化、显著肝纤维化的受试者工作特征曲线下面积（AUROC）分别达 85% ~ 96%、87% ~ 93%、78% ~ 81%。TE 与其他影像学或血清生物生化指标（如 ARFI、FibroTest、ARPI 等）相比，其诊断效能相当或诊断肝硬化的效能更优；而多种无创检查方法相结合的算法，有可能提高诊断肝纤维化的准确性。该检测也存在一定的局限性，其检测的成功率与患者的年龄，肋间隙的宽度，腹水的有无，体重指数等有关。

核磁共振弹性成像（MRE）是在 MRI 的基础上发展而来，用于评估肝纤维化成像的检测手段，它根据肝组织的声波变化情况，可分别微米级别的差异，并将其换算成有效的定量数值。MRE 不仅能够反映肝脏的纤维化分布情况，还可在某种程度上辅助分辨肝损伤的性质。有研究表明，MRE 用来诊断肝纤维化的界值为 2.93kPa，预测的敏感度和特异性分别为 98% 和 99%。MRE 诊断肝纤维化其检测的成功率高于弹性成像，然而，和 TE 相比，MRE 检测的费用明显升高，此外，幽闭恐惧症及血色病的患者为限制使用人群。

（3）肝静脉压力梯度：肝静脉压力梯度（hepatic venous pressure gradient, HVPG）是肝硬化的良好功能指标，应积极开展。门静脉高压是肝硬化最早、也是最为重要的病理生理改变，其决定大多数肝硬化并发症的发生发展。HVPG 是反映门静脉压力的良好指标，与肝纤维化的程度密切相关，并可预测食管静脉曲张出血等并发症的发生危险性，实际上反映了肝纤维化或者肝硬化的结构变化所导致的功能改变。正常肝脏的 HVPG 为 3 ~ 5mmHg，HVPG>10mmHg 时出现明显的门静脉高压临床表现，如 HVPG>12mmHg 则易出现上消化道出血等并发症，HVPG>20mmHg 则预后严重不良、急性出血。而目前常规所用的血清肝功能（TBIL，GPT 等），主要反映肝细胞的损伤程度。

（4）血清纤维化标志物：① ECM 代谢成分，包括透明质酸（HA）、Ⅲ型前胶原肽或其代谢片段（包括 PⅢP 或 PCⅢ）、Ⅳ型胶原或其代谢片段（包括Ⅳ C、Ⅳ 7S、IV NC1）及层黏蛋白（LN）等。②纤维化形成的细胞因子与 ECM 代谢调节因子，如转化生长因子 β_1 等、基质金属蛋白酶组织抑制因子 -1 等。③常规临床生化指标，如肝功能检查可有血清 GPT、GOT 水平及 GOT 与 GPT 比值增高，总胆红素、总胆汁酸水平升高，γ- 谷氨酰转移酶（GGT）升高，胆碱酯酶活力降低，白蛋白含量与白 / 球比值降低。血液常规检查常见白细胞及血小板数量减少。凝血酶原时间延长、凝血酶原活动度降低。但血清纤维化标志物仍然缺乏特异性与敏感性，对纤维化具体分期无直接指导意义，宜联合检测与动态观察。

近年建立了多种预测模型或指数，如"HepaScore"，综合了年龄、性别、BIL、GGT、HA、α_2 巨球蛋白（α_2-MG）；"APRI 模型"，GOT/ 血小板（PLT）比值；"Forns 指数"，基于年龄、PLT、胆固醇（CH）和

GGT 等 4 个项目；"FIB-4 分数"，综合了 PLT、GPT、GOT 和年龄等。而 FibroTest 和 FibroSure 是分别用于欧洲和美国的同一个预测炎症和纤维化程度的模型，根据患者结合珠蛋白、α_2-MG、ApoA、GGT、BIL 等来分析，在不同病因引起的肝纤维化预测方面均显示较高的准确率。此外，还有纳入了 PLT、PT、GOT、α_2-MG、HA、血尿素氮和年龄的 FibroMeter，在各种原因引起的肝病，包括 CHB、CHC、ALD、NAFLD 上均得到较好的应用，它能够反映肝内纤维组织所占的比例。这些血清标志物组合提高了检测敏感性，但仍存在一定局限，如非肝脏特异性；主要反映基质更新而非其沉积；肝内外炎症活动影响其水平等。

四、诊断与鉴别诊断

（一）诊断要点

参考 2011 年中国中西医结合学会消化系统疾病专业委员会《肝硬化中西医结合诊疗共识》、2006 年中国中西医结合学会肝病专业委员会《肝纤维化中西医结合诊疗指南》《中国肝病诊疗管理规范》白皮书及 2014 年科技部"十二五"重大专项联合课题组《乙型肝炎病毒相关肝硬化的临床诊断、评估和抗病毒治疗的综合管理》。

1. 病因学诊断　肝炎后肝硬化有明确的慢性病毒性肝炎史和 / 或血清病毒标记物阳性；血吸虫肝硬化有明确的血吸虫感染史或疫水接触史；酒精性肝硬化需有长期大量饮酒史（一般超过 5 年，折合乙醇量 ≥ 40g/d）；原发性胆汁性胆管炎除 GGT 明显增高外，抗线粒体抗体约 95.0% 阳性；肝静脉回流受阻如肝静脉阻塞症（巴德 - 基亚里综合征）可根据影像学判断；心源性肝硬化有心脏病史，如缩窄性心包炎、右心功能不全、持续体循环淤血表现等；药物性肝硬化有长期使用损伤肝脏药物的经历；自身免疫性肝硬化的自身抗体

呈阳性；遗传代谢性肝硬化如肝豆状核变性有角膜 K-F 环和血清铜蓝蛋白明显降低，α_1 胰蛋白酶抑制剂缺乏症可根据血清 α_1-AT 水平判断；铁负荷过多的血色病性肝硬化可结合血清转铁蛋白及转铁蛋白饱和度等检查作出病因学诊断。

2. 病理诊断 肝组织苏木精-伊红、三色染色和/或网状纤维染色，可见纤维组织不同程度的增生；血管性间隔及再生结节形成。

3. 影像学诊断 B 超检查发现肝包膜增厚，肝表面轮廓不规则，肝实质回声不均匀增强或 CT 值增高或呈结节状，各叶比例改变，脾脏厚度增加，门静脉直径和脾静脉直径增大。彩色多普勒超声检查或放射性核素扫描可以测定肝动脉和门静脉的血流量及功能性门体分流情况。内镜检查发现食管胃底静脉曲张、门静脉高压性胃病；肝脏硬度测定 kPa 值高于 14.1[14]。

4. 血清学诊断 血清肝纤维化标志物（HA、PⅢP 或 PCⅢ、ⅣC、Ⅳ7S 或ⅣNC1、LN），以及 GOT/GPT 比值、GGT、APRI 等异常升高。

5. 肝硬化分期诊断

代偿期肝硬化：即早期肝硬化，一般属 Child-Pugh A 级。有轻度乏力、食欲减少、或腹胀等症状，但无明显肝功能衰竭表现。白蛋白可有降低，但仍 ≥ 35g/L，胆红素 <35μmol/L，凝血酶原活动度多 >60%，血清 GPT、GOT 轻度升高，GOT 可高于 GPT，GGT 可轻度升高；可有门静脉高压症，如轻度食管-胃底静脉曲张，但无腹水、肝性脑病或上消化道出血。

失代偿期肝硬化：即中晚期肝硬化，一般属于 Child-Pugh B、C 级。患者可出现腹水、肝性脑病及门静脉高压症引起的食管-胃底静脉明显曲张或破裂出血。有明显肝功能异常即失代偿表现，如白蛋白 <35g/L，A/G<1.0，胆红素 >35μmol/L，GPT、GOT 升高，凝血酶原活动度 <60%。

（二）鉴别诊断

1. 慢性肝炎 早期肝纤维化/肝硬化与慢性肝炎临床表现十分相似，鉴别较困难。影像学检查可协助鉴别诊断。常需依据病理学检查明确诊断。

2. 原发性肝癌 原发性肝癌多数在肝硬化基础上产生。早期原发性肝癌与肝硬化鉴别主要依赖血清学与影像学检查。甲胎蛋白是原发性肝癌的特异性血清学标记。B 超、CT 及磁共振检查可见明确的实质性占位性病变。

3. 与其他门静脉高压症鉴别 如 Budd-Chiari 综合征、缩窄性心包炎、门静脉血栓形成、慢性胰腺炎和特发性门静脉高压症等，需肝脏血管造影等影像学检查、并结合病史，以资鉴别。

第三节　治疗

肝纤维化肝硬化的基本证候病机为"正虚血瘀"，正虚主要表现为气阴两虚，血瘀则主要表现为瘀血阻络[5]。当然，在病变的不同阶段、不同患者，可有不同的证候表现，主要包括肝胆湿热、肝郁脾虚、肝肾阴虚、脾肾阳虚等。提示该病的中医治疗既要重视益气养阴、活血化瘀的基本治法，也要结合患者的主要证型辨证论治，病证结合。

一、中医治疗

（一）基本证型与治法方药

基本证型为气虚血瘀证，基本治法为益气活血。

主要方药：黄芪 15g、党参 15g、白术 15g、茯苓 15g、山药 12g、丹参 15g、桃仁 15g、当归 15g、川芎 15g、延胡索 15g、甘草 6g 等。

中成药：扶正化瘀胶囊。

（二）辨证论治

1. 肝气郁结证

【症状】主症：①胁肋胀痛或窜痛；②急躁易怒，喜太息；③口干口苦，或咽部有异物感；④脉弦。次症：①纳差或食后胃脘胀满；②便溏；③腹胀；④嗳气；⑤乳房胀痛或结块。诊断：具备主症 2 项和次症 1 或 2 项。

【治则】疏肝理气。

【方药】柴胡疏肝汤。药用柴胡、白芍、枳壳、香附、川芎、陈皮、炙甘草。加减：兼脾虚证者加四君子汤；伴有苔黄、口干苦、脉弦数、气郁化火者加牡丹皮、栀子；伴有头晕、失眠、气郁化火伤阴者加制首乌、枸杞子、白芍；胁下刺痛不移、面青、舌紫者加延胡索、丹参；精神困倦、大便溏、舌质白腻、质淡体胖、脉缓、寒湿偏重者加干姜、砂仁。

2. 水湿内阻证

【症状】主症：①腹胀如鼓，按之坚满或如蛙腹；②胁下痞胀或疼痛；③脘闷纳呆，恶心欲吐；④舌苔白腻或白滑。次症：①小便短少；②下肢浮肿；③大便溏薄；④脉细弱。诊断：具备主症 2 项和次症 1 或 2 项。

【治则】运脾化湿，理气行水。

【方药】实脾饮。药用白术、熟附子、干姜、木瓜、大腹皮、茯苓、厚朴、木香、草果、薏苡仁、车前子、甘草。加减：水湿过重者加肉桂、猪苓、泽泻；气虚明显者加人参、黄芪；胁满胀痛加郁金、青皮、砂仁。

3. 湿热蕴结证

【症状】主症：①目肤黄染，色鲜明；②恶心或呕吐；③口干或口臭；④舌苔黄腻。次症：①脘闷，纳呆，腹胀；②小便黄赤；③大便秘结或黏滞不畅；④胁肋灼痛；⑤脉弦滑或滑数。诊断：具备主症 2 项和次症 1 或 2 项。

【治则】清热利湿，攻下逐水。

【方药】中满分消丸合茵陈蒿汤。药用黄芩、黄连、知母、厚朴、枳实、陈皮、茯苓、猪苓、泽泻、白术、茵陈、栀子、大黄、甘草。加减：热毒炽盛、黄疸鲜明者加龙胆草、半边莲；小便赤涩不利者加陈葫芦、马鞭草；热迫血溢，吐血、便血者，去厚朴，加水牛角、生地黄、丹皮、生地榆；昏迷属热入心包者鼻饲安宫牛黄丸。

4. 肝肾阴虚证

【症状】主症：①腰痛或腰酸腿软；②胁肋隐痛，劳累加重；③眼干涩；④五心烦热或低烧；⑤舌红少苔。次症：①耳鸣、耳聋；②头晕、眼花；③大便干结；④小便短赤；⑤口干咽燥；⑥脉细或细数。诊断：具备主症 2 项和次症 1 或 2 项。

【治则】滋养肝肾，活血化瘀。

【方药】一贯煎合膈下逐瘀汤。药用生地黄、沙参、麦冬、阿胶（烊）、牡丹皮、当归、赤芍、枸杞子、川楝子、丹参、桃仁、红花、枳壳。加减：内热口干、舌红少津者加天花粉、玄参；腹胀明显者加莱菔子、大腹皮；阴虚火旺者加知母、黄柏；低热明显者加青蒿、地骨皮；鼻衄甚者加白茅根、旱莲草。

5. 脾肾阳虚证

【症状】主症：①腹部胀满，入暮较甚；②大便稀薄；③阳痿早泄；④神疲怯寒；⑤下肢水肿。次症：①小便清长或夜尿频数；②脘闷纳呆；③面色萎黄或苍白或晦暗；④舌质淡胖，苔润；⑤脉沉细或迟。诊断：具备主症 2 项和次症 1 或 2 项。

【治则】温补脾肾。方药：附子理中丸合五苓散，或济生肾气丸合五苓散（熟附子、干姜、党参、白术、猪苓、茯苓、泽泻），偏于脾阳虚者用附子理中丸合五苓散，偏于肾阳虚者用济生肾气丸合五苓散。加减：腹部胀满，食后较甚，在附子理中丸合五苓散基础上加木香、砂仁、厚朴；如面色灰暗、畏寒神疲、脉细无力可

中医 肝脏病学

在济生肾气丸合五苓散基础上加巴戟天、淫羊藿；如腹壁青筋显露加赤芍、桃仁。

6. 瘀血阻络证

【症状】 主症：①胁痛如刺，痛处不移；②腹大坚满，按之不陷而硬；③腹壁青筋暴露；④胁下积块（肝或脾肿大）；⑤舌质紫暗，或有瘀斑瘀点；⑥唇色紫褐。次症：①面色黧黑或晦暗；②头、项、胸腹见红点赤缕；③大便色黑；④脉细涩或芤；⑤舌下静脉怒张。诊断：具备主症 2 项和次症 1 或 2 项。

【治法】 活血行气，化瘀软坚。

【方药】 膈下逐瘀汤。药用当归、川芎、赤芍、桃仁、红花、丹参、乌药、延胡索、牡蛎、郁金、炒五灵脂、枳壳。加减：瘀积明显者加炮山甲、䗪虫、水蛭；腹水明显者加葶苈子、瞿麦、槟榔、大腹皮；若兼见气虚者加白术、人参、黄芪；兼见阴虚者加鳖甲（研末冲服）、石斛、沙参等；兼见湿热者加茵陈、白茅根等。

（三）抗肝纤维化治疗

20 世纪 90 年代 Brenner 和 Alcorn 等曾提出抗肝纤维化理想药物"三原则"：专一性作用于肝脏；特异性调节胶原等细胞外基质成分代谢；无明显毒性。但迄今临床上仍缺乏符合这些原则的抗肝纤维化生物或化学药物。我国中医、中西医结合工作者近 30 年来应用中医药抗肝纤维化取得较大进展。除了根据辨证论治的原则进行中药配伍处方外，同时将经验方进行新药研发，发明了一些抗肝纤维化中药新药或制剂，并阐明了其主要作用机制。

扶正化瘀胶囊（片）是抗肝纤维化中药产品，由虫草菌丝、丹参、桃仁、松花粉及绞股蓝组成，针对慢性乙型肝炎、肝炎后肝硬化正气（肝、脾、肾）虚损、血瘀阻络、湿热内留这一中医基本证候病机特点。该方可改善肝炎后肝硬化患者肝功能、调整异常免疫功能与降低血清肝纤维化标志物水平等，对肝纤维化组织学逆转

率达 52%[15]，且肝组织炎症活动度也有明显改善。美国抗丙型肝炎肝纤维化的多中心 II 期临床试验也显示出该药良好作用[16]。其作用机制包括抗脂质过氧化损伤、保护肝细胞炎性坏死与凋亡、调节 $TGF-\beta_1$/Smads 信号通路与抑制 HSC 活化[17]、调节胞外基质代谢[18]与抑制肝血管新生等[19]。

复方鳖甲软肝片由鳖甲、冬虫夏草、黄芪、党参、三七等 11 味中药组成，对肝炎后肝纤维化的临床症状体征积分、肝功能指标、血清肝纤维化标志物具有明显改善作用[20]。Ishak 评分 65 例慢性乙型肝炎患者治疗前、后（治疗 6 个月）肝组织标本，该药可明显改善肝组织炎症活动度和肝纤维化程度，明显减少活化 HSC 数量，增加活化 HSC 的凋亡[21]。

（四）中成药治疗

1. 常用复方制剂 瘀血阻络、肝肾不足证选用扶正化瘀胶囊（片）；瘀血阻络、气阴亏虚证选用复方鳖甲软肝片；瘀血内停证选用大黄䗪虫丸；血瘀气滞证选用鳖甲煎丸；气血不足、湿热蕴结证选用强肝胶囊。

2. 甘草酸类制剂 甘草酸二铵、甘草酸单铵、异甘草酸镁等，自甘草中提取的化合物，具有抗炎、保护肝细胞膜、免疫调节作用。常用制剂：甘草酸二铵注射液，每次 150mg，每日 1 次，静滴；甘草酸二铵胶囊，每次 150mg，每日 3 次，口服。甘草酸单钾盐片，每次 150mg，每日 2 次，口服。异甘草酸镁注射液，每次 100～200mg，每日 1 次，静滴。复方甘草酸苷注射液、片等。

3. 五味子提取物及其衍生物 联苯双酯是合成五味子丙素的中间产物，双环醇是联苯双酯的衍生物，对降低血清丙氨酸氨基转移酶活性作用较强。

（五）针灸治疗

针刺疗法：取穴足三里、三阴交、肝俞、肾俞、太冲、阳陵泉，针用平补平泻

法，能提高机体免疫力，改善肝功能。

程井军等[22]研究电针对非酒精性脂肪性肝纤维化患者血清瘦素的影响，电针组取穴肝俞、足三里、丰隆、太冲，选用 0.5 寸长毫针以及上海产 G-6805 针灸治疗仪电针穴位，留针 15 分钟；西药组予熊去氧胆酸片，10mg/kg，分 2 次口服。治疗 12 周。结果显示电针能明显改善非酒精性脂肪性肝纤维化患者的临床症状和肝功能、降低血清瘦素，能较好地防治非酒精性脂肪性肝纤维化。

二、西医治疗

炎症与纤维化是各种慢性肝病的两大重要病理特征，目前已明确肝纤维化与早期肝硬化是可逆的，但现在的治疗方法尚不能逆转已发生的肝硬化。对于代偿期患者，治疗旨在延缓肝功能失代偿、预防肝细胞肝癌；对于失代偿期患者，则以改善肝功能、治疗并发症、延缓或减少对肝移植需求为目标。

1. **病因治疗**　病因干预（消除、减轻）是肝硬化治疗的首要关键措施。针对不同的病因采用不同的治疗方法，如乙肝肝硬化抗病毒治疗的指征是只要 HBV-DNA 可检测到，均可抗病毒治疗，与 GPT 水平无关。提倡尽早、积极的抗病毒治疗将显著减少肝硬化并发症、HCC、肝脏相关死亡的终点事件。乙肝、丙肝肝硬化抗病毒治疗参见病毒性肝炎相关章节。其他病因引起的肝纤维化，如自身免疫性肝炎采用免疫抑制剂，酒精性肝硬化者必须绝对戒酒（其他病因所致的肝硬化亦应禁酒）；有血吸虫感染者应予杀血吸虫治疗；对肝豆状核变性所致的肝硬化患者应给予青霉胺等驱铜治疗等。

2. **抗炎保肝治疗**　肝脏炎症不仅可导致肝功能损害，直接影响患者的健康，而且"肝脏炎症坏死及其所致的肝纤维化是疾病进展的主要病理学基础，如能有效抑

制肝组织炎症，有可能减少肝细胞破坏和延缓肝纤维化的发展"。因此，抗炎保肝在肝硬化治疗中仍有重要意义。但是注意不宜同时应用多种抗炎保肝药物，以免加重肝脏负担及因药物间相互作用而引起不良效应。

常用的中西成药有甘草酸制剂、五味子提取物及其衍生物、水飞蓟素类、熊去氧胆酸、不饱和磷脂、腺苷蛋氨酸、还原型谷胱甘肽、N-乙酰半胱氨酸、山豆根提取物，有不同程度的抗炎、抗氧化、保护肝细胞膜及细胞器等作用。

（1）**水飞蓟素类**：水飞蓟素系从菊科植物水飞蓟果实中提取的一种总黄酮，主要活性成分为水飞蓟宾，有抗脂质过氧化、清除自由基、膜稳定作用和增强蛋白质合成的作用。主要制剂有：益肝灵片，口服每次 2 片（77mg），每日 3 次。当飞利肝宁胶囊，口服 1 次 4 粒（1.0g），每日 3 次。利加隆，一次 140mg，每日 3 次，口服。

（2）**熊去氧胆酸**：可促进内源性胆汁酸的分泌，减少重吸收；拮抗疏水性胆汁酸的细胞毒作用，保护肝细胞膜；溶解胆固醇性结石；并具有免疫调节作用。是治疗 PBC 的首选药物，可用于酒精性和脂肪性肝病、病毒性肝炎、药物性肝炎合并胆汁淤积者。用法：10 ~ 15mg/kg，分 2 ~ 3 次口服。

（3）**不饱和磷脂**：多烯磷脂酰胆碱，在化学结构上与内源性磷脂一致，进入肝细胞后与肝细胞膜及细胞器膜相结合，通过影响膜结构保护肝细胞，改善脂肪代谢。常用药物：易善复，针剂，一支 5ml，每日 2 ~ 4 支，静脉滴注；胶囊，每次 2 粒（456mg），每日 3 次，口服。

（4）**腺苷蛋氨酸**（ademetionine）：具有转甲基和转巯基作用，可促进肝细胞膜流动性及肝脏解毒功能。目前主要应用于酒精性肝病、药物诱发性肝病和妊娠肝

内胆汁淤积症等。初始治疗 1g/d，日 1 次，静脉滴注，共 2 ~ 4 周。维持治疗：0.5g ~ 1g，每日 3 次，口服。

（5）**还原型谷胱甘肽**：由谷氨酸、半胱氨酸和甘氨酸组成，含有巯基（-SH），参与体内三羧酸循环及糖代谢，能影响细胞的代谢过程；通过转甲基及转丙氨基反应，GSH 还有保护肝脏的合成、解毒、灭活激素等功能。每次 1.2 ~ 1.8g，每日 1 次，静脉滴注。

（6）**N- 乙酰半胱氨酸**（N-acetylcysteine，NAC）：是细胞内还原性谷胱甘肽的前体，可刺激谷胱甘肽（GSH）合成、促进解毒及对氧自由基反应。用法：8g 溶解后稀释静脉滴注，每日 1 次。

3. 并发症的治疗 肝硬化患者应注意做相应的检查以发现其并发症。初次胃镜或 X 线造影无食管 - 胃底静脉曲张者，应每 2 年复查 1 次；已发现轻中度静脉曲张者则应每年复查 1 次；有重度食管 - 胃底静脉曲张且伴有出血高危征象者，应采用药物或内镜干预措施以预防首次出血。已发生食管 - 胃底静脉曲张破裂出血者，更应采取适当的措施预防再出血。所有肝硬化患者均应进行原发性肝癌的监测和随访。根据国内外经验，一般应至少每 4 ~ 6 个月进行一次肝脏 B 超检查及血清甲胎蛋白测定。

三、专家经验

近代随着西学东渐，衷中参西的中医实践与研究逐渐兴起。半个多世纪以来，在西医疾病诊断下的中医辨证，中西医病证结合肝纤维化肝硬化临床研究取得进展，但健脾扶正、活血祛瘀的治疗思想一脉相承[23]。

王玉润教授认为肝硬化的病机是"肝络阻塞，血瘀气滞"，治疗上以活血化瘀、行气通络为主，擅用桃红饮加减；关幼波则认为气虚血滞是早期肝硬化之本，多用健脾益肾与活血通络之品，如黄芪、女贞子、旱莲草、瓜蒌、赤芍等。邓铁涛主张补气运脾的基础上使用祛瘀药，自创软肝煎（太子参、白术、茯苓、土鳖虫、丹参等）；朱良春认为该病正虚邪恋，但禀赋有强弱，感邪有轻重，治疗上当需注意疏肝与养肝、补虚与驱邪、在气与在血之区别[24]。姜春华认为"瘀血郁肝是病原，气虚脾弱是病体"，多采用下瘀血汤加味（大黄、桃仁、鳖虫、炮山甲、丹参、鳖甲、黄芪、白术、党参），曾以此法治疗肝硬化一例，偶然治疗前后 2 次手术探查，发现肝右叶结节明显好转[25]。

20 世纪 90 年代以后开展循证医学的临床试验，发明多个 CFDA 批准的抗肝纤维化中成药产品或经验方，形成肝纤维化中西医结合诊疗指南，彰显了中医药的疗效优势[5]。这些中药产品或经验方除了用于缺乏病因治疗的肝纤维化患者，也用于慢乙肝等有效病因治疗患者。虽然抑制 HBV 复制可阻止或逆转乙肝肝纤维化，但是不少患者乙肝病毒阴性肝纤维化依然存在与发展，因此实践中也初步形成了抗乙肝病毒联合抗肝纤维化中药的治疗方案。

第四节 预防和调护

一、预防及转归

肝纤维化的发展是一个动态的过程，其病变是否进行性发展，除了与损害因素的持续存在有关外，更重要的是与肝损害病变是否活动有关。临床上肝胆管闭锁引起的肝纤维化，在切除闭锁病变之后，肝脏的结构可以恢复正常，表明有些肝纤维化的病因去除之后，病变是可以逆转的。但肝脏病变的程度和功能改变也与肝纤维化的预后有关，即当病变较重时，即使病因被去除并给予有效的治疗，肝纤维化也很难逆转，甚至发展为肝硬化。积极治疗原发病，尽早进行有效的抗肝纤维化治疗，对延缓或逆转肝硬化的发生、发展有益。对确诊为肝硬化尤其是病期较久的患者，应预防并发症，如消化道出血、肝性脑病的发生。

二、调护

代偿期患者应适当减少活动，注意劳逸结合，可参加轻工作；失代偿期的患者应卧床休息为主。饮食以高维生素、适量蛋白和低脂肪及易于消化的食物为佳，做到定时定量。多食新鲜水果蔬菜；适量进食河鱼、瘦肉、鸡蛋和豆制品以及香菇、木耳和蘑菇等真菌类食物。少量多次进食甲鱼，不仅可补蛋白，还有软坚散结、滋阴退热的功效。有腹水时应少盐或无盐；避免进食粗糙、坚硬食物；禁用损害肝脏的药物。

禁止烟酒。规律作息，劳逸结合，根据体力适当安排工作与生活，勿过劳。注意心理疏导以及原发病与并发症的调摄与护理。

（赵志敏、刘成海）

参考文献

[1] 姚光弼.临床肝脏病学[M].上海：上海科学技术出版社，2011：317.

[2] 刘成海.对肝硬化认识的改变与部分研究重点[J].中西医结合肝病杂志，2014，24（1）：1-6.

[3] D'AMICO G，GARCIA-TSAO G，PAGLIARO L.Natural history and prognostic indicators of survival in cirrhosis：a systematic review of 118 studies[J].J Hepatol，2006，44（1）：217-231.

[4] 吴孟超，李梦东.实用肝病学[M].北京：人民卫生出版社，2011：485-508.

[5] 中国中西医结合学会肝病专业委员会.肝纤维化中西医结合诊疗指南[J].中华肝脏病杂志，2006，14（11）：866-870.

[6] LEFTON H B，ROSA A，COHEN M.Diagnosis and epidemiology of cirrhosis[J].Med Clin North Am，2009，93（4）：787-799.

[7] VALLET-PICHARD A，MALLET V，COSTENTIN C E，et al. Treatment of HBV-related cirrhosis[J].Expert Rev Anti Infect Ther，2009，7（5）：527-535.

[8] DAS KAUSIK，DAS KSHAUNISH，DATTA S，et al. Course of disease and survival after onset of decompensation in hepatitis B virus-related cirrhosis[J].Liver Int，2010，30（7）：1033-1042.

[9] J T N，DRANOFF J A，SCHUPPAN D，et al. Strategies and endpoints of antifibrotic drug trials：Summary and recommendations from the AASLD Emerging Trends Conference，Chicago，June 2014[J].Hepatology，2015，62（2）：627-634.

[10] LAU H，MAN K，FAN S T，et al.Evaluation of preoperative hepatic function in patients with hepatocellular carcinoma undergoing hepatectomy[J]. Br J Surg，1997，84（9）：1255-1259.

[11] CHEN X，ZHANG H B，LI Z Q，et al. Indocyanine green clearance in evaluating the recovery of liver reserve function after super selective transarterial chemoembolization[J].Hepatobiliary & Pancreat Dis Int，2013（12）：656-660.

[12] DURAND F，VALLA D. Assessment of the prognosis of cirrhosis：Child-Pugh versus MELD[J]. J Hepatol，2005，42（S1）：S100-S107.

[13] SCHUPPAN D，AFDHAL N H.Liver cirrhosis[J]. Lancet，2008，371（9615）：838-851.

[14] 肝脏硬度评估小组. 瞬时弹性成像技术诊断肝纤维化专家意见[J]. 中华肝脏病杂志，2013，21（6）：420-424.

[15] 刘平，胡义扬，刘成，等.扶正化瘀胶囊干预慢性乙型肝炎肝纤维化作用的多中心临床研究[J].中西医结合学报，2003，1（2）：89-102.

[16] 首个抗肝纤维化中药复方美国Ⅱ期临床试验完成并取得良好结果[J].中西医结合肝病杂志，2014，24（1）：26.

[17] 姜春萌，刘成.扶正化瘀方对大鼠肝星状细胞旁分泌与自分泌活化途径的干预[J].上海中医药大

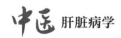

学学报，2002，16（2）：51-53.

[18] 刘成海，王晓玲，刘平，等．扶正化瘀319方药物血清对肝星状细胞Ⅰ型胶原及转化生长因子β₁表达的影响 [J]. 中国中西医结合杂志，1999，19（7）：412-414.

[19] LIU H L, LV J, ZHAO Z M, et al. Fuzhenghuayu Decoction ameliorates hepatic fibrosis by attenuating experimental sinusoidal capillarization and liver angiogenesis[J].Sci Rep, 2019, 9（1）: 18719.

[20] 陈菊梅，杨永平，陈德永，等．复方鳖甲软肝片治疗慢性乙型肝炎肝纤维化的临床研究 [J]. 中华实验和临床病毒学杂志，2007，21（4）：358-360.

[21] 周光德，李文淑，赵景民，等．复方鳖甲软肝片抗肝纤维化机制的临床病理研究 [J]. 解放军医学杂志，2004，29（7）：563-564.

[22] 程井军，任建，孙雅，等．电针对非酒精性脂肪性肝纤维化患者血清瘦素影响的临床研究 [J]. 湖北中医药大学学报，2014，16（3）：15-18.

[23] 刘成海，刘平，胡义扬，等．中医药抗肝纤维化临床与基础研究进展 [J]. 世界科学技术：中医药现代化，2007，9（2）：112-119.

[24] 杨世兴，孙塑伦，张学文．碥石集（第4集：著名中医学家经验传薪）[M]. 西安：陕西科学技术出版社，2003：84-87.

[25] 贝润浦．姜春华治疗肝硬化的经验 [J]. 中医杂志，1983，4（2）：12-14.

第五章　肝硬化腹水

肝硬化腹水是多种病因所导致的慢性进行性、弥漫性肝病发展至肝功能失代偿期出现的最突出的临床表现之一。正常人腹腔内有少量游离液体，当腹腔内积聚的游离液体超过200ml时称为腹水。肝硬化腹水发病机制复杂，包括门静脉高压、血浆胶体渗透压降低、肝淋巴液形成增多、肾素-血管紧张素-醛固酮系统活性增强等。腹水的形成是多种因素综合作用的结果，是慢性肝病自然进程中的重要标志，提示肝功能失代偿、预后不良。初次出现的腹水经治疗较易恢复，但反复发作的顽固性腹水治疗困难。与代偿期肝硬化相比，有腹水的患者其1年和5年的死亡率分别可达到15%和44%[1]。肝硬化腹水可参照中医的"臌胀（水臌）"进行治疗。

第一节　病因病机

中医学认为肝硬化腹水属"臌胀"范畴；并认为，肝硬化病因复杂，病程缠绵，长期邪正相搏，造成本虚标实，虚实错杂的状况。其病位在肝，与脾、肾相关；邪实则主要表现为气滞、水湿、痰瘀积聚互结的局面，引起水肿、腹胀和腹水。在疾病不同阶段常有证候演变和转化，其证型往往是实中夹虚，虚中夹实，虚实互见。

臌胀之发病机理为本虚标实，虚实夹杂。但在初期，一般以实证居多，故治疗以祛邪为主，根据气滞、血瘀、水聚之偏重，而分别侧重于理气、活血、利水之法，水邪壅盛者，亦可暂予攻逐水液之剂。后期则以正虚为主，表现为正虚邪实证，治疗当以扶正祛邪为常法，又可根据脾肾阳虚或肝肾阴虚之不同，分别采用温阳与滋阴之法，兼以祛邪。根据2011年中国中西医结合学会消化疾病专业委员会公布的《肝硬化腹水的中西医结合诊疗共识意见》，本病可分为基本证型与主要证型[2]。

关于臌胀的病机，早在《素问·至真要大论》病机十九条中就已有记载，"诸腹胀大，皆属于热"，"诸病水液，澄澈清冷，皆属于寒"，可见臌胀病机寒热错杂。隋代巢元方《诸病源候论》提出臌胀的病机为"经络痞涩，水气停聚，在于腹内"。唐代孙思邈认为肝硬化腹水的形成，多由肝、脾、肾三脏受损所致："肝水者，其腹大，不能自转侧，时时津液微生，小便续通；脾水者，其腹大，四肢苦重，津液不生，但苦少气，小便难；肾水者，其腹大，脐肿腰痛，不得溺，阴下湿如牛鼻上汗，其足逆冷，面反瘦。"到了金元时期，李东垣提出臌胀是"皆由脾胃之气虚弱，不能运化精微而制水谷，聚而不散，而成胀满"；而张子和则非常重视三焦气机失调在本病发病过程中的作用，认为"阳气耗减于内，阴精损削于外，三焦闭塞，水道不行"也是臌胀的一个主要病机。明代张介宾认为臌胀的形成多与情志抑郁、饮食不节或饮酒过度有关，明确指出"少年纵酒无度，多成水臌"，提出"治胀当辨虚实"。清代喻昌在其所著的《医门法律·胀病论》中指出："胀病亦不外水裹、气结、血凝……凡有癥瘕、积块、痞块，即是胀病之根。"至此，对臌胀病的认识更加全面，臌胀病机的气、血、水病理观最终确立[3]。

现代医家大多认为肝硬化腹水的主要病因有情志内伤、饮食不节、劳欲过度、感染血吸虫以及黄疸、积聚失治等，导致肝脾肾三脏功能失调，气滞、血瘀、水湿互结于腹中而发病，本病的特点为本虚标实、虚实错杂。虚以肝、脾、肾气血虚弱为主，实以肝郁气滞、瘀血阻络、湿热滞留、水停腹中为主，且气滞、血瘀、水阻各因素间相互影响，互为因果，从而导致病情不断加重。

已故全国名老中医康良石教授认为，臌胀病属正虚邪实，正虚者乃肝、脾、肾损伤为本，邪实者以痰浊、湿热、瘀血、水邪互结为标。同为全国名老中医的陈昆山教授则认为，臌胀有先病气滞而后血结者，有先病血结而后气滞者，有先病水臌而后血瘀阻络者，有先病血臌而后水湿停积者。因此，在临证过程中把握好水、气、瘀三者的关系，直接关乎整体疗效。其次，肝病常传及于脾，木郁土困，从而导致气机不畅，升降失常，气行无力，导致水停血瘀。故应以敦实脾土，疏肝理气为法，以无形之气胜有形之水、血，气行血行，水津四布，其胀则消[4]。而在伤寒大家刘渡舟看来，臌胀主要是由气滞、血瘀、水裹积于腹内而成。关幼波教授则认为肝硬化腹水的形成是由于正虚（气虚、脾虚、阴虚），肝郁血滞，中州不运，湿热凝聚结痰，瘀阻血络，更由于肝、脾、肾三脏功能失调，三焦气化不利，气血运行不畅，水湿不化，聚而成水。

第二节　病因病理及临床诊断

一、病因

肝硬化的病因甚多，主要有：①肝炎病毒感染：包括慢性乙型肝炎、丙型肝炎。②酒精性肝病。③药物或化学毒物：对乙酰氨基酚、抗结核药物（异烟肼、利福平等）、抗肿瘤化疗药物、部分中草药（雷公藤、土三七等）、抗风湿病药物、毒蕈、四氯化碳等。④寄生虫感染：血吸虫病、华支睾吸虫等。⑤遗传、代谢性疾病：血色病、肝豆状核变性、肝淀粉样变、α_1抗胰蛋白酶缺乏症、糖原贮积症、半乳糖血症、高酪氨酸血症、肝性卟啉病。⑥循环障碍：巴德-基亚里综合征、右心衰竭。⑦自身免疫性肝病：原发性胆汁性胆管炎、原发性硬化性胆管炎、自身免疫性肝炎等。尚有部分原因不明者，为隐源性肝硬化[5]。

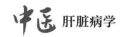

二、病理

肝硬化腹水发生的病理机制迄今尚未完全阐明，有 3 种代表性的假说：充盈不足、泛溢及外周动脉扩张（参见图 5-5-2-1）。

1. 充盈不足学说 认为肝硬化时，门静脉高压导致门静脉系统毛细血管静水压升高，加之肝功能损害引起血浆胶体渗透压降低，血管内液体进入腹腔，同时肝淋巴液漏入腹腔，腹水形成；同时门静脉高压导致内脏血管床扩张、内脏淤血，引起有效血容量不足，兴奋交感神经，激活肾素 - 血管紧张素 - 醛固酮系统（renin-angiotensin-aldosterone system，RAAS）导致水钠潴留，进一步加重腹水。

2. 泛溢学说 认为晚期肝硬化时某种信使激发了肾小管的钠潴留信号，肾脏水钠潴留导致血容量增加；门静脉高压兴奋了肝窦的内脏压力感受器，引起"泛溢"，

加重钠潴留，导致血管过度充盈而"泛溢"入腹腔形成腹水，即"水钠潴留在前，腹水形成在后"。

3. 外周动脉扩张学说 认为肝硬化时内源性血管活性物质生成增加，主要是一氧化氮、P 物质等，导致周围动脉扩张，引起有效血容量不足，兴奋交感神经、激活 RAAS 及血管升压素导致水钠潴留，形成腹水。

目前认为 3 种病理生理改变均存在，不同阶段表现特点有所不同，肝硬化早期以"泛溢"为主，水钠潴留导致腹水；后期"充盈不足"，进一步水钠潴留，导致腹水持续存在并加重；"周围动脉扩张"和肝功能减低是水钠潴留的启动因素，且贯穿全程，门静脉高压和肝功能损害是肝硬化腹水的基础因素。门静脉高压是腹水形成的病理生理基础，有多种因素参与，其中外周血管尤其是内脏血管扩张是腹水形成与病情发展的关键环节[6]。

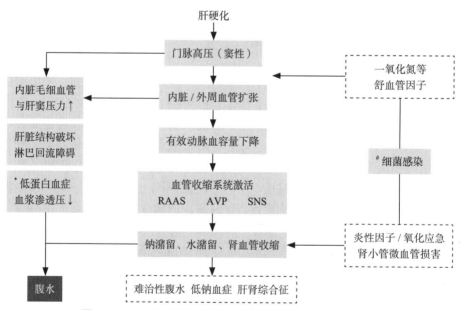

图 5-5-2-1　肝硬化腹水及其相关并发症的病理机制示意图

注：* 肝硬化时肝功能减退，白蛋白合成减少致低蛋白血症。# 细菌感染，包括门静脉高压时肠道细菌移位的隐性感染与自发性细菌性腹膜炎（spontaneous bacterial peritonitis，SBP）显性感染。RAAS：renin-angiotensin- aldosterone system 肾素 - 血管紧张素 - 醛固酮系统。AVP：arginine vasopressin，精氨酸血管升压素。SNS：sympathetic nerve system，交感神经系统。

三、诊断

（一）肝硬化诊断[5]

1. 肝硬化的代偿期诊断依据（符合下列四条之一）

（1）组织学符合肝硬化；

（2）内镜显示符合食管静脉曲张或消化道异位静脉曲张，除外非肝硬化性门静脉高压；

（3）B超、肝脏硬度测定（liver stiffness measurement，LSM）或CT等影像学检查提示肝硬化或门静脉高压特征：如脾大、门静脉≥1.3cm，LSM测定符合不同病因的肝硬化诊断界值；

（4）无组织学、内镜或影像学检查者，以下指标异常提示存在肝硬化（需符合4条中2条）：① PLT<100×10^9/L，且无其他原因可以解释；②白蛋白<35g/L，排除营养不良或肾脏疾病等其他原因；③ INR>1.3或PT延长（停用溶栓或抗凝药7天以上）；④ GOT/PLT比率指数（APRI）：成人ARPI评分>2。需注意降酶药物等对APRI的影响。

2. 失代偿期肝硬化诊断　在肝硬化基础上，出现门静脉高压并发症和/或肝功能减退。①具备肝硬化的诊断依据；②出现门静脉高压相关并发症：如腹水、食管-胃底静脉曲张破裂出血、脓毒血症、肝性脑病、肝肾综合征。

（二）腹水诊断[7]

1. 症状和体征　肝硬化患者近期出现乏力、食欲减退等或原有症状加重，或新近出现腹胀、双下肢水肿、少尿等表现。查体见腹壁静脉曲张及腹部膨隆等。移动性浊音阳性提示患者腹腔内液体>1 000ml，若阴性尚不能排除腹水。

2. 影像学检查　最常用的是腹部超声，可以确定有无腹水及腹水量，并初步判断腹水的来源、位置（肠间隙、下腹部等）。其次包括腹部CT和MRI检查。

3. 腹水分级与分类　腹水诊断明确后需对腹水进行程度分级与性质分类。

（1）**腹水分级**：根据腹水量可分为3级。①1级（轻度）：患者一般无明显腹胀等症状，查体腹部无明显膨隆，移动性浊音阴性，腹水仅仅经超声检查探及，腹水位于肠间隙，深度<3cm；②2级（中度）：患者有腹胀症状，查体腹部中度、对称的膨隆，移动性浊音阴性/阳性，超声探及腹水淹没肠管，但尚未达中腹部，检测腹水深度3~10cm；③3级（大量）：患者腹胀明显，查体腹部明显膨隆，移动性浊音阳性，超声检测腹水深度>10cm。

（2）**基于肝硬化病因的腹水分类**：如乙肝肝硬化腹水、血吸虫肝硬化腹水等。肝活检组织病理学检查是诊断肝硬化的金标准，对明确肝硬化病因诊断也有很大帮助，但中等量以上腹水、血小板明显降低及凝血功能障碍时肝穿刺应慎用或禁用。

（3）**基于腹水本身理化特性的腹水分类**：住院和门诊新发的明显腹水患者，均应行腹腔穿刺术获取腹水并进行实验室检测，检测项目包括腹水细胞计数和分类、腹水总蛋白、白蛋白、细菌培养等。根据腹水检查结果，可判断腹水性质是漏出液或渗出液（参见表5-5-2-1）。

表5-5-2-1　腹水漏出液或渗出液鉴别一览表

鉴别要点	漏出液	渗出液
原因	非炎症所致	炎症、肿瘤、化学或物理性刺激
外观	淡黄,浆液性	不定,可为血性、脓性、乳糜性等

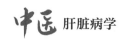
鉴别要点	漏出液	渗出液
透明度	透明或微浊	多浑浊
比重	低于 1.018	高于 1.018
凝固	不自凝	能自凝
黏蛋白定性	阴性	阳性
蛋白定量	<25g/L	大于 30g/L
葡萄糖定量	与血糖相近	常低于血糖水平
细胞计数	常 <100×10⁶/L	常 >500×10⁶/L
细胞分类	以淋巴细胞、间皮细胞为主	以中性粒细胞或淋巴细胞为主
细菌学检测	阴性	可找到病原菌

另可通过计算血清 - 腹水白蛋白梯度（serum-ascites albumin，SAAG），判断是门静脉高压性或非门静脉高压性腹水。SAAG ≥ 11g /L 的腹水为门静脉高压性，SAAG<11g /L 的腹水多为非门静脉高压性腹水，并可结合腹水总蛋白浓度判断腹水性质[8]（参见表 5-5-2-2）。

表 5-5-2-2　腹水形成的原因与 SAAG、腹水总蛋白的相关性

项目	SAAG/g·L⁻¹	腹水总蛋白浓度 /g·L⁻¹
硬化	11	<25
心力衰竭	11	≥ 25
腹腔恶性肿瘤	<11	≥ 25
炎性腹水	<11	≥ 25

（4）基于利尿剂应答反应的腹水分类：可分为普通型及顽固型（难治型）肝硬化腹水，利尿药应答不佳的为顽固型腹水，其他为普通型。顽固型肝硬化腹水又可分为 2 类：①利尿药抵抗性腹水，由于对限钠和利尿药治疗无应答，腹水不能减退或治疗后不能预防早期复发。②利尿药难治性腹水，由于发生利尿药诱导的并发症而妨碍有效的利尿药剂量使用，腹水不能减退或治疗后不能预防早期复发。2010年欧洲肝病学会（european association for the study of the liver，EASL）对顽固型肝硬化腹水的诊断标准包括[9]：①疗程，患者必须强化利尿药治疗（螺内酯 400mg/d和呋塞米 160mg/d，我国分别为 200mg/d、80mg/d）至少 1 周，并且限制钠盐饮食<90mmol/d；②无应答：4 天体重减少总量<0.8kg，并且尿钠排出 < 钠的摄入；③早期腹水复发：腹水减退 4 周内再现 2 或 3级腹水。④利尿药诱导的并发症：利尿药

诱导的肝性脑病是指在缺乏任何其他诱发因素的情况下发生脑病。利尿药诱导的肾损害是指对治疗无应答的腹水患者血清肌酐升高大于 100% 至 >2mg/dl。利尿药诱导的低钠血症定义为血清钠下降 >10mmol/L 至血清钠 <125mmol/L。利尿药诱导的低钾或高钾血症定义为，尽管采取了适当的措施，血钾 <3mmol/L 或者 >6mmol/L。

四、鉴别诊断

主要鉴别腹水的原因与性质。腹水的性质可通过以上腹水的分类鉴别，对于腹水的原因，虽然大多数由肝硬化所导致，但仍有约 20% 的腹水由其他疾病引起，如结核、肿瘤等，还有部分为 2 种及以上的病因所致，即"混合性"腹水，主要鉴别如下

（一）与非腹水腹部胀大鉴别

1. 巨大卵巢囊肿　可致腹部胀大、水波感以及不固定性叩浊。如下特点可资鉴别：①腹呈球形，前后径大于左右径；②下腹部胀大更明显；③阴道检查可提示囊肿源于卵巢；④尺压试验阳性（患者取仰卧位，用一硬尺至于腹壁上，医生用两手将尺压下，如为卵巢囊肿，则尺子发生节奏性跳动，如为腹水，则尺子不跳动）；⑤CT 或 B 超可发现胃肠道受压而移位现象；⑥患者一般情况良好，缺乏肝脾肿大、腹壁静脉曲张等体征。

2. 其他巨大腹部肿块　有时在大网膜、腹膜后存在巨大囊肿或巨大肾积水，尿潴留所致巨大膀胱，在西北地区腹腔内棘球蚴病等可引起腹部胀大。这些腹部胀大往往不对称，CT 检查可发现胃肠受推压现象，B 超或 CT 常能明确囊肿存在和来源。棘球蚴病可根据流行病学历史和包虫皮内试验确诊。

3. 肥胖以及腹部胀气　肥胖腹壁脂肪增厚，可致腹部膨隆，胃肠胀气肠管扩张也可致腹部膨隆。但两者叩诊呈鼓音，更

无移动性浊音，有时见到蠕动波，听诊发现肠鸣音等不难鉴别。

（二）与心脏和血管疾病所致腹水鉴别

1. 慢性充血性心力衰竭　心脏病如风湿性心脏瓣膜病、肺源性心脏病等发生慢性心力衰竭时可出现肝大、腹水和浮肿。心力衰竭患者常有慢性心脏病史、颈静脉怒张、肝颈反流征阳性、心脏杂音和心肺体征，腹水常呈渗出液，心衰控制后肝大和腹水消失等。

2. 心包填塞征　由于结核或化脓性等渗出性心包炎、缩窄性心包炎（可由外伤、阿米巴或血吸虫等引起），心脏受压，舒张功能受限，静脉回流减少，心排血量减少，导致静脉淤血，肝大、腹水和水肿，甚至以腹水为主要表现。腹水多为渗出液，或渗漏之间。但心包填塞征有颈静脉怒张、肝颈反流征阳性、血压偏低而脉压差小、有奇脉、静脉压增高等。

3. 巴德 - 基亚里综合征　是指肝静脉和 / 或临近下腔静脉部分或完全阻塞造成肝静脉血液回流受阻而形成的综合病征。分急性和慢性两种类型。急性期通常起病急，有不同程度的发热、右上腹痛，甚至休克、死亡。相继出现门静脉压增高的一系列表现：肝脾肿大，有压痛；漏出性腹水和食管静脉曲张；体表静脉曲张广泛，多位于胸腹侧壁、腰背部，站立时更明显，血流方向向上，同时伴有下肢静脉曲张、浮肿等。CT 或胃镜可发现食管静脉曲张，选择性肝静脉血管造影和腹腔静脉造影可显示阻塞部位、范围、侧支循环情况，前者还可测定肝静脉楔压和游离压。核磁共振可取代血管造影。值得注意的是，巴德 - 基亚里综合征病因甚多，如先天异常、红细胞增多症、骨髓增生性疾病、肝癌、胰腺癌、肾上腺癌等癌细胞转移或压迫、外伤、肝脏肿、血管炎等。肝硬化基础可合并本病，本病又可引起肝硬化。

4. 门静脉血栓　门静脉血栓形成的原

因甚多，肝硬化最为常见，尚有肝癌、胰腺癌、肺癌和胃癌、化脓性门静脉炎、胆道感染、肝脓肿、阑尾炎等腹腔炎性疾病；真性红细胞增多症、原发性或继发性血小板增多症、原发性或继发性血液高凝状态等。临床分为急性和慢性两型。急性型少见，起病急，常表现剧烈腹痛、腹胀、恶心呕吐，有肠缺血表现时可有腹泻和便血。慢性型症状则与门静脉血栓部位和范围和侧支循环建立情况密切相关，门静脉主干血栓表现为门静脉高压。B超可测门静脉宽度、血流方向和流速，列为首选检查。MRI可清楚显示门静脉及其形态，配合血管造影也可观察血流方向和流速。血管造影特异性和敏感性皆高。

5. 肝小静脉闭塞病 含有毒生物碱的药物如土三七、狗尾草以及氨基甲酸乙酯、阿糖胞苷、硫唑嘌呤、氮芥或肝区放射治疗等引起肝脏中央小静脉、小叶下静脉等的内膜炎和纤维化，造成管腔狭窄、闭塞或血栓，引起不同程度肝细胞坏死、萎缩和弥漫性肝纤维化，但无假小叶形成。临床表现酷似巴德-基亚里综合征，而无肝静脉梗阻的证据。急性期可出现发热、食欲不振、恶心呕吐、腹泻和肝功能损害；亚急期可见肝脾肿大、腹水和不同程度的肝功能损害，慢性期主要表现为门静脉高压，常与肝硬化混淆。肝活检组织病理学检查可确诊。

（三）与其他肝脏疾病所致腹水鉴别

1. 严重病毒性肝炎 可以出现腹水，与肝硬化不同，急性肝炎病程短，起病后3周内出现高热、精神症状，黄疸和肝功能损害发展快，严重程度与腹水多少呈正比，肝炎标志物阳性。

2. 原发性肝癌 也可出现腹水，其性质可以是漏出液，也可以是渗出液或介于渗漏之间，不少为血性腹水。腹水呈进行性迅速生长，有时腹水沉积物可找到瘤细胞，腹部超声检查、CT检查等有利确诊。

（四）与肾脏疾病所致腹水鉴别

慢性肾炎肾病型、肾病综合征等，大量蛋白尿、低蛋白血症、高度浮肿、高胆固醇血症，可以出现漏出性腹水，但无门静脉高压的表现。

（五）与腹膜疾病所致腹水鉴别

1. 结核性腹膜炎 1/3的结核性腹膜炎患者出现腹水，为渗出液，少数为血性，偶为乳糜性。常有结核中毒症状，包括午后低/中度发热、疲乏、食欲减退、消瘦、盗汗等。部分患者有周身结核病的证据，如肺结核、结核性胸膜炎等，病原学证据如结核菌素试验强阳性、腹水涂片接种发现结核杆菌等。抗结核治疗效果良好。肝硬化腹水也可合并结核性腹膜炎，此时，腹水性质介于渗出液和漏出液之间，腹水葡萄糖与血糖之比往往小于0.96。

2. 胆固醇性腹膜炎 患者有长期腹水不被吸收的历史，细菌培养和结核菌培养皆阴性，可能误诊为肝硬化。但本病有如下特点与肝硬化腹水不同：①渗出性腹水存在时间较长，一般无肝炎病史；②肝脾不大，无门静脉高压证据；③腹水呈黄色、淡黄色或褐色浑浊，可见浮游的结晶；④腹水比重高达$1.020 \sim 1.030$；⑤黏蛋白定性试验阳性；⑥腹水白细胞$(0.1 \sim 2.3)\times 10^9/L$；⑦显微镜下见腹水中存在扁平、长方形或棱形胆固醇结晶；⑧血胆固醇显著增高。

3. 多发性浆膜炎 腹膜、胸膜、心包等浆膜先后或同时发生炎症，多与结核病、风湿热、结缔组织病等有关。发生腹水时为渗出液，并有原发病的临床表现。

4. 糖衣肝 罕见，本病是由于严重慢性肝周围炎，造成肝脏表面形成一层坚硬的纤维膜，形状似冻糖。早期无症状，晚期出现低蛋白血症，门静脉高压和淋巴循环障碍等而导致重度顽固性腹水，腹水为漏出液，可与肝硬化混淆。本病有慢性腹膜炎症历史，通常无恶病质，罕有消化道出血和黄疸。腹腔镜或手术探查可确诊，不宜肝穿活检。

（六）与营养障碍疾病引起的腹水鉴别

各种原因造成的营养不良可以引起低蛋白血症和/或维生素 B_1 缺乏，导致周身水肿和严重腹水，有时误诊为肝硬化。

（七）与其他原因所致腹水鉴别

1. Meigs 综合征　卵巢良性实体肿瘤（如纤维瘤、纤维上皮瘤、卵泡膜细胞瘤、颗粒细胞瘤、硬化性间质瘤等）；合并腹水或胸腔积液；当肿瘤被切除后，胸腹水迅速消失。

2. 腹腔假性黏液瘤　是一种临床十分罕见的腹膜低度恶性肿瘤，主要特征为腹腔弥漫性黏液性物质的大量堆积，蓄积于腹腔形成胶冻样假性腹水。主要临床表现为腹部进行性增大，腹部胀痛、不适，腹部肿块，但患者一般情况尚可，与大量腹水表现不相称。

3. POEMS 综合征　是由于浆细胞瘤或浆细胞增生所致多系统损害的一种综合征，临床除肝脾肿大、腹水等表现外，多有进行性多发性周围神经病、内分泌紊乱、M 蛋白增高和皮肤色素沉着等表现，神经肌电图呈现神经源性损害，运动和感觉传导速度均减慢，骨髓穿刺可见浆细胞增生，血清蛋白电泳 M 蛋白增多有助于鉴别。

第三节　治疗

肝硬化腹水属于慢性肝病的晚期或终末期表现，虽然是一个常见症状或并发症，但是涉及的病因多种多样，病理机制复杂且各有不同，而病情程度更是轻重差异很大，导致肝硬化腹水患者的预后与治疗方法亦是迥乎异同。中医、西医对于涉及该病症的多个环节各有优势特点，实践上需要充分病证结合，明晰疾病的病因、病理、程度与中医证候类型等特点，合理拟定中西医结合治疗方案，并根据病情变化及时调整。

病下分证，防治结合。诊断是治疗的基础，疾病诊断除明确肝硬化腹水的程度、性质、病因等，尚需了解有无发生的诱因，如上消化道出血；有无影响腹水消退的合并用药，如 β 受体阻滞剂、血管紧张素转化酶抑制剂（angiotensin - converting enzyme inhibitors，ACEI）/血管紧张素受体阻滞剂（angiotensin receptor blocker，ARB）；有无肾损害、感染等影响疾病进展的并发症。在中医证候方面，基本病机与主要病机相结合，尤其要注意根据目前的症状等表现，辨析其关键证候要素。并了解饮食习惯如食盐的摄入量等，综合判断腹水的缓急程度与发现影响刻下病变的关键因素，积极去除诱因或风险因素，并制定中西医结合治疗原则。

标本兼顾，缓急有度。大量腹水阶段，宜急则治其标，可采用利尿利水、血管收缩、抗感染、支持、放腹水等方法退水治标、消胀缓急。腹水缓解后，当缓则治其本，注意病因治疗、中药培本固元、抗肝纤维化等，以防水治本，减少或延缓腹水的复发，促使患者从肝功能失代偿逆转为代偿期。本病特点为本虚标实，如证偏于脾肾阳（气）虚与肝肾阴虚者，治法应以补虚为主，祛邪为辅；证偏重气滞、血瘀、水停者，则宜祛邪为主，补虚为辅。勿攻伐太甚，导致正气不支，变生危象。

知常达变，同异互参。腹水有初见与复发，治疗有容易与难治。一般常见的初发腹水，无论量之多寡，容易恢复，调整饮食、适当休息，或白蛋白、利尿剂等药物治疗，常可奏效。对于迁延日久反复发作者，利尿无功，且电解质紊乱等变症蜂起，则需识变处变。此时多为难治性肝硬化腹水，注意有无感染与肾脏损害等，尚需判别非肝硬化因素，如血容量不足、门静脉系统血栓、肝静脉阻塞或腹腔肿瘤、心衰等非肝硬化腹水。治疗上除了对症支持等共性一般处理，需要抗感染、纠正急性肾损伤等难治性肝硬化腹水的个体化处理，非肝硬化因素更需对症处理。虽然患者的中医证型差别较大，中药治法各异，但共性病机表现为气虚血瘀水停，故健脾利水、活血化瘀几乎贯穿于每一个组方之中，常用药物包括黄芪、党参、白术、山药、丹参、赤芍、泽兰、茯苓、猪苓、泽泻、汉防己等。然而不同患者或同一患者不同阶段可主要表现为湿热蕴结、气滞湿阻、脾肾阳虚、肝肾阴虚等证型。中药治疗时，既需注意共性病机与治法，又需在此基础上参照个性与当前证型而加减用药。

一、中医治疗

本病的病机特点为本虚标实，所以治疗原则的确立应在辨别虚实的基础上，选择合适的攻补兼施之法。如证偏于脾肾阳（气）虚与肝肾阴虚者，治法应以补虚为主，祛邪为辅；证偏重气滞、血瘀、水停者，则宜祛邪为主，补虚为辅。勿攻伐太甚，导致正气不支，变生危象。此外，本病的共性病机特点为气虚血瘀水停，故需注意采用益气、活血、利水的基本治法，常用药物包括：黄芪、党参、白术、山药、丹参、赤芍、当归、茯苓、猪苓、泽泻等[11-12]。

（一）辨证论治

1. 气虚血瘀证

【症状】主症：①腹大胀满，撑胀不甚；②神疲乏力，少气懒言，不思饮食；③头颈胸臂或有紫斑，或红痣赤缕。次症：①食后腹胀；②面色晦暗；③小便不利。舌脉象：舌质暗淡，脉细无力。诊断：具备主症2项加次症2项，或主症第1项加次症3项。（下同）

【治法】补中益气，活血祛瘀。

【方药】四君子汤（《太平惠民和剂局方》）合桃核承气汤（《伤寒论》），或补阳还五汤加减（《医林改错》）。黄芪、党参、白术、丹参、桃仁、赤芍、当归、茯苓、猪苓等。加减：伴食少、便溏、腹胀、舌质淡者，加党参、炒扁豆、干姜等以健脾化湿；兼见心烦失眠、齿衄鼻衄、舌红少津者，可加天冬、麦冬、北沙参、生地黄等以滋养肝肾；伴腹大坚满、青筋显露、舌质紫暗、脉细涩者，可加用王不留行、穿山甲、三七粉等以化瘀消癥。

2. 气滞湿阻证

【症状】主症：①腹胀按之不坚；②胁下胀满或疼痛；③纳呆食少，食后胀甚，得嗳气或矢气稍减；④舌苔薄白腻。次症：①下肢水肿；②小便短少；③脉弦。

【治法】疏肝理气，行湿散满。

【方药】柴胡疏肝散（《景岳全书》）合胃苓汤（《世医得效方》）。柴胡、香附、郁金、青皮、川芎、白芍、苍术、白术、厚朴、茯苓、猪苓、陈皮等。加减：胸脘痞闷，腹胀，嗳气为快，加佛手、沉香、木香等行气和胃；伴尿少、腹胀、苔腻者，加砂仁、泽泻等以行气化湿；伴神倦，便溏，舌质淡者，加党参、黄芪、干姜等以健脾化湿；如兼胁下刺痛，舌紫，脉涩者，可加延胡索、莪术、丹参等行气化瘀。

3. 湿热蕴结证

【症状】主症：①腹大坚满；②脘腹胀急；③烦热口苦；④渴不欲饮；⑤大便秘结或溏垢；⑥舌边尖红、苔黄腻或兼灰黑。次症：①面目皮肤发黄；②小便赤涩；③脉弦数。

【治法】清热利湿，攻下逐水。

【方药】中满分消丸（《兰室秘藏》）合茵陈蒿汤（《伤寒论》）。厚朴、枳实、姜黄、黄芩、黄连、干姜、半夏、知母、泽泻、茯苓、猪苓、白术、陈皮、砂仁等。加减：伴小便赤涩不利者，加滑石（包煎）、陈葫芦等以清热利湿；牙宣鼻衄者，加大蓟、小蓟、白茅根以凉血止血；便秘腹胀者，加生大黄、桃仁等以攻下逐瘀；热重发黄者，可加用龙胆草、茵陈等以清热利湿退黄；对腹大胀满，形体充实者，可试用舟车丸（《古今医统》）（大黄、黑牵牛、甘遂、大戟、芫花、橘红、木香、青皮、轻粉）以行气利水除满。

4. 脾肾阳虚证

【症状】主症：①腹大胀满，形如蛙腹，朝宽暮急；②面色苍黄，或㿠白；③便溏；④畏寒肢冷；⑤舌体胖，质紫，苔淡白。次症：①脘闷纳呆；②浮肿；③小便不利；④脉沉细无力。

【治法】温补脾肾，行气利水。

【方药】附子理中丸（《太平惠民和剂局方》）合五苓散（《伤寒论》）。制附子、干姜、人参、白术、猪苓、茯苓、泽泻、炙桂枝等。加减：伴见神疲乏力，少气懒言、纳少，便溏者，加黄芪、炒薏苡仁、炒扁豆以健脾益气；面色苍白，怯寒肢冷，腰膝冷痛者，酌加肉桂、仙茅、杜仲温肾补阳。

5. 肝肾阴虚证

【症状】主症：①腹大胀满，或见青筋暴露；②面色晦滞；③唇紫；④口干而燥；⑤心烦失眠；⑥舌红绛少津，苔少或光剥。次症：①时或鼻衄，牙龈出血；②小便短少；③脉弦细数。

【治法】滋养肝肾，清热利水。

【方药】一贯煎（《柳洲医话》）合猪苓汤（《伤寒论》）。北沙参、麦冬、生地黄、当归、枸杞子、猪苓、茯苓、泽泻、阿胶、滑石等。加减：若津伤口干，加石斛、天花粉、芦根、知母等以生津养阴；午后发热明显，酌加银柴胡、鳖甲、地骨皮、白薇、青蒿等以清热养阴；鼻齿出血者，加栀子、芦根、藕节炭等以凉血止血；若兼见面赤颧红者，加龟甲、鳖甲、牡蛎等以滋阴潜阳。

（二）中成药治疗[13]

1. 扶正化瘀胶囊　适用于气虚血瘀的基本证型瘀血阻络，肝肾不足者。

2. 复方鳖甲软肝片　适用于瘀血阻络，气血亏虚兼热毒未尽者。

3. 木香顺气丸　用于气滞湿阻者。

4. 六味地黄丸　用于肝肾阴虚者。

5. 金匮肾气丸　用于脾肾阳虚者。

6. 金水宝胶囊　用于肺肾两虚，精气不足者。

7. 当飞利肝宁胶囊　用于肝胆湿热者。

（三）中药敷脐治疗[14]

药物敷脐是中医学独具特色的外治法之一，早在春秋战国《五十二病方》即有关于肚脐贴药的记载；至明代，李时珍《本草纲目》记载：（商陆）治肿满、小便不利者，以赤根捣烂，入麝香三分，贴于脐心，以帛束之，得小便利即肿消。至清代，外治专家吴师机立"十臌取水膏"等，以外敷逐水，迄今仍然用于顽固性肝硬化腹水。近代名医如姜春华用甘遂、芒硝；夏德馨用甘遂、肉桂、车前草；其他的包括商陆、甘遂、大戟、防己、桂枝与冰片等单独外用或与内服药物配合治疗顽固性腹水，均能取得较好疗效，并有《中华脐疗大全》等多部专著问世。这说明肝硬化腹水中药敷脐疗法源远流长，具有"简、便、验、廉"的特点[15]。

中药敷脐的理论基础在于经络学说，以及脐部皮肤血管的组织特点与肝硬化的病理生理特点。脐乃神厥穴，又名"气会"，属任脉，通过经络沟通内外，网络全身，在经络气血运行与脏腑功能调节中起重要作用。脐部皮肤的表皮角质层菲薄、皮下无脂肪组织，而周围有丰富的血管分支，该特点利于药物的透皮吸收。而肝硬化时，多有门静脉压力增高，侧支循环形成与开放，其中之一即腹壁静脉与肝脏下腔静脉间形成通道。这种病理生理变化更有利于敷脐药物通过该侧支循环进入血液而发挥作用。因此，药物敷脐一方面通过药物对局部神经末梢的刺激，促进肠蠕动，促进排气排便与利尿。另一方面，药物通过影响神阙穴，而疏通经脉，推动气血运行，调节脏腑功能；并通过透皮吸收，进入机体血液，达到病所，从而发挥整体治疗作用。近年来，姜春华用甘遂、芒硝；夏德馨用甘遂、肉桂、车前草；雷陵以甘遂、牵牛子、防己、沉香等敷脐，童光东等用麝黄膏（田螺一枚取肉约30g、麝香1g、人工牛黄1g、葱白2根）敷脐，在基础治疗同时佐治肝硬化腹水，取得良好疗效。

我们根据肝硬化腹水的虚、实不同病证特点，又考虑到"肝络阻塞"共同病机，拟定虚胀方：益气温阳、通络逐水，药用生黄芪、制附片、肉桂、香附、丁香、人工麝香、冰片等；实胀方：行气化瘀、通络逐水，药用生大黄、莱菔子、制甘遂、沉香、丁香、人工麝香、冰片等。提取有效部位与成分，制成巴布剂，外敷脐部。试验组患者的腹胀减轻程度明显，而腹水减轻的程度好于对照组、时间早于对照组，无明显毒副反应[16]。

（四）中药保留灌肠

药用生大黄、虎杖、败酱草、金银花、大腹皮、丹参、赤芍等。腹胀明显时加木香、砂仁；伴消化道出血者加三七粉、白及；伴肝性脑病者加栀子、石菖蒲；伴胸腔积液者加葶苈子；病久，形体消瘦、五心烦热，伴齿衄者加龟甲、生龙骨。如胡春梅[17]等采用大承气汤灌肠治疗顽固性腹水取得较好疗效。

（五）穴位贴敷疗法

黄芪、当归、生地黄、熟地黄、柴胡、桃仁、三棱等研末于肝区、脾区、神阙穴贴敷。

（六）针灸治疗

主穴：肝俞、足三里、肾俞、水分、三阴交。配穴：心悸失眠加内关、神门；尿少加阴陵泉、关元；纳差加胃俞。若腹部胀剧，用艾条灸腹部，以脐为中心，从左至右，从上至下，进行十字灸，可理气消胀。目前应用较少。

二、西医治疗

参照美国肝病学会、欧洲肝病学会、中华医学会的肝硬化腹水、国际腹水俱乐部相关诊疗指南[1,4,9,10]。

一般情况根据患者症状及腹水的量决定是否住院治疗。2级及以上腹水患者多有腹胀症状及肝硬化相关并发症，需住院治疗。肝硬化腹水治疗的总目标是：腹水消失或基本控制，改善临床症状，提高生活治疗，延长生存时间。2012年美国肝病学会及2017年中华医学会及肝病学会均将肝硬化腹水的治疗分为一线、二线、三线治疗。

一线治疗包括： ①病因治疗；②合理限盐（4~6g/d）及应用利尿剂药物（螺内酯和/或呋塞米）；③避免使用肾脏毒性药物。

二线治疗包括： ①合理应用缩血管活性药物和其他利尿药物，如特利加压素、盐酸米多君及托伐普坦等；②大量放腹水及补充人血白蛋白；③经颈静脉肝内门体静脉分流术（TIPS）；④停用非甾体抗炎药（NSAID）及扩血管活性药物，如ACEI、ARB等。

三线治疗包括： ①肝移植；②腹水浓缩回输或肾脏替代治疗；③腹腔α-引流泵或Denver管腹腔静脉分流。

（一）基础治疗

首先针对肝硬化病因进行治疗。基础护肝治疗，包括还原型谷胱甘肽、多烯磷脂酰胆碱、硫普罗宁、熊去氧胆酸、N-乙酰半胱氨酸、水飞蓟宾、甘草酸制剂等，可同时选用2种左右。另外可选用扶正化瘀胶囊/片、复方鳖甲软肝片等抗肝纤维化药物。同时应停用非甾体抗炎药。少量腹水时，通过休息、限钠，可发生自发性利尿，腹水消退。

1. 减少钠的摄入 钠的摄入量在60~

90mmol/d（相当于食盐 4 ~ 5g/d）。除非出现稀释性低血钠（血钠低于 120 ~ 125mmol/L）者，摄水量需在 500 ~ 1 000ml/d，否则不必严格限水。

2. 利尿药　中等量腹水或自发性利尿效果不显著者应在限钠基础上服用或加服利尿药。要合理使用利尿药，防止利尿过度导致细胞外液大量丢失、循环血容量下降诱发肝肾综合征等，为此服药期间应定时监测体重，合并肢体水肿者体重下降幅度以 1kg/d 为宜，无水肿者不应超过 0.5kg/d，同时检测血电解质。如利尿速度过快，超过水肿或腹水重吸收速度，则血容量继续减少，可出现肾前性氮质血症及其他利尿并发症。若出现未控制或复发的肝性脑病，或尽管限水，血钠仍 <120mmol/L 或血肌酐 >180μmol/L，应该终止利尿药，评估现状，并考虑其他治疗方案。使用原则一般包括①先单用、再联合：首用螺内酯，初始剂量为 40 ~ 100mg/d，效果不明显时再加服呋塞米 20 ~ 40mg。螺内酯、呋塞米剂量比约为 5∶2。②先小量、再增量：无论单用或联合，宜从小剂量开始，效果不明显再增加剂量。如螺内酯、呋塞米分别从 40mg、20mg 开始，可增加最大剂量分别到 400mg/d 与 160mg/d。③先常规、再强效：对"呋塞米 + 螺内酯"无反应者，可改用或加用托拉塞米 + 螺内酯，托拉塞米 5 ~ 20mg/d，口服或静脉注射。

醛固酮拮抗剂：螺内酯为首选，该药半衰期约 12 ~ 24h，故每日 1 次即可。连续服药 3 日后才发挥最大效应，可根据尿量增加和体重减轻情况，逐渐加量。长期大剂量使用应警惕发生高钾血症，肾功能不全者禁用；有时可致女性面部多毛和月经紊乱等。男性患者长期服用螺内酯可引起乳房肿胀，如不能耐受可改用氨苯蝶啶。

其他排钠保钾利尿药：氨苯蝶啶和阿米洛利皆作用在远曲肾小管和集合管皮质段，为排钠保钾利尿药，并可增加尿酸排

泄。前者半衰期短为 1.5 ~ 2h，需频繁服药 50 ~ 100mg，3 次 /d，最大剂量 <300mg/d。阿米洛利又称氨氯比咪，其起效时间 2h，作用高峰为 3 ~ 4h，半衰期 6h，作用持续 24h，以原形由肾脏排出，排钠作用强于螺内酯，保钾作用稍弱。用量 10mg/d，相当于螺内酯 100mg/d。严重肾功能减退和高血钾禁用。

袢利尿剂：袢利尿剂有强大的排钠利水作用，同时排钾。因此，一般在螺内酯效果不理想时与之联合应用。最常用呋塞米，起始剂量 40mg/d，根据利尿反应最大剂量可增加到 160mg/d。此外，托拉塞米、布美他尼亦可选用。其用法为：托拉塞米 5.0 ~ 20mg/d，口服或静脉注射。布美他尼 1 ~ 4mg/d（最大量不超过 8mg/d），肌注或静脉注射。

3. 利水剂　肝硬化腹水时经常出现稀释性低血钠，引起原因甚多，其中原因之一是抗利尿激素（antidiuretic hormone，ADH）/ 精氨酸加压素（arginine vasopressin，AVP）释放增加而灭活减少，使肾小管水的重吸收增加，导致水潴留重于钠潴留，形成稀释性低血钠。其治疗往往矛盾重重，非常棘手。利水剂以排出自由水为特点，排钠作用甚微，为此类患者提供了新的治疗方法。目前主要药物有 V2 受体拮抗剂——托伐普坦（tolvaptan）等。托伐普坦已被批准用于治疗肝硬化腹水与心功能衰竭相关的高血容量性低钠血症（<125mmol/L），部分患者可能出现血钠浓度上升过快乃至高钠血症、血容量迅速降低所致的肾功能衰竭及肝功能进一步损害等。因此，在使用血管升压素受体阻断剂过程中要注意监测血电解质和肝肾功能。常用剂量：7.5 ~ 30mg/d，口服，出现口渴应适当饮水以免血钠上升过快。

4. 纠正低蛋白血症、提高血浆胶体渗透压　纠正低蛋白血症是肝硬化腹水治疗的重要环节之一。人血白蛋白 10 ~ 40g/d，

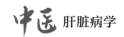

连续4天；新鲜冰冻干血浆600~1 000ml/d，连续4天也可试用。后者对伴有因肝功能减退造成的凝血因子缺乏更为适合。对张力性腹水可配合大量排放腹水使用。在血浆白蛋白下降至25g/L以下时，为维持血浆渗透压可以少量使用，输入量不超过25g/d。有时为了扩充血容量可以适当选用右旋糖酐40或6%羟乙基淀粉（706代血浆）等。给肝硬化腹水患者扩充血容量有诱发肺水肿和食管静脉曲张出血的可能，应监测中心静脉压，使维持在0.784~0.98kPa（8~10cmH$_2$O）、尿量达到30ml/h以上为宜，并注意观察血压、呼吸、心率和血液肌酐变化。予支链氨基酸或肝必氨基酸配合蛋白合成剂或许在治疗脑病的同时对低蛋白血症有一定裨益。低蛋白血症患者，每周定期输注白蛋白或血浆，可通过提高胶体渗透压促进腹水消退，还可以一定程度提高生存率。

5. 应用血管活性药，改善肾脏功能
血管活性药可增加肾血流量，改善肾功能等，达到提高对腹水治疗的疗效和防治肝肾综合征的目的。目前使用的有：①多巴胺：有报告，以每分钟2.0~3.5μg/kg持续静脉滴注24h可增加肾血流量；另有非对照研究报告，长时间滴注可增加尿量和尿钠排出。② 8-鸟氨酸加压素：是一种血管升压素的衍生物，可使周身血管收缩，对肾动脉无收缩作用，因此可以增加肾血流量。有报告6μg/kg静脉滴注，4h后肾功能明显改善，尿量、尿钠肌酐清除率皆增加。③特利加压素：本品进入体内可代谢为赖氨酸加压素，有降低门静脉高压的作用，但不对周围血管产生明显作用，间接增加肾脏血流量。有报告以2~4mg/d，连续10~15d治疗Ⅰ型肝肾综合征，可使55%的患者肾功能改善，血肌酐有所下降。④奥曲肽：可减少内脏高动力循环、降低门静脉高压、增加外周血管阻力，使有效动脉血液充盈不足得以改善。⑤盐酸米多君：一种新型α受体激动剂，增加外周血管阻力，提高血压，在扩充血容量的基础上，与奥曲肽联合应用，常用剂量：奥曲肽100μg，皮下注射，3次/d，盐酸米多君12.5mg，口服，3次/d，持续20日，可增加肾小球滤过率、肌酐清除率、尿钠排泄，同时使肾素、血管升压素和胰高血糖素减少。⑥去甲肾上腺素：主要激动α$_1$受体、同时也激动β$_1$受体，引起内脏及外周血管显著收缩剂心肌收缩力增强，对于Ⅰ型肝肾综合征患者，剂量0.5~3.0mg/h，可增加动脉压和改善肾功能，但相关研究多基于小样本研究。

6. 大量排放腹水加输注白蛋白与腹水回输术 肝硬化顽固性腹水患者，腹水量大，症状明显，常规治疗疗效多不满意。频繁抽放腹水弊端甚多，甚至形成恶性循环，引起肝性脑病、肾功能衰竭、严重水电解质紊乱和酸碱失衡而危及生命，处理起来十分棘手。近年常采用集中大量排放腹水配合白蛋白输注或回输腹水的方法，可使肾血流量、自由水清除率和肾小球滤过率增加，改善肾功能和腹水消除率；但伴肝性脑病、消化道出血、感染、出血倾向者不宜应用。腹穿在1~3h内排放腹水4 000~6 000ml，每放1L腹水补充白蛋白4~8g，可减少并发症。同时结合限钠及口服利尿药治疗。合并肝性脑病或肝肾综合征者本法应列为禁忌。

7. 经颈静脉肝内门体分流术（TIPS） TIPS是利用血管造影的方法，在肝内门静脉和肝静脉间放置支架，形成肝内分流。在门-肝静脉间的这一低阻力管道可以使门静脉减压，取得与侧-侧门腔分流术一样的减压效果。

8. 肝移植 肝脏移植可解决肝功能不全和门静脉高压两大问题，是失代偿期肝硬化、肝衰竭的最终治疗手段。当肝硬化出现难治性腹水、肝肾综合征、慢性或慢加急性肝衰竭以及反复SBP时需考虑进行肝移植术，当药物或内镜治疗后仍反复食管 - 胃底静脉曲张出血时可选择 TIPS 或肝移植。其禁忌证：其他重要脏器严重功能不全、肝外恶性肿瘤。合并肝脏恶性肿瘤行肝移植需符合米兰、UCSF 或国内杭州、复旦标准。

（二）并发症治疗

1. **自发性细菌性腹膜炎（SBP）**　临床主要表现为发热、腹痛等症状，查体出现腹部压痛、反跳痛及肌紧张等体征，不典型患者可无以上表现，但是出现腹水增长迅速且对利尿治疗无反应或肝功能持续恶化。明确诊断依赖于腹水白细胞计数，如腹水多形核粒细胞（polymorphonuclear，PMN）>250 个 /mm^3 即可确诊。确诊患者或具有典型临床症状、体征的患者，应立即行经验性抗感染治疗，常用的抗生素为 3 代头孢菌素或第 3 代喹诺酮，其后根据腹水细菌培养与药敏试验结果调整抗生素。上消化道出血、既往 SBP 患者及腹水总蛋白低且伴有肾功能不全或低钠血症或严重肝功能不全者可口服抗生素预防 SBP 发生。

2. **急性肾损伤**　指血清肌酐（serum creatinine，SCr）48 小时内升高 ≥ 0.3mg/dl（26.5μmol/L），或者 SCr 升高至 1.5 倍基线值（基线值指 7 天内、或 3 个月内的最近 1 次 SCr 值）。肝硬化腹水患者一旦明确并发 AKI，应尽早采用以下措施：①利尿剂减量或停用，停用具有潜在肾毒性的药物、血管舒张药或非甾体抗炎药；②对可疑低血容量患者进行扩张血容量治疗。如果以上措施无效、且 SCr>133μmol/L 时，可积极采用特利加压素 + 白蛋白治疗；③如确诊或高度怀疑合并细菌感染，应积极抗感染治疗。

3. **肝肾综合征**　指肝硬化并腹水患者，SCr 符合 AKI 标准，停利尿药基础上静脉滴注人血白蛋白扩容 2 天后肾功能无改善，且排除休克，无近期使用肾毒性药物，无肾实质疾病（尿蛋白 > 500mg/d，尿红细胞 >50/HPF，超声未提示肾形态结构异常）。应避免使用利尿剂、放腹水，积极处理消化道出血，控制肝性脑病，抗感染，纠正水、电解质、酸碱平衡紊乱，治疗过程中避免应用潜在肾毒性药物等。同时，必须积极治疗原发病、改善肝功能。可输注白蛋白、血浆等扩充血容量，从而改善肝血流量，同时使用特利加压素、或奥曲肽加米多君等。可采用血液透析、人工肝及肝移植治疗。

4. **难治性腹水**　难治性腹水首先应慎用非选择性 β 受体阻滞剂及肾毒性药物，利尿剂减量或停用，停用 ACEI、ARB。治疗上注意补充白蛋白或血浆等支持疗法，针对感染、门静脉血栓等诱发因素采取相应措施，根据是否存在急性肾损伤或稀释性低钠血症等，分别采用血管收缩药如特利加压素（三甘氨酰基赖氨酸加压素）、米多君 + 奥曲肽、去甲肾上腺素，或"利水剂"——血管升压素 V$_2$ 受体拮抗剂如托伐普坦等。对于高张力性腹水，也可采用反复治疗性腹穿放液、自身腹水浓缩回输、经颈静脉肝内门 - 体分流术。联合辨证论治中药内服和外敷或可提高疗效。此外，应积极考虑肝移植术。

5. **低钠血症**　低钠血症的定义为血清钠 <135mmol/L，为临床常见的水盐失衡类型，其发生率占住院患者的 30%，依据血钠浓度分为三类：轻度低钠血症 130 ~ 135mmol/L，中度低钠血症 125 ~ 129mmol/L，重度低钠血症小于 125mmol/L。而临床发现 60% 的肝硬化患者合并高容量或等容量性低钠血症，肝硬化患者发生低钠血症（血清钠小于 130mmol/L）的预后不良，死亡率和发病率增加，应进行肝移植评估。当血钠 <125mmol/L 时应限制水的摄入，当血钠 <110mmol/L 或出现低钠性脑病时，应静脉补充 3% ~ 5% 的氯化钠溶液 50 ~ 100ml。高渗盐水可快速纠正低钠血症，

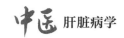

但本身会导致更多的水钠潴留，故不推荐用于纠正低钠血症。托伐普坦用于肝硬化患者低钠血症的治疗，但使用过程中应检测患者尿量、电解质和体征变化，24h内血钠升高不能超过 12mmol/L。

6. 肝性胸腔积液 肝性胸腔积液是指无心肺疾病非肝硬化失代偿期患者出现胸腔积液，其发病率为 5%，发生肝性胸腔积液的患者均应行肝移植评估。其治疗原则同肝硬化腹水，一线治疗为限制钠盐（每日不超过 2 000mg）和利尿剂，如果患者出现呼吸困难可行治疗性胸腔积液引流，但因并发症发生频繁，不应行长期胸膜腔引流。TIPS 是最常用的二线治疗，主要用于复发性肝性胸腔积液的治疗。不适合行肝移植或 TIPS 的顽固性肝性胸腔积液患者，建议行胸膜固定术，但该技术多合并副作用，临床应用较少。

三、专家经验

康良石教授认为，臌胀病属正虚邪实，正虚者乃肝、脾、肾损伤为本，邪实者以痰浊、湿热、瘀血、水邪互结为标。以此为纲，康老偏向于活血疏导行水之法的应用，认为腹水减消即可逐步加强扶正补虚的用药比例，即治疗"重在肝而不忘脾肾"[18]。

陈昆山教授在临证过程中注重把握水、气、瘀三者的关系。同时根据肝病易传脾的特点，以敦实脾土、疏肝理气为法，以无形之气胜有形之水、血，气行血行，水津四布，其胀则消[19]。

伤寒大家刘渡舟根据气滞、血瘀、水裹积于腹内而成臌胀的病机，提出"消胀十法"予以针对性治疗：消胀除湿，活血利水；温阳行气，活血利水；滋阴清热，活血利水；清肝温脾；温脾散寒，化湿利水；补益中气；温中健脾；温补肾阳，化气利水；攻补兼施，通气助疏，活血利水；以及峻下通利，攻水消胀法[20]。而关

幼波教授在治疗上主张以扶正为主，逐水为辅，以补虚扶正为常法，逐水攻邪为权变。认为肝硬化腹水均有气虚血滞，因此在疏利三焦的同时，尤其应注意补气、调理气血，同时，脾居中州，为水湿运化之枢机，脾虚或肝病及脾，运化失职，水湿不能正常运化而胀满为臌。因此，治疗上重视补气调中，使之气足血行而水化。此外，关老还认为由于气虚血滞，痰浊内阻为肝硬化之本，因此活血行气化痰要贯穿肝硬化治疗的全过程。在腹水的治疗中，应重视活血行气化痰以助利水[21]。

第四节 预防和调护

虽然，腹水的出现往往预示着肝硬化从代偿期走向更为恶化的失代偿期，但是，失代偿期也可以好转为代偿期。临床实践中我们经常发现，经过合理的治疗与调护，不少肝硬化腹水患者再次发生腹水时间明显延长，5 年左右未再发生，肝功能从失代偿期好转为代偿期，健康质量明显提高。因此，积极防治肝硬化腹水，对于促进肝硬化患者的长期健康有重要意义。

1. 少吃食盐 食盐主要为氯化钠，体内钠的增加会导致水的重吸收增加，促进腹水与四肢水肿形成。因此，腹水患者均需要限制钠盐，变淡口味。15% 的腹水患者仅仅通过限盐，即可以发生自发性利尿，促使腹水消退。而有的患者腹水治疗好转后，因为不能控制重口味，自己悄悄吃些酱菜、火锅、卤菜等含盐较多的食物，而重又诱发腹水。当然，所谓的限盐，并不是一点盐都不吃，每天可吃 5g 左右的食盐（包括含盐的食物与药物）。过于严格的限制，一方面易使患者难以忍受而自暴自弃；另一方面，易导致低钠血症，诱发脑水肿，出现恶心呕吐、头痛嗜睡，甚至抽搐昏迷等。

2. 加强营养 慢性肝病常伴有营养不

良和物质、能量代谢失衡，肝硬化患者更是如此。合理的饮食对于减少肝硬化腹水的发生、促进已有腹水的消退有重要作用。

白蛋白低下是腹水发生的重要原因，由于营养不良包括吸收障碍，肝硬化患者白蛋白等合成减少，会使腹水难以消退或加重。有研究表明蛋白质营养不良是肝硬化患者死亡的独立危险因素，营养支持治疗对于改善慢性肝病患者预后非常必要。对于食欲很差的患者，可以服用一些蛋白粉、氨基酸等，而对于多数食欲正常的患者，可以少食多餐，并提倡加餐。此外，只要没有肝性脑病，大便正常，就应该鼓励进食富含蛋白质的牛奶、鸡蛋、鱼类、肉类等。俗话说"马无夜草不肥"，睡前加餐可以保证夜间睡眠中的代谢热卡需求，避免肝硬化患者分解蛋白脂肪物质的现象。正常人平时没有什么感觉，但如果是患者就会发现，由于睡前加餐，第二天晨起低血糖的发生率就降低了。如果坚持以往，会看到长期摄入的蛋白质或者补充的蛋白质就不会在短时间内丢失或降低得太多，就是说白蛋白水平能够保持住。肝硬化患者往往白蛋白较低，我们总是在输白蛋白，可是白蛋白升高却不明显，其原因是一方面白蛋白本身有半衰期，不会在体内长久存在，另一方面患者把输进的白蛋白作为一个供能物质消耗掉了，而如果我们实行加餐与增强营养，这种现象就可以得到改善。

3. 促进利尿　食药同源，有不少食物有促进小便排泄而减轻腹水的作用，可以适当用在膳食中。例如：萝卜、赤小豆、西瓜、茶叶、鲫鱼、玉米（须）、生姜、豆制品，等等。传统膳食如"鲤鱼赤小豆汤"，取鲤鱼1条约500g，去鳞及内脏，加入赤小豆100g、生姜10g、陈皮20g共煎汤，鱼汤共食，以健脾开胃，利水消肿。当然，这些食物宜软和易消化，不能

坚硬；也不宜太热。因为肝硬化腹水患者往往存在门静脉高压与食管静脉曲张，坚硬、过热的食物容易引起曲张的食管静脉破裂而发生上消化道出血。此外，腹水患者无需严格的卧床休息，至今并没有证据表明卧床休息可以增加利尿，但是长期卧床容易造成肌肉萎缩和其他并发症。

4. 预防感染　肝硬化患者抵抗能力低下，极易发生腹膜和其他感染。而且肝硬化患者本来就有腹水感染或其他感染的存在，经治疗而控制，如控制不彻底、感染再燃或再度感染，腹水易随之出现。

5. 保持情绪稳定　由于肝脏与精神情志的关系非常密切，情绪不佳，精神抑郁，暴怒激动均可影响肝的功能，加速病变的发展。树立坚强意志，心情开朗，振作精神，消除思想负担，会有益于病情改善。

（雷淑娟、王晶、刘成海）

参考文献

[1] RUNYON B A. Introduction to the revised American Association for the Study of Liver Diseases Practice Guideline management of adult patients with ascites due to cirrhosis 2012[J]. Hepatology, 2013, 57（4）: 1651-1653.

[2] 刘成海, 姚树坤. 肝硬化腹水的中西医结合诊疗共识意见[J]. 中国中西医结合杂志, 2011, 31（9）: 1171-1174.

[3] 罗仁, 曹文富. 中医内科学[M]. 北京: 科学出版社, 2012: 280.

[4] 罗勇兵, 刘宇翔, 李梦乔, 等. 陈昆山运用益气活血利水汤治疗肝硬化腹水经验拾零[J]. 实用中西医结合临床, 2016, 16（4）: 56-57.

[5] 中华医学会肝病学分会. 肝硬化诊治指南[J]. 现代医药卫生, 2020, 36（2）: 320-338.

[6] DOOLEY J S.Sherlock's diseases of the liver

and biliary system[M].13th ed.New Jersey：Wiley Blackwell，2018：127-150.

[7] 中华医学会肝病学分会.肝硬化腹水及相关并发症的诊疗指南（2017，北京）[J].中华胃肠内镜电子杂志，2018，5（1）：1-17.

[8] DITTRICH S，YORDI L M，MATTOS A A D.The value of serum-ascites albumin gradient for the determination of portal hypertension in the diagnosis of ascites[J].Hepato-gastroenterology，2001，48（37）：166-168.

[9] European Association for the Study of the Liver. EASL clinical practice guidelines on the management of ascites，spontaneous bacterial peritonitis，and hepatorenal syndrome in cirrhosis[J]. J Hepatol，2010，53（3）：397-417.

[10] ANGELI P，GINES P，WONG F，et al.Diagnosis and management of acute kidney injury in patients with cirrhosis：revised consensus recommendations of the International Club of Ascites[J]. J Hepatol，2015，62（4）：968-974.

[11] 刘平.现代中医肝脏病学[M].北京：人民卫生出版社，2002：323-331.

[12] 王永炎.中医内科学[M].上海：上海科学技术出版社，2002：350-355.

[13] 宋民宪.新编国家中成药[M].北京：人民卫生出版社，2002：394-1035.

[14] FENG X，YE T，GUANG J Y，et al.Effects of Chinese herbal cataplasm Xiaozhang Tie on cirrhotic ascites[J]. Journal of ethnopharmacology，2012，139（2）：0-139.

[15] 潘传芳，张雅丽，蔡俊萍，等.肝硬化腹水的敷脐疗法[J].中西医结合肝病杂志，2004，14（2）：126-128.

[16] 刘成海，张雅丽，冯年平，等.实胀方与虚胀方辨证敷脐对肝硬化腹水的作用[J].中国中西医结合杂志，2006，26（5）：411-414.

[17] 胡春梅.中药大承气汤灌肠治疗顽固性肝硬化腹水31例疗效观察[J].中国基层医药，2007，14（7）：1230-1231.

[18] 阮清发，林立，康旻睿，等.康良石治疗乙肝肝硬化腹水经验[J].世界中西医结合杂志，2014，9（9）：923-926.

[19] 罗勇兵，刘宇翔，李梦乔，等.陈昆山运用益气活血利水汤治疗肝硬化腹水经验拾零[J].实用中西医结合临床，2016，16（4）：56-57.

[20] 闫军堂，孙良明，刘晓倩，等.刘渡舟治疗肝硬化腹水十法[J].中医杂志，2012，53（21）：1820-1823.

[21] 刘敏，李献平.关幼波治疗肝硬化腹水的经验[J].中医药通报，2006（4）：11-12.

第六章　上消化道出血

消化道出血（gastrointestinal bleeding）是指从食管到肛门之间消化道的出血，是消化系统常见的病症。从出血部位来分可分为上消化道出血、中消化道出血、下消化道出血。上消化道出血是指屈氏韧带以上的食管、胃、十二指肠和胰管、胆管病变引起的出血，胃空肠吻合术后吻合口附近的空肠上段病变所致出血也属这一范围。屈氏韧带以下至回盲部出血为中消化道出血，回盲部以远的消化道出血为下消化道出血。本章重点论述上消化道出血病因病理、发病机制、临床分类诊断及中、西医治疗方法。上消化道出血的发病机制主要有炎症，溃疡性病变，如胃溃疡、十二指肠溃疡、急性胃黏膜病变等[1]；机械性疾患，如食管贲门黏膜撕裂综合征等；血管性疾患，如食管 - 胃底静脉曲张、血管瘤、遗传性毛细血管扩张症等；新生物，如消化道恶性肿瘤、良性占位；全身性疾患，如尿毒症、血液病、结缔组织病等。上消化道出血根据病因分为两大类：食管 - 胃底静脉出血和急性非静脉曲张性上消化道出血（acute nonvariceal upper gastrointestinal bleeding，ANVUGIB）。上消化道出血的临床表现主要取决于出血量和出血速度，轻者可无症状，严重者可出表现为呕血、黑便，如出血量大，血液在肠内推动快，粪便可呈暗红色甚至鲜红色，在数小时内出血量超过 1 000ml 或循环血量的 20%，为上消化道大出血，常伴有周围循环衰竭的表现，甚至休克，严重者危及生命。早期内镜检查是上消化道出血病因诊断和治疗最有效的手段，胃镜检查对于明确上消化道出血病因具有重要的临床意义。在体循环相对稳定的时机，及时进行胃镜检查，根据病变行内镜下止血治疗，有利于及时逆转病情，减少输血量及住院时间。

上消化道出血属于中医学"血证"范畴，早在《内经》就对"血证"的病因、病机和辨证有了较为详细的论述。《素问·至真要大论》曰"火气内发，上为口糜呕逆、血溢血泄"，《素问·举痛论》云"怒则气逆，甚则呕血"，怒伤肝，气郁化火，横逆犯胃，损伤胃络。《先醒斋医学广笔记》曰："宜行血不宜止血，血不行经络者，气逆上壅也，行血则血循经络，不止自止。"《景岳全书》云"凡治血证须知其要，而动血之由唯火唯气耳""出血必有瘀血"。对血证的治疗可归纳为治火、治气、治血。根据出血部位的不同，分属"呕血""黑便"范畴，并涉及"厥""脱"等病证，以辨证治疗为主，多年来已取得显著疗效。

上消化道出血是临床常见的急重症，亦是常见的死亡病因，多年来一直是临床研究的关注点之一。相比较而言，目前中西医结合治疗上消化道出血的疗效要好于单纯的西药或中药治疗。

第一节　病因病机

中医学认为，上消化道出血患者的病发与其个人饮食伤中、肝郁化火、劳倦内伤、脾胃虚弱等有关，最终导致患者胃中积热、血溢胃肠而导致出血。结合上消化道出血患者的实际表现来看，患者病情本位虽然集中在胃部，但与其肝脏、脾脏等密切相关，发病主要责任在于热与虚。其中热者表现为胃热、肝火，由于火盛灼胃导致胃部出血或者呕血；虚者表现为脾虚，脾气虚弱而不能摄血，由此血溢脉外导致呕血、便血。

1. 外感邪气　外感阳邪、或风寒之邪郁而化热，热伤营血，迫血妄行，使血随胃气上逆而吐血。

2. 饮食不当，劳倦内伤　包括暴饮暴食、大量饮酒、嗜食辛辣。致胃内积热，热伤胃络，迫血外溢；或脾胃失和，酿湿生痰，痰火扰络，从而引起吐血。若热郁肠道，灼伤肠络，可致便血。《灵枢·百病始生》强调说："卒然多食饮则肠满，起居不节，用力过度，则络脉伤。"饥饱失常，或劳力太过，均可损伤脾胃，而致脾气受伤，胃络受损，脾虚络损则血离经外溢。

3. 情志不遂　主要为郁怒伤肝，肝气郁滞，气郁化火，肝火犯胃，损伤胃络；或素有胃热，因肝火扰动而致吐血。肝主疏泄，又为藏血之脏，肝气条达，则藏血有度，气顺血和。肝郁化火，则气逆血溢；胃主受纳，腐熟水谷，与脾相合，又为多气多血之海，胃中积热，或肝火犯胃，均可导致胃络受损，血溢于外。

4. 久病不愈 素体本虚，病证迁延。或致阴虚火旺，迫血妄行；或致瘀血阻络，血不循经；或致脾胃虚弱，统摄无权。使离经之血上逆而吐血，或下注而成黑便。

5. 劳倦过度 损伤脾气，脾虚则失统摄，使血无归，而溢脉外。

本病病机可分为虚、实两大类，主要发病病机是"虚"，虚多是由脾虚、劳倦及久病缠身等症诱发，为阴虚有热，或为脾虚不能统血，导致脉外出血；实证以热证为主，"热"多因胃热、肝火、情志不调、阴虚火旺及饮食不节等症状诱发，由于血液无法循常道，产生上逆吐血、下行便血，痰湿互结而致痰瘀互结、气虚血瘀或者脾胃气机停滞、瘀阻胃络而致脉络受损，六淫侵袭而致脾不统血、阴亏火炽灼伤胃络等。

第二节　病因病理及临床诊断

一、病因

（一）常见病因

多为上消化道病变所致，少数为胆胰疾患引起，其中以消化性溃疡、食管 - 胃底静脉曲张破裂、急性糜烂出血性胃炎和胃癌为最常见的病因。近年来服用非甾体抗炎药（NSAID）、阿司匹林或其他抗血小板聚集药物也逐渐成为上消化道出血的重要病因。

（二）少见的病因

1. 食管疾病 如食管黏膜撕裂症（Mallory-Weiss 综合征）、食管癌、食管损伤（器械检查、异物或放射性损伤；强酸、强碱等化学剂所致损伤）、食管炎、食管憩室炎、主动脉瘤破入食管等。

2. 胃十二指肠疾病 如息肉、恒径动脉破裂（Dieulafoy 病变）、胃间质瘤、门静脉高压性胃病、血管瘤、异物、放射性损伤、吻合口溃疡、十二指肠憩室、促胃泌素瘤、腹主动脉瘤破入十二指肠等。

3. 胆道出血 如胆管或胆囊结石，胆道蛔虫病，胆囊或胆管癌，胆道术后损伤，肝癌、肝脓肿或肝血管瘤破入胆道。

4. 胰腺疾病累及十二指肠 如胰腺癌或急性胰腺炎并发脓肿溃破。

5. 全身性疾病 不具特异性地累及部分消化道，也可弥散于全消化道。

（1）**血管性疾病：**如过敏性紫癜，动脉粥样硬化、结节性多动脉炎、系统性红斑性狼疮、遗传性出血性毛细血管扩张，弹性假黄瘤及 Degos 病等。

（2）**血液病：**如血友病、原发性血小板减少性紫癜、白血病、弥散性血管内凝血及其他凝血机制障碍。

（3）**其他：**如尿毒症，流行性出血热或钩端螺旋体病。

二、临床分类

根据病因上消化道出血分为食管 - 胃底静脉曲张破裂出血和急性非静脉曲张性上消化道出血（ANVUGIB）。

1. 食管 - 胃底静脉曲张破裂出血 肝硬化晚期几乎不可避免地发生门静脉高压，一旦发生门静脉高压，随之而来的则是食管 - 胃底静脉曲张破裂出血、腹水、肝性脑病和肝肾综合征等严重并发症，最终可因这些并发症而死亡或需要行肝移植治疗。临床研究表明，肝硬化时食管 - 胃底静脉曲张的发生率非常高，代偿期肝硬化约有 40% 存在静脉曲张。轻度静脉曲张患者的危险性明显低于重度静脉曲张者，且随着 Child-Pugh 评分计分增加出血危险性升高；进行性肝衰竭时静脉曲张加重，而肝功能改善可降低静脉曲张发生[3]。食管静脉曲张首次出血的年发生率为 5% ~ 15%；静脉曲张破裂出血后 1 天内再出血率可达 30% ~ 50%，若未经治疗，近 60% 的患者首次出血后 1 ~ 2 年内发生再出血。

胃静脉曲张出血发生率较食管静脉曲张低，但出血常较凶险，病死率高达45%。

（1）门静脉高压病理生理

1）门静脉血流阻力增加：门静脉高压病理生理的初始因素为门静脉血流阻力增加。肝硬化时肝窦或肝脏微循环阻力增加，肝脏血管阻力一方面是由于肝脏疾病导致的肝脏结构紊乱所致；另一方面与肝窦周围肌成纤维细胞、活化星状细胞和肝门小静脉主动收缩有关。肝内血管紧张素受内源性缩血管物质调节，如内皮素、α-肾上腺素、白三烯、血栓素A和血管紧张素Ⅱ等，同时也受扩血管物质调控，如一氧化氮（NO）、前列环素和多种扩血管药物（硝酸盐、肾上腺素受体阻滞剂和钙通道阻滞剂）等。在正常情况下，缩血管物质与扩血管物质之间处于一种动态平衡状态。肝硬化时，肝脏血管阻力增加则是由于舒血管物质与缩血管物质之间失衡所致，此时舒血管物质的生物学效应小于缩血管物质的作用。

2）门静脉血流量增加：门静脉高压发生的另一个主要因素是内脏小动脉扩张，致使通过门静脉系统的血流量增加，主要是因为内源性扩血管物质过度释放所致。这些扩血管物质可来自内皮细胞、神经或体液因素。由于内脏小动脉压力明显高于门静脉系统，因此，小动脉扩张引起门静脉血流增加的同时，可以将肝动脉内压力传导至门静脉血管，明显提高门静脉压力。即使肝硬化患者有80%的门静脉血流通过大量门体侧支循环分流，仍然可以使门静脉高压得以维持。

3）肝硬化高动力循环状态：肝硬化内脏血管舒张的同时伴有全身血管舒张，心输出量增加和血容量过多，使肝硬化患者处于一种高动力循环状态。过多的血容量对维持高动力循环是非常必要的，因此，临床上对肝硬化患者应用低钠饮食和螺内酯治疗，可以有效缓解高动力循环状态和门静脉压力升高。

（2）食管-胃底静脉曲张的识别：食管静脉曲张是门静脉高压症的特异性标志，目前认为胃镜仍然是识别食管静脉曲张的金标准。在食管充气状态下能看到曲张静脉则可诊断食管静脉曲张，但食管不注气可出现假阳性。

（3）食管-胃底静脉曲张破裂出血的预测指标：对食管-胃底静脉曲张和破裂出血预测最有价值的指标首推肝静脉压力梯度（hepatic venous pressure gradient，HVPG），是反映曲张静脉透壁压力的良好间接标志。HVPG>5mmHg（正常3~5mmHg）认为存在门静脉高压，HVPG>10mmHg是发生静脉曲张、肝硬化失代偿的预测因子，对于食管-胃底静脉曲张破裂出血的患者，HVPG>20mmHg是预后不良的有效预测因子。

2. 急性非静脉曲张性上消化道出血（ANVUGIB） 是指屈氏韧带以上消化道非静脉曲张性疾患引起的出血，也包括胰管或胆管的出血和胃空肠吻合术后吻合口附近疾患引起的出血，病因主要包括消化性溃疡、上消化道肿瘤、应激性溃疡、急慢性上消化道黏膜炎症等，其中以消化性溃疡所致出血最为常见。一项包括93项临床研究的系统评价显示，ANVUGIB年发病率为（19.4~57.0）/10万，发病后7天内再出血率为13.9%，病死率为8.6%。

三、临床诊断

（一）临床表现

1. 呕血与黑便 呕血与黑便是上消化道出血的特征性表现。上消化道大量出血后均有黑便，出血部位在幽门之上者常伴有呕血。若出血量较少、速度慢亦可无呕血。反之幽门以下出血如出血量大、速度快可因血反流入胃腔引起恶心、呕吐而表现为呕血。呕血多棕褐色呈咖啡渣样；如出血量大，未与胃酸充分混合即呕出，则为鲜红或有血块。黑便呈柏油样，黏稠而发亮。高位小肠出血乃至右半结肠出血，如出血在肠腔停留较久亦可呈柏油样。

2. 血便和暗红色大便　多为中或下消化道出血的临床表现，一般不伴呕血。上消化道出血量大而血液在肠内推进快者，亦可表现为暗红色大便甚至鲜红色。

3. 失血性周围循环衰竭　急性大量失血由于循环血容量迅速减少导致周围循环衰竭。表现为头昏、心慌、乏力，突然起立发生晕厥、肢体冷感、心率加快、血压偏低等。严重者呈休克状态。

4. 贫血和血象变化　急性大量出血后均有失血性贫血，但在出血的早期，血红蛋白浓度、红细胞计数与血细胞比容可无明显变化。在出血后，组织液渗入血管内，使血液稀释，一般须经 3～4 小时以上才出现贫血，出血后 24～72 小时血液稀释到最大限度。贫血程度除取决于失血量外，还和出血前有无贫血基础、出血后液体平衡状况等因素有关。

急性出血患者为正细胞正色素性贫血，在出血后骨髓有明显代偿性增生，可暂时出现大细胞性贫血，慢性失血则呈小细胞低色素性贫血。失血 24 小时内网织红细胞即见增高，出血停止后逐渐降至正常。

5. 发热　消化道大量出血后部分患者在 24 小时内出现低热，持续 3～5 天后降至正常。引起发热的原因尚不清楚，可能与周围循环衰竭导致体温调节中枢的功能障碍等因素有关。

6. 氮质血症　由于大量血液蛋白质的消化产物在肠道被吸收，血中尿素氮浓度可暂时增高，称为肠源性氮质血症。一般于一次出血后数小时血尿素氮开始上升，约 24～48 小时可达高峰，大多不超出 14.3mmol/L，3～4 日后降至正常。另外，可出现因循环血容量降低而引起的肾前性功能不全所致的氮质血症和大量或长期失血所致肾小管坏死引起的肾性氮质血症。

（二）诊断与鉴别

1. 消化道出血的确定　根据呕血、黑粪和失血性周围循环衰竭的临床表现，呕吐物或黑粪隐血试验呈强阳性，血红蛋白浓度、红细胞计数及血细胞比容下降的实验室证据，可作出消化道出血的诊断，但必须排除消化道以外的出血因素。

咯血与呕血的鉴别：①出血前症状：呕血常有恶心呕吐，上腹部不适；咯血有咽痒，咳嗽。②血的颜色：呕血为暗红色、棕色、有时为鲜红色；咯血为鲜红色。③血中混合物：呕出的血中有食物残渣、胃液；咯出的血中有痰、泡沫。④酸碱反应：呕出的血为酸性；咯出的血为碱性。⑤黑便：呕血常有黑便；咯血一般没有黑便。⑥病因：呕血常有消化性溃疡、肝硬化病史；咯血常有肺结核、肺炎病史。

口、鼻、咽、喉部出血，需仔细询问病史和局部检查。

食物及药物引起的黑便，如动物血、碳粉、铁剂或铋剂等药物，详细询问病史可鉴别。

2. 出血程度的评估和周围循环状态的判断　据研究，成人每日消化道出血 >5ml 粪便隐血试验出现阳性，每日出血量 50～100ml 可出现黑粪。胃内储积血量在 250～300ml 可引起呕血。一次出血量不超过 400ml 时，因轻度血容量减少可由组织液及脾脏贮血所补充，一般不引起全身症状。出血量超过 400～500ml，可出现全身症状，如头昏、心慌、乏力等。短时间内出血量超过 1 000ml，可出现周围循环衰竭表现。急性大出血严重程度的估计最有价值的指标是血容量减少所导致周围循环衰竭的表现，而周围循环衰竭又是急性大出血导致死亡的直接原因。

因此，对急性消化道大出血患者，应将对周围循环状态的有关检查放在首位，并据此做出相应的紧急处理。血压和心率是关键指标，需进行动态观察，综合其他相关指标加以判断。如果患者由平卧位改为坐位时出现血压下降（下降幅度大于15～20mmHg）、心率加快（上升幅度大于10次/分），已提示血容量明显不足，是紧急输血的指征。如收缩压低于90mmHg、心率大于120次/min，伴有面色苍白、四肢湿冷、烦躁不安或神志不清则已进入休克状态，属严重大量出血，需积极抢救。

3. 出血是否停止的判断　上消化道大出血经过恰当治疗，可于短时间内停止出血。由于肠道内积血需经数日（一般约3日）才能排尽，故不能以黑便作为继续出血的指标。临床上出现下列情况应考虑继续出血或再出血：①反复呕血，或黑粪次数增多、粪质稀薄，伴有肠鸣音亢进；②周围循环衰竭的表现经充分补液输血而未见明显改善，或虽暂时好转而又恶化；③血红蛋白浓度、红细胞计数与血细胞比容继续下降，网织红细胞计数持续增高；④补液与尿量足够的情况下，血尿素氮持续或再次增高。

4. 判断出血部位和病因

（1）病史、症状与体征：可为出血的病因诊断提供重要线索，但确诊出血的原因与部位需靠器械检查。①呕血与黑粪均出现者出血部位多为胃或食管，单纯黑粪者出血常位于十二指肠；②有慢性、节律性中上腹痛史，常为溃疡病出血，尤其是出血前疼痛加剧，出血后疼痛减轻或缓解；③出血前有应激因素者首先考虑应激性病变出血；④有慢性肝病、门静脉高压者多考虑食管-胃底静脉破裂出血；⑤中老年人首次出血，且有厌食、体重下降者应考虑胃癌。

（2）内镜

1）胃镜：是诊断上消化道出血病因、部位和出血情况的首选方法，它不仅能直视病变、取活检，对于出血病灶还可进行及时准确的止血治疗。内镜检查多主张在出血后24～48小时内进行检查，称急诊胃镜检查。这是因为急性糜烂出血性胃炎可在短短几天内愈合而不留痕迹，血管异常多在活动性出血或近期出血期间才易于发现。急诊胃镜和结肠镜前，需先纠正休克、补充血容量、改善贫血及使用止血药物。如大量活动性上消化道出血，可先置入胃管，抽吸胃内积血，并用生理盐水灌洗，以免积血影响观察。此外，在体循环相对稳定的时机，及时进行内镜检查，根据病变特点行内镜止血治疗，有利于及时逆转病情，减少输血量及住院时间。

2）胶囊内镜：十二指肠降段以远的小肠病变所致的消化道出血因胃肠镜难以到达，一直是内镜诊断的"盲区"，曾被称为不明原因消化道出血（obscure gastrointestinal bleeding，OGIB）。胶囊内镜使很多小肠病变得以诊断，近年促使OGIB重新定义为：全胃肠镜（胃、结肠镜、胶囊内镜）不能明确病因的，持续或反复发作的出血。胶囊内镜检查在出血活动期或静止期均可进行，对小肠病变诊断阳性率在60%～70%，是目前小肠出血的一线检查方法。在此基础上发现的病变，可用推进式小肠镜从口侧或肛侧进入小肠，进行活检或进行内镜治疗。

（3）影像学

1）X线钡剂造影：应在出血停止1周后进行，食管静脉曲张、消化性溃疡、憩室的阳性检出率较高。浅表黏膜病变如急性胃黏膜糜烂、霜斑样溃疡则易漏诊，阳性检出率30%～60%。故目前一般将此作为胃镜的补充检查手段。

2）胸腹X线检查：对病因诊断及排除某些疾病提供重要参考。如肠穿孔时膈下有游离气体；肠梗阻可见多个液平面；肠壁积气见于出血坏死性肠炎；腹腔内钙化点见于胎粪性腹膜炎。胸部X线检查可以显示横膈病变（膈疝、膈膨升）及先天性食管畸形（短食管、食管重复、胸腔胃

3）**血管造影**：当患者有活动性出血且出血速度在 0.5ml/min 以上，而其他检查未能发现病变时，可考虑作血管造影确定出血部位。当造影发现异常血管，即使无活动性出血也能提示病变性质，如血管畸形，毛细血管扩张，血管瘤等。疑似上消化道出血者可采用选择性腹腔动脉或肠系膜上动脉造影，在血管造影的同时亦可进行治疗，此为其优点。

4）**超声波检查**：可协助发现肝、胆、胰病变，有助于明确出血原因。经过测定门静脉直径、脾脏大小，门静脉系统血流，可估计门静脉压力，为诊断食管静脉曲张提供依据。

（4）**手术探查**：各种检查不能明确出血灶，持续大出血危及患者生命，必须手术探查，有些微小病变特别是血管病变，手术探查亦不易发现，此时可借助术中内镜检查帮助寻找出血灶。

四、预后估计

上消化道出血预后与病情严重程度分级有关，一般根据年龄、症状、失血量等指标将 ANVUGIB 分为轻、中、重度。年龄超过 65 岁、伴发重要器官疾患、休克、血红蛋白浓度低、需要输血者的再出血危险性增高。无肝肾疾患者的血尿素氮、肌酐或血清转氨酶升高时，病死率增高。此外，多部国际指南中一致推荐使用经过临床验证的预后评分体系来评估患者的病情严重度，以指导后续治疗。这类评分中应用较为广泛的有：①Rockall 评分系统：用于评估患者的病死率，是目前临床广泛使用的评分依据之一。该系统依据患者年龄、休克状况、伴发病、内镜诊断和内镜下出血征象 5 项指标，将患者分为高危、中危或低危人群，其取值范围为 0～11 分，≥5 分高危，3～4 分中危，0～2 分低危。②Blatchford 评分：Blatchford 评分

系统根据收缩压、血尿素氮、血红蛋白，其他表现如脉搏、黑便、晕厥、肝脏疾病、心力衰竭等方面进行评分，取值范围 0～23 分，≥6 分高危，<6 分低危。近期研究认为 Blatchford 评分在预测上消化道出血患者病死率方面与 Rockall 评分准确性相当，而在预测输血率、手术率等方面则优于 Rockall 评分。[2]

第三节 治疗

一、中医治疗

中医辨治应先辨寒热，再辨标本。从寒热来讲，吐血多属热证，治以清热宁血、凉血止血；便血多属虚寒，治以益气摄血、补虚止血。从标本来讲，出血的现象为标，病因为本。急性大出血应先治标，以止血为首；中小量出血可标本兼治，止血的同时，针对具体病因病机，辨证施治。

（一）辨证治疗

1. **胃热壅盛**

【**症状**】主症：吐出血色红或紫暗，常夹杂有食物残渣，甚则脘腹疼痛，口臭、大便秘结，色黑如柏油样。次症：脘腹胀闷，嘈杂不舒。舌脉：舌质红，苔黄腻，脉滑数。

【**治法**】清胃泻火，凉血止血。

【**方药**】泻心汤合四生丸加减。黄连、黄芩炭、生大黄、侧柏叶、荷叶炭、艾叶炭、生地黄、紫珠草、煅瓦楞子、海螵蛸、白及、谷芽、麦芽等。

2. **肝火犯胃**

【**症状**】主症：吐出血色红或紫暗，心烦易怒、胁肋疼痛、口苦口干。次症：失眠多梦，嗳气吞酸。舌脉：舌质红绛，苔黄，脉弦数。

【**治法**】泻肝清胃，凉血止血。

【**方药**】龙胆泻肝汤合左金丸加减。

龙胆草、黄连、黄芩炭、焦栀子、生地黄、通草、淡竹叶、车前子、吴茱萸、白茅根、旱莲草、藕节炭、川楝子等。

3. 瘀血停滞

【症状】主症：呕血，色紫黑有瘀块，或便黑，日久不愈，伴胃脘疼痛，痛有定处而拒按，或痛有针刺感。次症：食后痛甚，面色晦暗，胁下可有癥块，口渴但欲漱水而不欲咽。舌脉：舌质紫暗或有瘀斑，脉弦涩。

【治法】活血化瘀，降逆止血。

【方药】化瘀止血汤加减。丹参、赤芍、当归、桃仁、茜草、三七粉、泽兰、蒲黄炭、牛膝、降香、枳壳、藕节、延胡索、川楝子、白及等。

4. 阴虚火旺

【症状】主症：呕血或便血反复不已，色红量多或夹泡沫，多伴神疲乏力，形体消瘦，午后潮热盗汗，咽干咽红。次症：腰膝酸软，心烦不寐，耳鸣目眩。舌脉：舌红，苔少，脉细数。

【治法】滋阴降火，养血止血。

【方药】知柏地黄汤加减：知母、黄柏、生地黄、泽泻、茯苓、牡丹皮、白芍、荷叶炭、藕节炭、白及等。

5. 脾气虚弱

【症状】主症：呕血反复不止，时轻时重，血色淡暗，或便血漆黑稀溏，伴素体疲乏。次症：胃脘疼痛隐隐，喜按，面色萎黄，唇色甲淡，腹胀便溏，心悸气短。舌脉：舌淡苔薄，脉沉细。

【治法】益气健脾，养血止血。

【方药】归脾汤加减：太子参、黄芪、麸炒白术、茯苓、当归、炒酸枣仁、枳壳、艾叶炭、木香、白及、白芍、甘草、山药等。

6. 气随血脱

【症状】主症：吐血量大，大便溏黑甚则紫暗，面色苍白，大汗淋漓，四肢厥冷，神志恍惚，甚或昏迷。次症：眩晕心悸，烦躁口干。舌脉：舌淡红，脉细数无力或脉微细。

【治法】益气摄血，回阳固脱。

【方药】四味回阳饮加减：人参、制附子、炙甘草、炮干姜。

（二）中成药、单药治疗

1. **云南白药**　功能化痰止血，活血止痛。每次 1g，吞服，每日 4 次。

2. **参三七粉**　用于各种部位出血。每日 3 次，每次 3g，口服。

3. **大黄粉**　用于各种部位出血。每日 3 次，每次 3g，口服。

4. **白及散**　用于吐血、便血、肺伤咯血、金疮出血等。每日 2～3 次，每次 6g，口服。

5. **乌芨散**　用于消化道出血。每日 2～3 次，每次 6g，口服。

6. **十灰散**　用于血溢妄行出血。每日 2～3 次，每次 3～6g，口服。

7. **生脉注射液**　功能益气回阳养阴。每次 20～40ml，用 5%～10% 葡萄糖稀释静脉滴注。

8. **参附注射液**　功能益气回阳固脱。20～100ml 加入 5%～10% 葡萄糖盐水中，静脉滴注。

（三）其他疗法

内镜对出血灶喷洒止血，常用云南白药、参三七粉、白及粉、复方五倍子液等药物局部止血。

二、西医治疗

（一）一般急救措施

监测生命体征和循环状况：监测意识状态、心率和血压、肢体温度、皮肤和甲床色泽、周围静脉特别是颈静脉充盈情况、尿量等，意识障碍和排尿困难者需留置导尿管，危重大出血者必要时进行中心静脉压、血清乳酸测定，老年患者常需血氧饱和度和心电监护。

上消化道大出血患者应采取卧位，保

持呼吸道通畅，如有呕血头偏向一侧避免呕血时误吸引起窒息，必要时吸氧，活动性出血期间禁食。

（二）液体复苏

1. 血容量的补充 应立即建立快速静脉通道，并选择较粗静脉以备输血，最好能留置中心静脉导管。根据失血的多少在短时间内输入足量液体，以纠正循环血量的不足。对高龄、伴心肺肾疾病患者，应防止输液量过多，以免引起急性肺水肿。对于急性大量出血者，应尽可能施行中心静脉压监测以指导液体的输入量。下述征象说明血容量得到有效补充：意识恢复；四肢末端由湿冷、青紫转为温暖、红润；肛温与皮温差减小（<1℃）；脉搏由快弱转为正常有力，收缩压接近正常，脉搏压>30mmHg；尿量多于 0.5ml/（kg·h）；中心静脉压改善。

2. 液体的种类和输液量 常用液体包括氯化钠注射液（0.9%）、平衡液、全血或其他血浆代用品。失血量较大（如减少 20% 血容量以上）时，可输入胶体扩容剂。下列情况时可输血，紧急时输液、输血同时进行：①收缩压 <90mmHg，或较基础收缩压降低幅度 >30mmHg；②血红蛋白 <70g/L，血细胞比容 <25%；③心率增快（>120 次 /min）。

（三）止血措施

1. 食管 - 胃底静脉曲张破裂出血的止血措施

（1）药物治疗：尽早给予血管活性药物如生长抑素、奥曲肽、特利加压素及垂体加压素，减少门静脉血流量，降低门静脉压，从而止血。生长抑素及奥曲肽因不伴有全身血流动力学改变，短期使用无严重不良反应，成为治疗食管 - 胃底静脉曲张破裂出血的最常用药物[4]。生长抑素用法为首剂 250μg 静脉滴注，继以 250μg/h 持续静脉滴注[5]。本品半衰期极短，滴注过程不能中断，若中断超过 5 分钟，应重

新注射首剂。奥曲肽是 8 肽的生长抑素拟似物，半衰期较长，首剂 100μg 静脉缓注，继以 25～50μg/h 持续静脉滴注。特利加压素起始剂量为 2mg/4h 静脉给药，出血停止后每次 1mg，每日两次，维持 5 天。垂体加压素剂量为 0.2U/min 静脉持续滴注，可逐渐增加剂量至 0.4U/min。该药可致腹痛、血压升高、心律失常、心绞痛等副作用，严重者甚至可发生心肌梗死。故对老年患者应同时使用硝酸甘油，以减少该药的不良反应。

（2）内镜治疗：内镜下套扎术作为临床一种常见内镜治疗方式，能快速阻断曲张静脉血流以急诊止血，且通过套扎致使黏膜及黏膜下层坏死、纤维化以让曲张静脉消失，止血成功率高且再出血率低。同时内镜下套扎对肝脏血流灌注量没有影响，不会加重损害肝肾功能，为此内镜下套扎术具有操作简单、安全性高、止血效果良好特点。另外，还可通过曲张静脉内注射硬化剂或组织黏合剂促进血栓形成和纤维化，封堵曲张静脉，达到根除静脉曲张的目的。内镜下套扎后联合硬化剂注射能加强止血效果，一方面通过套扎快速阻断静脉曲张血流，另一方面可利用硬化剂加快血栓形成，两者优劣互补，发挥双重作用。对有曲张静脉破裂出血病史的患者，内镜联合药物治疗能更有效地降低门静脉压力，提高防治肝硬化上消化道出血的效果。

（3）经颈静脉肝内门 - 体分流术（transjugular intrahepatic portosystemic shunt, TIPS）：是指经颈静脉入路从肝静脉穿刺肝内门静脉，在肝静脉与门静脉之间建立门 - 体分流道，以达到降低门静脉压力、治疗食管 - 胃底静脉曲张破裂出血和顽固性腹腔积液等一系列门静脉高压并发症的微创介入治疗技术。由于其对急性大出血的止血率达到 95%，新近的国际共识认为，对于大出血和估计内镜治疗成功

率低的患者应在 72 小时内行 TIPS。通常择期 TIPS 对患者肝功能要求在 Child-Pugh 评分 B，食管 - 胃底静脉曲张急性大出血时，TIPS 对肝功能的要求可放宽至 Child-Pugh 评分 C 级 14 分，这与该血管介入微创治疗具有创伤小、恢复快、并发症少和疗效确切等特点有关。

（4）**三腔二囊管压迫止血**：在药物治疗无效的大出血时暂时使用，为后续有效止血起"桥梁"作用。三腔二囊管经鼻腔插入，注入胃囊（囊内压 50 ~ 70mmHg），向外加压胃底；若未能止血，再注气入食管囊（囊内压 35 ~ 45mmHg），压迫食管曲张静脉，为防黏膜糜烂，一般持续压迫时间不应超过 24h，放气解除压迫一段时间后，必要时可重复应用。气囊压迫短暂止血肯定，但患者痛苦大、并发症较多，如吸入性肺炎、窒息、食管炎、食管黏膜坏死、心律失常等，不能长期使用，停用后早期再出血发生率高。当患者合并充血性心力衰竭、呼吸衰竭、心律失常及不能肯定为曲张静脉破裂出血时，不宜使用。

（5）**外科手术治疗**：急诊外科手术并发症多，死亡率高，目前多不采用。如果上述急症治疗后仍止血效果不好，患者肝脏储备功能为 Child-Pugh A 级可以考虑做断流术、分流术。

2. 急性非静脉曲张性上消化道出血的止血措施

（1）**内镜下止血**：起效迅速、疗效确切，应作为首选。可根据医院的设备和病变的性质选用药物喷洒和注射、热凝治疗（高频电、氩气血浆凝固术、热探头、微波、激光等）和止血夹等治疗[6]。

（2）**抑酸药物**：抑酸药能提高胃内 pH 值，既可促进血小板聚集和纤维蛋白凝块的形成，避免血凝块过早溶解，有利于止血和预防再出血，又可治疗消化性溃疡[7]。临床常用的制酸剂主要包括质子泵抑制剂（PPI）和组胺 H_2 受体拮抗剂（H_2RA）。

①诊断明确后推荐使用大剂量 PPI 治疗：奥美拉唑 80mg 静脉推注后，以 8mg/h 输注持续 72h，其他 PPI 尚有泮托拉唑、兰索拉唑、雷贝拉唑、埃索美拉唑等[8-9]。

②H_2RA：常用药物包括西咪替丁、雷尼替丁、法莫替丁等，口服或静脉滴注，可用于低危患者。

（3）**止血药物**：止血药物对 ANVUGIB 的确切效果未能证实，不作为一线药物使用，对有凝血功能障碍者，可静脉注射维生素 K_1；为防止继发性纤溶，可使用氨甲苯酸等抗纤溶药；云南白药等中药也有一定疗效。对插入胃管者可灌注冰冻去甲肾上腺素溶液（去甲肾上腺素 8mg，加入冰生理盐水 100 ~ 200ml），有一定的止血作用，但应避免滥用止血药。

（4）**选择性血管造影及栓塞治疗**：选择性胃左动脉、胃十二指肠动脉、脾动脉或胰十二指肠动脉血管造影，针对造影剂外溢或病变部位经血管导管滴注血管升压素或去甲肾上腺素，导致小动脉和毛细血管收缩，使出血停止。无效者可用明胶海绵栓塞。

（5）**手术治疗**：诊断明确但药物和介入治疗无效者，诊断不明确、且无手术禁忌证者，可考虑手术结合术中内镜止血治疗。

上消化道大出血病情急、变化快，抗休克、迅速补充血容量治疗应放在一切医疗措施的首位。急诊胃镜检查是明确上消化道出血病因的重要手段，又可根据出血病因采取相应的内镜止血措施，建议急诊胃镜应在出血 24 ~ 48 小时内完成。根据不同出血病因采用相应的药物止血措施，对于食管 - 胃底静脉曲张破裂出血尽早给予血管活性药物如生长抑素、奥曲肽、特利加压素及垂体加压素，减少门静脉血流量，降低门静脉压，从而止血。对于急性非静脉曲张性上消化道出血早期使用大剂量质子泵抑制剂可有效能提高胃内 pH 值，

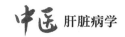

既可促进血小板聚集和纤维蛋白凝块的形成，避免血凝块过早溶解，有利于止血和预防再出血，又可治疗消化性溃疡。

三、专家经验

邱家廷认为，虽然本病病位在胃，但其与肝、脾关系甚为密切，以胃热、肝郁、脾虚为主要病机，因此治疗必须从整体出发，以脏腑，阴阳、气血俱调为要。根据肝、脾、胃三脏的寒热虚实不同，实则泻之，虚则补之。治疗当遵循清代唐容川的治血法，即止血、消瘀、宁血、补血，循序渐进。出血的患者，以止血为首要，治疗时常宜辨病为先，同时结合辨证论治，可用白及和生大黄混合研粉冲服，因白及性涩而收，有涩血散瘀之功，亦可护膜生肌，故能迅速保护出血灶表面；大黄功能祛瘀生新，清热攻下，直折虚妄之火，且能使离经之血得去，新生之血得以归经而止血。

朱良春以温阳护阴法治便血。医圣张仲景治疗急重血证，首开温阳摄血，权衡护阴之先河，创"黄土汤""柏叶汤"等方传世，清代名医张聿青创"侧柏理中汤"治疗吐血证属木火刑金，脾虚统摄无权者，亦仿仲师温阳摄血，权衡护阴之法（药用：柏叶、熟地黄、生白术、炮姜炭、艾叶、生炙甘草、童便）。朱良春教授融各家之长，喜合用温清补涩多法于一炉，推崇仲景"黄土汤"合"附子理中丸"化裁治便血（上消化道出血急症），推崇仲景"柏叶汤"合刘鸿恩"独梅汤"化裁治支扩咯血急症。其用药特点为"温不伤阴"。即温阳摄血为主，权衡护阴为辅。认为"便血之治，寒者温之，热者清之，肝虚者柔润之，脾虚者温运之，惟仲景'黄土汤'一方兼具刚柔温清之长。黄土汤平调以实中，温煦以启下，兼补兼涩，亦清亦温，为调脾肾以摄血之总方"。远血（上消化道出血）为脾不摄血，"黄土汤"方中妙用附子一味，温下以鼓中，暖水以摄火，合白术温阳健脾，合灶中黄土温阳摄血，合地黄阿胶护阴止血，甘草以调中，黄芩取坚阴，诸药共奏刚柔相济，温清并用。尤在泾称本方为"有制之师"。

欧阳汝忠治火、治气、治血法。认为上消化道出血的本质是络伤血溢。引起络伤血溢的病机均责之于火盛和气虚，正如《景岳全书·血症》谓"血动之由，惟火性气耳"。气虚不能摄血，血不循经，溢于脉外，或火热邪毒灼络，迫血妄行，血液不循常道而成本病。从病因上看，火热之邪中又分实火和虚火，气虚之中又分单纯气虚和气损及阳而致阳气虚衰等两种情况。从证候虚实上说，实火属实证，虚火及气虚属虚证。从病机变化上，常发生实证向虚证转化的情况，正所谓"久病必虚"，血证始为火热偏亢者，若反复发作，阴分必伤，虚火内生，或火热伤络，反复发作不愈，出血既多，气亦不足，气虚阳衰，更难摄血，如此循环不已，则是造成某些血证缠绵难愈的原因。一般说来，初病多实，久病多虚，而久病入络者，又为虚实夹杂。此外，瘀血的存在是导致本病反复发作的一个重要原因，热煎津液为瘀，血得寒则凝，气虚血行无力，均可导致血瘀阻络，血不归经而溢于脉外。指出临证治疗本病以治火、治气、治血为基本原则。欧阳教授指出，整体辨证论治可增强上消化道出血患者的抗病能力，并能提高疗效，减少复发。同时若能结合有效的局部用药治疗使之尽快止血，避免耗伤正气便可促进该病的康复。欧阳教授非常重视整体辨证论治与局部用药的结合，指出一些中药如大黄粉、三七粉、白及粉、地榆粉等局部应用往往能起到事半功倍的效果。通过多年的临床实践，欧阳教授总结出以下局部用药方：大黄、乌贼骨粉用冰生理盐水调成稀糊状口服或经胃管注入；大黄、三七、白及粉以开水冲调藕粉口服或胃管注入。

　　杨继荪崇补气必兼清热。杨氏认为，出血之证，虽有寒热虚实之分，以血热迫血妄行和气不摄血多见，但动血之证必有热，只是实热与虚火区分，局部的病灶有否影响到整体的程度差别，以及病久至虚中有实、实中有虚的相兼并存的差异而已。为此，杨氏在治疗气虚证的消化道出血时，在益气健脾、扶阳益肾之中，必兼以清热除火、化瘀行滞之味。如黄土汤治脾胃虚寒之便血，在温阳健脾的附子、白术中伍阿胶、地黄滋阴血，配黄芩苦寒坚阴以反佐。并取《先醒斋广笔记》中治吐血三诀之"宜行血不宜行止"之意，行其血乃使血循经络，不致蓄瘀。因而可以认为，上消化道出血，火盛之证无气虚，反见气有余便是火；而气虚之证内夹火，宜益气之中兼清火。杨氏特别强调了大黄的运用，在火盛型与气虚型均应用。火盛型时大黄合连翘，两者皆有降低血管通透性，增加毛细血管致密度的作用，尤其大黄对上消化道的运动有抑制效应，可减少出血部位的机械性损伤，利于血小板在血管破裂处凝集，从而缩短凝血时间。此两药结合运用，即中医"热清血止"的效应体现。气虚型时大黄合人参，两者相伍乃是因果同治。火热是出血性疾病之根由，是其因，失血、久病致气血亏虚是出血之结局，谓之果。大黄泻热行瘀止血去其因，人参能刺激造血器官，使造血功能旺盛，能增强休克患者心肌的收缩力，使心功能增强，血压上升，起到回阳固脱的抗休克作用。故两药合用，有其明确的针对性与合理性。

　　张澍田教授认为严格正确的诊断程序是规范医疗行为的关键，国内外基于循证医学证据的消化道出血诊治指南都给出了相应的诊断流程，如何解读及在实践中正确应用指南需要医生建立正确的临床思维，而正确的临床思维需要临床医生扎实的基础知识、丰富的临床经验及严谨的工作态度。任何先进的检查方法，首先需要医生经过严密思考和判断后正确选择、规范使用才能发挥其作用。消化道出血是临床急症，及时有效的诊治可挽救患者的生命。消化道出血的诊断治疗涉及临床多个学科，需要经验丰富的急诊科、消化内科、外科和放射介入科医师的密切协作。张澍田教授所在医院24h开通消化道出血"直通车"，消化道出血患者到急诊科，急诊科医师马上进行病情评估，开始复苏治疗，消化内科二线医生第一时间到场参加抢救，及时行急诊内镜检查及内镜止血治疗，内镜阴性患者或需手术治疗患者由消化内科二线呼叫外科、放射介入科医生，开通"直通车"。几年来，消化道出血止血成功率明显提高，住院时间明显缩短，急性非静脉曲张消化道出血保持零病死率。有条件医院应设立相应程序，以挽救更多患者的生命。

　　吴云林教授认为不明原因的急性上消化道出血患者，出现急性呕血、黑便甚至新鲜血便后，除输血补液、应用蛇毒凝血酶等药物外，仔细询问临床病史对于应用质子泵抑制剂等至关重要。有肝病史或疑有门静脉高压食管 - 胃底静脉曲张者可使用生长抑素及其类似物，必要时选用特利加压素等。由于急性出血患者临床情况紧急，无法确定是否存有门静脉高压，亦可在应用质子泵抑制剂的同时静脉滴注生长抑素以及联用冲击剂量的方法，理由包括生长抑素选择性收缩内脏血管，降低门静脉压力和减少内脏器官和门静脉血流量；抑制胃酸和胰腺外分泌；不引起体循环动脉压的明显变化。对于门静脉高压食管和 / 或胃静脉曲张破裂出血者生长抑素的持续滴注不仅可控制急性出血，而且因减少了门静脉血流量、食管及胃曲张静脉内血液充盈度明显降低，可提高紧急内镜直视下硬化剂、皮圈结扎（EVL）或黏合剂治疗的安全性。急性上消化道出血时紧急内镜检查，除了明确诊断出血病因外，有条件时应鼓励及时行内镜下止血治疗，如硬化剂、金属夹、氮离子凝固、高频电凝等，因此必须预置有关的止血器材和药品。特别应强调操作者的经验和能力，操作者必须具备丰富的内镜诊断和治疗经验以及娴熟的操作技术。

陈世耀教授认为内镜治疗上消化道出血的目的是止血以及预防再出血。内镜止血治疗方法的选择依赖于出血情况、持续时间及再出血的危险程度。在溃疡出血患者中，活动性溃疡出血或者溃疡面有未出血的裸露血管都是再出血的高危因素。对于存在这些情况的患者需要选择合适的内镜治疗方法预防再出血。低危患者（包括基底干净的溃疡或溃疡面有血痂附着）并不需要接受内镜下治疗。对于内镜下附着血凝块的溃疡，是否接受内镜治疗目前存在争议，临床上需将血凝块移除，移除血凝块后再次分型，约 70% 的患者是高危人群。对于内镜治疗的起始时间，陈世耀教授认为 24 小时内急诊胃镜可提供早期止血，但在情况不稳定患者中有发生窒息、氧饱和度下降的可能。另外，胃内大量血液及血凝块可能妨碍出血部位的治疗，导致再次接受内镜的机会增加。到目前为止的研究中，超早期接受内镜检查（<12 小时）与早期内镜检查（24 小时内）相比并没有在降低再出血、手术及死亡方面提供更多益处。

第四节　预防和调护

上消化道出血是临床上常见的急症，发病比较突然，需及时治疗。经过临床正规治疗后，上消化道出血容易反复，因此，上消化道出血的预防和调护也至关重要。

一、食管 - 胃底静脉曲张破裂出血的预防和调护

食管 - 胃底静脉曲张破裂出血多为门静脉高压所致，其中各种原因导致的肝硬化失代偿期是最常见病因。对于肝硬化伴食管 - 胃底静脉曲张破裂出血的预防可分为首次出血的预防（一级预防）和再出血的预防（二级预防）。

（一）一级预防

对于肝硬化无静脉曲张患者，有研究表明，非选择性 β 受体阻滞剂对无静脉曲张患者并无益处，且不良反应高，因此，对于此类患者，不推荐使用非选择性 β 受体阻滞剂预防静脉曲张。建议代偿期肝硬化患者每 2～3 年行一次胃镜检查，失代偿期患者每年行一次胃镜检查进行随访。

对于肝硬化轻度静脉曲张而且从未出血的患者：①出血风险较大者，如 Child-pugh B 和 C 级或者内镜下红色征阳性，应使用 β 受体阻滞剂预防首次静脉曲张破裂出血，有助于降低死亡率；②出血风险不大者，使用受体阻滞剂的疗效尚未得到证实，但仍可使用 β 受体阻滞剂。未服用 β 受体阻滞剂者，需每 2 年复查胃镜，肝硬化失代偿期患者，需每年复查 1 次胃镜。

对于肝硬化中或重度静脉曲张的患者：①未发生出血的患者中无高危出血因素，出血风险不大者，如 Child-pugh A 级，无红色征，首选非选择性 β 受体阻滞剂（包括普萘洛尔和纳多洛尔等），不推荐内镜治疗，对 β 受体阻滞剂有禁忌、不耐受或依从性差者可选用内镜下静脉曲张套扎术（endoscopic varicose ligation，EVL）；②有高危出血因素，出血风险较大者（Child-pugh B 和 C 级或者内镜下红色征阳性），推荐应用非选择性 β 受体阻滞剂或 EVL 预防首次出血。每半年或一年行胃镜监测。

非选择性 β 受体阻滞剂可选择普萘洛

尔或纳多洛尔，普萘洛尔的起始剂量一般为 10mg，每日 2 次，纳多洛尔一般为 20mg，每日 1 次，逐渐增至最大耐受剂量；将心率调至比基线水平降低 25%，但最低不宜低于 60 次 /min。停用 β 受体阻滞剂后再出血的危险重新出现，所以在患者耐受的前提下应无限期持续服用。β 受体阻滞剂的相对禁忌证包括哮喘、1 型糖尿病和周围血管病变。β 受体阻滞剂常见的不良事件有头晕、乏力和气短，可导致不能耐受用药，停药后可缓解。

硝酸酯、分流术（外科手术或经颈静脉肝内门体分流术）或硬化剂治疗一般不用于首次出血的预防。

（二）二级预防

急性静脉曲张出血停止后，患者再次发生出血和死亡的风险很大。据统计，在首次出血后 1 ~ 2 年患者再出血的发生率平均为 66%，病死率约为 33%，故食管 - 胃底静脉曲张首次破裂出血后应采取措施预防再出血发生。对于未接受一级预防者，建议使用 β 受体阻滞剂、套扎治疗、硬化治疗或药物与内镜联用。对于已接受非选择性 β 受体阻滞剂进行一级预防者，二级预防建议加行套扎和硬化治疗。一般二级预防在首次静脉曲张出血一周后开始进行[10]。

1. 药物预防　非选择性 β 受体阻滞剂可减少再出血、提高生存率。非选择性 β 受体阻滞剂联合套扎治疗疗效优于单纯套扎治疗。对于肝硬化 Child-Pugh A 和 B 级患者，如果对普萘洛尔的反应性差或基础心率低，可联合应用血管扩张药（如硝苯地平、5- 单硝酸异山梨醇酯等），但仍需更多临床循证医学依据。对于 Child-Pugh C 级患者，普萘洛尔可减少肝动脉及静脉血流而加重肝功能损害。

2. 内镜治疗　二级预防内镜治疗的目的是根除静脉曲张。曲张静脉根除者 5 年生存率明显高于未根除者[11]。对于急诊采用内镜治疗的食管 - 胃底静脉曲张出血者，

应连续治疗至食管静脉曲张消除或基本消除，可加用非选择性 β 受体阻滞剂以提高疗效。对于食管 - 胃底静脉曲张出血时采用药物和三腔二囊管压迫止血者，可在一周内进行内镜治疗。联用非选择性 β 受体阻滞剂和套扎治疗是静脉曲张破裂出血二级预防的最佳选择。药物联合内镜治疗较单一内镜治疗效果更好，但要求患者定期复查胃镜以减少再发出血，延长生存期。

3. 介入治疗　经颈静脉肝内门体分流术（TIPS）预防复发出血 6 个月的有效率为 85% ~ 90%，1 年为 70% ~ 85%，2 年为 45% ~ 70%。美国一组多中心双盲对照研究结果表明，TIPS 术后 1 ~ 2 年（平均 18 个月）复发出血率低于内镜治疗，但肝性脑病发生率较高、总体生存率未获改善。TIPS 可用于内镜及药物治疗失败者或作为肝移植前的过渡治疗。近年聚四氟乙烯被覆膜支架广泛应用于临床，明显降低 TIPS 术后再狭窄及血栓形成率，可提高远期效果，但需进一步临床对照研究证实其疗效。TIPS 对 Child-Pugh A、B 级药物治疗或内镜治疗无效复发出血者的再出血率、肝性脑病发生率和病死率与远端脾肾分流术基本相同。

4. 外科手术　随着药物发展和内镜治疗技术的进步，肝硬化门静脉高压症外科手术治疗例数明显减少。外科手术指征：反复出血内科治疗无效、全身情况能耐受手术的 Child-Pugh A 级患者。分流手术在降低首次出血风险方面非常有效，但肝性脑病发生率显著上升，病死率由此增加。因此，各种分流手术（包括 TIPS）不适合作为预防首次出血的措施。当患者肝功能属 Child-Pugh A 或 B 级且伴中、重度静脉曲张时，为预防可能发生的出血，可实施门 - 奇静脉断流手术（包括脾切除术）。

（三）日常生活的预防调护

食管 - 胃底静脉曲张后，覆盖的黏膜变薄，由于进食坚硬、刺激性食物可机械

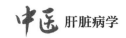

性损伤曲张血管，导致静脉破裂出血，因此肝硬化患者忌坚硬、刺激性食物。暴饮暴食，会使胃容量负荷增大，胃出血容量增加，血管曲张相对加重导致出血，因此肝硬化患者饮食勿过饱、过快。同时需预防便秘，过度用力排便增加腹压，可能诱发出血。肝硬化门静脉高压患者，劳累或情绪激动等改变时，交感神经兴奋，肾上腺素分泌增加，血管收缩，血压升高，可直接引起曲张静脉破裂出血。因此，也需要维持平稳的情绪和心态，建立良好的生活方式，戒除烟酒等，合理安排生活起居，注意休息，避免劳累，紧张，保证充足睡眠。肝硬化并发上消化道出血具有明显的季节和节气分布规律，在高发季节、高发节气里应加强患者病情观察，观察意识血压脉搏等，尤其在冬季、春季更要注意，争取早期发现出血的先兆，如头晕、心悸、喉部发痒、咽部异物感、胃饱胀、恶心等症状，尽早采取预防措施，避免出现严重的后果。

二、急性非静脉曲张性上消化道出血的预防和调护

急性非静脉曲张性上消化道出血的病因繁多，多为上消化道病变所致，少数为胆胰疾患引起，主要包括消化性溃疡、上消化道肿瘤、应激性溃疡、急慢性上消化道黏膜炎症等。其中，以消化性溃疡最为常见。现以消化性溃疡为例，探讨非静脉曲张性上消化道出血的预防和调护。

（一）根除幽门螺杆菌

幽门螺杆菌感染与消化性溃疡关系密切，且是导致复发的主要原因。对幽门螺杆菌阳性患者一定要行根除治疗，细菌未根除的患者应更换药物或根据药敏试验选择敏感抗生素进行治疗，直至检查转阴为止。有一项多中心研究对 4 940 例幽门螺杆菌阳性的消化性溃疡患者行幽门螺杆菌根除治疗后跟踪观察 4 年，消化性溃疡总

体复发率为 3.02%。大量临床研究也表明，随着根除幽门螺杆菌在消化性溃疡治疗中的应用，消化性溃疡年平均复发率已下降至 3%～10%，显著低于根除治疗前水平（60%～100%），而复发病例中，90%～100% 患者的幽门螺杆菌阳性。临床荟萃分析资料也表明，根除幽门螺杆菌治疗后，溃疡复发率也显著低于单用抑酸剂长期维持治疗组和未根除治疗组，提示幽门螺杆菌感染是导致溃疡复发的主要因素。

（二）对于服用非甾体抗炎药（NSAID）患者的预防措施

服用非甾体抗炎药（NSAID），如阿司匹林、吲哚美辛等是已知的引起消化性溃疡的一个重要原因，NSAID 药物主要是通过破坏胃十二指肠黏膜屏障及抑制前列腺素的合成，使前列腺素保护黏膜的作用受抑制而导致溃疡的发生与复发，服用NSAID 药物引起消化性溃疡者为正常人的2～7 倍。因此，如有可能，建议停用NSAID 药物；需要长期服用 NSAID 药物者一般推荐同时服用质子泵抑制剂或胃黏膜保护剂。从机制上讲，选择性环氧合酶 -2 抑制剂可避免 NSAID 对环氧合酶非选择性抑制，减少胃黏膜损伤的发生，但仍有研究表明，1%～3% 使用环氧合酶 -2抑制剂患者发生溃疡，因此对此类患者仍建议同时使用抑酸剂维持治疗。

（三）建立良好的饮食生活习惯

合理安排生活起居，注意休息，避免劳累，紧张，保证充足睡眠。在寒冷季节勿摄入过热食物或饮料，应该根据病情及消化能力选择饮食。尽量不吃生食、粗纤维食物、辛辣食物等带有较强烈刺激性食物，严禁吸烟、饮酒等，不能饮用浓茶、咖啡等饮料，因为这些食品能促进胃酸分泌，不利于溃疡愈合。应该做到定时饮食，饮食有规律，避免过度饥饿或饱胀，养成良好饮食习惯，应避免含纤维高的食物，应细嚼慢咽。协助家属做好患者的饮

食调护，忌饮酒、生硬食物。大出血期间要禁食，出血停止后，可根据医嘱予流质或无渣半流饮食。胃中积热型，予梨汁、藕粉等食物以清凉止血，忌辛辣、过热食物；脾不摄血者，予党参、山药、大枣粥等以加强补气摄血的作用。巩固疗效期，用于上消化道出血已康复的患者。饮食原则：软食。此期给予易消化、无刺激、富有营养的饮食。可用蒸、煮、烩、炒等，忌煎、炸、辛、辣等刺激性食物，不宜食用动物内脏，不宜过饱。

（四）加强心理护理

消化性溃疡发病和身心因素有很大的关系。当兴奋时胃黏膜充血，胃分泌增加，胃运动加强；忧郁时胃黏膜苍白，胃分泌减少，胃运动减弱。目前认为长期心理应激可引起胃肠黏膜损害因素的增加或黏膜保护因素的削弱。精神紧张可使交感神经兴奋，导致血管收缩，血压升高，心率增快，可增加出血或引起再出血。因此，保持乐观情绪，放松身心，是预防消化科溃疡复发的重要环节。护理人员可利用各种机会与患者建立朋友样的护患关系，向患者暗示可以有效控制病情的信息，以消除其急躁、紧张、恐惧的情绪。

（五）良好的服药习惯

消化性溃疡患者应按疗程坚持用药，以使溃疡愈合。根据医嘱规范、规律、足疗程地服用抗溃疡药物，应按医嘱正确服药，并学会观察药效及不良反应，不得擅自停药或减量。

（六）观察病情变化

根据中医望、闻、问、切，严密观察患者的神志、精神、面色、皮肤、脉象、呼吸及患者的语气和主诉等的变化，如急性出血者面色多为苍白，而慢性出血者大多面色萎黄，语气高亢者，多为有热，而语气低微者，多为气虚，脉数为胃中积热，脉弦数者为肝火犯胃，脉虚者为脾虚气不摄血等；同时了解出血原因，积极消

除病因。记录呕血、便血的数量、性质、颜色，如血色深红浓稠的为热，血色淡红清稀的为虚，观察大便时，要注意某些食物、药物对大便的影响。患者大出血后突然出现昏厥，面色苍白，大汗淋漓，血压下降，心率增快，是气随血脱的表现，要及时报告医生，尽快处理，保持静脉通畅，注意保暖。根据医嘱补液、输血、加用止血剂、升压药及补气固脱中药。中药汤剂应温服，以免过冷过热刺激胃黏膜引起出血，服药后注意患者反应，告知患者服药期间应避免食油腻、刺激、酸性的食物，以免影响疗效。

中医药对上消化道出血有较好的临床疗效，尤其在症状改善方面，及大便潜血阴转所需时间方面。中医药与现代技术相结合诊治本病，亦取得长足进展，但也存在一些问题需要解决。如临床验证多、实验研究少，中药的现代机制研究还不足，给药途径还停留在口服或鼻饲上，胃镜下局部用药还很少，静脉给药基本还处于空白。

在临床研究方面[12-13]，中医药治疗急性胃黏膜出血、胃和十二指肠良性溃疡出血的效果较好，但对上消化道血管瘤破裂出血、肝硬化和肝癌致食管和胃底静脉曲张破裂出血、上消化道癌症出血的疗效尚不够理想。其次，加快新剂型的开发与研究，目前治疗上消化道出血剂型虽较多，但临床上疗效确切、给药方便、作用迅速的中药剂型有待进一步开发。而如何充分利用内镜结合中医药救治上消化道出血的危重症候，是中西医结合治疗本病有可能取得突破进展的新领域。

近年来中医药在难治性上消化道出血及预防上消化道出血复发方面有其优势[14]，但还存在一些不足的地方，如病因病机、辨证分型、疗程长短、疗效判断、出血后护理等，缺乏统一标准；科研设计欠严谨，观察近期疗效较多，观察远期疗效较

少，中医药效的作用机制不明等等，有待进一步研究。目前来说，开发一种疗效确切、给药方便、止血迅速的中药剂型是今后可以突破的领域，若能充分利用胃镜结合中医药进行迅速止血亦是可以研究的方向。

（胡良凯、陈建清、冯琴）

参考文献

[1] LAU J Y, SUNG J, HILL C, et al. Systematic review of the epidemiology of complicated peptic ulcer disease: incidence, recurrence, risk factors and mortality[J]. Digestion, 2011, 84（2）: 102-113.

[2] QUACH D T, DAO N H, DINH M C, et al.The performance of a modified Glasgow Blatchford score in predicting clinical interventions in patients with acute nonvariceal upper gastrointestinal bleeding: a Vietnamese prospective multicenter cohort study[J]. Gut Live, 2016, 10（3）: 375-381.

[3] 中华医学会肝病学分会，中华医学会消化病学分会，中华医学会消化内镜学分会.肝硬化门静脉高压食管胃静脉曲张出血的防治指南 [J].中华内科杂志, 2016, 55（1）: 57-72.

[4] 葛均波，徐永健.内科学 [M].8 版.北京：人民卫生出版社, 2013: 452-457.

[5] BHUTTA A Q, GARCIA-TSAO G. The role of medical therapy for variceal bleeding[J]. Gastrointest Endosc Clin N Am, 2015, 25（3）: 479-490.

[6] KARSTENSEN J G, EBIGBO A, AABAKKEN L, et al.Nonvariceal uppergastrointestinal hemorrhage: european society of gastrointestinal endoscopy （ESGE）cascade guideline[J]. Endosc Int Open, 2018, 6（10）: 1256-1263.

[7] HOLZWANGER E A, MAHMOUD M, WASSEF W.Advances in management of nonvariceal uppergastrointestinal bleeding[J]. Curr Opin Gastroenterol, 2018, 34（6）: 436-443.

[8] LONG M, LICHTENSTEIN D.Review: in high-risk ulcers, intermittent and continuous PPI therapy do not differ for recurrent bleeding [J].Ann Intern Med, 2015, 162（2）: JC8.

[9] BAI Y, CHEN D F, WANG R Q, et al.Chinese peptic ulcer bleeding research group. intravenous esomeprazole for prevention of peptic ulcer rebleeding: a randomized trial in Chinese patients [J]. Adv Ther, 2015, 32（11）: 1160-1176.

[10] QURAISHI M N, KHAN F, TRIPATHI D. How we manage variceal hemorrhage in cirrhotic patients. Key practical messages from the British Guidelines[J]. Pol Arch Med Wewn, 2016, 126（3）: 174-184.

[11] CORDON J P, TORES C F, GARCIA A B, et al. Endoscopic management of esophageal varices[J]. Wodd J Gastrointest Endosc, 2012, 4（7）: 412-422.

[12] 李小蝶，吴耀南.中医治疗上消化道出血的研究进展 [J].中医药通报, 2017, 16（1）: 70-72.

[13] 张昊，屈振亮.上消化道出血的中医辨证施治及治疗效果分析 [J].中国中西医结合外科杂志, 2016, 22（3）: 309-312.

[14] 薄永青，王桂民，王晓.分析中医中药在上消化道出血中的临床运用 [J].中国医药指南, 2013, 11（5）: 602-603.

第七章　肝肾综合征

肝肾综合征（hepatorenal syndrome，HRS）是继发于严重肝功能障碍基础上的功能性肾衰，多发生于大量腹水的患者，其主要发生机制为全身内脏动脉扩张所导致的代偿性肾动脉收缩，致使肾脏灌注不足、肾小球滤过率下降[1]。目前认为，HRS 是急性肾损伤（AKI）的一种特殊形式，2015 年国际腹水俱乐部（ICA）提出了新的肝硬化患者发生 AKI 的诊断标准，主要依据相对于基线值升高的绝对值或倍数，不再将血清肌酐 >1.5mg/dl（133μmol/L）作为诊断 AKI 的门槛。

第一节　病因病机

"肝肾综合征"这一专有病名起源于 1932 年，至 1996 年才被国际腹水俱乐部明确定义为"继发于严重肝脏疾病，且肾脏本身并不存在严重的器质性病变的功能性肾衰竭"，因而传统中医学中并没有关于肝肾综合征的系统认识。因其主要症状为严重腹水，肢体浮肿，少尿，甚或无尿呕恶，或有凝血功能紊乱而出现的呕血、黑便，现代中医研究多将其归属于"臌胀""水肿""癃闭""关格""血证"等范畴。《医学心悟·肿胀》载："水肿、鼓胀，何以别之？……目窠与足先肿，后腹大者，水也；先腹大，后四肢肿者，胀也。"着眼于肝肾综合征病情发展的全过程，系由严重肝病引起的腹水，继则出现肾功能衰竭而导致尿量减少，四肢浮肿，归属于"臌胀"范畴，更为贴切。肝肾综合征临床所见的一系列类似"水肿""癃闭""关格""血证"的临床症状，属病至晚期，五脏阴阳衰惫而导致的变证，临证可遵标本缓急，参"水肿""关格"等疾病而治。

虽然肝肾综合征和鼓胀同出一源，但有其自己独特的病机特点，需要专病专治的中医认识。近些年来，中医对肝肾综合征病因病机及治疗的认识也逐渐完善。

一、病因

肝肾综合征起源于重症肝病，从中医学角度讲，与臌胀同出一源，在病因病机方面有一定的相似之处，现代中医学研究总结认为，肝肾综合征主要病因在于情志所伤、饮酒过量、湿热疫毒侵袭、肝病失治误治。

1. **情志所伤**　肝主疏泄，性喜条达而恶抑郁，五行之中，肝属木，应自然界春生之气，宜保持柔和、舒畅、升发、条达之性，才能维持其正常的疏泄功能，思虑过度、情志抑郁最易导致肝气郁结，气机失于条畅；气为血帅，能行血摄血，亦能行津摄津，气滞日久，必然导致血行不畅而致瘀，津行不畅而水停。"见肝之病，知肝传脾"，肝郁日久可横逆犯脾，脾失健运，津液代谢失衡愈甚，终致气滞、水湿、瘀血互结，日久不化，侵袭于肾，肾失蒸化，发为肝肾综合征。

2. **饮酒过量**　《素问·经脉别论》载："饮入于胃，游溢精气，上输于脾，脾气散精，上归于肺，通调水道，下输膀胱，水精四布，五经并行。"脾胃乃后天之本，在津液运行中起着重要调节作用。"酒者，湿热有毒之品"，多饮久饮易内生湿热，蕴结中焦，损及脾胃，阻碍运化，以致痰湿内盛，"随气升降，无处不至，或在脏腑，或在经络"，影响全身水液代谢，清浊相混，最终病情波及肝肾乃至五脏，水浊渐积渐多而不得泄，发为腹胀大、肢浮肿、尿不通之肝肾综合征。

3. 湿热疫毒侵袭 湿热疫毒侵袭，熏蒸肝胆，肝失疏泄，胆汁外溢，浸淫肌肤，下流膀胱，使身目小便俱黄；困遏脾胃，脾胃运化失司，清浊升降失常，津液代谢失衡，日久延及于肾，脾肾俱亏，水道不通，可见颜面肢体浮肿，尿少甚或尿闭。

4. 肝病失治误治 肝病初起失治、误治，病情迁延，累及诸多脏腑，以致气行不畅、血瘀津停，痰浊内生，多种病理产物相互胶结，互为因果，使得脏腑功能愈发失调，变证丛生，发为肝肾综合征。

二、病机

肝肾综合征在病机认识上，与臌胀病机"肝失疏泄、脾失健运、肾失开阖，以致气血津液代谢失常，水湿、痰浊、瘀血等病理产物蓄积腹中，相因为患"有相通之处。然而，肝肾综合征见于臌胀晚期，虽然仍是以肝脾肾三脏病变为基础，但由于病程迁延日久，病邪已乘袭五脏、辗转六腑，心肺诸脏皆受波及，准确来说，肝肾综合征的病机应该进一步概括为"五脏六腑衰惫，瘀血阻滞，水毒内闭"。

肝脏是肝肾综合征的原发病灶所在，或伤于情志，或伤于酒食，或为湿热疫毒侵袭，均可导致肝脏疏泄失常，气机不畅，而见胁肋胀痛，若湿热熏蒸肝胆，引发胆汁不循常道，外溢于肌肤，上注于肝窍，下流于膀胱，发为身目小便俱黄之黄疸。其后，病情迁延，延及五脏六腑。脾者，"后天之本""气血生化之源""气机升降之枢"也，脾失健运，一则水谷不化，后天气血生化之源不足，肢体失养，而见倦怠乏力、食欲不振、肢体困重；二则水湿不化，"诸湿肿满，皆属于脾"，因脾不运化水湿而致水湿停聚，泛溢肌肤，而见肢体浮肿。肾者，"水脏，主津液"，肾具有主司和调节全身津液代谢的功能，肾阳衰惫，不能化气行水，司膀胱开阖，

使水邪难以从小便而去，邪无出路，水毒内闭，而见腹部膨隆，肢体肿胀，尿少甚或尿闭。心者，"君主之官，神明出焉""主明则下安，以此养生则寿，殁世不殆，以为天下则大昌。主不明则十二官危，使道闭塞而不通，形乃大伤，以此养生则殃，以为天下者，其宗大危"。可见，心神之明与不明，直接关系到脏腑的治与乱。《医学入门》中明确指出，人有"血肉之心"与"神明之心"之分，应之于现代解剖学角度，"血肉之心"对应胸中心脏，"神明之心"的功能对应于脑，肝肾综合征患者，可因水毒内闭，上犯于心，或湿热积聚，蒙蔽心包，而见烦躁不宁、语无伦次，甚则嗜睡昏迷等神志受扰的症状，此乃"神明之心"受损。心乃五脏六腑之大主，心之病变必引起或加重其他脏腑之病变，形成恶性循环，病情愈发严重。肺者，主通调水道，为"水之上源"，其宣发肃降功能对水液代谢起着重要作用，是全身水液代谢的重要一环，病久及肺，肺失宣发，使水毒之邪不得从腠理而散，泛溢肌肤，而见肢体浮肿；肺失肃降，使水毒之邪不得下输膀胱，内闭腹中，而见腹部膨隆，四肢浮肿，尿少尿闭。

本病的病理因素不外乎气滞、血瘀、水湿，三者常相因为患，错杂为病，致使水液蓄积不去，腹部胀大如鼓，尿少甚或尿闭。病理性质总属本虚与标实并见。

第二节 病因病理及临床诊断

一、发病机制

通常认为，在肝功能失代偿、门静脉高压的基础上，在某些诱因的作用下，如大量腹水、大量放腹水、上消化道大出血、自发性腹膜炎等，发生有效循环血量不足，导致肾脏血流动力学改变，从而造成功能性肝功能损伤，是 HRS 发生的病理

生理学基础。

严重的肝功能障碍使得血管活性介质灭活减少，如半胱氨酰白三烯、血栓素 A2 等，在门静脉高压时经门体分流进入体循环，使内脏血管舒张导致有效动脉血容量减少和平均动脉压下降。有效血容量减少，通过神经体液系统反射性地引起肾内血管收缩和水钠潴留。交感神经系统和 RAAS 激活导致肾血管收缩和肾血管自动调节功能改变，致使肾血流对平均动脉压变化更加敏感。此外，内毒素血症也是严重肝病患者发生 HRS 的重要因素。严重肝病时由于肝细胞解毒功能降低，由肠道吸收的内毒素可通过肝脏或侧支循环大量进入体循环。内毒素可引起肾内血管的强烈收缩，肾血流减少，eGFR 降低，导致少尿和氮质血症。

除上述发生机制外，近年来认为炎症在 HRS 的发生中发挥了重要作用。促炎性细胞因子和趋化因子循环水平增加，可以在 HRS 的发生中起着一种直接相关作用。在肝硬化感染的患者和动物模型当中，这些细胞因子与肾损伤有关。从 AKI 和 HRS-AKI 常由细菌感染诱发这种概念发生转变，也应考虑到脓毒血症诱导的 AKI 发病机制这一新的假设。该理论提出，炎症和微血管功能障碍协同相互作用是病原体相关分子模式（PAMPs）和损伤相关分子模式（DAMPs）对近端肾小管上皮细胞发挥信号放大的原因，这种信号的识别及其随后向所有其他近端肾小管上皮细胞的扩散，导致线粒体介导的代谢下调和细胞功能重新优先化，以利于生存过程高于一切，牺牲的功能包括钠和氯化物在肾小管腔侧的吸收，随之而来的氯化钠向致密斑输送增加引发 RAAS，进一步肾内活化从而降低 GFR，最后，严重的胆汁淤积可通过炎症恶化和／或大循环功能障碍、或通过促进胆盐相关的直接肾小管损伤进一步损害肾功能。这些研究结果表明，失代偿期肝硬化患者 AKI 的病理生理学，特别是 HRS-AKI，似乎比原先的假设更为复杂，支持 AKI-HRS 本质上不是单纯功能性的这一概念[2]。

二、临床分类

ICA-AKI 诊断标准：肝硬化合并腹水患者，如出现 48 小时内 SCr 升高 ≥ 0.3mg/dl（26.5μmol/L）或 7 天内较基线值（以入院前 3 个月内最靠近本次入院时间的一次结果为基线值；如果 3 个月内没有检测过，则以本次入院时的检测值为基线值）升高 ≥ 50%，即可诊断为 AKI。新标准将 AKI 分为 3 级：1 级为 SCr 升高 ≥ 0.3mg/dl 或为较基线升高 1.5 ~ 2 倍；2 级为 SCr 较基线升高 2 ~ 3 倍；3 级为 SCr 较基线升高 3 倍以上，或较基线急性升高 ≥ 0.3mg/dl 且使 SCr 大于 4mg/dl，或需要进行透析治疗。

HRS-AKI 的诊断标准：对于所有 AKI 患者，如果停用利尿剂并且使用人血白蛋白扩容，1g/（kg·d），最大剂量 100g/d，至少 2 天后，肾功能无持续性改善（SCr<133μmol/L），且近期无肾毒性药物使用史（非甾体抗炎药、氨基糖苷类抗生素、含碘造影剂等）、无肾实质疾病（肾脏超声显像正常、尿白蛋白定量 <500mg/24h、红细胞计数 <50/ 高倍视野），即可诊断为 HRS-AKI（相当于原来的 1 型 HRS）。目前认为，2 型 HRS 是发生于慢性肾脏疾病（CKD）（MDRD6 公式计算的 eGFR<60ml/min 持续 3 个月以上）的功能性衰竭，故改称为 HRS-CKD，其诊断标准尚无一致意见，但同样需要排除其他肾前性原因、肾毒性药物及肾实质病变[3]。但在 2018 年的欧洲肝病学会颁布的指南中指出，由于 1 型 HRS 对应 HRS-AKI，那么 2 型 HRS 还应包括符合 HRS 诊断标准但不符合 AKI 标准的肾损伤，即非 AKI-HRS（NAKI）。

一直以来，HRS 被定义为功能性的肾

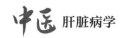

脏损伤，但并未通过肾活检证实，因此，目前尚缺乏 HRS 的病理描述。

第三节 治疗

一、中医治疗

（一）辨证论治

肝肾综合征的病机特点为本虚与标实共见，所以治疗原则的确立应是在辨别虚实主次的基础上，选择合适的以攻为主或以补为主的攻补兼施之道。偏实证者，当辨气滞、血瘀、水湿之主次，分别采用行气、活血、利水之法祛邪外出，兼以补虚；偏虚证者，当辨受损脏腑之主次，以补益脏腑为治疗的主要出发点，兼以行气活血利水。此外，本病的共性特点是，病程迁延日久，脏腑虚损过盛，以致气虚血瘀，水毒内闭而不得出，故而即使为导邪外出，也勿攻伐太甚，导致正气不支，变生危象。

1. 基本证治

（1）气滞湿阻证

【症状】腹胀满，按之不坚，食后腹胀愈甚，胁痛或脘腹疼痛，恶心呕吐，纳差，下肢或周身浮肿，小便短少或无，舌暗淡苔白腻，脉弦。

【治法】疏肝解郁，行气利水。

【方药】柴胡疏肝散合胃苓汤加减。药物组成：柴胡、香附、川芎、陈皮、青皮、郁金、枳壳、白芍、甘草、白术、茯苓、猪苓、泽泻、桂枝、苍术、厚朴等。柴胡疏肝散其旨在"木郁达之"，由四逆散合陈皮、川芎、香附而成，功专疏肝解郁，行气止痛，方中君以柴胡，调肝气，散郁结，臣以香附、川芎，疏肝行气，活血止痛，佐以陈皮理气健脾，兼去痰湿，枳壳理气宽中，行气消胀，白芍、甘草养血柔肝，缓急止痛。炙甘草又调和诸药，兼作使药。诸药相合，理肝气、养肝血，

和调胃气。胃苓汤出自《丹溪心法》，由五苓散合平胃散加减而成，功专运脾和中，利湿利水，方中白术、茯苓、泽泻、猪苓健脾利湿；桂枝辛温通阳，助膀胱气化而增强利水之力；苍术、陈皮、厚朴行湿散满。两方合用，酌情加减，既可散肝气之郁结，又可行内停之水湿。临证加减：胸脘痞闷，腹胀，嗳气为快，加佛手、沉香、木香等行气和胃；伴尿少、腹胀、苔腻者，加砂仁、泽泻等以行气化湿；伴神倦，便溏，舌质淡者，加党参、黄芪、干姜等以健脾化湿；如兼胁下刺痛，舌紫，脉涩者，可加延胡索、莪术、丹参等行气化瘀。

（2）湿热蕴结证

【症状】腹大坚满，烦热躁动不安，身目俱黄，皮肤瘙痒，小便短少或无，大便干或黏腻不爽，舌暗紫，苔黄厚腻，脉弦紧。

【治法】清热利湿，攻下逐水。

【方药】中满分消丸合茵陈蒿汤加减。药物组成：厚朴、枳实、姜黄、黄芩、黄连、干姜、半夏、泽泻、茯苓、猪苓、白术、陈皮、砂仁等。

中满分消丸系李东垣名方，载于《兰室秘藏》，功善清热利湿、消胀除满。中满分消丸集三物、四苓、六君、泻心为一体，方中重用三物中的厚朴、枳实，合姜黄苦温开泄，行气除满，以调脾胃升降失司，气机阻滞；芩连姜夏同用，取泻心之意，辛开苦降，调气机，消痞满；茯苓、猪苓、泽泻、白术为四苓之属，旨在健脾渗湿，使湿热水毒之邪从小便而出；同时少佐陈皮、砂仁、四君，此六君之法，寓扶正于祛邪之中，分消之外兼顾补脾，使邪去而正不伤。合清热利湿之茵陈蒿汤，以茵陈苦泄下降，清热利湿，栀子清热降火，通利三焦，引湿热从小便而去，大黄泻热逐瘀，通利大便，导瘀热从大便而下。两方合用，辨证加减，使得湿热瘀毒

之邪从二便而去，胀满自除。临证加减：伴小便赤涩不利者，加滑石（包煎）、陈葫芦等以清热利湿；牙宣鼻衄者，加大蓟、小蓟、白茅根以凉血止血；便秘腹胀者，加生大黄、桃仁等以攻下逐瘀；热重发黄者，可加用龙胆草、茵陈等以清热利湿退黄；对腹大胀满，形体充实者，可试用舟车丸（大黄、黑牵牛、甘遂、大戟、芫花、橘红、木香、青皮、轻粉）以行气利水除满。

（3）肝肾阴虚证

【症状】腹大胀满，甚则青筋暴露，五心烦热，两颧潮红，渴而不欲饮，小便短少赤涩，耳鸣，四肢瘦削，身目发黄，大便干结难出，舌紫绛，苔薄，灰黄，脉弦细数。

【治法】滋养肝肾，凉血化瘀。

【方药】一贯煎合膈下逐瘀汤。药物组成：北沙参、麦冬、生地黄、当归、枸杞子、川楝子、川芎、赤芍、丹皮、桃仁、红花、香附、乌药、枳壳、延胡索等。肝脏体阴而用阳，性喜条达而恶抑郁，肝肾综合征之患，多系肝脏久病，脏体精血大亏，久则累及于肾，终致肝肾阴亏，故临证选用滋阴疏肝之一贯煎。方中重用生地黄为君，滋阴养血，补益肝肾。北沙参、麦冬、当归、枸杞子共为臣，益阴养血而柔肝，配合君药以补肝体，育阴而涵阳。最后于大队滋养肝肾的药物中，佐以少量川楝子，以疏肝气，泄肝热，条达肝木疏泄之性，使滋阴养血而不遏滞气机，疏肝理气又不耗伤阴血。阴亏血少，日久必有血结成瘀，瘀久化热之嫌，合用膈下逐瘀汤以活血化瘀，以当归、川芎、赤芍之属养血活血，祛瘀而不伤阴血；丹皮清热凉血，活血化瘀，消血瘀日久所生之积热；桃仁、红花破血逐瘀；香附、乌药、枳壳、延胡索行气止痛。临证加减：若津伤口干，加石斛、天花粉、芦根、知母等以生津养阴；午后发热明显，酌加银

柴胡、鳖甲、地骨皮、白薇、青蒿等以清热养阴；鼻齿出血者，加栀子、芦根、藕节炭等以凉血止血；若兼见面赤颧红者，加龟甲、鳖甲、牡蛎等以滋阴潜阳。

（4）脾肾阳虚证

【症状】腹胀如鼓，或伴肢体水肿，或伴身目发黄，面色晦滞，畏寒肢冷，脘闷纳呆，恶心呕吐，便溏，小便短少或无，舌苔白而润，脉沉细或濡细。

【治法】健脾温肾，化气行水。

【方药】真武汤加减。药物组成：制附子、干姜、茯苓、猪苓、泽泻、芍药、白术、生姜、桂枝等。真武汤为脾肾阳虚，气化不行，水湿内停，下无出路，以致小便短少、肢体浮肿的专方，方中以制附子为君，温肾助阳，化气行水，并兼具温暖脾土，运化水湿之功，白术、茯苓健脾益气，利水渗湿，共为臣药，使水邪从小便而去，生姜宣肺暖胃，既可助附子温阳化气以行水，又可助苓、术健脾以化湿；白芍酸甘缓急，制附子、生姜辛热伤阴之弊，共为佐药，诸药相合，可温阳化气利水，使水邪下有出路。临证加减：伴见神疲乏力，少气懒言，纳少，便溏者，加黄芪、炒薏苡仁、炒扁豆以健脾益气；面色苍白，怯寒肢冷，腰膝冷疼痛者，酌加肉桂、仙茅、杜仲温肾补阳。

2. 变证的治疗

（1）浊毒壅滞，胃气上逆

【症状】恶心呕吐，腹大胀满，甚则青筋暴露，纳呆，大便秘结或溏薄，小便短少或无，舌红，苔黄腻或白厚腻，脉沉滑或细滑。

【治法】解毒降浊，和胃降逆。

【方药】黄连温胆汤合大黄黄连泻心汤。药物组成：人参、姜半夏、陈皮、竹茹、枳实、大黄、黄连、黄芩、生姜、茯苓、甘草。

（2）邪毒内陷，血热风动

【症状】腹大坚满，高热烦躁，皮肤

瘀斑，或神昏谵语，循衣摸床，唇舌手指震颤，四肢抽搐痉挛，齿鼻衄血，小便少或无，舌红，苔薄，脉弦细而数。

【治法】清热凉血，息风止痉。

【方药】犀角地黄汤合羚羊钩藤汤。

药物组成：水牛角、羚羊角、生地黄、牡丹皮、钩藤、菊花、赤芍、白芍、竹茹、地龙、茯神、甘草。

（二）中成药治疗

扶正化瘀胶囊：适用于气虚血瘀，肝肾不足者，24周为一疗程。

复方鳖甲软肝片：适用于瘀血阻络，气血亏虚，兼热毒未尽者，6个月为一疗程，或遵医嘱。

大黄䗪虫丸：适用于瘀血阻络，正气不虚者。

木香顺气丸：适用于湿浊中阻，气机郁滞，脾胃不和者。

茵栀黄颗粒：适用于肝胆湿热蕴结者。

六味地黄丸：适用于肝肾阴虚者。

金匮肾气丸：适用于脾肾阳虚者。

丹红注射液：适用于瘀血阻络者。

丹参酮ⅡA磺酸钠注射液：适用于瘀血阻络者。

肾康注射液：适用于浊毒内闭，瘀血阻络者。

（三）其他中医治疗措施

1. 中药保留灌肠

灌肠方1：大黄40g。

灌肠方2：大黄30g，黄芪30g，丹参20g，红花10g，川芎10g，白术10g，当归15g，茯苓15g。

灌肠方3：大黄30g，丹参25g，桂枝25g，煅牡蛎25g，六月雪25g，红花15g，白术15g，半夏10g。

灌肠方4：大黄30g、厚朴24g、枳实24g、丹参30g、蒲公英30g。

灌肠方5：生大黄30g、玄明粉（冲）20g、煅龙骨30g、煅牡蛎30g。

上述药物煎煮2次，混合过滤后，取100～150ml，冷却至37～39℃，嘱患者右侧卧位，臀部抬高，以甘露醇1200ml或温生理盐水5000ml结肠灌洗，清洁肠道，随后将肛管插入肛门20cm左右，以药液保留灌肠1～2小时后自然排出，轻者每日1次，重者每日可2～3次，疗程1周。

禁忌证：①患有严重痔疮；②女性患者经期；③有肛门狭窄者；④人工肛门者；⑤合并有严重心脏疾患者。

2. 中药穴位贴敷

与口服汤药相比，中药穴位贴敷治疗不仅能避免肝脏的"首过消除效应"和胃肠道的灭活作用，而且可以借助经络系统的联络、沟通和传导作用，直达病所，发挥疗效。目前穴位贴敷治疗在肝硬化腹水和肾功能衰竭中的疗效已经得到一定肯定，但是肝肾综合征相关研究报道较少，有专家提出，予大蒜、芒硝外敷水分穴，疗程5日，结合常规西医治疗，可取得一定疗效。

3. 针灸治疗

针灸取穴以肾俞、脾俞、三焦俞、阴陵泉、水分、足三里、气海为主穴，手法为补，2次/d，每次各留针15～20min。肝郁者加肝俞、太冲，湿热内蓄者加曲池、委阳，吐血者加膈俞、内关，小便不利者加中极、膀胱俞。

4. 药膳治疗

①田七炖水鱼（蟹）：田七末3g或田七粒2～3只，轧碎，水鱼100g，水约200ml，生姜2片，大枣3枚，放入瓦盅炖熟，油盐调味。适用于肝肾综合征缓解后肝硬化或慢性迁延性肝炎者。②冬虫夏草炖龟：冬虫夏草3～5g，草龟或金钱龟1只，生姜2片，蜜枣2枚，水约200ml，放入瓦盅内炖熟，油盐调味。适用于肝肾综合征缓解后肝阴不足者。除此之外，可作为药膳辅助治疗的中药和食物有：绵茵陈、鸡骨草、薏苡仁、山楂、麦芽、桑椹、枸杞子、冬虫夏草、地黄、黄精、丹参、田七、桃仁、人参、黄芪、怀山药、大枣、鱼、龟、泥鳅、黄花菜、木耳等。

二、西医治疗

HRS-AKI 无特异性治疗，首先应针对原发病和诱因进行治疗，但往往效果不佳。故应考虑药物治疗、TIPS、肾脏替代治疗及肝移植和肝肾联合移植等方法。

1. 一般治疗　卧床休息，给予高热量易消化饮食，密切监测血压、尿量、保持液体平衡。监测肝肾功能及临床评估伴随的肝硬化并发症状况。避免过量摄入液体，防止液体超负荷和稀释性低钠血症发生。

2. 停用部分药物　停用利尿剂和非选择性受体阻滞剂、血管紧张素转化酶抑制剂、血管紧张素受体拮抗剂等药物。

3. 药物治疗　应使用收缩血管的药物。

（1）**特利加压素联合人血白蛋白**：特利加压素联合人血白蛋白效果明显，优于单用特利加压素或人血白蛋白。白蛋白的剂量为第 1 天 1g/kg，随后 20～40g/d 或 10～20g/d；特利加压素的起始剂量为 1mg/4～6h，如经过 3 天治疗，SCr 较基线水平未下降至少 25%，则特利加压素可逐渐加量，最大剂量可增加至 2mg/4～6h，维持治疗直至 SCr 下降至 <133μmol/L。治疗应答定义为：SCr 缓慢而进行性下降至 <133μmol/L，并且动脉压、尿量和血钠浓度增加。应答者停药后一般复发较少见，若复发，可再使用特利加压素。

（2）**生长抑素类似物、米多君联合人血白蛋白**：生长抑素类似物联合米多君及人血白蛋白治疗 2 型 HRS 可作为特利加压素的替代方法。米多君口服起始剂量 2.5～7.5mg/8h，生长抑素类似物 100μg/8h 皮下注射，如肾功能无改善，剂量分别增加至 12.5mg/8h 和 200μg/8h。

（3）**去甲肾上腺素联合人血白蛋白**：去甲肾上腺素联合人血白蛋白（去甲肾上腺素 0.5～3mg/h，人血白蛋白 10～20g/d，疗程 7～14d）对 1 型或 2 型 HRS 与特利加压素有类似的结果，但该 Meta 分析纳入的仅为几项非随机对照研究。国内的小样本非随机试验也显示去甲肾上腺素同样有效。

（4）**托伐普坦**：对于伴有顽固性腹水及低钠血症的 HRS，可使用托伐普坦。托伐普坦可选择性结合非肽类血管加压素受体，抑制抗利尿激素作用而不刺激交感神经或醛固酮系统，排水不排钠。可明显增加患者的尿量且可纠正低钠血症，而不影响肾脏功能，不增加肝性脑病、食管静脉曲张破裂出血及 HRS 的发生率。

（5）**肾脏替代治疗**：血管收缩药物治疗无效且满足肾脏替代治疗标准的 1 型 HRS，可选择肾脏替代治疗或人工肝支持系统等。不推荐 2 型 HRS 行肾脏替代治疗。

（6）**TIPS**：对血管收缩药物治疗无应答且伴大量腹水的 2 型 HRS 可行 TIPS 治疗。不推荐 1 型 HRS 行 TIPS 治疗。

（7）**肝移植**：肝移植是 1 型和 2 型 HRS 的首选治疗方法。1 型 HRS 患者短期内病死率高，应该优先列入肝移植计划。

三、中西医结合治疗

肝肾综合征是继发于臌胀的严重疾病，其基本病机是五脏六腑衰惫，瘀血阻滞，水毒内闭，多重症急症，如何使内闭之水毒浊邪迅速排出是辨治的关键所在。邓以林提倡以麻黄连翘赤小豆汤治疗肝肾综合征。麻黄连翘赤小豆汤方为张仲景所创，其组成为麻黄、连翘、杏仁、赤小豆、桑白皮、生姜、大枣、甘草。麻黄味辛性温，辛能发散，温可胜寒，不仅有疏解风寒表邪之功，还可"于全身脏腑经络莫不透达"，其入肺与膀胱经，亦可开上导下。开上者，宣发郁闭之肺气，肺为水之上源，气行则上源水道通畅；导下者，即导泄膀胱之水也，膀胱为水液贮藏之所，麻黄可振奋州都之气化，气化则水府通畅。总之，麻黄能开鬼门以取汗，洁净府以利水，宣降肺气以平喘，开发瘀热以退黄，为方中主药。连翘，味苦辛凉，能制麻黄之悍，又"善理肝气，既能疏肝气之郁，又能平肝气之盛"，麻黄与连翘合用，一温一凉，相得益彰；麻黄合生姜、杏仁能疏散表邪，开发瘀热；桑白皮清泄湿热，下气行水，赤小豆利水除湿，养心悦脾，伍甘草、大枣安中，诸药相合，可达下气行水、清热除湿之功。

就现阶段而言，中医诸多医家对肝肾综合征的治疗经验多是在鼓胀治疗经验的基础上进一步总结细化，主要侧重三点：补其虚、化其瘀、配合中药保留灌肠疗法。

肝肾综合征病起于肝，随着病情迁延，延及五脏，终致五脏皆损，脏气大伤，虽以腹水、肢肿、小便不通等胀、满、塞症状为主要临床表现，但难掩其五脏衰惫的内在根本。张景岳引王冰云："下焦气乏，中焦气壅，欲散其满，则更虚其下，欲补其下，则满甚于中，治不知本而先攻其满，药入或减，药过依然，乃不知少服则资壅，多服则宣通，峻补其下，以疏启其中，则下虚自实，中满自除。"此即"塞因塞用"之道也，结合现代西医治疗思路，与肝肾综合征忌过度利尿、重支持的观点颇为吻合。若论水病之为患，莫不以脾肾受累为先，正所谓"诸湿肿满，皆属脾土""肾者，胃之关也，关门不利……聚水而生病也""水病无不由肾脾虚所为""中满者，虚满而非实满也，大略皆脾肾两虚所致"，水病主要责之于脾肾两脏，自古以来皆是如此。同时补益脏腑之道，亦是尤重脾肾，脾与肾，一为后天之本，一为先天之本，二者生理上相互滋养，病理上互为因果，一荣俱荣，一损俱损，且病久多累至其余脏腑化源充养不足，对于肝肾综合征这样的五脏严重衰惫的疾病而言，单补脾或是单补肾均失之偏颇，唯有脾肾同调，才能达到补益的最佳效果。肝肾综合征是肝病及脾及肾的疾病，临床治疗注重培补脾肾，不仅有助于阻止疾病的传变，也有利于疾病的向愈，故而许多医家在治疗中，多喜用黄芪、党参、苍术、白术、山药、红枣等健脾气，以淫羊藿、巴戟天、狗脊温肾阳即是此理。

肝肾综合征是一种病程漫长的疾病，瘀血是其重要的病理因素之一。中医学常有"久病入络""久病必瘀"的理论，结合肝肾综合征的病因病机可以发现，无论是肝气郁滞，抑或脾肾阳虚、肝肾阴虚、湿热浊毒之邪互结于体内，都能进一步导致血行凝滞而致瘀，并且随着病情的发展和病程的迁延，血瘀的程度也日趋加重。现代研究表明，肝肾综合征的发病机制是肾血管的过度收缩、挛急，脉为血之府，脉管的半闭塞或闭塞，必然会导致血流运行不畅，进而产生"瘀血"，中西医理论在血瘀致病这一点上是完全相符的。活血化瘀也成为诸多医家治疗肝肾综合征的一个重要手段。其中使用频率最高的药物就是丹参、红花、当归、川芎、赤芍。以丹参、红花为例。丹参，其性微寒，味苦，归入心、肝二经，《本草正义》记载"专入血分，功在于活血行血，内之达脏腑而化瘀滞……外之利关节而通络脉"，功善活血调经，祛瘀止痛。现代研究表明，在治疗肝肾综合征时，丹参的有效成分丹参酮、异丹参酮不仅具有促进前列腺素 E 产生、扩张血管、增加肾血流量、增加肾小球滤过率的作用，还具有改善肝脏血流灌注、降低门静脉压力、改善微循环、减轻肝细胞损伤、促进肝细胞再生、抑制炎性因子释放以及抗肝纤维化的作用。红花，其性温，味辛，归入心、肝二经，《本草汇言》记载"红花、破血、行血、和血、调血之药也"，功善活血调经，祛瘀止痛，现代研究表明，其有效成分红花黄素、红花甙等，能够抗氧化自由基，逆转肝纤维化，降低外周血纤维蛋白原浓度，抑制血小板聚集、黏附，改善血液黏稠度，提高红细胞的变形能力，改善血流动力学。也正是因为这样的原因，其提取物丹参注射液或丹红注射液是临床中西医结合治疗肝肾综合征时最常用的中成药。

对于肝肾综合征而言，腹水肢肿明显，小便短少甚则全无之时，当遵循急则治其标的原则，攻逐水湿毒邪，使邪有出路。中药保留灌肠疗法是起源于《伤寒论》的古老治疗方法，具体说来，是将中药材熬成一定量的药液，经肛门直接灌入大肠，以达治疗目的的一种治疗措施。大肠为"传导之官"，主排泄糟粕，主津液，且与肺相表里，中药汤剂灌入大肠，能通过大肠"主津"的功能，对其中的精微部分进行再吸收，并通过相表里的肺脏的宣发肃降作用遍及全身，直达病所；从西医的角度来讲，这样的给药方式一定程度上也消除了药物的"首过效应"，提高了血药浓度。现代研究认为，严重肝病导致的内环境紊乱，会继发肠源性内毒素血证（IETM），这将是导致肝衰竭的"第三重打击"，同时也会加重血流动力学的紊乱，收缩肾血管，是引起肝肾综合征的严重危险因素。中药保留灌肠可借助药物泻下作用使毒邪浊物从肠道迅速排除，达到"急则治其标"的目的。临床常用于灌肠的药物有大黄、牡蛎、蒲公英、丹参、黄芪、附子、六月雪、红花、槐花、龙骨、黄连、地榆、当归等等，在肝肾综合征这一疾病中，灌肠治疗的核心思想在于泄浊与化瘀，主药多是同时具备攻积排浊和活血化瘀两大功效的大黄。大黄，大苦大寒之品，《药品化义》载"大黄气味重浊，直降下行，走而不守，有斩关夺门之力，故号为将军"，《神农本草经》云其"荡涤肠胃，推陈致新，通利水谷，调中化食，安和五脏"，其"性禀直遂，长于通下"的特性使其成为灌肠药的上上之选。同时现代研究也发现，应用大黄灌肠具有清除血液中的毒素，补充微量元素，调整免疫，改

善内环境、纠正内分泌等作用。但是一味强调泻下，长期滥用大黄，又有损伤正气之嫌，也会引起水电解质紊乱和酸碱失衡，易加重病情，酿成坏证，故而灌肠治疗的用药选择也需遵循攻补兼施的原则，酌情配伍黄芪、白术等益气固本之品，黄芪善于补气升阳，利水消肿，白术善于健脾益气，燥湿利水，与大黄合用，既祛实邪，又治本虚，标本兼顾。另有牡蛎一药，其性味咸，微寒，归肝、胆、肾经，功善重镇安神，潜阳补阴，软坚散结，应用于灌肠方中，借助其咸、涩共具的特性，咸以软坚散结，涩以固摄收敛，可防大黄直下攻泄之性太过，现代研究也表明，牡蛎还具有吸附肠道内有毒物质，促使其排出体外的功效。此外诸多临证经验表明，在灌肠药中酌情加入活血化瘀类药物可明显提高疗效，最常用的药物是丹参、红花、川芎、赤芍、当归之属。

四、专家经验

黄春林教授从中西医结合治疗角度出发，总结出了一条辨病论治的治疗思路，在改善症状，延长生存时限等方面疗效显著：

治病求本，积极控制原发疾病。黄教授认为，肝肾综合征由严重肝病而来，其治疗应"重点在肝，兼顾于肾"，唯有改善肝功能，防止疾病进一步恶化，才能挽救肾功能，延长生存时限。针对能引起肝肾综合征的原发肝脏疾病（最常见的是失代偿期的肝硬化以及重症肝炎），黄教授指出不仅要根据传统中医学理论论治，还要结合现代医学相关病理机制、药理药效等学说来进行遣药组方，有助于提高整体疗效。在抗病毒治疗方面，传统中医学理论多认为肝炎病毒多属湿热疫毒之邪，因此通常选用清湿热的药物作为抗病毒治疗的药物，如茵陈、鸡骨草、田基黄、黄柏、黄芩、栀子、白花蛇舌草等；然现代研究

证实，部分中药具有类干扰素作用，对于病毒的复制繁殖具有一定的抑制作用，这类中药包括紫河车、人参、黄芪、茯苓、白术、刺五加、当归、鸡血藤、淫羊藿、黄精、冬虫夏草、桑椹、猪苓、沙参、远志、天花粉、天麻、白芷、升麻、柴胡等，可以酌情选用。在护肝治疗方面，可选用女贞子、墨旱莲、干地黄、山茱萸、桑椹、枸杞子等滋养肝肾；同时人参、党参、黄芪、灵芝、茯苓、白术、怀山药、甘草、大枣等药物在补气健脾的同时亦有护肝的作用；茵陈、垂盆草、龙胆草、黄芩、山栀子、猪苓、泽泻等药物在清热利湿的同时亦有护肝的作用；柴胡、郁金、姜黄、刘寄奴、丹参、莪术、牛膝等药物在疏肝活血的同时亦有护肝的作用，可以酌情选用。在抗肝纤维化治疗方面，现代研究表明，活血化瘀、软坚散结类药物丹参、桃仁、龟甲、鳖甲等具有扩张血管、改善血液流变、改善肝细胞供血供氧状态，抑制胶原纤维形成的抗肝纤维化作用。

审因论治，及时消除诱发因素。大多数肝肾综合征的发生都具有一定的诱发因素，其中最为常见的包括过度利尿、大量放腹水，感染、消化道出血等，及时消除诱发因素，对因施治是防治肝肾综合征的重要措施。肝肾综合征多继发于严重腹水，腹水的治疗重点主要在于适度利尿和补充白蛋白，维持血浆胶体渗透压，提高有效循环血量，改善内脏灌注。利尿治疗除了选用西药利尿剂外，部分中药如茯苓、猪苓、泽泻、车前草、半边莲等亦具有利尿作用，可以酌情选用。需指出的是，如牵牛子、大戟、芫花、甘遂、商陆等攻下逐水药，攻逐之力过强，且具有一定毒性，使用不当极易引起水、电解质代谢紊乱和血容量降低，引起病情恶化，不推荐使用。在补充蛋白方面，可选用具有健脾益气、消食助运的药物，通过健脾助运，促进食物的消化吸收，改善机体的营养状态，促进白蛋白的自身合成，其中可选择的药物包括黄芪、党参、茯苓、白术、木香、砂仁、麦芽、谷芽、神曲、山楂、鸡内金等。重症感染和上消化道出血亦是肝肾综合征发生的主要诱因，在辨证治疗的基础上，针对细菌感染选择抗菌强度较强的中药，有助于提高治病疗效。黄春林教授根据多年临床经验和大量现代中药药理研究文献总结出了一些具有抗菌作用的中药：如白芍、知母、竹茹、金银花、连翘、苍术、黄连、乌梅、麦冬、秦皮、川黄连、黄芩、大黄、刘寄奴、厚朴、木香等具有抗大肠杆菌的作用；五味子、黄连、黄芩、黄柏、大黄、厚朴、木香、大蒜、仙人掌等具有抗葡萄球菌的作用；五味子、厚朴、大蒜、仙人掌等具有抗链球菌的作用；厚朴、木香、诃子、白芷、重楼、田基黄、野菊花、马齿苋、知母、黄柏、地骨皮等具有抗伤寒杆菌的作用；赤白芍、丹皮、黄连、黄芩、知母、大黄、夏枯草、大蒜、地骨皮等具有抗副伤寒杆菌的作用；白头翁、秦皮、苦参、马齿苋、黄连、小蓟、穿心莲、大青叶等具有抗痢疾杆菌的作用；黄精、百部、五灵脂、黎芦、白果、白芷、白及、远志、苍术、黄连等具有抗结核杆菌的作用；黄芩、百部、白头翁、夏枯草、佛手花、青葙子、大黄、银花、连翘、五味子等具有抗绿脓杆菌的作用；木香、丁香、大蒜、苦楝根皮、土槿皮等具有抗真菌感染的作用。在发生消化道出血时，除了及时运用西医治疗措施快速止血、补充血容量外，可配合使用参麦注射液或生脉注射液静滴，益气养阴，扶正固本，同时亦可酌情选用小蓟、紫草、白茅根、仙鹤草、藕节炭、侧柏叶、地榆炭、蒲黄等止血药。

肝肾综合征属于临床急症、重症，是肝硬化晚期的重要并发症，就现阶段中西医结合治疗水平而言，疗效有限。石兆峰等提出了将肝肾综合征的辨治与中医升降出入理论相结合的创新思路，希望寻得中医治疗肝肾综合征的治疗突破口。升降出入理论源于《素问·六微旨大论》中所提及的"出入废则神机化灭，升降息则气立孤危，故非出入，则无以生长壮老已；非升降，则无以生长化收藏。是以升降出入，无器不有。故气者生化之宇，器散则分之，生化息矣"。最原始的升、降、出、入指的是"气"的运动形式。气是人体内活力很强，运动不息的极细微的精微物质，是构成人体和维持人体生命活动的基本物质之一。气的运动不息（升降出入），推动和调控人体内的新陈代谢，维持人体的生命进程。后世医家对升降出入理论进一步深入探讨，指出"其在病机，则内伤之病，多病于升降，以升降主里也；外感之病，多病于出入，以出入主外也……升降之病极，则亦累及出入矣；出入之病极，则累及升降矣"，并指出"出入"是正气在体内流经或邪气在体内传变的过程，如果"出入废"，"入"内的邪气无外"出"的通道，郁于体内，则日久必会化火、生湿、成瘀，从而变证丛生，酿成坏证，而在内的五脏六腑之间存在着由气机运动构成的生理联系，如心肾相交，水火既济；脾主升清，胃主降浊，纳运相得，升降相因；肝生于左，肺藏于右，龙虎回环，升降有序等，这些相互联系多是以升降形式相连，若"升降息"，则气机郁滞不畅，脏腑功能不合，进一步导致脏腑失调，变生疾病。因此五脏六腑这一大整体可谓是气机升降之枢，正所谓"肾肝之气左升，心肺之气右降，脾胃之气斡旋中州，为升降之枢"，其中肝脏的功能尤为重要，"肝者，贯阴阳，统血气，居贞元之间，握升降之枢者也"。肝肾综合征之病，其本在于毒邪久伏于肝，耗伤肝体，肝为刚脏，体阴而用阳，内藏精血，病久肝体损伤，内藏精血耗损，相当于"入"的功能失调，"入"废则精微物质走旁道而"出"，脉道失养则津液旁流，聚而成鼓胀。肝气升发，性喜条达而恶抑郁，肝病患者久病肝体失养，加之情志抑郁，其"升"的功能丧失，气乱横逆犯脾胃，故发生一系列脾胃疾患。肝主疏泄，可行津液，疏泄失司则肝气"降"的功能偏废，水液疏泄不及，亦是鼓胀形成的重要原因之一。肝肾同居下焦，精血同源，藏泄互用，阴阳互滋，二者密切相关，"肝肾同源"。肝伤则脉道失养，故脉道输送气血精微不及，而肝肾同源，精血相互滋生，故肝伤而肾亦损。肾为水脏，主水，肾脏受损，精微难"入"，蒸腾气化功能失调，则见尿少等不"出"症状。肾藏精，主封藏，肾虽贵为先天，但久病失养，精微不"入"，必然脏器受损。"入"废则封藏失，封藏失，则精微"出"，就产生"蛋白尿"。可以看出，肝肾综合征是"出入废、升降息"所导致的一个恶性循环过程。对于治疗思路，石兆峰等也提出了升降出入的核心在于气机得畅，该升则升，该降则降，该出则出，该入则入。然治气多用温燥之药品，正如"升、柴、参、芪，气之直升者也；硝、黄、枳、朴，气之直降者也；五味、山萸、金樱、覆盆，气之内敛者也；麻黄、桂枝、荆芥、防风，气之外散者也"，而肝肾综合征一病中，肝肾阴虚、气虚血瘀证较多，过用温燥行气之品恐耗伤阴血，但若不理气机，脏腑功能无法激发，肝脏之枢机不得运，升降出入安能得复？石兆峰等认为如何适度调理升降出入之气机及补益肝肾损伤之阴血，是本病治疗的难点，也是未来中医治疗理论可进一步发展的创新点。

第四节　预防和调护

在肝硬化腹水患者中，细菌感染、过度使用利尿剂、大量放腹水、上消化道出血、胆汁淤积性黄疸等二次打击都可以诱发 HRS。肝肾综合征的预防关键在于预防感染、慎用大剂量利尿剂、非选择性 β 受体阻滞剂和避免大量放腹水。

1. 预防感染　肝硬化腹水患者尤其是静脉曲张出血者易发生细菌感染，预防性使用抗菌药物可以提高生存率。约 30% 肝硬化腹水伴 SBP 可以进展为 HRS，而预防性使用抗菌药物联合人血白蛋白可将 HRS 的发生率降为 10%。

2. 慎用大剂量利尿剂和大量放腹水　一般肝硬化腹水治疗为限钠饮食和合理应用利尿剂。研究显示，对血钠降低的肝硬化腹水患者在慎用利尿剂的同时，不限钠饮食，而对血钠基本正常者可先适当限钠饮食，避免因低钠血症引起的肾功能损伤。

3. 慎用非选择性 β 受体阻滞剂　非选择性 β 受体阻滞剂降低门静脉压力，可减少肝硬化患者静脉曲张破裂出血的风险。然而，肝硬化腹水患者合并 SBP、动脉收缩压 <90mmHg、血清钠 <130mmol/L 或肾功能障碍时，非选择性 β 受体阻滞剂

的使用可增加血流动力学紊乱。因此，对于正在使用非选择性 β 受体阻滞剂预防食管静脉曲张破裂出血的患者出现 HRS 时，β 受体阻滞剂应暂时停用，待循环功能和肾功能改善后恢复正常应用。

（王宇、陈艳、马红）

参考文献

[1] 中华医学会肝病学分会 . 肝硬化腹水及相关并发症的诊疗指南 [J]. 实用肝脏病杂志，2018，21（1）：21-31.

[2] SIMONETTO D A, GINES P, KAMATH P S. Hepatorenal syndrome：pathophysiology, diagnosis, and management[J].BMJ, 2020, 370：2687.

[3] AITHAL G P, PALANIYAPPAN N, CHINA L, et al. Guidelines on the management of ascites in cirrhosis[J].Gut, 2021, 70（1）：9-29.

第八章　肝性脑病

肝性脑病（hepatic encephalopathy，HE）是指由肝衰竭和 / 或门 - 体静脉分流引起的脑功能障碍，表现为一系列的神经和 / 或精神异常，可从亚临床型逐渐发展为昏迷，目前被认为是终末期肝病最严重、危害性最大的并发症之一，又称为肝性昏迷[1]。导致肝性脑病的原因包括：①导致肝功能严重障碍的肝脏疾病：各种原因引起肝硬化及急性肝功能衰竭是肝性脑病的主要原因，占 90% 以上。我国引起肝功能衰竭及肝硬化的主要病因仍然是肝炎病毒，乙型肝炎病毒（Hepatitis virus B，HBV）占 80%～85%，其次是药物或肝毒

性物质，如乙醇、化学制剂等。此外，妊娠急性脂肪肝、自身免疫性肝病和严重感染等也可导致肝功能衰竭的发生。②门 - 体分流异常：患者存在明显的门 - 体分流异常，可伴或不伴有肝功能障碍。尽管目前对肝衰竭患者的治疗效果有了明显提高，但终末期肝病继发肝功能衰竭及门 - 体分流异常仍是导致肝性脑病最重要的原因[2]。需注意的是，尿素循环的关键酶异常或其他任何原因导致血氨升高进而引起脑病表现的相关疾病（如先天性尿素循环障碍）虽然其病理生理、发病机制及临床表现方面有重叠部分，但目前并不被包括

在典型肝性脑病中。

在肝功能严重损伤（甚至肝功能衰竭）和门-体分流异常的基础上，任何原因造成机体内血氨及相关含氮类物质增多或增加，相关物质进入血液或血脑屏障都可能诱发或加重肝性脑病。

第一节　病因病机

肝性脑病是以患者精神、神志改变为主要临床表现的病证，属中医的神昏、厥证、暴不知人等疾病范畴。与古代文献中瘟黄、臌胀等引起的神志异常较为相似。病位以心、脑受累为主，而病变波及肝肾。肝性脑病的病因病机可概括为：在各种致病因素的作用下，肝脾俱损，肝失疏泄，脾失运化，湿热、痰浊、瘀血内盛，郁而成毒，热毒内陷心包；或痰浊、痰热蒙蔽心窍或心脏气血阴阳衰败，心神失用而昏迷。

肝性脑病病因分为外因及内因。外因即外感疾疠之邪，如：六淫风、寒、暑、湿、燥、火之邪，尤其是湿热疫毒之邪，正虚邪盛，湿热内结，邪热炽盛，内犯心营，扰乱神明；或邪毒内蕴脏腑，郁久化热，灼伤阴津，肝阴内耗，致肝火上炎，肝风内动，上扰心神，从而继发神昏谵语、躁扰不宁等肝性脑病的表现。内因在于内伤七情，即指与喜、怒、思、悲、惊、恐等情志有关的疾病。中医认为：过怒伤肝，忧思伤脾，惊亦伤肝，致使肝气郁结，气郁化火，导致肝的疏泄失常。相当于心因性肝炎、瘀血性肝炎、自身免疫性肝病。除此以外，还有因饮食不洁、过食肥甘厚腻、长期饮酒无度、长期饥饱失常、劳倦太过、房室不节、纵欲过度等，导致脾胃损伤，运化失职，湿浊内生，郁而化热，湿热熏蒸，致脾胃运化失调，痰湿内生，蒙蔽神明而发病；或病久郁而化火，上扰心神，导致脑窍神志失常而发

病；或先天不足，肾精亏虚；或肝血不足，病久及肾，肝肾阴虚，肾精不足则不能生髓，髓海空虚，神机失用而发病。本病病位在心脑，与肝、脾有关，病久及肾，多为虚实夹杂证。

总的归纳来说，热毒、湿浊、阴虚是本病的主要病理因素，本病属于本虚标实之证，治疗多以凉血解毒化瘀为主，兼顾滋阴清热。

第二节　病因病理及临床诊断

一、病因病理

（一）病因及诱发因素

肝性脑病的常见诱发因素包括感染、消化道出血、电解质和酸碱平衡紊乱、大量放腹水、高蛋白饮食等，低血容量、利尿、腹泻、呕吐、便秘以及使用苯二氮䓬类药物和麻醉剂等也会诱发肝性脑病。其中，感染是最常见的诱发因素，如腹腔、肠道、尿路和呼吸道感染等。肝硬化患者易出现腹水，腹腔感染容易出现且体征不明显，更需引起重视。消化道出血时肠道内毒素、血氨未经肝脏清除直接进入循环，易诱发肝性脑病。另外，据相关研究显示，经颈静脉肝内门体分流术（TIPS）后肝性脑病的发生率增加，这与术前肝功储备状态、有无肝性脑病病史及支架类型及直径等因素有关。此外，有研究发现，使用质子泵抑制剂（PPI）也可导致肝性脑病的发生，因为其可导致小肠细菌过度生长，从而增加肝硬化患者发生肝性脑病的风险，且风险随用药量和疗程增加而增加。需要注意的是，在肝硬化患者存在高血氨的状态下，如果出现以上因素，可进一步加重脑水肿和氧化应激，导致认知功能的快速恶化[2]。

（二）发病机制

在肝硬化患者中，肝细胞对氨等毒性

物质的解毒功能降低，同时门静脉与腔静脉间侧支循环形成（即门 - 体循环分流），氨等有毒性物质经门静脉，绕过肝脏直接流入体循环并进入脑组织，引起肝性脑病。肝性脑病的发病机制主要有以下学说：

1. 氨中毒学说 肠道维生素群及食物的相互作用产生氨、硫醇、吲哚类、苯二氮䓬类等有毒物质，当肠壁通透性增加时，可使氨进入门静脉增多，门体分流可致含有血氨的门静脉血流直接进入体循环，同时肝功能不全导致血氨不能经鸟氨酸循环有效解毒，肝脏解毒能力下降。血氨进入脑组织使星状胶质细胞合成谷氨酰胺增加，导致细胞变性、肿胀及退行性变，引起急性神经认知功能障碍。此外，氨可直接导致兴奋性和抑制性神经递质比例失调，产生临床症状，并损害颅内血流的自动调节功能。

2. 炎症反应损伤 炎症反应可破坏血脑屏障，使氨等有毒物质及炎性细胞因子进入脑组织，引起脑实质改变和脑功能障碍。同时，高血氨能够诱导中性粒细胞功能障碍，释放活性氧，促进机体产生氧化应激和炎症反应，造成恶性循环。炎症过程所产生的细胞因子又反过来加重肝损伤，增加肝性脑病的发生率。故高氨血症与炎症介质相互作用可促进肝性脑病的发生发展。

3. 其他学说

（1）氨基酸失衡学说和假性神经递质学说： 肝硬化时肝功能障碍，芳香族氨基酸的降解能力减弱，血中苯丙氨酸和酪氨酸增多，抑制正常神经递质生成，并生成苯乙醇胺和羟苯乙醇胺等假性递质代替正常神经递质，导致肝性脑病发生。

（2）γ - 氨基丁酸 / 苯二氮䓬复合受体假说： γ- 氨基丁酸在脑内与苯二氮䓬类受体以复合受体的形式存在，是中枢神经系统特有的、最主要的抑制性递质之一。发生肝性脑病时血中 γ- 氨基丁酸含量升高，且通过血脑屏障的量增加，脑内内源性苯二氮䓬水平升高。有研究显示，给肝硬化动物服用苯巴比妥、地西泮等可激活 γ- 氨基丁酸 / 苯二氮䓬复合受体，进而诱导或加重肝性脑病；而给予氟马西尼等苯二氮䓬类受体拮抗剂，可能减少肝性脑病的发作。

（3）锰中毒学说： 神经细胞中低价锰离子被氧化成高价锰离子，线粒体对其有特殊的亲和力，使其在线粒体内蓄积。同时，大量自由基在锰离子价态转变过程中产生，进一步降低脑黑质和纹状体中脑细胞线粒体呼吸链关键酶的活性，影响脑细胞功能。有研究发现，部分肝硬化患者血和脑中锰含量比正常人高 2 ~ 7 倍。

综上，肝性脑病（包括轻微型肝性脑病）的发病机制与病理生理较为复杂，至今尚未完全阐明，目前仍以氨中毒学说为核心，同时炎症介质学说及其他毒性物质的作用也日益受到重视。

二、临床分类分级

肝性脑病可起病隐匿、渐起出现或急骤起病，其特点是有明显的神经系统症状和体征以及症状的变异性，但其表现又是非特异性且复杂多样的。随着病情进展可由早期的性格改变逐渐出现睡眠习惯改变、定向力及计算力下降、意识障碍及昏迷。

根据肝病类型及疾病变化特点，可将其分为 A、B、C 三型：A 型多发生在急性肝衰竭基础上，常发展迅速，常在起病数日内由轻度的意识错乱迅速陷入深昏迷，甚至死亡，且无明显诱因和前驱症状，脑水肿和颅内高压是其病理生理特征。B 型由门体分流所致，无明显肝功能障碍，肝活检提示肝组织学结构正常。C 型是发生于慢性肝损伤基础上的肝性脑病，起病缓慢，以慢性反复发作的性格、行为改变、言语不清并伴有肝功能严重受损为表现，最常见是在肝硬化终末期，各种因素作用下昏迷逐渐加重，最后死亡。其常由某些原因引起，如进食大量蛋白食物、上消化道出血、感染、放腹水、大量排钾利尿等。

根据 West-Haven 分级标准，肝性脑病的严重程度分为 0 至 4 级。0 级：未被察觉的性格或行为改变，脑电图无异常；1 级：轻微的认知障碍，有欣快或抑郁感，注意力集中时间缩短，加减法计算能力降低，可能引出扑翼样震颤，脑电图呈对称性慢波；2 级：淡漠或倦怠表现，轻度定向失常（时间和空间），轻微人格改变，行为异常、语言不清，加减法计算能力异常，容易引出扑翼样震颤，脑电图呈对称性慢波、三相性慢波；3 级：嗜睡至半昏迷表现，但能对问话应答，头脑混乱，明显定向障碍，可能无法引出扑翼样震颤，

脑电图呈三相性慢波；4 级：昏迷表现，对语言刺激或强烈刺激无反应，脑电图呈极慢的 δ 波。我国在 2018 年肝性脑病指南中应用 MHE 和 HE1～4 级修订了分级标准（表 5-8-2-1）。对于意识显著改变的患者可进一步采用格拉斯哥（Glasgow）昏迷量表评分进行评估和描述患者的意识状态。

早期肝性脑病仅有轻度的精神运动异常，不易被察觉，仅能通过精细的精神心理测试和 / 或电生理检查才能发现。"轻微肝性脑病（MHE）"概念的提出旨在提高人们对肝性脑病的认识，其发病率与 Child-Pugh 分级有明确关系，高达 25%～39.9%。在 SONIC 分级标准中将有明显肝性脑病临床表现的患者（即 West-Haven 分级标准中的 2、3、4 级肝性脑病）定义为显性肝性脑病（overt hepatic encephalopathy，OHE）。

表 5-8-2-1　HE 的分级及症状、体征

HE 分级标准	神经精神学症状（即认知功能表现）	神经系统体征
0 级	正常	神经系统体征正常,神经心理测试正常
MHE	潜在 HE,没有能觉察的人格或行为变化	神经系统体征正常,但神经心理测试异常
1 级	存在琐碎轻微临床征象,如轻微认知障碍,注意力减弱,睡眠障碍(失眠、睡眠倒错),欣快或抑郁	扑翼样震颤可引出,神经心理测试异常
2 级	明显的行为和性格变化;嗜睡或冷漠,轻微的定向力异常(时间、定向),计算能力下降,运动障碍,言语不清	扑翼样震颤易引出,不需要做神经心理测试
3 级	明显定向力障碍(时间、空间定向),行为异常,半昏迷到昏迷,有应答	扑翼样震颤通常无法引出,踝阵挛、肌张力增高、腱反射亢进,不需要做神经心理测试
4 级	昏迷(对言语和外界刺激无反应)	肌张力增高或中枢神经系统阳性体征,不需要做神经心理测试

注：HE 为肝性脑病；MHE 为轻微肝性脑病。

三、辅助检查

（一）血液学检查

1. **生化学指标**　监测患者的肝生化学指标，如胆红素、谷丙转氨酶（GPT）、谷草转氨酶（GOT）、白蛋白、凝血酶原活动度等是否有明显异常。肾功能和血常规在疑诊肝性脑病时应作为常规检查。

2. 血氨 血氨升高对肝性脑病的诊断有较高的价值，特别是门-体分流性肝性脑病的患者，但血氨正常的患者亦不能排除肝性脑病。血氨升高水平与病情的严重程度并不完全一致。因此，血氨升高不作为病情轻重、预后及肝性脑病分级的指标。另外，在诊断肝性脑病时，需排除血氨假性升高可能，如止血带压迫时间过长、采血后较长时间才检测、高温下运送等。

3. 其他 血清壳多糖酶3样蛋白1（chitinase-3-like protein 1，CHI3L1）是肝脏分泌到胞外基质的蛋白，可以结合壳多糖，在炎症和组织重塑中起重要作用，为糖基水解酶家族成员之一。在肝硬化、肝纤维化时表达明显增高，CHI3L1表达水平反映了肝硬化、肝纤维化的程度。高尔基体蛋白73（Golgi protein 73，GP73）主要在胆管上皮细胞中表达，是一种位于高尔基体的跨膜糖蛋白，在各种原因引起的进展期肝病中表达水平升高[3]。

（二）神经心理学测试

神经心理学测试是临床筛查及早期诊断MHE及1级肝性脑病最简便的方法，是筛查或早期诊断的重要方法，但每个试验均需结合其他检查。

1. 传统纸-笔神经心理学测试 肝性脑病心理学评分（psychometric hepatic encephalopathy score，PHES），包括数字连接试验（number connection test，NCT）A和B、数字符号试验（digit symbol test，DST）、轨迹描绘试验、系列打点试验、5个子测试试验。NCT、DST简单易行、可操作性强，适合MHE流行病学调查，但其结果受患者的年龄、教育程度、合作程度、学习效果等多种因素影响。

2. 重复性成套神经心理状态测验（repeatable battery for the assessment of neuropsychological status，RBANS）测验内容包括即时记忆、延迟记忆、注意、视觉空间能力和语言能力，有部分研究用于等待肝移植的患者，但不是专门用于诊断肝性脑病的检测工具。

3. 斯特鲁普实验（stroop test） 通过记录识别彩色字段和书写颜色名称之间的干扰反应时间来评估精神运动速度和认知灵活性，被认为是反应认知调控和干扰控制效应最有效、最直接的测试工具。

4. 控制抑制试验（inhibitory control test，ICT） 通过计算机技术在50ms周期内显示一些字母，测试患者的反应抑制、注意力和工作记忆，可以用于MHE的检测，其灵敏度可达88%，是诊断MHE的简易方法。

5. 临界闪烁频率（critical flicker frequency，CFF） 是指刚能引起闪光融合感觉的最小刺激频率，其可以反映大脑神经传导功能障碍。当阈值在39Hz时，2级与1级以下差异较大，MHE患者和正常人并无差异，故其更适用于区分2级HE。

6. SCAN测试 是一种计算机化的测试，可以测量速度和准确度，用以完成复杂性增加的数字识别记忆任务，具有预后的预测价值。但其受教育背景影响较大。

7. 新的神经心理学测试方法 包括动物命名测试（animal naming test，ANT），姿势控制及稳定性测试，多感官组合（multi-sensory intergration）测试。

（三）神经生理学检查

脑电图可以反映大脑皮质功能，但只有在严重HE患者中才能检测出典型的脑电图改变，故临床上不用于肝性脑病的早期诊断，仅用于儿童肝性脑病的辅助诊断。其主要表现为节律变慢，但并非特异性改变，低钠血症、尿毒症性脑病等其他代谢性脑病患者的脑电图也可出现该改变。诱发电位包括视觉诱发电位、听觉诱发电位和躯体诱发电位。MHE患者可表现为潜伏期延长、振幅降低。

神经生理学检测的优点是结果相对特

异，缺点是灵敏度差，需要专业设备、人员，与神经心理学测试结果一致性差。

（四）影像学检查

肝脏增强 CT 血管重建，可以观察是否存在明显的门 - 体分流。颅脑 CT 检测可发现脑水肿，并排除脑血管意外及颅内肿瘤等。

核磁共振成像（MRI）中的弥散张量成像（DTI），是一种描述大脑结构的新方法。可以显示脑白质结构损伤程度及范围。研究显示，肝硬化及肝性脑病患者 MRI 表现正常的脑白质区，平均弥散度（mean diffusivity，MD）仍可显著增加，且与肝性脑病分期、血氨及神经生理、神经心理改变程度相关。动脉自旋标记（arterial spin labeling，ASL）采用磁化标记的水质子做示踪剂，通过获取脑血容量、脑血流量、氧代谢率等多个灌注参数，可无创检测脑血流灌注变化。有研究显示，MHE 患者比无 MHE 患者的脑灰质脑血流灌注增加，且这种改变与神经心理学评分有一定相关性。

功能性核磁共振成像（fMRI）是采用 ReHo 分析的静息态功能磁共振，可作为一种无创性检查方法，用于揭示肝硬化患者的认知改变。研究显示肝性脑病患者的基底节 - 丘脑 - 皮层回路受损、功能连接的改变与其认知功能的改变有关。

四、诊断及鉴别诊断

诊断肝性脑病需满足两个条件：①患者有明确的肝衰竭和 / 或门静脉系统分流；②除外有其他原因引起的神经或精神功能障碍，如酒精 / 药物戒断综合征、与电解质有关的脑病（即低钠血症、高 / 低钙血症等）、内分泌源性脑病（即甲状腺功能减退和肾上腺皮质功能减退）、高碳酸血症引起的脑病、高渗性脑病、颅内结构损伤、脑膜脑炎、非惊厥性癫痫持续状态、脓毒性脑病、维生素缺乏或复杂的营养不良相关症状、韦尼克脑病等。

肝性脑病常与下列疾病鉴别：

1. 精神疾病　早期的肝性脑病较难被察觉，另一方面早期的以精神症状如性格改变或行为异常等作为唯一突出表现的肝性脑病易被误诊为精神疾病精神异常，因此要重视病史的收集，且完善早期精神心理学测试、脑电图和脑电诱发电位检查可协助诊断。

2. 中毒性脑病　包括酒精性脑病或酒精戒断综合征、急性中毒、重金属（汞、锰等）脑病等。可通过询问相应病史和（或）相应毒理学检测进行鉴别诊断。

3. 代谢性脑病　包括酮症酸中毒、低血糖症、低钠血症、肾性脑病、肺性脑病和韦尼克脑病等。可通过相应的原发疾病及其血液生物化学特点分析进行鉴别。

4. 颅内病变　脑血管意外（颅内出血、硬膜下和硬膜外血肿）、脑梗死、颅内损伤 / 创伤、脑肿瘤、颅内感染、癫痫等，可借助病史、诱因及头颅 CT、MRI 等影像学检查帮助诊断。

5. 引起昏迷的其他疾病　如缺氧、高 / 低钠血症、尿毒症、特殊的营养缺乏（维生素 B_1）等。通过检查神经系统定位体征，结合血清学、影像学、脑电图等检查做出相应诊断。

第三节　治疗

一、中医治疗

（一）辨证论治

1. 肝气郁结证

【症状】情绪不宁，胸胁胀痛，痛无定处，腹胀纳呆，或呕吐，大便失常，女子月事不行，苔薄腻，脉弦。

【治法】疏肝理气解郁。

【方药】柴胡疏肝散加减。药用柴胡、白芍、枳壳、炙甘草、香附、陈皮、川芎。柴胡、枳壳、香附疏肝行气解郁，陈皮理气和中，川芎、芍药、甘草活血化瘀止痛。可加郁金、青皮以助解郁之功。如嗳气频频，胸脘不畅，酌加旋覆花、代赭石以平肝降逆。兼有食滞腹胀者，加神曲、山楂、鸡内金以消食化滞。

2. 气郁化火证

【症状】急躁易怒，胸闷胁胀，嘈杂吞酸，口干而苦，大便秘结，或头痛、目赤、耳鸣，舌质红，苔黄，脉弦数。

【治法】清肝泻火，解郁和胃。

【方药】丹栀逍遥散和左金丸加减。药用牡丹皮、栀子、当归、白芍、柴胡、茯苓、炒白术、炙甘草、黄连、制吴茱萸。柴胡疏肝解郁，使肝气得以调达，当归甘辛苦温，养血和血，白芍酸苦微寒，养血敛阴，柔肝缓急，白术、茯苓健脾去湿，使运化有权，气血有源，炙甘草益气补中，缓肝之急，用法中加入薄荷少许，疏散郁遏之气，透达肝经郁热；生姜温胃和中，丹皮、栀子清解郁热，黄连、吴茱萸泻肝和胃。如口苦、苔黄、大便秘结，可加龙胆草、大黄以泻火通便。

3. 痰气郁结证

【症状】精神抑郁，表情淡漠，神志痴呆，语无伦次，或喃喃自语，喜怒无常，不思饮食，舌苔腻，脉弦滑。

【治法】理气解郁，化痰开窍。

【方药】顺气导痰汤加远志、郁金、石菖蒲等。药用橘红、茯苓、姜半夏、胆南星、木香、香附、枳实、远志、郁金、石菖蒲、甘草。半夏、陈皮、胆南星、茯苓利气化痰，香附、木香、石菖蒲解郁开窍。甚者可用控涎丹以除胸膈之痰浊，倘若痰浊壅盛，胸膈瞀闷，口多痰涎，脉象滑大有力，形体壮实者，可暂用三圣散取吐，劫夺痰涎，惟药性猛悍，自当慎用，吐后形神俱乏，宜以饮食调养。如身死迷惘，表情呆钝，言语错乱，目瞪不瞬，舌苔白腻，为痰蒙心窍，治宜豁痰宣窍，理

气散结，先用苏合香丸芳香开窍，继用四七汤加胆南星、郁金、菖蒲、远志之类，以化痰行气。如见不寐易惊，烦躁不安，舌红苔黄，脉滑数等症，是由于痰气郁而化热，痰热交蒸，上扰心神所致，宜清热化痰，可用温胆汤加黄连合白金丸。神志昏乱者，用至宝丹以清心开窍。

4. 痰火上扰证

【症状】病起急骤，先有性情急躁，头痛失眠，两目怒视，面红目赤，突然狂乱无知，逾垣上屋，骂詈叫号，不避亲疏，或毁物伤人，气力逾常，不食不眠，舌质红绛，苔多黄腻，脉象弦大滑数。

【治法】镇心涤痰，泻肝清火。

【方药】生铁落饮加减。药用天冬、麦冬、贝母、胆南星、橘红、远志、石菖蒲、连翘、茯苓、茯神、玄参、钩藤、丹参、朱砂。生铁落重镇降逆，胆南星、贝母、橘红清涤痰浊，石菖蒲、远志、茯神、朱砂宣窍安神，二冬、玄参、连翘养阴清热。如痰火壅盛而舌苔黄腻甚者，同时用礞石滚痰丸泻火逐痰，再用安宫牛黄丸清心开窍。脉弦实，肝胆火盛者，可用当归龙荟丸泻肝清火。

5. 心脾两虚证

【症状】神思恍惚，魂梦颠倒，心悸易惊，善悲欲哭，肢体困乏，饮食衰少，舌质淡，脉细无力。

【治法】健脾养心，益气安神。

【方药】养心汤加减。药用炙黄芪、白茯苓、茯神、姜半夏、当归、川芎、远志、肉桂、柏子仁、酸枣仁、北五味子、人参。人参、黄芪、甘草补脾气，川芎、当归养心血，茯苓、远志、柏子仁、酸枣仁、五味子宁心安神，肉桂引药入味，以奏养心安神之功。亦可与甘麦大枣汤合用，方中甘草甘以缓急，淮小麦、大枣养心润燥。

6. 火盛伤阴证

【症状】狂病日久其势渐减，且有疲

怠之象，多言善惊，时而烦躁，形瘦面红，舌质红，脉细数。

【治法】滋阴降火，安神定志。

【方药】二阴煎加减。药用熟地黄、当归、枣仁、酒白芍、甘草、人参。生地黄、麦冬、玄参养阴清热，黄连、木通、竹叶、灯心草泻热清心安神，茯神、酸枣仁、甘草养心安神。

7. 瘀血内阻证

【症状】神志不清，昏不知人，甚至狂乱无知，逾垣上屋，骂詈叫号，不避亲疏，神志障碍，舌质红，苔厚腻，脉沉涩。

【治法】活血化瘀，开窍醒神。

【方药】癫狂梦醒汤加减。药用桃仁、柴胡、香附、木通、赤芍、姜半夏、大腹皮、青皮、陈皮、桑皮、紫苏子、甘草。半夏、桑皮、紫苏子、大腹皮降气消痰，桃仁、赤芍活血化瘀，木通清热利湿，甘草缓急调药。

（二）中成药治疗

1. **安宫牛黄丸**　口服，大丸每次1丸（3g/丸），小丸每次2丸（1.5g/丸），病重者每日2~3次。昏迷不能口服者，可用温开水化开，鼻饲给药。小儿酌情减量使用。功效清热解毒，豁痰开窍，适用于热闭神昏，症见高热烦躁，神昏谵妄者，若见面青身冷，寒痰壅塞，神志昏迷之寒闭神昏者不可应用。

2. **紫雪丹**　口服，冷开水调下，每次1.5~3g，每日2次。功效清热解毒，镇痉息风，开窍定惊，主治热闭神昏，症见高热烦躁，神昏谵语，抽风惊厥者。

3. **神犀丹**　口服，凉开水化服，每次3g，每日2次，小儿酌情减半。功效清热开窍，凉血解毒，主治高热神昏，斑疹舌紫，目赤烦躁。

4. **苏合香丸**　口服，每次1丸（3g），一日1~2次。功效芳香开窍，行气止痛，主治痰迷心窍所致之痰厥昏迷。

5. **醒脑静注射液**　一次10ml，加入5%~10%葡萄糖注射液500ml，静脉滴注，每日2次，10~15天为1疗程，适用于肝性脑病症见烦躁不安、神志昏迷、脉数有力、舌苔薄白质红者。

6. **参附注射液**　一次40~100ml，加入5%~10%葡萄糖注射液500ml，静脉滴注，每日1次，适用于肝性脑病阳气欲脱者。

7. **参麦注射液**　一次20ml，加入5%葡萄糖注射液500ml，静脉滴注，适用于肝性脑病属气阴两虚者。

8. **清开灵注射液**　每次2~4ml肌内注射，每日2次；或一次40~100ml，加入5%~10%葡萄糖注射液500ml，静脉滴注，每日1次，5~7天为1疗程，适用于肝性脑病热邪内陷，热入心包，发热神昏者。

（三）其他中医治疗

1. **中药保留灌肠**

灌肠方1：醋大黄30g、乌梅30g。

灌肠方2：大黄40g、黄连20g、乌梅30g。

灌肠方3：醋大黄30g、煅牡蛎40g、煅龙骨40g、蒲公英20g、败酱草20g。

上述药物加水适量，煎煮去滓，取药液200ml，兑入食醋50~100ml，冷却至37~39℃，嘱患者右侧卧位，臀部抬高，随后将肛管插入肛门20cm左右，以药液保留灌肠30分钟以上，每日1次，7天为1个疗程，可以促进排便，减少毒素吸收，降低血氨水平，改善扑翼样震颤、神昏等症状，促进患者清醒，加快肝、脑恢复。

2. **中医针刺**　①三棱针疗法。穴位：十宣、少冲。方法：用三棱针点刺出血，每穴出血少许，每日1次，7日为1疗程。②针刺疗法。穴位：昏迷时取合谷、人中、十宣、涌泉穴；烦躁不安时可针刺内关、神门等穴，采用泻法，留针15分钟，每日1次，5~7天为1疗程。③针刺疗法：对于痰浊上蒙脑窍所致肝性脑病，可人中透刺龈交穴，得气后留针 15min，中间行针 2 次，7 天为 1 疗程，联合西医基础治疗，可明显缩短患者恢复清醒时间，降低血氨水平，提高生活质量。

二、西医治疗

治疗原则为：及早识别及去除诱因、减少肠道内氨的生成和吸收、营养支持治疗等[4]。

（一）及早识别及去除诱因

在临床中，大部分肝性脑病的发生均存在诱发因素，且近 90% 的患者可以仅通过去除诱因来治疗，故及早识别及去除诱因是肝性脑病治疗的关键环节。2014 年欧洲肝病学会和美国肝病学会联合发布的慢性肝病患者肝性脑病实践指南指出，肝性脑病的诱因依发生频率排序依次为感染、消化道出血、过量使用利尿剂、电解质紊乱、便秘以及不明原因。

1. **感染** 感染是肝硬化患者发生肝性脑病的最常见的诱因。当肝硬化患者合并有腹膜炎、肺炎、败血症等感染时，不仅可导致血液中氨的浓度增高，而且还可加重肝脏损害，从而诱发肝性脑病。因此，应积极寻找感染灶，并及时纠正因肠道细菌易位、内毒素水平升高等所致的炎症状态，尽早经验性应用抗生素。

2. **消化道出血** 消化道出血是肝性脑病的第二大诱因。消化道出血时，积血在肠道内经细菌分解产生氨，肠道氨吸收入血增多，出血数天内均易诱发肝性脑病。因此，应使用药物及内镜下止血等方法尽快止血，并尽快清除消化道内残存的血液。

3. **过量使用利尿剂** 过量使用利尿剂可导致血容量不足，从而引起代谢性碱中毒和电解质紊乱，也是肝性脑病的诱发因素。当证实为过度利尿诱发肝性脑病时，应立即停用利尿剂，并给予补液，必要时可予补充白蛋白；同时，应纠正电解质紊乱，包括钾、钠、氯代谢紊乱。

4. **其他** 便秘可增加肠道中氨的吸收时间，使血氨升高。应保持患者大便通畅，首选能降低 pH 值的通便药物，如白醋灌肠、乳果糖等。

（二）减少肠道内氨的生成和吸收

肝性脑病发生与肠道来源的氨的产生及吸收相关，因此减少氨的生成和吸收具有重要意义。目前降氨药物主要有乳果糖、肠道非吸收抗生素如利福昔明、门冬氨酸鸟氨酸、支链氨基酸、微生态调节剂等。

1. **乳果糖** 乳果糖为临床中常用药物，是不被肠道吸收的二糖，由半乳糖及果糖构成。乳果糖的不良反应较少，糖尿病、乳糖不耐受者均可使用。乳果糖在结肠内被肠道菌群降解为乳酸、乙酸等短链有机酸，可酸化肠道环境，抑制产氨细菌的生长，而且可减少结肠对氨的吸收；同时，乳果糖可被分解为低分子量有机酸，导致结肠内渗透压升高，增加粪便的含水量和体积，从而增加粪便的排出。推荐起始剂量为 15～30ml，2～3 次/d，根据患者对乳果糖的耐受情况和排便情况，剂量可增加至 30～50ml，3 次/d，应维持在每日排 2～3 次软便为宜，可监测大便 pH，维持在 5.0～5.5。对于肝性脑病或其他导致不能口服乳果糖的患者，可给予乳果糖灌肠。国内外肝性脑病指南均将乳果糖作为治疗及预防肝性脑病的一线用药。然而，过量使用乳果糖会导致相关并发症，如误吸、脱水、高钠血症和严重的肛周皮肤刺激，过度使用甚至会使诱发肝性脑病。

2. **拉克替醇** 拉克替醇也是一种基本不被肠道吸收的二糖，由山梨醇和半乳糖构成。拉克替醇作用机制与乳果糖基本相同。拉克替醇降血氨疗效确切，口感较好，腹胀等不良反应发生率低，被认为是取代乳果糖的较为理想的第二代降血氨药物。拉克替醇常用剂量为 0.6g/kg，分三次随餐服用，以每日排 2 次软便为标准。

3. 利福昔明 慢性肝病患者肝性脑病的发病机制与肠道菌群紊乱相关，通过肠道非吸收抗生素可抑制肠道内产尿素酶的细菌，减少氨的生成及吸收。利福昔明由利福霉素合成衍生而成，是一种肠道特异性、不可吸收的口服抗生素，与细菌DNA依赖性RNA聚合酶结合并破坏RNA合成，对革兰氏阳性菌、革兰氏阴性菌以及厌氧菌具有广谱抗菌活性。相关研究表明，与安慰剂、其他抗生素及不可吸收的二糖相比，利福昔明治疗肝性脑病的效果与其相当或者更好，且耐受性、安全性更好。对显性肝性脑病患者进行3~6个月的长期周期性治疗的比较表明，利福昔明与不可吸收的二糖、新霉素改善认知以及降低血氨的效果相同。不过，目前仍没有可靠的数据支持单独使用利福昔明治疗肝性脑病，且利福昔明对门体分流性肝性脑病患者效果不明显。利福昔明治疗肝性脑病的常规剂量为每日800~1 200mg，分3~4次口服，但其疗程仍有待进一步研究来确定[5]。报告的最常见副作用包括胃肠胀气、腹痛、头痛和便秘。其他抗菌药物包括新霉素、万古霉素、甲硝唑、巴龙霉素等，但因为上述药物的副作用（如耳毒性和新霉素的肾毒性）、耐药性（耐万古霉素肠球菌）、治疗效果不理想，因此目前已极少应用。

4. 门冬氨酸鸟氨酸 门冬氨酸鸟氨酸可增加氨基甲酰磷酸合成酶及鸟氨酸氨基甲酰转移酶的活性，门冬氨酸通过促进脑、肝、肾利用氨合成尿素和谷氨酰胺，从而降低血氨水平。此外，门冬氨酸间接参与三羧酸循环和核酸的合成，为肝细胞的合成和修复提供能量，同时，可提高胆红素摄取、转化、排泄胆红素的能力，降低转氨酶水平、提高对氨的解毒能力，促进意识恢复。门冬氨酸鸟氨酸可明显降低患者的空腹血氨和餐后血氨，并改善患者的心理测试结果。2018年发布的肝性脑病诊疗指南推荐其可作为替代治疗或常规治疗无反应者，治疗剂量为每日10~40g，静脉滴注，可单药使用或与乳果糖联用，也可应用口服制剂。

5. 微生态调节剂 益生菌能促进对机体有益的微生物群生长繁殖及抑制产脲酶菌等的致病菌生长繁殖，快速构建肠道微生态平衡，在HE中的作用机制是剥夺潜在致病细菌的底物并为有益细菌提供健康的环境。益生菌可以降低患者肠道上皮细胞的通透性，减轻肠道细菌异位，减轻患者的内毒素血症，还可减轻肝脏细胞的炎症反应，减少氧化应激，进而增加肝脏对氨的清除能力。益生菌可有效预防肝性脑病的发生，并且有效改善认知测试的结果。关于乳果糖、益生菌或没有治疗的肝硬化患者的研究发现，与安慰剂组相比，应用乳果糖或益生菌组的患者发作肝性脑病较少，但乳果糖组与益生菌组之间没有统计学差异。中国共识推荐，其可用于长期治疗。

6. 其他降氨药物

（1）精氨酸： 精氨酸在人体内参与鸟氨酸循环，促进尿素形成，使人体内产生的氨-鸟氨酸循环变成无毒的尿素，并通过尿液排出，从而降低血氨浓度；且精氨酸具有较高浓度的氢离子，有助于纠正肝性脑病时的酸碱平衡。用药期间，需进行血气监测，避免酸中毒。精氨酸治疗效果有限，不作为常规推荐使用。

（2）阿卡波糖： 研究表明，肝病患者合并2型糖尿病口服阿卡波糖后，血氨水平较对照组明显降低，其原因可能是阿卡波糖抑制糖的吸收，使分解糖类的细菌增殖，抑制了蛋白分解类细菌的增殖，从而抑制蛋白质分解吸收，减少氨的生成。另一方面，阿卡波糖可增加肠道内乳酸杆菌等益生菌数量，使肠道内环境偏酸性，抑制氨的吸收。推荐剂量为每次100mg，每日3次。

（3）**根除幽门螺杆菌治疗：**幽门螺杆菌可分泌大量尿素酶使胃液氨浓度升高，有研究表明根除幽门螺杆菌后患者血氨浓度明显降低，但更多的研究结果与此相悖，并未发现幽门螺杆菌阳性患者与阴性患者血氨水平有统计学差异，幽门螺杆菌感染也并非肝性脑病发生的危险因素。因此，目前尚不推荐根除幽门螺杆菌用于肝性脑病的治疗。

（4）**谷氨酰胺：**近年研究认为，谷氨酰胺不能透过血脑屏障，因此只能暂时降低血氨，但不能降低脑中的氨。另外，应用谷氨酰胺可诱发代谢性碱中毒，容易诱发肝性脑病。目前临床上较少应用。

7. 镇静药物应用 肝性脑病患者常有精神行为异常，表现为狂躁不安，不能配合治疗，甚至表现出一定的攻击性，因此可给予适当剂量的镇静药物。但镇静药物可以通过调节肠道微生物群、改变神经递质、影响电解质水平以及潜在地降低精神状态变化的阈值以诱发或加重肝性脑病，因此肝性脑病患者应考虑患者综合情况，慎重使用。

（1）**纳洛酮：**研究表明，肝性脑病患者血浆 β- 内啡肽含量升高，且升高水平与肝性脑病程度相关。β- 内啡肽可损伤神经细胞，抑制 ATP 的合成和代谢，促使 cAMP 下调，从而对中枢神经通路产生抑制，影响患者意识，导致意识障碍。纳洛酮作为阿片受体特异性拮抗药，与阿片受体的亲和力远大于 β- 内啡肽、脑啡肽，而且能自由通过血脑屏障，可竞争性与阿片受体结合，从而抑制 β- 内啡肽的释放，消除 β- 内啡肽对中枢神经系统的抵制，对肝性脑病患者有显著的催醒作用。此外，纳洛酮还能中和内毒素和拮抗内毒素诱发的内啡肽的产生，增加脑血流量，促进患者意识恢复。目前纳洛酮多与乳果糖等其他治疗药物同用，单独应用少见，且缺乏确切证据。

（2）**氟马西尼：**肝性脑病时，脑内内源性苯二氮䓬水平升高，苯二氮䓬受体数量也有所增加，且苯二氮䓬与其受体的结合可增强 γ- 氨基丁酸（gamma-aminobutyric acid，GABA）神经元突触后膜的抑制功能。氟马西尼作为苯二氮䓬类拮抗剂，可有效抑制苯二氮䓬对中枢神经系统的抑制作用，对肝性脑病是有效的。但临床尚缺乏确切的证据证明其疗效及推荐治疗方案。

（3）**丙泊酚：**丙泊酚是常用的静脉用短效镇静剂，具有起效快、作用时间短、苏醒迅速等优点。有研究表明，其对于肝性脑病狂躁患者具有良好的镇静作用，且与地西泮相比，不良反应少，具有良好的安全性。Memis D 等研究发现丙泊酚并不会影响肝血流，其作用机理可能与尿苷二磷酸葡萄糖醛酸转移酶基因表达增加有关。该酶存在于肝脏组织，但肝外组织，如肾脏、胆囊、胃肠道、肺、脑组织、肾上腺等存在有活性的葡萄糖醛酸转移酶，肝脏组织受损后，肝外的葡萄糖醛酸转移酶代偿性升高，从而使丙泊酚的代谢不会因肝脏损害而下降，达到镇静目的。而丙泊酚主要经肾脏代谢，因此肝功能不全的患者不需要调整丙泊酚剂量，安全性良好。但目前尚缺乏多中心大样本的研究证实这一观点，暂未被广泛推荐应用。

（三）营养支持治疗

传统观点对于肝性脑病患者采取的是严格的限蛋白质饮食。但肝硬化患者营养不良时更容易发生肝性脑病，且肌肉质量与血氨水平呈反比。肌肉通过增加谷氨酰胺合成从而发挥除氨作用，这通常被认为是一个直接的、良性的氨处理过程，但是越来越多的证据表明高氨血症可能损害肌肉功能并导致肌肉消失，从而形成一个恶性循环。故正确评估患者的营养状态，早期进行营养干预，可改善患者生存质量、降低并发症的发生率、延长患者生存时间。

肝病患者肝脏功能受损，导致葡萄糖代谢障碍，肝硬化患者葡萄糖摄取、氧化、储存能力明显下降，糖原生成、储存减少，而糖异生量明显增加，导致肝病患者能量供应不足，进而使得脑细胞能量缺乏，诱发肝性脑病。2018年我国肝性脑病指南推荐每日理想的能量摄入为35～40kcal/kg（1kcal=4.182kJ），能量供应以糖类和脂肪为主，以避免过度补充蛋白质导致氨产生增加。其中，糖类应占非蛋白能量供应的50%～60%，脂肪类占40%～50%。应优先予口服，鼓励患者少食多餐，每日4～6餐为宜，白天禁食时间不超过3～6h。肝病患者白天代谢低，夜间代谢高，为避免夜间低血糖、改善负氮平衡，应鼓励患者睡前或夜间加餐，以碳水化合物为主，指南推荐加餐碳水化合物应不少于50g。

蛋白质：ESPEN指南推荐肝硬化患者每日蛋白质摄入量为1.2～1.5g/kg。肝病患者对不同来源蛋白质的耐受程度不同。研究表明，植物蛋白和奶制品蛋白较动物蛋白耐受性更好。植物蛋白富含纤维素，可增加胃肠道蠕动，减少食物消化吸收时间，从而增加大便的排泄和氨的吸收，甚至可一定程度改善肠道微生态环境。动物蛋白含硫氨基酸、蛋氨酸、半胱氨酸较多，可产生较多的硫醇和吲哚化合物，诱发肝性脑病；动物蛋白中，以奶类产氨最少，蛋类次之，肉类产氨最多。植物蛋白上述氨基酸含量少，而促进氨排泄的鸟氨酸和精氨酸含量较高。因而，对于肝性脑病患者，蛋白质摄入应以植物蛋白和奶制品蛋白为主。轻微型肝性脑病、Ⅰ～Ⅱ级肝性脑病患者可先给予蛋白质20g/d，视情况，每2～3天增加10～20g蛋白，最后可增加至40～60g/d，可同时口服乳果糖等减少肠道氨的吸收；对Ⅲ～Ⅳ级肝性脑病患者，可予富含支链氨基酸的肠外营养制剂。多项研究表明，补充支链氨基酸并不能改善氨代谢，也不能延缓疾病进展、改善预后、降低肝性脑病患者病死率，但可改善肝性脑病患者的临床症状，改善患者的营养状况。

肝性脑病患者吸收不足、合成和储存障碍导致各种维生素和微量元素缺乏，进而影响神经系统功能，引起肝性脑病患者发作精神症状。因此，肝性脑病患者应监测维生素和微量元素变化，包括钙、硒、锌、镁等，及时予以补充，以改善患者精神症状。

（四）其他治疗

1. 介入治疗 临床上难治性肝性脑病应怀疑自发性门体分流（spontaneous portosystemic shunts，SPSS）的发生。自发性门体分流导致肝性脑病药物治疗效果不佳或反复发作，因此，可酌情考虑予以分流道闭塞治疗。目前最常用的分流道闭塞治疗是经皮逆行经静脉闭塞术（retrograde transvenous obliteration，PTO），即经皮穿刺，在影像系统下，将阻塞物栓塞至分流血管，根据阻塞物的不同，分为球囊导管闭塞下逆行静脉栓塞术（balloon occluded retrograde transvenous obliteration，BRTO）、弹簧圈辅助的逆行静脉栓塞术（coils assisted retrograde transvenous occlusion，CARTO）、血管塞辅助的逆行静脉栓塞术（vascular-plug assisted retrograde transvenous occlusion，PARTO）等。多项研究表明，对于难治性肝性脑病患者，行栓塞治疗后，其症状和预后均较未介入治疗组明显改善。对于TIPS术后发生肝性脑病的患者，若药物治疗无效，也可选用分流静脉闭塞介入治疗。但该方法研究相对较少，尚需进一步证实。

2. 人工肝 对于肝衰竭合并肝性脑病的患者，人工肝可暂代或部分替代肝脏功能，清除有害物质和有害细胞因子，补充必需物质，改善机体内环境，为肝细胞再生和肝功能恢复创造条件，或稳定等待肝移植的患者的一般情况。人工肝包括非生物型和生物型。①非生物型人工肝是应用物理、化学原理，通过特有的半透膜、吸附剂等吸附、过滤体内的分子毒素，达到解毒作用，同时，可纠正水、电解质、酸碱失衡。目前国内较成熟的非生物型人工肝技术包括：血浆置换（plasma exchange, PE）、血液滤过（hemofiltration, HF）、血液透析（hemodialysis, PD）、血液灌流（hemoperfusion, HP）、双重血浆分子吸附系统（DPMAS）、分子吸附循环系统（MARS）、持续白蛋白净化系统（CAPS）、成分血浆分离吸附系统（即 Prometheus 系统）等。目前国内应用最广泛的是血浆置换，但血浆置换需要大量新鲜血浆，而我国由于血液制品的缺乏，血浆置换的应用受到了一定程度的限制。而其他人工肝系统因技术、设备等限制，尚未广泛推广应用于临床。②生物型人工肝是通过体外培养技术，借助人源性或动物源性肝细胞构建体外生物反应系统，代替体内不能正常发挥功能的肝脏，进行特异性的生物合成、转化、解毒功能。生物性人工肝更符合正常生理过程，但由于细胞来源、技术、设备等各种原因的限制，目前多用于实验研究，临床应用有限。

3. 肝移植　肝移植能有效挽救患者生命，对于内科治疗效果不佳、反复发作肝性脑病的患者可考虑行肝移植，改善生活治疗和预后。

三、中西医结合治疗

北京地坛医院中西医结合科治疗肝性脑病，在保肝、退黄、降酶、免疫调节等西医治疗基础上，将病患分两组，A 组采用复方大黄煎剂（大黄 30~60g，芒硝 20g，乌梅 30g）700ml 高位保留灌肠治疗，每日 1 次，其疗效与 B 组乳果糖灌肠对比，两组治疗改善肝性脑病疗效无显著差异。复方大黄急下存阴，釜底抽薪阻止浊毒上犯神明。复方大黄煎剂等能够减轻内毒素症、降低血氨水平、缓解肝性脑病。

广州中医药大学附属深圳医院肝病科在西医对症支持的常规治疗基础上联合中医通腑开窍法治疗肝性脑病。采取中药水煎灌肠，每日 1 次，药用生大黄、芒硝、石菖蒲、冰片等，药量据病情轻重及正气虚弱程度而定。多数患者 1~2 天能苏醒，如大便数量不多，可连续灌肠，直至苏醒为止。若患者因为患痔疮、肛裂等难以灌肠，可以在辨证方中加入生大黄、芒硝、枳实、郁金、石菖蒲，采用口服或鼻饲以通腑开窍。但是过用通腑开窍可以耗气伤阴，而且肝性脑病多数有黄疸、鼓胀、积聚等基础病，患者身体条件差，虽有腑实之证，但正气亦不足，通腑开窍应适可而止。待大便通泄、神志转清后，根据患者情况辨证施用益气养阴、化痰软坚、活血化瘀、调理脾胃等法。若腹胀顽固不消，加重通腑药量后腹胀依旧甚或加重，应适当加大益气健脾药的用量。大便通泄、神志转清后通过舌象变化可以从一定程度上判断病情的顺逆。若黄腻苔脱落，代之以薄白苔而且舌质转淡（失血者除外），此一般为顺；若黄腻苔持续不退，则浊气容易重新集结，再发肝性脑病，此时应加强调理脾胃、升降气机之药；若黄腻苔迅速剥脱，舌质转红绛或干或水滑，此为胃气耗竭，预后凶险，再次昏迷及并发出血的可能性比较大。

门冬氨酸鸟氨酸是治疗肝性脑病首选药物，加用中药保留灌肠（中药组成：生大黄 30g，芒硝 15g，厚朴 15g，蒲公英 30g，水牛角 3g，水煎取汁 300ml 灌肠，20min 滴完，每日 1 次，共治疗 3 天），联合治疗组比单用门冬氨酸鸟氨酸组在血氨下降、神志转清方面均有优势。灌肠药方中，大黄泻下攻积、清热解毒、活血祛瘀、除湿退黄；厚朴行气化湿；芒硝清热泻下、软坚散结；蒲公英清热解毒，利尿散结；水牛角清热醒神[6]。

山西省中医院肝病科治疗肝性脑病，在使用支链氨基酸注射液、门冬氨酸鸟氨酸注射液、醒脑静注射液等西医治疗基础上加用中药醒脑液保留灌肠，药用：大黄30g，赤芍30g，牡蛎30g，郁金15g，石菖蒲30g，赭石20g，槐花20g，冰片15g，煎制成150ml/袋，应用时加热至39～40℃，保留灌肠30min，1次/d，15日为一个疗程。西医基础上加用中药醒脑液可迅速改善肝性脑病症状，抑制血氨及肠源性内毒素的产生。

四、专家经验

刘铁军教授认为肝性脑病是因湿热之邪侵犯肝脏，肝失疏泄、脾失健运、肠道传导失司、腑浊上攻、神明被扰所致。《医学入门》中说"肝与大肠相通，肝病宜疏通大肠"。肠道具有泻而不藏、以通为用的特点，如有积滞则腑气不通，浊气上冲，邪毒上犯于脑。以小承气汤为主方随症加减，急下阳明，以通腑实，祛除毒邪，推陈致新，以达到"清肠毒、降血氨"的目的，配合西药对症支持疗法，治疗Ⅱ期前肝性脑病68例，总有效率达92.65%[7]。

王灵台教授研制治疗肝性脑病中药制剂——清开冲剂，清开冲剂主要由制大黄、败酱草、石菖蒲等药物组成。大黄荡涤肠胃之积毒，有清热破积的功效，且性虽趋下，而又清在上之热；败酱草清热解毒以护肝；石菖蒲豁痰醒神以开窍。上则豁痰醒神以开窍，下则荡涤肠胃以解毒，内能清热解毒以安五脏，共奏祛毒、开窍之功效。

施维群教授认为肝性脑病病位以心、脑为主，病变波及肝肾，气机逆乱是其主要病机。气机是脏腑的功能活动，其形式概括为升降出入，而机体由于肝病日久，复感湿热秽浊之邪，侵犯中焦，胶着不化，造成脏腑气机的严重失调，气机逆乱，气血津液等化生和输布障碍，痰、瘀、火、热等邪产生，同时邪毒弥漫三焦，蒙蔽清窍。心藏神，主神明，脑为元神之府，为清窍，心神受邪侵犯，则神明不用，患者出现昏迷、精神错乱、睡眠障碍、行为失常等临床表现。肝性脑病治疗分两种：分消湿热荡涤秽浊，升清降浊畅达气机。分消湿热荡涤秽浊：肝性脑病初期湿热郁结，气机不畅，心神失养则精神改变。运用辛开苦降之法，辛苦寒温并用，辛温发散为阳，如半夏、石菖蒲等，有发散、升阳的作用，可以化湿；苦寒清泄为阴，如黄芩、大黄等，有清热、降泄的作用，可以清热，一辛一苦，一阴一阳，不仅能使湿热并除，又能避免辛温太过伤阴助热，苦寒太过耗阳助湿，辛开苦降，使湿热得以分解，中焦秽浊之气得以开化。施教授自创清肠合剂（生大黄、重楼、石菖蒲各30g，生枳壳15g，锡类散6g，八宝丹0.6g）保留灌肠治疗肝性脑病。升清降浊畅达气机：脾胃乃机体气机升降之枢纽，脾气主升，胃气主降，若脾升胃降，则清阳上升，浊阴下降。肝性脑病患者水湿、气滞、血瘀、痰凝等邪胶着不化，致使机体气机逆乱，蒙蔽清窍，而肝与大肠相通，大肠传化糟粕功能失常，浊气无法化成于下，反随气机逆乱上犯于元神之府，辛开苦降之法，其调达气机，恢复气机升降功能，针对肝性脑病的气机逆乱的主要病机，辛开苦降法集辛苦一体，辛味药如厚朴、枳壳、陈皮等，能理气健脾开痞；苦味药如黄芩、黄连等，能降胃清热泄痞[8]。

常占杰教授认为本病属本虚标实，在腑气不通的基础上发生痰浊、湿热、瘀毒集结肠道所致，宜上证下治，该治法可通过清除肠毒而达到邪去正安、开窍醒神的目的。基于以上病机的认识，常教授自拟益木脑液，药物组成：生大黄30g、蒲公英30g、石菖蒲30g、芒硝20g、乌梅

30g、煅牡蛎 20g，煎药 400ml，取 200ml，保留灌肠。生大黄性苦寒，与芒硝相合可通腑泄热，寓釜底抽薪之意，直取阳明，使清阳上升，浊阴下降，而神明清灵，或邪气得以出，以绝下闭上塞、内陷心包、瘀滞阻窍之患，达到通腑醒脑开窍的目的；蒲公英清热解毒；石菖蒲芳香走窜，开窍醒神，宁神益智，其性温，以防诸药过于苦寒而伤正；乌梅性平，归肝、脾、肺、大肠经，有敛肺生津之功，其味酸，可促进肠蠕动，抑制肠道菌群，保护肠黏膜，同时可酸化肠道，减少血氨的吸收，与煅牡蛎同用可收敛固涩，使通中有收，防止泄下过多而损伤正气。诸药合用，腑气通，气机宣，神明安宁[9]。

毛德文教授亦采用通腑开窍法治疗肝性脑病，主张从通腑开窍、通腑保肝入手，运用大黄煎剂（由醋制大黄 30g，乌梅 30g 组成）中药保留灌肠以达到通腑开窍的目的[10-11]。

第四节 预防和调护

肝性脑病是终末期肝病在神经系统的并发症之一，患者表现为精神、行为异常，意识障碍，认知、运动功能改变，不仅严重影响患者的生活质量，也是患者主要死亡原因之一，有研究显示我国 HE 患者的病死率高达 22.97%。如何预防高危患者 HE 的发生，并通过有效手段改善 HE 患者的预后是我们面临的一个挑战。

一、预防

肝硬化、肝衰竭、TIPS 术后、门体分流术后等患者有更高的发生 HE 的风险，虽未发生 HE，也应定期进行神经生理学、神经心理学、影像学等筛查，以预防 HE 的发生，改善生活质量、提高生存率。

1. TIPS 术后肝性脑病 随着经颈静脉肝内门体静脉内支架分流术（TIPS）在肝硬化和门静脉高压并发症中的广泛应用，HE 作为 TIPS 手术的并发症也在临床中更加常见。由于 TIPS 支架直径大、压力低，易导致难以治愈的 HE，研究表明，常规预防 HE 的疗法如利福昔明和乳果糖都不能有效地预防 TIPS 后 HE。而困境在于，通过调节分流器直径调整支架后门静脉压力可能缓解 TIPS 后 HE，但也可能会导致门静脉高压症状复现。

2. 门体分流继发的肝性脑病 部分肝硬化患者由于自发性门体分流如脾肾分流，会导致 HE 的发生。在部分肝功能良好的患者中，栓塞分流静脉可缓解 HE 的症状。

针对以上患者，有效的病因治疗可减轻肝脏炎症损伤及肝纤维化，降低门静脉压力，逆转肝硬化的进展，对预防和控制 HE 及其他肝硬化并发症有重要作用。对于高危患者也应积极预防及治疗感染、消化道出血、电解质紊乱、酸碱平衡失调、便秘等 HE 的诱发因素，避免大量放腹水或利尿。此外，营养干预也至关重要，HE 高危患者应少食多餐，在保证充分能量摄入的同时避免摄入过量高蛋白饮食。

二、调护

在第一次 HE 发作后，患者反复发生 HE 的风险增加。调护的重点是患者及其家属健康教育，了解 HE 的危害和相关诱因，以控制血氨升高并预防 HE 的再次发生。

患者在结束住院治疗后仍应配合全科医生密切关注病情，并在医生指导下根据肝功能损伤的情况，应用乳果糖、拉克替醇等预防性药物调节肠道微生态。同时，患者也需对药物治疗的重要性和副作用有所了解。

其次，在营养方面，患者需合理调整饮食结构，HE 发作期间避免一次性摄入大量高蛋白质饮食。另外，由于体重减轻引起肌肉减少症可能会使 HE 恶化，因此，营养护理的重点是提供足够的蛋白质和能量，以促进正氮平衡，增加肌肉质量。

HE 可能的影响包括工作效率下降，生活质量下降和事故风险增加。HE 患者往往需要经济支持和公共社会支持系统的广泛照顾，HE 的社会经济影响可能非常深刻。HE 患者的调护目标至少须涵盖两个方面：认知表现和日常生活自主能力的改善。因此，除了逐步引导患者自我健康管理，也需指导家属注意观察患者的行为、性格变化，考察患者有无注意力、记忆力、定向力的减退。

另外，由于 HE 患者多处于肝脏疾病终末期，并非所有 HE 都是可逆的，并且随着肝功能的进一步恶化，可能出现肝脏疾病的其他并发症。对内科治疗效果不理想、反复发作的难治性 HE 或 HE 伴有肝衰竭，是肝移植治疗的指征。患者和家属应提前了解和做好潜在肝脏移植的准备。

在过去几十年的研究中，各界学者们致力于明确肝性脑病的定义、开发相关诊断方法，实践有效的新型药物和治疗策略，并取得了显著的进展。检索 Clinical trials 网站发现，全球关于 HE 的研究多达 132 项，其中 25 项研究正在进行中。在中国开展的 4 项研究中，3 项关于 TIPS 疗法，另 1 项则关注饮食的作用。

近来，中医药也在治疗 HE 方面取得了一些进展。HE 在中医学归属"癫狂"范畴，多为痰瘀阻络、上蒙清窍导致癫狂、神志障碍、舌质红、苔厚腻等症，中医学将肝性脑病的病因归结为热毒、湿浊、阴虚，属于本虚标实之证；因此治疗应凉血解毒化瘀，兼顾滋阴清热。研究发现，癫狂梦醒汤等中药口服、大黄煎剂保留灌肠、针刺治疗都曾在 HE 患者中取得良好疗效，也为进一步研究提供了依据。但是，目前临床仍缺乏系统的中医治疗方案，相关疗法尚未经循证学评估，如何发挥好中医药在治疗 HE 方面的独特有效作用，仍需临床进一步研究。

目前，不同类型的 HE 患者对于治疗效果的要求和目前的治疗手段之间存在未被满足的临床需求，决定临床实践的临床研究很少，未来的研究应该填补我们的知识空白。

对 HE 治疗管理的研究离不开对 HE 发病机制的深入研究和对 HE 的病理生理学的了解，肠道功能和微生物群改变也在 HE 发病过程中起到了重要作用，因此，临床研究领域应和病理生理学团队保持密切联系，也需要临床肝病学家、神经心理学家、精神病学家和脑研究人员之间更密切的科学合作。

由于目前HE相关的研究缺乏标准化，这种异质性使得数据汇集变得困难，这些问题阻碍了该领域的进展。因此，国际肝性脑病和氮代谢协会（International Society for Hepatic Encephalopathy and Nitrogen Metabolism，ISHEN）针对这一情况发布了促进一致性的相关建议。

（施漪雯、陈艳、马红）

参考文献

[1] 中华医学会肝病学分会. 肝硬化肝性脑病诊疗指南 [J]. 中国肝脏病杂志，2018，10（4）：17-32.

[2] American Association for the Study of Liver Diseases, European Association for the Study of the Liver. Hepatic encephalopathy in chronic liver disease：2014 practice guideline by the European Association for the study of the liver and the American association for the study of liver diseases[J]. J Hepatol, 2014, 61（3）：642-659.

[3] BAJAJ J S, CORDOBA J, MULLEN K D, et al. Review article：the design of clinical trials in hepatic encephalopathy：an International Society for Hepatic

Encephalopathy and Nitrogen Metabolism（ISHEN）consensus statement[J]. Aliment Pharmacol Ther，2011，33（7）：739-747.

[4] VILSTRUP H，AMODIO P，BAJAJ J，et al. Hepatic encephalopathy in chronic liver disease：2014 practice guideline by the American Association for the study of liver diseases and the European association for the study of the liver[J].Hepatology，2014，60（2）：715-735.

[5] BASS N M，MULLEN K D，SANYAL A et al. Rifaximin treatment in hepatic encephalopathy[J]. N Engl J Med，2010，362（12）：1071-1081.

[6] 田聪聪，朱萌萌，牛艳艳．中医药治疗肝性脑病的研究进展 [J]. 中医研究，2019，32

（4）：73-77.

[7] 刘铁军．肝病中医治疗及用药思路探讨 [J]. 中西医结合肝病杂志，2017，27（6）：321-323.

[8] 李峰，来杰锋，傅燕燕，等．施维群运用"辛开苦降法"治疗肝性脑病经验 [J]. 浙江中西医结合杂志，2019，29（11）：875-876.

[9] 王融冰，王宪波，孙凤霞，等．解毒凉血法治疗慢性乙型重型肝炎 [J]. 北京中医药，2008（2）：83-85.

[10] 周大桥．中医通腑开窍法治疗肝性脑病 [J]. 北京中医药，2008（2）：91-93.

[11] 吴永斌，王修锋，张艳．中药灌肠联合注射用门冬氨酸鸟氨酸治疗肝性脑病 60 例临床观察 [J]. 河北中医，2016（3）：397-399.

第九章　肝癌

原发性肝癌是临床上最常见的恶性肿瘤之一，全球发病率逐年增长 [1]。中国是肝癌高发国家之一，发病人数约占全球的 50% 以上，2015 年我国肝癌发病 46.61 万例，为我国第四位的常见恶性肿瘤；肝癌死亡 42.21 万例，排列肿瘤致死病因的第三位，是严重影响我国人民生命健康的重要疾病 [2]。

随着医学技术进步，近年来对于肝癌发生发展的原因机制有了越来越深入的认识，防治肝癌的方法、药物也日益增多。以往以手术切除为主的治疗模式已经转变为目前强调多学科协作的综合治疗模式。而在肝癌的综合防治中，中医中药作为我国特有的医学方法有着非常广泛的应用，在防治肝癌发生、预防术后复发、改善患者症状、提高生存质量以及延长生存期等方面具有独特优势，是我国肝癌防治体系

中不可缺少的重要环节。

第一节　病因病机

中医药古籍中有关肝癌的记载散见于对"胁痛""积聚""癥瘕""癖黄""臌胀""肥气""痞气""肝积"等病证的描述中，对指导对肝癌的治疗有重要的参考价值。中医学认为，"癌"或"嵒"与岩通，是指体内发现肿块，表面高低不平，质地坚硬，宛如岩石而言。《仁斋直指附遗方论·发癌方论》说："癌者上高下深，岩穴之状，颗颗累垂……毒根深藏，穿孔透里，男则多发于腹，女则多发于乳，或项或肩或臂，外症令人昏迷。"而早在殷墟甲骨文上就有瘤字的记载。《圣济总录·瘿瘤门》："瘤之为义，留滞而不去也。气血流行不失其常，则形体和平，无或余赘，

及郁结壅塞，则乘虚投隙，瘤所以生。"《肘后备急方》中指出："凡癥坚之起，多以渐生，如有卒觉，便牢大，自难治也。腹中癥有结积，便害饮食，转羸瘦。"

中医认为肝癌的病因病机较为复杂，多系邪毒内侵、饮食不调、七情内伤或毒物损害，导致脏腑功能失调，气滞、血瘀、水湿、痰浊等互结于肝，酿生癌毒所致。其病位以肝脾为主，涉及于肾。病属虚实夹杂，虚以脾气虚、肝肾阴虚和脾肾阳虚为主，实以气滞、血瘀、痰湿、热毒等为患。发病之初，多为肝气郁滞，或肝郁脾虚；日久则气滞血瘀，或气郁化火，水湿、痰浊内生，致气、血、痰、湿、热、毒内蕴成积；病至晚期，邪毒耗气伤血，则见肝肾阴虚、生风动血，或见阴阳两虚之证。

第二节　病因病理及临床诊断

一、病因病理

肝癌的产生大多认为是多因素、多步骤的复杂过程，流行病学和实验研究显示，乙型和丙型肝炎病毒感染、黄曲霉素、饮水污染、酒精滥用、肝硬化以及亚硝胺类物质等都与肝癌发病有关。在我国乙型肝炎病毒的感染是肝癌的主要致癌因素，黄曲霉素和饮水污染则可能是最重要的促癌因素。

（一）病毒感染

流行病学与实验研究表明，肝炎病毒感染，主要是乙型肝炎病毒（HBV）和丙型肝炎病毒（HCV）感染，与肝癌的发生有着密切关系。在我国主要是 HBV 感染，HBV 可以通过其基因组直接整合到宿主细胞内，使 N-Ras 等癌基因活化、抑癌基因失活；另一方面，病毒感染引起的肝脏持续炎症和硬化也对于癌变有促进作用。

（二）黄曲霉素

黄曲霉素（AFB）是黄曲霉菌产生的真菌霉素，其中 AFB1 毒性最强。长期摄入含有 AFB1 的霉变玉米、花生等可导致肝癌的发生，具体机制可能与 P53 基因突变有关。另外，AFB1 与 HBV 有协同致癌作用。

（三）饮水污染

饮水污染是肝癌的独立危险因素。长期饮用池塘水、宅沟水等易于患肝癌。饮水中的微囊藻及其毒素污染可能是引发肝癌的主要原因。

（四）其他因素

除以上三个主要因素外，肥胖、饮酒、吸烟、遗传等也可能与肝癌的发生有关。

二、临床表现及辅助检查

（一）症状

肝癌的亚临床前期是指从病变开始至诊断亚临床肝癌之前，患者没有临床症状与体征，临床上难以发现，通常大约 10 个月时间。在肝癌亚临床期，大多数患者仍无典型症状，少数患者可以有上腹闷胀、腹痛、乏力和食欲不振等慢性基础肝病的相关症状。一旦出现典型症状，往往已达中、晚期肝癌，病情发展迅速，其主要表现有：

（1）**肝区疼痛**：右上腹疼痛最常见，常为间歇性或持续性隐痛、钝痛或胀痛，随着病情发展加剧。疼痛部位与病变部位密切相关，病变位于肝右叶为右季肋区疼痛，位于肝左叶则为剑突下区疼痛；如肿瘤侵犯膈肌，疼痛可发散至右肩或右背；向右后生长的肿瘤可引起右侧腰部疼痛。突然发生的剧烈腹痛和腹膜刺激征，可能是肝包膜下癌结节破裂出血引起腹膜刺激。

（2）**食欲减退**：饭后上腹饱胀，消化不良，恶心、呕吐和腹泻等症状，因缺乏特异性，容易被忽视。

（3）**消瘦，乏力**：全身衰弱，少数晚期患者可呈现恶病质状况。

（4）**发热**：多为持续性低热，也可呈不规则或间歇性、持续性或者弛张热。

（5）**肝外转移灶症状**：如肺部转移可以引起咳嗽、咯血；胸膜转移可以引起胸痛和血性胸腔积液；骨转移可以引起骨痛或病理性骨折等。

（二）体征

在肝癌早期，多数患者没有明显的相关阳性体征，仅少数患者体检可以发现轻度的肝大、黄疸和皮肤瘙痒，应是基础肝病的非特异性表现。中晚期肝癌，常见黄疸、肝脏肿大（质地硬，表面不平，伴有或不伴结节，血管杂音）和腹腔积液等。如果原有肝炎、肝硬化的背景，可以发现肝掌、蜘蛛痣、红痣、腹壁静脉曲张及脾脏肿大等[3]。

（三）辅助检查

1. 肿瘤标志物检查 血清 AFP 及其异质体是诊断肝癌的重要指标和特异性最强的肿瘤标记物，国内常用于肝癌的普查、早期诊断、术后监测和随访。对于 AFP ≥ 400μg/L 超过 1 个月，或 ≥ 200μg/L 持续 2 个月，排除妊娠、生殖腺胚胎癌和活动性肝病，应该高度怀疑肝癌。但有 30% ~ 40% 的肝癌患者 AFP 检测呈阴性，因此仅靠 AFP 不能诊断，需借助于影像学检查甚或活检等手段明确诊断。其他可用于 HCC 辅助诊断的标志物还有多种血清酶，包括 γ-谷氨酰转移酶（GGT）及其同工酶、α-L-岩藻糖苷酶（AFU）、异常凝血酶原（DCP）、铁蛋白（FT）等。

2. 影像学检查

（1）**超声检查**：腹部超声检查因操作简便、灵活直观、无创便携等特点，是临床上最常用的肝脏影像学检查方法。常规超声筛查可以早期、敏感地检出肝内可疑占位性病变，鉴别囊性或实质性占位，并观察肝内或腹部有无其他相关转移灶。彩色多普勒血流成像不仅可以观察病灶内血供，也可明确病灶与肝内重要血管的毗邻关系。实时超声造影技术可以揭示肝肿瘤的血流动力学改变，在鉴别诊断和评价肝肿瘤的微血管灌注和引导介入治疗方面具有优势。

（2）**X射线计算机断层成像（X-CT）**：常规采用平扫＋增强扫描方式（常用碘对比剂）。目前除常见应用于肝癌临床诊断及分期外，更多应用于肝癌局部治疗的疗效评价，特别对经肝动脉化疗栓塞（transarterial chemoembolization，TACE）后碘油沉积观察有优势。同时在三维肝体积和肿瘤体积测量、肺和骨等其他脏器转移评价上应用广泛。

（3）**磁共振成像（MRI）**：常规采用平扫＋增强扫描方式（常用对比剂 Gd-DTPA），因其具有无辐射影响，组织分辨率高，可以多方位、多序列参数成像，并具有形态结合功能综合成像技术能力，成为临床肝癌检出、诊断和疗效评价的常用影像技术。在 MRI 或 CT 增强扫描动脉期（主要在动脉晚期），肝癌呈不均匀明显强化，偶可呈均匀明显强化，尤其是 ≤ 5.0cm 的肝癌，门脉期和/或实质平衡期扫描肿瘤强化明显减弱或降低，这种"快进快出"的增强方式是肝癌诊断的特点。

（4）**数字减影血管造影（digital subtraction angiography，DSA）**：DSA 是一种侵入性创伤性检查，更多用于肝癌局部治疗或急性肝癌破裂出血治疗等。DSA 可显示肿瘤血管和肿瘤染色，还可以明确显示肝肿瘤数目、大小及其血供情况，为血管解剖变异和重要血管解剖关系以及门静脉浸润提供信息，对于判断手术切除的可能性和彻底性以及决定合理的治疗方案有重要价值。

（5）**核医学影像检查**：正电子发射计算机断层成像（positron emission tomography/CT，PET/CT）全身显像的优势在于：通过一次检查能够全面评价淋巴结转移及远处器官的转移。

三、诊断

原发性肝癌的诊断参照国家卫计委原发性肝癌诊疗规范（2017 年版），可通过病理学诊断或临床诊断[4]。

（一）病理学诊断

肝脏占位病灶或者肝外转移灶活检或手术切除组织标本，经病理组织学和 / 或细胞学检查诊断为肝细胞癌，此为金标准。病理诊断有以下三种主要病理类型：

1. **肝细胞癌（HCC）**　占原发性肝癌的 90% 以上，是最常见的一种病理类型。其组织学特点以梁索状排列为主，癌细胞呈多边形，细胞质嗜酸性，细胞核圆形，梁索之间衬覆血窦，也可出现多种细胞学和组织学上的特殊类型，若出现假腺管结构可类似肝内胆管癌和转移性腺癌，需要注意鉴别。癌细胞的分化程度，一般采用 Edmondson-Steiner 肝癌四级分级法。

2. **肝内胆管癌（ICC）**　较少见，起源于胆管二级分支以远肝内胆管上皮细胞，一般仅占原发性肝癌的 ≤ 5%。其组织学特点：以腺癌结构为主，癌细胞排列成类似胆管的腺腔状，但腺腔内无胆汁却分泌黏液。癌细胞呈立方形或低柱状，细胞质淡染，胞浆透明，纤维间质丰富，即癌细胞周围含有较多的纤维组织。

3. **混合型肝癌**　即 HCC-ICC 混合型肝癌，比较少见，在一个肝肿瘤结节内，同时存在 HCC 和 ICC 两种成分，二者混杂分布，界限不清，分别表达各自的免疫组化标志物。

原发性肝癌中还有些少见类型肝癌，如透明细胞型、巨细胞型、硬化型和肝纤维板层癌等，需注意鉴别。

（二）临床诊断标准

有乙型肝炎或丙型肝炎，或者有任何原因引起肝硬化者，至少每隔 6 个月进行一次超声及 AFP 检测，发现肝内直径

≤ 2cm 结节，动态增强 MRI、动态增强 CT、超声造影及普美显动态增强 MRI 四项检查中至少有两项显示有动脉期病灶明显强化、门脉或延迟期强化下降的"快进快出"的肝癌典型特征，则可做出肝癌的临床诊断；对于发现肝内直径 >2cm 的结节，则上述四种影像学检查中只要有一项有典型的肝癌特征，即可临床诊断为肝癌。

有乙型肝炎或丙型肝炎，或者有任何原因引起肝硬化者，随访发现肝内直径 ≤ 2cm 结节，若上述四种影像学检查中无或只有一项检查有典型的肝癌特征，可进行肝穿刺活检或每 2 ~ 3 个月密切的影像学随访以确立诊断；对于发现肝内直径 >2cm 的结节，上述四种影像学检查无典型的肝癌特征，则需进行肝穿刺活检以确立诊断。

有乙型肝炎或丙型肝炎，或者有任何原因引起肝硬化者，如 AFP 升高，特别是持续增高，应该进行上述四种影像学检查以确立肝癌的诊断，如未发现肝内结节，在排除妊娠、活动性肝病、生殖胚胎源性肿瘤以及上消化道癌的前提下，应该密切随访 AFP 水平以及每隔 2 ~ 3 个月一次的影像学复查。

四、分期

肝癌的分期对于预后的评估、合理治疗方案的选择至关重要。影响肝癌患者预后的因素很多，包括肿瘤因素、患者一般情况及肝功能情况，据此国外有多种的分期方案，如：BCLC、TNM、JSH、APASL 等分期。其中 BCLC 分期与治疗策略，比较全面地考虑了肿瘤、肝功能和全身情况，与治疗原则联系起来，并且具有循证医学高级别证据的支持，目前已在全球范围被广泛采用。依据中国的具体国情及实践积累，推荐下述肝癌的分期方案，包括：Ⅰa 期、Ⅰb 期、Ⅱa 期、Ⅱb 期、Ⅲa 期、Ⅲb 期、Ⅳ期，具体分期方案见图 5-9-2-1。

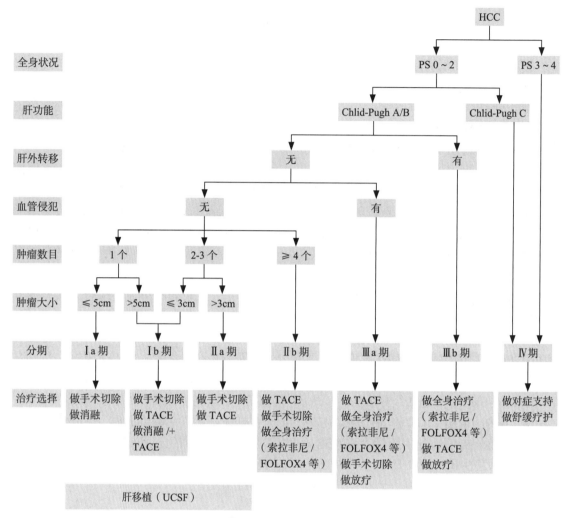

图 5-9-2-1　肝癌分期

第三节　治疗

一、中医治疗

（一）辨证论治

1. 肝气郁结证

【症状】胁肋胀痛，痛无定处，脘腹胀满，胸闷、善太息，急躁易怒，舌质淡红，苔薄白，脉弦。

【治法】疏肝解郁，理气和胃。

【方药】柴胡疏肝散加减。柴胡、陈皮、白芍、枳壳、香附、川芎、郁金、八月札、石见穿、土茯苓、鸡内金、甘草。

2. 气滞血瘀证

【症状】上腹肿块，质硬，有结节感，疼痛固定拒按，或胸胁掣痛，入夜尤甚，或见肝掌、蜘蛛痣和腹壁青筋暴露，甚则肌肤甲错，舌边瘀暗或暗红，舌苔薄白或薄黄，脉弦细或细涩无力。兼有郁热者多伴烦热口苦，大便干结，小便黄或短赤。

【治法】活血化瘀，软坚散结。

【方药】血府逐瘀汤合鳖甲煎丸加减。当归、生地黄、桃仁、红花、赤芍、枳壳、柴胡、川芎、牛膝、半枝莲、重楼、白花蛇舌草、蜈蚣、干蟾皮、延胡索、参三七、穿山甲等。

3. 肝郁脾虚证

【症状】胸腹胀满，食后尤甚，肿块触痛，倦怠消瘦，短气乏力，纳少失眠，口干不欲饮，大便溏数，甚则腹水黄疸，下肢浮肿，舌质胖大，苔白，脉濡。

【治法】疏肝健脾，理气消癥。

【方药】逍遥散加减。柴胡、当归、白芍、党参、白术、茯苓、薏苡仁、半枝莲、重楼、干蟾皮、蜈蚣、厚朴、甘草等。

4. 肝肾阴亏证

【症状】腹胀肢肿，腹大，青筋暴露，四肢消瘦，短气喘促，颧红口干，纳呆厌食，潮热或手足心热，烦躁不眠，便秘，甚则神昏谵语，齿龇鼻衄，或二便下血，舌红少苔，脉细数无力。

【治法】滋养肝肾，化瘀消癥。

【方药】一贯煎加减。生地黄、麦冬、沙参、枸杞子、五味子、当归、佛手、女贞子、山茱萸、西洋参、八月札、重楼、半枝莲、龟甲、鳖甲、穿山甲、甘草等。

5. 湿热毒蕴证

【症状】右胁胀满，疼痛拒按，发热，口苦或口臭，身黄目黄，小便黄，黄如橘色或烟灰，腹水或胸腔积液，恶心呕吐，大便秘结或黏腻不爽，舌质红，苔黄腻，脉滑数。

【治法】清热利湿，解毒消癥。

【方药】茵陈蒿汤合五苓散加减。茵陈、大黄、栀子、猪苓、茯苓、白术、泽泻、虎杖、白花蛇舌草、八月札、半枝莲、赤芍、人工牛黄、穿山甲等。

（二）中成药治疗

1. **槐耳颗粒**　扶正固本，活血消癥。适用于正气虚弱，瘀血阻滞，原发性肝癌不宜手术和化疗者辅助治疗用药，有改善肝区疼痛、腹胀、乏力等症状的作用。

2. **复方斑蝥胶囊**　破血消瘀，攻毒蚀疮。用于原发性肝癌，肺癌，直肠癌，恶性淋巴瘤，妇科恶性肿瘤等。

3. **平消胶囊**　活血化瘀，止痛散结，清热解毒，扶正祛邪。对肿瘤具有一定的缓解症状、缩小瘤体、抑制肿瘤生长、提高人体免疫力、延长患者生命的作用。

4. **亚砷酸注射液**　一项多中心临床研究表明采用亚砷酸注射液治疗中晚期原发性肝癌可以改善患者生活质量、减轻癌痛和延长生存期。

5. **华蟾素注射液**　解毒，消肿，止痛。用于中、晚期恶性肿瘤，慢性乙型肝炎等症。

6. **榄香烯注射液**　姜科植物温郁金中提取的抗癌有效成分。适用于合并放化疗常规方案治疗肝癌、肺癌等恶性肿瘤，可以增强疗效，降低毒副作用。并可用于介入、腔内化疗及癌性胸腹水的治疗。

（三）其他治疗方法

中药外治及非药物疗法在肝癌诊疗领域可以应用于癌痛控制、腹水处理等。中药外用治疗肝癌癌痛手段包括膏药外敷、散剂外敷、穴位敷贴和针灸等。药物外敷均为复方，目前没有成药或标准处方，使用中药品种各异，多属清热解毒、软件散结及活血化瘀药物，其中常用蟾酥（或蟾皮）、白花蛇舌草、三棱、乳香、没药等，以冰片、醋作为促透剂。

二、西医治疗

肝癌治疗领域的特点是多种方法、多个学科共存，而以治疗手段的分科诊疗体制与实现有序规范的肝癌治疗之间存在一定的矛盾。因此肝癌诊疗须重视多学科诊疗团队的模式，从而避免单科治疗的局限性，为患者提供一站式医疗服务、促进学科交流，并促进建立在多学科共识基础上的治疗原则和指南。合理治疗方法的选择需要有高级别循证依据支持，但也需要同时考虑地区和经济水平差异。

1. **肝脏外科手术**　肝癌的外科治疗是肝癌患者获得长期生存最重要的手段，主

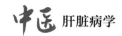

要包括肝切除术和肝移植术。主要适用于肝脏储备功能良好的Ⅰa期、Ⅰb期和Ⅱa期患者，在部分Ⅱb期和Ⅲa期肝癌患者中，手术切除有可能获得比其他治疗方式更好的效果。

肝移植也是肝癌根治性治疗手段之一，尤其适用于有失代偿肝硬化背景、不适合切除的小肝癌患者。合适的适应证是提高肝癌肝移植疗效，保证宝贵的供肝资源得到公平合理应用的关键。关于肝移植适应证，国际上主要采用米兰（Milan）标准，美国加州大学旧金山分校（UCSF）标准等。国内已有多家单位和学者陆续提出了不同的标准，包括杭州标准、上海复旦标准等。

2. **局部消融治疗** 尽管外科手术是肝癌的首选治疗方法，但因肝癌患者大多合并有肝硬化，或者在确诊时大部分患者已达中晚期，能获得手术切除机会的患者约20%~30%。近年来广泛应用的局部消融治疗，具有创伤小、疗效确切的特点，使一些不耐受手术切除的肝癌患者亦可获得根治的机会。

局部消融治疗是借助医学影像技术的引导对肿瘤靶向定位，局部采用物理或化学的方法直接杀灭肿瘤组织的一类治疗手段。主要包括射频消融（radiofrequency ablation，RFA）、微波消融（microwave ablation，MWA）、冷冻治疗、高功率超声聚焦消融（high power focused ultrasound ablation，HIFU）以及无水乙醇注射治疗（percutaneous ethanol injection，PEI）等。

局部消融治疗适用于单个肿瘤直径≤5cm；或肿瘤结节不超过3个、最大肿瘤直径≤3cm；无血管、胆管和邻近器官侵犯以及远处转移，肝功能分级为Child-Pugh A或B级的肝癌患者，可获得根治性的治疗效果。对于不能手术切除的直径3~7cm的单发肿瘤或多发肿瘤，可联合肝动脉栓塞化疗术治疗。

3. **经肝动脉介入治疗** 经肝动脉介入治疗主要包括肝动脉栓塞化疗（TACE）和肝动脉灌注化疗（HAIC）。TACE是公认的肝癌非手术治疗中最常用的方法，通常采用Seldinger方法，经皮穿刺股动脉插管，导管置于腹腔干或肝总动脉行DSA造影，分析造影表现，明确肿瘤的部位、大小、数目以及供血动脉，再将化疗药物与栓塞剂混合经肿瘤的供血动脉支注入。其主要适应证为Ⅱb期、Ⅲa期和Ⅲb期的部分患者，肝功能分级Child-Pugh A或B级、ECOG评分0~2；对于可以手术切除，但由于其他原因不能或不愿接受手术的Ⅰb期和Ⅱa期患者；以及多发结节型肝癌等分期较晚的患者，需要慎重运用。TACE术后常见不良反应包括发热、疼痛、恶心和呕吐等。发生原因与肝动脉被栓塞后引起局部组织缺血、坏死，以及化疗药物有关。中医药是防治TACE术后不良反应的重要手段之一。

4. **放射治疗** 放射治疗（简称放疗）分为外放疗和内放疗。外放疗是利用放疗设备产生的射线（光子或粒子）从体外对肿瘤照射。内放疗是利用放射性核素，经机体管道或通过针道植入肿瘤内。肝癌的放疗，主要是立体定向放疗（stereotactic body radiation therapy，SBRT）对于小肝癌可以作为根治性治疗手段；而对于中晚期肝癌，大多属于姑息性治疗手段。姑息性放疗的目的是缓解症状、减轻痛苦、和延长生存期等。对局限于肝内的大的肝癌病灶，有少数可以通过SBRT转化为可手术切除，从而可能获得根治。

5. **全身治疗**

（1）分子靶向药物：随着肝癌病因病理尤其是分子生物学研究的进展，近年来，针对肝癌发生发展关键分子靶点的靶向药物治疗发展迅速，取得了诸多意义重大的进步。多激酶抑制剂索拉非尼（sorafenib）是第一个获得批准治疗晚期肝癌的分子靶向药物。两项大型国际多中心Ⅲ期临床试验均证明了索拉非尼对于晚期肝癌都具有一定的生存获益。对于索拉非尼治疗失败后晚期肝细胞癌患者，瑞戈非尼（regorafenib）治疗与安慰剂相比可以提高客观反应率、疾病控制率，延长生存，因此，欧美和我国药监局已批准瑞戈非尼二线治疗晚期肝细胞癌的适应证。后续研发的仑伐替尼（lenvatinib）相比索拉非尼对于乙肝病毒相关肝细胞癌具有一定的优势；安全性方面与索拉非尼无明显差异。因此于 2018 年被 CSCO 指南列为晚期肝癌的一线治疗药物。其他靶向药物如多纳非尼等在肝癌治疗中疗效正在通过多项临床试验加以验证。

分子靶向药物治疗最常见的不良反应为腹泻、体重下降、手足综合征、皮疹、心肌缺血以及高血压等，一般发生在治疗开始后的 2～6 周内，可用于肝功能 Child A、B 级的患者。而相对于肝功能 Child B 级、Child A 级的患者生存获益更明显。

（2）系统化疗： 传统的细胞毒性药物，包括阿霉素、表柔比星、氟尿嘧啶、顺铂和丝裂霉素等，在肝癌中的单药或传统联合用药有效率均不高，且毒副作用大，可重复性差。一个主要原因为化疗药物不但会激活乙肝病毒复制，还会损害患者的肝功能，加重肝炎肝硬化，导致化疗无法带来生存效益。

（3）免疫治疗： 肝癌免疫治疗主要包括免疫调节剂包括干扰素 α、胸腺素 $α_1$ 等，一般用于肝癌根治术后，对于抑制肝炎病毒复制、调节免疫、改善预后有一定益处，但对肝癌的确切疗效有待高证据级别研究验证[4]。近年来随着免疫学研究进步，新的免疫治疗方法正在成为肿瘤治疗的重要手段。其中免疫检查点阻断剂已经应用于临床，包括 PD-1/PD-L1 阻断剂、CTLA-4 阻断剂等在内的药物在黑色素瘤、肺癌等治疗中取得了令人瞩目的成绩。免疫检查点抑制剂纳武单抗（nivolumab）是一种全人源化、抗 PD-1 单克隆抗体，在一项Ⅰ/Ⅱ期临床试验中显示了对晚期肝细胞癌的疗效，因此 2017 年 9 月，美国 FDA 批准纳武单抗二线治疗晚期肝细胞癌。另一个抗 PD-1 人源化单克隆抗体派姆单抗（pembrolizumab）在Ⅱ期临床中显示出治疗晚期肝癌的较好疗效，但在最近的Ⅲ期临床试验中疗效并没有获得确证。因此，免疫检查点制剂治疗肝癌的效果，不论是单药还是与其他方法的联合运用，都需要更多的临床试验加以验证。其他的免疫治疗包括肿瘤疫苗（树突细胞疫苗等）、细胞免疫治疗（细胞因子诱导的杀伤细胞，CIK）等，这些治疗手段均有一定的抗肿瘤作用，但尚待大规模的临床研究加以验证。另外，免疫治疗与靶向药物的联合应用可能获得更好的疗效。一项针对不可切除肝细胞癌患者的研究中，联合应用 PDL-1 抑制剂阿替利珠单抗与贝伐珠单抗取得了较明显的生存获益，提示在晚期肝癌的治疗中，联合多种途径的综合治疗是发展趋势[5]。

三、中西医结合治疗

对于具备治疗条件，接受手术、放疗、化疗（包括栓塞化疗、全身化疗）、射频以及分子靶向治疗的患者，采用中西医结合的治疗方式。西医治疗根据 NCCN 肿瘤学临床实践指南原则进行，中医治疗采用辨病结合辨证论治进行，两组的结合在疾病的不同阶段有着不同的侧重点，其适应人群、治疗原则、治疗目的有所不同，主要可以分为三个阶段：

1. 极早期及早期肝癌　以根治性治疗手段为主，包括手术切除、肝移植和射频消融。此阶段中医药的治疗重点在于辅助治疗，包括维护肝功能储备，提高手术率，减少术后并发症。

2. 中期和进展期肝癌　以姑息治疗手

段为主，包括 TACE 术等。此阶段多种疗法综合与序贯应用非常重要，中医药在这阶段发挥着十分广泛和重要的作用。包括中药肿瘤制剂全身或局部使用，减少或缓解放化疗及有创治疗的并发症，增强放化疗或有创治疗的近期疗效，提高患者疾病相关性生活质量、改善患者症状等。

3. 终末期肝癌 中医药治疗为主，目的在于发挥最佳支持治疗的作用，减轻患者症状，提高患者生活质量[6]。

（一）根治术后中医药预防复发治疗

手术目前仍是肝癌的主要治疗方法，但术后的高复发率严重影响了治疗的整体效果。对于肝癌术后预防复发，目前使用的方法包括 TACE 术、化疗、放疗、免疫治疗等，但这些方法的效果均未能得到公认。中医药强调整体治疗，兼顾抗肿瘤和保护机体，在预防术后复发上可以发挥更好的作用。槐耳颗粒等中药被广泛应用于肝癌术后，经过多中心大样本临床研究，发现槐耳颗粒在预防肝癌术后复发上有着较好效果。根据患者术后证候表现不同，也可以采用病证结合中医药综合方案进行干预。预防肝癌术后复发中医综合方案组成[7]：

1. 中药复方煎剂

（1）**基本方**：解毒方：石见穿 30g、猫人参 30g、山慈菇 10g、鸡内金 10g。

（2）**随证加减**：①气虚证，益气为主，参芪术芝汤：党参 30g、黄芪 30g、白术 30g、灵芝 30g。②气滞证，行气疏滞，柴白枳陈汤：柴胡 9g、白芍 12g、枳壳 12g、陈皮 12g。③血虚证，补血为主，归熟乌鸡汤：当归 9g、熟地黄 9g、何首乌 15g、鸡血藤 30g。④血瘀证，活血化瘀，赤丹桃红汤：赤芍 12g、丹皮 15g、桃仁 15g、红花 15g。⑤阴虚证，滋阴为主，斛生麦杞汤：石斛 15g、生地黄 15g、麦冬 15g、枸杞子 15g。⑥阳虚证，温阳散寒，附桂姜蓉汤：附子 9g、肉桂 9g、干姜 6g、肉苁蓉 15g。⑦实热证，清热泻火，

栀芩苦夏汤：栀子 9g、黄芩 9g、苦参 15g、夏枯草 9g。⑧水湿证，化湿利水，藿砂茯泽汤：藿香 12g、砂仁 6g、茯苓皮 15g、泽泻 12g。

2. 口服中成药 平消胶囊或槐耳颗粒。

3. 注射用中成药使用方法 华蟾素注射液 50ml 静脉滴注：10 天为 1 疗程，根据病情实际情况，可每 3 个月重复 1 疗程，最多不超过 4 疗程。

（二）TACE 术结合中医治疗

TACE 术是中晚期肝癌主要的治疗方法。中医药联合 TACE 术，可以减轻治疗毒副作用，增强疗效，在临床应用广泛。在常规 TACE 术的基础上对患者进行辨证给予复方中药是主要方式，根据肝癌患者接受 TACE 术治疗后证候分布情况的调查：术后呈现气滞、湿热的特点。联合应用相应中药，可以降低患者恶心、呕吐等不良事件的出现，提高 TACE 术治疗的完全缓解或部分缓解的比例，有利于肝癌TACE 术治疗后生存时间的延长。

对于中晚期原发性肝癌患者进行 TACE 治疗的同时，联合使用华蟾素注射液、艾迪注射液、消癌平注射液或康莱特注射液静脉滴注等辅助治疗，有助于提高疗效，减少 TACE 的不良反应。近年来，对抗肿瘤中药注射液应用于肝癌 TACE 围手术期的临床疗效研究众多，积累了越来越多的疗效证据。

注射液除静脉滴注外，近年来被应用于 TACE 术中进行肝动脉灌注，取得一定疗效，应用药物包括三氧化二砷、华蟾素注射液、榄香烯注射液等。研究显示三氧化二砷 TACE 治疗方案与传统的 TACE 治疗方案相比较疗效相近，而不良反应少，患者生活质量更好。采用华蟾素注射液经肝动脉灌注治疗，患者体力状态评分较化疗药对照组有改善，肝胆肿瘤治疗功能评定量表各维度评分及总分均显著高于化疗药物组。

四、专家经验

国医大师周仲瑛教授认为肝癌的形成以正虚为基础，但癌毒侵袭为其必要条件。肝癌为有形结块聚于胁下，其病理必然与气滞、血瘀有关。因此主张治疗以扶正祛邪、抗癌解毒为主。周老认为正气亏虚贯穿于肝癌发生发展全过程，因此扶正祛邪也体现在肝癌治疗的始终。其证多表现为气阴两虚、肝肾亏虚，偏气阴虚首选沙参麦冬汤加减，常选用党参、太子参、北沙参、大麦冬、仙鹤草等；偏肝肾阴虚多用二至丸加减，常用女贞子、旱莲草、枸杞子等药物。同时肝癌之癌毒主要为湿热痰浊、气滞血瘀胶结而成，治疗上针对病理因素气滞，选用柴胡疏肝散加减，药物常用醋柴胡、制香附、炒枳壳、青皮、赤芍等药物，针对病理因素血瘀，常选用莪术、桃仁、三棱、水红花子等药物。

周老治疗肝癌特点有三：第一，抗癌解毒不忘顾护脾胃，注意顾护胃气，常在处方中配伍鸡内金、半夏、焦楂曲、砂仁等助运和胃之品，一些碍胃伤脾的药物，酌情取舍。第二，适当运用解毒攻毒药，解毒药主要是以清热解毒药为主，如石打穿、山慈菇、白花蛇舌草、半枝莲、泽漆、肿节风、漏芦、夏枯草、龙葵、炙桑白皮、猫爪草、制天南星等药物。第三，合理运用虫类药在肝癌的治疗中，在扶正解毒的基础上，对于局部深藏毒邪，非一般药物能攻及，而虫类药物具有搜风、化瘀、剔毒、通络之功，故对于深藏癌毒有特殊的治疗作用，临床上结合辨证常用蜈蚣、僵蚕、全蝎、土鳖虫、穿山甲、蜣螂虫、九香虫等虫类药物[8]。

全国名中医潘敏求教授认为瘀、毒、虚是肝癌的基本病变，瘀毒互结、脾脏亏虚、邪实正虚互为因果，贯穿着肝癌全病程，而且肝癌晚期常表现为肝肾阴虚。所以治疗上应注意扶正与祛邪相结合，采用健脾理气、化痰软坚、清热解毒三法综合应用，以兼顾邪实（瘀毒）与正虚（脾虚）两方面。临床上，潘教授常选用太子参或党参、黄芪、白术、茯苓、薏苡仁、砂仁、法半夏、陈皮、柴胡、香附等健脾理气，选用当归、赤芍、丹参、生大黄、田三七、郁金、鳖甲、牡蛎、夏枯草等化瘀软坚；选用白花蛇舌草、半枝莲、茵陈、马鞭草、败酱草等清热解毒[9]。

上海市名中医、岐黄学者凌昌全教授提出肝癌治疗首要治肝重脾，认为肝癌虽然病本在肝，但最易损伤脾胃，临床广泛使用的手术、放化疗、介入等治疗手段更是无一不重伤脾胃。凌教授临证对于脾胃尚强的患者，方中每每伍用鸡内金、焦三仙等消食开胃药物，以固护脾胃；倘癌毒或治疗因素已耗伤脾气，患者出现倦怠乏力、纳差、便溏等脾虚症状，此时多加入黄芪、白术、山药、党参等药味甘平之品以益气健脾。同时，凌教授认为肿瘤发生发展的中心环节在于癌毒的产生及其恶性生长。在肝癌的治疗模式上，凌教授提出重视病证结合，先辨病，后辨证。在明确疾病诊断的基础上，区分阶段辨证论治；辨证先辨单证，并建立了原发性肝癌常见中医基本证候定性诊断规范；在区分单证轻重的基础上形成复合证候。凌教授根据肝癌癌毒核心病机，总结经验形成解毒方，包括猫人参、石见穿、山慈菇、炙鳖甲、鸡内金等，作为肝癌治疗基本辨病处方，同时针对每个基本证候形成相应处方，如气滞证，行气疏滞，用药柴胡、白芍、枳壳、陈皮等[10]。

第四节　预防和调护

一、预防

由于肝癌的早期诊断对于有效治疗和长期生存至关重要，因此，十分强调肝癌的早期筛查和早期监测。常规监测筛查指标主要包括血清甲胎蛋白（alpha-fetoprotein，AFP）和肝脏超声检查。对于≥40岁的男性或≥50岁女性，具有HBV和/或HCV感染，嗜酒、合并糖尿病以及有肝癌家族史的高危人群，一般是每隔6个月进行一次检查。一般认为，AFP是HCC相对特异的肿瘤标志物，AFP持续升高是发生HCC的危险因素。近年，有些欧美学者认为AFP的敏感性和特异度不高，2010版美国肝病研究学会（AASLD）指南已不再将AFP作为筛查指标，但是我国的HCC大多与HBV感染相关，与西方国家HCC致病因素不同（多为HCV、酒精和代谢性因素），结合国内随机研究结果和实际情况，对HCC的常规监测筛查指标中继续保留AFP。中医药在预防肝癌发生和预防肝癌术后复发方面有着非常重要的作用。

二、生活调理

生活能自理的患者要适当运动，但避免过劳，要保持充足的睡眠，注意保暖，因抵抗力较弱要避免去人多的场合。肝功能指标不正常或生活不能自理者多卧床休息，保证肝脏有足够的血供以利于肝功能的恢复。

三、饮食指导

肝癌患者早期有食欲减退、恶心、肝区疼痛、腹胀、乏力症状，清淡易消化的高蛋白、高维生素、低脂肪饮食可以缓解患者的上述症状，多食新鲜蔬菜水果，少食多餐，以减轻胃肠道的负担，对疾病的康复有益。门静脉高压的患者注意食物的质地，避免太粗糙、坚硬的食物如油炸、油煎食物，避免一些辛辣调味品及含咖啡因等刺激性食品，少吃过热过冷、过于辛辣和刺激性的食物及粗纤维的食物，以免刺激食管及胃黏膜而引起消化道出血；腹胀患者要少食产气多的食物，如牛奶、豆浆及甜味食品；有腹水或水肿的患者可进食高蛋白低盐饮食；有肝性脑病倾向的患者则要控制蛋白的摄入量。

四、精神调适

正确对待疾病，积极配合治疗，帮助患者消除紧张恐惧心理，坚定治病信心，对有悲观、绝望、烦躁、焦虑等不良情绪的患者，根据具体情况进行心理治疗。晚期肝癌患者症状较多，求生欲望较强烈，需要家属及医护人员多加强交流沟通，予以支持鼓励。

（翟笑枫）

参考文献

[1] AKINYEMIJU T，ABERA S，AHMED M，et al.The burden of primary liver cancer and underlying etiologies from 1990 to 2015 at the global，regional，and national level：results from the global burden of disease study 2015[J].JAMA oncology，2017，3（12）：1683-1691.

[2] CHEN W，ZHENG R，BAADE P D，et al. Cancer statistics in China，2015[J].CA：A Cancer Journal for Clinicians，2016，66（2）：115-132.

[3] 汤钊猷.现代肿瘤学[M].3版.上海：复旦大学出版社，2011：893.

[4] 中华人民共和国卫生和计划生育委员会医政医管局.原发性肝癌诊疗规范（2017年版）[J].中华消化外科杂志，2017，16（7）：705-720.

[5] 中国临床肿瘤学会指南工作委员会.中国临床肿瘤学会（CSCO）原发性肝癌诊疗指南（2018.V1）[M].北京：人民卫生出版社，2018.

[6] 中华中医药学会.肿瘤中医诊疗指南[M].北京：中国中医药出版社，2008.

[7] 凌昌全，刘庆，李东涛，等.原发性肝癌常见中医基本证候定性诊断规范的研究 [J]. 中西医结合学报，2005，3（2）：95-98.

[8] 孙滴，叶丽红.周仲瑛教授治疗肝癌的临床经验 [J]. 浙江中医药大学学报，2017，41（11）：860-862.

[9] 潘敏求，潘博.健脾理气、化瘀软坚、清热解毒法治疗原发性肝癌的体会 [J]. 湖南中医杂志，2009，6（25）：21-22.

[10] 孙振，岳小强，苏永华，等.凌昌全教授治疗肝癌的经验 [J]. 江苏中医药，2008，40（7）：17-18.

第十章　自身免疫性肝炎

自身免疫性肝病（autoimmune liver disease，ALD）病因尚不十分明确，但又具有很明显的自身免疫现象，因此现在被认为是一类具有自身免疫基础的炎症性肝病。根据受累的肝细胞类型不同可分为两大类：肝细胞受累的自身免疫性肝炎（autoimmune hepatitis，AIH）以及胆管细胞受累的自身免疫性胆管病。后者具有胆汁淤积的表现，主要包括原发性胆汁性胆管炎（PBC）和原发性硬化性胆管炎（PSC）。临床上以 AIH 和 PBC 相对多见。肝脏出现病理性炎症性损伤的同时，血清中发现肝脏有关的循环自身抗体是 ALD 的共同特点。目前深入研究的自身抗体有抗核抗体（antinuclear antibodies，ANA）、抗平滑肌抗体（anti-smooth muscle antibodies，SMA）、抗肝/肾微粒体 I 型抗体（anti-liver-kidney microsomal antibody Type 1，抗 LKM-1）、抗肝细胞质抗体（anti-liver cytosol type 1，抗 LC1）、抗可溶性肝抗原/肝胰抗原抗体（anti-soluble liver antigen / liver pancreas antigen，抗 SLA/LP）、抗去唾液酸糖蛋白受体抗体（antibodies against asialoglycoprotein receptor，ASGPR）、抗线粒体抗体（anti-mitochondrial antibody，AMA）等。本章主要描述 AIH。

AIH 的临床表现多样，一般表现为慢性、隐匿起病，但也可表现为急性发作，甚至引起急性肝功能衰竭。AIH 的诊断基于免疫球蛋白 G（Immunoglobulin G，IgG）的升高/高球蛋白血症，特征性自身抗体的检测以及肝脏组织学的典型表现，对免疫抑制治疗产生应答并排除其他原因的肝炎。AIH 的治疗主要采用诱导缓解的泼尼松，可以联合硫唑嘌呤维持治疗。如出现药物副作用和低/不应答，则需要替代治疗。如不治疗可导致肝硬化、肝功能衰竭。

中医无 AIH 之名，根据其临床表现，AIH 的证候散见于黄疸、痹证、阴阳毒、虚劳、胁痛等病证中。近现代医家对于 AIH 的中医病名意见尚未统一，大部分认为此病可归属于中医"胁痛""黄疸""痞满""积聚"等范畴，但部分肝外表现又见于"阴阳毒""虚劳""水肿""燥证""血证""等病证中[1-2]。《素问·痹论》曰："五脏皆有合，病久而不去者，内舍于其合也。故骨痹不已，复感于邪，内舍于肾。筋痹不已，复感于邪，内舍于肝。脉痹不已，复感于邪，内舍于心。肌痹不已，复感于邪，内舍于脾。皮痹不已，复感于邪，内舍于肺。"《金匮要略·百合狐惑阴阳毒病脉证治》谓："阳毒之为病，面赤斑斑如锦纹，咽喉痛，唾脓血，五日可治，七日不可治，升麻鳖甲汤主之。阴毒之为病，面目青，身痛如被杖，咽喉痛，五日可治，七日不可治，升麻鳖甲汤去雄黄蜀椒主之。"阴阳毒症状的描述与 AIH 的肝外临床表现有着较多相似之处。《症因脉治·胁痛论》云："内伤胁痛之因……或死血停滞胁肋，或恼怒郁结，肝火攻冲，或肾水不足……皆成胁肋之痛矣。"《景岳全书·黄疸》云："阳黄证，多以脾湿不流、郁热所致，必须清火邪，利小水，火清则溺自清，溺清则黄自退……阴黄证，多由内伤不足，不可以黄为意，专用清利，但宜调补心脾肾之虚，以培血气，血气复则黄必尽退。"《济生方·痹》说："皆因体虚，腠理空疏，受风寒湿气而成痹也。"。

现代中医学认为，本病病因不明，先天禀赋不正系其宿根，情志失调、劳倦过度等为其病发之近由，病性为本虚标实，虚实夹杂，以虚实夹杂多见，虚则常见气虚、阴虚，实则以气滞、血瘀、湿热、痰、浊为主[1-2]。AIH 临床表现复杂多变，在辨证时应分清阴、阳、虚、实；湿热、实火、气滞、血瘀而致的为实证，肝肾阴虚、肝胃不和而致的则为虚证，具体辨证宜全面分析，分清主次。治疗上应立足于"实则泄之，虚则补之"之原则，谨守病机，以致和平。中医药治疗的重点是缓解乏力、腹胀、食欲不振等相关症状，改善生化指标等微观辨证所见，从而延缓疾病进展，提高生活质量，在症状控制、肝硬化终末期并发症和糖皮质激素/免疫抑制剂应答不佳患者治疗中占一定地位，优势主要体现在减轻激素副作用，减少复发，缩短激素使用疗程或减少激素剂量，以及补充激素禁忌证或不耐受患者的个体化治疗等方面[3-6]。

第一节 病因病机

AIH 病因不明，一般认为先天禀赋不正系其宿根，情志失调、劳倦过度或医药所误等为其病发之近由，病性为本虚标实，虚实夹杂。AIH 病位在肝，与脾、肾关系密切，其病机主要为先天禀赋不正或劳伤脾胃或情志不遂，肝气不舒，瘀血内阻；以致脾胃运化失常，湿邪内生，壅阻中焦，肝气郁滞，疏泄不利，致胆汁疏泄失常，胆液外溢肌肤则身目发黄；阻滞气机则胁肋疼痛；迫血妄行则齿衄、蜘蛛痣；结为癥积则肝脾肿大；久病及肾或先天禀赋不足，阴虚火旺则低热不退；瘀血内阻，皮肤失于濡养则皮肤瘙痒。通常内有脾虚肝郁、肝肾阴虚，外有湿邪、瘀血为患，虚实夹杂，缠绵难愈。

本病女性发病多于男性，盖女子"以肝为先天"，可见此病与肝之体用先天不足关系较为密切，部分患者主诉中可见多忧多思、善太息、焦虑不安等情志表现，所谓"肝主情志"，又以血为本，以气为用，本病患者前期临床表现不一，及至发现，多处于肝硬化期，可见本病影响脏腑本身，较之影响其"用"更为明显，从这个角度分析，AIH 患者多有肝血不足或血脉郁滞之象，"血"的病理变化贯穿于本病始终。

本病目前尚无统一的辨证分型标准。AIH 中医辨证以脏腑辨证为宜，中医病性复杂，以虚实夹杂多见，虚则常见气虚、阴虚，实则以气滞、血瘀、湿热、痰浊为主。基于大量临床研究文献的 Meta 分析显示，肝郁脾虚证、肝肾阴虚证为 AIH 常见的主要中医证型。

第二节 病因病理及临床诊断

一、流行病学

本病呈全球性分布，可见于所有年龄和性别的患者。以女性多见，男女比例约为 1∶4，通常以双峰年龄模式为特征，在儿童和青少年中达到一个峰值，在中年（40～60 岁，特别是绝经后的女性）中有一个峰值，也有相当多的患者甚至超过65~70岁。年龄差异可能影响并发的免疫性疾病的性质和频率，甲状腺和风湿性疾病在 ≥ 60 岁的 AIH 患者中更常见，而慢性溃疡性结肠炎和溶血性贫血常见于 ≤ 30 岁的成年患者。

二、病因与发病机制

AIH 病因复杂，是一种多因素多基因性疾病。"遗传易感性"和"分子模拟学说"已得到普遍共识，"免疫调节紊乱"仍是许多学者们研究的热点。

1. **遗传易感性**　研究发现，AIH 的遗传易感性与人类白细胞抗原（human leukocyte antigen，HLA）有关。AIH 的独立危险因子是 HLA-DR3 和 DR4。不同种族群体的遗传易感性存在不同。在日本 AIH 患者中，HLA-DR4 的相关危险性排在第一位，而在欧亚交界的高加索地区则排在第二位。在北美和北欧的成人 1 型 AIH 中，最大的相关危险性是对应 DR3 和 DR4 阳性患者的 DRB1*0301 或 DRB1*0401；而在日本患者却发现 DRB1*0405、DQB1*0401 和 DQA1*0301 与 DR4 表型显著相关。

对 HLA-Ⅱ类抗原的基因型研究，还发现它们对 AIH 的诊断和临床具有提示意义。如等位基因 DRB3*0101 多见于年轻患者。DRB1*0301 阳性患者多为男性，发病较早，表现为高 IgG 水平，多数抗 SLA/LP 阳性，病情易恶化或治疗撤退后易复发，最后需要肝移植的可能性也更大。DRB1*0401 阳性的患者多数血清抗核抗体阳性，具有较高的发生其他自身免疫性疾病的危险，但疾病程度较轻，多见于老年女性且较易治疗，肝衰竭和死亡的风险较低。基因型 HLA-A1、B8、DR3 表现出与更严重的肝损害有关，而 DR4 阳性患者比 DR3 阳性患者的治疗缓解率更高、肝硬化风险更低[7]。

2. **分子模拟**　分子模拟是一种普遍存在的现象。由于病原体的某些抗原与机体组织抗原表位相同或相似，在病原体感染机体时，刺激人体产生特异性抗体与组织抗原发生交叉反应，导致组织损伤。

外源性抗原和自身抗原的分子模拟机制被认为是 AIH 主要的启动机制，诱发因素有多种，一些环境因素，如病毒，是 AIH 的诱发因素。病毒（或药物）与肝抗原的表位之间的分子模拟和交叉免疫反应，致肝细胞损伤。病毒抗原或诱发因素可能需要多次命中以激活最终的共同途径。在这种情况下，免疫系统的启动可能发生在显性疾病发展的数年前，识别引发的病毒或药物几乎是不可能的。目前已发现一些病毒与 AIH 的发展有关，如甲型肝炎病毒、丙型肝炎病毒、戊型肝炎病毒、麻疹病毒、EB 病毒和单纯疱疹病毒等。

一些药物也可促进疾病进展，药物诱导的 AIH 在临床上可呈现出疾病谱中的不同表型。呋喃妥因和米诺环素是药物诱导 AIH 的典型例子，其他药物和草药，如氧苯哌啶、奥硝唑、甲基多巴、双氯芬酸、IFN-α 或 IFN-γ、阿托伐他汀、利拉鲁肽、人类免疫缺陷病毒的抗逆转录病毒药物和 TNF-α 阻断剂，也被提出可诱导 AIH 发展。

3. **免疫功能异常**　免疫调节的损害可能也具有重要作用。在健康个体中，肝脏抗原特异性调节性 T 细胞和对相同自身抗原区域共享特异性的效应细胞之间的平衡导致耐受。如果调节性 T 细胞受损或效应细胞对其应答不佳，就会失去对肝脏自身抗原的耐受，导致自身免疫性肝损伤的发生和持续。对肝脏自身抗原的免疫耐受的消失是否仅在于调节性 T 细胞中的数量和功能缺陷，或是否伴有效应淋巴细胞对调节性 T 细胞控制的应答受损，目前尚不清楚。

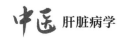

三、临床表现

（一）一般表现

本病临床表现多样，缺乏特异性。起病多数隐匿或缓慢，一般表现为慢性肝病。最常见的症状包括乏力、肋痛、关节痛、瘙痒和发热等。大多数严重患者有黄疸和肝大，而腹痛和脑病较为少见。但是多数 AIH 患者的症状较轻或呈中等程度，其肝病症状和体征可能并不常见或不明显。约 30%AIH 患者诊断时已有肝硬化表现，少数患者以食管 - 胃底静脉曲张破裂出血引起的呕血、黑便为首发症状，少部分患者可伴发热。10%～20% 的患者没有明显症状，仅在体检时意外发现血清转氨酶水平升高，20%～25% 患者起病时类似急性病毒性肝炎，甚至可进展至急性肝衰竭。部分 AIH 患者病情可呈波动性或间歇性发作，临床和生物化学异常可自行缓解，甚至在一段时间内完全恢复，但之后又会复发。

大约 20%～25% 的 AIH 患者具有急性表现，可表现为急性或慢性病程急性发作。一个亚群重症化可能迅速发展为暴发性肝衰竭。在这种情况下缺乏明确的诊断标准。在急性严重 AIH 的情况下，组织学不具特异性。与经典 AIH 相比，组织学变化在小叶中心区域占主导地位，可见大量肝坏死，浆细胞浸润，淋巴滤泡和中央静脉周围炎。

AIH 的病程长短不一。病情轻微或组织病理损伤局限的患者很少进展为肝硬化，而症状严重的患者（如转氨酶升高 10 倍以上，显著高球蛋白血症，进行性加重的组织病理损伤如桥接性坏死或小叶坍塌甚至肝硬化），若无有效治疗，6 个月死亡率高达 40%。

（二）合并症

AIH 常合并其他器官或系统性自身免疫性疾病如：桥本甲状腺炎（10%～23%）、糖尿病（7%～9%）、炎症性肠病（2%～8%）、类风湿性关节炎（2%～5%）、干燥综合征（1%～4%）、银屑病（3%）和系统性红斑狼疮（1%～2%）等。AIH 和其他自身免疫性疾病如系统性红斑狼疮均为独立的疾病类型，若同时存在可按主要疾病类型处理，糖皮质激素剂量以能控制疾病活动为主。

（三）并发症

肝硬化，失代偿性疾病以及门静脉高压症和肝细胞癌（HCC）是常见并发症，AIH 患者肝脏或肝外恶性肿瘤的风险增加。

（四）临床分型

根据循环血中存在的抗体类型，可将 AIH 分为 Ⅰ 型、Ⅱ 型和 Ⅲ 型。

Ⅰ 型：即经典型，占所有 AIH 病例的 60%～80%，男女比例约为 1∶4。其遗传易感性主要与 HLA Ⅱ 类基因有关。以循环中 ANA 和 SMA 阳性为特征。AIH 患者的移植前 ANA 和 SMA 水平似乎不会影响复发或肝移植后的结局。

Ⅱ 型：常见于儿童，发病年龄小（80% 在儿童期确诊），男女比例约为 1∶10。起病急，常见暴发型。现有数据表明其遗传易感性与 *HLA DRB1*07* 和 *HLA DQB*0201* 有关。以存在抗 LKM 为特征，大约 30% 的患者可检测到抗 LC1 自身抗体阳性。成人 >1∶20 和儿童 >1∶5 的滴度被认为是抗 LKM 和抗 LC1 阳性。Ⅱ 型与 Ⅰ 型的临床表现相似。免疫抑制治疗常有效，需长期用药。

Ⅲ 型：常见于中年女性，特点为循环血中存在抗可溶性肝抗原抗体（ASLA）。高球蛋白血症明显。SLA 在肝脏和肾脏提取物中均有很高的浓度，因而无器官特异性，当缺乏其他血清学标志时具有提示诊断的作用。免疫抑制剂治疗有效。

四、辅助检查

（一）血生化检查

肝细胞损伤型改变，ALT 及 AST 常呈轻度到中度升高，通常在 500U/L 以下，与临床严重程度或组织病理学特点无关。ALP 和 GGT 水平正常或轻微升高，GGT 可独立地预测治疗反应。随着病情的进展可出现血清胆红素的升高和其他酶系指标的升高，但均无特异性。凝血酶原时间延长，尤其是在疾病的晚期或活动期患者中。

尽管在组织学水平上持续活动，但是由于疾病波动，转氨酶和 GGT 可以自发地正常化，这是可能导致延迟和 / 或低估 AIH 诊断的重要原因之一。

（二）免疫学检查[8]

与许多自身免疫疾病一样，AIH 与肝脏自身免疫性中的非器官特异性抗体相关。循环自身抗体是 AIH 的标志，尽管它们可能既不直接参与发病机制也不与疾病进展相关。90% 以上病例有高球蛋白血症（>2.5g/dl），本病以多克隆性 γ- 球蛋白增高更为突出，以 IgG 增高最明显，其次为 IgM 和 IgA，血清 IgA 升高表明脂肪性肝炎（酒精性或非酒精性）或药物诱导的肝损伤而不是 AIH，而 IgM 水平的增加更多是自身免疫性胆汁淤积性肝病的特征。值得注意的是，在儿童、老年患者和急性发病患者中，IgG 血清水平升高往往不常见，因为这些患者中约三分之一在首次评估时可能具有正常的 IgG 水平。所以，AIH 不应仅仅因为 IgG 水平在正常范围而被排除诊断。现有证据表明血清 IgG 水平可反映肝内炎症活动程度，经免疫抑制治疗后可逐渐恢复正常，所以在初诊和治疗随访过程中应常规检测。此外，转氨酶，胆红素或 IgG 值较低并不代表疾病轻微或无活性，也不能排除 AIH。如出现单株性高丙种球蛋白血症，应排除多发性骨髓瘤等疾病。类风湿因子在本病中也常可见。

补体 C4 是一种具有临床意义的标志物，因为它可能有助于 AIH 的诊断，尤其是在没有常规抗体的患者中，补体 C4 在这些患者中特别低。

多种自身抗体阳性为本病的特征。80% 左右患者可检出 1 种或 1 种以上的自身抗体，包括 ANA、SMA、AMA、抗 SLA/LP 等。关于自身抗体滴度的水平，低滴度不能排除 AIH 诊断，高滴度也不能确立诊断。并且可能需要反复试验才能检测到自身抗体并做出正确的诊断。在既往的临床工作中，尤其对于不少年轻患者，自身抗体反应不显著，可能以 1/80 甚至 1/160 稀释产生了许多假阴性病例，从而造成了对该病发病率的低估。因此在血清学 ANA 和 SMA 阳性 1/20 稀释甚至抗 LKM 和抗 LC1 阳性 1/10 稀释是有必要的，然后根据临床情况和患者的年龄对结果进行判断。

1. ANA　临床上最常见，可见于 70%~80% 的患者，形态以颗粒型为主（偶可有均质型），滴度一般低于 1：160。此可与系统性红斑狼疮鉴别。抗单链 DNA 抗体也可呈阳性，但抗双链 DNA（dsDNA）抗体和 SM 抗体则呈阴性。

2. SMA　临床上较少见，欧美国家报道较多，灵敏度为 0.59，特异性可达 0.93。ANA 和 SMA 为非器官组织特异性自身抗体，在高滴度时支持 AIH 诊断，低滴度的自身抗体也可见于其他多种肝内外疾病如病毒性肝炎、非酒精性脂肪性肝病、Wilson 病等肝病以及系统性红斑狼疮、类风湿性关节炎等自身免疫性疾病。SMA（>1：80）和抗肌动蛋白抗体（>1：40）与 1 型 AIH 患者的血清生物化学指标和组织学疾病活动度有关，并预示治疗失败概率较高。

3. AMA　AMA 和抗 dsDNA 的同时检测与 AIH-PBC "重叠综合征" 的存在相关。30% 病例阳性，一般滴度不高，呈低

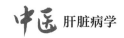

或中等滴度。

4. 抗 SLA/LP 对 AIH 具有高度诊断特异性，但灵敏度较差。

5. 抗 LKM-1、LC-1 少数（约 3% ~ 4%）AIH 患者显示出抗 LKM-1 和 / 或抗 LC-1 阳性，可诊断为 2 型 AIH。在 10% 的 2 型 AIH 患者中 LC-1 是唯一可检测到的自身抗体，且与 AIH 的疾病活动度和进展有关。

6. 抗 ASPGR 抗 ASPGR 阳性率高，特异性好，且与疾病的活动度相关，可用于判断疾病活动度及监测治疗反应。当怀疑 AIH，但常规自身抗体阴性，抗 ASGPR 自身抗体可能有助于诊断。

7. α- 辅肌动蛋白 一种普遍存在的细胞骨架蛋白，属于 F- 肌动蛋白交联蛋白的超家族，还包括血影蛋白，肌营养不良蛋白及其同源物和同种型。抗 -α 辅肌动蛋白抗体检测可以预测大量 AIH-1 型患者的治疗反应。

（三）肝脏组织学检查

肝脏组织学检查对于 AIH 患者的初步诊断和长期随访都很重要。AIH 的典型病理特征是存在"界面性肝炎"，也称为"片段性坏死"，表现为在门静脉和肝实质的交界处的肝细胞的炎症。淋巴细胞"穿入现象"和肝细胞"玫瑰花结样改变"也是 AIH 的典型组织学特征。部分 AIH 患者在肝活组织检查中可出现小叶中央坏死，可单独出现，也可伴随界面性肝炎和较重的门管区炎症，这可能是 AIH 急性发作的表现之一。约 33% 的 AIH 患者在门静脉中只有少量或没有浆细胞，浆细胞浸润的缺如本身不能排除 AIH 诊断。

五、诊断及鉴别诊断

（一）诊断

AIH 的诊断基于多种因素的综合考量，在某种程度上，AIH 是排除性的诊断，需排除其他原因（嗜肝病毒感染、代谢 / 遗传紊乱和肝毒性药物等）引起的慢性肝病。但是 AIH 不应仅仅是排除性的诊断。AIH 可能与其他各种肝脏疾病共存。AIH 与其他非肝脏自身免疫疾病以及非自身免疫性肝病的共存可以导致诊断延迟，常见与病毒性肝炎共存，但与非酒精性脂肪性肝病的共存也日益普遍。

AIH 的诊断不仅依赖于某些血清学标志物（如 ANA、SMA 以及 γ- 球蛋白等）的提示，很大程度上取决于组织病理学结果，所有指南都建议肝脏活检是诊断 AIH 的必要条件。

国际自身免疫性肝炎小组（International Autoimmune Hepatitis Group，IAIHG）于 1993 年制订了 AIH 描述性诊断标准和诊断积分系统，并于 1999 年进行了更新，建立了明确的诊断打分系统。如果治疗前评分 >15 分或治疗后 >17 分，则确定 AIH 诊断。如果治疗前 10 ~ 15 分或治疗后 12 ~ 17 分，则疑似 AIH 诊断[9]。

（二）鉴别诊断

AIH 需要与肝脏遗传性疾病、药物性肝病、慢性病毒感染（HBV、HCV）以及非酒精性脂肪性肝病等相鉴别。它们在治疗上有着明显的差别。在多数情况下，根据详尽的临床病史，疾病特异的实验室检查，有经验的组织学观察能够鉴别诊断。

1. HCV 感染 血清 ANA 可低滴度阳性或抗 LKM-1 阳性，IgG 水平轻度升高；抗 -HCV 和 HCV RNA 阳性。肝脏组织学可见肝细胞脂肪变性、淋巴滤泡形成、肉芽肿形成。

2. 药物性肝病 患者有明确用药物史，停用药物后好转；血清学检查可见血清氨基转移酶水平升高和 / 或胆汁淤积。肝脏病理学检查可见汇管区中性粒细胞和嗜酸粒细胞浸润、肝细胞大泡脂肪变性、肝细胞胆汁淤积，纤维化程度一般较轻（低于 S2）。

3. 非酒精性脂肪性肝病 约 1/3 患者

血清 ANA 可低滴度阳性，血清氨基转移酶轻度升高，胰岛素抵抗表现。肝活检可见肝细胞呈大泡脂肪变性、肝窦纤维化、汇管区炎症较轻。

4. Wilson 病　血清 ANA 可阳性，血清铜蓝蛋白低，24h 尿铜升高，可有角膜色素环（K-F 环）阳性。肝脏病理学可发现肝细胞脂肪变性、空泡状核形成、汇管区炎症，可伴界面炎，可有大量铜沉着。

第三节　治疗

一、中医治疗

（一）基本治法

辨病治疗，可用于证型特点不突出或各证型中医药治疗方法的基本构成。治疗法则为凉血活血解毒、益气养肝[1,2,4]。

基本方药：生地黄、丹参、丹皮、赤芍、夏枯草、升麻、虎杖、黄芪、党参、当归、白芍、淫羊藿、生甘草。

方中以生地黄、赤芍、丹皮、丹参活血凉血；升麻、虎杖、夏枯草、生甘草清热解毒；党参、黄芪益气健脾；当归、白芍养阴柔肝；淫羊藿补肾壮阳。随症加减：关节痛者，去淫羊藿加石膏、知母、黄柏、桑枝、威灵仙；皮肤有红斑者，酌加紫草、生茜草；脾虚腹泻、经闭者，加炒白术、薏苡仁、秦皮、木香；口干舌燥、阴虚发热者，可加玄参、麦冬、石斛；伴黄疸者，加茵陈、大黄、栀子。

（二）辨证论治

1. 肝郁脾虚证

【症状】胁肋胀痛，情绪抑郁或急躁易怒，喜太息，面色无华，纳差，乏力嗜睡，腹痛欲泻，泻后痛减或便溏不爽，舌质淡、舌苔白或腻、舌体胖边有齿痕，脉弦或细。

【治法】疏肝健脾，兼以清利湿热。

【方药】逍遥散或小柴胡汤加减。药用炙甘草、当归、茯苓、白芍、白术、柴胡、黄芩、赤芍、生地黄等。

2. 血瘀阻络证

【症状】胁肋刺痛，痛处固定而拒按，入夜更甚，面色晦暗，舌质紫暗或有瘀斑，脉弦涩。

【治法】活血化瘀，通络止痛。

【方药】血府逐瘀汤加减。药用桃仁、红花、当归、生地黄、川芎、赤芍、牛膝、桔梗、柴胡、枳壳、甘草等。

3. 湿热蕴结证

【症状】胁肋胀痛，触痛明显而拒按，或牵及肩背；伴有身热不扬，纳呆恶心，厌食油腻，口苦口干，腹胀尿少，或有黄疸；舌红，舌苔黄腻，脉滑数。

【治法】清热利湿，理气通络。

【方药】龙胆泻肝汤加减。药用龙胆草、黄芩、栀子、泽泻当归、生地黄、柴胡、甘草、车前子等。

4. 肝肾阴虚证

【症状】胁肋隐痛，绵绵不已，遇劳加重；伴有口干咽燥，五心烦热，两目干涩，头晕目眩；舌红少苔，脉弦细数。

【治法】补肾柔肝，滋阴清热。

【方药】一贯煎加减。药用沙参、生地黄、郁金、当归、丹参、赤芍、白芍、川楝子、炙首乌、枸杞子、生甘草、熟地黄、天冬、麦冬、鳖甲等。

（三）中成药治疗

1. **大黄䗪虫丸（胶囊）**　活血破瘀，通经消癥。适用于各型 AIH 肝脾肿大的基础治疗。

2. **复方鳖甲软肝片**　活血化瘀，软坚散结。适用于各型 AIH 肝脾肿大的基础治疗。

3. **扶正化瘀胶囊**　益气扶正，活血化瘀。适用于各型 AIH 肝脾肿大的基础治疗。

4. **安络化纤丸**　健脾养肝，凉血活血，软坚散结。适用于各型 AIH 肝脾肿大的基础治疗。

（四）其他治法

体针：主穴可选期门、支沟、阳陵泉、足三里。肝郁气滞者，加行间、太冲；血瘀阻络者，加膈俞、血海；湿热蕴结者，加中脘、三阴交；肝阴不足者，加肝俞、肾俞。实证针用泻法，虚证针用补法。

耳针：取穴肝、胆、胸、神门，毫针中等强度刺激，也可用王不留行贴压。

穴位贴敷：用中药穴位敷贴透皮制剂"肝舒贴"（主要由黄芪、莪术、穿山甲等药物组成）通过穴位给药，可辅助治疗胁肋疼痛。

二、西医治疗

AIH 治疗目标是获得肝组织学缓解、防止肝纤维化进展和肝衰竭的发生，延长患者的生存时间和提高患者的生存质量。"诱导缓解"的定义应该是在 6 个月时评估达到生化缓解（ALT 和 IgG 正常）。"应答不完全"定义为：经 2～3 年治疗后，临床表现、实验室指标（血清氨基转移酶、TBIL、IgG 和 / 或 γ- 球蛋白）和肝组织学等改善但未完全恢复正常。

所有活动性 AIH 患者均应接受免疫抑制治疗，并可根据疾病活动度调整治疗方案和药物剂量。患者出现急性表现：血清 AST 或 ALT 超过正常上限的十倍，组织学显示有桥接或多叶坏死，或严重的肝和肝外症状时，应接受治疗。如果不及时治疗，10 年生存率仅为 27%。快速进展为暴发性（或亚急性）肝功能衰竭的患者应行肝移植。

通常情况下，约 65% 的患者可以缓解。在开始治疗 3～6 个月内大多数患者症状可获改善以至消失。治疗 3 个月后，1/3 患者血清转氨酶水平下降，6 个月后下降率达 2/3。6～12 个月后，随着生化指标的趋于正常，组织学逐渐好转。如果患者对激素无反应，则可能进展为肝硬化。一旦出现组织学缓解，则不太可能进展为肝硬化。

部分 AIH 患者尽管一开始即用类固醇治疗，仍有 15%～20% 的重症患者病情继续恶化，最常见的情况为晚期肝硬化和多小叶塌陷。对药物治疗无效者可考虑肝移植。移植后 5 年存活率近 90%。在同种肝移植后 AIH 偶有复发，主要发生于免疫抑制不充分或 HLA-DR3 与供体不匹配的患者，移植后复发者可通过调整免疫抑制药物的方案达到控制。

近 1/2 的患者停药 6 个月内会复发，但大多数患者可通过应用泼尼松治疗维持缓解状态。对于是否停用皮质激素应以肝活检而决定。在获得组织学改善之前过早停止治疗将导致疾病复发而增加进展为肝硬化的危险。

（一）标准治疗

欧洲肝脏研究协会（EASL）建议单用皮质类固醇或联合硫唑嘌呤（AZA）作为 AIH 的标准疗法进行治疗，可使 85% 的 AIH 患者获得缓解。

AIH 患者一般优先推荐泼尼松（龙）和 AZA 联合治疗方案，联合治疗可显著减少泼尼松（龙）剂量及其不良反应。泼尼松（龙）可快速使血清氨基转移酶和 IgG 水平复常，用于诱导缓解；而 AZA 需 6～8 周才能发挥最佳免疫抑制效果，多用于维持缓解。标准治疗方可减轻症状，改善肝功能和提高存活率。

1. 诱导缓解 类固醇是诱导 AIH 缓解的主要方法。然而，对于系统性泼尼松的最佳治疗方案尚未达成共识。没有进行高剂量和低剂量类固醇的比较研究，分析缓解时间和短期、长期副作用的发生率。此外，在评估"标准疗法"时，需要评估患者的偏好以及生活质量方面。类固醇引起的不良事件如骨质疏松症，代谢综合征或精神病症状对依从性和预后的影响也可能需要在 AIH 中重新评估。

诱导缓解的治疗方案为泼尼松起始

30～40mg/d，4 周 内 逐 渐 减 量 至 10～15mg/d，加 AZA 50mg/d。研究表明，具有肥胖、严重痤疮、高血压、脆性糖尿病、骨质疏松的患者应首先联合治疗；而妊娠期或希望怀孕的患者以及具有严重血细胞减少及期望短程治疗（<6 个月）的患者推荐直接用泼尼松方案。

通过最小化类固醇相关的副作用，布地奈德似乎是一种较好替代。EASL 指南表明，起始剂量为 9mg/d 的布地奈德是泼尼松龙诱导缓解的有效替代品，但需要密切监测药物疗效。此外，布地奈德在肝脏中具有 90% 的首过代谢，并且可导致门静脉血栓形成，肝硬化患者是布地奈德应用禁忌。与泼尼松龙相比，接受布地奈德的 AIH 患者的长期结果仍然未知。目前认为在成年患者中，维持无类固醇的缓解是金标准。[9]

2. 维持缓解　用于维持 AIH 缓解的标准药物是 AZA。停用类固醇治疗和用 2mg/（kg·d^{-1}）剂量的 AZA 替代可以维持缓解而不复发，并可改善与类固醇相关的副作用。硫嘌呤 6- 巯基嘌呤（6MP）对 AZA 不耐受的患者是有效和安全的，需密切监测用药患者情况。

3. 缓解与复发　对治疗应答的患者中，AST 浓度通常在治疗后 6～12 周内恢复正常，组织学缓解会滞后 6～12 个月。氨基转移酶活性、免疫球蛋白浓度和组织学的正常化作为治疗完全应答的复合终点。接受 2～4 年连续治疗的患者持续缓解的概率为 17%，而连续治疗 4 年以上的患者则为 67%。

AIH 的治疗过程中出现复发较常见。复发是指在停药过程中或之后症状重新出现，血清氨基转移酶水平 >3×ULN，伴血清 IgG 和 / 或 γ- 球蛋白水平不同程度的升高。至少 50% 的患者在停药后 6 个月内复发，3 年内复发率高达 70%，大多数患者需要终身治疗。复发后再治疗可诱导再一次缓解，但药物撤退后常常出现再一次复发。复发患者比停药后持续缓解的患者更可能进展为肝硬化和死于肝功能衰竭。反复复发和重新治疗最常见的不良影响与药物的不良反应有关，如皮质激素引起满月脸、向心性肥胖、多毛症、痤疮、骨质疏松、糖尿病、高血压、精神异常等。

停止治疗的最低要求是至少 24 个月的稳定生化缓解，治疗缓解者（约 65% 的患者）必须经过肝活检有组织学改善后再逐渐停药，尤其是初次严重活动的患者。药物减量应缓慢，过早中断治疗可导致复发。长期维持治疗缓解后的停药（低剂量泼尼松龙或 AZA），也会有极大复发风险。停药期间应每月 2～3 周行肝功能（谷草转氨酶、胆红素）和 γ- 球蛋白的检查，所有患者停药后都需终身监测，疾病活动的进一步发作可能需要终生的低剂量免疫抑制剂。

4. 治疗失败　治疗失败是指一部分患者在治疗中就出现临床、生化或组织学表现的恶化，对于此类患者首先应考虑 AIH 的诊断的可能性，需努力排除其他因素如病毒、药物、毒素、乙醇的影响及患者对治疗方案的依从性。排除上述因素后可采用大剂量泼尼松（60mg/d）或泼尼松（30mg/d）联合 AZA150mg/d 至少治疗 1 个月，如果病情持续改善则每月剂量减少直到一般的维持剂量。治疗失败的患者大部分具有活动性组织学变化和皮质激素依赖性，因此常常发生严重药物相关的并发症和出现肝衰竭。

（二）替代治疗

有部分患者不响应（罕见）或不完全响应（约 10%～20%）标准治疗，尤其是年轻患者、发生肝硬化、或有类固醇禁忌证时。这可能是由于不依从性，部分依从性或真正的无应答。其他患者可能有另一种潜在病症，如 PBC、PSC 或变异综合征。对于具有真正无反应性疾病的患者，可能需要替代性免疫抑制剂。AIH 患者对标准免疫抑制治疗没有充分反应的患者是高危人群，容易发展为肝硬化并有感染并发症的风险。

对于 AZA 不耐受的患者，标准二线治疗是霉酚酸酯（MMF）。MMF 的长期疗效和安全性也需要进一步调查。

（三）三线治疗

他克莫司或环孢素可用作对 AZA、6MP 或 MMF 无反应或不耐受的患者的三线治疗，是成人和患有 AIH 的儿童中最常用的替代免疫抑制剂。在未接受过治疗的 AIH 患儿中，环孢素可能有效。这些药物可产生的毒性作用包括高血压、肾功能不全、高脂血症、多毛症、感染和恶性疾病。

临床已试用于治疗 AIH 的药物还有免疫球蛋白、胸腺激素、熊去氧胆酸及一些免疫抑制药物等。抗肿瘤坏死因子英夫利昔单抗、抗 B 细胞单克隆抗体利妥昔单抗已被用作难治性 AIH 患者的挽救疗法，缓解炎症，但感染发生率高。

（四）肝移植

AIH 患者如出现终末期肝病或急性肝衰竭等情况需考虑进行肝移植。目前缺乏肝移植后 AIH 的标准化治疗方案，AIH 患者肝移植后复发率为 20% ~ 30%。肝移植后免疫抑制剂和免疫调节剂的选择可能会影响 AIH 的复发率，低剂量类固醇治疗可能可预防移植肝中 AIH 的复发。

三、专家经验

薛博瑜[10]认为 AIH 是一种内伤致肝损伤的疾病，既有内伤疾病的显著特点，易耗气伤血、损及子母脏腑，也符合西医常见慢性肝病的发展过程，与慢性病毒性肝炎一定程度相似，如病情的初期阶段，首先表现为气用失常，如肝郁脾虚，或同时出现肝脾皆虚，单纯肝气不足临床鲜见，多与脾气虚损相伴随，患者可能表现为食欲不旺、不耐劳累易疲劳等症状，病情轻浅，不易察觉，此时可根据临床症状加入黄芪、党参、砂仁、白术、茯苓等健运中焦的药物；伴随着病情的进展，病理产物堆积，机体虚损不能及时将之清除，出现气滞血瘀、湿热内蕴、痰湿搏结，此时的肝活检可能检出一定程度的肝脏病理学改变，此时可随症加入一些活血化瘀、利湿化痰、行气疏肝的药物，同时考虑病已开始入络，可考虑加入少量温通化滞的药物，如丝瓜络（偏于走气分）、鸡血藤（偏于血分）、片姜黄（偏于血分）等，随着病程推移，出现气阴耗伤和肝肾阴虚，患者往往处于肝硬化阶段，此时应注意扶助正气，可以选用平补的药物，如女贞子、墨旱莲、枸杞子等。肝木之气主升，肝气升则全身气机通畅，"气行则血行"，血液无郁滞之理；肝主藏血，体阴用阳，以血为基，肝血足则肝气有所附，肝气有所附，则舒发常，"气为血之帅""血为气之母"，两者常相互影响，故在治疗时应注意补益气血，可效仿"阴中求阳""阳中求阴"之意。肝木生于肾水，长于脾土，水土合德，则肝木条达；水土失合，则肝气郁滞。故在治疗 AIH 的不同阶段应注意顾及肝、脾、肾。脾为生湿之源，肾为生湿之本，中期患者痰湿、郁热伤阴、气血涩滞，皆需要纳入病理因素考虑，对于久病、重病的患者，更应注意补益肾中之水火，肾中元阴元阳为一身之本；肾中无火，则脾土不生；肾中无水，则肝木失养；肝木失养，则心火亢盛，燔灼津液，所谓木枯生火是也。五脏如一环无端，紧密相连。故治疗 AIH 更应着眼于整体，扶正化瘀为主，调达肝气为标，化瘀通络为辅。

张玮[11]认为 AIH 中医病因病机可归纳为湿、毒、虚、瘀；即素体亏虚加之外感疫毒、情志失调，导致肝失疏泄，脾失健运，肝肾不足渐至瘀血阻络之症。辨病治疗时法当化瘀补虚、解毒养阴疏肝为通则。课题组自拟调免Ⅰ号方，药用生地黄、赤芍、川芎、当归、垂盆草、黄芪、甘草等，组方以《太平惠民和剂局方》的四物汤为基础，化瘀补虚，垂盆草清热解毒，柴胡、甘草、赤芍、生地黄疏肝养阴，黄芪益气培本；本病之本为正虚，病之标为湿毒、血瘀、气郁；虚则补之，补以平补之品，以免助邪；实者泄之，泄以缓和之品，以免伤正。标本同治，虚实兼顾，在改善生化指标和女性月经不调等方面疗效显著。

第四节 预防和调护

AIH 预后差异较大。初诊时是否有肝硬化、治疗有无应答及治疗后是否反复发作，是影响长期预后的主要因素。

对于急性重症化的 AIH 患者，如在出现临床表现后的前 7～14 天内未能对治疗产生应答，其死亡率几乎为 50%。对于已确诊的肝硬化患者，治疗可以诱导缓解并改善长期预后，10 年预期寿命可能大于90%。肝硬化发病后平均 9～10 年发现肝细胞癌，所以对于 AIH 肝硬化患者必须进行肝细胞癌的筛查，至少每 6 个月监测 1次肝脏超声和血清甲胎蛋白，必要时行上腹部增强 CT 或增强磁共振检查。

考虑到本病的慢性进展性经过，情绪和心理护理可一定程度舒缓病情。即通过医务人员的解释、安慰、鼓励，使患者对疾病消除疑虑，振作精神，树立信心，稳定情绪，保持恬静愉快的心理状态，以利气机调达。忌暴饮暴食和煎炸的食品，勿过食膏粱厚味，饮食宜清淡，摄入的蛋白质要容易消化。患者要劳逸结合，做到动静适宜，以使气血流通。

（阮冰、荀运浩、彭春婷）

参考文献

[1] 刘平. 现代中医肝脏病学 [M]. 北京：人民卫生出版社，2004.

[2] 张赤志，田德英. 中西医结合肝脏病学 [M]. 北京：人民军医出版社，2002.

[3] 曾雅军. 自身免疫性肝炎的中医古籍文献研究 [D]. 广州：广州中医药大学，2015.

[4] 黎胜. 基于循证医学中医诊治自身免疫性肝炎的临床证据分析研究 [D]. 广州：广州中医药大学，2016.

[5] 孙韬. 中医辨治自身免疫性肝炎浅析 [J]. 实用中医内科杂志，2011，25（5）：77-78.

[6] 杨涛莲，王绪霖. 秦艽鳖甲散治疗Ⅰ型自身免疫性肝炎 23 例 [J]. 河南中医，2017，37（4）：633-635.

[7] Heneghan, M.A., et al. Autoimmune hepatitis [J]. The Lancet, 2013, 382（9902）：1433-1444.

[8] SEBODE M, HARTL J, VERGANI D, et al. Autoimmune hepatitis: from current knowledge and clinical practice to future research agenda[J]. Liver International, 2018, 38（1）：15-22.

[9] 中华医学会肝病学分会. 自身免疫性肝炎诊断和治疗指南 (2021)[J]. 临床肝胆病杂志，2022，38（1）：42-49.

[10] 杜凡凡. 薛博瑜教授治疗自身免疫性肝炎的临证心得 [C]//2014 年长江三角洲中医肝病协作组学术会议暨浙江省中医药学会肝病分会、感染病分会学术年会论文集.2014：81-83.

[11] 张玮，季光，王育群，等. 调免Ⅰ号治疗自身免疫性肝炎的临床观察 [J]. 上海中医药杂志，2002，36（10）：13-15.

第十一章　原发性胆汁性胆管炎

原发性胆汁性胆管炎（primary biliary cholangitis，PBC），以前称为原发性胆汁性肝硬化，是一种慢性肝内胆汁淤积性疾病，病变主要累及肝小叶间胆管。患者多为女性，发病年龄 40～60 岁，临床常表现为乏力和皮肤瘙痒，约 1/3 的患者可长期无任何临床症状，通常在常规检查中被发现。本病以肝内胆汁淤积、血清抗线粒体抗体（antimitochondrial antibody，AMA）阳性，肝组织学表现为肝内小胆管进行性、非化脓性炎症性破坏为显著特征，最终导致广泛性肝管破坏、肝硬化甚至肝衰竭，在某些情况下还可发展为肝细胞癌。熊 去 氧 胆 酸（ursodesoxycholic acid，UDCA）治疗可延缓 PBC 的疾病进展，改善患者的无移植性生存。终身治疗的目标是预防进行性肝病，并改善降低患者生活质量的疾病相关症状 [1]。

中医无胆汁性肝硬化或胆汁性胆管炎之名，根据 PBC 临床表现，应属中医学"黄疸""积聚""臌胀"等范畴，在病程不同阶段，还可以"胁痛""水肿""虚劳"为突出表现。古代中医典籍中黄疸、黑疸、积聚等病证中有散见相关症状记载。如《金匮要略》黄疸病指出："酒疸下之，久久为黑疸，目青面黑，心中如啖蒜齑状，大便正黑，皮肤爪之不仁，其脉浮弱，虽黑微黄，故知之。""黄疸腹满，小便不利而赤，自汗出，此为表和里实，当下之，宜大黄硝石汤。"《伤寒论·辨阳明病脉证并治》说："伤寒发汗已，身目为黄。所以然者，以寒湿在里不解故也；以为不可下也，于寒湿中求之。"《景岳全书·积聚篇》说："积聚之病，凡饮食、血气、风寒之属皆能致之。"《医学心悟·伤寒兼症》说："瘀血发黄，亦湿热所致，瘀

血与积热熏蒸，故见黄色也。"《医门法律·胀病论》说："胀病亦不外水裹、气结、血凝。"上述记载可为 PBC 中医诊治思路提供参考。

现代中医学认为，本病病因不明，先天禀赋不正系其宿根，情志失调、劳倦过度等为其病发之近由。PBC 的病位涉及肝、胆、脾、肾；早中期以肝胆为主，后期损及脾肾。病机属本虚标实，标实以湿、瘀、气滞为主，本虚以脾气虚、肝血虚、肝气虚、肾阴虚为主，病机演变多由湿热熏蒸肝胆，瘀阻血络，致胆道不通而发为本病；根据病程长短，病机证候有动态变化的特点；但湿、热、瘀、虚贯穿病情始终。中医辨证主要可分为脾胃虚弱、肝肾亏虚、肝郁脾虚、肝胆湿热、瘀血阻络等证型，治疗上相应有祛瘀、化湿、健脾、益肾、疏肝等基本法则。中医药治疗的重点是缓解黄疸、乏力、瘙痒等症状，改善生化指标等微观辨证所见，从而延缓疾病进展，提高生活质量，在症状控制、肝硬化终末期并发症和 UDCA 应答不佳患者治疗中占一定地位 [2]。

第一节　病因病机

目前本病的病因病机尚无统一认识。总体来说，本病病位在肝、胆，与脾、胃、肾密切相关；总的病机特征是本虚标实，虚实夹杂，论虚则有肝肾阴虚、脾胃气虚或脾肾两虚，论实则有气滞、湿热、瘀血、热毒、痰阻等。病理因素主要为湿、热、瘀、毒 [2]。

根据病程不同阶段，本病的病机证候有动态变化的特点 [3]。疾病早期或稳定阶段表现为先天禀赋不足（女子"以肝为先

天"，故女性尤为多发）或后天饮食不节引起脾气虚弱，运化失司，气血生化不足，肌肤失于濡养，血虚生风，可见皮肤瘙痒；四肢营养缺乏则倦怠乏力。情志不舒，肝失疏泄，气滞不畅则胸胁走窜胀痛，津液失于输布，清窍失濡可见口眼干燥。肝气不舒，肝郁乘脾而形成土壅木郁证，出现乏力、纳差、腹胀、皮肤瘙痒、胁痛等非特异症状。

病程中期或活动阶段表现为湿邪内聚，湿邪困脾，清浊相混则纳呆腹胀、肢体困重；湿邪郁久化热，湿热蕴结肝胆，胆汁失于疏泄，溢于脉外，发为黄疸；湿热熏蒸肌肤，外感风邪，风湿相搏，可见瘙痒；胆汁不利则致血瘀，瘀血阻滞引起气滞，可见右胁部痛有定处，伴有面色发黄晦暗。"湿""瘀"或兼"热"成为病程进展期主要的病理产物。

病程晚期或肝硬化失代偿期表现为久病及肾，多瘀多虚的证候特点。本病以五十岁左右的中年女性为好发人群，《素问·上古天真论》记载："女子七七，任脉虚，太冲脉衰少，天癸竭，地道不通……"表明此年龄段的女性本身就存在着肝肾亏虚，肾气不足。肾气亏虚，气化失司，脾阳不得温煦，则津液内停，水气不化。肾精渐衰，水不涵木，肝血不足，筋脉关节失于濡养故见关节疼痛。肝失疏泄、脾不健运，肾阴阳两虚，气血郁滞，湿浊瘀阻，水瘀互结而成鼓胀[3-4]。"瘀""虚"为本阶段主要病机特征。

本病目前尚未统一辨证分型标准。现代医家在对 PBC 的临床研究中，从不同的角度对疾病本质进行探索，取得了一定的临床效果[5-8]。本病应首先根据病程长短和正邪关系辨证，病初邪盛正不衰，病中邪盛正气稍弱，病末者，邪气侵凌，正气衰惫；其次根据病机，分清湿热疫毒、寒湿、气滞、血瘀的偏盛，以及肝肾阴虚与脾肾阳虚的见证不同。

第二节　病因病理及临床诊断

一、流行病学

PBC 呈全球性分布，患病率和发病率呈逐年上升趋势。据报道，全世界范围内本病的年发病率为 0.07/10 万 ~ 4.9/10 万，患病率为 0.67/10 万 ~ 40.2/10 万，欧洲人的发病率高于亚洲人，其中北美和北欧国家发病率最高。相关文献表明，在世界范围内，PBC 的国家发病率与社会经济状况之间存在正相关关系，在欠发达国家，PBC 的发病率相对较低。我国每年报道的 PBC 病例数不断上升[9]。2010 年我国的一项研究显示，在我国南方接受健康检查的成年 PBC 患者的患病率为 49.2/10 万，40岁以上女性的患病率高达 155.8/10 万，表明无症状的 PBC 在我国并不少见，需要引起广大医疗工作者的重视。PBC 发病率男女比例大约 1：9，多见于中年，常诊断于无典型临床症状的疾病早期。

二、病因及发病机制

迄今为止，PBC 的病因尚未完全阐明，可能与遗传背景及环境因素相互作用所导致的异常自身免疫反应有关。遗传和表观遗传因素在 PBC 自身免疫性攻击的触发和持续过程中发挥着作用。近年来，全基因组关联分析（genome-wide association study，GWAS）发现了一些与 PBC 发生发展相关的人类白细胞抗原（human leukocyte antigen，HLA）危险位点和非 HLA 危险位点。环境因素（例如污染、复杂的微生物群）可能参与破坏具有遗传易感性个体的免疫耐受性。其他相关的风险因素包括并发自身免疫疾病（例如系统性红斑狼疮、干燥综合征），生活方式（例如吸烟、药物滥用），感染（例如阴道感染、复发性泌尿系感染）等[1]。

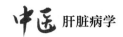

三、临床表现

（一）无症状的 PBC

约 50% 的 PBC 患者在诊断时无症状，所谓的"无症状"实际是指无 PBC 的典型症状，但可出现乏力、恶心和右上腹不适等非特异性症状。实验室生化检查可有典型的胆汁淤积性黄疸，常见 ALP、GGT 升高和血清总胆固醇水平升高。另一些生化异常包括总免疫球蛋白的升高，主要为 IgM 升高。大多数无症状患者会在 5 年内出现症状，但尚缺乏特异的能预测其是否发展为有典型症状的 PBC 的指标。

（二）常见症状

1. **乏力**　乏力是 PBC 最常见的症状，可见于 40%～80% 的患者，约 20% 患者乏力表现严重。乏力可发生在 PBC 的任何阶段，与组织学分期及肝功能损伤程度无相关性，且 UDCA 治疗无效。通过疲劳影响量表或 PBC-40 问卷可以获得疲劳的客观评估。

目前乏力发病机制尚不清楚，但有研究认为这种乏力是中枢性的，即 PBC 的病理生理引起的精神上的萎靡。慢性胆汁淤积导致积累的物质跨越血脑屏障，并导致大脑退行性改变。PBC 的神经功能异常包括注意力和记忆力受损、睡眠模式紊乱以及导致低血压和肌肉功能障碍的自主神经功能障碍。

乏力作为一种非特异、多病因的症状表现，诊断之前需要排除贫血、糖尿病、甲状腺功能减退、抑郁症等可诱发乏力的相关疾病，乏力常见于疾病活跃期的年轻女性，并且她们对 UDCA 治疗的应答不佳，更有可能发展成肝硬化及其并发症。

2. **瘙痒**　瘙痒是多数患者就诊时的主要症状，超过 2/3 的患者在病程中出现，女性较男性多见。瘙痒的存在和严重程度在整个疾病过程中趋于波动，且不一定与原发性胆汁性胆管炎阶段或活动有关。但相较于无瘙痒的无症状 PBC 患者，伴有瘙痒者更常发生肝硬化及其相关并发症，对 UDCA 治疗应答率较低。患者手掌、足底及某些压迫部位如腰带处最为明显，昼轻夜重影响睡眠。瘙痒在接触羊毛、其他纤维制品，使用雌激素，发热或怀孕时加重。

胆汁淤积性瘙痒的原因尚不清楚。提出的机制包括组织中胆汁酸的积累和沉积，以及组胺，P 物质，溶血磷脂酸和自身毒素的过量。5-D 瘙痒量表是客观评估瘙痒严重程度的有用工具。

3. **黄疸**　几乎所有的 PBC 患者在发生肝功能失代偿前均有黄疸，而且血中胆红素的升高程度与预后紧密相关。一般情况下 PBC 患者血中胆红素水平缓慢升高，但在使用雌激素、发生严重感染或怀孕时，可骤然升高。进行性黄疸可致皮肤色素沉着。

4. **黄色瘤**　形状各异，可呈单发或多发，扁平，浅黄色，略微凸起于皮肤上方。常见于 PBC 患者的上或下眼睑，其他在手、肘部、膝盖和踝部等也可见到。黄色瘤的有无与血胆固醇水平有关。

5. **门静脉高压症**　病变初期就可出现门静脉高压，约 10%PBC 患者可作为始发症状。约 10% 的早期组织学阶段的 PBC 患者可发现食管静脉曲张（EV），血清 ALP 水平升高和血小板计数降低与组织学早期 PBC 的 EV 进展显著相关，升高 ALP 比值 ≥ 1.9 的 EV 进展风险显著升高。

6. **骨质减少和骨质疏松症**　代谢性骨病已被认为是慢性肝病的重要并发症，特别是在 PBC 和肝移植后。大多数 PBC 患者有骨质减少，20%～44% 患有骨质疏松症，具有相关的脆性骨折风险。骨质疏松症主要影响脊柱和髋关节，常因脊柱塌陷而产生急性疼痛。骨质减少是多因素的，包括脂溶性维生素吸收障碍、胆汁淤积对骨代谢的直接影响等。

7. **高脂血症**　约 75%～95% 的 PBC

患者可发生。目前认为 PBC 患者出现的高脂血症与动脉粥样硬化相关风险增加无关。然而，代谢综合征的存在确实增加了 PBC 患者心血管事件的风险。

8. 脂肪泻与脂溶性维生素缺乏　在晚期肝病和长期、严重的胆汁淤积的患者中，可出现吸收不良、脂肪泻、脂溶性维生素缺乏及其相应临床症状。当脂肪排泄量 40g/d，夜间腹泻，体重下降，肌肉萎缩尤为突出，成为本病的主要症状。维生素 A 缺乏最为多见，其次是维生素 D，相对较少的 PBC 患者存在维生素 E 或 K 缺乏。维生素 A 缺乏似乎与 PBC 进展晚期，胆固醇降低和 Mayo 风险评分增加显著相关。高 Mayo 风险评分，低白蛋白水平和总胆红素升高已显示与维生素 D 的缺乏独立相关，维生素 D 浓度与晚期肝损伤以及伴随自身免疫性疾病的存在呈负相关。维生素 A、D、E、K 水平的降低，可导致夜盲、骨量减少、神经系统损害和凝血酶原活力降低等[10]。

（三）PBC 合并其他自身免疫性疾病

PBC 与其他多种疾病相关，如关节病、CREST 综合征、自身免疫性甲状腺炎、肾小管酸中毒等。最常见的合并症是干燥综合征、类风湿关节炎和 2 型糖尿病。女性患有合并自身免疫性疾病（例如干燥综合征、硬皮病和雷诺现象）的可能性高于男性。

PBC 和 AIH 共存已经被描述为重叠综合征，可能会迅速发展为肝硬化和肝功能衰竭，并增加静脉曲张、腹水、门静脉高压和移植的风险。

PBC 患者发生肝细胞癌（HCC）并不罕见，约 2.69%。男性的发病率明显高于女性。男性、AST 升高、进展性肝病、血小板下降、肝功能失代偿是诊断原发性肝癌进展性 PBC 的潜在危险因素。国际多中心研究明确表明，对 UDCA 治疗一年无生化反应是 PBC 进展 HCC 风险增加的危险

因素。一般来说，肝硬化的 PBC 或一年 UDCA 治疗无效的 PBC 发生 HCC 的风险增加。对于复发性 HCC 合并 PBC，重复肝切除是一种选择，并可能改善预后。

（四）临床分期

1. 症状前期（无症状期）　仅有一过性皮肤瘙痒和乏力，没有任何特异性症状，可能有轻度血胆红素增高，或 B 超可见肝轻度肿大。AMA 阳性是早期诊断此病的关键依据。

2. 少症状期　起病缓慢，皮肤瘙痒缓慢加重，或有心理障碍。可伴有关节疼痛，有的出现肝大。

3. 有症状无黄疸期　此期已有胆管破坏及减少，胆固醇增高，掌、跖、胸背皮肤、眼内眦有黄疣。瘙痒和乏力加重，甚至影响正常生活，入睡困难，活动能力下降。

4. 黄疸期　黄疸在整个病程中可不出现，但大部分在瘙痒发生后 6 个月~2 年出现。黄疸越深，提示病情越重。患者可有夜盲症、骨质疏松、骨痛、自发性骨折等，偶尔可发生脂肪吸收不良引起的脂肪泻。

5. 终末期　具有肝硬化的典型表现，可出现腹水、消化道出血、肝性脑病、肾损伤、严重感染、肝脏功能衰竭等。

四、辅助检查

（一）实验室检查

1. 一般检查　血常规检查白细胞多属正常，偶有白细胞和血小板减少，患者常有轻度正细胞性贫血。尿铜增加。大便粪胆原减少，脂肪含量增加，隐血试验可呈阳性。

2. 血生化检查　大多数 PBC 患者血清中碱性磷酸酶（ALP）、γ-谷氨酰转移酶（GGT）、AST、ALT、总胆红素（TBIL）和胆汁酸的含量升高。AST/ALT>1 可以是肝纤维化的标志物。ALT 升高是发展为持

续性黄疸的终末期肝病的可观察的危险因素。

ALP升高不仅是肝内胆汁淤积的明显指标，也是PBC严重程度的明显指标。相关研究显示，血清ALP、TBIL、胆固醇和胆汁酸水平与疾病进展和预后显著相关。

疾病初期TC和ALP增加，晚期降低，而TBIL持续升高，在死亡时达高峰，TBIL和TC、ALP呈分离状态，显著升高的TBIL是晚期疾病的典型表现。

血清胆固醇浓度可预测黄色瘤的发生，凝血酶原活动度及血清蛋白降低仅见于黄疸伴腹水的患者。当血小板计数下降，白蛋白降低和国际标准化比率（INR）升高时，表明肝硬化的发展。

3. 免疫学检查

（1）AMA：约95%的PBC患者观察到AMA阳性，80%病例其滴度>1∶80，滴度的波动无预后意义。在没有疾病的情况下，肝移植后AMA通常会继续存在。AMA阳性也见于30%HBsAg阴性的慢性活动性肝炎和3%结缔组织病。5%的PBC患者AMA阴性，与AMA阳性的PBC患者相比，其预后明显更差。AMA有九个亚型，其中四个与PBC相关联：AMA-M2，AMA-M4，AMA-M8和AMA-M9，AMA-M2是PBC常规诊断标志物中最重要的亚型。

（2）ANA：约50%的PBC患者ANA阳性，44%PBC患者抗-sp100阳性，25%抗-gp210阳性。尽管大多数自身抗体的变化发展似乎与PBC的临床结果无关，抗-Sp100和抗-gp210对PBC具有高度特异性，当AMA为阴性时有助于诊断。血清抗-sp100抗体效价的变化可用作评估肝纤维化诊断进展的预后因素。在ANA阳性的PBC患者中，30%具有严重的胆管损伤和门静脉高压。因此，ANA的存在是发展肝硬化和门静脉高压症的危险因素[11]。

（3）免疫球蛋白：IgM升高是PBC患者的血清学特征之一，80%患者可出现异常增高。但是IgM升高可见于多种疾病，包括自身免疫性疾病、感染性疾病等，因此缺乏诊断特异度。IgG2、IgG3血清水平也有显著增加。

（二）影像学检查

腹部超声是首先向所有患者推荐的成像技术，可排除机械性胆管梗阻、肿块（肝内外）和胆囊异常。它灵敏，无创，便携且相对便宜。然而，它的发现依赖于操作者，可能会漏掉胆管异常。在正常腹部超声的情况下，最有可能诊断为肝内胆汁淤积。

目前，存在用于评估肝纤维化提出的三种重要的放射学预测方法：声辐射力脉冲（ARFI），磁共振弹性成像（MRE）和振动控制瞬时弹性成像（VCTE）。ARFI结合层粘连蛋白、透明质酸（HA）、Ⅲ型胶原、Ⅳ型胶原4种血清纤维化预测指标，对肝纤维化程度具有重要的诊断价值。MRE在肝移植受者的晚期肝纤维化和肝硬化中具有明显的诊断精确度，与炎症和BMI的程度无关。

VCTE评估的肝脏硬度检测（LSM），已被证明是检测PBC患者肝硬化或严重纤维化（即桥接纤维化）的最佳替代指标之一，优于目前所有PBC肝纤维化的非侵入性替代标记物。LSM>9.6kPa与肝脏失代偿，肝移植或死亡的风险增加5倍相关。LSM也可能作为反映PBC疾病进展的替代指标。欧洲肝脏研究协会-拉丁美洲癌症协会（EASL-ALEH）CPG建议使用VCTE监测PBC进展。值得注意的是，肥胖、腹水和肝外胆汁淤积等因素可能影响结果。

（三）肝组织学检查

肝脏活检仍然是评估肝纤维化的金标准。EASL并不推荐在PBC患者中常规进行肝活组织检查，除非PBC特异性抗体缺如、疑似合并自身免疫性肝炎、非酒精性脂肪性肝炎或其他系统性/肝外伴发疾病等情况。除了典型的非化脓性破坏性胆管炎和肝肉芽肿病变外，PBC的组织学特征包括门静脉炎症，慢性胆汁淤积，肝脏变化（界面肝炎或小叶肝炎）和胆管损失，最终可发展至肝硬化。淋巴细胞界面肝炎的程度已被确定为肝硬化发展或重大事件的独立预测因素。

五、诊断及鉴别诊断

（一）诊断

对于血清肝功能检查或症状包括瘙痒、疲劳、或持续性胆汁淤积异常的患者，应怀疑PBC。如果其他肝内和肝外胆汁淤积原因已被排除，ALP升高且AMA阳性患者可诊断为PBC。仅AMA阳性不足以诊断PBC，建议患者每年接受血清生化检查。

PBC诊断需要以下三个客观标准中的两个：①肝内胆汁淤积的生化证据主要基于血清ALP水平升高大于或等于正常上限（ULN）的1.5倍超过24周；②AMA的血清滴度大于或等于1：40；③肝脏组织学特征为非化脓性胆管炎和小叶间胆管肉芽肿性破坏。此外，PBC患者的血清ALT、AST和IgM水平升高。

（二）鉴别诊断

1. **肝外胆汁淤积**　胆汁淤积患者的磁共振胰胆管造影术（MRCP），检测肝内和/或肝外胆管狭窄和扩张对于诊断原发性或继发性硬化性胆管炎至关重要。内镜超声（EUS）可检测胆管结石，特别是远端胆管引起肝外阻塞的病变。

2. **慢性活动性肝炎**　我国慢性活动性肝炎胆淤型较PBC多见。凡线粒体抗体阳性，伴有胆淤及组织学上有胆管异常者，应先排除慢性活动性肝炎。短期皮质激素治疗疗效观察有助于二者的鉴别。

3. **药物性肝炎**　可能具有类似于PBC的临床表现。在这些情况下，肝损伤与药物的使用相关，其特征在于急性发作和黄疸的快速发展（约4~6周）。

4. **PSC**　患者年龄，AMA和其他自身抗体（最常见的是核周抗中性粒细胞质抗体）的存在与否，以及ERCP或MRCP证据对于PBC和PSC的鉴别诊断具有重要意义。后者主要影响年轻或中年男性。PSC的特征是无或低（<1：40）AMA滴度。在ERCP和MRCP之后，PSC患者的胆管典型结构受损，如胆总管腔内的不均匀性，肝外和胆管内胆管的变形，以及明确的不规则节段的出现，交替狭窄和囊肿扩大。

5. **AIH**　简化的AIH诊断标准，如血清ANAs，SMAs（1：80或更高），可溶性肝脏抗原抗体，肝脏/肾微粒体抗原自身抗体，滴度≥1：40；IgG水平升高超过正常上限的1.1倍；肝组织形态学变化对应慢性肝炎，且没有肝炎病毒标志物。PBC的特征是IgM水平高于IgG水平，这也使得PBC和AIH可以区分。当在PBC患者中检测到诊断滴度的ANA和SMA时，应诊断出重叠综合征。组织学检查显示两种疾病的病理特征，如肝内胆管损伤、淋巴细胞浆细胞浸润、桥接肝细胞坏死等。

第三节　治疗

一、中医治疗

（一）基本治法

辨病治疗，可用于证型特点不突出或各证型中医药治疗方法的基本构成。治疗法则为清热化湿、凉血行瘀。

基本方药：柴胡、茵陈、黄芩、制半夏、红花、丹皮、赤芍、生地黄、姜黄、白蒺藜、焦神曲、莱菔子、泽泻、刘寄奴。

本方以柴胡、茵陈、黄芩清热化湿；制半夏和胃健脾；生地黄、赤芍、红花、丹皮凉血活血；姜黄行血中气滞；刘寄奴破瘀消积；白蒺藜疏肝之郁，下气行血；焦神曲、莱菔子行气消胀；泽泻入肝肾而利水。

随证加减：中湿不化，脘闷少食，舌苔白厚而腻者，加苍术、厚朴、草豆蔻；气血阻滞，胁痛明显者，加延胡索、郁金；如血瘀明显，痛处固定，胁下有痞块者，加鳖甲、生牡蛎、莪术；胃纳不佳，饮食少进者，加炒谷芽、炒麦芽、陈皮；皮肤瘙痒较甚者，加地肤子、当归、防风等；脾肾阳虚而腹部坠胀、小便短少、有轻度腹水者，加大腹皮、冬瓜皮、猪苓、泽兰、制附片、肉桂；腹水较多者，加陈葫芦壳煎汤代水；有出血倾向者，加仙鹤草、小蓟、侧柏叶；出现神昏谵语者，服紫雪丹。

（二）辨证论治

1. 肝郁脾虚证

【症状】肝区疼痛或胀满不适，乏力，皮肤瘙痒，腹胀，大便溏薄，纳差，舌淡红，苔薄白，脉弦细或沉细。

【治法】疏肝健脾，兼以清利湿热。

【方药】逍遥散或小柴胡汤。药用当归、茯苓、白芍、白术、柴胡、黄芩、赤芍、生地黄等。

2. 脾胃气虚证

【症状】面色不华，乏力神疲，腹胀，大便溏薄或腹泻，纳差，舌淡胖齿痕，舌苔白，脉沉细无力或迟缓。

【治法】健脾益气。

【方药】补中益气汤或参苓白术散。药用白扁豆、白术、茯苓、甘草、桔梗、莲子、人参、黄芪、白芍、砂仁、山药、薏苡仁、柴胡等。

3. 膈下瘀血，湿热互结证

【症状】面色晦暗，口干口苦，牙龈出血，皮肤瘙痒，黄疸，乏力腹胀，小便黄赤，腹腔积液或下肢水肿，肝脾肿大，舌红或质暗有瘀斑，苔白腻或黄腻，脉沉细或细滑。

【治法】清热利湿，活血消癥。

【方药】柴平煎或甘露消毒丹。

药用柴胡、黄芩、蒲公英、姜半夏、苍术、白术、青皮、陈皮、厚朴、佛手、升麻、甘草、滑石、茵陈、石菖蒲、木通、藿香、连翘、白蔻仁、薄荷等。

4. 肝气郁滞，风邪外窜证

【症状】全身瘙痒突出，胸胁发闷，甚或胀痛，不欲饮食，情志不舒，可见皮肤粗糙，或脱屑，肝大质硬，触痛叩痛，舌苔薄白，脉弦或脉浮。

【治法】疏肝祛风，理气解郁。

【方药】逍遥散合消风散加减。药用当归、白芍、柴胡、白术、薄荷、厚朴、防风、茯苓、川芎、蝉蜕、焦三仙、葛根、丹参、地肤子等。

5. 肝肾阴虚证

【症状】面色晦暗，乏力，腰酸膝软，口眼干燥，手足心热，尿黄量少，便秘，下肢水肿，肝脾大，舌质红，干燥无苔或剥苔，脉沉细。

【治法】滋补肝肾，兼清虚热。

【方药】一贯煎或局方甘露饮、猪苓汤。药用沙参、生地黄、郁金、当归、丹参、赤芍、白芍、川楝子、炙首乌、枸杞子、生甘草、熟地黄、天冬、麦冬、鳖甲、黄芩、枳壳、茵陈等。

6. 脾肾阳虚证

【症状】神倦易疲，腰膝酸软，肢冷畏寒，腹胀纳呆，腹腔积液或下肢水肿，面色㿠白，便溏或五更泄泻，小便清长，舌质淡红，苔白水润，脉沉细或沉迟。

【治法】健脾温肾，温阳益气。

【方药】附子理中汤或右归丸加味。药用熟地黄、炮附子、肉桂、山药、山茱萸、菟丝子、鹿角胶、枸杞子、当归、炒杜仲、鳖甲、白术、茯苓、炙甘草等。

（三）中成药治疗

1. 大黄䗪虫丸（胶囊）

活血破瘀，通经消痞。适用于各型 PBC 肝脾肿大的基础治疗。

2. **复方鳖甲软肝片**　活血化瘀，软坚散结。适用于各型 PBC 肝脾肿大的基础治疗。

3. **扶正化瘀胶囊**　益气扶正，活血化瘀。适用于各型 PBC 肝脾肿大的基础治疗。

4. **安络化纤丸**　健脾养肝，凉血活血，软坚散结。适用于各型 PBC 肝脾肿大的基础治疗。

5. **龙胆泻肝丸**　清肝胆，利湿热。适用于膈下瘀血湿热互结证或其他各型伴见肝胆湿热者。

6. **六味地黄丸**　滋补肝肾。适用于肝肾阴虚证。

7. **济生肾气丸**　温补肾阳。适用于脾肾阳虚证。

（四）其他治疗

针灸：取穴足三里、三阴交、肝俞、脾俞、肾俞、膈俞，2 次/w，连续 3 月。功能健脾益气、疏肝利胆，可辅助中药治疗改善乏力、食欲不振等症状，女性能有助于调经。

二、西医治疗

认识到未经治疗的 PBC 的风险十分必要，结构化、终身和个性化的方法对 PBC 患者的护理是十分重要的。早诊断早治疗仍是解决 PBC 的关键。PBC 的治疗目标是防止出现终末期肝病并发症，最大程度改善 PBC 患者的预后和生活质量。

目前无满意的 PBC 的治疗方法，主要使用了大量药物包括抗淤胆药物（UDCA）[11]、免疫抑制剂（皮质激素、环孢素 A、甲氨蝶呤等）及抗纤维化药物（秋水仙碱、D-青霉胺）。此外，还使用一些对症治疗方法，如考来烯胺、阿片拮抗剂、利福平以及血浆取出法治疗瘙痒，脂溶性维生素及钙缓解营养缺乏，雌激素治疗骨质疏松。肝移植适用于终末期 PBC 患者。

（一）药物治疗

1. 抗淤胆药物

（1）UDCA：UDCA 仍是目前最主要的 PBC 治疗药物，耐受性和安全性较好[5]。UDCA 可缓解患者胆汁淤积和肝组织的炎症，使胆红素、AKP、GGT、AST、ALT 等生化指标有不同程度的改善，在组织学方面可见界面性坏死、门脉区和小叶内炎症、胆汁淤积、胆管缺乏和增生方面均有好转。UDCA 13～15mg/（kg·d）是循证医学证实唯一有效的治疗方法，药物可逐渐从小剂量开始，以提高患者适应性；分次或单次给药均可。对 UDCA 有反应的患者的存活率与年龄和性别匹配的健康人相似，对于早期生物化学应答欠佳的患者，需要早期密切监测，进行个体化治疗，且 UDCA 治疗往往是终身性的。长期 UDCA 治疗可延缓疾病的组织学进展，并延缓食管静脉曲张的发展以及肝移植的需要。

UDCA 不能消除疲劳和瘙痒的症状。最常见的药物副作用包括便溏（2%～9%）、头痛和轻度体重增加，这些很少导致停药。

对 UDCA 应答不佳和肝硬化是 PBC 出现并发症的最主要危险因素。大约 40% 的患者对 UDCA 没有足够的生化反应，并且这些患者的疾病进展比 ALP 正常的患者更快。对 UDCA 生化反应的确切定义尚无定论（参见表 5-11-3-1）[1]。

表 5-11-3-1　对 UDCA 生化反应的定义

生化指标	应答持续时间
碱性磷酸酶降低至 ULN 的 2 倍	6 个月

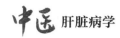

续表

生化指标	应答持续时间
碱性磷酸酶从基线降低 40% 或降至正常值	1 年
碱性磷酸酶降低至 <3 倍的 ULN，天冬氨酸氨基转移酶降低至 <2 倍 ULN，正常胆红素降低	1 年
胆红素或白蛋白的正常化	1 年
碱性磷酸酶降低至 ULN 的 <1.67 倍	2 年
碱性磷酸酶降低至 <1.5 倍 ULN 或天冬氨酸氨基转移酶 <1.5 倍 ULN 和正常胆红素	1 年

注：ULN= 正常值上限。

（2）**奥贝胆酸（OCA）**：OCA 作为一种通过激动法尼醇 X 受体（FXR）调节胆汁酸代谢的药物，作为二线治疗，已经被批准用于 UDCA 应答不佳的 PBC 患者。OCA 通常耐受良好。在严重的瘙痒症中，可以考虑 UDCA 与贝特类的组合（例如苯扎贝特）。剂量依赖性瘙痒是最常见的副作用（89%），这可能需要减少剂量或停止药物。OCA 与 UDCA 联用，可能降低 PBC 患者肝硬化失代偿、肝细胞癌和肝移植的发生率。

2. 贝特类降脂药 长期非诺贝特治疗作为 PBC 患者对 UDCA 无适当反应的二线辅助药物。苯扎贝特联合 UDCA 长期治疗可明显改善梅奥风险评分和血清 ALP 浓度，但也影响血清肌酐值，因此，考虑与长期联合治疗相关的药物不良反应非常重要。

3. 免疫抑制剂 对于 PBC 免疫抑制药物治疗，疗效均较差。临床治疗结果显示部分患者仅有血液生化指标的改善，而肝组织学和生存期均未改善，不良反应也大。

（1）**甲氨蝶呤（methotrexate，MTX）**：MTX 是一种免疫调节剂，有抗炎作用。目前被推荐作为 UDCA 应答不充分和 AIH/PBC 重叠综合征患者的治疗选择。早期应用小剂量（15mg/d，分 3 次口服，每周 1 天）。

（2）**环孢素 A（cyclosporine A，CsA）**：是较强的免疫抑制剂，对肝移植后 PBC 复发具有保护作用。但因其肝、肾毒性不宜久用。环孢素每日剂量为 10mg/kg，治疗 8 周后血清 ALP 明显下降。

（3）**泼尼松龙**：糖皮质激素用于治疗 PBC 历史悠久，但疗效尚不肯定。

（4）**布地奈德**：是一种合成的皮质类固醇，在肝脏内具有较高的首过代谢，与泼尼松龙相比，其全身副作用小。布地奈德、UDCA 与免疫抑制剂联合应用，可改善 UDCA 治疗应答欠佳 PBC 患者的血液生化指标和肝脏组织学。布地奈德的药代动力学随着肝病的进展而增强，并可能导致肝硬化和门静脉高压患者的有害后果，因此 PBC 肝硬化期不应服用。

4. 生物调节剂 利妥昔单抗是选择性消耗 B 细胞的抗 CD20 单克隆抗体。调节性 T（Treg）细胞和 B 细胞在 PBC 发病中起重要作用，消除 B 细胞有助于降低 PBC 相关抗体。

5. 抗肝纤维化药物

（1）**秋水仙碱**：是长期治疗 PBC 安全、有效的药物。具有抗炎、抗纤维化作用，剂量为每日 1 ~ 1.2mg。腹泻、腹痛为其不良反应，偶有粒细胞减少发生。

（2）**D- 青霉胺**：能降低肝内铜水平，它通过免疫作用抑制炎症反应，并减轻肝纤维化。常出现较严重的不良反应如血小板减少、重症肌无力等。

6. 对症治疗

（1）瘙痒：以胆汁酸螯合剂作为初始治疗。如患者不能耐受，可试用二线药物孕烷 X 受体（PXR）激动剂利福平。如疗效不佳，可选择口服阿片类拮抗剂和舍曲林。紫外线照射 9 ~ 12min 亦可减轻瘙痒症状。体外白蛋白透析、血浆置换等可能均有缓解瘙痒疗效。肝移植为难治性瘙痒根本治疗措施[9]。

1）考来烯胺：是治疗胆汁淤积性瘙痒症的一线药物，可改善大多数 PBC 患者的瘙痒症，仅有轻微的不良反应，如腹胀或腹泻。由于螯合剂性质，其可以结合药物，因此应与其他药物分开给予，特别是 UDCA，应隔 4 小时服用。一般首剂 4g，早餐前、后各服 1 次。如该剂量能满意控制症状，则维持治疗；如控制不满意，在午餐后、晚餐前各加服 1 次，每日剂量 8 ~ 24g。大剂量的考来烯胺可引起腹泻。服药后 1 ~ 2 周瘙痒症状逐渐缓解。

2）利福平：作为瘙痒治疗的二线药物，对部分患者有效。可导致肝脏损伤，应用时需密切监测肝功能，如出现药物毒性应及时停药。常用剂量为 150 ~ 300mg/d，根据量效和副作用逐渐加量，直至症状改善，最大剂量 450 ~ 600mg/d。

3）阿片类拮抗剂：如纳洛酮和纳曲酮。为避免类似阿片类戒断反应的风险，建议开始低剂量并逐步向上滴定。长期疗效和安全性须进一步研究。

4）其他常用治疗药物：包括苯巴比妥，舍曲林和抗组胺药。苯巴比妥一般有中枢神经系统副作用，较少应用，对于睡眠较差患者，可予 60 ~ 180mg 每晚。每天 75 ~ 100mg 舍曲林可改善 PBC 患者的瘙痒症。

（2）骨质疏松及骨软化：PBC 患者应调整生活方式，包括戒烟戒酒，定期负重活动和肌肉强化运动。当存在骨质减少时，建议补充钙和维生素 D。骨质疏松症患者应考虑进行其他治疗。双膦酸盐可降低破骨细胞活性，对 PBC 骨质疏松有效。绝经期妇女可联用双膦酸盐和雌激素替代治疗。

（3）脂肪泻和维生素缺乏：限制脂肪摄入（40 ~ 50g/d）；补充所需维生素。补充维生素 A 及锌，有利于改善暗适应。

（二）肝移植

目前，肝移植仍然是患有终末期 PBC 最有益的治疗方式。PBC 患者移植后 1 年存活率可达 85% ~ 90%，3 ~ 5 年生存率 60% ~ 70%，而且生活质量良好。但肝移植后 PBC 的复发率高达 25%，在肝移植后 10 年、15 年复发率分别为 21% ~ 37% 和 43%。肝移植后患者的 AMA 常常持续存在，因此不是肝移植受者的可靠标记物。肝活检是诊断肝移植后原发性 PBC 的必要条件。

目前对复发 PBC（rPBC）没有特定的治疗，CsA 和 UDCA 可能对肝移植后的 rPBC 有预防作用。

（三）特殊人群的治疗

对于妊娠期 PBC 患者这部分特殊人群而言，非肝硬化者一般可很好地耐受妊娠。虽然支持的证据有限，UDCA 在妊娠期及哺乳期似乎都有较好的安全性。

三、专家经验

辛伟[12]认为 PBC 中医病机特点主要为邪留于气分，瘀痰毒互结；证候特点主要在于虚实夹杂，以虚为本；疾病转归为肝病及肾，病入血分，津液停聚，肝病损伤日久，最终发展为肝痿，肝脏功能几乎丧失。瘀血郁肝是 PBC 的病原，气机受阻，津液停聚而生痰，治疗上应将活血化痰法贯穿全程。自拟疏肝解毒化痰通络方辨病治疗，效果显著，主要药物组成有柴胡、牡丹皮、焦栀子、香附、防风、白芍、川芎、当归、茵陈、连翘、陈皮、法

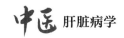

半夏、生甘草。

车念聪[13]应用中医络病理论，探讨包括PBC在内的自身免疫性肝病的络病辨证，认为自身免疫性疾病包含一组西医疾病，但从中医来说其证候有一致性、相似性，故辨对了证，可异病同治收效。将自身免疫性肝病分为三型：络实瘀滞型、络虚不荣型和络脉虚实夹杂型。治疗只有一个原则，"络以通为用"，自身免疫性肝病实是肝络受损，结合虚实特点，治疗也当以通肝络为主，兼顾扶正。对于络实瘀滞型患者，若偏于气滞，则用流气畅络法，选药可以辛香温药为主，比如乳香、降香、檀香、桂枝、薤白等；若偏于血瘀，则用化瘀通络法，选药可以养血活血化瘀药为主，比如鸡血藤、当归、桃仁等；若偏于痰湿，则用祛痰通络法，选药可用丝瓜络、天南星、白附子、皂荚等；若已有硬化结节，则可用搜剔化瘀通络法，可选用虫类药，如水蛭、土鳖虫等，还可选用鳖甲、穿山甲等散结通络。对于络虚不荣型患者，则当结合气血阴阳辨析，可采用荣养络脉法，选药有人参、鹿茸、阿胶、麦冬、紫河车等。对于虚实夹杂型患者，则当通补兼施，结合前法，辨证用药。

邵冬珊[14]将"相火理论"用于肝病临床，将PBC纷繁复杂的临床表现描述为"上热下寒中虚"，归结为"肝肾不足，火不温土"，认为此病病位在肝、肾、脾、胃，肝肾不足，相火浮游，火不温土为病之肯綮，治疗如以单纯的"引火归元法"治之可取效于一时，然火之充，火之安仍以后天为本，是以"引火补土法"为治，则燮理寒热，先后天同调，使机体内外阴阳协调，达到"和"的状态，疾病自愈。自拟引火补土法方为治，收效颇佳，基本方组成：熟地黄15~30g，山药15~30g，山茱萸15~30g，泽泻15g，茯苓15g，丹皮10g，肉桂2~3g，怀牛膝15g，五味子6~10g，党参15g，炒白术15~30g，甘

草6~10g。随症加减：皮肤瘙痒明显者，加用白鲜皮、地肤子等；胁肋疼痛者，加用延胡索、忍冬藤等；纳差明显者，加用鸡内金、神曲、炒二芽等；腹胀明显者，加用神曲、陈皮等；口干明显者，加用沙参、麦冬等；泄泻者，加用砂仁、白豆蔻等；睡眠差者，酌加合欢皮、夜交藤、石菖蒲、郁金等。全方由六味地黄汤合四君子汤加肉桂、怀牛膝、五味子化裁而成。六味地黄汤滋补肝肾之阴，正合王冰所云："壮水之主，以制阳光。"同时以四君子汤调理脾胃，培补元气，以充后天，使土厚火自敛，兼能收到制约水湿之效。

第四节　预防和调护

年龄大于55岁、肝脏肿大、腹水、低白蛋白血症（<30g/L），组织学见碎屑样坏死、胆汁淤积、桥样纤维化及肝硬化，伴甲状腺炎、干燥干综合征等其他自身免疫性疾病者预后不佳。

本病的预防主要体现在患者并发症的预防（即既病防变）和亲属尤其是一级女性血亲的筛查上。并发症调护，包括清淡饮食、情绪调理等均适用于本病病理上进展至肝硬化后阶段。本病在调护上的特殊性主要是皮肤瘙痒、骨质疏松的管理，苦蛇洗剂等中医润肤止痒类洗剂对皮肤瘙痒有一定效果，骨质疏松可参照食物营养成分和具体中医证型按需进行相应食物调补，干眼症调护可参考干燥综合征的管理。

（苟运浩、阮冰、彭春婷）

参考文献

[1] CAREY E J, ALI A H, LINDOR K D.Primary biliary cirrhosis[J].The Lancet, 2015, 386（10003）: 1565-1575.

[2] 刘平. 现代中医肝脏病学[M].北京：人民卫生出版社，2004.

[3] 张赤志，田德英.中西医结合肝脏病学 [M].北京：人民军医出版社，2002.

[4] 中华中医药学会脾胃病分会.肝硬化腹水中医诊疗专家共识意见（2017）[J].临床肝胆病杂志，2017，33（9）：1621-1626.

[5] 吴凡.原性性胆汁性肝硬化的中医辨治规律研究 [D].武汉：湖北中医药大学，2010.

[6] 周金辉.中西医结合治疗原发性胆汁性肝硬化（胆管炎）的 Meta 分析 [D].武汉：湖北中医药大学，2017.

[7] 皇金萍.基于文献的原发性胆汁性肝硬化的中医证治研究 [D].南京：南京中医药大学，2012.

[8] 郑玥琪，陈建杰，陈逸云，等.原发性胆汁性胆管炎中医证型与证素分布特点文献分析 [J].临床肝胆病杂志，2018，34（4）：814-819.

[9] 中华医学会肝病学分会.原发性胆汁性胆管炎的诊断和治疗指南（2021）[J].中华内科杂志，2021，60（12）：1024-1037.

[10] HUANG Y Q.Recent advances in the treatment[J].World J Hepatol，2016，8（33）：1419-1441.

[11] European Association for the Study of the Liver.EASL Clinical Practice Guidelines：The diagnosis and management of patients with primary biliary cholangitis[J].J Hepatol，2017，67（1）：145-172.

[12] 袁庆亮.疏肝解毒化痰通络方联合熊去氧胆酸治疗原发性胆汁性肝硬化的临床研究 [D].武汉：湖北中医药大学，2014.

[13] 李文新，王金光，刘晔，等.自身免疫性肝病从中医络病理论辨治浅析 [J].环球中医药，2017，10（10）：1126-1128.

[14] 孟艳平.引火补土法联合熊去氧胆酸胶囊治疗原发性胆汁性肝硬化临床观察 [D].武汉：湖北中医药大学，2016.

第十二章　酒精性肝病

酒精性肝病（alcoholic liver disease，ALD）是由于长期大量饮酒导致的慢性肝病。初期通常可表现为酒精性脂肪肝，进而可进展为酒精性肝炎、酒精性肝纤维化及酒精性肝硬化。虽然饮酒方式在全世界各地区存在着地理差异，但酒精滥用及酗酒在各国多地区流行，危害严重，可引起酒精性肝损伤、神经精神障碍、酒精性心肌病、骨代谢障碍、造血异常、生殖障碍等，加之酒精中毒对神经系统、生殖系统及优生优育的影响，严重危害人们身体健康，与艾滋病、吸毒、肥胖并称为世界性四大医学社会问题。

全球范围内，每年约 330 万人因过量饮酒而死亡，相当于全球死亡人数的 6%。

欧洲作为成人人均饮酒量最高的地区，所有肝病导致的死亡中，约有 41% 归因于酒精。流行病学调查结果显示，近年来，我国饮酒人群的比例和酒精性肝病的患病率也呈现上升趋势。截至 21 世纪初，东北地区饮酒者比例已经高达 26.98%，部分地区甚至可高至 42.76%；南方及中西部省份的饮酒人群比例也已达到 30.9%～43.4%。我国部分省份酒精性肝病流行病学调查资料显示，酒精性肝病患病率约为 0.5%～8.55%，40～49 岁人群的酒精性肝病患病率最高，超过 10%。在某些地区，酒精性肝病已成为继病毒性肝炎之后导致肝损害的第二大病因。酒精性肝病又常和乙型或丙型肝炎合并存在，起到叠加的致病作用，更易并发肝硬化及肝癌，尤其我国是乙型肝炎和丙型肝炎的高发区，并发酒精性肝病的概率、甚至癌变率亦在升高，因此，我国也应对酒精性肝病予以高度重视。

中医学将酒精性肝病归属于"胁痛""酒疸""肝积""酒癖"等范畴。近些年来，中医对酒精性肝病病因病机及治疗的认识也逐渐完善。

第一节 病因病机

酒为水谷之精气，其气剽悍而有大毒，湿热之品，味甘、苦辛，性湿、有毒。长期大量饮酒造成酒毒湿热之邪内蕴不解，脾失健运，痰湿中阻，气郁化热，致使肝胆失其疏泄条达，一方面克脾犯胃，可使脾气愈虚，水湿更盛。另一方面使肝脾气血运行不畅，脉络瘀阻，气滞血瘀。脾虚不运，水谷之精微则不能游溢于肾，肾之精气必衰，导致肾阳不足，膀胱气化不利，水泛于内。命门火衰，不能温运脾阳，脾阳愈虚，肾阳愈衰，水湿更加不利。

本病系因长期饮酒，酒癖所伤，由于其病程较长，病程中正邪相争及相互转化，病机较为复杂。病变主要在肝胆，同时和脾胃肾有关。"体虚为本，邪实为标，虚实互见"为主要病机特点，"痰、湿、毒、瘀"为主要病理过程，痰湿、热毒是形成酒精性肝病的主要病理因素。

第二节 病因病理及临床诊断

一、病因

酗酒是酒精性肝病的独立危险因素。就世界范围来说，肝硬化患者中酒精中毒者居多。尸检资料显示，酒精中毒者中肝硬化的患病率为18%。意大利的一项研究表明发生酒精性肝病的饮酒量阈值为

≥30g/d，累计100kg（大约10年），且随着每日饮酒量的增加，这种危险性进一步增加。各国之间酒精性肝硬化的发病率与死亡率不尽相同，但与平均每人酒精的消耗量相一致，故而在芬兰及加拿大曾以肝硬化的死亡率来衡量酒精中毒的发病情况。在酒精性肝病的疾病自然史中任意时期戒酒，都会降低疾病的进展和肝硬化相关并发症发生的风险。采取有效的干预措施可以减少酒精性肝病相关的死亡。

酒精性肝病的影响因素包括了饮酒量、饮酒时间、饮酒方式、乙醇（酒精）饮料品种、性别、种族、遗传因素、营养状况、肝炎病毒感染等。饮酒量、饮酒时间及饮酒方式：乙醇（酒精）所致肝损伤具有阈值效应，饮酒达到一定的量或年限，就会大大增加肝损伤风险。Piequnot等估计引起肝硬化的酒量为每日饮酒180g，持续25年。他又作出一个估计，每日如饮80g以下酒精大体无害，如每日80～150g则肝硬化的危险性增加5倍，如超过每日160g则增加25倍。同时，饮酒量与肝损伤的量效关系存在个体差异。一般而言，短期反复大量饮酒可致酒精性肝炎，酒精性脂肪肝在人群中的发病率与日均饮酒量和饮酒年限呈正相关。每日摄入酒精量高于30g/d，或女性每周饮酒超过7杯和男性超过14杯，发展为酒精性肝病的风险明显增加。平均每日饮用含乙醇80g的酒超过10年则可发展为酒精性肝硬化。英国皇家内科学院建议的安全酒精摄入量为：男性每周不超过210g，女性每周不超过140g。另有研究发现，引起酒精性肝病的酒精摄入阈值为30g/d，酒精摄入量越大，酒精性肝病的危险性越高。

我国研究显示，男性饮酒量<20g/d，低于5年对肝功能的影响很小，几乎不引起酒精性肝病；若饮酒量>40g/d，超过5年，酒精性肝病发病率呈现明显上升趋势。因此，20g/d的乙醇量可作为酒精摄入

的一个安全阈值。2010 年美国指南提出：男性超过 60g/d、女性超过 20g/d 持续 10 年以上，5%～41% 的患者即可增加肝硬化发生的风险。一生摄入酒精超过 100kg 或 30g/d，明显增加肝硬化或非硬化性慢性肝病的风险。摄入酒精大于 30g/d 的人发展为肝硬化或其他代偿期肝病的风险分别是不饮酒者的 13.7 倍和 23.6 倍。我国 2010 年中华医学会肝病学分会制定的酒精性肝病诊疗指南中标准为：有长期饮酒史，一般超过 5 年，折合乙醇量男性 ≥ 40g/d，女性 ≥ 20g/d，或 2 周内有大量饮酒史，折合乙醇量 ≥ 80g/d。2012 年，欧洲 EASL 指南对过度饮酒的定义为：男性日饮酒量 >40g（酒精），女性日饮酒量 >20g（酒精），酒精摄入量的计算采用标准杯，各国间标准杯的容量各不相同，但在欧洲大部分国家将标准杯容量定义为酒精量 8～10g。此外，不同类型乙醇（酒精）饮料对肝脏所造成的损伤也是有差别的；将不同种类的酒精饮料混合饮用、1 天内频繁饮酒均可增加酒精性肝病的发生危险，丹麦一项研究显示，饮用啤酒或烈性酒与肝病的相关性比饮用葡萄酒更明显；空腹饮酒较伴有进餐的饮酒方式更易造成肝损伤，男性一次饮酒 5 杯、女性一次 4 杯（约为 12g酒精），可以增加罹患酒精性肝病的风险及全因死亡率。其机制可能与降低胃黏膜乙醇脱氢酶（alcohol dehydrogenase，ADH）和肝脏谷胱甘肽（GSH）水平以及加速胃排空有关。30 岁以前开始饮酒的酒精性肝病患者死亡率（18%）高于 30 岁以后开始饮酒的死亡率（8.2%），酒精性肝病患者开始饮酒时年龄愈小，死亡率愈高。

1. **性别** 女性对乙醇（酒精）介导的肝脏毒性更为敏感，表现为更小剂量和更短的饮酒时间就可能引起更严重的酒精性肝病，也更易发生严重的酒精性肝炎和酒精性肝硬化。同等剂量酒精摄入条件下，男性和女性血液中乙醇（酒精）水平存在显著差异，女性外周血中乙醇的含量更高，酒精性肝病的进展也更快。有报道指出，男性常年日饮 60g 才开始造成肝脏损害，而女性只需常年日饮 20g 即可发展为肝硬化。日本一项关于酒精性肝病性别因素的研究显示，男女性的日饮酒量无差异，女性患者的平均饮酒时间和总的饮酒量都低于男性患者。按体重调整后，女性患者的日平均酒精摄入量大于男性，而累积酒精摄入量相近。提示女性嗜酒者发生酒精性肝病所需时间较短。女性对酒精性肝病更加易感的机制可能为：①女性胃黏膜 ADH 活性较低；②摄入酒精后，女性血浆内毒素水平较高；③雌激素可上调在酒精性肝病的发病机制中起重要作用的内毒素受体 CD14、炎症相关转录因子核因子（NF）-κB 和肿瘤坏死因子 TNF-α 的表达，雌激素还可增强 Kuppfer 细胞对内毒素的敏感性，并可以显著提高肝脏 LPS 蛋白复合物的合成，引发炎症反应和细胞损伤。另有观点提出可能还与疾病易感染相关的基因结构有关。

2. **遗传、种族、个体差异** 严重嗜酒者中约有三分之一不发生酒精性肝病，同卵双生子同患酒精性肝病的概率高于异卵双生子，这提示酒精性肝病的发生与遗传有关。酒精性肝病是一种多基因疾病，是多个基因和环境因素相互作用的结果。乙醇脱氢酶（ADH）、细胞色素 P4502E1（CYP2E1）和乙醛脱氢酶（ALDH）是乙醇代谢的主要酶系统。汉族人群的酒精性肝病易感基因 ADH2、ADH3 和 ALDH2 的等位基因频率以及基因型分布不同于西方国家，可能是中国嗜酒人群和酒精性肝病的发病率低于西方国家的原因之一。在同样是男性的酒精性肝病患者中，酒精性肝硬化病死率最高的种族为拉丁裔白人，其后依次为非拉丁裔黑人、非拉丁裔白人和拉丁裔黑人；女性患者中，病死率从高到低依次为非拉丁裔黑人、拉丁裔白人、非拉丁裔白人和拉丁裔黑人。

3. 营养 ①蛋白质缺乏性营养不良的存在和程度是决定酒精性肝病患者临床结局的重要因素。营养不良的程度与病死率的增加呈正相关,严重营养不良患者的病死率接近80%。微量元素异常、维生素A的耗竭以及低维生素E水平,均可引起肝脏疾病的恶化。增加多不饱和脂肪酸的摄入可促进动物酒精性肝病的发生,然而食物中大量的饱和脂肪酸却具有保护作用。此外,对于酗酒者来说,摄入过多的酒精改变了食物的营养成分,造成糖、脂和蛋白质等营养素摄入不足并影响其代谢。因此,几乎每个酒精性肝病患者均有不同程度的营养不良,营养不良程度也与严重并发症(如腹水、肝性脑病、肝肾综合征)的发生密切相关。长期嗜酒者可出现原发性和继发性营养不良。原发性营养不良是由于饮酒后食物摄入减少所致。长期嗜酒可引起胃肠功能紊乱,蛋白、维生素B、叶酸吸收降低以及胰腺分泌不足所造成的消化能力降低等,可导致继发性营养不良。嗜酒在营养良好者中也可引起肝损害。在营养充足的条件下,适量的饮酒不会引起肝损害,如过度饮酒,膳食调节就无法起到保护作用。总之,在肝损害中,营养因素与酒精本身的毒性作用起协同作用,但酒精可能起主要作用。因为酒精摄入超过一定量时,即使增加营养也不能起保护作用。②肥胖和超重也可增加酒精性肝病的风险,肥胖是预测重度饮酒者肝硬化风险的最重要的独立危险因素,在超重20%的人群中,酒精性肝病、肝纤维化发生的危险度比正常体重者高2倍。肥胖和重度酒精摄入之间有协同作用,从而加重、加速了肝脏的损害,增加酒精性肝病各阶段发病的危险性。肥胖的嗜酒者更易发生肝损伤的可能原因有:肥胖者脂肪组织表达TNF-α mRNA增加,其表达量与肥胖成正比;脂肪可促进外周单核细胞分泌IL-β等淋巴因子,造成肝损伤;脂肪组织可通过稳定微粒体系统增加CYP2E1水平,诱导过氧化作用,产生自由基,从而进一步造成肝脏损伤。因此,肥胖者应尽量减少酒精的摄入量。

4. 肝炎病毒感染 目前普遍认为,肝炎病毒的感染与酒精性肝病的发生和发展密切相关。慢性病毒性肝炎和酒精有明显的协同作用,比单独作用更容易引起严重的肝病。目前认为乙型肝炎病毒(HBV)和丙型肝炎病毒(HCV)感染,与酒精性肝病的关系十分密切,而HCV感染的相关性则更加突出。若是年轻丙型肝炎患者同时饮酒(伴随在疾病的初期),常常有更严重的组织学特征以及更低的生存率。一项大型队列研究表明,输血后丙型肝炎患者大量酗酒发生肝硬化的风险可提高30倍。HCV与酒精的交叉作用机制可能为:酒精能抑制HCV感染者树突状细胞的功能,抑制抗原特异性T细胞活化,降低机体抗HCV能力,还可减少HCV感染者NF-κB的表达. 加速外周血T细胞的凋亡,并增加HCV滴度,促进其变异;两者可共同增加血清TNF-α、白细胞介素IL-6、IL-8等炎性细胞因子水平,介导肝脏损伤,促进肝细胞凋亡。目前尚未确定病毒性肝炎患者饮酒的最低阈值,但还是建议丙型肝炎患者戒酒。在HBV、HCV感染的基础上饮酒,或者在酒精性肝病的基础上并发HBV、HCV感染,都可加速肝脏疾病的发生和发展。患者将更易发展为慢性肝炎、肝硬化和肝细胞肝癌。

二、病理

酒精性肝病的病理表现包括4个基本病变:①大泡性或混合性肝细胞脂肪变性;②肝细胞损伤,常表现为气球样变性;③肝小叶炎症浸润;④不同程度的肝纤维化和小叶结构破坏。大泡性脂肪变性是最早且最常见的肝脏损害。依据病变肝组织是否伴有炎症反应和纤维化，可分为单纯性脂肪肝、酒精性肝炎肝纤维化和肝硬化。

1. **单纯性脂肪肝**　依据肝细胞脂肪变性占据所获取肝组织标本量的范围，分为4度（FD 0～4）。F0：<5%肝细胞脂肪变；F1：≥ 5%～<33%肝细胞脂肪变；F2：>33%～<66%肝细胞脂肪变；F3：66%～75%肝细胞脂肪变；F4：75%以上肝细胞脂肪变。

2. **酒精性肝炎和肝纤维化**　酒精性肝炎时肝脂肪变程度与单纯性脂肪肝一致，分为3度（FD 0～3），依据炎症程度分为4级（G0～4）。G0：无炎症；G1：腺泡3带呈现少数气球样肝细胞，腺泡内散在个别点灶状坏死和中央静脉周围炎；G2：腺泡3带明显气球样肝细胞，腺泡内点灶状坏死增多，出现 Mallory 小体，门管区轻至中度炎症；G3：腺泡3带广泛的气球样肝细胞，腺泡内点灶状坏死明显，出现 Mallory 小体和凋亡小体，门管区中度炎症和/或门管区周围炎症；G4：融合性坏死和/或桥接坏死。依据纤维化的范围和形态，肝纤维化分为4期（S0～4）。S0：无纤维化；S1：腺泡3带局灶性或广泛的窦周/细胞周围纤维化和中央静脉周围纤维化；S2：纤维化扩展到门管区，中央静脉周围硬化性玻璃样坏死，局灶性或广泛的门管区星芒状纤维化；S3：腺泡内广泛纤维化，局灶性或广泛的桥接纤维化；S4：肝硬化。酒精性肝病的病理学诊断报告需包括肝脂肪变程度（F0～4）、炎症程度（G0～4）、肝纤维化分级（S0～4）。

3. **酒精性肝硬化**　肝小叶结构完全毁损，代之以假小叶形成和广泛纤维化，为小结节性肝硬化。根据纤维间隔有无界面性肝炎，分为活动性和静止性。

三、临床诊断

饮酒史是诊断酒精性肝病的必备依据，应该详细询问患者饮酒的种类、每日摄入量、持续饮酒时间、饮酒方式等。我国现有的酒精性肝病诊断标准为：

（1）有长期饮酒史，一般超过5年，折合乙醇量男性≥ 40g/d，女性≥ 20g/d；或2周内有大量饮酒史，折合乙醇量 >80g/d。同时应注意性别、遗传易感性等因素的影响。乙醇量（g）换算公式 = 饮酒量（ml）×乙醇含量（%）×0.8。乙醇（酒精）使用障碍筛查量表（AUDIT）、密西根乙醇（酒精）依赖筛查量表（MAST）、华人饮酒问题调查（CAGE）问卷等量表可以用来筛选乙醇（酒精）滥用和乙醇（酒精）依赖。

（2）临床症状为非特异性，可无症状，或有右上腹胀痛、食欲不振、乏力、体重减轻、黄疸等；随着病情加重，可有神经精神症状、蜘蛛痣、肝掌等表现。

（3）血清谷草转氨酶（GOT）、谷丙转氨酶（GPT）、γ-谷氨酰转移酶（GGT）、总胆红素（TBIL）、凝血酶原时间（PT）、平均红细胞容积（MCV）和缺糖转铁蛋白（CDT）等指标升高。其中 GOT/GPT>2、GGT 升高、MCV 升高为酒精性肝病的特点，而 CDT 测定虽然较特异但临床未常规开展。禁酒后这些指标可明显下降，通常4周内基本恢复正常（但GGT恢复较慢），有助于诊断。

（4）影像检查。肝脏超声、CT、MRI 或瞬时弹性成像检查有典型表现。

超声显像诊断具备以下3项腹部超声表现中的2项者为弥漫性脂肪肝：肝近场回声弥漫性增强，回声强于肾脏；肝远场回声逐渐衰减；肝内管道结构显示不清。超声显像诊断不能区分单纯性脂肪肝与脂肪性肝炎，难以检出 <30% 的肝细胞脂肪变，且易受设备和操作者水平的影响。

瞬时弹性成像诊断能通过1次检测同时得到肝硬度和肝脂肪变程度2个指标。受控衰减参数（CAP）测定系统诊断肝脂肪变的灵敏度很高，可检出仅有5%的肝脂肪变性，特异性高、稳定性好，且 CAP 诊断不同程度肝脂肪变的阈值不受慢性肝病病因的影响。瞬时弹性成像用于酒精性肝病进展期肝纤维化及肝硬化，肝硬度（LSM）临界值分别为 12.96kPa 及 22.7kPa。定期瞬时弹性成像监测，有利于患者预后评估。

CT 诊断弥漫性肝密度降低，肝脏与脾脏的 CT 值之比 ≤ 1。弥漫性肝密度降低，肝 / 脾 CT 比值 ≤ 1.0 但 >0.7 者为轻度，肝 / 脾 CT 比值 ≤ 0.7 但 >0.5 为中度，肝 / 脾 CT 比值 ≤ 0.5 者为重度。

MRI 诊断磁共振波谱分析、双回波同相位和反相位肝 MRI 可以定量评估酒精性肝病肝脂肪变程度。磁共振弹性成像（MRE）用来诊断肝纤维化的界值为 2.93kPa，预测的敏感度为 98%、特异度为 99%。MRE 可完整评估肝实质的病变，且不受肥胖、腹水的影响。MRE 对纤维化分期（F2～4）的受试者工作特征曲线下面积（AUC）接近 1。缺点：其他原因如炎症、脂肪变、血管充血、胆汁淤积、门静脉高压等亦可导致肝硬度增加，从而使 MRE 评估纤维化受到干扰。此外，检查费用昂贵、设备要求高等，使 MRE 的普及程度不及瞬时弹性成像。

（5）排除嗜肝病毒现症感染、药物和中毒性肝损伤、自身免疫性肝病等。

上述 5 项中，符合第（1）（2）（3）项和第（5）项或第（1）（2）（4）项和第（5）项可诊断酒精性肝病；仅符合第（1）（2）项和第（5）项可疑诊酒精性肝病。符合第（1）项，同时有病毒性肝炎现症感染证据者，可诊断为酒精性肝病伴病毒性肝炎。

酒精性肝病的诊断思路为：①是否存在肝病；②肝病是否与饮酒有关；③是否合并其他肝病；④如果确定为酒精性肝病，则其临床病理属于哪一个阶段。

符合酒精性肝病临床诊断标准者，其临床分型诊断如下。

（1）轻症酒精性肝病：肝生物化学指标、影像学和组织病理学检查结果基本正常或轻微异常。

（2）酒精性脂肪肝：影像学诊断符合脂肪肝标准，血清 GPT、GOT 或 GGT 可轻微异常。

（3）酒精性肝炎：是短期内肝细胞大量坏死引起的一组临床病理综合征，可发生于有或无肝硬化的基础上，主要表现为血清 GPT、GOT 或 GGT 升高，可有血清 TBIL 增高，可伴有发热、外周血中性粒细胞升高。重症酒精性肝炎是指酒精性肝炎患者出现肝功能衰竭的表现，如黄疸、凝血机制障碍、肝性脑病、急性肾功能衰竭、上消化道出血等，常伴有内毒素血症。

（4）酒精性肝纤维化：临床症状、体征、常规超声显像和 CT 检查常无特征性改变。未做肝活组织检查时，应结合饮酒史、瞬时弹性成像或 MRI、血清纤维化标志物（透明质酸、Ⅲ型胶原、Ⅳ型胶原、层粘连蛋白）、GGT、GOT/GPT、GOT/PLT、胆固醇、载脂蛋白 A1、TBIL、α2 巨球蛋白、铁蛋白、稳态模式胰岛素抵抗等改变，综合评估，作出诊断。

（5）酒精性肝硬化：有肝硬化的临床表现和血清生物化学指标、瞬时弹性成像及影像学的改变。

第三节　治疗

酒精性肝病的治疗基于不同阶段有特定的目标，但总的原则是：戒酒和营养支持，减轻酒精性肝病的严重程度，改善已存在的继发性营养不良和对症治疗酒精性肝硬化及其并发症。

一、中医治疗

（一）辨证论治[1]

1. 肝胆湿热证

【症状】胁痛口苦，胸闷纳呆，恶心呕吐，目赤或目黄、身黄、小便黄赤，舌苔黄腻，脉弦滑数。

【治法】清热利湿。

【方药】龙胆泻肝汤加减。药用龙胆草、黄芩、山栀子、泽泻、木通、车前子、当归、生地黄、柴胡、生甘草。

龙胆草泻肝胆湿热，栀子、黄芩清热泻火，木通、泽泻、车前子清热利湿。可酌加川楝子、青皮、郁金、半夏等以疏肝和胃，理气止痛。若发热、黄疸者，可加茵陈、黄柏以清热利湿除黄。

2. 瘀血停着证

【症状】胁肋刺痛，痛有定处，入夜更甚，胁肋下或见癥块，舌质紫暗，脉象沉涩。

【治法】祛瘀通络。

【方药】旋覆花汤加减。药用旋覆花、桑白皮、紫苏、赤茯苓、陈皮、新绛（或用茜草代替）。方中亦可酌加郁金、桃仁、延胡索、当归尾等以增强理气活血之力。若胁肋下有癥块，而正气未衰者，加三棱、莪术、土鳖虫等以增强破瘀消坚之力。

3. 痰湿内阻证

【症状】胁肋疼痛，头晕头昏、头重如蒙、肢体倦怠、食后脘胀、恶心呕吐；舌苔滑腻、脉象弦滑。

【治法】健脾化痰，疏肝理气。

【方药】温胆汤加减。药用半夏、竹茹、枳实、陈皮、茯苓、炙甘草、生姜、大枣。半夏燥湿化痰、和胃止呕，竹茹清热化痰、除烦止呕，陈皮理气行滞、燥湿化痰，枳实降气导滞、消痰除痞，茯苓健脾渗湿、以杜生痰之源，生姜、大枣调和脾胃。

4. 肝郁脾虚证

【症状】胁肋胀痛，乏力身软，精神萎靡，纳差，腹胀，舌质淡红，苔薄白，脉弦弱。

【治法】疏肝健脾。

【方药】逍遥散加减。药用当归、白芍、柴胡、茯苓、炒白术、生姜、薄荷。

柴胡疏肝解郁，使肝气得以调达，当归养血和血，白芍养血敛阴，柔肝缓急，白术、茯苓健脾祛湿，炙甘草益气补中。

5. 脾肾阳虚证

【症状】腹胀，纳呆，神倦乏力，肢冷怯寒，下肢浮肿，小便短少不利，大便溏薄，舌质淡胖或腻，脉沉弦。多见于酒精性肝硬化晚期。

【治法】温补脾肾，行气利水。

【方药】济生肾气丸加减。药用熟地黄、山茱萸、牡丹皮、山药、茯苓、泽泻、肉桂、制附子、牛膝、车前子。熟地黄滋补肾阴，肉桂、附子助命门之火以温阳化气，山茱萸、山药补肝益肾、化生精血，牛膝滋阴益肾，泽泻、茯苓利水渗湿并可防熟地黄之滋腻，丹皮清肝泻热，车前子清热利湿。

（二）中成药治疗

1. 强肝胶囊 功效清热利湿、补脾养血、益气解郁。适用于酒精性肝病、纤维化、早期肝硬化等。

2. 肝苏颗粒 功效降酶，保肝，退黄，健脾。适用于酒精性肝病肝胆湿热者。

3. 利肝隆片 功效疏肝解郁，清热解毒。适用于酒精性肝病肝胆湿热者。

4. 双虎清肝颗粒 功效清热利湿、化痰宽中、理气活血。适用于酒精性肝病湿热内蕴证湿热并重者，症见胃脘痞闷、口干不欲饮、恶心厌油、食少纳差、胁肋隐痛、腹部胀满、大便黏滞不爽或臭秽、身目发黄、舌质暗、舌边红、舌苔厚腻或黄腻、脉弦滑或弦数者。

5. 当飞利肝宁胶囊 功效清利湿热，益肝退黄。适用于酒精性肝病湿热内蕴证者，症见脘腹痞闷、口干口苦、右肋胀痛或不适、身重困倦、恶心、大便秘结、小便黄、舌质苔黄腻，脉滑数。

6. 壳脂胶囊 功效消化湿浊，活血散结，补益肝肾。适用于酒精性肝病湿浊内蕴，气滞血瘀或兼有肝肾不足郁热证，症见肝区闷胀不适或闷痛、耳鸣、胸闷气短、肢麻体重、腰膝酸软、口苦口黏、尿黄、舌质暗红，苔薄黄腻、脉或弦数或弦滑等。

7. 泰脂安胶囊 功效滋养肝肾。适用于酒精性肝病肝肾阴虚、阴虚阳亢者，症见头晕痛胀，口干，烦躁易怒，腰酸，舌红少苔，脉细。

8. 茵栀黄口服液 功效清热解毒，利湿退黄，适用于酒精性肝病湿热毒邪内蕴，热重于湿者。

9. 血脂康胶囊 功效化浊降脂，活血化瘀，健脾消食，适用于酒精性肝病痰阻血瘀者，症见胁痛腹胀，食少纳呆，气短乏力、头晕胸闷。

（三）其他中医疗法

1. 中药灌肠

推荐药物：生大黄，黄芩、白及、紫草、儿茶、茯苓、薏苡仁、赤芍。

使用方法：灌肠前嘱患者排空大小便，清洗肛周，取左侧卧位，适当垫高臀部（10cm左右），上述药物煎煮2次，混合过滤后，取100~150ml，冷却至37~39℃，随后将肛管插入肛门20cm左右，调节药液滴速为50滴/min左右，保留灌肠30分钟以上，每日1次，疗程1周。功效健脾护肠，化瘀解毒，适用于酒精性肝病合并内毒素血症者。

2. 中医针刺 ①肝郁脾虚证选穴：太冲、内关、足三里、下巨虚；②痰湿内阻证选穴：太冲、足三里、丰隆、阴陵泉；③湿热内蕴证选穴：太冲、阴陵泉、三阴交、水道；④肝肾亏虚证选穴：太冲、肾俞、肝俞；⑤瘀血内结证选穴：太冲、合谷、血海、膈俞。

3. 中医食疗 ①解酒养肝饮：枳椇子、茯苓、薏苡仁、冬瓜仁、生山楂等量配伍，沸水冲泡10分钟，频服，以茶代饮。②茵陈粥（茵陈、粳米各60g）、赤小豆薏米粥（赤小豆、薏苡仁各50g），熬煮成粥，有健脾利湿、解毒之功。

二、西医治疗

（一）戒酒和防治戒酒综合征

戒酒是酒精性肝病最重要的治疗措施。不管在我国，还是欧洲、美国指南中，戒酒是所有酒精性肝病患者治疗和早期管理的基础。戒酒可以改善预后及肝脏损伤的组织学，降低门静脉压力，减少纤维化的进程。66%的戒酒患者在3个月后症状即有明显的改善。酒精性脂肪肝，戒酒4~6周后脂肪肝可停止进展，最终恢复正常。彻底戒酒可使轻、中度的酒精性肝炎临床症状、血清转氨酶升高乃至病理学改变逐渐减轻。而对于重度酒精性肝炎患者，戒酒是患者长期预后的主要决定因素。

ALD患者往往有酒精依赖。酒精依赖的戒酒措施包括精神治疗和药物治疗两方面。健康宣教简单易行，可由肝病科医师和接诊护士实施，具体措施包括：教育患者了解所患疾病的自然史、危害及其演变常识，并介绍一些改变饮酒习惯及减少戒断症状的方法。尽管措施简单，但对部分ALD患者减少饮酒量或者戒酒确实行之有效，且有良好的费用效益比。

戒酒后再次饮酒是ALD反复的重要风险。随访超过1年，再次饮酒率波动在67%~81%。关于酒精依赖的药物治疗，不同指南也有相应的推荐。由中华医学会肝病学分会脂肪肝和酒精性肝病学组制定的2018年更新版指南中提到，主动戒酒困难者可口服巴氯芬，此药安全性好。美国指南中，关于酒精使用障碍的管理，只推荐了一种药物——巴氯芬。另外，据相关的临床研究：特异性阿片受体拮抗剂纳曲酮能控制对酒精的强烈需求，短期治疗会降低再饮酒发生率，但具有肝细胞损害。阿坎酸（乙酰牛磺酸）在减少复发率方面效果稳定，但其对生存率的影响无相关数据，在严重肝病患者使用方面亦缺少大宗临床资料。在副作用方面，两种药物各有不同。与安慰剂相比，接受阿坎酸治疗的患者焦虑、腹泻和呕吐的风险更高；纳曲酮治疗的患者出现头晕、恶心和呕吐的风险较高。针对肝硬化患者，建议使用巴氯芬。有明显精神或神经症状者可请相应专科医师协同诊治。

乙醇（酒精）依赖者戒酒过程中要及时预防和治疗乙醇（酒精）戒断综合征（alcohol withdrawal syndrome，AWS），AWS 是一种严重的内科疾病，表现在突然戒酒或减少饮酒量的酒精依赖患者中。目前的药物中，美他多辛可加速酒精从血清中清除，改善中毒症状和行为异常，并改善 AWS。有严重戒断症状者，欧洲 2018 年酒精性肝病诊治指南建议使用苯二氮䓬类药物、氯美噻唑治疗 AWS。但临床实践中，应警惕苯二氮䓬类和氯美噻唑具有潜在滥用风险。苯二氮䓬类用于治疗 AWS 时，应不超过 10 ~ 14d，以防止滥用和/或脑病的可能性。

（二）营养支持

ALD 患者通常合并热量-蛋白质缺乏性营养不良，多种维生素和微量元素（镁、和磷）缺乏，包括维生素 A、维生素 D、硫胺素（维生素 B_1）、叶酸、维生素 B_6 以及锌。对于严重酒精性肝炎患者，每日摄入热量 $<21.5kcal \cdot kg^{-1}$ 的患者较高热量摄入者病死率升高。营养不良的严重程度和疾病的严重程度及预后相关。最近的研究表明，营养支持状况是任何治疗结果的决定因素，高热量饮食可降低酒精性肝炎的死亡率。

因此，ALD 患者需提供高蛋白、低脂饮食，蛋白质应优先选择乳制品和植物蛋白。酒精性肝炎患者建议日常蛋白摄入量为 $1.2 ~ 1.5g \cdot kg^{-1}$，热量应摄入 $35kcal \cdot kg^{-1}$。合并营养不良的重症酒精性肝炎患者还可考虑全胃肠外营养或进行肠内营养，以改善重症 ALD 患者的中期和长期生存率。

在保证热量-蛋白质的基础上，维生素及微量元素的补充亦十分重要。酗酒导致的维生素 D 缺乏是引起骨质疏松的危险因素。据报道，ALD 患者骨量减少者的比例为 34% ~ 48%，骨质疏松者的比例为 11% ~ 36%，90%的酒精性肝硬化患者缺乏维生素 D。因此，ALD 患者需注意补充脂溶性及水溶性维生素。此外，还应根据病情需要补充锌等微量元素，例如，多项研究表明，锌缺乏不仅加重肝损伤，还与 ALD 的诸多临床症状密切相关，如肢端皮炎、厌食、夜视受损等。对酒精性肝硬化患者补充硫酸锌可减轻酒精性肝硬化患者肝纤维化，改善肝功能，降低肝癌发病风险。

（三）非特异性抗炎治疗

1. 糖皮质激素 由于个体研究和荟萃分析的结果不同，使用糖皮质激素治疗酒精性肝炎一直存在争议。2018 年美国指南关于糖皮质激素的使用是积极的，建议无禁忌者都强烈推荐使用。我国 2018 年指南意见为：糖皮质激素可改善重症酒精性肝炎（有脑病者或 Maddrey 指数 >32）患者 28 天的生存率，但对 90 天及半年生存率无明显改善。2018 年欧洲肝病学会指南建议：在没有活动性感染的情况下，重症酒精性肝炎患者应考虑应用糖皮质激素（泼尼松龙 40mg/d 或甲泼尼龙 32mg/d）以降低短期病死率。同时建议开始治疗前，在糖皮质激素治疗过程和随访期间仔细筛查感染情况。此外，重度酒精性肝炎和伴随糖皮质激素治疗的患者中侵袭性曲霉病和散发性肺孢子菌肺炎的发生率仍不可忽视，且预后明显不良，推荐进行积极筛查。

激素治疗的剂量和疗程在临床试验中是多变的，建议接受泼尼松龙 40mg/d、使用 4 周，然后减量维持 2 ~ 4 周或者停药的方案。治疗过程中应及早识别皮质类固醇无应答者。目前缺乏激素的有效性临床评价，临床多采用 Lille 模型，此评分系统比

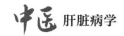

MDF 和 GAHS 评分能更好评价预后。Lille 模型包括年龄、肾功能不全（血清肌酐 > 1.3 或肌酐清除率 <40）、白蛋白、凝血酶原时间、治疗前胆红素和治疗 1 周时的胆红素等 6 个变量。治疗 7d 后 Lille 评分 > 0.45 时预示激素应答不良，评分 >0.56 视为无反应，应停止使用，改为己酮可可碱（该药推荐为脓毒症患者一线治疗），低反应者应中断其继续用药。

激素使用时应排除严重肝炎，并发胰腺炎、消化道出血、肾衰竭或活动性感染的患者。对于 Maddrey 指数 >54 的患者，激素治疗可能弊大于利，会引起更高的死亡率。

2. 抗细胞因子药物 因多种细胞因子，尤其是肿瘤坏死因子 TNF-α 参与了 ALD 的发生及进展过程，因此，特异性靶向调节细胞药物可能对酒精性肝病有治疗作用。己酮可可碱：是一种磷酸二酯酶抑制剂，可调节细胞因子，抑制 TNF-α 的产生。己酮可可碱（400mg，1 日 3 次，口服，28d）多用于 Maddrey 指数 >32，但有激素禁忌的患者。特异性的 TNF-α 抑制剂包括英夫利昔单抗和依那西普，前者为一种单克隆嵌合体抗 TNF 抗体，后者为人类 TNF 受体的细胞外配体结合蛋白耦合人类免疫球蛋白 G1 的 Fc 段的融合蛋白。多项临床研究发现其能改善预后，但考虑到其对肝细胞再生和凋亡双向调节作用，各指南没有推荐使用。我国 2018 年指南更新版中同时明确指出 TNF-α 抑制剂、抗氧化剂混合物和维生素 E、肝细胞分裂素（胰岛素和胰高血糖素、合成类固醇）和丙硫氧嘧啶对酒精性肝炎无效。

（四）保肝抗纤维化

1. 保肝药物 S- 腺苷蛋氨酸治疗可以改善酒精性肝病患者的临床症状和生物化学指标。多烯磷脂酰胆碱有防止组织学恶化的趋势。甘草酸制剂，水飞蓟素类和还原型谷胱甘肽等药物有不同程度的抗氧化、抗炎、保护肝细胞膜及细胞器等作用，临床应用可改善肝脏生物化学指标。双环醇治疗也可改善酒精性肝损伤。但不宜同时应用多种抗炎保肝药物，以免加重肝脏负担及因药物间相互作用而引起不良反应。N- 乙酰半胱氨酸能补充肝细胞内的谷胱甘肽，治疗策略和最佳使用时间还需进一步研究。

2. 美他多辛 通过促进乙醇从血清中清除，从而改善酒精中毒相关症状，减少酒精依赖和行为异常，从而提高生存率。

3. 抗肝纤维化中成药 酒精性肝病患者肝脏常伴有肝纤维化的病理学改变，故应重视抗肝纤维化治疗。治疗肝纤维化的中药，如丹参、当归、川芎、赤芍等实验和临床研究均表明有改善肝脏微循环，防止肝脏坏死，减少胶原合成，增加胶原酶活性等作用，有助于酒精性肝炎、肝纤维化的治疗。但缺乏大样本、随机、双盲临床试验的循证医学证据。

（五）调节肠道微生态

肠源性内毒素血症在 ALD 疾病发生进展中的作用已得到肯定。通过调节肠道微生态改善 ALD 是近几年研究的热点问题。多种临床及基础研究都证实益生菌（嗜酸乳杆菌、双歧杆菌、粪球菌、地衣芽孢杆菌等）、非吸收性抗生素（多黏菌素 B 和新霉素）可通过重塑肠道微生态减轻酒精性肝损伤。亦有研究发现长期酒精摄入的小鼠肠道内真菌生长异常（腐质霉属、镰刀菌属、曲霉属显著增加，而念珠菌属减少），是否可以通过调节真菌菌群从而找到治疗 ALD 的新靶点尚不可知，如果相关研究能取得预期结果，可能会成为治疗 ALD 的一条新路径。

（六）防治并发症

肝纤维化可以发展成 ALD 肝硬化，可分为无症状的代偿期，以及以黄疸、腹水、静脉曲张出血、感染、肝肾综合征、肝性脑病和恶病质为表现的失代偿期。相比于其他病因的肝硬化，ALD 肝硬化患者的门静脉高压症以及血液循环紊乱的表现尤为明显。如出现并发症，应积极治疗。ALD 肝硬化患者可能合并酒精的肝外器官损伤，包括心脏（酒精性心肌病）、胰腺（急性和慢性胰腺炎）、肾脏（IgA 肾病）和神经系统（中枢和周围神经病变）。对于慢性饮酒人群，无论是否合并肝硬化或营养不良，治疗剂量的对乙酰氨基酚即可产生肝损伤。当怀疑对乙酰氨基酚相关肝损伤时，应立即停药，并使用乙酰半胱氨酸治疗。

（七）肝移植

肝移植是终末期肝病患者最有效的治疗方案，移植后患者和移植肝脏 1 年生存率约 80%~85%。我国 2018 年指南中建议严重酒精性肝硬化患者可考虑肝移植，但要求患者肝移植前戒酒 3~6 个月，并且无其他脏器的严重酒精性损害。2018 年欧洲肝病学会指南建议：肝移植给 Child-Pugh C 和 / 或 MELD ≥ 15 的酒精性肝病患者带来了生存益处；评估肝移植指征时，不能只考虑"6 个月"标准，戒酒时间长短应取决于肝功能不全的严重程度。关于移植排斥问题，2018 美国肝病学会指南建议尽可能使用最低剂量的免疫抑制剂预防移植排斥反应。可以优先考虑使用西罗莫司和依维莫司，而不是其他免疫抑制药物。除外移植排斥反应，ALD 肝硬化患者接受肝移植后的心血管事件发生概率显著高于其他病因的肝移植患者（8%：5.3%）。慢性肾病、糖尿病、高血压和代谢综合征的发病概率同样高于其他病因的肝移植患者。随着肝移植时间增加，新发恶性肿瘤的风险也会上升。

ALD 接受肝移植的患者在移植后很可能再次饮酒，移植后 3~5 年再次饮酒（定义为肝移植后任何的酒精摄入）的概率是 11%~49%。患者如在移植后 1 年内再次酗酒，会很快出现肝损伤甚至肝纤维化。

三、专家经验

季光等主张根据现代诊断方法分期治疗，认为早期酒精性脂肪肝属肝气郁结、痰湿内阻，应疏肝理气、化痰祛湿；中期酒精性肝炎属气、血、痰浊搏结，肝胆湿热者应清热利湿，气滞痰阻则导滞宣腑、理气化痰，气滞血阻又需理气活血、通络清积；晚期酒精性肝硬化病及肝、肾，气滞血瘀.水湿内停，故益气活血、扶正固本、逐水利湿，并提出理气活血应贯穿始终，攻补兼施，照顾兼症。杨惠民等则把初期理气活血、解毒化湿，中期理气化瘀、消癖化痰，后期扶正祛邪、攻补兼施看作酒精性肝病分期治疗的总则。叶永安等则认为早期宜调肝理气、化湿、清热解毒；中期重在调肝理气、活血化痰消积；晚期在行气活血、化湿利水的同时，要兼顾正虚的一面。在辨证的基础上，酌加补气、温阳、滋阴之品。

解酒护肝饮由葛花、葛根、枳椇子、茵陈、虎杖、丹参、党参、白术、白茅根等组成，功效清热解毒利湿、疏肝利胆、化瘀通络、健脾和胃益气。解酒护肝饮可以有效调节肝脏细胞的物质代谢、减少肝脏细胞中的脂质沉积、清除自由基、抑制脂质过氧化、稳定肝细胞膜[2]。

枳椇子可清热利尿、解酒毒。研究证明，它可提高谷胱甘肽活性及促进酒精代谢，降低酒精引起的肝酶升高，在组织学方面改善肝细胞脂肪变性及炎症坏死，使用枳椇子进行早期干预，可预防酒精性脂肪肝。三七功效止血、散瘀、消肿、定痛等，现代研究显示具有保肝、抗氧化、抗肝脏纤维化的作用，可减轻肝脂肪变及炎症程度。其作用机制可能为改善肝脏微循环、抑制肝组织 cox-2 的表达、降低血清 TNF-α 水平。牡蛎具有保肝降酶作用。研究显示，其提取物可有效降低由酒精引起的白介素 -17（IL-17）、肿瘤坏死因子 -α

（TNF-α）及转氨酶的升高。

为解决 ALD 这一难题，国内外研究者不断探索疾病发生机制，开发新的动物模型和新的生物标志物，追求更准确的诊断技术。相信随着对疾病认识的提高，治疗方法也会不断发展，最终使更多患者获益。

第四节　预防和调护

（一）健康宣教，尽早戒酒

对患者进行健康宣教，使其自我监督，以改变其不良生活方式，使患者尽早完全戒酒。戒酒是预防 ALD 发生及病情进展的主要措施。由于 ALD 患者中有相当比例患者存在酒精成瘾，其焦虑症、情感障碍和精神分裂症等精神疾病患病率也较高，因此，如何使患者完全戒酒是防治酒精性肝病的难点。国际指南推荐应用简短干预来帮助患者戒酒，即在日常诊疗中用短暂时间，应用 AUDIT 等量表筛查患者是否存在酒精依赖，而后进行相应的健康教育及简单建议，帮助患者戒酒。对于主动戒酒困难的患者，可给予药物辅助戒酒。在欧美国家，双硫仑为传统辅助戒酒药物，其本身对酒精代谢无明显影响，主要通过其代谢产物抑制体内的乙醛脱氢酶，从而使饮酒者血中酒精代谢产物的浓度明显升高，引起强烈的不适感，使患者产生恐惧心理，从而达到戒酒目的。使用双硫仑后如再次饮酒，会快速出现头痛、潮红出汗、心动过速、恶心呕吐、眩晕无力、视物模糊、血压下降等症状，极少数个体会出现血压升高，甚至休克引起死亡。因此应警告患者一旦开始服用双硫仑，禁止一切酒精摄入，任何剂量的饮酒都可引起不适甚至危及生命。除以上再次饮酒可能引起严重双硫仑反应的副作用外，双硫仑还存在潜在肝脏毒性，应限制其在重型酒精性肝病患者中的应用。最近国内外指南推荐的戒酒药物首选为巴氯芬。它是 γ- 氨基丁酸的衍生物，通过激活氨基丁酸受体使兴奋性神经递质释放受到抑制发挥作用，用于脊髓的骨骼肌松弛剂、镇静剂。最近研究发现高剂量巴氯芬能治疗酒精依赖，可能与巴氯芬对神经系统具有负性抑制作用有关，使用后使饮酒者对酒精产生抗拒诱惑作用，帮助患者从酒精的影响和暗示中分离出来，使患者自己打消酒精的欲望，它所具有抗焦虑作用也会对患者戒酒产生积极影响。它也具有良好的耐受性，在酒精性肝病甚至肝硬化患者中也具有较好的安全性及有效性。近期纳曲酮、纳美芬、托吡酯、阿坎酸、γ- 羟基丁酸等一批新药也正被研究用于戒酒治疗。

（二）合理饮食，营养支持

合理营养是防治疾病的基础，患者营养状况直接影响疾病的转归。酒精性肝病患者的营养不良程度与病死率的上升密切相关。对酒精性肝病患者进行营养支持，能够改善患者的肝功能指标和中长期的病死率。酒精性肝病患者多存在酗酒，食欲下降及摄入不足。酒精的长期作用及营养不足常会引起胃肠黏膜屏障破坏，引起吸收不良，而且嗜酒者多饮食结构比较单一及偏食，造成脂肪、蛋白质、碳水化合物摄入不足，及水溶性 / 脂溶性维生素、微量元素的缺乏，从而出现消瘦、骨骼肌溶解等营养不良表现。在酒精性肝炎及肝硬化者中营养不良更加普遍，经常可见到肌肉萎缩，及维生素缺乏相关的并发症。研究也发现营养不良与患者预后不良相关，因此对酒精性肝病患者进行营养评估是防治的重要部分，从而对患者制定相应的营养支持策略，减少病死率。

目前营养评估方法包括多种方法，主要有人体测量学指标、血液学检测指标、主观评估、营养风险筛查、能量和物质代谢评估等。常用的人体测量学指标为体质量指数（body mass index，BMI）、上臂围、上臂肌围和三头肌皮褶厚度。进一步根据测量值将营养不良分为轻、中、重度，正常范围的80%~90%为轻度营养不良，60%~80%为中度，正常范围60%以下的为重度。人体测量指标简便经济，利于临床应用及推广，评估效能尚可，基本满足临床筛查需要，指南也推荐应用人体测量学指标评价肝病患者的营养状况。需注意在合并大量腹水的患者中，BMI评价营养不良有效性下降，需采用其他指标。血液学检测指标主要包括血白蛋白、前白蛋白、淋巴细胞计数、计算肌酐身高指数。全面的主观评估包括病史回顾及体格检查，详细询问患者近半年以来体重、近期饮食变化、消化道疾病及症状、活动情况、能量蛋白质摄入量变化，然后查体测量患者皮下脂肪、肌肉消耗状况等。患者在上述指标中有至少5项为B级为轻-中度营养不良，五项及以上为C级为重度营养不良。能量和物质代谢评估，主要评估基础能量消耗量、体力活动能量消耗量、食物特殊动力作用，其计算复杂，部分计算方法还需应用代谢车等特殊设备，因此目前主要是科研应用。

酒精性肝病患者通常存在热量/蛋白质缺乏性营养不良，一般需给予富含蛋白质、高热量低脂饮食，并注意补充水溶性脂溶性维生素及微量元素。蛋白质应优先供给富含优质蛋白质的乳品，脂肪的摄入需含有一定比例的不饱和脂肪酸。对于消化不良的患者，需要提供中链脂肪酸。指南推荐酒精性脂肪性肝炎、肝硬化、肝移植患者能量摄入量目标为30~40kcal/kg，蛋白质摄入量为1.2~1.5g/kg，且尽可能采取口服途径。但如果患者不能维持足够的经口摄入，建议使用管饲进行肠内营养。肠内营养支持经济方便安全，可为患者提供符合生理需要的营养方式，可以维持胃肠道功能，防止内毒素血症及肠道菌群移位，还可增加肝血液流量，提高门静脉血中肝细胞营养因子水平，进一步维护肝功能稳定。

肝硬化患者营养不良更加严重，建议改变饮食摄入模式，少食多餐，每日4~6餐，而且予以夜间加餐，以碳水化合物为主，热量约为200kcal，有利于蛋白质的合成，改善负氮平衡，防止肌肉萎缩。在重症酒精性肝病患者中，当禁食时间大于72h或无法进行肠内营养时，应给予肠外营养支持。推荐葡萄糖2~3g/（kg·d），氨基酸摄入量为1.2~1.5g/（kg·d），及0.8~1.2g/（kg·d）的脂肪制剂。急性肝衰竭患者氨基酸摄入量应控制为0.8~1.5g/（kg·d）。在输注葡萄糖时应给予胰岛素及水溶性维生素、脂溶性维生素、微量元素等。对于存在明显韦尼克脑病症状患者，应及时补充B族维生素。

（三）适当运动

运动使人体力增强，精力饱满。酒精性肝病尤其是轻中度患者，进行一定强度的体育活动可促进酒精代谢，促进肝脏功能恢复。适量运动可以使血液循环加快，使肝脏血氧浓度升高，从而促进门静脉吸收入肝的营养物质可以最佳氧化分解；同时适当运动会加快肝脏新陈代谢，促进氨基酸吸收及蛋白质合成，利于肝脏修复，而且可以避免营养物质在肝内堆积，减轻了肝负担；经常运动可以使血液中的免疫细胞活性增强，提高机体免疫能力。依据不同体质情况，安排合适的体育运动，以主动方式消耗体能，但也需要注意避免因消耗过大而造成补充过多的弊端。体育锻炼的最佳效果是人体处于最大摄氧量和最大心输出量的时间。这时身体处于最佳受益状态，各器官组织都能得到充足血氧，代谢水平最高，此时心率为120~140次/min，属于中等强度，每次锻炼30~40min，以不感疲劳为准。

酒精性肝病患者可以进行适当的中低强度长时间的运动项目，如每天做45~60分钟家务，慢速步行35分钟，爬10分钟楼梯，做有氧舞蹈或健美操 30 分钟。老人还可以慢跑 15～20 分钟或散步 40 分钟，轻症患者条件允许可以去游泳 30 分钟，年轻人可以做非对抗性或不激烈的球类运动 20～30 分钟，也可以骑自行车 30 分钟。选择在黄昏时间进行，更有益健康。另外，有很多传统体育养生方法，如太极拳能改善肝功能，加快体力的恢复。杨式和吴式太极拳适于锻炼，患者应依个人素质选择，还可简化其中难度动作；五禽戏中的鹿式能强肝益肾，熊式能平疏肝火，壮体力；八段锦老少皆宜，按摩内脏，改善血液循环，提高人体抗病能力，促进体力恢复。在进行体育运动的同时还应注意饮食卫生，禁烟禁酒，限制高脂肪的摄入，每天适量补充糖、维生素、蛋白质，常吃蔬菜及豆制品等，有利于促进肝脏修复。

（四）避免肝损害

减少附加打击以免加重肝脏损害，避免接触肝毒性物质，慎重使用可能造成肝损害的药物和食物。全球有 1 100 多种上市药物具有潜在肝毒性，常见的包括非甾体抗炎药、抗感染药物尤其是抗结核药物、抗肿瘤药物、中枢神经系统用药、心血管系统用药、代谢性疾病用药、激素类药物、某些生物制剂等。不同药物可导致相同类型肝损伤，同一种药物也可导致不同类型的肝损伤。在欧美发达国家，非甾体抗炎药、抗感染药物、草药和膳食补充剂是导致肝损伤的常见原因，其中对乙酰氨基酚是引起肝衰竭的最主要原因。在国内报道中，中药是引起肝损伤的重要因素，相关药物如何首乌、土三七以及治疗骨质疏松、关节炎、白癜风、银屑病、湿疹、痤疮等疾病的某些复方制剂等。

不少肝病患者服用保健性中药，而且酒精性肝病患者精神疾病患病比例高，服用相关药物后存在潜在的肝损伤风险，因此，对于酒精性肝病患者应避免应用肝损伤药物。尤其是重型肝炎及肝硬化患者，

避免应用已知的肝损伤药物，如超剂量应用非甾体抗炎药、抗感染药，含有何首乌、土三七等明确具有肝损伤的中药及方剂。当患者合并结核、甲状腺亢进、心脏病、高脂血症、骨质疏松、关节炎、白癜风、银屑病、湿疹等疾病时，在用药前一定告知医生肝病病情，合理评估病情后，谨慎应用相关潜在肝损伤药物，在治疗期间也需要密切监测肝功能，如出现肝功能异常，应立即评估及采取相关措施，进行相关药物减量或停药，肝损伤严重时使用保肝药物进行相关治疗，以避免病情进展，出现严重肝损伤及肝衰竭，贻误病情。

（五）中药的调理作用

中医药在酒精性肝病防治上有其独特的优势。目前已发现有效的单味中药、临床验方、自拟方等见诸文献，品种达数十种之多，中药在急慢性酒精性肝损伤，甚至是肝纤维化方面均有积极作用。葛根作为传统中药的解酒药，其单药及相关方剂，在治疗急慢性酒精性肝损伤中就有其有效的报道。在实验性急性酒精性肝损伤研究中发现，垂盆草、乌药、石斛、灵芝孢子粉、山楂叶、辛夷、刺五加、香菇多糖、空心莲子草等中药及其提取物，具有保护肝脏作用，其机制多与抗炎抗氧化作用有关。慢性酒精性肝损伤研究中，发现冬凌草、藏药帕朱丸、蕨麻、苦参等中药可以减轻肝脏慢性损伤。水飞蓟宾胶囊、柴胡醇等可以减轻酒精性肝纤维化。

（李鑫、陈艳、徐有青、马红）

参考文献

[1] 傅克模，谢圣影，莫耘松，等 .200 例酒精性肝病患者中医证候分布调查分析 [J]. 中西医结合肝病杂志，2019，29（2）：133-136

[2] 姚树坤 . 酒精性肝病的中西医结合治疗 [J]. 现代消化及介入诊疗，2012，17（6）：342-345.

第十三章 非酒精性脂肪性肝病

非酒精性脂肪性肝病（nonalcoholic fatty liver disease，NAFLD）是一种肝脏病理学和/或影像学改变与酒精性肝病相似，但无过量饮酒等导致肝脂肪变的其他原因的疾病。患者通常存在营养过剩、肥胖和代谢综合征相关表现。NAFLD 是欧美等西方发达国家慢性肝病最常见的原因。NAFLD 与代谢综合征关系密切，以胰岛素抵抗为中心环节，伴随能量代谢紊乱和内脏肥胖的特征，目前 NAFLD 被认为是代谢综合征的肝脏表现。随着肥胖和代谢综合征患者的增多，NAFLD 增长迅速，且呈低龄化发病趋势。NAFLD 目前已经成为全球以及我国最主要的慢性肝病之一。

NAFLD 包括一系列肝脏疾病：单纯性脂肪肝，非酒精性脂肪性肝炎（nonalcoholic steatohepatitis，NASH）以及 NASH 相关的肝纤维化、肝硬化以及肝细胞癌。通常情况下，单纯性脂肪肝通常定义为超过 5% 的肝细胞出现微泡性或大泡性肝脂肪变。肝细胞中三酰甘油的沉积主要来源于膳食的摄入、从头合成的增多、脂质输出功能障碍和脂肪酸氧化的减少。单纯性脂肪肝通常被认为是良性和自限性的，除肝脏内三酰甘油沉积显著增多以外，同时伴随多种脂毒性代谢产物的产生而进一步导致肝细胞损伤、凋亡、炎症浸润、线粒体功能障碍、内质网应激、促炎以及促纤维化因子的生成等，从而进一步发展为 NASH、NASH 相关肝纤维化、肝硬化和肝细胞癌等。而相比于其他慢性肝脏疾病，NAFLD 发展相对缓慢。通常，NAFLD 中单纯性脂肪肝被认为是进展缓慢的良性疾病，而 NASH 则与肝脏相关并发症以及病死率相关，少数患者仍可进展至肝硬化和肝细胞癌。单纯性脂肪肝 10 ~ 20 年内肝硬化的发生率为 0.6% ~ 3%，而 NASH 患者 10 ~ 15 年内肝硬化的发生率为 15% ~ 25%。虽然 NAFLD 的进展相对缓慢，但即使是单纯性肝脂肪变患者也有进展 NASH、肝硬化、肝细胞癌的可能。

NAFLD 的危险因素包括：代谢综合征组分（肥胖、高血压、血脂紊乱、2 型糖尿病）、遗传因素、高脂高热量的膳食结构、多坐少动的生活方式。除此之外，多囊卵巢综合征、低脂联素血症、甲状腺功能减退、高尿酸血症、心血管家族史等其他因素亦被报道为 NAFLD 的危险因素。与 NAFLD 的危险因素相反，有些因素被认为是 NAFLD 的保护因素，比如运动、适当压力的工作等。

在过去，肥胖和 NAFLD 被认为是主要发生在西方国家的疾病，然而近 20 年来，随着亚洲地区人民生活方式的变化，肥胖以及 NAFLD 在亚洲地区的患病率逐年升高。在亚洲，NAFLD 的患病率目前几乎与西方持平，NAFLD 的患病率增长速度较快，在不同区域的差异较大，受地区的经济城市化发展的影响，尤其受城市、农村等区域差异影响较大。除此之外，亚洲瘦型 NAFLD 的患者较西方更多，可能是东西方体质量指数（body mass index，BMI）的标准有差异所致。但即使采用欧洲修订的 BMI 标准，亚洲的瘦型 NAFLD 亦较高，这可能与不同人种 *PNPLA3*（Patatin-like phospholipase domain-containing protein 3）基因多态性的分布不同等遗传背景有关。

目前我国慢性肝病的病因谱在近 20 年发生了显著变化。我国人群中病毒性肝炎发病率不断下降，普通人群乙肝病毒感染率已经由原先的 9.8% 降至 7.2% 以下，5 岁以下儿童乙肝病毒表面抗原携带率已降至 1% 以下。另一方面，随着生活方式的改变、人口老龄化，以及肥胖症的增多，NAFLD 患病率较从前有明显升高。根据我国的流行病学报告，NAFLD 的患病率由 2000—2006 年的 18.2%，2007—2009 年的 20%，上升至 2010—2013 年的 20.9%。与整个亚洲的流行病学特点相近，我国 NAFLD 的患病率同样有着农村较低（13%）、城市较高（43%）的特点。除此之外，作为乙肝大国，我国慢性乙型肝炎患者基数众多，随着 NAFLD 发病率的升高，慢性乙肝患者中合并脂肪肝的比例亦较过去升高，约有 29.6% 的慢性乙型肝炎患者合并 NAFLD。近 20 年来，有研究报道，我国慢性乙型肝炎患者中 NAFLD 患病率显著增高（从 2002 年的 8.2% 到 2011 年的 31.8%），慢性乙型肝炎合并 NAFLD 患者较多是我国特有的流行病学特点[1-3]。

第一节　病因病机

非酒精性脂肪性肝病为现代病名，据其发病和表现，涉及中医学中"痰症""湿阻""胀满""积症""胁痛"等病证。如《素问·阴阳应象大论》"清气在下，则生飧泄，浊气在上，则生膜胀"；《古今医鉴》"胁痛者……若因暴怒伤触，悲哀气结，饮食过度，冷热失调……或痰积流注于血，与血相搏，皆能为痛"。

一、病因

本病的病因多与饮食、劳逸、情志、体质、久病等因素相关。

1. 饮食失节　长期过食肥甘，醇酒厚味，损伤脾胃，以致运化不健，不能输布水谷精微，清阳不升，浊阴不降，湿聚成痰，痰湿（脂浊）内留，痰气交结，或湿郁化热，湿热内蕴。

2. 多逸少动　体丰痰盛，导致脾失健运，生湿酿痰。

3. 情志郁结　内伤七情，特别是郁怒伤肝，思虑气结（思伤脾），致使肝脾不调，以致气机不畅，脾失健运，湿浊不化，凝聚成痰，痰阻气机，甚则气机不畅，痰浊（脂浊）与气血搏结，乃成本病。

4. 久病失调　久病失治，以致阴伤气弱，或湿热留恋不去，湿痰凝滞，影响气血运行而继发本病。

二、病机

非酒精性脂肪性肝病病位主要在肝。肝主疏泄，疏通全身气机，疏畅气、血、津液，促进脾胃运化，调畅情志。《血证论·脏腑病机论》中指出："木之性主于疏泄，食气入胃，全赖肝木之气以疏泄之，而水谷乃化。"这表明肝之疏泄功能正常对于精神情志、饮食运化、水液代谢等生理活动维持正常非常重要。但是，"肝为万病之贼"。元·朱震亨在《丹溪心法》中提出："气血冲和，万病不生，一有怫郁，诸病生焉，故人身之病，多生于郁。"一旦肝气郁结，则气机不畅，水液输布和代谢障碍，导致膏脂痰浊瘀阻于肝络而形成本病。

因此，该病病机主要为肝失疏泄，脾失健运，痰浊（脂浊）内结，湿热内蕴，瘀血阻滞，而最终形成痰瘀互结，痹阻于肝脏脉络。以湿、痰、瘀互结为基本病机特点，且多虚实夹杂。

另外，从单纯性脂肪肝、脂肪性肝炎到肝纤维化、肝硬化的形成需要经历一个较为漫长的病机演变过程，存在一定的演变规律。饮食失节、多逸少动是脂肪肝形成的始动病机环节，多食肥甘厚味导致能量过于储存并蓄积于体内。食物养分的摄入超过了人体气化所能承受的限度，损伤元气。若同时慵懒过逸，能量消耗不足则会有"膏粱之疾""膏粱之变"，湿浊内生，痰饮内聚，壅滞肝胆导致痰浊膏脂内积于肝则为脂肪肝。痰瘀郁热积损肝络是脂肪性肝炎形成病理关键及其预后转折点。痰湿最易化热或与热邪相合，形成湿热之邪，瘀亦可化热，邪热为无形之体，瘀血为有形之体，瘀血与邪热相互搏结，形成瘀热，往往使热邪久稽不退，瘀血久留不散，痰瘀搏结成为新的病因，又使病情缠绵，或病情进展，变生他证，发展为肝纤维化甚至肝硬化。

第二节　病因病理及临床诊断

一、病因病理

可导致肝脏脂肪变的原因很多，包括酒精、药物、全胃肠外营养、营养不良、毒物中毒等。而 NAFLD 是与遗传 - 环境 - 代谢应激相关性肝病，NAFLD 的发病主要与胰岛素抵抗、不良生活方式等环境因素和遗传易感性等相关。

（一）经典发病机制学说

NAFLD 的病理生理学机制可采用经典的"二次打击"学说以及而后认为的"多重打击"学说加以解释。NAFLD 中首要打击的病理变化为以胰岛素抵抗为核心的肝脏脂肪（主要为中性脂肪）的沉积。各种致病因素均可导致肝脏甘油三酯的异常沉积：其一，膳食摄入增多以及外周脂肪组织动员增加，游离脂肪酸入肝增多；第二，线粒体功能障碍，游离脂肪酸在肝细胞线粒体内氧化磷酸化和 β 氧化减少，转化为甘油三酯增多；其三，肝细胞合成脂肪酸和甘油三酯能力增强；其四，极低密度脂蛋白合成或分泌不足导致甘油三酯转运出肝细胞减少。结果致使中性脂肪在肝细胞内异常沉积（单纯性脂肪肝），此为"初次打击"，并导致脂肪变的肝脏对内、外源性损害因子的敏感性增高。二次打击主要由于肝脏内沉积的脂质代谢所致反应性氧化代谢产物增多，导致脂质过氧化、炎症因子如肿瘤坏死因子 -α（tumor necrosis factor

α，TNF-α），白介素 -6（interleukin 6，IL-6）产生增多以及配体诱导活化、线粒体功能受损、内质网应激、肝细胞凋亡等进一步诱发脂肪变的肝细胞发生气球样变和坏死性炎症，出现脂肪性肝炎。甘油三酯在肝脏内沉积本身并不直接导致肝细胞损伤，但甘油三酯的代谢产物为炎症损伤的主要原因，所以肝脏脂肪变性的程度不一定与脂肪性肝炎的严重性存在一致性。随后，炎症的持续存在进一步激活肝星状细胞活化，启动肝脏机制的修复反应，造成肝纤维化的发生，伴随进展性肝纤维化的肝脏可出现微循环性障碍继发缺血性坏死，可导致肝小叶结构的重建，最终可诱发肝硬化的发生；损伤和坏死的肝细胞亦可促进肝细胞的再生和修复，增加肝细胞癌的发生概率。

（二）其他发病机制

除了以上所述多重打击机制之外，遗传因素亦与 NAFLD 的发生发展相关。*PNPLA3* 基因多态性被报道与肝脂肪变、脂肪性肝炎、纤维化的发生与进展相关。*PNPLA3* 多态性在不同人种之间的分布有所差异，与不同人种之间 NAFLD 的患病率差异相关。但 *PNPLA3 I148M* 基因多态性并不是 NAFLD 发生发展的"充分"以及"必要"条件。除此之外，*TM6SF2* 基因与肝脏脂肪沉积的调节相关，*TM6SF2* 基因多态性亦被认为与 NASH、NASH 相关肝纤维化的发生有关。然而，我国人群中只有 0.4% 是 *TM6SF2* 变异体的纯合子，这表明该基因在我国人群中的影响有限。亦有研究报道，铁代谢相关基因 *HFE* 多态性与 NAFLD 的发生有关，但该相关性仍存在争议。除此之外，*APOC3* 基因的多态性可能与 NAFLD 和胰岛素抵抗的发生相关。

亦有研究认为，表观遗传的改变亦可影响 NAFLD 的发生和易感性。不规律的作息方式可导致生物钟的紊乱促进肥胖、

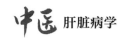

代谢综合征以及 NAFLD 的发生。肠道菌群的紊乱以及肠黏膜屏障功能减退、肠肝轴调节功能的紊乱，可促进炎症因子的产生，亦参与了肥胖、肝脂肪变、NASH 和肝纤维化的发生，促进 NASH 的发生发展。除此之外，来自多国的研究均发现，肌少症与肝脂肪变、NASH 以及纤维化相关，且独立于肥胖、胰岛素抵抗等因素。骨骼肌是胰岛素介导的糖代谢的主要场所之一，骨骼肌的减少可降低葡萄糖的利用，与胰岛素抵抗密切相关。

（三）关于"瘦型"NAFLD

虽然 NAFLD 的发病机制与肥胖、代谢综合征密切相关，但仍有部分 NAFLD 患者 BMI 正常，被称为非肥胖型或"瘦型"NAFLD，这类患者在亚洲报道较多，约有 8%～19% 的 BMI 正常人群患有 NAFLD。而在美国 BMI 正常的人群中，亦有 10% 的人存在 NAFLD。有学者认为，这类 NAFLD 患者的发生与高脂高果糖饮食、向心性肥胖、脂肪代谢障碍、PNPLA3 基因多态性、多囊卵巢综合征、甲状腺功能减退等内分泌疾病、药物、肠外营养等因素相关。其中大部分瘦型 NAFLD 患者存在向心性肥胖，该类患者通常存在胰岛素抵抗、脂肪组织储存和线粒体功能受损、肝脏从头合成增多等病理过程。

与肥胖型 NAFLD 患者相比，瘦型 NAFLD 患者代谢综合征发生率以及肥胖相关合并症较少，故通常认为瘦型 NAFLD 患者较肥胖型患者预后较好。但在肝活检证实的 NAFLD 患者中，尽管瘦型 NAFLD 患者代谢指标较肥胖患者更好，但瘦型 NAFLD 患者仍有 55% 患有 NASH 且存在显著纤维化。除此之外，尽管有研究发现瘦型肝脂肪变程度以及肝细胞气球样变程度较轻，但与肥胖者相比，NASH 的比例无显著性差异。以上研究表明，瘦型 NAFLD 患者中仍有较高比例患有 NASH。肥胖型 NAFLD 与瘦型 NAFLD 患者的不良临床事件发生比例并无差异。总的来说，对非肥胖型的 NAFLD 危险因素、发病机制、疾病进程以及预后仍需进一步研究。

二、临床表现及辅助检查

（一）病史及临床表现

绝大多数 NAFLD 患者无任何临床症状。大多患者通常在常规健康体检中偶然发现有肝大或转氨酶轻、中度增高，也可在超声、CT 等影像学检查时提示存在脂肪肝。NAFLD 患者的常见症状可有乏力，部分患者自觉有右上腹轻度不适或胀痛等非特异症状，亦可伴有虚弱、嗜睡、腹泻、睡眠紊乱和睡眠呼吸暂停综合征，但这些症状不一定与疾病的严重程度相关。严重脂肪肝可出现瘙痒、食欲缺乏、恶心、呕吐等症状。失代偿期肝硬化患者可出现黄疸、腹水、食管 - 胃底静脉曲张破裂出血、肝性脑病的症状。

NAFLD 患者可合并肥胖、糖尿病、高脂血症、高尿酸血症等既往病史。除了合并代谢综合征组分增多以外，据文献报告，NAFLD 患者合并慢性肾脏疾病、心血管疾病、睡眠呼吸暂停、甲状腺功能减退、多囊卵巢综合征、骨质疏松、结肠腺瘤等病史较正常人更多。

（二）体格检查

约 30%～100% 的患者存在肥胖，在亚洲患者中，部分患者可存在体质量指数正常的 NAFLD，可表现为腰围增粗为主的向心性肥胖。50% 的患者存在肝大、表面光滑、边缘圆钝，质地正常或稍硬，无明显压痛。小部分患者有肝掌、蜘蛛痣等慢性肝病的体征。部分患者进展至肝硬化时，患者可出现脾大、黄疸、水肿、腹水、扑翼样震颤以及门静脉高压体征。

（三）实验室检查

NASH 患者可能伴有血清转氨酶 2～4 倍升高，通常谷草转氨酶（GOT）与谷丙转氨酶（GPT）的比值大于 1，GPT 与脂肪性肝炎和纤维化程度之间无明显相关性。部分 NAFLD 患者可出现碱性磷酸酶（ALP）、γ谷氨酰转肽酶（GGT）轻至中度升高（2～3倍），NAFLD 患者胆红素、白蛋白以及凝血功能一般正常。若 NAFLD 患者存在肝硬化和肝功能衰竭时，可出现血清白蛋白和凝血酶原时间异常，常早于血清胆红素升高。NAFLD 患者可伴有血糖、尿糖升高或糖耐量异常、高脂血症，合并代谢综合征的相关组分。NAFLD 是代谢综合征患者肝酶升高的最常见原因。此外，部分患者可出现抗核抗体阳性，IgA、铁蛋白、转铁蛋白饱和度和尿酸升高等。

（四）影像学检查

1. 超声 B 超通常可检查出肝脏脂肪变超过 30% 的脂肪肝，肝脂肪含量达 50% 以上时，超声诊断敏感性为 90%。弥漫性脂肪肝的 B 超表现为：其一，肝脏近场回声弥漫性升高，又称"明亮肝"；其二，肝内管腔结构显示不清；其三，肝脏远场回声逐渐衰减。

2. CT 弥漫性脂肪肝表现为肝脏密度（CT 值）普遍降低，严重脂肪肝 CT 值可变为负值。CT 增强后肝内血管形态走向一般无异常。肝/脾 CT 比值≤1.0；其中，0.7<肝/脾 CT 比值≤1.0 为轻度脂肪肝；肝/脾 0.5<CT 比值≤0.7 为中度脂肪肝；肝/脾 CT 比值≤0.5 者为重度脂肪肝，CT 诊断脂肪肝的敏感性虽低于 B 超，但特异性优于 B 超，对于局灶性脂肪肝的诊断也优于 B 超。

3. MRI 主要用于鉴别超声与 CT 上难以区分的局灶性脂肪肝，弥漫性脂肪肝伴正常肝岛与肝脏肿瘤；MRI 质子波谱弹性成像，对诊断 NASH 相关肝纤维化有帮助。

4. 肝活体组织检查 经皮肝活体组织检查，对于 NAFLD 的病理分型及其预后的判断非常重要。在脂肪肝患者中，肝活检适用于以下临床情况，其一，经常规检

查和诊断性治疗仍未明确诊断者；其二，存在局灶性脂肪肝或弥漫性脂肪肝伴正常肝岛，难以与恶性肿瘤区别时；其三，存在 NASH 进展期纤维化风险的 NAFLD 患者；其四，某些少见的脂肪性肝病，如糖原累积病、Wilson 病、自身免疫性肝炎等，若患者疑为多种病因引起的脂肪肝或肝功能损害，肝活检是唯一确诊手段；其五，用于客观评价肝组织脂肪变性炎症和坏死程度和肝纤维化程度；其六，肥胖型脂肪肝患者减少原有体重 7%～10% 后，肝酶学指标仍持续异常者。

虽然肝活检是 NASH 诊断的金标准，但其亦有缺点。肝活体组织检查样本仅占肝脏体积的 1/50 000，故不可避免地会产生抽样误差，并且肝活体组织检查是一项侵入性技术，有 0.3% 的概率会出现严重并发症，并且受样本固定、染色影响，不同阅片的读片亦有差异，故限制了其在临床上的普遍应用。

三、诊断与评估

（一）诊断

因为没有特异性症状和体征，大部分患者因偶然发现血清 GPT、GGT 增高或者影像学检查发现弥漫性脂肪肝而疑诊为 NAFLD。确诊 NAFLD 需符合 3 大条件：其一为无过量饮酒史（男性饮酒折合乙醇量小于 30g/d，女性＜20g/d）；其二需要除外病毒、药物、自身免疫性肝炎、肝豆状核变性、全胃肠外营养等导致肝脂肪变的其他因素；其三为需要有弥漫性肝脂肪变的影像学或组织学证据。NASH 的诊断是除上述标准外，肝活检提示存在脂肪性肝炎。"非酒精性"肝病的真实内涵是指营养过剩、胰岛素抵抗及其相关代谢紊乱诱导的慢性肝损害。

NAFLD 鉴别诊断以及评估需要注意以下几个要点：

1. 肝脂肪变原因的鉴别 在将组织学

或影像学弥漫性脂肪肝归结于 NAFLD 之前，需要除外酒精性肝病（alcoholic liver disease，ALD）、基因 3 型丙型肝炎病毒感染、自身免疫性肝炎、肝豆状核变性等可导致脂肪肝的特定肝病，并需除外药物（他莫昔芬、乙胺碘呋酮、丙戊酸钠、甲氨蝶呤、糖皮质激素等）、全胃肠外营养、库欣综合征、无 β 脂蛋白血症、炎症性肠病、乳糜泻、甲状腺功能减退症、脂肪萎缩性糖尿病、Mauriac 综合征等可导致脂肪肝的其他全身性疾病。

2. 转氨酶异常的鉴别 在将血清转氨酶（GPT、GOT）和 / 或 GGT 增高归结于 NAFLD 之前，应除外可以导致肝酶异常的其他原因，如病毒性肝炎活动、其他类型的肝病、可导致肝功能异常的药物、心脏疾病、感染、胆道疾病等。

3. 合并病毒性肝炎的脂肪肝鉴别 有研究发现，慢性乙型肝炎患者中肝脏脂肪变与代谢因素相关而与病毒因素无关。对于无过量饮酒史的慢性乙型肝炎病毒及非基因 3 型丙型肝炎病毒感染者并存的脂肪肝目前被认为是属于 NAFLD 的范畴。在乙肝病毒表面抗原阳性且合并 NAFLD 的患者中，转氨酶异常的原因包括乙肝病毒介导的免疫相关炎症坏死（乙型病毒性肝炎）和 / 或胰岛素抵抗及酒精滥用介导的脂肪性肝损伤（NASH 或酒精性肝炎）。活动性乙型肝炎合并脂肪肝的患者中，乙肝病毒相关转氨酶升高占 48.4%，脂肪肝相关的转氨酶升高占 24.7%；而在低病毒载量的乙型肝炎合并脂肪肝患者中转氨酶的异常主要与 NAFLD 和酒精滥用有关。在乙型病毒性肝炎现症感染合并脂肪肝的患者中如出现转氨酶升高，需合理分析血清转氨酶异常及肝炎活动的原因，从而采取个性化的治疗及随访方案。

4. 合并酒精性肝炎的鉴别 对于饮酒未达到过量饮酒标准的脂肪肝患者，其肝脂肪变以及血清酶学异常的原因有时难以确定，需考虑酒精滥用引起的酒精性肝炎和代谢因素并存的可能。

（二）评估

NAFLD 的评估包括肝脂肪变的评估，脂肪性肝炎的评估，肝纤维化的评估，有无代谢和心血管危险因素及并发症，以及并存其他肝脏疾病的评估。

1. 肝脂肪变的评估 肝脂肪变是 NAFLD 的重要病理改变和影像学特征，肝脂肪变性程度与肝细胞损伤和纤维化密切相关，且与代谢综合征和 2 型糖尿病的发病风险相关。因此，在 NAFLD 患者中肝脂肪变的定性和定量诊断非常重要。常规的上腹部影像学检查可作出弥漫性脂肪肝、局灶性脂肪肝、不均质性脂肪肝的影像学诊断。B 超是普通人群临床诊断脂肪肝的首选措施，并且可评估合并的肝胆胰肾等其他脏器疾病。然而，B 超受操作者经验及机器性能的影响较大，并且对于 <30% 肝细胞脂肪变的患者诊断的敏感性较低（假阴性）；除此之外，弥漫性肝纤维化和肝硬化也可呈现脂肪肝的典型声像图（假阳性）。受控衰减参数（controlled attenuation parameter，CAP）是一项基于超声的进行定量诊断脂肪肝的新技术，CAP 能够检出 5% 以上的肝脂肪变，且可准确区分轻度肝脂肪变与中重度肝脂肪变，且同时能进行纤维化程度的评估。但与 B 超相比，CAP 易高估肝脏脂肪变的程度，并且对于 BMI >30kg/m^2、皮肤至肝包膜距离大于 2.5cm 的患者，CAP 诊断脂肪肝的准确性下降。CT 和 MRI 诊断脂肪肝的准确性并不优于 B 超，目前主要用于弥漫性脂肪肝伴正常肝岛，以及局灶性脂肪肝与肝脏占位性病变的鉴别诊断。磁共振波谱分析（MRS）能够检出 5% 以上的肝脂肪变，相关文献报道其准确性可接近 100%，但 MRS 具有花费较高的缺陷，临床难以广泛普及。目前已有报道应用 BMI、腰围、血清甘油三酯、GGT 水平等人体学和实验室指标组合的脂肪肝指数（fatty liver index，FLI）、肝脂肪指数（hepatic steatosis index，HSI）等对脂肪肝患者的肝脂肪变进行无创指标的评估，但采用人体学指标进行估测受年龄、种族群体差异影响，主要用于大型流行病学调查和某些特殊的临床情况来替代影像学诊断。

2. 脂肪性肝炎的评估　NASH 是 NAFLD 进展至肝硬化和 HCC 的中间阶段，在 NAFLD 患者中识别 NASH 并及时干预有重要临床意义。对于 NASH 的高危人群，需进一步完善检查以明确是否合并 NASH，从而指导预后评价和治疗干预措施。但从临床与体征、影像学难以区分单纯性脂肪肝和 NASH。脂肪肝患者合并代谢综合征者或肝酶异常半年以上提示可能存在 NASH，但转氨酶诊断 NASH 的诊断效力不高（AUROC 仅 0.6～0.7），并且转氨酶正常者并不能排除 NASH，而转氨酶增高亦未必肯定是脂肪性肝炎。对于 NAFLD 初诊患者，需详细了解其有无肥胖、糖尿病等代谢性危险因素、评估转氨酶等血液生化指标，可以综合判断是否 NASH 的高危人群。血清细胞角蛋白 -18（cytokeratin-18，CK-18）M30 和 M65 被作为 NASH 的新型无创标志物被广泛研究，其水平持续增高可能提示 NASH 的存在，CK-18 在 NASH 中的诊断效力 AUROC 为 0.82（95%CI：0.76～0.88）。但在不同文献中 CK-18 的截断值差异较大，目前并无确定的截断值用于识别 NASH，CK-18 目前并不推荐使用于常规临床实践。目前亦有多名学者提出采用其他无创诊断方法（如血清标志物、脂肪因子、组学、基因多态性等）以及联合多种临床、生化指标建立无创诊断模型对 NASH 进行无创评估，部分研究结果虽提示这些诊断方案以及模型有较好诊断效力，但多数都缺乏大规模的临床病例队列验证，其重复性不高，并且对于一些特殊检测项目，大规模临床普

及则受限，目前暂无公认的 NASH 无创诊断指标或模型。

尽管肝活检存在创伤、并发症、取样误差以及病理观察者之间变异等缺点，但肝活检至今仍是诊断 NASH 的金标准，而合并 NASH 进展的危险因素或存在其他慢性肝病需要鉴别时仍提倡肝组织活检。肝活检可确切评估肝脂肪变程度、肝细胞损伤和炎症的有无，以及肝纤维化的分级，从而有助于判断病情和预后。目前认为，肝脂肪变、气球样变和肝脏炎症并存是诊断 NASH 的必备条件。然而，这些病理评分系统仅用于 NAFLD 患者重要病理改变的半定量评估，而不是直接用于 NAFLD 的病理诊断。肝活检的费用和操作风险需与估计患者预后和指导临床治疗的价值进行权衡，且肝组织学评估亦需考虑标本和读片者误差等因素。

3. 肝纤维化的评估　肝纤维化是唯一准确预测肝脏不良结局的肝脏组织学改变，全因死亡特别是肝病死亡风险随着肝纤维化的出现及程度加重而显著增加。相比于区分单纯性脂肪肝和 NASH，在 NAFLD 患者中诊断显著肝纤维化和肝硬化对患者的预后判断更为重要。应用临床参数和纤维形成过程副产物的检测值的不同组合的多种预测模型，这些预测模型包括 NAFLD 纤维化评分（NAFLD fibrosis score，NFS）、APRI（AST to platelet ratio index）、FIB-4 模型等，可粗略判断有无显著肝纤维化的存在。然而，这些无创预测模型并不能对肝纤维化的程度进行准确评估且受夹杂因素影响较多。近年来，影像学技术的进展大大提高了肝纤维化的无创定量能力。基于 FibroScan 的振动控制瞬时弹性成像检测的肝脏弹性值（liver stiffness measurement，LSM）对 NAFLD 患者肝纤维化的诊断效能优于 NFS、APRI、FIB-4 等预测模型，有助于区分无 / 轻度纤维化（F0，F1）与进展期肝纤维化 / 肝硬化（F3，F4），但不

同研究中仍无统一的截断值用于确诊肝硬化。对于高度疑似肝硬化的 NAFLD 患者仍需肝活检进行证实。肥胖特别是腹型肥胖，皮肤至肝包膜距离过大会影响检测成功率，高达 25% 的患者无法通过 M 探头成功获取准确的 LSM 值。除此之外，采用 LSM 值来判断各期纤维化的截断值需要与各种肝病的病因相结合，不同的肝脏疾病 LSM 的截断值有较大差异；对于合并重度肝脂肪变、明显的肝脏炎症（血清 GOT 大于 5 倍正常上限）、存在肝脏淤血和胆汁淤积的患者，这些因素都可使 LSM 高估肝纤维化的程度。基于 MRI 的实时弹性成像（magnetic resonance elastography，MRE）对 NAFLD 患者肝硬化诊断的阳性预测值与 FibroScan 振动控制瞬时弹性成像相似，但 MRE 阴性预测值更高。

当无创方法高度疑似存在显著肝纤维化时需要肝活检验证，病理检查需明确描述肝纤维化的部位、数量，以及有无肝实质的重建和假小叶。判断是否存在 NASH 肝硬化、脂肪性肝硬化以及隐源性肝硬化。一旦诊断肝硬化就应通过胃镜筛查食管静脉曲张，并 B 超或 CT 进行肝细胞癌的筛查。

4. 代谢和心血管危险因素评估
NAFLD 与代谢综合征互为因果，目前 NAFLD 已被认为是代谢综合征的肝脏表现。代谢综合征及其主要组分与 NAFLD 患者 2 型糖尿病和心血管事件的发生密切相关，代谢综合征亦参与 NASH 以及肝纤维化的发生和发展。疑似 NAFLD 患者需要全面评估人体学和血清糖脂代谢指标及其变化。建议采用改良的国际糖尿病联盟的标准诊断代谢综合征（表 5-13-2-1）。鉴于心血管事件是影响 NAFLD 患者预后的主要因素，所有 NAFLD 患者均应进行心血管事件风险评估。除 PNPLA3 I148M 多态性相关的 NAFLD 以外，胰岛素抵抗是 NAFLD 重要特征，参与 NAFLD 患者脂肪沉积的重要步骤。NAFLD 患者需要常规检测空腹血糖和糖化血红蛋白（HbA1c），以及口服糖耐量试验（OGTT）以筛查空腹血糖调节受损、糖耐量异常和糖尿病。HOMA-IR 可用于评价个体的胰岛素抵抗水平的指标，对于空腹血糖和餐后血糖都正常的 NAFLD 患者可以通过 HOMA-IR 评估胰岛素的敏感性。在"瘦型"脂肪肝患者中即使没有代谢性危险因素，若存在胰岛素抵抗亦可诊断为 NAFLD。除此之外，进行人体成分测定亦有助于发现"瘦型"脂肪肝患者的隐性肥胖（即体脂含量和体脂占体重的百分比增加）和肌少症。

表 5-13-2-1　代谢综合征的定义

术语	定义
代谢综合征（MS）	是心血管危险因素的聚集体，指 18 岁以上成年人存在 3 项及以上代谢性危险因素（肥胖症，高血压，高甘油三酯血症，低高密度脂蛋白胆固醇血症、高血糖）
肥胖症	腰围 >90cm（男性），>80cm（女性），或者体质量指数（BMI）>25kg/m²
高血压	动脉血压 ≥ 130/85mm Hg 或者正在应用降血压药物
高甘油三酯（TG）血症	空腹血清 TG ≥ 1.7mmol/L 或者正在服用降血脂药物
低高密度脂蛋白胆固醇（HDL-C）血症	空腹血清 HDL-C <1.0mmol/L（男性），<1.3mmol/L（女性）
高血糖	空腹血糖 ≥ 5.6mmol/L 或餐后 2 小时血糖 ≥ 7.8mmol/L 或有 2 型糖尿病史

（三）NAFLD 的肝脏病理评估系统

NAFLD 的肝组织学改变主要分为三个病理阶段，即单纯性非酒精性脂肪肝、非酒精性脂肪性肝炎（NASH）、NAFLD 相关肝硬化。单纯性脂肪肝的定义为：5% 以上的肝细胞大泡性脂肪变或以大泡为主的混合性脂肪变，可以伴有轻度小叶内炎症或者轻度肝细胞气球样变性。而 NASH 的定义为 5% 以上的肝细胞脂肪变合并小叶内炎症和气球样变。不合并肝纤维化或仅有轻度纤维化（F0～F1）者为早期 NASH，合并显著纤维化或间隔纤维化（F2～F3）者为纤维化性 NASH，合并肝硬化（F4）者为 NASH 相关肝硬化，肝纤维化进展时，肝脏脂肪变性和炎症坏死活动可以减轻。而 NAFLD 相关肝硬化通常指有肥胖症、代谢综合征、2 型糖尿病和 / 或 NAFLD 病史的隐源性肝硬化。

1999 年 Matteoni 根据 NAFLD 的病理表现，将 NAFLD 病理分为 4 种亚型，仅有单纯性脂肪变性为 1 型，同时伴有脂肪变性和小叶内炎症为 2 型，同时存在脂肪变和气球样变为 3 型；3 型的基础上加 Mallory's 小体或纤维化为 4 型，其中 3 型以及 4 型为 NASH，该分类方法与 NAFLD 患者肝相关事件和死亡率有良好相关性，但缺陷为对 NASH 的诊断主要根据观察者的气球样变的存在的主观判断，且对 NASH 的诊断未包括小叶内炎症。

1999 年，Brunt 建立了独立的 NAFLD 组织学评分标准（表 5-13-2-2、表 5-13-2-3）。在这个评分标准中，囊括了代表 NAFLD 严重性的病变的多项要素如肝脂肪变、小叶内和汇管区炎症、肝细胞气球样变，对 NAFLD 进行半定量分级及分期，建立 3 级活动性评分，对纤维化进行了分期。该评分系统首次强调，NASH 的病变并不主要为汇管区周围病变，而是以肝腺泡 3 区病变为主。

表 5-13-2-2 Brunt 分级系统

分级	脂肪变	气球样变	炎症
1 级（轻）	1～2	3 区偶见	小叶内:1～2,汇管区:0～1
2 级（中）	2～3	3 区可见	小叶内:2,汇管区:1～2
3 级（重）	2～3	3 区大量可见	小叶内:3,汇管区:1～2

表 5-13-2-3 Brunt 纤维化分期

分期	表现
1 期	肝腺泡 3 区窦周或肝细胞周围纤维化
2 期	肝腺泡 3 区窦周或肝细胞周围纤维化 +汇管区纤维化
3 期	桥接纤维化
4 期	肝硬化

在 2005 年，美国国立糖尿病、消化及肾脏疾病研究院 NASH 研究网络病理委员会（NASH-CRN）对 Brunt 的分级和分期进行了修订，以应用于临床试验中 NASH

特征评估，称为"NAFLD活动度积分（NAS）"（表5-13-2-4）。这个积分系统有几点进步：此系统是经9名病理学家通过盲读切片的回顾性研究证实的；能运用于NAFLD的整个病变谱，同时它既可对成人型NAFLD进行评分，也可对儿童型进行评分；它能通过对治疗前和治疗后的NAS积分的具体量化数值比较不同治疗方法的有效性。NAS积分（0~8分）由肝脂肪变3分、小叶内炎症3分、气球样变2分组成，对NASH进行半定量分析，而纤维化评分则在Brunt基础上对纤维化1期（F1）进行了亚组分析，以适应儿童患者的评估，儿童NASH表现为门管区的炎症及门管区纤维化，而肝细胞气球样变及窦周纤

维化并不显著。该评分系统简明扼要而被广泛接受，适用于NAFLD患者的随访和临床试验时组织学损伤的动态变化。

而最近，Bedossa等人基于600多名肥胖患者肝活检提出了SAF评分对NAFLD病理进行评估（表5-13-2-4）。SAF系统包含脂肪变性3分、活动评分4分（小叶内炎症2分，气球样变2分），以及纤维化4分，其中许多细节都参考2005年NASH-CRN的标准来制定，但对小叶内炎症以及气球样变的评估有所差异，其积分亦将脂肪变、炎症和纤维化进行独立评分，并未采用脂肪变、炎症相加积分的模式进行评估。

表5-13-2-4　NAS与SAF评分

评估项	NAS 积分	SAF 评分
脂肪变 （0~3）	0~3 0：<5% 1：5%~33% 2：>33%~66% 3：>66%	0~3 0：<5% 1：5%~33% 2：>33%~66% 3：>66%
小叶内炎症 （0~3或2）	0~3：(簇/视野,20x) • 0：无 • 1：<2 • 2：2~4 • 3：>4	0~2(簇/小叶,20x) 0：无 1：≤2 2：>2
气球样变 （0~2）	0~2 0：无 1：少量肝细胞气球样变 2：较多肝细胞气球样变或见肝细胞显著气球样变	0~2 0：无 1：肝细胞变圆,胞质颜色苍白、胞质疏松 2：至少一个显著增大的肝细胞
纤维化 （0~4）	F1：3区窦周纤维化(1a或1b),汇管区纤维化(1c) F2：3区窦周纤维化＋汇管区纤维化 F3：桥接纤维化 F4：肝硬化	

在NASH的诊断方面，NAS积分系统中，NAS<3分者不考虑为NASH，5分以上者可诊断为NASH，3~4分为"交界性-

NASH"。NAS积分并不建议作为NASH的诊断工具，通常用于临床研究中评估分级分期、对比疗效等。在SAF评分系统

中，只要同时存在肝脂肪变 1 分、小叶内炎症 1 分、肝细胞气球样变 1 分即可诊断 NASH，在 SAF 评分系统中，对 NASH 的诊断其重复性更高，描述更为准确，应用更加广泛。

第三节　治疗

一、中医治疗

（一）辨证论治

1. 肝郁脾虚证

【症状】主症：胁肋胀满或走窜作痛，每因烦恼郁怒诱发；时欲太息；抑郁烦闷；舌淡边有齿痕。次症：腹胀便溏或腹痛欲泻；倦怠乏力；恶心纳呆。舌脉：苔薄白或腻；脉弦或弦细。

【治法】疏肝健脾。

【方药】逍遥散加减。药用醋柴胡、炒白术、薄荷、炒白芍、当归、茯苓、山楂、生姜、生甘草。

2. 湿浊内停证

【症状】主症：胁肋不适或胀闷；体态丰腴；周身困重，倦怠乏力。次症：胸脘痞闷；头晕恶心，食欲不振。舌脉：舌淡红，苔白腻；脉弦滑。

【治法】健脾益气，化痰祛湿。

【方药】二陈汤加减。药用法半夏、陈皮、茯苓、泽泻、莱菔子、山楂、葛根、黄精、生白术、藿香、甘草。

3. 湿热蕴结证

【症状】主症：胁肋胀痛；口黏或口干口苦；胸脘痞满。次症：身目发黄，小便色黄；周身困重；食少纳呆。舌脉：舌红，苔黄腻；脉濡数或滑数。

【治法】清热利湿。

【方药】茵陈蒿汤加减。药用茵陈、栀子、大黄、虎杖、厚朴、车前草、茯苓、生白术、猪苓、泽泻。

4. 痰瘀互结证

【症状】主症：胁下痞块；胁肋刺痛；纳呆厌油。次症：胸脘痞闷；面色晦滞。舌脉：舌淡黯边有瘀斑，苔腻；脉弦滑或涩。

【治法】活血化瘀，祛痰散结。

【方药】膈下逐瘀汤合二陈汤加减。药用柴胡、当归、桃仁、五灵脂、穿山甲、丹皮、赤芍、大腹皮、茯苓、生白术、陈皮、半夏、枳实。

（二）中成药治疗

1. 当飞利肝宁胶囊
清利湿热，益肝退黄。用于湿热郁蒸而致的黄疸，急性黄疸性肝炎，传染性肝炎，慢性肝炎而见湿热证候者。另还可用于非酒精性单纯性脂肪肝湿热内蕴证者，症见脘腹痞闷、口干口苦、右胁胀痛或不适，身重困倦、恶心、大便秘结、小便黄、舌质红，苔黄腻，脉滑数。非酒精性单纯性脂肪肝用法用量如下：口服，一次 4 粒，一日 3 次，疗程 12 周。

2. 壳脂胶囊
消化湿浊，活血散结，补益肝肾。用于治疗非酒精性脂肪肝湿浊内蕴，气滞血瘀或兼有肝肾不足郁热证，症见肝区闷胀不适或闷痛、耳鸣、胸闷气短、肢麻体重、腰膝酸软、口苦口黏、尿黄、舌质暗红、苔薄黄腻、脉或弦数或弦滑等。口服，一次 5 粒，每日 3 次。

3. 强肝胶囊
清热利湿，补脾养血，益气解郁。用于纤维化、早期肝硬化、病毒性肝炎、中毒性肝病、脂肪肝等。饭后口服，一次 3 粒，一日 3 次或遵医嘱。12 盒为一疗程，慢性肝炎一般应用 3~5 个疗程。

4. 化滞柔肝颗粒
清热利湿，化浊解毒，祛瘀柔肝。用于非酒精性单纯性脂肪肝湿热中阻证，症见肝区不适或隐痛，乏力，食欲减退，舌苔黄腻。开水冲服，每次 1 袋，每日 3 次，每服 6 天需停服一日或遵医嘱。

5. **三七脂肝丸** 健脾化浊，祛痰软坚。用于脂肪肝、高脂血症属肝郁脾虚者。口服，一次5g，一日3次；或遵医嘱。

（三）针灸治疗

临床以调整脾胃功能和神经内分泌为原则，辨病、辨证与对症处理相结合，多取足太阴脾经和足阳明胃经穴位为主。

临床运用有体针疗法、穴位埋线法、耳针等。取穴多以关元、中极、丰隆、足三里、三阴交、合谷、脾俞、肾俞、太溪、太冲、内关为主。

穴位埋线疗法属于中医针灸常用疗法之一，是一种新兴的穴位刺激疗法，集合针刺、埋针、刺血多种疗法于一体，发挥多种持久的刺激效应，临床治疗肥胖及脂肪肝有一定疗效。

二、西医治疗

NAFLD通常与代谢紊乱如内脏肥胖、胰岛素抵抗、2型糖尿病和血脂异常有关。因此，对于NAFLD的治疗不仅限于肝脏疾病本身，还要治疗相关的代谢并发症及预防致病因素。鉴于NAFLD是肥胖和代谢综合征累及肝脏的表现，NAFLD的治疗首要目标为减肥、改善胰岛素抵抗，防治代谢综合征以及靶器官损害，从而减轻疾病负担、改善患者生活质量、延长患者寿命。治疗的次要目标为减少肝细胞脂肪沉积，避免"二次打击及多次打击"导致的NASH和肝功能失代偿；对于已经存在NASH和肝纤维化的患者需阻止肝病进展，减少肝硬化、肝细胞癌以及肝硬化并发症和其他并发症的发生。改变生活方式、增加体育运动及与之相关的体重减轻仍是NAFLD/NASH的首选治疗方法，是NAFLD的基础治疗，其他治疗方案包括药物治疗与手术治疗[1-2]。NAFLD患者在治疗过程中，血清转氨酶恢复正常和肝脂肪变消退，可能提示NASH改善，但并不代表肝纤维化程度不加剧。定期肝活检至今仍是评估NASH患者组织学变化的唯一标准，治疗NASH的目标是脂肪性肝炎和纤维化程度都能改善，至少要达到减轻肝纤维化并且NASH不加重，或者NASH缓解而纤维化程度不加重。

（一）基础治疗

针对原发病和危险因素予以治疗，加强健康教育，纠正不良生活方式，适量有氧运动，慎用肝毒性药物及不必要的保健品，不可过量饮酒。控制体重，减小腰围，合理控制血糖和血脂。

控制饮食和适量运动是治疗的关键，减少体脂含量并保持足够骨骼肌含量是预防和治疗NAFLD及其合并症最重要的治疗措施。对于肥胖以及近期体重增加和体脂含量比例增高的NAFLD患者，建议通过健康饮食和加强锻炼的生活方式教育以纠正不良行为。建议中等程度限制膳食热量摄入，每日减少2 092～4 184kJ（500～1 000kcal）热量；调整膳食结构，供能营养素的能量分配比例：三大供能营养素的分配原则是蛋白质占总热量的20%，脂肪占20%，碳水化合物占60%。在蛋白质的选择中，动物性蛋白质可占总蛋白质的50%左右，动物性食品以鱼、虾等水产品、禽类和瘦肉为好。要减少烹调油，一天不超过25g，碳水化合物主要通过谷类摄取，适当增加粗杂粮，适量脂肪和碳水化合物的平衡膳食，限制含糖饮料、糕点和深加工精致食品，减少蔗糖、饱和脂肪酸、反式脂肪酸的摄入，增加全谷类食物、omega-3脂肪酸以及膳食纤维的摄入，多饮咖啡和茶可能有助于NAFLD患者康复；一日三餐定时适量，严格控制晚餐的热量和晚餐后进食的行为。

NAFLD患者应避免久坐少动，建议根据患者自身兴趣并能够坚持为原则选择合适的体育锻炼方式。每天坚持中等量有氧运动30分钟，每周5次，或者每天高强度有氧运动20分钟，每周3次，同时做8～10

组阻抗训练，每周 2 次。1 年内减重 3% ~ 5% 可以改善代谢综合征组分和肝脏脂肪沉积，体重下降 7% ~ 10% 可显著降低血清转氨酶并改善肝组织炎症坏死程度，但需体重下降 10% 并维持 1 年才能逆转肝纤维化。但需避免体重急剧下降，部分患者在快速减肥后，可出现肝组织炎症、坏死及纤维化加重。

（二）药物治疗

1. 针对代谢综合征组分药物治疗 针对合并肥胖、糖尿病、高脂血症、高血压痛风的 NAFLD 患者，若采用 3 ~ 6 个月生活方式干预仍未能有效减肥和控制代谢和心血管危险因素的，建议根据相关诊疗指南应用 1 种或多种药物控制肥胖、高血压、血糖、血脂及血尿酸，但目前这些药物对 NASH 和肝纤维化患者并无肯定的治疗效果[2]。

（1）控制体重： 对于 BMI ≥ 30kg/m^2 的成人和 BMI ≥ 27kg/m^2 伴有高血压病、2 型糖尿病、血脂紊乱等合并症的成人可以考虑应用奥利司他等药物减肥，但需警惕减肥药物的不良反应，尽可能不用会增加体重的药物。

（2）控制血糖： 噻唑烷二酮类胰岛素增敏剂，如吡格列酮，可增加肝脏和肌肉对胰岛素的敏感性，调节血糖和游离脂肪酸水平，在临床试验中被证明可以有效改善 NASH 患者的肝酶和脂肪性肝炎的组织学病变，但该药长期应用的效果和安全性尚待明确，建议仅用于合并 2 型糖尿病的 NASH 患者的治疗。二甲双胍可以辅助减肥、改善胰岛素抵抗和防治 2 型糖尿病，虽不能改善 NAFLD 患者的肝组织学损害，但可以安全用于 NASH 患者糖尿病的防治。人胰高血糖素样肽-1（glucagon-likepeptide1，GLP-1）类似物利拉鲁肽能够减肥、改善胰岛素抵抗、控制血糖，适合用于肥胖的 T2DM 患者的治疗。

（3）控制血压： 如无明显肝功能异常或失代偿肝硬化，NAFLD 患者可安全使用血管紧张素受体阻断药以降低血压，防止代谢紊乱和动脉硬化。

（4）控制血脂： Omega-3 不饱和脂肪酸可作为 NAFLD 患者高甘油三酯的一线治疗药物，可降低血清甘油三酯水平，可用于 NAFLD 患者高甘油三酯血症的治疗，但尚无证据表明其可以改善 NAFLD，并且该药对血清甘油三酯大于 5.6mmol/L 患者的效果并不肯定。血清甘油三酯大于 5.6mmol/L 者通常需要使用贝特类药物降低血脂以减少胰腺炎的发生，但在使用过程中需警惕其肝毒性。除非患者有肝功能衰竭或失代偿期肝硬化，他汀类药物可安全用于 NAFLD 患者以降低低密度脂蛋白胆固醇酯（LDL-C）水平并预防心血管事件发生，目前既没有证据显示 NAFLD 和 NASH 患者使用他汀易发生严重的药物性肝损伤，亦无证据显示他汀类药物可以改善 NASH，可致肝损的降脂药物并不是 NAFLD 的禁忌证。

2. 抗氧化剂 国外曾有报道，维生素 E 800IU/d 可作为无糖尿病的 NASH 成人的一线治疗药物，可限制降低 NASH 成人血清转氨酶的水平并改善肝组织学损害，但对儿童 NASH 的治疗效果并不理想，目前尚未推荐用于合并糖尿病和肝硬化的 NASH 患者。除此之外，长期使用维生素 E 的患者全因死亡率、出血性脑卒中以及前列腺癌发病风险可能增加。在我国《药典》中并无相关提示可采用大剂量使用维生素 E 治疗慢性肝炎。

3. 保肝抗炎药 目前并没有足够的证据推荐 NAFLD 患者常规使用保肝药物。可作为基础治疗的辅助措施。对于单纯性脂肪肝患者不需要应用保肝抗炎药物，通常仅需生活方式改变，饮食指导和体育锻炼来减轻肝脂肪变。保肝抗炎药物可用于 NASH 患者，主要用于以下情况：肝组织学确诊的 NASH 患者，临床体征、实验室、影像学检查提示可能存在明显肝损伤或进展期肝纤维化，应用相关药物治疗代谢综合征的过程中出现肝酶升高，或合并药物性肝炎、自身免疫性肝炎、慢性病毒性肝炎等其他肝病。对于这类患者可以根据疾病的活动度和病情、药物的效能进行选择 1~2 种保肝药物，疗程通常在 1 年以上，对于血清 GPT 高于正常上限的患者，如果口服保肝药物 6 个月转氨酶仍无明显下降则应改用其他保肝药物。国外虽有报道奥贝胆酸可显著减轻 NASH 患者肝纤维化，但是该药对脂代谢有不良影响且可导致皮肤瘙痒，其在 NASH 治疗中的作用并未被证实。我国广泛应用的保肝抗炎药物如水飞蓟素、双环醇、多烯磷脂酰胆碱、甘草酸二铵、S-腺苷甲硫氨酸、还原性谷胱甘肽、熊去氧胆酸等药物的安全性良好，在药物性肝损伤、胆汁淤积性肝病等患者中已取得相对确切的疗效，但这些药物对 NASH 和肝纤维化的治疗效果仍需进一步的临床试验证实，可用于 NASH 患者基础治疗的辅助用药。

（三）外科手术

1. 减肥手术 减肥手术可有效地减肥和长期维持理想体重，而且可以有效控制和治疗代谢综合征，甚至可逆转 2 型糖尿病和代谢综合征。国际上实施减肥手术的标准为：对于重度肥胖（BMI ≥ 40kg/m²）的 2 型糖尿病患者以及中度肥胖（35 ≤ BMI ≤ 39.9kg/m²）但不能有效控制血糖的 2 型糖尿病患者应考虑减肥手术。轻度肥胖（BMI 30~34.9kg/m²）患者如果不能有效控制代谢和心血管危险因素亦可考虑减肥手术。对于亚洲患者，BMI 阈值应下调 2.5kg/m²。合并 NASH 或代偿期肝硬化不是减肥手术的禁忌证，减肥手术可以改善 NASH 的肝组织学严重程度，减轻肝纤维化，延缓肝病进展，但减肥手术治疗 NASH 的证据仍不充分。对于严重的或顽固性的肥胖患者以及肝移植术后 NASH 复发的患者，在肝移植手术时可以考虑减肥手术，对严重的病理性肥胖或减肥治疗失败的受体以及合并肝纤维化的 NASH 供体亦可考虑进行减肥手术。

2. 肝移植 NAFLD 患者发展至肝功能衰竭晚期，肝硬化门静脉高压及其并发症和肝癌可危及患者的生命，对于这类患者，肝移植是有效的选择。然而进展期 NASH 患者肝移植后容易复发，并迅速进展至 NASH 和肝硬化，并且有较高的心血管并发症的发病风险。其原因可能与遗传以及术后持续性肥胖、高脂血症、糖尿病和皮质激素治疗等有关。因此，需重视 NAFLD 患者肝移植等待期的评估和管理，肝移植术后仍须有效控制体重和防治糖脂代谢紊乱，防治心血管并发症的发生，以将肝移植术后并发症的发生率降到最低。

（四）特殊人群：脂肪肝合并乙肝的治疗

对于乙型肝炎病毒现症感染合并脂肪肝的患者，需合理分析血清转氨酶异常及肝炎活动的原因，从而采取个性化的治疗及随访方案。对于胰岛素抵抗和酒精滥用相关的脂肪性肝炎和肝酶异常，需要戒酒、减肥和改善胰岛素抵抗，如果此时并无 HBV 相关肝损伤则可以不抗病毒治疗，至少不建议使用干扰素治疗；而对于 HBV 相关的慢性肝损伤则需第一时间抗病毒治疗，治疗并存的脂肪肝可以确保在病毒学应答的同时获得生化学应答，从而促进肝病康复，减少肝硬化和肝细胞癌的发生。

三、专家经验

关幼波老先生认为，本病的主要病理变化为"湿热痰凝、痰瘀阻络"，治以"祛湿化痰、疏肝利胆、活血化瘀"。基本方药：青黛 10g（包），白矾 3g，决明子 15g，生山楂 15g，醋柴胡 10g，郁金 10g，丹参 12g，泽兰 12g，六一散 15g（包）。方中青黛、白矾、六一散等包括了

"青矾散""碧玉散""白金丸" 3 个方剂，共奏祛湿化瘀之效；醋柴胡、郁金加强疏肝利胆之功；决明子清肝热，山楂祛瘀消积，合用可以降血脂。丹参、泽兰通肝脾，化瘀血，活血养血。全方清肝利胆，活血化瘀，且以化瘀为重点。

上海市名中医刘平教授、胡义扬教授团队根据 NASH 患者的临床典型证候表现分析 NASH 病机以"邪实"为主，基本病机为"瘀热蕴结于肝"。临证以清热祛湿化瘀为基本治法的祛湿化瘀方基本方治疗 NASH，取得良好的临床疗效[4]。该方由茵陈、生栀子、虎杖、姜黄、田基黄组成。方中茵陈性味苦、辛、微寒，入脾、胃、肝、胆经，"主风湿寒热邪气"，在方中清利肝胆湿热；栀子以助清化湿热、凉血解毒；虎杖、田基黄均有清热利湿、活血散瘀功效，虎杖苦、微寒，入肝、胆、肺经，善泻肝胆湿热，并有活血祛瘀之功；姜黄活血行气，其味辛、苦，性温，偏入肝经血分，破血兼理血中气滞，善破肝脾二经的血瘀气结。全方共奏清热祛湿化瘀之功效。

第四节　预防和调护

一、预防

NAFLD 的发病虽然受环境、遗传等多方面因素影响，但不良的生活方式在疾病发生、发展中占重要地位。不合理的膳食结构、不良的饮食习惯、多坐少动的生活方式、昼夜颠倒等均可促使该病的发病。NAFLD 的预防措施主要分为以下几方面[1]：

1. **减少肝脂肪变的发生**　科学合理的饮食制度，需调整膳食结构，推荐以植物性食物为主，动物性食物为辅，热量来源以粮食为主的中国传统膳食方案，避免高热量、高脂肪、高蛋白质、低纤维的西方膳食缺陷，防止热量过剩。一日三餐需定时适量。增加运动，每周坚持参加 150 分钟以上、中等量的有氧运动，避免久坐少动的不良习惯。对经常饮酒者，需减少饮酒或完全戒酒。严格掌握中药、西药的运用指征，合理调节药物剂量和疗程，慎重使用可致肝毒性药物。

2. **早期筛查发现 NAFLD**　由于脂肪肝患者通常缺乏特异性的表现和显著的实验室指标异常，故目前主要采用 B 超等影像学检查进行筛查，尤其是对有代谢危险因素的患者，若存在难以解释的肝酶升高、肝脏肿大、近期体重和腰围增加，存在高脂血症、糖尿病、甲状腺功能减退、垂体功能减退、多囊卵巢综合征、睡眠呼吸暂停的患者等，往往需早期进行 B 超或 FibroScan 检查，及时发现 NAFLD 并评估肝功能，以判断有无肝脏损害。

3. **预防脂肪性肝炎、肝纤维化以及并发症**　避免体重和腰围增长过快、维持肠道菌群平衡、避免接触肝毒物质、减少缺氧和氧化应激等防止脂肪变的肝细胞因"二次打击"发生脂肪性肝炎。NAFLD 患者定期体检，控制血脂、血糖、血压，根据临床药物使用指征适宜应用保肝、抗炎抗纤维化药物，可预防肝纤维化进展以减少肝硬化发生，减轻疾病负担，改善生活质量，延长寿命。

除饮食、运动处方外，建议 NAFLD 患者多喝绿茶、咖啡，并可选择山楂、枸杞子、菊花、决明子、绞股蓝、丹参等中药泡茶饮用。

二、随访调护

在治疗和随访的过程中，对于 NAFLD 患者应加强自我监督，密切观察患者的生活方式的改变，每 1～3 个月检测体重、腰围和动脉血压变化，每隔 3～6 个月复查肝功能、血糖、尿酸、血脂、血常规和糖化血红蛋白，6～12 个月复查上腹部 B 超，有条件者可做 FibroScan 定量测定肝脂肪变性以及肝纤维化程度；对于常规检查并未明确脂肪肝或肝酶异常原因或疑似脂肪性肝炎或进展期肝纤维化的患者，可考虑进行肝穿刺活检病理学检查。对于确定肝硬化的患者，需定期筛查食管-胃底静脉曲张、腹水和肝细胞癌的发生。

除此之外，每年做包括肝脏、胆囊、胰腺等在内的上腹部超声检查，评估其他脏器异常。建议患者根据实际情况筛查结直肠肿瘤，代谢综合征，相关心、脑、肾、眼病变等并发症。肾功能、尿常规、尿微量白蛋白等检查可有助于早期发现肾脏损害；颈动脉超声可有助于评估有无颈动脉斑块形成；心电图、平板实验、冠脉CT等可评估有无冠心病。

对于处于治疗期间的患者，需监测药物不良反应。综合评估患者临床症状有无减轻、人体学指标如BMI、腰围、血压及人体成分测定，血清检测评估代谢综合征各组分、血清生化肝功能、血脂、血糖以及胰岛素抵抗指标的变化，腹部B超提示肝脂肪沉积有无消退、肝脾大小改变，是否并发胆石症、肝硬化、腹水和肝癌，有条件者可监测FibroScan测定肝脂肪定量和肝脏弹性值的变化，必要时可行肝活检病理学检查，可客观评估治疗后病情是否好转。

NAFLD患者的疗效评估不能仅仅限制于肝酶和肝脏脂肪含量是否好转，应更加重视肝纤维化、糖脂代谢紊乱和心脑血管事件的防治，除了对使用药物患者需进行随访评估以外，非药物治疗患者亦需长期随访。

（杨蕊旭、范建高、冯琴）

参考文献

[1] 中华医学会肝病学分会脂肪肝和酒精性肝病学组，中国医师协会脂肪性肝病专家委员会.非酒精性脂肪性肝病防治指南（2018年更新版）[J].临床肝胆病杂志，2018，34（5）：947-957.

[2] KONERMAN M A，JONES J C，HARRISON S A. Pharmacotherapy for NASH：current and emerging[J]. J Hepatol，2018，68（2）：362-375.

[3] 中国中西医结合学会消化系统疾病专业委员会.非酒精性脂肪性肝病中西医结合诊疗共识意见（2017年）[J].中国中西医结合消化杂志，2017，25（11）：805-811.

[4] 冯琴，胡义扬.非酒精性脂肪性肝病的中药治疗[J].现代医药卫生杂志，2017，33（5）：664-668.

第十四章　急性胆道感染

急性胆道感染（acute biliary infection）是由胆道细菌感染引起的一组疾病，多数由胆道结石继发感染引起。依据感染发生的部位不同，临床将急性胆道感染分为急性胆囊炎、急性胆管炎。急性胆囊炎（acute cholecystitis）是由各种原因引起的胆囊管梗阻、化学性刺激、继发细菌感染等引起

的急性胆囊炎症性病变，是临床常见急腹症。急性胆管炎（acute cholangitis）则是结石或外界肿物压迫导致的胆道部分或完全梗阻后，继发感染引起的胆道感染性疾病。两者均为急诊常见的外科急症，但疾病的发生发展不尽相同。

中医并无明确急性胆道感染的病名，

但综合患者证候分析，可归类于"胁痛""黄疸"等的范畴，并且随着中医的发展，近年来针对急性胆道感染疾病发生发展的认识不断完善。

病因病机

中医方面暂无明确记载"急性胆道感染"证名，依据急性胆道感染临床表现，结合中医古籍的相关记载，《灵枢·五邪》曰："邪在肝，则两胁中痛。"《素问·缪刺论》曰："邪客于足少阳之络，令人胁痛不得息。"急性胆道感染归属于"胁痛""黄疸"的范畴。

（一）病因

饮食失节：嗜食肥甘，纵恣口腹，或饮酒无度，或喜食生冷，致脾胃损伤，后天生化不足，中焦化水谷精微不畅，运化失职，致肝胆升降失常，胆腑不通。

感受外邪：外感湿热之邪，邪气由表入里，内蕴于中焦，使肝胆疏泄失职。

（二）病机

中医认为，胆为六腑之一，则"以通为用，以降为顺"，任何影响六腑通畅的因素都可能成为致病因素。本病基本病机为胆失通降，胆络失养。如若饮食失节，过食厚味，运化负载，则生湿、生热、生痰。过食生冷，则肠胃阳气受损，饮酒过度，则致使酒毒蓄积，伤害气血，使气血运行不畅，三焦失衡，脾失健运，湿热蕴结，加之外感湿邪，加剧肝胆疏泄失职，气机阻滞，发为胁痛。

病因病理及临床诊断

一、病因

1. **急性胆囊炎**　临床依据发作急性胆囊炎时有无结石存在，分为急性结石性胆囊炎、急性非结石性胆囊炎。急性胆囊炎患者中，约5%为急性非结石性胆囊炎，多与胆囊排空障碍相关，常发生于老年男性，本节重点讨论与感染相关的急性胆囊炎，即急性结石性胆囊炎，约95%患者为急性结石性胆囊炎。急性结石性胆囊炎病程的发生与进展中，结石与细菌之间表现为互为因果，相互影响。①长期结石刺激不仅会引起胆囊壁慢性水肿、炎症等，亦致使胆汁排出不畅。结石随胆囊蠕动嵌顿于胆囊管时，局部具有细胞毒性的胆汁酸聚集，加重黏膜损害，黏膜水肿加重，同时为细菌滋生提供了临床环境。②细菌感染：致病菌主要由胆汁逆行入胆囊，少数经由血液及淋巴循环进入胆囊。当胆汁排出受阻时，局部细菌繁衍引起感染。致病细菌以革兰氏阴性菌为主，大肠杆菌（35%～62%）为致病首位因素，其次为肺炎克雷伯菌（12%～28%）、假单胞菌（4%～17%）等，此外，部分革兰氏阳性菌如：肠球菌（10%～23%）、链球菌（6%～9%）等也是胆道感染的致病因素。当患者有胆肠吻合史时，厌氧菌亦是部分急性胆囊炎致病菌。小儿急性胆囊炎主要与先天胆系畸形、胆汁淤滞、胆道逆行感染相关。

2. **急性胆管炎**　急性胆管炎是肝内、外胆管的急性炎症。常由于肝内、外胆管结石、胆道狭窄或外源性肿瘤压迫等导致胆道梗阻，在此基础上继发致病菌感染。其中最常见的胆道梗阻原因为：肝内、外结石。近年来随着诊疗技术的不断提升，硬化性胆管炎、自身免疫性胆管炎等的发病率表现出上升趋势。

二、发病机制及病理

1. **胆结石形成**　根据结石的成分差异，胆结石可分为胆固醇结石、胆色素结石以及混合性结石，其中90%为胆固醇结石。流行病学调查显示，女性结石发生率明显高于男性，男女比例约为1∶2.5，同时发现胆结石好发于中老年人群（40～60岁之间）。随着人口老龄化，饮食结构等的改变，其发病率逐年攀升。

关于胆结石的形成，首先应了解胆汁的构成成分。在肝周细胞中，胆固醇在多种酶的作用下合成胆汁酸，胆汁酸与钠离子等结合形成胆盐，胆盐结合胆色素，钾、钠等离子共同形成胆汁。肝周细胞合成的胆汁酸主要通过胆盐输出泵等转运蛋白分泌到胆小管中，进而汇集入胆囊。人体进食后，肠 I 细胞刺激胆囊收缩素（CCK）分泌，进而促使胆囊收缩，将胆汁释放入十二指肠。在肠道细菌作用下，初级胆汁酸经去结合作用、差向异构作用和脱羟基作用被转化为次级胆汁酸，约95%的胆汁酸通过回肠末端的胆汁酸转运体吸收进入肠道上皮细胞，并通过异二聚体有机溶质转运体 α 和 β 由基底外侧膜上分泌，再通过肝门静脉重吸收回肝脏，即胆盐的肠肝循环。剩余5%未被吸收再利用的胆汁酸，一部分被结肠重新吸收，进入肝脏再利用，另一部分经由粪便排出。储存于胆囊的胆汁，通过胆囊壁细胞对脂质的差异吸收维持动力学稳定性。胆囊结石形成的两大因素为：胆汁过饱和、胆囊收缩功能障碍。目前认为胆固醇过饱和、胆汁过量分泌是胆固醇结石形成的先决条件，而胆囊排泄功能减弱导致胆汁排出不畅，是导致结石形成的最终环节。

胆结石的形成受到许多先天及后天因素的影响，如饮食、年龄、性别、家族史及地区因素等，此外，既往胆道感染史、吸烟、饮酒等也会使结石发生的风险增加。饮食方面：高脂、高糖、高蛋白、低纤维饮食会增加胆结石发生风险。老年人胆汁酸代谢功能降低及本身具有"三高"可能是老年人易患胆结石的主要原因。女性绝经后雌激素水平改变可能是性别患病率不同的危险因素。此外，地区因素在结石发生率方面亦有相关性，可能与不同地区饮食习惯差异相关，西方人群发病率可达20%左右，而我国成年胆结石发病率为10%～15%。

2. 急性胆囊炎 胆囊有储存、浓缩胆汁，同时稳定胆汁动力学的作用，另外，胆囊正常的舒缩功能在胆汁的浓缩、脂质转运、胆汁分泌等过程中同样有重要的意义。目前认为结石形成与继发细菌感染是急性胆囊炎形成的两大危险因素。病变初始，胆结石随胆囊逐渐收缩，逐渐移动，嵌顿至胆囊狭长部位，引起胆囊管梗阻，此时处于局部炎症表现期，病变局限，仅表现为黏膜层的充血、水肿，即急性单纯性胆囊炎。如果此时得到规范及时的诊疗，尽早解除胆囊管梗阻，可使局部炎症消退，大部分胆囊壁结构复原。但是若由于患者自身不重视或医疗本身等因素，未得到早期治疗，局部炎症将继续进展，波及胆囊壁全层，致使全层水肿，囊壁增厚，病变继续进展累及浆膜层，会引起纤维素或脓性渗出，进而会发展为坏疽性胆囊炎。

3. 急性胆管炎 正常的胆管内压力为7～14cmH$_2$O，单纯胆管内存在的病原体不足以引起急性胆管炎。但同时合并有胆道内、外源性因素致使胆道梗阻时，胆管内胆汁淤积，使得反流入胆管的细菌大量繁殖，胆管内细菌浓度持续增高，导致继发胆道感染从而发生急性胆管炎。如果急性胆管炎得不到早期有效治疗，胆管内压力将持续上升，当胆管内压力超过30cmH$_2$O 时，肝细胞将停止分泌胆汁，同时肝细胞也会因胆道高压出现变性、坏死等不良结局，并且胆道防御屏障功能也会遭受破坏，继发细菌感染的脓性胆汁由胆道进入血液循环，引起急性化脓梗阻性胆管炎，进而继发脓毒血症、感染性休克等。如果没有早期诊断且有效治疗，病情进展迅速，可迅速发展至脓毒症，多器官功能衰竭，甚至导致死亡。急性胆管炎属于一种潜在的全身感染性疾病，是良性胆道感染致死的首位因素。

4. 特殊类型的胆道感染 坏疽性胆囊炎：急性胆囊炎发作时，若不能及时解除胆囊管梗阻，局部水肿、炎症导致胆囊壁高张力持续存在，局部胆囊壁受压，影响胆囊动脉供血以及压迫胆囊静脉的回流，最终会引起胆囊壁血液循环障碍，逐渐累及全层胆囊壁，导致胆囊壁坏疽、穿孔，即发展为急性坏疽性胆囊炎，是较为严重的急性胆囊炎。其病情发展迅速，若不及时处理，可导致胆周脓肿、弥漫性腹膜炎、多器官功能衰竭等并发症，致死率可提高 15%~50%。

急性坏疽性胆囊炎多发生于基础疾病较多的中、老年患者，如合并有糖尿病、高血压、冠心病等，特别是合并糖尿病的中老年患者。糖尿病患者特别是血糖控制不佳时，除外周神经感觉异常外，同时会合并有自主神经功能失调，胆囊收缩功能下降，胆囊排空延迟，容易形成胆囊结石；血液中高糖环境有利于细菌生长和繁殖，并且糖尿病患者免疫细胞的吞噬和趋化功能均下降，更易罹患感染性疾病。对于急性胆囊炎来说，早期识别、早期诊断与治疗，可有效防止急性胆囊炎进展为坏疽性胆囊炎。

三、临床诊断 [1-4]

1. 急性胆囊炎 关于急性胆囊炎诊断方面，目前国际通用东京指南诊断标准，此项标准经过不断修订，结合患者局部、全身炎症状态及影像学检查结果，制定了最新版诊断标准，并且依据患者各脏器功能状态进行严重程度分期，细化了急性胆囊炎患者的诊断。

（1）急性胆囊炎诊断标准：

局部炎症表现：Murphy 征阳性；右上腹肿块、痛、压痛。

全身炎症表现：发热；C 反应蛋白升高；白细胞升高。

影像学检查：腹部超声诊断标准：胆囊壁增厚（>4mm），胆囊增大（长≥8cm、宽≥4cm），存在胆囊结石，胆囊周围积液，或胆周可见脂肪样低密度影。

当患者存在一项局部炎症表现＋一项全身炎症表现时，即可进入临床怀疑诊断阶段；此时需要完善胆囊相关影像学检查，首选腹部超声，如果腹部超声符合急性胆囊炎诊断标准，即可确诊急性胆囊炎。

如果腹部超声不能明确急性胆囊炎诊断，或者需要诊断特殊类型胆囊炎，如坏疽性胆囊炎，则需完善腹部增强 CT 或 MRI，以明确诊断。

（2）急性胆囊炎严重程度分期

当患者确诊为急性胆囊炎，同时合并有至少 1 个器官功能不全时，临床分期为严重的急性胆囊炎，Grade Ⅲ急性胆囊炎。

器官功能不全定义为：

①心血管功能障碍：低血压需要多巴胺≥5μg/（kg·min）或使用去甲肾上腺素维持血压处于正常水平；②神经系统功能障碍：患者存在意识障碍；③呼吸功能障碍：临床处于急性肺损伤状态，即氧合指数（PaO_2/FiO_2）<300mmHg；④肾功能障碍：患者存在少尿（24h 尿量少于 400ml）或血肌酐 >176.8μmol/L；⑤肝功能不全：患者存在凝血功能障碍，INR>1.5；⑥造血功能障碍：血小板 <100×10⁹/L。

当患者确诊为急性胆囊炎，同时临床表现合并有以下 2 项临床表现时，定义为中度急性胆囊炎，Grade Ⅱ急性胆囊炎。

临床合并症：①白细胞计数 >18×10⁹/L；②右上腹触及压痛的肿块；③发病时间 >72h；④存在明显的局部炎症（坏疽性胆囊炎、胆囊周围脓肿、肝脓肿、胆汁性腹膜炎、气肿性胆囊炎）。

当患者确诊急性胆囊炎，但同时临床表现较轻微，即不符合严重及中度急性胆囊炎诊断标准时，定义为轻度急性胆囊炎

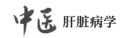

即 Grade Ⅰ 急性胆囊炎。

2. 急性胆管炎 急性胆管炎为肝内外胆管受压，继发细菌感染，导致胆道压力骤升，肝细胞遭受破坏的同时，脓性胆汁入血，引起后继脓毒症等的发生，因此对于急性胆管炎早期诊断及治疗，尤为重要。

目前临床上将寒战高热、黄疸以及腹痛称为查科三联征（Charcot triad），并依据查科三联征，对急性胆管炎做出简易诊断，但是其敏感性仅为 21.2%～63.9%，同时假阳性率约 11.9%，因此查科三联征作为急性胆管炎的诊断标准并不准确。2018 年东京指南最新修订的急性胆管炎诊断标准，敏感性及特异性均有所提升。依据患者的炎症反应、是否存在胆汁淤积及影像学证据等对急性胆管炎做出诊断，同时针对患者临床状态不同，进行严重程度分期，为合理诊疗提供了充足的前期基础。

（1）急性胆管炎诊断标准

炎症反应：①临床症状：发热（体温 >38℃）和 / 或寒战；②实验室检查：白细胞异常（WBC <4 ×10^9/L 或 >10×10^9/L），CRP ≥ 1g/L 或其他提示炎症的异常结果。

胆汁淤积证据：① 黄疸：TBIL ≥ 34.2μmol/L；②实验室检查证据：肝功能异常，碱性磷酸酶 /γ- 谷氨酰转移酶 / 谷草转氨酶 / 谷丙转氨酶 >1.5× 正常值上限。

影像学检查：胆道扩张；影像学发现病因。

当患者同时合并有 1 项炎症反应 +1 项胆汁淤积证据时，或患者有 1 项炎症反应合并有 1 项影像学检查证据时可临床怀疑急性胆管炎。确定诊断则需要同时有炎症、胆汁淤积及影像学检查各一项。

关于影像学检查方法的选择，腹部超声及 CT 均可以有效诊断出胆管扩张及可能的病因，由于 CT 扫查范围更广、受外界干扰较小，同时可排除其他部位疾病，因此腹部 CT 可作为诊断的首选检查。腹部核磁（MRI）或磁共振胰胆管造影（MRCP）由于其检查操作较为复杂，所以通常作为超声或 CT 检查仍不能确诊时的二线检查方案。

（2）急性胆管炎严重程度分期

当患者确诊为急性胆管炎，同时合并有至少 1 个器官功能不全时，定义为严重急性胆管炎，即 Grade Ⅲ 急性胆管炎。

当患者确诊为急性胆管炎，同时临床表现合并有以下 2 项时，定义为中度急性胆管炎，即 Grade Ⅱ 急性胆管炎：

临床合并症：①白细胞计数异常（WBC>12×10^9/L 或 <4×10^9/L）；②高热（体温 ≥ 39℃）；③高龄（年龄 ≥ 75 岁）；④黄疸（TBIL ≥ 85.5μmol/L）；⑤低蛋白（<0.7× 正常值上限）。

当患者确诊为急性胆管炎，但同时临床表现较轻微，即不符合严重和中度急性胆管炎诊断标准时，定义为轻度急性胆管炎，即 Grade Ⅰ 急性胆管炎。

第三节　治疗

一、中医治疗

急性胆囊炎患者中医治疗有汤药、中成药及针灸治疗，均需要对患者进行辨证施治。胁痛治疗着眼于肝胆，宜理气活血，此外还应依据"痛则不通""通则不痛"的理念，依据肝胆疏泄施治的病机，配伍疏肝理气之品。急性胆囊炎以"热、毒"实证为主，因此治疗上以清热利湿、行气利胆、通腑泻火为主。

（一）辨证论治

1. 胆腑郁热证

【症状】主症：①上腹持续灼痛或绞痛；②胁痛阵发性加剧，甚则痛引肩背。次症：①晨起口苦；②时有恶心；③进食后呕吐；④身目黄染；⑤持续低热；⑥小便短赤；⑦大便秘结。舌脉：①舌质红苔黄或厚腻；②脉滑数。（2 项主症 + 2 项次

症，参考舌象及脉象，即可诊断）

【治法】清热利湿，行气利胆。

【主方】大柴胡汤（《伤寒论》）。药用柴胡、黄芩、芍药、半夏、生姜、枳实、大枣、大黄。加减：身目黄染者，加茵陈、栀子；心烦失眠者，加合欢皮、炒酸枣仁；恶心呕吐者，加姜竹茹；壮热者，可加石膏、蒲公英、虎杖。方中重用柴胡以疏胆胃气滞；合少量大黄泄热通腑，祛瘀利胆，共为君药；黄芩清利胆热，助柴胡解胆经瘀热；枳实破气消痞，助大黄泻中焦热结；芍药缓急止痛；生姜治呕逆；大枣益气和中，缓和药性。诸药配伍，针对胆腑郁热，发挥清热解郁、缓泻热结之功效。

2. 热毒炽盛证

【症状】主症：①持续高热；②右侧胁痛，拒按。次症：①身目发黄，阳黄（即黄色鲜明）；②大便干燥；③小便短赤；④烦躁不安。舌脉：①舌红绛，舌苔黄燥；②脉洪数。（2项主症＋2项次症，参考舌象及脉象，即可诊断）

【治法】清热解毒，通腑泻火。

【主方】茵陈蒿汤（《伤寒论》）合黄连解毒汤（《外台秘要》）。药用茵陈、栀子、大黄、黄连、黄柏、黄芩。加减：小便黄赤者，加滑石、车前草；大便干结者，加火麻仁、芒硝；身目黄染重者，加金钱草。本方可用于急性胆道感染热毒内蕴，发而不出，致三焦火热，脏腑熏蒸。本方用茵陈蒿汤清热利湿，合黄连解毒汤泻火解毒。茵陈为主药，清利湿热，配以栀子通行三焦，大黄通泄瘀热。同时黄芩清肺热于上焦，黄连泻胃火于中焦，黄柏泻肾火于下焦。本方成药大苦大寒，因此适于严重急性胆道感染早期治疗，应对患者随时辨证治疗，避免苦寒伤阴。

（二）中成药治疗

1. 茵栀黄颗粒

主含茵陈、栀子、黄芩、金银花等中药成分，临床功效：清热解毒、利湿退黄。用于湿热毒邪内蕴所致的急性胆道感染。

2. 醒脑静注射液

主含人工麝香、栀子、郁金、冰片等成分，临床功效：清热解毒、凉血活血、开窍醒脑。用于肝胆热毒进一步发展所导致的肝火扰神，出现神昏、谵妄等症。

其他可用于急性胆道感染的中成药物有：复方鸡骨草胶囊、利胆排石片、胆石通胶囊等。

（三）其他中医疗法

1. 针灸疗法

取穴以日月、期门、合谷、胆囊穴为主。手法为泻，留针 30～40min，黄疸时加用至阳、太阳等穴。

2. 耳穴疗法

于耳郭取肝、胆穴，埋籽加压，有消炎、利胆排石功效。

3. 贴敷疗法

右腹部外敷芒硝（芒硝200g，平铺于大小约 20cm×20cm 的棉布袋中），每 12 小时更换一次，连续 3～5天。芒硝味苦咸，苦能泄热，咸能软坚，外用具有清热解毒、破血行血、散结消肿的功效；可有效减少腹腔渗出、减轻炎症反应，亦可降低腹内压、促进胃肠功能恢复。

4. 推荐食谱

①蒲公英粥：蒲公英40g，粳米 60g。蒲公英水煎取汁，加粳米兑水煮稀粥。②栀子仁粥：栀子仁 5g，粳米 60g。栀子仁碾末备用；将粳米煮成稀粥，倒入栀子仁末，再煮二、三沸即可。栀子仁粥以稀薄为宜，不宜久服，久服伤胃。除此之外，可作为药膳的中药和食物有：乌梅、茵陈、夏枯草等。推荐食谱早晚 2 次为宜。食谱及中成药在急性胆道感染禁食期忌服。

二、西医治疗

急性胆道感染的治疗首先应禁食水，避免食物等的刺激促进胆囊收缩而加重临床症状。同时应注意相应的液体支持治疗，对于中重度患者注意及时脏器功能支持治疗，加强心电监护；与此同时经验性应用抗生素治疗，待血及胆汁细菌培养＋药敏结果后，调整抗生素。

1. 急性胆囊炎 急性胆囊炎一经确诊，应立即开始初始治疗，包括禁食水，补液，纠正水、电解质代谢紊乱，合理使用抗生素和止痛药，辅助促进胃肠动力，避免肠道细菌移位，进而引起感染性休克的形成等，如果患者能够耐受手术治疗，应早期行腹腔镜胆囊切除术。

Grade Ⅰ急性胆囊炎，如果患者能够耐受手术，应尽快进行腹腔镜胆囊切除术（LC），尽可能在起病7天内，且以72小时内为最佳治疗时机；如果综合评定患者临床症状不适宜手术治疗，进行常规禁食水、液体支持及抗生素治疗，直至患者能够耐受手术时，尽早行腹腔镜胆囊切除。

Grade Ⅱ急性胆囊炎，首先进行常规禁食水、液体支持及抗生素治疗，如果早期保守治疗有效且病人能耐受手术时，尽早行LC。如果病人不能耐受手术，则优先保守治疗，必要时急诊胆管引流。

Grade Ⅲ急性胆囊炎，应急诊或尽快行胆管引流。如果综合评估患者可耐受手术时，尽早行腹腔镜下胆囊切除术。

2. 急性胆管炎 对于怀疑合并结石的急性胆管炎患者推荐MRCP和超声内镜作为精确检查方法，当结石合并急性化脓性胆管炎时需行经内镜胆管引流术（endoscopic biliary drainage，ENBD）或短期支架置入胆管引流或取石治疗。内镜下十二指肠乳头括约肌切开术（EST）联合ENBD引流死亡率较低。目前暂无相关数据证实经皮经肝胆道穿刺引流术（PTBD）及内镜引流的优劣，但PTBD相对有创且并发症较多，因此推荐首选内镜处理胆总管结石。

Grade Ⅰ急性胆管炎：大多数仅需抗生素治疗，如果24小时内无效，建议采用内镜逆行胰胆管造影（endoscopic retrograde cholangiopancreatography，ERCP）胆管引流，有结石存在者，应同期行EST和取石。

Grade Ⅱ急性胆管炎：保守治疗同时尽早行ERCP，如果存在结石，同期行EST和胆管取石，如果没有结石存在，应二期处理。

Grade Ⅲ急性胆管炎：此类患者病情进展快，预后极差，所以必须及早予器官支持治疗，急诊胆管引流、器官支持及抗生素治疗，一旦患者能耐受治疗，尽早行ERCP或PTBD。引起梗阻的病因待情况好转后二期再行处理。

3. 抗感染治疗 通常应用三代头孢、哌拉西林及其酶抑制剂产品、A组抗结核药物、拉氧头孢钠作为一线经验性抗生素治疗。如果患者有胆肠吻合术史，应进行抗厌氧菌治疗。对于中重度急性胆囊炎患者需要常规进行血培养和胆汁培养。特别指出：对于严重胆囊炎及胆管炎，初始应经验性覆盖假单胞菌、万古霉素覆盖肠球菌，对于万古霉素耐药的肠球菌、屎肠球菌和粪肠球菌，可使用利奈唑胺或达托霉素治疗。对于临床合理应用抗生素方面，应结合本地区局部地区抗生素谱，直至得到胆汁和／或血培养及药敏结果。

抗菌药物治疗时机：对于轻中度急性胆囊炎患者，仅在术前及术中进行抗菌药物治疗，对于此类患者，细菌感染不是疾病发生发展的始动因素，胆囊切除后即可清除感染，无感染组织残留，术后即停止抗菌药物治疗。对于重度急性胆囊炎及急性胆管炎患者，临床表现为全身炎症反应，建议抗生素连续应用4~7天。

4. 外科及介入治疗 急性胆囊炎患者如果能够耐受手术，首选腹腔镜下胆囊切除，对于无腹腔镜经验的医院，建议患者尽早转院治疗。轻度急性胆管炎患者如果抗感染治疗无效，或者中重度急性胆管炎患者，或严重的急性胆囊炎患者不能耐受手术时应尽量早期行ENBD或PTBD，减轻胆道压力。

（1）经皮经肝胆道穿刺引流（PTBD）： 近年来，随着影像学检查手段的进步、细针穿刺的普及和金属胆道支架等介入器械的出现，PTBD 及支架植入术成为临床解决梗阻性黄疸的主要治疗方法。对于严重的急性胆管炎患者，尽早行 PTBD，尽快解除临床梗阻症状，对于患者预后及生存，具有重要意义。PTBD 可短途控制导管导丝，对于肝门部高位梗阻有较强优势。但同时 PTBD 需要经皮经肝穿刺胆道，对患者创伤较大，术中及术后易发生胆道出血及胆漏，对于高危患者，如高龄、高血压、糖尿病患者来说，一旦术中损伤肝内重要供血血管，可能导致大出血、休克等危及生命事件的发生。来自门静脉的出血，常可在 12～24 小时内自行止血，但是发生于肋间动脉及肝动脉的出血，则需要行介入血管造影及同期栓塞治疗。右侧穿刺极易发生引流管周围胆漏，进而引起胆汁性腹膜炎，可考虑更换粗的引流管，如果尝试无效，可缝合引流管周围皮肤或换用密封造瘘袋；如果患者已行支架植入，可考虑拔除引流管，密切关注患者胆道梗阻情况。此外，术中操作时应密切关注患者生命体征，有迷走神经受刺激导致患者突然心动过缓、血压降低的可能。

（2）经内镜鼻胆管引流术（ENBD）： 对于急性胆道感染患者，如果保守治疗无效，应尽早行 ERCP 同时 ENBD，操作对患者本身创伤较小，并且能够在直视下明确胆石定位。对于急性胆管炎患者可予以 ENBD 或短期内支架置入进行胆汁引流，再择期取石；对于严重的胆囊炎患者，保守治疗无效时，患者病情逐渐进展亦不能耐受手术，应尽早行 ENBD 解除梗阻，为后续治疗争取时间。对于缓解期胆总管结石合并胆囊结石的患者，可选择 ERCP 胆管取石联合 LC 治疗。ENBD 同时也存在不足之处，如 ENBD 需要借助内镜操作，

对于高位梗阻可能操作失败；可能有部分患者不能耐受内镜检查；对于意识不清，不能配合检查或者有严重食管静脉曲张的患者，均应慎重选择 ENBD，可选用 PTBD 作为内镜无法治疗的替代治疗方案。ENBD 术后常见并发症为出血、穿孔和急性胰腺炎等。

由于内镜治疗具有安全、有效及可重复操作的优势，因此对于内镜可到达十二指肠主乳头的急性胆道感染患者，应首选 ENBD 治疗，PTBD 可作为替代治疗方案。PTBD 及 ENBD 长期引流，均可导致胆汁丢失，水、电解质代谢紊乱及营养不良等的发生，因此应用此两种介入手段解除梗阻后，应及时对患者进行支持治疗，随时判定患者临床状态，早期行二期治疗。

三、中西医结合治疗

随着祖国医学的蓬勃发展，中西医结合学科越来越多地应用于临床，并且取得良好的临床疗效。对于急性胆道感染来说，病情发展较快，因此治疗上强调迅速识别、早期干预治疗。患者常常因急腹痛就诊于急诊科，临床工作者应及时采用实验室及影像学检查，迅速识别急性胆道感染患者。

此后，运用急性胆道感染的初级治疗方案，早期禁食水、补液、纠正电解质紊乱等，早期合理应用抗生素治疗。早期治疗的同时密切观察患者一般状况，若患者病情趋于好转，建议同时用中医辨证，实现对因治疗；由于急性胆道感染，特别是急性胆管炎病情进展迅速，因此治疗过程中出现病情恶化，或病情无明显好转，建议及时运用介入手段或者腹腔镜手术治疗，对患者进行早期救治。介入检查和治疗手段包括 ERCP、EST、取石、ENBD、PTBD。因急性期需要禁食禁水，故目前临床上急性期不予以中医中药治疗；而是在恢复进食后，予以中医中药辨证施治。胆

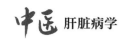

腑郁热证者，给大柴胡汤加减，以清热利湿、行气利胆；热毒炽盛证者，给茵陈蒿汤，以清热解毒、通腑泻火。

四、专家经验

对于急性胆囊炎的治疗，除常规单纯西医治疗外，临床中西医结合疗效显著。患者临床症状如发热、腹痛、腹胀、恶心呕吐、平均住院天数及住院费用均优于单纯西医治疗。吕小军临床应用大柴胡汤联合熊去氧胆酸胶囊治疗胆石症，并结合西医胆囊切除经验，归纳总结出对于胆囊结石引发急性胆囊炎建议：对于结石直径0.5～1.0cm以内的患者，在保留胆囊前提下，可用中西医结合治疗溶石排石。对姜良铎教授临床应用大柴胡汤治疗"内伤外感"疾病思想进行归纳分析，将大柴胡汤原方中药物进行调整，柴胡改为醋柴胡，以期增强柴胡疏肝止痛之功效；结合清代著名温病学家吴鞠通"治外感如将，治内伤如相"的诊疗思想，及现代中药研究进展，将生大黄改为熟大黄，增强活血化瘀功效，同时缓和大黄泻下引起的腹痛加剧等不良反应，可有效缓解包含急性胆囊炎在内的一类内伤疾病。

急性胆管炎：张耀等尝试运用大柴胡汤治疗老年急性梗阻性化脓性胆管炎，发现中西医结合组无论在肝功能恢复、腹膜炎、肾功能衰竭及肺部感染发生率、死亡率改善方面均明显优于单纯西药组。张钢柱等运用鼻胆管引流或加用手术治疗急性梗阻性胆管炎，术后对比研究加用中药川芎嗪疗效。结果证实：中西结合治疗能够明显缩短住院日，降低并发症及死亡率。此外，茵陈蒿汤、消炎利胆汤等应用于急性胆管炎的治疗，均取得良好效果，且不良反应发生率较低。

五、诊疗新进展

急性胆囊炎发作时患者腹痛剧烈，以发作性胆绞痛为特点，目前临床常用山莨菪碱等解痉药物缓解腹痛症状，但应注意的是，在诊断尚不明确时，应尽量避免此类药物的应用，以免掩盖真实病情，错失治疗最佳时机。来自国外高质量的荟萃分析显示：当患者无并发症存在时，相较于解痉药，非甾体抗炎药具有更高的疼痛缓解率，且与阿片类缓解疼痛率相当，并且可降低慢性胆囊炎患者急性发作风险，因此可尝试应用非甾体抗炎药对症缓解胆绞痛剧烈发作。需要注意的是，吗啡由于其促使Oddi括约肌收缩的功效，一般禁用吗啡解痉。

急性胆囊炎若不及时治疗，病变进展迅速，容易继发坏疽性胆囊炎，进而发生感染脓毒症休克，甚至危及生命，因此，对于坏疽性胆囊炎，早期识别尤为重要。除患者临床表现加剧外，目前暂无有效实验室检查可早期识别。如LTF、DEFA3、S100A9、S100A8、EIF4A2、ELANE等蛋白在坏疽性胆囊炎中高表达，且具有特异性，但目前该六种蛋白相关表达尚未经过Western blot验证，未大规模引进临床。

第四节　预防和调护

急性胆囊炎发病急骤，但多数由于胆结石随胆囊蠕动嵌顿所致。因此，对于急性胆囊炎的预防，重在预防胆结石的形成。饮食方面：避免高热量、低纤维饮食。以低脂、低胆固醇、适量蛋白和高纤维素饮食为主。注意合理饮食，三餐适度，避免暴饮暴食。急性发作期应禁食，避免食物刺激加重疼痛。

（谷培云、王超、马红）

参考文献

[1] MIURA F, OKAMOTO K, TAKADA T, et al.Tokyo Guidelines 2018: initial management of acute biliary infection and flowchart for acute cholangitis[J].J Hepatobiliary Pancreat Sci, 2018, 25 (1): 31-40.

[2] MAYUMI T, OKAMOTO K, TAKADA T, et al. Tokyo Guidelines 2018: management bundles for acute cholangitis and cholecystitis [J]. Journal of hepato-biliary-pancreatic sciences, 2018, 25 (1): 96-100.

[3] 李军祥, 陈誩, 杨胜兰.急性胆囊炎中西医结合诊疗共识意见 [J]. 中国中西医结合消化杂志, 2018, 26 (10): 805-811.

[4] 金龙, 邹英华.梗阻性黄疸经皮肝穿刺胆道引流及支架植入术专家共识 (2018) [J]. 中国介入影像与治疗学, 2019, 16 (1): 2-7.

第十五章　慢性胆道感染

慢性胆道感染是临床常见的胆道炎症, 临床多表现为慢性胆囊炎, 可累及胆总管和局部肝内胆管。发病原因常见于结石、慢性感染、化学刺激及急性胆囊炎反复迁延发作等。临床表现为亚急性或慢性炎症, 反复发作性上腹部隐痛、消化不良等症状。可急性加重并发展成为坏疽性胆囊炎等。90% 继发于结石形成及细菌感染, 且随年龄增长, 发病率日益攀升[1-2]。

第一节　病因病机

与急性胆囊炎类似, 传统中医理论中并无慢性胆囊炎的病名, 但结合慢性胆囊炎腹痛的临床表现及中医对证候的记载,《灵枢·本脏》谓 "胆胀者, 胁下满而痛引小腹"。慢性胆囊炎属 "胆胀" 的范畴。

（一）病因

1. 内因　①七情内伤: 情志所伤, 抑郁不舒, 致肝气郁结, 胆失通降, 胆液郁滞, 不通则痛。②饮食失节: 嗜食肥甘, 或嗜酒无度, 损伤脾胃, 致中焦运化失职, 升降失常, 肝胆升降失常, 胆腑不通。③劳伤过度: 久病伤正, 体弱易虚, 或劳欲过度, 使得阴亏血虚, 胆络失养, 脉络拘急, 胆失通降, 不荣则痛, 发为本病。

2. 外因　感受湿热外邪, 或蛔虫上扰, 枢机不利, 胆腑通降受阻; 或因湿热内蕴, 肝胆疏泄失职, 胆汁淤积, 排泄受阻, 煎熬成石, 胆腑气机不通, 不通则痛。

（二）病机

本病的基本病机为胆失通降, 不通则痛。情志不遂、饮食失节、感受外邪、虫石阻滞, 均致胆腑不通, 发病之初多为实证, 可表现为急性胆道感染, 发为胆胀。久病体虚, 劳欲过度, 致使精血亏损, 肝阴不足, 胆络失养, 则不荣则痛。本病病位在胆腑, 与肝失疏泄、脾失健运、胃失和降密切相关。

随疾病进展, 病机不断转化, 急性胆囊炎表现为实邪聚集与正气损耗。实邪聚集致使肝胆湿热蕴积, 火毒熏肝, 胁痛加剧; 正气耗损则实证转虚, 久之气血两伤。慢性胆囊炎病机不断转化, 亦使正气日渐损耗, 加之邪恋不去, 久之损伤脾胃, 后天生化不足, 可致肝肾阴虚或脾肾阳虚证候。

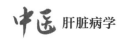

第二节　病因病理及临床诊断

一、病因

1. **结石**　约 95% 胆结石为胆固醇结石，胆固醇结石的形成主要与饮食相关，高热量、低纤维饮食易形成过饱和胆汁，容易析出胆固醇结石。此外，头孢类药物等可能加速结石的形成，另有研究证实胆囊排空障碍可能为家族性胆囊结石形成的因素之一。

2. **细菌感染**　引起慢性胆囊炎的致病菌主要为肠道菌群逆行感染，以革兰氏阴性菌为主，胆汁培养结果以大肠埃希菌为主，其次为不动杆菌和奇异变形杆菌等。另有相关报道慢性胆囊炎患者，胆汁培养中检出幽门螺杆菌，但结石与幽门螺杆菌感染之间的因果关系尚不明确。

3. **化学刺激**　具有细胞毒性的胆盐、反流入胆囊的胰液均可导致胆囊上皮细胞受损，进而发生慢性炎症。

4. **急性胆囊炎的延续**　由于反复发作急性胆囊炎，局部胆囊壁纤维组织增厚，使得囊腔逐渐萎缩变小，最终丧失正常功能。

二、发病机制

长期结石存在，反复刺激胆道上皮细胞，导致局部持续性水肿、炎症细胞浸润，纤维组织增生，其中胆囊中存在的孤立结石可引起胆囊慢性炎症，多量微小结石则可导致胆囊上皮化生，进而有癌变可能。另一方面由于胆管胰管受压梗阻，胆汁排泄受阻，导致具有细胞毒性的胆盐积聚，同时胆盐激活的胰酶损伤胆道黏膜上皮细胞，导致慢性胆道炎症的发生。

另一主要发病因素为细菌感染，正常情况下，胆汁为无菌状态，当胆汁肠肝循环受阻或由于饮食不均衡导致结石产生时，细菌由胆管逆行感染。其中以肠道菌群感染为主，胆汁培养检出以革兰氏阴性菌为主，包含大肠埃希菌、不动杆菌等。

三、病理

慢性胆囊炎病理特点主要为：黏膜及浆膜下纤维组织增生，伴随淋巴细胞、单核细胞浸润。如果胆囊炎症反复发作，胆囊可与周围组织粘连，胆囊壁不断增厚并逐渐瘢痕化，最终导致胆囊萎缩，不能正常发挥储存、浓缩、排泄胆汁等的生理功能。

四、临床诊断

慢性胆道感染临床表现常常不典型，目前诊断标准尚未统一。结合患者症状、体征及辅助检查可诊断，当患者有腹痛发作、有胆结石证据并排除其他腹部疾病时，可提示诊断慢性胆道感染。

1. **临床表现**　多数无症状患者于常规体检时发现胆囊结石，但是此类患者若不进行相关治疗，后续有 0.7%～2.5% 患者可发展为急性或慢性胆囊炎。有症状的患者常表现为胆源性消化不良，常有嗳气、腹胀等不典型临床症状。发作期症状为右上腹痛不适，呈现反复发作，且常与进食油腻食物、暴饮暴食相关。少数患者可能由于结石嵌顿于胆囊颈诱发胆绞痛，此时疼痛剧烈，且阵发性加剧，常常伴有右肩背部放射痛，适当治疗解除梗阻后可缓解。

2. **体格检查**　大多数患者没有典型临床体征，少数有右上腹压痛等不典型表现，急性发作时可表现为急性胆囊炎体征。

3. **影像学诊断**　腹部超声对结石诊断准确率高达 95%，且同时具有较高的灵敏度与特异性，是慢性胆囊炎、胆石症患者最常用且最有价值的临床检查手段。超声下表现为：胆囊壁增厚（壁厚 ≥ 3mm）、毛糙；合并胆囊结石时，则出现强回声及后方声影；可与胆囊内胆汁淤积及胆囊息肉相鉴别，胆汁淤积与胆囊息肉均无后方声影表现；另可见到胆总管增宽，胆管壁增厚或粗糙。

腹部 CT 对于胆囊壁增厚有较好的临床价值，但对于 X 线检查阴性的结石不能显影，因此对于胆囊结石诊断不具有优势。口服碘番酸等对比剂显影时，可适当提高诊断准确率，但目前仍常规首选腹部超声诊断慢性胆囊炎、胆囊结石。

肝胆管胆囊收缩素刺激闪烁显像（cholecystokinin chol-escintigraphy，CCK-HIDA）是评估胆囊排空的首选影像学检查，为胆囊排空障碍的有效检查手段。CCK-HIDA 检查胆囊喷射指数降低（<35%），且该患者无胆囊结石存在，则高度提示慢性非结石性胆囊炎，但国内暂缺乏相关研究结果。而临床实践中，实时腹部超声检查一定程度上可替代 CCK-HIDA 检查观察患者胆囊运动功能，但也因技术较为复杂，常受制于检查者的操作。

第三节　治疗

慢性胆道感染、慢性胆囊炎在治疗方面，国内通常予以中西医结合治疗。在调节饮食的基础上，西医可给予溶石药物、改善胃肠功能药物、抗感染药物、外科手术等治疗；中医可辨证施治，予以中药汤剂、中成药、针灸等治疗。中西医结合治疗往往能够取得较好的临床疗效。

一、中医治疗

中医治疗慢性胆囊炎方面，采用辨证施治，结合汤药及中成药治疗，同时兼有针灸等。慢性胆囊炎的直接病因是肝胆升降失常，胆腑郁滞不通，因此祛除病症诱发因素，恢复相关脏腑升降和胆腑通降是治疗关键。若用药观念只局限于"炎症"而不加以细心辨证，唯用清热利胆、通腑泻热之法，不仅最终治疗效果不佳，且极易因长期应用苦寒之物而损伤脾胃阳气，

使得疾病发展更加复杂。辨证施治尤为重要，一方面缓解患者临床症状，另一方面促进结石排出，扶正祛邪，以期达到标本兼治的效果。

（一）辨证施治

1. 肝胆气滞证

【症状】主症：①右胁胀痛；②心烦易怒。次症：①厌油腻；②时有恶心；③饭后呕吐；④脘腹满闷；⑤嗳气。舌脉：①舌质淡红，舌苔薄白或腻；②脉弦。（中医辨证诊断需要同时满足 2 项主症 +2 项次症，同时参考舌脉。下同）

【治法】疏肝利胆，理气解郁。

【方药】柴胡疏肝散（《景岳全书》）。药用柴胡、陈皮、香附、川芎、枳壳、芍药、甘草。加减：疼痛明显者，加延胡索、郁金、木香；腹部胀满者，加厚朴、草豆蔻；口苦心烦，加黄芩、栀子；恶心呕吐者，加代赭石、炒莱菔子；伴胆石者，加鸡内金、金钱草、海金沙。本方为四逆散加川芎、香附而成。柴胡疏肝解郁为君药；香附、川芎加强疏肝理气、活血止痛之功效，为臣药；同时佐以枳壳、陈皮理气除胀，健脾和胃，白芍、甘草缓急止痛。此方亦可通过降低免疫球蛋白表达，减少血清炎症因子释放等机制，达到治疗急性胆囊炎的疗效。

2. 肝胆湿热证

【症状】主症：①胁肋胀痛；②晨起口苦；③口干欲饮。次症：①身目发黄；②身重困倦；③脘腹胀满；④咽喉干涩；⑤小便短黄；⑥大便不爽或秘结。舌脉：①舌质红，苔黄或厚腻；②脉弦滑数。

【治法】清热利湿，利胆通腑。

【方药】龙胆泻肝汤（《医方集解》）。药用龙胆草、黄芩、山栀子、泽泻、木通、车前子、当归、生地黄、柴胡、甘草。加减：伴胆石者，加鸡内金、金钱草、海金沙等化石；头痛、目眩者可加夏枯草、钩藤；小便黄赤者，加滑石、通草

以清利小便；大便干结者，加大黄、芒硝、牡丹皮。方中龙胆草大苦大寒，主要泻肝胆实火，又能利胆祛湿，为君药；栀子、黄芩亦清肝泻火，加强龙胆草之功效，为臣药；木通、泽泻、车前子清利热湿，导湿热至水道；热毒盛必伤津液，故而用生地黄、当归养血益肝，此五味均为佐药。柴胡疏肝理气，同时引诸药入肝胆经脉，甘草调和诸药。对于湿热蕴结的慢性胆囊炎，祛邪务早、务尽，以防湿热胶固，酿成热毒，发展为急性胆囊炎，或加剧为坏疽性胆囊炎。

3. 胆热脾寒证

【症状】主症：①胁肋胀痛；②恶寒喜暖。次症：①口干不欲饮；②晨起口苦；③恶心欲呕；④腹部胀满；⑤大便溏泄；⑥肢体疼痛，遇寒加重。舌脉：①舌质淡红，苔薄白腻；②脉弦滑。

【治法】疏利肝胆，温脾通阳。

【方药】柴胡桂枝干姜汤（《伤寒论》）。药用柴胡、桂枝、干姜、瓜蒌根、黄芩、牡蛎、炙甘草。加减：腹痛较甚者，加川楝子、延胡索；恶心呕吐甚者，加姜半夏、姜竹茹。方中柴胡、黄芩清肝利胆，以透疏为主，清泄为辅；佐以桂枝兼有交通阴阳、辛温解表功效；干姜、甘草温补脾阳，宽中和胃；此证患者常有热聚于胸，烦而不呕，佐以瓜蒌根清热、理气宽胸；牡蛎软坚散结。

4. 气滞血瘀证

【症状】主症：①右胁胀痛或刺痛；②胸部满闷；③喜善太息。次症：①晨起口苦；②咽喉干涩；③右胁疼痛夜间加重；④大便不爽或秘结。舌脉：①舌质紫暗，苔厚腻；②脉弦或弦涩。

【治法】理气活血，利胆止痛。

【方药】血府逐瘀汤（《医林改错》）。药用当归、生地黄、桃仁、红花、枳壳、赤芍、柴胡、牛膝、川芎、桔梗、甘草。随证加减：气滞胸闷者，加瓜蒌、薤白；

胁痛明显者，加郁金、延胡索、川楝子；口苦者，加龙胆草、黄芩；脘腹胀甚者，加厚朴、木香。方用桃仁破血行滞、红花活血祛瘀以止痛，共为君药；川芎、赤芍活血化瘀兼养血；牛膝通利血脉，引血下行，共为臣药；柴胡行气疏肝，桔梗开肺气，枳壳行气宽胸，柴胡、桔梗主升，枳壳、牛膝主降，升降并用，以调理气血；生地黄凉血清热，合当归滋阴养血，祛瘀而不伤正，以上均为佐药，其中桔梗、甘草兼有使药作用。

5. 肝郁脾虚证

【症状】主症：①右胁胀痛；②腹痛欲泻。次症：①体倦乏力；②腹部胀满；③大便溏薄；④喜善太息；⑤情志不舒加重；⑥纳食减少。舌脉：①舌质淡胖，苔白；②脉弦或弦细。

【治法】疏肝健脾，柔肝利胆。

【方药】逍遥散（《太平惠民和剂局方》）。药用柴胡、当归、白芍、炒白术、茯苓、炙甘草、薄荷、煨姜。随证加减：右胁胀痛者，加郁金、川楝子、青皮；急躁易怒者，加香附、钩藤；腹胀明显者，加郁金、石菖蒲。本方由四逆散加减而成，方中柴胡疏肝解郁，条达肝气为君药；当归养血和血，白芍养血柔肝，既补肝体以助肝用，又防柴胡疏肝太过，共为臣药；白术、茯苓、甘草健脾益气，使生化有源，共为佐药；佐以少许薄荷助柴胡疏肝散郁；煨姜温运和中，亦为佐药；甘草调和诸药，兼作使药。本方补肝体以和肝用，体用兼顾，肝脾同治，达到标本兼顾之功。

6. 肝阴不足证

【症状】主症：①右胁部隐痛；②两目干涩。次症：①头晕目眩；②心烦易怒；③肢体困倦；④纳食减少；⑤失眠多梦。舌脉：①舌质红，苔少；②脉弦细。

【治法】养阴柔肝，清热利胆。

【方药】一贯煎（《续名医类案》）。

药用北沙参、麦冬、当归、生地黄、枸杞子、川楝子。随证加减：胁痛明显者，加延胡索、白芍；右胁胀痛者，加佛手、香橼；心烦失眠者，加柏子仁、夜交藤、炒酸枣仁；头目眩晕者，加钩藤、菊花、白蒺藜；舌红而干，阴虚过甚者加石斛。本方为柔肝之著名方剂，在滋养肝肾中，少加疏肝理气之药。主治肝肾阴虚，肝失所养所致胁肋胀痛。一般来说，肝气横逆所致胁肋胀痛，宜疏肝理气为主，但理气之药大多性味香燥，用于阴虚之症，易致津液损耗，反使病情加重。宜于肝阴不足，络脉不养的胁肋作痛。方中生地黄、枸杞子滋养肝肾，北沙参、麦冬、当归滋阴养血柔肝，川楝子疏肝理气兼有止痛功效。肝气条达，则胁肋之痛自除。此外，在大剂量养阴药中加少许川楝子，亦可除去其苦燥之邪。本方中滋腻之药偏多，对于痰饮重者不宜选用。

7. 脾胃气虚证

【**症状**】主症：①右胁隐痛；②体倦乏力。次症：①胃脘胀闷；②纳食减少；③肢体困倦。舌脉：①舌质淡白，苔薄白；②脉缓无力。

【**治法**】理气和中，健脾和胃。

【**方药**】香砂六君子汤（《古今名医方论》）。药用人参、白术、茯苓、半夏、陈皮、木香、砂仁、炙甘草。加减：腹胀甚者，加枳实、厚朴、槟榔；纳食减少者，加神曲、鸡内金。本方由六君子汤配伍砂仁、木香。方中人参甘温，扶脾养胃，补中益气，为君药；白术健脾燥湿，辅助运化生机，为臣药；茯苓合白术，健脾利湿；半夏、陈皮胜在和胃燥湿；加木香、砂仁增强理气醒胃功效。

（二）中成药治疗

1. 胆宁片　含大黄、郁金、青皮、虎杖、陈皮等中药成分，临床功效：疏肝利胆，疏泄里热。用于慢性胆囊炎症见肝郁气滞，内蕴湿热，临床表现为右上腹痛、餐后饱胀、脾胃纳差、嗳气、便秘等。方中青皮可有效降低十二指肠张力，并能拮抗乙酰胆碱引起的肌肉收缩；大黄能够调节胆汁成分，降低胆汁黏度，同时调节胆道压力，降低 Oddi 括约肌的张力，从而发挥防石和排石的作用，此外，胆宁片对于ERCP 术后患者，有预防胆结石复发的作用。可能与其抑制炎症反应，降低胆道压力相关。胆宁片是目前唯一通过大规模临床研究表明具有利胆、消炎、预防结石形成、预防胆绞痛、加速术后炎症恢复等功效的药物。因此，对于胆石症患者，内镜干预后应用胆宁片，不仅可加速康复进程，另可预防结石复发。胆宁片目前已获得由加拿大卫生部批准的上市许可，为我国丰富的中医药资源走向国际化舞台，提供了可循经验。

2. 消炎利胆片　主要成分为大青叶、金银花、柴胡、黄芪、大黄等，具有清除里热、祛除湿邪、消炎利胆功效，用于肝胆湿热证。大青叶、金银花均有清热解毒的功效；柴胡具有退热、镇痛的功效；黄芪有增强机体免疫能力的功效；大黄具有泻热通便及清热除湿的功效。药物联用可清热理气，促进胆汁排泄，起到利胆溶石的作用，对合并胆结石疾病效果显著。目前临床研究大多集中于消炎利胆片联合西药治疗急性胆囊炎临床疗效观察，均取得优越的临床疗效。如消炎利胆片联合诺氟沙星、联合头孢曲松等治疗急性胆囊炎均取得良好效果。对于肝胆湿热型慢性胆囊炎，消炎利胆片亦有较好的临床疗效。另外，有研究关注胆囊切除术后应用消炎利胆片的临床功效，加用消炎利胆片后，患者体温恢复时间、排气时间均提前于无药物干预组。

3. 胆舒胶囊　具有疏肝解郁、利胆溶石功效。用于结石性胆囊炎化石、排石等。刘亚莉临床选取慢性结石性胆囊炎患者 82 例，随机分为两组，分别给予消炎利胆片及胆舒胶囊，观察记录两组患者临床症状及胆囊结石大小变化，研究结果表明胆舒胶囊临床疗效明显优于消炎利胆片。

4. 其他 包括胆胃康胶囊，胆石利通片，鸡骨草胶囊，金胆片，胆炎康胶囊，舒胆片，利胆片，胆康胶囊等。

（三）其他疗法

1. 针灸疗法 常用穴有胆俞、胆囊、阳陵泉、期门、肩井、日月、丘墟、太冲、足三里。采用捻转强刺激手法，每隔 3～5min 行针 1 次，每次留针时间为 20～30min。也可采用电刺激。辨证配穴：肝郁气滞者加太冲，疏肝理气；瘀血阻络者加膈俞，化瘀止痛；肝胆湿热者加行间，疏泄肝胆；肝阴不足者加肝俞、肾俞，补益肝肾。

2. 耳穴疗法 常用穴：胰胆穴、肝穴、神门、交感、十二指肠、内分泌、三焦、胃穴、脾穴、皮质下。采用针刺或用王不留行籽（常规消毒后用胶布将王不留行籽固定于选取耳穴上），每日按 5～7 遍，每次每穴按压 1min。每次贴压单侧耳穴，3 天 1 次，2 侧交替使用。换贴 10 次为 1 个疗程，一般治疗 3～5 个疗程。

3. 药物贴敷疗法 胆囊区（右上腹压痛点）外敷消炎化瘀膏（黄柏 15g、桃仁 10g、延胡索 10g、冰片 6g，共为细末，用凡士林 50g 调成膏剂），或外敷药物（栀子 10g、大黄 10g、冰片 1g、乳香 6g、芒硝 10g，研粉，调匀成糊状），纱布覆盖，每天更换 1 次，5 天为 1 个疗程。

4. 穴位埋线疗法 常用穴：鸠尾、中脘、胆囊穴、胆俞、胃俞、足三里、阳陵泉。操作方法一般 1 个月埋线 1 次，病情重者 20 天 1 次，5 次为 1 个疗程。

二、西医治疗

慢性胆囊炎治疗首先推荐调整饮食结构，治疗目标为尽早祛除病因、尽快缓解腹部不适症状、预防胆结石复发、防治并发症。

1. 祛除病因 对于无症状胆石症，同时胆囊具有正常收缩功能患者，适于口服药物溶石。单独应用熊去氧胆酸溶石，复发率高。对于结石直径 <15mm 者，熊去氧胆酸联合鹅去氧胆酸溶石效果较佳。

2. 缓解症状 慢性胆囊炎常有消化功能紊乱的表现，因此临床可加用促进胃肠功能药物治疗；对于胆源性消化不良患者，补充含有利胆成分的消化酶类药物，如复方阿嗪米特肠溶片等，促进胆汁合成分泌，同时增强碳水化合物等的吸收，达到缓解嗳气、恶心等临床症状的疗效。慢性胆囊炎急性发作时，参考急性胆囊炎治疗方法。

3. 抗感染治疗 对于急性发作的慢性胆囊炎患者，首先推荐内科治疗，使用三代头孢中头孢哌酮 / 舒巴坦，同时应用甲硝唑覆盖厌氧菌经验性治疗，最好留取胆汁培养，针对性应用抗生素治疗。

4. 外科干预 对于反复发作、厚壁（≥ 4mm）、大结石（直径 >3cm）及萎缩性胆囊炎、胆囊颈管结石，或存在并发症、恶变倾向等，应予胆囊切除，首选腹腔镜下胆囊切除。

三、中西医结合治疗

由于慢性胆囊炎病因复杂、病程冗长、病情多样，在治疗方面，越来越多地强调中西医结合治疗。在临床确诊慢性胆囊炎后，尽早调整饮食结构，建议规律、低热量、低脂饮食结构；同时推荐对患者进行辨证施治，治疗上以消炎利胆、疏肝利胆，恢复胆道正常功能、兼顾溶石排石等为目标，并且定期随访。若治疗过程中患者腹痛无明显缓解、胆囊壁增厚、胆囊壁陶瓷样改变等需要外科干预时，建议行腹腔镜下胆囊切除。

对于慢性胆囊炎患者，无论采取何种方式治疗，均应对患者进行长期随访，随访内容依据胆结石长期存在致胆囊慢性炎症及恶变可能，应包含腹部超声或腹部CT。虽然对于胆囊上皮化生等组织学变化不能早期甄别，但是对于胆囊大小、胆囊壁增厚、胆结石、胆囊息肉，以及胆周病变、相邻肝脏病变情况能直接显示。

四、专家经验

目前关于中医治疗慢性胆囊炎的临床研究不胜枚举，如大柴胡汤、小柴胡汤、柴胡疏肝散、一贯煎、半夏泻心汤、土木香合剂等中医汤剂辨证治疗慢性胆囊炎效果均优于单纯西药治疗。此外，有研究证实：中药柴金化瘀汤可能通过降低血清肿瘤坏死因子及白介素水平，减轻慢性胆囊炎炎症反应，另可通过促进胆囊收缩加速恢复进程。对于肝胆湿热型患者用疏肝清胆汤较利胆片能更有效地调节血脂及总胆汁酸水平，从而使患者临床症状得到更大改善。另有医家用自拟清肝利胆汤（龙胆草、金钱草、柴胡、茵陈、栀子、枳实、蒲公英、木香、白芍、郁金、甘草等）对比消炎利胆片治疗肝胆湿热证患者，发现其自拟清肝利胆汤相较于消炎利胆片具有良好的临床疗效，并且此项研究纳入患者胆囊超声作为其临床疗效判定的一项标准，更具有客观说服力。

第四节　预防和调护

首先对于急性发作胆囊炎患者，应该积极治疗，依据诊疗流程，进行合理、规范的治疗，避免其发展为慢性炎症。对于缓解期患者，应注意三餐适度，合理饮食，避免高糖、低纤维饮食，注意多种维生素的补充。同时避免进食辛辣、刺激性食物，要注意饮食卫生，防止肠道寄生虫和细菌感染，注意劳逸结合，寒温适宜，限烟限酒。注意规律作息，防止过度劳累，劳逸结合，同时保持心情舒畅，避免烦躁忧思等七情内伤。另外应注意对慢性胆囊炎的长期随访，监测癌变可能。

（谷培云、王超、马红）

参考文献

[1] 何相宜，施健.中国慢性胆囊炎、胆囊结石内科诊疗共识意见（2018年）[J].临床肝胆病杂志，2019，35（6）：1231-1236.
[2] 张静喆，余奎.急、慢性胆囊炎的中西医结合治疗进展[J].临床肝胆病杂志，2017，33（5）：838-842.

第十六章　胆石症

胆石症（cholelithiasis）是指发生在胆囊和胆管的结石，是临床常见的消化系统疾病之一，是一种严重威胁人类健康的常见病、多发病，随着人民生活水平的提高，生活方式和饮食结构的变化，我国胆石症的发病率呈逐年上升趋势。

胆结石的成分主要有多种有机物质和碳酸盐、磷酸盐等无机盐，依据结石化学成分不同，结石分为胆固醇结石、胆色素结石或二者的混合物（混合性结石）。大多数胆囊结石患者是以胆固醇结石为主的混合性结石，按结石组成与结石剖面结构可分八类。

第一节　病因病机

胆石症属中医"胆胀""胁痛""腹痛""黄疸"等病范畴。如《灵枢·胀论》中有"胆胀者，胁下痛胀，口中苦，善太息"的记载。《伤寒论·辨太阳病脉证并治》描述结胸证时指出，心下部坚硬胀满，疼痛，拒按，气短等，所述症候与胆石症临床表现相似，故将胆石症归属"胁痛"范畴。

中医学认为，胆是"中清之腑"，与肝相表里，输胆汁而不转化水谷糟粕，其功能以通降下行为顺，任何原因影响其"中清"和通降均可发病。胆石症起病多因内伤七情、饮食劳倦、外感六淫、蛔虫上扰等因素，病理因素与痰、湿、瘀、热密切相关，病位在肝、胆，涉及脾脏。肝郁气滞、胆失通降为基本病机。

肝喜条达，恶抑郁，情志不畅，肝气郁结，肝失条达，气机受阻或饮食不节，嗜食肥甘厚味，伤及脾胃，升降失常，土壅木郁，肝胆疏泄失职，蕴生湿热，煎熬胆汁；或脾阳不足，脾失健运，湿邪内停，郁阻中焦，气机升降失调，致胆汁疏泄不利，久郁积石；或六淫之邪，尤其外感湿热，或浸淫脾胃，或直犯肝胆，造成肝失条达之性，肝失生发之能，郁结于内；亦有蛔厥之疾，进入胆腑，邪气内淫，伤及少阳，胆络壅滞，胆汁郁滞[1]。

在发作期，各种因素导致肝气郁结，情志抑郁，或暴怒伤肝，肝失条达，疏泄不利，气机阻滞，不通则痛，胆汁疏泄失常，日久郁结成砂石；肝胆湿热，外邪内侵，或饮食不节，尤其摄取高热量、高胆固醇食品，酿生湿热，以致湿热之邪蕴结于肝胆，久煎成石，阻于肝胆，使肝胆气机失于条达，而致胁肋部疼痛；或热入心包，将致阴阳亡失之危证。在缓解期，湿热之邪虽去，肝胆气郁原因未除，气机郁而不畅，不能运行胆汁，或胆石日久，煎

熬精液导致肝阴不足，出现午后低热，或五心烦热，少寐多梦；胆火炽盛者多因继发感染而急性发作，结石郁阻气机，可致气血瘀阻，则疼痛反复发作，胆汁郁而不得宣，溢于皮肤而发为黄疸，更甚者腹痛剧烈。

运用中医药治疗胆石症，既要辨证、辨病，还要根据年龄、体质等因素辨人，既要重视整体观念，也不能忽视个体因素在发病中的重要性，根据胆石症的发病特点，主张分期辨证，一般急性发作期，病机关键在于"热、郁、结"，慢性静止期的病机特点为"郁""虚"。

第二节　病因病理及临床诊断

一、发病原因

胆结石的成因非常复杂，至今尚未清楚，有些是不可更改的因素，有些是后天因素，部分是可以逆转的。

（一）不可逆因素

1. **年龄**　胆结石的发病率是随着年龄的增长而增加的。发病的高峰年龄在40～60岁。其原因可能是随着年龄的增加，肝脏分泌胆固醇的量也增加，这与饮食习惯及老年人活动较少等有关。

2. **性别**　超声诊断研究显示男女发病比例为1：2.5，女性胆固醇结石高发可能与雌激素增加胆汁中胆固醇分泌、降低总胆汁酸量和活性，以及黄体酮影响胆囊收缩、致使胆汁淤积有关。

3. **生育史**　多次妊娠的女性胆石症的发生率上升，和妊娠期胆囊排空功能下降，胆泥淤积的发生率上升有关，也和内源性雌激素导致胆汁淤积有关。

4. **遗传因素**　胆囊结石常认为有5F特性，即 female（女性）、fatty（肥胖）、forty（40岁）、fertile（多产妇）和 family（家族史），其中家族史反映了胆石症的遗

传特点。流行病学研究显示胆石症存在家族聚集性，如印第安人的高胆石发生率，部分西方国家人群存在高胆固醇结石患病率，单卵双胎者胆汁胆固醇饱和度往往相似。研究发现，部分胆石症家系中存在母系遗传倾向，女性胆石症患者的后代有较高的发病率，胆石病人第一代子孙的胆石发生率高于正常人的五倍，这些现象都强烈提示胆石症的遗传特征。

（二）可逆因素

1. **妊娠**　妊娠可促进胆结石的形成，并且妊娠次数与胆石症的发病率呈正相关，孕期雌激素分泌增多、饮食结构及孕期和产后体重变化均可改变胆汁成分，增加其胆固醇的饱和度，且妊娠期的胆囊排空缓慢，从而影响胆汁酸的肝肠循环，促进了胆固醇结晶的形成。

2. **肥胖**　临床和流行病学研究显示，肥胖是胆囊胆固醇结石发病的重要危险因素，肥胖人群的患病率为正常体重人群的3倍。

3. **饮食习惯**　饮食习惯是影响胆石的主要因素，进食低纤维、高热量食物者胆囊结石的发病率明显增高，因为这类食物增加胆汁胆固醇饱和度。

4. **其他因素**　某些药物可以导致胆囊结石的形成，如口服避孕药、雌激素的替代疗法、噻嗪类利尿剂、全胃肠道外营养等；还有一些特殊疾病，如甲状旁腺疾病、糖尿病、回肠切除的患者、肝硬化等。

二、发病机制

胆结石的基础研究经历了卓有成效的发展，建立了以胆汁分泌、成核和胆囊动力三方面缺陷为基础的胆石形成机制学说。20世纪以来，对胆囊结石的研究主要集中在基因及胆汁脂类的转运机制。当前研究发现，炎症也是导致胆石症的重要原因之一，炎性介质使胆囊动力功能发生障碍，肝脏胆汁的生成及分泌代谢失衡，从而促进胆囊结石的形成。如：20世纪60年代Maki确立了细菌在棕色素结石发病机制中的重要作用，研究发现胆石测序中显示出相当比例的大肠杆菌、梭状芽孢杆菌和痤疮丙酸杆菌，这些均证实某些细菌可促进炎症反应及胆红素钙沉积；胆管上皮细胞作为胆汁流通的通道可直接暴露于细菌片段中，外源性及内源性异物刺激机体免疫系统发挥作用，导致胆囊黏膜、平滑肌的损伤和黏蛋白的聚集，从而促进胆固醇结晶的沉积，甚至结石的形成；T细胞介导的免疫细胞因子除了能够促进黏蛋白基因的表达及黏蛋白的聚集，还损伤胆囊上皮黏膜及平滑肌，导致胆囊收缩功能受损，从而促进胆汁的成核致石；胆囊在急性期炎症时，能够影响肝脏的胆汁代谢，胆汁胆固醇过饱和是胆囊结石发生的必要条件，患者胆汁胆固醇含量升高与胆盐及磷脂的下降有密切关系，而炎症能够促进这一过程的发生，诱发结石的生成。另外，胆道异物通过异向成核而促进胆红素钙沉淀和胆固醇结晶的生成。目前有学者研究发现，体内部分氨基酸、酰基肉碱及其相应比例的代谢异常与胆石症发之间存在相关性。

三、病理生理

结石可以发生在胆管系统的任何部位，根据结石发生部位不同，分为胆囊结石、肝内胆管结石和肝外胆管结石。胆囊内的结石为胆囊结石，左右肝管汇合部以下的为肝外胆管结石，包括肝总管结石和胆总管结石，左右肝管汇合部以上的为肝内胆管结石。胆结石可造成胆道系统、肝脏以及全身一系列病理变化。结石形成后所造成的胆道梗阻和胆道感染，是产生胆石症临床症状的基本原因。

1. **胆囊结石**　结石长期刺激和继发感染，可引起急慢性胆囊炎，结石可嵌顿于胆囊颈部或胆囊管造成排空障碍、平滑肌痉挛、胆囊内胆汁淤积、胆囊肿大、继发感染，甚至形成胆囊积液。结石对胆囊组织的局部压迫可导致血液循环障碍，造成出血、坏死和感染，有时还可导致穿孔，形成腹膜炎，长期的结石刺激还可诱发癌变。

2. 肝外胆管结石 肝外胆管结石分为继发性和原发性结石，继发性结石主要是胆囊结石排进胆管并停留在胆管内，原发性结石多由胆道感染、胆道梗阻、胆道异物等诱发，结石可导致急性和慢性胆管炎，全身感染，肝损害及胆源性胰腺炎。

3. 肝内胆管结石 肝内胆管结石病因复杂，主要与胆道感染、胆道寄生虫、胆汁淤积、胆管解剖变异、营养不良等有关，其病理改变有肝胆管梗阻、肝内胆管炎、肝损害、肝胆管癌。

四、临床表现

（一）症状与体征

1. 胆囊结石 大多数患者可无症状，仅在体格检查、手术和尸体解剖时偶然发现，称为静止性胆囊结石或隐性胆囊结石，存在较大胆囊结石患者，可有中上腹或右上腹闷胀不适、嗳气、厌油腻等消化症状，存在较小结石患者，可在饱餐、进食油腻、过度劳累、腹部受到震动、感受风寒、精神因素等情况下刺激胆囊收缩，或夜间平卧位时胆囊颈部位置较低，胆囊结石移动阻塞胆囊颈部而致急性梗阻性胆囊炎。体检右上腹可有压痛和肌紧张，如结石排入胆总管，可因胆管内结石嵌顿引起胆绞痛、梗阻性黄疸、梗阻性化脓性胆管炎，甚至并发急性胰腺炎，在继发感染情况下，右上腹、中上腹可出现压痛、反跳痛和肌紧张等体征。

2. 肝外胆管结石 肝外胆管结石包括存在于左、右肝管，肝总管，胆总管的结石。一般无症状或仅有上腹部不适，当结石造成胆管梗阻，使肝内、外胆管扩张，

胆汁引流不畅时可出现腹痛或黄疸，一般表现为中上腹剑突下或右上腹部阵发性剧烈绞痛或胀痛，如继发胆管炎时，可有典型的查科三联征：腹痛、寒战高热、黄疸，为急性胆管炎的典型表现。如胆管梗阻不解除，感染得不到控制，可在三联征的基础上出现全身中毒表现，如血压下降、神志障碍，称为雷诺五联征，为急性梗阻性化脓性胆管炎特有表现。体征一般为剑突下偏右压痛，部分可触及肿大和有压痛的胆囊，提示结石梗阻在胆囊管和肝总管交汇以下。

3. 肝内胆管结石 症状不典型，可无症状或仅有上腹和胸背部胀痛不适，周期性发作、急性发作后恢复缓慢、发作时腹痛放射至下胸部和肩胛下方是肝内胆管结石的临床特点；大多数病人以寒战高热、腹痛或不同程度的查科三联征等急性胆管炎症状就诊，严重者可出现急性梗阻性化脓性胆管炎、全身脓毒症或感染性休克，部分病人以多发肝脓肿、肝硬化、肝胆管癌就诊。体检可发现肝脏不对称肿大、中右上腹压痛、肝区叩痛等。

（二）实验室及影像学检查

1. 实验室检查 急性发作期时外周血白细胞计数增高，中性粒细胞比例增多；胆管梗阻时，可有血清胆红素、碱性磷酸酶和 γ- 谷氨酰转移酶升高及肝功能异常改变。

2. B超 为非侵入性的检查方法，可作为首选检查方法，适合于静止期和发作期患者。对胆囊结石诊断率高达95%，但因肠道气体的干扰，B超检查对胆总管下端的结石诊断准确性较差。

3. X线检查 胆囊区X线平片检查对部分胆囊结石患者可显示出不透X线的阳性结石影。

4. 腹部CT 能清晰显示胆囊结石，但对胆管结石的诊断还不够理想，能显示胆管梗阻所造成的胆管扩张。

5. **核磁共振成像**　能清晰显示胆管及结石，了解梗阻部位，对确定诊治方案有很大帮助。

6. **经十二指肠逆行胰胆管造影（ERCP）**　能判断胆管梗阻部位与原因，结石的位置、大小、数目、形态，胆管扩张情况等，并可在内镜下进行取石、引流等治疗。ERCP属于有创检查，其并发症包括诱发急性胰腺炎、消化道出血、穿孔等。适应证包括：梗阻性黄疸；疑胆道结石症、肝胆管狭窄；疑壶腹部肿瘤、胰腺囊肿、慢性胰腺炎、胆管肿瘤或转移性腺癌原发灶在胆胰者；胆道或胆囊术后综合征；有症状的十二指肠乳头旁憩室；X线检查或内窥镜检查疑有胃或十二指肠外固定性压迫者[2]。

7. **经皮经肝穿刺胆管造影（PTC）**　对于梗阻性黄疸原因和部位不明、肝内胆管结石、多次胆道手术后复发结石、有胆管狭窄等并发症的患者以及先天性胆管畸形者，PTC检查有重要的诊断价值，胆道穿刺造影能清晰显示梗阻上端全部肝胆管的情况。PTC属于有创检查，其并发症有胆漏、出血等。

8. **术中胆道造影术**　通过在手术时经胆囊管插管或直接切开胆总管放置T管，行术中胆道造影，在手术治疗中是简便、实用的检查方法，能清晰显示胆管内结石等异常，尤其对减少术后胆道残余结石发生率价值高。

9. **术中、术后胆道镜检查**　术中从切开的胆管伸入胆道镜，术后从放置T管的窦道中插入胆道镜，能直接观察胆管内包括结石在内的各种病变，可在观察胆管病变同时配合治疗或活组织检查。

五、诊断

1. **胆囊结石**　典型的胆绞痛是诊断的重要依据，影像学检查可确诊，首选B超检查，B超检查发现胆囊内有强回声团，随体位改变而移动，其后有声影可确诊为胆囊结石；如临床高度怀疑胆囊结石而腹部超声阴性者，应行超声内镜或磁共振成像检查，腹部CT诊断价值较大，可显示胆囊、胆管内结石的大小和位置、胆管有无扩张，有助于和其他疾病的鉴别诊断和指导临床治疗。

2. **肝外胆管结石**　有腹痛症状的病人除了胆囊结石以外，需要考虑肝外胆管结石的可能，对于伴有黄疸、急性胆囊炎或急性胰腺炎的病人应排查胆总管结石，主要依靠影像学检查，腹部超声为首选检查方法，ERCP是诊断胆总管结石的"金标准"，合并胆管炎时可有腹膜炎征象，白细胞计数升高，血清总胆红素和结合胆红素升高，转氨酶及碱性磷酸酶升高，尿中胆红素升高，尿胆原降低或消失，其中碱性磷酸酶、谷丙转氨酶、胆红素升高为胆总管结石发生的"危险因素"，谷氨酰转肽酶是提示胆总管结石梗阻最敏感和特异的指标。

3. **肝内胆管结石**　主要以影像学证据为主，上腹部疼痛、压痛和黄疸等症状和体征都不明显。影像学超声、CT、MRI提示肝内结石征象。

第三节　治疗

一、中医治疗

（一）辨证论治

急性发作期按"急则治其标"，采用利胆祛湿、清热解毒、泻火通腑等治法；慢性静止期，则根据"缓则治其本"原则，以养阴柔肝、疏肝利胆为治法[3]。

1. **肝胆湿热证**

【症状】右胁或上腹部疼痛拒按，多向右肩部放射，小便黄赤，便溏或便秘，恶寒发热，身目发黄，可伴有口苦口黏口干，腹胀纳差，全身困重乏力，恶心欲吐；舌红苔黄腻，脉弦滑数。

【治法】清热祛湿，利胆排石。

【方药】大柴胡汤（《伤寒论》太阳病篇）加减。药用柴胡、黄芩、厚朴、枳实、金钱草、茯苓、茵陈、郁金、大黄、甘草。加减：热毒炽盛，黄疸鲜明者加龙胆草、栀子；腹胀甚，大便秘结者，大黄用 20～30g，并加芒硝、莱菔子；小便赤涩不利者加淡竹叶；热迫血溢、吐血、便血者，去厚朴，加水牛角、生地黄、牡丹皮、地榆。

2. 热毒内蕴证

【症状】寒战高热，右胁及脘腹疼痛拒按，重度黄疸，尿短赤，大便秘结，可伴有神昏谵语，呼吸急促；声音低微，表情淡漠；四肢厥冷；舌质绛红或紫，舌质干燥，苔腻或灰黑无苔，脉洪数或弦数。

【治法】清热解毒，泻火通腑。

【方药】大承气汤合茵陈蒿汤（《伤寒论》）加减（大黄、芒硝、厚朴、枳实、茵陈、栀子、蒲公英、金钱草、虎杖、郁金、青皮、陈皮）。加减：黄疸明显者茵陈、金钱草用 30～60g；神昏谵语者，倍用大黄；高热不退，合安宫牛黄丸。

3. 瘀血阻滞证

【症状】右胁部刺痛，痛有定处，拒按，入夜痛甚，可伴有口苦口干，胸闷纳呆，大便干结，面色晦暗；舌质紫黯，或舌边有瘀斑、瘀点，脉弦涩或沉细。

【治法】疏肝利胆，活血化瘀。

【方药】膈下逐瘀汤（《医林改错》卷上）加减。药用五灵脂、当归、川芎、桃仁、牡丹皮、赤芍、乌药、延胡索、甘草、香附、红花、枳壳。加减：瘀血较重者，可用复元活血汤加减，胁肋刺痛甚而正气未衰者，可加三棱、莪术、䗪虫活血破瘀；疼痛明显者，加乳香、没药、丹参、川楝子行气活血止痛。

4. 肝郁气滞证

【症状】右胁胀痛，可牵扯至肩背部疼痛不适，食欲不振，遇怒加重，可伴有胸闷嗳气或伴恶心，口苦咽干，大便不爽；舌淡红，苔薄白，脉弦涩。

【治法】疏肝理气，利胆排石。

【方药】柴胡疏肝散（《景岳全书》卷五十六）加减。药用柴胡、白芍、枳壳、香附、川芎、陈皮、金钱草、炙甘草。加减：伴有口干苦，失眠，苔黄，脉弦数，气郁化火，痰火扰心者加牡丹皮、栀子、黄连；伴胸胁苦满疼痛，叹息，肝气郁结较重者，可加川楝子；兼脾虚者加四君子汤；伴有头晕、失眠，气郁化火伤阴者加制首乌、枸杞子；胁下刺痛固定不移，面青、舌紫有血瘀者加延胡索、丹参、莪术；精神困倦、大便溏，舌苔白腻，质淡体胖，脉缓，寒湿偏重者加干姜、砂仁；如素体肥胖，痰湿壅滞，高脂血症患者，可加用荷叶、决明子等化湿泄浊之品。

5. 肝阴不足证

【症状】右胁隐痛或略有灼热感，午后低热，或五心烦热，双目干涩，可伴有口燥咽干，少寐多梦，急躁易怒，头晕目眩；舌红或有裂纹或见光剥苔，脉弦细数或沉细数。

【治法】滋阴清热，利胆排石。

【方药】一贯煎（《续名医类案》卷十八）加减。药用生地黄、沙参、麦冬、阿胶、赤芍、白芍、枸杞子、川楝子、鸡内金、丹参、枳壳。加减：内热、咽干、口燥、舌红少津者加天花粉、玄参；阴虚火旺者加知母、黄柏；低热者加青蒿、地骨皮。腹胀明显者加莱菔子、大腹皮。

（二）中成药治疗

1. **曲匹布通** 每次 1 粒，每日 3 次，适于各型胆石症。

2. **胆宁片** 每次 2～3 粒，每日 3～4 次，适于肝胆湿热证。

3. **胆石利通片** 每次 6 片，每日 3 次，适于肝郁气滞或瘀血阻滞证。

4. **利胆排石片** 每次 6～10 片，每日

2 次，适于肝胆湿热证。

5. 利胆石颗粒 每次 1 袋，每日 2 次，适于肝郁气滞证。

6. 胆舒胶囊 每次 4 粒，每日 3 次，适于各型胆石症。

（三）针灸治疗

采用针刺穴位，调节人体机能，针灸主要用于缓解临床症状，其排石作用则取决于胆石的大小部位及胆囊功能情况。

1. 电针治疗 研究表明，胆囊收缩功能异常是胆结石形成的条件之一，电针可改善胆囊的收缩功能，且存在时效关系。期门、日月分别是肝经和胆经的募穴，募穴能够募集本脏气血，增强肝胆功能。阳陵泉和胆囊穴具有疏利肝胆作用。阳陵泉为胆之下合穴，下合穴主要治疗六腑疾病，即"合治六府"。针刺穴位有阳陵泉、中脘、丘墟、太冲、胆俞等。

2. 耳针、耳穴贴压治疗 常取胆（胰）、肝、三焦、脾、十二指肠、胃、肾、交感、神门、小肠、耳迷根等。也有以王不留行籽贴压耳穴。有学者采用耳胆穴敷贴王不留行籽治疗胆石症。该法适应证：结石小于 1cm；年老、心脏病或其他重要脏器疾病不能接受手术者；临床症状轻微、肝功能正常、胆囊结石患者的胆囊功能正常、胆系无感染、胆道无狭窄、梗阻；结石部位为胆囊、胆总管、肝胆管，肝内胆管结石对此法无效；无胆道手术史。

3. 体针治疗 多以肝俞、胆俞、胃俞、胆囊压痛点、期门、日月、阳陵泉等为主穴，配穴大椎、至阳、行间、天枢及有关井穴，以腧穴提捏针刺法为主，火罐为辅。

4. 针药结合 针灸和中药配合治疗胆石症，相互取长补短，尤其在胆石症急性发作时，针灸能迅速缓解疼痛，符合"急则治标，缓则治本"的治疗原则。针灸能协助中药提高胆囊的收缩功能而达到排石的目的，因此应该吸取前人的经验，并在此基础上积极创新。针药结合治疗胆石症疗效肯定，并且方法简便，疗效高，见效快，作用持久，具有发展优势。

二、西医治疗

胆石症治疗的基本原则为"去除病灶、取净结石、解除梗阻、通畅引流"，手术治疗为首选。

（一）手术治疗

1. 胆囊结石 对于有症状和 / 或并发症的胆囊结石，首选腹腔镜胆囊切除（LC）治疗，无明显手术禁忌证者，一般均采用手术治疗，手术时机根据病变的不同情况而决定，原则上应选择择期手术，尽量避免在急性发作期手术治疗。对于伴有胆石并发症（如急性胆囊炎、胆源性胰腺炎或梗阻性黄疸）的老年或麻醉高危患者，应在患者一般状况允许手术后立即实施胆囊切除术。对于胆囊和胆管结石同时存在的患者，早期腹腔镜胆囊切除术应在 ERCP 后 72h 内实施。无症状的胆囊结石一般不需要手术治疗，可观察和随诊，先采用中西医结合治疗[4-5]。

2. 肝外胆管结石 治疗原则：肝外胆管结石仍以手术治疗为主，术中应尽量取尽结石、解除胆道梗阻，术后保持胆汁引流通畅，防止复发。

（1）内镜下治疗：经内镜乳头括约肌切开术（EST）是于内镜下利用高频电切刀将十二指肠乳头括约肌及胆总管末端部分切开的一种治疗技术，是 ERCP 从诊断走向治疗的重大发展，成功为胆道疾病的非手术治疗开辟了一条新途径，主要适用于原发或继发性胆总管结石和胆道术后胆总管残余结石，对胆囊结石合并胆总管结石的患者，可先行 EST 取出胆总管结石再行腹腔镜胆囊切除；对合并肝内胆管结石患者一般不采用 EST 治疗胆总管结石，因 EST 无法取出肝内结石，但并非绝对禁忌，对个别老年人或不能耐受肝内取石大手术的患者也可先行 EST 取石，解除胆总管梗阻，缓解症状。内镜下括约肌切开取石是胆管结石的推荐疗法，可在术中 ERCP 或腹腔镜下胆道探查联合胆囊切除术。

（2）**手术治疗**：胆总管结石根据其来源可分为原发性和继发性，继发性胆总管结石多为胆囊结石，目前，临床上首选手术治疗，主要手术方式包括：常规开腹胆总管探查术、腹腔镜联合胆道镜切开胆总管取石术等[6]。

1）**常规开腹胆囊切除术 + 胆总管取石术 +T 管引流术**：治疗胆总管结石疗效确切，一度成为胆总管结石手术的金标准。但其具有创伤大、手术风险大、高危者难以耐受、恢复缓慢、住院时间长等不足，适用于单纯胆总管结石，胆管上、下端通畅，无狭窄或其他病变者，若伴有胆囊结石和胆囊炎，可同时行胆囊切除术。

2）**腹腔镜胆总管探查术**（laparoscopic common bile duct exploration，LCBDE）：是目前临床上治疗胆总管结石的手术方式，可用于 ERCP 手术失败或者有禁忌证患者，已经成为胆总管治疗的金标准。通过预先处理病灶，不改变机体解剖结构和生理功能的前提下可一次性取净结石，留置 T 管于胆道，术后可使用胆道镜反复检查和取出胆管残留的结石，具有微创、取石彻底、恢复快、住院时间短等优势，该术对操作者的技巧和娴熟度要求较高，如果适应证把握不当或者经验不足，均会增加术后胆漏的发生率。

LCBDE 可分为经胆总管切开胆道探查取石和经胆囊管胆道探查取石，腹腔镜胆总管切开纤维胆道镜取石 T 管引流术（laparoscopic choledocholithotomy T-tube drainage，LCHTD）的适应证：原发性或继发性肝外胆管结石、胆总管内径 >0.8cm、伴或不伴胆囊结石的患者，尤其适用于高龄、肥胖、糖尿病不能耐受开腹手术者。而胆总管内径是否必须 >0.8cm 目前有争

议。胆管探查术后常规放置"T"管进行引流，可降低胆管压力，促进胆管壁水肿消退，观察胆汁引流情况。浑浊胆汁及小结石碎片均可通过"T"管引出，残余结石则可经窦道用胆道镜取石。以下情况可考虑胆总管一期缝合：①胆道镜下十二指肠乳头开闭良好；②胆总管远端通畅无狭窄；③管径较粗，直径≥ 0.8cm；④无明显炎症水肿；⑤确定结石已取净，无残留等。目前腹腔镜胆管切开取石一期缝合，腹腔镜经胆囊管胆管微切开技术，是临床最新的技术，具有创伤小、疼痛程度低、恢复快等优点。

（3）**胆肠吻合术**：仅适用于胆总管远端炎症狭窄造成的梗阻无法解除，胆总管扩张；胆胰汇合部异常，胰液直接流入胆管；胆管因病变而部分切除无法再吻合。

3. **肝内胆管结石** 治疗原则：无症状的肝内胆管结石不一定要治疗，对每个患者应设计个性化治疗方案，对有症状肝内胆管结石患者应采取多学科综合治疗策略。

（1）**胆管切开取石**：应争取切开狭窄的部位，沿胆总管向上切开甚至可达 2 级胆管，直视下或通过术中胆道镜取出结石，直至取净。

（2）**胆肠吻合术**：适应证为：胆管狭窄充分切开后整形、肝内胆管扩张并肝内胆管结石不能取净者；Oddi括约肌功能丧失，肝内胆管结石伴扩张、无狭窄者；囊性扩张并结石的胆总管或肝总管切除后；为建立皮下空肠盲襻，术后再反复治疗胆管结石及其他胆道病变者；胆总管十二指肠吻合后，因肠液或食物反流反复发作胆管炎者。

（3）**肝切除术**：采用腹腔镜肝切除术是清除肝内胆管结石的最确切有效的方法，对肝内胆管结石分布于全肝各处，造成肝衰竭，或因反复胆道感染等原因造成选择性肝段（叶）瘤灶切除无法进行者，可选择肝移植治疗。

（二）药物治疗

对于有手术禁忌的患者可采用对症治疗，以改善症状、控制病情。

1. **口服药物溶石**　常用鹅去氧胆酸（CDCA）或熊去氧胆酸（UDCA），通常需要服药半年至2年，应用在不能耐受手术的老年患者或不愿手术治疗的患者。

2. **解痉止痛**　用非类固醇类抗炎药治疗胆绞痛，以缓解痛苦，如双氯芬酸钠、吲哚美辛，此外，应对症给予解痉药（如丁基东莨菪碱）以及阿片类（如丁丙诺啡）药物。

3. **抗感染**　对于急性结石性胆囊炎，抗生素纳入支持治疗，单纯的抗生素治疗对于急性胆石性胆囊炎的第一阶段有效但有较高复发率，在有并发症的胆囊炎患者及无并发症的胆囊炎患者延期手术期间的管理中推荐使用抗生素，经验性抗生素治疗的用药原则应当针对最常分离出的病原微生物并结合当地的抗生素耐药倾向。

三、中西医结合治疗

对于胆石症主要是通过手术治疗，但临床发现，在手术治疗胆石症后，胆道残余结石的发生率高，药物联合胆道取石可以在很大程度上提高结石的取净率，减少再次手术情况，目前有一些中药配合手术治疗在临床取得很好的疗效。

中医学认为，肝胆互为表里，肝病以疏为贵，胆疾以通为顺。临床上大部分胆石症患者有疏泄失常表现，治宜疏肝利胆为法，并常配伍通腑泄热之品，目的是疏通胆道，攻下排石，故通降之法贯穿治疗的全过程。但由于多数患者病程较长，特别是部分术后病人，结石未净，余热未清，而正气已虚，从而成为虚实夹杂之证，治宜攻补兼施，尤其应注意保护胃气[6]。胆为中精之腑，由肝脏和胆道形成的胆汁必须不断地循胆道系进入胆囊储存且有规律、有节奏地进入胆道。只要胆汁畅通，胆汁内的一些有形物质就不会因积滞而凝聚增长，即使出现小的胆沙甚至较大的结石，只要能通过胆道出口，就可随胆汁进入肠道。正是这种内在的排胆活动，构成了中药排石的内在基础，目前临床应用有效的处方如下：

大黄灵仙胶囊（药物组成：生大黄、威灵仙、芒硝、金钱草、枳壳、鸡内金、泽兰、柴胡、郁金、磁石、黄芪、甘草），使部分结石排出，其他结石松动下移，从而使手术简化易行，减少残余结石。胆石症术后应用大黄灵仙胶囊治疗，利于残余结石排出，减少结石复发的诱因，降低结石复发率。

胆道排石汤（药物组成：栀子、威灵仙、大黄、车前草、白芍、虎杖、橘核、枳壳、党参、郁金、甘草），术后服用胆道排石剂可有效促进病情恢复，改善胆囊功能，降低结石残留率，降低复发率。

利胆排石汤加味（药物组成：金钱草、海金砂、郁金、枳壳、生鸡内金、赤芍、柴胡、茵陈、川楝子、生大黄、木香、甘草），能够有效减轻临床症状，修复受损胆道，降低结石残留率，减少取石次数，提高残留结石取净率，增强机体免疫力。

清胆糖浆（药物组成：茵陈、大黄、柴胡、金钱草、淡竹叶、白芍、枳实、连翘、蒲公英、甘草），通过促使胆汁中胆汁酸含量增加，并且促进胆红素排泄增多，间接胆红素比例下降，同时增加胆红素的水溶性，间接胆红素浓度减少，从而降低胆汁的成石性，预防术后结石复发及改善患者术后临床症状效果显著。

小柴胡汤加味（柴胡、黄芩、金钱草、郁金、鸡内金、茯苓、青皮、陈皮、姜半夏、枳壳、山楂、赤芍、白芍、当归、芒硝、大枣、生姜、炙甘草），患者的肝、胆系的淤积状态得以疏通和改善，从而抑制胆石形成，对于预防胆石症、降低复发率有积极的临床意义。

张仲景《金匮要略》经方"大柴胡汤"利胆排石的作用对治疗胆石症有效，经现代药理学研究肯定和证实，具有利胆、排石作用的单体中药仅 10 余种，主要有金钱草、海金沙、茵陈、郁金、生大黄、芒硝、黄芩、栀子、虎杖、半边莲、矾石等。

另外，针对一些比较大的结石，内镜治疗效果有限，可以采用鼻胆管注入溶石中药治疗。王长洪教授通过体外溶石试验从数十种中药中选出溶石效果最佳的 6 味药，酒大黄、栀子通腑泄热，溶石作用最强，不受结石成分限制；金钱草、茵陈清肝利胆，促进胆汁排泄，加快结石溶解；莪术、木香理气疏肝，增强胃肠及胆道蠕动，利于结石碎解。6 味药共同组成溶石方，利用内镜介入治疗的优势，通过鼻胆管注入中药治疗胆总管较大结石，取得了比较满意的效果。还采用以耳针取内分泌、肝、胰胆、交感、神门穴位，自拟中药化石利胆汤取以通、利之意，方中厚朴、枳实、大黄主"通"；茵陈、金钱草、栀子、柴胡主"利"，配合 ERCP、EST、网篮取石术，可以减少胆道感染及术后高淀粉酶血症的发生，使胰腺、肝脏功能恢复更快，并明显减轻术后相关症状。

四、专家经验

陈意认为治疗胆石症首要抓住气滞痰瘀，不通则痛的病机。以疏泄肝气，排石利胆为主要临证之常法。"初病在经，久病入络"，活血通络之药亦常随证加入，拟五金散加味。组方：郁金、川楝子、柴胡、香附、姜半夏、枳壳各 12g，海金沙、鸡内金、黄芩各 15g，延胡索 18g，荷包草、广金钱草、虎杖、连钱草各 30g。

梁乃津认为：胆为奇恒之腑，内藏清精之液，以通降下行为顺。肝与胆相表里，肝主疏泄，参与胆汁分泌与排泄。倘若情志所伤，外邪所犯，则肝胆失于疏泄；或饮食不节，脾伤湿生，妨碍肝胆疏泄；肝胆气机失畅，泌泄胆汁阻滞，气血胆汁结聚不散，积于肝胆发为胆石。胆石所成，更阻气机，湿浊易生，郁滞化热，湿热蕴结，熏蒸肝胆，阻滞中焦，郁遏胆道，热毒内陷，产生各种变证。多应用承气类方、大柴胡汤、茵陈蒿汤等。

林象贤教授认为，胆石症属里热实证，多因肝失疏泄、气机郁滞，湿热蕴结肝胆和阳明胃经所致。既然六腑以通为用，胆石症主因又为胆腑不通，故以"通"字立法，以疏肝利胆、健脾理气、清热除湿、活血止痛为主要治则，自拟"胆胃舒"加减治疗胆石症，以小柴胡汤合平胃散加减而成。

朱培庭根据胆石症的特点，归纳为"肝气郁结""肝阴不足"两型，采用养肝柔肝法研制出养阴利胆颗粒（白芍、何首乌、枸杞子、陈皮、甘草）防治胆石症，临床取得良好的疗效。

周福生认为胆石症的形成多因情志抑郁、暴怒伤肝、饮食不节、中焦湿热、虫积或脾胃虚寒等影响肝胆疏泄和胆腑的通降功能，使胆汁排泄不畅，胆汁淤积，日积月累，形成结石。根据六腑以通为用，通则不痛，治以疏肝利胆，行气和胃，清热化瘀，利湿排石。自拟清热利胆排石汤（柴胡、生大黄、枳实、玄明粉、金钱草、赤芍、蒲公英、厚朴、木香、郁金、甘草）随症加减。

唐志鹏以小柴胡汤和解少阳，辅以健脾和胃（柴胡 9g，黄芩 9g，陈皮 9g，制半夏 9g，金钱草 30g，白花蛇舌草 30g，鸡内金 12g，麦芽 15g，白芍 15g，煅瓦楞子 30g，枳壳 15g，神曲 12g，生甘草 6g）治疗胆石症，随症加减。

路广晃认为肝郁气滞、胆失通降是发病的根本，所以疏肝解郁、利胆排石是治疗本病的根本大法，但根据其症状表现的不同，临床上辨治又有肝郁气滞、肝胆湿热、肝胆脾虚、肝阴不足之别。在治疗上，认为必须在严格辨证施治的基础上，再配合利胆、化石排石的中草药加以论治，辨证与辨病相结合，标本兼治方能收效，绝不可盲目见石排石。

党中勤认为"通胆利腑"是治疗本病的大法，但"通胆利腑"并非单纯泻下通腑、利胆排石，他强调"通胆利腑"之要旨在于：针对病因病机和病理表现，采取疏肝理气化痰祛瘀，佐以健脾和胃、利胆清热等法，使结石渐消缓散、胆道畅通，创立了"利胆排石汤"，方药如下：姜半夏、青皮、山楂、柴胡、黄芩、金钱草、延胡索、郁金、炒鸡内金、玉米须等。

李佃贵从排石、溶石、化石三个方面归纳了其辨证施治的原则及选方用药规律。李教授认为本病其标在胆，其本在肝。治疗应以疏肝理气为先，结合通腑、活血、化浊等法灵活变通，治疗应以疏肝理气为先，擅用柴胡疏肝散、大承气汤或小承气汤、二陈汤等化裁。

第四节 预防和调护

一、基础预防

健康的生活方式与饮食结构，定期的体育活动和理想体重的保持可能对胆固醇结石和有症状的胆石症有预防作用，减少高脂肪、高胆固醇的饮食，如动物内脏、蛋黄等，以碳水化合物、低脂肪、多维生素的清淡易消化饮食为佳，并重视早餐。避免酒等刺激食物和过饱的饮食。多吃一些利胆和富含维生素A的食物，例如菠菜、青笋、南瓜、莲藕、番茄、胡萝卜等，维生素A丰富，又有一定的利胆溶石作用。合理饮食，讲究卫生，避免肠道寄生虫尤其是蛔虫感染以及正确的驱虫治疗，对于胆色素类结石的预防有积极意义。缓解期应控制饮食，避免油腻、富含胆固醇的食物，植物油有利胆作用，提倡使用植物油。应密切观察和随访。

二、药物预防

对于高危人群的基础预防，与体重迅速下降相关的情况（如极低能量饮食、减肥手术），可推荐暂时使用熊去氧胆酸，直到体重稳定；对于长期应用生长抑素及其类似物的患者，同时应用熊去氧胆酸被认为可以预防胆固醇结石的形成。经常服用一些具有利胆排石作用的中药，对于预防各种类型的结石均有一定的价值。

（唐艳萍、郝旭雯）

参考文献

[1] 张静喆.胆病从肝论治：朱培庭学术经验精髓[M].北京：科学出版社，2008.

[2] 叶军锋，吴新民，亓文磊，等.《2016年日本胃肠病学会胆石症循证临床实践指南》推荐意见[J].临床肝胆病杂志，2017，33（2）：244-246.

[3] 李军祥，陈誩，梁健.胆石症中西医结合诊疗共识意见（2017年）[J].中国中西医结合消化杂志，2018，26（1）：18-26.

[4] 叶军锋，吴新民，张柏苗，等.《2016年欧洲肝病学会临床实践指南：胆石病的预防、诊断和治疗》推荐意见[J].临床肝胆病杂志，2016，32（8）：1446-1449.

[5] 林继宗，刘波.《2016年世界急诊外科学会急性结石性胆囊炎指南》摘译[J].临床肝胆病杂志，2016，32（10）：1843-1846.

[6] PHILLIPS E H, TOOULI J, PITT H A, et al. Treatment of common bile duct stones discovered during cholecystectomy[J]. J Gastrointest Surg, 2008, 12（4）：624-628.

第十七章　中毒及药物性肝损伤

药物性肝损伤（drug-induced liver injury，DILI），是指由各类处方或非处方的化学药物、生物制剂、传统中药、天然药、保健品、膳食补充剂及其代谢产物乃至辅料等所诱发的肝损伤[1]。中毒引起的肝损伤也可归结于 DILI 范围内。近年来 DILI 在全球的发病率总体呈上升趋势，药物导致的急性肝衰竭占所有急性肝衰竭（acute liver failure，ALF）患者的 10%～52%[2]。

第一节　病因病机

虽然历代古医籍中没有关于 DILI 的记录，但根据其临床表现可归属于"胁痛""黄疸""积聚"等范畴。中医认为 DILI 多因外来药毒侵袭机体，致脏腑功能失调，脾胃功能受损，脾失健运，胃失和降，进而影响肝胆，致肝失条达之功，胆失排泄之能。其病因可分为外感和内伤两个方面，外感多为外来药毒所致，内伤常与饮食、劳倦、病后有关。

1. **外来药毒侵袭**　外来药毒自口而入，蕴结于中焦，脾胃运化失常，湿热熏蒸于脾胃，累及肝胆，以致肝失疏泄，胆液不循常道，随血泛溢，外溢肌肤，上注眼目，下流膀胱，使身目小便俱黄。若疫毒较重者，则可伤及营血，内陷心包，发为急黄。或邪毒郁结少阳，枢机不利，肝胆经气失于疏泄，可以导致胁痛。

2. **内伤饮食、劳倦**　饮食所伤、饥饱失常或嗜酒过度，皆能损伤脾胃，以致运化功能失职，湿浊内生，随脾胃阴阳盛衰或从热化或从寒化，熏蒸或阻滞于脾胃肝胆，胆汁泛溢。

长期饥饱失常，或恣食生冷，或劳倦过度，或病后脾阳受损，都可导致脾虚寒湿内生，困遏中焦，壅塞肝胆，致使胆液不循常道，外溢肌肤。

3. **病后续发**　久病耗伤，劳欲过度，使精血亏虚，肝阴不足，血不养肝，脉络失养，拘急而痛。《景岳全书·胁痛》指出："凡房劳过度，肾虚羸弱之人，多有胸胁间隐隐作痛，此肝肾精虚。"

DILI 的病位在肝，与脾、胆、胃密切相关，日久及肾，关键病机为肝郁脾虚，湿热互结，气滞血瘀[3]。《素问·灵兰秘典论》言"肝者，将军之官，谋虑出焉"，肝主疏泄，维持气血津液运行。某些药物的毒性损害了肝体，使其失于疏泄，致血瘀痰凝，而痰瘀之邪又进一步加重气滞，形成恶性循环。肝与脾同居中焦，肝气郁结，以致脾失健运，痰湿内聚，表现为肝强脾弱、虚实夹杂。杨晋翔等[4]认为湿热瘀毒是发作期的病机关键，气虚湿阻瘀血是病机转化的特点。李平教授[5]提出"药黄"概念，总结其发病机制为化学药物直接损伤肝脾，引起肝脾失调，湿热内生，胆汁疏泄失常，发为药物性黄疸。

其病理因素主要有药毒、湿邪、热邪、气滞、瘀血等，以药毒为主。肝细胞损伤型 DILI 病位多在脾、肝、胆，其病理演变多以湿、火热、气虚为主。胆汁淤积型 DILI 病位多在脾、肝，其病理演变多以湿、气虚、火热、气滞为主。混合型 DILI 病位多在肝、脾、胃，其病理演变多以湿、火热、气滞为主。反映出不同类型 DILI 的核心病机有不同的侧重[6]。肝藏血，主疏泄，药毒随血入肝，受肝之疏泄，若先天禀赋异常，肝体已损，药毒郁积于肝，或药毒损害肝体，使其失于疏泄，致气机郁滞，胁肋为肝经所布，则胁痛；肝郁脾虚，脾失健运，则纳差、恶心；脾虚水湿失运，湿阻蕴热，蒸于皮肤，则皮疹、皮肤瘙痒；熏蒸肝胆，胆汁不循常道，泛溢肌肤，则黄疸；日久化瘀，则成积聚。脾胃居中焦，主受纳水谷，运化水湿，湿邪壅阻中焦，脾失健运，胃失和降，肝气郁遏，疏泄不利，而发为 DILI；肝郁气滞，气机不畅日久，易于化火伤阴，且肝胆湿热，亦可耗伤阴津，皆可导致肝阴耗伤，而发为 DILI；脾失健运，湿热内生，郁遏肝胆，疏泄不畅，而发为 DILI；肝肾同源，精血互生，若肝肾阴虚，精亏血少，肝脉失于濡养，则导致 DILI；DILI 日久，耗气伤津，导致 DILI 迁延难愈。

第二节　病因病理及临床诊断

一、病因

随着多中心临床病例分析以及科学研究的深入，发现 DILI 的发生是药物、个体、环境 3 个方面因素相互作用的结果，与遗传因素、年龄、性别、药物因素、剂量、疗程、基础疾病、营养状况、生活方式等风险因素有关。多种因素可同时作用于人体，导致 DILI 的发生。

1. **遗传因素**　研究表明某些遗传基因变异可增加 DILI 的易感性[7]。目前，国内外研究重点主要集中在肝脏药物代谢酶、药物转运蛋白和人类白细胞抗原（human leukocyte antigen，HLA）的基因多态性。Singla 等[8]研究发现 CYP2E1 杂合子基因型 c1/c2 可增加抗结核药物发生 DILI 的风险。Daly 等[9]运用全基因组关联分析方法研究发现 HLA-B*5701 等位基因变异可使氟氯西林致肝损伤的风险增加 80.6 倍。Ocete-Hita 等[10]开展的一项关于儿童发生特异质性肝损伤遗传因素的多中心前瞻性研究指出，HLAC0401 和 HLADQB0603 基因具有肝脏保护作用，而携带 HLADQA0102 和 HLA-DR*12 基因的儿童易发生药物性肝损伤，且发现 IL-10 基因多态性与 DILI 相关。虽然诸多研究表明遗传多态性增加了 DILI 的风险，但未能解释使用相同药物不能导致具有特定基因型的患者发生 DILI[11]。这说明单个基因的变异可能仅起到一小部分的作用，DILI 的发生可能是多个编码基因紊乱的结果。另外，还应考虑基因的表达受环境等因素的影响。

2. **年龄**　高龄可能是 DILI 的重要易感因素。大多数研究认为成年患者年龄越大，DILI 的发病率越高。年龄 ≥ 45 岁患者发生 DILI 的危险度是年龄 <45 岁患者的 1.838 倍。随着年龄的增长，Ⅰ相和Ⅱ相药物代谢酶的活性不发生变化，但各种器官功能逐渐退化，机体对细胞色素 P450 3A（Cytochrome P4503A，CYP3A）的清除能力下降与肾脏功能减退有关，肾功能下降导致药物在肝脏内的聚集增加。此外，心、脑血管等慢性疾病的患病率随着年龄的增长而增高，患者往往需要长年服用各类药物、保健品或者中药制剂，极易发生 DILI。

3. **性别**　笔者课题组对 445 例药物性肝损伤患者进行分析，发现 69.44% 的患者为女性[12]。朱云等研究发现中草药所致肝损伤的患者女性明显多于男性[13]。但是也有资料显示女性未必是 DILI 的风险因素，如瑞典开展的关于他汀类药物引起的 DILI 调查中，发现 55% 的患者为男性[14]。分析上述情况的原因可能在于男性与女性机体免疫力、激素水平及肝肾微粒体药酶活性不同，导致对不同种类的药物敏感性各异。

4. **药物因素**　引起 DILI 的药物种类繁多，在我国居于前三的主要是中药、抗结核药物以及抗菌药物[15]。而在美国主要是抗菌药、中草药与膳食补充剂、心血管药物以及中枢神经药物[12]。冰岛的一项调查显示引起药物性肝损伤的药物中单一处方药占 75%，联合用药占 9%，膳食补充剂占 16%[16]。

5. 剂量 研究显示药物的剂量也是影响 DILI 发生发展的重要因素。Lammert 等[17] 研究口服药物剂量与 DILI 发病率之间的关系，发现 598 例患者中，日剂量 ≤ 10mg 占 9%，日剂量在 11～49mg 占 14.2%，日剂量 ≥ 50mg 占 77%。大多数因肝毒性而撤出市场或被标记"黑框"标志的药物日常剂量均超过 100mg[18]。这充分表明大剂量地使用药物引起 DILI 的可能性更高。

6. 基础疾病 患者的基础疾病也是影响 DILI 的重要危险因素，一些慢性肝病如乙肝、丙肝被认为会增加发生 DILI 的可能性。有基础肝病史的患者更易发生 DILI[15]。其他基础疾病也会增加 DILI 的风险，如高脂血症患者容易发生慢性 DILI[19]，类风湿关节炎患者服用甲氨蝶呤发生药物肝毒性的可能性远高于银屑病患者[19]。也有研究发现湿疹、白癜风、系统性红斑狼疮等免疫性基础疾病患者更容易出现何首乌所致肝损伤。

二、发病机制

DILI 的发病机制复杂多样，是多种机制先后或共同作用的结果，确切的发病机制迄今尚未充分阐明。主要可分为药物的直接肝毒性和特异性肝毒性两大类，其过程包括药物及其代谢产物导致的"上游"事件以及肝脏靶细胞损伤通路和保护通路失衡构成的"下游"事件。

1. 药物的直接肝毒性 是指摄入体内的药物和/或其代谢产物对肝脏产生的直接损伤，往往呈剂量依赖性，即剂量越大，损害越重，潜伏期较短，通常可预测，个体差异不大，称为固有型 DILI（intrinsic DILI，InDILI），肝损伤模型可以用实验动物进行复制。

细胞色素 P450 的单加氧酶系，位于肝细胞微粒体中，是肝细胞中含量最多的一种氧化酶系，代谢转化过程中产生的自由基毒性产物，可造成肝细胞膜脂质过氧化，损伤肝线粒体，是导致肝损伤发生的重要机制之一。目前临床研究较广泛的是对乙酰氨基酚（acetaminophen，APAP）导致的肝损伤。APAP 经 CYP2E1 作用代谢成 N-乙酰-对苯醌亚胺（N-acetylene-P-Benzedrine mine，NAPQ1）与还原性谷胱甘肽（GSH）结合而随尿液排出体外，一方面与硫酸和葡糖醛酸结合随尿液排出。APAP 在治疗剂量时，NAPQ1 与体内的 GSH 反应生成硫醇尿酸和半胱氨酸衍生物而解毒。但超剂量使用时，Ⅱ相反应达到饱和状态，Ⅰ相途径分流，则会造成其代谢物攻击自由硫醇，GSH 被耗竭，代谢物与 DNA、RNA 或蛋白质发生共价结合，导致线粒体功能紊乱和丝裂原活化蛋白激酶（mitogen-activated protein kinase，MAPK）激活，发生共价结合的内源性底物在活性氧（reactive oxygenspecies，ROS）一系列修饰后形成具有细胞毒作用的氧化修饰产物，从而引起肝细胞的变性和坏死。抗结核药物异烟肼在肝脏转化过程中主要经过 CYP2E1 氧化代谢，激活肝细胞内抗氧化系统，肝细胞内谷胱甘肽 S-转移酶（GST）同时被激活，异烟肼过量服用时导致 GSH 等抗氧化系统被耗竭，从而引起肝细胞变性、坏死导致肝损伤。

目前许多有毒中草药的毒性物质、毒性剂量、作用机制等已研究清楚。如雷公藤中含有的雷公藤甲素，欧洲千里光中含有的吡咯里西啶类生物碱（pyrrolizidine alkaloid，PAs）等。PAs 会导致肝窦阻塞综合征/肝小静脉闭塞病（SOS/VOD），目前已在 6 000 多种植物中发现，其中有些被作为中草药或茶类应用，所有含有 PAs 的草药均被 WHO 和 WTO 严格管理。研究表明，肝毒性吡咯里西啶生物碱（hepatotoxic pyrrolizidinealkaloids，HPAs）本身无毒，经肝脏代谢形成代谢吡咯，与组织中亲核性的 DNA、RNA、蛋白质、酶等结合造成损伤，还可与 GSH 等形成加合物，导致细胞凋亡或死亡。马兜铃酸类化合物主要存在于马兜铃属和细辛属植物中，最常见的有马兜铃、关木通、青木香、广防己、天仙藤和细辛等。研究表明，马兜铃酸经体内代谢可形成马兜铃内酰胺氮离子，能与 DNA 碱基的环外氨基形成共价加合物，其中以脱氧腺苷加合物（dA-AAI）和脱氧鸟苷加合物（dG-AAI）最丰富，进而导致 AT-TA 突变，通过干扰、阻断转录和 DNA 复制，导致细胞凋亡甚至癌变。

研究表明，当大量的毒性物质到达肝脏时会造成肝细胞坏死，其原因可能是大量细胞内物质改变，或者是活化的 Kupffer 细胞和内皮细胞对氧和氮的攻击。此时药物被 CYP450 氧化，释放大量的反应性代谢物，促进脂质和蛋白质氧化以及 GSH 的耗竭。氧化的蛋白质和蛋白质加成物具有免疫活性，可以活化 Kupffer 细胞和多形性核细胞，进而释放 ROS。蛋白质二硫化物的形成导致线粒体膜通透性增加，膜电位降低，腺嘌呤核苷三磷酸（adenosine triphosphate，ATP）合成减少。对钙离子依赖性酶的抑制，会降低细胞摄取钙离子的能力，使肌动蛋白氧化，微丝断裂，膜孔形成。

2. 特异性肝毒性 药物或其代谢产物与肝细胞特异性蛋白质结合成为抗原，从而激活免疫系统导致肝损伤，特异性肝损伤发病机制具有不可预测性，跟药物剂量无关，个体差异显著，动物模型无法复制，可分为免疫性特异质及代谢性特异质两种，目前认为特异质肝损伤是由相关代谢酶缺失、活性低及免疫应答异常所导致。

（1）免疫性特异质肝损伤： 药物性肝损害是肝细胞损伤的一种过程，必有炎症介质和免疫系统的参与。免疫又可分为固有免疫和适应性免疫，参与固有免疫的细胞有单核巨噬细胞、树突状细胞、自然杀伤细胞（natural killer cell，NK）等。当发生药物性肝损害时，通过肝细胞内模式识别受体（pattern recognition receptor，PRR）去识别病原体相关模式分子（pathogen-associated molecular patterns，PAMP）的机制发挥免疫效应，其中还有白细胞介素、肿瘤坏死因子（tumor necrosis factor，TNF）、趋化因子等细胞因子的参与。例如许多革兰氏阴性菌细胞壁的脂多糖（lipopolysaccharide，LPS），可被单核巨噬细胞和树突状细胞的 Toll 样受体识别，从而引起固有免疫应答。研究显示，高迁移率族蛋白 -1（high mobility group protein box 1，HMGB1）是一种损伤相关分子模式，可诱导炎性细胞的浸润，而 HMGB 可与 Toll 样受体结合，促进炎症介质的释放而加重肝损伤。药物或者药物的活性代谢产物作为半抗原与肝细胞内特异性蛋白质发生结合形成抗原，通过主要组织相容性复合体（major histocompatibility complex，MHC）Ⅱ表达于细胞表面后，被 CD4$^+$T 细胞识别，刺激产生细胞因子，激活体内效应细胞 CD8$^+$T 细胞，释放大量的炎症介质或者直接与抗原提呈细胞结合，通过 MHC Ⅰ激活特异性细胞毒性 T 细胞导致肝损伤。在前一次服用药物时机体获得免疫，再次服用时发生快速的肝脏损伤。与药物的剂量及固有毒性没有关系，可伴有相关的临床表现。典型的氟烷类麻醉药通过 P450 酶和 CYP2E1 代谢生成三氟乙烷氯化物，后者与肝细胞内质网多肽结合，诱发免疫反应，导致肝细胞损伤。

（2）代谢性特异质肝损伤： 该机制主要通过 3 种方式引起肝损伤，第一种是通过直接破坏肝细胞的线粒体引起肝损伤，第二种是在细胞因子的诱导下，增加肝细胞的敏感性，如胺碘酮通过 TNF-α 增加了肝脏的敏感性加重肝损伤。第三种为药物或者活性代谢物作为半抗原与肝细胞内的天然蛋白质共价结合而触发一系列免疫反应引起肝损伤，研究发现，异烟肼增加了CYP2E1的敏感性，导致肝损伤的危险性增加了 3~4 倍。代谢机制与肝细胞内的CYP 酶系有关，CYP 酶系具有基因遗传多态性，CYP 酶系表达的差异性决定药物代谢产物在体内蓄积的多少。肝细胞内富含乙酰基转移酶，该酶表达呈多态性，N- 乙酰基转移酶 2（N-acetyltransferase2,NAT2）及锰超氧化物歧化酶（Mn Sod）具有基因多态性，其基因表达不同，药物性肝损伤危险因素也存在差别 [20]。异烟肼在肝内 NAT2 催化下而失活，NAT2 乙酰化具有快速和慢速乙酰化的区别，NAT2慢乙酰化基因型与 *Mn Sod* 基因 47 位 *C/C*基因型对异烟肼的某些毒性反应较快速乙酰化及 *Mn Sod* 基因 47 位 *T/T* 及 *T/C* 基因型个体敏感。GST 可结合氧化修饰产物，降低细胞毒性。*GSTM1* 和 *GSTT1* 基因缺失导致酶活性丧失。在 *GSTM1* 和 *GSTT1*基因缺失的患者中，药物性肝损伤的发生率增加。肝细胞膜上存在一种有机阴离子转运多肽（organic anion transportingpolypeptides, OATPS），OATP1B1 属 于OATPS 家族的一种亚型，其表达差异性与药物性肝损伤密切相关。抗结核药物利福平使 OATP1B1 的表达活性降低，是利福平导致肝损伤的重要原因之一 [21]。

3. 胆管排出系统损伤机制 胆道损伤机制是胆汁淤积性肝损害的损伤关键。OATP 是大多数药物进入肝细胞的途径，药物与 OATP 的结合，决定肝细胞内药物浓度的改变，此外，与胆汁盐输出泵（bilesalt export pump, BSEP）障碍也存在关联。存在小管膜上的磷脂酰胆碱的转位酶（P- 糖蛋白 MDR3/MDR2）有助于胆汁的排出，其基因突变可导致胆管内皮细胞的损伤，胆汁淤积。临床主要表现为黄疸、瘙痒和碱性磷酸酶的升高。据报道，阿莫西林 - 克拉维酸可损伤 P- 糖蛋白 MDR3/MDR2，导致肝细胞和胆管损伤，诱发胆

汁淤积性肝损害，血清中谷丙转氨酶（GPT）、谷草转氨酶（GOT）、碱性磷酸酶（ALP）水平升高，停药后症状消失。大环内酯类药物，如红霉素通过 BSEP，调节胆管内胆汁酸盐的浓度导致胆管细胞的损伤，诱发淤胆型肝炎。

4. 线粒体损伤诱发细胞死亡机制 线粒体是肝细胞死亡的关键，在外在和内在途径中起着关键作用，线粒体提供大部分细胞所需要的 ATP，维持着肝细胞内环境的平衡。药物损伤线粒体具体机制包括以下几个方面 [22-24]：①抑制线粒体 β 氧化和呼吸链功能，导致电子传递障碍，干扰ATP 的合成，导致能量产生减少。②线粒体通透性转换（mitochondrial permeabilitytransition, MPT）膜孔开放、线粒体膜通透性增加或破裂，这需要线粒体外膜（outer mitochondrial membrane, OMM）的透化作用。MPT 膜孔构成了跨越 OMM 及线粒体内膜（innermitochondrail membrane,IMM）的孔隙。药物及代谢物的毒性作用促进 MPT 膜孔的开放，结果降低了质子梯度，导致线粒体膜电位的崩溃和 ATP 产生终止，同时钙离子内流，线粒体发生氧化反应，从而引起线粒体肿胀及 OMM 破裂，并释放细胞凋亡促进因子。③破坏抗氧化防御系统，诱导大量的 ROS 产生，导致线粒体 DNA 氧化损伤，严重时可降解线粒体DNA。④减少线粒体蛋白质的合成。⑤激活 RNA 酶 -L 减少线粒体转录物的合成。MPT 的发生依赖于两种途径，即内在途径（直接肝细胞应激）和外在途径（死亡受体放大通路）。细胞因子 TNF-α、ASL 和INF-γ 在外在途径中增加了肝细胞的敏感性，在炎症反应中与细胞内的死亡受体结合激活 Caspase-8，被称为死亡诱导信号复合物（death-inducing signaling complex,DISC）。起始因子 Caspase-8 同时激活了内在途径，加速了肝细胞的死亡。肝细胞死亡存在多条途径，除上述提到的 Case 途径，

还有 As-ASL 途径、c-Jun 激酶（JNK）信号通路等的激活，最终均可导致肝细胞的坏死。在对乙酰氨基酚诱导的急性肝损害病人中，Antone 等[26]研究发现，外周血中具有调节单核巨噬细胞功能的分泌性白细胞蛋白抑制剂（secretory leukocyte protease inhibitor，SLPI）明显升高，较慢性肝损害和正常人外周血 SLPI 都高，也可作为药物性肝损害生物学指标之一。线粒体 DNA 多聚酶 r 基因突变型（POLG）缺失，将导致肝细胞再生能力下降，因此将 POLG 基因作为高危人群筛选的指标，但这些发现还需要更多的研究加以证实。

三、病理

DILI 的主要损伤模式是由药物的损伤靶点决定的。药物及其代谢产物主要损伤靶点包括：肝细胞、胆管上皮及血管内皮细胞。不同的损伤模式为不同的靶点损伤及损伤程度的排列组合，DILI 病理特点复杂多样，与基础肝病的组织学改变有很多的重叠，其病理变化几乎涵盖了肝脏病理改变的全部范畴。但其主要病理损伤模式有急性肝炎型、慢性肝炎型、急性胆汁淤积型、慢性胆汁淤积型、胆汁淤积性肝炎型。损伤类型有助于判定鉴别诊断方向，因为大多数药物都与一组有限的肝损伤类型存在一定的相关性。损伤类型也可提示病理生理学机制，例如肝细胞弥漫性微泡性脂肪变提示线粒体损伤，肝细胞带状坏死提示有毒性代谢产物或血管损伤。

小叶中心 3 带坏死明显，炎症反应轻，是 DILI 的重要特点之一。根据病变累及范围，可表现为点灶状坏死、融合坏死、桥接坏死，甚至多小叶坏死等。急性 DILI 病理易出现重度小叶性肝炎、肝细胞结构紊乱、桥接坏死、重度界面炎。慢性 DILI 病理多见轻 - 中度小叶性肝炎、肝细胞点状坏死、毛细胆管胆栓形成。肝细胞坏死伴有小叶中心性肝细胞淤胆、毛细胆

管胆栓及库普弗细胞淤胆时，称为急性淤胆性肝炎，是 DILI 临床出现转氨酶升高及黄疸的病理形态学基础。其特点为毛细胆管淤胆，可见以 3 带肝毛细胆管淤胆伴肝细胞变性、点灶状或融合性 / 桥接坏死。慢性胆汁淤积型主要表现为胆管的慢性损伤或小胆管消失，汇管区间质内单个核细胞浸润，汇管区周围细胆管反应增生、界面炎及纤维化可较明显，重者汇管区纤维化扩大相连，形成胆汁性肝纤维化，以致胆汁性肝硬化。多数特异质性 DILI，病理表现为汇管区疏松水肿为主，混合性炎性细胞浸润，无或仅有轻微界面炎，如汇管区炎性细胞浸润及界面炎明显时需要与急性发作的自身免疫性肝炎（autoimmune hepatitis，AIH）相鉴别。AIH 的病理学特点主要表现为汇管区及汇管区周围炎症，炎症始于汇管区，破坏界板，进而引起汇管周围慢性渐进性单个或小簇肝细胞坏死，其特点是界面炎、汇管区及汇管区周围淋巴和 / 或浆细胞浸润及肝细胞结构紊乱，呈玫瑰花样结构排列。

药物损伤靶点除上述肝细胞、胆管上皮外，还包括肝窦或门静脉小支血管内皮细胞。DILI 的血窦或血管损伤源于内皮的损伤，表现为肝窦内皮肿胀、掀起、内皮下炎性细胞浸润，或致局部肝窦扩张伴 / 不伴出血，形成紫癜性肝病（peliosis hepatis，PH）。有的可致门静脉小支闭塞从而导致特发性门静脉高压症（idiopathic portal hypertension，IPH）的肝汇管区硬化和门静脉栓塞、肝脏结节性再生性增生（nodular regenerative hyperplasia of the liver，NRH）。

肝小静脉内皮损伤、内皮下纤维素形成阻塞肝脏回流，即 SOS/VOD。组织病理学观察有助于识别药物导致的血管损伤及其程度，及时治疗以阻断疾病进展。

尽管肝脏病理对明确 DILI 损伤模式及严重程度至关重要，但 DILI 肝脏组织学病

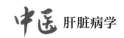

变常与其他肝脏疾病有相似或重叠之处，病理形态特点必须密切结合临床表现及肝功能生化演变综合判断。表 5-17-2-1 总结了 DILI 常见的病理损伤模式及鉴别诊断 [25]。

表 5-17-2-1 DILI 常见的病理损伤模式及鉴别诊断

损伤类型	特征	鉴别诊断
坏死性炎症性损伤		
带状凝固性坏死	3 带或 1 带凝固性坏死,通常不伴有明显的炎症	缺氧缺血性损伤(3 带)
亚大块或大块坏死	广泛性腺泡坏死,伴有不同程度的炎症	暴发性病毒性或自身免疫性肝炎
急性(小叶性)肝炎	明显的小叶性炎症伴 / 不伴有融合或桥接坏死;无胆汁淤积	急性病毒性或自身免疫性肝炎
慢性(汇管区)肝炎	明显的汇管区炎症,界面性肝炎(包括单核细胞增多)伴 / 不伴有汇管区及其周围纤维化;无胆汁淤积	慢性病毒性或自身免疫性疾病,早期 PBC/PSC,单核细胞增多症引起的肝炎
肉芽肿性肝炎	汇管区或肝小叶内明显的肉芽肿性炎症(通常无坏死),与另一种损伤类型同时出现	结节病,PBC,真菌、分枝杆菌及非典型的细菌感染
胆汁淤积性损伤		
急性胆汁淤积(肝内毛细胆管)	3 带肝细胞和 / 或毛细胆管胆汁淤积;可出现胆管损伤,但不伴有炎症	脓毒症,急性大胆管梗阻
慢性胆汁淤积	汇管区周围胆盐淤积,纤维化,铜沉积,胆管硬化或损伤,胆管缺失	PSC,PBC,慢性胆汁淤积性损伤 / AIH 重叠综合征,慢性大胆管梗阻
胆汁淤积性肝炎	急性或慢性肝炎病变伴 3 带胆汁淤积,炎症较轻,以中性粒细胞浸润为主	急性病毒性肝炎,大胆管梗阻
脂肪变性		
小泡性脂变	明显的小脂滴伴有不同程度的炎症,与线粒体损伤有关	酒精性肝病,妊娠期急性脂肪肝
大泡性脂变	明显的大脂滴不伴有显著的汇管区或小叶内炎症,无胆汁淤积	一般人群中很常见,特别是酒精性肝病、肥胖、糖尿病患者
脂肪性肝炎	3 带气球样变,窦周纤维化,Mallory 小体出现,伴有不同程度的炎症和脂变,无胆汁淤积	一般人群中常见,特别是酒精性肝病、肥胖、糖尿病患者
血管损伤		
SOS/VOD	中央静脉闭塞或缺失,血栓形成,伴或不伴有中央淤血和坏死	
肝门静脉硬化症	汇管区门脉支消失	特发性闭塞性门静脉畸形,特发性肝动脉发育不良

损伤类型	特征	鉴别诊断
再生结节样增生	弥漫性结节样改变,伴或不伴有轻度炎症和窦周纤维化	胶原血管病,淋巴组织增生性疾病(可能由 DILI 引起)
肝窦扩张 / 紫癜症	肝窦改变伴或不伴有轻度小叶性肝炎,窦周纤维化	人为因素,急性充血,杆菌性血管瘤病,肿块病变附近
细胞质改变		
糖原贮积病	滑面内质网诱导增生导致肝细胞弥漫淡染	1 型糖尿病
毛玻璃样改变	由于滑面内质网增生,胞质呈弥漫性均质化改变	药物治疗(苯巴比妥,高效抗逆转录病毒治疗)

四、临床分型

1. 基于病程分型　根据病程药物性肝损伤可分为急性 DILI 和慢性 DILI。急性 DILI 通常指发病 6 个月以内肝功能可恢复到发病前的水平,起病急,肝功能恢复较快。慢性 DILI 一般指 DILI 发生 6 个月后,血清 GPT、GOT、ALP 及 TBIL 仍持续异常,或存在门静脉高压或慢性肝损伤的影像学和组织学证据。

2. 基于发病机制分型　根据发病机制,DILI 可以分为固有型和特异质型。固有型肝损伤具有可预测性,与药物的剂量密切相关,潜伏期短,个体差异小。特异质型肝损伤具有不可预测性,个体差异显著,与药物剂量常无相关性,临床表现多样化。

特异质型 DILI（idiosyncratic drug-induced liver injury,IDILI）又可分为免疫 IDILI 和遗传 IDILI。免疫 IDILI 有两种表现,一是超敏性,通常起病较快(用药后 1~6 周),临床表现为发热、皮疹、嗜酸性粒细胞增多等,再次用药可快速导致肝损伤;另一种是药物诱发的自身免疫性损伤,发生缓慢,体内可能出现多种自身抗体,可表现为 AIH 或类似原发性胆汁性肝硬化（primary biliary cholangitis,PBC）和原发性硬化性胆管炎（primary sclerosing cholangitis,PSC）等自身免疫性肝病,多无发热、皮疹、嗜酸性粒细胞增多等表现。遗传特异质性 DILI 通常无免疫反应特征,起病缓慢(最晚可达 1 年左右),再次用药未必快速导致肝损伤。

3. 基于受损靶细胞类型　可分为肝细胞损伤型、胆汁淤积型、混合型和肝血管损伤型。由国际医学组织理事会（Council for International Organizations of Medical Sciences,CIOMS）初步建立、后经修订的前三种 DILI 的判断标准为:

①肝细胞损伤型:GPT ≥ 3× 正常值上限（upper limit of normal,ULN）,且 R ≥ 5;②胆汁淤积型:ALP ≥ 2×ULN,且 R ≤ 2;③混合型:GPT ≥ 3×ULN,ALP ≥ 2×ULN,且 2<R<5。若 GPT 和 ALP 达不到上述标准,则称为"肝脏生化学检查异常"。R=（GPT 实测值 /GPT ULN）/（ALP 实测值 /ALP ULN）。在病程中的不同时机计算 R 值,有助于更准确地判断 DILI 的临床类型及其演变。新近有研究提出"新 R 值（new R,NR）",与 R 的不同是取 GPT 或 GOT 两者中的高值进行计算。有认为此估算可能偏低。

肝血管损伤型较少见,发病机制尚不清楚,靶细胞可为肝窦、肝小静脉和肝静脉主干及门静脉等的内皮细胞,临床类型包括 PH、可引起 IPH 的肝汇管区硬化和门静脉栓塞、NRH、SOS/VOD、布加综合征（Budd-Chiari syndrome，BCS）等。

五、诊断

由于缺乏特异性的临床症状、实验室检查及组织学改变，目前 DILI 的诊断多采用"排除法"，首先确定存在肝损伤，同时需除外其他原因导致的肝损伤，包括病毒性肝炎、酒精性肝病、胆汁淤积性疾病、原发性胆汁性肝硬化、血吸虫性肝硬化、肝癌等，其他如自身免疫性疾病，遗传和代谢性疾病，肝脏血液循环障碍等，有时还需要排除血色病、肝豆状核变性、α$_1$- 抗胰蛋白酶缺乏症等。通过因果关系评估来确定肝损伤与可疑药物的相关性。因此，详细了解患者的用药史、既往史，特别是明确具有肝损伤的药物应用史对 DILI 的临床诊断具有重要意义。

1. **因果关系评估** RUCAM（roussel uclaf causality assessment method）量表被认为是目前设计最全面、最方便、最合理、诊断准确率相对较高的 DILI 因果关系评估工具。1989 年由 CIOMS 首次提出，并于 1993 年修改完善，后进一步提出改良版 RUCAM 量表。RUCAM 评分系统主要从药物治疗至发病时间、停药后反应、伴随的危险因素、伴随用药情况、除外其他非药物因素、药物肝毒性已知情况、再用药反应等方面逐渐计分，更加细化和量化。RUCAM 量表根据评分结果将药物与肝损伤的因果关系分为 5 级：>8 分极可能（highly probable）；6～8 很可能（probable）；3～5 分可能（possible）；1～2 分不太可能（unlikely），≤ 0 分可排除（excluded）。

2. **实验室检查** DILI 的实验室检查表现为多数患者的血常规较基线并无明显变化，血清 GPT、GOT、ALP、γ- 谷氨酰转移酶（gamma-glutamyl transpeptidase，GGT）及 TBIL 是目前判断是否有肝损伤和诊断 DILI 的主要实验室指标，但这些指标有一定的局限性。近年来多项研究[27]试图发现新型的生物标志物来提高 DILI 的诊断率。

血清 TBIL 升高、白蛋白水平降低、凝血功能下降则提示肝损伤较重，可以帮助判断 DILI 的严重程度及预后。

3. **影像学检查** 急性 DILI 患者，肝脏超声多无明显改变或仅有轻度肿大。药物性 ALF 患者可出现肝脏体积缩小。少数慢性 DILI 患者可有肝硬化、脾脏肿大和门静脉内径扩大等影像学表现，肝内外胆道通常无明显扩张。影像学对 SOS/VOD 的诊断有较大价值，CT 平扫见肝大，增强的门静脉期可见地图状改变（肝脏密度不均匀，呈斑片状）、肝静脉显示不清、腹水等。超声、CT 或 MRI 等常规影像学检查和必要的逆行胰胆管造影对鉴别胆汁淤积型 DILI 与胆道病变或胰胆管恶性肿瘤等有重要价值。

4. **肝组织病理活检** 在 DILI 的诊断中至关重要，尤其在病史不详或合并自身免疫性肝炎等其他原因导致的肝损伤时可明确诊断，病理活检发现嗜酸性粒细胞或肉芽肿可能提示药物反应。

5. **严重程度分级** 根据肝功能情况将 DILI 严重程度可以分为 0～5 级，详见表 5-17-2-2。

表 5-17-2-2 药源性肝损伤严重程度分级

分级	程度	定义
0	无肝损伤	患者对暴露药物可耐受,无肝毒性反应
1	轻度肝损伤	血清 GPT 和 / 或 ALP 呈可恢复性升高,TBIL<2.5×ULN 且 INR<1.5

分级	程度	定义
2	中度肝损伤	血清 GPT 和 / 或 ALP 升高，且 TBIL ≥ 2.5×ULN 或虽无 TBIL 升高但 INR ≥ 1.5
3	重度肝损伤	血清 GPT 和 / 或 ALP 升高，TBIL ≥ 5×ULN，伴或不伴 INR ≥ 1.5
4	急性肝衰竭	血清 GPT 和 / 或 ALP 升高，且 TBIL ≥ 10×ULN 或每日上升 ≥ 1.0mg/dl（17.1μmol/L），且 INR ≥ 2.0，或 PTA<40%。可同时出现：①腹水或肝性脑病；或②与 DILI 相关的其他器官功能衰竭
5	致命	因 DILI 死亡，或需接受肝移植才能存活

第三节　治疗

药物性肝病的治疗目的是防止肝毒性药物对机体的进一步损伤，减轻或消除患者的临床症状。本病尚无明确的治疗方法，关键是尽早发现并立即停用确定或疑似对肝脏有害的药物，避免再次应用导致肝损伤的药物。绝大多数患者在停药后肝功能可逐渐恢复正常，少数患者发展为慢性，仅有极少数进展至肝衰竭。一般治疗为适当休息和加强营养，严禁大量体力活动，注意补充高蛋白和维生素类。增强肝细胞的解毒作用和对自由基的保护作用，防止肝内胆汁淤积，稳定细胞膜，保护线粒体，促进肝细胞再生；对肝衰竭患者进行早期有效保肝、降酶、退黄、纠正凝血功能、防治并发症等治疗，可有效降低药物性肝衰竭的死亡率。此外，还可联合应用具有清热、祛湿、利胆、退黄、活血、化瘀、疏肝、健脾、滋补肝肾等功效的中药。

一、中医治疗

导致药物性肝损伤的基本致病因素是外来药物毒邪，其病理性质当属正虚邪实，其中正虚是发病和邪气留阻的关键，而肝脏局部的气滞血瘀是邪实的主要特点。在治疗中，应以扶正祛邪为原则，一方面疏肝健脾、补气养血；另一方面解毒排毒、活血化瘀。

（一）辨证论治 [28]

目前有一些关于中医药治疗 DILI 的文献报道，但多见于单中心、小样本的病例对照研究，尚缺少高级别的循证医学证据。中医治疗 DILI 以辨证论治为原则。治疗宜选用安全性好的中药汤剂或中成药制剂，且宜少而精，复方中不宜配伍使用有明确肝毒性的中药。高晶等 [29] 将 DILI 中医证型分为肝脾不调、湿热壅滞、气滞血瘀、热毒瘀结、肝肾阴虚、虚实夹杂等。赵远红等 [30] 对化疗药物致 DILI 进行中医辨证，将其分为毒热炽盛型、湿毒内蕴型、肝郁脾虚型、阴虚型 4 种中医证型。本病大致可分为黄疸湿热、寒湿瘀阻、气滞血瘀、肝肾阴虚等证型 [28] 进行辨证论治。

1. 湿热黄疸证

【症状】面目发黄，继之全身黄染，颜色鲜明，黄如橘子色。湿重者，头身困重，大便溏薄，腹胀脘闷，口淡不渴，苔薄腻或白腻，脉濡数；热重者，发热，烦渴，尿少，便结，苔黄腻，脉弦数。

【治法】清热利湿退黄。

【方药】热重者，方选茵陈蒿汤加减；湿重者，方选茵陈五苓散加减。常用中药有茵陈、大黄、栀子、茯苓、猪苓、泽泻、车前子、白术、龙胆草、黄芩等。中成药可选用益肝灵片、黄疸茵陈颗粒、当飞利肝宁胶囊等。

2. 寒湿瘀阻证

【症状】肢体关节疼痛，痛势较剧，部位固定，遇寒则痛甚，得热则痛缓，关节屈伸不利，局部皮肤或有寒冷感。舌质淡，舌苔薄白，脉弦紧。

【治法】温化寒湿，活血化瘀。

【方药】薏苡仁汤加减。常用中药有薏苡仁、苍术、羌活、防风、桂枝、当归、川芎等。

3. 气滞血瘀证

【症状】情志抑郁，善太息，嗳气后觉舒，伴纳呆，胁肋胀痛刺痛，入夜更甚；面色晦暗，舌质紫暗或有瘀点，脉弦涩。

【治法】疏肝理气，活血化瘀。

【方药】血府逐瘀汤加减。常用中药有桃仁、红花、柴胡、当归、川芎、赤芍、桔梗、枳壳、丹参、郁金、生地黄、甘草等。

4. 肝肾阴虚证

【症状】胁肋隐痛，绵绵不已，遇劳加重；伴头晕目眩，耳鸣健忘，失眠多梦，腰膝酸软，胁肋胀痛，口燥咽干，五心烦热，颧红盗汗，舌红少苔，脉弦细数。

【治法】滋补肝肾。

【方药】一贯煎加减。常用中药有生地黄、沙参、麦冬、五味子、枸杞子、当归、柴胡、川楝子、黄精、白芍、女贞子、墨旱莲等。中成药可选用六味五灵片、益肝宁冲剂等。

（二）中成药治疗

1. 甘草酸类 甘草酸二铵、甘草酸单铵、异甘草酸镁等，均为甘草中提取的化合物，具有抗炎、保护肝细胞膜、免疫调节作用。常用制剂有甘草酸二铵注射液、异甘草酸镁注射液、复方甘草酸苷注射液/片等。甘草酸二铵在促进肝脏再生、肝损细胞修复等方面效果突出。针对有炎性反应的肝脏，该药可抑制炎性反应，保护残存肝细胞，促进肝细胞再生。此外，甘草酸二铵有膜稳定作用，可增强肝细胞对毒性物质的耐受能力，在治疗 DILI 的表现中也有不俗的效果。异甘草酸镁为 18α- 甘草酸，是新型的甘草酸制剂，具有分布迅速、消除速度慢、抗炎保肝作用强及不良反应少的特点，还能促进胆汁分泌和排泄，在改善患者临床体征上明显优于甘草酸二铵。

2. 五味子提取物及其衍生物 联苯双酯是五味子丙素的中间产物，双环醇是联苯双酯的衍生物，对降低血清丙氨酸氨基转移酶活性作用较强。常用制剂有联苯双酯片、双环醇片等。

（三）针灸治疗

退黄可选取胆俞、中封、阳陵泉、内庭、三阴交、太冲等主穴，腹胀配中脘、天枢，呕吐配内关。肝郁脾虚的配合艾灸脾俞等穴，痰湿阻滞者可以灸足三里等穴。穴位指针治疗患者肝区不适技术：选取期门、肝俞、膈俞等穴，每个穴位点按 10 分钟，每日 1 次，20 天为一疗程，可明显缓解患者肝区疼痛不适症状。

（四）其他疗法

中药保留灌肠 治法：清热利湿，活血解毒。推荐药物：生大黄、黄芩、白及、紫草、儿茶等。方法：灌肠前嘱病人排空大小便，清洗肛周，取左侧卧位，适当垫高臀部（10cm 左右）。调节药液滴速为 50 滴 /min 左右，保留灌肠，10 天为一疗程。

根据病情需要，可选用中医诊疗设备进行治疗，如电脑中频治疗仪、低频脉冲治疗仪、肝病治疗仪、电磁波治疗仪、电子生物反馈治疗等。

二、西医治疗

合理选择抗炎保肝药物，避免过度联用和预防性使用。药物选择和联合的一般原则为：①病情较轻的患者通常选用 1 种抗炎保肝药物即可；②如需联合用药，应当结合药物导致 DILI 有不同发病机制的特点选用具有不同抗炎保肝机制的药物进行联合治疗，但通常不应超过2种药物联用。

常用的保肝药物有N-乙酰半胱氨酸、还原型谷胱甘肽、甘草酸制剂、水飞蓟素类、熊去氧胆酸、五味子提取物及其衍生物、不饱和磷脂、腺苷蛋氨酸、硫普罗宁等，有不同程度的抗炎、抗氧化、保护肝细胞膜及细胞器等作用。

（1）N-乙酰半胱氨酸（N-acetylcysteine，NAC）：细胞内还原性谷胱甘肽的前体，可刺激GSH合成、促进解毒及对氧自由基反应。

（2）还原型谷胱甘肽：由谷氨酸、半胱氨酸和甘氨酸组成，含有巯基（-SH），参与体内三羧酸循环及糖代谢，能影响细胞的代谢过程；通过转甲基及转丙氨基反应，GSH还能保护肝脏的合成、解毒、灭活激素等功能。

（3）水飞蓟素类：水飞蓟素（Silymarin）系从菊科植物水飞蓟果实中提取的一种总黄酮，主要活性成分为水飞蓟宾，有抗脂质过氧化、清除自由基、膜稳定作用和增强蛋白质合成的作用。主要制剂有益肝灵片、当飞利肝宁胶囊、利加隆等。

（4）熊去氧胆酸：是一种无毒性的亲水胆酸，能竞争性地抑制毒性内源性胆酸在回肠的吸收。通过激活钙离子、蛋白激酶C组成的信号网络，并通过激活分裂活性蛋白激酶来增强胆汁淤积肝细胞的分泌能力，使血液及肝细胞中内源性疏水胆酸浓度降低，拮抗疏水性胆汁酸的细胞毒作用，保护肝细胞膜；溶解胆固醇性结石；并具有免疫调节作用。

（5）不饱和磷脂：多烯磷脂酰胆碱，在化学结构上与内源性磷脂一致，药物进入人体后，首先到达并保持大部分汇集于肝脏，通过自身构成成分优势进入肝细胞，并以完整的分子与肝细胞膜及细胞器膜相结合，使受损的肝功能和酶活力恢复正常，具有调节肝脏的能量平衡、促进肝组织再生、将中性脂肪和胆固醇转化成容易代谢的形式等作用。

（6）腺苷蛋氨酸（ademetionine）：具有转甲基和转巯基作用，可促进肝细胞膜流动性及肝脏解毒功能。

（7）硫普罗宁：是含游离巯基的甘氨酸衍生物，通过巯基与自由基的可逆结合，清除自由基，保护肝线粒体结构和多种物质代谢酶，促进肝细胞修复和再生，帮助肝脏排泄重金属及药物，起到保护肝脏的作用。

目前NAC是被美国FDA批准用于治疗APAP引起的DILI的唯一解毒药物。异甘草酸镁可用于治疗GPT明显升高的急性肝细胞型或混合型DILI。对于轻至中度肝细胞损伤型和混合型DILI，可试用双环醇、甘草酸制剂、水飞蓟素类制剂、还原型谷胱甘肽、细胞膜保护剂如多烯磷脂酰胆碱等。对于胆汁淤积型DILI可选用熊去氧胆酸、腺苷蛋氨酸等。对早期HSOS/VOD应用低分子量肝素和/或华法林等进行抗凝治疗，有一定效果。糖皮质激素主要用于超敏或自身免疫征象明显、且停用肝损伤药物后生化指标改善不明显或继续恶化的患者，并应充分权衡治疗收益和可能的不良反应。关于预防性用药，除非特别需要，一般不建议常规应用抗炎保肝药物来预防DILI的发生。但对于大概率风险出现DILI，或既往出现某种药物引起的DILI而又需要再次应用同种或同类药物治疗时，可酌情选用1种抗炎保肝药物进行预防性治疗。

对于暴发性肝衰竭、严重黄疸者，可适时考虑血浆置换、血液滤过、吸附等血液净化治疗，其目的是及时减少体内的毒性药物和毒性代谢产物，减少炎症介质，减轻炎症风暴，提高救治成功率。对于SOS/VOD，若抗凝治疗无效，选用经颈静脉肝内门体分流术（transjugular intrahepatic portosystemic shunt，TIPS），TIPS有缓解门静脉高压、控制出血风险、减少或消除腹水的作用，对某些药物性肝硬化晚期患者，也可尝试 TIPS 治疗。急性 / 亚急性肝衰竭等重症患者，若经积极的对症支持和抗炎保肝等内科综合治疗后病情仍继续进展并威胁生命时，应考虑紧急肝移植。对预期可能发生死亡的高危患者亦可考虑行肝移植。

三、专家经验

1. 清热利湿类 以茵陈蒿汤为代表方剂。茵陈蒿汤具有泄热、利湿、退黄之功，使湿热黄疸从二便而去。现代研究表明茵陈蒿汤对肝细胞具有保护作用，能明显降低肝损伤 GPT、GOT、TBIL 水平，减轻黄疸、乏力、纳差等临床表现。李保义等[31]应用茵陈蒿汤加味治疗 65 例 DILI 患者，可明显提高 DILI 临床治愈率，而且发现茵陈蒿汤能调节 DILI 患者免疫功能，对促炎症细胞因子 IFN-γ 的表达具有抑制作用。甘露消毒丹[32]、龙胆泻肝汤[33]等清热利湿方治疗 DILI 亦获较好临床疗效。李平教授[5]总结出临床治疗"药黄"的治则宜为通腑泻浊、利湿退黄、活血消肿、疏肝健脾。辨证选用茵陈、栀子、垂盆草等药物清热利湿退黄，大黄通腑泄浊，金钱草、车前草、泽兰等药物利胆泄浊，茜草、水红花子活血消肿等，诸药合用使病理产物湿热从大小便两条通路消退，减轻炎性肝细胞肿胀，促进胆红素代谢，从而降低药物所致异常增高的转氨酶及胆红素。

2. 疏肝健脾类 代表方剂包括逍遥散、芍药甘草汤等，多以柴胡、白芍为主药。王学教[34]应用逍遥散加味治疗抗结核致 DILI，能使肝功能恢复时间明显缩短，按原方案进行抗结核治疗的比例明显高于对照组。王金周等[35]自拟疏肝健脾汤能明显改善 DILI 的临床症状，促进肝功能恢复。方中取柴胡、太子参为君药，芍药、茯苓、香附、枳壳等为臣药，以奏

"疏肝理气、健脾利湿"之效。王爱华等[36]自拟柴胡栀子豉汤以疏肝解郁、健脾化湿，能有效地减轻抗结核药物性肝损伤。崔岩飞等[37]对辨证属脾虚的结核患者在抗结核治疗同时服用补气健脾中药，方用四君子汤加健脾化湿药物，发现可显著降低药物性肝损害的发生率。沈红梅等[38]在化疗同时配合加味小柴胡汤，运用自身对照方法进行临床观察，结果肝功能损害的发生率由单纯化疗时的 63.63% 降为 29.87%，且中药 + 化疗组的肝损伤程度较轻。小柴胡汤能诱导人淋巴细胞产生 γ- 干扰素，能促进巨噬细胞生成白细胞介素 -1，具有增加肝血流量、护肝和刺激正常肝细胞增殖的作用。

3. 活血化瘀类 汪承柏[39]重用赤芍治疗药物性重度黄疸肝病 12 例，治愈 8 例。肖建欣等[40]以赤芍、丹参、郁金、白芍、葛根、金钱草、车前草组方治疗药物性胆汁淤积性肝病 38 例，总有效率达 92%。《药品化义》：赤芍，味苦能泻，带酸入肝，专泻肝火，盖肝藏血，用此清热凉血；《本草纲目》：赤芍药散邪，能行血中之滞。现代研究证明，赤芍能抑制血小板聚集、抗血栓形成、促进体外培养肝细胞的 DNA 合成，对肝细胞再生和胆红素代谢具有良好的作用。徐景毅[41]以活血化瘀、和肝运脾为主法，以血府逐瘀汤合平胃散、四君子汤为主方治疗：当归、桃仁、红花、茵陈、炒白术、云茯苓、垂盆草、五味子各 10g，赤芍 6g，紫丹参 20g，并随症加减。

4. 扶正祛邪类 DILI 常并发基础病，或禀赋不足，或长期服药损伤正气，致药毒停留体内。柯学[42]在滋阴名方月华丸上加用垂盆草、银柴胡、百部等清热凉血、利湿解毒药物治疗抗结核 DILI，取得较好的临床疗效，提高了患者抗结核治疗的耐受性。此外，许多扶正补虚、疏肝祛邪中成药，如五灵丸[43]、六味五灵片[44]、强肝

胶囊[45]等治疗 DILI 均获较好临床疗效。

第四节　预防和调护

医务工作者应提高警惕，对于药品说明书中已明确注明有肝毒性，以及文献报道有肝损伤的药物，应加强宣教：提醒患者遵医嘱服用，避免超剂量超疗程使用，并应定期监测肝脏生化指标，尤其是对于服药后出现乏力、恶心、尿黄等可能与肝脏损伤相关的症状时需及时就医。与国外不同的是，由于中药在国内有着广泛的使用人群，并且有"中药无毒"这样的错误观念，致使中药肝损伤这一问题长期存在，并未受到足够重视。然"是药三分毒"，中药也有"毒性"，任何否定或夸大中药肝毒性的观念均不可取。在应用中药时，应积极观察防范未知的毒副反应，同时避免因不合理使用引起的肝损伤。对已知有肝毒性的中药如何首乌、土三七等，更需谨慎对待，严密检测。此外，一些中药毒性有累积效应，在使用过程中，也应控制剂量，严密监测不良反应。因此，在用药过程中，医患双方均应谨慎观察，对可能出现的毒副反应做好积极准备。

注意清淡饮食，宜食新鲜蔬菜、豆类、粗粮，避免辛辣、油腻、甘甜之品。调畅情绪，避免情绪波动，宜安静卧床，避免剧烈体育运动及重体力劳动。药膳饮食调治：如茵陈粳米粥（茵陈、粳米各60g）；百合绿豆粥（百合、绿豆各100g熬成粥）。

（朱春雾、刘成海）

参考文献

[1] 中华医学会肝病学分会药物性肝病学组.药物性肝损伤诊治指南[J].临床肝胆病杂志，2015，31（11）：1752-1769.

[2] BJORNSSON E S.Epidemiology and risk factors for idiosyncratic drug-induced liver injury[J].Semin Liver Dis，2014，34（2）：115-122.

[3] 朱云，成佳黛，王立福，等.中医药治疗药物性肝损伤的研究概况[J].中西医结合肝病杂志，2014，24（4）：254-256.

[4] 杨晋翔，叶永安，姜启斌，等.79例药物性肝病中医辨证规律探讨[J].北京中医药大学学报，1997，20（1）：60-61.

[5] 李水芹，李平，王飞，等.李平教授中医辨治严重药物性肝损害验案举隅[J].中华中医药杂志，2010，25（8）：1236-1238.

[6] 张倩，王健，郭卉.药物性肝损害103例中医证素分布特点[J].世界中西医结合杂志，2017，12（6）：837-840.

[7] URBAN T J，DALY A K，AITHAL G P. Genetic basis of drug-induced liver injury: present and future[J].Semin Liver Dis，2014，34（2）：133.

[8] SINGLA N，GUPTA D，BIRBIAN N，et al.Association of NAT2，GST and CYP2E1 polymorphisms and anti-tuberculosis drug-inducedhepatotoxicity[J].Tuberculosis，2014，94（3）：298.

[9] DALY A K，DONALDSON P T，BHATNAGAR P，et al.$HLA-B*5701$genotype is a major determinant of drug-induced liver injury due to flucloxacillin[J]. Nat Genet，2009，41（7）：816-819.

[10] OCETE-HITA E，SALMERÓN-FERNÁNDEZ M，URRUTIA-MALDONADO E，et al. Analysis of immunogenetic factors in idiosyncratic drug-induced liver injury in the pediatric population[J]. J Pediatr Gastr Nutr，2017，64（5）：742-747.

[11] HUSSAINI S H，FARRINGTON E A. Idiosyncratic drug-induced liver injury: an overview[J].Expert Opin Drug Saf，2007，6（6）：673-684.

[12] 朱春雾，王海南，袁继丽，等.445例药物性

肝损伤的临床分 [J]. 临床肝胆病杂志，2018，34（2）：354-358.

[13] 朱云，李永纲，王葽，等 .595 例中药导致肝损伤临床特征分析 [J]. 中国中西医结合杂志，2016，36（1）：44-48.

[14] BJÖRNSSON E，JACOBSEN E I，KALAITZAKIS E.Hepatotoxicity associated with statins: reports of idiosyncratic liver injury post-marketing[J]. J Hepatol，2012，56（2）：374-380.

[15] 任张青，王进海，郭晓燕，等 .2005～2014 年我国药物性肝损伤临床综合分析 [J]. 药物流行病学杂志，2016，25（5）：284-289.

[16] NAGA C，BONKOVSKY H L，ROBERT F，et al. Features and outcomes of 899 patients with drug-induced liver injury: the DILIN prospective study[J]. Gastroenterology，2015，148（7）：1340-1352.

[17] BJÖRNSSON E S，BERGMANN O M，BJÖRNSSON H K，et al. Incidence，presentation，and outcomes in patients with drug-induced liver injury in the general population of Iceland[J]. Gastroenterology，2013，144（7）：1419-1425.

[18] LAMMERT C，EINARSSON S，SAHA C，et al. Relationship between daily dose of oral medications and idiosyncratic drug-induced liver injury: search for signals[J]. Hepatology，2008，47（6）：2003-2009.

[19] CHEN M，JÜRGENB，TONG W.High lipophilicity and high daily dose of oral medications are associated with significant risk for drug-induced liver injury[J]. Hepatology，2013，58（1）：388-396.

[20] MEDINA-CALIZ I，ROBLES-DIAZ M，GARCIA-MUNOZ B，et al. Definition and risk factors for chronicity following acute idiosyncratic drug-induced liver injury[J]. J Hepatol，2016，65（3）：532-542.

[21] 安慧茹，吴雪琼，王仲元 .N- 乙酰基转移酶 2 及锰超氧化物歧化酶基因多态性与抗结核药物性肝损害的关系研究 [J]. 中国抗生素杂志，2016，41（1）：70-74.

[22] GIACOMETTI K M，HUANG S M，TWEEDIE D J，et al.Membrane transporters in drug development[J].Nat Rev Drug Disco，2010，9（3）：215-236.

[23] PESSAYRE D，FROMENTY B，BERSON A，et al. Central role of mitochondria in drug-induced liver injury[J]. Drug MetabRev，2012，44（1）：34-87.

[24] AU J S，NAVARRO V J，ROSSI S. Review article:Drug-induced liver injury-its pathophysiology and evolving diagnostic tools[J]. Aliment Pharmacol Ther，2011，34（1）：11-20.

[25] MCGILI M R，SHARPE M R，WILLIAMS C D，et al. The mechanism underlying acetaminophen-induced hepatotoxicity in humans and mice involves mitochondrial damage and nuclear DNA fragmentation[J]. JClin Invest，2012，122（4）：1574-1583.

[26] ANTONE C G，MARKHAM W，ABBESS R D，et al.Secretory leukocyte protease inhibitora pivotal mediator of anti-inflammatory responses in acetaminophen-induced acute liver failure[J]. Eschatology，2014，59（4）：1564-1576.

[27] 刘小茜，吴文晓，耿兴超，等 . 药物性肝损伤生物标志物研究进展 [J]. 中国新药杂志，2018，27（1）：47-52.

[28] 中华中医药学会肝胆病分会，中华中医药学会中成药分会 . 中草药相关肝损伤临床诊疗指南 [J]. 临床肝胆病杂志，2016，32（5）：835-843.

[29] 高晶，彭海燕，章永红 . 药物性肝损伤的中医药研究 [J]. 长春中医药大学学报，2011，27（5）：741-743.

[30] 赵远红，贾英杰，孙一予，等 . 中医辨证防治化疗药物肝毒性 60 例临床观察与思考 [J]. 辽宁中医杂志，2009，36（12）：2124-2126.

[31] 李保义，吕晓峰，安春棉，等.茵陈蒿汤加味治疗药物性肝损伤 65 例 [J].中国实验方剂学杂志，2013，19（20）：285-288.

[32] 邓厚波，刘铁军.甘露消毒丹加减治疗肝病附加药物性肝损伤临床观察 [J].吉林中医药，2009，29（3）：219-220.

[33] 魏晓冬，刘铁军，于洪涛，等.龙胆泻肝汤加减治疗药物性肝炎肝胆湿热证 30 例临床观察 [J].吉林中医药，2008，28（1）：28-29.

[34] 王学教.逍遥散加味治疗抗痨药物性肝损害疗效观察 [J].湖北中医杂志，2009，31（7）：29-30.

[35] 王金周，阎清海.疏肝健脾汤治疗药物性肝损害的临床研究 [J].中国实用医药，2013，8（16）：174-175.

[36] 王爱华，张志.柴胡栀子汤治疗抗痨药物所致肝损害 52 例 [J].光明中医，2012，27（10）：2033-2034

[37] 崔岩飞，李凫坚.补气健脾中药对抗结核药物所致肝损害的预防作用 [J].中医杂志，2009，50（11）：994-998.

[38] 沈红梅，黄杰.加味小柴胡汤对癌症化疗患者肝功能保护作用的临床观察 [J].云南中医中药杂志，2005，26（6）：15.

[39] 朱云.汪承柏教授重用行气活血药治疗重度黄疸肝病经验 [J].中西医结合肝病杂志，2011，21（2）：105-108.

[40] 肖建欣，李亚.中西药结合治疗药物性胆汁淤积性肝病临床观察 [J].临床合理用药杂志，2012，5（16）：96.

[41] 徐景毅.中药治疗抗肿瘤药物引起的急性肝损害 46 例 [J].陕西中医，2003，24（1）：37-38.

[42] 柯学.加味月华颗粒防治抗痨药物所致肝损害的临床疗效观察 [J].中西医结合肝病杂志，2013，23（2）：110-112.

[43] 刘文，陈兆辉，陈靖责.五灵丸在门诊抗结核药物治疗过程中的保肝疗效观察 [J].中西医结合肝病杂志，2012，22（2）：122-123.

[44] 高淑俊.六味五灵片治疗抗结核药所致轻度肝损伤的临床分析 [J].中西医结合肝病杂志，2012，22（3）：142-143.

[45] 李香兰，陈建中，王钧，等.强肝胶囊治疗抗结核药物所致的肝损伤效果观察 [J].现代中西医结合杂志，2013，22（32）：3615-3616.

第十八章　门静脉高压症

门静脉高压症（portal hypertension，PHT），是指由门静脉系统压力升高所引起的一系列临床表现，不是一种单一的疾病，所有造成门静脉血流障碍和 / 或血流量增加的情况，均能引起门静脉高压症。流行病学调查显示[1]，代偿期肝硬化患者门静脉高压的发生率约 40%，每年门静脉高压症新发或进展的比例为 8%。门静脉高压是慢性肝病最常见的、致命性并发症，可以导致静脉曲张破裂出血、腹水、肝性脑病、肝肾综合征、肝肺综合征。仅门静脉高压症导致的食管静脉曲张破裂出血（esophageal variceal bleeding，EVB）病死率即高达 30%～50%，首次出血后 1 年内再次出血的风险高达 60%[2-3]，预计 10 年生存率 <40%。

第一节　病因病机

古代医学典籍中并没有"门静脉高压"

这个病名，但根据其临床表现，可以归属于"胁痛""黄疸""积聚""臌胀""血证"等范畴，本病多由于邪毒侵袭、饮食不节、情志抑郁等引起。气机阻滞，肝气郁结，气血瘀滞，水湿内停，肝脾二脏受损，日久瘀血蕴里不散，津液涩渗，著而不去，积皆成矣。本病病位主要涉及肝、脾、肾，气虚、血瘀、水停是其主要病理学特征。近代各医家对肝硬化门静脉高压的中医病因讨论众多，观点不尽相同，但"正虚血瘀，本虚标实"的基本病机特点则为各家的主要共识。

目前关于门静脉高压的中医辨证分型多来自肝硬化中西医结合诊疗共识，分为肝气郁结证、水湿内阻证、湿热内蕴证、肝肾阴虚证、脾肾阳虚证、瘀血阻络证进行辨证论治。

第二节　病因病理及临床诊断

肝硬化门静脉高压的形成与发展机制复杂，既有肝硬化时肝内结构破坏（如纤维组织、再生结节）所致的肝内血流阻力增加的因素（占70%），又有血管活性物质改变所致的循环动力障碍的肝外因素（约占1/3），如来自血管平滑肌、肌成纤维细胞和肝星状细胞的主动收缩。其主动收缩是由血管舒张因子（一氧化氮）的生成减少和内生性血管收缩因子释放增加所致。而局部的血管内皮因子和体液中的血管舒张因子释放增加引起的内脏血管舒张可进一步增加门静脉血流。这些因素相互影响，共同促进了门静脉压力的升高[4-5]。

门静脉高压是由于门静脉血流阻力增加而形成，并由于门静脉血流量的增加而加重。门静脉血流阻力增加的部位是门静脉高压分类的基础：肝前性（如门静脉血栓形成）、肝内性（如肝硬化）和肝后性（如心脏疾病）。门静脉高压的常见病因和病变部位详见表5-18-2-1。肝静脉压力梯度（hepatic venous press gradient，HVPG）可以反映门静脉高压情况，可以通过如下公式计算：HVPG=WHVP−FHVP。肝静脉楔入压（wedged hepatic venous press，WHVP）反映的是肝血窦的压力，肝静脉游离压（free hepatic venous press，FHVP）反映的是腹腔内压力。HVPG的测量被认为是门静脉高压评估的金标准，通常HVPG>5mmHg即被认为门静脉压力升高，而临床意义上的门静脉高压症被定义为HVPG ≥ 10mmHg。

表 5-18-2-1　门静脉高压的分类

门静脉高压类型		肝静脉压力测量		
		楔入（WHVP）	游离（FHVP）	梯度（HVPG）
肝前性（门静脉血栓形成、脾静脉血栓）		正常	正常	正常
肝内性	肝窦前性（胆汁淤积肝病引起的肝硬化、血吸虫、特发性门静脉高压、先天性肝纤维化等）	正常	正常	正常
	肝窦性（酒精/HCV/HBV/NASH/药物引起的肝硬化）	↑	正常	↑
	肝窦后性　肝窦阻塞综合征	↑	正常	↑
	肝窦后性　Budd-Chiari 综合征	无法插管至肝静脉		

门静脉高压类型		肝静脉压力测量		
		楔入（WHVP）	游离（FHVP）	梯度（HVPG）
肝后性	右心衰竭、缩窄性心包炎、限制型心肌病	↑	↑	正常

注：根据血流阻力增加部位，对门静脉高压进行分类。HVPG 值 =WHVP-FHVP。当窦前性门静脉高压处于晚期时，WHVP 和 HVPG 均增加。WHVP= 肝静脉楔入压，FHVP= 肝静脉游离压，HVPG= 肝静脉压力梯度，HCV= 丙型肝炎，HBV= 乙型肝炎，NASH= 非酒精性脂肪性肝炎。

第三节　治疗

一、中医治疗

（一）辨证论治

目前门静脉高压的中医辨证分型多参照肝硬化中西医结合诊疗共识，分为肝气郁结证、水湿内阻证、湿热内蕴证、肝肾阴虚证、脾肾阳虚证、瘀血阻络证进行辨证论治。参见本篇第四章肝硬化"辨证论治"。

（二）中成药治疗

1. **扶正化瘀胶囊（片剂）** 由丹参、发酵虫草菌粉、桃仁、松花粉、绞股蓝、五味子等组成，具有活血祛瘀、益精养肝的作用。余为民等[6]一项小样本临床研究，以同位素方法测压，11 例治疗组与 10 例对照组，发现肝平胶囊（扶正化瘀胶囊前身）可降低慢乙肝患者的肝静脉压力梯度。肖定洪等[7]一项多中心、双盲、随机对照研究，以食管静脉曲张破裂出血为主要终点指标，结果显示，扶正化瘀胶囊能够降低肝硬化轻度食管静脉曲张患者累积出血概率，联用普萘洛尔可降低食管静脉中重度曲张患者累积出血概率。此外，实验研究表明，扶正化瘀胶囊可缓解二甲基亚硝胺诱导肝硬化模型大鼠门静脉压力[8]，其作用机制与抑制肝星状细胞活化及血管新生，改善肝脏微循环障碍等有关[9-10]。

2. **复方鳖甲软肝片** 由鳖甲、当归、赤芍、三七、党参、黄芪、冬虫夏草、板蓝根、连翘、紫河车、莪术等组成，具有软坚散结之功效。孟玉君[11]研究发现，该药可有效缓解肝纤维化及早期肝硬化的进展，对于改善门静脉直径与脾脏厚度有针对性作用，可以有效改善门静脉高压症。

3. **鳖甲煎丸** 由鳖甲胶、阿胶、蜂房、鼠妇虫、土鳖虫、蜣螂、硝石、柴胡、黄芩、半夏、党参、干姜、厚朴、桂枝、白芍、射干、桃仁、牡丹皮、大黄、凌霄花、葶苈子、石韦、瞿麦等组成，具有活血化瘀、软坚消积之功。有研究表明可显著降低早期肝硬化（Child A、B 级）患者门静脉内径、门静脉血流量，其作用机制可能是改善肝内微循环，促进肝细胞再生，促进胶原降解，使后向血流阻力降低，从而降低门静脉压力[12]。

二、西医治疗

目前临床常用的西医治疗方法主要有以下几种：

①病因治疗：门静脉高压大多数是由慢性肝病导致的肝硬化引起，少数继发于门静脉主干梗阻或心脏原因等肝外因素。首要以解除病因为主。②手术治疗：包括门体分 / 断流术、介入治疗（经颈静脉肝内门体分流术，TIPS）、肝移植。③内镜治疗：内镜下曲张静脉套扎术（endoscopic variceal ligation，EVL）、内镜下硬化剂注射治疗（endoscopic injection sclerotherapy，EIS）或组织黏合剂治疗。④内科的药物治疗：包括血管加压素的合成类似物（如特

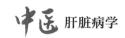

利加压素）、生长抑素及其类似物、非选择性 β 受体阻滞剂（如普萘洛尔、卡维地洛等）。

门体分流术、断流术＋脾切除术等，可通过阻断侧支食管 - 胃底静脉血流、减少脾静脉血回流入门静脉，有效降低门静脉压力与再出血风险。但是，手术创伤明显，且存在诱发肝性脑病、门静脉血栓等严重副作用，一般不用于未出血的患者，无一级防治的实际价值。TIPS 同样存在有创性与诱发肝性脑病的风险。虽然我国的肝移植手术技术已接近国际领先水平，但是移植前后门静脉高压症的管理仍然面临诸多问题，且肝移植费用高，为少数人可担负。内镜下套扎、硬化剂、组织黏合剂治疗主要是针对曲张的食管胃底静脉，可阻止或延缓曲张静脉出血，但无明显缓解门静脉压力的作用。内科常用的非选择性 β 受体阻滞剂主要通过降低心率和减少门静脉血流，起到预防门静脉高压上消化道出血的作用，但是此类药物不影响肝内结构，不能预防门静脉食管 - 胃底静脉曲张的发生发展。因此，积极采用中西医结合方法，降低肝硬化门静脉高压，阻止食管 - 胃底静脉曲张的发展，具有重要意义。

三、专家经验

黄自平等[13] 报道静脉滴注当归 60min 时肝静脉楔嵌压下降 29.40%±10.24%，肝静脉压力梯度下降达 35.78%±10.41%，降压效果非常显著。复方丹参可以减少门静脉、脾静脉血流量，并且不同程度地缩窄门静脉、脾静脉管径，从而减轻门静脉高压，且对正常的血流动力学无显著影响；同时兼具有抑制肝纤维化，促进肝细胞再生的作用[14]。李校天等[15] 用胆管结扎法制作犬肝硬化门静脉高压模型，静滴当归或丹参注射液后，肝硬化犬的门静脉压、肝静脉楔压（WHVP）、肝静脉压力梯度（HVPG）较用药前均显著下降，胃黏膜血

流显著改善，但对体循环参数平均动脉压、心率无明显影响，说明活血化瘀中药当归、丹参在降低肝硬化犬门静脉压力的同时，具有保护胃黏膜的作用，无全身不良反应。中医理论认为，"气为血之帅，血为气之母""气行则血行，气滞则血瘀"。气滞和血瘀常常互为因果，活血的同时配伍益气的药物可达到更好的化瘀效果。曾芬等[16] 选择 67 例肝硬化门静脉高压患者，随机分为 A（常规治疗）组 34 例和 B（常规加丹参、黄芪治疗）组 33 例，治疗 3 个月后 B 组门静脉内径、脾静脉内径缩小，门静脉血流速度、脾静脉血流速度加速，门静脉血流量、脾静脉血流量减少，且透明质酸（hyaluronic acid，HA）、Ⅲ型前胶原（procollagen Ⅲ，PC Ⅲ）、层粘连蛋白（laminin，LN）有明显改善。作者认为黄芪、丹参能较好地改善肝硬化门静脉高压。

第四节　预防和调护

1. 人群预防　本病的人群预防主要针对血吸虫性肝硬化和肝炎后肝硬化实施，方法同血吸虫性肝病和肝硬化。

2. 个人预防

（1）**一级预防**：①防治病毒性肝炎。②防治血吸虫性肝病。③抓紧肝硬化早期的治疗。

（2）**二级预防**：本病的早期可无任何症状，而一旦出现症状又往往比较凶险，故有必要对肝炎后肝硬化和血吸虫性肝硬化的患者结合健康体检定期随访，以早期发现、早期治疗。

（3）**三级预防**：门静脉高压症的三级预防针对食管静脉曲张破裂出血、顽固性腹水、肝性脑病而言。食管静脉破裂出血时可采用非手术疗法和手术疗法。非手术疗法包括特利加压素等降低门静脉压力药物，内镜下套扎或硬化剂治疗，三腔二囊管压迫止血等。手术疗法同上所述，急诊

抢救以断流术为宜。顽固性腹水最有效的外科措施是 TIPS。肝性脑病重点在预防，其常见诱因有上消化道出血、感染、大量利尿药的应用、大量放腹水、低血钾、滥用镇静药、尿毒症等，避免以上诱因，可减少肝性脑病的发生率。

（吕靖、刘成海）

参考文献

[1] MERLI M, NICOLINI G, ANGELONI S, et al.Incidence and natural history of small esophageal varices in cirrhotic patients[J].J Hepatol, 2003, 38（3）: 266-272.

[2] 卫生和计划生育委员会卫生公益性行业科研专项专家组.门静脉高压症食管胃曲张静脉破裂出血治疗技术规范专家共识（2013 版）[J].中华消化外科杂志, 2014, 13（6）: 401-404.

[3] COELHO F F, PERINI M V, KRUGER J A, et al.Management of variceal hemorrhage: current concepts[J].Arq Bras Cir Dig, 2014, 27（2）: 138-144.

[4] IWAKIRI Y.Pathophysiology of portal hypertension[J].Clin Liver Dis, 2014, 18（2）: 281-291.

[5] BOSCH J, GROSZMANN R J, SHAH V H.Evolution in the understanding of the pathophysiological basis of portal hypertension:how changes in paradigm are leading to successful new treatments[J].J Hepatol, 2015, 62（S1）: S121-130.

[6] 余为民, 胡德昌, 周朝晖, 等.肝平胶囊治疗慢性乙型肝炎及其对血清纤维化指标的影响[J].肝脏, 2012, 7（S1）: 87.

[7] 肖定洪, 顾杰, 蔡虹, 等.扶正化瘀胶囊预防肝硬化患者食管静脉曲张破裂出血的随机对照多中心临床研究[J].中华肝脏病杂志, 2014, 22（8）: 594-599.

[8] 顾杰, 周扬, 洪嘉禾, 等.扶正化瘀方对 DMN 肝硬化模型大鼠门静脉压力的影响[J].世界华人消化杂志, 2008, 16（10）: 1042-1046.

[9] LIU C, JIANG C M, LIU C H, et al.Effect of Fuzhenghuayu decoction on vascular endothelial growth factor secretion in hepatic stellate cells[J]. Hepatobiliary Pancreat Dis Int, 2002, 1（2）: 207-210.

[10] LIU C H, HU Y Y, XU L M, et al. Effect of Fuzheng Huayu formula and its actions against liver fibrosis[J].Chin Med, 2009, 4: 12.

[11] 孟玉君.复方鳖甲软肝片对早期肝硬化患者缓解门脉高压疗效观察[J].临床肝胆病杂志, 2008, 24（1）: 55-56.

[12] 万培祥.鳖甲煎丸对肝硬化门脉血流动力学的影响[J].南京中医药大学学报, 1999, 15（2）: 125.

[13] 黄自平, 郭冰, 梁扩寰.当归对肝硬化门脉高压患者全身及门脉血液动力学的影响[J].中华内科杂志, 1996, 35（1）: 15-18.

[14] 刘星.复方丹参对门脉高压症血流动力学影响的临床和实验研究[D].长春:吉林大学, 2006.

[15] 李校天, 段海凤, 王凤月, 等.活血化瘀中药对实验性肝硬化犬门静脉压力与胃黏膜血流的影响[J].中国中西医结合急救杂志, 2000, 7（4）: 226-228.

[16] 曾芬.黄芪、丹参对肝硬化门静脉高压患者血流动力学及肝纤维化指标的影响[J].江西中医药, 2004, 35（9）: 24-25.

第三卷

古今方药卷

第六篇　常用中药

第一章　清热解毒药

⊙ 山慈菇

【性味归经】味甘、微辛，性凉。归肝、脾经。

【功效主治】清热解毒，化痰散结。主治：痈肿疔毒，瘰疬痰核，蛇虫咬伤，癥瘕痞块。

【肝脏病药理】

1. 保肝　对 5 月龄 Wistar 大鼠用 CCl_4 染毒致大鼠形成肝组织纤维化，以 ELISA 法和放射免疫分析法检测大鼠血清 cyfra21-1 和 CEA 的浓度的变化，并观察山慈菇的干预效果。染毒组大鼠 cyfra21-1 和 CEA 明显高于对照组，表明山慈菇可减轻 CCl_4 致大鼠肝纤维化程度并减少 cyfra21-1 和 CEA 的产生[1-2]。

2. 抗肝癌　从杜鹃兰假鳞茎乙醇提取物中分离出的 cirrhopetalanthrin 对人结肠癌（HCT-8）、肝癌（BE1-7402）、胃癌（BGC-823）、肺癌（A549）、乳腺癌（MCF-7）和卵巢癌（A-2780）细胞表现出非选择性中等强度的细胞毒活性，其 IC_{50} 依次为 11.24μmol/L、8.37μmol/L、10.51μmol/L、17.79μmol/L、12.45μmol/L、13.22μmol/L，这和山慈菇的传统抗肿瘤药效是相吻合的[3-4]。

⊙ 水飞蓟

【性味归经】味苦，性凉。归肝、胆经。

【功效主治】清热解毒，疏肝利胆。主治：

肝胆湿热，胁痛，黄疸。

【肝脏病药理】

1. 保肝利胆　水飞蓟素可降低药物性肝炎患者的 GPT、GOT，改善其临床症状，且无不良反应[5-6]；此外，还可显著降低二甲基亚硝胺所诱导的肝纤维化模型大鼠血清 GPT、GOT 和 STB 的水平，同时改善肝纤维化的分级和炎症积分。水飞蓟的其他成分如水飞蓟宾可以降低结核病患者服用抗结核药时肝损害的发生率和已发生的肝损害的程度并对 CCl_4 所致的小鼠肝损伤有明显的保护作用[7-9]。

2. 促进肝细胞生长　水飞蓟素可促进大鼠部分肝脏切除术模型肝组织的再生，其机制可能与抗炎、抗氧化应激促进肝细胞增殖周期相关蛋白及其 mRNA 以及肝细胞生长因子（HGF）、TGF-α、TGF-β₁ 等细胞因子的表达有关[10-11]。

⊙ 龙葵

【性味归经】味苦，性寒。归肝、胃经。

【功效主治】清热，解毒，活血，消肿。主治：疮痈肿毒、皮肤湿疹。

【肝脏病药理】

保护肝细胞　在龙葵水提取物对抗四氯化碳进行诱导的大鼠慢性肝损伤试验中，发现龙葵水提取物显著降低大鼠异常的肝功能指标，包括谷丙转氨酶（GPT）、谷草转氨酶（GOT）、碱性磷酸酶（ALP）和直接胆红素（TBIL），并且使下降的谷脱甘肽（GSH）、GPT、GOT、谷胱甘肽硫转移酶（GST）恢复至正常水平[12-14]。肝组织病理学显示减少肝细胞混浊肿胀，淋巴细胞浸润，肝细胞坏死，纤维结缔组织增生的发生率[15-16]。龙葵水提物对其保护作用体现在对肝酶的调控、抗氧化和自由基的作用[17-18]。在氯化铬中毒大鼠试验中，除了肝功能指标恢复正常外，发现龙葵果提取物和龙葵乙醇提取物干预后的大鼠 Hb、HCT、RBC、WBC、ALB、TP 由降低均恢复至正常[19-20]。龙葵提取物可降低硫代乙酰胺诱导的小鼠肝纤维化，降低肝组织羟脯氨酸和 α- 平滑肌肌动蛋白水平，抑制其肝脏中Ⅰ型胶原蛋白和转化生长因子（TGF-β₁）的 mRNA 表达水平[21-23]。

⊙ 白花蛇舌草

【性味归经】味微苦，性寒。归胃、大肠、小肠经。

【功效主治】清热解毒，利湿通淋。主治：痈肿疮毒，咽喉肿痛，毒蛇咬伤，热淋涩痛。

【肝脏病药理】

1. 保肝　CCl₄ 诱导肝损伤小鼠通过高、低剂量白花蛇舌草粗黄酮干预，血清中肝酶水平显著降低，白花蛇舌草粗黄酮能显著降低 CCl₄ 引起的急性肝损伤[24-27]。高、低剂量白花蛇舌草粗黄酮处理组，可显著降低肝组织中 MDA 水平，上调 SOD、GSH-Px 和 CAT 活性，说明白花蛇舌草粗黄酮对 CCl₄ 诱导肝损伤的保护作用可能是通过增加小鼠肝脏组织抗氧化能力来实现的[28-29]。采用灌服 ANIT 法建立肝内胆汁淤积大鼠模型，大鼠随机分为正常对照组、模型组、白花蛇舌草组、熊去氧胆酸阳性对照组。连续给药 5d 后，测定大鼠胆管胆汁排泄量、谷丙转氨酶（GPT）、谷草转氨酶（GOT）、总胆汁酸（TBA）、胆红素（TB）、肿瘤坏死因子 -α（TNF-α）、白介素 -1β（IL-1β）、肝组织病理学变化及

其胆盐输出泵（BSEP）和多药耐药相关蛋白 2（MRP2）表达等指标，与模型组比较，白花蛇舌草显著促进胆汁排泄，降低大鼠血清中 GPT、GOT、TBA、TB、TNF-α、IL-1β 水平，诱导肝内 BSEP、MRP2 蛋白表达，改善大鼠肝组织病理学，说明白花蛇舌草具有保护 ANIT 诱导肝内胆汁淤积模型大鼠肝损伤的作用[30]。

2. 抗癌　实验表明，白花蛇舌草水提物对于人肝癌细胞 HepG2 的半数抑制率为 4.62g/L，机制为通过下调 cdk2-e2f1 mRNA 的表达来阻止细胞周期中 G0/G1 期以及延迟 S 期的临近，来明显抑制 HepG2 细胞的增殖[31-32]。同时，白花蛇舌草中部分环烯醚萜对 SMMC7721、BEL-7402 和 HepG2 等细胞具有抑制作用[33]。

⊙ 半枝莲

【性味归经】味辛、苦，性寒。归肺、肝、肾经。

【功效主治】清热解毒，化瘀利尿。主治：消化系统癌如肝癌，肺癌，宫颈癌，乳腺癌，绒毛膜上皮癌，疔疮肿毒，咽喉肿痛，蛇虫咬伤，跌仆伤痛，水肿，黄疸等。

【肝脏病药理】

1. 保肝降酶　半枝莲醚提取物能够明显降低 CCl₄ 引起的小鼠急性肝损伤所致的 GPT 升高，表明半枝莲具有保肝降酶作用[34]。采用 CCl₄ 复合因素大鼠肝纤维化模型造模方法制作大鼠肝纤维化模型，观察研究半枝莲对肝纤维化大鼠血清透明质酸酶（HA）、层粘连蛋白（LN）、Ⅲ型前胶原（PCⅢ）、Ⅳ型胶原（ⅣC）含量及通过免疫组化图像分析肝组织转化生长因子 β₁（TGF-β₁）的含量及不同剂量与疗效的关系，发现半枝莲能显著抑制大鼠血清中 HA、LN、PCⅢ、ⅣC、谷丙转氨酶（GPT）、谷草转氨酶（GOT）的表达及 TGF-β₁ 含量，这表明半枝莲具有治疗肝纤

维化的作用，其机制可能与抑制肝组织中 TGF-β 的合成有关[35]。

2. 抑制肝癌 研究表明，由半枝莲、黄芪、女贞子、露蜂房等几味中药组成的复方半枝莲对于由乙二基亚硝胺诱发的大鼠肝癌细胞给药后从细胞周期分析，G0 ~ G1 期的细胞比例下降，G2 ~ M 期的比例上升。提示药物可能阻滞了 G2 ~ M 期细胞周期进展，从而达到延缓肝癌形成的作用[36-37]。

⊙ 连翘

【性味归经】味苦，性微寒。归肺、心、小肠经。

【功效主治】清热解毒，消肿散结，疏散风热。主治：痈疽，瘰疬，乳痈，丹毒，风热感冒，温病初起，温热入营，高热烦渴，神昏发斑，热淋涩痛等证。

【肝脏病药理】

1. 保肝和抗肝损伤 连翘苷元对 CCl_4 诱导大鼠急性肝损伤具有保护作用，该作用与其增加肝组织中抗氧化酶的活性，降低脂质过氧化水平，降低 TNF-α、IL-8 等促炎因子水平有关[38-44]。

2. 抗肝脏肿瘤 连翘乙醇提取物体外对人肝癌细胞株 SMMC-7721 和小鼠肝癌 H22 瘤株增殖的影响，发现连翘乙醇提取物对两种肝肿瘤细胞株均具有显著抑制作用[45-50]；在小鼠移植性肿瘤的体内实验中，同样显示连翘乙醇提取物对 H22 的肿瘤抑制率显著高于阴性对照组，且不同剂量组之间（3.5g/kg、7g/kg）对肿瘤的抑制率分别为 35.25% 和 53.24%，呈现显著量效关系[51-56]。

⊙ 青叶胆

【性味归经】味苦、甘，寒。归肝、胆、膀胱经。

【功效主治】清肝利胆，清热利湿。主治：肝胆湿热，黄疸尿赤，胆胀胁痛，热淋涩痛。

【肝脏病药理】

1. 抗 HBV 采用 HepG2.2.15 细胞系对青叶胆提取物进行抗 HBV 活性筛选，发现 50% 和 90% 乙醇提取物在抑制 HBsAg 和 HBeAg 活性方面明显优于水提取物，进一步进行分离确认，发现提取物 swerilactones A、C-F 均能降低细胞 HBV 的 DNA 表达水平[57]。

2. 保肝 青叶胆类植物在预防和保护肝损伤等方面有良好生物活性的化合物主要为齐墩果酸、獐牙菜苷和獐牙菜苦苷[58]。彭芳[59] 等采用 CCl_4 和 BCG/LPS 诱导肝损伤小鼠模型进行肝损伤保护研究，结果发现紫红獐牙菜提取物均能缓解 CCl_4 诱导肝损伤和 BCG/LPS 诱导肝损伤 2 种动物模型的肝组织病理改变，而且对前者的保肝作用要明显优于后者。葛近峰[60] 通过对肺结核患者进行每日口服给药，发现齐墩果酸能够降低患者血清中的 GPT 和 SB 含量，为预防抗结核药物导致的药源性肝损伤提供了有效的临床依据。郭永强[61] 等通过比较藏药"蒂达" 6 种原植物的抗慢性肝损伤作用，发现包括青叶胆在内的 6 种药用植物均能降低 CCl_4 诱导肝损伤小鼠模型血清中的 GPT、GOT、TP、TBL 含量，对化学性肝损伤的保护作用无差异。

⊙ 板蓝根

【性味归经】味苦，性寒。归心、胃经。

【功效主治】清热解毒，凉血利咽。主治：流行性感冒，流行性脑脊髓膜炎，流行性乙型脑炎，肺炎，丹毒，热毒发斑，神昏吐衄，咽肿，火眼，疮疹，舌绛紫暗，喉痹，烂喉丹痧，大头瘟疫，痈肿，急慢性肝炎，流行性腮腺炎，骨髓炎。

【肝脏病药理】

1. 抗 HBV 板蓝根具有清热解毒作用，对甲型流感病毒、乙型脑炎病毒、HBV、流行性感冒病毒、腮腺炎病毒、肾病综合征出血热病毒、巨细胞病毒、单纯疱疹病毒等均有抑制作用。蒋锡源[62]等采用 ELISA 法及放射免疫测定（RIA）法，对 50 种治疗肝炎中草药与制剂进行考察，发现板蓝根及板蓝根注射液对 HBsAg、HBeAg、HBcAg 及 HBV-DNA 有显著的抑制作用，其程度与利巴韦林（25g/L）、聚肌胞（0.5g/L）相似。在体内胆红素单位时间排出量明显增加。陶光远[63]等观察南板蓝根注射液对小鼠腹腔毛细血管通透性、抗炎作用、对免疫功能的影响和护肝作用。试验结果：南板蓝根注射液对 CCl4 所致大鼠慢性肝损伤有显著的保肝降酶作用。表明南板蓝根注射液具有护肝降酶作用。匡君[64]等用板蓝根复方制剂治疗慢性乙型病毒性肝炎，发现其可以明显改善临床症状、体征，并可促进肝功能恢复及乙型肝炎病毒标志物转阴。该复方制剂具有抑制 HBV 和促进慢性乙型病毒性肝炎患者的肝功能改善，促进乙型肝炎病毒标志物的转阴，提高机体免疫调节功能等作用。

2. **抗肝癌**　梁永红[65]等研究发现，板蓝根二酮 B 可抑制卵巢癌 A2780 细胞和肝癌 BEL-7402 细胞的增殖，具有诱导分化降低端粒酶活性的表达和逆转肿瘤细胞向正常细胞转化的能力。侯华新[66]等的 MT 法研究结果显示，板蓝根中的高级不饱和脂肪酸具有体外抗人肝癌 BEL-7402 细胞活性，并可抑制 S180 肉癌的生长，延长 H22 腹腔积液肝癌小鼠的生命。

3. **抗急性肝损伤**　板蓝根具有较强的抗内毒素作用，对内毒素诱导的发热和急性肝损伤有预防和保护作用。板蓝根总提物和告伊春粗提物对内毒素致小鼠休克或死亡有不同程度的保护作用，其保护作用与阳性对照组相近，甚至优于阳性对照组[67]。内毒素诱导的小鼠急性肝损伤实验 GPT 测定结果与死亡率实验具有一致性，能进一步说明板蓝根对肝脏的保护作用[68]。

⊙ 败酱草

【性味归经】味辛、苦，性凉。归肝、胃、大肠经。

【功效主治】清热解毒，祛痰排脓。主治：肠痈，肺痈，痢疾，产后瘀血腹痛，痈肿疔疮。

【肝脏病药理】

1. **保肝护胆**　败酱草有促进肝细胞再生、防止肝细胞变性、改善肝功能、抗肝炎病毒的作用，使肝细胞炎症消退和毛细胆管疏通。白花败酱的浸膏有促进肝细胞再生及抑制细胞变性的作用，齐墩果酸被认为是抗肝炎的强活性成分[69]。从黄花败酱中分出的皂苷能提高血清转氨酶的活性[70]。黄花败酱根的煎液有促进胆汁分泌作用[71]。白花败酱对大鼠离体肝脏脂质过氧化有抑制作用且呈量效关系[72]。

2. **抗肝癌**　黄花败酱根提取物及其甲醇洗脱物硅胶柱层析所得 H 部分体内对小鼠肉瘤（S180）有抑制作用；而根提取物的 30% 甲醇洗脱物、60% 甲醇洗脱物及 H 部分体外对艾氏癌腹水型瘤（EAc）无抑制作用。而黄花败酱总皂苷对荷艾腹水癌的小鼠存活时间有一定的延长作用，说明黄花败酱总皂苷有一定的体内抗肿瘤活性[73]。

⊙ 重楼

【性味归经】味苦，性微寒，有小毒。归肝经。

【功效主治】清热解毒，消肿止痛，凉肝定惊。主治：疔疮痈肿，咽喉肿痛，蛇虫咬伤，跌仆伤痛，惊风抽搐等。

【肝脏病药理】

1. **保肝**　微囊藻毒素具有肝毒性，致肝小叶结构严重破坏，而重楼薯蓣皂苷和偏诺皂苷对微囊藻毒素所致的肝损伤均有保护作用[74-75]。重楼对化学性及免疫性肝损伤小鼠的实验研究结果表明，重楼对急性肝损伤小鼠具有一定的保护作用，皂苷为其主要有效部位[76-77]。

2. 抗肝癌 重楼复方具有抑制人肝癌细胞株 SMMC-721 增殖及诱导细胞凋亡作用，并能阻滞细胞于 G0/G1 期，下调 Survivin mRNA 的表达可能为其诱导细胞凋亡的主要机制之一[78]。重楼皂苷Ⅰ能显著性抑制肝癌细胞 SMMC-721 的增殖，并呈时间浓度依赖性，重楼皂苷Ⅰ使肿瘤细胞的增殖生长周期发生改变，能使肿瘤细胞阻滞在 G 期，因而使肿瘤细胞的增殖受到抑制，随着重楼皂苷Ⅰ浓度的增加，肿瘤细胞的凋亡峰增加[79-81]。重楼水提物能抑制 HepG2 细胞的体外增殖，抑制作用表现出时效关系，其机制可能与促进细胞凋亡、降低 Bcl-2 蛋白表达、增加 Bax 蛋白表达有关[82-84]。

⊙ 猫人参

【性味归经】 味苦、涩，性凉。归肝、脾、胃、膀胱经。

【功效主治】 清热解毒，消肿。主治：呼吸道感染，夏季热，白带，痈肿疮疖，麻风病。

【肝脏病药理】

1. 保肝 将小鼠随机分成空白组、阳性对照组、模型对照组，猫人参多糖低、中、高剂量的剂量组，给药 8d 后，小鼠腹腔注射 CCl₄ 造成急性肝损伤，检测血清中谷丙转氨酶（GPT）、谷草转氨酶（GOT）、丙二醛（MDA）及超氧化物歧化酶（SOD）水平[85]。与模型组比较，猫人参多糖治疗组 GPT、GOT、MDA 含量均明显降低，SOD 活性增高，并与剂量呈正相关[86-87]。这表明猫人参多糖对 CCl₄ 诱导的小鼠急性肝损伤具有保护作用。

2. 抗癌 猫人参注射液对人肝癌 BEL-7402 细胞和小鼠肝癌 H22 细胞具有较强抑制作用，对 L-02 细胞在较低浓度下抑制作用不明显[88-89]。这表明猫人参注射液在体外对人肝癌 BEL-7402 细胞和小鼠肝癌 H22 细胞具有较强的抑制作用，而在较低浓度下对于 L-02 细胞则无明显抑制作用。

⊙ 蒲公英

【性味归经】 味苦、甘，性寒。归肝、胃经。

【功效主治】 清热解毒，化瘀利尿，消肿散结，利尿通淋。主治：急性乳腺炎，淋巴结炎，瘰疬，疔毒疮肿，急性结膜炎，感冒发热，急性扁桃体炎，急性支气管炎，胃炎，肝炎，胆囊炎，尿路感染。

【肝脏病药理】

1. 保肝利胆 蒲公英具有较强的保肝利胆作用，在临床上被广泛运用。选择性部分阻断 M 受体、β 受体、α 受体、H 受体可能是其部分作用机制[90-93]。

2. 调节脂质代谢 采用喂食高脂饲料的方法建立小鼠高血脂模型后，对照组继续喂食高脂饲料，蒲公英、枸杞子、蒲公英和枸杞子混合组分别灌胃，蒲公英水煎液（1.25g/kg）、枸杞子水煎液（1.25g/kg）、蒲公英和枸杞子混合水煎液（1.25g/kg），正常对照组和模型对照组分别给予同等体积的生理盐水，灌胃两周后测定 TC、TG、HDL-C、LDL-C[94]。结果发现蒲公英、枸杞子、蒲公英和枸杞子混合液可极显著地降低小鼠 TG，并能有效地升高 HDL-C，有一定的降血脂能力[95]。黄酮类衍生物 CMD8 降脂作用的研究表明其通过协同增加肝脏中转运蛋白 A1、载脂蛋白 A 来起到增加 HDL 的作用，并且能诱导脂肪酸转运蛋白，酰基辅酶 A 合成酶和脂蛋白脂肪酶等基因的表达，这些基因可以增强脂肪酸 β 氧化，降低机体 TG 的浓度[96-97]；也能诱导腺苷三磷酸结合核转运体（ABC）家族的 ABCG5、ABCG8、胆固醇 7α- 羟化酶的表达，促进胆固醇代谢，降低胆固醇的水平[98-100]。另一项研究表明[101]，CMD8

先激活 PPARS 和肝 X 受体基因（LXR），然后通过激活转运蛋白 A1 启动子、增加载脂蛋白 A-I（ApoA-I）和载脂蛋白 A-Ⅱ（ApoA-Ⅱ）的生成、降低载脂蛋白 C-Ⅲ（ApoC-Ⅲ）的表达等的一系列脂质代谢相关基因的调控发挥降脂作用。

3. **抗嗜肝类病毒**　一项研究[102]通过提取丙型病毒性肝炎患者的病毒进行培养并用 PCR 法检测病毒，再以蒲公英 T-1 提取液加入培养液中，从而证实蒲公英 T-1 有抗 HCV 的作用。

⊙ 熊胆

【性味归经】味苦，性寒。归肝、胆、脾、胃经。

【功效主治】清热，镇痉，明目，杀虫。主治：热黄，暑泻，小儿惊痫，疳疾，蛔虫痛，目翳，喉痹，鼻蚀，疔痔恶疮。

【肝脏病药理】

1. **利胆**　熊胆具有显著的利胆作用，在大鼠和家兔的实验中都证实了可以促进胆汁的分泌[103-106]，且胆汁中胆酸含量增加[107]。熊胆所含多种胆汁酸均具有显著利胆效果，熊去氧胆酸、鹅去氧胆酸静脉注射均可促进麻醉犬及胆管瘘犬的胆汁和胆汁酸分泌[108-109]。

2. **保肝**　离体及实验[110-112]均证明熊胆对 CCl_4、D- 氨基半乳糖化学物质所造成的急慢性肝损伤均有明显的保护作用，可能是提高培养肝细胞的抗脂质过氧化能力，增强滑面内质网的解毒功能，阻碍三氯甲基自由基所激发的细胞膜和膜性结构的过氧化作用，从而稳定和加强膜性结构的作用而起到保护作用。

⊙ 藤梨根

【性味归经】味酸、涩，性凉。归胃、大肠、肝经。

【功效主治】清热利湿，祛风除痹，解毒消肿，止血。主治：黄疸，消化不良，呕

吐，风湿痹痛，癌症，消化道癌肿，痈疡疮疖，跌打损伤，外伤出血，乳汁不下。

【肝脏病药理】有学者[113]研究美味猕猴桃根不同极性溶剂提取物对四氯化碳（CCl_4）肝损伤小鼠血浆转氨酶活性的影响，结果表明：60% 乙醇提取物经乙酸乙酯萃取，萃余物上大孔树脂 60%～90% 乙醇洗脱部位物质能显著降低小鼠急性肝损伤 GPT、GOT 活性。该提取物对肝脏的作用机制可能是：①通过刺激肝细胞 DNA 的合成，促使肝细胞增殖；②提高某些抗氧化酶的活性，清除自由基，保护肝细胞膜的完整性，减少其破损，从而抑制血清或血浆中 GPT 和 GOT 活性。

⊙ 山豆根

【性味归经】味苦，性寒。归肺、胃经。

【功效主治】清热解毒，利咽消肿止痛。主治：火毒蕴结，咽喉肿痛，齿龈肿痛，痈疖肿毒，肺热咳嗽，黄疸，下痢，痔疾，便秘，秃疮，疥癣，蛇、虫、犬咬伤。

【肝脏病药理】

1. **保肝降酶**　山豆根碱能防治多种原因引起的肝功能损伤。山豆根中氧化苦参碱对 CCl_4 诱导的化学性肝损伤[114]、暴发性肝损伤[115]、缺血再灌注肝损伤[116]以及乙肝和丙肝病毒性肝炎[117]等均有保护作用。苦参碱能降低脂多糖 /D- 氨基半乳糖（LPS/D-GaIN）引起的 ALT 活性升高及小鼠对 LPS/D-GaIN 致死毒性的敏感性，并抑制 LPS 诱导的小鼠腹腔巨噬细胞（PM）释放肿瘤坏死因子（TNF），表明苦参碱的保肝作用与其抑制 TNF 释放有关[118]。

2. **治疗脂肪性肝炎**　山豆根醋浸液治疗脂肪性肝炎，在降低 ALT、AST 及甘油三酯方面有一定的疗效，且临床未见任何不良反应[119]。

3. **抗乙肝病毒**　山豆根中的苦参碱、氧化苦参碱、槐果碱、氧化槐果碱、金雀

花碱和臭豆碱对 HBsAg 的抑制率都比阳性对照拉米呋啶高[120]。苦参碱对乙型肝炎能降低转氨酶，并促进 e 抗原转阴，对 HBV-DNA 下降也有较好疗效。但因有免疫抑制作用，部分乙肝病人出现病毒复制加速，病情反跳、肝炎复发。因此，应用苦参碱的同时，需适当地与免疫增强药同用。

（孙明瑜）

参考文献

[1] 董海玲，郭顺星，王春兰，等.山慈菇的化学成分和药理作用研究进展[J].中草药，2007（11）：1734-1738.

[2] 郑培林.马中夫治疗痛风经验[J].辽宁中医杂志，2007（1）：18.

[3] 孟丹石.转移性肝癌治验 1 例[J].陕西中医，1994（4）：170.

[4] 吴小南，汪家梨，盛健，等.慈菇对 CCl₄ 致大鼠肝纤维化血清 cyfra21-1 和 CEA 影响的探讨[J].中国公共卫生，2001（1）：23-25.

[5] 刘岩，刘志洋，郑毅男.水飞蓟的研究进展[J].人参研究，2016，28（2）：55-58.

[6] 李青权，周强，牛俊奇，等.水飞蓟素药理机制新进展及临床价值再探讨[J].临床肝胆病杂志，2015，31（2）：315-317.

[7] 王小记，郎美琦.水飞蓟宾的作用机制及临床应用[J].山西中医，2014，30（7）：58-59.

[8] 张仪娜.水飞蓟素临床药理作用与应用前景的研究[J].大家健康：学术版，2012，6（22）：119-120.

[9] 何召允，代龙.水飞蓟的药学研究进展[J].江西中医学院学报，2006（3）：74-75.

[10] 刘笃宽.水飞蓟的药理与临床研究概况（综述）[J].陕西中医，1984（4）：37-39.

[11] 王铮.水飞蓟的化学成分[J].国外医学参考资料：药学分册，1976（5）：282-285.

[12] 宋文娟，顾伟.龙葵药理学研究进展[J].世界科学技术：中医药现代化，2018，20（2）：304-308.

[13] 余榕键，林丽珠，刘湘云，等.林丽珠教授治疗肝癌常用药物及药对探析[J].辽宁中医药大学学报，2017，19（4）：87-90.

[14] 黄东彬，管静.龙葵承气汤对原发性肝癌患者 TACE 术后肝纤维化指标及免疫功能的影响[J].新中医，2016，48（5）：211-213.

[15] 郑岳，孙伟，卢坤玲，等.龙葵多糖对四氯化碳致小鼠肝损伤的保护作用及其机制[J].山东医药，2016，56（8）：23-25.

[16] 倪晶，华海清.中药治疗肝癌获长期生存一例[J].海南医学，2015，26（9）：1383-1385.

[17] 安振涛，苏克雷，徐婷婷.朱方石慢性乙型肝炎辨治特色研究[J].江苏中医药，2015，47（1）：21-23.

[18] 罗亦灵，石磊，王颖钰，等.复方龙葵颗粒对四氯化碳诱发肝损伤模型大鼠血清 TNF-α、IL-6 与 IL-10 的影响[J].吉林中医药，2014，34（6）：618-620.

[19] 罗亦灵，石磊，王颖钰，等.复方龙葵颗粒对四氯化碳致大鼠慢性肝损伤的保护作用[J].中药药理与临床，2014，30（1）：105-109.

[20] 杨云，胡筱希，周凌凌，等.龙葵多糖对 CCl₄ 致急性肝损伤小鼠的保护作用研究[J].中成药，2014，36（12）：2602-2605.

[21] 刘颖姝，刘芳萍，李昌文，等.龙葵对四氯化碳致小鼠急性肝损伤的保护作用[J].中国兽药杂志，2012，46（9）：15-17.

[22] 高思国，李冠业，丁霞.龙葵正丁醇提取物体外抗肿瘤活性的研究[J].江苏中医药，2010，42（11）：76-78.

[23] 谢慧臣，杨强.龙葵清肝汤配合西药治疗慢性乙型病毒性肝炎临床观察[J].湖北民族学院学报（医学版），2008（2）：54-56.

[24] 巫君玉.中药配合动脉导管结扎治愈巨块型肝癌 1 例[J].北京中医，1993（2）：48-49.

[25] 成春锋，袁鑫，焦爽，等.李延治疗慢性乙型肝炎经验[J].中华中医药杂志，2019，34（1）：176-178.

[26] 杨健，郭书台，窦建卫.白花蛇舌草 HPLC

指纹图谱的研究 [J]. 西北药学杂志, 2018, 33 (5): 575-580.

[27] 王宇, 宋舟, 康爱文, 等. 白花蛇舌草提取物对乳腺癌 MCF-7 细胞增殖和凋亡影响的实验研究 [J]. 现代生物医学进展, 2018, 18 (16): 3007-3011.

[28] 李忠, 田仁富, 邓国敏, 等. 白花蛇舌草提取物对 CNP 大鼠前列腺 TLR4/NF-κB 通路的影响 [J]. 热带医学杂志, 2018, 18 (8): 1051-1055.

[29] 彭孟凡, 白明, 苗明三. 含白花蛇舌草中成药的应用与分析 [J]. 湖南中医药大学学报, 2018, 38 (7): 829-833.

[30] 梁超, 辛伟. 辛伟治疗慢性乙型肝炎经验 [J]. 湖南中医杂志, 2018, 34 (3): 31-33.

[31] 时方方, 闫伟, 高凤腾, 等. Box-Behnken 效应面法优化半枝莲和白花蛇舌草药对中总黄酮的提取工艺 [J]. 泰山医学院学报, 2018, 39 (2): 152-155.

[32] 于亮, 王芳, 郭琪, 等. 白花蛇舌草的化学成分及其药理活性研究进展 [J]. 沈阳药科大学学报, 2017, 34 (12): 1104-1114.

[33] 方剑锐, 苗丽华. 中医药治疗丙型肝炎之我见 [J]. 中医临床研究, 2017, 9 (34): 105-106.

[34] 卢晨霞, 李晓东, 吴辉坤, 等. 基于数据挖掘探讨吴寿善治疗慢性乙型病毒性肝炎用药规律 [J]. 世界科学技术: 中医药现代化, 2017, 19 (7): 1178-1181.

[35] 姜蔚. 野黄芩苷药理作用及机制研究进展 [J]. 中国药理学通报, 2018, 34 (12): 1634-1637.

[36] 张素华, 辛春兰. 半枝莲的药理作用及应用 [J]. 中医杂志, 2007 (6): 572-573.

[37] 邹箴蕾, 吴启南. 半枝莲的化学成分及药理作用研究进展 [J]. 时珍国医国药, 2005 (2): 149-150.

[38] 田丁, 史梦琪, 王赟. 连翘挥发油化学成分及其药理作用研究进展 [J]. 天然产物研究与开发, 2018, 30 (10): 1834-1842.

[39] 卫倩, 李萍, 吴桐, 等. 连翘中苯乙醇苷类成分的研究进展 [J]. 中国临床药理学杂志, 2018, 34 (20): 2481-2485.

[40] 张保国, 刘庆芳. 麻黄连轺赤小豆汤的药理研究与临床应用 [J]. 中成药, 2013, 35 (11): 2495-2498.

[41] 杨雪艳, 刘成伦. 连翘的研究现状与展望 [J]. 贵州农业科学, 2012, 40 (9): 33-36.

[42] 刘文博, 李德朋, 张桂林, 等. 连翘酯苷药理活性研究进展 [J]. 中国畜牧兽医, 2011, 38 (7): 236-238.

[43] 孟祥乐, 李俊平, 李丹, 等. 连翘的化学成分及其药理活性研究进展 [J]. 中国药房, 2010, 21 (43): 4117-4119.

[44] 薛愧玲, 袁王俊. 连翘叶的药理研究综述 [J]. 时珍国医国药, 2009, 20 (5): 1149-1150.

[45] 吴晶晶, 何宇新, 李玲. 贯叶连翘的研究进展 [J]. 时珍国医国药, 2009, 20 (2): 404-405.

[46] 肖会敏, 王四旺, 王剑波, 等. 连翘挥发油的成分分析及其药理作用的研究进展 [J]. 时珍国医国药, 2008 (8): 2047-2048.

[47] 徐皓. 贯叶连翘的化学成分及药理作用研究 [J]. 安徽农业科学, 2007 (14): 4219-4221.

[48] 靖会, 佐建锋, 李教社. 苯乙醇苷类化合物的药理研究进展 [J]. 时珍国医国药, 2006 (3): 440-441.

[49] 吴敏, 王霞, 许平. 贯叶连翘的研究进展 [J]. 中成药, 2004 (9): 74-77.

[50] 白洁, 杨得坡, 王冬梅, 等. 贯叶金丝桃素的化学不稳定性及药理活性 [J]. 中草药, 2004 (3): 104-106.

[51] 李宏, 姜怀春, 邹国林. 贯叶连翘活性成分研究新进展 [J]. 中草药, 2001 (7): 83-86.

[52] 张海燕. 连翘化学成分及药理活性的研究进展 [J]. 中药材, 2000 (10): 657-660.

[53] 邹燕琴, 吴永毅. 五味消毒饮临床新用概况 [J]. 新中医, 1998 (10): 61-62.

[54] 杨悦娅, 陈理书. 张云鹏遣药特色 [J]. 上海中医药杂志, 1998 (1): 14-15.

[55] 滕吉岭，贾相美，付桂英．连翘连翘不应混用 [J]. 山东中医杂志，1996（12）：29-30.

[56] 张焱，韩兆丰，朱丹，等．麻黄连翘赤小豆汤及其加减方止痒作用的实验研究 [J]. 辽宁中医杂志，1996（1）：44-45.

[57] 施宝盛，陈亚萍，陈丽君，等．青叶胆化学成分和药理作用研究进展 [J]. 昆明医科大学学报，2017，38（11）：122-126.

[58] 高丽．青叶胆及民间习用品的鉴定 [J]. 云南中医中药杂志，2006（4）：65-66.

[59] 张虹，白红丽，张江梅，等．青叶胆不同部位总黄酮提取及其抑菌作用 [J]. 江苏农业科学，2013，41（9）：224-226.

[60] 甄莉．青叶胆愈伤组织的诱导与液体继代培养 [J]. 亚热带植物科学，2010，39（3）：30-31.

[61] 郭永强，沈磊，杨晓泉，等．藏药"蒂达"6种原植物抗慢性肝损伤作用比较研究 [J]. 大理大学学报，2017，2（4）：16-19.

[62] 何立巍，吴晓培，杨婧妍，等．板蓝根总生物碱的提取纯化工艺及其抗病毒药理作用研究 [J]. 中成药，2014，36（12）：2611-2614.

[63] 雷黎明，潘清平．板蓝根化学、药理、质量及提取方法的研究进展 [J]. 时珍国医国药，2007（10）：2578-2580.

[64] 施霞，倪华，刘云海．板蓝根化学成分及其药理活性研究进展 [J]. 中国医院药学杂志，2006（11）：1397-1399.

[65] 许启泰，杜钢军，林海红．板蓝根醇沉物的药理作用 [J]. 中国医院药学杂志，2003（10）：11-13.

[66] 徐晗，方建国，刘云海．板蓝根最新研究进展 [J]. 中草药，2003（4）：107-108.

[67] 周海燕，薄少英，安静，等．板蓝根的基础研究及临床应用（综述）[J]. 北京中医药大学学报，2000（S1）：121-123.

[68] 孙立新，宁黎丽，毕开顺，等．板蓝根和大青叶质量的化学模式识别研究 [J]. 中药材，2000（10）：609-613.

[69] 黄素华，陈彤，林芳，等．白花败酱草醇提物对四氯化碳所致小鼠急性肝损伤的保护作用 [J]. 西北农林科技大学学报（自然科学版），2019（7）：1-7.

[70] 李爱臣，房磊．败酱草多糖对运动疲劳大鼠的肝组织保护作用 [J]. 食品研究与开发，2016，37（12）：174-177.

[71] 乐永红，王宏峰．乐德行治疗"肝痫"的经验体会 [J]. 中国中医基础医学杂志，2014，20（6）：838.

[72] 张一芳．败酱草研究进展 [J]. 中药材，2009，32（1）：148-152.

[73] 沈翔．中西医结合治疗重症肝炎 49 例 [J]. 陕西中医，1996（1）：1-2.

[74] 朱晓松，陈文慧，何朋伦，等．从微生物转化的方向解决重楼资源不足的展望 [J]. 时珍国医药，2017，28（11）：2744-2746.

[75] 李洪梅，孙建辉，康利平，等．重楼同属植物南重楼的药理研究 [J]. 中国中药杂志，2017，42（18）：3465-3468.

[76] 杨远贵，张霁，张金渝，等．重楼属植物化学成分及药理活性研究进展 [J]. 中草药，2016，47（18）：3301-3323.

[77] 钟月姣，刘莹，于新海，等．重楼活性成分及药理作用的研究进展 [J]. 黑龙江畜牧兽医，2016（3）：69-71.

[78] 胡文静，刘宝瑞，钱晓萍，等．重楼复方对人肝癌 SMMC-7721 细胞增殖、凋亡及 Survivin 表达的影响 [J]. 中华中医药杂志，2013，28（2）：489-491.

[79] 夏黎，郭强，张水英，等．百合科药用植物丫蕊花的研究进展 [J]. 中国中药杂志，2013，38（20）：3413-3418.

[80] 陈清，阎姝．重楼的药理作用及其毒性反应的研究进展 [J]. 医药导报，2012，31（7）：886-888.

[81] 赵保胜，朱寅荻，马勇，等．中药重楼研究进展 [J]. 中国实验方剂学杂志，2011，17（11）：267-270.

[82] 何俊，张舒，王红，等．滇重楼植物的研究进展 [J]. 云南植物研究，2006（3）：271-276.

[83] 武珊珊，高文远，段宏泉，等.重楼化学成分和药理作用研究进展 [J].中草药，2004（3）：110-113.

[84] 边洪荣，李小娜，王会敏.重楼的研究及应用进展 [J].中药材，2002（3）：218-220.

[85] 沈旭波，谢国群，毛慧娟，等.猫人参注射液对两种肝癌细胞及正常肝细胞的体外作用观察 [J].辽宁中医杂志，2015，42（6）：1292-1293.

[86] 张敏丽.猫人参多糖抗四氯化碳急性肝损伤实验研究 [J].中华中医药学刊，2015，33（6）：1458-1460.

[87] 罗月琴，刘力.清肝颗粒的质量标准研究 [J].中成药，2002（12）：30-32.

[88] 郑淳理.软肝消积饮肝病治验举隅 [J].浙江中医学院学报，1993（4）：18.

[89] 阁.软肝消积饮肝病治验举隅 [J].江西中医药，1993（6）：59.

[90] 刘畅，严铭铭，邵帅，等.山苦菜化学成分及药理作用的研究进展 [J].中国实验方剂学杂志，2015，21（20）：231-234.

[91] 谢沈阳，杨晓源，丁章贵，等.蒲公英的化学成分及其药理作用 [J].天然产物研究与开发，2012，24（S1）：141-151.

[92] 栗平.蒲公英现代药理配伍规律及临床新用 [J].新中医，2011，43（11）：135-136.

[93] 张莎莎，吕文良，陈兰羽.单味药治疗慢性乙型肝炎的治疗进展 [J].中国中医基础医学杂志，2010，16（11）：1084-1086.

[94] 刘胜民，谢卫东，孟凡君.苦荬菜属植物化学成分及药理活性研究进展 [J].时珍国医国药，2010，21（4）：975-977.

[95] 宋晓勇，刘强，王子华.蒲公英多糖降糖药理作用研究 [J].中国药房，2009，20（27）：2095-2097.

[96] 张健，李友宾，钱大玮，等.菊花化学成分及药理作用研究进展 [J].时珍国医国药，2006（10）：1941-1942.

[97] 吴艳玲，朴惠善.蒲公英的药理研究进展 [J].时珍国医国药，2004（8）：519-520.

[98] 陈华，李银心.蒲公英研究进展和用生物技术培育耐盐蒲公英展望 [J].植物学通报，2004（1）：19-25.

[99] 邹燕琴，吴永毅.五味消毒饮临床新用概况 [J].新中医，1998（10）：61-62.

[100] 凌云，郑俊华.中药蒲公英的研究进展 [J].中国现代应用药学，1998（3）：10-13.

[101] 南晋生.骨外伤后难治性发热验案 [J].四川中医，1998（2）：34-35.

[102] 孟志云，徐绥绪.蒲公英的化学与药理 [J].沈阳药科大学学报，1997（2）：62-68.

[103] 任东波，谭文敏，何忠梅.兔胆粉和熊胆粉的镇咳祛痰药理作用研究 [J].黑龙江畜牧兽医，2016（15）：186-187.

[104] 王佳婧，郑勇凤，秦晶，等.熊胆粉的药理作用与新剂型研究进展 [J].中国医院药学杂志，2016，36（7）：598-602.

[105] 谭文敏，任东波，何忠梅.兔胆化学成分和药理作用的研究进展 [J].黑龙江畜牧兽医，2016（1）：39-40.

[106] 周超凡，高国建，刘颖.熊胆粉研究进展述评 [J].中国中药杂志，2015，40（7）：1252-1258.

[107] 袁斌，任颖龙，马莉，等.胆汁酸类成分替代中药熊胆的药性分析 [J].中国中药杂志，2014，39（4）：738-743.

[108] 陈艳虹，薛红卫，周超凡.珍稀动物药熊胆研究概况 [J].中国新药杂志，2012，21（9）：952-955.

[109] 玉顺子.熊胆的药理作用及临床应用 [J].时珍国医国药，2007（3）：707-708.

[110] 张红英，陈亚东，庄桂兰，等.引流熊胆药理作用的研究 [J].中草药，1996（10）：609-611.

[111] 吴明寿，吴铁，陈志东，等.吴川县人工引流熊胆粉及天然熊胆粉药理作用比较 [J].中药材，1995（7）：359-361.

[112] 梁凤锡，温铁峰，金荣学，等.人工引流熊胆与天然熊胆的药理作用比较 [J].吉林农业大学学报，1994（4）：69-71.

[113] 唐阳.藤梨根药用成分及作用机制的现代研究进展 [J]. 现代中西医结合杂志，2013，22（3）：330-332.

[114] YU X H, ZHU J S, YU H F, et al. Immunomodulatory effect of oxymatrine on induced CCl₄-hepatic fibrosis in rats [J]. Chin Med J，2004，117（12）：1856-8.

[115] XIANG X, WANG G, CAI X, et al. Effect of oxymatrine on murine fulminant hepatitis and hepatocyte apoptosis [J]. Chin Med J，2002，115（4）：593-6.

[116] JIANG H, MENG F, LI J, et al. Anti-apoptosis effects ofoxymatrine protect the liver from warm ischemia reperfusioninjury in rats [J]. World J Surg，2005，29（11）：1397-401.

[117] WU X N, WANG G J. Experimental studies of oxymatrineand its mechanisms of action in hepatitis B and C viralinfections[J]. Chin J Dig Dis，2004，5（1）：12-6.

[118] 胡振林，张俊平，余祥彬，等.苦参碱对脂多糖/D-氨基半乳糖诱导的肝炎及离体巨噬细胞释放肿瘤坏死因子的影响 [J]. 中国药理学报，1996，17（4）：351.

[119] 戴兆云，顾翔宇，吴一新.山豆根醋浸液治疗非酒精性脂肪性肝炎疗效初步观察 [J]. 中国中西医结合杂志，2005，25（5）：407.

[120] 丁佩兰.山豆根和苦参化学成分的比较研究 [M].上海：复旦大学出版社，2004.

第二章　补虚药

⊙ 人参

【性味归经】 味甘、微苦，性温。入脾、肺经。

【功效主治】 大补元气，固脱生津，安神。主治：劳伤虚损，食少，倦怠，反胃吐食，大便滑泄，虚咳喘促，自汗暴脱，惊悸，健忘，眩晕头痛，阳痿，尿频，消渴，妇女崩漏，小儿慢惊，及久虚不复等一切气血津液不足之证。

【肝脏病药理】

1. **降酶保肝**　人参提取物具有明显的保肝作用，能降低慢性肝损伤小鼠血清 GPT、GOT 活性，增加血清 SOD 含量，降低 MDA 含量[1]。人参二醇组皂苷能使梗阻性黄疸大鼠 TBIL、TBA 含量及 GPT、GOT 活性明显下降，肝脏病理损伤减轻[2]。人参低聚肽有很强的抗氧化能力，可在一定程度上抑制肝脏的氧化应激和脂质过氧化反应，从而起到保护肝细胞、改善肝功能的作用[3]。人参皂苷 Rg_1 可通过减轻氧化应激，抑制肝脏的细胞凋亡，缓解非酒精性脂肪肝所导致的肝脏损伤[4]。人参皂苷 Rh_1 及 CK 可降低肝酶水平、延缓肝细胞病理改变、减轻肝细胞脂肪变性程度及改善线粒体结构与功能[5]。

2. **调节脂质代谢**　人参 Rb 组皂苷能明显降低 TG、TC、LDL-C、血栓素 A2（TXA2）、过氧化脂质（LPO）含量及全血黏度，并能明显提高实验性高脂血症大鼠 HDL-C、前列环素（PGI2）含量及 SOD 活性，亦能使 TC/HDL-C 及 LDL-C/HDL-C 比值明显降低，PGI2/TXA2 比值明显升高，病理检查可见肝脏脂肪沉积明显减轻[6]。

3. **抗肝纤维化**　人参具有改善肝纤维化的作用。人参皂苷 Rg_1 能改善肝纤维化大鼠的肝功能，降低血清 PC-Ⅲ、HA、LN 水平，减轻肝组织胶原的沉积，改善肝纤维化程度[7]。

4. 抗肝脏缺血再灌注损伤　人参多糖可通过调节 $TXB_2/PGF_{1\alpha}$ 之间的平衡，改善肝脏微循环，从而防治肝脏缺血 / 再灌注损伤[8]。人参皂苷 Rb_1 能提高肝组织中热休克蛋白（HSP）的表达，并且增加肝组织中 SOD、谷胱甘肽过氧化物酶（GSH－Px）的活力，降低肝组织中 MDA含量，提示人参皂苷 Rb_1 可能通过提高 HSP 的表达这一途径来对抗过氧化损伤[9]。

【毒副作用】　如果不经辨证长期服用或用量过大，会出现副作用，即"人参滥用综合征"。长期服用者（3g/d，连续用 1 个月）可出现类似皮质类固醇中毒的中枢神经兴奋和刺激症状。培养在人参皂苷 Rg_1 的小鼠胚胎（浓度 50mg/ml）和大鼠胚胎（浓度 30mg/ml），形态学评分均明显降低，且整个胚胎的生长也受到影响[10]。

⊙ 山药

【性味归经】　味甘，性平。归脾、肺、肾经。

【功效主治】　补脾养胃，生津益肺，补肾涩精。主治：脾虚食少，久泻不止，肺虚喘咳，肾虚遗精，带下，尿频，虚热消渴。麸炒山药补脾健胃。用于脾虚食少，泄泻便溏，白带过多。

【肝脏病药理】　降酶保肝：山药多糖能降低肝体指数，降低血清 GPT、GOT 活性及MDA、NO 含量，提高肝脏 SOD、GSH-Px活性和 GSH 含量，并可通过拮抗镉染毒所致的氧化应激反应，对肝损伤发挥保护作用[11-12]。山药多糖可通过直接对抗和清除自由基降低 CCl_4 肝损伤小鼠肝体指数，对实验性肝损伤起保护作用[13-14]。高剂量山药硒多糖可以显著降低小鼠血清 GPT、GOT 水平，说明其可通过减轻肝细胞脂肪变性和炎性细胞浸润达到抑制肝细胞病变、改善肝损伤的作用。另外，高剂量山药硒多糖能显著提高肝组织中 GSH 水平，GSH 可通过为 GSH-Px 提供还原剂，抑制

自由基生成以保护肝细胞[15]。山药多糖（30mg/kg、60mg/kg、120mg/kg）可降低小鼠肝指数、脾脏指数及降低血清 GPT、GOT 活性，降低 MDA 含量，增加 GSH 含量和 GSH-Px 活性。对卡介苗和脂多糖诱导的小鼠免疫性肝损伤起保护作用[16-17]。

⊙ 白芍

【性味归经】　味苦、酸，性微寒。归肝、脾经。

【功效主治】　养血柔肝，缓中止痛，平抑肝阳，敛阴收汗。主治：血虚或阴虚之月经不调、崩漏，肝阴不足，肝气不舒或肝阳偏亢之头痛、眩晕、胁肋疼痛、脘腹四肢拘急作痛，阴虚盗汗及营卫不和之表虚自汗。

【肝脏病药理】

1. 保肝　白芍及其有效成分具有很好的保肝作用。白芍总苷预防给药可明显对抗 D- 半乳糖胺或 CCl_4 所致小鼠肝损伤后血清 GPT 升高、白蛋白下降及肝糖原含量降低，并使肝细胞变性坏死得到明显的改善和恢复[18]。芍药苷在 α- 萘基异硫氰酸酯诱导的小鼠胆汁淤积型肝损伤中能够降低肝组织 NADPH 氧化酶 4（NOX4）的表达，提高肝组织 NTCP 蛋白水平，提示芍药苷通过抗氧化减轻肝细胞损伤和增强肝细胞对血液中胆盐的摄取可能是其保护肝细胞的重要机制[19]。芍药苷能够改善果糖-高脂诱导的非酒精性脂肪肝大鼠糖脂代谢异常及胰岛素抵抗，增强胰岛素敏感性，降低血脂，抑制肝脏炎症反应，改善肝功能，此过程可能与 apelin 和 visfatin 表达下调有关[20]。白芍总苷对抗结核药物诱导的肝损伤有明确效果，可降低血清 GPT 和GOT 水平，提高 GSH 水平和 SOD 活性[21]。此外，白芍总苷可以显著增加高脂高糖诱导的脂肪肝大鼠肝组织 SOD、CAT、GSH-Px 活性及 MDA 含量，改善肝脏组织学变化[22-23]。

2. 抗肝纤维化 白芍苷（60mg/kg、120mg/kg 和 240mg/kg）能够改善 CCl₄ 损伤大鼠的肝功能指标，降低体内和体外 HSCs 分泌的 HA 和 PC-Ⅲ水平，促进 HSCs 凋亡，明显改善肝脏组织病理状况[24]。采用原代人肝窦内皮细胞研究芍药苷抗伴刀豆球蛋白 A（ConA）诱导的免疫性肝纤维化的作用机制，提示芍药苷的抗炎作用主要与其下调细胞外信号调节激酶 ERK1/2 和 Akt 的磷酸化，从而减少炎症因子 IL-8 表达和释放相关[25]。

3. 抗肝癌 白芍总苷在体外能够抑制人肝癌细胞 SMMC-7721 的增殖，并诱导其凋亡[26]。采用人肝癌细胞系 HepG2 和 SMMC-7721 研究发现，白芍总苷能够下调肝癌细胞前列腺素 E 受体 EP2 的表达，同时增加 B 淋巴细胞瘤基因 2（Bcl-2）相关蛋白 Bax/Bcl-2 比率上调，激活半胱天冬酶-3（Caspase-3），从而诱导癌细胞凋亡[27-28]。白芍总苷还能够抑制肝癌细胞的增殖，同时显著降低肝癌细胞的侵入、转移和附着[29]。TGP 对由 N-硝基二乙胺诱导的肝细胞癌大鼠具有抗肿瘤活性，其机制可能与其减少 B 细胞活化因子（BAFF）水平从而下调调节性 B 细胞有关[30]。

【毒副作用】 长期实验未发现白芍对人体有毒性，动物毒性研究也显示白芍总苷无明显毒性损害，安全范围大，但高浓度（100mg/L）白芍总苷时有促进体外红细胞溶血作用[31]。

⊙ 冬虫夏草

【性味归经】 味甘，性平。归肺、肾经。

【功效主治】 补肾益肺，止血化痰。主治肾虚精亏，阳痿遗精，腰膝酸痛，久咳虚喘，劳嗽咯血。主治：肾阳不足，精血亏虚之阳痿遗精、腰膝酸痛；劳嗽痰血；病后体虚不复或自汗畏寒。

【肝脏病药理】

1. 抗肝损伤 大量实验研究发现，冬虫夏草对免疫性肝损伤、化学性肝损伤、酒精性及非酒精性肝损伤均具有明显的保护作用。给予卡介苗联合脂多糖建立的小鼠免疫性肝损伤模型虫草菌丝体多糖治疗后，小鼠血清 GPT、GOT 和 NO 水平及肝组织匀浆中 TNF-α 和 IL-1β 均明显降低[32]。北虫草多糖能够缓解 CCl₄ 造成的小鼠急性肝损伤，其作用机制可能与增加 SOD 活性，加快体内自由基清除，从而抑制 MDA 产生有关[33]。此外，蛹虫草多糖对急性酒精性肝损伤小鼠肝组织中的 MDA、TG 含量具有显著的降低作用，同时可以使 GSH 含量增加，提示其具有抑制肝细胞脂质过氧化、增强机体脂质代谢的能力[34]。虫草素可以有效降低 ob/ob 非酒精性脂肪肝小鼠的血脂水平，改善其肝功能，并能明显降低肝脏中的脂质含量和炎症因子水平，其作用机制可能与下调脂质合成和炎症相关基因表达有关[35]。另有研究表明，虫草多糖还可以抑制 TLR9 及其相关炎症信号的激活以调节肝脏炎症反应[36]。

2. 抗肝纤维化 有研究发现，虫草菌丝体能够减轻 DMN 或 CCl₄ 诱导的大鼠肝纤维化，其机制可能与通过降低基质金属蛋白酶抑制因子-2（TIMP-2）表达，上调 MMP-2 活性，促进肝组织中Ⅳ型胶原的降解，促进肝脏 NK 细胞的活化有关[37-38]。虫草菌丝体多糖可以通过下调 TGF-β 和 NF-kB 通路，进而影响纤维化和炎性基因（aSMA，Col1a，COX2）的表达，对硫代乙酰胺诱导的肝脏炎症/纤维化起保护作用[39]。此外，其活性化合物麦角甾醇通过上调溶酶体膜的通透性，下调 EDU、F-actin 和 α-SMA 的表达，对体外活化的肝星状细胞（HSCs）起到剂量依赖性抑制作用[40]。

【毒副作用】 研究表明不同剂量的北虫草无母体毒性、胚胎毒性及致畸作用[41]。小鼠经口摄入人工虫草 Cs-4 菌丝体 LD_{50} 大于 21.5g/kg，大鼠 50.40g/kg；蓄积系数

K>8.3，属无毒物质，其最大无作用剂量为9.98g/kg，是临床用量的200倍以上[42]。还有研究发现，大、小鼠经口LD_{50}均大于10g/kg，亚慢性毒性研究（90d喂养试验）中也未见异常，说明其在毒理学上是安全的[43]。

⊙ 甘草

【**性味归经**】味甘，性平。归心、肺、脾、胃经。

【**功效主治**】补脾益气，清热解毒，祛痰止咳，缓急止痛，调和诸药。主治：脾胃虚弱，倦怠乏力，心悸气短，咳嗽痰多，脘腹、四肢挛急疼痛，痈肿疮毒，缓解药物毒性、烈性。

【**肝脏病药理**】

1. **抗炎保肝** 研究表明甘草酸对各种因素导致的肝损伤均有明显的保护作用，如内毒素引起的肝损伤[44]、苍耳子诱导的肝毒性[45]、CCl_4导致急性肝损伤[46]、脂多糖和D-氨基半乳糖诱导的肝损伤[47]、异硫氰酸α-萘酯诱导的肝损伤[48]等。

2. **抗纤维化** 复方甘草酸苷能够显著降低恢复期重型肝炎患者的HA、PC-Ⅲ、Ⅳ-C、LN水平，肝组织活检结果也进一步得到证实[49]。异甘草酸镁能明显降低CCl_4诱导的肝纤维化模型大鼠血清GPT、GOT、TBIL和HA、LN、PC-Ⅲ、Ⅳ-C水平[50]。复方甘草甜素脂质体能通过促进HSCs凋亡，阻止肝纤维化的发生和发展[51]。

3. **抗病毒** 甘草酸在体外可以影响HBsAg向细胞外分泌，从而抑制肝细胞的破坏，改善CHB患者肝功能损伤。复方甘草酸苷能够明显抑制HBV对肝细胞的刺激而分泌的肿瘤因子，并升高T淋巴细胞亚群及激活素A（ACTA）对肝细胞恶性分化水平，改善$CD4^+$及$CD8^+$T淋巴细胞水平，从而改善机体免疫力，抑制HBV在体内的合成[52]。

4. **调节脂质代谢** 给小鼠喂食含甘草总黄酮的高脂饲料可显著抑制其肝脂肪变性[53]。研究表明甘草酸中的苷元18β-甘草次酸具有对抗脂肪和脂肪酸肝毒性的作用[54]。临床研究表明甘草酸二铵肠溶胶囊能显著降低NAFLD患者转氨酶及血脂水平，且疗效优于多烯磷脂酰胆碱胶囊[55]。

【**毒副作用**】文献报道，大量或小量长期给予甘草及其制剂，约20%病人可能会出现水肿、四肢无力、头晕头痛、血压升高、低血钾、心悸以及假醛固酮作用等症状，对于老年人、心血管病和肾脏病患者，容易引起高血压和充血性心脏病[56]。也有报道提示服用甘草制剂会出现过敏反应[57-58]。《中国药典》规定甘草的处方用量为2～10g。对一般药剂，规定甘草酸的最大配伍量应在每日300mg以下，甘草为每日5g以下[59]。当服用甘草制剂出现低钾血症、血压上升、水肿等症状，应立即停药或给予醛固酮拮抗剂螺内酯，以拮抗甘草酸的副作用。

⊙ 当归

【**性味归经**】味甘、辛，性温。归肝、心、脾经。

【**功效主治**】补血活血，调经止痛，润肠通便。主治：血虚萎黄、眩晕心悸、月经不调、经闭痛经、虚寒腹痛、风湿痹痛、跌仆损伤、痈疽疮疡、肠燥便秘等症。

【**肝脏病药理**】

1. **降酶保肝** 当归中的主要保肝成分为当归多糖、阿魏酸。纯化当归多糖可以抑制CCl_4所致的小鼠GPT、GOT升高[60]。当归水提醇沉液能减轻CCl_4致急性肝损伤小鼠肝细胞内线粒体及内质网结构受损伤程度[61]。当归多糖可减轻顺铂化疗H22腹水瘤小鼠时所致的肝脏损伤，可降低GPT、GOT活性，并降低小鼠肝脏组织凋亡相关蛋白Bax的表达，升高Bcl-2的表达[62]。当归多糖具有提高Graves病模型大鼠肝脏组织抗氧化酶活力、改善血清GPT

水平、保护肝功能的作用[63]。当归及其单体成分阿魏酸钠有抑制脂多糖诱发的急性炎性肝损伤作用[64]。当归中的 Z- 藁本内酯对人 Keap1 蛋白中半胱氨酸残基有特异性靶向作用，因此可以激活 Nrf2 和抗氧化反应元件调控基因的转录，同时激活解毒酶 NADPH 醌氧化还原酶 1（NQO1）的活性从而发挥保肝作用[65]。

2. 抗肝纤维化 当归可使 CCl_4 诱导的大鼠肝纤维化模型的血清 PC-Ⅲ 及 GPT、GOT 水平显著降低，对实验性大鼠肝纤维化有防治作用[66]。当归煎药液对牛血清白蛋白（BSA）致大鼠免疫损伤性肝纤维化有明确作用，具有明显提高肝细胞 SOD、降低 MDA 的作用，并能提高肝细胞膜 ATP 酶活性[67]。

【毒副作用】 遗传毒性试验显示当归提取物对哺乳类动物体细胞染色体及生殖细胞无损伤作用，未见遗传毒性作用；致畸试验提示对孕鼠和胎鼠均无毒性，也无致畸作用[68]。大剂量的当归有明显的急性毒性。实验[69]表明 108g/kg 的给药量对小鼠灌胃，20min 后实验小鼠即可出现中毒反应，死亡率达到 70%。存活小鼠数小时后症状趋于稳定，3d 后精神状态好转。还有研究发现当归饮片与当归破壁粉以 80g/kg 的给药量饲喂后，实验小鼠出现活动减少，呼吸加深及腹部收缩明显，个别出现轻微震颤，其后 1 周内未再见异常，实验动物均未死亡[70]。

⊙ 杜仲

【性味归经】 味甘，性温。归肝、肾经。

【功效主治】 补肝肾，强筋骨，安胎。主治：肝肾不足之腰膝酸痛，下肢痿软及阳痿，尿频。肝肾亏虚、下元虚冷之妊娠下血，胎动不安，或习惯性流产。

【肝脏病药理】

1. 抗肝损伤 研究表明杜仲能够抗氧化及调节脂质代谢，因而具有较好的抗肝损伤作用。其中杜仲总黄酮可降低 CCl_4 引起的急性肝损伤小鼠血清 GPT、GOT 活性及肝组织中 MDA 含量，并提高 SOD、GSH 活性，增强机体的抗氧化能力，从而达到保肝作用[71]。杜仲叶水提物可以显著抑制 MDA 的生成，减轻肝细胞线粒体损伤，通过预防脂质过氧化保护肝脏[72]。杜仲叶多糖能够有效地降低高脂血症小鼠模型的血脂和肝脏脂质的积累[73]。其提取物还可以通过抑制胃肠道自主神经活动降低食欲[74]，抑制 HMG-CoA 还原酶和胆固醇酰基转移酶活性，阻碍肝脏脂肪酸及胆固醇合成[75]，增加溶酶体酶活性，减轻内质网应激[76]等机制达到降脂保肝的目的。

2. 抗肝纤维化 杜仲多糖具有显著的抗肝纤维化作用[77-78]，其不仅能降低 HA、LN、PC-Ⅲ、Ⅳ -C 和 Hyp 等的含量，抑制胶原纤维增生及沉淀，还可以降低肝纤维化大鼠肝组织中的 MDA 水平和 SOD、GSH-Px 活性，并能抑制 $TGF-\beta_1 mRNA$ 表达，说明杜仲多糖能通过抑制氧自由基引起的脂质过氧化反应，抑制胶原纤维增生，使肝纤维化减轻。

3. 抗病毒 体外研究表明，杜仲总黄酮在体外对 HBV-DNA 的复制具有较强的抑制作用，亦能降低 HBsAg 和 HBeAg 分泌[79]。

【毒副作用】 杜仲水提液毒性较小，小鼠灌胃的最大耐受量为 24g/kg（生药 240g/kg），根据中药毒性的现代分级属无毒，杜仲醇提液的 LD_{50} 为 54.51g/kg，属小毒[80]。杜仲子水煎液在 10g/kg、5g/kg、2.5g/kg 剂量下，杜仲皮水煎液在 10g/kg 剂量下均无致骨髓细胞突变及生殖细胞毒性作用；杜仲皮 7.5g/kg 剂量对大鼠的食物利用率无影响，可使大鼠的 GPT、GOT 升高[81]。另有研究结果显示，大、小鼠的杜仲叶水提取液浓缩物最大耐受剂量均为 40mL/kg・bw；Ames 试验结果为阴性；最高剂量 10g/kg・bw（按生药量折算）的杜仲叶水提取液浓缩物对小鼠骨髓嗜多染红细胞无致微核作用，对雄性小鼠精子无诱变活性；30d喂养试验亦未见其对大鼠各项指标造成明显异常及毒性反应[82]。

⊙ 何首乌

【性味归经】生首乌：味甘、苦，性平。归心、肝、大肠经。制首乌：味甘、涩，性微温。归肝、肾经。

【功效主治】生首乌：解毒消痈、润便滑肠、截疟。主治：疮痈，瘰疬，风疹瘙痒，久疟体虚，肠燥便秘等症。制首乌：补肝肾，益精血，乌须发，强筋骨。主治：血虚萎黄，眩晕耳鸣，须发早白，腰膝酸软，肢体麻木，崩漏带下等症。

【肝脏病药理】

1. **保肝** 何首乌活性成分的二苯乙烯苷提取物能显著降低脂肪肝大鼠血清和肝脏中 TG 和 FFA 含量，降低肝重系数，并升高大鼠血清中 SOD、GSH 和 MDA 水平，使高脂性脂肪肝大鼠肝组织脂肪变性程度得到明显改善[83]。其可显著抑制急性酒精性肝损伤小鼠血清及肝脏转氨酶活性升高，对急性酒精性肝损伤具有保护作用[84]。其还能够调节肠道微生物发酵产生的短链脂肪酸含量，这种调节活性可能与其对非酒精性脂肪肝的治疗作用有关[85]。何首乌蒽醌类有效成分可清除自由基、增强肝组织 Na^+-K^+-ATP 酶、Ca^{2+}-Mg^{2+}-ATP 酶活性，具有一定的抗氧化、抗自由基及保护肝细胞能力[86]。

2. **抗肝纤维化** 何首乌中的蒽醌类化合物大黄素可抑制 CCl_4 肝纤维化模型小鼠肝组织中 TGF-β_1 和 MCP-1 的表达，从而减轻 CCl_4 引起的小鼠肝脏炎症和纤维化[87]。大黄素可能通过抑制细胞因子 PDGF-B、TGF-β_1 的表达，阻断 HSCs 的活化，促进细胞外基质降解而发挥抗肝纤维化作用[88]。

【毒副作用】何首乌的毒性主要体现在肝脏损害方面，主要表现为乏力、恶心、呕吐、肝区疼痛、巩膜黄染和肝脏肿大，甚至会引发严重肝毒性[89-91]。生何首乌水提物（5.5～30.75g/kg）及乙醇提取物（8.5～30.75g/kg）均对致小鼠肝损伤呈现"毒 - 时 - 量"的效应，主要表现为灌胃 4h 后肝脏明显肿大，肝脏指数升高，GPT、GOT 升高[92]。何首乌对肝脏的作用具有"有故无殒"现象，即高剂量何首乌可导致正常动物肝损伤，但对于慢性肝损伤模型动物具有肝保护和治疗作用。生何首乌50% 的醇提物高剂量（20g/kg）可致正常动物肝损伤[93]。何首乌中不同成分提取物大黄素、大黄酸对肝细胞凋亡指数无明显影响，大黄酚可使肝细胞凋亡指数明显增加[94]。

⊙ 刺五加

【性味归经】味辛、微苦，性温。归脾、肾、心经。

【功效主治】健脾益气，补肾强腰，养心安神，化痰平喘。主治：脾肺气虚证，肾虚腰膝酸软证，心脾两虚证。

【肝脏病药理】

1. **保肝降酶** 刺五加总皂苷、刺五加粗多糖均能降低对他克林（tacrine）诱导的急性肝损伤小鼠血清 GOT、GPT、ALP 及 TNF-α 活性，疗效与水飞蓟素相当[95]。刺五加酸可通过抗氧化应激途径发挥保肝作用[96]。刺五加皂苷能够剂量依赖地提高抗氧化酶活性，抑制氧化应激及炎症因子的表达，对炎症与氧化应激肝损伤具有保护作用[97]。刺五加多糖不仅可以降低转氨酶活性，而且可以减少炎性细胞因子表达，对免疫性肝损伤有一定的保护作用[98]。

2. **抗缺血再灌注损伤** 刺五加注射液（100mg/kg）可增强大鼠自由基清除力、抑制中性粒细胞聚集，通过提高肝组织钙 - 三磷酸腺苷酶（Ca^{2+}-ATPase）活性抑制细胞内钙超载，并上调肝组织 Bcl-2 蛋白表达、降低 Bax 蛋白表达，减少肝细胞凋

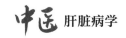

亡[99]。刺五加注射液还可以通过维持肝细胞膜稳定、保护肝脏合成功能如升高铜蓝蛋白水平，发挥保肝作用[100]。

3. 调节脂代谢 对乙醇诱导的小鼠酒精性肝损伤模型进行研究发现，刺五加酸可能通过调节脂质代谢、抑制肝细胞脂肪变性发挥保肝作用[101]。从刺五加中分离出的一种糖蛋白可以通过增加肝脏脂代谢和乙醇代谢改善脂肪肝和酒精性肝损伤的组织学变化[102]。

4. 抗肝脏肿瘤 对人肝癌细胞株HepG2进行研究后发现，刺五加皂苷可抑制血管内皮生长因子（VEFG）mRNA及蛋白的表达，从而抑制肿瘤血管新生，发挥抑制肿瘤生长与转移的作用[103]。刺五加皂苷可浓度及时间依赖性地促进人肝癌SMMC-7721细胞凋亡，使Bcl-2细胞表达降低、Bax表达增加[104]。刺五加根的冷碱提取物水溶对小鼠移植性肝癌H22具有预防作用[105]。

5. 抗肝纤维化 刺五加酸通过调控LKB1-AMPK信号通路以及激活SIRT1调节慢性酒精导致的肝纤维化和脂质沉积，特别是通过抑制IRAK1/4信号通路来调控体内脂肪酸的平衡和炎症反应的发生。

⊙ 枸杞子

【性味归经】 味甘，性平。归肝、肾经。

【功效主治】 滋补肝肾，益精明目。主治：虚劳精亏，腰膝酸痛，眩晕耳鸣，阳痿遗精，内热消渴，血虚萎黄，目昏不明。

【肝脏病药理】

1. 抗脂质过氧化 枸杞子提取物是有效的抗氧化剂和组织保护剂，在多种动物疾病模型中均显示出广泛的应用前景。其可以对抗过氧化氢诱导的肝细胞凋亡，恢复细胞内SOD、MDA、GSH-Px的活性[106-107]。枸杞多糖是枸杞子保护肝脏的主要活性成分之一，可显著升高CCl_4诱导的肝损伤大鼠的ALB和TP水平，降低其GPT、

GOT、GGT的活性，改善肝脏病理组织结构[108]。黑枸杞花色苷可显著降低酒精性肝损伤模型的血清GPT、GOT活性及TNF-α、IL-6水平，降低肝组织中MDA水平，提高SOD活性及GSH水平[109]。枸杞多糖同样可以预防酒精性肝损伤，其机制与抗脂质过氧化密切相关[110]。

2. 调节脂质代谢 枸杞多糖能改善动物模型和人体中的脂质代谢特征，如枸杞多糖能明显降低高脂血症动物的血清TC、TG和HDL[111]，对酒精及非酒精性脂肪肝病变均具有较好的改善作用。其可以通过SCD1-AMPK-CPT途径调控脂质代谢，改善雌性小鼠的酒精性肝损伤[112]，还可以抑制SREBP-1c表达，通过AMPK活化预防饮食诱导的脂肪肝[113]。枸杞子提取物治疗可显著改善高脂饮食导致的NAFLD小鼠血清TG、TC、GPT和GOT的升高，改善葡萄糖代谢，降低脂肪酸合成，并起到胰岛素增敏作用，其机制可能与增加肝脏单磷酸腺苷蛋白激酶（AMP）的活性有关[114]。

3. 抗肝脏肿瘤 有临床研究表明，枸杞多糖能够降低原发性肝癌患者的血清AFP、PHCA、VEG及CTGF水平，提高治疗效果[115]。一项基于小鼠H22实体瘤肝癌模型的研究表明，与模型组及顺铂组比较，枸杞多糖组、枸杞多糖组＋顺铂组小鼠的胸腺指数和脾脏指数，IL-2、TNF-α水平，$CD3^+T$、$CD4^+T$细胞百分比，$CD4^+T/CD8^+T$值均显著升高，提示枸杞多糖能通过增强机体免疫，直接抑瘤而发挥抗癌作用[116]。还有研究表明，枸杞多糖对HepG2细胞的生长具有明显抑制作用，与其诱导细胞发生自噬和凋亡有关[117]。

⊙ 绞股蓝

【性味归经】 味苦，性寒。归脾、肺经。

【功效主治】 益气健脾，化痰止咳，清热解毒。主治：脾胃气虚，气阴两伤所致的胃脘疼痛，形瘦乏力，口渴等；或咳嗽痰

多者。

【肝脏病药理】

1. 保肝利胆　研究表明绞股蓝可使大鼠胆汁中的胆固醇含量显著降低，胆汁酸含量显著升高，从而提高对胆固醇的溶解能力，达到预防胆固醇结石形成的目的[118]。葛根绞股蓝混合提取物灌胃30d，可降低乙醇经口灌胃建立的大鼠亚急性肝损伤模型血清 TBIL、TC、LDL 含量[119]。

2. 调节血脂代谢　动物实验表明，用 6g/L 或 9g/L 绞股蓝茶饮口服干预 65d 后，高脂饲料大鼠血清 TG、TC 水平显著下调[120]。绞股蓝皂苷可以调节 2 型糖尿病合并非酒精性脂肪性肝病大鼠脂质代谢异常[121]。绞股蓝能显著降低肝脏中牛磺熊去氧胆酸（TUDCA）、甘氨鹅去氧胆酸（GCDCA）和甘氨脱氧胆酸（GDCA）含量，升高肝脏中鹅去氧胆酸（CDCA）、脱氧胆酸（DCA）和牛磺脱氧胆酸（TDCA）含量，并上调肝脏 cyp7al、cyp8b1、Fxr 和 Lrh1 基因表达，表明绞股蓝总皂苷降脂作用的潜在靶点可能与 FXR 介导的胆汁酸代谢通路有关[122]。临床研究资料证实绞股蓝具有显著的调脂作用[123-124]。

3. 抗肝纤维化　药理研究发现，绞股蓝具有抗肝纤维化作用[125]。绞股蓝总皂苷可以使 CCl₄ 诱导的肝纤维化模型大鼠肝组织 TGF-β₁、p-Smad2 及 p-Smad3 蛋白表达显著降低，提示绞股蓝总皂苷可能通过抑制上述蛋白的表达，发挥抗肝纤维化作用[126]。绞股蓝总皂苷可降低 CCl₄ 诱导的大鼠肝纤维化模型肝细胞凋亡数及 TGF-β₁、PDGF-βR、Caspase-7、Caspase-9、Bax、BaxmRNA 表达，使 Bcl-2 mRNA 的表达显著升高，表明诱导线粒体通路介导的肝细胞凋亡是绞股蓝总皂苷抗纤维化的重要机制[127]。

4. 抑制肝脏肿瘤　研究发现，绞股蓝总皂苷能抑制人肝癌细胞 BEL-7402 增殖且促进其凋亡，其作用机制与癌细胞 DNA 损伤以及 Caspase-8 的大量表达有关[128]。另有研究表明绞股蓝皂苷可明显抑制肝癌细胞株 HepG2 的生长，为绞股蓝在肝癌方面的潜在治疗作用提供了一定依据[129]。

⊙ 淫羊藿

【性味归经】味辛、甘，性温。归肝、肾经。

【功效主治】补肾阳，强筋骨，祛风湿。主治：阳痿遗精；虚冷不育；尿频失禁；肾虚喘咳；腰膝酸软；风湿痹痛；半身不遂；四肢不仁。

【肝脏病药理】

1. 抗肝损伤　淫羊藿苷是淫羊藿的主要活性成分之一，其对急性肝损伤大鼠的肝功能具有保护作用，作用机制可能与增加 SOD 和 GSH-Px 活性，降低 MDA、TNF-α 水平，从而减轻自由基损害和炎症反应有关[130]。淫羊藿苷还可能通过延缓 NK 细胞活化，降低外周血中 IFN-γ 和 TNF-α 水平，保护由 ConA 引起的肝损伤[131]。淫羊藿素脂质体同样能够通过增加 SOD 含量、减少 MDA 的生成，促进 eNOS 的表达、增加 NO 的含量、抑制 MPO 的聚集、减少肝细胞凋亡等多途径发挥抗大鼠肝脏缺血再灌注损伤的保护作用[132]。淫羊藿醇提物则具有明显的降脂活性，能显著降低小鼠血清 TC、TG 和 LDL-C 水平，升高 HDL-C 水平[133]。而淫羊藿素还能通过抗氧化损伤延缓 CCl₄ 诱导的肝纤维化向肝硬化发展的进程[134]。

2. 抗纤维化　有研究表明，淫羊藿苷可抑制 TGF-β₁ 诱导的 HSCs 增殖，减少 HSCs 活化标志物 α-SMA 和 I 型胶原的表达，并可以降低 TGF-β₁ 刺激诱导的 NF-κB 蛋白表达及核转位，其机制可能与阻断 NF-κB 通路的活性有关[135]。另有研究表明，淫羊藿苷还可以通过 FXR 减少自噬，降低 LPS/TLR4 途径诱导的 HSCs 活化，延缓肝纤维化的进展[136]。淫羊藿素还可以通过增强肝组织抗氧化酶活性，调节肝组织氧化/抗氧化系统的平衡，抑制 CCl_4 所致的大鼠原代肝细胞凋亡，从而减轻 CCl_4 诱发的肝纤维化[137]。

【毒副作用】虽然淫羊藿具有保肝、抗肝纤维化作用，但因含淫羊藿的多种中药复方制剂被发现会对人体造成一定程度的肝损伤，因而淫羊藿被认为是具有肝脏毒性的潜在毒性中药[138-139]。不同浓度淫羊藿浓缩提取物可使小鼠肝脏指数、肝糖原、TG、TC 含量升高，或诱发脂肪肝，说明淫羊藿中的某些成分有可能导致肝损伤[140]。淫羊藿水提物和醇提物对小鼠的脏器系数、血常规指标、血清生化学指标均有一定程度影响，长期大剂量的淫羊藿提取物对小鼠有一定的毒副作用，但其最小有害作用剂量为 20g/kg，大概为人体最大剂量的 140 倍[141]。所以淫羊藿在临床上使用相对来说比较安全，但需注意给药剂量及时间。

⊙ 黄芪

【性味归经】味甘，性微温。归肺、脾经。

【功效主治】补气升阳，固表止汗，利水消肿，生津养血，行滞通痹，托毒排脓，敛疮生肌。主治：气虚乏力，食少便溏，中气下陷，久泻脱肛，便血崩漏，表虚自汗，气虚水肿，内热消渴，血虚萎黄，半身不遂，痹痛麻木，痈疽难溃，久溃不敛。

【肝脏病理学】

1. **保护肝细胞及促进肝细胞生成** 黄芪粗提物能减少急性酒精性肝损伤小鼠血清 GPT、GOT 及肝脏 TC、TG 含量，减轻肝脏损伤和脂肪变性[142]。黄芪总皂苷能显著降低 CCl_4 致小鼠急性肝损伤模型的 MDA 含量，使 SOD 显著升高，肝脏组织形态结构改变明显减轻[143]。研究也表明中等剂量的黄芪（200mg/L）对人脐带血干细胞的生长有促进作用[144]。

2. **抗纤维化** 研究发现黄芪多糖可明显抑制 CCl_4 诱导的肝纤维化大鼠 Col-I 表达，降低其肝组织中 α-SMA 表达，从而抑制细胞外基质生成并促进其降解，发挥保护肝脏和抗肝纤维化作用[145]。黄芪还可以负性调节 $TGF-\beta_1$，减少 Smad2，增强 p38MAPK 表达，对 CCl_4 诱导的大鼠肝纤维化起保护作用[146]。黄芪总苷可明显降低 CCl_4 升高的大鼠血清 GPT、GOT 水平及肝组织中 Hyp 含量，降低肝脾指数，减轻肝组织纤维化和肝硬化[147]。

3. **调节脂质代谢** 黄芪可使高脂血症小鼠血清 TG、TC 水平降低，改善 NAFLD 大鼠血糖血脂代谢紊乱，减轻肝脏的炎症反应和脂肪变性[148]。黄芪多糖还能有效降低乙型肝炎小鼠 BW、TG、GPT 和 GOT 水平，促进肝脏的排毒与修复，从而改善肝脏脂肪变性，缓解和治疗乙肝病毒的毒性和侵害性[149]。

4. **抗病毒** 黄芪口服液联合恩替卡韦治疗 CHB 的 GOT 恢复正常率、HBV-DNA 和 HBeAg 的转阴率明显优于恩替卡韦治疗，且不良反应发生率降低[150]。不同浓度黄芪甲苷在体外对 HBsAg、HBeAg 分泌及 HBV 均有一定抑制作用[151]。也有研究表明黄芪注射液联合恩替卡韦抗 HBV 的机制可能和受病毒感染肝细胞 JAK-STAT 信号通路 ISGF3 蛋白的表达恢复有关[152]。

【毒副作用】黄芪的常用剂量为 9~30g，若剂量过大，也会产生一定的不良反应[153]。黄芪甲苷在 1.0mg/kg 剂量时具有一定的母体毒性和胚胎毒性，但均无致畸性，孕妇可谨慎使用[154]。大鼠腹腔注射黄芪注射液 30d 的安全范围剂量小于或等于 14g/（kg·d）[155]。

⊙ 黄精

【性味归经】味甘，性平。归脾、肺、肾经。

【功效主治】补气养阴，健脾，润肺，益肾。主治：脾胃气虚，体倦乏力，胃阴不足，口干食少，肺虚燥咳，劳嗽咯血，精血不足，腰膝酸软，须发早白，内热消渴。

【肝脏病药理】

1. **保肝**　黄精多糖是黄精的主要活性成分之一，研究表明其能显著降低 CCl_4 诱导的肝损伤大鼠血清 GPT、GOT、ALP 活性及 DBIL、TBIL 含量，减轻大鼠肝脏病理学和组织学病变[156]。黄精多糖能通过调节 iNOS、eNOS 的活性，平衡 NO 的生成量，提高 Na^+/K^+-ATP、Ca^{2+}/Mg^{2+}-ATP 活性，保持较高的能量供给，维持细胞内外 Na^+、K^+、Ca^{2+}、Mg^{2+} 的正常分布与运转，对运动性肝组织损伤有一定的保护作用[157]。黄精多糖还可以通过抗氧化作用，明显降低顺铂导致的大鼠肝功能损伤[158]。

2. **抗肝脏肿瘤**　黄精多糖可以抑制肝癌 H22 移植瘤小鼠的肿瘤生长，其作用机制可能是通过影响细胞周期分布，将肿瘤细胞阻滞于 G0/G1 期，抑制细胞增殖，并通过激活 Caspase 系统诱导肿瘤细胞凋亡有关[159]。还有研究表明，腹腔注射顺铂联合口服黄精多糖可以显著抑制 H22 肝癌移植瘤的生长，并能减轻顺铂引发的肝脏氧化损伤，且随着黄精多糖剂量增大抑瘤率逐渐提高[160]。

⊙ 墨旱莲

【性味归经】　味甘、酸，性寒。归肾、肝经。

【功效主治】　滋补肝肾，凉血止血。主治：肝肾阴虚之牙齿松动，须发早白，眩晕耳鸣，腰膝酸软，阴虚血热之吐血、衄血、尿血，血痢，崩漏下血，外伤出血。

【肝脏病药理】

1. **抗炎保肝**　墨旱莲提取物能降低 ConA 诱发的小鼠肝损伤模型血清 GPT 水平，对抗 ConA 诱导的肝细胞凋亡[161]。墨旱莲的主要活性成分蟛蜞菊内酯能通过抑制 NF-κB 信号通路抑制白细胞向肝脏浸润，降低 ConA 诱导的肝损伤小鼠的血清

转氨酶水平和肝损伤的严重程度[162]。此外，蟛蜞菊内酯也可以降低 CCl_4 诱导的急性肝损伤小鼠血清 GPT、GOT 水平，并可以改善肝脏组织病理学变化，其作用机制与增强抗氧化防御系统、抑制肝脏炎症反应和细胞凋亡有关[163]。墨旱莲水煎剂还具有延缓肝脏衰老的作用，可能与其增加 SOD 和 CSH-Px 的合成并提高其活性，从而使机体的抗氧化能力增强有关[164]。

2. **抗纤维化**　体外研究表明墨旱莲三萜皂苷类化合物具有抗 HSCs 增殖活性，因此，墨旱莲具有治疗肝纤维化的潜在应用价值[165-166]。

3. **抗肝脏肿瘤**　有研究对墨旱莲中蟛蜞菊内酯、旱莲苷 B、木犀草素分别进行抗肿瘤（肝癌细胞 SMMC-7721）活性筛选，结果表明三种化合物均具有抑制肿瘤细胞生长的作用，其中旱莲苷 B 的抗肿瘤活性最好[167]。

【毒副作用】　临床上未见墨旱莲常规剂量应用对人体有毒副作用的相关报道。墨旱莲水煎剂对小鼠的 LD_{50} 为（163.4±21.4）g/kg，安全系数为 700～750 倍[168]。

（王晓素）

参考文献

[1] 张雷明，傅风华，王天，等.人参皂苷 CK 对四氯化碳致大鼠慢性肝损伤的影响 [J].时珍国医国药，2006，17（1）：38-39.

[2] 张学斌，马冲.人参二醇组皂苷对梗阻性黄疸大鼠肝损伤的保护作用 [J].时珍国医国药，2005，16（7）：618-619.

[3] 刘睿，任金威，陈启贺，等.人参低聚肽对急性酒精性肝损伤大鼠的保护作用 [J].现代预防医学，2016，43（15）：2820-2824.

[4] 肖阳，侯云鹤，尹鑫，等.人参皂苷 Rg1 干预非酒精性脂肪肝模型大鼠肝细胞的凋亡 [J].中国组织工程研究，2019，23（3）：384-390.

[5] 李明珂, 陈徐佳, 武绍梅, 等. 人参皂苷 Rh₁、CK 改善酒精性肝损伤及线粒体结构的研究 [J]. 重庆医学, 2018, 47 (31): 3973-3977.

[6] 张馨木, 曲绍春, 睢大员, 等. 人参 Rb 组皂苷对高脂血症大鼠血脂代谢的影响及其抗氧化作用 [J]. 中国中药杂志, 2004, 29 (11): 1085-1088.

[7] 段丽平, 马岚青, 李树安, 等. 人参皂苷 Rg₁ 抗肝纤维化的实验研究 [J]. 中国中西医结合消化杂志, 2007, 17 (3): 156-158.

[8] 郑艳容, 陈亮, 颜王鑫, 等. 人参多糖对兔肝缺血 / 再灌注损伤时 TXB2/PG₁ₐ 平衡的调控作用 [J]. 中国临床药理学与治疗学, 2012, 17 (5): 513-516.

[9] 童斌武. 人参皂苷 Rb₁ 对大鼠肝脏缺血再灌注损伤的保护作用 [J]. 亚太传统医药, 2009, 5 (11): 18-19.

[10] LIU P, YIN H J, XU Y J, et al. Effects of ginsenoside Rg₁ on postimplantation rat and mouse embryos cultured in vitro[J]. Toxicol In Vitro, 2006, 20 (2): 234-238.

[11] 林鹏, 李银保. 山药的化学成分及其生物活性研究进展 [J]. 广东化工, 2015, 42 (23): 118-119.

[12] 官守涛, 唐微, 赵杰, 等. 山药多糖对镉致小鼠急性肝损伤的预防作用 [J]. 湖北医药学院学报, 2013, 32 (2): 115-117.

[13] 孙设宗, 张红梅, 赵杰, 等. 山药多糖对小鼠肝、肾、心肌和脑组织抗氧化作用的研究 [J]. 现代预防医学, 2009, (8): 1445-1447.

[14] 孙设宗, 唐微, 张红梅, 等. 镁离子、山药多糖对四氯化碳肝损伤的保护作用 [J]. 中国现代医学杂志, 2009, 19 (18): 2780-2783.

[15] 滕杨, 谷娜, 罗时旋, 等. 山药硒多糖对 CCl₄ 诱导小鼠急性肝损伤的保护作用 [J]. 食品工业科技, 2015, 36 (15): 362-364.

[16] 宋俊杰, 陈英, 范军朝, 等. 山药多糖对小鼠肝缺血再灌注损伤中的肝脾组织的保护作用 [J]. 实用医药杂志, 2018, 35 (4): 343-346.

[17] 孙延鹏, 李露露, 刘震坤, 等. 山药多糖对小鼠免疫性肝损伤的保护作用 [J]. 华西药学杂志, 2010 (1): 26-28.

[18] 戴俐明, 陈学广. 白芍总苷对实验性肝炎的保护作用 [J]. 中国药理学通报, 1993, 9 (6): 449-453.

[19] 罗琳, 吴峰, 窦志华, 等. 芍药苷对胆汁淤积肝损伤保护作用机制研究 [J]. 南通大学学报 (医学版), 2011, 31 (6): 450-452.

[20] 郑琳颖, 潘竞锵, 杨以琳, 等. 白芍总苷对非酒精性脂肪性肝病大鼠 Apelin 和 Visfatin 表达的影响 [J]. 中药新药与临床药理, 2013, 24 (1): 51-54.

[21] SUN L, JIANG X H, QIN R W X, et al. Protective effects of total glucosides of paeony against the liver injury induced by anti-tuberculosis drugs[J]. Agricultural Biotechnology, 2018, 7 (4): 206-208.

[22] 刘月丽, 吕俊华. 白芍总苷的降血脂、抗氧化作用及其对脂肪肝的防治研究 [J]. 海南医学院学报, 2012, 18 (2): 158-161.

[23] 金国贤, 张文, 孙伟娟, 等. 白芍总苷对 NAFLD 大鼠肝脏的保护作用及其机制研究 [J]. 实用药物与临床, 2014, 17 (12): 1556-1559.

[24] 李瑞麟, 马勇, 魏伟, 等. 白芍总苷治疗四氯化碳致大鼠肝纤维化的作用与其影响肝星状细胞功能的关系 [J]. 中国新药杂志, 2007, 16 (9): 685.

[25] GONG W G, LIN J L, NIU Q X, et al. Paeoniflorin diminishes ConA-induced IL-8 production in primary human hepatic sinusoidal endothelial cells in the involvement of ERK1/2 and Akt phosphorylation[J]. The international journal of biochemistry&cellbiology, 2015, 62: 93-100.

[26] 王世宏, 魏伟, 许杜娟, 等. 白芍总苷对 SMMC-7721 细胞增殖的抑制作用 [J]. 安徽医药, 2006, 10 (1): 8-9.

[27] HU S S,SUN W Y,WEI W，et al.Involvement of the prostaglandin E receptor EP2 in paeoniflorin-induced human hepatoma cell apoptosis.[J]. Anti-cancer Drugs，2013，24（2）：140-149.

[28] WU J J,SUN W Y,HU S S，et al.A standardized extract from paeonialactiflora and astragalus membranaceus induces apoptosis and inhibits the proliferation, migration and invasion of human hepatoma cell lines[J]. International journal of oncology，2013，43（5）：1643-1651.

[29] LU J T，HE W，SONG S S，et al. Paeoniflorin inhibited the tumor invasion and metastasis in human hepatocellular carcinoma cells[J].Bratisl Lek Listy，2014，115（7）：427-433.

[30] SONG S S，YUAN P F，LI P P，et al. Protective effects of total glucosides of paeony on N-nitrosodiethylamine-induced hepatocellular carcinoma in rats via down-regulation of regulatory B cells[J]. Immunological Investigations，2015，44（6）：521-535.

[31] 高本波，戴俐明，徐叔云.丹皮总甙和白芍总甙对红细胞保护作用比较[J].中国药理学通报，1992，8（3）：202-205.

[32] 董开忠，高永盛，王小恒，等.冬虫夏草菌丝体多糖对免疫性肝损伤小鼠的保护作用[J].解放军医学杂志，2016，41（4）：284-288.

[33] 呼晨，孙铭君，姚金水.北冬虫夏草多糖对四氯化碳致小鼠急性肝损伤的影响[J].中国兽医学报，2016，36（3）：518-521.

[34] 黄小莉，朱培欣，胡远亮，等.蛹虫草多糖对急性酒精性肝损伤改善作用的研究[J].菌物学报，2017，36（2）：242-250.

[35] 钟丽萍，李瑾，王凤忠，等.虫草素对ob/ob小鼠非酒精性脂肪肝的改善作用及机制研究[J].药学学报，2017（1）：106-112.

[36] FAN S T, HUANG X J, WANG S N, et al. Combinatorial usage of fungal polysaccharides from Cordyceps sinensis and Ganoderma atrum ameliorate drug-induced liver injury in mice [J]. Food&Chemical Toxicology，2018，119：66-72.

[37] PENG Y, HUANG K, SHEN L，et al. Cultured mycelium cordyceps sinensis alleviates CCl4-induced liver inflammation and fibrosis in mice by activating hepatic natural killer cells[J]. Acta Pharmacologica Sinica，2016，37（2）：204-216.

[38] 王宪波，刘平，唐志鹏，等.虫草菌丝提取物干预与治疗二甲基亚硝胺诱导大鼠肝硬化的实验研究[J].中国中西医结合杂志，2008，18（7）：617-622.

[39] WU Y H S,TSENG J K,CHOU C H，et al. Preventive effects of Ophiocordyceps sinensis mycelium on the liver fibrosis induced by thioacetamide[J]. Environmental Toxicology，2017，32（6）：1792-1800.

[40] PENG Y,TAO Y Y,WANG Q L，et al. Ergosterol is the active compound of cultured mycelium cordyceps sinensis on antiliver fibrosis[J]. Evid Based Complement Alternat Med，2014，2014（3）：537234.

[41] 林蔚，钟礼云，林健.北冬虫夏草对大鼠致畸作用的研究[J].中国卫生检验杂志，2011（4）：883-884.

[42] 简洁莹，胡少明，洪文华，等.人工冬虫夏草Cs-4菌丝体的毒性研究[J].卫生研究，1995，24（S2）：74-77.

[43] 蒋保季，孔祥环，王惠琴，等.发酵培育冬虫夏草毒性研究Ⅰ.急性和亚慢性毒性研究[J].首都医学院学报，1995，16（3）：198-203.

[44] TANG B，QIAO H，MENG F，et al. Glycyrrhizin attenuates endotoxin- induced acute liver injury after partial hepatectomy in rats[J]. Braz J Med Biol Res，2007，40

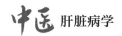

（12）：1637-1646.

[45] ABE K,IKEDA T,WAKE K, et al. Glycyrrhizin prevents of lipopolysaccharide/D-galactosamine-induced liver injury through down-regulation of matrix metalloproteinase-9 in mice[J]. J Pharm Pharmacol, 2008, 60（1）：91-97.

[46] 陈鑫, 葛芹, 张彩云, 等. 异甘草酸镁对 $CC1_4$ 致急性肝损伤大鼠肝组织 CYPIA2、CYP2E1 蛋白及其 mRNA 表达的影响 [J]. 安徽中医药大学学报, 2017, 36（1）：55-58.

[47] ARMANINI D,MATTARELLO M J,FIORE C, et al. Licorice reduces serum testosterone in healthy women [J]. Steroids, 2004, 69（11/12）：763-766.

[48] ZHAI D S,ZHAO Y,CHEN X J, et al. Protective effect of glycyrrhizin, glycyrrhetic acid and matrine on acute cholestasis induced by alpha-naphthyl isothiocyanate in rats[J]. Planta Med, 2007, 73（2）：128-133.

[49] 焦栓林, 赵晓蕊, 欧阳洪, 等. 复方甘草酸苷在重型肝炎恢复期抗纤维化治疗的疗效观察 [J]. 肝脏, 2018, 23（1）：50-53.

[50] 魏娟, 孙扬, 马建军. 异甘草酸镁对肝纤维化大鼠氧化应激反应的影响研究 [J]. 现代中西医结合杂志, 2017, 26（12）：1276-1279.

[51] 叶红军, 华军霞, 韦始亮, 等. 复方甘草甜素脂质体对人肝星状细胞凋亡和增殖的作用 [J]. 现代消化及介入诊疗, 2013（4）：212-215.

[52] 陈应强, 庄海, 吴维巍, 等. 复方甘草酸苷对乙型肝炎模型大鼠血清中肝炎相关因子的影响 [J]. 中国临床药理学杂志, 2015（16）：1626-1628.

[53] AHN J Y, LEE H, J J, et al. Anti-obesity effects of glabridin-rich supercritical carbon dioxide extract of licorice in high-fat-fed obese mice[J]. Food&Chemical Toxicology, 2013, 51（1）：439-445.

[54] WU X D, ZHANG L Y, GURLEY E, et al. Prevention of free fatty acid-induced hepatic lipotoxicity by 18beta-glycyrrhetinic acid through lysosomal and mitochondrial pathways[J].Hepatology, 2008, 47（6）：1905-1915.

[55] 方媛, 刘欣, 史海涛. 甘草酸二铵脂质配位体对非酒精性脂肪性肝病糖脂代谢的影响 [J]. 山西医科大学学报, 2017, 48（8）：783-787.

[56] 何吉芬. 浅谈甘草及其制剂的毒副作用 [J]. 中国中医药现代远程教育, 2010, 8（23）：66-67.

[57] 李生洪. 甘草不良反应的研究 [J]. 时珍国医国药, 2007, 18（8）：2042-2043.

[58] 于莎丽. 口服甘草合剂致过敏反应 1 例 [J]. 中国误诊学杂志, 2006, 6（18）：3495.

[59] 姜卓, 李孝成. 甘草的合理应用 [J]. 药学研讨, 2001, 10（2）：51.

[60] 聂蓉. 当归多糖预防小鼠急性四氯化碳性肝损伤的研究 [J]. 武汉工业学院学报, 2008, 27（4）：23-25.

[61] 宁康健, 张子明, 司阳洋, 等. 当归对四氯化碳肝损伤保护作用的电镜观察 [J]. 中国实验方剂学杂志, 2009, 15（12）：68-70.

[62] 付兆媛, 马承旭. 当归多糖对顺铂化疗 H22 腹水瘤小鼠所致肝脏损伤的影响 [J]. 中药药理与临床, 2018, 34（3）：68-71.

[63] 李伟, 王加志, 李健民, 等. 当归多糖对 Graves 病模型大鼠肝脏保护作用研究 [J]. 中医药学报, 2012, 40（5）：57-59.

[64] 谢可鸣, 茹勇, 谢平, 等. 当归、阿魏酸钠对小鼠炎性肝损伤的抑制效应及其与 ICAM-1 和 E-selectin 表达的关系研究 [J]. 中国病理生理杂志, 2004, 20（12）：2330-2335.

[65] DIETZ B M, LIU D T, HAGOS G K, et al. Angelica sinensis and its alkylphthalides induce the detoxification enzyme NAD（P）H: quinone oxidoreductase 1 by alkylating Keap1[J].Chem Res Toxicol, 2008, 21

（10）：1939-1948.

[66] 阎艳丽，吉梅，宋晓宇，等．当归芍药散对血脂异常大鼠抗氧化能力及动脉壁血管细胞黏附分子-1基因表达的影响[J].中国实验方剂学杂志，2007，13（2）：25-28.

[67] 陈斌，孙克伟，谢凤瑛，等．当归抗大鼠免疫性肝纤维化的实验研究[J].湖南中医学院学报，2002，22（4）：1-3.

[68] 贾世忠，魏仲梅，张东城，等．当归提取物安全性毒理学评价[J].毒理学杂志，2018，32（4）：343-345.

[69] 王胜春，刘明义，胡咏武．当归、莪术、延胡索及其配伍对小鼠的毒性反应[J].时珍国医国药，2002，15（4）：211-213.

[70] 闵欢，成金乐，陈健文，等．当归破壁粉粒补血作用及急性毒性实验研究[J].广东药学院学报，2012，28（1）：73-75.

[71] 蒋真真，袁带秀，胡倩，等．杜仲总黄酮对小鼠急性肝损伤的保护作用[J].广州化工，2016，44（2）：69-70.

[72] LIU J, YANG J X. Protective effects of aqueous extract of Eucommia ulmiodes oliver leaves on liver mitochondria[J]. Agricultural Science&Technology, 2013, 14（4）: 627-629.

[73] 雷燕妮，张小斌．商洛杜仲叶多糖对高血脂模型小鼠的降血脂作用[J].陕西师范大学学报（自然科学版），2018，46（4）：120-124.

[74] HORII Y, TANIDA M, SHEN J, et al. Effects of Eucommia leaf extracts on autonomic nerves, body temperature, lipolysis, food intake, and body weight[J]. Neurosci Lett, 2010, 479（3）: 181-186.

[75] PARK S A,CHOI M S,KIM M J, et al. Hypoglycemic and hypolipidemic action of Du-zhong（Eucommia ulmoides Oliver）leaves water extract in C57BL/KsJ-db/db mice[J]. J Ethnopharmacol, 2006, 107（3）: 412-417.

[76] JIN C F, LI B, LIN S M, et al. Mechanism of the inhibitory effects of eucommia ulmoides Oliv. Cortex Extracts（EUCE）in the CCl₄ -induced acute liver lipid accumulation in rats [J].Int J Endocrinol, 2013（2013）: 751854.

[77] 周程艳，艾凌艳，王美，等．杜仲多糖抗肝纤维化作用的实验研究[J].中草药，2011，42（2）：324-329.

[78] 王乾宇，王文佳，奚锦，等．杜仲多糖对肝纤维化模型大鼠Ⅰ、Ⅲ型胶原蛋白，MMP-1，TIMP-1及TGF-β₁ mRNA表达的影响[J].中国实验方剂学杂志，2018，24（23）：153-158.

[79] 余晓，罗果．杜仲总黄酮体外抗乙型肝炎病毒的实验研究[J].现代医药卫生，2015（2）：187-188.

[80] 吉祥，王健，张晓林，等．秦巴地区产杜仲皮急性毒性实验的研究[J].川北医学院学报，2016，31（3）：342-344.

[81] 胡存华，黄于珊，王霞，等．杜仲子与杜仲皮的毒性比较研究[J].井冈山大学学报（自然科学版），2015，36（1）：95.

[82] 朱周靓，严峻，郑云燕，等．杜仲安全性的毒理学评价[J].浙江预防医学，2017，29（5）：443-448.

[83] 赵喜，范晓博，王小蓉，等．二苯乙烯苷对大鼠高脂性脂肪肝的治疗作用[J].交通医学，2017，31（6）：511-514.

[84] 金波，黄晶晶，朱学鑫，等．何首乌二苯乙烯苷预防急性酒精性肝损伤小鼠作用及其机制[J].中华中医药杂志，2016，31（8）：3333-3336.

[85] 王艳芳，林佩，陆建美，等．何首乌及其主要成分二苯乙烯苷对非酒精性脂肪肝大鼠肠道短链脂肪酸产生量的影响[J].中国现代中药，2017，19（9）：1254-1261.

[86] 王世姣，杨长福，王和生．何首乌蒽醌类有效成分对非酒精性脂肪性肝小鼠血清中超氧化物歧化酶、一氧化氮和肝组织三磷酸腺苷酶的影响[J].贵阳中医学院学报，2014，36（1）：19-21.

[87] 王云龙，郭海，魏睦新．大黄素对 CCl_4 诱导小鼠肝纤维化的作用机制 [J]. 中国现代中药，2018，20（4）：402-408.

[88] 董娟．大黄素对肝纤维化大鼠血小板衍生生长因子 B、转化生长因子 β_1 表达的影响 [J]. 中华消化病与影像杂志，2014，4（3）：124-126.

[89] LEI X, CHEN J, REN J T, et al. Liver damage associated with polygonum multiflorumthunb: a systematic review of case reports and case series[J]. Evid Based Complement Alternat Med, 2015, 2015: 459749.

[90] LEI X, CHEN J, REN J T, et al. Drug-induced liver injury: twenty five cases of acute hepatitis following ingestion of polygonum multiflorumthunb[J]. Gut Liver, 2011, 5 （4）: 493-499.

[91] DONG H H, SLAIN D, CHENG J C, et al. Eighteen cases of liver injury following ingestion of Polygonum multiflorum[J]. Complementary Therapies in Medicine, 2014, 22（1）: 70-74.

[92] 黄伟，张亚囡，孙蓉．何首乌不同组分单次给药对小鼠肝毒性"毒 - 时 - 量"关系研究 [J]. 中国药物警戒，2011，8（4）：193-197.

[93] 庞晶瑶，柏兆方，牛明，等．基于"有故无殒"的何首乌对正常和肝损伤大鼠的毒性与保护作用对比研究 [J]. 药学学报，2015，50（8）：973-979.

[94] 卫培峰，党艳丽，焦晨莉，等．何首乌不同成分与肝细胞凋亡的相关性研究 [J]. 陕西中医，2009，30（2）：238-239.

[95] 王占一，戴博，李英哲．刺五加对他克林所致小鼠急性肝组织损伤的保护作用 [J]. 延边大学医学学报，2007，30（1）：31-3.

[96] 郝乘仪，吴艳玲，廉丽花，等．刺五加酸对急性肝损伤小鼠的保护作用 [J]. 医药导报，2014，33（9）：1126.

[97] 岳斌，徐丽，李影娜．刺五加皂苷抗小鼠酒精性肝氧化损伤作用及机制研究 [J]. 中南药学，2018，16（9）：1221-1224.

[98] 张娜，毛迪，安柏松，等．刺五加多糖对免疫性肝损伤 BALB/c 小鼠 IL-2、IL-4、INF-γ 细胞因子及 mRNA 表达的影响 [J]. 药物评价研究，2018，41（4）：557-561.

[99] 冯丹，黄万宇，偰光华．刺五加注射液对大鼠肝缺血再灌注损伤的保护机制 [J]. 中国卫生工程学，2013，12（6）：449-451.

[100] 廖武军．刺五加注射液对肝缺血再灌注损伤的保护的实验研究 [D]. 杭州：浙江大学，2006.

[101] 郝乘仪，白婷，南极星，等．刺五加酸对酒精性肝损伤的影响 [J]. 中国实验方剂学杂志，2012，18（24）：198-200.

[102] CHOI J S, YOON T J, KANG K R, et al. Glycoprotein isolated from acanthopanaxsenticosus protects against hepatotoxicity induced by acute and chronic alcohol treatment（pharmacognosy）[J]. Biological & pharmaceutical bulletin, 2006, 29（2）: 306-314.

[103] 丰俊东，林代华，刘希琴，等．刺五加皂苷对人肝癌细胞株血管内皮生长因子表达的抑制作用 [J]. 中药新药与临床药理，2007，18（5）：339-341.

[104] 王秀岩，杜爱林，吕冬霞，等．刺五加皂苷对肝癌 SMMC-7721 细胞 bcl-2 和 bax 表达的影响 [J]. 黑龙江医药科学，2009，32（5）：13-14.

[105] 王菲菲．刺五加（Acanthopanaxsenticosus）多糖的结构及化学修饰研究 [D]. 青岛：中国海洋大学，2006.

[106] ZHANG R, AH K K, PIAO M J, et al. Cytoprotective effect of the fruits of Lyciumchinense Miller against oxidative stress-induced hepatotoxicity[J]. J Ethnopharmacol, 2010, 130（2）: 299-306.

[107] LIU Y J, CAO L P, DU J L, et al. Protective effects of Lyciumbarbarum polysaccharides against carbon tetrachloride-induced

hepatotoxicity in precision-cut liver slices in vitro and in vivo in common carp（Cyprinus carpio L.）[J]. Comp Biochem Physiol C Toxicol Pharmacol，2015，169：65-72.

[108] 李梅林，刘建飞，邸多隆，等.枸杞多糖防治化学性肝损伤的药理作用研究 [J]. 食品科技，2018，43（9）：238-243.

[109] 贾东升，崔施展，谢晓亮，等.黑枸杞花色苷对酒精性肝损伤的保护作用 [J]. 食品研究与开发，2017，38（12）：166-168.

[110] CHENG D Y，KONG H. The effect of Lyciumbarbarum polysaccharide on alcohol-induced oxidative stress in rats[J]. Molecules，2011，16（3）：2542-50.

[111] LUO Q，CAI Y Z，YAN J，et al. Hypoglycemic and hypolipidemic effects and antioxidant activity of fruit extracts from Lyciumbarbarum[J]. Life Sciences，2004，76（2）：137-149.

[112] WANG F,TIPOE G L,YANG C Q，et al. Lyciumbarbarum polysaccharide supplementation improves alcoholic liver injury in female mice by inhibiting stearoyl-CoA desaturase 1[J]. Molecular nutrition&food research，2018，62（13）：e1800144.

[113] LI W，LI Y，WANG Q，et al. Crude extracts from Lyciumbarbarum suppress SREBP-1c expression and prevent diet-induced fatty liver through AMPK activation[J]. Biomed Res Int，2014，2014：196198.

[114] LIN J Y，ZHANG Y，WANG X Q，et al. Lyciumruthenicum extract alleviates high-fat diet-induced nonalcoholic fatty liver disease via enhancing the AMPK signaling pathway[J]. Mol Med Rep，2015，12（3）：3835-40.

[115] 李军凯，许文，刘燕，等.枸杞多糖对肝癌患者血清 AFP、PHCA、VEGF 及 CTGF 水平的影响 [J]. 现代生物医学进展，2015，15（25）：4912-4915.

[116] 王自闯，陈小永，张娟.枸杞多糖联合顺铂

对肝癌小鼠抑瘤作用及其对免疫功能的影响 [J]. 东南大学学报（医学版），2018，37（5）：896-900.

[117] 张多强，辛国军，丁洋，等.枸杞多糖对HepG2 肝癌细胞自噬与细胞凋亡的影响 [J]. 中成药，2017，39（12）：2600-2602.

[118] 李均乐，田立新.绞股蓝预防豚鼠胆囊胆固醇结石形成 [J]. 中华肝胆外科杂志，2002，8（10）：609-610.

[119] 安娜，李果，何建，等.葛根绞股蓝混合提取物对乙醇损伤大鼠肝脏的保护作用 [J]. 哈尔滨医科大学学报，2018，52（2）：105-109.

[120] 黄菊青，林斌，徐庆贤，等.绞股蓝茶饮对高脂血症大鼠脂质代谢和肠道菌群的影响 [J]. 中国食品学报，2018，18（6）：27-32.

[121] 贺琴，李刚，李芳，等.绞股蓝皂苷对 2 型糖尿病合并非酒精性脂肪性肝病大鼠葡萄糖和脂质代谢的影响 [J]. 世界中西医结合杂志，2017，12（3）：337-341.

[122] 鲁艳柳，杜艺玫，秦琳，等.基于胆汁酸代谢网络分析绞股蓝总皂苷降脂作用的机制 [J]. 天然产物研究与开发，2018，30（7）：1143-1148.

[123] 彭世志，宁贤基，邓燕艺，等.绞股蓝治疗高脂血症 55 例 [J]. 实用中医药杂志，2005，21（4）：209.

[124] 彭卫华.绞股蓝总苷分散片治疗高血脂患者的临床价值 [J]. 中西医结合心血管病杂志，2017，5（16）：51-52.

[125] HU Y Y.Pay attention to the study on active antiliver fibrosis components of chinese herbal medicine[J].Chin J Integr Med，2012，18（8）：563-564.

[126] 彭景华，李雪梅，冯琴，等.绞股蓝总皂苷对 CCl₄ 诱导的大鼠肝纤维化 TGF-β₁/Sm 信号通路的影响 [J]. 上海中医药大学学报，2012，26（6）：86-90.

[127] 陈亮，彭景华，冯琴，等.绞股蓝总皂苷对四氯化碳诱导的大鼠肝纤维化肝细胞凋亡的

影响 [J]. 中华中医药杂志, 2015, 30 (1): 211-215.

[128] 李晓龙, 吴育朗, 林子群, 等. 绞股蓝总皂苷对人肝癌细胞 Bel-7402 增殖与凋亡的影响 [J].2012, 18 (19): 238-241.

[129] 文利, 郑新, 刘飞, 等. 绞股蓝皂苷抑制 HepG2 细胞无氧糖酵解的检测分析 [J]. 检验医学与临床, 2017, 14 (4): 484-486.

[130] 金华, 蔡克瑞, 董建将, 等. 淫羊藿苷预处理对急性肝损伤大鼠肝功能的保护作用及机制 [J]. 山东医药, 2018, 58 (38): 32-34.

[131] 王恒孝, 任霞. 淫羊藿苷对 ConA 诱导的小鼠肝脏损伤保护机理的研究 [J]. 中国免疫学杂志, 2012, 28 (10): 900-903.

[132] 李君, 刘才峰, 仲兴阳, 等. 淫羊藿素脂质体抗大鼠肝脏缺血再灌注损伤 [J]. 第二军医大学学报, 2017, 38 (6): 739-745.

[133] 赵岩, 韩玲玲, 侯莹莹, 等. 淫羊藿醇提物对高脂血症模型小鼠的降血脂作用及其抗氧化活性 [J]. 吉林大学学报 (医学版), 2017, 43 (1): 1-5.

[134] 钱海华, 刘鹏, 李晶, 等. 淫羊藿素通过抗氧化损伤延缓 CCl_4 诱导的大鼠肝硬化进程 [J]. 第二军医大学学报, 2011, 32 (6): 625-629.

[135] 平键, 陈红云, 张晶, 等. 淫羊藿苷干预核因子 NF-κB 抑制肝星状细胞活化的研究 [J]. 辽宁中医杂志, 2013, 40 (11): 2188-2191.

[136] 杨如会, 刘丙进, 吴松泉. 淫羊藿苷通过 FXR 降低 LPS/TLR4 诱导的肝星状细胞自噬和活化 [J]. 中国药学杂志, 2016, 51 (9): 708-714.

[137] 钱海华, 刘鹏. 淫羊藿素通过抗氧化损伤延缓 CCl_4 诱导的大鼠肝硬化进程 [J]. 第二军医大学学报, 2011, 32 (6): 625-629.

[138] 贺琴, 谭华炳. 淫羊藿致 HBV 携带者发生肝脏损害 1 例 [J]. 中国肝脏病杂志 (电子版), 2015 (1): 113-114.

[139] 宋晓静. 壮骨关节丸致肝损害一例 [J]. 中外医疗, 2009, 28 (18): 181-181.

[140] 宁康健, 蔺姗姗, 李磊, 等. 淫羊藿对小鼠肝组织部分生化指标的影响 [J]. 安徽科技学院学报, 2018, 32 (4): 8-11.

[141] 王琴, 张盼阳, 袁晓美, 等. 淫羊藿不同提取物的小鼠长期毒性研究 [J]. 中国药物警戒, 2018, 15 (2): 65-69.

[142] 王莹, 刘馨宇, 王沙沙, 等. 黄芪粗提物对小鼠急性酒精性肝损伤的保护作用 [J]. 延边大学农学学报, 2016, 38 (2): 105-109.

[143] 王珏, 李琴, 李颖. 黄芪总皂苷对 CCl_4 致小鼠急性肝损伤的保护作用 [J]. 山西中医学院学报, 2018, 19 (5): 34-37.

[144] 张永红, 曾妍, 唐晓鹏. 黄芪注射液促进脐血干细胞向肝细胞分化具有增强移植干细胞治疗大鼠肝衰竭的效果 [J]. 中国组织工程研究与临床康复, 2010, 14 (1): 103-107.

[145] 张晨, 黄进, 詹菲, 等. 黄芪多糖对四氯化碳诱导的大鼠肝纤维化的保护作用 [J]. 世界中医药, 2015 (6): 887-890.

[146] 林红, 蔡钢, 杨百京, 等. 黄芪后处理对大鼠肝纤维化中的影响及 TGF-β₁/Smad2、p38MAPK 作用 [J]. 世界科学技术: 中医药现代化, 2014 (2): 410-415.

[147] 宋少刚, 田洁, 饶晓玲, 等. 黄芪总苷对四氯化碳所致大鼠肝纤维化的防治作用 [J]. 今日药学, 2015, 25 (3): 176-179.

[148] 梁栋, 梁钢, 刘云峰, 等. 黄芪注射液对糖尿病非酒精性脂肪肝模型大鼠血糖、血脂及肝脏脂肪分化相关蛋白表达水平的影响 [J]. 中西医结合心脑血管病杂志, 2014 (4): 464-465.

[149] 孙婷, 郭晓东, 刘秀芳, 等. APS 对乙型肝炎小鼠肝脏脂肪变性的作用及机制 [J]. 现代生物医学进展, 2012, 12 (23): 4444-4446.

[150] 马卓. 恩替卡韦联合黄芪口服液治疗慢性乙型肝炎疗效观察 [J]. 中国处方药, 2015 (4): 58-59.

[151] 张娟, 陈建宗, 张金平, 等. 黄芪甲苷体外抗乙型肝炎病毒的作用 [J]. 第四军医大学学报, 2007, 28 (24): 2291-2293.

[152] 严景妍，林路平，艾香英，等.黄芪联合恩替卡韦对 HePG2.2.15 细胞 JAK-STAT 通影响 [J].江西中医药大学学报，2017，29（3）：82-86.

[153] 周宛蓉.黄芪毒副作用研究进展 [J].中国畜牧兽医，2008，35（9）：94-95.

[154] ZHU J B，WAN X Y，ZHU Y P，et al. Effect of astragaloside IV on the embryo-fetal development of sprague-dawley rats and new zealand white rabbits[J]. Journal of Applied Toxicology，2009，29（5）：381-385.

[155] 韩蓉，朱路佳，潘建新，等.黄芪注射液的急性毒性和长期毒性试验 [J].中国野生植物资源，2004，23（4）：50-53.

[156] 韩春杨，杨明川，杨孜生，等.黄精多糖的提取及其对 CCl_4 致大鼠肝损伤的保护作用 [J].浙江农业学报，2018，30（4）：537-547.

[157] 黎建民.黄精多糖对力竭训练小鼠肝组织损伤的保护作用 [J].基因组学与应用生物学，2016，35（5）：1036-1041.

[158] 李超彦，周媛媛，王福青，等.黄精多糖对顺铂致肝损害大鼠肝功能的保护及抗氧化指标的影响 [J].中国实验方剂学杂志，2013，19（16）：229-231.

[159] 段华，王保奇，张跃文.黄精多糖对肝癌 H22 移植瘤小鼠的抑瘤作用及机制研究 [J].中药新药与临床药理，2014，25（1）：5-7.

[160] 李超彦，周媛媛，王福青.黄精多糖联合低剂量顺铂对小鼠 H22 肝癌移植瘤生长的抑制及其抗氧化损伤作用 [J].中国老年学杂志，2016，36（5）：1038-1040.

[161] 徐汝明，邓克敏，陆阳.墨旱莲活性成分对刀豆蛋白 A 诱导的小鼠肝损伤的作用 [J].上海交通大学学报（医学版），2010，30（1）：50-54.

[162] LUO Q Q，DING J Y，ZHU L P，et al. Hepatoprotective effect of wedelolactone against concanavalin a-induced liver injury in mice[J]. American Journal of Chinese Medicine，2018，46（4）：1-15.

[163] LU Y，HU D M，MA S B，et al. Protective effect of wedelolactone against CCl_4-induced acute liver injury in mice[J].Int Immunopharmacol，2016，34：44-52.

[164] 石变华，庄晓燕，白秀珍.墨旱莲水煎剂延缓肝脏衰老作用的研究 [J].数理医药学杂志，2010，23（3）：336-339.

[165] LEE M K，HA N R，YANG H，et al. Stimulatory constituents of Ecliptaprostrata on mouse osteoblast differentiation[J]. Phytotheapy Research，2009，23（1）：129-131.

[166] LEE M K，HA N R，YANG H，et al. Antiproliferative phenolics from ecliptaprostrata in the activated hepatic stellate cells[J]. Phytomedicine，2008，15（9）：775-780.

[167] 钟显科.墨旱莲中化学成分的抗肿瘤活性以及总皂苷工艺优化研究 [D].广州：华南理工大学，2011.

[168] 周约伯，李云中，张素英，等.旱莲草治疗冠心病疗效观察及实验研究 [J].天津医药，1986，14（8）：490.

第三章　活血化瘀药

⊙川芎

【性味归经】辛，温。归肝、胆、心包经。

【功效主治】活血行气，祛风止痛。用于胸痹心痛，胸胁刺痛，跌仆肿痛，月经不调，经闭痛经，癥瘕腹痛，头痛，风湿痹痛。

【肝脏病药理】

1. 抗肝损伤 川芎嗪（30mg/kg）腹腔注射缺血再灌注诱导的急性肝损伤大鼠体内，连续 3h，开腹采血，切取肝左中叶常规病理检测，大鼠血清谷丙转氨酶（GPT）与谷草转氨酶（GOT）的活性均比模型组降低，中性粒细胞计数和 NF-κB 阳性表达比模型组降低，对急性肝缺血再灌注损伤具有保护作用[1]。川芎嗪（400mg/kg）灌胃给药 7d，显著降低 D-氨基半乳糖模型小鼠血清中升高的 GPT、GOT，降低黄嘌呤氧化酶（XOD）活力和过氧化物终产物丙二醛（MDA）的含量，可以显著降低离体培养中染毒肝细胞中的 GPT 水平。表明对小鼠化学性肝损伤具有显著的保护作用[2]。川芎嗪注射液（12.5mg/kg）注入 0.5% 四氯化碳花生油溶液复制急性肝损伤性脂肪肝模型小鼠，连续给药 7d，川芎嗪组小鼠血清 GPT、GOT 活性均降低，肝组织游离脂肪酸、甘油三酯、丙二醛含量均降低，肝脂酶和超氧化物歧化酶活性升高，肝脏脂肪变性明显减轻，川芎嗪可改善急性肝损伤性脂肪肝中脂肪的堆积，对肝脏有较明显的保护作用。其保肝机制可能与降低甘油三酯，促进游离脂肪酸的 β-氧化，抗脂质过氧化作用有关[3]。川芎嗪还可对抗血栓素 A2 的合成与活性，抑制乳酸脱氢酶的异常变化，从而明显减轻鼠、兔的肝缺血再灌注损伤[4]。

2. 抗肝纤维化 抗肝纤维化是川芎嗪的一个重要的药理作用。李艳瑛[5]发现川芎嗪对猪血清诱导的大鼠实验性肝纤维化具有明显的预防和治疗作用，其作用机制与拮抗细胞因子 TGF-β_1、抑制 TIMP-1 表达增高，促进胶原降解，抑制肝星状细胞活化并促进活化的肝星状细胞凋亡相关。川芎嗪可提高胺组织中超氧化物歧化酶的活性，显著减轻肝胶原纤维增生程度，具有抗肝纤维化作用。临床使用川芎嗪注射液（或者川芎嗪联用其他药物）发现，川芎嗪可以有效地降低患者 GPT、GOT 及 ALP 活性，降低肝纤维化形成的 ECM 中 Ⅰ、Ⅲ、Ⅳ 型胶原、透明质酸和层粘连蛋白，以及肝组织 SOD 与 MDA 含量，从而改善肝功能，防止或减轻肝纤维化[6]。严栋梁等[7]研究发现川芎嗪可通过降低 JAK2/STAT3 信号通路及炎性因子 IL-6、IL-1β、IL-10 表达，对刀豆蛋白 A（ConA）诱导的小鼠肝纤维化产生保护作用。陈巧霞等[8]研究发现川芎嗪能够通过调控细胞周期关键蛋白的表达，阻滞细胞周期于 G0/G1 期，抑制 Bcl-2 和 Bcl-xL 表达，促进 Bak、Bax、Caspase-8、Caspase-9、Caspase-3、PARP-1 以及细胞质内细胞色素 C 的蛋白表达，发挥抑制肝星状细胞增殖并促进其凋亡作用。谢鹏等[9]研究发现川芎嗪还可以影响大鼠肝星状细胞系 HSC-T6 的自噬溶酶体，减弱自噬发生。

3. 抗肝硬化 82 例肝硬化患者随机分为两组，对照组 27 例采用常规保肝治疗，治疗组 55 例在常规保肝基础上加用川芎素治疗，疗程均为 2 周。川芎素能有效降低肝硬化门静脉压力，不影响门静脉血流量，对肝功能 Child-Pugh A、B 级患者疗效显著[10]。邹德国等[11]探讨酚妥拉明、川芎嗪、大黄治疗肝硬化并肝肾综合征的疗效。在护肝、利尿、白蛋白、抗感染等基础治疗上，加用酚妥拉明、川芎嗪、大黄口服，对照组仅采用基础治疗。结果治疗组总有效率为 87.50%，高于对照组 44.33%。提示加用川芎嗪等治疗肝硬化并发肝肾综合征疗效显著。唐慧等[12]观察发现丹参川芎嗪联合山莨菪碱治疗肝硬化 32 例临床疗效观察显著。动物实验和人体实验均显示，川芎嗪可降低门静脉压力，改善肝硬化者血流动力循环，有效地防止上消化道再出血[13-14]。利用大鼠门静脉高压模型观察川芎嗪治疗肝硬化的作用，证明其确有降低模型大鼠门静脉高压的作用[15]。

其机制涉及抗炎症反应，改善组织血供，抑制成纤维细胞核分裂和增殖，降低成纤维细胞的 DNA 和胶原合成等方面。

4. 抗肝癌 王宁等[16]研究发现川芎嗪能够降低人肝癌细胞系（MHCC97-H）的迁移、侵袭能力，下调 Calpain-2、FAK 表达可能是川芎嗪抗肝癌作用机制。孙晓等[17]研究发现川芎嗪可下调细胞 MMP-2 而上调 TIMP2 蛋白表达，有效抑制肝癌 HepG2 细胞的黏附、侵袭和迁移能力。黄芬等[18]研究发现川芎嗪联合细胞因子诱导的杀伤（CIK）细胞，能抑制裸鼠肝癌 HepG2 细胞的迁移及侵袭，作用机制可能与下调细胞 MMP-2 和上调 TIMP-2 蛋白表达，抑制骨架微丝重排有关。刘振华等[19]研究发现川芎嗪能够降低外泌体中 GPC3，减弱 HepG2 的侵袭迁移能力，发挥抗肝癌作用。川芎嗪具有 Ca^{2+} 通道阻滞作用，能够使 P- 糖蛋白在肿瘤细胞内表达下调，从而逆转肿瘤多药耐药。有研究在体外利用 SMMC-7721/ADM 为靶细胞，发现川芎嗪在 100～300μg/mL 的非细胞毒性浓度范围能增加 SMMC-7721/ADM 细胞多种化疗药物的敏感性，其逆转效果具有浓度依赖性。SMMC-7721/ADM 在加入川芎嗪后柔红霉素积聚能力明显提高，表明川芎嗪是通过增加耐药细胞株内化疗药物浓度而逆转多药耐药的[20]。

【毒副作用】川芎水溶性粗制剂给予小鼠腹腔注射和肌内注射的 LD_{50} 分别为 65.86g/kg、66.42g/kg。川芎嗪给予小鼠静脉注射的 LD_{50} 为 239mg/kg。小鼠每日口服川芎嗪 5mg/kg 或 10mg/kg，连续 4 周，动物体重、血象、肝功能、肾功能和病理组织学检查均未见明显异常[21]。

⊙ 丹参

【性味归经】苦，微寒。归心、肝经。
【功效主治】活血祛瘀，通经止痛，清心除烦，凉血消痈。用于胸痹心痛，脘腹胁痛，癥瘕积聚，热痹疼痛，心烦不眠，月经不调，痛经经闭，疮疡肿痛。

【肝脏病药理】

1. 抗肝损伤 彭渊等[22]研究发现丹参可抑制肝组织核苷酸结合寡聚化结构域样受体蛋白 3（NLRP3）炎症小体活化，有效减轻 1,4- 二氢 -2,4,6- 二甲基 -3,5- 吡啶二甲酸二乙酯（DDC）诱导的小鼠胆汁淤积性肝损伤。丹参可抗急性酒精性肝损伤，可减轻酒精所致的肝脏病理性改变，主要是改变肝细胞的水样变性和脂肪变性，其疗效随剂量的增加而加强[23]。丹参还能改善低温保存肝脏的能量代谢，减少肝细胞损伤；减轻线粒体钙超载，减轻低温保存肝脏线粒体的损害，提高供肝保存质量[24]。丹参素是丹参主要的亲水活性成分之一，具有较强的清除自由基、抗氧化活性。丹参素可通过清除自由基降低线粒体膜脂质过氧化，通过抑制蛋白质巯基氧化，抑制线粒体膜通透性转换，发挥保护大鼠肝细胞线粒体的作用[25]。王霄等[26]研究发现，丹参多糖能有效调控脂多糖（LPS）联合 D- 氨基半乳糖（D-GalN）诱导的免疫性肝损伤小鼠肝脏凋亡因子 Bax、Bcl-2、Fas-L 和 Caspase-3 的表达水平，抑制肝细胞凋亡，改善肝损伤。进一步研究发现，丹参多糖还能够拮抗肝脏脂质过氧化反应，降低肝组织炎症细胞因子 NF-κB、TNF-α、INF-γ、IL-6、IL-10 含量及细胞间黏附分子 -1（ICAM-1）、趋化因子（CXCL-10）蛋白表达，缓解小鼠免疫性肝损伤[27-30]。杨丽等[31]研究发现，丹参能够抑制血管内皮生长因子（VEGF）表达，预防土三七诱导的肝小静脉闭塞病（HVOD）小鼠发生肝损伤。

2. 抗肝纤维化 目前丹参广泛应用于肝纤维化的治疗，其有效成分如丹酚酸 A、丹酚酸 B 等也均具有良好抗肝纤维化作用[32]。目前，丹参抗肝纤维化的作用可能与以下机制相关：①清除氧自由基，抗脂质过氧化损伤[33]；②促进损伤细胞的修复，抑制炎症因子释放[34]；③改善微循环[35]；④抑制胶原生成，促进胶原的降解[36]；⑤抑制间质细胞活化，干预细胞内信号转导等[37-38]。

3. 降低门静脉高压 丹酚酸B（SalB）是丹参中含量最高的活性成分，也是丹参水溶性成分中研究最多的成分之一。在内皮素-1诱导的门静脉高压模型中，SalB与内皮素受体抑制剂BQ-123、BQ-788类似，均可降低门静脉高压[39]。在CCl4诱导的慢性肝炎离体门静脉灌流模型中，SalB可通过增加巨噬细胞源性NO和CO以舒张门静脉，降低门静脉压力[40]。在二甲基亚硝胺（DMN）诱导大鼠肝硬化模型中，SalB同样可发挥降低门静脉压力的作用[41]。伍向鹏等[42]研究发现，丹参多酚酸盐改善肝纤维化大鼠门静脉高压的作用机制，可能与丹参多酚酸盐降低氧化应激损伤相关。

4. 抗肝癌 陈曦等[43]研究发现，丹参酮ⅡA可明显抑制人肝癌HepG2细胞的增殖与迁移，并诱发细胞凋亡，且呈一定的剂量依赖关系，其机制可能与抑制HepG2细胞中NF-κB和MMP-9 mRNA表达有关。袁建华等[44]研究发现丹参酮ⅡA能够抑制人肝癌HepG2细胞增殖，促进细胞凋亡，抑制肿瘤体积增长，其作用机制在于丹参酮ⅡA调节凋亡相关基因Bcl-2、Bax表达。孙英慧等[45]发现丹参酮ⅡA还可通过降低p-Akt表达，促进PTEN蛋白表达，抑制肝癌细胞增殖、周期停滞与迁移。

【毒副作用】 有研究发现，使用丹参及其制剂发生不良反应多表现为[46]：①皮肤反应：皮肤瘙痒，起红色斑丘疹、皮疹及荨麻疹；②心血管系统：血压升高、心动过速、心动过缓；③休克：面色苍白、口唇发绀、呼吸困难、烦躁不安、出冷汗；④消化系统：腹泻、腹痛；⑤泌尿系统：蛋白尿、溶血尿毒综合征；⑥呼吸系统：过敏性哮喘、呼吸困难；⑦全身反应：头晕、心慌、胸闷、寒战、发热、恶心、呕吐；⑧其他反应：结膜水肿、晕厥、血管神经性水肿。

⊙ 水蛭

【性味归经】 咸、苦，平；有小毒。归肝经。
【功效主治】 破血通经，逐瘀消癥。用于血瘀经闭，癥瘕痞块，中风偏瘫，跌仆损伤。
【肝脏病药理】

1. 抗肝纤维化 晏丹[47-48]等以二甲基亚硝胺（DMN）制备大鼠肝纤维化模型，同时给予水蛭桃仁汤灌胃治疗，通过免疫组化法检测肝组织的α-平滑肌动蛋白（α-SMA）和转化生长因子（TGF-β1），并做组织病理学检测，经图像分析，药物防治组α-SMA和TGF-β1较模型组显著减少，说明水蛭桃仁汤对DMN诱导的实验性大鼠肝纤维化具有良好的防治作用。多项研究发现水蛭桃仁汤可抑制血吸虫病小鼠的肝纤维化，认为其作用机制可能有：①降低HSC的活化；②拮抗肝细胞凋亡[49-51]。贾彦等[52]应用四氯化碳大鼠肝纤维化模型发现水蛭素可能通过下调Smad基因表达抑制肝脏细胞外基质异常增生，从而发挥抗肝纤维化作用。易文龙等[53]应用血吸虫性肝纤维化小鼠模型研究发现水蛭、桃仁、黄芪、当归合剂治疗组肝细胞变性、坏死及纤维增生程度较模型对照组轻，免疫组化显示肝组织肌间线蛋白（Desmin）阳性细胞较模型对照组减少，提示水蛭、桃仁、黄芪、当归合剂具有抗血吸虫性肝纤维化作用。

2. 抗肝癌 郭永良等[54]采用液氮快速冻融法提取水蛭，提取物可体外抑制人肝癌HepG2细胞的增殖并诱导凋亡，具有抗肿瘤作用，对癌瘤生长有抑制、破坏作用，有利于抗癌药及免疫活性细胞侵入癌组织而杀伤癌细胞。李先健等[55]研究发现水蛭素抑制肝癌 HepG2 细胞增殖、凋亡、迁移及侵袭的机制为下调血管内皮生长因子（VEGF）表达。

3. 调节脂质代谢 吴晶魁等[56]研究发现水蛭能够降低高脂血症大鼠血清 GPT、GOT、TC、LDL-C 水平，升高 HDL-C 含量，降低肝组织酰基辅酶 A、胆固醇酰基转移酶 -2（ACAT-2）、脂肪酸合成酶（Fas）、羧甲戊二酸辅酶 A 还原酶（HMG-CoAR）表达，减少肝脏脂质沉积，提示水蛭可通过抑制肝脏组织中与脂肪酸、胆固醇合成及转化相关的酶，减少胆固醇、脂肪酸的合成，调节脂质代谢，减轻肝脏组织中的脂质沉积及大鼠肝脏损伤。

【毒副作用】水蛭是否有毒，古今记载不一。《神农本草经》未言其有毒。《名医别录》言"有毒"。《本草经疏》谓"大毒"。近代《中药大辞典》及《药典》皆言有毒。而《神农本草经百种录》《医学衷中参西录》及近代许多临床报道则谓其有利无毒是为良药。有文献报道水蛭的中毒量为 15 ~ 30g，中毒潜伏期 1 ~ 4h，中毒时可出现恶心、呕吐、子宫出血，严重时可引起胃肠出血、剧烈腹痛、血尿、昏迷等[57]。

陆国才等用重组水蛭素连续给猴子静脉给药 30d 研究其毒性，设 1.0mg/kg、3.0mg/kg、6.0mg/kg 三个剂量组，结果发现对猴的血液系统具有一定的药理毒理作用。靶器官为血液系统，认为重组水蛭素对猴的安全剂量为 1.0mg/kg[58]。Klocking 等[59]对重组水蛭素做了全面的毒性研究。无论急性、亚急性毒性实验，都无异常反应，对体重、血象、呼吸系统和心血管系统也无影响。尿样分析，免疫学检查都正常。半致死量 LD_{50}>250mg/kg。吕文海等[60]将水蛭粉末在 80℃水浴中温浸 2 次以后，浓缩成 1.3g/mL 的浓度，24h 内分别给对照组及样品组小鼠灌胃 3 次，每次

0.2mL/10g，给药剂量相当于《药典》规定成人量 3g/d 的 200 倍，给药后观察 1 周，小鼠活动、粪便、毛色正常，无死亡。1 周内体重增长 4 ~ 6g，与对照组无差异。依目前临床水蛭成人量 3 ~ 10g/d 计，其安全倍数为 1650 ~ 550 倍。水蛭水煎剂给妊娠小鼠皮下给药，其 LD_{50} 为（15.24 ± 2.04）g/kg，而有效剂量（终止妊娠在 75% 以上）为 1.25g/kg，是 LD_{50} 的 1/12，表明安全范围大[61]。

⊙ 牛膝

【性味归经】苦、甘、酸，平。归肝、肾经。

【功效主治】逐瘀通经，补肝肾，强筋骨，利尿通淋，引血下行。用于经闭，痛经，腰膝酸痛，筋骨无力，淋证，水肿，头痛，眩晕，牙痛，口疮，吐血，衄血。

【肝脏病药理】

1. 抗肝损伤 牛膝水煎液可明显降低免疫性肝损伤小鼠血清 GPT 活性，提高肝组织还原性谷胱甘肽（GSH）含量和超氧化物歧化酶（SOD）活性，减轻肝组织病理损伤，提示牛膝水煎液对免疫性肝损伤具有一定的保护作用，其机制与提高机体抗氧化能力有关[62]。进一步研究发现，牛膝中的牛膝多糖可显著降低免疫性肝损伤小鼠血清和肝组织中升高的谷丙转氨酶（GPT）的水平，抑制肝匀浆中上升的 MDA 水平和升高过低的 SOD 活性，并降低脾脏及胸腺重量指数。牛膝多糖有一定的肝细胞膜结构和功能稳定作用，这可能与其清除自由基等抗氧化作用密切相关[63]。牛膝多糖是牛膝的水溶性提取成分。牛膝水煎液和牛膝多糖均能降低 H_2O_2 损伤引起的肝细胞悬液中 GOT 和 GPT 活性，对 H_2O_2 致肝细胞损伤具有保护作用[64]。

2. 调节血脂 壳聚糖加牛膝等中药能显著降低大鼠肝脏的甘油三酯（TG）、总胆固醇（TC）含量，减轻大鼠肝脏的脂变

程度，并且肝脂变时 SOD 活力显著下降，而用药后其活力升高，并随剂量加大而逐渐恢复正常[65]。胡娅娅等[66]研究发现牛膝能够明显改善蛋氨酸 - 胆碱缺乏饲料诱导的非酒精性脂肪性肝病小鼠肝脏脂肪堆积、炎症及肝纤维化，其机制与降低肝组织 MCP-1、IL-6 和 α-SMA 的 mRNA 表达有关。

3. 抗肝癌 牛膝多糖可抑制小鼠肝癌 H22 细胞增殖并诱导其凋亡，其作用机制可能与下调 Bcl-2 基因 mRNA 表达、上调 Fas 基因 mRNA 表达有关[67]。

【毒副作用】

1. 急性毒性 生牛膝水煎剂小鼠灌胃的 LD_{50} 为 66.84g/kg，其 95% 可信限为 60.54 ~ 73.80g/kg；酒牛膝水煎剂小鼠灌胃的 LD_{50} 为 59.75g/kg，其 95% 可信限为 56.73 ~ 63.30g/kg；盐牛膝水煎剂小鼠灌胃的 LD_{50} 为 44.00g/kg，其 95% 可信限为 41.75 ~ 46.64g/kg，说明盐制后牛膝毒性增加[68]。不同产地的牛膝给予小鼠腹腔注射的 LD_{50} 为：河南牛膝 1.620g/kg，山东牛膝 1.237g/kg，河北牛膝 3.531g/kg，江苏牛膝 2.446g/kg[69]。牛膝多糖对小鼠的 LD_{50} 为 18.87 ~ 13.27g/kg[70]。

2. 亚急性毒性 怀牛膝煎剂小鼠灌胃 60g/kg，连续 7d，或 48g/kg，连续 30d，小鼠的进食、体重、活动、被毛、血象、肝肾功能及组织学检查均无异常，表明毒性很低[71]。

3. 致畸、致癌、致突变 牛膝的醚提取物对细胞染色体畸变率无明显影响[68]。生牛膝、酒牛膝、盐牛膝三种制品水煎剂剂量 15g/kg 小鼠灌胃给药，连续 3d，对骨髓嗜多染色红细胞微核率无明显影响，说明无致突变作用[68]。以体外 Raji 细胞系检测样品对 EB 病毒早期抗原（EBV-EA）的激活作用，表明牛膝生品对 EBV-EA 有激活作用，酒制后减弱，盐制后增强激活作用。牛膝水煎剂分别以 10g/kg、2g/kg、

1g/kg 的剂量小鼠灌胃给药，连续 5d，无明显诱发小鼠骨髓微核率增高的作用，表明无损伤遗传物质的作用[72]。

4. 生殖毒性 川牛膝的苯提取物 2.5g（生药）/kg，从小鼠妊娠第 7 日开始连续灌服 3d，抗生育有效率为 100%，使胚胎排出，死亡或阴道流血[73]。怀牛膝苯提取物 2.5g（生药）/kg 小鼠灌胃，从妊娠第 7 日开始连续 3d，对小鼠抗生育有效率为 94.5%，可引起胚胎排出、死亡或阴道流血[74]。怀牛膝总皂苷 125 ~ 1 000mg/kg，给妊娠 1 ~ 10d 小鼠灌胃给药，有显著的剂量依赖性抗生育作用，其 ED_{50} 为 218mg/kg。怀牛膝总皂苷 500mg/kg 对妊娠 1 ~ 5d 小鼠灌胃给药，有明显抗着床作用。在 2g/kg 灌胃时无堕胎作用，但胎仔平均体重明显低于对照组[74]。其免疫学机制为：怀牛膝使孕鼠子宫肥大，细胞数量显著增多，表达肿瘤坏死因子 -α（TNF-α）能力大幅度提高[75]。牛膝总皂苷对未孕离体大鼠子宫有兴奋作用，但重复给药后，兴奋作用明显减弱；对已孕大鼠、兔离体、在体子宫均有兴奋作用[76]。牛膝正丁醇萃取物不同剂量（0.5g/kg、2.0g/kg、4.0g/kg）给配对前的成年小鼠连续灌胃 15d，结果表明，牛膝正丁醇萃取物不能明显干扰小鼠的繁殖性能，小鼠可以正常发情、妊娠，且胎儿发育正常，仅 4.0g/kg 剂量处理组母鼠的胎仔数与其他各组相比差异显著。2g/kg 和 4g/kg 剂量可引起小鼠脾脏、肝脏、肾脏出现急性炎症反应[77]。不同剂量怀牛膝水煎剂腹腔注射未孕大鼠观察在体子宫平滑肌峰电活动的改变，结果表明怀牛膝显著兴奋在体子宫平滑肌峰电活动，促进子宫平滑肌活动效应类似催产素[77]。郭胜民等[78]用吲哚美辛和氯丙嗪作阻断剂，以子宫收缩曲线下面积为指标，分析牛膝皂苷 A 对大鼠离体子宫兴奋作用的机制，结果表明，实验前给大鼠用吲哚美辛（75mg/kg）灌胃或浴槽内加吲哚美辛（20mg/L），均

可明显减弱牛膝皂苷 A 对大鼠离体子宫的兴奋作用；氯丙嗪（0.5mg/L）也可明显减弱牛膝皂苷 A 对未孕、已孕大鼠离体子宫的兴奋作用。提示牛膝皂苷的子宫兴奋作用可能与 5- 羟色胺（5-HT）及前列腺素（PG）的合成与释放有关。王世祥等[79] 给小鼠灌服牛膝总皂苷（ABS）75mg/kg、150mg/kg、300mg/kg，表明 ABS 具有明显的抗着床、抗早孕作用，且呈剂量依赖关系。

⊙ 延胡索

【性味归经】辛、苦，温。归肝、脾经。

【功效主治】活血，行气，止痛。用于胸胁、脘腹疼痛，胸痹心痛，经闭痛经，产后瘀阻，跌仆肿痛。

【肝脏病药理】

1. 抗肝损伤　闵清等[80] 研究发现四氢帕马丁能明显降低四氯化碳诱导的肝损伤小鼠血清 GPT、GOT 活性和肝匀浆 MDA 含量，提高肝组织 SOD 活性，减轻肝细胞变性坏死，其机制可能为降低脂质过氧化，提高机体清除氧自由基能力，从而发挥保护肝作用。颜晶晶等[81] 研究发现四氢帕马丁对映体对人肝微粒体中主要细胞色素 P450 酶（CYP450）有抑制作用，其中，右旋四氢帕马丁对 CYP450 的各种亚型无明显抑制，左旋四氢帕马丁对 CYP2D6 抑制作用强。

2. 抗肿瘤　牟唯省[82] 研究发现，延胡索粉末能够明显抑制移植 H22 肝癌细胞的小鼠瘤重，提高荷瘤小鼠的胸腺和脾脏指数，提示延胡索有抗肝癌作用。张国铎等[83] 研究发现延胡索总碱对人肝癌细胞系 HepG2 细胞有显著的增殖抑制作用，呈剂量 - 效应关系，其机制可能与 miRNA let-7a、mir-221、mir-222 调控的靶基因有关。桑晓媛等[84] 研究发现延胡索生物碱各组分对肝癌细胞（SMMC-7721）具有生长抑制作用，其中，延胡索脂溶非酚性生物碱组分对肝肿瘤细胞杀伤活性最强，呈现量效相关性。

【毒副作用】延胡索及其生物碱临床应用，一般剂量未发现显著毒副反应。延胡索粉末较大剂量（每次 10 ~ 15g）服用，部分患者出现嗜睡、头晕、腹胀现象。长期服用，尚未见到有药物热发生，但个别患者出现血清 GPT 活性升高。其浸膏对小鼠口服 LD_{50} 为（100 ± 4.53）g/kg 亚急性实验用药 1 个月，未发现明显毒副不良反应。给予小鼠静脉注射延胡索甲素、乙素、丙素及延胡索丑素的 LD_{50} 分别为 146mg/kg、151 ~ 158mg/kg、35.9mg/kg、100mg/kg[85-86]。王胜春等[87] 采用急性毒性实验观察延胡索对小鼠的毒性反应。当给药剂量达到 40g/kg 时，小鼠活动减少、呼吸缓慢、行动姿势改变、心动过速、呼吸加快，随后出现呼吸缓慢和嗜睡。当给药剂量相当于临床人体用量 70 倍时，组织病理学观察发现脾脏红髓区红细胞渗出而致瘀血，肾小球血管出血。

焦月华等[88] 在小鼠延胡索总生物碱醋酸盐的小鼠急性毒性试验中发现，小鼠在灌胃后肌颤、痉挛、抽搐、呼吸急促，8min 后开始死亡，大部分在 0.1 ~ 3h 内死亡，毒性反应激烈，致死时间较短。经病理检查发现小鼠肾小动脉有出血情况。延胡索总生物碱醋酸盐对小鼠口服 LD_{50} 为 0.86g/kg，95% 置信区间为 0.786 ~ 0.937mg/kg，相当于临床人体用量的 3 440 倍。邵敬宝等[89] 对延胡索总生物碱的小鼠急性毒性进行评价，发现延胡索总生物碱灌胃给药对小鼠的 LD_{50} 值为 473.36mg/kg，95% 置信区间为 422.34 ~ 532.58mg/kg。延胡索总生物碱在一定剂量范围内可安全使用。

⊙ 三七

【性味归经】甘、微苦，温。归肝、胃经。

【功效主治】散瘀止血，消肿定痛。用于咯血，吐血，衄血，便血，崩漏，外伤出血，胸腹刺痛，跌仆肿痛。

【肝脏病药理】

1. 抗肝损伤 三七总皂苷能显著提高肝组织及超氧化物歧化酶（SOD）含量，减少肝糖原消耗，改善肝脏微循环，减少线粒体内质网等细胞器的损伤，降低四氯化碳（CCl_4）所致急性肝损伤小鼠血清 GPT、GOT、LDH 活性，使肝细胞变性坏死减轻，发挥保肝作用。三七速溶粉能显著降低 CCl_4 诱导的肝损伤大鼠血清 GPT、GOT 活性，甘油三酯（TG）含量，显著减轻肝小叶中心性肝细胞的气球样变、脂肪变性、胞浆凝聚和坏死[90]。董婧婧等[91]研究发现三七粉能够降低 CCl_4 诱导的肝损伤大鼠血清 GPT、GOT 水平，促进细胞色素 P450 和细胞色素 b5 酶的活力，增强肝脏 SOD 和谷胱甘肽过氧化物酶（GSH-Px），降低肝脏 MDA 水平，对细胞因子 IL-1、IL-6、IL-8 和 TNF-α 具有抑制作用，提示三七粉具有抗 CCl_4 诱导的肝损伤作用。

2. 抗肝纤维化 石小枫等[92]研究发现三七总皂苷能显著改善 $40\%CCl_4$ 复合因素诱导的肝纤维化大鼠血清肝功能，降低血清Ⅲ型前胶原（PCⅢ）、透明质酸（HA）含量及肝组织羟脯氨酸（Hyp）含量，显著减轻贮脂细胞增生及胶原的沉积，说明有抗肝纤维化作用。进一步研究发现，三七总皂苷能够降低 CCl_4 复合因素致肝纤维化大鼠肝组织Ⅰ、Ⅲ型胶原合成，抑制转化生长因子 β_1（$TGF-\beta_1$）的表达[93-94]。

3. 调节血脂 临床研究发现三七粉能够改善高脂血症患者血清总胆固醇、甘油三酯、低密度脂蛋白，升高高密度脂蛋白水平，提示三七具有调控血脂作用[95-96]。贺小琼等[97]观察三七提取物能够显著降低高脂血症大鼠血清胆固醇、甘油三酯含量，减轻肝脏重量，提示三七提取物具有预防外源性高脂血症作用，并对已形成的高脂血症具有显著的治疗作用。董婧婧等[98]研究发现三七能够上调高脂血症大鼠

肝组织组蛋白/非组蛋白去乙酰化酶（沉默调节因子 1，SIRT1）、下调肝 X 受体 α 亚型（LXR-α）基因表达，进而下调 SREBP 裂解激活蛋白（SCAP）/胆固醇调节元件结合蛋白-2（SREBP-2）信号通路抑制胆固醇合成，上调低密度脂蛋白受体（LDLR）基因表达，提高肝脏对血液循环中低密度脂蛋白胆固醇的摄取。冯晓异等[99]研究发现三七总皂苷能够降低非酒精性脂肪肝大鼠血清 GPT、GOT、HDL-C、LDL-C、TC、TG 水平，降低肝组织 iNOS、NO 含量，减少肝损伤，发挥降脂护肝作用。吴江立等[100]采用高脂血症金黄地鼠作为对象，发现三七总皂苷改善血脂与增强机体抗脂质氧化能力有关。熊敏琪等[101]研究发现三七皂苷 R_1 能显著减轻 ApoE 基因敲除小鼠肝细胞肿胀，减少脂肪空泡和脂质沉积，其机制可能与上调肝脏 PPARγ、LXRα、ABCA1 以及 SRBI 表达，下调肝脏 miR-26a 表达，调节胆固醇代谢作用相关。

4. 抗肝癌 100mg 的三七总皂苷和三七多糖具有多靶点抗肿瘤作用，且对正常组织细胞毒性低，可通过直接杀伤肿瘤细胞、抑制肿瘤细胞生长或转移、诱导肿瘤细胞分化和凋亡、逆转肿瘤多药耐药、增强和刺激机体免疫功能等多种方式发挥抗肿瘤作用。尚西亮等[102]观察三七总皂苷对人肝癌细胞 SMMC-7721 增殖的影响，随着三七总皂苷浓度增加、作用时间延长，其对 SMMC-7721 细胞增殖的抑制作用逐渐增强，呈显著的浓度/时间依赖关系，至 800mg/L 则有细胞毒性。刘静等[103]发现三七总皂苷能够抑制人肝癌 HepG2 细胞增殖、迁移，降低肝癌细胞酶活性，促进肝癌细胞的凋亡。梁丽英等[104]研究发现三七总皂苷能够降低人肝癌细胞株 BEL-7404 细胞线粒体膜电位，通过活化 Caspase-9 后激活凋亡因子 Caspase-3 表达，促进细胞凋亡。

【毒副作用】唐娇等[105]观察三七经口急性毒性及亚慢性毒性作用，采用最大耐受剂量法检测三七的急性毒性作用，未出现受试物引起的中毒和死亡情况。剖检未出现肉眼可见病变。获得三七给予 SD 大鼠的经口最大耐受剂量 >20.25g/kg。三组大鼠经口染毒剂量分别为 0.750g/kg、2.372g/kg、7.500g/kg，连续染毒90d。大鼠亚慢性经口毒性试验最大未观察到有害作用的剂量（NOAEL）>7.500g/kg。

以三七总皂苷 50mg/kg、150mg/kg、450mg/kg 观察对肝脏、肾脏的毒性作用，每日为大鼠肌内注射，连续给药 28d。高剂量组在注射的第 3 天出现动物的死亡。病理切片高剂量组可以观察到肝窦扩张，肝细胞灶状坏死和炎性细胞浸润；肾小管上皮细胞弥漫性水样变性和坏死，胞浆疏松，坏死上皮细胞脱落。中、低剂量组肝脏可见散在空泡变性，偶有肝细胞坏死；肾脏上皮细胞坏死脱落，肾小管上皮细胞灶性水样变性，炎性细胞碎片堆积[106]。王春会等[107]评价三七总皂苷用药安全性，通过腹腔注射方式分别给予小鼠 11.34mg/kg、56.70mg/kg、113.40mg/kg 的三七总皂苷，每天 1 次，连续 14d。3 个三七总皂苷给药剂量小鼠在试验期间的体重与空白对照组小鼠相比，均无显著性差异；11.34mg/kg 组小鼠的脾脏指数显著低于空白对照组，113.40mg/kg 组小鼠的血清谷草转氨酶活性和肌酐含量显著低于空白对照组，尿素氮含量显著升高；组织病理学观察结果表明，三七总皂苷对肝脏、脾脏、肾脏组织无明显损伤。提示三七总皂苷不宜过量使用，长期用药会产生肾毒性。

王晶华等[108]考察三七多糖的毒理学安全性。以最大给药量（剂量为 30 000mg/kg）的三七多糖给予小鼠灌胃后，未见动物有中毒症状，无动物死亡，试验结束解剖动物，大体观察未见异常，急性经口毒性属无毒级；三项遗传毒性试验（Ames 试验、骨髓微核试验、小鼠精子畸形试验）结果均为阴性；以 2 670mg/kg、2 000mg/kg、1 335mg/kg（分别相当于人体推荐用量 100、75、50 倍）剂量三七多糖连续给予大鼠灌胃 30d，实验期间动物生长发育良好，各剂量组的动物体重、增重量、进食量、食物利用率、血常规指标、血生化指标、脏器重量及脏器/体重比值与对照组比较，均无显著性差异，大体解剖观察和组织病理学检查未见与样品有关的异常改变。在受试剂量范围内未见对大鼠各项观察指标产生毒副作用。提示三七多糖具有良好的安全性。

⊙ 泽兰

【性味归经】苦、辛，微温。归肝、脾经。

【功效主治】活血调经，祛瘀消痈，利水消肿。用于月经不调，经闭，痛经，产后瘀血腹痛，疮痈肿毒，水肿腹水。

【肝脏病药理】

1. 抗肝损伤　泽兰对四氯化碳引起的小鼠肝损伤有明显保护作用，表现为血清转氨酶显著降低，使肝体比降低（大剂量）。对正常大鼠有显著的利胆作用，使胆汁流量增加持续 2h，给药后胆汁中胆固醇、胆红素排出总量增加[109]。

2. 调节血脂、血糖　每日灌服泽兰 1g/kg，连续 4d，能明显降低正常家兔血清总胆固醇和三酰甘油水平；对实验性高血脂大鼠升高的血清三酰甘油也有降低作用[110]。崔书源等[111]研究发现，泽兰乙醇提取物能够提高糖尿病小鼠肝糖原含量，降低血糖，其机制与上调 AKT/GSK-3β/GS 通路蛋白表达有关。

3. 抗肝纤维化　泽兰水提取物可降低四氯化碳致肝纤维化小鼠的血清 GOT、GPT 活性，升高血清总蛋白、白蛋白含量，减轻肝细胞变性、坏死，抑制肝脏纤维增生，提示泽兰水提物对小鼠肝纤维化有一定的防治作用[112-113]。

4. 抗肝癌 泽兰属植物紫茎泽兰，紫茎泽兰化学成分主要包括有单萜类、倍半萜类、三萜类、甾体、黄酮类、苯丙素类及相关衍生物[114]。陈豪等[115]使用人肝癌细胞株HepG2作为研究对象，发现紫茎泽兰乙酸乙酯部位能引起凋亡相关蛋白Caspase-3与PARP活化，诱导肝癌细胞凋亡，但对正常肝细胞影响较小。提示紫茎泽兰乙酸乙酯部位能通过激活线粒体凋亡通路发挥抗肝癌活性。

【毒副作用】 选昆明种小鼠，体质量25g，雌雄各半，泽兰水提物以蒸馏水最大浓度溶解，0.5kg/L，折合生药2kg/L，按生药80g/kg灌胃，给药后动物的外观、食量、二便及活动未见明显异常。观察7d，无小鼠死亡。可见，泽兰口服毒性很低[116]。

将[117]40只小鼠分别饲喂不同浓度的紫茎泽兰饲料（对照组，100g/kg、200g/kg、300g/kg紫茎泽兰添加饲料组），发现紫茎泽兰可改变小鼠肝组织线粒体超微结构，增大线粒体肿胀度，降低钠-钾-ATP酶和钙-镁-ATP酶活性，减少线粒体DNA拷贝数。提示紫茎泽兰可改变肝细胞线粒体结构和功能，导致肝细胞凋亡，造成肝脏毒性损伤。

⊙ 郁金

【性味归经】 辛、苦，寒。归肝、心、肺经。

【功效主治】 活血止痛，行气解郁，清心凉血，利胆退黄。用于胸胁刺痛，胸痹心痛，经闭痛经，乳房胀痛，热病神昏，癫痫发狂，血热吐衄，黄疸尿赤。

【肝脏病药理】

1. 抗肝损伤 郁金具有保肝利胆的作用，临床上适用于肝胆疾患。通过给予糖尿病兔模型不同中药配方灌胃治疗，发现经过治疗后实验兔血清总胆固醇（TCHO）、甘油三酯（TG）含量明显下降，兔胆囊超微结构改善，胆囊结石评分

降低。以大黄、柴胡、茵陈、郁金四药联合应用效果较佳[118]。有报道称，ICR小鼠60只采用腹腔注射0.2%四氯化碳（CCl₄）橄榄油溶液10mL/kg构建急性肝损伤模型，同时采用甘草酸二铵和郁金水煎液干预性灌胃给药。与模型组相比，郁金治疗组血清GPT水平明显下降，肝组织HE染色显示肝组织病灶数量减少，并可显著减弱肝细胞凋亡基因P53的转录和Caspase-3的蛋白表达[119]。另外也有报道，郁金可抑制CCl₄所致急性肝损伤小鼠肝细胞凋亡，其机制可能与调节肝细胞凋亡因子Bcl-2/bax有关[120]。

2. 调节血脂 郁金具有活血化瘀功效，临床常用于血液脂质代谢紊乱治疗。郁金有效成分姜黄素，能明显降低高脂饲料诱导的非酒精性脂肪性肝炎大鼠模型的血清TG、TCHO、GPT、GOT及肝组织丙二醛水平，升高谷胱甘肽含量和超氧化物歧化酶的活性。姜黄素能改善肝组织内肝脏转录因子NF-E2相关因子2蛋白表达[121]。此外，吴东雪等[122]使用网络药理学方法，发现郁金通过LDLR、APOB、PRKCA、SOD1、TP53等基因，发挥调节脂质代谢、血浆脂蛋白水平、血小板活化、氧化应激反应、细胞凋亡作用。

3. 抗肝纤维化 郁金具有改善肝纤维化的作用，其机制可能与清除自由基、抗脂质过氧化、抗肝损伤有关[123]。郁金有效成分姜黄素，可以明显降低胆总管结扎法制作的黄疸模型大鼠血清中谷丙转氨酶（GPT）、谷草转氨酶（GOT）及总胆红素水平，并可改善阻塞性黄疸大鼠受损肝脏纤维化程度，减轻肝损伤[124]。将人肝星状细胞株与药物孵育48h后，用四氮噻唑蓝比色法测定细胞的增殖抑制率。用流式细胞术检测各周期细胞的DNA含量及细胞凋亡的概况。不同浓度桂郁金提取物均可抑制HSC-LX2细胞的增殖，该实验证明了桂郁金提取物能够干预肝纤维化病程进展，

主要是通过抑制 HSC-LX2 细胞增殖，阻止细胞进入 DNA 合成增殖周期、诱导细胞发生凋亡的能力[125]。

4. 抗肝癌　温郁金二萜类化合物 C 可通过上调 Caspase-3 和 PARP 的表达，诱导人肝癌 HepG2 细胞凋亡[126]。在体外培养 HepG2 细胞，郁金中莪术醇对人肝癌 HepG2 细胞 G1 期阻滞和抑制细胞增殖作用，可能是通过激活 p53 与 pRB 通路，抑制 *CYCLIN A1* 基因的表达和上调 *P21 WAF1*、*P27KIP1* 以及 *CDK8* 基因的表达而实现的[127]。

【毒副作用】 郁金的毒副作用主要表现在肝肾毒性。予大鼠温郁金免煎颗粒灌胃观察其亚慢毒性，该颗粒的急性经口 LD_{50} 的剂量为 47mg/kg，实验设计分为 A、B、C 组，给药剂量分别为 5.785mg/kg、2.938mg/kg、1.469mg/kg；每日经口灌胃 1 次，持续 90d，结果无大鼠死亡。温郁金免煎颗粒对大鼠的毒性靶器官为肾、肝脏和子宫内膜，对其他脏器均无明显毒性作用。其主要毒性作用为肝脏汇管区的炎症浸润，肾小管上皮、子宫内膜变性[128]。

◉ 茜草

【性味归经】 苦、寒，归肝经。

【功效主治】 凉血，祛瘀，止血，通经。用于吐血，衄血，崩漏，外伤出血，瘀阻经闭，关节痹痛，跌仆肿痛。

【肝脏病药理】

1. 抗肝损伤　Rao 等[129]研究发现茜草中的甲基异茜草素能够显著降低四氯化碳（CCl_4）诱导的肝损伤大鼠血清 GOT、GPT、ALP、GGT 活性和肝组织丙二醛含量，升高肝组织谷胱甘肽含量，改善肝组织病理学损伤。Babita 等[130]发现茜草根甲醇提取物能够降低硫代乙酰胺诱导的肝损伤大鼠血清 GPT 和 GOT 活性，改善肝组织病理学损伤，对肝脏具有保护作用。胡丽霞等[131]研究发现茜草提取物能够降低苍耳子诱导的人肝细胞系 HepaRG 细胞中异常升高的 GPT、GOT 和 ROS 水平，存在剂量 - 效应关系，提示茜草对苍耳子所致肝细胞毒性有一定的保护作用。

2. 抗肝炎病毒　Li-Kang Ho 等[132]研究发现茜草根的甲醇提取物氯仿部分可抑制人肝癌细胞株 Hep3B 细胞分泌乙型肝炎表面抗原（HBsAg），并从中分离出 3 个已知的萘氢醌化合物，其中 2 个化合物可强烈抑制 Hep3B 细胞株分泌 HBsAg，而对细胞株活性无影响，不显示细胞毒性。

3. 调节糖脂代谢　严克敏等[133]研究发现小剂量茜草水溶性提取物（RCAE）能够显著降低高脂饮食诱导的肥胖大鼠体质量、内脏脂肪含量，改善胰岛素抵抗等糖脂代谢指标，其作用机制可能与增强 PPARγ2 基因启动子活性和促进 PPARγ2 mRNA 表达有关。

4. 抑菌　龚婷等[134]研究发现大叶茜草精油挥发性物质是天然抗氧化剂、抑菌剂。其采用水蒸气蒸馏法提取大叶茜草挥发性物质，发现大叶茜草精油挥发性物质对金黄色葡萄球菌、沙门氏菌和志贺氏菌表现出较好的抑制作用。

5. 抗炎、抗氧化、抗肝癌　龚婷等[134]研究发现大叶茜草精油挥发性物质对清除 DPPH、$ABTS^+$ 和 H_2O_2 具有较好的抗氧化活性。李慧等[135]基于抗氧化、抗炎、抗肿瘤药效对茜草不同部位进行研究，发现茜草根醇提物对肝肿瘤细胞的抑制作用最显著，抗炎效果最好，茜草花醇提物抗氧化活性最高。茜草根对炎症因子 NO 及 IL-6 分泌抑制作用最显著，抗炎效果最好。茜草根、茎、叶、花、果醇提物对肝肿瘤细胞的增殖有抑制作用，其中茜草根提取物对人肝癌 HepG2 细胞增殖的抑制作用最强，其次是花、茎、果实，茜草叶对 HepG2 细胞无抑制作用。茜草花、叶的抗氧化作用较好，根的抗炎、抗肿瘤效果最好，提示抗氧化选择茜草花和茜草叶，抗炎、抗肿瘤选择茜草根。进一步研究发现，茜草中的山柰酚、新橙皮苷、茜草素与茜草抗肝癌药效密切相关，大叶茜草素与茜草抗氧化药效密切相关[136]。此外，王艳双等[137]研究发现茜草蒽醌能增加人肝癌SMMC-7721细胞的超氧化物歧化酶活力，同时降低丙二醛含量，提示茜草蒽醌的抗肿瘤作用与抗氧化有关。

【毒副作用】 小鼠灌服茜草煎剂 150g/kg 无死亡现象，剂量增加至 175g/kg，5 只动物中有 1 只死亡。小鼠灌胃茜草双酯的淀粉糊 200mg/kg 无任何反应。腹腔注射的 LD_{50} 为（3 012.4±66.4）mg/kg，狗每次口服剂量 10g/只，未见不良反应，每只 1g，连续15d，停药 30d，处死动物未见病理改变，每只 5.4g 连续 90d 亦未见毒副反应。如药量增加到每只 9.69g，则出现明显毒性反应，个别动物死亡，骨髓检查核分裂相对增多，细胞形态无异常[138]。从茜草中分离得到的环己肽类化合物 RA-Ⅶ 对小鼠的 LD_{50} 分别为：腹腔注射 10.0mg/kg，静脉注射 16.5mg/kg，口服 63.0mg/kg；RA-V 单乙酸盐腹腔注射、静脉注射和口服的 LD_{50} 分别为 18.4mg/kg、20.0mg/kg、229.0mg/kg。茜草水提醇沉液给予小鼠腹腔注射的 LD_{50} 为（49±3.3）g/kg，灌胃给药的 LD_{50} 为 814g/kg，未见死亡[139]。郑作亮等[140]研究发现茜草 70% 乙醇提取物长期给药剂量≥5g/kg，具有轻微的肝、肾毒性，对结肠无毒性作用，不能导致大鼠结肠黑变病的发生。

⊙ 姜黄

【性味归经】 辛、苦，温。归脾、肝经。
【功效主治】 破血行气，通经止痛。用于胸胁刺痛，胸痹心痛，痛经经闭，癥瘕，风湿肩臂疼痛，跌仆肿痛。
【肝脏病药理】

1. **抗肝损伤** 姜黄素在治疗肝脏疾病方面效果显著，可通过抑制炎症因子释放、抗氧化应激、改善胰岛素抵抗、调节脂质代谢等途径保护肝细胞功能。张哲等[141]研究姜黄素对脂多糖诱导大鼠肝脏 Kupffer 细胞 NF-κB 活化的影响，结果显示脂多糖能明显诱导 NF-κB 核转位，而姜黄素能逆转这一效应；脂多糖组胞核 NF-κB p65 和 p-IκBα 的表达显著高于姜黄素组，但姜黄素组 TNF-α、IL-1β 和 IL-6 显著低于脂多糖组，说明姜黄素能明显抑制脂多糖诱导的 Kupffer 细胞炎症因子的分泌。刘晨风等[142]研究结果显示姜黄素可改善小鼠肠缺血再灌注造成的肝脏损伤，可能与提高肝脏抗氧化损伤能力、调节炎症因子表达有关。为了探讨姜黄素对高脂饮食诱导的大鼠非酒精性脂肪性肝炎的防治作用，李兵兵等[143]研究显示姜黄素可通过降脂、减轻氧应激，延缓大鼠从非酒精性脂肪肝向非酒精性脂肪性肝炎的进展，该作用可能与其诱导 Nrf2 在肝脏中的表达相关。隋菱等[144]研究发现，姜黄素能抑制 IL-6、TNF-α、环氧合酶-2（COX-2）和前列腺素 E_2（PGE_2）等炎性细胞因子的释放，对 CCl_4 所致大鼠急性肝损伤具有保护作用。

2. **调节血脂** 任永丽等[145]研究姜黄素对家鸭脂肪肝模型肝脂、血脂的干预效果，结果显示姜黄素有升高家鸭脂肪肝模型肝脂酶、降低家鸭脂肪肝模型肝脂、血脂的作用，机制可能与增加肝脂酶的活性，促进脂质代谢，保护肝细胞有关。姜黄素能降低血清和肝脏总胆固醇、甘油三酯、血清低密度脂蛋白和血清丙二醛的含量，升高血清高密度脂蛋白含量，提高肝素化血浆总脂解酶活性[146]。周玲玲等[147]研究显示姜黄素可降低非酒精性脂肪肝模型家兔血脂、肝脏脂质合成和聚积，对非酒精性脂肪肝病有治疗作用。黄婷婷等研究发现姜黄素对非酒精性脂肪性肝病的延缓、改善肝脏功能可能与姜黄素诱导的细胞凋亡有关。多项研究发现姜黄素治疗非酒精性脂肪性肝病的作用机制，可能与姜黄素升高非酒精性脂肪性肝病大鼠肝组织Bcl-2 表达，降低 Bax、IL-6、HMGB1 表达[148]，激活 PPAR-γ 表达，抑制 NF-κB p65 的活性有关[149-150]。

3. 抗肝纤维化　姜黄素通过调控过氧化物酶体增殖物激活受体 γ、抑制核转录因子 κB 和转化生长因子 β 等信号通路，抑制肝星状细胞的活化，减少细胞外基质的沉积，从而发挥抗纤维化作用。舒建昌等[151]观察到姜黄素可降低肝纤维化过程中活性氧、丙二醛的生成及 TGF-β₁、血小板源性生长因子的表达，说明姜黄素可通过抑制肝脏脂质过氧化物的形成以及 TGF-β₁ 和血小板源性生长因子的表达，发挥抗肝纤维化作用。黄小华等[152]探讨新型双亲姜黄素衍生物对四氯化碳诱导大鼠肝纤维化的抗炎抗氧化作用，结果表明姜黄素衍生物较传统姜黄素具有更好的抗炎、抗氧化作用，能有效延缓四氯化碳诱导的肝纤维化进程。谌辉等[153]研究姜黄素抗血吸虫病肝纤维化的作用及可能机制，结果显示姜黄素有明显的抗日本血吸虫病肝纤维化作用，其机制与其激活 PPARγ 的表达、抑制肝星状细胞表达 α-SMA 及分泌 TGF-β₁，并减少Ⅰ、Ⅲ型胶原的合成有密切关系。何雅军等[154]观察姜黄素预防大鼠肝纤维化作用及活化肝星状细胞（HSC）的数目、分布、凋亡等变化，结果显示姜黄素可抑制 HSC 活化、增殖，诱导 HSC 凋亡，发挥抗肝纤维化作用。何丽明等[155]研究发现双去甲氧基姜黄素能够显著降低硫代乙酰胺诱导的肝纤维化小鼠血清 GOT、GPT、总胆红素、透明质酸、层粘连蛋白、Ⅲ型前胶原、Ⅳ型胶原和肝组织羟脯氨酸水平，减轻肝细胞变性坏死和纤维组织增生，下调肝组织磷酸化的磷脂酰肌醇 3- 激酶（p-PI3K）、磷酸化的丝氨酸 / 苏氨酸蛋白激酶（p-Akt）、Caspase-3、Bad 蛋白表达，提示双去甲氧

基姜黄素的抗肝纤维化作用机制可能与 PI3K/Akt 信号通路有关。段雪琳等[156]研究发现姜黄素能够改善被瘦素缩小、消失了的肝窦内皮细胞窗孔，降低肝窦内皮毛细血管化程度，干预肝纤维化进程，其机制可能与姜黄素下调内皮素 1 和血管内皮生长因子的表达有关。

4. 抗肝癌　研究表明，姜黄素主要通过阻滞肝癌细胞的细胞周期发挥抗癌作用。姜黄素通过破坏 HepG2 细胞的微管结构及下调微管蛋白 α-tubulin 的表达，将 HepG2 细胞阻滞于 G2/M 期，从而抑制肝癌 HepG2 细胞的生长[157]。HepG2 细胞经姜黄素处理后，缺氧诱导因子 -1α（HIF-1α）蛋白水平显著降低，且降低程度随姜黄素处理浓度增加而变大，而蛋白酶体抑制剂 MG-132 可逆转姜黄素所致的 HepG2 细胞内 HIF-1α 和 VEGF 的蛋白抑制，说明姜黄素可通过蛋白酶体在转录后水平上抑制缺氧 HepG2 细胞表达 HIF-1α 蛋白[158]。李福广等[159]研究发现姜黄素可以抑制肝细胞癌组织中肝星状细胞的增殖，并降低其侵袭能力，其作用机制与调控侵袭相关分子 MMP-2、TIMP-1、Ⅰ型胶原、层粘连蛋白表达有关。

⊙ 穿山甲

【性味归经】咸，微寒。归肝、胃经。

【功效主治】活血消癥，通经下乳，消肿排脓，搜风通络。用于经闭癥瘕，乳汁不通，痈肿疮毒，风湿痹痛，中风瘫痪，麻木拘挛。

【肝脏病药理】临床研究报道，穿山甲可用于治疗原发性肝癌[160]、胆石症[161]、药物性肝病[162]、高脂血症[163]等，其药理作用主要表现为抗炎、抗氧化、镇痛、诱导细胞凋亡、抑制信号通路等方面。

1. 抗炎　穿山甲水煎液对大小鼠急慢性炎症模型均有较好的抗炎作用[164]。穿山甲甲醇提液及水提液均可抑制巴豆油诱导

的小鼠耳部炎症。在角叉菜胶诱导的大鼠足跖肿大和二甲苯导致的小鼠耳肿胀实验中，穿山甲均可通过提高血清 GSH-PX、SOD 活性和降低 MDA、PGE2 含量，抑制炎症反应[165]。

2. 抗氧化 刘红春[166]研究发现穿山甲可提高大鼠血清 SOD 活性、降低 MDA 含量、消除自由基，增强白细胞吞噬功能，发挥细胞保护作用。杨洁[167]等研究发现以穿山甲为主的山甲复肝胶囊对四氯化碳诱导的大鼠慢性肝损伤具有保护作用，能够显著降低模型大鼠血清 GPT、GOT、ALP 活性，降低肝组织病理学评分。

3. 镇痛 吴珊等[168]研究发现穿山甲水提物具有抑制躯体热致痛和抑制化学刺激致内脏疼痛的作用，且其镇痛作用与给药剂量呈一定的量效关系，能够延长其疼痛的潜伏期。穿山甲镇痛作用的机制可能与神经递质 NA 和疼痛介质 PGE2 的含量变化有关，如降低 NA、PGE2 的含量。

4. 诱导细胞凋亡、抑制信号通路 谢新生等[169]发现穿山甲对急性髓细胞白血病细胞株 HL-60 细胞具有抑制生长的作用，并能够激活 Caspase-3 酶活性，下调 Bcl-2 基因表达，诱发其细胞凋亡；陈瑞平等[170]发现穿山甲复方药物具有一定的抗癌作用，其作用机制与抑制 PI3K/AKT 信号通路、促进细胞凋亡以及抑制血管生成相关，并通过统计记录裸鼠的行为和体重参数以检测该药物的毒性作用时证明，该药物没有引起裸鼠出现任何不良反应。

【毒副作用】孕妇慎用。

⊙ 桃仁

【性味归经】苦、甘，平。归心、肝、大肠经。

【功效主治】活血祛瘀，润肠通便，止咳平喘。用于经闭痛经、癥瘕痞块，肺痈肠痈，跌仆损伤，肠燥便秘，咳嗽气喘。

【肝脏病药理】

1. 抗肝纤维化 王玉清等[171]通过临床研究发现桃仁水提物能够促进 I 型、III 型胶原的降解和吸收，发挥抗肝纤维化作用，有效提高肝纤维化的治疗效果。动物实验研究表明，桃仁及其提取物可通过多种机制对抗多种病因引起的肝纤维化，并且对肝硬化时的并发症有改善作用。桃仁提取物抗 CCl4 造成的实验性大鼠肝纤维化的作用明显，桃仁提取物能明显提高肝组织胶原酶的活性，促进 I、II、IV 和 VI 型胶原和 FN 的降解，显著减少纤维化肝脏内由胶原纤维和网状纤维组成的纤维间隔，使肝组织结构修复[172-174]。苦杏仁苷是桃仁的主要抗肝纤维化成分，其作用机制在于能提高肝脏血流量和提高肝组织胶原酶活性，从而促进肝内的胶原分解代谢，减少肝内的胶原含量。此外，还与肝星状细胞（HSC）的变化关系密切。在 CCl4 刺激因素去除后桃仁提取物直接或间接地抑制了 HSC 进一步活化和增殖，从而减少了胶原等基质成分更多的合成，有助于基质的分解代谢，使肝内结缔组织降解；同时也促进了肝窦周围功能性基底膜的恢复和肝窦毛细血管化的逆转，使纤维化肝脏加速修复；以桃仁提取物为主、人工虫草菌丝为辅治疗肝炎后肝硬化的临床研究显示，患者治疗前肝脏多数 HSC 胞质内的脂滴很少，细胞周围存在胶原纤维；治疗后多数 HSC 的胞质内含有大量脂滴，细胞周围未发现有胶原纤维。提示已经活化的 HSC 可通过治疗转向静止状态。

2. 逆转肝窦毛细血管化 临床试验发现，应用桃仁提取物合虫草菌丝治疗 3 个月后，半数患者肝窦周围的 I 型胶原和层粘连蛋白（LM）减少，另外半数患者 I 型胶原未见增多，LM 增多也不明显，表明肝窦毛细血管化的进展受到抑制，部分已经逆转。由于肝内微循环阻力减小，门静脉压力下降，因而多数患者肝脏色泽转红，大网膜血管、肠系膜等处血管曲张度减轻，腹水消退同时增加了肝细胞的血液供应，有利于受损细胞的修复，故多数病例的肝细胞变性好转。这些改变与临床白蛋白含量增加、门静脉主干和脾静脉直径减小以及脾脏体积缩小等检查结果相一致[175-177]。

3. 纤维化时抑制肝细胞凋亡 实验观察血吸虫感染后小鼠细胞凋亡情况，发现水蛭桃仁汤药物防治组的肝细胞凋亡数量比盐水对照组显著减少，说明水蛭桃仁汤对血吸虫病所致的肝细胞凋亡有抑制作用。研究报道水蛭桃仁汤可以减少和清除氧自由基，拮抗肝内脂质过氧化，抑制HSC的活化，减少TGF-β_1的分泌，这可能就是水蛭桃仁汤对血吸虫病所致的肝细胞凋亡有抑制作用的原因[178]。

4. 抗肝损伤 桃仁水煎提取物能够降低血吸虫感染引起的肝纤维化小鼠血清Ⅰ、Ⅲ型前胶原含量，预防肝纤维化形成，促进肝纤维化肝内已沉积的胶原纤维分解吸收和降解[179]。桃仁乙醇提取物能抑制CCl_4和乙醇引起小鼠血清GPT、GOT活性的升高，抑制肝匀浆GPT、GOT活性的升高，提高肝匀浆SOD活性、GSH含量，降低丙二醛（MDA）含量，降低肝重指数，可见桃仁乙醇提取物对CCl_4和乙醇诱导急性肝损伤小鼠有保护作用。其机制可能与桃仁抗脂质过氧化作用有关[180]。腹腔注射桃仁提取物，也能明显防止酒精所致急性酒精中毒小鼠肝脏谷胱甘肽的耗竭及MDA生成，对Fe^{2+}-半胱氨酸所致大鼠肝细胞的脂质过氧化损伤有明显的防护作用[181]。有研究主要以建鲤为研究对象，亦采用CCl_4法模拟肝损伤，获得相似研究结果[182]。

5. 改善肝脏微循环 通过激光多普勒血流仪方法，观察肝脏表面局部微循环的改变的研究证实：随着桃仁提取物浓度增加，剂量反应曲线逐渐升高，即微循环内红细胞流速按不同的浓度逐渐增快；由于微循环的改善，胆汁分泌也继之改善，但时间略晚，流速增加的百分比略低。说明桃仁提取物对肝脏表面微循环有一定改善作用，对促进胆汁分泌有轻微作用，从而为桃仁是一味血管活性药物提供客观参考依据。但其药理作用机制尚未明确[183]。

【毒副作用】 桃仁主要有效成分为苦杏仁苷。卓玉珍等[184]研究表明桃仁提取液与苦杏仁提取液均具一定毒性作用，桃仁提取液较轻。安全剂量下不表现毒性作用。在急性毒性实验中，口服给药桃仁时，大白鼠投药10min后自发运动被抑制，呈俯卧状态，对外界刺激无反应，呼吸抑制后6h全部死亡。小白鼠呈类似症状，12h内有4只死亡。认为是苦杏仁苷在消化道内遇水分解，释放氰氢酸造成的毒性。腹腔给药桃仁时，大白鼠未见自发运动受抑制，5min后有频繁的直立行为、呈好斗姿态、竖毛、体重下降；小白鼠自发运动受抑制、竖毛、体重下降。可能提取物有中枢神经兴奋作用。在亚急性毒性实验中，尿中肌酐酸含量及乙酰葡萄糖氨基酶活性上升，血清碱性磷酸酯酶、游离胆固醇和α-淀粉酶增加，总胆红素和磷质减少，肾组织的细胞色素P450显著性增加。考虑有促进肾脏药物代谢活性的成分[185]。

桃仁本身具有一定的生殖毒性。虽然大剂量（9~17.5g/kg）桃仁对昆明种小鼠无母体毒性或胚胎毒性，即不影响其存活率，但具有致突变和致畸作用，表现为小鼠骨髓嗜多染红细胞微核发生率与健康对照组的差异具有显著性，胎鼠出现弓背、卷尾、骨化不全、同窝大小不一致等外观畸形及骨骼畸形现象，提示单用大剂量桃仁有一定的致突变、致畸作用[186]。

⊙ 莪术

【性味归经】 辛、苦，温。归肝、脾经。

【功效主治】 行气破血，消积止痛。用于癥瘕痞块，瘀血经闭，胸痹心痛，食积胀痛。

【肝脏病药理】

1. **抗肝损伤** 莪术醇提取物及挥发油对小鼠由四氯化碳（CCl_4）和对硫代乙酰胺（TAA）引起的实验性肝损伤有保护作用，对实验动物升高的血清谷丙转氨酶有明显的降低作用，相应肝组织病变减轻。此外，桂莪术油对 CCl_4 引起的脂肪积累有明显的抑制作用，对肝糖原无明显影响[187]。孙长海等[188]观察了莪术对 CCl_4 所致大鼠急性肝损伤的保护作用。与模型组比较，莪术给药组 GPT、GOT 活性及 MDA 含量均明显降低，氧化物歧化酶（SOD）活性明显升高。

2. **调节血脂** 李晶等[189]探讨山楂、泽泻、莪术对大鼠非酒精性脂肪肝的影响发现：莪术可降低丙二醛（MDA）、血清总胆固醇（TC）、甘油三酯（TG）含量，使 GPT、GOT 活性降低。

3. **抗肝纤维化** 何梅雅等[190]发现莪术能够通过下调肝组织 Gli1、Ptch1 蛋白表达，降低胆管结扎诱导的小鼠肝纤维化。研究发现莪术油注射液对体外培养的 HSC 有显著促凋亡作用，但其凋亡机制尚不清楚。可能是通过上调促凋亡基因 Fas/FasL 的表达，下调抑凋亡基因 Bcl-2 的表达，使线粒体通透性增加，激活 Caspase-3 蛋白，而导致细胞凋亡[191-192]。朱锐等采用 CCl_4 皮下注射 12 周诱导大鼠肝纤维化，探讨莪术提取物对肝纤维化大鼠血液流变学指标的影响，与模型组比较莪术治疗组大鼠血清总蛋白（TP）、白蛋白（ALB）水平明显升高，全血高切、中切、低切黏度及血浆黏度均显著下降，肝组织羟脯氨酸（Hyp）下降，组织病理学检查显示肝纤维化程度改善。提示莪术提取物治疗肝纤维化的机制可能与改善血液流变学异常有关[193]。刘露露等[194]研究发现莪术油可通过下调血瘀证肝纤维化小鼠肝组织 TGF-β_1、Smad2、Smad3 蛋白和 mRNA 表达，来减轻肝纤维化程度。郑洋等[195]研究发现莪术醇能够抑制肝星状细胞的 Rho-ROCK 信号通路，发挥抗肝纤维化作用。

4. **抗肝癌** 莪术抗癌的作用机制主要包括抑制癌基因、激活抑癌基因及其蛋白的表达；抑制肿瘤细胞的增殖、促进肿瘤细胞的凋亡；抑制肿瘤血管生成；抑制肿瘤细胞的侵袭和转移等。体外培养 HepG2 细胞，发现莪术醇对 HepG2 细胞的增殖具有明显抑制作用，且在一定范围内（2.5～10mg/L）呈浓度和时间依赖性。莪术醇可能通过激活 p53 与 pRb 通路，抑制 cyclinA1 基因的表达和上调 p21WAF1、p27KIP1 以及 CDK8 基因的表达，诱导人肝癌 HepG2 细胞 G1 期阻滞、抑制细胞增殖[196]。黄岚珍等[197]发现莪术醇还能够诱导 HepG2 细胞发生衰老表型改变，伴 G0/G1 期周期阻滞。吴皓等[198]研究发现莪术醇能够显著降低人肝癌 HepG2 细胞的 p-PI3K、p-AKT 蛋白表达，上调凋亡执行蛋白 Caspase-3 表达，促进 HepG2 细胞凋亡。张维彬等[199]运用细胞凋亡原位末端标记及免疫组化方法分析莪术油对小鼠肝癌细胞凋亡的影响，发现莪术油能有效降低小鼠肝癌细胞 Bcl-2 的表达，诱导细胞凋亡。李慧乐等[200]研究发现莪术提取物榄香烯能通过调节肿瘤组织生存素（survivin）、Caspase-3 表达，抑制肝癌 H22 荷瘤小鼠肿瘤生长。

【毒副作用】 陈斌等[201-202]采用牛血清白蛋白（BSA）致大鼠肝纤维化模型，观察莪术大小剂量对其肝功能、SOD、MDA 及肝细胞膜腺苷三磷酸酶（ATpase）活性的改变。结果显示大剂量莪术能明显降低肝细胞膜 Ca^{2+}-ATpase 活性及血清白蛋白（ALB）含量，升高血清 GPT 活性。大剂量莪术可加重 BSA 致肝纤维化大鼠肝损伤，可能与其明显降低肝细胞 Ca^{2+}-ATpase 活性有关。采用急性毒性试验观察莪术醇对小鼠的毒性反应，给药剂量 40g/kg，相当于人体剂量的 70 倍，病理检查发现肝脏散在粟米样白点，肝脏轻度肿大，病检肾脏有明显的充血，肾小管上皮细胞明显肿胀[203]。高剂量组莪术醇原药对大鼠慢性毒性靶器官为肝、肾脏和卵巢；初步确定大鼠6个月慢性经口最大阈剂量雌、雄大鼠均为290mg/kg，最大无作用剂量雌、雄大鼠均为290mg/kg[204]。

⊙ 斑蝥

【性味归经】辛，热；有大毒。归肝、胃、肾经。

【功效主治】破血逐瘀，散结消癥，攻毒蚀疮。用于癥瘕，经闭，顽癣，瘰疬，赘疣，痈疽不溃，恶疮死肌。

【肝脏病药理】

1. 抗病毒　斑蝥素有抗RNA病毒和DNA病毒的作用，内服治疗乙型病毒性肝炎有一定疗效，抑制病毒复制是治疗慢性乙型病毒性肝炎的关键[205]。甲基斑蝥素抑制负载病毒细胞株2.2.15分泌HBsAg和HBeAg，其他斑蝥制剂对慢性肝炎具有良好的抑制作用[206]。用2.2.15细胞株体外抗HBV药物模型研究结果显示，甲基斑蝥胺对病毒复制指标HBsAg、HBeAg的半数抑制浓度（ID_{50}）分别为2.83g/L、4.60g/L，该药对HBV-DNA区带无明显影响。药物对细胞的半数毒性浓度（CD_{50}）为10.60g/L。药物对HBsAg、HBeAg的治疗指数CD_{50}、ID_{50}分别为3.75g/L和2.30g/L，提示甲基斑蝥胺在体外具有一定抗HBV活性[207]。

2. 抗肝癌　斑蝥素及其类似物对肝癌细胞的生长具有明显的抑制作用。斑蝥素酸镁、斑蝥素及斑蝥素酸钠对人肝癌细胞HepG2的抑制率随药物浓度的增加而升高，且呈剂量效应关系，其IC_{50}分别为2.27μmol/L、5.70μmol/L、8.41μmol/L，并且斑蝥素酸镁可以诱导人肝癌细胞HepG2发生凋亡[208]。去甲斑蝥素可以将肝癌细胞阻滞在某个周期从而诱导细胞凋亡。浓度为25mg/L、125mg/L的去甲斑蝥素能够显著提高SMMC-7721的Caspase-3、bax和细胞色素C的蛋白表达而诱导细胞凋亡[209]。在低浓度（25mol/L）时将人肝癌细胞Hep3B阻滞于G2/M期，高浓度（50mol/L）时则阻滞于G0/G1期[210]。去甲斑蝥素还可以抑制肿瘤转移和侵袭。作用于SK-Hepl肝癌细胞，去甲斑蝥素通过抑制ERK1/2的磷酸化和NF-κB信号通路显著抑制基质金属蛋白酶-9（matrix metalloproteinase-9，MMP-9）和尿激酶型纤溶酶原激活剂（u-PA）蛋白表达，从而抑制肿瘤转移和侵袭[211]。去甲斑蝥素还可以增强肝癌小鼠的免疫功能。将其联合环磷酰胺可以提高荷瘤小鼠的免疫功能，两者联合应用可以降低环磷酰胺单独应用引起的免疫抑制作用[212]。黄渝茜等[213]研究发现斑蝥素酸镁能够诱导人肝癌BEL-7402细胞发生凋亡，其机制可能是通过抑制ERK1/2磷酸化水平，反向调节线粒体凋亡途径。

【毒副作用】斑蝥为剧毒药，消化系统和泌尿系统毒性反应最为常见，严重的毒性反应表现为急性肾功能衰竭和脓毒症休克。消化系统症状多见到口腔糜烂、牙龈出血、吞咽困难、上腹痛、上消化道出血等，严重者可致肝功能损害，出现黄疸、肝大、GPT增高。泌尿系统症状多见尿频、尿血、蛋白尿、少尿或无尿、尿道灼痛等，严重者可因急性肾功能衰竭而致死亡[214]。也有其他系统反应，诸如外用可致皮肤烧灼样疼痛或剧痛，红肿充血，水疱、糜烂；循环系统常有胸闷、心悸、心律失常，口唇发绀、血压下降而致休克，或引起中毒性心肌炎等。

斑蝥的中毒量和治疗量相近，安全范围窄，常用量小，稍有不慎即可导致中毒。斑蝥水煎服的平均中毒剂量为0.02g，因高温煎煮有效成分易散失，同等剂量条件下，斑蝥的散剂所含的斑蝥素高于汤剂，因此研末吞服或酒送服比汤剂更易发生中毒[215]。毒性反应潜伏期长短不一，最短为用药后立即发生，最长为 6d，大多数病例发生在用药后 1h 之内。

斑蝥素是其引起毒性的主要成分，小鼠腹腔注射 LD_{50} 为 1.86mg/kg[216]，小鼠注射斑蝥素 7.5～10.0mg，连用 10d，可致心肌纤维、肝细胞和肾小管上皮细胞混浊肿胀，肺脾淤血或小灶性出血。其对皮肤黏膜及胃肠道均有较强的刺激作用，吸收后由肾脏排泄，可刺激尿道，出现肾炎及膀胱炎症状，甚至导致急性肾功能衰竭，斑蝥素 30mg 可使人死亡[217]，去甲斑蝥素通过改变 1、2 位的两个甲基，基本消除了对泌尿系统的刺激性，但使用剂量较大时仍可通过激活巨噬细胞、释放 TNF-α 等炎性介质诱发炎症和多脏器功能失常综合征[217]。其对小鼠的毒性作用主要为中枢、呼吸和循环系统的抑制，小鼠尾静脉注射 LD_{50} 为 12.6mg/kg[218]。

赵利娟等[219]研究发现去甲斑蝥酸钠（sodium norcantharidate，NCTD-Na）对人正常肝细胞 L02 内源性脂质代谢具有损伤作用，NCTD-Na 刺激后 L02 细胞从多种途径促进磷脂酸、脂肪酸羟基脂肪酸合成和分解代谢发生变化。其中，溶血磷脂酰胆碱、神经酰胺、鞘磷脂、磷脂酰乙醇胺、二酰基甘油的变化与保护肝脏功能、肝细胞中 DNA 的甲基化及自我修复、细胞凋亡、致癌物质的转甲基化和解毒作用及过氧化脂质生成过程密切相关，对肝细胞的增殖、分化及基因转录调节有影响。

⊙ 䗪虫

【性味归经】咸，寒；有小毒。归肝经。

【功效主治】破血逐瘀，续筋接骨。用于跌打损伤，筋伤骨折，血瘀经闭，产后瘀阻腹痛，癥瘕痞块。

【肝脏病药理】主要成分有多种活性蛋白（酶）、氨基酸、不饱和脂肪酸、微量元素、生物碱、挥发油，纤溶活性成分和脂溶性维生素等[220-221]。

1. 抗肝损伤 䗪虫提取物地鳖肽，能明显降低四氯化碳诱导的急性肝损伤小鼠肝功能指标、增强肝组织抗氧化酶活力、降低过氧化物生成、减少炎症因子产生。刘阳[222]研究发现地鳖肽能够显著降低四氯化碳诱导的急性肝损伤小鼠的血清 GPT、GOT 活性，升高肝组织超氧化物歧化酶（SOD）、过氧化氢酶（CAT）、谷胱甘肽过氧化物酶（GSH-Px）活性、降低肝组织 MDA 含量和炎症因子（IL-6、TNF-α、iNOS）蛋白与基因表达水平，提示地鳖肽对小鼠急性肝损伤具有保护作用。马贺[223]研究发现，地鳖虫提取物对大负荷运动大鼠具有抗氧化功能，其机制之一可能是通过上调相关抗氧化酶基因的表达水平增强抗氧化酶活性，提高实验大鼠的抗氧化能力。

2. 抗肝纤维化 袭柱婷等[224-226]使用腹腔注射猪血清诱导大鼠免疫性肝纤维化，发现䗪虫能够提高模型大鼠血清总蛋白、白蛋白含量，降低血清 GPT、GGT 活性，降低血清 IV 型胶原、层粘连蛋白、透明质酸含量，改善肝脏组织病理学损伤，提示䗪虫具有保护肝细胞、减轻肝细胞变性坏死，恢复肝细胞结构和功能，减少纤维组织增生，阻止纤维化发展，促进纤维组织降解的作用。刘阳[222]研究发现地鳖肽能够显著降低四氯化碳诱导的肝纤维化小鼠血清 GOT、GPT 活性，升高肝组织 SOD、CAT、GSH-Px 活性，降低肝组织 MDA 含量和炎症因子（IL-6、TNF-α、iNOS）蛋白与基因表达水平，降低纤维化因子肝组织 TGF-β₁、α-SMA 基因表达，降低肝组织促凋亡因子（Bax、Caspase-3）基因表达、升高肝组织抑制凋亡因子（Bcl-2）表达。提示地鳖肽治疗肝纤维化的作用机制在于提高抗氧化酶活性、减少过氧化物产生、降低炎症因子表达，抑制细胞凋亡。

3. 调节血脂、抗血栓 冷雪冰等[227-230]研究发现，䗪虫能够降低高血脂家兔血清 CHO、TG、LDL-C 水平，升高血清 HDL-C 水平。调控载脂蛋白 E（ApoE）和低密度脂蛋白受体（LDL-R）、高密度脂蛋白受体（SR-BI）的基因表达，是䗪虫预防和治疗高脂血症的分子基础。

⊙ 鳖甲

【性味归经】 咸，微寒。归肝、肾经。

【功效主治】 滋阴潜阳，退热除蒸，软坚散结。用于阴虚发热，骨蒸劳热，阴虚阳亢，头晕目眩，虚风内动，手足瘛疭，经闭，癥瘕，久疟疟母。

【肝脏病药理】

1. 抗肝纤维化 鳖甲具有改善肝纤维化的作用。鳖甲主要通过抑制炎症反应、阻断转化生长因子信号转导途径、促进肝星状细胞（HSC）凋亡、抗氧化损伤、抑制 HSC 的活化增殖、调控细胞外基质的产生和降解发挥抗肝纤维化的作用[231-232]。鳖甲经煎煮提取得到的鳖甲蛋白提取物能够显著地直接抑制体外培养的肝星状细胞增殖[233]。鳖甲粉以喂饲 4g/kg，相当于人用剂量的 13 倍，连续给药 7 周，能够显著改善用四氯化碳诱导的肝纤维化模型大鼠的肝功能，明显降低羟脯氨酸含量，减轻纤维化程度[234]。早期应用鳖甲煎口服液对实验性肝纤维化大鼠有一定的治疗作用，可以上调血管紧张素 Ang（1-7）水平、降低 Ang Ⅱ 的水平及 Ang Ⅱ/Ang（1-7）比值，预防或延缓肝纤维化的形成和发展[235]。复方鳖甲软肝片（主要由鳖甲、赤芍、冬虫夏草、三七、紫河车、连翘、当归、莪术、党参、黄芪、板蓝根十一味中药组成）能够明显减少肝纤维化患者肝组织内的肝星状细胞（HSC）数量，显著增加凋亡的活化 HSC 数量，提示其具有抑制 HSC 活化、促进活化 HSC 凋亡的作用[236]，能改

善四氯化碳诱导的肝纤维化大鼠血清肝纤维化标志物、降低羟脯氨酸水平、重新分配细胞周期，细胞增殖受到抑制，这些体内外的变化与 TGF-β/Smad 通路信号转换抑制纤维化相关[237]，还可以减少模型动物肝内组织基质金属蛋白酶抑制剂（TIMPs）的表达，增强基质金属蛋白酶（MMPs）的生物活性，降解过度沉积的细胞外基质（extracellular matrix，ECM）；抑制 HSC 的活化，抑制 ECM 生成细胞的调节因子等[238]。体外研究也证实，复方鳖甲软肝片含药血清具有显著的抑制星状细胞活化的作用[239]。加味鳖甲煎丸（主要由丹参、黄芪、苦参、黄芩、鳖甲、茯苓、白芍、白术、阿胶、大黄组成）能够明显改善 CCl4 所致肝纤维化大鼠的肝功能，降低血清谷草转氨酶（GOT）、谷丙转氨酶（GPT）、总胆红素（TBIL）、胶原蛋白 IV（IV-C）、层粘连蛋白（LN）、透明质酸（HA）含量[240]。鳖甲煎丸 3g/kg 灌胃 5 周，可以明显改善脂肪性肝纤维化模型大鼠的肝脏纤维化和脂肪变性，同时显著降低模型大鼠血清 GPT、GOT 和 HA、LN、COL Ⅰ、COL Ⅲ含量，并显著抑制肝组织基质金属蛋白酶 1（TIMP-1）高表达，提示鳖甲煎丸对复合因素所诱导的大鼠脂肪性肝纤维化有良好的治疗作用[241]。从鳖甲中提取出一种鳖甲寡肽 I-C-F-6 物质，能够降低四氯化碳诱导的大鼠肝纤维化血清 GPT、GOT 活性和肝组织 MDA、TNF-α 含量，升高肝组织 IL-4、IL-10 含量，增强肝组织 SOD 活性，减轻肝组织纤维化程度[242-245]。

2. 调节脂质代谢 鳖甲具有调节脂质代谢的作用。复方鳖甲软肝片高、中、低 3 种剂量均能够降低高脂饲料大鼠血中总胆固醇水平，升高高密度脂蛋白水平，减少脂肪的吸收，促进脂肪的代谢[246]，减少肝细胞内脂滴[247]。复方鳖甲软肝片用于乙型肝炎肝硬化治疗，可以明显降低患者血清脂联素浓度，且用药时间越长，脂联素

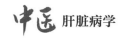

水平下降越显著[248]。

3. 抗肝癌 鳖甲提取物以及以鳖甲为主要成分的复方制剂对肝癌细胞具有明显杀伤作用。鳖甲提取物能够抑制小鼠 H22 肿瘤细胞体外生长，随着鳖甲提取物浓度的增加，生长抑制率也随着增加，但当鳖甲提取物的浓度达到 12.5mg/mL 时，其肿瘤体外生长的抑制率不再有明显改变，出现平台[249]。一定剂量的鳖甲煎丸能够有效抑制 H22 荷瘤小鼠的肿瘤增殖，与阳性对照药环磷酰胺比较，差异显著[250]，并且显著抑制 VEGF 的表达，降低荷瘤小鼠肿瘤的微血管计数，抑制荷瘤小鼠的血管生成，同时抑制肿瘤 PCNA 的表达[251]，还可以减少动物体重的降低，升高胸腺指数、脾指数，对胸腺、脾脏有显著的保护作用[252]。以成人（60kg）临床剂量的 10～20 倍的鳖甲煎丸连续给药三天后制备大鼠的含药血清，能够显著抑制人肝癌细胞 HepG2 的增殖，同时抑制对基底膜的黏附及侵袭[253]，机制可能与其使肿瘤细胞发生 G1 期阻滞、减少 β-catenin 在细胞中的积聚、干预 phospho-β-catenin（Ser675）的促转录作用、抑制靶基因 *COX-2* 表达具有相关性[254]。

【毒副作用】鳖甲药食两用，无明显毒副作用。对中华地鳖安全性评价毒理学研究显示，以最大剂量 4.0g/kg 体重，对大鼠喂养 30d，未观察到毒性反应。各剂量组雌、雄大鼠各项观察指标与对照组比较均无显著性差异，同时观察到鳖甲能够提高雌性大鼠体重增长，提高其食物利用率；对雄性大鼠，低剂量能使其进食量增加，而高剂量在实验末期使其进食量减少；同时，还有提高雄性大鼠血红蛋白含量和雌性大鼠白蛋白含量的功效。因此，对雌、雄大鼠经口 LD_{50} 均大于 10.0g/kg 体重，属实际无毒级[255]。鳖多糖由健康雄性中华鳖，以煎煮醇沉法提取，主要由葡萄糖等单糖组成，以 100g/kg 灌服 Swiss 小鼠，给药后 14d，未见有死亡，解剖动物，肉眼未见有病理变化，证实经口服鳖多糖的 $LD_{50}>100g/kg$[256]。对以鳖甲为主要成分的中成药鳖甲煎丸进行大鼠的毒性试验研究，给予低、高剂量鳖甲煎丸药液（相当于生药 5g/kg、10g/kg），连续 6 个月，大鼠一般状况、体质量、进食量、血常规、血液生化学指标及脏器系数与对照组比较差异均无统计学意义，亦未见异常组织病理学变化，提示鳖甲煎丸对大鼠脏器的毒性低，未发现毒性靶器官，长期服用安全[257]。

（王晓柠）

参考文献

[1] 朱振红，李伟，孔庆云，等.川芎嗪预处理对大鼠缺血再灌注肝脏的保护作用[J].实用医技杂志，2008，15（34）：8-10.

[2] 朱晓琴，雷水生.川芎嗪对小鼠化学性肝损伤保护作用的实验研究[J].辽宁中医杂志，2008，35（1）：138-140.

[3] 孙玉芹，高天芸，周娟，等.川芎嗪对小鼠急性肝损伤性脂肪肝保护作用的研究[J].中国临床药理学与治疗学，2007，12（5）：540-543.

[4] 马静，马玲.中药川芎中有效成分及药理作用研究进展[J].中国民族民间医药，2009，18（19）：9-10.

[5] 李艳瑛.川芎嗪对大鼠免疫损伤性肝纤维化的防治作用及相关机制的研究[D].郑州：郑州大学，2007.

[6] 王拥泽，杨宏志，杨沛华，等.川芎嗪抗肝纤维化作用机制研究[J].河北中医药学报，2006，21（3）：8-10.

[7] 严栋梁，邵伟斌，葛创，等.川芎嗪对刀豆蛋白 A 诱导的小鼠肝纤维化 JAK2/STAT3 信号通路的影响[J].肝脏，2018，23（3）：255-259.

[8] 陈巧霞，付金柏，姚真，等.川芎嗪对肝星状细胞的增殖及凋亡的影响[J].中药药理与

临床，2018，34（1）：48-53.

[9] 谢鹏，薛改，刘建芳.川芎嗪对大鼠肝星状细胞系 HSC-T6 自噬的影响 [J].解放军医药杂志，2018，30（4）：13-15.

[10] 黄忠，魏尉，钟强.川芎素对肝硬化患者门静脉高压血流动力学的影响 [J].中国中西医结合杂志，2008，28（7）：640-642.

[11] 邹德国，李湖潮，陈庆仁.酚妥拉明、川芎嗪、大黄治疗肝硬化并发肝肾综合征的研究 [J].实用全科医学，2004，2（6）：499-500.

[12] 唐慧.丹参川芎嗪联合山莨菪碱治疗肝硬化 32 例临床疗效观察 [J].中国医药指南，2013，11（13）：676.

[13] 李孝生，沈鼎明，刘长安，等.联用小剂量心得安与川芎嗪对肝硬化犬血流动力学的影响 [J].重庆医学，1999，28（5）：334-345.

[14] 李孝生，沈鼎明，邹建忠.川芎嗪配伍心得安预防食管静脉曲张破裂出血的临床对照研究 [J].中华肝脏病杂志，2000，8（2）：99.

[15] 史大卓.川芎嗪的临床应用和药理作用——川芎嗪的药理作用刍议 [J].中国中西医结合杂志，2003，23（5）：377-378.

[16] 王宁，刘振华，王飞清，等.川芎嗪对人肝癌细胞钙激活中性蛋白酶 -2、黏着斑激酶及迁移侵袭能力的影响 [J].中国老年学杂志，2019，39（8）：1960-1963.

[17] 孙晓，尹中普，尹红梅.川芎嗪对人肝癌 HepG-2 细胞体外侵袭和迁移的影响 [J].实用肝脏病杂志，2018，21（1）：118-120.

[18] 黄芬，王波，卢彦达，等.川芎嗪联合 CIK 细胞对裸鼠肝癌 HepG2 细胞的影响 [J].中国药业，2019，28（14）：8-10.

[19] 刘振华，王宁，李克跃，等.盐酸川芎嗪对人肝癌细胞及外泌体蛋白 GPC3 的影响 [J].重庆医学，2018，47（33）：4226-4228.

[20] 魏志霞.川芎嗪对肝癌多药耐药株 SMMC-7721/ADM 的逆转作用 [J].江苏医药，2005，31（5）：371-372.

[21] 马进，郑仕中，陆茵，等.川芎嗪抑制肝纤维化作用机制的研究进展 [J].中国临床药理

学杂志，2010，26（5）：395-398.

[22] 彭渊，马园园，黄恺，等.丹参抑制 NLRP3 炎症小体减轻胆汁淤积性肝损伤 [J].上海中医药大学学报，2019，33（1）：66-70.

[23] 王玮炜，段晓宇，邵佳，等.丹参对急性酒精性肝损伤肝组织保护作用的研究 [J].湖北中医学院学报，2007，9（3）：29-30.

[24] 方路，邹书兵，高燕，等.丹参对离体大鼠肝组织保护作用的实验研究 [J].实用临床医学，2005，6（12）：1-3，5.

[25] WANG X J，WANG Z B，XU J X. Effect of salvianic acid A on lipid peroxidation and membrane permeability in mitochondria[J].J Ethnopharmacol，2005，97（3）：441-445.

[26] 王霄，秦姣姣，魏媛媛，等.丹参多糖对免疫性肝损伤小鼠肝脏凋亡因子的影响 [J].中国兽医学报，2019，39（10）：2047-2054.

[27] 王霄，韩超，陶金良，等.丹参多糖对免疫性肝损伤小鼠肝脏过氧化指标、炎症细胞因子和 ICAM-1 的影响 [J].中国兽医学报，2019，39（4）：745-750.

[28] 韩超，王霄，杨金凯，等.丹参多糖缓解免疫性肝损伤的机制 [J].中国兽医学报，2018，38（9）：1761-1765.

[29] 韩超，杨金凯，王霄，等.丹参多糖对小鼠免疫性肝损伤中炎症因子的调控 [J].中国兽医学报，2018，38（7）：1381-1385.

[30] 韩超，王霄，陶金良，等.丹参多糖对免疫性肝损伤相关炎性因子的体外调节 [J].中国兽医学报，2018，38（6）：1171-1176.

[31] 杨丽，王向阳，徐晓平，等.血管内皮生长因子表达与丹参预防肝小静脉闭塞病机制的研究 [J].胃肠病学和肝病学杂志，2019，28（7）：731-734.

[32] 胡义扬，刘平，刘成，等.丹酚酸 A 抗四氯化碳中毒致大鼠肝损伤和肝纤维化的作用 [J].中国药理学报，1997，18（5）：478-480.

[33] 陆新良，宋燕华，周君富，等.肝硬化患者β-胡萝卜素的变化及意义 [J].中华消化杂志，2003，23（10）：607-609.

[34] 王俊萍，王思元.酒精对大鼠肝脏再生的影响及丹参的保护作用 [J].深圳中西医结合杂志，2000，10（5）：201-203.

[35] 陈丽娜，朱晓新.丹参改善血液流变性的实验研究进展 [J].中国中药杂志，2005，30（8）：630-633.

[36] WASSER S，HO J M S，ANG H K，et al. Salvia miltiorrhiza reduces experimentally-induced hepatic fibrosis in rats[J]. Journal of Hepatology，1998，29（5）：760-771.

[37] 马雪梅，王宝恩，尤红.丹参对肝星状细胞增殖和凋亡影响的实验研究 [J].中国中医药信息杂志，2000，7（7）：25-26.

[38] 吴灿，黄亮，莫立乾，等.丹参多酚酸盐通过 TGF-β_1/Smad 和 PI3K/AKT/mTOR 信号通路抑制 [J].中国医院药学杂志，2019，39（7）：670-675.

[39] 周扬，顾杰，徐列明.丹参酚酸 B 盐抑制内皮素 -1 所致大鼠门静脉压力升高的药效及其作用机制 [J].中西医结合学报，2007，5（1）：61-64.

[40] ZHAO X，JIA H，YANG S，et al. Salvianolic Acid B reducing portal hypertension depends on macrophages in isolated portal perfused rat livers with chronic hepatitis[J]. Evid Based Complement Alternat Med，2012，2012（15）：786365.

[41] XU H，ZHOU Y，LU C，et al. Salvianolic acid B lowers portal pressure in cirrhotic rats and attenuates contraction of rat hepatic stellate cells by inhibiting RhoA signaling pathway[J]. Lab Invest，2012，92（12）：1738-1748.

[42] 武向鹏，崔薇.丹参多酚酸盐对肝硬化门静脉高压抑制作用的研究 [J].天津中医药，2018，35（12）：947-950.

[43] 陈曦，柏林，王映映，等.丹参酮ⅡA 对人肝癌 HepG2 细胞增殖和迁移的抑制作用及促凋亡作用 [J].吉林大学学报（医学版），2019，45（3）：531-538.

[44] 袁建华，李伟学，田宋君.丹参酮ⅡA 与人肝癌细胞 HepG2 体内外增殖和凋亡的相关性 [J].中国现代普通外科进展，2019，22（7）：505-509.

[45] 孙英慧，欧阳明玥，宋爽，等.丹参酮ⅡA 对肝细胞癌保护作用与机制研究 [J].临床军医杂志，2019，47（9）：895-898.

[46] 周世谊.丹参及其制剂所致不良反应 80 例的临床观察 [J].中外医学研究，2012，10（22）：139-140.

[47] 晏丹，陈建明，舒赛男.水蛭桃仁煎剂抗实验性大鼠肝纤维化机理研究 [J].江苏中医药，2005，26（8）：45-48.

[48] 晏丹，陈建明，舒赛男.水蛭桃仁汤对肝纤维化大鼠 HSC 活化及 TGF-β_1 表达的影响 [J].中西医结合肝病杂志，2004，14（1）：36-38.

[49] 陈姝，陈建明.水蛭桃仁汤对肝纤维化小鼠肝细胞凋亡的影响 [J].现代实用医学，2005，17（12）：737-738.

[50] 晏丹，舒赛男.水蛭桃仁煎剂对血吸虫性肝纤维化模型小鼠 HSC 活化及肝细胞凋亡的影响 [J].江苏中医药，2007，39（9）：72-74.

[51] 晏丹，舒赛男.水蛭桃仁煎剂对血吸虫性肝纤维化小鼠 HSC 活化影响 [J].中华中医药学刊，2007，25（8）：1704-1706.

[52] 贾彦，牛英才，张英博，等.水蛭素对大鼠纤维化肝组织 Smad4 mRNA 表达的影响 [J].陕西中医，2009，30（1）：119-121.

[53] 易文龙，陈建明.水蛭桃仁黄芪当归合剂对小鼠血吸虫性肝纤维化的影响 [J].中国血吸虫病防治杂志，2004，16（1）：32-34.

[54] 郭永良，田雪飞，肖竺.水蛭提取物对人肝癌 HepG2 细胞体外抑制作用研究 [J].中国中医药信息杂志，2009，16（8）：30-31.

[55] 李先建，何剑波，陈闯，等.水蛭素对肝细胞癌 HepG2 细胞抑制作用机制探讨 [J].中国癌症防治杂志，2016，8（1）：7-11.

[56] 吴晶魁，杨乔.中药水蛭对高脂血症大鼠脂质代谢及肝脏的影响 [J].中国中药杂志，

2018, 43（4）: 794-799.

[57] 谢艳华, 王四旺, 施新猷 . 水蛭的临床应用及毒性研究 [C]// 全国药品不良反应与临床安全用药学术会议暨首届上海药物流行病学与临床合理用药国际研讨会论文集 . 2004: 121-122.

[58] 陆国才, 佘佳红, 袁伯俊, 等 . 重组水蛭素对恒河猴长期毒性研究 [J]. 第二军医大学学报, 2004, 25（2）: 172-175.

[59] KLOCKING H P, GUTTNER J, FINK E.Toxicological studies with recombinant hirudin[J].Folia Haematol Int Mag Klin Morphol Blutforsch, 1988, 115（1-2）: 75-82.

[60] 吕文海, 王琦 . 中药水蛭现代研究进展 [J]. 中国中药杂志, 1994, 19（12）: 755-759.

[61] 周世清, 彭龙玲, 杨亚斯, 等 . 水蛭对实验动物终止妊娠的作用 [J]. 中草药, 1984, 15（3）: 18-20.

[62] 栗福星, 董如玉, 陈坤, 等 . 牛膝水煎液对小鼠免疫性肝损伤的影响 [J]. 畜牧与兽医, 2012, 44（7）: 73-76.

[63] 徐晓燕, 张志港, 辛晓明, 等 . 牛膝多糖对小鼠免疫性肝损伤的保护作用 [J]. 泰山医学院学报, 2010, 31（2）: 97-99.

[64] 丁卫民, 陈坤, 李金贵 . 牛膝水煎液及多糖对 H_2O_2 损伤大鼠肝细胞的影响 [J]. 扬州大学学报（农业与生命科学版）, 2013, 34（4）: 11-14.

[65] 蒋莉, 戚晓红, 吴翠贞, 等 . 壳聚糖加首乌、丹参和牛膝对实验性脂肪肝大鼠的保护作用 [J]. 中国新药与临床杂志, 2002, 21（8）: 462-466.

[66] 胡娅娅, 陈阳, 李文娜, 等 . 牛膝对小鼠非酒精性脂肪肝改善作用研究 [J]. 营养学报, 2018, 40（1）: 93-95.

[67] 宗灿华 . 牛膝多糖对小鼠肝癌 H22 细胞 bcl-2 和 Fas 基因表达的影响 [J]. 牡丹江医学院学报, 2008, 29（4）: 9-11.

[68] 聂淑琴, 薛宝云, 梁爱华, 等 . 炮制对牛膝特殊毒性的影响 [J]. 中国中药杂志, 1995, 20（5）: 275-278.

[69] 张黎莉, 宋义平, 黄万珠, 等 . 河南与异地产牛膝药理作用与毒性比较 [J]. 中药药理与临床, 1998, 14（4）: 30-31.

[70] 杨青雅, 张伟 . 牛膝多糖的急性毒性及其制剂的稳定性实验 [J]. 医药导报, 2005, 24（10）: 883.

[71] 郑宝灿, 陈忠科 . 怀牛膝多倍体、单体和二倍体的药理作用比较 [J]. 中国药学杂志, 1988, 23（11）: 666-668.

[72] 李啸红, 姬可平, 陈彦文, 等 . 中药对小鼠骨髓细胞遗传物质影响的实验研究 [J]. 中国优生与遗传杂志, 2001, 9（6）: 47, 61.

[73] 车锡平, 朱和, 史大平, 等 . 中药怀牛膝对小白鼠的抗生育作用 [J]. 西安交通大学学报（医学版）, 1988, 9（2）: 119-121.

[74] 朱和, 车锡平 . 怀牛膝总皂甙（ABS）对大小白鼠抗生育作用的研究 [J]. 西安交通大学学报（医学版）, 1987, 8（3）: 246-249.

[75] 张文学, 杨林松, 张新胜, 等 . 怀牛膝抗着床作用与子宫肥大细胞的关系 [J]. 中国免疫学杂志, 2002, 18（7）: 492-495.

[76] 朱和, 车锡平 . 怀牛膝总皂苷对大鼠离体子宫兴奋作用机理的研究 [J]. 中药药理与临床, 1988, 20（1）: 11-15.

[77] 袁毅君, 秦晓民, 徐敬东, 等 . 怀牛膝对未孕大鼠子宫平滑肌峰电活动的影响 [J]. 兰州大学学报（自然科学版）, 2002, 38（3）: 82-86.

[78] 郭胜民, 车锡平, 范晓雯 . 怀牛膝皂苷 A 对离体大鼠子宫兴奋作用机理的研究 [J]. 西安医科大学学报（中文版）, 1997, 18（4）: 473-475.

[79] 王世祥, 井文寅, 车锡平, 等 . 怀牛膝总皂苷抗生育作用及其机理 [J]. 西北药学杂志, 1997, 12（5）: 209-211.

[80] 闵清, 白内庭, 舒思洁, 等 . 延胡索乙素对四氯化碳致小鼠肝损伤的保护作用 [J]. 中国中药杂志, 2006, 31（6）: 483-484.

[81] 颜晶晶，俸珊，何丽娜，等.延胡索乙素对映体对人肝微粒体细胞色素P450酶抑制作用机制研究[J].中草药，2015，46（4）：534-540.

[82] 牟唯省.延胡索粉末对小鼠肝癌H22的抑制作用[J].医学信息，2010，23（5）：1241-1242.

[83] 张国铎，谢丽，胡文静，等.延胡索总碱对人肝癌细胞系HepG2抑制作用及其对microRNA表达谱的影响[J].南京中医药大学学报，2009，25（3）：181-183.

[84] 桑晓媛，张磊，刘立，等.延胡索生物碱的提取及其抗肝肿瘤活性研究[J].浙江理工大学学报，2009，26（5）：754-756.

[85] 徐婷，曹惠明，金昔陆.延胡索乙素临床应用的研究进展[J].上海中医药大学学报，2000，8（1）：60-63.

[86] 徐婷，金昔陆，曹惠明.延胡索乙素药理作用的研究进展[J].中国临床药学杂志，2001，10（1）：58-60.

[87] 王胜春，刘明义，胡咏武.当归莪术延胡索及其配伍对小鼠的毒性反应[J].时珍国医国药，2004，15（4）：211-213.

[88] 焦月华，姜波，于敏，等.延胡索总生物碱醋酸盐急性毒性实验（LD$_{50}$测定）[C]//2010年全国药物毒理学学术会议论文集.2010：124-125.

[89] 邵敬宝，王群星，石楠，等.延胡索总生物碱的急性毒性及其镇痛作用研究[J].浙江中医药大学学报，2019，43（10）：1156-1161.

[90] 沈惠云，徐培渝，李琼英，等.新云三七对化学性肝损伤保护作用的功能评价[J].现代预防医学，2002，29（4）：487-489.

[91] 董婧婧，刘艳菊，陈祥胜，等.三七粉对四氯化碳（CCl$_4$）诱导的大鼠慢性肝损伤的保护作用[J].中国现代医学杂志，2017，27（8）：32-37.

[92] 石小枫，刘杞，刘林，等.三七总苷抗实验性肝纤维化的研究[J].中药药理与临床，2004，20（1）：12-14.

[93] 曾文勇，石小枫，刘杞，等.三七总皂苷对肝纤维化大鼠胶原及TGF-β$_1$ mRNA表达的影响[J].胃肠病学和肝病学杂志，2010，19（9）：795-798.

[94] 石小枫，徐曼，刘杞.三七总皂甙对肝纤维化大鼠Ⅰ、Ⅲ型胶原及TGF-β$_1$的影响[J].中药药理与临床，2001，17（2）：7-8.

[95] 王秀伟.中药三七粉治疗高脂血症的效果观察[J].中国医药指南，2018，16（36）：201-202.

[96] 高其若，耿志强.中医运用三七治疗高脂血症的临床观察[J].上海医药，2018，39（11）：23-24.

[97] 贺小琼，张丽芬，陈平，等.三七提取物防治大鼠高脂血症作用研究[J].云南中医中药杂志，2004，25（1）：32-33.

[98] 董婧婧，刘艳菊，涂济源，等.三七粉调血脂作用及机制研究[J].中草药，2017，48（8）：1597-1603.

[99] 冯晓异，陈文慧，武新一，等.三七总皂苷对NAFLD大鼠的降脂作用及NO影响研究[J].现代中医药，2018，38（6）：140-143.

[100] 吴江立，安胜军，安然，等.三七总皂苷对高脂血症金黄地鼠降脂作用的研究[J].河北中医药学报，2019，34（3）：5-7.

[101] 熊敏琪，陈瑜，张腾.三七皂苷R1抑制ApoE基因敲除小鼠肝脏脂质沉积的作用及其机制研究[J].上海中医药杂志，2018，52（5）：65-70.

[102] 尚西亮，傅华群，刘佳，等.三七总皂甙对人肝癌细胞的抑制作用[J].中国临床康复，2006，10（23）：121-123.

[103] 刘静，张微，张谦.三七总皂苷对肝癌HepG2细胞增殖、侵袭、凋亡及酶活性的影响[J].北方药学，2019，16（7）：127-129.

[104] 梁丽英，陈晶，陈朝.三七总皂苷通过调节Caspase-3、Caspase-9的表达诱导肝癌细胞BEL-7404凋亡的研究[J].右江医学，2018，46（6）：623-627.

[105] 唐娇，赵敏，谭剑斌，等.三七的经口急性

毒性及亚慢性毒性研究 [J]. 华南预防医学,
2015, 41 (6): 521-526.

[106] 韩刚, 孙辉业, 董延生, 等. 三七总皂苷对
大鼠肝脏肾脏的毒性作用 [J]. 中国新药杂
志, 2006, 15 (24): 2115-2118.

[107] 王春会, 谢丽丽, 施君, 等. 三七总皂苷亚
慢性毒性试验研究 [J]. 畜牧与饲料科学,
2019, 40 (5): 16-23.

[108] 王华晶, 秦华炎, 李怀宇, 等. 三七多糖的
安全性评价 [J]. 云南中医中药杂志, 2017,
38 (12): 56-60.

[109] 谢人明, 谢沁, 陈瑞明, 等. 泽兰保肝利胆
作用的药理研究 [J]. 陕西中医, 2004, 25
(1): 66-67.

[110] 张义军, 康白, 耿秀芳, 等. 泽兰的降血脂
作用研究 [J]. 潍坊医学院学报, 1993, 15
(1): 16-17.

[111] 崔书源, 崔昊震, 张默函. 泽兰乙醇提取物
对糖尿病小鼠血糖及肝糖原含量的影响 [J].
山东医药, 2016, 56 (14): 36-38.

[112] 杨甫昭, 张晓彬, 冯英菊. 泽兰水提物对四
氯化碳致小鼠肝纤维化的防治作用 [J]. 中国
实验方剂学杂志, 2008, 14 (7): 50-51.

[113] 张小丽, 谢人明, 宁小帆, 等. 泽兰抗四氯
化碳中毒小鼠肝纤维化作用 [J]. 西北药学杂
志, 1997, 12 (S1): 35.

[114] 张梅, 刘伟丽, 高峡, 等. 紫茎泽兰的化学
成分研究 [J]. 热带亚热带植物学报, 2015,
23 (6): 697-702.

[115] 陈豪, 杨洁, 杨新洲, 等. 紫茎泽兰抗肝癌
活性研究 [J]. 中药材, 2018, 41 (5): 1211-
1214.

[116] 楼之岑. 常用中药材品种整理和质量研究
(中册) [M]. 北京: 北京医科大学中国协和
医科大学联合出版社, 1995: 788.

[117] SUN W, ZENG C R, YUE D, et al.
Involvement of mitochondrial dysfunction in
hepatotoxicity induced by Ageratina
adenophora in mice[J]. Journal of Zhejiang
University-Science B (Biomedicine &

Biotechnology), 2019, 20 (8): 693-698.

[118] 曹泽伟, 郭庆捷, 王平, 等. 中药干预糖尿
病兔胆石形成的实验研究 [J]. 四川中医,
2010, 28 (7): 17-20.

[119] 张婉娴, 朱彤彤, 鲁育铭, 等. 郁金水煎剂
对四氯化碳致急性肝损伤小鼠肝细胞 p53 和
caspase-3 表达的影响及其对肝损伤的保护作
用 [J]. 吉林大学学报 (医学版), 2014, 40
(1): 82-86.

[120] 韩向北, 许多, 郭亚雄, 等. 郁金对 CCl_4 急
性肝损伤小鼠肝细胞 bcl-2 及 bax 表达的影
响 [J]. 中国实验诊断学, 2010, 14 (11):
1715-1718.

[121] 李兵兵, 王龙, 陈维雄, 等. 姜黄素对大鼠
非酒精性脂肪性肝炎的作用及其机制初探
[J]. 肝脏, 2013, 18 (1): 18-22.

[122] 吴东雪, 候宁, 李晶, 等. 基于药性组合的
姜黄、郁金、莪术的性效关系研究 [J]. 中国
中药杂志, 2019, 44 (2): 229-234.

[123] 秦华珍, 李彬, 时博, 等. 广西桂郁金对肝
纤维化大鼠肝脏组织病理的影响 [J]. 中国实
验方剂学杂志, 2010, 16 (7): 130-133.

[124] 李香丹, 刘兰, 李国鑫, 等. 姜黄素对阻塞
性黄疸模型大鼠肝损伤的保护作用及其机制
[J]. 延边大学医学学报, 2014, 37 (1):
15-17.

[125] 彭岳, 吴光, 韦燕飞, 等. 桂郁金提取物对
人肝星状细胞增殖、细胞周期及凋亡影响的
研究 [J]. 时珍国医国药, 2012, 23 (5):
1076-1078.

[126] 黄岚珍, 王娟, 卢菲婷, 等. 莪术醇抑制人
肝癌细胞 HepG2 增殖的机制 [J]. 中国中药杂
志, 2013, 38 (11): 1812-1815.

[127] 党宁. 温郁金二萜类化合物 C 诱导人肝癌
HepG-2 细胞凋亡及其机制研究 [J]. 中国医
药指南, 2012, 10 (4): 80-82.

[128] 刘英杰, 陈金春, 陈海斌, 等. 温郁金免煎
颗粒对大鼠亚慢毒性的实验研究 [J]. 中国中
医药科技, 2010, 17 (2): 131-132.

[129] RAO G M, RAO C V, PUSHPANGADAN

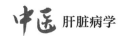

P，et al. Hepatoprotective effects of rubiadin, a major constituent of Rubia cordifolia Linn[J]. J Ethnopharmacol，2006，103（3）：484-490.

[130] BABITA H M, CHHAYA G, GOLDEE P. Hepatoprotective activity of Rubia cordifolia[J]. Pharmacologyonline，2007（3）：73-79.

[131] 胡丽霞，陈辰，张红．茜草对苍耳子诱导的 HepaRG 细胞毒性的保护作用 [J]. 中国医院药学杂志，2019，39（10）：1039-1041.

[132] HO L K, DON M J, CHEN H C, et al. Inhibition of hepatitis B surface antigen secretion on human hepatoma cells.Components from Rubia cordifolia[J]. Journal of Natural Products，1996，59（3）：330-333.

[133] 严克敏，徐剑，朱惠娟，等．茜草水溶性提取物减少高脂饮食诱导的肥胖大鼠内脏脂肪 [J]. 基础医学与临床，2017，37（9）：1231-1236.

[134] 龚婷，张敏，王海珠，等．大叶茜草精油挥发性物质抑菌及抗氧化活性研究 [J]. 西南师范大学学报（自然科学版），2019，44（6）：54-59.

[135] 李慧，包永睿，王帅，等．中药茜草抗氧化、抗炎、抗肿瘤不同药用部位精准研究 [J]. 世界科学技术：中医药现代化，2019，21（3）：401-407.

[136] 李慧，包永睿，王帅，等．基于灰色关联分析的茜草醇提物抗氧化、抗肝癌谱效关系研究 [J]. 中南药学，2019，17（6）：815-819.

[137] 王艳双，罗速．茜草蒽醌对肝癌 SMMC-7721 细胞抗氧化作用 [J]. 山东医药，2010，50（48）：45-46.

[138] 郑虎占，董泽宏，余靖．中药现代研究与应用 [M]. 北京：学苑出版社，1996.

[139] 苏秀玲，周远鹏．茜草、小红参药理作用的比较研究 [J]. 中国中药杂志，1992，17（6）：377.

[140] 郑作亮，李盛青，钟瑜萍，等．茜草醇提物对大鼠肝、肾及结肠的毒性 [J]. 中国实验方剂学杂志，2017，23（12）：151-156.

[141] 张哲，闻勤生，倪阵，等．姜黄素对脂多糖诱导大鼠肝脏 Kupffer 细胞 NF-κB 及下游炎症因子的影响 [J]. 胃肠病学和肝病学杂志，2013，22（10）：1030-1033.

[142] 刘晨风，邓子辉，张凯，等．姜黄素对肠缺血再灌注致肝损伤的保护作用 [J]. 军医进修学院学报，2011，32（6）：625-628.

[143] 李兵兵，王龙，陈维雄，等．姜黄素对大鼠非酒精性脂肪性肝炎的作用及其机制初探 [J]. 肝脏，2013，18（1）：18-22.

[144] 隋菱，杜纪坤，郑静彬，等．姜黄素对 CCl₄ 所致急性肝损伤大鼠的保护作用及其机制研究 [J]. 实用肝脏病杂志，2018，21（5）：709-712.

[145] 任永丽，徐宗佩，梁汝圣，等．姜黄素对家鸭脂肪肝模型肝脂与血脂的干预效果及机制研究 [J]. 时珍国医国药，2008，19（10）：2327-2329.

[146] 洪行球，黄燕芬．姜黄素结构修饰物调血脂与抗脂质过氧化作用研究 [J]. 中国药学杂志，2007，42（10）：737-739.

[147] 周玲玲，林琼琼，周伶俐，等．姜黄素对非酒精性脂肪肝家兔血脂及肝组织 PPAR-γ 水平的影响 [J]. 浙江中西医结合杂志，2012，22（1）：7-10.

[148] 黄婷婷，赵丽娟．姜黄素对非酒精性脂肪性肝病大鼠的肝组织 Bcl-2 和 Bax 表达的影响 [J]. 基础医学与临床，2019，39（2）：240-242.

[149] 王子超，赵丽娟．姜黄素对 NAFLD 大鼠肝组织 PPAR-γ 和 NF-κB p65 mRNA 及蛋白表达的影响 [J]. 中国医科大学学报，2016，45（2）：120-126.

[150] 王亚，孟雅坤，陈伟蛟，等．姜黄对大鼠脂肪性肝炎的影响及其对 PPAR-γ 及 IL-6、HMGB1 关系的研究 [J]. 中国生化药物杂志，2016，36（1）：32-36.

[151] 舒建昌，吴海恩，皮新军，等．姜黄素抑制肝纤维化大鼠脂质过氧化物的生成及肝脏

TGF-β₁ 和 PDGF 的表达 [J]. 中国病理生理杂志, 2007, 23（12）: 2405-2409.

[152] 黄小华, 孙永, 沈能, 等. 双亲姜黄素衍生物减轻大鼠肝纤维化与抗炎抗氧化作用的研究 [J]. 中国药理学通报, 2015, 31（4）: 470-474.

[153] 谌辉, 张景辉, 刘文琪. 姜黄素抗血吸虫病肝纤维化及其机制的实验研究 [J]. 中草药, 2009, 40（8）: 1274-1277.

[154] 何雅军, 舒建昌, 吕霞, 等. 姜黄素预防肝纤维化作用与肝星状细胞的关系 [J]. 中华肝脏病杂志, 2006, 14（5）: 337-340.

[155] 何丽明, 倪赛宏, 傅水莲, 等. 双去甲氧基姜黄素对硫代乙酰胺诱导小鼠肝纤维化的影响及机制 [J]. 中药材, 2019, 42（2）: 430-434.

[156] 段雪琳, 彭岳, 赵铁建, 等. 姜黄素抗肝窦毛细血管化作用及机制（英文）[J]. 中国组织工程研究, 2018, 22（8）: 1247-1254.

[157] 江金环, 刘莉, 皮江, 等. 姜黄素通过调控微管系统干扰 HepG2 细胞周期研究 [J]. 中草药, 2013, 44（9）: 1144-1148.

[158] 侯伟, 覃华, 刘爽, 等. 姜黄素对缺氧 HepG2 细胞中 HIF-1α 表达的影响及可能机制 [J]. 世界华人消化杂志, 2008, 16（21）: 2354-2358.

[159] 李福广, 徐军. 姜黄素对原发性肝癌组织中肝星状细胞活性影响的实验研究 [J]. 陕西医学杂志, 2016, 45（6）: 649-651.

[160] 周杰, 万朝霞, 马龙飞, 等. 穿山甲对晚期原发性肝癌作用机制的研究概述 [J]. 中医药导报, 2019, 25（18）: 104-107.

[161] 陈高进. 穿山甲于胆结石症中应用 [J]. 江西中医药, 2001, 32（1）: 32.

[162] 孙艳春, 赵明山. 山甲化肝煎治疗药物性肝病 40 例 [J]. 中医药信息, 2003, 20（6）: 9.

[163] 范新发. 穿山甲治胸痹、降血脂 [J]. 中医杂志, 2002, 43（4）: 252.

[164] 李寅超, 侯士良, 傅曼华, 等. 猪蹄甲、穿山甲抗炎作用的比较研究 [J]. 中药药理与临床, 2002, 18（2）: 17-18.

[165] 吴珊. 穿山甲鳞甲乙醇提取物镇痛抗炎作用及其机制的实验研究 [D]. 南宁: 广西医科大学, 2012.

[166] 刘红春. 猪蹄甲和穿山甲消痈作用比较 [J]. 郑州大学学报（医学版）, 2005, 40（2）: 359-361.

[167] 杨洁, 宋延平, 刘建峰, 等. 山甲复肝胶囊对四氯化碳致大鼠慢性肝损伤的保护作用 [J]. 陕西中医, 2016, 37（5）: 635-636.

[168] 吴珊, 农彩丽, 何显科, 等. 穿山甲水提物镇痛作用的实验研究 [J]. 广西医学, 2012, 34（1）: 7-9.

[169] 谢新生, 张秀丽, 赵家军, 等. 穿山甲煎液诱导 HL-60 细胞凋亡的研究 [J]. 浙江中西医结合杂志, 2001, 11（8）: 18-20.

[170] FANG L H, WANG R P, HU S Y, et al. The effect of tounongsan on transplanted tumor growth in nude mice[J]. Evid Based Complement Alternat Med, 2015, 2015: 518454.

[171] 王玉清. 桃仁提取物抗肝纤维化作用及其分子机制研究 [J]. 医学理论与实践, 2014, 27（15）: 2015-2016.

[172] 徐列明, 刘平, 刘成, 等. 桃仁提取物抗实验性肝纤维化的作用观察: 免疫组化和胶原代谢的研究 [J]. 中药药理与临床, 1993, 9（5）: 14-16.

[173] 徐列明, 薛惠明, 刘平, 等. 实验性肝纤维化时贮脂细胞的变化及桃仁提取物对其影响 [J]. 中西医结合肝病杂志, 1993, 3（2）: 16-18.

[174] 徐列明, 刘平, 刘成, 等. 桃仁提取物合虫草菌丝治疗肝炎后肝硬化的病理和免疫组化研究 [J]. 中医杂志, 1994, 35（12）: 737-739.

[175] 孙凯, 刘志苏, 孙权. 肝窦内皮细胞在肝脏缺血再灌注损伤中的作用 [J]. 国外医学（消化系疾病分册）, 2003, 23（4）: 209-212.

[176] 杨丽, 江宇冰. 肝窦内皮细胞与肝窦毛细血

管化研究进展 [J]. 传染病信息，2010，23
（3）：183-186.

[177] 徐列明，朱剑亮，刘成，等 . 桃仁提取物合
虫草菌丝对肝炎后肝硬化肝窦毛细血管化的
逆转作用观察 [J]. 中国中西医结合杂志，
1994，14（6）：362-363.

[178] 陈姝，陈建明 . 水蛭桃仁汤对肝纤维化小鼠
肝细胞凋亡的影响 [J]. 现代实用医学，
2005，17（12）：737-738.

[179] 张晓平，陈建明，强世平，等 . 山桃仁水煎
提取物对肝纤维化小鼠血清Ⅰ、Ⅲ型前胶原
的降解作用[J]. 福建中医药，2002，33（4）：
36-37.

[180] 许贞爱，张红英，朴惠顺，等 . 桃仁提取物
对小鼠急性肝损伤的保护作用 [J]. 中国医院
药学杂志，2011，31（2）：120-123.

[181] 季光，胡梅，孙维强 . 桃仁抗肝脂质过氧化
损伤作用的研究 [J]. 江西中医学院学报，
1995，7（3）：34-35.

[182] 杜金梁，贾睿，曹丽萍，等 . 桃仁提取物抗
四氯化碳诱导建鲤肝组织损伤的试验 [J]. 江
苏农业科学，2013，41（11）：245-248.

[183] 张清波，顾克仁，王玉润 . 用激光多普耳血
流量仪及胆汁流量计测定桃仁提取物对肝脏
微循环的影响 [J]. 上海中医药杂志，1985
（7）：45-46.

[184] 卓玉珍，赵连根，刘俊红，等 . 桃仁及苦杏
仁提取液的高效液相分析及其毒性比较研究
[J]. 天津中医药，2009，26（6）：500-502.

[185] 王金兰，刘庆增 . 芍药、桃仁、当归和川芎
的毒理学研究 [J]. 中成药研究，1985（11）：
43.

[186] 刘娟，朱兆荣，王天益，等 . 桃仁及其复方
合剂特殊毒性研究 [J]. 中国兽医杂志，
2001，37（3）：31-32.

[187] 刘晓宇 . 中药温莪术挥发油化学成分的研究
[D]. 沈阳：沈阳药科大学，2004.

[188] 孙长海，王瑜，徐明亮，等 . 中药莪术对四
氯化碳所致急性肝损伤的保护作用 [J]. 时珍
国医国药，2010，21（10）：2460-2461.

[189] 李晶，冯五金 . 生山楂、泽泻、莪术对大鼠
脂肪肝的影响及其交互作用的实验研究 [J].
山西中医，2006，22（3）：57-59.

[190] 何梅雅，何志刚 . 莪术对胆管结扎致肝纤维
化小鼠的影响 [J]. 中国临床药理学杂志，
2019，35（18）：2030-2032.

[191] 刘红艳，彭安邦，廖爱军，等 . 莪术油注射
液对肝星状细胞凋亡的影响 [J]. 中华肝脏病
杂志，2009，17（10）：790-791.

[192] 国艳，彭安邦，廖爱军，等 . 莪术油注射液
对肝星状细胞增殖、凋亡及分泌细胞外基质
的影响 [J]. 中华肝脏病杂志，2008，16（4）：
302-303.

[193] 朱锐，杨玲，沈霖，等 . 莪术提取物对肝纤
维化大鼠血液流变学指标的影响 [J]. 中西医
结合研究，2009，1（3）：117-120.

[194] 刘露露，吕贝贝，彭岳，等 . 莪术油对血瘀
证肝纤维化小鼠 TGF-β_1、Smad2、Smad3 表
达的影响 [J]. 时珍国医国药，2019，30（6）：
1284-1287.

[195] 郑洋，王佳慧，梁天坚，等 . 莪术醇对肝星
状细胞 Rho-ROCK 信号通路作用的实验研
究 [J]. 中国医院药学杂志，2019，39（15）：
1517-1520.

[196] 黄岚珍，王娟，卢菲婷，等 . 莪术醇抑制人
肝癌细胞 HepG2 增殖的机制 [J]. 中国中药杂
志，2013，38（11）：1812-1815.

[197] 黄岚珍，杨飞城，阳晶，等 . 莪术醇诱导人
肝癌 HepG2 细胞衰老及其机制研究 [J]. 广西
植物，2018，38（7）：894-902.

[198] 吴皓，李政，彭信幸 . 莪术醇通过调控
PI3K/AKT 通路促进人肝癌 HepG2 细胞凋亡
[J]. 中南药学，2019，17（1）：11-14.

[199] 张维彬，谭敏，肖刚，等 . 莪术油诱导小鼠
HepA 肝癌细胞凋亡及其对 bcl-2 蛋白表达的
影响 [J]. 现代中西医结合杂志，2009，18
（4）：370-371.

[200] 李慧乐，莫传伟，赵春辉，等 . 莪术提取物
榄香烯对肝癌 H22 荷瘤小鼠的抑瘤作用 [J].
中国临床药理学杂志，2018，34（11）：

1345-1348.

[201] 陈斌, 孙克伟, 刘明德, 等. 莪术对免疫性肝纤维化大鼠肝细胞膜功能的影响 [J]. 湖南中医学院学报, 2003, 23 (1): 7-8.

[202] 陈斌, 孙克伟, 谢凤瑛, 等. 莪术治疗慢性肝损伤时的肝毒作用研究 [J]. 中西医结合肝病杂志, 2003, 13 (1): 20-21.

[203] 王胜春, 刘明义, 胡咏武. 当归莪术延胡索及其配伍对小鼠的毒性反应 [J]. 时珍国医国药, 2004, 15 (4): 211-213.

[204] 曾建红, 欧贤红, 郭俊平, 等. 莪术醇原药对大鼠慢性毒性的实验研究 [J]. 现代农业科学, 2008, 15 (11): 21-23.

[205] 姚希贤, 崔东来. 进一步加强慢性肝炎、肝纤维化治疗研究 [J]. 世界华人消化杂志, 2005, 13 (14): 1645-1649.

[206] 周志武, 钱留喜. 甲基斑蝥胺治疗慢性乙型肝炎的临床研究 [J]. 中西医结合肝病杂志, 1995, 5 (3): 3-4.

[207] 周国平, 白敬羽, 于忠兴, 等. 甲基斑蝥胺抗乙型肝炎病毒体外实验研究 [J]. 山西医药杂志, 1998, 27 (2): 22-24.

[208] 晏容, 刘云, 朱欣婷, 等. 不同斑蝥素类物质对人肝癌细胞 HepG2 增殖作用的研究 [J]. 现代医药卫生, 2015, 31 (21): 3209-3211.

[209] 张梅. 去甲斑蝥素对人肝癌 SMMC-7721 细胞凋亡相关因子半胱天冬酶 3、bax 和细胞色素 C 表达的影响 [J]. 陕西中医, 2015, 36 (8): 1094-1096.

[210] YEH C H, YANG Y Y, HUANG Y F, et al. Induction of apoptosis in human Hep3B hepatoma cells by norcantharidin through a p53 independent pathway via TRAIL/DR5 signal transduction[J]. Chin J Integr Med, 2012, 18 (9): 676-682.

[211] YEH C B, HSIEH M J, HSIEH Y H, et al. Antimetastatic effects of norcantharidin on hepatocellular carcinoma by transcriptional inhibition of MMP-9 through modulation of NF-kB activity[J]. PLoS One, 2012, 7 (2):

e31055.

[212] 高丽君, 万幸, 潘华新, 等. 去甲斑蝥素联合环磷酰胺对 H22 荷瘤小鼠免疫功能的影响 [J]. 中国中医药咨讯, 2011, 3 (3): 150-151.

[213] 黄渝茜, 晏旭航, 晏容, 等. 斑蝥素酸镁诱导 BEL-7402 人肝癌细胞凋亡的机制 [J]. 中成药, 2019, 41 (6): 1419-1423.

[214] 梁进权, 王宁生. 斑蝥的毒性反应及原因分析 [J]. 新中医, 2003, 35 (7): 76-77.

[215] 常吉梅, 张元秋. 影响斑蝥疗效和毒性的因素分析 [J]. 中医临床研究, 2012, 4 (4): 67-68.

[216] 邹建军, 张胜强, 冯瑞祥. 斑蝥素毒性及其药 (毒) 动力学研究 [J]. 中国药科大学学报, 2002, 33 (5): 393-396.

[217] 翁维良. 中药临床药理学 [M]. 北京: 人民卫生出版社, 2002.

[218] 李柏, 朱立峰, 张亚妮, 等. 去甲斑蝥素两种注射剂型小鼠急性毒性比较 [J]. 中西医结合学报, 2007, 5 (1): 74-77.

[219] 赵利娟, 司南, 高波, 等. 基于脂质组学的去甲斑蝥酸钠对 L02 肝细胞脂代谢影响的研究 [J]. 中国中药杂志, 2019, 44 (1): 158-166.

[220] 罗情, 巫秀美, 郭娜娜, 等. 地鳖虫的化学成分和药理活性研究进展 [J]. 中国医药科学, 2015, 5 (17): 41-44.

[221] 王凤霞, 吉爱国. 药用土鳖虫化学成分及药理作用研究进展 [J]. 中国生化药物杂志, 2009, 30 (1): 61-64.

[222] 刘阳. 地鳖肽提取纯化及对肝损伤小鼠的保护作用及机理的研究 [D]. 北京: 北京农学院, 2018.

[223] 马贺. 地鳖虫提取物对运动大鼠骨骼肌和肝脏抗氧化能力的影响 [D]. 杨凌: 西北农林科技大学, 2017.

[224] 袭柱婷, 栾希英, 李珂珂, 等. 䗪虫对肝纤维化大鼠肝功能的影响 [J]. 中国中医药科技, 2002, 9 (1): 32-33.

[225] 裘柱婷，栾希英，李珂珂，等.䗪虫抗大鼠免疫性肝纤维化研究 [J]. 中医药研究，2001，17（4）：38-40.

[226] 裘柱婷，栾希英，李珂珂，等.䗪虫对肝纤维化大鼠 IV-C、LN、HA 的影响 [J]. 中国中医基础医学杂志，2002，8（11）：43-44.

[227] 赵志壮，任慧君，任传帅，等.土鳖虫冻干粉对高脂血症家兔模型的降脂作用 [J]. 黑龙江畜牧兽医，2015（3）：165-167.

[228] 冷雪冰，李洪萍，朱婉月，等.土鳖虫粉对家兔高脂血症的预防及相关基因的调控 [J]. 经济动物学报，2014，18（4）：193-197，205.

[229] 白秀娟，王慧，苏双良，等.土鳖虫粉对高脂血症家兔肝脏指数及血脂的影响 [J]. 东北农业大学学报，2014，45（5）：87-91.

[230] 李洪萍，郭宫德，朱婉月，等.土鳖虫冻干粉对食用高脂饲料肉兔 SR-BI 基因的影响 [J]. 经济动物学报，2015，19（2）：105-108.

[231] 张晔，吕金朋，孙佳明，等.鳖甲抗肝纤维化研究进展 [J]. 吉林中医药，2018，38（6）：673-675.

[232] 莫欣宇，王贤良，侯雅竹，等.鳖甲及其复方制剂抗脏器纤维化研究进展 [J]. 中成药，2018，40（1）：158-162.

[233] 高建蓉，张赤志，邵志华，等.鳖甲对肝星状细胞增殖影响的研究 [J]. 实用医学杂志，2007，23（11）：1618-1620.

[234] 曹鎏，李信梅，王玉芹.鳖甲两种不同取法对实验大鼠肝纤维化预防保护作用的比较 [J]. 南通医学院学报，2003，23（1）：46-47.

[235] 卜夏威，李晓亚，姚立.鳖甲煎口服液对肝纤维化大鼠 Ang II、Ang（1-7）的影响 [J]. 浙江中医药大学学报，2015，39（4）：253-258.

[236] 周光德，李文淑，赵景民，等.复方鳖甲软肝片抗肝纤维化机制的临床病理研究 [J]. 解放军医学杂志，2004，29（7）：563-564.

[237] YANG F R, FANG B W, LOU J S. Effects of FufangBiejiaRuangan pills on hepatic fibrosis in vivo and in vitro[J]. World J Gastroenterol, 2013, 19（32）: 5326-5333.

[238] 赵景民，周光德，李文淑，等.复方鳖甲软肝片抗肝纤维化机制的实验研究 [J]. 解放军医学杂志，2004，29（7）：560-562.

[239] YAO L, YAO Z M, WENG H, et al. Effect of rat serum containing Biejiajian oral liquid on proliferation of rat hepatic stellate cells[J]. World J Gastroenterol, 2004, 10（13）: 1911-1913.

[240] 任映，宋崇顺，尹军祥，等.加味鳖甲煎丸对四氯化碳所致肝纤维化大鼠肝组织的保护作用 [J]. 中国实验方剂学杂志，2007，13（1）：49-51.

[241] 周娴颖，谢淑武，桂幼伦，等.鳖甲煎丸对复合因素致大鼠脂肪性肝纤维化的治疗作用 [J]. 中药材，2014，37（7）：1241-1246.

[242] WANG P, ZHANG Y, AN Y, et al. Protection of a new heptapeptide from Carapaxtrionycis against carbon tetrachloride-induced acute liver injury in mice[J]. Chem Pharm Bull（Tokyo）, 2013, 61（11）: 1130-1135.

[243] 王咪娜，林锦璇，杨莹，等.鳖甲寡肽 I-C-F-6 对四氯化碳诱导大鼠肝纤维化的影响 [J]. 中国中医药信息杂志，2014，21（8）：42-45.

[244] 徐士勋，王咪娜，林锦旋，等.鳖甲寡肽 I-C-F-6 抗酒精诱导小鼠急性肝损伤活性研究 [J]. 环球中医药，2013，6（10）：721-724.

[245] 张宇忠.鳖甲寡肽化合物 I-C-F-6 对四氯化碳诱导小鼠急性肝损伤的保护作用 [J]. 中国病理生理杂志，2010，26（10）：2073-2074.

[246] 段斐，陈冬志，牛建昭，等.复方鳖甲软肝片对高脂性脂肪肝大鼠血脂的影响 [J]. 中华中医药杂志，2005，20（6）：375-376.

[247] 周玉娟，段斐，牛建昭，等.复方鳖甲软肝片对高脂性大鼠肝脏脂肪变性的影响 [J]. 中国药业，2004，13（12）：31-32.

[248] 丁艳丽.复方鳖甲软肝片对乙型肝炎肝硬化患者血清脂联素的影响 [J].实用临床医药杂志,2013,17（5）：120-121.

[249] 王慧铭,潘宏铭,项伟岚,等.鳖甲多糖对小鼠抗肿瘤作用及其机理的研究 [J].中华现代内科学杂志,2005,2（7）：634-635.

[250] 张绪慧,陈达理.鳖甲煎丸活血化瘀抗肿瘤作用的实验研究 [J].血栓与止血学,2004,10（1）：24-25.

[251] 汤新跃.经方鳖甲煎丸抑制 H22 肝癌细胞血管生长的实验研究 [J].陕西中医,2015,36（7）：929-930.

[252] 张绪慧,陈达理,罗荣城.鳖甲煎丸对荷瘤小鼠抑瘤作用及其对胸腺、脾指数影响的实验研究 [J].江苏中医药,2006,27（9）：72-73.

[253] 程旸,贺松其,朱云,等.鳖甲煎丸抑制肝癌细胞增殖、黏附及侵袭作用的实验研究 [J].中国中西医结合杂志,2013,33（5）：664-667.

[254] 贾文燕,贺松其,文彬,等.鳖甲煎丸对肝癌细胞周期及 Wnt/β-catenin 信号通路中 β-catenin、COX-2 蛋白表达水平的影响 [J].中华中医药杂志,2015,30（8）：2964-2967.

[255] 陈建国,来伟旗,王茵.中华地鳖的安全性毒理学评价 [J].中国卫生检验杂志,2007,17（3）：523-525.

[256] 郑宝灿,陈忠科,鲁玉菱.中华鳖多糖的药理作用研究 [J].中国药学杂志,1991,26（5）：275-277.

[257] 熊婧,李霞,曾凡波,等.鳖甲煎丸对大鼠长期毒性的实验研究 [J].医药导报,2014,33（1）：20-23.

第四章　祛湿药

⊙ 车前子

【性味归经】性甘,微寒。归肺、肝、肾、膀胱经。

【功效主治】清热利尿,渗湿通淋,明目,祛痰。主治：水肿胀满,热淋涩痛,暑湿泄泻,目赤肿痛,痰热咳嗽。

【肝脏病药理】

1. 保肝　车前子的保肝作用主要体现在改善肝功能和抑制肝脏过氧化损伤。大粒车前子的提取物能够显著降低小鼠血清中的谷丙转氨酶和谷草转氨酶水平[1]。车前子多糖还对肝线粒体脂质过氧化有抑制作用,防止肝脏过氧化损伤,从而对脂肪肝起到一定的预防作用[2]。车前子水提物对环磷酰胺引起大鼠肝损伤具有保护作用,其活性物质可能是京尼平苷酸,其发挥作用的机制可能与上调核受体 FXR 来改善胆汁酸微循环有关[3]。

2. 调节血脂代谢　车前子能降低实验性高脂血症大鼠血清胆固醇、血清甘油三酯的含量,提高一氧化氮、高密度脂蛋白的含量。给高脂饲料喂养的大鼠饲料加入低（2.5g/kg）、中（5g/kg）、高（15g/kg）不同剂量的车前子。结果发现,与正常对照组比较,高脂对照组血清一氧化氮的含量明显降低；与高脂对照组比较,车前子低、中、高剂量组血清一氧化氮的含量明显升高。与正常对照组比较,高脂对照组血清胆固醇、甘油三酯含量明显升高（$P<0.01$）,血清高密度脂蛋白胆固醇含量降低（$P<0.05$）；与高脂对照组比较,车前子中、高剂量组血清胆固醇、甘油三酯含量明显降低（$P<0.01$）,血清高密度脂蛋白

胆固醇含量明显升高（$P<0.01$）。提示车前子具有调节血脂和保护高脂血症大鼠血管内皮细胞损伤的功能[4]。此外，研究发现，车前子对高脂血症大鼠心、肝组织自由基防御功能有影响[5-6]

【毒副作用】给小鼠腹腔注射车前子的水溶液，其半数致死量（LD_{50}）为1.7g/kg。大鼠灌服车前子水溶液2～3g/kg，共28d，狗灌服车前子水溶液3～5g/kg，共21d，均未见毒性反应，说明毒性很小。对其进行临床观察发现，在常规剂量内水煎服没有不适反应。长期服用或大剂量（30g以下）水煎服一般没有明显副作用。脾虚便稀者大剂量使用会引起滑肠，大便次数增多，故有慢性肠炎经常腹泻者不宜使用。

⊙ 木通

【性味归经】味苦，性寒。归心、脾、肾、小肠、膀胱经。

【功效主治】清热利尿，活血通脉。主治：小便赤、淋浊、水肿、胸中烦热、咽喉疼痛、口舌生疮、风湿痹痛、乳汁不通、经闭、痛经。

【肝脏病药理】

1. 利胆保肝 研究发现含白木通龙胆泻肝丸对胆汁淤积大鼠的利胆保肝作用。大鼠一次性灌胃给予100mg/kg α-萘异硫氰酸酯（ANIT）花生油建立胆汁淤积模型。测定给药后0.5h、1h、1.5h、2h、3h、4h胆汁流量，血清谷草转氨酶（GOT）、谷丙转氨酶（GPT）、总胆红素（TBIL）、直接胆红素（DBIL）、碱性磷酸酶（ALP）、总胆固醇（CHO）、丙二醛（MDA）、超氧化物歧化酶（SOD）、谷胱甘肽（GSH）水平，胆汁中TBIL、DBIL、CHO含量并观察肝组织病理变化。发现含白木通的龙胆泻肝丸能显著增加ANIT致胆汁淤积大鼠的胆汁分泌量，并降低肝损伤及胆管损伤的程度，有降低血清TBIL、DBIL水平

的趋势。但对模型大鼠血清GPT、GOT、SOD、MDA、GSH水平无明显影响。这说明含白木通龙胆泻肝丸具有一定的利胆保肝作用，白木通可以替代关木通[7]。另外，研究发现，三叶木通总黄酮和木通皂苷D对急性肝损伤小鼠具有保肝作用[8-9]。

2. 抗氧化 通过以白木通茎藤和果实的皂苷、多糖和水提液等提取物饲养小白鼠，测定10d小白鼠肝组织中MDA含量和SOD活性，结果发现，用白木通茎藤多糖饲养小白鼠后，小白鼠肝脏组织SOD活性极显著高于其他试验组；白木通茎藤水提液饲喂小白鼠后，小白鼠肝脏组织中蛋白质和MDA含量均极显著高于其他组[10]。

【毒副作用】以三叶木通果实为试材，选取体重20～23g的昆明种小鼠作为试验对象，分别研究果皮、果肉、种子对小鼠的急性毒性效应（0.5ml/10g灌胃给药），结果表明，三叶木通果实的果皮、果肉对小鼠无毒，果皮滤液的最大耐受量大于50g/kg，果肉的最大耐受量大于100g/kg，而种子与蒸馏水1：1（g：ml）的混悬液却对小鼠有毒，LD_{50}=12.83g/kg。灌胃后，绝大多数小鼠5～10min内自发活动减少，呈嗜睡状态，1～2h死亡，死亡前少数有轻度惊厥（后肢向后伸），呼吸先停，随后心跳停止；未死亡小鼠中毒症状持续约3～4h，随后小鼠的饮食、活动恢复正常[11]。大鼠灌胃给予白木通水煎剂，按19.08g/kg，连续20d，动物的生化、血液学指标及心肝肾等病理组织学检查均无显著改变[12]。

⊙ 叶下珠

【性味归经】味甘、苦，性凉。归肝、肺经。

【功效主治】利湿退黄，清热解毒，明目，消积。湿热黄疸，泄痢，淋证，疮疡肿毒，蛇犬咬伤，目赤肿痛，小儿疳积。

【肝脏病药理】

1. 保肝 叶下珠对化学性肝损伤及免

疫性肝损伤均有显著的保肝活性[13-15]。叶下珠[16]可剂量依赖性减少蛋氨酸、胆碱缺乏培养的肝细胞（AML-12以及原代肝细胞）脂肪变性，降低GPT水平，并可通过抗氧化、抑制炎症、减缓脂肪蓄积而减轻脂肪肝。Wu等[17]给小鼠腹腔注射致死剂量的对乙酰氨基酚，然后给小鼠口饲叶下珠提取物，通过组织病理学方法观察并分析小鼠肝脏发现，叶下珠提取物可以保护对乙酰氨基酚诱导的肝细胞损伤，且治疗量的叶下珠提取物无任何毒性反应，进一步研究揭示，叶下珠抑制细胞色素P450 CYP2E1酶的活性可能是其抑制对乙酰氨基酚诱导的肝脏毒性反应的重要机制。

2. 抗病毒 叶下珠具有较强的抗HBV的作用，总黄酮组分为其抗病毒的主要有效成分之一[18-19]。米志宝等对叶下珠等21种中草药进行抗HBV作用研究，通过体外逐步筛选发现，叶下珠对HBV有较好的抑制效果，且呈剂量依赖性[20]；叶下珠提取物作用于急性HBV感染的小鼠并观察HBV复制及抗原表达，研究显示：各剂量提取物均能明显降低感染小鼠血清中HBsAg、HBeAg含量，明显抑制急性HBV感染模型小鼠HBV的复制与表达，具有直接、明确的抗病毒作用[21]；人肠道病毒（EV71）和柯萨奇病毒A16（CA16）是引发婴幼儿手足口病的主要因素。有研究证明，柯里拉京有显著的抗EV71和CA16的活性作用：分别以10μg/ml和50μg/mL柯里拉京作用于被CA16感染的非洲绿猴肾细胞（Verocell），细胞存活率分别为38%和65%；叶下珠中含有丰富的柯里拉京，对其提取物进行抗EV71和CA16研究显示，叶下珠甲醇提取对两种病毒的抑制率均大于80%[22]。

3. 免疫调节 曾伟成等[23]研究表明叶下珠能有效地抑制脂多糖诱导小鼠脾细胞TNF-α、FIN-γ因子的过度释放，使免疫系统恢复平衡状态，从而发挥免疫系统对病毒的清除作用；而在罗非鱼基础饲料中添加叶下珠水提物，发现叶下珠可明显抑制罗非鱼肝损伤，增强罗非鱼的免疫功能[24]；此外，有研究显示叶下珠中的柯里拉京、老鹳草素等含量较大的成分为其免疫调节的活性物质[25]。

4. 抗肝纤维化 叶下珠对CCl₄诱导的肝纤维化大鼠具有明显保护作用，其机制可能与抑制氧化应激、炎症反应，调控α-SMA、TGF-β₁蛋白表达有关[26]。

【毒副作用】有报道称叶下珠提取物在长期给药的情况下，可能会导致GPT、GOT、CR升高和ALB降低。其可能的原因是中药提取物成分复杂，某些黄酮类物质、有机酸类成分大量长期经肝脏代谢，经肾脏排泄，均有可能对肝、肾造成损伤。叶下珠提取物对肝、肾的损伤可能与提取物中的黄酮类和有机酸类成分有关[27]。

⊙ 地耳草

【性味归经】性凉，味甘、微苦。归肝、胆、大肠经。

【功效主治】清热利湿，解毒，散瘀消肿，止痛。主治：湿热黄疸、泄泻、痢疾、肠痈、肺痈、痈疖肿毒、乳蛾、口疮、目赤肿痛、毒蛇咬伤、跌打损伤。

【肝脏病药理】

1. 保肝退黄 给予田基黄乙醇总提物和乙酸乙酯部位均可降低D-半乳糖胺盐酸盐造成急性肝损伤模型SD大鼠血清中的GPT、GOT，具有明显的保肝作用[28]。田基黄提取液亦能明显抑制CCl₄引起的大鼠血清GPT、GOT活性的升高[29]。田基黄的提取物异槲皮苷、槲皮苷、田基黄苷均能显著抑制CCl₄和D-gal所致的大鼠血清GPT和GOT升高，对α-萘异硫氰酸酯（ANIT）所致的小鼠血清总胆红素升高有明显的降低作用[30]，进而使黄疸消退。

2. 抗肝纤维化 田基黄水煎剂具有改

善肝纤维化的作用。将 SD 大鼠分成正常对照组、模型组、田基黄水煎液低剂量给药组（4g/kg）和高剂量给药组（8g/kg），采用 CCl_4 诱导大鼠肝纤维化模型，造模同时给予田基黄水煎液干预，在实验第 8 周，测定血清肝功能相关酶指标。田基黄各剂量组能明显降低模型组血清 GPT、GOT 的含量以及肝纤维化血清标志物透明质酸（HA）、层粘连蛋白（LN）（Ⅳ型胶原）、Ⅳ -C 的含量，并能降低肝组织中 Hyp 的含量，从而直接或间接抑制肝纤维化的形成[31]。田基黄总黄酮能显著降低 CCl_4 复合因素诱导的肝纤维化大鼠血清中血清总胆红素（TBIL）、直接胆红素（DBIL）、GPT、GOT、Ⅲ型前胶原（PC-Ⅲ）、HA、LN 的水平，肝组织中 Hyp 的含量，MMP-1 和 TIMP-1 蛋白的表达，具有良好的抗胆汁性肝纤维化的作用，其抗肝纤维化作用可能与其抗氧化作用及抗 TNF-α 的分泌有关[32]；田基黄总黄酮对胆管结扎导致的大鼠肝纤维化具有良好的防治作用[33]。

3. 抗乙型肝炎病毒 采用酶链免疫法，观察田基黄不同提取物的含药血清对 HBV-DNA 克隆转染人肝癌细胞的 2215 细胞分泌 HBeAg 和 HBsAg 的抑制作用。发现田基黄不同提取物含药血清能抑制 2215 细胞分泌 HBeAg 和 HBsAg，并且能抑制肝癌细胞 BEL-7404 的增殖。其抗乙肝的有效成分主要分布在田基黄的水提取物中，而抗肝癌的有效成分则均衡分布于各种极性部位[34]。

⊙ 鸡骨草

【性味归经】性凉，味甘、微苦。归心、肺、肝、胃、肾经。

【功效主治】清热解毒、利湿、活血化瘀、疏肝止痛。主治：急慢性肝炎、肝硬化腹水、胃痛、风湿痹痛、跌打损伤、瘰疬、水肿等，叶捣碎可敷治乳腺炎，亦可治蛇伤、小便刺痛、小儿疳积、疥疮等。

【肝脏病药理】

1. 保肝 鸡骨草对化学性和免疫性肝损伤均有保护作用。江生周等[35]考察了鸡骨草总黄酮对四氯化碳（CCl_4）诱导的小鼠急性肝损伤的保护作用。他们采用由安徽省医学科学研究所提供的鸡骨草总黄酮（TFA）（黄酮含量 >50%），并用生理盐水配制成所需浓度，考察其对 CCl_4 诱导的肝损伤模型小鼠的影响。实验先将小鼠分为 5 组：正常对照组，模型组，TFA 高（100mg/kg）、低（80mg/kg）剂量组和阳性对照药联苯双酯（100mg/kg）组；正常对照组和模型组灌胃给予生理盐水，其余组分别给予相应的受试药物，每天 1 次，连续 7 天；末次灌胃后 2 小时，除正常对照组外，其余各组分别腹腔注射 0.1% CCl_4 10mL/kg，然后测定小鼠血清中谷丙转氨酶（GPT）、谷草转氨酶（GOT）和肝组织中丙二醛（MDA）含量，超氧化物歧化酶（SOD）、谷胱甘肽过氧化物酶（GSH-Px）活性；同时计算肝脏系数和进行病理组织学检查。研究结果表明，TFA（100mg/kg）能显著降低急性肝损伤小鼠血清中 GPT、GOT 含量，减少肝组织中 MDA 的生成和降低肝脏系数。同时 TFA 能明显升高肝脏组织中 SOD、GSH-Px 活性。对试验小鼠肝脏组织病理切片的镜检中可看出 TFA 能明显减轻 CCl_4 引起的肝脏病理损伤程度。钟正贤等[36]用 CCl_4 和异硫氰酸萘酯造成小鼠急性肝损伤模型，观察相思子碱（40mg/kg、20mg/kg）对其血清中 GPT、GOT 及胆红素含量的影响，结果表明相思子碱高、低剂量组对 CCl_4 引起的小鼠急性肝损伤均有显著的保护作用，显著降低了用药组的 GPT、GOT 及胆红素含量。李爱媛等[37]对鸡骨草与毛鸡骨草对急性肝损伤的保护作用进行研究，结果表明鸡骨草和毛鸡骨草对四氯化碳（CCl_4）造成的急性肝损伤小鼠 GOT 和 GPT 具有明显降低作用，对卡介苗（BCG）和脂多糖（LPS）诱导的免疫性肝损伤小鼠 GOT 具有降低的作用。鸡骨草和毛鸡骨草对 CCl₄ 肝损伤和 BCG 与 LPS 诱导的小鼠免疫性肝损伤均有一定的保护作用。

2. 调节脂质代谢 鸡骨草可降低血清 GPT 及总胆固醇（TC）含量，对高脂饮食诱导的非酒精性脂肪性肝病有较好的干预作用。陈晓白等[38] 考察了鸡骨草对高脂血症大鼠模型的降血脂和抗脂肪肝作用，将 SD 大鼠 32 只随机分为空白对照组、高脂模型组、鸡骨草高剂量（20g/kg）组、鸡骨草低剂量（10g/kg）组；模型组和鸡骨草高、低剂量组大鼠每天灌胃给予高脂肪乳剂，鸡骨草高、低剂量组每天还另灌胃给予高、低剂量的鸡骨草煎煮液。21 天后进行相关指标的检测，结果显示鸡骨草高剂量组大鼠血清和肝中总胆固醇、三酰甘油、丙二醛的含量明显降低，血浆高密度脂蛋白、载脂蛋白 A 的含量明显增高，表明其具有一定降血脂、抗脂肪肝作用，但是低剂量组的作用不明显。张勤等[39] 建立脂肪肝模型后，各药物组给予药物灌胃 3 周并继续给予高脂饲料。第 43 天采血测转氨酶和血脂四项，鸡骨草高剂量组能降低高脂模型大鼠血清 GOT、GPT、TC、甘油三酯（TG）、低密度脂蛋白胆固醇（LDL-C）并升高高密度脂蛋白胆固醇（HDL-C）含量，在光镜和扫描电镜下亦观察到其肝组织形态及肝窦内皮细胞（LSEC）窗孔恢复趋向正常。鸡骨草水提物能调节 SREBP-1c 水平，对 NAFLD 大鼠有一定治疗作用[40]。有研究发现，鸡骨草通过调节 TLR4/p38MAPK 信号通路，发挥抗炎和改善脂质代谢紊乱作用[41]。

3. 抗纤维化 鸡骨草具有改善肝纤维化的作用。赵平等[42] 采用 40%CCl₄ 皮下注射法建立大鼠肝纤维化模型，用不同浓度的鸡骨草胶囊混悬液灌胃干预，结果发现鸡骨草胶囊可改善造模大鼠的肝功能，

使肝纤维化大鼠降低的血清总蛋白、白蛋白值升高，可改善肝纤维化大鼠的血清抗氧化指标，使血清中超氧化物歧化酶含量增加，丙二醛含量降低，并可减轻肝脏组织病理损伤程度，使肝纤维化大鼠病理学评分值降低。梁耿等[43] 复制纤维化大鼠模型，随机分成模型组、阳性组、鸡骨草醇提物组，连续灌胃给药 30 天，经检测鸡骨草醇提物组能显著降低肝纤维化大鼠血清中的 GPT、GOT 水平，提高 GSH-Px 活力，同时减少肝组织中羟脯氨酸含量，并减少大鼠肝脏胶原纤维。鸡骨草胶囊辅助治疗 NAFLD 可明显减轻脂肪肝程度，降低血清肝纤维化指标，控制病情进展，提高治疗效果，改善患者预后[44]。

4. 抗嗜肝类病毒 陈晓白等[45] 在体外实验中考察了不同浓度的鸡骨草醇提取液降低乙肝患者的乙型肝炎病毒表面抗原（HBsAg）、乙型肝炎病毒 E 抗原（HBeAg）阳性血清（HBsAg 和 HBeAg 滴度为 1：64）中 HBsAg 和 HBeAg 的作用，同时还观察了作用时间的长短对该作用的影响。将不同浓度的鸡骨草醇提取液与上述含肝炎病毒的血清混合，混合后各试验组鸡骨草的质量浓度分别为 6g/L、12g/L、24g/L、48g/L、96g/L，并以磷酸缓冲液作为阴性对照药，在混合 8h 或 16h 后，用 ELISA 法测定各组血清的 OD 值、计算 HBsAg 和 HBeAg 含量，结果显示，各组血清中 HBsAg 和 HBeAg 的水平均有所下降，且随鸡骨草浓度和作用时间的增加，HBsAg 和 HBeAg 的水平下降值加大，呈现明显的量效和时效反应关系。韦敏等[46] 采用 MTT 法检测鸡骨草对 HepG2.2.15 细胞的最大无毒浓度（TCO），在 TCO 基础上观察不同鸡骨草浓度作用于 HepG2.2.15 细胞，分别在 72h 和 144h 收集细胞培养上清液，采用 ELISA 法测定上清液 HBsAg 和 HBeAg 含量，鸡骨草醇提液可有效地抑制细胞 HBsAg 和 HBeAg 的分泌，在作用

144h、浓度为 8g/L 时对 HBsAg、HBeAg 抑制作用最明显。

【毒副作用】鸡骨草草根的毒性是非常小的。有研究表明，鸡骨草煎剂腹腔注射 526g/kg 或 630g/kg，或灌服 420g/kg，3 天内均不引起死亡[47]。而其种子含相思子毒素，即相思子毒蛋白，具有毒性。李爱媛等[48]对鸡骨草、毛鸡骨草及其种子的急性毒性进行了测定，发现鸡骨草和毛鸡骨草的荚果、种子经水煎煮后，口服毒性明显降低，在该研究中，给小鼠灌胃使用鸡骨草和毛鸡骨草全草的水煎液，结果，小鼠对鸡骨草和毛鸡骨草这两种生药的最大耐受剂量分别为 400g/kg 和 364g/kg，相当于人用量的 240～480 倍和 218.4～436.8 倍。小鼠灌胃给予鸡骨草和毛鸡骨草种子的水煎剂，结果小鼠对鸡骨草和毛鸡骨草种子的最大耐受剂量（MTD）均为 225g/kg。小鼠灌胃给予鸡骨草和毛鸡骨草荚果水煎剂的 MTD 均为 360g/kg。该试验中鸡骨草和毛鸡骨草的全草、荚果及种子的水煎液无明显毒性的原因可能与水煎导致毒蛋白被破坏有关。

⊙ 虎杖

【性味归经】微苦，性微寒。归肝、胆、肺经。

【功效主治】利湿退黄，清热解毒，散瘀止痛，化痰止咳。主治：湿热黄疸，淋浊，带下，水火烫伤，痈肿疮毒，毒蛇咬伤，经闭，癥瘕，跌打损伤，肺热咳嗽等。

【肝脏病药理】

1. 保肝利胆　有研究采用大鼠胆总管插管术以及小鼠四氯化碳急性肝损伤法，研究虎杖水提液对大鼠胆汁流量以及小鼠急性肝损伤的影响，以探讨虎杖水提液的利胆保肝作用。实验从大鼠胆汁流量、胆汁中胆红素含量、胆固醇量 3 个方面去验证虎杖水提液是否具有利胆功能。结果显示，虎杖水提液低、高剂量给药后，大鼠胆汁流量增加，其中低剂量组增加较明显（P<0.01），药后 2h 达到峰值，表明虎杖水提液具有利胆的作用，且对胆汁成分有一定的影响。虎杖水煎剂对 CCl₄ 导致的小鼠急性肝损伤 GPT 和 GOT 的升高有显著的抑制作用，提示其对小鼠急性肝损伤具有一定的保护作用，其机制可能与清除过氧化脂质有关[49]。

2. 调节脂质代谢　付翔[50]等对四环素诱导的肝细胞脂肪变性的实验发现：虎杖醇提取物（20～80μg/ml）可明显降低细胞内 TG 值，并呈剂量依赖性。江庆澜[51]等对多烯磷脂酰胆碱和虎杖对非酒精性脂肪肝大鼠的干预实验表明：虎杖干预显著降低脂肪组织 TNF-α mRNA 相对水平（P<0.05）和肝组织总胆固醇脂含量（P<0.05）。多烯磷脂酰胆碱的干预对于降低肝组织的甘油三酯和总胆固醇含量的效果不显著（P>0.05），但它显著增加了脂肪组织的 TNF-α mRNA 相对水平（P<0.05），不利于肝脏甘油三酯的下降。

3. 抗纤维化　杨先振[52]等对四氯化碳所致的大鼠肝纤维化实验表明：与 B（肝纤维化模型组）组相比，C（虎杖水煎液低剂量 3g/kg 组）、D（高剂量 6g/kg 组）组血清 GPT、GOT、HA 和 C-IV 水平降低，肝组织中 MDA 含量减少，而 SOD 活性增加（P<0.05 或 P<0.01），肝纤维化的组织学改变亦减轻。有研究发现，虎杖苷能显著下调 LX-2 细胞系中 TGF-β₁ 和 α-SMA 的蛋白表达，提示虎杖苷具有良好的抗肝纤维化作用[53]。

4. 对肝癌的治疗　现代药理研究表明虎杖及其提取物白藜芦醇对肝癌具有一定的拮抗作用。间隙连接蛋白 Cx32 和 Cx43 存在于正常肝细胞间隙，是肝细胞间隙连接膜通道结构的主要成分，是维持肝细胞之间的物质传递和信息通讯功能的结构基础。Cx32 和 Cx43 蛋白在肝癌细胞系中的表达显著减少。但有研究表明[54]，虎杖能促进大鼠肝窦细胞 Cx43 蛋白的表达。顾生玖[55] 等研究发现，虎杖中白藜芦醇能明显抑制肝癌 HepG2 细胞的增殖，并诱导其细胞凋亡，可引起肝癌 HepG2 细胞的 S 期阻滞。

【毒副作用】内服本品每日 30g，个别患者有食欲下降，呕吐，腹泻，头晕，偶见心脏期前收缩。因此本品不宜大剂量及长期服用。

⊙ 泽泻

【性味归经】甘、淡，寒。归肾、膀胱经。

【功效主治】利水渗湿，泄热通淋。主治：小便不利，热淋涩痛，水肿胀满，泄泻，痰饮眩晕，遗精。

【肝脏病药理】

1. 保肝　泽泻水提物可以降低急性酒精中毒大鼠血浆中乙醇含量，降低肝组织中谷丙转氨酶（GPT）、谷草转氨酶（GOT）水平，发挥保肝作用[56]。双荧光素酶及分子对接实验表明泽泻醇 B-23- 乙酸酯通过激活法尼醇 X 受体（FXR），促进了小鼠部分肝切除后的肝再生[57]。泽泻醇 B-23- 乙酸酯激活 FXR：①下调胆汁酸摄取转运体 Na$^+$- 牛磺胆酸共转运多肽（NTCP），上调侧膜上的外排转运体胆酸盐外排泵（bile salt export pump，BSEP）、多药耐药相关蛋白 2（MRP2）及多药耐药蛋白 2（MDR2）表达，减少了肝脏对胆汁酸的摄取；②抑制胆汁酸合成酶胆固醇 7α- 羟化酶（CYP7A1）和甾醇 12α- 羟化酶（CYP8B1）的表达，降低肝内胆汁酸的合成，同时增加胆汁酸 -CoA 连接酶的表达，增加了肝内胆汁酸的结合；③诱导 Ⅱ 相代谢酶羟基类固醇磺基转移酶 2A1（Sult2A1）的表达，增加肝内胆汁酸的代谢，发挥抗 α- 萘异硫氰酸酯（ANIT）诱导的肝损伤小鼠肝内胆汁淤积保护肝脏的作用[58-59]。泽泻醇 B-23- 乙酸酯激活蛋氨酸和胆碱缺乏

（MCD）饮食诱导的非酒精性脂肪性肝炎小鼠肝脏 FXR，下调肝脏固醇调节元件结合蛋白 1c（SREBP-1c）、脂肪酸合成酶（fatty acid synthetase，FAS）、乙酰辅酶 A 羧化酶（acetyl-CoA carboxylase，ACC）、硬脂酰辅酶 A 去饱和酶 1（stearoyl CoA desaturase 1，SCD1）蛋白表达，减少肝脏脂肪合成，同时上调过氧化物酶体增殖物激活受体（peroxisome proliferator-activated receptor，PPAR）α、肉碱棕榈酰转移酶 1α、乙酰辅酶 A 脱氢酶、脂蛋白脂肪酶蛋白表达，增加脂质代谢，起到降低血清 GPT、GOT、肝脏甘油三酯（TG）水平，减轻肝脏炎症细胞浸润和肝纤维化[60]。

2. 降血脂　高脂饲料诱导的高脂血症模型大鼠尿样本代谢组学研究表明，泽泻乙醇提取物（10g/kg）能改善高脂血症大鼠脂肪酸代谢、氨基酸代谢和嘌呤代谢[61]。泽泻萜类化合物（成人每千克体重用量 10 倍）干预高脂饲料诱导 C57/BL-ApoE 基因敲除动脉粥样硬化小鼠，发现泽泻萜类化合物增加肝脏基底膜硫酸肝素蛋白多糖表达，可能通过加快载脂蛋白 B-48（ApoB-48）脂蛋白清除，从而降低血清胆固醇和低密度脂蛋白[62]。泽泻醇 A、泽泻醇 A-24- 乙酸酯、泽泻醇 B-23- 乙酸酯以及泽泻醇 C-23- 乙酸酯是泽泻调血脂生物活性的物质基础[63]。泽泻总三萜干预后小鼠肝组织基因芯片检测分析结果提示，泽泻是 PPARs 多重激动剂，能激活 PPARα、PPARγ 受体，调控糖脂代谢，同时调控胆固醇代谢的 CYP7A1 和 CYP8B1，调控炎症信号的 IκB、核因子活化 B 细胞 κ 轻链增强子（NF-κB）、NF-κB 抑制蛋白（IκB）等[64]。免疫印迹技术结合分子模拟技术发现 24- 乙酰泽泻醇 A 和 23- 乙酰泽泻醇 B 直接竞争性结合 3- 羟基 -3- 甲基戊二酰辅酶 A（HMG-CoA），降低 HMG-CoA 还原酶活性，显著降低高脂血症小鼠 TC、TG、LDL-C 水平，提高 HDL-C 水平[65]。24- 乙

酰泽泻醇 A（10mg/L）通过上调氧化型低密度脂蛋白（ox-LDL）诱导大鼠腹腔巨噬细胞的脂代谢因子 ATP 结合盒转运体 A1（ABCA1）蛋白水平，抑制 B 族清道夫受体和炎症因子细胞外基质金属蛋白酶诱导因子、基质金属蛋白酶 -9（MMP-9）蛋白表达，减少胆固醇蓄积，促进细胞脂质平衡[66]。24- 乙酰泽泻醇 A 抑制游离脂肪酸诱导的脂肪肝细胞模型的炎症反应，增加脂联素 mRNA 表达，激活腺苷酸活化蛋白激酶 α（AMPKα）信号通路，下调 SREBP-1c、ACC、FAS 并上调 CPT1 和酰基辅酶 A 氧化酶 1（ACOX1），改善肝细胞脂肪变性[67]。

【毒副作用】据《有毒中草药大辞典》中毒性分级定义，泽泻属无毒。但《本草蒙筌》中记载"泽泻多服"，可致"目昏"。《中草药不良反应及防治》记录，泽泻"大剂量或长期应用，可致水电解质失衡以及血尿，甚至发生酸中毒"。泽泻水提取物[（8.25g/kg、13.75g/kg，相当于临床计量 150 倍、250 倍）]连续给药 10 周后雌雄昆明小鼠均可见体重减轻，肾脏系数降低，血清尿素氮（BUN）、肌酸酐（CR）、尿 N- 乙酰 -B- 葡萄糖苷酶的含量增加，提示长期大剂量服用泽泻水提物可导致小鼠慢性肾毒性[68]。FDA 荧光标记联合 MTT 法体外筛查泽泻提取物对猪肾近曲小管上皮细胞毒性，经液质联用（LC-MS）定性发现泽泻醇 C，16,23- 环氧泽泻醇 B 和泽泻醇 O 可能会引起肾毒性[69]。醇提物泽泻萜类组分干预人肾小管上皮细胞后，降低抗凋亡蛋白 Bcl-2、Bcl-xl 表达，提高促凋亡蛋白 Caspase-3 表达，诱导上皮细胞凋亡，伴有肾损伤标志物丛生蛋白、肾损伤分子 1、三叶因子蛋白表达，提示该组分具有肾毒性[70]。体内大鼠长期毒性实验结果表明，予泽泻萜类组分（低、中、高剂量组 85.5mg/kg、171.0mg/kg、342.0mg/kg，相当于生药 0.9g/kg、1.8g/kg、3.6g/kg；中

剂量组 171.0mg/kg，1.8g 生药 /kg；高剂量组 342.0mg/kg，3.6g 生药 /kg）连续灌胃 4 个月后，大鼠尿液中的 BUN 含量升高，6 个月后高剂量组显著升高。HE 染色结果表明，大鼠各给药组肾脏出现肾脏间质炎性细胞浸润，肾小管上皮细胞水肿，且细胞形态发生变化，同时大鼠肾脏 Clusterin 和 Kim-1 蛋白表达也显著升高。进一步对泽泻萜类组分中入血的 3 种主要药效成分进行毒性机理研究，发现 23- 乙酰泽泻醇 B、24- 乙酰泽泻醇 A 和泽泻醇 B 通过 PI3K/Akt/mTOR 信号通路，诱导 HK-2 细胞产生自噬，促进细胞凋亡，产生肾毒性。初步发现泽泻萜类组分，24- 乙酰泽泻醇 A：泽泻醇 B：23- 乙酰泽泻醇 B 低毒最优结构比为 5.38：14.34：11.31，与道地泽泻组成结构特征最接近，即该比例保证了其作为中药制剂单元的安全性[71]。

⊙ 垂盆草

【性味归经】甘、淡、微酸，凉。归肝、胆、小肠经。

【功效主治】利湿退黄，清热解毒。主治：湿热黄疸、小便不利及痈疮肿毒，急慢性肝炎等。

【肝脏病药理】

1. 抗肝损伤 垂盆草具有显著的保肝降酶作用。近来利用 CCl_4 诱导大鼠急性肝损伤模型探讨不同剂型垂盆草对肝损伤保护作用的研究中发现，干垂盆草煎煮组、垂盆草颗粒组和垂盆草配方颗粒组均能够降低大鼠血清 GPT 水平，干垂盆草煎煮组能够降低大鼠血清 GOT 水平。此外，干垂盆草煎煮组、垂盆草颗粒组、垂盆草配方颗粒组还可以降低大鼠肝组织丙二醛、一氧化氮的含量，提高肝组织超氧化物歧化酶活力，同时可以改善肝小叶细胞变性和炎症坏死，减轻汇管区的炎性细胞浸润，表明垂盆草具有保护 CCl_4 诱导的大鼠急性肝损伤及抗脂质过氧化的作用[72]。垂盆草

还可以减少 CCl₄ 损伤小鼠肝组织细胞因子肿瘤坏死因子 -α（TNF-α）、单核细胞趋化因子 -1（MCP-1）、白细胞介素 -6（IL-6）及诱导型一氧化氮合酶（iNOS）的表达[73]，其水提物还可以降低 D-GalN/LPS 诱导小鼠急性肝衰竭的死亡率，降低血清转氨酶及 TNF-α 水平，显著降低凋亡细胞数目及 DNA 片段化，同时可以阻断 Caspase 激活，抑制 Toll 样受体 4（toll-like receptor4，TLR4）、NF-κB 及 JNK、ERK 和 p38 磷酸化水平[74]。垂盆草水提取物及醇提取物均对乙醇所致的肝损伤小鼠有保护作用，且在对 GPT 活性及肝组织 SOD 活性影响方面水提取物优于醇提取物，但在 GOT 活性及 MDA 含量方面醇提取物效果较好[75]。另外，垂盆草复方提取物对 DGal N 诱导的小鼠急性肝损伤有明显保护作用[76]，垂盆草苷对肝内胆汁淤积幼龄大鼠的肝功能具有保护作用[77]。

2. 抗肝纤维化 在 CCl₄ 诱导的肝纤维化大鼠模型中以不同剂量的垂盆草总黄酮进行干预，低剂量（100mg/kg）、中剂量（200mg/kg）和高剂量（400mg/kg）均能够减轻大鼠肝纤维化的程度，中高剂量可以显著减少肝组织中 TGF-β₁ 蛋白及 mRNA 的表达，并显著增加 Smad7 蛋白及 mRNA 的表达，表明垂盆草总黄酮可能通过调节 TGF-β₁-Smad7 通路减轻肝脏纤维化[78]。此外，通过体外研究证实垂盆草总黄酮能够显著抑制大鼠肝星状细胞（HSC-T6）增殖、诱导细胞凋亡，且呈现出一定剂量和时间依赖性，进一步研究发现，这一作用的发挥主要通过抑制 Bcl-2、促进 Bax 和 Caspase-3 蛋白和 mRNA 表达实现[79]。

⊙ 金钱草

【性味归经】 甘、微苦，凉。归肝、胆、肾、膀胱经。

【功效主治】 清热、利湿、通淋、排石、解毒。主治：湿热黄疸，热淋，肾炎水肿，肝胆及泌尿系结石，热毒痈肿，毒蛇咬伤。

【肝脏病药理】

1. 保肝利胆退黄 金钱草乙醇提取物对雷公藤多苷所致肝损伤具有保护作用，其作用机制可能与降低小鼠肝脂质过氧化、增强抗氧化酶 SOD 及 CAT 活力有关，且金钱草提取物保肝活性可能与其所含槲皮素和山奈素的含量多少有关[80]。研究表明，广金钱草具有抗 ANIT 诱导的急性胆汁淤积、保护肝脏及促进胆汁分泌的作用[81]。金钱草能增强肝总管平滑肌的收缩张力，促进肝总管的蠕动，从而有利于胆汁排出以起到利胆退黄的作用[82]。研究发现，小叶金钱草醇提物及各萃取部位均具有消炎、镇痛及利胆的作用[83]。

2. 抗病毒 金钱草水提液在体外对乙肝病毒 HBsAg 可能有抑制作用[84]。

【毒副作用】 金钱草不良反应较少。10 例胆石症患者口服金钱草煎剂每次 150～250ml，2 次/d，长达半年以上无任何副作用，1 例长达 315 天亦未见毒性。1 例输尿管结石患者，每日 500ml 茶饮连服 7 天无不良反应。偶见金钱草引起接触性皮肤过敏 2 例。过敏体质患者还需在用药上引起重视。

⊙ 厚朴

【性味归经】 苦、辛，温。归脾、胃、肺、大肠经。

【功效主治】 燥湿消痰，下气除满。主治：湿阻中焦，脘腹胀满；食积气滞，腹胀便秘；痰饮喘咳。亦可用于七情郁结，痰气互阻所致之梅核气证。

【肝脏病药理】

1. 保肝 厚朴对小鼠病毒性肝炎、急性肝损伤、免疫性肝纤维化损伤有一定保护作用，可减轻细胞变性坏死。厚朴酚为厚朴的主要有效成分[85]。有文献报道，厚朴酚对叔丁基氢过氧化物或半乳糖胺致肝细胞损害具有防护作用[86]。对四氯化碳诱导的肝损伤具有良好的保护作用[87]。

2. 抗病毒 厚朴中含的厚朴酚和单萜木兰醇是十四烷酰佛波醇乙酸酯诱导Epstein-Barr病毒早期抗原（EBV-EA）活化作用的拮抗剂[88]。

3. 抗氧化 对厚朴酚和相关酚类化合物的抗氧化构效关系的研究结果表明，在苯酚的邻位和/或对位有电子供体或较大的取代基时，对抗脂质过氧化有促进作用，如在苯酚的邻位或对位引入烯丙基，将具有与类黄酮相类似的清除活性氧自由基的作用。

4. 调节脂代谢 厚朴的重要成分厚朴酚可以通过激活肝X受体α（liver X receptorα，LXRα）调节细胞脂肪代谢[89]。

【毒副作用】临床报道仅见厚朴叶有慢性毒性作用，其慢性毒性主要表现在影响食物利用率、血常规、肾功能、睾丸和卵巢的发育方面。厚朴叶与厚朴皮及厚朴花毒性的比较，其差异主要在厚朴叶会影响血常规[90]；厚朴皮及厚朴花未见有相关毒副作用的报道。

⊙ 茵陈

【性味归经】苦、辛，微寒。归脾、胃、肝、胆经。

【功效主治】清湿热，退黄疸。主治：黄疸尿少，湿疮瘙痒。另可预防流感，治疗中暑、感冒、头痛身重、腹痛、呕吐、胸膈胀满、气阻食滞、小儿食积腹胀、腹泻、月经过多、崩漏带下、水肿等症。

【肝脏病药理】

1. 保肝利胆 茵陈蒿可通过抑制干扰素-g（IFN-g）和白介素-12（IL-12）的生成，从而改善刀豆蛋白A（con-A）诱导的小鼠肝脏炎症[91]。茵陈水提物对乙醇诱导的人肝细胞株及HepG2细胞产生的细胞毒性具有一定的防护作用[92]，茵陈水提物还

可以通过儿茶酸的抗氧化活性改善大鼠体内由2,2-偶氮二（2-甲基丙基咪）二盐酸盐（AAPH）（60mg/kg）诱导的肝损伤[93]。另有研究表明，茵陈中的乙酸乙酯部分（100mg/ml）能够通过抗氧化活动而保护仓鼠肺成纤维细胞对抗氧化应激及提高细胞活力。茵陈的乙酸乙酯部分可以清除细胞内的活性氧、提高细胞抗氧化酶（超氧化物酶、谷胱甘肽过氧化物酶、过氧化氢酶以及谷胱甘肽）的活性，还可以通过抑制TBARS的形成来防止脂质过氧化[94]。肝脏的氧化损伤可通过检测代表脂质过氧化物的丙二醛（MDA）的含量来评估，而茵陈能够显著降低胆管结扎后大鼠的肝脏MDA含量[95]，并且茵陈水提物（50mg/kg，100mg/kg）能够显著降低吡唑酒精喂养大鼠的血清MDA水平[96]。在氧化应激状态下的大鼠体内实验中，茵陈能够明显修复抗氧化酶水平的降低，这些抗氧化酶包括超氧化物歧化酶（SOD）、谷胱甘肽（GSH）、谷胱甘肽-过氧化物酶（GSH-Px）、谷胱甘肽还原酶以及过氧化氢酶（CAT）等[95-97]。茵陈蒿籽压榨获得的茵陈蒿油能够使急性酒精性肝损伤小鼠的MDA含量明显下降，GSH含量明显升高，TG含量下降，明显改善肝组织损伤的程度[98]；另外，茵陈色原酮对急性酒精性肝损伤亦有保护作用，可降低血清GPT、GOT水平，升高肝胞浆醛脱氢酶、谷胱甘肽过氧化酶水平与血清总蛋白水平。

滨蒿内酯可以通过上调磺基转移酶、葡萄糖苷酸转移酶等胆红素排泄酶从而提高利胆作用，在体外实验中，滨蒿内酯（0～10mg/kg）可以显著提高胞质磺基转移酶的活性，并且呈剂量依赖性，但在体内实验中因滨蒿内酯代谢产物的抑制作用而使该酶活性并没有改变，提示酶活性的提高可能与滨蒿内酯代谢物诱导的酶蛋白感应有关[99]。滨蒿内酯还具有抗氧化性能，可以减少冻存大鼠肝细胞中的丙二醛

（MDA）及 GPT 水平，从而减轻由肝移植诱导的缺血性损伤[100]。

来源于茵陈蒿中乙酸乙酯部分的东莨菪亭可以通过减少活性氧的过度积累发挥抗氧化潜力[97]。来源于韩茵陈的东莨菪亭同样也可以显著促进酒精诱导的肥胖大鼠肝脏的 SOD、GSH-Px 以及氧化氢酶（CAT）的活力[101]。

七叶内酯能够减少 CCl₄ 诱导的大鼠肝细胞凋亡，七叶内酯（100mg/kg，500mg/kg）可以显著降低 CCl₄ 引起的血清谷丙转氨酶及谷草转氨酶的升高，并且可以提高过氧化氢酶、GPx 以及 SOD 的活性。不仅如此，七叶内酯不但可降低促凋亡蛋白（tBid，Bak，Bad）的水平，同时又能升高抗凋亡蛋白（Bcl-2、Bcl-Xl）的水平[102]。

茵陈中的黄酮类成分茵陈色原酮在体内和体外实验中也显示出了一定的肝脏保护，特别是在体外实验中，茵陈色原酮显著抑制了伴刀豆球蛋白 A 刺激的脾细胞中 IFN-g 的生成并且降低了 IFN-g 刺激的巨噬细胞中亚硝酸盐的释放[91]。另外，茵陈色原酮（0.01mg/ml±1.00mg/ml）对叔丁基氢过氧化物（t-BHP）在大鼠原代肝细胞培养引起的细胞毒性和遗传性具有抑制性对抗作用，该作用至少是通过两条独立的通路，即稳定还原型谷胱甘肽以及淬灭 1,1-二苯基苦味肼的自由基[103]。

金丝桃苷（50mg/kg，100mg/kg，200mg/kg，腹腔注射）对 CCl₄ 诱导的小鼠急性肝损伤具有保护作用，可能是通过增强了抗氧化防御系统以及抑制了炎症反应，该研究表明它可以降低 CCl₄ 引起的血清转氨酶的升高、脂质过氧化以及谷胱甘肽的含量，除此之外，还可以减轻门静脉炎症、中心区域坏死以及库普弗细胞增生等。在蛋白和基因表达方面，CCl₄ 引起的 TNF-α、iNOS 以及环氧合酶 -2（COX-2）过表达能够被金丝桃苷抑制，而转录因子 NF-E2 相关因子 2（Nrf2）的核蛋白表达增强[104]。

异鼠李素 -3-O- 半乳糖苷（50mg/kg，100mg/kg，200mg/kg，腹腔注射）能够通过提高抗氧化防御系统以及减少抗炎信号通路改善 CCl₄ 诱导的小鼠肝损伤。异鼠李素 -3-O- 半乳糖苷可显著降低血清转氨酶活性，肝内丙二醛水平以及 TNF-α 水平[105]。

来源于茵陈甲醇提取物中的多酚类成分绿原酸在清除 HepG2 细胞中的自由基以及降低二苯基苦基本肼方面表现出了较维生素 E 更好的抗氧化活性[106]。

茵陈的利胆功能在我国传统医学中早有广泛的运用，现代研究发现其中有多种成分都具有显著的利胆、退黄疸功效。实验表明羟基苯乙酮、滨蒿内酯、茵陈蒿酸 B₁ 以及蒿素 A 和蒿素 C 均可增加实验大鼠模型的胆汁流量而并不影响肝肠循环以及胆汁酸代谢[106-108]。本构雄烷受体（CAR，NR1I3）是肝脏中胆红素清除的重要调节因子，用茵陈分别治疗 3d 野生型小鼠及 CAR 基因人源化小鼠发现其可以加速小鼠体内通过静脉注射的胆红素代谢，但对 CAR 敲除的小鼠并无作用[109]。另外，还有体内实验表明滨蒿内酯还可激活野生型及人源型 CAR 小鼠来源的原代肝细胞的本构雄烷受体从而加速胆红素的清除[109]。

2. 脂质代谢调节 肝脏中脂质的堆积是脂肪性肝病及脂肪性肝炎的特征，其与胰岛素抵抗、肝纤维化的发生、氧化应激、脂性凋亡等都有着密切的关系。有研究发现茵陈能够显著降低游离脂肪酸诱导的 HepG2 细胞以及 3T3-L1 脂肪细胞中脂肪的堆积[110-111]，茵陈醇提物可降低 3T3-L1 脂肪细胞中的瘦素水平、脂肪聚积以及过氧化物酶体增殖物激活受体 -γ（PPAR-γ）的表达，其可能是通过增加限速酶肉碱棕榈酰转移酶的活性从而增加线粒体的 β 氧化而起作用[111]。茵陈同样能够显著改善血脂，调节肥胖大鼠的甘油三酯、总胆固醇、低密度脂蛋白以及高密度脂蛋白水平[112]，其作用机制可能与其提高抗氧化能力、恢复胰岛素敏感性和降低 TGF-β₁ 水平有关[113]。茵陈的降血脂作用可能与能够通过使应激活化蛋白激酶（JNK）失活[110]或者增加线粒体的 β 氧化[111]而起到凋亡抑制作用有关。与茵陈醇提物相似，滨蒿内酯同样可以降低高脂血症合并糖尿病兔模型的血脂以及胆固醇水平，除此之外，还可以保持血管形态以及血管反应性，这些保护性作用可能部分与滨蒿内酯的自由基清除性有关[114]。来源于茵陈蒿乙酸乙酯部分的东莨菪亭可有效地调节脂肪酸合酶（FAS）、乙酰辅酶 A 羧化酶（ACC）、葡萄糖 -6- 磷酸脱氢酶（G-6-PD）以及磷脂酸磷酸酶（PAP）等肝脏脂肪生成酶，并且可降低肝组织 TG[101]。

3. 抗肝脏炎症 病毒感染、酗酒、脂肪聚积以及药物毒性均能引起肝脏的慢性炎症，茵陈的抗炎作用主要是通过炎症细胞因子的水平来评估。例如，茵陈水提物能够通过使脂多糖或乙醇诱导的 HepG2 细胞中的核转录因子 κB（NF-κB）失活从而降低 TNF-α 的生成[115]。另外，在用 HepG2 细胞、RAW264.7 细胞、RGM-1 细胞、大鼠肝细胞作为观察对象的体内及体外实验中，均发现茵陈可以下调 COX-2 及 NO 的生成[115-117]。在未受刺激的巨噬细胞中观察到，滨蒿内酯可以减少 IFN-g/ 脂多糖（LPS）或者 LPS 刺激后的 NO 及前列腺素 E₂（PGE₂）的释放，该抑制作用可能与对 iNOS 和 COX-2 的抑制以及减少了 IFN-g/LPS 刺激的 TNF-α、IL-113、IL-6 的生成有关[118]。滨蒿内酯的抗炎活性还表现在能够抑制 U937 人单核细胞中 IL-8、单核细胞超化蛋白 -1 以及 NF-κB 的表达[119]。异绿原酸可通过增加 SOD、GSH-Px 等抗氧化酶从而介导抗炎作用[120]。

4. 抗病毒 既往的一些研究显示，茵陈的抗病毒作用多集中在某些独立的成分上。薜荔苷 A 是 90% 的茵陈醇提取化合物中的成分，它在 HepG2.2.15 细胞实验中的抗病毒作用最强，其对 HBsAg 的半抑制浓度为 15.02μM，对 HBeAg 的半抑制浓度为 9.0μM，对 HBV DNA 的半抑制浓度为 12.01μM[121]。另外，有研究还表明茵陈中的对羟基苯乙酮衍生物 2f 对 HBV DNA 复制的半抑制浓度为 5.8μM[122]。异绿原酸能够显著抑制 HepG2.2.15 细胞的 HBsAg、HBeAg 以及 cccDNA 的表达，但对 HBV DNA 水平无影响，并且催化 HBV 复制的抑制物血红素加氧酶 1 的生成[123]，这一结果提示了异绿原酸应该是在病毒增殖时翻译而不是转录的过程起作用[124]。

5. 抗肝纤维化 肝脏的纤维化是肝组织损伤后的修复过程，可发展成为肝硬化或者是肝癌。纤维化因子如 α- 平滑肌肌动蛋白（α-SMA）等在肝脏中的聚积是由于肿瘤生长因子 -β（TGF-β）或者血小板源性生长因子（PDGF）诱导的肝星状细胞激活[125]。茵陈水提物（50mg/kg）在胆管结扎大鼠模型实验中显示出一定的抗肝纤维化作用，并且能调节纤维化发生的介质如 α-SMA、PDGF-β、TGF-β、Ⅰ 型胶原蛋白 α₁ 以及金属蛋白酶 TIMP1、TIMP2 的组织抑制剂[126]。来源于茵陈的谷甾醇 -β 可明显调节 LX2 人肝星型细胞以及二甲基亚硝胺诱导的纤维化小鼠中 Col1A1 以及 α-SMA 的含量[127]。

【**毒副作用**】犬每日口服茵陈精制浸液（相当 1g 剂量的生药），未见毒性反应，仅有安静、思睡现象。6,7- 二甲氧基香豆精给小白鼠 1 次口服 10g/kg，动物多呈静卧状态、呼吸困难，一般在 5h 死亡，小白鼠 1 次口服半数致死量为 7.246g/kg。毒性：6,7- 二甲氧基香豆素灌胃对小鼠的半数有效量为 940mg/kg。大鼠每日灌胃 50% 煎剂 5ml，连续 2 周，其食欲和体重与对照组无差异。6,7- 二甲氧基香豆素小鼠灌胃的半数致死量为 497mg/kg，口服的半数致死量为 7 246mg/kg。死亡大多发生在服药后

4h 内，死前有阵发性惊厥。30 ~ 50mg/kg 静脉注射，可使部分猫、兔心电图出现一过性房室传导阻滞及室内传导阻滞。茵陈二炔酮小鼠急性半数致死量为 6.98mg/kg。对羟基苯乙酮小鼠腹腔注射的半数致死量为 0.5g/kg，大鼠口服的半数致死量为 2.2g/kg。小鼠腹腔注射茵陈素的生理盐水混悬剂、50% 聚乙二醇 400 混悬剂以及口服 1% 西黄芪胶混悬剂的半数致死量分别为（262.5 ± 28.0）mg/kg、（105.0 ± 10.5）mg/kg、（1 373.0 ± 79.0）mg/kg。茵陈素毒性为中枢抑制，表现为匍伏、思睡、流涎。

⊙ 茯苓

【性味归经】甘、淡，平。归心、脾、肾经。

【功效主治】利水渗湿，健脾，安神。主治：水肿，痰饮眩晕，脾虚泄泻，小便不利，心悸，失眠等。

【肝脏病药理】

1. 保肝　研究肝硬化动物模型发现，茯苓醇可以促进肝硬化动物模型内的胶原纤维降解，并且重吸收，进而缓解肝脏硬化程度，证明茯苓对肝硬化有治疗作用[128]。在四氯化碳造成的肝损伤的小鼠模型中，注射羧甲基茯苓多糖注射液能够降低血清谷丙转氨酶水平，使肝脏部分切除的大鼠肝再生明显升高，再生肝重明显升高，保护肝脏[129]。在 CCl_4 小鼠模型中，用茯苓三萜治疗能够显著降低小鼠血清中 GOT、GPT 活性，另外病理切片也能明显显示小鼠肝损伤的程度降低，故茯苓三萜对 CCl_4 所致的小鼠肝损伤有明显治疗作用[130]。茯苓中茯苓醇、茯苓多糖和茯苓三萜均有保肝作用，其中茯苓醇主要是促进肝内胶原纤维降解与重吸收，缓解肝硬化结节程度达到保肝效果。茯苓三萜则是降低小鼠血清中 GOT、GPT 活性达到保肝效果。茯苓皮水提物对 CCl_4 诱导的大鼠肝纤维化具有良好的改善作用，其机制可能与抑制机体脂质过氧化有关[131]。

2. 利胆退黄　在异硫氰酸 -α- 萘酯大鼠模型中，利用高剂量的茯苓多糖对异硫氰酸 - 萘酯大鼠进行治疗，发现能抑制炎性因子的表达，提高免疫因子表达，进而体现了显著的退黄作用，对黄疸模型有显著的退黄作用[132]。

⊙ 猪苓

【性味归经】甘淡、平。归脾、肾、膀胱经。

【功效主治】淡能渗利，偏于利水渗湿。还具有泄热止渴，治疟止痢之功。主治：小便不利，水肿胀病，湿浊带下，黄疸，脚气等。

【肝脏病药理】

1. 保肝　猪苓多糖能减轻四氯化碳对小鼠肝脏的损伤，使肝组织病理损伤减轻、血清谷丙转氨酶活性下降，防止肝 6- 磷酸葡萄糖酶和结合酸性磷酸酶活性降低[133]。猪苓多糖在整体及体外肝匀浆试验中均对四氯化碳引起的脂质过氧化作用增强无抑制作用，提示其保肝作用不在于抑制四氯化碳的激活或四氯化碳代谢的作用，具体机制有待进一步研究。猪苓多糖治疗慢性乙型肝炎的疗效较为肯定，无论猪苓多糖单独应用，或是与其他中药、乙肝疫苗、干扰素、拉米夫定等联合应用，均可有效抑制乙肝病毒复制，提高 HBeAg 和 HBV-DNA 阴转率、抗 -HBe 阳转率，改善肝功能[134]。猪苓多糖可明显阻止肝病变发生，使 GPT 活力下降，肝 5- 核苷酸酶、酸性磷酸酶、6- 磷酸葡萄糖酶活性回升。体外实验证明猪苓多糖亦有此作用。因此认为，猪苓多糖对小鼠肝脏有明显保护作用。此外，猪苓多糖能有效抑制 CCl_4 所造成的建鲤肝细胞损伤[135]。

2. 调节糖代谢　肝癌能使小鼠肝糖原、糖异生酶活性显著降低，用猪苓多糖治疗可使荷肝癌小鼠的肝糖原积累增加，糖异生酶活性增强，但对正常小鼠则无作用。肝癌小鼠血浆皮质酮比正常小鼠明显升高，而使用猪苓多糖后，血浆皮质酮水平明显下降，正常小鼠则与此相反[136]。

3. 利尿 洪海洲等用猪苓汤加减来治疗肝硬化腹水 60 例，治疗组显效 9 例，有效 16 例，无效 5 例，总有效率 83.3%，优于对照组 66.7% 的总有效率。王忠良猪苓汤治疗难治性肝硬化腹水 3 例，其中全部接受疗程治疗的 22 例均取得了明显的疗效，24 小时尿量及尿钠排出量明显增加[137]。

【毒副作用】 猪苓煎剂按 20 ~ 50g/kg（生药）给小鼠腹腔注射，用药后 20min 表现安静，剂量较大者抑制较深，应激反应减弱，肌肉无力，但 48h 后绝大部分恢复正常，仅大剂量组有少数死亡[138]。

⊙ 薏苡仁

【性味归经】 甘、淡，微寒。归脾、肾、肺经。

【功效主治】 利水渗湿，健脾，除痹，排脓消痈。主治：小便不利，水肿，脚气，湿温等症，泄泻、带下、湿滞痹痛、筋脉拘挛，肺痈、肠痈。

【肝脏病药理】

1. 保肝利胆 薏苡仁多糖可明显减低四氯化碳（CCl_4）引起的血清 GPT 及 GOT 水平的升高，受试组肝损伤程度低于 CCl_4 模型对照组。表明薏苡仁多糖可有效防治化学性肝损伤[139]。

2. 对肝硬化腹水的作用 壮肝逐瘀煎中加入薏苡仁后可提高其治疗肝硬化腹水患者疗效，其最佳剂量为 60g[140]。

3. 对肝癌的作用 薏苡仁三酰甘油联合经导管动脉化学栓塞（TACE）治疗中晚期肝癌可以降低 Treg 细胞比例，可能在一定程度上影响患者细胞免疫状态，有可能降低肝细胞癌（HCC）患者 TACE 术后复发的概率[141]。薏苡仁提取物能有效抑制 C57 小鼠肝癌模型的成瘤率及肿瘤的生长，能降低血清 IL-6 水平[142]。注射用薏苡仁提取物联合 TACE 术治疗转移性肝癌能提高疾病控制率，并降低血清血管内皮生长因子（VEGF）水平，延长中位无进展生存期及 1 年生存率，改善临床症状、提高生活质量[143]。薏苡仁油注射液在体外对肝癌细胞具有良好的抗肿瘤活性，其作用机制可能与其诱导的细胞周期阻滞、细胞凋亡、抑癌基因的上调、癌基因的下调有关[144]。

【毒副作用】 薏苡仁油对小鼠灌胃的最大给药量是 40ml/kg（或 32.8g/kg），薏苡仁油对家兔破损皮肤或完整皮肤均无明显的刺激作用，并对家兔直肠无明显的刺激作用[145]。范伟忠等[146]曾报道，薏苡仁油对大鼠、小鼠的经口最大给药量大于 10g/kg，并且对小鼠的精子和骨髓细胞未显示有明显的影响。根据供试品临床使用途径，按最大浓度及最大给药容积选用灌胃给药，采用预试验对剂量分别为 0.9g/kg 和 9.0g/kg 的薏苡仁油纳米微乳进行小鼠急性毒性测试，未测出薏苡仁油纳米微乳的估计致死量，无法进行其半数致死量的测定。采用最大给药量法，剂量为 9.0g/kg，小鼠灌胃给予薏苡仁油纳米微乳、灌胃容积为 0.2mg/10g，每日给药 3 次。给药后连续观察 14d，结果无动物死亡，给药后小鼠一般状态、行为活动、饮食情况、分泌物和排泄物等均未见明显异常。观察至实验结束后对存活小鼠脱颈椎处死，解剖检查，亦未见腹腔、胸腔、颅腔及其他脏器组织有明显肉眼可见的病理变化。一般认为，按体重计算，小鼠 1d 内最大给药量相当于成人临床日用剂量的 100 倍以上是较安全的。本研究采用最大给药量法，雌、雄小鼠经口急性毒性试验最大耐受剂量（MTD）均为 9.0g/kg，其 1d 给药量相当于 60kg 成人临床日用剂量的 180 倍，属实际无毒级[147]。

（李红山）

参考文献

[1] TÜREL I, OZBEK H, ERTEN R, et al.Hepatoprotective and anti-inflammatory activities of Plantago major L[J].Indian J Pharmacol, 2009, 41（3）: 120-124.

[2] MELLO JC, GUIMARES NS, GONZALEZ MV, et al. Hydroxyl scavenging activity accounts for differential antioxidant protection of Plantago major against oxidative toxicity in isolated rat liver mitochondria[J]. J Pharm Pharmacol, 2012, 64（8）: 1177-1187.

[3] 陈浩, 赵威, 俞浩, 等. 基于 FXR-MRP2/BSEP 通路探究车前子水提物对环磷酰胺致大鼠肝损伤的保护作用及机制研究 [J]. 中药药理与临床, 2018, 34（5）: 85-90.

[4] 李兴琴, 张杰, 王素敏. 车前子对高脂血症大鼠血清一氧化氮的影响 [J]. 四川中医, 2004, 22（10）: 8-9.

[5] 王素敏, 张杰, 李兴琴, 等. 车前子对高脂血症大鼠机体自由基防御机能的影响 [J]. 中国老年学杂志, 2003, 23（8）: 529-530.

[6] 王素敏, 黎燕峰, 代洪燕, 等. 车前子调整脂代谢及其抗氧化作用 [J]. 中国临床康复, 2005, 9（31）: 248-250.

[7] 董伟, 梁爱华, 薛宝云, 等. 龙胆泻肝丸（含白木通）对胆汁淤积大鼠利胆保肝作用的实验研究 [J]. 中国实验方剂学杂志, 2007, 13（10）: 37-40.

[8] 张可兰, 韦日明, 蒽博婷, 等. 三叶木通总黄酮对急性肝损伤小鼠的保护作用及机制研究 [J]. 中药材, 2018, 41（3）: 707-710.

[9] 李超, 张晓菲, 吕亚丽, 等. 木通皂苷 D 对 CCl_4 致小鼠急性肝损伤的保护作用 [J]. 华西药学杂志, 2012, 27（3）: 257-259.

[10] 夏维福, 郭冬生, 汪华珍, 等. 白木通提取物活血通脉的药理学效果研究 [J]. 湖北农业科学, 2012, 51（13）: 2745-2749.

[11] 钟彩虹, 黄宏文, 韦玉先, 等. 三叶木通果实对小鼠急性毒性的初步研究 [J]. 武汉植物学研究, 2009, 27（6）: 688-691.

[12] 金美子. 木通的临床应用及毒性研究 [J]. 长春中医药大学学报, 2006, 22（3）: 60.

[13] 李兰岚, 范适, 饶力群, 等. 叶下珠提取物对体外四氯化碳损伤肝细胞的保护作用 [J]. 中国组织工程研究与临床康复, 2007, 11（25）: 4909-4912.

[14] 周军, 李茂, 樊亦军. 叶下珠醇提物对实验性肝损伤的保护作用 [J]. 广西中医学院学报, 2004, 7（1）: 5-7.

[15] 周世文, 徐传福, 周宁, 等. 叶下珠对肝细胞损伤的保护作用 [J]. 华西药学杂志, 1996, 11（4）: 209-212.

[16] SHEN B, YU J, WANG S, et al.Phyllanthusurinaria ameliorates the severity of nutritional steatohepatitis both in vitro and in vivo[J].Hepatology, 2008, 47（2）: 473-483.

[17] DESMOND K P H, ROBERTO G, DAVID W F F, et al.Phyllanthusurinaria extract attenuates acetaminophen induced hepatotoxicity: Involvement of cytochrome P450 CYP2E1[J].Phytomedicine, 2009, 16: 751-760.

[18] 张兰珍, 郭亚健, 涂光忠, 等. 叶下珠化学成分研究 [J]. 中国中药杂志, 2000, 25（10）: 615-617.

[19] 贺浪冲, 岐琳, 吕居娴, 等. 陕西叶下珠药用开发研究 III 提取物体外灭活 HBV 抗原作用 [J]. 西北药学杂志, 1996, 11（1）: 11-14.

[20] 米志宝, 陈鸿珊, 张习坦, 等. 用嗜肝 DNA 病毒模型筛选抗病毒中草药 [J]. 中国中药杂志, 1997, 22（1）: 43-45.

[21] 吴莹, 雷宇, 王媛媛, 等. 叶下珠提取物对急性乙型肝炎小鼠乙型肝炎病毒复制及其抗原表达的影响 [J]. 中国中医药信息杂志, 2014, 21（12）: 51-54.

[22] YEO S G, KO H J, SONG J H, et al.Antiviral effects of Phyllanthus urinaria containing

corilagin against human enterovirus 71 and Coxsackievirus A16 in vitro[J].Archives of Pharmacal Research, 2015, 38（2）: 193-202.

[23] 曾伟成, 黄颖, 黄恺飞. 叶下珠成分对脂多糖诱导小鼠脾细胞产生 TNF-α、FIN-γ 的影响 [C]// 中国细胞生物学学会 2013 年全国学术大会. 武汉：中国细胞生物学学会, 2013: 49-50.

[24] 陈度煌. 叶下珠对罗非鱼肝损伤及免疫功能的影响 [J]. 河北渔业, 2010（2）: 5-8.

[25] IBRAHIM J, MENAGA I, YUANDANI, et al.Correlation between the major components of Phyllanthus amarus and Phyllanthus urinaria and their inhibitory effects on phagocytic activity of human neutrophils[J].BMC Complementary and Alternative Medicine, 2014, 14（1）: 2006-2017.

[26] 王刚, 曹后康, 曹秋妍, 等. 叶下珠对四氯化碳诱导肝纤维化大鼠的保护作用及机制研究 [J]. 中药药理与临床, 2018, 34（4）: 104-108.

[27] 戴学栋, 戴晓莉, 马玉奎. 叶下珠提取物对大鼠长期毒性实验研究 [J]. 中国药物警戒, 2012, 9（4）: 198-201.

[28] 苏娟, 傅芃, 张卫东, 等. 田基黄提取物保肝作用的实验研究 [J]. 药学实践杂志, 2005, 23（6）: 342-344.

[29] 李沛波, 唐西, 杨立伟, 等. 田基黄对大鼠急性肝损伤的保护作用 [J]. 中药材, 2006, 29（1）: 55-56.

[30] 李沛波, 王永刚, 吴钉红, 等. 田基黄中三个黄酮类化合物保肝退黄作用的实验研究 [J]. 中山大学学报（医学科学版）, 2007, 28（1）: 40-43.

[31] 胡卫东, 吴寒, 梅广林, 等. 田基黄水煎液下调羟脯氨酸和丙二醛对大鼠实验性肝纤维化的保护作用 [J]. 南通大学学报（医学版）, 2011, 31（4）: 273-275.

[32] 王永刚, 谭沛, 李沛波, 等. 田基黄总黄酮抗 CCl₄ 复合因素所致大鼠肝纤维化的实验研究 [J]. 生命科学仪器, 2015（Z1）: 42-44.

[33] 王永刚, 谭沛, 李沛波, 等. 田基黄总黄酮抗胆管结扎所致大鼠肝纤维化的研究 [J]. 中山大学学报（自然科学版）, 2016, 55（1）: 12-15.

[34] 潘小姣, 杨柯, 曾金强, 等. 田基黄不同提取物含药血清体外抗乙肝和抗肝癌作用的实验研究 [J]. 时珍国医国药, 2009, 20（5）: 1076-1078.

[35] 江生周, 江辉. 鸡骨草总黄酮对小鼠实验性肝损伤的保护作用 [J]. 安徽医药, 2009, 13（10）: 1174-1176.

[36] 钟正贤, 李燕婧, 陈学芬, 等. 相思子碱的药理作用研究 [J]. 中医药导报, 2009, 15（1）: 8-9.

[37] 李爱媛, 周芳, 成彩霞. 鸡骨草与毛鸡骨草对急性肝损伤的保护作用 [J]. 云南中医中药, 2006, 27（4）: 35.

[38] 陈晓白, 甘耀坤, 王晓平, 等. 鸡骨草对 SD 大鼠血脂及肝脂的影响 [J]. 中国医药指南, 2009, 7（23）: 28-29.

[39] 张勤, 蔡红兵, 莫志贤, 等. 鸡骨草防治大鼠脂肪肝的实验研究 [J]. 中药, 2012, 35（9）: 1450-1455.

[40] 黄凯文, 吴菲, 李常青, 等. 鸡骨草对非酒精性脂肪肝大鼠肝组织 SREBP-1c 表达的影响 [J]. 中药材, 2015, 38（11）: 2368-2371.

[41] 黄凯文, 刘若轩, 谢妙金, 等. 鸡骨草提取物对非酒精性脂肪肝大鼠肝细胞 TLR4/p38 MAP K 信号通路作用 [J]. 广东药科大学学报, 2017, 33（4）: 493-497.

[42] 赵平, 叶志文, 何丹璇, 等. 鸡骨草胶囊对大鼠肝纤维化的保护作用研究 [J]. 中国实验方剂学杂志, 2009, 15（10）: 99-101.

[43] 梁耿, 韦凯东. 鸡骨草醇提物对四氯化碳诱导大鼠肝纤维化的影响 [J]. 右江民族医药学学报, 2012, 34（5）: 606-608.

[44] 雷清瑶. 鸡骨草胶囊辅助治疗对非酒精性脂肪肝患者肝纤维化的影响 [J]. 深圳中西医结

合杂志，2018，28（10）：37-39.

[45] 陈晓白，韩余健，许潘健.鸡骨草提取物对体外乙型肝炎病毒的抑制作用 [J]. 医药导报，2009，28（4）：418-420.

[46] 韦敏，陈晓白.鸡骨草对 HepG2.2.15 细胞 HBeAg 和 HBsAg 的抑制作用 [J]. 时珍国医国药，2012，23（4）：972-973.

[47] 《中华本草》编委会.中华本草 [M]. 上海：上海科学技术出版社，1999：303.

[48] 李爱媛，周芳，陈坤凤，等.鸡骨草与毛鸡骨草及其种子的急性毒性实验 [J]. 时珍国医国药，2008，4（7）：1720-1721.

[49] 吴德跃，吴俊标.虎杖水提液利胆保肝作用研究 [J]. 西北药学杂志，2014，2（29）：167-169.

[50] 付翔，陈薇，段小群.虎杖醇提取物对体外诱导肝细胞脂肪变性的影响 [J]. 华夏医学，2010，5（23）：470-473.

[51] 江庆澜，李瑜元.多烯磷脂酰胆碱和虎杖对非酒精性脂肪肝大鼠的干预效果 [J]. 药品评价，2007，2（4）：107-110.

[52] 杨先振，赵有亮，秦红兵.中药虎杖水煎液对 CCL₄ 诱导肝纤维化的保护作用 [J]. 江苏医药，2011，27（37）：2761-2763.

[53] 杨桂智，赵心怡，黄敏霞，等.虎杖苷对肝纤维化治疗作用实验研究 [J]. 亚太传统医药，2017，13（16）：14-16.

[54] 黄凤婷，林春颖，范艳冰，等.虎杖对大鼠肝癌细胞 Cx43 蛋白表达的影响 [J]. 四川中医，2010，1（28）：49-51.

[55] 顾生玖，李美波，许有瑞，等.虎杖白藜芦醇对人肝癌 HepG-2 细胞株增殖和生长周期的影响 [J]. 医药导报，2015，2（34）：162-166.

[56] 张莹，黎磊，杨正，等.泽泻水煮液预防和治疗大鼠醉酒及保肝作用的实验研究 [J]. 中华中医药学刊，2012，30（07）：1505-1507.

[57] 孟强.泽泻醇 B23- 乙酸酯的肝保护作用及其药理学机制 [D]. 大连：大连医科大学，2015.

[58] MENG Q，CHEN X L，WANG C Y，et al.Alisol b 23-acetate protects against anit-induced hepatotoxity and cholestasis, due to fxr-mediated regulation of transporters and enzymes involved in bile acid homeostasis[J]. Toxicol Appl Pharmacol，2015，283（3）：178-186.

[59] MENG Q，CHEN X，WANG C，et al.Protective effects of alisol b 23-acetate from edible botanical rhizomaalismatis against carbon tetrachloride-induced hepatotoxicity in mice[J].FoodFunct，2015，6（4）：1241-1250.

[60] MENG Q，DUAN X P，WANG C Y，et al.Alisol b 23-acetate protects against non-alcoholic steatohepatitis in mice via farnesoid x receptor activation[J].ActaPharmacol Sin，2017，38（1）：69-79.

[61] MIAO H，ZHANG L，CHEN D Q，et al.Urinary biomarker and treatment mechanism of rhizomaalismatis on hyperlipidemia[J]. BiomedChromatogr，2017，31（4）：1-12.

[62] 秦建国，王亚红，梁晋普，等.泽泻萜类化合物对 ApoE 基因敲除动脉粥样硬化小鼠肝脏基底膜 HSPG 的调节作用 [J]. 中华中医药学刊，2007，25（04）：696-698.

[63] CHENG Z，DING C，LI Z，et al.Simultaneous determination of three triterpenes in rat plasma by lc-ms/ms and its application to a pharmacokinetic study of rhizomaalismatis extract[J].J Chromatogr B Analyt Technol Biomed Life Sci，2016，1008（2016）：32-37.

[64] 罗奋熔.泽泻降糖降脂及抗炎作用研究 [D]. 福州：福建中医药大学，2015.

[65] XU F，YU H，LU C，et al.The cholesterol-lowering effect of alisol acetates based on hmg-coa reductase and its molecular mechanism[J]. Evid Based Complement Alternat Med，2016（6）：2016.

[66] 施凤飞，魏伟，汪玉成，等 .24- 乙酰泽泻醇

A 对氧化型低密度脂蛋白诱导巨噬细胞脂代谢因子 ABCA1、CD36 及炎症因子 CD147、MMP-9 的影响 [J]. 中国动脉硬化杂志，2016，24（1）：7-12.

[67] ZENG L, TANG W, YIN J, et al.Alisol a 24-acetate prevents hepatic steatosis and metabolic disorders in HepG2 cells[J]. CellPhysiolBiochem, 2016, 40（3-4）：453-464.

[68] 乐智勇，宋成武，姜淋洁，等. 泽泻水提物对不同性别小鼠肾脏的慢性毒性研究 [J]. 湖北中医杂志，2012，34（7）：22-23.

[69] 赵筱萍，陆琳，张玉峰，等. 泽泻中肾毒性成分的辨析研究 [J]. 中国中药杂志，2011，36（6）：758-761.

[70] 汪春飞，马良，封亮，等. 基于 HK-2 细胞的泽泻萜类组分体外肾毒性评价及其诱导细胞凋亡作用的探究 [J]. 中国中药杂志，2016，41（3）：490-497.

[71] 汪春飞. 基于"组分结构"理论的制剂单元泽泻萜类组分"效 - 毒 - 谱"关联性及机理研究 [D]. 合肥：安徽中医药大学，2016.

[72] 董亚男，陈逸云，叶青艳，等. 不同剂型的垂盆草对急性肝损伤大鼠的防治作用 [J]. 药物评价研究，2013，36（6）：426-430.

[73] 朱安妮. 垂盆草对四氯化碳致小鼠急性肝损伤保护作用研究 [D]. 北京：北京中医药大学，2014.

[74] 廉丽花. 传统中药肝保护作用及其分子机制研究 [D]. 延吉：延边大学，2011.

[75] 李清，刘娇，曹秀莲，等. 垂盆草提取物对乙醇致小鼠肝损伤的保护作用研究 [J]. 时珍国医国药，2011，1（131）：3-4.

[76] 钱丽，张卫，吕玲燕，等. 垂盆草复方提取物对 D- 氨基半乳糖所致小鼠急性肝损伤的影响 [J]. 河北中医，2018，40（10）：1540-1545.

[77] 龙安予，郑俊霞，刘蕊. 垂盆草苷对实验性幼年大鼠肝内胆汁淤积的干预作用 [J]. 辽宁医学杂志，2018，32（2）：27-29.

[78] 林远灿，骆海莺，陈红淑. 垂盆草总黄酮对肝纤维化大鼠肝组织 TGF-β_1 和 Smad7 表达的影响 [J]. 中国药师，2015，18（12）：2021-2024.

[79] 林远灿，骆海莺，金乾兴. 垂盆草总黄酮影响肝星状细胞凋亡的作用机制研究 [J]. 中国中药杂志，2015，40（16）：3273-3277.

[80] 王君明，刘菊，崔瑛，等. 金钱草提取物对雷公藤多苷致肝损伤的保护作用及机制研究 [J]. 中国药学杂志，2013，48（1）：30-34.

[81] 何贵坤，黄小桃，刘美静，等. 广金钱草对肝内胆汁淤积大鼠的干预作用 [J]. 中药新药与临床药理，2015（2）：152-156.

[82] 张启荣，黎媛. 柴胡、金钱草、虎杖对兔肝总管的影响 [J]. 中国中医药科技，2015，22（1）：44-45.

[83] 王洋，段培琪，王华清，等. 小叶金钱草醇提物的抗炎、镇痛及利胆作用研究 [J]. 华西药学杂志，2018，33（3）：267-270.

[84] 梅全喜. 现代中药药理临床应用手册 [M]. 北京：中国中医药出版社，2016：543.

[85] 杨熙东. 厚朴的药理作用及临床应用 [J]. 中国社区医师（医学专业），2011，13（26）：151-151.

[86] 陈笈，王伯初. 厚朴的药理研究进展 [J]. 重庆大学学报（自然科学版），2005，28（9）：136-139.

[87] 刘长海，华春秀，归改霞，等. 和厚朴酚对小鼠四氯化碳肝损伤的保护作用 [J]. 郑州大学学报（医学版），2013，48（4）：470-473.

[88] 吕雪斌，罗安东，胡家敏，等. 厚朴药材研究进展 [J]. 安徽农业科学，2011，39（16）：9614-9615.

[89] 解娜，胡春阳，王希娟，等. 厚朴酚对肝 X 受体 α 介导的脂代谢的调节作用 [J]. 临床心血管病杂志，2015，31（9）：1010-1013.

[90] 徐文慧，黄玉珊，王霞，等. 厚朴叶与厚朴皮、厚朴花的毒性比较研究 [J]. 井冈山大学学报（自然科学版），2015，36（3）：84-89.

[91] MASE A, MAKINO B, TSUCHIYA N, et al.Active ingredients of traditional Japanese (kampo) medicine, inchinkoto, in murine concanavalin a-induced hepatitis[J].Journal of ethnopharmacology, 2010, 127 (3): 742-749.

[92] KOO H N, HONG S H, JEONG H J, et al.Inhibitory effect of artemisia capillaris on ethanol-induced cytokines (TNF-α, IL-ld) secretion in HepG2 cells[J].Immunopharmacology and immunotoxicology, 2002, 24 (3): 441-453.

[93] HAN K H, JEON Y J, ATHUKORALA Y, et al.A water extract of artemisia capillaris prevents 2,2'-azobis (2-amidinopropane) dihydrochloride-induced liver damage in rats[J].Journal of medicinal food, 2006, 9 (3): 342-347.

[94] HONG J H, LEE I S.Cytoprotective effect of artemisia capillaris fractions on oxidative stress-induced apoptosis in v79 cells[J].BioFactors, 2009, 35 (4): 380-388.

[95] HE C S, YUE H Y, XU J, et al.Protective effects of capillary artemisia polysaccharide on oxidative injury to the liver in rats with obstructive jaundice[J].Experimental and therapeutic medicine, 2012, 4 (4): 645-648.

[96] CHOI M K, HAN J M, KIM H G, et al.Aqueous extract of artemisia capillaris exerts hepatoprotective action in alcohol-pyrazole-fed rat model[J].Journal of ethnopharmacology, 2013, 147 (3): 662-670.

[97] HONG J H, LEE I S.Effects of artemisia capillaris ethyl acetate fraction on oxidative stress and antioxidant enzyme in high-fat diet induced obese mice[J].Chemico-Biological Interactions, 2009, 179 (2-3): 88-93.

[98] 唐慧, 周雯, 李慧.茵陈蒿油对小鼠急性酒精性肝损伤的保护作用 [J]. 中国卫生检验杂志, 2008, 18 (8): 1498-1500.

[99] ELFERINK RO.Yinzhihuang and other plant-derived preparations: Where herbal and molecular medicine meet[J].Journal of Hepatology, 2004, 41 (4): 691-693.

[100] CHO H R, CHOI D H, KO B K, et al.Cold preservation of rat cultured hepatocytes: The scoparone effect[J].Transplantation Proceedings, 2000, 32 (7): 2325-2327.

[101] LEE H I, YUN K W, SEO K I, et al.Scopoletin prevents alcohol-induced hepatic lipid accumulation by modulating the ampk-srebp pathway in diet-induced obese mice[J].Metabolism: Clinical and Experimental, 2014, 63 (4): 593-601.

[102] TIEN Y C, LIAO J C, CHIU C S, et al.Esculetin ameliorates carbon tetrachloride-mediated hepatic apoptosis in rats[J].International Journal of Molecular Sciences, 2011, 12 (6): 4053-4067.

[103] CHU C Y, TSENG T H, HWANG J M, et al.Protective effects of capillarisin on tert-butylhydroperoxide-induced oxidative damage in rat primary hepatocytes[J].Archives of Toxicology, 1999, 73 (4-5): 263-268.

[104] CHOI J H, KIM D W, YUN N, et al.Protective effects of hyperoside against carbon tetrachloride-induced liver damage in mice[J].Journal of natural products, 2011, 74 (5): 1055-1060.

[105] KIM D W, CHO H I, KIM K M, et al.Isorhamnetin-3-O-galactoside protects against CCl$_4$-induced hepatic injury in mice[J].BiomolTher (Seoul), 2012, 20 (4): 406-412.

[106] OKUNO I, UCHIDA K, NAKAMURA M, et al. Studies on choleretic constituents in artemisia capillaristhunb [J]. Chemical & Pharmaceutical Bulletin, 1988, 36 (2):

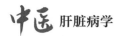

769-775.

[107] OKUNO I, UCHIDA K, KADOWAKI M, et al. Choleretic effect of artemisia capillaris extract in rats [J]. Japanese Journal of Pharmacology, 1981, 31（5）: 835-838.

[108] IKENAGA T, HIZAKO M, TAJIMA M, et al. Production of choleretic substances in the capitulum, leaf and stem of artemisia capillaris during the plant growth cycle[J].Biological &Pharmaceutical Bulletin, 1994, 17（1）: 150-151.

[109] HUANG W, ZHANG J, MOORE D D.A traditional herbal medicine enhances bilirubin clearance by activating the nuclear receptor car[J].The Journal of Clinical Investigation, 2004, 113（1）: 137-143.

[110] JANG E, SHIN M H, KIM K S, et al.Anti-lipoapoptotic effect of artemisia capillaris extract on free fatty acids-induced HepG2 cells[J].BMC Complementary and Alternative Medicine, 2014（14）: 253.

[111] HONG J H, HWANG E Y, KIM H J, et al.Artemisiacapillaris inhibits lipid accumulation in 3t3-l1 adipocytes and obesity in c57bl/6j mice fed a high fat diet[J].Journal of Medicinal Food, 2009, 12（4）: 736-745.

[112] LIM D W, KIM Y T, JANG Y J, et al. Anti-obesity effect of artemisia capillaris extracts in high-fat diet-induced obese rats[J].Molecules, 2013, 18（8）: 9241-9252.

[113] 沈飞海, 吕俊华, 潘竞锵.茵陈蒿提取物对胰岛素抵抗性大鼠脂肪肝调脂保肝作用及机制研究 [J]. 中成药, 2008, 30（1）: 28-31.

[114] HUANG H C, WENG Y I, LEE C R, et al.Protection by scoparone against the alterations of plasma lipoproteins, vascular morphology and vascular reactivity in hyperlipidaemic diabetic rabbit[J].British Journal of Pharmacology, 1993, 110（4）: 1508-1514.

[115] HONG S H, SEO S H, LEE J H, et al.The aqueous extract from artemisia capillaristhunb. Inhibits lipopolysaccharide-induced inflammatory response through preventing NF-κB activation in human hepatoma cell line and rat liver[J].International Journal of Molecular Medicine, 2004, 13（5）: 717-720.

[116] PARK J M, HAHM K B, KWON S O, et al.The anti-inflammatory effects of acidic polysaccharide from artemisia capillaris on helicobacter pylori infection[J].Journal of Cancer Prevention, 2013, 18（2）: 161-168.

[117] CHA J D, MOON S E, KIM H Y, et al.The essential oil isolated from artemisia capillaris prevents lps-induced production of no and pge（2）by inhibiting mapk-mediated pathways in raw 264.7 macrophages[J].Immunological Investigations, 2009, 38（6）: 483-497.

[118] JANG S I, KIM Y J, LEE W Y, et al.Scoparone from artemisia capillaris inhibits the release of inflammatory mediators in raw 264.7 cells upon stimulation cells by interferon-gamma plus lps[J].Archives of Pharmacal Research, 2005, 28（2）: 203-208.

[119] SABINA E P, CHANDAL S, RASOOL M K.Inhibition of monosodium urate crystal-induced inflammation by withaferin A[J]. Journal of Pharmacy & Pharmaceutical Sciences, 2008, 11（4）: 46-55.

[120] WU Y, ZHOU C, SONG L, et al. Effect of total phenolics from laggeraalata on acute and chronic inflammation models [J].Journal of Ethnopharmacology, 2006, 108（2）: 243-250.

[121] ZHAO Y, GENG C A, SUN C L, et al.Polyacetylenes and anti-hepatitis B virus active constituents from artemisia capillaris[J]. Fitoterapia, 2014, 95: 187-193.

[122] ZHAO Y, GENG C A, CHEN H, et al.Isolation, synthesis and anti-hepatitis B

virus evaluation of p-hydroxyacetophenone derivatives from artemisia capillaris[J]. Bioorganic &Medicinal Chemistry Letters, 2015, 25（7）: 1509-1514.

[123] ABURADA M, SASAKI H, HARADA M.Pharmacological studies of gardeniae fructus. Ii. Contribution of the constituent crude drugs to choleretic activity of "inchinko-to" in rats（author's transl）[J].Yakugakuzasshi:Journal of the Pharmaceutical Society of Japan, 1976, 96（2）: 147-153.

[124] HAO B J, WU Y H, WANG J G, et al.Hepatoprotective and antiviral properties of isochlorogenic acid a from laggeraalata against hepatitis B virus infection[J].Journal of Ethnopharmacology, 2012, 144（1）: 190-194.

[125] FRIEDMAN S L. Evolving challenges in hepatic fibrosis [J].Nature Reviews Gastroenterology &Hepatology, 2010, 7（8）: 425-436.

[126] HAN J M, KIM H G, CHOI M K, et al.Artemisiacapillaris extract protects against bile duct ligation-induced liver fibrosis in rats[J].Experimental and Toxicologic Pathology, 2013, 65（6）: 837-844.

[127] KIM K S, YANG H J, LEE J Y, et al.Effects of beta-sitosterol derived from artemisia capillaris on the activated human hepatic stellate cells and dimethylnitrosamine-induced mouse liver fibrosis[J].BMC Complementary and Alternative Medicine, 2014, 14（1）: 363.

[128] 尹镭，赵元昌，许瑞龄，等. 茯苓对实验性肝硬变的治疗作用 [J]. 山西医学院学报，1992, 23（2）: 101-103.

[129] 陈春霞. 羧甲基茯苓多糖的保肝与催眠作用 [J]. 食用菌，2003（S1）: 46-47.

[130] 张先淑，饶志刚，胡先明，等. 茯苓总三萜对小鼠肝损伤的预防作用 [J]. 食品科学，2012, 33（15）: 270-273.

[131] 蒋征奎，王学方. 茯苓皮水提物对四氯化碳诱导大鼠肝纤维化的改善作用 [J]. 中国药房，2017, 28（22）: 3065-3068.

[132] 刘成，杨宗国，陆云飞，等. 茯苓多糖退黄疸作用的实验研究 [J]. 中国实验方剂学杂志，2012（10）: 195-198.

[133] 刘汉卿，郭勇全，肖萍，等. 猪苓的研究与应用 [J]. 广州化工，2010, 38（10）: 40-41.

[134] 任玉兰，刘娟，涂红云. 猪苓多糖治疗慢性乙型肝炎的研究进展 [J]. 陕西中医学院学报，2006, 29（5）: 67-69.

[135] 杜金梁，刘英娟，曹丽萍，等. 猪苓多糖对四氯化碳诱导的建鲤肝细胞损伤中生化指标及 CYP3A 表达的影响 [J]. 华中农业大学学报，2014, 33（3）: 78-83.

[136] 王林丽，吴寒寅，罗桂芳. 猪苓的药理作用及临床应用 [J]. 中国药业，2000, 9（10）: 58-59.

[137] 李滨，李贾航，施璐，等. 猪苓汤临床应用综述 [J]. 黑龙江中医药，2012（6）: 56-57.

[138] 王林丽，吴寒寅，罗桂芳. 猪苓的药理作用及临床应用 [J]. 中国药业，2000（10）: 58-59.

[139] 肖志勇. 薏苡仁多糖防治化学性肝损伤实验研究 [J]. 湖南中医杂志，2014, 30（7）: 168-170.

[140] 黄晶晶，黄鸿娜，潘哲，等. 不同剂量薏苡仁对壮肝逐瘀煎治疗肝硬化腹水患者疗效的影响 [J]. 辽宁中医杂志，2014, 41（8）: 1689-1690.

[141] 商红叶，杨茂，郭卉. 薏苡仁三酰甘油联合化疗栓塞对中晚期肝癌患者免疫功能的影响 [J]. 介入放射学杂志，2015, 24（9）: 807-810.

[142] 沈丰，孙少华，吴红伟，等. 薏苡仁提取物对 C57 小鼠肝癌模型 IL-6 抑制作用的实验研究 [J]. 中国普外基础与临床杂志，2016, 23（1）: 38-41.

[143] 姜海英，张燕妮，许娟，等．注射用薏苡仁提取物联合 TACE 术治疗转移性肝癌的临床疗效分析[J].现代肿瘤医学，2012，20（8）：1662-1665.

[144] 尹蓓珮，严萍萍，刘畅，等．薏苡仁油注射液对人体肝癌 SMMC-7721 细胞株体外抗肿瘤作用及机制研究[J].现代肿瘤医学，2012，20（4）：693-698.

[145] 陶小军，徐志立，雷雪霏，等．薏苡仁油急性毒性和刺激性实验研究[J].辽宁中医药大学学报，2013，15（3）：39-40.

[146] 范伟忠，章荣华，傅剑云．薏苡仁油的毒性研究及安全性评价[J].上海预防医学杂志，2000，12（4）：178-179.

[147] 肖小年，孙永梅，易醒，等．薏苡仁油微乳对小鼠的急性毒性试验[J].南昌大学学报，2015，39（1）：91-95.

第五章　疏肝理气药

⊙ 川楝子

【性味归经】苦，寒；有小毒。归肝、小肠、膀胱经。

【功效主治】疏肝泄热，行气止痛，杀虫。主治：肝郁化火，胸胁、脘腹胀痛，疝气疼痛，虫积腹痛。

【肝脏病药理】

1. **抗病毒**　川楝素能特异性地抑制 HCV-J6/JFH 感染的细胞中 HCV 的复制，且能与 α-干扰素（α-IFN）协同地抑制 HCV 的复制，提高 α-IFN 抗病毒能力。虽然川楝素不激活 α-IFN 通路，但是它能显著增加信号转导与转录激活因子（STAT1）磷酸化水平以及增加干扰素刺激应答元件、刺激基因表达以及调控因子 9 的表达水平[1]。

2. **抗肿瘤**　川楝素具有诱导细胞分化、抑制多种肿瘤细胞增生和凋亡作用，具有广谱抗肿瘤效果，能够抑制多种人源肿瘤细胞如 Hep3B 和 BEL7404 细胞、SH-SY5Y 和 U251 细胞等细胞的增殖，且这种抑制作用呈时间依赖和浓度依赖关系[2]。另外，有文献报道，从川楝子中提取纯化的可溶性多糖 pMTPS-3 具有较好的抗肿瘤作用[3]。川楝子抗肿瘤作用可能与其能够阻滞细胞周期、诱导细胞凋亡相关[4]。

【毒副作用】

1. **肝肾毒性**　川楝子可发生急性中毒性肝炎，出现转氨酶升高、黄疸、肝大叩痛，而其主要成分川楝素具有明显的肝毒性，因此要注意合理的剂量和配伍用药。大鼠灌胃给予川楝子提取液后 2h，肝脏病理组织学检查结果显示肝细胞水肿或轻度脂肪变性，电镜显示肝细胞体积增大，线粒体肿胀变性，内质网扩张，胞浆内脂滴比正常组略有增多，说明川楝子口服能被机体吸收，其原型药物或代谢产物对肝细胞产生直接的损伤作用[5]。川楝子可使肝脏中肿瘤坏死因子-α（TNF-α）水平升高，并使肝组织 NF-κB、ICAM-1 的表达增强，通过炎症反应加重肝细胞的损伤，最后导致肝损伤[6]。川楝子所致大鼠肝损伤机制可能与氧化应激与炎症反应有关，并可引起内脏出血，造成循环衰竭，肾脏亦可造成损害，出现蛋白尿等[7]。

2. **生殖毒性**　川楝素具有明显的生殖毒性。通过给妊娠 5d、6d、7d 的小鼠腹腔注射川楝素，结果干扰素-γ（IFN-γ）和 TNF-α 明显增加，同时川楝素给药组子宫内膜中 CD4$^+$ 和 CD8$^+$T 淋巴细胞也增加，表明川楝素诱导小鼠妊娠失败与大量免疫细胞侵入子宫有密切关系[8]。川楝素的致流产作用呈剂量依赖性，随着注射剂量的增加，小鼠的流产率逐渐上升。

3. 其他毒性　大量服用川楝子 1~2h 内出现消化不良反应，胃肠道刺激症状、腹痛、恶心、呕吐、腹泻；服用后可能会导致肌无力症状的出现，但停药后症状会予以消除[9]；对神经系统有抑制作用，神昏、嗜睡、烦躁；呼吸困难，甚至呼吸中枢麻痹而死亡[10] 等。

⊙ 木香

【性味归经】辛、苦，温。归脾、胃、大肠、三焦、胆经。

【功效主治】行气止痛，温中和胃，健脾消食，疏肝[11]。主治：中寒气滞，胸腹胀痛，呕吐泄泻，下痢里急后重，寒疝，食积不消，不思饮食。煨木香实肠止泻。

【肝脏病药理】

1. 保肝利胆　木香具有明显的利胆和保肝作用。大鼠利胆实验证明，木香醇提取物能增加胆汁流量，以中、高剂量组效果显著[12]。刘敬军等实验研究证明木香可使犬胆囊明显收缩，但对胆囊收缩素（cholecystokinin，CCK）无明显影响，故木香使胆囊收缩的作用不是通过增加犬血浆中 CCK 含量来实现的[13]。研究证明去氢木香内酯[14] 对大鼠肝脏损伤有较好的保护作用。去氢木香内酯可显著降低大鼠血清谷丙转氨酶（GPT）、谷草转氨酶（GOT）的活性及肝内丙二醛（MDA）的含量，减轻大鼠肝脏坏死性病理改变[15]。

2. 抗纤维化　去氢木香内酯在降酶、抗自由基及脂质过氧化方面有明显的作用，可明显改善大鼠肝纤维化程度。

【毒副作用】超大剂量木香具有肝毒性，因此，要避免超大剂量的应用。李茹柳等[16] 对小鼠进行木香 CO_2 超临界萃取物急性毒

性试验，分别经灌胃给药和腹腔注射。有研究表明木香所含的去氢木香内酯、santamarine（或 magnolialide）、reynosin、α- 木香醇和榄香醇可能具有肝毒性[17]。

⊙ 陈皮

【性味归经】苦、辛，温。归肺、脾经。

【功效主治】理气健脾，燥湿化痰。主治：用于胸脘胀满，食少吐泻，咳嗽痰多，胆汁反流，胃部不适[18]。

【肝脏病药理】

1. 抗肝损伤　陈皮提取物对肝损伤有一定的保护作用。川陈皮素对脓毒症肝损伤小鼠有保护作用[19]。橙皮苷对伴刀豆球蛋白 A 致小鼠免疫性肝损伤具有一定保护作用[20]。橙皮苷对脂多糖 /D- 半乳糖胺（LPS/D-GalN）诱导的小鼠急性肝损伤具有保护作用[21]。橙皮苷还可抑制顺铂引起的小鼠血清谷丙转氨酶（GPT）和谷草转氨酶（GOT）水平升高，可减少丙二醛（MDA）形成，恢复超氧化物歧化酶（SOD）活性，抑制谷胱甘肽（GSH）耗竭，对肝损伤有明显保护作用[22]。陈皮苷对 CCl_4 所致小鼠急性肝损伤亦有保护作用[23]。

2. 调节脂质代谢　在动物实验中发现陈皮具有调节脂质代谢的作用。建立小鼠高脂血症模型，分别给予不同剂量的橙皮苷样品，结果显示高剂量的橙皮苷能显著降低小鼠血清总胆固醇（TC）、甘油三酯（TG）、低密度脂蛋白（LDL）的值，并能升高高密度脂蛋白（HDL）的值。橙皮苷具有显著的降血脂作用[24]。橙皮苷能明显降低非酒精性脂肪肝（NAFLD）大鼠血脂水平和转氨酶活性，显著降低大鼠过高的 MDA 水平，升高低下的 SOD 水平，并可以改善肝细胞脂肪变性，减少肝脏炎症反应[25]。

3. 抗肝纤维化　橙皮苷对 CCl_4 诱导的肝纤维化大鼠有一定的保护作用，降低肝纤维化大鼠血清中 GPT、GOT、透明质

酸（HA）、层粘连蛋白（LN）、Ⅲ型前胶原氨端肽（PⅢNP）、Ⅳ型胶原（CⅣ）、转化生长因子（TGF-β₁）和肝组织中 MDA 含量，升高 SOD 水平，抑制肝组织中 TGF-β₁ mRNA 表达，减轻肝纤维化程度[26]。

⊙ 青皮

【性味归经】苦、辛，温。归肝、胆、胃经。

【功效主治】疏肝破气，消积化滞。用于肝气郁结而致胸胁胀痛，疝气，乳核，乳痈，食积腹痛，气逆不食，胁肋胀痛，善怒，气滞胃痛等。

【肝脏病药理】青皮中主要成分有橙皮苷、新橙皮苷、柚皮苷，含有糖、果胶、多种维生素、多种氨基酸、黄酮类、生物碱类、挥发油类[27]。

1. **保肝利胆** 青皮注射液能显著增加大鼠的胆汁排出并能舒张豚鼠离体胆囊平滑肌，对抗氨甲酰胆碱引起的胆囊收缩。青皮水煎剂对正常及四氯化碳肝损伤大鼠均有较强的利胆作用，可促进胆汁分泌。提高胆汁量，并对肝细胞功能有保护作用[28]。用 B 超观察 14 种中药对胆囊运动功能影响，发现青皮能松弛奥迪括约肌，收缩胆囊，促进胆汁排泄[29]。

2. **降低肝脏脂质水平** 橙皮苷和柚皮苷可通过抑制血浆中羟甲戊二酰辅酶 A（HMG-CoA）还原酶和酰基辅酶 A 胆固醇酰基转移酶（ACAT）的活性，降低肝脏中胆固醇、甘油三酯的生物合成速率，加速胆固醇、甘油三酯的排泄，降低大鼠血浆和肝脏胆固醇、甘油三酯的水平[30-31]。此外，橙皮苷可改善肝脏炎症及肝细胞脂肪病变。其作用机制可能与其调节脂质代谢，减轻脂质过氧化反应，抑制肝脏 CYP2E1 的蛋白表达，保护肝细胞线粒体结构和功能，减轻炎症反应，增强 PPAR-α mRNA 和 CPT-1 mRNA 的表达有关[32]。

3. **抗肝肿瘤及基因毒性** 柚皮苷能够抑制肿瘤坏死因子（TNF）的释放，从而降低脂多糖对肝脏的损伤。高浓度的柚皮苷对致癌物 2- 氨基 -1- 甲基 -6- 苯基咪唑吡啶诱导的人肝细胞切片的 DNA 无序合成有一定的抑制作用，还可促进肝癌细胞中 DNA 的修复[33]。

4. **抗炎、调节免疫** 橙皮苷具有与氢化泼尼松类似的抗炎、调节免疫作用，其机制可能为抑制诱导因子 -1α（HIF-1α）的活性和炎性细胞因子的水平。此外，橙皮苷可使 T 细胞表面的 CD69 分子表达明显下降，可用于自身免疫性肝病的治疗[34]。

⊙ 香附

【性味归经】辛、甘、微苦，平。归肝、三焦经。

【功效主治】理气解郁，调经，安胎。主治：胁肋胀痛，乳房胀痛，疝气疼痛，月经不调，脘腹痞满疼痛，嗳气吞酸，呕恶，经行腹痛，崩漏带下，胎动不安。

【肝脏病药理】

1. **保肝利胆** 香附水煎剂 30g（生药）/kg 十二指肠给药对正常大鼠有较强利胆作用，可促进胆汁分泌，提高胆汁流量，同时对由四氯化碳引起的肝损伤大鼠的肝细胞功能有保护作用[35]。

2. **活血化瘀** 醋香附可以通过降低血液中的血浆纤维蛋白原、降低血液黏度以达到活血化瘀的功效，对肝郁血瘀证有疏肝散瘀的作用[36]。

3. **保肝降脂、降糖、抗氧化** 用香附根茎乙醇提取物来改善链脲霉素（STZ）诱导瑞士小鼠产生的糖尿病，结果发现，250mg/kg 和 500mg/kg 体重剂量的提取物表现出显著的抗糖尿病活性，与模型小鼠相比，明显改善了小鼠体重并降低了血清谷丙转氨酶、谷草转氨酶、血清胆固醇和甘油三酯的水平[37]。Raut 等[38]用四氧嘧啶诱导小鼠建立糖尿病模型，连续 7d 口服给予 500mg 香附根茎提取物，发现血液中的血糖浓度明显降低；通过体外试验发现香附根茎提取物对 1,1- 苯基 -2- 苦基肼（DPPH）有较强的清除能力，由此推测香附提取物因其抗氧化性导致了抗高血糖活性。有研究发现，不同浓度香附根茎乙醇提取物（25～250g/ml）在糖化的黑皂膜（BSF）荧光强度存在下，能有效抑制糖化终产物（AGEs）的形成以及蛋白质的氧化[39]。

4. 抗肿瘤 香附不同提取物能显著抑制胃癌细胞增殖过程，尤其是石油醚和氯仿萃取部位，抑瘤率可达 87.15% 和 82.12%，表明香附石油醚和氯仿提取物中含有抑制肿瘤细胞增殖的关键化学物质[40]。香附超临界 CO_2 萃取物对人肝癌细胞 HepG2 具有强力杀伤作用，并呈现明显量 - 效和时 - 效的关系，其抗肿瘤机制可能是损伤线粒体诱导内源性肿瘤细胞凋亡[41]。

【毒副作用】 香附毒性较小，饲料中加药比例不超过 25% 时，大鼠可以耐受，加药量达 30%～50% 时，动物生长受到一定抑制。香附醇提取物小鼠腹腔注射的 LD_{50} 为 1 500mg/kg。三萜类化合物（IV-B）小鼠腹腔注射的 LD_{50} 为 50mg/kg。腹腔注射香附挥发油以寇氏法测得的 LD_{50} 为（0.297±0.019）ml/kg。香附水提物有强心和减慢心率作用，并且有明显的降压作用，提示 α- 香附酮经静脉给药时应采用缓慢的静注或滴注以实现安全给药[42]。

⊙ 枳实

【性味归经】 苦、辛、酸，寒。归脾、胃经。

【功效主治】 破气消积，化痰散痞。用于积滞内停，痞满胀痛，泻痢后重，大便不通，痰滞气阻胸痹，结胸；胃下垂，脱肛，子宫脱垂。

【肝脏病药理】 成分主要有挥发油类和黄酮苷类橙皮苷等。挥发油类主要含 d- 柠檬烯、d- 芳樟醇等；黄酮苷类主要含新橙皮苷，水解得橙皮苷、野漆树苷、忍冬苷等。还含有对羟福林、N- 甲基酪胺[43]。

1. 保肝降酶 枳实果皮可降低谷丙转氨酶、谷草转氨酶、γ- 谷氨酰转移酶、总胆红素、一氧化氮和硫代巴比妥酸反应物质的水平，从而有效调节胆管结扎诱导的肝脏损伤[44]。

2. 促进脂质代谢 枳实中黄酮类化合物可通过抑制 Akt 信号通路及 GSK3β 的磷酸化下调脂质聚集和脂质代谢相关基因的表达，最终抑制 3T3-L1 脂肪组织细胞分化，抑制脂肪生成[45]。另有研究发现，枳实中的生物碱类化合物特别是辛弗林、N- 甲基辛弗林等都是非常强的脂肪分解剂，且副作用很小[46]。

3. 抗肝纤维化 橙皮苷具有抗大鼠肝纤维化的作用。其机制可能与抑制 HSC 的活化、增殖，从而减少胶原的合成有关，予橙皮苷干预后，大鼠肝组织中 α-SMA 蛋白和 mRNA 水平均显著下降，提示橙皮苷对 HSC 活化有一定的抑制作用[47]。

4. 抗肿瘤及免疫调节 枳实中黄酮类化合物可通过上调 Bax 促凋亡蛋白和下调 Bcl-xL 抑凋亡蛋白诱导细胞凋亡，进而发挥抑制肿瘤细胞增殖作用；枳实粗多糖提取物可促进诱导型一氧化氮合酶（iNOS）、肿瘤坏死因子 -α（TNF-α）、白介素 1β（IL-1β）和白介素 6（IL-6）的 mRNA 表达，具有较好的免疫增强作用，从而起到抗肿瘤作用[48]。

（陈少东）

参考文献

[1] WATANABE T, SAKAMOTO N, NAKAGAWA M, et al. Inhibitory effect of a triterpenoid compound, with or without alpha interferon, on hepatitis C virus infection[J]. Antimicrob Agents Chemother, 2011, 55: 2537-2540.

[2] JU J M, QI Z C, CAI X T, et al. The apoptotic effects of toosendanin are partially mediated by activation of deoxycytidine kinase in HL-60 cells[J]. PloS One, 2012, 36（7）: 789-796.

[3] HE Y J, WANG J, LIU X L, et al. Toosendanin inhibits Hepatocellular Carcinoma cells by inducing mitochondria-dependent apoptosis[J]. Planta Med, 2010, 13（3）: 1447-1451.

[4] 刘小玲, 王进, 张伶, 等. 川楝素提取物诱导 K562 细胞凋亡的实验研究 [J]. 重庆医科大学, 2010, 41（3）: 426-431.

[5] 齐双岩, 谷颖敏, 金若敏, 等. 川楝子对大鼠肝组织超微结构和原代培养肝细胞的影响 [J]. 中国中药杂志, 2009, 34（22）: 2966-2968.

[6] 齐双岩, 金若敏, 刘红杰, 等. 川楝子致大鼠肝毒性机制研究 [J]. 中国中药杂志, 2008, 33（16）: 2045-2047.

[7] 熊彦红, 齐双岩, 金若敏, 等. 川楝子对大鼠肝毒性的时效和量效关系研究 [J]. 江苏中医药, 2008, 40（7）: 83-88.

[8] ZHANG J L, SHI W Y, ZHONG W, et al.Effects of toosendanin on pregnancy and uterine immunity alterations in mice[J].Am J Chin Med, 2010, 38（2）: 319-328.

[9] 王小娟. 川楝子毒性及配伍减毒的代谢组学研究 [D]. 合肥: 安徽医科大学, 2011.

[10] TIAN L, WANG Z, WU H, et al. Evaluation of the antincuratninidase activity of the traditional Chinese medicines and determination of the anti-influenza A virus effects of theneuraminidase inhibitory TCMs in vitro and in vivo[J]. J Ethnopharmacol, 2011, 137（1）: 534-537.

[11] 孙慧珠, 王晓蕾, 徐乐, 等. 高效液相色谱法测定舒肝丸中木香及厚朴的 4 个特征成分 [J]. 药物分析杂志, 2017, 37（8）: 1535-1540.

[12] 邵芸, 黄芳, 王强, 等. 木香醇提取物的抗炎利胆作用 [J]. 江苏药学与临床研究, 2005, 13（4）: 5-6.

[13] 刘敬军, 郑长青, 周卓, 等. 广金钱草、木香对犬胆囊运动及血浆 CCK 含量影响的实验研究 [J]. 四川中医, 2008, 26（4）: 31-32.

[14] 程剑, 林彬, 沈晓洁, 等. 去氢木香内酯对人肝星状细胞增殖及凋亡的影响研究 [J]. 重庆医学, 2017, 46（28）: 3906-3908.

[15] 孙文利, 张晓旭, 黄志英, 等. 去氢木香内酯对实验性大鼠肝损伤的保护作用 [J]. 世界中医药, 2015, 10（3）: 399-402.

[16] 李茹柳, 黄习文, 李卫民, 等. 厚朴丸方中单味药木香药效学和急性毒性研究 [J]. 中药药理与临床, 2009, 25（2）: 82-84.

[17] 赵筱萍, 陆琳, 胡斌, 等. 木香肝毒性组分筛查与 GC-MS 分析研究 [J]. 浙江大学学报（医学版）, 2012, 41（1）: 43-46.

[18] 李振勇, 江笑兰. 抑肝散加陈皮、法夏方治疗原发性胆汁返流性胃炎的临床疗效观察 [J]. 北方药学, 2016, 13（6）: 82-83.

[19] 何振兴. 川陈皮素对脓毒症小鼠肝损伤的保护作用及分子机制研究 [D]. 重庆: 重庆医科大学, 2016.

[20] 李晓冬, 李俊, 李荣, 等. 橙皮苷对刀豆蛋白 A 致小鼠免疫性肝损伤的保护作用 [J]. 安徽医科大学学报, 2010, 45（3）: 350-353.

[21] 蒋远明, 万敬员, 龚霞, 等. 橙皮苷对小鼠急性肝衰竭的保护作用及其机制 [J]. 中国生物制品学杂志, 2011, 24（2）: 125-129.

[22] 姚晓敏, 曲均革, 凌庆枝, 等. 黄芩苷与橙皮苷对顺铂所致小鼠肝损伤的保护作用比较 [J]. 辽宁中医药大学学报, 2011, 13（6）: 59-61.

[23] 黄文剑, 陈茂剑, 孙婷, 等. 橙皮苷对四氯化碳致小鼠急性肝损伤的保护作用 [J]. 广东医学, 2014, 35（20）: 3136-3139.

[24] 李慧, 杨中林. 橙皮苷降血脂作用的实验研究 [J]. 中医药学报, 2010, 38（1）: 23-24.

[25] 蔡莉，李荣，胡成穆.橙皮苷治疗大鼠非酒精性脂肪肝的研究 [J].中药药理与临床，2009，25（3）：18-20.

[26] 吴芙蓉，李俊，任丹阳，等.橙皮苷抗大鼠肝纤维化作用的实验研究 [J].安徽医科大学学报，2011，46（4）：358-361.

[27] 国家药典委员会.中华人民共和国药典 [M].北京：中国医药科技出版社，2010.

[28] 隋艳华.香附，青皮，刺梨，茵陈，西南獐牙菜对大鼠胆汁分泌作用的比较 [J].河南中医，1993，13（1）：19-20.

[29] 郭延，周维.14种中药对胆囊运动功能影响的B超观察 [J].本钢医药，1996，23（2）：62-93.

[30] BOK S H, LEE S H, PARK Y B, et a1.Plasma and hepaticcholesterol and hepatic activities of 3-hydroxy-3-methyl-glu-taryl-CoAreductase and acyi CoA：cholesterol transferaseate lower in rats fed citrus peel extract or mixture of citrusbioflavonoids[J]. J Nutr, 1999, 129（6）：1182-1185.

[31] SEO H J, JEONG K S, LEE M K, et al.Role of naringin supplement in regulation of lipid andethanol metabolism in rats[J].Life Science, 2003, 73（7）：933-946.

[32] 钱俊臻，王伯初.橙皮苷的药理作用研究进展 [J].天然产物研究与开发，2010，22（11）：176-180.

[33] LEFEBVRE P, CHINETTI G, FRUCHART J C, et al.Sorting out the roles of PPAR-α inenergymetabolism and vascular homeostasis[J]. J Clin Invest, 2006, 116（3）：571-580.

[34] 周玉英，曾耀英，黄秀艳，等.橙皮素对小鼠 T 淋巴细胞体外活化与增殖的影响 [J].细胞与分子免疫学杂志，2009，25（4）：315-318.

[35] 隋艳华，赵加泉，崔世奎，等.香附、青皮、刺梨、茵陈、西南獐牙菜对大鼠胆汁分泌作用的比较[J].河南中医，1993，13（1）：19-20.

[36] 季宁平，周莉江，严鑫，等.醋制香附不同提取部位对肝郁血瘀模型大鼠的的影响 [J].中药与临床，2017，8（2）：57-60.

[37] SINGH P, KHOSA R L, MIAHRA G, et al. Antidiabetic activity of ethanolic extract of Cyperus rotundus rhizomes in streptozotocin-induced diabetic mice[J].Journal of Pharmacy & Bioallied Sciences, 2015, 7（4）：289-292.

[38] RAUT N A, GAIKWAD N J.Antidiabetic activity of hydro-ethanolic extract of Cyperus rotundus in alloxan induced diabetes in rats[J]. Fitoterapia, 2006, 77（7）：585-558.

[39] ARDESTANI A, YAZDANPARST R.Cyperusrotundus suppresses AGE formation and protein oxidation in a model of fructose-mediated protein glycoxidation[J].International Journal of Biological Macromolecules, 2007, 41（5）：572-578.

[40] 方国英，王天勇，白云霞.香附有效成分的提取及其抗肿瘤药效的实验研究 [J].中华危重症医学杂志（电子版），2015，8（4）：261-263.

[41] 宋必卫，章方珺，刘洁琼，等.香附超临界 CO_2 提取物体外抗肝癌作用 [J].浙江工业大学学报，2016，44（6）：645-648.

[42] 徐晓婷，邓志鹏，仲浩，等.香附化学成分及药理作用研究进展 [J].齐鲁药事，2012，31（8）：473-475.

[43] 王红勋.枳实与枳壳的现代药理与临床应用研究 [J].中国卫生标准管理，2014，5（16）：39-40.

[44] LIM S W, LEE D R, CHOI B K, et al.Protective effects of a polymethoxy flavonoids-rich Citrus aurantium peel extract on liver fibrosis induced by bile duct ligation in mice[J].Asian Pac J Trop Med, 2016, 9（12）：1135-1141.

[45] KIM G S, PARK H J, WOO J H, et al.Citrus

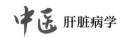

aurantium flavonoids inhibit adipogenesis through the Akt signaling pathway in 3T3-L1 cells[J].BMC Complement Altern Med，2012，12（1）：1-10.

[46] MERCADER J，WANECQ E，CHEN J，et al.Isopropylnorsynephrine is a stronger lipolytic agent in human adipocytes than synephrine and

other amines present in Citrus aurantium[J].J PhysiolBiochem，2011，67（3）：443-452.

[47] 吴芙蓉，姜玲，何晓丽，等.橙皮苷对化学性肝纤维化大鼠 α-SMA 表达的影响 [J]. 安徽医药，2015，19（12）：2267-2271.

[48] 曲中原，冯晓敏，邹翔，等. 枳实研究进展 [J]. 食品与药品，2017，19（6）：455-459.

第六章　清热凉血药

⊙ 玄参

【性味归经】甘、苦、咸，微寒。归肺、胃、肾经。

【功效主治】清热凉血，滋阴降火，解毒散结。主治：热入营血，温毒发斑，热病伤阴，舌绛烦渴，津伤便秘，骨蒸劳嗽，目赤，咽痛，白喉，瘰疬，痈肿疮毒。

【肝脏病药理】

1. **保肝**　有报道指出，哈帕俄苷、哈帕苷具备保肝和免疫增强作用。Garg 等 [1] 在硫乙酰胺（TAA）诱导的大鼠肝损伤模型中，对血液中谷丙转氨酶等多个指标进行测定后发现：S.koelzii L. 的氯仿提取物和进一步分离的某些组分，以及获得的单体成分均有良好的保肝作用。京尼平苷对实验性大鼠非酒精性脂肪肝具有保护作用，其机制可能与抗氧化、调控脂肪细胞因子释放以及过氧化物酶体增殖物激活受体 α（PPARα）表达有关 [2]。同时，京尼平苷还可保护小鼠肝脏的缺血再灌注损伤，与抗氧化和降低细胞凋亡有关 [3]。黄才国等 [4] 研究观察了玄参中苯丙素苷对大鼠肝损伤细胞凋亡的影响，表明玄参中苯丙素苷抗肝损伤细胞凋亡可能与其调控肝细胞凋亡相关基因有关。其采用 D- 半乳糖胺（D-GalN）造成大鼠急性肝损伤模型，

观察玄参中苯丙素苷对此模型肝细胞凋亡及相关基因表达的影响，结果显示玄参中苯丙素苷可以下调 Fas/FasL 的表达，上调 Bcl-2 蛋白表达，明显抑制模型肝细胞凋亡。

2. **降脂**　李静等 [5] 观察玄参提取物对大鼠动脉硬化及其炎症相关细胞因子的影响。试验结果显示：玄参提取物可明显降低模型大鼠胆固醇和低密度脂蛋白的水平，提高高密度脂蛋白与低密度脂蛋白的比值，降低炎症因子 TNF-α、IL-1β、IL-6 的浓度，提高抗炎因子 IL-10 的浓度，抑制动脉 NF-κB 过量表达，抑制模型大鼠动脉壁中膜的增厚。由此推断：玄参提取物可通过抗炎、调脂作用治疗脂肪肝。

3. **抗肝纤维**　倪正等 [6] 通过实验证明玄参水、石油醚、醇提取物有明显降低PAI-1 的作用，其中石油醚提取物的作用最强，与阿司匹林组比较有显著差异，与生理盐水对照组相同剂量的丹参水提取液对照组比较也有显著差异，由此推断玄参提取物可用于肝纤维化的治疗。

【毒副作用】玄参有一定的毒副作用。S.grossheimi 中分离的总黄酮苷元素偏低，小鼠口服急性 LD_{50} 为 555mg/kg，腹腔注射为 323mg/kg；玄参所含皂苷具有溶血与局部刺激的作用 [7]。

⊙ 地黄

【性味归经】甘、苦，微寒。归心、肝、肾经。

【功效主治】清血热，益阴血，通血脉。主治：温病发热，黄疸，血热所致的吐血、衄血、崩漏、尿血、便血，消渴，骨蒸劳热，经闭，产后腹痛，痹痿，跌打损伤。

【肝脏病药理】

1. **降低血氨** 慢性乙型肝炎患者口服鲜地黄联合基础治疗（静脉给予谷胱甘肽、口服熊去氧胆酸）14 天，与口服乳果糖联合基础治疗相比，内毒素水平及肝功能中血清谷丙转氨酶（GPT）、总胆红素（TBIL）降低[8]。鲜地黄具有缓泻作用，能够保护肠黏膜屏障，提高肝脏巨噬细胞的吞噬功能，改善内毒素血症[9]。鲜地黄（7.5ml/kg）可能通过降低内毒素水平抑制肝脏库普弗细胞的激活从而减少炎症因子（TNF-α、IL-1）的释放，降低血清 GPT 水平[10]。

2. **保肝** 地黄中的麦角甾苷和吉奥诺苷 B1 能与肝细胞结合，对 H_2O_2 诱导的肝细胞损伤具有一定的保护作用[11]。地黄苷、sculponiside、阿克替苷、红景天苷、jionosides A1、jionosides B1 一定浓度下具有抗对乙酰氨基酚诱导肝细胞的损伤作用[12]。

3. **抗氧化** 地黄单味药水煎剂可增强谷胱甘肽过氧化物酶（GSH-Px）的活性，使过氧化脂质（LPO）降低[13]。地黄寡糖对 CCl_4 所致氧化应激性肝损伤具有保护作用[14]。

4. **促凝血** 鲜地黄（9g/kg）能够改善异常的血液流变学及凝血功能指标[15]。

【毒副作用】在熟地黄化学成分研究中发现，5- 羟甲基糠醛（5-HMF）含量有较大的变化，随着蒸制时间的增加，5-HMF 的含量也在增加。5-HMF 是葡萄糖等单糖化合物在高温或弱酸等条件下脱水生成的一个醛类化合物。高效液相色谱分析（HPLC）的 5-HMF 含量测定为熟地黄（0.034%）>生地黄（0.004 2%）>鲜地黄[16]。有实验研究证明，5-HMF 有一定的毒副作用，对人体横纹肌及内脏有损害，具有神经毒性，能与人体蛋白结合产生积累中毒[17]。目前 5-HMF 仍被作为葡萄糖输液中的有害物质加以含量控制。

⊙ 牡丹皮

【性味归经】苦、辛，微寒。归心、肝、肾经。

【功效主治】清热凉血，活血化瘀。主治：热入血分，惊痫，温毒发斑，吐血衄血、便血，夜热早凉，骨蒸劳热，闭经痛经，癥瘕，痈肿疮毒，跌仆损伤。

【肝脏病药理】其已知成分主要有：根含丹皮酚、牡丹酚苷、牡丹酚原苷、芍药苷，尚含挥发油 0.15%～0.4% 及植物甾醇等。

1. **保肝及抑制纤维化** Pae 是牡丹皮的主要提取物之一，能够抑制酒精诱导肝细胞的 GPT、GOT 和丙二醛（MDA）释放，具有对肝细胞损伤的直接保护作用[18-19]。肝星状细胞（HSCs）参与肝纤维化的进程，而丹皮酚能够抑制肝星状细胞增殖、促进其凋亡，并抑制肝星状细胞胶原及 α-SMA 合成，发挥抗肝纤维化作用[20]。另一方面，氧化应激作为肝纤维化时肝细胞损伤的一个重要机制，Pae 能明显降低机体内氧化应激指标谷胱甘肽转移酶（GST）、MDA 水平，增加超氧化物歧化酶（SOD）及谷胱甘肽（GSH）水平，抑制 collagen Ⅰ mRNA 表达，从而改善肝纤维化[21]。

2. **调节肝脏脂质代谢** Pae 能显著减少 TNF-α 的生成，从而减少肝脂肪聚集，减轻肝脏炎症反应，并能够降低血清和肝脏 FFA 含量；CYP2E1 氧化乙醇时产生活性氧作为酒精性脂肪性肝病导致肝损害的重要机制，丹皮酚可抑制 CYP2E1 的表达，起到抗氧化、减少肝脏脂质过氧化的作用[19]。Pae 还能够降低高脂诱导大鼠 NAFLD 模型的血清 GPT、TG、LDL-C 水平，对高脂诱导大鼠 NAFLD 模型的肝脏具有一定保护作用[22]。

3. **抗肝肿瘤** Pae 可以通过上调 Caspase-9 的表达启动凋亡，同时下调 NF-κB p65 的表达阻止各种凋亡抑制因子生成，进一步诱导肝癌细胞的凋亡[23]。Pae 通过降低 JAK-STAT 信号通路蛋白表达，抑制肝癌细胞 HepG2 增殖，诱导其凋亡，从而发挥抗肝肿瘤作用[24]。

⊙ 赤芍

【性味归经】苦，微寒。归肝经。

【功效主治】清热凉血，散瘀镇痛。主治：热入营血，温毒发斑，血热吐衄；目赤肿痛，痈肿疮疡；肝郁胁痛，经闭痛经，癥瘕腹痛，跌仆损伤。

【肝脏病药理】

1. **保肝利胆** 赤芍对大鼠急性淤胆型肝炎有显著的保护作用，可明显改善总胆红素（TBIL）、直接胆红素（DBIL）等血清学指标及肝组织病变，且具有一定的量效关系。赤芍总苷对小鼠胆汁淤积型肝损伤具有良好的保护作用，其作用机制可能与其增加胆汁分泌量、提高肝药酶及肝组织中尿苷二磷酸葡萄糖醛酸转移酶（uridine diphosphoglucuronyl transferase，UDPGT）的活性有关[25-26]。芍药苷可显著降低小鼠血清中 GOT、GPT 水平，表明芍药苷对脂多糖引起的肝损伤有一定的保护作用[27]。

2. **抗纤维化** 赤芍水提取物对取的犬血清对乙醛造模后的肝星状细胞具有明显的抑制增殖和促凋亡作用。芍药苷能通过降低血清 TNF-α、IL-6，提高血清 IL-10 而对四氯化碳所致的肝纤维化大鼠具有

明显的治疗作用。吡喹酮治疗前给予芍药苷，能明显降低肝虫卵肉芽肿和肝纤维化程度，减少肝组织 TGF-β₁、α-SMA 的表达[28-31]。

3. **促进肝细胞再生** 赤芍可有效促进大鼠 90% 肝叶切除后肝衰竭模型肝细胞再生[32]。

4. **调节免疫** 赤芍注射液对卡介苗和脂多糖诱导的小鼠免疫性肝损伤有一定的保护性作用，赤芍总苷亦具有调节免疫的功能，可逆转化疗后小鼠免疫抑制状态[33-34]。

5. **抗肝肿瘤** 赤芍总苷对 HepA 肝癌小鼠肿瘤生长有明显抑制作用，并可诱导肿瘤细胞凋亡[35]。芍药苷能逐渐降低 HepG2 肝癌细胞活力，并能提高 Caspase-3 活性，抑制细胞核内 NF-κB p65 磷酸化，IκBα 磷酸化，从而促进细胞凋亡[36]。

⊙ 紫草

【性味归经】甘、咸、寒。归心、肝经。

【功效主治】清热凉血，活血解毒，透疹消斑。主治：温热斑疹，湿热黄疸，紫癜，吐、衄、尿血，淋浊，热结便秘，烧伤，湿疹，丹毒，痈疡。

【肝脏病药理】

1. **保肝及抑制纤维化** 紫草提取物具有明显的保肝作用，紫草提取物 AEJ-Ⅰ、AEJ-Ⅱ可以通过清除自由基活性、保护细胞膜和抗氧化作用从而保护肝细胞[37-39]。紫草多糖（lithospermumerythrorhizon polysaccharide，LEP）能够降低肝细胞肝组织内一氧化氮（NO）、一氧化氮合酶（NOS）水平，抑制肝内丙二醛（MDA）生成，提高超氧化物歧化酶（SOD）及谷胱甘肽（GSH）活力，从而降低肝细胞氧化应激水平，此外，LEP 还能够使 TNF-α、IL-6 和 IL-1β 水平降低，以减轻炎症反应，从而保护肝细胞[40]。紫草萘醌类化合物能够保持肝组织抗氧化酶的活性，改善肝组

织自由基清除能力和代谢水平，还能够保护肝线粒体 Na^+/K^+-ATPase、Ca^{2+}/Mg^{2+}-ATPase 活性，起到保护肝细胞作用[41]。紫草素能够通过抑制转化生长因子 -β_1/Smads 途径和减少自噬来减轻肝纤维化[42]。

2. 抑制脂肪形成　紫草的乙酰提取物乙酰紫草素（acetylshikonin，AS）可以显著减少 3T3-L1 细胞中的脂肪形成转录因子，通过抑制参与脂肪生成途径的基因表达从而减少脂肪堆积及肝脏脂肪水平，预防肥胖[43]。AS 在预防高脂饮食诱导的肥胖方面，不但能够降低肝脏质量和血清甘油三酯、游离脂肪酸水平，还能抑制脂肪形成分化转录因子的表达，并降低激素敏感性脂肪酶（hormone-sensitive triglyceride lipase，HSL）和脂肪甘油三酯脂肪酶（adipose triglyceride lipase，ATGL）的表达，此外，AS 处理诱导脂解，导致甘油释放并且蛋白激酶（protein kinase，PK）和 HSL 磷酸化增加，从而起到抑制脂肪形成作用[44]。

3. 抗肝癌　紫草素能够提高 HepG2 细胞增殖抑制率，延长细胞周期 G0/G1 期并缩短 G2/M 期，提高 HepG2 细胞凋亡率，从而表现出对 HepG2 细胞生长的抑制作用；另一方面，紫草素能够上调 Bax mRNA 表达并下调 Bcl-2 mRNA 表达、提高 Bax/Bcl-2 表达比值、上调 Caspase-3 蛋白表达，从调节细胞周期以及凋亡相关基因、蛋白表达等方面发挥抗肝癌作用[45]。

【毒副作用】高剂量长期服用紫草有轻微毒性反应。新疆紫草的石油醚提取物喂养小鼠的半数致死量为 3.48g/kg，随着给药剂量增加，小鼠活动减少、反应迟钝、背毛凌乱，摄食量开始逐渐减少，体重也随之下降，血清 GPT、GOT 显著升高，血清 TP、ALB 和 A/G 值明显降低，且肝组织切片见部分肝细胞出现水肿，细胞体积增大，空泡变性，胞浆疏松淡染，细胞核染色加深且大小不等，因此表明新疆软紫草石油醚提取物在小鼠体内蓄积具有一定肝毒性[46]。

（陈少东）

参考文献

[1] 王博. 玄参属植物的化学成分和药理活性研究进展 [J]. 化工设计通讯，2018，44（6）：211.

[2] MA T, HUANG C, ZONG G, et al.Hepatoprotective effects of geniposide in a rat model of nonalcoholic steatohepatitis[J]. Journal of Pharmacy & Pharmacology, 2011, 63（4）：587-593.

[3] KIM J, KIM H Y, LEE S M.Protective effects of geniposide and genipin against hepatic ischemia/reperfusion injury in mice[J]. Biomolecules Therapeutics, 2013, 21（2）：132-137.

[4] 黄才国，李医明，贺祥，等. 玄参中苯丙素苷对大鼠肝损伤细胞凋亡的影响 [J]. 中西医结合肝病杂志，2004，14（3）：160-161.

[5] 李静，陈长勋，高阳，等. 玄参提取物抗炎与抗动脉硬化作用的探索 [J]. 时珍国医国药，2010，21（3）：532-534.

[6] 倪正，蔡雪珠，黄一平，等. 玄参提取物对大鼠血液流变性凝固性和纤溶活性的影响 [J]. 中国微循环，2004，8（3）：512-153.

[7] 张建春，朱建美. 玄参的化学成分与药理活性研究进展 [J]. 山东医药工业，2003，22（1）：25-26.

[8] 沈南兰，雷金艳，郭丽颖. 鲜生地改善慢性乙型肝炎患者胃肠功能临床研究 [J]. 河北医药，2012，34（13）：2054-2055.

[9] 郭丽颖，贾建伟. 鲜地黄在慢性肝炎中临床应用研究 [C]// 中华中医药学会第十五届内科肝胆病学术会议暨国家中医药管理局专科专病协作组（肝病组、传染病组）会议论文汇编.2012：223-224.

[10] 房杰，孙兰菊，陈明慧，等. 鲜生地对肝损

伤模型大鼠枯否细胞功能的影响 [J]. 山东医药, 2012, 52 (12): 66-68.

[11] 付锦楠, 张文萌, 孙立新, 等. 中药地黄中抗化学性肝损伤的活性成分研究 [J]. 江西科学, 2014, 32 (3): 295-300.

[12] 刘彦飞. 地黄活性物质与功能研究 [D]. 北京: 北京协和医学院, 2013.

[13] 李献平, 刘敏, 刘世昌, 等. 四大怀药延缓衰老作用的研究 [J]. 中西医结合杂志, 1991, 11 (8): 486-487.

[14] ZHANG R, ZHAO Y, SUN Y, et al.Isolation, characterization, and hepatoprotective effects of the raffinose family oligosaccharides from Rehmannia glutinosa Libosch[J].J Agric Food Chem, 2013, 61 (32): 7786-7793.

[15] 贾秀梅, 张振凌, 吴瑞环. 鲜地黄及保鲜加工品对血热出血模型大鼠凉血止血药效比较 [J]. 中国实验方剂学杂志, 2014, 20 (6): 127-132.

[16] 王宏洁, 金亚红, 李鹏跃, 等. 鲜、生、熟地黄药材中 3 种活性成分含量的比较 [J]. 中国中药杂志, 2008, 33 (15): 1923-1925.

[17] 刘朵, 章丹丹, 卞卡. 地黄药理药化及配伍研究 [J]. 时珍国医国药, 2012, 23 (3): 748-750.

[18] 颜贵明, 戴敏, 宣自华, 等. 丹皮酚对急性肝细胞损伤的保护作用 [J]. 中成药, 2015, 37 (4): 854-858.

[19] 颜贵明, 戴敏, 宣自华. 丹皮酚对酒精性脂肪肝大鼠的治疗作用 [J]. 中药材, 2015, 38 (3): 550-555.

[20] 邱智辉, 张福萍, 张洁云, 等. 丹皮酚对人肝星状细胞 α-SMA 表达的影响 [J]. 新发传染病电子杂志, 2016, 1 (1): 35-37.

[21] 覃星柳, 杨萍. 丹皮酚对大鼠肝纤维化治疗作用的实验研究 [J]. 河北中医, 2015, 37 (4): 546-549.

[22] 汪荣军, 姜云, 颜贵明, 等. 丹皮酚对高脂饮食诱导大鼠非酒精性脂肪肝的保护作用 [J]. 中医药临床杂志, 2018, 30 (6): 1063-1067.

[23] 杨春, 张春虎, 尚娇, 等. 丹皮酚对裸鼠肝癌原位移植瘤凋亡、NF-κB p65 及 Caspase-9 的影响 [J]. 辽宁中医药大学学报, 2018, 20 (6): 21-24.

[24] 于洋洋, 梁明辉. 丹皮酚对肝癌细胞增殖凋亡及 JAK-STAT 信号通路的影响 [J]. 中国老年学杂志, 2017, 37 (7): 1591-1593.

[25] 葛文龙, 窦志华, 罗琳, 等. 赤芍总苷对 α-萘异硫氰酸酯诱导的小鼠胆汁淤积型肝损伤的保护作用 [J]. 时珍国医国药, 2010, 21 (11): 2881-2882.

[26] 魏思思, 赵艳玲, 江凤娟, 等. 重用赤芍治疗 ANIT 诱导大鼠急性淤胆型肝炎的研究 [J]. 中国实验方剂学杂志, 2012, 18 (12): 151-155.

[27] 刘玲, 赵建龙. 芍药苷对脂多糖诱导的小鼠急性肝损伤的保护作用 [J]. 中国临床药理学杂志, 2016, 32 (5): 433-436.

[28] 赵建学, 郭海燕, 陆玮婷, 等. 芍药苷对肝纤维化模型大鼠血清 TNF-α、IL-6 与 IL-10 的影响 [J]. 医药导报, 2010, 29 (2): 168-170.

[29] 储德勇, 李丛磊, 杨枫, 等. 芍药苷对日本血吸虫感染小鼠肝组织免疫病理的影响 [J]. 中国寄生虫学与寄生虫病杂志, 2008, 26 (1): 3-15.

[30] 江一墩, 李军祥, 韩海啸, 等. 赤芍水提物对肝星状细胞 HSC-T6 中 bax、bcl-2、caspase-3 蛋白表达的影响 [J]. 北京中医, 2007, 26 (4): 247-249.

[31] 韩海啸, 李军祥, 刘大新, 等. 赤芍水提物对肝星状细胞株 HSC-T6 促凋亡作用的实验研究 [J]. 深圳中西医结合杂志, 2007, 17 (1): 1-5.

[32] 张荣臻, 毛德文, 王秀峰, 等. 大黄、赤芍对术后肝衰竭大鼠肝功能的影响 [J]. 辽宁中医杂志, 2011, 54 (11): 2272-2273.

[33] 陈英利, 邢杰, 吕跃山, 等. 黄芪、赤芍对小鼠免疫性肝损伤的保护作用 [J]. 贵阳医学

院学报，2008，33（4）：357-359.

[34] 吕跃山，邢杰，陈英利，等.黄芪赤芍对小鼠免疫性肝损伤抗氧化作用的实验研究[J].中华中医药学刊，2008，26（2）：302-303.

[35] 许惠玉，陈志伟，王继峰，等.赤芍总苷对HepA肝癌小鼠肿瘤细胞凋亡的影响[J].中草药，2007，37（9）：1364-1367.

[36] 张亚武，权柯.芍药苷对HepG2肝癌细胞凋亡的诱导作用[J].西部中医药，2016，29（5）：23-25.

[37] 刘燕，买尔旦·马合木提，尼加提·热合木.新疆紫草提取物对小鼠免疫性肝损伤的保护作用[J].新疆医科大学学报，2006（6）：471-473.

[38] 刘燕，买尔旦·马合木提，尼加提·热合木.新疆紫草提取物对小鼠急性四氯化碳性肝损伤的保护作用[J].时珍国医国药，2006（9）：1676-1678.

[39] 买尔旦·马合木提，刘燕，古丽仙·胡加等.新疆紫草提取物对小鼠急性酒精性肝损伤的保护作用[J].中国药物与临床，2007（4）：284-286

[40] 张博，谢云亮.紫草多糖对CCl₄诱导的急性肝损伤小鼠的保护作用及机制研究[J].现代免疫学，2018，38（2）：135-139.

[41] 徐小仙，熊正英.紫草提取物对疲劳大鼠的肝组织保护作用[J].食品科学，2015，36（21）：238-242.

[42] LIU T, XU L, WANG C, et al.Alleviation of hepatic fibrosis and autophagy via inhibition of transforming growth factor-β_1/Smads pathway through shikonin[J].J Gastroenterol Hepatol，2019，34:263-276.

[43] GWON S Y, AHN J Y, CHUNG C H, et al.Lithospermumerythrorhizon suppresses high-fat diet-induced obesity, and acetylshikonin, amain compound of Lithospermum erythrorhizon, inhibits adipocyte differentiation[J].J Agric Food Chem, 2012, 60（36）：9089-9096.

[44] SU M, HUANG W, ZHU B.Acetylshikonin fromzicao prevents obesity in rats on a high-fat diet by inhibiting lipid accumulation and inducing lipolysis[J].Plos One, 2016, 11（1）：e0146884.

[45] 张萍.紫草素对人肝癌HepG2细胞生长的影响及机制研究[J].中医药信息，2017，34（4）：10-14.

[46] 戴冰，曹璐婷，肖子曾，等.新疆软紫草石油醚提取物对小鼠及其靶器官的毒性影响[J].中药药理与临床，2015，31（1）：147-150.

第七章　清热泻火药

⊙ 决明子

【性味归经】苦甘，凉。归肝、肾经。

【功效主治】清肝，明目，利水，通便。主治：目赤肿痛、羞明多泪、头痛眩晕、目暗不明、大便秘结等。

【肝脏病药理】

1. 调节血脂　决明子乙酸乙酯提取物和水提取物均有显著的降低血清总胆固醇和甘油三酯的作用，其中乙酸乙酯提取物的降脂效果优于水提取物，其在0.75～1.00g/（kg·d）时降脂效果最佳；决明子70%乙醇提取物和水提醇沉物虽也有一定的降血脂作用，但与对照组相比差异无统计学意义。提示决明子乙酸乙酯提取物为决明子降血脂的有效活性部位，其有效剂量范围在 0.50～1.25g/（kg·d）之间[1]。有研究用色谱法分离决明子降血脂的有效部位[2]，从决明子降血脂的有效部位分得 6 个单体化合物，分别鉴定为钝叶素（Ⅰ）、橙黄决明素（Ⅱ）、钝叶决明素苷（Ⅲ）、钝叶素苷（Ⅳ）、大豆苷（Ⅴ）和 cassitoroside（Ⅵ）。另有研究[3]运用低密度脂蛋白受体（low-density lipoprotein receptor，LDLR）报告基因模型对六种化合物的有效成分进行分析，结果显示化合物Ⅱ能明显增强荧光素酶的活性，说明其能明显增强低密度脂蛋白的基因表达，从而有效降低血脂含量。提示化合物Ⅱ（橙黄决明素）为决明子降血脂的有效成分，决明子提取物对非酒精性脂肪肝大鼠有着调脂保肝效果[4]。

2. **保肝** 决明子提取物对四氯化碳中毒小鼠肝脏有弱的解毒作用[5]。并且对四氯化碳小鼠急性肝损伤有保护作用[6]。灌胃大鼠 5g/kg、10g/kg 决明子水提取物，连续 5d，第 6 日给予模型对照组和给药组小鼠腹腔注射 0.15% 四氯化碳溶液 10ml/kg，给予正常对照组大鼠腹腔注射等体积生理盐水。24h 后摘眼球取血，离心取血清测血清 GPT、GOT 活性。结果显示，决明子水提取物可显著降低血清 GPT、GOT 活性，增加肝线粒体 SOD、GSH-Px 活性，降低 MDA 含量。在酒精性肝损伤中，决明子提取物也能显著降低醉酒率，并明显抑制肝脏指数的增大、血清 TG 和肝脏 TG 水平的升高[7]。在对不同成分的保肝作用研究中发现[8]，5 种决明子提取物中，除石油醚部分外，其余各组均有显著降低转氨酶活性的作用；游离型和结合型蒽醌均有显著的降低转氨酶活性作用。总蒽醌类成分是保肝降酶的主要活性成分。研究发现，决明子乙酸乙酯提取物对肝纤维化小鼠有一定的保护作用，其作用机制可能与抑制脂质过氧化有关[9]。决明子总蒽醌对小鼠免疫性肝损伤动物模型具有保护作

用，该作用与其具有的抗炎及调节 T 淋巴细胞亚群比例等作用有关[10]。

【毒副作用】将相当于含生药量 5g/kg、15g/kg、25g/kg、35g/kg、45g/kg 的决明子乙醇提取物掺入饲料饲喂大鼠 13 周，可见肾脏肿大、肾小管上皮细胞内有褐色颗粒样物质沉积；肠系膜淋巴结色素沉积、反应性增生；结肠直肠固有层色素沉积、结肠浅表性黏膜炎；睾丸曲细精管萎缩、无生精细胞，提示决明子不宜长期大量服用[11]。

⊙ 栀子

【性味归经】苦，寒。归心、肺、三焦经。

【功效主治】泻火除烦，清热利尿，凉血解毒。主治：热病心烦，肝火目赤，头痛，湿热黄疸，淋证，血热吐衄，目赤肿痛，火毒疮疡，扭挫伤痛。

【肝脏病药理】

1. **保肝利胆** 栀子提取物具有明显的利胆作用和保肝作用，可促进急性肝损伤模型大鼠胆汁流量，使总胆红素（TBIL）和总胆固醇（total cholesterol，TC）排泄增加，降低急性损伤小鼠的 GPT 活性，使肝细胞坏死、肝细胞变性等明显改善[12]。采用肝细胞萃取 HPLC 分析法分析栀子中保肝作用的活性成分，可检测到栀子水提液的主要保肝效应成分，初步确定为 2 个，其中 1 个为栀子苷，另 1 个有待进一步鉴定[13]。京尼平苷对多种原因引起的急慢性肝损害具有保护作用，实验表明，京尼平苷能够降低急性酒精性肝损伤模型小鼠的动物死亡率，降低小鼠血清中 GPT、GOT 的含量，抑制肝内丙二醛（MDA）生成，改善肝脏病理变化[14]。栀子苷（100mg/kg）对 CCl_4 诱导的大鼠慢性肝损伤也具有保护作用，能显著改善肝损伤大鼠血清中 GOT、GPT 水平，提高肝组织中超氧化物歧化酶（SOD）、过氧化氢酶（CAT）和谷胱甘肽（GSH）的活力，降低

肝组织中 MDA 的含量，并减轻组织炎症及纤维化[15]。通过测定大鼠胆汁分泌量观察栀子提取物京尼平苷和西红花苷的利胆作用，发现 50mg/kg 和 100mg/kg 的京尼平苷均可显著增加大鼠胆汁流量，降低胆汁内胆固醇含量，增加胆汁内 HCO_3^- 浓度，但对胆汁酸、胆红素、Ca^{2+} 含量无显著影响；同等剂量的西红花苷无利胆作用，京尼平苷是栀子利胆的有效成分[16]。栀子根醇提物对 CCl_4 致急性肝损伤的小鼠有明显的保肝疗效，其机制可能与抗氧化作用、胆汁酸胆红素代谢的调节有关[17]。

2. **调节脂质代谢**　栀子可降低血清 GPT 及 TC 含量，对高脂饮食诱导的非酒精性脂肪性肝病有较好的干预作用[18]。目前，有报道的具有调节血脂作用的栀子有效成分主要有栀子苷、绿原酸、藏红花素和藏红花酸等。栀子及提取物能在一定程度上降低 2 型糖尿病大鼠的高血糖和高血脂，采用栀子水提取物（2g/kg）、环烯醚萜苷（0.03g/kg）、京尼平苷（0.003g/kg）、西红花总苷（0.02g/kg）、二甲双胍（0.25g/kg）灌胃 2 型糖尿病模型大鼠，栀子水提物、西红花苷和京尼平苷能明显降低高糖高脂大鼠的 TC 和 TG 水平，栀子水提物和西红花苷能升高高密度脂蛋白胆固醇，西红花苷能降低低密度脂蛋白胆固醇，栀子水提物为其降糖降脂的有效部位，京尼平苷对降低血清胰岛素、提高胰岛素敏感指数和降低血脂都有明显疗效，而西红花苷降低血脂的效果较为突出[19]。栀子有效成分栀子苷和绿原酸与白术多糖结合可上调 P-ACC 蛋白的表达，同时降低 ChREBP 和 SCD-1 蛋白的表达以显著防治高脂肪饮食诱导大鼠肝脂肪沉积和损伤[20]。藏红花素及其代谢产物藏红花酸的抗高血脂作用，其 IC_{50} 分别为 2.7mg/ml 和 2.1mg/ml，栀子及其有效成分藏红花素的降脂作用可能主要源于对胰脂酶的抑制，而藏红花素的代谢产物藏红花酸可表现出更明显的抑制胰脂酶以及改善高血脂的能力[21]。

3. **抗纤维化**　栀子苷具有改善肝纤维化的作用。雄性 C57 小鼠采用腹腔注射 CCl_4 构建肝纤维化模型，同时采用栀子苷干预性灌胃给药，与纤维化模型组相比，栀子苷治疗组血清 GPT、GOT 水平及肝脏组织中羟脯氨酸水平明显降低，并可显著抑制肝组织中 TGF-β_1 和 α-SMA 的蛋白表达[22]。研究发现，栀子苷具有较好的抗纤维化作用，其作用机制可能与抑制肝脏组织 TGF-β_1、TIMP-1 表达，从而促进肝纤维化的逆转有关[23]。

4. **抗嗜肝类病毒**　用 HCV 体内感染裸鼠模型筛选 20 种常用清热解毒类中药，以寻找有效的抗丙型肝炎药物，发现龙胆草、黄芩、山豆根、栀子、苦参 5 味中药组，用药 3 个月后血清 HCV RNA 含量明显下降，可明显抑制 HCV RNA 的复制[24]。通过胫静脉注射雏鸭 DHBV-DNA 阳性血清，观察经验复方"复肝灵"（草木樨、茵陈、金钱草、黄芩、栀子等）的体内抗乙肝病毒作用，发现"复肝灵"各剂量组鸭血清 DHBV-DNA 水平在给药后均有不同程度的下降，尤以大剂量组为显著，呈现出剂量依赖关系[25]。

【毒副作用】超大剂量栀子具肝毒性，因此，要避免大剂量的应用。栀子水提物（3.08g/kg，相当于生药 9g/kg，即相当于 60kg 重成人剂量为 540g）、醇提物（1.62g/kg，相当于生药 9g/kg）、栀子苷（0.28g/kg）具有肝毒性，可导致大鼠肝重增加，肝指数增大，GPT、GOT 活性增高，TBIL 含量增加；光镜下可见明显的肝细胞肿胀、坏死，大量炎症细胞浸润等形态改变[26]。有报道指出，栀子苷对大鼠和小鼠的肝毒性存在差异，0.28g/kg 的栀子苷可导致 SD 和 Wistar 大鼠的肝重量增加，脏器指数增大，GPT、GOT 活性增高，TBIL 含量增加。小鼠的肝毒性不明显，0.56g/kg 的栀子苷对 ICR 小鼠灌胃给药 3 天后未表现出明显肝毒性，1.86g/kg 栀子苷可导致小鼠血清 GPT 活性增高，TBIL 含量增加[27]。另有研究分别以高、中、低剂量的栀子水提液每天灌胃 C57 雄性小鼠，2 周后逐批处死，观察肝脏病理学和血清生化指标的变化，发现高剂量的栀子水提液（相当于临床成人剂量 36g）应用 6 周，对肝细胞的损伤很明显，且健脾保肝方尚不足以对抗高剂量栀子的肝损伤，而中、低剂量的栀子则没有明显影响[28]。此外，有研究比较茵陈蒿汤中其他药物与栀子合用对大鼠肝毒性及作用环节，发现栀子（生药 12g/kg）肝毒性的机制与氧化应激、炎症反应诱导肝细胞的坏死及凋亡有关，茵陈蒿汤中的其他中药组方使用可减轻栀子的肝毒性[29]。栀子苷剂量超过 180mg/kg（约折合栀子生药量 55g/d）连续灌胃给药 14d 可对正常及黄疸模型大鼠造成肝、肾损伤；且剂量超过 60mg/kg 时即会加重黄疸模型大鼠已有的肝损伤，随剂量增加病变程度加重[30]。

⊙ 夏枯草

【性味归经】辛、苦，寒。归肝、胆经。

【功效主治】清热泻火，明目，散结消肿。主治：目赤肿痛、头痛眩晕、目珠夜痛，耳鸣，瘰疬、瘿瘤，乳痈肿痛。

【肝脏病药理】

1. **保肝、抗肝炎** 夏枯草醇提物对因 CCl_4 致急性肝损伤的大鼠具有一定的保肝效果[31]，夏枯草醇提物中含量较丰富的黄酮类物质，可有效改善过脂质过氧化损伤，强化肝脏的抗氧化功能，进而起到有效的肝脏保护作用。此外，动物实验表明[32]夏枯草总三萜可能通过抑制过度激活的 MEK/ERK 信号通路和炎性反应减轻小鼠暴发性肝衰竭。

2. **抗肝纤维化** 肝纤维化（hepatic fibrosis，HF）是肝脏对慢性损伤的修复反应，肝星状细胞（hepatic stellate cell，HSC）激活是 HF 的中心环节。有研究结果提示夏枯草总三萜对于 CCl_4 诱导的肝纤维化具有有效的保护作用，具有减轻肝脏脂质过氧化损伤，调节脂质代谢，增强肝脏抗氧化能力作用。对肝纤维化的防治作用可能与下调 p-ERK 表达，抑制 TGF-β_1/Smad 通路有关[33]。章圣朋等[34]的研究也显示，夏枯草总三萜可明显降低模型组大鼠肝组织 α-SMA、Procollagen Ⅰ、Smad2、Smad3 含量，升高 Smad7 含量，并明显降低肝纤维化大鼠 ERK1/2 磷酸化程度，提示夏枯草总三萜对 CCl_4 诱导的肝纤维化大鼠具有保护作用，其机制可能与抑制 TGF-β/Smad 信号通路及 ERK1/2 过磷酸化有关。夏枯草硫酸多糖也具有减轻大鼠肝纤维化作用，其机制可能与抑制 Col-I、α-SMA 表达，减少细胞外基质的生成并促进细胞外基质的降解有关[35]。

3. **抗肝肿瘤** 白毛夏枯草提取物可以通过抑制肝癌细胞增生，诱导细胞凋亡，抑制肝癌血管增殖，加速肝癌细胞分化等机制来抗肝癌。研究结果表明：不同白毛夏枯草提取物对肝癌细胞 HepG2 和 SMMC-7721 均有较强的抑制作用，并且浓度越高，肝癌细胞分化越快，对肝癌细胞增生的抑制作用越明显，说明白毛夏枯草提取物对肝癌细胞的抑制有一定的浓度依赖性[36]。动物体内实验研究显示，夏枯草硫酸多糖对微血管密度（microvessels density，MVD）具有抑制作用，进而发挥抑制肝癌组织中微血管生成的作用，因此夏枯草硫酸多糖具有对肝癌血管生成的抑制作用[37]。

【毒副作用】现代药理学重点关注夏枯草及其活性成分抗肿瘤的作用，显示夏枯草及其主要成分黄酮、萜类、多糖等对人体各系统的肿瘤具有明显的抑制作用，此外，夏枯草对某些正常细胞、细菌和病毒亦有抑制作用[38]；但夏枯草属于无毒级物质，动物的急慢性毒性试验未发现夏枯草浸膏有明显的毒性作用和靶器官[39]。

（李红山、过建春）

参考文献

[1] 张荣，冯玛莉，武玉鹏，等.决明子降血脂有效部位及其量效关系的实验研究[J].中国药物与临床，2005，5（3）：183-185.

[2] 张加雄，万丽，王凌.决明子降血脂有效部位的化学成分[J].华西药学杂志，2008，23（6）：648-650.

[3] 李佰玲.浅析决明子降血脂的有效成分[J].中国实用医药，2012，7（2）：172-173.

[4] 李博萍，陈依雨，潘竞锵，等.决明子提取物对高脂-高果糖诱导非酒精性脂肪肝大鼠的调脂保肝作用[J].海峡药学，2015，27（9）：21-24.

[5] 陈蕙芳.决明子的护肝成分[J].现代药物与临床，1989（1）：24-25.

[6] 周玲.决明子水提取物对小鼠急性肝损伤的保护作用[J].四川中医，2010（12）：56-57.

[7] 牛艳芬，赵彤，曾涛，等.决明子提取物对小鼠酒精性肝损伤保护作用的研究[J].毒理学杂志，2010（1）：58-61.

[8] 田立元.决明子的不同提取物及炮制品对四氯化碳致小鼠急性肝损伤的保护作用[J].时珍国医国药，2008，19（8）：2005-2006.

[9] 黄茸茸，卢万鹏，马凤余.决明子乙酸乙酯提取物对肝纤维化小鼠脂质过氧化水平的影响[J].赤峰学院学报（自然科学版），2017（19）：72-75.

[10] 张博，谢云亮.决明子总蒽醌对小鼠免疫性肝损伤保护作用的实验研究[J].北华大学学报（自然科学版），2018，19（6）：741-744.

[11] 高芄.决明子乙醇提取物的亚慢性毒性研究[J].中国食品卫生杂志，2004，16（5）：44.

[12] 陈明，龙子江，王靓.栀子提取物保肝利胆作用的实验研究[J].中医药临床杂志，2006，18（6）：610-612.

[13] 洪敏，马宏宇，朱荃.肝细胞萃取-HPLC分析法的建立及其在栀子保肝效应物质初步分析中的应用[J].中国中药杂志，2009（4）：450-453.

[14] 付田，蒲蔷，谭健，等.栀子京尼平苷对小鼠急性酒精性肝损伤的保护作用[J].中药药理与临床，2007，23（3）：25-27.

[15] 尚新涛，张琳，祖元刚，等.京尼平苷对CCl_4诱导的大鼠慢性肝损伤保护作用研究[J].中药药理与临床，2012，28（4）：29-31.

[16] 朱振家，钱之玉，陆莉华，等.栀子提取物京尼平苷和西红花苷利胆作用的研究[J].中草药，1999，30（11）：841-843.

[17] 肖日传，罗光明，张风波，等.栀子根醇提物对CCl_4致小鼠急性肝损伤的保护作用[J].中药药理与临床，2017（3）：116-119.

[18] 李晶，刘益华，林曼婷，等.栀子与茵陈蒿汤对非酒精性脂肪性肝病大鼠脂质代谢及血清酶学影响的比较[J].中华中医药杂志，2012，27（6）：1693-1695.

[19] 费曜，朱丹平，刘凡，等.栀子对STZ诱导的2型糖尿病大鼠血糖及血脂的影响[J].中药药理与临床，2011，27（6）：49-52.

[20] 孟胜喜，胡义扬，冯琴，等.BZL方对高脂饮食诱导大鼠非酒精性脂肪肝的防治作用及其对肝脏脂肪合成环节的影响[J].中华中医药杂志，2014，29（4）：1080-1085.

[21] LEE I A, LEE J H, BAEK N I, et al. Antihyperlipidemic effect of crocin isolated from the fructus of gardenia jasminoides and its metabolite crocetin[J]. Biol Pharm Bull, 2005, 28（11）: 2106-2110.

[22] 兰天，曾志，陈颖华.栀子苷改善CCl_4引起的小鼠肝纤维化损伤的实验研究[J].第三军医大学学报，2013，35（16）：1752-1755.

[23] 付南燕，周林华，徐娟.栀子苷对肝纤维化大鼠TGF-β_1、TIMP-1表达的影响[J].宜春学院学报，2018，40（3）：42-46.

[24] 唐智敏，彭萌，詹春姣，等.以丙型肝炎病

毒体内感染裸鼠模型筛选20种常用清热解毒类中药 [J]. 中国中西医结合杂志, 2003, 23 (6): 447-448.

[25] 郭全芳. 复肝灵抗鸭体内乙型肝炎病毒的实验研究 [D]. 济南: 山东大学, 2009.

[26] 杨洪军, 付梅红, 吴子伦, 等. 栀子对大鼠肝毒性的实验研究 [J]. 中国中药杂志, 2006, 31 (13): 1091-1093.

[27] 李德凤, 成龙, 吴宏伟, 等. 京尼平苷对SD大鼠, Wistar大鼠与ICR小鼠肝毒性的比较研究 [J]. 中国实验方剂学杂志, 2007, 13 (4): 31-33.

[28] 林庆勋, 徐列明. 栀子水提液对小鼠的肝毒性及健脾保肝方的预防作用 [J]. 上海中医药大学学报, 2009, 23 (6): 59-63.

[29] 王坤, 金若敏, 陈长勋. 茵陈蒿汤与栀子肝毒性的比较研究 [J]. 中药药理与临床, 2013, 29 (1): 8-12.

[30] 张海虹, 卫璐戈, 李会芳, 等. 栀子苷对正常和黄疸模型大鼠的亚急性肝、肾毒性 [J]. 中国实验方剂学杂志, 2018, 24 (20): 140-144.

[31] 陶娜. 夏枯草醇提物对急性肝损伤大鼠的保护作用 [J]. 亚太传统医药, 2015, 11 (15): 20-21.

[32] 崔宝林, 任晓菊. MHV-3诱导小鼠暴发性肝衰竭的机制研究及夏枯草总三萜的改善作用 [J]. 中国医学前沿杂志 (电子版), 2015 (10): 133-136.

[33] 章圣朋, 何勇, 徐涛, 等. 夏枯草总三萜调控ERK、TGF-β_1/Smad通路对肝纤维化大鼠的保护作用研究 [J]. 中国药理学通报, 2015 (2): 261-265.

[34] 章圣朋, 刘晓平, 沈杰, 等. 夏枯草总三萜对乙醛刺激的肝星状细胞作用及部分机制 [J]. 中国临床药理学与治疗学, 2015, 20 (4): 404-408.

[35] 付月月, 张双霞, 张国梁. 夏枯草硫酸多糖对四氯化碳致大鼠肝纤维化的干预作用 [J]. 天津医药, 2018, 46 (2): 143-147.

[36] 吴航, 令小峰. 不同白毛夏枯草提取物抗肝癌机制分析 [J]. 陕西中医, 2017, 38 (6): 812-814.

[37] 王雅楠, 曹蕊, 朱聪, 等. 夏枯草硫酸多糖对肝癌血管生成的作用及机制研究 [J]. 中国肿瘤临床, 2014, 41 (12): 758-761.

[38] BRINDLEY M A, WIDRLECHNER M P, MC COY J A, et al. Inhibition of lentivirus replication by aqueous extracts of prunella vulgaris[J]. Virol J, 2009, 6 (8): 1-13.

[39] 赵敏, 黄俊明, 谭剑斌, 等. 夏枯草的急性毒性和亚慢性毒性试验研究 [J]. 中国卫生检验杂志, 2017, 27 (2): 174-178.

第八章 清热燥湿药

⊙ 龙胆草

【性味归经】苦, 寒。归肝、胆经。

【功效主治】清热燥湿, 泻肝胆火。主治: 湿热黄疸, 阴肿阴痒, 带下, 湿疹瘙痒, 肝火目赤, 耳鸣耳聋, 胁痛口苦, 强中, 惊风抽搐。

【肝脏病药理】

1. **保肝利胆** 龙胆草水提取物能明显抑制四氯化碳和D-半乳糖胺所致急性肝细胞坏死大鼠血清中谷丙转氨酶 (GPT) 及谷草转氨酶 (GOT) 含量升高, 提高血清中超氧化物歧化酶 (SOD) 和谷胱甘肽过氧化物酶 (GSH-Px) 的含量, 降低丙二醛

（MDA）的含量[1]。龙胆水提物保肝的机制可能为保护肝细胞膜，抑制在肝脏发生的特异性免疫反应，促进吞噬功能及在肝损伤状态下刺激肝药酶的活性，加强对异物的代谢和处理等[2]。龙胆苦苷能明显降低四氯化碳所致急性肝损伤小鼠血清GPT、GOT 水平及增加肝组织中 GSH-Px 活力，明显增加大鼠胆流量，提高胆汁中胆红素浓度[3]。实验表明，龙胆苦苷对化学（CCl₄）和免疫性（BCG/LPS）诱导的肝损伤具有抑制作用，前者通过抑制 CCl₄ 引起的血清中转氨酶的升高，后者通过抑制血清中肿瘤坏死因子（TNF）的产生，而产生抑制肝炎的作用[4]。龙胆制剂——龙胆注射液能对抗 CCl₄ 所致的肝细胞糖原合成障碍，能减轻给药组动物肝坏死和肝细胞病变程度[5]。成药芹龙合剂（系水芹和龙胆草）能明显减轻 CCl₄ 和 α- 萘异硫氰酸酯中毒大鼠的病理改变，对肝脏具有一定的保护作用[6]。

2. 抗肝纤维化　给予四氯化碳致肝纤维化大鼠灌胃龙胆草提取物，给药组肝纤维化指标透明质酸（HA）、肿瘤坏死因子（TNF-α）含量明显低于模型组，血清一氧化氮（NO）含量较模型组明显降低，HE 染色显示肝纤维化程度较模型组明显减轻[7]。

3. 抗肝脏肿瘤　龙胆苦苷对人肝癌细胞具有杀伤作用，可抑制 SMMC-7721 人肝癌细胞的增殖[8]。

【毒副作用】龙胆水煎剂含龙胆苦苷、龙胆宁碱，大剂量可抑制胃肠蠕动，使肠处于麻痹状态，高级神经中枢受到抑制，出现四肢瘫痪[9]。

⊙ 苦参

【性味归经】苦，寒。归心、肝、胃、大肠、膀胱经。

【功效主治】清热燥湿，杀虫，利尿。主治：热痢，便血，黄疸尿闭，赤白带下，阴肿阴痒，湿疹，湿疮，皮肤瘙痒，疥癣麻风，外治滴虫性阴道炎。

【肝脏病药理】

1. 保肝利胆　苦参碱（matrine，MT）对胆汁淤积所致的肝损伤具有保护作用，实验利用 α- 萘异硫氰酸酯造模，诱导大鼠胆汁淤积，研究 MT 对胆汁淤积大鼠肝脏 CYP3A4 蛋白表达的影响，并观察核受体 PXR 蛋白表达的变化，得出 MT 能改善胆汁淤积性肝损伤，可能的机制在于 MT 上调 CYP3A4 表达，而 CYP3A4 的表达上调可能与 PXR 诱导有关[10]。王琴等[11]采用四氯化碳（CCl₄）构建小鼠急性肝损伤模型，得出苦参素对 CCl₄ 诱导的急性肝损伤有保护作用，其作用机制与增强肝脏抗氧化酶活性，减少脂质过氧化和抗炎相关。郭舜等[12]通过建立 CCl₄ 慢性肝损伤模型，得出苦参碱及甘草甜素均可降低大鼠血清 GPT、GOT 水平，苦参碱具有明显的线粒体功能调节和肝保护作用。

2. 调节脂质代谢　苦参碱可以通过增强抗氧化酶活性、提高高密度脂蛋白胆固醇含量、抑制脂质过氧化等途径起到降低血脂的作用。氧化苦参碱主要用于乙型病毒性肝炎、脂肪肝的治疗[13]。王超[14]等人研究表明，氧化苦参碱能通过调节肝脂质转运酶，改善小鼠胰岛素抵抗。有研究者采用高脂喂养 ApoE⁻ᐟ⁻ 小鼠建立胰岛素抵抗模型[15]，实验证实氧化苦参碱能降低血糖、血脂、胰岛素，提高胰岛素敏感性，改善胰岛素抵抗。

3. 抗纤维化　硫代苦参碱的直接作用部位是核糖体蛋白 S5（ribosomal protein S5，RPS5），能够稳定人工培养的肝星状细胞内 RPS5 的含量，同时升高胆管切除后的实验动物的肝内 RPS5 含量。实验结果显示 RPS5 能够抑制 HSCs 的活化，抑制胆管结扎导致的肝纤维化，并且在抑制 Akt 磷酸化的同时能够减少肝内纤维化的 HSCs 细胞的数量[16]。由此推断硫代苦参碱能够稳定 RPS5 在肝脏内的含量，有助于保护肝脏，防止纤维化。另有报道[17]，苦参碱衍生物 MD-1 通过抑制肝星状细胞的 EGFR 活化来抑制肝纤维化。

4. 抗病毒　氧化苦参碱具有直接抗乙型肝炎病毒和丙型肝炎病毒作用，有学者应用氧化苦参碱（oxymatrine，OMT）联合胸腺肽作用于 HepG2.2.15 细胞后收集细胞及上清液，结果表明 OMT 联合胸腺肽可通过促进 INF-α 的表达来抑制 HepG2.2.15 细胞 HBsAg、HBeAg 的分泌和 HB-DNA 的复制，进而促进抗病毒作用[18]。对于耐药 HBV 病毒，OMT 联合恩替卡韦可能通过下调 NTCP 的表达，并抑制 p38 蛋白磷酸化而起到抗病毒的效果，显著增强抗耐药 HBV 病毒的疗效[19]。

5. 其他　OMT 对免疫系统的作用主要体现在免疫抑制方面。韩延忠等[20]应用伴刀豆球蛋白模拟乙肝引起的相关免疫性肝损伤，予以 OMT 干预，结果显示，OMT 通过抑制 Th17 细胞（可引起自身免疫反应而造成肝损伤）的分化，促进调节性 T 细胞（Treg）（可抑制自身免疫反应，保护肝损伤）的分化而达到调节免疫的功效。另外，苦参碱具有抗肝肿瘤的作用。原发性肝脏恶性肿瘤起源于肝脏的上皮或间叶组织，前者称为原发性肝癌，是我国高发的、危害极大的恶性肿瘤。有研究发现[21]，苦参碱能够通过 p53、Bax 依赖性的 Caspase-3 激活途径和下调 MLCK 过表达抑制大鼠中二乙基亚硝胺诱导的 HCC 增殖。

【毒副作用】苦参碱及氧化苦参碱均具有肝脏毒性作用。郭秋平等[22]对比二者的毒性，得出结论为苦参碱的肝毒性明显大于氧化苦参碱，苦参碱 IC_{50} 为 5.3mmol/L，氧化苦参碱为 >19mmol/L。苦参碱和氧化苦参碱处理肝细胞的谷丙转氨酶、碱性磷酸酶、谷草转氨酶和乳酸脱氢酶含量升高，肝细胞肿胀，丙二醛含量升高，谷胱甘肽含量降低，并诱导肝细胞凋亡。亦有

学者研究[23]，线粒体功能失调导致 Bel-2 家族的调控作用失衡，引起 Caspase 活化的一系列级联反应，最终导致线粒体途径的肝脏细胞凋亡，可能是山豆根及苦参碱引起大鼠肝脏毒性的机制之一。苦参碱是山豆根主要的肝脏毒性成分。

⊙ 黄连

【性味归经】苦，寒。归心、肝、胃、大肠经。

【功效主治】清热泻火，燥湿，解毒。主治：热病邪入心经之高热，烦躁，谵妄或热盛迫血妄行之吐衄；湿热胸痞，泄泻，痢疾；心火亢盛之心烦失眠；胃热呕吐或消谷善饥；肝火目赤肿痛；以及热毒疮疡，疔毒走黄，牙龈肿痛，口舌生疮，聤耳；阴肿；痔血；湿疹；烫伤。

【肝脏病药理】

1. 保肝抗氧化　研究发现，黄连对由遗传 - 环境 - 代谢应激等相关因素所致的非酒精性脂肪性肝病（NAFLD）有显著的保护作用，可通过多靶点调控脂肪细胞因子的表达，进而防治 NAFLD 的发病及进展。黄连的有效成分小檗碱（berberine）具有清热燥湿、泻火解毒的功效，对于在胰岛素抵抗（IR）基础上诱发的氧化应激及脂质过氧化为其主要的发病机制的 NAFLD 而言，berberine 的药代动力学显示其在脂肪组织中的浓度最高，提示脂肪细胞为 berberine 的主要靶细胞，且与 IR 关系密切，因此，对于 NAFLD 有一定的保护作用[24-26]。

2. 抗肝肿瘤　近年研究发现，黄连素具有明显的抗肿瘤作用，作用机制可能与调控肿瘤细胞周期、诱导细胞凋亡、诱导肿瘤细胞分化及抑制血管生成等有关。有关实验发现[27]，黄连素对人肝癌 HepG2 细胞增殖具有抑制作用，且呈现良好的量效关系。黄连可以通过下调血管内皮生长因子（VEGF）的表达抑制肝癌细胞的增殖。

3. 调节免疫　体内外研究表明，小檗碱有免疫抑制作用[28]。小檗碱对免疫系统的影响较为复杂，既有作用性质上的差异，也有剂量效应的异同，但总的效应是增强单核吞噬细胞系统功能，抑制细胞和体液免疫功能[29]。何贤辉等[30]将正常人外周血全血进行体外培养，测定黄连素对T细胞体外活化和增殖的影响以及作用机制。结果显示黄连素对T细胞早期活化抗原CD69和中期活化抗原CD25的表达有明显抑制效应，提供了黄连素抑制T细胞活化的直接证据[31]。

4. 调节脂质代谢　研究[32]发现，小檗碱在其传统的抗炎作用之外具有调节异常脂质代谢、改善胰岛素抵抗、提高肝脏抗氧化能力、降血糖、降压等作用，但详细作用机制不明。

【毒副作用】黄连虽然有广泛的药理作用，并且小檗碱的副作用比较小，但不等于小檗碱没有副作用。医学研究及临床实践发现，小檗碱的主要副作用是可使胃酸过多，即中医所说"苦败胃"。同时，小檗碱最常见的副作用是便秘，大量应用后偶有恶心、呕吐、皮疹及发热，甚至可能导致横纹肌溶解症及乳酸中毒症。最需要警惕的是，常服小檗碱可能会导致B族维生素吸收障碍，从而出现周围神经炎。

⊙ 黄芩

【性味归经】苦，寒。归肺、胆、脾、大肠、小肠经。

【功效主治】清热燥湿，泻火解毒，止血，安胎。主治：湿温、暑温胸闷呕恶，湿热痞满，泻痢，黄疸，肺热咳嗽，高热烦渴，血热吐衄，痈肿疮毒，胎动不安。

【肝脏病药理】黄芩的化学成分有黄酮类、酚酸类、苯乙醇、氨基酸、甾醇、精油、微量元素等[33]。

1. 保肝　康辉等[34]研究黄芩提取物、黄芩苷的体外抗氧化和对四氯化碳诱导小鼠肝损伤的保护作用，结果表明黄芩提取物和黄芩苷有显著的体外抗氧化和保肝作用，且抗氧化作用是其保肝功能的机制之一。耿广琴等[35]研究黄芩水煎液对CCl_4致肝损伤模型小鼠肝细胞DNA及肝超微结构的影响，探讨黄芩茎叶保肝作用的效果。结果表明，黄芩根水煎液具有一定的保肝作用，与黄芩根相比，黄芩茎叶的作用较弱。有学者观察黄芩苷对铁超载诱导小鼠肝损伤的保护作用[36]，结果显示黄芩苷治疗组小鼠肝脏铁含量占机体总铁含量和肝脏脂质过氧化作用均下降，过氧化氢酶活性、血清铁含量、总抗氧化能力均升高，均呈剂量依赖性，推测其作用机制可能与抗氧化和对铁离子的螯合活性有关。

2. 抗纤维化　Peng等[37]研究黄芩苷抗肝纤维化作用与血清细胞因子之间的关系，结果表明，黄芩苷可改善四氯化碳诱导的大鼠慢性肝纤维化，且与降低转化生长因子-β_1、TNF-α和IL-6的含量以及抑制血小板源性生长因子-β受体的表达有关。李敏等[38]研究柴胡、黄芩及其配伍抗大鼠肝纤维化的作用，结果显示柴胡与黄芩2：1配伍能降低综合因素所致肝纤维化血清中透明质酸、Ⅲ型前胶原和Ⅳ型胶原的浓度。贾丽萍等[39]研究黄芩苷对大鼠肝星状细胞（HSC）活化、增殖及细胞外基质合成的作用，探讨黄芩苷抗肝纤维化的机制，结果显示黄芩苷可抑制活化的HSC增殖，减少HSCⅠ、Ⅲ型胶原及层粘连蛋白合成。

3. 抗肝肿瘤　郭昱等[40]研究显示黄芩苷能下调STAT3转录水平，降低STAT3蛋白表达，还可以抑制STAT3向活化形式P-STAT3转化，与AG490有协同作用，黄芩苷可能通过抑制JAK-STAT信号通路发挥抗肿瘤作用。董明等[41]研究表明黄芩苷对人肝癌SMMC-7721的裸鼠皮下移植瘤具有生长抑制作用，其可能通过下调CyclinD1表达和上调Caspase-3表达来抑制瘤体增殖，并有促进其凋亡的作用。汉黄芩素对肝癌 HepG2 细胞的增殖有抑制作用，通过阻滞细胞周期促进细胞凋亡[42]。

【毒副作用】黄芩毒性极低，煎剂给兔灌胃，醇提取液静脉注射，仅呈活动减弱，黄芩浸剂 4g/kg 给狗灌胃 8 周，亦未见任何毒性反应，如将黄芩浸剂 2g/kg 静脉注射于健康兔，先表现镇静，以后死亡，可见静脉注射比口服毒性大得多。黄芩提取物肌肉及静脉注射，可使正常家兔白细胞总数短时间内显著降低。

（陈少东）

参考文献

[1] 崔长旭，柳明洙，李天洙，等.龙胆草水提取物对大鼠急性肝损伤的保护作用 [J]. 延边大学医学学报，2005，28（1）：20.

[2] 徐丽华，徐强.龙胆对实验性肝损伤的影响 [J]. 中药药理与临床，1994（3）：20-22.

[3] 刘占文，陈长勋，金若敏，等.龙胆苦苷的保肝作用研究 [J]. 中草药，2002，33（1）：47.

[4] 李大喜，陈国鹏.龙胆苦甙对化学和免疫致小鼠肝损伤的抑制作用 [J].国外医学：中医中药分册，1995（3）：127.

[5] 张勇，蒋家雄，李文明.龙胆苦甙药理研究进展 [J].云南医药，1991，12（5）：304.

[6] 黄正明，张志明，曹文斌.芹龙合剂抗肝炎的药理实验研究 [J].中国药学杂志，1992，27（9）：555-556.

[7] 柳京浩，李泰峰，金香子，等.龙胆草提取物对四氯化碳致肝纤维化大鼠 TNF-α、HA 及 NO 的影响 [J].中华综合临床医学杂志，2004，6（1）：12.

[8] 黄馨慧，罗明志，齐浩，等.龙胆苦苷等 6 种中草药提取物对 SMMC-7721 人肝癌细胞增殖的影响 [J].西北药学杂志，2001，19（4）：166.

[9] 赵志祥，李延龙，闫淑华.龙胆草中毒致神经系统损害 1 例 [J].中国中西医结合杂志，1997，17（9）：539.

[10] 阳丽梅，黄旭慧，曹娃，等.苦参碱对 α- 萘异硫氰酸酯诱导的大鼠胆汁性肝损伤的作用 [J]. 中国药学杂志，2018，53（10）：783-787.

[11] 王琴，汪菁，张凯.苦参素对四氯化碳所致小鼠急性肝损伤的保护作用 [J].海南医学，2018，29（12）：1629-1632.

[12] 郭舜，张松，韦华梅，等.苦参碱联合甘草甜素在四氯化碳慢性肝损伤中的保护作用及机制 [J].中国药师，2017，20（7）：1153-1158.

[13] HUANG L H, ZHONG Y M, XIONG X H, et al. The disposition of oxymatrine in the vascularly perfused rat intestine-liver preparation and its metabolism in rat liver microsomes[J]. J Pharm Sci, 2016, 105（2）：897-903.

[14] 王超，张会欣，邢邯英，等.氧化苦参碱对胰岛素抵抗小鼠肝脂质转运酶的作用 [J].中国临床药理学杂志，2017，33（11）：996-999.

[15] 金鑫，张会欣，张彦芬，等.津力达对高脂诱导的胰岛素抵抗 ApoE$^{-/-}$ 小鼠骨骼肌脂质转运酶类的表达变化 [J].中国中药杂志，2016，41（6）：1156.

[16] 智信，陈晓，苏佳灿.苦参碱药理作用研究进展 [J].成都中医药大学学报，2017，40（1）：123-127.

[17] FENG Y, YINGH Y, QU Y. Novel matrine derivative MD-1 attenuates hepatic fibrosis by inhibiting EGFR activationof hepatic stellate cells[J]. Protein & Cell, 2016, 7（9）：662-672.

[18] 刘晓琼，沈宏辉，陈佳欣，等.苦参碱类生物碱联合胸腺肽抗 HBV 作用研究 [J].中国中药杂志，2016，41（7）：1275-1281.

[19] 陈佳欣，沈宏辉，刘晓琼，等.苦参碱类生物碱联合恩替卡韦抗耐药 HBV 的作用效果

及机制分析 [J]. 中国实验方剂学杂志，2017，39（1）：107-113.

[20] 韩延忠. 氧化苦参碱对 Con A 诱导小鼠肝损伤的保护作用及机制初探 [D]. 承德：承德医学院，2016.

[21] ZHANG X L，YU H.Matrine inhibits diethylnitrosamine-in-duced HCC proliferation in rats through inducing apoptosisvia p53，Bax-dependent caspase-3 activation pathway anddown-regulating MLCK overexpression[J]. Iranian Journal of Pharmaceutical Research，2016，15（2）：491-499.

[22] 郭秋平，陈贵英，周泉，等.苦参碱和氧化苦参碱体内外模型的肝毒性比较研究 [J]. 中国比较医学杂志，2018，28（1）：44-50.

[23] 耿娅.山豆根及其主要毒性成分苦参碱诱导大鼠肝脏细胞线粒体途径凋亡机制的研究 [C]// 2016 年第六届全国药物毒理学年会，2016：466-467.

[24] 张琼方，陈信，赵文霞.小檗碱防治非酒精性脂肪性肝病及相关脂肪细胞因子的作用机制 [J]. 中药材，2014（7）：1298-1301.

[25] 白瑞苗，郑贝贝，张日东，等.小檗碱对非酒精性脂肪肝胰岛素抵抗及血清脂联素的影响 [J]. 实用老年医学，2011（5）：423-426.

[26] 冯高飞，杨钦河，张玉佩，等.黄连素配合高脂饮食控制对 NAFLD 大鼠肝组织 PPARα mRNA 及蛋白表达的影响 [J]. 中药材，2012（4）：629-634.

[27] 汪玉芳，柯善栋，陶秀良.黄连素对人肝癌 HepG2 细胞增殖及血管内皮生长因子表达的影响 [J]. 中国中西医结合消化杂志，2013（3）：143-145.

[28] 吴素芹.癫痫方源流发展与组方配伍规律探讨 [D]. 济南：山东中医药大学，2002.

[29] 耿东升.黄连素的抗炎与免疫调节作用 [J]. 解放军药学学报，2000（6）：317-320.

[30] 何贤辉，曾耀英，徐丽慧，等.黄连素对 T 淋巴细胞活化和增殖的抑制作用 [J]. 中国病理生理杂志，2002（10）：16-19.

[31] 余园媛，王伯初，彭亮，等.黄连的药理研究进展 [J]. 重庆大学学报（自然科学版），2006（2）：107-111.

[32] 张慧芹. 小檗碱干预非酒精性脂肪性肝炎（NASH）的分子机制研究 [D].北京：北京中医药大学，2014.

[33] LI H B，JIANG Y，CHEN F. Separation methods used for Scutellariabaicalensis active components[J].J Chromatogr B Analyt Technol Biomed Life Sci，2004，812（1-2）：277-290.

[34] 康辉，李强，王丽.黄芩提取物、黄芩苷抗氧化和保肝作用研究 [J]. 中医研究，2010，23（4）：27-30.

[35] 耿广琴，杨志军，杨秀娟，等.黄芩不同药用部位水煎液对急性肝损伤小鼠保肝作用的研究 [J]. 中成药，2015，37（12）：2753-2755.

[36] ZHAO Y，LI H，GAO Z，et al. Effects of dietary baicalin supplementation on iron overload-induced mouse liver oxidative injury[J].Eur J Pharmacol，2005，509（2-3）：195-200.

[37] PENG X D，DAI L L，HUANG C Q，et al.Correlation between anti-fibrotic effect of baicalin and serum cytokines in rat hepatic fibrosis[J]. World J Gastroenterol，2009，15（37）：4720-4725.

[38] 李敏，王斌，侯建平，等.柴胡、黄芩及其配伍抗大鼠肝纤维化作用研究 [J]. 天津中医药，2012，29（6）：576-578.

[39] 贾丽萍，戴里立，周贤，等.黄芩甙抗肝星状细胞增殖及胶原合成的作用 [J]. 胃肠病学和肝病学杂志，2009，18（1）：60-63.

[40] 郭昱，霍瑞静，姚金锋.黄芩苷对肝癌细胞 SMMC-7721 JAK-STAT 信号通路 STAT3 的影响 [J]. 世界华人消化杂志，2011，18（22）：2363-2367.

[41] 董明，侯俊明，高美花，等.黄芩苷对肝癌细胞株 SMMC-7721 裸鼠移植瘤生长抑制作

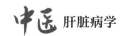

用及其机制 [J]. 现代肿瘤医学，2014，22（2）：256-258.

[42] 钟育健，陈新美，李秋芬，等. 汉黄芩素体

外抗肝癌细胞 HepG2 作用的实验研究 [J]. 中国药学杂志，2013，48（11）：968-971.

第九章 其他

⊙ 干姜

【性味归经】辛，热。归脾、胃、肾、心、肺经。

【功效主治】温中散寒，回阳通脉，温肺化饮。主治：脘腹冷痛，呕吐，泄泻，亡阳厥逆，寒湿痹痛，寒饮喘咳。

【肝脏病药理】

1. 保肝降酶 姜酚为干姜的主要成分，研究显示姜酚对对乙酰氨基酚致小鼠肝脏毒性有保护作用，能显著降低对乙酰氨基酚引起的小鼠血清谷丙转氨酶、谷草转氨酶升高，证实其有与水飞蓟素相当的保肝作用[1]。有研究[2]以酒精、四氯化碳联合诱导的小鼠慢性肝损伤为模型，对比了干仔姜、干老姜细粉对小鼠受损肝脏的保护作用，结果显示，干仔姜、干老姜细粉能明显改善受损肝脏，干老姜细粉高剂量组治疗慢性肝损伤效果较明显。

三味干姜散主要由干姜、豆蔻、肉豆蔻三味中药组成，研究显示[3]三味干姜散可降低血清转氨酶（GPT、GOT），增强抗氧化酶，降低氧自由基，从而达到保肝作用；对于慢性肝损伤的研究发现其保肝作用与双向调节 Nrf2 和 Bach1 之间的动态平衡有关，还能增加一些抗氧化酶从而发挥抗氧化作用等。对于由 ConA 造成的免疫性肝损伤，三味干姜散的保肝作用与其对线粒体的保护作用关系密切，具体表现为降低脂质过氧化反应，提高抗氧化酶数量，减轻线粒体中 DNA 的氧化损伤程度。

2. 抗肝肿瘤 姜提取物在许多实验研究中已经被证实有抑制肿瘤生长和诱导肿瘤细胞凋亡的作用。Jiang 等[4]的研究表明，姜黄素能够诱导某些癌细胞的凋亡，例如人肝癌细胞 HepG2 等，使其表现出 DNA 断裂、细胞收缩、染色体凝聚等凋亡的特性。姜黄素可干扰 QGY 细胞的周期分布，具有细胞毒作用、抗增殖、诱导细胞凋亡的作用[5]。姜素对肝癌 SMMC-7721 细胞的增殖确有抑制作用，并且对肝癌细胞的增殖可能也有一定的抑制作用[6]。10-姜酚能剂量依赖性地抑制肝癌 HepG2 细胞的增殖，抑制 Src 及其下游的 STAT3 的激活，是治疗肝癌的有效药物，是姜酚中发挥抗肿瘤作用的有效成分[7]。

【毒副作用】姜黄素提取物毒性研究急性毒性试验结果显示，姜黄素提取物未显示出明显毒性作用[8]，王梦等[9]用干姜醇提物进行了小鼠急性毒性和大鼠长期毒性试验。小鼠急性毒性试验结果表明，干姜醇提物 LD_{50} 为 108.9g/kg，毒性小。大鼠长期毒性试验结果表明，干姜醇提物高、中、小剂量 26g/kg、18g/kg、10g/kg 灌服 2 个月，高剂量组出现便稀，停药后消失；高剂量组肝脏重量增加，但病理学未见异常，停药后恢复正常；各剂量组的体重增加情况，血液学、血液生化学指标均无异常。故提出干姜醇提物 18g/kg、10g/kg 是安全剂量，为开发本品提供了毒性实验参考。

⊙ 大黄

【性味归经】寒，苦。归脾、胃、大肠、肝、心经。

【功效主治】泻下攻积，清热泻火，凉血解毒，逐瘀通经，利湿退黄。主治：实热便秘，积滞腹痛，泻痢不爽，湿热黄疸，血热吐衄，目赤，咽肿，肠痈腹痛，痈肿疔疮，瘀血经闭，跌打损伤，外治水火烫伤。

【肝脏病药理】

1. **保肝利胆**　大黄治疗急慢性肝炎除具有清热解毒、活血化瘀和通里攻下等综合作用外，还可能与改善肝细胞的超微结构，影响细胞酶活性及细胞内钙离子浓度有关：大黄素有促进外钙向肝细胞内流及内钙释放的作用，而番泻苷及大黄多糖具有阻滞外钙内流和降低肝细胞内钙水平的作用，大黄的不同成分对细胞内游离钙水平的不同影响，提示大黄对肝细胞的功能具有多种调节作用[10]。此外，大黄能促进胆汁分泌、胆囊收缩、胆道括约肌松弛，而起利胆退黄作用，为治疗湿热黄疸之要药。

2. **降血脂**　大黄酸可一定程度改善合并非酒精性脂肪性肝炎的 HBV 转基因小鼠的糖脂代谢[11]。大黄醇提液具有降低血清三酰甘油（TG）、低密度脂蛋白胆固醇（LDL-C），升高高密度脂蛋白胆固醇（HDL-C），降低肝细胞脂肪变性作用，且大黄醇提液的以上作用存在一定的量效关系，表明大黄醇提液可降低动脉粥样硬化兔模型的血脂水平、降低脂肪肝的发生发展[12]。

3. **抗肝纤维化**　大黄及其提取物大黄素或大黄酸具有抑制肝纤维化的作用。有研究[13]表明，大黄总蒽醌可降低免疫性肝纤维化大鼠血清中 GPT、GOT 的活性和 LN、HA、IV-C 的水平，改善肝组织病理形态学，具有改善肝纤维化作用，其机制可能与增强 MMP-13 的蛋白表达，抑制 TIMP-1 的表达有关。大黄酸和大黄素有调控巨噬细胞抑制肝纤维化的作用，可以调控 LPS 诱导的 RAW 巨噬细胞的炎性活化，抑制 DMN 诱导的大鼠和 CCl₄ 诱导的小鼠肝纤维化模型的炎症和肝纤维化，可能通过影响 Notch 通路、JNK 通路、AKT 通路和 JAK 通路等多种信号转导通路以及 STAT/SOCS/IRF 系统中相关基因的表达调控巨噬细胞的活化和功能[14]。

4. **抑制肝脏肿瘤**　临床研究发现，大黄素具有抑制多种肿瘤的作用，其机制与通过多种信号通路抑制肿瘤细胞增殖及促进其凋亡有关，同时还能抗肿瘤血管的生成。因此，大黄素抗肿瘤效应具有广谱性、多靶点的特征。据文献报道，大黄素具有抑制肝癌增殖及抗肝癌转移的作用，其在低剂量作用下能有效抑制肝癌细胞 MHCC-97H 的迁移及侵袭，其分子机制与调节 MMP-2、MMP-9 的表达及 MAPK、AKT 信号通路相关。大黄素在高剂量时能有效诱导肝癌细胞 SMMC-7721 的凋亡，其机制可能与激活 MAPK 并抑制 AKT 信号通路有关[15]。

【毒副作用】大黄具有保护肝脏与肝毒性的双向量 - 效和/或毒作用[16-17]。熟大黄的疗效优于生大黄，而毒性作用相对较低，提示炮制具有减毒增效作用。体外研究表明，大黄中蒽醌类成分能引起人肾小管上皮细胞的凋亡，大黄中蒽醌自身的毒性作用与剂量有关，大黄在累积剂量较小或其肾脏损伤较轻时，由于肾脏自身具有修复作用，可能是安全的，但剂量超过一定范围出现不可逆的损伤如细胞坏死时，则损害较大，临床应用时应给予关注[18-19]。

⊙ 山楂

【性味归经】酸、甘，微温。归肝、脾、胃经。

【功效主治】消食健胃，行气散瘀，化浊

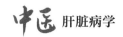

降脂。主治：肉食积滞，胃脘胀满，泻痢腹痛，瘀血经闭，产后瘀阻，心腹刺痛，胸痹心痛，疝气疼痛，高脂血症。

【肝脏病药理】

1. **调节脂类代谢**　现代研究发现，山楂具有明显的降脂效果，其降脂作用的主要活性成分为黄酮化合物、三萜类、甾体类、植物果胶等，其机制与提高胆固醇 7α-羟化酶的表达水平，抑制 HMG-CoA 还原酶、酰基辅酶 A 胆固醇酰基转移酶活性，并激活过氧化酶体增殖物激活受体 α 及提高其在肝脏中的表达水平有关[20]。另有研究表明，山楂叶总黄酮对肝细胞的线粒体能起到保护作用，据此推测，山楂叶总黄酮保护肝细胞线粒体的这一特点可能是通过其降脂、抗凋亡、提高细胞关键酶的活性等综合作用而达到的。山楂叶总黄酮能有效改善肝细胞细胞器的形态，降低血脂，维护肝细胞的功能，进而干预脂肪肝的发展进程[21]。

2. **保肝降酶**　山楂黄酮对酒精诱导酒精性肝损伤具有一定的保护作用[22]，大果山楂黄酮通过减轻酒精所致的肝细胞脂肪变性及坏死，抑制肝脏 TG、TC、GPT、GOT、MDA 含量及 SOD 的活性。其机制主要是抑制脂质过氧反应，减轻自由基损伤，保护肝细胞，调节血脂成分及含量，从而减轻乙醇损伤和减少脂肪沉积[23]。薛冬英等[24]研究发现，山楂黄酮和丹参酚酸 B 合用，可抑制游离脂肪酸诱导的肝细胞内脂滴增加及肝细胞凋亡。其对细胞凋亡的拮抗作用是通过抑制 HepG2 细胞内 JNK 信号途径实现的。山楂原花青素和维生素 C 联用可以改善胰岛素抵抗大鼠肝脏氧化应激作用，其可促进 PPAR-γ 表达，减轻肝脏炎性病变[25]。

3. **抗肝纤维化**　山楂总黄酮对肝纤维化大鼠肝脏有良好保护作用，山楂总黄酮能明显降低肝纤维化大鼠肝组织中的丙二醛水平和超氧化物歧化酶活性[26]，说明山

楂总黄酮能提高肝组织的抗氧化酶活性，抑制自由基的产生；同时能抑制氧自由基引起的脂质过氧化反应，使丙二醛生成减少，从而对肝组织起保护作用，山楂总黄酮能明显降低肝纤维化大鼠肝组织中羟脯氨酸的水平，进一步印证了其护肝作用，提示抗脂质过氧化作用可能是其抗肝纤维化的作用机制之一。

【毒副作用】山楂提取物的 LD_{50}>10/kg·bw，根据化合物毒性分级标准，属于无毒级[27]，大果山楂总黄酮急性毒性实验结果表明，大果山楂黄酮最大耐受剂量为 16.8g/kg，相当于生药成人口服日用量（33.3g/kg）的 678 倍[28]。山楂因含有大量有机酸、果酸、山楂酸等，空腹食用会与胃酸中的蛋白相结合，生成不溶于水的聚合物，沉积于胃内形成结石[29]，有报道患者因食用生山楂在小肠内形成结石而引起肠梗阻[30]。

⊙ 五味子

【性味归经】酸、甘，温。归肺、心、肾经。

【功效主治】收敛固涩，益气生津，补肾宁心。主治：久嗽虚喘，梦遗滑精，遗尿尿频，久泻不止，自汗盗汗，津伤口渴，内热消渴，心悸失眠。

【肝脏病药理】

1. **保肝降酶**　现代药理研究表明五味子有降酶、保肝等作用，其活性成分为木脂素类，此类物质可以增强 GSH-Px 和 SOD 等酶的生物活性，具有保护肝细胞膜、抗脂质过氧化、促进蛋白质生物合成和肝糖原生成等作用，能促进损伤的肝细胞的修复、增长，抑制肝细胞病变；可见醋制南五味子对大鼠损伤肝组织的 NF-κBp65 的蛋白表达具有调节作用，其中醋制南五味子对 NF-κB 的蛋白表达的调节能力强于南五味子生品。醋制增强了南五味子降酶保肝的能力[31]，其作用机制主要是

醋制南五味子相对于生品而言增强抗炎症作用和抗氧化应激能力。

另有研究[32]比较分析南五味子多糖急性毒性及对小鼠肝损伤保护作用机制，结果显示南五味子多糖能够使 CCl_4 致小鼠急性肝损伤后的 GPT 和 GOT 水平明显降低，使小鼠肝脏损伤得到有效改善，证实了南五味子多糖对小鼠肝损伤有保护作用。

2. **抗肝纤维化** 北五味子提取物可改善大鼠肝功能，抑制肝脏胶原纤维的生成，纠正肝纤维化引起的白蛋白水平低下，减轻肝细胞脂质过氧化损伤，从而防止肝纤维化的形成与发展[33]。五味子醇甲可通过抑制库普弗细胞释放 TNF-α、IL-6、IL-8 来保护肝细胞及减少肝损害[34]；五味子甲素可能通过抑制细胞增殖、降低纤维化指标的表达，从而发挥抗肝纤维化的作用[35]。

3. **抗肝肿瘤** 五味子多糖可上调 Bax 蛋白的表达、下调 Bcl-2 蛋白的表达，并且降低 Bcl-2/Bax 比值，从而发挥抗肿瘤作用[36]，通过五味子甲素、五味子乙素、五味子醇甲抑制肝癌细胞上皮间质转化及机制的研究，和对免疫抑制剂 FK506 的药代动力学研究，结果表明：五味子甲素、五味子乙素和五味子醇甲都能够有效抑制肝癌细胞的上皮间质转化，能够有效抑制肝癌的侵袭转移，均能增加 FK506 在大鼠体内的血药浓度，其中五味子甲素的作用最强[37]。五味子多糖可同时提高小鼠细胞免疫及器官免疫功能，从而起到一定的肿瘤抑制效应，且该效应在一定范围内呈现出典型的剂量依赖性，随着给药剂量的增加而增强[38]。

【**毒副作用**】五味子水煎剂在 $^{+/-}$S9 条件下均可诱发 L5178Y 细胞 tk 位点突变并导致染色体损伤，提示对人体具有潜在的遗传毒性，但对小鼠骨髓细胞染色体无损伤，经体内代谢活化后未显示遗传毒作用[39]。五味子乙醇粗提物对大鼠有一定毒性，且

有一定的时间效应和剂量效应[40]。

⊙ 牛黄

【**性味归经**】甘，凉。归心、肝经。

【**功效主治**】清心凉肝，豁痰开窍，清热解毒，息风。主治：热病神昏，脑卒中痰迷，惊痫抽搐，癫痫发狂，咽喉肿痛，口舌生疮，痈肿疔疮等症。

【**肝脏病药理**】

1. **保肝利胆** 牛黄对化学性肝毒剂 α-萘异硫氰酸酯以及合成雌激素 17α-乙炔基雌二醇诱导的肝内胆汁淤积大鼠均具有明显保护作用[41]，可以恢复胆汁流量，显著降低血清生化指标，减少肝脏组织炎症反应，改善肝细胞受损的超微结构；其机制可能包括：减轻肝脏氧化损伤、减轻肝组织炎症损伤、上调肝脏转运体 MRP2、Bcrp 的表达及转运功能。

2. **抗肝纤维化** 牛磺酸对肝纤维化损伤具有保护作用，其可能通过以下机制防止肝纤维化损伤：①保护肝细胞、清除自由基和提高机体抗氧化损伤能力，稳定细胞膜，减少细胞的坏死，从而抑制胶原纤维的增生；②改善肝脏的营养状态和肝脏的微循环；③抑制肝脏线粒体钙内流，避免线粒体损伤，维持肝细胞代谢所需的能量供应，进而改善肝脏的微循环和抑制假小叶的形成，维护肝脏正常结构；④抑制肝纤维化组织Ⅰ、Ⅱ、Ⅳ型胶原的沉积，降低Ⅰ、Ⅲ前胶原 mRNA 含量。此外，牛磺酸对肝脏细胞 TGF-β 基因表达亦有显著抑制作用[42]。牛磺酸对 CCl_4 所致大鼠肝脏组织纤维化具有抑制作用，可能与其能够有效上调 eNOS 表达、提高 NO 和 cGMP 含量、保肝降酶以及改善肝功能有关[43]。

3. **抗肝肿瘤** 牛黄在体内外均有一定程度的直接或间接的抗癌及抑癌作用，能提高机体免疫力，促进巨噬细胞功能，有助于控制肿瘤的发展。大量的实验研究也证实，牛黄或体外培育牛黄治疗肝癌的机

制大致从诱导癌细胞凋亡和抗氧化清除活性氧及自由基等方面起作用。牛黄胆酸对HepG2细胞具有一定的增殖抑制作用，适当浓度牛黄胆酸具有一定体外抑制肝癌细胞HepG2转移的能力[44]；体外培育牛黄可显著改善晚期HCC患者的生活质量，其机制可能与提高机体免疫力，诱导肿瘤细胞凋亡有关[45]。

⊙ 汉防己

【性味归经】 苦、辛，寒。归肺、膀胱经。

【功效主治】 祛风止痛，清热解毒。主治：水肿脚气、小便不利、风湿痹痛、湿疹疮毒、高血压等。

【肝脏病药理】

1. **抗肝纤维化及肝硬化** 粉防己中的有效成分粉防己碱对肝纤维化的治疗有着良好的疗效，主要从抑制肝星状细胞的活性、抑制储脂细胞增殖、调节细胞周期、抑制细胞外基质的合成、抑制胶原合成及减少脂质过氧化损伤等方面达到治疗目的。

粉防己碱提取于防己根。近年研究发现，其可通过提高一氧化氮合酶活性，增加一氧化氮合成、释放抑制成纤维细胞增殖及胶原合成而抗肝纤维化[46]。王志荣等还发现其能显著抑制诱导的肝纤维化大鼠肝组织c-fos和c-jun mRNA的表达，在转录水平抑制纤维化的发生和发展，并与甘草酸协同发挥抑制肝纤维化大鼠细胞外基质合成的作用[47-48]。研究汉防己甲素对大鼠肝保护及抗氧化作用时，发现汉防己甲素对大鼠的肝损伤有明显的减轻作用，对过氧化氢酶、谷胱甘肽等抗氧化指标有明显的改善作用，可有效清除超氧化物离子形成的自由基，可见，汉防己甲素对大鼠肝保护和抗氧化作用显著，对肝纤维化也具有改善作用[49]。张欣[50]研究Tet对牛血清白蛋白致大鼠肝纤维化的治疗作用，结果显示Tet能显著减轻大鼠的肝细胞水肿、

变性和坏死情况。

2. **抗肝肿瘤** 粉防己碱对人肝癌HepG2细胞的增殖有明显抑制效应。并且在一定浓度范围内时，随着药物浓度的增加，药物的抑制作用越明显，存在着一定的剂量-效应关系；无明显时间依赖性。此外，粉防己碱有诱导人肝癌细胞凋亡的作用。粉防己碱可通过阻滞细胞周期的有序进行而抑制人肝癌HepG2细胞增殖，从而发挥诱导细胞凋亡的作用。粉防己碱可能通过增加 *BAD* 凋亡基因的表达而对人肝癌细胞发挥促凋亡效应[51]。粉防己碱对人肝癌7402细胞增殖的抑制效应具有剂量依赖性，并可诱导细胞凋亡，其抗肿瘤效应可能与凋亡相关基因表达的调控有关[52]。

【毒副作用】 粉防己的主要成分是汉防己甲素，静脉给药中毒剂量时可产生局部组织刺激、肝肾及淋巴组织坏死等，长期口服给药则对肝、肾及肾上腺有一定毒性，其中以肝损害为重，且损害程度与药物剂量有一定正比关系[53]；长期应用《药典》剂量广防己不造成明显的肾脏损害，而较大剂量和较长时间应用则可致明显的肾功能异常[54]；10倍《药典》剂量广防己给药2周可造成肾功能损害[55]，随给药时间延长，损伤加重，停药后有一定恢复。

⊙ 灵芝

【性味归经】 甘，平。归心、肺、肝、肾经。

【功效主治】 补气安神，止咳平喘。主治：心神不宁、失眠、头晕惊悸、冠心病、咳喘痰多、虚劳证、肝炎肝硬化及肝癌肿瘤等。

【肝脏病药理】

1. **保肝** 灵芝对多种理化及生物因素引起的肝损伤有保护作用。灵芝多糖对α-鹅膏毒肽中毒引起的肝损伤具有一定的治疗效果，灵芝多糖的抗氧化特性是它具有治疗作用的机制之一[56]。灵芝三萜类成分

对免疫性损伤的肝脏具有明显的保护作用，且可能是灵芝保肝作用的重要有效成分，灵芝三萜类可能由于抑制了这种诱生型 NO 的生成而抑制了 GPT 活力，灵芝三萜类成分的肝保护作用可能与其抑制 NO 生成有关[57]。

2. 抗肝纤维化　灵芝三萜对 CCl₄ 所致的大鼠肝纤维化有明显的保护作用，其机制可能是通过抑制 TGF-α₁ mRNA 的表达和降低 MMP-2 的表达来减少胶原纤维的合成[58]；灵芝孢子粉有保护肝功能的作用，高剂量灵芝孢子粉的抗肝纤维化效果较低剂量灵芝孢子粉效果明显[59]，可能是通过调节 MMP-9 蛋白来改善肝纤维化[60]。

3. 抗肝癌　灵芝对肝癌细胞具有很强抑制作用，通过抑制肝癌细胞己糖激酶活性来抑制癌细胞增殖，其中，灵芝三萜和灵芝多糖为抗肿瘤的主要活性成分[61]。灵芝孢子也具有抗肝癌作用[62]，临床建议肝癌术后患者尽早应用灵芝孢子粉，有利于维护机体的免疫平衡[63]。

4. 抗乙肝病毒　灵芝的体外实验表明，灵芝具有抑制肝炎病毒的作用。张正等[64]对多种真菌的体内外抗乙肝病毒活性进行了研究，结果表明平盖灵芝在体外对乙肝病毒 DNA 含量具有抑制作用，而在动物实验中对鸭乙肝病毒具有抑制作用；Li 等[65]报道从灵芝的培养液中提取的灵芝酸在细胞实验中具有抑制乙肝病毒的作用。临床研究[66]也显示，服用灵芝胶囊后可明显促进细胞毒 T 细胞的功能，对慢性乙肝病毒患者的细胞免疫具有明显的调节作用。

【毒副作用】灵芝醇提取物基本无毒性，属实际无毒物质[67]，动物急性及亚急性实验均表明，灵芝具有极低的毒性。除少数病人出现头晕、便秘、口鼻及咽部干燥等，临床应用的不良反应较少。

⊙ 松花粉

【性味归经】甘，平。归肝、脾经。

【功效主治】益气，燥湿，止血。主治：久泻久痢，胃脘疼痛，湿疹湿疮，创伤出血。

【肝脏病药理】

1. 保肝　松花粉多糖作为松花粉中的一种生物活性大分子，已经被证实具有保肝、抗氧化和免疫调节等多种生物学功能。动物研究[68]结果显示，松花粉多糖灌胃给药能明显降低酒精诱导的肝损伤引起的血清中升高的 GPT、GOT、ALP 水平，并显著降低肝匀浆中内质网应激相关蛋白 GRP78 和 CHOP 的表达量，肝脏病理切片电镜观察结果也表明，松花粉多糖削弱了酒精引发的肝细胞中内质网的病理变化，提示松花粉多糖对酒精诱导的化学性肝损伤具有一定的保护作用，其机制与增强机体抗氧化能力，清除自由基和抑制内质网应激有关[69]。

松花粉中丰富的无机营养元素、核酸、微生素等，可更好地调节肝脏功能。同时松花粉中大量的蛋白质、氨基酸可以补充肝脏在酶解酒精时所消耗的大量蛋白质，防止形成脂肪肝。松花粉对急性酒精性肝损伤有明显的保护作用[70-71]，不同剂量的松花粉可使急性肝损伤小鼠模型的肝组织中丙二醛含量明显降低，同时显著升高还原性谷胱甘肽含量，肝细胞内脂滴明显减少。其作用机制可能与松花粉中丰富的抗氧化物质减轻了酒精对肝脏的脂质过氧化损伤，增强脂肪酸在肝细胞内代谢，减少脂肪的肝内沉积有关。研究显示，经松花粉灌胃给药后大鼠 SOD 和谷胱甘肽过氧化物酶活性以及总抗氧化能力均显著提高。另外，松花粉有利于肝功能恢复和腹水吸收，在治疗慢性迁延性肝炎方面有独特优势，松花粉中的微量元素铜、锌、镁等均参与肝脏物质代谢过程中多种酶的形成或激活反应，促进肝细胞再生和修复。

2. 抗肝纤维化 松花粉水提取物在体外损伤细胞模型中发挥了对肝细胞形态、功能、抗氧化性的改善和保护作用，以及对肝星状细胞活化和 ECM 中胶原蛋白形成的抑制作用和促凋亡功效，是有效抑制纤维化形成的理想功效成分。松花粉水提取物抑制肝纤维化的作用途径主要是提高肝脏中的抗氧化酶活性，减少过氧化产物的体内蓄积；抑制相关促纤维化因子如 TGF-β_1、PDGF、NF-κB 等的 mRNA 表达，控制 HSC 活化从而抑制胶原生成，增强 MMPs 的表达量以促进 ECM 降解[72]。松花粉水提物的效果优于松花粉原粉，是一种比较理想的抗肝纤维化营养补充剂原料之一。

【毒副作用】 对松花粉的毒理学研究结果显示，松花粉的 LD_{50} 大于 69g/kg。慢性毒性试验中大鼠喂养试验未发现中毒症状，对主要脏器组织学检查均未见异常。在三致试验（即微生物致突变试验、小鼠微核试验、小鼠精子畸变试验）中均为阴性结果。松花粉在遗传毒性方面是安全的[73-74]。

⊙ 荷叶

【性味归经】 苦、涩，平。归肝、脾、胃经。

【功效主治】 清暑化湿，升发清阳，凉血止血。主治：暑热烦渴，暑湿泄泻，脾虚泄泻，血热吐衄，便血崩漏。

【肝脏病药理】

1. 降血脂 荷叶中的黄酮及生物碱为促进脂类新陈代谢、发挥降脂作用的主要活性成分。荷叶黄酮具有显著的降低血脂作用[75]。有研究显示，荷叶黄酮在损肝因素作用初期进行治疗，可以呈剂量依赖性地改善小鼠的非酒精性脂肪肝病变。治疗 6 周后，肝脏病理变化及形态均有不同程度的改善趋势，肝功能损伤显著减轻，疗效与多烯磷脂酰胆碱胶囊相近，中、高剂量组甚至优于多烯磷脂酰胆碱胶囊组。与多烯磷脂酰胆碱胶囊比较，中、高剂量的荷叶黄酮表现出更好的降血脂和降低肝脏脂质沉积的作用，特别是肝脏 TG 含量显著降低，达到正常组水平[76]。

由于荷叶黄酮不仅降低血脂水平，还明显降低肝内甘油三酯含量，减轻肝脂肪变性，因此具有治疗非酒精性脂肪肝的潜在作用。李纯伟等[77]的实验研究也表明，荷叶生物碱能降低血液和肝脏中甘油三酯、胆固醇含量，有效减缓非酒精性脂肪肝的病变发生与发展，降低血液和肝脏组织中的甘油三酯、胆固醇作用优于多烯磷脂酰胆碱胶囊。此外，荷叶能显著降低模型大鼠血清 GPT、GOT、IL-6 水平，增加肝组织 AdipoR2 蛋白的表达，改善肝细胞脂变，提示荷叶对高脂高糖致 NAFLD 具有保护作用[78]。

2. 保肝降酶 荷叶提取物可显著降低四氯化碳诱导的急性肝损伤模型小鼠血清转氨酶水平，且具有剂量依赖性[79]，其保肝机制可能为：通过抗脂质过氧化，保护细胞膜和微粒体膜结构的完整性，降低通透性，减少转氨酶的渗出，从而达到保肝降酶作用。

3. 抗肝纤维化 郭曙光等[79]发现荷叶提取物可以明显降低肝纤维化模型小鼠的血清转氨酶，并通过肝脏切片观察用药小鼠的肝纤维化程度，发现荷叶乙酸乙酯提取物与荷叶正丁醇提取物均具有明显抗肝纤维化作用，其机制与抗脂质过氧化反应有关。

4. 抗肝肿瘤 荷叶碱对人肝癌细胞株 HepG2 凋亡及其作用机制的有关研究显示，荷叶碱可以抑制人肝癌细胞株 HepG2 的生长增殖，并在一定的范围内呈剂量、时间依赖性，诱导其发生晚期凋亡，阻滞于 G0/G 期，其凋亡机制可能与上调 Bax 蛋白，下调 NF-κB、Bcl-2 蛋白有关[80]。

【毒副作用】 通过中药毒性分析[81]，荷叶的水提取物半数致死量（LD_{50}）及可信限为最大耐受量（MTD）>5 000mg/kg，符合中药毒性分级指标小毒七项指标中的五项，故荷叶毒性极小，具有广阔的应用前景。

⊙ 柴胡

【性味归经】辛、苦，微寒。归肝、胆、肺经。

【功效主治】疏散退热，疏肝解郁，升举阳气。主治：感冒发热，寒热往来，胸胁胀痛，月经不调，子宫脱垂，脱肛。

【肝脏病药理】

1. 保肝利胆　柴胡皂苷对肝细胞的保护作用机制主要与以下几方面有关：①降低细胞色素 P450 的活性，减少肝细胞坏死，促进肝细胞再生；②刺激垂体肾上腺皮质系统，使内源性糖皮质激素分泌增加，提高细胞应激能力；③降低细胞色素 C 还原酶的活性，使得脱氢酶活性下降，激素样副作用降低；④活化巨噬细胞，促进抗体、干扰素产生，增强 NK 细胞和 LAK 细胞活性，调节免疫；⑤促进蛋白合成，增加肝糖原，降低过氧化脂质，促进肝细胞再生。

2. 抗肝纤维化　柴胡的有效成分柴胡皂苷可直接抑制肝星状细胞（HSC）分泌和Ⅰ、Ⅲ、和Ⅳ型胶原蛋白的分泌，具有抗肝纤维化的作用[82]，而且柴胡皂苷还可以有效地稳定肝细胞膜系统、中和可溶性细胞因子对肝细胞增殖的抑制效应，防止肝细胞损伤和坏死；研究发现，柴胡皂苷 D 在抑制乙肝病毒、保护肝细胞、抑制星形细胞活化、细胞因子生成等方面发挥了抗肝纤维化作用[83]，作用机制与降低 α-SAM 表达，抑制肝 HSC 活化，升高 IL10、NO，降低 TNF-α 有关[84]，也可能与改善纤溶功能、清除过氧化脂质和调节血清中微量元素锌、钙的水平有关[85]。

3. 调节脂质代谢　药理实验表明，醋炙柴胡可以抑制高脂肪饮食导致的肥胖大鼠体重的增加及体内脂肪的累积，其作用机制可能为增加大鼠体内脂肪酸的氧化[86]，柴胡皂苷对实验性肝损伤小鼠有保护和促进肝内脂质代谢的作用，使肝内过氧化脂质含量降低，GPT 和 TG 含量降低，而 GSH 含量升高；提示柴胡皂苷（saikosaponins，SS）通过减少氧及其他自由基对肝脏损伤和提高细胞色素 P450 等其他毒物结合酶系统，加强肝脏对毒物代谢而发挥保肝作用。近年来，用 SS 治疗 CCl_4 所致的肝损伤大鼠模型也得到了以上的效果，证实 SS 有抗炎、促进蛋白质合成、增加肝糖原、改善高脂血症及防治脂肪肝等作用[87]。

4. 抗嗜肝类病毒　Chiang 等[88]对柴胡皂苷 A、B、C 的细胞毒和抗乙肝病毒活性进行了研究，将柴胡皂苷和感染了乙肝病毒的人类肝细胞同时培养，其对感染病毒细胞有抑制作用，其中柴胡皂苷 C（SSc）能显著减少培养介质中乙肝抗原（HBeAg）的浓度，并可抑制乙肝病毒 DNA 复制，这对今后乙肝的治疗提供了研究方向。

【毒副作用】柴胡的毒性是在临床使用过程中逐渐发现的，其毒性大小与柴胡皂苷和含挥发油量有关，柴胡皂苷和柴胡挥发油既是柴胡的活性成分又是其主要毒性成分。其毒性靶器官主要为肝脏。不同剂量的柴胡粗提物均能造成不同程度的肝脏损伤，主要表现为血液中总胆红素升高，表明胆红素代谢降低；血液中谷丙转氨酶和谷草转氨酶升高，提示肝脏细胞膜通透性增加；光学显微镜下可观察到药物组大鼠肝细胞核固缩、肝细胞水肿、嗜酸性变等病理变化，同时肝体质量及比值增加，柴胡总皂苷粗提物可导致大鼠明显的肝毒性损伤，其损伤途径与氧化损伤机制有关[89]。

⊙ 喜树

【性味归经】苦、辛，寒，有毒。归脾、胃、肝经。

【功效主治】清热解毒，散结消癥。主治：食管癌、贲门癌、胃癌、肠癌、肝癌、白血病、银屑病、疮肿。

【肝脏病药理】

1. **抗肝肿瘤** 羟基喜树碱（hydroxycamptothecin，HCPT）是在喜树碱的结构基础上，以羟基取代第 10 位碳原子上的氢而得到的一类衍生物，其具有广谱抗肿瘤作用，临床前研究发现其对于肝癌、肺癌等具有显著的抑制作用。采用羟基喜树碱注射液体外抑制人肝癌细胞株 SMMC-7721 增殖并诱导其凋亡的研究结果表明，经羟基喜树碱作用 24h 后，Bcl-2 表达较对照组细胞明显减少，提示羟基喜树碱可能通过抑制 Bcl-2 表达这一途径诱导肿瘤细胞凋亡 [90]。对肝癌荷瘤鼠抗肿瘤作用及毒性研究 [91] 显示 9- 硝基喜树碱（9-nitrocamptothecin，9NC）和 9- 硝基喜树碱脂质体纳米药物（9-nitrocamptothecin loaded liposomes，9NC-LP）在体内可以显著抑制肿瘤生长，并呈现出明显的剂量依赖关系。9NC-LP 可以通过降低药物的毒副作用而提高给药剂量，从而提高抗肿瘤效果。9NC 和 9NC-LP 体外、体内均可以通过阻滞细胞周期和诱导凋亡发挥抗肿瘤作用。二者干预后细胞周期阻滞较凋亡更加明显，提示阻滞细胞周期可能是 9NC 抗肿瘤的主要机制，p53 在这个过程中可能发挥重要作用。

喜树碱及其衍生物对肝癌细胞 HepG2 增殖抑制与凋亡的研究显示，喜树碱及其衍生物对肝癌细胞 HepG2 有良好的凋亡诱导作用，与正常组比较，早期与晚期凋亡百分比均明显提高，其中 7- 乙基 -10- 羟基喜树碱诱导作用最佳 [92]。

2. **抗肝纤维化** HCPT 可诱导肝星状细胞发生凋亡，其诱导细胞凋亡的程度可能与作用时间成正比；HCPT 作用机制可能为凋亡诱导因子相关的线粒体凋亡途径，即 HCPT 促使凋亡诱导因子从线粒体发生位移至细胞核内，激活细胞核内的凋亡信号，促进 HSC-T6 发生凋亡 [93]。HCPT 对 CCl_4 诱导的肝纤维化大鼠模型具有防治作用，抑制肝星状细胞活化增殖，上调 Bax/Bcl-2 mRNA 比值可能是 HCPT 抗肝纤维化的部分机制 [94-95]。

【毒副作用】传统理论上认为，喜树碱对神经元是无细胞毒性作用的，因为神经元是高度分化的细胞，细胞无分裂增生能力，不存在 DNA 的复制过程，细胞周期只停留在 G1 期，即有 RNA 的转录和蛋白质的合成（即翻译）过程 [96]。但近年来，喜树碱类药物在临床应用时，发现其存在一定的中枢神经毒性，可能与喜树碱不仅对于 S 期 DNA 复制合成有作用，对于 G1 期细胞（DNA 合成 RNA），即 DNA 的转录过程也有一定作用 [97]。一项对家兔毒性作用的研究 [98] 显示，羟喜树碱可引起家兔明显的肝组织、免疫功能、造血功能的损伤和轻度心脏毒性。

⊙ 葛根

【性味归经】甘、辛，凉。归脾、胃经。

【功效主治】解肌退热，生津止渴，透疹，升阳止泻。主治：外感发热头痛、项背强痛，口渴，消渴，麻疹不透，热痢，泄泻。

【肝脏病药理】

1. **保肝** 大量动物实验性肝损伤研究证实，葛根素对各种类型的实验性肝损伤具有保护作用。其保肝作用与其抗炎、抗氧化特性密不可分，主要表现为抑制炎症细胞因子的释放，减轻炎症反应，清除自由基，抑制脂质过氧化，提高机体抗氧化水平，抑制肝细胞凋亡等 [99]。有研究 [100] 表明，葛根素、葛根多肽均可在一定程度上降低由酒精导致的 GPT、GOT 水平升高，高剂量的效果甚至优于阳性对照药水飞蓟宾葡甲胺，说明葛根素和葛根多肽均对肝脏细胞有一定的保护作用，且存在一定的量效关系。

葛根素还可调节损伤后肝细胞再生障碍大鼠外周血 T 淋巴细胞亚群平衡，促进 CD4$^+$、CD25$^+$T 淋巴细胞的升高，从而维持免疫耐受，保护肝脏[101]。葛根总黄酮能够显著降低酒精性肝损伤大鼠肝组织丙二醛（MDA）以及甘油三酯（TG）含量并升高还原型谷胱甘肽（GSH）含量、拮抗脂质过氧化、提高肝组织超氧化物歧化酶活性、抑制自由基的释放，减轻肝组织病理损伤[102-105]。此外，葛根总黄酮能够对伴刀豆球蛋白 A 诱导的免疫性肝损伤起到保护作用，其机制可能与抗氧化和抑制细胞因子干扰素 -γ（IFN-γ）、TNF-α 等表达有关[106]。

2. **抗肝纤维化**　葛根素能通过抑制肝星状细胞的增殖活化从而达到防治酒精性肝纤维化的功效，以中、高剂量效果更明显[107]。葛根素具有一定的抗肝纤维化作用并具有一定剂量依赖性，其作用机制可能为通过调节肝组织中 TLR4 的蛋白水平，减少 LPS 的胞外刺激信号传导至胞内，从而抑制 NF-κB、AP-1 转录因子的活化，进而减少下游 IL-6、IL-1β、TNF-α 等炎症因子的生成，缓解炎症因子对肝组织所造成的损伤，从而达到抗肝纤维化作用[108]。

3. **抗肝肿瘤**　葛根中的主要活性成分异黄酮类化合物可诱导癌细胞的凋亡，抑制其生长。葛根素能够提高人肝癌 HepG2 细胞增殖抑制率和凋亡率，上调 Bax 和激活 Caspase-3 蛋白表达并下调 Bcl-2 表达；提示葛根素具有抑制人肝癌 HepG2 细胞增殖并促进 HepG2 细胞凋亡的作用，可能与其抑制 HepG2 细胞有丝分裂及调节凋亡相关蛋白表达有关[109]。研究发现，葛根素能促进人 T 淋巴细胞 γδT 的增殖并提高其杀伤活性，而 γδT 细胞增殖可能与葛根素激活 P-ERK1/2 信号通路与抗凋亡蛋白 Bcl-2 表达有关，γδT 细胞对肝癌细胞 SMMC-7721 杀伤活性的提高可能与细胞的颗粒酶 B、穿孔素和 CD107a 表达有关[110]。

【毒副作用】葛根总黄酮对小鼠的急性毒性试验表明本品毒性较低，安全范围大，长期毒性实验结果表明，给大鼠连续经口灌喂葛根总黄酮 90d，大剂量为 2.5g/kg，相当于人体临床用量（0.03g/kg）的 83 倍，对动物的一般情况、体重、血象、肝肾功能及各主要脏器的病理组织学均无明显的影响，与对照组相比无差异，提示葛根总黄酮对大鼠无蓄积性毒性[111]。

⊙ 蟾酥

【性味归经】辛，凉，有毒。归心、肝、脾、肺经。

【功效主治】解毒散结，消积利水，杀虫消疳。主治：痈疽，疔疮，发背，瘰疬，恶疮，癥瘕癖积，臌胀，水肿，小儿疳积，破伤风，慢性咳嗽。

【肝脏病药理】

1. **抗肝肿瘤**　蟾蜍二烯内酯类化合物是蟾皮中具有抗肿瘤活性的主要物质。华蟾素（cinobufotalin）作为中华大蟾蜍或黑眶蟾蜍等的全皮提取制剂，研究显示其能够增强肝癌 BEL-7402 细胞的放疗敏感性；其作用机制可能与华蟾素能够通过抑制核因子 -κB 信号通路及下调 Bcl-2 和 cyclin D1 蛋白表达，进而抑制细胞增殖、诱导细胞周期阻滞和细胞凋亡相关[112]。

华蟾素治疗原发性肝癌的作用机制主要有[113]：①通过调控 Bcl-2/Bax 影响肝癌细胞生长：华蟾素可能通过改变肝癌细胞中 Bcl-2/Bax 比例，从而影响肝癌细胞的生长，使肿瘤凋亡程序得以启动，起到杀死肿瘤细胞的治疗目的[114]。②影响 Fas/FasL 表达，抑制肝癌细胞生长：通过 Fas/FasL 使肿瘤细胞抵抗 Fas 介导的细胞凋亡是肿瘤细胞生长的重要机制之一。Shin 等[115]发现 HBX 抗原能诱导肝癌细胞表达 FasL，高表达 FasL 的肝癌细胞与激活的 T 细胞共培养，可诱导 T 细胞凋亡、抵抗机体免疫系统、引起肿瘤增殖。所以，Fas 的高表达可促使肿瘤细胞的凋亡，而 FasL 的高度表达可诱导 T 细胞凋亡，引起肿瘤增殖。由此可知，华蟾素可以通过调控 Fas/FasL 来影响肿瘤细胞的恶性增殖。③通过影响 CyclinA/CDK2 表达改变肝癌细胞周期：华蟾素可能通过 CyclinA、CDK2 的表达变化使肿瘤细胞阻滞于 S 期，进而起到治疗肿瘤的作用[116-117]。④影响肝癌细胞 DNA 拓扑异构酶：Topo 酶参与 DNA 的复制、重组等关键的核内过程，是目前一线抗肿瘤药物的主要作用靶点。因此，研究华蟾素作用于 DNA 拓扑异构酶的机制有重要的意义[118]。

2. 抗乙肝病毒　有研究表明，华蟾素有一定抗乙肝病毒作用，并能抑制乙肝病毒复制，促进 HBeAg 阴转，提高机体对 HBV 的特异性体液免疫水平[119]。华蟾素能促进慢性乙型肝炎患者 DCs 的发育与成熟，增强其刺激 T 细胞增殖的能力和分泌 IL-12 的能力，表明慢性乙肝患者予以华蟾素治疗，对提高患者的细胞免疫功能，增强抗病毒能力可能具有一定的临床价值[120]。

【毒副作用】蟾酥的药理作用很强，但同时又是毒性很大的药物，用药不当会出现心律失常等严重毒副作用。蟾酥有毒，临床入药多经炮制，蟾酥的毒性是因其所含的某些化合物具有洋地黄类物质的作用以及表面的麻痹毒性，炮制后，化合物的量有所减少，毒性也有所减弱，从而起到了减毒的作用。蟾酥中另外一类主成分吲哚生物碱，是内源性神经递质 5- 羟色胺及其代谢产物，具有血管收缩、致幻、细胞毒等活性。

（过建春）

参考文献

[1] SABINA E P, PRAGASAM S J, KUMAR S, et al. 生姜提取物 6- 姜酚对对乙酰氨基酚致小鼠肝脏毒性的保护作用 [J]. 中西医结合学报, 2011, 9（11）：1264-1269.

[2] 李佳琪. 仔姜、老姜化学成分含量及保肝作用研究 [D]. 长春：吉林农业大学, 2014.

[3] 吴仕娇. 基于线粒体的结构和功能探讨三味干姜散保肝作用及其入血成分研究 [D]. 广州：广州中医药大学, 2017.

[4] JIANG M C, YANG-YEN H F, YEN J J, et al. Curcumin induced apoptosis in immortalized NIH3T3 and malignant cancer cell lines[J]. Nutr Cancer, 1996, 26（1）：111-120.

[5] 厉红元, 车艺, 汤为学. 姜黄素对人肝癌细胞增殖和凋亡的影响 [J]. 中华肝脏病杂志, 2002, 10（6）：449-451.

[6] 贺靖, 周明霞, 王洁琼, 等. 姜素对 CD34+ 肝癌 SMMC-7721 细胞增殖及 CD34 表达的影响 [J]. 河南医学研究, 2014（3）：1-4.

[7] 陈建新, 吴依芬, 李树基, 等. 10- 姜酚通过 Src/STAT3 信号通路抑制肝癌 HepG2 细胞增殖 [J]. 南方医科大学学报, 2018, 38（8）：1002-1007.

[8] 魏庆钢. 姜黄素提取物毒性及免疫调节作用研究 [D]. 济南：山东大学, 2017.

[9] 王梦, 钱红美, 苏简单. 干姜醇提物的毒性研究 [J]. 中医药学报, 2000（2）：60-62.

[10] 林秀珍, 马德禄, 崔荣芬. 大黄素与番泻苷和大黄多糖对培养大鼠肝细胞内游离钙浓度的影响 [J]. 中国中西医结合杂志, 1995, 15（7）：419-421.

[11] 苟运浩, 陆璐, 过建春. 大黄酸对合并非酒精性脂肪性肝炎的 HBV 转基因小鼠肝病进展的防治作用 [C]// 全国第 6 届中西医结合传染病学术会议论文汇编. 2015：104-105.

[12] 徐在品, 卢占军, 陈眷华, 等. 大黄醇提液抗家兔实验性高脂血症及脂肪肝的实验研究 [J]. 中国应用生理学杂志, 2007, 23（3）：

375-379.

[13] 宋献美，王雪银，李宁宁，等 . 大黄总蒽醌对免疫性肝纤维化大鼠的保护作用及机制探讨 [J]. 现代预防医学，2018（15）：2818-2822.

[14] 武超 . 大黄酸和大黄素调控巨噬细胞抗肝纤维化机制研究 [D]. 上海：上海中医药大学，2016.

[15] 林玩福 . 大黄素抑制肝癌细胞侵袭及诱导其凋亡的效应及机制研究 [D]. 上海：第二军医大学，2016.

[16] WANG J B，KONG W J，WANG H J，et al.Toxic effects caused by rhubarb（Rheum palmatum L.）are reversed on immature and aged rats[J]. Journal of Ethnopharmacology，2011，134（2）：216-220.

[17] 王艳辉，赵海平，王伽伯，等 . 基于"有故无殒"思想的熟大黄对肝脏量 - 毒 / 效关系研究 [J]. 中国中药杂志，2014，（15）：2918-2923.

[18] 马利萍 . 大黄蒽醌类化合物与肾脏 OATs 及马兜铃酸 A 与肠道外排转运体相互作用研究 [D]. 杭州：浙江大学，2015.

[19] 任历，曾滨阳，张诗缇，等 . 大黄总蒽醌对人肾小管上皮细胞毒性作用及相关机制研究 [J]. 中药药理与临床，2015（1）：20-22.

[20] 王玲，吴军林，吴清平，等 . 山楂降血脂作用和机理研究进展 [J]. 食品科学，2015，36（15）：245-248.

[21] 黎运呈，王艳，王秋景，等 . 山楂叶总黄酮对非酒精性脂肪性肝病细胞病理及血脂影响的实验研究 [J]. 中西医结合肝病杂志，2018，28（2）：108-110，117.

[22] 常陆林 . 山楂黄酮提取、纯化工艺及其对酒精性肝损伤影响的研究 [D]. 郑州：郑州大学，2010.

[23] 潘莹，江海燕，丁国强 . 大果山楂总黄酮对实验性酒精肝损伤保护作用的研究 [J]. 中华中医药学刊，2004，22（12）：2293-2293.

[24] 薛冬英，袭渤人，张洁，等 . 丹参酚酸 B 和山楂黄酮合用对游离脂肪酸诱导的大鼠肝细胞脂质沉积和凋亡的作用 [J]. 肝脏，2016，21（3）：183-190.

[25] 宓伟，练武，尹淑英，等 . 山楂原花青素及维生素 C 对胰岛素抵抗大鼠肝脏氧化应激的影响 [J]. 中草药，2016，47（4）：625-629.

[26] 赵继玲，杨文辉 . 山楂总黄酮对四氯化碳致大鼠肝纤维化的保护作用及其机制研究 [J]. 河南医学研究，2013，22（5）：651-654.

[27] 黄文文 . 山楂中抑制 HMG-CoA 还原酶的活性成分研究及其安全性评价 [D]. 重庆：西南大学，2010.

[28] 潘莹，林启云，欧贤红，等 . 大果山楂总黄酮护肝作用的实验研究 [J]. 广西中医药大学学报，2004，7（2）：7-10.

[29] 苏兆连 . 胃山楂结石 1 例治疗报告 [J]. 安徽中医临床杂志，2001，13（3）：199-200.

[30] 康俊升，王焱 . 食用生山楂引起肠石性小肠梗阻（附 13 例报告）[J]. 中国普通外科杂志，1999（4）：283-284.

[31] 张萌 . 醋制南五味子降酶保肝作用机理研究 [D]. 咸阳：陕西中医学院，2013.

[32] 颜志婷，肖冬梅，陈杰 . 南五味子多糖急性毒性及对小鼠肝损伤保护作用机理探讨 [J]. 江西医药，2018，53（2）：147-149.

[33] 李宜轩，陈建光，李凤等 . 北五味子提取物对实验性肝纤维化大鼠肝损伤的保护作用 [J]. 吉林大学学报（医学版），2014（2）：285-288.

[34] 王洋，戚好文，胡咏武，等 . 五味子醇甲对 KC 介导的肝纤维化抑制作用的初步研究 [J]. 第四军医大学学报，2008，29（9）：816-818.

[35] 曹媛，夏延哲，陈杰，等 . 五味子甲素在人肝星状细胞中的抗纤维化作用 [J]. 中国临床药理学与治疗学，2016，21（8）：878-883.

[36] 孙雨薇，闫冬梅 . 五味子多糖对体外培养肝癌 SMMC-7721 细胞 Bcl-2 和 Bax 蛋白表达的影响 [J]. 中国处方药，2016，14（7）：21-21.

[37] 张文强.五味子抑制肝癌细胞上皮间质转化及机制研究[D].天津：天津科技大学，2016.

[38] 甘露.五味子多糖对肝癌小鼠肿瘤生长及免疫功能的调节作用[J].免疫学杂志，2013，29（10）：867-870.

[39] 胡燕平，王欣，宋捷，等.五味子水煎剂的遗传毒性研究[J].癌变·畸变·突变，2009，21（4）：309-312.

[40] 何来英，冯晓莲，汪会玲，等.五味子的安全性试验——90天喂养试验[J].卫生研究，2004（5）：557-558.

[41] 吴涛.体外培育牛黄对肝内胆汁淤积大鼠的作用及部分机制研究[D].武汉：华中科技大学，2014.

[42] 蒙秀林，韦星.牛磺酸对肝细胞损伤保护作用的研究进展[J].右江民族医学院学报，2007，29（4）：628-629.

[43] 李静，杨雅娟，李常娟，等.牛黄酸对CCl_4所致大鼠肝纤维化抑制作用的研究[J].现代中西医结合杂志，2016，25（23）：2522-2525.

[44] 王文花，祝丽丽，单泽松，等.清开灵有效成分牛黄胆酸对体外培养肝癌细胞HepG2 uPAR的影响[J].山东中医药大学学报，2013，37（2）：153-155.

[45] 刘佳琪.体外培育牛黄改善晚期原发性肝癌患者生活质量临床观察[J].中西医结合肝病杂志，2013，23（4）：209-210.

[46] 徐永红，边城，李定国，等.汉防己甲素对成纤维细胞增殖及胶原合成的作用[J].天津医药，2004（10）：633-635.

[47] 王志荣，陈锡美，李定国，等.粉防己碱抑制肝纤维化大鼠肝组织c-fos和c-jun mRNA表达[J].上海医学，2003（5）：332-334.

[48] 王志荣，陈锡美，李定国，等.联合应用粉防己碱与甘草酸抑制肝纤维化大鼠细胞外基质表达[J].世界华人消化杂志，2003，11（7）：970-974.

[49] 蔡常军.汉防己甲素对大鼠肝保护和抗氧化作用的实验研究[J].抗感染药学，2014，11（4）：305-308.

[50] 张欣.汉防己碱对牛血清白蛋白致大鼠肝纤维化的治疗作用[J].中国肝脏病杂志，2016，8（2）：29-33.

[51] 李闯.粉防己碱对人肝癌HepG2-细胞增殖与凋亡的影响实验研究[D].湛江：广东医学院，2013.

[52] 邓文英.粉防己碱对肝癌细胞凋亡及放射敏感性的调控作用[D].南京：东南大学，2007.

[53] 嵇远洋，张水冰.防己的临床应用及肾毒性概述[J].新中医，2003，35（8）：74-75.

[54] 叶志斌，陆国才，于光，等.广防己肾脏毒性实验研究[J].中国药理学通报，2002，18（3）：285-287.

[55] 梁琦，倪诚，谢鸣，等.广防己的肾毒性及代谢组学研究[J].中西医结合学报，2009，7（8）：746-752.

[56] 黄昭琴.灵芝多糖对鹅膏毒肽所致肝损伤的保护作用研究[D].长沙：湖南师范大学，2015.

[57] 王明宇，林志彬.灵芝三萜类成分在体内外对小鼠免疫性肝损伤的影响[J].中国药学杂志，2000，35（12）：809.

[58] 陈洁，史杨娟，罗琳，等.灵芝三萜对大鼠肝纤维化的保护作用及其机制研究[J].中国医院药学杂志，2008，28（9）：694-697.

[59] 赵红宇，李文斌，李洪源，等.破壁灵芝孢子粉对肝纤维化的影响研究[J].黑龙江医药科学，2006，29（1）：96-96.

[60] 胡宗苗，周园理，邓颖颖，等.灵芝孢子粉保护CCl_4引起的小鼠肝纤维化损伤的实验研究[J].中南药学，2016（7）：696-699.

[61] 安玉会，王洁琼，徐衍，等.灵芝对肝癌干细胞糖代谢和标志物蛋白的影响[J].河南医学研究，2012（2）：129-132.

[62] 金玲，刘菊妍，孙升云，等.灵芝孢子油软胶囊对H22肝癌小鼠抑瘤作用及免疫功能的影响[J].中华中医药杂志，2011（4）：715-

718.

[63] 甄作均，王峰杰，范国勇，等.灵芝孢子粉
对肝细胞肝癌患者术后细胞免疫功能的影响
[J].中华肝脏外科手术学电子杂志，2013
（3）：171-174.

[64] 张正，陶其敏，李敬轩，等.20种真菌抑制
HBV 的实验研究 [J].北京医科大学学报，
1989（6）：455-458.

[65] LI Y Q，WANG S F. Anti-hepatkis B
activities of ganoderic acid from ganodenna
lucidum[J]. Biotechnology Letters，2006
（11）：837-841.

[66] 刘映霞.灵芝对慢性乙型肝炎患者外周血 T
细胞亚群的影响 [J].中西医结合肝病杂志，
1996（3）：39.

[67] 汪雯翰，徐宾，张赫男，等.灵芝子实体醇
提取物的毒理研究 [J].菌物学报，2017，36
（12）：1642-1650.

[68] 殷韶杰.泰山松花粉多糖对化学性肝损伤的
保护机制研究 [D].泰安：山东农业大学，
2016.

[69] 朱良，裴植仁.松花粉总黄酮对四氯化碳所
致小鼠急性肝损伤的保护作用 [J].时珍国医
国药，2010，21（8）：1903-1904.

[70] 刘协，张驰，包六行，等.松花粉对小鼠急
性酒精性肝损伤的保护作用研究 [J].江苏预
防医学，2005，16（2）：7-9.

[71] 谢惠萍，陈琼瑶，蒋中仁，等.松花粉对酒
精性肝损伤的保护功能研究 [J].中国现代医
药杂志，2008，10（4）：47-49.

[72] 丛涛.松花粉提取物对实验性肝纤维化的作
用及机理研究 [D].北京：中国人民解放军军
事医学科学院，2015.

[73] 陆梅，严峰，罗海燕，等.松花粉安全性毒
理学研究 [J].药学研究，2015（1）：16-19.

[74] 樊柏林，田辉，王护民，等.破壁松花粉的
毒理试验 [J].癌变·畸变·突变，2005（6）：
62-64.

[75] 关章顺，吴俊，喻泽兰，等.荷叶胶囊对人
体血脂异常的调脂作用研究 [J].心血管康复

医学杂志，2003，12（4）：294-297.

[76] 王俊杰，舒洋，龙婷，等.荷叶黄酮治疗小
鼠非酒精性脂肪肝的研究 [J].中药药理与临
床，2011，27（2）：61-64.

[77] 李纯伟.荷叶生物碱的提取及干预小鼠非酒
精性脂肪肝的研究 [D].衡阳：南华大学，
2014.

[78] 杨丹虹，楼招欢，程斌，等.荷叶对高脂高
糖致 NAFLD 大鼠炎症因子水平及 AdipoR2
表达的作用研究 [J].中国中药杂志，2016，
41（18）：3406-3411.

[79] 郭曙光.荷叶、茜草降血脂、保肝和抗肝纤
维化作用研究 [D].开封：河南大学，2010.

[80] 李娜，宋金春.荷叶碱对人肝癌细胞株
HepG2 凋亡及其作用机制 [J].中国药物警
戒，2017，14（12）：715-719.

[81] 喻泽兰，关章顺，李洁，等.荷叶水提物的
提取工艺及急性毒性的研究 [J].中医药学
刊，2003，21（5）：669.

[82] 郑丽娜，韩涛，王宝恩，等.柴胡对肝星状
细胞胶原蛋白分泌的影响 [J].天津医科大学
学报，2001，7（4）：502-503.

[83] 朱兰香，刘世增，顾振纶.柴胡皂苷的药理
作用及抗肝纤维化的应用 [J].中草药，2002
（10）：附5-6.

[84] 郭景珍，万方，李忻，等.柴胡皂苷 d 对二
甲基亚硝胺致肝纤维化大鼠炎症相关因子的
影响 [J].中华中医药杂志，2008，23（11）：
970-972.

[85] 何燕，胡志峰，李平，等.柴胡皂苷 d 抗肝
纤维化大鼠脂质过氧化作用的研究 [J].中国
中药杂志，2008，33（8）：915-919.

[86] TZENG T F，LU H J，LIOU S S，et
al.Vinegar-baked radix bupleuri regulates lipid
disorders via a pathway dependent on
peroxisome-proliferator-activated receptor-αin
high-fat-diet-induced obese rats[J].Evidence-
based Complementary and Alternative
Medicine，2012，2012：827278.

[87] 朱兰香，刘世增，顾振纶.柴胡皂苷的药理

作用及抗肝纤维化的应用 [J]. 中草药，2002
（10）：101-102.

[88] CHIANG L C, NG L T, LIU L T, et al.
Cytotoxicity and antihepatitis B virus activities
of saikosaponinsfrombupleurum species[J].
Lanta Med, 2003, 69（8）：705.

[89] 黄伟，孙蓉. 柴胡总皂苷粗提物致大鼠肝毒
性及氧化损伤机制相关性研究 [J]. 中国中药
杂志，2010（13）：1745-1749.

[90] 徐而数，许青，王杰军，等. 羟基喜树碱对
人肝癌细胞增殖影响及凋亡诱导 [J]. 实用肝
脏病杂志，2003，6（3）：138-139.

[91] 郑顺贞 .9- 硝基喜树碱脂质体抗肝癌作用研
究 [D]. 武汉：华中科技大学，2011.

[92] 陈琴华，余飞，李鹏，等. 喜树碱及其衍生
物对肝癌细胞 HepG2 增殖抑制与凋亡的研
究 [J]. 实用药物与临床，2016，19（3）：
272-275.

[93] 熊丽娟. 羟基喜树碱诱导大鼠肝星状细胞
HSC-T6 凋亡相关机制的研究 [D]. 南昌：南
昌大学，2013.

[94] 邵佳亮，胡国信，郑洁，等. 羟基喜树碱对
肝纤维化大鼠肝组织 Bax、Bcl-2 基因和
α-SMA 蛋白表达及肝纤维化的影响 [J]. 第二
军医大学学报，2014（4）：399-405.

[95] 刘富民，黄见娥，彭美容，等. 羟基喜树碱
对人肝星状细胞增殖与凋亡的影响及其机制
探讨 [J]. 中国保健营养，2016，26（21）：
247.

[96] HAMBURG P, DODDERS R C J M,
HUININK D T B. Central nervous system
toxicity induced by irinotecan[J]. J Nat'l Cancer
Lnset, 2006, 98（3）：219.

[97] LUCAN H, MULLER M T, SWAN P W.
Down regulation of topoisomerase I in
differentiating human intestinal epithe-lial
cell[J].Into J Cancer, 2001, 94（2）：200-
207.

[98] 严霞，王莉，孟广森，等. 羟喜树碱对家兔
毒性作用的研究 [J]. 临床军医杂志，2007，

35（2）：204-207.

[99] 赵月蓉，侯碧玉，张莉，等. 葛根素对实验
性肝损伤的治疗作用研究进展 [J]. 中国新药
杂志，2017，26（9）：1005-1010.

[100] 张林松，徐卫东，石继伟，等. 葛根素与葛
根多肽对小鼠酒精性肝损伤的治疗作用研究
[J]. 江苏中医药，2018，50（2）：76-78.

[101] 赵海梅，徐荣，黄敏芳，等. 葛根素对肝损
伤后肝细胞再生障碍大鼠外周血中 T 细胞亚
群的影响 [J]. 世界中西医结合杂志，2016
（5）：593-596.

[102] 赵鹏，姚思宇，李凤文，等. 葛根黄酮对乙
醇性肝损伤的保护作用 [J]. 中国热带医学，
2009，9（3）：444-445.

[103] 杜艳秋，赵敏. 葛根素对大鼠急性乙醇中毒
性肝损伤的保护作用 [J]. 中国工业医学杂
志，2011，24（1）：9-11.

[104] 冯琴，方志红，崔剑巍，等. 葛根对大鼠酒
精性肝损伤的干预作用 [J]. 上海中医药杂
志，2007，41（4）：64-66.

[105] 赵敏，杜艳秋，李长喻. 葛根素对急性酒精
中毒大鼠保护作用的实验研究 [J]. 中国现代
医学杂志，2006，16（17）：2610-2612.

[106] 方士英，徐茂红，赵克霞，等. 葛根总黄酮
对刀豆蛋白 A 诱导的小鼠免疫性肝损伤保护
作用及其机制的初步研究 [J]. 中国药理学通
报，2012，28（7）：1033-1034.

[107] 郝原青，郭晓雪，丁雅珊，等. 葛根素对大
鼠酒精性肝纤维化的干预作用以及对肝星状
细胞增殖活化的影响 [J]. 天津中医药大学学
报，2016（2）：132-135.

[108] 莫晓晖，梁韬. 葛根素对四氯化碳所诱导
肝纤维化大鼠的干预作用及对 TLR-4、
NF-κB、AP-1 的影响 [J]. 中国医院药学杂
志，2017，37（14）：1348-1351.

[109] 胡亚丽. 葛根素对肝癌细胞生长的抑制作用
及机制研究 [D]. 石家庄：河北医科大学，
2018.

[110] 袁涛，朱炳喜，刘军权，等. 葛根素对 γδt
细胞杀伤肝癌 smmc-7721 细胞的影响 [J]. 中

国现代应用药学，2015（4）：419-424.

[111] 王庆端，江金花，孙文欣，等 . 葛根总黄酮的急性毒性及长期毒性实验 [J]. 河南医科大学学报，1999，34（2）：48-50.

[112] 朱琰琰，王朝杰，马宁，等 . 华蟾素对肝癌 Bel-7402 细胞放疗敏感性的影响及其作用机制的研究 [J]. 中华解剖与临床杂志，2018（2）：160-165.

[113] 王宁宁，姚海燕，杨阳，等 . 华蟾素治疗原发性肝癌的多种作用机制 [J]. 吉林医药学院学报，2015（3）：229-231.

[114] 齐芳华，李安源，赵林，等 . 华蟾素诱导人肝癌细胞株 HepG2 凋亡及其作用机制 [J]. 药学学报，2010（3）：318-323.

[115] SHIN E C，SHIN J S，PARK J H，et al.Expression of Fas ligand in human hepatoma cell lines：role of hepatitis-B virus X（HBX）in induction of Fas ligand[J].Int J Cancer，1999，82（4）：587-591.

[116] 孙宇，单路娟，刘越坚，等 . 华蟾素注射液对人肝癌 HepG-2 细胞增殖及凋亡的影响 [J]. 中国肿瘤，2010，19（6）：410-413.

[117] DOBASHI Y，JIANG S X，SHOJI M，et al.Diversity in expression and prognostic significance of G1/S cyclins in human primary lung carcinomas[J].J Pathol，2003，199（2）：208-220.

[118] 田莉莉，高山，崔晓楠 . 华蟾素注射液对人肝癌 HepG-2 细胞增殖与凋亡及拓扑异构酶 Ⅱ 的影响 [J]. 中国临床药学杂志，2013，29（7）：530-533.

[119] 华军 . 华蟾素治疗慢性乙型肝炎临床观察 [J]. 镇江医学院学报，2001，11（4）：516-517.

[120] 危晓莉，汪晓莺，汤伟，等 . 华蟾素对慢性乙型肝炎患者外周血来源树突状细胞的影响 [J]. 中药药理与临床，2007，23（4）：54-56.

第七篇　常用古方

第一章　清热剂

⊙ 龙胆泻肝汤

【来源】录自《医方集解》。

【组成】龙胆草（酒炒）、黄芩（炒）、栀子（酒炒）、泽泻、木通、当归（酒炒）、生地黄（酒炒）、柴胡、生甘草、车前子。

【功效】清肝胆实火，泻肝经湿热。

【肝病药理】龙胆泻肝汤配伍严谨，泻中有补，降中寓升，祛邪而不伤正，泻火而不伐胃，诚为泻肝之良方；本方现代常用于治疗病毒性肝炎、急性胆囊炎等病属肝经实火或湿热下注者。

1. 抗炎　现代药理学研究发现，方中的柴胡皂苷 d 可抑制前列腺素 E_2 生成，同时可加速环氧合酶代谢物生成，从而达到抗炎效果；此外，黄芩提取物可通过降低细菌脂多糖激活的细胞的释放量，起到抗炎与免疫抑制的作用；不同剂量龙胆苦苷可降低脓毒症小鼠血清炎性因子、谷草转氨酶等含量，降低肝组织中一氧化氮与丙二醛水平，从而发挥抗炎、保肝的作用[1]。

2. 调节免疫　相关动物实验发现，龙胆泻肝汤可使 CCl_4 致肝损伤小鼠血清中乳酸脱氢酶（LDH）、GPT 水平下降，显著减少了 CCl_4 引起的动物肝细胞胞浆疏松化、肝细胞的空泡变性、脂肪变性和坏死；且按特定剂量给药时，该方能提高 $CD4^+T$ 淋巴细胞百分率、降低 $CD8^+T$ 淋巴细胞百分率，实验表明适当剂量的龙胆泻肝汤具有增强系统免疫的功能，其作用机制与促进脾脏内淋巴细胞增殖、分化有关[2]。

3. 治疗慢性乙型肝炎　有学者通过对 80 例慢性乙型肝炎（CHB）肝胆湿热证患者的临床研究观察，发现龙胆泻肝汤可改善 CHB 患者的临床症状和体征、肝功能（包括 GPT、ASL、TBIL）、肝脏弹性测定值（FS），提高 HBeAg 转阴率及 HBV-DNA 应答率，表明龙胆泻肝汤治疗 CHB 肝胆湿热证具有较好的临床疗效[3]。

⊙ 栀子大黄汤

【来源】《金匮要略》。

【组成】栀子、豆豉、枳实、大黄。

【功效】泄热祛湿，开郁除烦。

【肝病药理】栀子大黄汤以大黄配栀子，活血清热，荡涤胃肠，引邪下行；枳实合豆豉，宣泄胸胃郁热，导滞除烦，为治酒黄疸之经典方；现代临床主要用于治疗急慢性肝炎、传染性肝炎、酒精性肝炎以及胆汁淤积等肝胆疾病，具有多种药理作用。

1. 调控细胞凋亡　有研究表明，栀子大黄汤可以上调急性肝损伤小鼠肝脏组织 Bcl-2 的表达，下调 Bax 和 Cleaved Caspase-3 的表达从而抑制细胞凋亡，进而证明栀子大黄汤可以通过抑制肝细胞凋亡，减轻肝细胞损伤[4]。

2. 抗炎、抗氧化　栀子大黄汤能明显降低酒精性脂肪肝大鼠血清 IL-6、TNF-α

和 IL-1β 的水平，提示栀子大黄汤具有很好的抗炎作用，并且抗炎效果呈剂量依赖性。根据现代药理学研究所示，黄酮和蒽醌类化合物具有很好的抗炎效果，栀子大黄汤中的君药、臣药均含有这两种成分，这可能是该方具有抗炎作用的机制。与此同时，随剂量增加，栀子大黄汤能显著降低由酒精诱导的血清 GPT、GOT 水平的升高，且能非常显著降低受损肝组织中的 MDA 含量，提高 SOD 活力和 GSH 含量，提高肝脏抗氧化能力，减轻自由基和脂质过氧化物对肝细胞的损伤作用[5]。

3. **调脂**　有研究结果显示，栀子大黄汤能明显降低酒精性脂肪肝大鼠血清总胆固醇（TC）和甘油三酯（TG）水平，说明该方能减轻大鼠肝脏脂肪性病变，从而治疗以脂质沉积为主要致病因素的肝脏疾病[6]。

⊙ 栀子柏皮汤

【来源】《伤寒论》。
【组成】栀子（擘）、甘草（炙）、黄柏。
【功效】清泄湿热。
【肝病药理】栀子柏皮汤以栀子清泄三焦通调水道，配伍黄柏清脏腑热结，用甘草和中护胃，共奏清热祛湿退黄之效；临床常用于治疗肝纤维化、黄疸、胆囊炎、肝炎等肝胆疾病。

1. **保肝利胆**　现代药理学研究表明，栀子苷是栀子中最主要的化学成分，具有抗炎、保肝利胆等作用；黄柏中的重要活性物质生物碱，也具有抗菌、促进淋巴细胞增殖的作用[7]。相关实验研究发现，栀子柏皮汤可以显著降低肝内胆汁淤积模型大鼠血清 TBIL、ALP、GPT、GOT、GGT 水平，并能够降低 BSEP 和升高 NTCP 的表达，提高 SOD 的活性，表明栀子柏皮汤可以通过降低胆汁淤积关键酶的水平，改变胆汁酸的转运体，调控胆汁酸代谢，增强机体抗氧化能力，从而起到保肝利胆的作用[8-9]。

2. **抗肝纤维化**　组织内透明质酸（HA）和肝脏羟脯氨酸（Hyp）是目前肝纤维化的主要血清标志物，而Ⅰ型胶原、α- 平滑肌肌动蛋白（α-SMA）的表达水平是反映药物对肝纤维化治疗效果的直接指标。相关实验研究结果表明，栀子柏皮汤能够降低小鼠血清 GOT、GPT、Hyp 和 HA 水平，抑制肝组织中Ⅰ型胶原和 α-SMA 的蛋白表达，并降低血清中转化生长因子 β（TGF-β）的表达水平，证明了在 CCl₄ 诱导的小鼠肝纤维化模型中，栀子柏皮汤能够明显抑制肝脏纤维化的进展，减轻肝脏的损伤，研究同时指出，该方可能是通过调节小鼠肝脏 TGF-β 的表达来发挥其抗肝纤维化的作用[10]。

3. **抗炎、调节免疫**　补体 C3 过度激活产物之一 C3b 可损伤肝脏，补体 C4 的表达在机体出现急性炎症反应以及组织损伤时会增加。研究发现，栀子柏皮汤能显著降低黄疸阳黄证模型大鼠血清中补体 C3、C4 的表达水平，表明该方治疗黄疸阳黄证的机制可能为调节免疫反应和抑制炎症反应[8]。另有研究证实，栀子柏皮汤可明显降低血清 TNF-α、IFN-γ 的水平，还能够降低 NF-κB-p65 的表达，同时升高 IL-6、IL-4 的分泌水平，提示栀子柏皮汤能够调节并恢复 Th1/Th2 在体内的平衡，能明显阻断 NF-κB-p65 的表达，抑制免疫反应，从而保护肝脏的功能[11]。

⊙ 黄连解毒汤

【来源】方出《肘后备急方》，名见《外台秘要》引崔氏方。
【组成】黄连、黄芩、黄柏、栀子（擘）。
【功效】泻火解毒。
【肝病药理】黄连解毒汤集黄连、黄芩、栀子、黄柏大苦大寒之品于一方，具有上下俱清、三焦兼顾、苦寒直折特性；临床多用于治疗肝纤维化、肝炎、脂肪肝等肝脏疾病，疗效显著。

1. 抗肝炎、肝纤维化 网络药理学研究发现，黄连解毒汤可以通过调节肝细胞生长因子受体、半乳糖凝集素3和磷脂酰肌醇3激酶p85α亚基相关信号通路治疗肝炎，通过干预半乳糖凝集素3信号通路治疗肝纤维化。提示黄连解毒汤可以通过干预半乳糖凝集素3相关信号通路达到治疗肝炎和肝纤维化的效果[12]。

2. 调节免疫 研究发现，黄连解毒汤干预高脂血症伴发脂肪肝模型小鼠4周后血脂无明显改善，但肝脏M2型巨噬细胞标志物CD206比例显著提高，肝脏脂肪性病变显著减轻，说明黄连解毒汤的肝脏保护功能可能与M2型巨噬细胞免疫调节、修复损伤组织有关[13]。

3. 降脂、保肝 现代药理研究表明，黄连与黄柏所含生物碱的主要成分小檗碱有降脂的作用，现已应用于临床治疗高脂血症；从黄芩中提取的总黄酮以及栀子的有效成分栀子苷，也能明显降低高脂血症模型小鼠血清中TG、TC水平[14]。实验研究发现，黄连解毒汤能够使酒精中毒小鼠血清GPT、GOT和TG含量均显著降低，说明黄连解毒汤能够在降脂的同时显著降低血清转氨酶的浓度，具有较强的修复酒精性肝脏损伤的作用[15]。

（袁立霞、吕志平）

参考文献

[1] 周春巧，文君，陈宇．龙胆泻肝汤的药理作用及其临床应用研究进展[J].临床合理用药杂志，2018，11（33）：180-181.

[2] MOHAMMED K.龙胆泻肝汤护肝保肝抗炎作用及其机理研究[D].扬州：扬州大学，2007.

[3] 王端端，陈月桥，吕建林，等．龙胆泻肝汤治疗慢性乙型肝炎肝胆湿热证的临床研究[J].大众科技，2017，19（5）：93-95.

[4] 李伦．栀子大黄汤对四氯化碳致小鼠急性肝损伤保护作用的研究[D].广州：南方医科大学，2016.

[5] 张晓书，韩飞，朱鹤云，等．栀子大黄汤抗酒精性肝损伤的体内外实验[J].沈阳药科大学学报，2016，33（7）：565-571.

[6] 杨战锋，李晓勇，周百中，等．栀子大黄汤对酒精性脂肪肝大鼠的保护作用[J].吉林大学学报（医学版），2017，43（3）：555-560.

[7] 罗海静，成春锋．栀子柏皮汤的现代研究进展[J].中医药临床杂志，2018，30（9）：1754-1757.

[8] 朱继孝，李雪微，李磊，等．栀子柏皮汤及其拆方对中医阳黄证黄疸大鼠退黄作用的研究[J].中药新药与临床药理，2015，26（1）：25-30.

[9] 曹璐，李俊，黄成，等．栀子柏皮汤对α-萘异硫氰酸酯诱导的肝内胆汁淤积大鼠的保护作用[J].安徽医科大学学报，2013，48（3）：257-262.

[10] 钱正月，李俊，黄成，等．栀子柏皮汤不同配伍对四氯化碳诱导肝纤维化小鼠的治疗作用[J].安徽医科大学学报，2016，51（1）：68-72.

[11] 杨扬，吴小琴，李小枫，等．栀子柏皮汤及含栀子配伍组对免疫性肝损伤小鼠的保护作用[J].中国药理学通报，2015，31（12）：1764-1769.

[12] 魏士长，吴明权，王欢，等．黄连解毒汤治疗肝炎和肝纤维化的网络药理学研究[J].中国医院用药评价与分析，2016，16（10）：1308-1310.

[13] 马雅銮，李彤，王蓓蓓，等．黄连解毒汤对高脂血症小鼠肝脏保护作用的观察[J].中国中西医结合杂志，2013，33（8）：1107-1111.

[14] 张霞，李云静，李刚，等．黄连解毒汤对非酒精性脂肪性肝病患者的治疗作用[J].辽宁中医药大学学报，2013，15（10）：73-75.

[15] 王睿林，李晓娟，白云峰，等．黄连解毒汤

对小鼠酒精性脂肪肝的预防作用 [J]. 中国比 较医学杂志，2015，25（2）：34-37.

第二章　利湿剂

⊙ 三仁汤

【来源】《温病条辨》。

【组成】杏仁、滑石粉、白通草、白蔻仁、竹叶、厚朴、生薏苡仁、半夏。

【功效】宣畅气机，清利湿热。

【肝病药理】三仁汤以三仁为君入三焦利湿清热，与余药配伍有宣上畅中渗下、上下分消之功，临床多用于治疗病毒性肝炎、黄疸性肝炎、肝纤维化等肝脏疾病。现代研究表明，该方在治疗肝脏疾病时具有如下多方面的药理作用。

1. **抗乙肝病毒**　现代药理研究表明，该方对病毒性肝炎具有一定保护作用，能减轻肝细胞变性坏死，可抗病毒、消炎镇痛。相关动物、细胞水平实验研究发现，加味三仁汤能够抑制 HBV-DNA 的表达，降低血浆 DHBV-DNA 的水平，同时加味三仁汤水提液还能够抑制 HepG2.2.15 细胞 HbsAg 和 HbeAg 的分泌，且药物剂量与分泌抑制率呈现递增关系[1]。另有研究证实，加味三仁汤联合恩替卡韦治疗对 HBV-DNA 复制具有较好抑制作用，且联合用药组优于单用西药组，提示中西医联合治疗可更为有效地改善代偿期乙肝肝硬化患者临床症状，提高疗效[2]。

2. **抗肝纤维化**　肝星状细胞（HSC）主导着肝纤维化的产生与进展，有研究发现加味三仁汤可能通过调节 TGF-β_1 和 PDGF、TNF-α、IL-1 等细胞因子水平，影响基质金属蛋白酶的表达等多个途径抑制 HSC 增殖和活化，且提出该方可通过 Fas/FasL 系统介导的 HSC 凋亡发挥治疗肝纤

维化的作用；同时，加味三仁汤可明显降低肝纤维化大鼠血清肝纤四项和 Hyp 水平，与病理结果相印证。表明加味三仁汤能明显减轻肝纤维化的程度，改善肝脏结构[1]。

3. **调节免疫**　现代药理研究亦表明，白术能调节胃肠运动，增强机体免疫功能和造血功能。有实验发现，加味三仁汤能够提高乙肝肝硬化患者 CD4+、CD4+/CD8+ 水平，降低 CD8+ 水平，表示加味三仁汤能够明显提升患者免疫功能[2]。

4. **降脂保肝**　在三仁汤对酒精性肝病治疗作用的研究中发现，三仁汤能够在降低患者血清 TG、TC 水平的同时，降低 GPT、GOT、GGT 等肝功能指标，说明三仁汤可有效降血脂、改善肝功能，治疗湿浊中阻型酒精性肝病[3]。另有研究表明，降脂三仁汤治疗湿热内蕴型非酒精性脂肪肝有确切疗效，具有保护受损肝细胞、保护肝功能的作用[4]。

⊙ 连朴饮

【来源】《霍乱论》。

【组成】制厚朴、川黄连（姜汁炒）、石菖蒲、制半夏、淡豆豉（炒）、焦栀子、芦根。

【功效】清热化湿，理气和中。

【肝病药理】连朴饮温清并用，辛开苦降，药物精专，配伍得当，是治疗湿热郁阻、气机失调之证的常用古方；该方对于肝脏疾病的治疗具有多种药理作用，现代临床对脂肪肝、肝纤维化、肝炎等肝脏疾病属湿热并重者，常用本方加减治疗。

1. **调节脂质代谢** 肝组织 PPARα mRNA 表达减弱会导致脂质代谢失衡，有实验研究证实 PPARα mRNA 表达能被连朴饮激活，从而调节脂质代谢，这是连朴饮防治非酒精性脂肪性肝炎的作用机制[5]。另有临床研究证实，连朴饮对于湿热内蕴型非酒精性脂肪性肝病患者疗效显著，能减轻胰岛素抵抗状态并纠正脂肪代谢紊乱[6]。

2. **抗肝纤维化** 连朴饮加丹参、赤芍能明显降低肝纤维化小鼠血清 TBA 和肝组织 Hyp 含量，可减轻肝纤维化程度，减少胶原纤维生成[7]。

3. **治疗病毒性肝炎** 连朴饮联合西药治疗能显著改善患者的肝功能指标（GPT、GOT），比单纯西药治疗更具优势[8]。另加味连朴饮防治病毒性肝炎的作用机制可能是通过下调 IL-10、IL-12 的水平，并调控肝组织 Bax、Bcl-2 的表达，从而抑制肝细胞凋亡，并对机体失衡的免疫功能进行有效调节[6]。

⊙ 茵陈术附汤

【来源】《医学心悟》卷二。

【组成】 茵陈、白术、附子、干姜、甘草（炙）、肉桂（去皮）。

【功效】 温阳利湿。

【肝病药理】 茵陈术附汤配伍科学，诸药合用使脾阳得健、寒湿得化、瘀黄得退、肝络得通，共奏温阳健脾、散寒退黄之功[9]；现多用于治疗慢性肝衰竭、黄疸、肝纤维化等肝胆疾病，其主要药理作用如下。

1. **保肝** 有研究证实，茵陈术附汤在降低转氨酶活性、拮抗胆汁淤积酶的活性（TBA、ALP）、降低血清总胆红素水平、改善肝组织病理及超微结构诸方面作用显著，且体现出量效关系；还发现茵陈术附汤能使阴黄证大鼠血浆 TXB2 降低，6-Keto-PGF$_{1α}$ 升高，还能上调 Bcl-2 蛋白表达，下调 Bax 蛋白表达。说明该方在改善肝组织病理损害，尤其在胆管扩张和胆汁淤积上作用明显，具备良好的拮抗阴黄证大鼠肝损害作用[9-10]。

2. **防治肝纤维化** 研究发现，茵陈术附汤预防或治疗用药均能降低肝纤维化小鼠和大鼠血清的谷草转氨酶活性，预防用药能降低肝纤维化小鼠血清谷丙转氨酶活性；对两种模型，均能减轻肝脏炎性病变，降低肝组织羟脯氨酸水平，改善肝组织病理性胶原沉积增生，提示茵陈术附汤对肝纤维化具有良好的防治作用[11]。

3. **改善肝功能和凝血功能** 有研究结果显示，慢性肝衰竭阴黄证患者经茵陈术附汤随症加减治疗后 TBIL、GPT 水平明显降低，ALB 水平明显升高，凝血酶原活动度（PTA）也有明显升高，说明茵陈术附汤加味治疗能够显著改善慢性肝衰竭患者的肝功能和凝血功能，从而有效保护肝脏，提高治疗效果[12]。

4. **利胆退黄** 茵陈术附汤有保肝利胆退黄的作用，其机制可能与降低肝细胞 β-葡萄糖醛酸酶含量、诱导 UDPGT 活性、促进胆红素排泄，从而改善胆红素代谢有关[13]。

（袁立霞、吕志平）

参考文献

[1] 向志超. 加味三仁汤治疗乙肝所致慢性肝炎肝作用及机制研究的作用及机制研究 [D]. 广州：广州中医药大学，2009.

[2] 程志琴，何文祥. 加味三仁汤联合恩替卡韦治疗代偿期乙肝肝硬化的疗效及对肝纤维化程度、血清病毒学指标和免疫功能的影响 [J]. 四川中医，2018，36（8）：90-92.

[3] 刘军，张雄峰，何鲜平，等. 三仁汤治疗湿浊中阻型酒精性肝病的临床观察 [J]. 内蒙古中医药，2017，36（14）：2-3.

[4] 刘鹏程. 降脂三仁汤治疗非酒精性脂肪性肝炎湿热内蕴型的临床疗效观察 [D]. 沈阳：辽宁中医药大学，2019.

[5] 刘林，严红梅，张赤志.非酒精性脂肪性肝炎大鼠肝组织过氧化物酶体增殖物激活受体αmRNA 表达及清热化湿法对其影响的实验研究 [J].中医药信息，2012，29（2）：101-104.

[6] 褚璨灿，师为人，陈云志，等.连朴饮的临床应用与实验研究进展 [J].中华中医药学刊，2018，36（10）：2478-2480.

[7] 李慧文，朱明俊，苏玉洁，等.王氏连朴饮加味对肝纤维化小鼠血清 TBA 和肝组织 HYP 影响的研究 [J].贵阳中医学院学报，2018，40（2）：27-30.

[8] 石雪莹.连朴饮联合恩替卡韦治疗脾胃湿热型慢性乙型肝炎的回顾性分析 [D].成都：成都中医药大学，2018.

[9] 陈月桥，张荣臻，毛德文，等.茵陈术附汤治疗慢性肝衰竭的临床研究进展 [J].大众科技，2015，17（5）：101-104.

[10] 张建军，何敢想，张赤志.茵陈术附汤对阴黄证大鼠肝细胞凋亡及 Bcl-2 和 Bax 表达的影响 [J].中西医结合学报，2003（2）：116-118.

[11] 崔红燕，马越鸣，吴家胜，等.茵陈术附汤对小鼠和大鼠肝纤维化模型的影响 [C]//全国中药药理学会联合会学术交流大会论文摘要汇编.中国药理学会，2012：6-7.

[12] 陈向明，李钊成.茵陈术附汤加味治疗慢性肝衰竭阴黄证临床研究 [J].深圳中西医结合杂志，2016，26（16）：50-51.

[13] 杨雪山，曲长江.茵陈术附汤对阴黄证黄疸动物模型 β- 葡萄糖醛酸酶含量 UDPGT 活性的影响 [J].辽宁中医杂志，2007（5）：688-689.

第三章 补益剂

⊙ 一贯煎

【来源】《续名医类案》。

【组成】北沙参、麦冬、当归、生地黄、枸杞子、川楝子。

【功效】滋阴疏肝。

【肝病药理】一贯煎在大队甘凉柔润、滋阴养血药中，少佐一味川楝子疏肝理气，使滋阴养血而不阻滞气机，疏肝理气又不耗伤阴血，是治疗肝脏疾病的常用古方；现代多用于治疗慢性肝炎、肝纤维化等属阴虚肝郁者，有多种药理作用。

1. **抗肝纤维化** 实验研究发现，一贯煎可以有效促进骨髓间充质干细胞（MSCs）向肝组织转移，改善肝纤维化大鼠模型的肝功能，有逆转其发展进程的作用，其机制可能是通过调控 FGF2-DLK1 信号通路，提高 FGF2 蛋白的表达含量，从而降低 DLK1 等基因的表达，达到逆转肝纤维化的作用[1]。另有研究发现，一贯煎能够显著抑制肝星状细胞增殖，降低 COL Ⅰ 和 COL Ⅲ 蛋白的表达，阻滞细胞周期于 S 期和 G2/M 期，提示一贯煎抗肝纤维化的作用机制可能与抑制肝星状细胞活化、减少胶原蛋白合成和阻滞细胞周期有关[2]。

2. **抗炎保肝** 有学者用一贯煎治疗 TNF-α 致肝炎模型小鼠，能够降低小鼠血清 GPT、GOT 水平，改善肝组织病理变化，同时显著增高 cIAP1 的蛋白表达，说明可能通过调节 TNF-α 信号通路 cIAP1 蛋白的表达，从而有效减轻炎症反应，保护肝组织[3]。

3. **抗氧化** 研究表明，在肝炎、酒精性肝病、肝硬化等多种肝病中，氧化应激是它们共同的损伤机制；而在多种细胞中，自噬作为一个主要的促生存途径，能保护细胞免受氧化应激。相关实验研究发现，一贯煎能使因过氧化氢而损伤的肝细胞活力明显升高，细胞增殖数明显增加，衰老、凋亡细胞数显著减少，同时细胞内羰基化蛋白、PKM2、GAPDH 表达显著降低，LC3 Ⅱ /LC3 Ⅰ、Beclin-1、LAMP2A、HSC70 蛋白表达显著升高，提示一贯煎可降低 H_2O_2 诱导的肝细胞氧化损伤[4]。

⊙ 小建中汤

【来源】《伤寒论》。

【组成】桂枝（去皮）、甘草（炙）、大枣（擘）、芍药、生姜（切）、胶饴。

【功效】温中补虚，和里缓急。

【肝病药理】小建中汤以甘温药为主，伍以辛酸，以成辛甘化阳、酸甘化阴之剂，使阴阳相生，中气自立，则虚劳诸证可解；临床常用于治疗慢性肝炎、黄疸等肝脏疾病。

保肝退黄 临床研究发现，使用小建中汤治疗阴黄（脾虚证）患者能在改善症状和增加有效率的同时，显著降低患者血清 GPT、GOT、TBIL 的水平，且升高血清 PTA 水平，说明小建中汤可有效改善阴黄（脾虚证）患者的肝功能，降低胆红素及转氨酶水平，发挥退黄保肝的作用[5]。

⊙ 四君子汤

【来源】《太平惠民和剂局方》。

【组成】人参（去芦）、白术、茯苓（去皮）、甘草（炙）。

【功效】益气健脾。

【肝病药理】四君子汤虽仅四药，但皆味甘入脾，且益气之中有燥湿之功，补虚之中有运脾之力，诸药相辅相成，配伍严谨，药简力专，为平补脾胃之良方；现代

临床本方常治疗证属脾胃气虚的肝炎、肝癌、肝损伤等肝脏疾病。

1. 抗肝肿瘤 现代药理学研究表明，四君子汤中抗肿瘤的有效成分主要有人参中的人参皂苷，茯苓中的多糖和三萜，白术中的白术挥发油，甘草中的三萜类和黄酮类。有实验研究发现，四君子汤加减能诱导 HAC 肝癌细胞凋亡，并上调肿瘤细胞 Bax 蛋白表达；同时四君子汤能提高小鼠化疗后脾脏重量，抑制白细胞减少，减轻化疗后所致的骨髓抑制和免疫功能损伤，并能提高小鼠化疗后 NK 细胞活性和淋巴细胞转化率。另有多项实验研究证实，四君子汤抗肿瘤的机制主要为抑制肝癌细胞转移、抑制肝癌细胞生长、诱导肝癌细胞凋亡以及促进免疫系统功能恢复等[6]。

2. 调节非酒精性脂肪肝细胞凋亡 实验研究发现，四君子汤作用于非酒精性脂肪肝细胞后 Cleaved Caspase-3，Cleaved Caspase-8，Cleaved Caspase-9 和 Bax 蛋白的表达量降低，PCNA 和 Bcl-2 蛋白的表达量升高，表明该方能够有效促进非酒精性脂肪肝细胞的增殖并抑制其凋亡[7]。

3. 抗氧化 在防治急性肝损伤小鼠过氧化损伤情况的研究中发现，四君子汤合四逆散能降低 GOT、GPT、MDA、NO 的水平，且能显著降低小鼠肝组织抗氧化酶 GSH 的水平，效果明显优于单用四逆散组，提示健脾益气与治肝方联用能更好发挥急性肝损伤中抗氧化的作用[8]。

⊙ 归脾汤

【来源】《正体类要》。

【组成】白术、人参、黄芪（炒）、当归、甘草（炙）、茯苓、远志、酸枣仁（炒）、木香、龙眼肉、生姜、大枣。

【功效】益气补血，健脾养心。

【肝病药理】归脾汤以补气药配伍养血安神之品，心脾同治重在补脾，气血并补重在补气，用于治疗心脾两虚诸证；现代研

究发现，该方还可通过抗氧化、调节免疫等药理作用治疗肝损伤、肝炎等肝脏疾病。

1. **保肝**　相关实验研究发现，归脾汤可防治雷公藤所致肝损伤大鼠肝细胞线粒体膜电位的降低，减少脂质过氧化反应物 MDA 生成，提高肝线粒体 ATP 酶的活性，进一步保护肝线粒体膜结构和功能的完整性，从而提高机体的抗氧化损伤能力，减轻肝细胞线粒体损伤，起到保护肝脏的作用[9]。另有研究证实，雷公藤致大鼠肝损伤与其降低雷公藤代谢的关键酶 CYP3A4 的活性有关，且归脾汤对 CYP3A4 有诱导作用，可能通过提高 CYP3A4 的活性而发挥其防治作用[10]。

2. **调节免疫**　归脾汤能够使慢性肝炎患者血清免疫球蛋白及补体水平明显改善，$CD3^+$、$CD4^+$ 及 $CD4^+/CD8^+$ 比例较治疗前升高，提示归脾汤治疗慢性肝炎患者能降低血清免疫球蛋白，上调补体及 T 细胞亚群，调控机体免疫状态，防止慢性肝炎反复发作[11]。

⊙ 左归饮

【**来源**】《景岳全书》。
【**组成**】熟地黄、山药、枸杞子、炙甘草、茯苓、山茱萸。
【**功效**】补益肾阴。
【**肝病药理**】左归饮为六味地黄丸去泽泻、丹皮，加枸杞子、甘草而成，补阴之力更强，补脾助运之力又加，诸药合用，共奏壮水养阴之功。现代研究表明，该方具有抗氧化、防衰老、保护肝细胞等多种药理作用，可在临床用于治疗由于氧化应激或肝细胞损伤所致的各类肝脏疾病。

1. **抗氧化**　左归饮能够明显升高肝细胞内 SOD 活性，从而发挥抗氧化的作用，这在多种疾病的防治中具有重要意义[12]。

2. **调控细胞凋亡**　实验研究发现，左归饮具有降低大鼠肝、肾组织中 Bax、

Caspase-3 蛋白阳性表达，升高 Bcl-2 蛋白阳性表达作用，说明左归饮能够通过降低 Bax、Caspase-3 的表达，升高 Bcl-2 的表达，对大鼠肝、肾组织细胞凋亡起到一定的保护作用[13]。

⊙ 补中益气汤

【**来源**】《内外伤辨惑论》。
【**组成**】黄芪、甘草（炙）、人参（去芦）、当归（酒焙干或晒干）、橘皮（不去白）、升麻、柴胡、白术。
【**功效**】补中益气，升阳举陷。
【**肝病药理**】补中益气汤以补气药配伍升提药及少量行气药，使补中寓升、补而不滞，为补益脾胃之经典方；在肝脏疾病的治疗中发挥多种药理作用，常用于治疗慢性肝炎、肝硬化等肝病。

1. **改善机体微量元素水平**　微量元素是机体多种酶的组成成分，具有广泛而重要的生理作用，而肝脏是维持人体内微量元素稳定的重要器官，肝功能受损必然会影响微量元素的代谢。相关实验研究表明，补中益气汤能够显著增加肝硬化患者血清中镁、铁、锌含量，降低铜含量，改善肝功能，增强机体免疫力[14]。

2. **保护肝脏，增强免疫力**　现代药理研究表明，黄芪有增强机体免疫功能、利尿、保肝作用；人参有促进 RNA、DNA 生物合成的作用；白术有保肝、利尿作用；柴胡有保肝、利胆、降转氨酶作用；当归能促进肝细胞再生和恢复肝脏功能[14]。多项实验研究证实，补中益气汤单用或与常规西药合用，能够有效治疗慢性乙型肝炎，也具有防止慢性乙型肝炎复发的作用，这可能与其提高机体免疫能力有关；同时，补中益气汤还能够明显改善肝硬化患者血清蛋白，升高 ALB、降低 GLB，恢复 A/B 比值，治疗肝硬化低蛋白血症[15-17]。

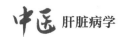

⊙ 补肝散

【来源】《证治准绳·类方》卷四引滑氏方。

【组成】山茱萸肉、当归、五味子（炒，杵）、山药、黄芪（炒）、川芎、木瓜、熟地黄、白术（炒）、独活、酸枣仁（炒）。

【功效】补肝肾，益气血。

【肝病药理】补肝散辛散配酸收，温而不燥，补而不腻，选药精当，为治疗肝脏疾病的常用古方；临床多用于治疗肝纤维化、肝炎、肝损伤，具有多种药理作用。

1. 抗肝纤维化 苯二氮草受体（PBR）作为活化后的一种标志性蛋白，与肝星状细胞（HSC）增殖、凋亡及肝脏纤维化程度呈正相关。实验研究发现，补肝散含药血清能够使体外培养 HSC 的凋亡指数明显增加，同时降低 HSC 与 [³H]PK₁₁₁₉₅ 结合量，说明补肝散含药血清可以促进 HSC 凋亡，可能是通过 PBR/PBR-L 途径发挥作用，从而抑制肝星状细胞增殖、促进其凋亡，抑制肝脏纤维化[18-19]。另有研究表明，补肝散可促进 Bcl-2 表达，使 Bcl-2/Bax 比值上调，减少肝细胞的凋亡，进而保护血吸虫性肝损伤小鼠肝组织，发挥抗肝纤维化作用[20]。

2. 抗炎保肝 补肝散治疗后的急性肝损伤模型小鼠，其血清谷丙转氨酶水平及肝脏丙二醛含量明显降低，且 TGF-β₁ 表达显著降低，说明补肝散对肝脏损伤有明显的保护作用，其机制可能与减少肝细胞自由基生成、抑制炎症有关[21]。

3. 抗氧化 补肝散能够使小鼠心、肝、脑 MDA 含量明显减少，SOD 活力增强，提示补肝散能拮抗自由基损伤，对抗病防衰有重要的临床意义[22]。

⊙ 附子理中汤

【来源】《三因极一病证方论》。

【组成】大附子（炮，去皮脐）、人参、干姜（炮）、甘草（炙）、白术。

【功效】补虚回阳，温中散寒。

【肝病药理】附子理中汤原用于治疗中下焦虚寒、火不生土诸证，现代医家基于"见肝之病，知肝传脾，当先实脾"的理论思想，常用本方治疗各种兼有脾虚证的肝脏疾病，疗效确切。

1. 降血脂 实验研究发现，附子理中汤能够显著改善非酒精性脂肪肝大鼠的血脂及肝功能等各项指标，且治疗后大鼠肝组织中炎症因子 TNF-α、IL-6 分泌水平及 SREBP-1c、FASN 的 mRNA 水平和 p-NF-κBp65 蛋白表达量均显著降低，而 p-AMPK 蛋白表达量显著升高，提示附子理中汤能显著改善非酒精性脂肪肝大鼠的肝功能，降低血脂含量，这可能与其激活 AMPK 通路进而抑制 SREBP-1c 和 FASN 的表达，以及抑制 NF-κBp65 通路进而降低炎症因子的释放密切相关[23]。

2. 调节免疫 使用加味附子理中汤治疗有脾虚表现的肝转移患者 3 个月后发现，使用该方治疗后患者脾虚证积分以及血清 CEA 水平明显下降，肝功能有所改善，且治疗后 NK 细胞、CD4⁺、CD4⁺/CD8⁺均较前升高；提示应用加味附子理中汤治疗转移性肝癌可以改善脾虚证候，提高患者生存质量，降低血清 CEA 水平，提高 T 细胞亚群、NK 细胞活性，同时保护肝功能，可作为一种控制转移性肝癌的有效方法[24]。

⊙ 参苓白术散

【来源】《太平惠民和剂局方》。

【组成】莲子肉（去皮）、薏苡仁、缩砂仁、桔梗（炒令深黄色）、白扁豆（姜汁浸，去皮，微炒）、白茯苓、人参、甘草（炒）、白术、山药。

【功效】益气健脾，渗湿止泻。

【肝病药理】参苓白术散以益气补脾之品配伍渗湿止泻药物，虚实并治，且用药甘淡平和，补而不滞，利而不峻；现代研究表明，该方可用于治疗肝癌、肝损伤、脂肪肝等肝脏疾病，其主要药理作用如下。

1. 促进肿瘤细胞凋亡　参苓白术散治疗环磷酰胺化疗模型肝癌移植瘤小鼠，能够下调血清 PDGF-BB、Ang-1、Ang-2 及瘤组织中 XIAP 的表达，同时上调瘤组织中 Caspase-3、Caspase-9 的表达，提示参苓白术散联合化疗可以更有效调节 H_{22} 肝癌移植瘤小鼠肿瘤凋亡相关因子的表达，促进肿瘤细胞凋亡可能是其提高化疗疗效的机制之一[25]。

2. 调节脂质代谢　腺苷酸活化蛋白激酶 α（AMPKα）是一类重要的蛋白激酶，在脂肪酸、葡萄糖代谢方面起关键作用。有研究证实，参苓白术散能够通过激活 AMPKα mRNA 及上调其蛋白磷酸化水平，从而改善非酒精性脂肪肝大鼠脂肪代谢紊乱、减轻肝脏脂质蓄积[26]。另有研究发现，参苓白术散发挥上述作用的机制可能与其激活 Nrf2/ARE 信号通路有关[27]。还有学者研究认为，参苓白术散通过降低模型大鼠转氨酶与血脂水平发挥治疗非酒精性脂肪肝作用，其机制可能与调节瘦素、改善胰岛素抵抗有关[28]。

⊙ 金匮肾气丸

【来源】《金匮要略》。
【组成】干地黄、山茱萸、薯蓣、泽泻、牡丹皮、茯苓、桂枝、附子（炮）。
【功效】补肾助阳。
【肝病药理】金匮肾气丸以少量补阳药，配伍大队滋阴药，阴中求阳，少火生气，为温补肾阳之方；因其在肝脏疾病治疗中发挥多种药理作用，临床也常用该方治疗肝纤维化、脂肪性肝炎、慢性病毒性肝炎等疾病，疗效显著。

1. 抗肝纤维化　实验研究表明，二甲基亚硝胺（dimethylnitrosamine，DMN）诱导的肝纤维化大鼠在使用肾气丸治疗后，大鼠血清 ALB 含量显著升高，血清 GPT、GOT 活性及 TBA 含量显著降低；同时肾气丸能显著降低肝组织羟脯氨酸（Hyp）含量，降低 α-平滑肌肌动蛋白（α-SMA）mRNA 的表达，升高肝细胞生长因子（HGF）mRNA 水平，提示肾气丸对 DMN 诱导肝纤维化有较好的疗效，不但显著改善肝功能状况，而且还降低肝组织 Hyp 含量及胶原分级状况[29]。

2. 调节脂质代谢　内脂素（visfatin）是一种脂肪细胞因子，具有降低血糖和模拟胰岛素的作用，能促进脂肪的合成和聚集，参与体内炎症应答。有研究发现，经金匮肾气丸治疗的非酒精性脂肪性肝炎大鼠，肝组织 NAS 积分明显下降，肝组织 visfatin mRNA 表达以及血清及肝组织 visfatin 蛋白表达均明显降低，表明金匮肾气丸能通过降低机体 visfatin 的分泌来调节 NASH 大鼠的脂代谢紊乱，减轻肝脏脂肪变和炎症损伤[30]。另有研究证实，金匮肾气丸联合归脾丸能降低患者血清 TC、TG、LDL-C 和 FFA，升高血清 HDL-C、瘦素、脂联素以及 LPL 活性和 HL 活性，减轻肝脏细胞脂肪化程度[31]。

3. 抗乙肝病毒　在使用金匮肾气丸联合阿德福韦酯治疗慢性乙型肝炎的研究中发现，联合用药组相较于单用西药治疗的对照组 GPT、GOT 复性率更高，且能够更有效抑制 HBV-DNA 的复制，提示金匮肾气丸可能是通过提高自身免疫力、增强自身机体对 HBV 的清除，以及增强机体对抗病毒药物的应答率，缓冲机体抗病毒过程免疫细胞对正常肝组织的杀伤，从而减轻肝脏的炎症，治疗慢性乙型肝炎[32]。

⊙ 柴芍六君子汤

【来源】《医宗金鉴》。
【组成】人参、白术（土炒）、茯苓、陈皮、半夏（姜制）、甘草（炙）、柴胡、白芍（炒）、钓藤钩。
【功效】健脾平肝，化痰祛风。

【肝病药理】柴芍六君子汤是现代临床治疗肝郁脾虚证肝脏疾病的常用药方，因其具有抗氧化、抗病毒等多种保护肝脏的药理作用，常用来治疗病毒性肝炎、肝纤维化等病。

1. 抗病毒 使用柴芍六君子汤治疗 GPT<2 倍正常值上限（ULN）慢性乙型病毒性肝炎患者，与治疗前比较其 HBV-DNA 对数值和 HBsAg 定量显著下降，提示柴芍六君子汤对 GPT<2 倍 ULN 慢性乙型病毒性肝炎患者病毒复制具有一定的抑制作用[33]。另有研究发现，柴芍六君子汤能够提高聚乙二醇干扰素（PEG-IFNα-2a）治疗 HBeAg 阳性慢性乙型肝炎的抗病毒疗效，在降低转氨酶、HBeAg 阴转率、HBV-DNA 阴转率、HBeAg 血清学转换率、临床症状改善、不良反应发生率方面均优于单独使用 PEG-IFNα-2a，从而改善生活质量，减少不良反应[34]。

2. 调节免疫 实验研究证实，柴芍六君子汤加减可有效治疗肝郁脾虚型慢性乙型肝炎，主要表现在改善肝功能，降低乙肝表面抗原定量水平，降低病毒载量水平，其作用机制可能与下调 T 辅助细胞（Th1、Th2）、T 淋巴细胞（CD4+、CD8+）有关[35]。

3. 抗肝纤维化 相关临床研究表明，柴芍六君子汤加减治疗肝纤维化，可有效改善肝功能指标（GPT、GOT、TBIL、γ 球蛋白）、纤维化指标（HA、LN、PC Ⅲ），与西药合用可使肝纤维化的防治、逆转成为可能[36]。

4. 保护肝细胞 肝损伤由细胞死亡所引起，而各种因素导致线粒体损伤和功能障碍，是细胞坏死或凋亡的中心环节。相关研究发现，应用莪术配伍柴芍六君子汤治疗大鼠免疫性肝硬化模型，可以升高 ATP 酶活性，降低 Ca^{2+} 水平，升高 Bcl-2 在肝细胞中的表达量，同时升高 SOD、GSH 水平，降低 MDA 含量，提示柴芍六君子汤能够拮抗莪术引起的线粒体内钙超载，以及 Na^+-K^+-ATPase 和 Ca^{2+}-ATPase 活性的降低，对肝细胞线粒体有一定的保护作用[37]。

⊙ 黄芪六一汤

【来源】《太平惠民和剂局方》。
【组成】黄芪、炙甘草。
【功效】补气，生津。
【肝病药理】黄芪六一汤重用黄芪为君，辅以甘草，具有补气益虚损之功；现代研究发现，该方有调节信号传导、抗氧化等多种药理作用，临床常用于治疗肝纤维化、肝硬化和急性肝损伤等多种肝脏疾病。

1. 抗肝纤维化 现代药理学研究证实，黄芪总皂苷能够显著抑制胆汁性肝纤维化的进展，其作用机制与抑制 Notch 信号通路的活化、进而抑制胆管上皮细胞的异常增生有关[38]。有实验研究表明，黄芪六一汤还通过对胆固醇生物合成通路、脂类代谢通路、血管内皮生长因子与促血管生成素之间交联信号通路等调控，发挥抗肝纤维化作用[39]。另有研究发现，黄芪总皂苷和甘草酸是黄芪六一汤发挥抗 DMN 大鼠肝纤维化作用的有效组分，两个组分配伍在降低肝组织胶原沉积及降低血清 GPT 活性方面具有明显的协同效应[40]。

2. 阻断肝硬化的发展 研究发现，黄芪六一汤显著抑制 BDL、DMN 两种动物模型肝硬化的发展，其关键作用环节是抑制 TGF-β1 生成，从而抑制肝内细胞异常转分化、肝细胞凋亡[41]。此外，在模型大鼠肝纤维化逆转过程中，黄芪六一汤可使 Thy1.1 与 CK19 共定位细胞数量显著增加，使肝脏卵圆细胞表型和功能发生改变，这表明该方是通过诱导肝脏卵圆细胞肝向分化作用来促进肝硬化逆转[42]。另有研究发现，黄芪六一汤对于乙肝肝硬化所并发的食管-胃底静脉曲张有良好的治疗作用[43]。

3. 抗氧化应激　研究证实，黄芪六一汤能显著提高 DMN 肝纤维化大鼠肝组织 SOD 活性，继而提高机体内在的抗氧化能力。现代药理学研究发现，黄芪可以使 D-半乳糖胺所致小鼠肝损伤模型血清丙二醛、超氧化物歧化酶下降，对急性肝细胞损伤具有保护作用[44]。

（袁立霞、吕志平）

参考文献

[1] 乔天阳. 基于 FGF2-DLK1 信号通路研究一贯煎促进骨髓 MSCs 逆转肝纤维化的作用机制 [D]. 北京：首都医科大学，2017.

[2] 孟月，刘文兰，孙福慧. 一贯煎抑制肝星状细胞活化作用机制的研究 [J]. 环球中医药，2018，11（3）：326-330.

[3] 刘文兰，油红捷，张红月，等. 一贯煎治疗肝炎药理机制的研究 [J]. 中国实验方剂学杂志，2010，16（5）：192-194.

[4] 闫晓风，赵培，叶杰，等. 一贯煎通过上调自噬抑制 H_2O_2 诱导的肝细胞损伤 [J]. 中华中医药杂志，2017，32（2）：564-569.

[5] 肖恒. 小建中汤治疗阴黄（脾虚证）的临床研究 [D]. 南宁：广西中医药大学，2018.

[6] 张广唱，武哲丽. 四君子汤治疗肝癌实验研究概况 [J]. 山东中医杂志，2015，34（8）：643-645.

[7] 杨家耀，陶冬青，刘嵩，等. 3 种温阳健脾汤药对非酒精性脂肪肝细胞增殖与凋亡的影响 [J]. 中国中药杂志，2017，42（8）：1591-1596.

[8] 王洋，林振昆，曾友强，等. 肝病实脾法对急性肝损伤小鼠肝抗氧化能力的影响 [J]. 福建中医药，2018，49（2）：24-26.

[9] 周文静，柴智，李艳彦，等. 归脾汤对雷公藤醇提物致肝损伤大鼠肝细胞线粒体保护作用 [J]. 山西中医学院学报，2018，19（4）：24-26.

[10] 周文静，柴智，王永辉，等. 归脾汤对雷公藤醇提物致肝损伤大鼠肝微粒体 CYP3A4 酶活性的影响 [J]. 中国实验方剂学杂志，2015，21（6）：113-116.

[11] 刘朝阳，代金平，于培龙. 归脾汤对慢性肝炎恢复期患者的免疫调节作用 [J]. 新乡医学院学报，2000（5）：353-354.

[12] 李亚鲁，王洪海，马培珍，等. 左归饮加减对小鼠肝细胞内 SOD 的影响 [J]. 泰山医学院学报，1995（2）：86-87.

[13] 周寅，杨绍杰，陈光伟，等. 左归饮对 D-半乳糖致衰大鼠肝肾组织形态及其细胞凋亡相关蛋白表达的影响 [J]. 上海中医药杂志，2017，51（11）：72-78.

[14] 钱巍巍，陈景繁，朱慧如. 补中益气汤对肝硬化患者机体微量元素的影响 [J]. 广东微量元素科学，2010，17（6）：23-26.

[15] 朱开学，马羽萍，赵晓玲. 补中益气汤治疗慢性肝炎 56 例 [J]. 陕西中医，2002（2）：131-132.

[16] 方文佳. 补中益气汤合西药治疗肝硬化低蛋白血症 62 例 [J]. 上海中医药杂志，2004（5）：33-34.

[17] 吴圣明，咸建春，杨恭友. 补中益气汤加味治疗拉米夫定停药后慢性乙型肝炎复发 46 例 [J]. 中西医结合肝病杂志，2003（4）：233-234.

[18] 汪厚祥，史华新，陈盛铎. 补肝散含药血清对肝星状细胞的外周型苯二氮卓受体表达及凋亡的影响 [J]. 中西医结合肝病杂志，2010，20（3）：166-167.

[19] 史华新. 补肝散含药血清对大鼠肝星状细胞膜 PBR 表达的影响 [D]. 武汉：湖北中医学院，2008.

[20] 吴辉坤，刘臻，陈盛铎. 补肝散对感染血吸虫小鼠肝损伤后肝组织 Bcl-2、Bax 水平的影响 [J]. 中西医结合肝病杂志，2012，22（4）：229-230.

[21] 夏雷，胡锦华，庞小刚. 补肝散对四氯化碳诱导急性肝损伤小鼠 $TGF-\beta_1$ 表达的影响 [J]. 现代中西医结合杂志，2012，21（20）：

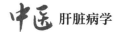

2186-2187.

[22] 莫屈，林奇鸣，陈杏花．补肝散对亚急性衰老模型小鼠 SOD 及 MDA 的影响 [J]．实用中医药杂志，2007（4）：207-209.

[23] 杨家耀，时昭红，马威，等．附子理中汤通过激活 AMPK 通路及抑制 NF-κBp65 通路降低非酒精性脂肪肝大鼠肝脏损伤 [J]．中国中药杂志，2018，43（15）：3176-3183.

[24] 赵远红，贾英杰，李培训，等．加味附子理中汤对转移性肝癌临床疗效及免疫指标的影响 [C]//2009 年国际中医药肿瘤大会论文集．中华中医药学会，2009：504-508.

[25] 彭樱，奚胜艳，王彦晖，等．参苓白术散对 H₂₂ 肝癌移植瘤小鼠化疗后肿瘤凋亡相关因子的影响 [J]．中华中医药杂志，2017，32（7）：2909-2913.

[26] 张玉佩，杨钦河，邓远军，等．参苓白术散对高脂饮食诱导的 NAFLD 大鼠肝组织超微结构及 AMPKα 磷酸化的影响 [J]．中药药理与临床，2016，32（1）：6-10.

[27] 金玲，杨钦河，张玉佩，等．参苓白术散对 NAFLD 大鼠肝组织 Nrf2/ARE 信号通路的影响 [J]．中药新药与临床药理，2016，27（3）：327-332.

[28] 王萌，张会存，刘欣，等．参苓白术散对非酒精性脂肪性肝病模型大鼠瘦素及胰岛素抵抗的影响 [J]．中国中医药信息杂志，2018，25（10）：35-39.

[29] 王高强，刘成，罗明．肾气丸对 DMN 大鼠肝纤维化干预作用研究 [J]．中国实验方剂学杂志，2013，19（1）：227-231.

[30] 黄志群，陈芝芸，严茂祥，等．不同中医治法方药对非酒精性脂肪性肝炎大鼠内脂素的影响 [J]．中国中医药科技，2014，21（2）：144-146.

[31] 任哲，任江南，伍玉甜．金匮肾气丸联合归脾丸治疗非酒精性脂肪性肝病的临床研究 [J]．齐齐哈尔医学院学报，2015，36（14）：2034-2037.

[32] 钟泽明．补肾法联合核苷类抗病毒药治疗慢

性乙型肝炎的临床研究 [D]．广州：广州中医药大学，2012.

[33] 傅琪琳，黄甫，李粉萍，等．柴芍六君子汤对 ALT<2 倍 ULN 慢性乙型病毒性肝炎患者病毒复制的影响 [J]．中医学报，2019，34（1）：176-179.

[34] 吕建林，毛德文，张荣臻，等．柴芍六君子汤联合 PegIFNα-2a 治疗 HBeAg 阳性慢性乙型肝炎的临床观察 [J]．中国中西医结合消化杂志，2018，26（2）：144-147.

[35] 许娟，张文艳，杨澍．柴芍六君子汤加减对慢性乙肝肝纤维化患者肝纤化指标及 Th1、Th2 细胞因子谱的影响 [J]．中医药导报，2017，23（13）：113-115.

[36] 钟锐．柴芍六君子汤加减方治疗肝纤维化 60 例 [J]．环球中医药，2012，5（6）：453-455.

[37] 黄顺玲，孙克伟，朱海鹏．柴芍六君子汤拮抗莪术致大鼠肝细胞线粒体损伤的研究 [J]．中国现代医学杂志，2006（11）：1651-1653.

[38] 慕永平，刘平．中西医结合抗肝纤维化的研究思路与方法 [J]．上海医药，2016，37（13）：8-12.

[39] 张贵彪，宋雅楠，董姝，等．黄芪汤和茵陈蒿汤改善大鼠肝纤维化的效果及分子机制：差异基因表达谱的比较分析 [J]．中华中医药学刊，2015，33（9）：2103-2108.

[40] 仝欣，陈高峰，陆雁，等．基于均匀设计分析黄芪汤活性组分抗二甲基亚硝胺大鼠肝纤维化的配伍作用 [J]．中国中西医结合杂志，2011，31（10）：1389-1393.

[41] 张华，刘平．基于黄芪汤益气效应解析代偿期乙肝肝硬化的"虚损"病机理论 [J]．世界科学技术：中医药现代化，2016，18（11）：1833-1838.

[42] 朱英，刘平．黄芪汤对肝硬化大鼠肝脏卵圆细胞肝向分化的作用 [J]．中西医结合肝病杂志，2012，22（5）：293-295.

[43] 玛尔比亚·麦麦提斯地克，侯天禄，热阳姑丽·阿巴白克力，等．黄芪汤治疗乙肝后肝硬化食管胃底静脉曲张的临床研究 [J]．中国

中西医结合消化杂志，2016，24（4）：262-266.

[44] 姚东升，孙明瑜，刘平，等．黄芪汤治疗肝

纤维化的研究进展 [J]. 山西中医学院学报，2012，13（3）：146-148.

第四章　安神剂

⊙ 温胆汤

【来源】《三因极一病证方论》。

【组成】半夏（汤洗七次）、竹茹、枳实（麸炒，去瓤）、陈皮、甘草（炙）、茯苓。

【功效】理气化痰，和胃利胆。

【肝病药理】温胆汤方中半夏、陈皮偏温，竹茹、枳实偏凉，温凉兼进，令全方不寒不燥，理气化痰以和胃；现代临床中，温胆汤广泛应用于内科辨证治疗，尤以心脑血管病突出，疗效显著；也有学者研究发现，该方同样可用于治疗脂肪肝、肝炎、黄疸等肝脏疾病，主要是通过降脂、促胆汁分泌与排泄等多种机制发挥作用。

1. **降血脂**　温胆汤能有效改善单纯性非酒精性脂肪肝患者（痰湿质）的血脂异常，主要表现在患者血清 TG、TC、LDL-C 水平明显降低，且无明显不良反应。更有现代药理学研究证实，陈皮提取物有清除氧自由基和抗脂质过氧化作用，陈皮煎剂有利胆、降低血清胆固醇的作用；含有枳实的复方比单味药更能改善大鼠的血脂水平，其机制可能与基因表达有关；不同的半夏制品对血脂的降低程度是不同的，清半夏对血脂的降低程度较大[1]。

2. **保肝退黄**　李之清等使用温胆汤治疗病毒性肝炎高胆红素血症，发现在常规西药治疗的基础上加用温胆汤，能够显著降低患者血清 GPT、TBIL 水平，升高 ALB 水平。现代药理学研究认为，半夏有促进胆汁分泌的作用，能显著增强胆汁在肠道内的输送能力；竹茹提取物的主要成分则是黄酮糖苷和香豆素内酯，它们均是有效的自由基清除剂和天然的抗氧化剂，可以疏通肝细胞及毛细胆管细胞，促进胆汁分泌和排泄；配以茯苓、甘草调节机体免疫，改善肝脏炎症损害，消除有害代谢产物，从而达到退黄的目的[2-3]。

⊙ 酸枣仁汤

【来源】《金匮要略》。

【组成】酸枣仁（炒）、甘草、知母、茯苓、川芎。

【功效】养血安神，清热除烦。

【肝病药理】酸枣仁汤以酸收和辛散之品并用，兼以甘平之品配伍，体现了《内经》治肝而用酸泄、辛散、甘缓之治疗原则；现代临床据其多种药理作用，常用来治疗肝炎、肝衰竭及黄疸等肝脏疾病。

1. **抗炎、抗氧化**　实验研究表明，酸枣仁汤治疗小鼠试验性急性肝衰竭，能够提高小鼠存活率，减轻肝脏病变程度，降低血清转氨酶活性及 TNF-α、IL-1β 的浓度，增强肝脏组织中 SOD、GR 的活性，降低 NOS 的活性及 MDA、NO 的浓度，其作用机制可能与它影响睡眠，从而影响炎性细胞因子的释放和机体氧化能力的改变，继而减轻肝细胞损伤有关[4]。

2. **退黄**　有学者研究表明，先天性非溶血性黄疸的中医学病理基础为肝之阴血不足，治疗应重在养肝阴、补肝血，其用

酸枣仁汤治疗非溶血性黄疸 5 例，均取得满意疗效[5]。

（袁立霞、吕志平）

参考文献

[1] 付强 . 温胆汤加减治疗单纯性非酒精性脂肪肝血脂异常（痰湿质）的临床观察 [D]. 长春：长春中医药大学，2017.

[2] 柏涛 . 加味温胆汤治疗病毒性肝炎高胆红素血症（肝胆湿热型）临床研究 [D]. 武汉：湖北中医学院，2008.

[3] 李之清，柏涛 . 温胆汤治疗病毒性肝炎高胆红素血症疗效观察 [C]// 中华中医药学会第十三届内科肝胆病学术会议论文汇编 . 中华中医药学会，2008：57-59.

[4] 朱海鹏，高志良，谭德明，等 . 酸枣仁汤对小鼠试验性急性肝衰竭的影响 [J]. 中国中药杂志，2007（8）：718-721.

[5] 孙海潮，杨立伟 . 酸枣仁汤治疗先天性非溶血性黄疸 [J]. 黑龙江中医药，2000（5）：36-37.

第五章　泻下剂

⊙ 大承气汤

【来源】《伤寒论》。

【组成】大黄（酒洗）、厚朴（去皮，炙）、枳实（炙）、芒硝。

【功效】峻下热结。

【肝病药理】大承气汤以泻下之大黄、芒硝配伍行气之枳实、厚朴，四药合用，使塞者通、闭者畅，阳明腑实之证可愈；现代药理学研究发现，该方有多种药理作用，常用于治疗急性胆囊炎、急性肝衰竭、肝损伤等肝脏疾病。

1. 防治急性肝衰竭　实验研究发现，大承气汤可抑制急性肝衰竭大鼠肝细胞凋亡，其作用机制可能是通过抑制 SMAC 基因、细胞色素 C 及 Caspase-3 表达，进而影响了线粒体相关因素介导的细胞凋亡调控通路，从而发挥保护肝脏细胞、抑制肝衰竭的作用[1]。另有研究证实，大承气汤能够降低急性肝衰竭大鼠 TNF-α、FADD、TNFR1、Caspase-8 在肝细胞中的表达水平，即大承气汤调控肝细胞凋亡的机制，可能也与抑制 Fas 相关死亡结构域蛋白（FADD）介导的肝细胞凋亡有关[2]。

2. 抗炎、抗内毒素　大承气汤治疗急性肝损伤小鼠后，小鼠血浆内毒素水平明显降低，炎症细胞因子 TNF-α 水平降低，IL-6 及 NO 水平下降，肝脏功能明显好转，病理改变明显减轻，提示大承气汤通过降低血浆内毒素含量，减少炎症因子的产生与释放，减轻对肝脏的损伤[3]。另有实验研究发现，大承气汤可改善急性肝损伤大鼠的肠道菌群失调，降低血浆内毒素水平，同时降低血清 GPT、TBIL 水平，下调 NF-κB 及 CD14 的表达，提示该方可通过多种机制，阻断急性肝损伤大鼠肠源性内毒素血症的生物学效应[4-5]。

⊙ 小承气汤

【来源】《伤寒论》。

【组成】大黄（酒洗）、厚朴（去皮，炙）、枳实（炙）。

【功效】轻下热结。

【肝病药理】小承气汤为治阳明腑实证之轻剂，研究发现该方可通过多种机制保护肝脏功能，临床常被用于联合常规西药治疗慢性乙型肝炎、慢性肝损伤、脂肪肝等肝脏疾病，疗效显著[6-8]。

1. 保肝　小承气汤对四氯化碳致肝损伤大鼠肝脏有修复保护作用，能够使肝损伤大鼠的肝小叶损伤区缩小，肝细胞脂肪滴减少，RNA 增多，糖原增加，SDH 等酶活性增强，进一步发现其作用机制可能是通过阻止内质网线粒体的损失，促进蛋白质合成及提高细胞有氧代谢，从而促进细胞的修复，恢复肝脏功能[9]。

2. 减轻肝损伤　实验研究发现，小承气汤加生地黄、茜草能明显降低慢性肝损伤大鼠体内 TNF-α 及肠源性内毒素的含量，减轻肝细胞坏死程度，提示加味小承气汤使内毒素含量、TNF-α 水平降低是其对硫代乙酰胺（TAA）所致大鼠肝损伤具有防护作用的机制之一[10]。

（袁立霞、吕志平）

参考文献

[1]　王春妍，杨向东，胡东胜 . 大承气汤对急性肝衰竭大鼠肝组织 Smac、细胞色素 C 及 Caspase-3 表达的影响 [J]. 中华中医药杂志，2015，30（4）：1249-1252.

[2]　王春妍，胡东胜，刘亚敏 . 大承气汤对急性肝衰竭大鼠 FADD 介导的肝细胞凋亡作用研究 [J]. 中国实验方剂学杂志，2013，19（20）：234-237.

[3]　江海艳，王春妍 . 大承气汤对急性肝损伤大鼠 TNF-α、IL-6 及 NO 含量的影响 [J]. 吉林中医药，2008（11）：845-846.

[4]　王春妍，范玉强，胡东胜，等 . 大承气汤对急性肝损伤大鼠肠源性内毒素血症的干预作用 [J]. 时珍国医国药，2009，20（9）：2325-2326.

[5]　王春妍，杨世忠，迟宝荣 . 大承气汤对急性肝损伤大鼠肠源性内毒素血症生物学效应的阻断作用 [J]. 中西医结合肝病杂志，2006（6）：356-357.

[6]　王俊霞，刘中景 . 小承气汤加味联合熊去氧胆酸治疗脂肪肝的效果 [J]. 齐鲁医学杂志，2009，24（1）：11-12.

[7]　李卫东，柳盛，张秋璐 . 小承气汤加味联合苦参碱对慢性乙型肝炎并胆汁淤积的影响 [J]. 现代医药卫生，2006（24）：3793-3794.

[8]　张秋璐，柳盛，刘中景 . 小承气汤加味联合前列腺素 E_1 对慢性乙型肝炎合并重度胆汁淤积肝功能变化的影响 [J]. 中国中医药科技，2004（2）：118-119.

[9]　罗灼玲，徐应培，李文，等 . 小承气汤对大鼠肝脏作用的实验研究 [J]. 中药新药与临床药理，1992（4）：11-14.

[10]　高连印，付修文，谭勇，等 . 加味小承气汤对慢性肝损伤大鼠肠源性内毒素血症的影响 [J]. 中国中医药信息杂志，2008，15（11）：33-34.

第六章　和解剂

⊙ 大柴胡汤

【来源】《伤寒论》。

【组成】柴胡、黄芩、芍药、半夏、枳实、生姜、大枣、大黄。

【功效】和解少阳，内泻热结。少阳阳明合病。往来寒热，胸胁苦满，呕不止，郁郁微烦，心下痞硬，或心下满痛，大便不解，或协热下利，舌苔黄，脉弦数有力。临床常用于治疗急性胆囊炎、胆石症等属

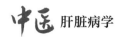

少阳阳明合病者。

【肝病药理】

1. **抗肝纤维化** 柴胡可以抑制肝星状细胞的激活、增殖，从而抑制肝星状细胞合成与增殖，促进肝细胞的功能向正常转化。许丹等发现芦荟大黄素能影响肝纤维化小鼠肝脏胶原纤维的表达，而对血吸虫性肝纤维化有治疗作用。陈念平等发现在梗阻性黄疸中，大黄素能明显降低肠道细菌的移位，可有效减轻肝脏的纤维化，对肝功能有明显保护作用。枳实、白芍、半夏、生姜、大枣能增强机体的免疫力，清除体内毒性的氧自由基、炎症介质，降低血清中内毒素水平，保护肝细胞免受伤害。王永宏等报道茵陈在制备肝纤维化大鼠模型中能明显逆转二甲基亚硝胺诱导所致大鼠肝纤维化的作用。金钱草可以利胆、抗炎、抗氧化，保护肝细胞膜，促进肝细胞的再生及改善肝脏的微循环[1]。

2. **利胆消炎** 大柴胡汤具有明显利胆和降低括约肌张力的作用，并且不会抑制括约肌运动功能，因此能治疗胆管系统疾病。

3. **抗肿瘤** 原发性肝癌是指肝细胞或肝内胆管上皮细胞发生癌变的恶性肿瘤，是我国常见恶性肿瘤之一。原发性肝癌属于中医学里的"肝积""胁痛""黄疸"和"臌胀"等病证范畴，与脾虚痰凝、气滞血瘀有关，病及少阳、阳明、厥阴等经，临床上多虚实夹杂；肝癌及肝癌栓塞术后综合征的症状表现一般以发热、肝区疼痛、恶心、呕吐为主，其与大柴胡汤方证相符，故可用大柴胡汤来治疗[2]。

4. **保肝利胆** 有研究显示，大柴胡汤加味治疗可以抑制过氧化造成的肝损害，最大程度保护肝脏；改善胃肠功能，防止消化道痉挛；同时可减少胆固醇的吸收，加速分解，降低机体胆固醇含量，减少在胆囊和胆道的沉积，防止结石再形成；改善胆管的运动功能，很大程度预防因手术

引起的肝胆功能损伤[3]。

⊙ 小柴胡汤

【来源】《伤寒论》。

【组成】柴胡、黄芩、人参、半夏、炙甘草、生姜、大枣。

【功效】和解少阳。治疗少阳证的基础方，又是和解少阳法的代表方。常用于疟疾、慢性肝炎、肝硬化、急慢性胆囊炎、胆结石等属少阳证候。以往来寒热，胸胁苦满，默默不欲饮食，心烦喜呕，口苦，咽干，苔白，脉弦为辨证要点。

【肝病药理】

1. **保肝** 现代药理学研究结果提示，柴胡单药即有保肝作用，柴胡单体能够使肝细胞膜系统稳定性增强，能减轻因各种慢性损伤因素导致的肝纤维化，柴胡浓度达到一定程度时，尚有抗病毒、破坏细菌内毒素的作用。单药黄芩也具有肝脏保护作用，黄芩素、黄芩苷是其有效成分，能够减轻肝脏炎症反应、抗脂质过氧化、减轻肝细胞变性坏死[4]。

2. **降脂** 有研究表明，小柴胡汤对细胞内 TG 和胆固醇的合成呈浓度依赖性抑制。

3. **抗肝纤维化** 小柴胡汤剂量在 600mg/kg，可以抑制猪血清和二甲基亚硝胺（DMA）诱生的大鼠肝羟脯氨酸含量的升高和凝血酶原时间的延长，同时能够降低 CCl_4 致小鼠肝胶原量的增高，抑制肝细胞坏死，并直接抑制肝纤维化的形成和肝硬化的进展。

4. **抗乙型肝炎病毒** 小柴胡汤胶囊大剂量灌服用药，2 周后能使乙型肝炎重庆麻鸭血清 DHBV-DNA 滴度总体水平显著降低，但在停药 1 周后有 DNA 滴度回升迹象。表明该方有一定的抗鸭乙型肝炎病毒的作用。

5. **抗肿瘤** 现代药理学研究表明，小柴胡汤具有抑制肝癌细胞增殖和诱导肝细

胞凋亡的作用，主要机制有 2 点：①小柴胡汤能够激活巨噬细胞，促进 IL-1 的产生，增强 NK 细胞的活性，从而产生抗肿瘤效果。②小柴胡汤能够诱导肝癌细胞形态改变，并使癌细胞停滞在细胞周期的静止期。

6. 增强与调节机体免疫功能 小柴胡汤能够显著提高肝炎患者 T 细胞和 B 细胞的数量，同时具有免疫修饰活性，能诱导人淋巴细胞产生干扰素 -γ，并能促进巨噬细胞产生白细胞介素 -1。IL-1 可以增强 IL-2 的产生，而 IL-2 又有利于干扰素 -γ 的产生。

丹栀逍遥丸

【来源】《太平惠民和剂局方》。

【组成】柴胡、当归、生白芍、白术（麸炒）、茯苓（去皮）、薄荷、牡丹皮、栀子（炒）、甘草。

【功效】疏肝解郁，健脾和营，兼清郁热。肝郁化火，潮热颧红，月经不调，少腹胀痛，经行乳胀，崩漏，带下。

【肝病药理】

保肝、抗纤维化 丹栀逍遥丸具有疏肝清热、养血健脾之功效。方中柴胡疏肝解郁，牡丹皮清血中之伏火，炒山栀清肝热并导热下行，当归养血和血，白芍养血敛阴，柔肝缓急，茯苓、白术、甘草益气健脾。单味药的研究结果表明，柴胡对大鼠血清 GOT、GPT、ALP 的升高和 TP 的降低有一定程度的抑制作用，能改善肝脏的纤维化程度；牡丹皮可显著降低 D- 氨基半乳糖（D-galactosamine，D-GalN）诱导的急性化学性肝损伤大鼠血清 GOT、GPT、ALP 含量，病理检查结果也显示其有明显的保肝作用；栀子提取物可使 D-GalN 肝损伤模型小鼠血清 GOT、GPT 活性下降，肝细胞坏死、肝细胞变性等明显改善；当归能明显提高大鼠肝细胞 SOD 活力，降低 MDA 含量，具有明显的抗肝

损伤作用。丹栀逍遥丸能明显抑制 D-GalN 所致急性肝损伤大鼠血清 GPT、GOT 的活性，升高肝匀浆中 SOD、GSH-PX 的含量，降低 MDA 含量，对受损肝脏的保护机制可能与保护肝细胞膜的完整性、增强机体清除自由基能力、减轻脂质过氧化反应有关，其作用机制还有待进一步研究[5]。

乌梅丸

【来源】《伤寒论》。

【组成】乌梅、细辛、干姜、黄连、当归、附子（炮）、蜀椒、桂枝（去皮）、人参、黄柏。

【功效】温脏安蛔。蛔厥。症见脘腹阵痛，烦闷呕吐，时发时止，得食则吐，甚至吐蛔，手足厥冷，或久痢不止，反胃呕吐，脉沉细或弦紧。现用于胆道蛔虫病。

【肝病药理】

1. 抗肝纤维化 正常状态下，细胞外基质（ECM）维持着动态的平衡。在致肝损伤因素的作用下，这种平衡被打破，ECM 的合成超过其降解，肝内纤维结缔组织异常增生，形成肝纤维化，重者发展成为肝硬化。ECM 的沉积和降解间的平衡由多种细胞因子调控，而 TGF-β1 的调控作用最为关键。TGF-β1 促进 ECM 的合成与沉积作用主要是通过促进肝脏间质细胞的激活、增殖作用和增加间质细胞对 ECM 成分的合成实现的。在 TGF-β1 作用下，HSC 被激活或转化为肌成纤维细胞。激活的 HSC 自身也合成、分泌 TGF-β1，HSC 在自分泌和旁分泌的 TGF-β1 作用下大量活化，这种自分泌正反馈调节是肝纤维化得以发展的重要环节。乌梅丸能够抑制 TGF-β1 mRNA 转录，减少细胞因子 TGF-β1 的形成，促进 ECM 的降解，从而实现对肝纤维化的治疗，作用优于秋水仙碱和小柴胡汤。故乌梅丸抗肝纤维化、主治肝硬化形成的机制，可能与其调节 TGF-β1 水平以恢复肝脏功能，消除肝纤维化、肝硬化诱发

因素，从而抑制胶原纤维增生和促进胶原纤维降解密切相关[6]。

2. **利胆、驱蛔** 本方有促进胆囊收缩和排胆作用，有利于胆汁引流，减少或防止胆道感染及蛔虫卵留在胆道内形成胆石核心，减少胆石症发生。加大乌梅剂量作用更为明显，而单用乌梅作用没有复方强，表明复方有协同作用。实验还表明，本方可麻醉蛔虫体，使其失去附着肠壁的能力，促进肝脏分泌胆汁量增加，降低 pH 值，明显扩张奥迪括约肌，有较强的广谱抗菌作用，尤对痢疾杆菌作用明显[7]。

3. **保肝抗炎** 乌梅丸可以明显抑制肝组织损伤，减轻炎症反应，延缓或阻止肝纤维化的病理改变，作用优于秋水仙碱和小柴胡汤，从而实现对肝纤维化的治疗。故乌梅丸抗肝纤维化、防治肝硬化形成的机制，可能与抑制胶原纤维增生和促进胶原纤维降解，以恢复肝脏功能，消除肝纤维化、肝硬化诱发因素密切相关。乌梅丸为临床治疗肝纤维化开辟了新的思路，因此，用乌梅丸从厥阴论治慢性肝病有重大意义[8]。

⊙ 半夏泻心汤

【来源】《伤寒论》。

【组成】半夏、黄芩、干姜、人参、炙甘草、黄连、大枣。

【功效】寒热平调，消痞散结。寒热错杂之痞证。心下痞，但满而不痛，或呕吐，肠鸣下利，舌苔腻而微黄。常用于慢性肝炎、早期肝硬化等，属中气虚弱，寒热互结，症见痞、呕、下利者。

【肝病药理】

抗炎 现代药理研究显示，方中黄芩、黄连、半夏、干姜具有抗菌消炎、止痛、止呕的作用。而党参、甘草则可解除平滑肌痉挛，缓急止痛，有类激素之抗炎镇痛之效[9]。

⊙ 芍药甘草汤

【来源】《伤寒论》。

【组成】芍药、甘草。

【功效】调和肝脾，缓急止痛。伤寒伤阴，筋脉失濡，腿脚挛急，心烦，微恶寒，肝脾不和，脘腹疼痛。现用于慢性病毒性乙型肝炎等属阴血亏虚，肝脾失调者。

【肝病药理】

1. **解痉、止痛、抗炎** 本方对病变异常兴奋状态有强力的抑制、镇静作用。其中芍药对疼痛中枢的兴奋有镇静作用，故能治疗中枢性或末梢性的筋系挛急，以及因挛急而引起的疼痛。芍药、甘草中的成分有镇静、镇痛、解热、抗炎、松弛平滑肌的作用，二药合用后，这些作用确能显著增强。

2. **保肝、降转氨酶** 临床及实验研究均表明，芍药甘草汤具有降低转氨酶、肝脏保护以及改善肝炎症状的作用。通过定向筛选、提取、分离纯化得到芍药甘草汤有效部位（成分）群——芍甘多苷（shaogan polyglycosides，DSM）用于治疗慢性乙型病毒性肝炎。研究报道 DSM 对亚急性肝损伤、慢性肝损伤（肝纤维化）具有明显对抗作用，并具有抗乙型肝炎病毒作用。DSM 对 CCl_4 诱发小鼠急性肝损伤、D-GalN 诱发小鼠急性肝损伤、LPS+BCG 诱发小鼠免疫性肝损伤等多种急性肝损伤动物模型升高的转氨酶有明显的降低作用，并使形态学上的肝细胞变性和坏死得到明显改善和恢复，结果表明，DSM 有明显的肝脏保护作用。有资料表明，芍药甘草汤处方中芍药具有肝脏保护的活性成分为芍药总苷，其对多种类型的肝损伤均具有保护作用，能保肝降酶，并使形态学有明显改善。临床上用白芍总苷治疗乙型肝炎也取得了较好疗效，且可明显改善患者的一般状况如食欲减退、乏力等。芍药甘草汤处方中另一种药材甘草也具有肝脏保护作用，其活性成分主要为甘草酸及其衍生物、甘草类黄酮。甘草酸类药物具有较强的抗炎、保护肝细胞和改善肝功能作用，对多种肝毒剂所致肝脏损伤有防治作用，并有剂量依赖性。甘草类黄酮也具有一定的肝脏保护作用。研究结果表明，DSM 是芍药甘草汤肝脏保护和治疗肝炎的有效部位（成分）群，值得进一步研究其作用机制[10]。

⊙ 保和丸

【来源】《丹溪心法》卷三。

【组成】山楂、神曲、半夏、茯苓、陈皮、连翘、莱菔子。

【功效】消食和胃。食积停滞，胸脘痞满，腹胀时痛，嗳腐吞酸，恶食，或呕吐泄泻，脉滑，舌苔厚腻或黄。

【肝病药理】

1. **降脂保肝**　保和丸诸药合用化湿消脂、消食导滞、柔肝解郁以达到降脂护肝之效[11]。药理实验也证明了保和丸及保和丸加虎杖方能显著减轻高脂饮食诱导的非酒精性脂肪肝大鼠脂质过氧化反应，降低血清脂质，具有防治脂肪肝的作用[12]。

2. **抗炎、抗氧化**　实验研究表明，保和丸能明显改善 NAFLD 大鼠肝细胞的脂肪变程度，使脂滴减少，炎症减轻，能明显降低 GPT、GOT、TC、TG、低密度脂蛋白（LDL）、丙二醛（MDA）水平，使高密度脂蛋白（HDL）、超氧化物歧化酶（SOD）水平升高[13]。

⊙ 柴胡加龙骨牡蛎汤

【来源】《伤寒论》。

【组成】柴胡、龙骨、黄芩、生姜、铅丹、人参、桂枝（去皮）、茯苓、半夏、大黄、牡蛎（熬）、大枣。

【功效】和解清热，镇惊安神。伤寒往来寒热，胸胁苦满，烦躁惊狂不安，时有谵语，身重难以转侧。

【肝病药理】

1. **保肝**　现代药理研究表明，柴胡、黄芩、茯苓、生姜、大黄有保肝的作用。柴胡的有效成分柴胡皂苷 a 及粗皂苷提取液能降低肝脏过氧化脂质（LPO）含量，具有抑制肝脏过氧化反应，减少自由基对肝脏的损伤作用。黄芩苷、茯苓酸、大黄素等均有显著的保肝作用。

2. **抗肿瘤**　柴胡提取液对二乙基亚硝胺诱发肝癌前病变肝细胞增生酶异常灶的数量及大小均有明显的抑制作用。对肝癌预防，尤其对暴露于肝炎病毒和化学致癌物的高危人群具有应用价值。

3. **调节免疫**　现代药理研究表明，龙骨、牡蛎、黄芩、人参、茯苓、大枣有调节免疫的作用，能够明显提高肝病患者的T 细胞和 B 细胞数，显著增加抗体的产生，加强体液免疫功能，增强抗体依赖细胞介导的细胞毒性（ADCC）。同时具有免疫修饰功能，能诱导人淋巴细胞产生干扰素 -γ，并能促进巨噬细胞产生白细胞介素 -1。

4. **抗病毒**　现代药理研究表明该方有抗病毒的作用[14]。黄芩、柴胡、半夏等能提高乙型肝炎患者的 HBeAg 的阳转阴、HBeAg 的阴转阳率，同时增强抗体依赖细胞介导的细胞毒性。

⊙ 柴胡桂枝干姜汤

【来源】《伤寒论》。

【组成】柴胡、桂枝、干姜、瓜蒌根、黄芩、牡蛎（熬）、甘草（炙）。

【功效】和解散寒，生津敛阴。伤寒少阳证，往来寒热，寒重热轻，胸胁满微结，小便不利，渴而不呕，但头汗出，心烦；牝疟寒多热少，或但寒不热。现代常用于治疗慢性肝炎、胆囊炎等肝病。

【肝病药理】

1. **保肝**　现代药理学研究证实，柴胡能够促进肝脏解毒功能的提升，进而改善肝脏损伤症状，或对肝脏进一步坏死进行抑制。同时还能够促进肝细胞再生速度的加快，在极大程度上抑制胶原纤维增生，从而将护肝作用发挥出来；桂枝能够将利尿、抗病毒等作用发挥出来；干姜能够对中枢神经进行抑制，从而将镇痛作用发挥出来，同时，其醚提取物具有较强的抗炎作用；黄芩具有较强的抗菌、抗病毒、抗炎作用，能够促进机体免疫力的有效提升、炎性介质释放的有效减少，同时将保肝、利胆作用发挥出来。

2. 抗乙肝病毒 相关医学研究表明，在慢性肝炎的治疗中，柴胡桂枝干姜汤加减治疗安全有效。有研究结果表明，中西医结合治疗组患者治疗的总有效率 90.0%（27/30）显著高于常规西医治疗组 70.0%（21/30）（$P<0.05$）。和治疗前相比，两组患者治疗后的 GPT、GOT、GGT 水平均显著降低（$P<0.05$）；治疗后和常规西医治疗组相比，中西医结合治疗组患者的 GPT、GOT、GGT 水平均显著降低（$P<0.05$），但治疗前两组患者的 GPT、GOT、GGT 水平之间的差异均不显著（$P>0.05$）。和治疗前相比，中西医结合治疗组患者的 CD4+、CD4+/CD8+ 均显著升高（$P<0.05$），CD8+ 显著降低（$P<0.05$），但常规西医治疗组患者治疗前后的 CD4+、CD8+、CD4+/CD8+ 之间的差异均不显著（$P>0.05$）；治疗后和常规西医治疗组相比，中西医结合治疗组患者的 CD4+、CD4+/CD8+ 均显著升高（$P<0.05$），CD8+ 显著降低（$P<0.05$），但治疗前两组患者的 CD4+、CD8+、CD4+/CD8+ 之间的差异均不显著（$P>0.05$），和上述相关医学研究结果一致[15]。

⊙ 柴胡疏肝散

【来源】《景岳全书》卷五十六。

【组成】 陈皮、柴胡、川芎、枳壳、芍药、炙甘草、香附。

【功效】 疏肝理气，活血止痛。肝气郁滞证。胁肋疼痛，胸闷善太息，情志抑郁易怒，或嗳气，脘腹胀满，脉弦。常用于慢性肝炎、慢性胃炎、肋间神经痛等属肝郁气滞者。

【肝病药理】

1. 抗肝纤维化 肝纤维化中心环节是肝星状细胞（HSC）活化与细胞外基质（ECM）的过度沉积。田新红等发现柴胡疏肝散可阻抑肝纤维化大鼠肝组织中转化生长因子 -β₁（TGF-β₁）/p38 丝裂原活化蛋白激酶（p-p38MAPK）信号通路活化，抑制 HSC 活化转移而使其低表达 α- 平滑肌肌动蛋白（α-SMA）及金属蛋白酶组织抑制因子 -1（TIMP-1），提高肝组织中基质金属蛋白酶（MMP-9）表达水平，进而促进 ECM 降解吸收。尚立芝等发现柴胡疏肝散可能通过降低血清 IL-1、TNF-α 水平而阻遏 TGF-β₁ 和 α-SMA 表达，进而降低肝组织羟脯氨酸（Hyp）水平，减轻肝纤维化病变。王琦等发现柴胡疏肝散可降低血清中 GPT、GOT、γ- 谷氨酰转肽酶（GGT）、碱性磷酸酶（ALP）活性，降低血清中 HA、PCⅢ、Ⅳ型胶原、LN 及肝组织 Hyp 含量，具有明显保肝降纤功效[16]。

2. 抗氧化、抗炎 现代研究发现，柴胡疏肝散对肝郁证大鼠血液流变学和炎症因子有显著改善作用，也能有效改善肝损伤模型大鼠肝脏脂质过氧化反应和自由基损伤。药理学研究表明，柴胡疏肝散中的主药柴胡可显著降低小鼠血清 TG 含量，抑制肝细胞的凋亡，而另一种主要药物白芍可通过抗氧化和调节糖基化水平改善 NAFLD 模型大鼠肝脏功能。其他研究也表明，柴胡疏肝散能显著改善 NAFLD 大鼠模型肝脂肪变性，减少肝脏炎症因子释放；在临床观察中本方可有效改善 NAFLD 临床症状，明显降低转氨酶、血脂等指标[17]。

3. 降脂 柴胡疏肝散可显著降低非酒精性脂肪肝模型大鼠血脂、肝脂及血中

FFA 水平，显著升高血中 HDL-L 含量，表明该古方通过有效减少 FFA 在肝脏中的蓄积，抑制甘油三酯、胆固醇的合成，减轻肝脏线粒体 β 氧化和促进胆固醇的排泄，调节脂质在血液和肝脏的分布、转运和清除，可有效改善机体脂质代谢，从而起到降脂的作用。

4. 降酶保肝 柴胡疏肝散可显著降低 NAFLD 模型大鼠 GPT、GOT 水平，表明柴胡疏肝散可明显减轻肝细胞脂肪变和受损程度，可有效降酶保肝，起到改善肝功能的作用。同时肝脏病理切片的结果也显示柴胡疏肝散能显著减轻肝细胞脂肪变，再一次表明柴胡疏肝散能有效减轻肝细胞受损的数量和程度。其机制可能与抑制炎症和清除因脂肪酸在肝脏中蓄积过多导致的脂毒性有关[18]。

⊙ 逍遥散

【来源】《太平惠民和剂局方》。

【组成】甘草、当归、茯苓、白芍、白术、柴胡。

【功效】疏肝解郁，养血健脾。肝郁血虚脾弱证。两胁作痛，头痛目眩，口燥咽干，神疲食少，或月经不调，乳房胀痛，脉弦而虚者。常用于慢性肝炎、肝硬化、胆石症等属肝郁血虚脾弱者。为疏肝养血的代表方，以两胁作痛、神疲食少、月经不调、脉弦而虚为辨证要点。肝郁多由情志不遂所致，治疗时须嘱患者心情达观，方能获效。

【肝病药理】

1. 抗病毒 李建树通过研究逍遥散加减治疗慢性病毒性乙型肝炎，发现逍遥散对改善肝脏循环、恢复肝功能、提高机体免疫力、消除临床症状有明显的疗效。临床报道，逍遥丸配合干扰素治疗慢性肝病具有显著效果，在护肝及改善肝功能方面具有很好的作用。

2. 抗肝纤维化 逍遥散通过改善肝功能、调节脂肪酸代谢、促进氨基酸生成等多方面作用来治疗肝纤维化。其还可以抑制肝脏胶原纤维蛋白合成与分泌，清除自由基，减少脂质过氧化反应，保护肝细胞及其膜稳定性，维持肝细胞的正常结构和防止肝细胞内物质释放，增强肝脏蛋白补偿功能，提高肝脏代谢能力，促进肝功能恢复。

3. 保肝 逍遥散的作用机制是降酶、清除自由基、抑制脂质过氧化、促进细胞再生及修复、有效调节氨基酸水平。逍遥散可有效抑制氧自由基引起的脂质过氧化反应，减轻其对肝细胞的损伤。另外，逍遥散还可抗脂质过氧化，通过保护肝细胞的膜结构来减轻酒精造成的脂肪性肝细胞损伤，对酒精性脂肪肝有明显保护作用[19]。

（张绪富、吕志平）

参考文献

[1] 余水平，周雪玲 .MRP2 蛋白在加味大柴胡汤对肝硬化大鼠肝脏纤维化的影响 [J]. 广东医学，2016，37（22）：3363-3366.

[2] 姜礼双，崔亚，乔大伟，等 . 大柴胡汤内科临床应用研究进展 [J]. 亚太传统医药，2018，14（8）：89-91.

[3] 张小兵，张万宇，卢强，等 . 腹腔镜、内镜联合大柴胡汤加味治疗胆囊结石并肝外胆管结石患者的临床疗效及安全性 [J]. 实用中西医结合临床，2016，16（11）：31-32.

[4] 张健，杨雪亮，张曦，等 . 小柴胡汤对实验性肝损伤大鼠的保护作用研究 [J]. 临床和实验医学杂志，2018，17（20）：2147-2151.

[5] 曾晓艳，廖亮英，姜帆，等 . 丹栀逍遥散对 D- 氨基半乳糖所致大鼠急性肝损伤保护作用的研究 [J]. 湖南中医药大学学报，2012，32（5）：32-34.

[6] 张保伟，李爱峰，赵志敏 . 乌梅丸对免疫损伤性肝纤维化大鼠肝组织细胞因子 TGF-β₁ 及其 mRNA 的影响 [J]. 中国中医急症，2007

[7] 周孜.乌梅丸的实验研究和临床运用 [J].中成药研究,1986(3):33-35.

[8] 张保伟,李爱峰,赵志敏.乌梅丸对免疫损伤性肝纤维化大鼠肝组织病理形态的影响 [J].河南中医,2006(5):23-25.

[9] 王永杰.五苓散合四逆半夏泻心汤治疗肝硬化腹水 55 例 [J].中医药临床杂志,2014,26(4):375-376.

[10] 宋军,王晓东,赵军宁,等.芍药甘草汤提取物(芍甘多苷)对实验性肝损伤的影响 [J].中药药理与临床,2010,26(2):40-42.

[11] 欧阳亮.加味保和丸治疗脂肪肝 47 例 [J].中西医结合肝病杂志,2005(2):109-110.

[12] 占伯林,张来,李群.保和丸联合多烯磷脂酰胆碱胶囊治疗非酒精性脂肪性肝炎随机对照观察 [J].中医临床研究,2013,5(2):22-24.

[13] 沈维增,吕红梅,谢峥伟,等.大柴胡汤合保和丸治疗非酒精性脂肪性肝病的临床研究 [J].中华中医药学刊,2012,30(12):2612-2614.

[14] 龙艺方.柴胡加龙骨牡蛎汤治疗轻微型肝性脑病的临床研究 [D].南宁:广西中医药大学,2018.

[15] 崔小数.观察柴胡桂枝干姜汤加减治疗慢性肝炎的临床疗效 [J].西藏医药,2018,39(6):135-136.

[16] 倪新强,曹美群,吴正治,等.柴胡疏肝散的化学成分和药理作用研究进展 [J].上海中医药杂志,2017,51(9):109-113.

[17] 张玉佩,邓远军,胡巢凤,等.柴胡疏肝散对 NAFLD 大鼠肝脏脂质代谢及 AMPK/SIRT1 通路的影响 [J].中国病理生理杂志,2016,32(2):307-313.

[18] 李丹,江涛,范华倩,等.柴胡疏肝散对非酒精性脂肪肝大鼠脂质代谢及肝功能的影响 [J].中药药理与临床,2013,29(3):8-12.

[19] 柴智,杜珊,樊慧杰,等.逍遥散及其加减治疗肝病的临床应用及现代研究进展 [J].中华中医药杂志,2017,32(8):3631-3634.

第七章　理血剂

⊙ 当归芍药散

【来源】《金匮要略》。

【组成】当归、芍药、茯苓、白术、泽泻、川芎。

【功效】养血调肝,健脾利湿。肝脾两虚,腹中拘急,绵绵作痛,头晕心悸,或下肢浮肿,小便不利,舌质淡、苔白腻。现代临床常用于治疗慢性病毒性乙型肝炎、肝纤维化等肝病。

【肝病药理】

1. 抗氧化、调节免疫　肝组织损伤与炎症、脂质过氧化等密切相关。实验研究

已证实,当归芍药散可明显改善肝硬化腹水大鼠肝功能,减少腹水生成及延缓肝脏病理改变进程。且当归芍药散可治疗慢性盆腔炎,这与其降低血清 TNF-α 表达水平,调节机体免疫功能有关。本研究显示,当归芍药散水提取物中,高剂量组血清 GPT 和 GOT 水平较肝损伤组明显降低,肝细胞水肿和坏死均有不同程度的改善,且肝 TNF-α mRNA 和蛋白表达水平较肝损伤组也明显降低,而肝损伤组大鼠肝 TNF-α mRNA 和蛋白表达水平与对照组比较显著上调。研究结果说明,抗结核药物所致大鼠肝损伤的作用机制可能与肝中

TNF-α 异常表达有关，TNF-α 在抗结核药物所致大鼠肝损伤过程中起着关键性作用，当归芍药散可能通过抑制肝中 TNF-α 的表达从而改善抗结核药物所致大鼠的肝损伤[1]。小柴胡汤和当归芍药散可不同程度地降低 GPT 和 GOT 水平，提高抗氧化能力，减少炎症因子的释放，抗凋亡和调整淋巴细胞亚群比例。当归芍药散在降低 IL-1、IL-6 和 TNF-α 水平上作用显著，并能够显著改善 T 淋巴细胞亚群的比例，提示其抗炎和免疫调节能力更显著[2]。

2. 抗肝纤维化　当归、赤芍以及川芎具有活血化瘀、柔肝养血的功效，不但可有效减轻肝细胞的变性坏死，同时可改善微循环，降低门静脉压，此外，对成纤维细胞增殖具有一定的抑制作用，从而有效防止肝纤维化，有利于肝细胞的再生。姚瑶等人的研究显示，赤芍可通过诱导肝细胞色素 P-450 抗脂质过氧化物形成，从而起到解毒保肝的功效[3]。

3. 保肝　现代药理研究表明，当归提取物对于 CCl₄ 引起的肝功能损害具有复原修复作用。聂蓉等研究发现，当归注射液能减轻肝损伤的程度，保护肝细胞中的各种酶体的活性，对肝糖原有正负双面反馈，当肝糖原合成减少时则促进其生成，在正常的机体内却又不增加肝糖原的异生，安全且可靠；白芍有保肝和解毒作用。一些动物试验表明，白芍提取物能有效降低大鼠肝功能损伤所致的 GPT 升高，此外，对黄曲霉素 B1 所致乳酸脱氢酶及其同工酶的活性升高，同样有较强抑制作用。此外，白芍还有调节免疫、抗炎等作用；泽泻醇 A、B、C 乙酸酯对肝脏均有保护作用，其中以泽泻醇 C 乙酸酯效果最好。此外，还有降血脂、利尿等作用[4]。

⊙ 血府逐瘀汤

【来源】《医林改错》。

【组成】桃仁、红花、当归、生地黄、牛膝、川芎、桔梗、赤芍、枳壳、甘草、柴胡。

【功效】活血化瘀，行气止痛。以胸痛，头痛，痛有定处，舌暗红或有瘀斑，脉涩或弦紧为辨证要点。现代临床多用于治疗慢性乙型肝炎及肝纤维化。

【肝病药理】

1. 抗炎、抗氧化　现代药理学显示：桃仁、红花等可通过扩张血管，使组织器官血流量增加，有利于保护重要组织器官。另外，此类桃仁、红花等活血化瘀成分亦具有显著的抗炎抗氧化功效，能够清除机体炎性介质及氧自由基，改善微循环，可减轻病毒感染对肝脏的炎性及氧化应激的损害程度[5]。

2. 抗纤维化　血府逐瘀汤可以改善慢性乙型肝炎肝纤维化患者门静脉平均血流速度、门静脉血流量以及血清肝纤维化指标。有实验研究报道，血府逐瘀汤可以通过降低血清透明质酸、肺组织羟脯氨酸、胶原蛋白含量及提高弹性纤维含量，改善细胞外基质代谢而发挥抗肺纤维化作用[6]。

⊙ 复元活血汤

【来源】《医学发明》。

【组成】柴胡、瓜蒌根、当归、红花、甘草、穿山甲（炮）、大黄（酒浸）、桃仁（酒浸，去皮尖，研如泥）。

【功效】活血祛瘀，疏肝通络。跌打损伤，瘀血阻滞证；胁肋瘀肿，痛不可忍。

【肝病药理】

1. 保肝、消炎　现代药理研究，柴胡对肝细胞有保护作用，可降低肝细胞内 Ⅰ、Ⅱ、Ⅳ型胶原和纤维粘连蛋白，抑制 ECM 的合成。穿山甲破瘀通络，可去恶生新，实乃《内经》"结者散之"治则的体现，现代药理研究也证明，穿山甲能抑制炎症反应，促进肝细胞修复和再生，改善肝内微循环，抑制纤维增生，促进胶原溶解和再吸收，并能提高血浆蛋白，被广泛用于抗肝纤维化。当归能增加肝血流量，改善微循环，防止和减少肝细胞脂质变性和坏死，促进肝细胞再生，可显著减轻肝纤维化程度。桃仁具有抗菌、消炎、镇痛等作用，其提取物苦杏仁苷具有明显的抗肝纤维化作用。瓜蒌根既能入血分助诸药而消瘀散结，又能清热润燥。甘草缓急调和诸药，现代研究表明其具有提高机体免疫力、加强机体抗病毒和保护肝细胞、防止肝糖原减少的良好作用。

2. 抗纤维化 该方可明显提高 TP、Alb，降低 GPT、GOT，可明显降低血清 HA、C-Ⅳ水平，明显降低肝组织 LN、HA、PC Ⅲ含量，且以 HA、PC Ⅲ下降幅度最大，说明复元活血汤对肝组织肝纤维化指标有很好的改善作用，其作用在某些方面比秋水仙碱更强。另外，通过对肝纤维化大鼠病理学苏木精-伊红、Masson 纤维染色和免疫组化分析，发现该方能抑制胶原的增殖，促进 ECM 的降解；尤其是对 TGF-β₁ 免疫组化分析，发现中药组 TGF-β₁ 结果接近正常对照组，这说明中药复元活血汤能有效地阻止或减轻 HSC 向肌成纤维细胞转化，从而阻止肝纤维化的进程，这可能是复元活血汤抗肝纤维化的机制所在[7]。

⊙ 膈下逐瘀汤

【来源】《医林改错》。
【组成】 五灵脂（炒）、当归、川芎、桃仁（研泥）、丹皮、赤芍、乌药、延胡索、甘草、香附、红花、枳壳。
【功效】 活血逐瘀，破癥消结。主治积聚痞块，痛不移处，卧则腹坠，及肾泻、久泻由瘀血所致者。以膈下形成痞块、痛处不移、卧则腹坠、久泻不止为辨证要点。现代临床常用来治疗慢性活动性肝炎、血卟啉等属于血瘀气滞的病症。
【肝病药理】
1. 保肝降酶、抗纤维化 现代药理学研究，当归能有效抑制成纤维细胞增生，

抑制肝内胶原合成，促进肝细胞再生；红花可降低谷丙转氨酶、谷草转氨酶水平；赤芍、川芎、牡丹皮、五灵脂、延胡索等可正向调节人体免疫系统；川芎有抗脂质过氧化以及抗肝纤维化作用，能有效抑制细胞分裂及增殖[8]。

2. 抗肝硬化 现代药理研究显示，五灵脂能有效增加动脉血流量，降低血管阻力，且具有抗凝作用；延胡索具有良好的止痛作用；川芎可降低血管阻力，舒张动脉，增加冠状动脉流量，降低心肌耗氧量，改善心肌代谢；乌药对病毒具有抑制作用，还可兴奋和增强胃运动节律，促进肠胃吸收，同时还能扩张血管，加快血液循环，减轻机体疼痛；丹皮可增加冠脉血流量，能抑制血小板花生四烯酸产生血栓素 A2，进而抑制血小板聚集；枳壳可增加冠脉血流量和肾血流量，具有利尿作用；等等。上述药物配伍使用，具有活血祛瘀、疏肝理气、通阳复脉之效。惠桃等研究表明，膈下逐瘀汤联合西药治疗乙型肝炎肝硬化效果显著，有利于肝功能改善[9]。

（张绪富、吕志平）

参考文献

[1] 文高艳，曾谊，冯泉，等.当归芍药散对抗结核药物致大鼠肝损伤的保护作用及其机制研究[J].现代药物与临床，2015，30（2）：120-125.

[2] 宋伍，魏琳，刘智，等.小柴胡汤和当归芍药散单方及合用对免疫性肝损伤的保护作用[J].上海中医药杂志，2017，51（6）：88-92.

[3] 刘礼剑，杨成宁，沈飞霞，等.基于"肠-肝轴"肠道菌群调节观察当归芍药散加味治疗肝硬化的临床疗效[J].世界中医药，2017，12（8）：1789-1792.

[4] 杨义维.基于肝藏血理论探讨蓝青强教授应用当归芍药散加味治疗慢性乙型肝炎[D].南宁：广西中医药大学，2017.

[5] 赵直光，王彩生，曹赛霞，等. 恩替卡韦联合自拟血府逐瘀汤治疗慢性乙型肝炎肝纤维化患者的疗效分析 [J]. 现代生物医学进展，2016，16（36）：7151-7154.

[6] 吴惠春，吴韶飞，周振华，等. 血府逐瘀汤对刀豆蛋白 A 诱导小鼠肝纤维化的干预作用 [J]. 中西医结合肝病杂志，2014，24（5）：287-289.

[7] 苏全武，李道本，朱佑明. 加味复元活血汤防治大鼠肝纤维化研究 [J]. 中国中西医结合消化杂志，2005（1）：45-48.

[8] 黄敬泉，王传香，黄平. 膈下逐瘀汤联合肝病治疗仪治疗乙肝肝硬化临床观察 [J]. 中国中医药现代远程教育，2018，16（19）：110-111.

[9] 韩方方，刘绍龙，蒋烽炼，等. 膈下逐瘀汤联合抗病毒药物治疗气滞血瘀型乙肝肝硬化的效果及对肝功能与肝纤维化指标的影响 [J]. 四川中医，2018，36（11）：106-108.

第八章　祛湿剂

⊙ 二陈汤

【来源】《太平惠民和剂局方》。

【组成】半夏、陈皮、茯苓、炙甘草、生姜、乌梅。

【功效】燥湿化痰、理气和中。现代临床主要用于治疗慢性乙型肝炎、脂肪肝等肝系统疾病。症见痰多色白，胸膈胀满，恶心呕吐，不思饮食，头晕心悸，舌苔白润，脉滑。

【肝病药理】

1. **保肝**　二陈汤中茯苓的有效成分茯苓酸具有显著的保肝功效，可以降低 CCl_4 诱导肝脏损伤所引起的谷丙转氨酶升高。

2. **降脂**　郑娜等在对膈下逐瘀汤合二陈汤加减治疗非酒精性脂肪性肝炎临床研究中，选取 120 例 NASH 患者，按随机数表法分为对照组和治疗组。对照组口服多烯磷脂酰胆碱胶囊，治疗组采用膈下逐瘀汤合二陈汤加减。治疗后，治疗组肝脏 B 超积分、GPT、TG、TC、BMI 值均较治疗前下降，明显优于对照组，说明膈下逐瘀汤合二陈汤加减能更有效地调节肝脏脂肪代谢[1]。

3. **抗乙肝病毒**　林国进在研究加味茵陈二陈汤治疗慢性乙型病毒性肝炎疗效观察中，将 72 例慢性乙型病毒性肝炎患者分为治疗组和对照组，每组各 36 例，对照组采用甘草酸二铵治疗，治疗组在对照组基础上加用加味茵陈二陈汤治疗，治疗后治疗组肝功能改善优于对照组，说明利用加味茵陈二陈汤中西医结合治疗有显著的抗乙肝病毒效果[2]。

⊙ 五苓散

【来源】《伤寒论》。

【组成】猪苓、泽泻、白术、茯苓、桂枝。

【功效】渗水利湿，温阳化气。膀胱气化不利之蓄水证，小便不利，烦渴欲饮，头痛微热，甚则入水即吐；或者脐下动悸，口吐涎沫且头目眩晕；或短气而咳；或水肿、泄泻。舌苔白，脉浮数。现代临床广泛用于治疗肝纤维化、门静脉高压、肝腹水等肝系统疾病。

【肝病药理】

1. **保肝**　五苓散中五味药都有保肝的作用，能够降低 GPT 从而减少 CCl_4 对肝的损害。

2. 利尿 五苓散具有很好的利尿效果，其机制可能是拮抗醛固酮（aldosterone，Aldo）活性，激活 Na^+-K^+-ATP 酶和细胞中 ATP 酶从而增强机体的水液代谢能力，临床上多用于治疗门静脉高压和肝硬化腹水。古伟明等利用五苓散治疗 50 例门静脉高压患者，结果显示治疗组的血浆醛固酮及 GPT 明显下降，白球比值（A/G）有所改善，尿量明显增加，对照组各项指标均无明显改善，说明五苓散治疗门静脉高压效果明显[3]。

3. 抗肝纤维化 五苓散能够促进肝胶原蛋白降解，并使肝内纤维组织重新吸收。周菊华等在观察柴胡疏肝散加五苓散治疗酒精性肝纤维化的治疗效果时，结果显示观察组总有效率达 98.3%，明显优于对照组，说明五苓散合方可以改善患者临床症状[4]。

4. 调节免疫 五苓散中的猪苓成分猪苓多糖是一种免疫调剂，可以增强正常人 PBMC 中免疫细胞的杀伤活性，提高免疫细胞膜上 IL-2 的表达并促进其分泌 IL-2。

5. 抗肿瘤 五苓散能够抑制毒激素 -L 在原位性肝癌恶病质中的分泌；小鼠实验表明五苓散中的猪苓多糖能够使小鼠肝脏糖原积累增加，糖异生酶活性增强，表明猪苓多糖有适应性原样作用，这应该是五苓散抗肿瘤的机制之一。

⊙ 甘露消毒丹

【来源】《医效秘传》。

【组成】飞滑石、绵茵陈、淡黄芩、石菖蒲、木通、川贝母、射干、连翘、薄荷、白蔻仁、藿香。

【功效】利湿化浊，清热解毒。身热困倦，胸闷腹胀，无汗而烦，或有汗而热不退，尿赤便秘，或泻而不畅，舌苔黄腻。现代临床主要用于治疗急性黄疸性肝炎、急性胆囊炎及肝硬化等常见肝病。

【肝病药理】

1. 保肝 方中茵陈、黄芩、连翘等能减轻肝脏的病理损害。茵陈中的成分茵陈色原酮对肝损伤作用最强，可明显降低大鼠血清中谷丙转氨酶（GPT）和血清胆固醇含量，可使大鼠肝细胞气球样变、脂肪变与坏死等病理改变得到不同程度减轻，肝细胞与核糖核酸含量接近正常。动物实验表明，黄芩对 CCl_4 引起小鼠损伤有明显的护肝作用，主要通过降低血清中 GPT 活性并非直接抑制 GPT 的产生而发生作用，对正常小鼠 GPT 无明显影响。魏小果在研究甘露消毒丹对四氯化碳所致急性肝损伤大鼠的影响时，将 SD 大鼠 50 只随机分为正常组和药物组（低、中、高剂量组），每组 10 只；选用甘露消毒丹对 CCl_4 所致湿热型急性肝损伤大鼠模型进行干预，检测生化、免疫、病理等指标。药物各组与模型组比较，GPT、GOT、TB 均降低，表明甘露消毒丹具有很好的保肝降酶作用，能显著改善急性肝损伤大鼠肝组织的病理变化，减轻肝细胞变性程度[5]。

2. 利胆 黄芩、茵陈均有促进胆汁分泌、减少血中胆红素作用。茵陈能够将 α-萘异硫氰酸酯（α-naphthyl isothiocyanate，α-ANIT）引起胆汁淤积模型大鼠的胆汁流量恢复到正常浓度，血清胆汁酸曲线得到改善。黄芩煎剂静脉注射可以使麻醉犬胆汁分泌增加，静脉注射黄芩苷可以使因结扎兔子胆总管所导致的血胆红素升高。

3. 抗乙肝病毒 方中茵陈、黄芩、连翘均有很好的抗乙肝病毒功效。以清开灵注射液治疗乙肝患者，对其 HBsAg 转阴有近期疗效；软坚护肝片对能产生全部乙肝病毒指标细胞株的抑制实验和临床初步应用结果，说明该药有抑制乙肝病毒 HBeAg、HBsAg 的作用，而这两种中成药的主要成分便是黄芩。黎嘉辉等在研究甘露消毒丹加减治疗慢性乙型肝炎肝胆湿热证 30 例临床观察中，以 60 例慢性乙型肝炎属肝胆湿热证的患者随机分为观察组和对照组。对照组给予拉米夫定治疗，观察组给予甘露消毒丹加减治疗。观察组治疗后肝功能指标（总胆红素、谷草转氨酶、谷丙转氨酶）与对照组比较差异有显著性意义，说明甘露消毒丹有显著抗乙肝病毒功效，值得临床推广[6]。

4. 抗肝纤维化　马雪茹在研究恩替卡韦联合甘露消毒丹在代偿期乙肝肝硬化治疗中的应用中，将代偿期肝硬化患者120例随机分成试验组和对照组，各60例。试验组除给予对症治疗外还联合应用恩替卡韦与甘露消毒丹，对照组除给予对症治疗外只联合应用恩替卡韦治疗。治疗后2组患者的血清TBIL、GPT、GOT水平和血清LN、PCⅢ、HA及Ⅵ-C水平均低于治疗前，且试验组低于对照组，说明恩替卡韦联合甘露消毒丹在代偿期乙肝肝硬化治疗中可使肝功能显著改善，抗肝纤维化疗效更佳[7]。

⊙ 平胃散

【来源】《太平惠民和剂局方》。

【组成】苍术、厚朴、陈皮、甘草。

【功效】燥湿健脾，理气开胃。脘腹胀满，口淡食少，恶心呕吐，肢体倦怠，大便溏泻，舌苔白腻而厚。现代主要用于治疗肝炎腹胀、慢性乙型肝炎和肝纤维化等肝系统疾病，具有保肝、利胆的功效。

【肝病药理】

1. 保肝　平胃散中甘草有明显的保肝功效，通过灌服甘草浸膏，可以减轻CCl_4所导致的肝脏变性坏死，促进肝细胞糖原及核糖核酸的恢复，使血清中谷丙转氨酶下降。杨旭在平胃散对湿阻中焦证大鼠肝脏葡萄糖有氧氧化代谢系统影响的研究中，通过灌胃模型小鼠发现平胃散能够改善湿阻模型肝脏葡萄糖有氧氧化代谢系统部分因子缺损状态，参与物质代谢和能量代谢输布调控，有效保护肝脏和促进消化

功能的恢复[8]。

2. 利胆　现代药理学研究表明，一定剂量的厚朴乙醇提取物能够明显增加大鼠胆汁流量，并能对消化系统有明显的促进作用。

3. 抗乙肝病毒　田书芳等研究平胃散加味联合更昔洛韦治疗婴儿巨细胞病毒性肝炎的疗效，选取58例婴儿巨细胞病毒性肝炎患儿随机分为2组：A组予更昔洛韦治疗，B组予更昔洛韦+平胃散加味治疗，结果B组总有效率（89.7%）明显高于A组（72.4%）；B组血清总胆红素恢复时间（50.86±7.78）d，GPT的恢复时间（41.54±4.12）d，均明显短于A组的（70.47±10.62）d和（47.74±5.92）d，说明更昔洛韦+平胃散更能促进肝脏细胞的功能恢复，消退黄疸，缩短病程[9]。

4. 抗肝纤维化　动物实验表明，在造模大鼠的肝脏中，通过cDNA微阵列发现Smurf2、PTAFR、CYP2D6、FGG等多种与炎症、代谢有关的基因表达上调，在利用甘草酸治疗后恢复正常，说明平胃散中甘草的有效成分甘草酸有很好的保肝、抗肝纤维化功效。

⊙ 苓桂术甘汤

【来源】《金匮要略》。

【组成】茯苓、桂枝（去皮）、白术、甘草（炙）。

【功效】温阳化饮，健脾利湿。胸胁胀满，眩晕心悸，或气短而咳，舌苔白滑，脉弦滑或沉紧。现代临床主要用于治疗乙型肝炎肝硬化、肝腹水、非酒精性脂肪肝及增强机体免疫功能。

【肝病药理】

1. 保肝　苓桂术甘汤中茯苓的有效成分茯苓酸能够对抗CCl_4所导致的谷丙转氨酶升高，同时减少肝细胞变性坏死，促进肝的增长。另有实验证明，由茯苓参与合方中，可减少肝脏DNA损伤，阻断HBV

与 AFBI 协同致癌作用。

2. 降脂 王潘等在研究加味苓桂术甘汤对非酒精性脂肪肝模型大鼠肝功能、血脂、血糖的影响时，结果显示模型组肝细胞弥漫性脂肪变性，细胞周围出现大小不等脂滴，存在炎症细胞浸润；各药物组肝细胞脂肪变性及炎性细胞浸润较模型组均有改善。模型组 GPT、GOT、TC、TG、FBG 较空白组均升高，治疗组 GPT、GOT、TC、TG、FBG 与模型组比较均下降，结果说明苓桂术甘汤能够有效防治脂肪肝[10]。

3. 利水 桂枝与茯苓按一定比例配制可以增强该方的利尿功能，动物实验也发现白术可以增强小鼠腹膜对水液的吸收能力从而减少腹水。陈兰玲等研究加味苓桂术甘汤治疗乙型肝炎肝硬化腹水的 64 临床观察，并与 44 例西药常规治疗对照观察，结果表明治疗组肝腹水治疗效果明显优于对照组，说明加味苓桂术甘汤有很好的利水作用[11]。

4. 抗肝纤维化 苓桂术甘汤中茯苓的有效成分茯苓酸可以使肝纤维化模型鼠的肝脏细胞变性坏死减少，汇管区和肝小叶内的纤维组织增生减少，并使肝内纤维组织重新吸收，同时促进肝胶原蛋白降解。张营等研究苓桂术甘汤合三甲散加减对代偿期肝硬化患者肝纤维化指标及免疫功能的影响，结果治疗组临床总有效率（88.2%）明显高于对照组（70.1%），说明苓桂术甘汤可有效降低肝纤维化指标[12]。

5. 增强免疫功能 现代药理学研究表明，苓桂术甘汤中白术能够延长淋巴细胞的寿命，能使 TH 细胞显著增加，并提高 TH/TS 比值，纠正 T 细胞亚群分布紊乱状态，同时可以增加低下的 IL-2R 的表达。张营[13]等研究苓桂术甘汤合三甲散加减对代偿期肝硬化患者肝纤维化指标及免疫功能的影响，结果显示治疗组患者 CD3+、

CD4+ 升高更明显，CD8+ 较前下降更显著，同时治疗组 CD4+/CD8+ 比值变化更大，差异均有统计学意义，说明苓桂术甘汤可以有效提高机体免疫功能。

⊙ 茵陈五苓散

【来源】《金匮要略》。

【组成】 茵陈、白术、赤茯苓、猪苓、桂枝、泽泻。

【功效】 利湿退黄。湿热黄疸，湿重于热，小便不利，舌红苔黄腻、脉数。现代临床多用于治疗肝纤维化、肝硬化腹水和病毒性肝炎等疾病，具有利胆、保肝、抗炎、抗肝纤维化和调节免疫等作用。

【肝病药理】

1. 利胆 茵陈五苓散中茵陈有效成分茵陈素 A、茵陈素 B、6,7- 二甲氧基香豆素能够增加胆汁中胆酸和胆红素的排出量，具有促进胆汁分泌和排泄的作用。

2. 保肝 茵陈五苓散能够减少 CCl_4、TAA、ANIT 对小鼠的损伤效果，抑制小鼠 GPT、GOT 水平升高，减轻小鼠肝损伤的病理变化。

3. 抗炎 有研究表明，茵陈五苓散中的 6,7- 二甲氧基香豆素有显著的消炎镇痛效果，而茵陈挥发油能够抑制炎性递质的表达，茯苓多糖能够抑制肉芽肿，桂枝挥发油对免疫损伤性炎症有显著的抑制效果。段元志等研究茵陈五苓散加减方治疗慢性乙型肝炎黄疸的治疗效果，结果表明观察组 TBIL、DBIL、GPT、GOT 水平低于实验组，说明茵陈五苓散具有显著的退黄降酶、利胆消炎的作用[13]。

4. 抗肝纤维化 茵陈五苓散与五苓散成分相似，也能够促进肝胶原蛋白降解，并使肝内纤维组织重新吸收。陈波在茵陈五苓散对肝纤维化患者肝功能及血清学指标的影响临床研究中，治疗组患者血清 GPT、GOT、ALB、BIL 等肝功能指标水平及 HA、PC Ⅲ、LN、Ⅳ-C 等肝纤维化

指标水平均有不同程度的改善，说明治疗组改善情况优于对照组[14]。

5. 调节免疫　茵陈五苓散中的有效成分猪苓多糖是一种免疫调节剂，能显著提高小鼠腹腔巨噬细胞的吞噬率和吞噬指数，也能够增强肿瘤细胞的溶解活性。

⊙ 茵陈蒿汤

【来源】《伤寒论》。

【组成】茵陈蒿、山栀子、大黄。

【功效】清热利湿，消疸退黄。湿热黄疸，一身面目尽黄，黄色鲜明，发热，但头汗出，身无汗，口渴欲饮，腹满，大便秘结，小便短赤，舌红苔黄腻。治疗急性传染性黄疸性肝炎的有效方，对梗阻性黄疸、胆囊炎、胆石症、早期肝硬化、钩端螺旋体病或肝癌早期引起的黄疸，属于湿热型者，均有一定的疗效。具有利胆、排石、保肝、降脂等作用。

【肝病药理】

1. 降脂　临床研究发现，茵陈蒿汤组治疗后的 FBG、TG、CHO、HDL-C、LDL-C、GOT、GPT、UA 水平与对照组有明显差异，实验组总有效率高于对照组，说明茵陈蒿汤加减方对非酒精性脂肪肝有明显的疗效[15]。

2. 保肝利胆　茵陈蒿汤能够有效保护肝脏功能，提高肝脏细胞的通透性，对损伤的肝细胞进行修复和再生；并提高肝脏的排毒功能，促进胆汁的内分泌和排泄能力，排除其体内的胆红素及其他脂类物质[16]。

3. 消炎镇痛　茵陈蒿汤对非酒精性脂肪性肝炎及急性胆管炎均有很好的治疗效果。临床试验表明，茵陈蒿汤能够有效改善非酒精性脂肪性肝炎患者的 GGT、血脂、血糖及 TLR4 水平，在临床上值得推广[17]。在急性胆管炎的临床研究中，茵陈蒿汤试验组的 IL-6、IL-10、INF-α、超敏 C 反应蛋白均比对照组低[18]，表明茵陈蒿汤消炎效果明显。

4. 治疗慢性乙型肝炎　黄敬泉等在观察茵陈蒿汤联合西药治疗湿热中阻型重度慢性乙型肝炎的治疗效果评价中发现，加用了茵陈蒿汤的患者治疗效果明显优于西药治疗组。此后多位学者的研究均验证了这一治疗效果[19]。

5. 抗肝纤维化　王风林等研究茵陈蒿汤合并大承气汤加减治疗肝硬化合并感染的肝功能及血 LPS 的治疗效果，结果显示服用茵陈蒿汤合并大承气汤加减的试验组在肝功能、凝血功能、血 LPS 方面均有明显改善。

6. 抗肝脏肿瘤　白明贵在研究茵陈蒿汤加减治疗癌症肝转移性黄疸的临床效果中，GPT、GOT、TBIL 均降低，表明茵陈蒿汤加减能够延缓癌症的扩散，明显改善肝脏功能，延长生存时间[20]。

⊙ 猪苓汤

【来源】《伤寒论》。

【组成】猪苓、茯苓、泽泻、阿胶、滑石。

【功效】利水、养阴、清热。水热互结，症见发热，口渴频饮；或见心烦不寐或兼有咳嗽、呕恶、下痢等症。现代临床主要用于治疗肝纤维化腹水及非酒精性脂肪肝等肝病。

【肝病药理】

1. 保肝　方中猪苓、茯苓均有保肝功效。猪苓的有效成分猪苓多糖，其化学结构为 6- 支链 B-1,3 葡聚糖多聚糖，具有促进肝脏损伤恢复和肝细胞再生的功能，同时可以提高机体免疫能力，是一种非特异性的免疫增强剂。有实验动物证明，茯苓能够减少 CCl_4 诱导所造成的肝脏损伤，同时降低谷丙转氨酶水平。

2. 利水　方中猪苓、茯苓和泽泻均有利水功能，其机制与五苓散类似，可能是拮抗 Aldo 活性，激活 Na^+-K^+-ATP 酶和细胞中 ATP 酶从而增强机体的水液代谢能力。

3. 抗肝纤维化 崔璀等在研究一贯煎合猪苓汤联合西药治疗肝肾阴虚型肝硬化腹水临床观察时，将 76 例肝肾阴虚型肝硬化腹水患者随机分为对照组与治疗组，对照组给予肝硬化腹水西医常规治疗，治疗组在对照组治疗基础上加服一贯煎合猪苓汤，结果治疗组总胆红素（TBIL）、直接胆红素（DBIL）、谷丙转氨酶（GPT）、谷草转氨酶（GOT）均优于对照组，说明一贯煎合猪苓汤联合西药治疗肝硬化腹水患者能更有效改善患者的临床症状与肝功能指标等[21]。

⊙ 硝石矾石散

【来源】《金匮要略》。

【组成】硝石（火硝）、矾石（绿矾）各等分。

【功效】散瘀化湿，主治肝胆瘀血湿热证。用于治疗肝硬化腹水、急性传染性肝炎、肝胆结石、肝脾大等属肝胆湿热证者。症见胁痛固定不移，痛性难忍，入夜尤甚，身目小便黄，日晡发热，五心烦热，足下热，不思饮食，肢体倦怠，微汗出，舌暗或有瘀斑，脉涩。

【肝病药理】

1. 保肝 动物实验研究表明，硝石矾石散能增加 AE2 mRNA 的表达，减轻肝细胞变性、坏死和毛细胆管扩张。

2. 利胆通石 大鼠造模肝内胆汁淤积时，体内血清总胆红素（TBIL）、直接胆红素（DBIL）、谷丙转氨酶（GPT）、碱性磷酸酶（ALP）和总胆汁酸（TBA）水平均显著升高。在灌胃硝石矾石散后模型组血清 TBIL、DBIL、TBA 水平均有明显下降，说明硝石矾石散有明显的利胆通石功效。

3. 泻下利水 硝石主要含有硝酸钾，夹杂物中还含有氯化钠、水。现代药理学研究表明，在体内能够刺激肠道黏膜并使

其分泌液增加，所以有泻下的作用；内服到血液中，由于钾、钠离子的渗透作用，能与组织中水分结合，到达肾脏带出大量水分通过肾小球，并不为肾小管重吸收，所以有利尿的作用。可以运用于治疗肝硬化腹水。

（张绪富、吕志平）

参考文献

[1] 郑娜，戴孟. 膈下逐瘀汤合二陈汤加减治疗非酒精性脂肪性肝炎临床研究 [J]. 新中医，2018，50（11）：98-101.

[2] 林国进. 加味茵陈二陈汤治疗慢性乙型病毒性肝炎疗效观察 [J]. 光明中医，2014，29（6）：1218-1219.

[3] 古伟明，杨以琳，陈富英，等. 五苓散治疗肝硬变门脉高压症 20 例 [J]. 河南中医，2012，32（7）：814-815.

[4] 周菊华，章国兰. 柴胡疏肝散加五苓散加减治疗酒精性肝硬化效果观察与护理分析 [J]. 基层医学论坛，2016，20（34）：4870-4871.

[5] 魏小果. 甘露消毒丹对四氯化碳所致急性肝损伤大鼠的影响 [J]. 西部中医药，2015，28（7）：17-19.

[6] 黎嘉辉，江一平. 甘露消毒丹加减治疗慢性乙型肝炎肝胆湿热证 30 例 [J]. 江西中医药，2014，45（4）：37-38.

[7] 马雪茹. 恩替卡韦联合甘露消毒丹在代偿期乙肝肝硬化治疗中的应用 [J]. 临床合理用药杂志，2016，9（34）：11-12.

[8] 杨旭. 平胃散对湿阻中焦证大鼠肝脏葡萄糖有氧氧化代谢系统影响的研究 [D]. 成都：成都中医药大学，2017.

[9] 田书芳，邓玉萍. 平胃散加味联合更昔洛韦治疗婴儿巨细胞病毒性肝炎的疗效观察 [J]. 湖北中医杂志，2013，35（6）：5-6.

[10] 王潘，刘凤莉，卜理琳，等. 加味苓桂术甘汤对非酒精性脂肪肝模型大鼠肝功、血脂、血糖的影响 [J]. 陕西中医药大学学报，

2018，41（6）：101-103.

[11] 陈兰玲，黄裕红，阳航.加味苓桂术甘汤治疗乙型肝炎后肝硬化腹水 64 例临床观察 [J].湖南中医学院学报，2001（1）：35-36.

[12] 张营，陈少夫.苓桂术甘汤合三甲散加减对代偿期肝硬化患者肝纤维化指标及免疫功能的影响 [J].中医药导报，2015，21（14）：56-58.

[13] 段元志，余桂枝.茵陈五苓散化裁治疗慢性乙型肝炎黄疸 63 例 [J].江西中医药，2013，44（11）：26-28.

[14] 陈波.茵陈五苓散对肝纤维化患者肝功能及血清学指标的影响临床研究 [J].山东中医杂志，2012，31（3）：162-164.

[15] 彭洪亮.茵陈蒿汤治疗肝胆湿热型慢性胆囊炎的临床观察 [J].中医临床研究，2018，10（21）：51-52.

[16] 刘丹，李萍，王俊岭，等.茵陈蒿汤治疗非酒精性脂肪性肝炎的临床疗效及对 TLR-4 表达的影响 [J].中西医结合肝病杂志，2017，27（2）：80-82.

[17] 张严锋，蔡卫华.茵陈蒿汤治疗急性梗阻性化脓性胆管炎效果及对炎症因子影响的分析研究 [J].南通大学学报（医学版），2016，36（3）：216-218.

[18] 刘海艳.茵陈蒿汤治疗肝胆湿热型慢性乙型肝炎的临床观察 [J].光明中医，2018，33（18）：2698-2699.

[19] 李木松，田艳红，赵玉倩，等.茵陈蒿汤临床研究进展 [J].中国民族民间医药，2018，27（16）：51-53.

[20] 白明贵.茵陈蒿汤加减治疗晚期癌症肝转移性黄疸临床研究 [J].亚太传统医药，2017，13（15）：131-132.

[21] 崔瑾，张志勇，薛敬东.一贯煎合猪苓汤联合西药治疗肝肾阴虚型肝硬化腹水临床观察 [J].新中医，2017，49（2）：51-54.

第九章　软坚剂

⊙ 大黄䗪虫丸

【来源】《金匮要略》。

【组成】熟大黄、土鳖虫（炒）、水蛭（制）、虻虫（去翅足，炒）、蛴螬（炒）、干漆（煅）、桃仁、苦杏仁（炒）、黄芩、地黄、白芍、甘草。

【功效】祛瘀生新。主治五劳虚极，干血内停证。适用于肝腹水、慢性肝炎及肝纤维化等肝系统疾病。症见形体羸瘦，少腹挛急，腹痛拒按，或按之不减，腹满少食，两目无神，肌甲错乱，舌有瘀斑，脉沉涩弦。

【肝病药理】

1. 抗肝纤维化　通过构建小鼠酒精性肝纤维化损伤模型，用大黄䗪虫丸进行干预，结果表明肝脏 COL-1 水平下降，肝细胞凋亡减少，半胱天冬酶 -3（cleaved caspase-3，CC3）水平降低，对小鼠肝纤维化损伤有明显保护作用。现代药理研究表明，大黄䗪虫丸含药血清可以通过抑制 LPS 诱导的 HSC 中的 TLR4-MYD88 的表达，进而减少 NF-κB 的活化，促进 TGF-β 假受体 BAMBI 的表达，这应该是发挥其抗纤维化作用的主要机制之一 [1]。

2. 治疗肝血吸虫　临床研究表明，大黄䗪虫丸联合拉米夫定治疗晚期血吸虫联合慢性 HBV 感染近期安全有效 [2]。

3. 调节机体免疫和抗肿瘤　研究发

现，大黄䗪虫丸对免疫抑制型小鼠具有提高免疫功能的作用，能减少模型小鼠中脾细胞及外周血细胞中 CD4$^+$、CD25$^+$ 的细胞比例，提高外周血中 INF-γ 的含量，从而提高小鼠免疫能力，起到抗肿瘤的作用。

4. 治疗肝腹水 临床运用发现大黄䗪虫丸还可以治疗肝硬化失代偿期所引起的肝腹水 [3]。

⊙ 疟母丸

【来源】《证治准绳·幼科》。

【组成】鳖甲（醋炙），三棱（醋浸透，煨），莪术（醋浸透，煨）。

【功效】化瘀散结。现代主要用于治疗肝纤维化。

【肝病药理】

研究表明，疟母丸干预组能够明显降低肝组织中 TNF-α、α-SMA、TGF-β$_1$、Col1、Col2 等 mRNA 的含量，说明疟母丸能够显著抑制肝纤维化进程，其机制可能与抑制肝细胞活化有关 [4]。

⊙ 鳖甲煎丸

【来源】《金匮要略》。

【组成】鳖甲（炙）、乌扇、黄芩、柴胡、鼠妇（熬）、干姜、大黄、芍药、桂枝、葶苈子（熬）、石韦（去毛）、厚朴、牡丹皮（去心）、瞿麦、凌霄花、半夏、人参、土鳖虫（熬）、阿胶、蜂房（炙）、赤硝、蜣螂（熬）、桃仁。

【功效】行气活血，祛湿化痰，软坚消癥。现在广泛用于治疗肝炎、肝硬化、肝癌、久疟、血吸虫等病。以癥瘕结于胸下，触之碍手，推之不移，腹部疼痛，肌肉消瘦，饮食减少，时有寒热等为临床辨证要点。

【肝病药理】

1. 抗肝纤维化 现代药理学研究表明，鳖甲煎丸有促进红细胞及自身血块吸收的作用，即有促进淤血吸收和消散的作用。用鳖甲煎丸治疗肝硬化大鼠，结果显示肝原纤维和胶原蛋白含量均比未治疗的肝硬化大鼠的含量减少，并能使肝硬化大鼠尿羟脯氨酸排泄量明显高于对照组，表明药物有促进胶原纤维降解的作用，使形成的肝胶原重新吸收 [5]。

2. 抑制肝星状细胞的活化与增殖、抑制静止状态 HSC 旁分泌作用 肝星状细胞在 ECM 产生和代谢过程中发挥着重要作用，肝星状细胞的活性或含量不仅决定肝纤维化程度，同时也决定肝纤维化的进展或消退。

3. 修复肝组织损伤，抑制炎症反应 鳖甲煎丸药物组成中含小柴胡汤，可诱导人体单核巨噬细胞系统产生 IL-1，抑制 IL-4、IL-5 的产生，从而通过抑制炎症反应起抗肝纤维化作用 [6]。

4. 改善血液循环 改善肝脏血液供应和稳定微循环，减少肝脏缺血缺氧状态对正常组织细胞的损伤 [7]。

（张绪富、吕志平）

参考文献

[1] 吕萍，刘旭东，徐新杰，等. 大黄䗪虫丸含药血清调控大鼠原代肝星状细胞 BAMBI 表达的研究 [J]. 中华中医药学刊，2019，37（5）：1088-1091，1287.

[2] 牛雪花，吴鹏飞，华海涌，等. 大黄䗪虫丸治疗晚期血吸虫病临床疗效 [J]. 中国血吸虫病防治杂志，2011，23（6）：701-703.

[3] 庞浩龙，贡联兵. 肝硬化腹水中成药的合理应用 [J]. 人民军医，2017，60（12）：1236-1237.

[4] 马力，马军梅. 疟母丸对进展期大鼠肝纤维化的干预作用研究 [J]. 宁夏医学杂志，2016，38（12）：1137-1140.

[5] 曾凡波，晏菊姣，万波，等. 鳖甲煎丸药理学研究 [J]. 中成药，2002（7）：43-46.

[6]　赵康.鳖甲煎丸治疗肝硬化瘀血内结证的临床研究[D].武汉：湖北中医药大学，2014.

[7]　钟伟超，周楚莹，高磊，等.大黄䗪虫丸对小鼠酒精性肝纤维化损伤的保护作用[J].中成药，2017，39（12）：2475-2480.

第八篇　常用中成药

第一章　抗炎保肝药

⊙ 七味红花殊胜散

【组成】红花、天竺黄、獐牙菜、诃子、麻黄、木香马兜铃、五脉绿绒蒿。

【功效】清利湿热。

【适应证】肝胆湿热所致的胁肋胀痛，脘腹胀痛；急慢性肝炎见上述症状者。

【肝病药理】药理研究表明，七味红花殊胜散具有抑制细胞凋亡、保肝降酶、抗氧化等药理作用。

1. **抑制细胞凋亡**　七味红花殊胜散可以降低急性缺血再灌注肝损伤大鼠肝组织 Caspase-3 的表达，抑制肝细胞凋亡，起到减少细胞损伤、保护肝功能的作用[1]。

2. **保肝降酶**　七味红花殊胜散能够降低卡介苗（bacillus calmette-guérin，BCG）/脂多糖（lipopolysaccharide，LPS）所致的免疫性肝损伤小鼠体内的 IgG、IgA 和 IgM 含量，降低血清中 GPT、GOT 活性，减少肝损伤[2]。

3. **抗氧化**　七味红花殊胜散能提高化学性肝损伤小鼠和急性肝缺血再灌注大鼠血清的 SOD 活性和 GSH 水平，降低 MDA 水平，抑制脂质过氧化反应，减少氧自由基的合成，提高抗氧化能力，减少肝功能损害[2]。

⊙ 九味肝泰胶囊

【组成】三七、郁金、蜈蚣（不去头足）、大黄（酒制）、黄芩、山药、蒺藜、姜黄、五味子。

【功效】化瘀通络，疏肝健脾。

【适应证】气滞血瘀兼肝郁脾虚所致的胁肋痛或刺痛，抑郁烦闷，食欲不振，食后腹胀脘痞，大便不调，或胁下痞块等。

【肝病药理】药理研究表明，九味肝泰胶囊具有抗氧化、抗肝纤维化、保肝降酶等作用，临床上对于乙型肝炎及肝硬化、酒精性肝炎及肝硬化、非酒精性脂肪性肝病有较好的治疗效果[3]。

1. **抗氧化**　九味肝泰胶囊能显著升高急性酒精性肝损伤小鼠肝脏 SOD、谷胱甘肽过氧化物酶（GSH-Px）和 GST 活性，降低肝组织 MDA 水平，抑制肝细胞的氧化作用[4]。此外，九味肝泰胶囊能降低非酒精性脂肪肝大鼠血清中的游离脂肪酸（free fatty acid，FFA）、GOT、GPT 水平及肝组织中的 TC、TG、MDA 水平，升高血清高密度脂蛋白胆固醇（HDL-C）和肝组织 SOD 活性，抑制自由基介导的脂质过氧化反应，调节体内脂质代谢水平，改善肝细胞脂肪变性程度[5]。

2. **抗肝纤维化**　九味肝泰胶囊可以明显降低慢性乙型肝炎患儿血清 IL-10、HA 和 TGF-β₁ 水平，抑制肝纤维化的发生发展[4]。另外，九味肝泰胶囊能显著改善慢性乙型肝炎后早期肝硬化患者的临床症状，降低 LN、PC Ⅲ 等肝纤维化指标，起到抗肝纤维化的作用[6]。

3. **保肝降酶**　九味肝泰胶囊能够明显

降低慢性乙型肝炎患儿肝组织中的 TBA、GGT、GPT、GOT 和 TBIL 水平，明显改善肝功能，起到保肝降酶作用[7]。

⊙ 五酯胶囊

【组成】华中五味子。

【功效】降低血清谷丙转氨酶。

【适应证】慢性、迁延性肝炎谷丙转氨酶升高者。

【肝病药理】药理研究表明，五酯胶囊具有保肝调脂、抗肝纤维化、抗氧化等作用。

1. **保肝调脂** 五酯胶囊联合还原型谷胱甘肽可显著降低化疗药物性肝损害患者血清中 GPT、GOT 水平，保护肝细胞，有利于肝细胞功能的恢复[8]。此外，五酯胶囊联合复方益肝灵胶囊还可以显著降低非酒精性脂肪肝患者血清中的 GGT、TC、TG 含量，调节血脂代谢紊乱，改善肝功能[9]。

2. **抗肝纤维化** 五酯胶囊的有效活性成分为五味子甲素。研究发现，五味子甲素可以抑制人 HSC 系 LX-2 细胞增殖，减少 I 型胶原 α 亚基 1（collagen type I alpha 1，collagen I-1）和 α-SMA 的 mRNA 水平和蛋白表达量，显著降低 Bcl-2 的 mRNA 水平和蛋白表达量，降低 Bcl-2/Bax 比值，发挥抗肝纤维化作用，其机制可能与诱导 Bcl-2 家族介导的细胞凋亡相关[10]。

3. **抗氧化** 五酯胶囊有效活性成分五味子甲素可以降低 CCl_4 所致急性肝损伤小鼠模型的血清 GPT、GOT 水平和肝组织 MDA 水平，增加 SOD 含量，抑制肝脏过氧化物的生成，发挥抗氧化作用，改善肝损伤[11]。

⊙ 双环醇片

【组成】五味子。

【功效】降低血清氨基转移酶。

【适应证】慢性肝炎所致的氨基转移酶升高。

【剂型规格】片剂，每片 25mg；口服，一次 1 片，一日 3 次。

【肝病药理】药理研究表明，双环醇片具有保肝降酶、降血脂、抗肝纤维化等作用。

1. **保肝降酶** 双环醇片能够明显降低抗甲状腺药物所致肝损害患者血清中的 GPT、GOT、GGT 和 TBIL 水平，减少肝脏组织的病理损伤，起到保肝降酶的作用[12]。联合还原型谷胱甘肽，双环醇片还能明显升高抗结核药物性肝炎患者 SOD 和 GSH-Px 水平，降低 MDA 水平[13]。此外，联合恩替卡韦片，双环醇片还能有效抑制慢性乙型肝炎患者血清中 HBsAg、HBeAg 分泌，提高患者的 HBV-DNA 转阴率[14]。

2. **调节血脂** 双环醇片联合肌苷片能够降低来曲唑治疗乳腺癌患者血清中 TG、TC 水平，升高脂联素和瘦素含量，降低血脂，有效降低乳腺癌患者术后脂肪肝的发生率[15]。此外，还能降低老年脂肪肝患者血清中的 LDL-C 含量，提高 HDL-C 含量，调节血脂代谢，促进肝功能的恢复[16]。

3. **抗肝纤维化** 双环醇片联合瑞舒伐他汀能够降低非酒精性脂肪性肝炎患者血清中的 HA、LN、PC Ⅲ 和 Ⅳ-C 水平，降低肝脏胶原 Ⅰ、胶原 Ⅳ 和纤维粘连蛋白 mRNA 及蛋白的表达，改善肝功能，抑制肝纤维化的发展进程[17]。

⊙ 甘草酸二铵肠溶胶囊

【组成】甘草酸二铵（甘草提取物）。

【功效】保肝。

【适应证】伴有谷丙转氨酶升高的急慢性肝炎。

【肝病药理】药理研究表明，该药具有保肝、抗炎等作用。

1. **保肝** 该药能够降低化疗后肝损伤的白血病荷瘤鼠血清中 GPT、GOT、α-GST、GLDH 含量，降低肝脏组织中

MDA、晚期氧化蛋白产物（advanced oxidation protein products，AOPP）、8-羟基脱氧鸟苷含量，抑制细胞凋亡，减少肝损伤[18]。此外，还能够降低急性肝损伤小鼠肝细胞核 DNA 的 Olive 尾距值，提示其治疗急性肝衰竭的机制之一是减轻肝细胞核 DNA 的断裂损伤[19]。该药联合苦参碱还可以减轻急性白血病患者化疗后血清中的 GPT、TBIL 和 GOT 水平，有效促进肝功能的恢复[20]。

2. 抗炎 该药对肺结核儿童患者经吡嗪酰胺、利福平、异烟肼抗结核治疗后产生的肝损伤具有明显的改善作用，能够降低患者血清中的 TNF-α、IL-6 和 INF-γ 水平，减轻肝损伤[21]。还能抑制棕榈酸诱导的脂肪性炎症 huh7 细胞内的 COX-2、iNOS 和 GRP-78 表达，从而抑制内质网应激，减少炎症反应[22]。

⊙ 异甘草酸镁注射液

【组成】异甘草酸镁（甘草提取物）。

【功效】保肝。

【适应证】慢性病毒性肝炎。

【肝病药理】药理研究表明，该药具有保肝降酶、抗炎、抗肝纤维化和抗肝脏脂肪变性等作用。

1. 保肝降酶 该药能够降低酒精性肝病患者血清中的 GOT、GPT、GGT 和 TBIL 水平，缩小肝斜径、脾厚、门静脉和脾静脉直径，抑制肝脏结构变化，改善肝功能，缓解患者的临床症状[23]。

2. 抗炎 研究表明，该药能够减少 LPS 诱导的 RAW264.7 炎症细胞内的活性氧（reactive oxygen species，ROS），抑制氧化应激，提高 p-IKK 的蛋白水平，降低 IκBα 的蛋白水平，抑制细胞核 p65 和 p50 水平，降低 p-p38、p-JNK 和 p-EKR 1/2 的水平，下调 p-c-Jun 和 JunB 表达，提示其可能通过抑制 NF-κB 通路和 MAPK/AP-1 通路的活化，调节炎症因子的释放，进而

产生抗炎作用[24]。

3. 抗纤维化 该药能够降低 CCl₄ 诱导的肝损伤和肝纤维化大鼠血清 HA、LN、PC-Ⅲ和Ⅳ-C 的水平，减少病理损伤，减小肝纤维瘢痕面积，抑制羟脯胺酸的表达和胶原蛋白的沉积，显著降低肝纤维化组织中 TGF-βR1 和 PDGF-βR 的表达，抑制肝纤维化的发展[25]。此外，还能降低 PDGF-BB 诱导的 HSC 体外活化中的 TGF-βR1、Smad 2 和 Smad 3 的 mRNA 水平，下调 TIMP1 和 TIMP2 表达，上调 MMP-2 和 MMP-9 表达，从而抑制 PDGF-BB 诱导的 HSC 激活，抑制肝纤维化进程[26]。

4. 抗肝脏脂肪变性 体外研究表明，该药能够降低乙醇诱导的人肝细胞 LO2 细胞内 TG 和 TC 水平，抑制脂质聚集，增强肝细胞活力，还可通过对 Hedgehog 信号通路的抑制，降低脂质合成和诱导脂解作用，改善乙醇诱导的肝细胞脂肪变性[27]。此外，还能上调果糖诱导的非酒精性脂肪肝代谢综合征大鼠肝组织中 PPAR-α 和 CRT-1 表达，下调 SREBP-1 和 SCD-1 表达，调节脂质代谢，减少肝脏脂质[28]。

⊙ 护肝片

【组成】柴胡、茵陈、板蓝根、五味子、猪胆粉、绿豆。

【功效】疏肝理气，健脾消食。

【适应证】慢性肝炎及早期肝硬化。

【肝病药理】研究表明，护肝片具有抗氧化、抗纤维化、调节代谢、保护线粒体等作用。

1. 抗氧化 护肝片能够增强大鼠肝组织中超氧化物歧化酶（SOD）、谷胱甘肽（GSH）活性，降低丙二醛（MDA）、糖缺乏转铁蛋白（carbohydrate-deficienttransferrin，CDT）的含量，减少氧自由基数量，从而保护细胞器和酶的结构功能[29]。此外，护肝片还能够增加谷胱甘肽巯基转移酶（glutathione

S-transferase，GST）活性，清除脂质过氧化物（lipidhydroperoxide，LPO）[30]，起到抗氧化作用，从而抵抗肝细胞损伤。

2. **抗纤维化**　护肝片能够抑制肝纤维化大鼠肝星状细胞（HSC）的活化与增殖，抑制 NF-κB、p65 蛋白、TGF-β 及其Ⅰ型受体 mRNA 的表达，进而起到抗纤维化作用[31]，也可以通过降低 α-SMA 的过度表达，减轻肝纤维化的程度[32]。

3. **调节代谢**　护肝片能明显降低 CCl₄ 诱导的急性肝损伤大鼠血清中 GOT、GPT、ALP、乳酸脱氢酶（LDH）水平，有效逆转 CCl₄ 所致大鼠尿液和粪便代谢紊乱，明显回调 5 种尿液代谢标志物（α-酮戊二酸、柠檬酸、肌酐、氧化三甲胺、马尿酸）和 3 种粪便代谢标志物（丁酸、葡萄糖、尿嘧啶）的水平，从而调节肠道菌群代谢，减轻肠道菌群紊乱，起到抗急性肝损伤的作用[33]。此外，护肝片能使大鼠血清和肝组织中异亮氨酸、亮氨酸、3-羟基丁酸、丙氨酸等与急性肝损伤相关的潜在性生物标志物显著回调，通过干预部分糖代谢、脂质代谢和氨基酸代谢通路，减少肝损伤[34]。

4. **线粒体保护**　护肝片能够降低 CCl₄ 急性肝损伤小鼠肝组织线粒体开放程度和肝细胞内游离钙离子浓度，显著升高膜电位、三磷酸腺苷酶（ATPase）活性及对钙离子诱导肿胀敏感性[35]。护肝片能够通过保护线粒体，减少肝损伤细胞内钙超载现象，增加对肝细胞膜的保护作用，从而抑制肝细胞内 GPT 的释放，减少血清 GPT，改善肝损伤[36]。

⊙ 肝炎灵注射液

【组成】山豆根提取物。

【功效】清热解毒，消肿止痛。

【适应证】慢性、活动性肝炎。

【肝病药理】药理研究表明，肝炎灵注射液具有保肝降酶、抗纤维化、抗病毒等作用。

1. **保肝降酶**　肝炎灵注射液具有降低慢性乙型肝炎患者血清 GPT、GOT 活性，提高血清白蛋白（ALB）、降低球蛋白作用[37]。通过比对拉米夫定对照组，发现肝炎灵注射液与拉米夫定联用还可以提高 CD4⁺、CD8⁺ 等免疫复合物水平，抑制乙肝病毒的脱氧核糖核酸（HBV-DNA）的复制，减少肝细胞损害程度，改善慢性乙型肝炎患者的临床症状[38]。

2. **抗纤维化**　肝炎灵注射液能够减少 CCl₄ 诱导慢性损伤大鼠肝组织自由基的生成，降低受损肝组织中的羟脯氨酸（Hyp）含量，明显减轻肝组织变性坏死程度，保护肝功能，增强肝细胞抗损伤能力，达到抗肝纤维化作用[39]。

3. **抗病毒**　肝炎灵注射液可提高慢性乙型肝炎患者 HBeAg 和 HBV-DNA 阴转率以及 HBeAb 阳转率，有效抑制乙型肝炎病毒的复制，且作用明显比核糖核酸对照组强，疗效更持久[40]。

⊙ 垂盆草颗粒

【组成】垂盆草全草。

【功效】清利湿热。

【适应证】用于急性肝炎、迁延性肝炎及慢性肝炎活动期。

【肝病药理】药理研究表明，垂盆草颗粒具有保肝降酶作用。可以降低非酒精性脂肪性肝病患者血清中 GOT、GPT 水平，发挥保肝降酶作用，减少 CHO、TG 含量，保护肝细胞，调节血脂代谢，改善肝功能[41-42]。此外，垂盆草颗粒还能缓解慢性病毒性乙型肝炎患者恶心、纳呆、上腹饱胀、乏力等症状。

⊙ 猪苓多糖注射液

【组成】主要成分为猪苓多糖。

【功效】清热利湿。

【适应证】湿热内蕴型慢性乙型肝炎。

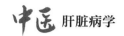

【肝病药理】药理研究表明，猪苓多糖注射液具有保肝、抗病毒等作用。

1. 保肝　猪苓多糖能够降低慢性病毒性肝炎患者血清 GPT 水平，减轻肝组织的损伤，促进肝细胞的恢复和肝脏的再生能力[43]；动物实验发现，猪苓多糖可增加小鼠腹腔巨噬细胞数和增强释放 H_2O_2 的能力，纠正肝中毒的损伤[44]。

2. 抗病毒　猪苓多糖注射液能够降低乙肝表面抗原（HBsAg）转基因小鼠 HBV mRNA 的转录水平和 HBsAg 表达[45]，抑制病毒复制，修复肝组织损伤。

⊙ 慢肝养阴胶囊

【组成】北沙参、枸杞子、麦冬、川楝子、五味子、当归、地黄、党参、桂枝、人参。

【功效】养阴清热，滋补肝肾。

【适应证】迁延性肝炎，慢性肝炎，肝炎后综合征。

【肝病药理】药理研究表明，慢肝养阴胶囊具有保肝、调节免疫功能等作用。

1. 保肝　慢肝养阴胶囊可明显降低 D-半乳糖胺盐酸盐引起的急性肝损伤大鼠血清 GPT、GOT 含量，降低 CCl_4 慢性肝损伤大鼠血清中的 GPT、GOT、ALP 含量，提高总蛋白（TP）、ALB 含量，减轻炎症和肝组织坏死，起到保肝作用[46]。

2. 调节免疫功能　慢肝养阴胶囊能够增高 CCl_4 诱导肝损害大鼠血清中的 $CD4^+$，减少 $CD8^+$，降低 $CD4^+/CD8^+$ 比例，调节 T 淋巴细胞亚群，起到调节免疫功能的作用[47]。

（安海燕、吕志平）

参考文献

[1] 杨春燕，曹成珠，汪晓筠，等.七味红花殊胜散对肝缺血再灌注损伤中 caspase-3 的影响[J].中国民族民间医药，2011，20（18）：47.

[2] 朱艳媚.七味红花殊胜散对肝损伤的保护作用[D].西宁：青海师范大学，2008.

[3] 周代俊，何述金，何承东，等.九味肝泰片对 D- 氨基半乳糖所致大鼠急性肝损伤的保护作用[J].湖南中医药大学学报，2018，38（10）：1125-1128.

[4] 闫嘉茵，许海江，张晓坚，等.九味肝泰胶囊对急性酒精性肝损伤小鼠的防护作用及其机制[J].中国医院药学杂志，2015，35（15）：1347-1351.

[5] 陈菲，艾国，盛柳青，等.九味肝泰胶囊对高脂饮食诱导大鼠非酒精性脂肪肝的治疗作用[J].中草药，2015，46（9）：1338-1342.

[6] 邓立记.九味肝泰胶囊与阿德福韦酯片联合治疗乙型肝炎后早期肝硬化的疗效分析[J].临床医学工程，2011，18（7）：1022-1023.

[7] 王欣玲，罗霞，孙建琴，等.九味肝泰胶囊联合恩替卡韦治疗儿童慢性乙型肝炎的临床研究[J].现代药物与临床，2017，32（1）：96-100.

[8] 张霞，边吉来，张斌.五酯胶囊治疗化疗所致药物性肝损伤的临床研究[J].实用药物与临床，2019，22（2）：141-143.

[9] 张剑静.五酯胶囊联合复方益肝灵胶囊对脂肪肝患者肝功能的保护作用研究[J].中华全科医学，2015，13（10）：1730-1732.

[10] 曹媛，夏延哲，陈杰，等.五味子甲素对人肝星状细胞的 Collagen Ⅰ，α-SMA 和凋亡的影响[C]//2016 年广东省药师周大会论文集.2015：910-919.

[11] 王陈萍，宣东平，陈霞，等.五味子醇甲和五味子甲素对四氯化碳所致小鼠急性肝损伤的保护作用及机制[J].中国临床药理学杂志，2019，35（8）：791-794.

[12] 冷飞，李鹏飞，施克新，等.双环醇治疗抗甲状腺药物所致肝损害的临床疗效分析[J].中国现代药物应用，2017，11（17）：134-135.

[13] 杨常菀，巴清云，张志新，等.双环醇联合

还原型谷胱甘肽治疗抗结核药物性肝炎的临床研究 [J]. 现代药物与临床，2017，32（4）：653-656.

[14] 庄海珍，林丽华.双环醇片联合恩替卡韦对慢性乙型肝炎患者血清乙型肝炎病毒表面抗原丙氨酸转氨酶水平的影响 [J]. 中国药物与临床，2019，19（6）：963-966.

[15] 梁煜，李俊杰，梁卓林，等.双环醇片对来曲唑治疗乳腺癌患者伴发脂肪肝的预防作用研究 [J]. 实用药物与临床，2016，19（12）：1490-1492.

[16] 朱艳丽.双环醇片联合肌苷片治疗老年脂肪肝的疗效观察 [J]. 西北药学杂志，2016，31（1）：91-93.

[17] 任瑞华，王钧，雷建华，等.瑞舒伐他汀联合双环醇片通过抗纤维化机制治疗非酒精性脂肪性肝炎的研究 [J]. 河北医科大学学报，2019，40（4）：411-415.

[18] 赵晓亮，刘东芳，张宝琴，等.天晴甘平对白血病荷瘤鼠化疗后肝损伤的保护作用研究 [J]. 海南医学院学报，2015，21（11）：1467-1469.

[19] 刘凤超.急性肝衰竭模型鼠肝细胞凋亡机制研究 [D]. 武汉：华中科技大学，2009.

[20] 刘东芳，张宝琴，赵小亮，等.天晴甘平联合苦参碱对急性白血病化疗后肝功能损害的保护作用 [J]. 海南医学，2015，26（22）：3292-3294.

[21] 黄晴.吡嗪酰胺、利福平、异烟肼对肺结核儿童的抗结核效果、肝损伤发生率及天晴甘平对肝脏的保护 [J]. 中华肺部疾病杂志（电子版），2018，11（5）：605-607.

[22] 柳银兰，罗燕，杨文君，等.甘草酸二铵肠溶胶囊对棕榈酸诱导的肝细胞炎症相关基因表达的影响 [J]. 浙江大学学报（医学版），2017，46（2）：192-197.

[23] 刘丽艳，孙远杰，徐涛，等.多烯磷脂酰胆碱联合天晴甘美治疗酒精性肝病的临床效果 [J]. 现代医学与健康研究电子杂志，2018，2（21）：71-72.

[24] XIE C F，LI X T，ZHU J Y，et al. Magnesium isoglycyrrhizinate suppresses LPS-induced inflammation and oxidative stress through inhibiting NF-κB and MAPK pathways in RAW264.7 cells.[J]. Bioorganic & Medicinal Chemistry，2019，27（3）：516-524.

[25] SUI M，JIANG X F，CHEN J，et al. Magnesium isoglycyrrhizinate ameliorates liver fibrosis and hepatic stellate cell activation by regulating ferroptosis signaling pathway[J]. Biomedicine & Pharmacotherapy，2018，106：125-133.

[26] LI L，ZHOU J，LI Q F，et al.The inhibition of Hippo/Yap signaling pathway is required for magnesium isoglycyrrhizinate to ameliorate hepatic stellate cell inflammation and activation[J]. Biomedicine & Pharmacotherapy，2018，106：83-91.

[27] LU C F，XU W X，SHAO J J，et al.Blockade of hedgehog pathway is required for the protective effects of magnesium isoglycyrrhizinate against ethanol‐induced hepatocyte steatosis and apoptosis[J]. IUBMB Life，2017，69（7）：540-552.

[28] ZHAO X J，YANG Y Z，ZHENG Y J，et al. Magnesium isoglycyrrhizinate blocks fructose-induced hepatic NF-κB/NLRP3 inflammasome activation and lipid metabolism disorder[J]. European Journal of Pharmacology，2017，809:141-150.

[29] 彭晓云，赵林涛，王磊，等.护肝片对慢性酒精性肝损伤模型大鼠的影响 [J]. 浙江中医杂志，2018，53（8）：618-620.

[30] 姚凤云.护肝片治疗酒精性肝病的实验研究 [D]. 哈尔滨：黑龙江中医药大学，2004.

[31] 吴义春，吴强，杨雁，等.肝组织中 NF-κB、TGF-β1 及其 Ⅰ 型受体 mRNA 和 HSC 在肝纤维化中的改变及护肝片对其的影响 [J]. 中国组织化学与细胞化学杂志，2011，20（3）：212-219.

[32] 芮文娟，何淑芳，伍超，等．护肝片通过抑制肝纤维化而阻碍肝细胞癌发展 [J]．安徽医药，2013，17（10）：1652-1655.

[33] 龚梦鹃，巫圣乾，岳贺，等．基于 ^{1}H-NMR 护肝片抗大鼠急性肝损伤的代谢组学研究 [J]．中国药理学通报，2017，33（12）：1766-1770.

[34] 龚梦鹃，巫圣乾，岳贺，等．基于血清和肝代谢组学研究护肝片的保肝作用 [J]．中国药房，2017，28（34）：4776-4780.

[35] 杨琳，梁雪琰，赵洪海，等．护肝片对 CCl$_4$ 急性肝损伤小鼠肝保护作用及机制研究 [J]．江西中医药大学学报，2017，29（1）：80-83.

[36] 杨琳，梁雪琰，赵洪海，等．护肝片降低 CCl$_4$ 肝损伤模型大鼠丙氨酸氨基转移酶作用及其机制 [J]．中医药信息，2014，31（3）：114-117.

[37] 蒋玉辉，陈永平，聂苑霞．肝炎灵注射液治疗慢性乙型肝炎的临床疗效观察 [J]．中国医药指南，2010，8（33）：248-249.

[38] 陈孙云，翁锡定，邓国炯，等．肝炎灵注射液联合拉米夫定对慢性乙型肝炎疗效和免疫功能的影响 [J]．职业与健康，2012，28（1）：119-120.

[39] 陆群，朱路佳，薛洁，等．肝炎灵对实验性慢性肝损伤的治疗作用 [J]．苏州医学院学报，2001（5）：517-519.

[40] 蒋道荣．肝炎灵对血清乙肝标志的影响 [J]．交通医学，1995（2）：45-47.

[41] 赵珂佳，杨丹红．垂盆草冲剂治疗非酒精性脂肪性肝病 31 例观察 [J]．浙江中医杂志，2015，50（8）：618-619.

[42] 杨海燕．垂盆草冲剂治疗慢性乙肝 200 例临床观察 [J]．邯郸医学高等专科学校学报，2005（1）：44-45.

[43] 严述常，曹望芳，张英华，等．猪苓多糖治疗慢性病毒性肝炎的临床和实验研究 [J]．中西医结合杂志，1988（3）：141-143.

[44] 茅利平．猪苓多糖合并乙肝疫苗治疗乙型肝炎 [J]．中国医院药学杂志，1993（11）：500-501.

[45] 郭长占，马俊良，田枫，等．猪苓多糖对 HBV 转基因小鼠 HBsAg 表达的影响 [J]．中国实验临床免疫学杂志，1999，11（6）：4.

[46] 周建平，王志斌，刘红艳．慢肝养阴胶囊对肝损伤模型保护作用的实验研究 [J]．中国实验方剂学杂志，2004（5）：35-37.

[47] 王丽新，方永奇，柯雪红，等．慢肝养阴胶囊对大鼠四氯化碳肝损害的保护作用 [J]．时珍国医国药，2001（9）：788-789.

第二章　抗肝炎病毒药

⊙ 乙肝宁颗粒

【组成】 黄芪、白花蛇舌草、茵陈、金钱草、党参、蒲公英、制何首乌、牡丹皮、丹参、茯苓、白芍、白术、川楝子。

【功效】 补气健脾，活血化瘀，清热解毒。

【适应证】 脾气虚弱、血瘀阻络、湿热毒蕴所致的胁痛、腹胀、乏力、尿黄等；急慢性肝炎见上述症候者。

【肝病药理】 药理研究表明，乙肝宁颗粒具有保肝降酶作用。乙肝宁颗粒能够降低 CCl$_4$ 和 D-GalN 所致急性肝损伤小鼠血清中的 GPT 和 GOT 含量，减轻肝细胞损伤，保护肝功能[1-2]。

⊙ 五灵丸

【组成】柴胡、灵芝、丹参、五味子。

【功效】疏肝益脾活血。

【适应证】肝郁脾虚夹瘀所致的纳呆、腹胀嗳气、胁肋胀痛、疲乏无力等；乙型慢性活动性及迁延性肝炎见上述证候者。

【肝病药理】药理研究表明，五灵丸具有保肝和抗脂肪变性等作用。

1. 保肝　五灵丸能够降低 CCl_4 诱导的慢性肝损伤大鼠血清和肝匀浆的 GPT 含量，升高血清和肝匀浆中的胆碱酯酶（cholinesterase，CHE）活性，恢复受损的肝细胞[3]。此外，五灵丸还可以降低 D-GalN 引起的肝损伤大鼠血清 GPT、GOT、总胆固醇（TC）和 TG 含量，促进肝细胞的修复[4]。

2. 抗脂肪变性　五灵丸能够有效阻止复合病因所致的大鼠肝硬化，加强胶原排泄，降低血清 LPO 含量，清除 TG 在体内的蓄积，阻止肝脏脂肪变性[5]。

⊙ 双虎清肝颗粒

【组成】金银花、虎杖、黄连、白花蛇舌草、蒲公英、丹参、野菊花、紫花地丁、法半夏、甘草、瓜蒌、枳实。

【功效】清热利湿，化痰宽中，理气活血。

【适应证】湿热内蕴所致的胃脘痞闷，口干不欲饮，恶心厌油，食少纳差，胁肋隐痛，腹部胀满，大便黏滞不爽或臭秽，或身目发黄，舌质暗，边红，舌苔厚腻或黄腻，脉弦滑或弦数者；慢性乙型肝炎见上述证候者。

【肝病药理】药理研究表明，双虎清肝颗粒具有抗纤维化的作用。双虎清肝颗粒能够显著降低慢性乙型肝炎患者血清中的 HA、LN、PC Ⅲ 和 Ⅳ-C 水平，减少 IL-10 和 TGF-β 的表达，改善肝纤维化，有利于肝功能的恢复[6]。此外，双虎清肝颗粒可以降低肝纤维化大鼠血清 TNF-α 和 IL-6 的

表达，抑制炎症反应，减少肝脏胶原的合成和沉积，发挥抗肝纤维化的作用[7]。

⊙ 六味五灵片

【组成】五味子、女贞子、连翘、莪术、苣荬菜、灵芝孢子粉。

【功效】滋肾养肝，活血解毒。

【适应证】肝肾不足，邪毒瘀热互结所致的胁肋疼痛，腰膝酸软，口干咽燥，倦怠，乏力，纳差，脘胀，身目发黄或不黄，小便色黄，头昏目眩，两目干涩，手足心热，失眠多梦，舌暗红或有瘀斑，苔少或无苔，脉弦细；慢性乙型肝炎见上述证候者。

【肝病药理】药理研究表明，六味五灵片具有抗纤维化、抗炎保肝、抗氧化等作用。

1. 抗纤维化　六味五灵片可通过负调控 TGF-β/Smad 信号通路以及 NF-κB 信号通路的传导和转录激活，抑制大鼠肝组织胶原纤维的形成。此外，六味五灵片可减少血管内皮生长因子（VEGF）和血小板衍生生长因子（PDGF）的表达，抑制 HSC 激活、增殖及持续活化，促进 ECM 降解，从而有效阻断甚至逆转胆管结扎（bile duct ligation，BDL）和 CCl_4 诱导的大鼠肝纤维化进展[8]。

2. 抗炎保肝　经过六味五灵片治疗后，急性免疫性肝损伤小鼠脾脏中 Th1 细胞减少，Th2 细胞增多，且肝组织中 IL-12、IFN-γ 和 TNF-α 的 mRNA 表达下降，IL-4、IL-10 的 mRNA 和 GATA-3 蛋白表达上调，提示六味五灵片可以调节 Th1/Th2 的平衡，减少炎症因子的表达，起到保护肝脏功能作用[9]。另有研究表明，六味五灵片能够通过明显抑制 NF-κB p65 的表达，降低血浆中 TNF-α 等炎症因子水平，减轻炎症反应[10]。

3. 抗氧化　六味五灵片能够降低乙醇急性肝损伤小鼠血清中 GPT、GOT 含量，

提高 GSH、SOD 活性，减少肝组织 MDA、TG 的生成，降低肝组织中 TNF-α、IL-1β 含量，从而减轻脂质过氧化程度，提高抗氧化酶活性，抑制氧化应激，起到减轻急性乙醇肝损伤的作用[11]。另有研究表明，六味五灵片能够抑制 LPS 联合 D- 氨基半乳糖（D-GalN）所致肝损伤小鼠体内 NO 的生物合成，降低 NO 含量，从而降低其毒性作用，阻断脂质过氧化反应发生，抑制 MDA 过量产生，减轻肝损伤[12]。

⊙ 田基黄注射液

【组成】地耳草。

【功效】清热利湿，散瘀消肿。

【适应证】病毒性肝炎属肝胆湿热证者。

【肝病药理】药理研究表明，田基黄注射液具有保肝作用。田基黄注射液能够降低 CCl₄ 肝损伤小鼠血清中的 GPT 含量，减少肝组织中 TG 和 MDA 含量，提高肝细胞色素 P450（cytochrome P-450，CYP450）含量，保护肝细胞超微结构粗面内质网（rough endoplasmic reticulum，RER）和滑面内质网（smooth endoplasmic reticulum，SER），减少肝细胞结构的破坏[13]。此外，田基黄注射液还能够提高对乙酰氨基酚中毒小鼠肝内的 GSH 含量，增强肝微粒体 GST 活性，其可能机制是使生成的对乙酰氨基酚亲电子活性代谢产物与 GSH 结合并排出，从而抑制对乙酰氨基酚肝脂质过氧化，减少肝损伤[14]。

⊙ 肝苏颗粒

【组成】扯根菜。

【功效】降酶，保肝，退黄，健脾。

【适应证】慢性活动性肝炎，乙型肝炎，急性病毒性肝炎。

【肝病药理】药理研究表明，肝苏颗粒具有抗纤维化、抗病毒、保肝退黄等作用。

1. 抗纤维化 肝苏颗粒可减少肝纤维化大鼠体内 TGF-β₁ 和 α-SMA 的表达，降低肝组织纤维化程度，其作用机制可能与抑制 HSC 的激活，促进 ECM 降解，从而减少 ECM 沉积有关[15]。肝苏颗粒还能够显著降低大鼠血清中的 GPT、GOT、TBIL 以及肝组织中的 HA、LN、PC Ⅲ 和 TIMP-1 水平，增加胆汁分泌排泄，减轻胆汁淤积程度，减轻氧化应激导致的脂质过氧化损害，从而减少肝细胞损伤，抑制肝纤维化[16]。

2. 抗病毒 白细胞介素 -21（IL-21）是机体重要的免疫调节因子。研究发现，肝苏颗粒能够提高慢性乙型肝炎患者 IL-21 水平，调节机体免疫功能，提高抗乙肝病毒作用[17]。

3. 保肝退黄 肝苏颗粒可以降低黄疸模型大鼠血清中 GPT、TBIL、NO 和 IL-6 含量，减少细胞凋亡率以及肝细胞 B 淋巴细胞瘤 -2 基因（B-celllymphoma-2，Bcl-2）、Bax 蛋白的表达，提示肝苏颗粒能影响血清 NO 和 IL-6 及抑制肝细胞凋亡[18]，起到退黄、恢复肝脏功能的作用。

⊙ 苦参碱注射液

【组成】苦参碱。

【功效】清热燥湿，利尿，杀虫。

【适应证】活动性慢性迁延性肝炎。

【肝病药理】药理研究表明，苦参碱注射液具有抗纤维化、抑制肿瘤转移等作用。

1. 抗纤维化 苦参碱注射液能够降低慢性乙型肝炎患者血清中的 HA、LN、PC Ⅲ、Ⅳ型胶原（Ⅳ -C）等水平，抑制慢性肝炎肝纤维化的发展[19-20]。

2. 抑制肿瘤转移 苦参碱注射液能够降低肝癌术后患者血清人表皮生长因子样结构域蛋白 7（epidermal growth factor-likedomain 7，EGFL7）、甲胎蛋白（alpha fetoprotein，AFP）及骨桥蛋白（osteopontin，OPN）的表达，抑制血管内皮和成纤维细胞迁移能力，改善免疫系统功能，阻断肿瘤细胞的侵袭转移，降低肝癌术后的复发转移率，提高患者的生存质量[21-22]。

⊙ 草仙乙肝胶囊

【组成】虎杖、川楝子（炒）、猪苓、当归（土炒）、白花蛇舌草、白芍（炒）、蒲公英、黄芪、板蓝根、人参、重楼、白术（炒）、山豆根、茯苓、凤尾草、山茱萸、矮地茶、淫羊藿、丹参、甘草、鸡内金。

【功效】清热解毒，健脾利湿。

【适应证】湿邪困脾所致的身重懒动，胁痛，脘闷腹胀，便溏；慢性乙肝见上述证候者。

【肝病药理】药理研究表明，草仙乙肝胶囊具有抗纤维化、抗炎保肝、抗病毒等作用。

1. **抗肝纤维化**　肝脏受到损伤时，HSC 被激活，使肝窦内压升高，增生和分泌细胞外基质（ECM），促进肝纤维化的形成。研究表明，草仙乙肝胶囊可能通过影响 Bax 蛋白表达，上调 HSC-T6 线粒体 Bax 和细胞质 Caspase-3 表达，抑制 HSC-T6 细胞增殖，诱导 HSC 的凋亡，抑制肝纤维化的进展[23]。

2. **抗炎保肝**　草仙乙肝胶囊能够有效控制肝组织炎症反应，提高慢性乙型肝炎患者的 HBeAg 和 / 或乙肝核心抗原（HBcAg）阴转率及 GPT 复常率[24]。另外，草仙乙肝胶囊能降低慢性肝损伤小鼠血清中的 GPT、GOT、血脂，降低 MDA，减少肝细胞变性坏死，清除自由基，保护肝细胞膜，促进肝组织的修复，起到保护肝脏的作用[25]。

3. **抗病毒**　有研究发现，草仙乙肝胶囊能够有效抑制鸭乙型肝炎病毒的 DNA 水平[26]；降低小鼠肝炎病毒（mouse hepatitis virus-2，MHV-2）诱导的小鼠模型体内的 GPT 和 GOT，抑制 MHV-2 病毒抗原的表达[27]。

⊙ 舒肝宁注射液

【组成】茵陈提取物、栀子提取物、黄芩苷、板蓝根提取物、灵芝提取物。

【功效】清热解毒，利湿退黄，益气扶正，保肝护肝。

【适应证】湿热黄疸所致的面目俱黄，胸胁胀满，恶心呕吐，小便黄赤，乏力，纳差，便溏；急、慢性病毒性肝炎见上述症状者。

【肝病药理】药理研究表明，舒肝宁注射液具有抗病毒、抗纤维化、保肝、退黄等作用。

1. **抗病毒**　舒肝宁注射液可以有效提高体外培养的 HBV 稳定复制 HepG2.2.15 细胞和 HepG2.A64 细胞的 HBV-DNA、HBsAg、HBeAg 抑制率，从而起到抗病毒的作用。且联合低浓度的恩替卡韦（ETV）或替诺福韦酯（TDF）可以增强抗病毒效果，减少 TDF 引起的肾毒性和 ETV 所致的耐药问题[28]。

2. **抗纤维化**　舒肝宁注射液能够降低酒精性肝纤维化大鼠血清中的 HA、LN、Ⅲ型前胶原氨基端原肽（PⅢNP）和Ⅳ-C 水平，使脂肪变性、纤维组织沉积等病理改变得到显著改善[29]，其作用机制可能与保护肝细胞、减少 ECM 的分泌、抑制脂质过氧化、抑制 HSC 活化、诱导 HSC 凋亡以及抑制 HSC Ⅰ和Ⅲ型胶原 mRNA 的表达有关[30]。

3. **保肝**　舒肝宁注射液能够降低顺铂中毒小鼠血清 GPT、GOT 含量，同时增加球蛋白含量和升高 A/G 值，改善肝索界限不清、肝细胞肿大等病理状态，起到一定的肝保护作用[31]。

4. **退黄**　舒肝宁注射液能够降低慢性肝病患者血清中的 TBIL[32]。联合复方甘草酸苷还能够明显降低慢性乙型病毒性肝炎合并高胆红素血症患者血清中的 GPT、GOT 和直接胆红素（DBIL）含量，达到一

定的退黄效果 [33]。

（安海燕、吕志平）

参考文献

[1] 邓曼静，喻长远，刘向前.乙肝宁颗粒剂降酶及毒理实验研究 [J].湖南中医杂志，1998（4）：58.

[2] 伍一文，张登科，喻长远.乙肝宁颗粒对肝损伤动物模型的保肝降酶及免疫调节作用的研究 [J].湖南中医学院学报，2001（2）：14-15.

[3] 王胜春，王玲，田卫斌，等.柴胡及五灵丸对慢性肝损伤小鼠的影响 [J].第四军医大学学报，2002（2）：133-136.

[4] 蒋永培，王胜春，李桂珍，等.中药五灵丸对 D- 氨基乳糖所致大鼠肝损伤的修复作用 [J].第四军医大学学报，1991（5）：361-364.

[5] 蒋永培，王胜春，杨春娥，等.五灵丸对实验性肝硬变大鼠的作用 [J].第四军医大学学报，1993（3）：189-192.

[6] 祝丽超，毕夏，陈晓杨.双虎清肝颗粒对慢性乙型肝炎患者 IL-10 和 TGF-β 的影响以及临床疗效研究 [J].中医药信息，2017，34（6）：74-77.

[7] 邵铭，陆原，赵建学，等.双虎清肝颗粒对四氯化碳诱发肝纤维化大鼠血液 TNF-α 和肝脏组织学的影响 [J].辽宁中医药大学学报，2009，11（10）：160-162.

[8] 刘慧敏.六味五灵片抗肝纤维化的药效评价及机制研究 [D].承德：承德医学院，2017.

[9] 刘慧敏，韩延忠，郭玉明，等.六味五灵片对刀豆蛋白 A 诱导的小鼠急性免疫性肝损伤的保护作用研究 [J].中国药理学通报，2017，33（1）：133-140.

[10] 贺兰芝，孟雅坤，张振芳，等.基于免疫调控的六味五灵片对何首乌致大鼠特异质肝损伤的防治作用 [J].中草药，2017，48（1）：136-142.

[11] 尹萍，崔鹤蓉，章从恩，等.六味五灵片对小鼠急性乙醇性肝损伤的保护作用及机制初步研究 [J].中国中药杂志，2016，41（19）：3637-3642.

[12] 刘添，周建平，李绍旦.六味五灵片对 LPS 联合 GalN 所致肝损伤的防护作用机制研究 [J].北京中医药，2014，33（3）：226-228.

[13] 黎七雄，王玉山，彭仁秀，等.田基黄注射液对四氯化碳引起小鼠肝损伤的保护作用 [J].华西药学杂志，1992（3）：146-149.

[14] 黎七雄，彭仁琇，高平.田基黄注射液对小鼠醋氨酚肝脏毒性的保护作用 [J].中国药学杂志，1992（8）：472-474.

[15] 谢君，谢晓芳，李梦婷，等.肝苏颗粒对猪血清致免疫性肝纤维化大鼠肝功能和病理损伤的影响 [J].中华中医药杂志，2019，34（2）：750-754.

[16] 谢君.肝苏颗粒对肝纤维化影响的实验研究 [D].成都：成都中医药大学，2017.

[17] 莫菁莲，王政.肝苏颗粒对慢性乙型肝炎患者 IL-21 的影响 [J].中国实验方剂学杂志，2013，19（8）：284-286.

[18] 黄加权，袁萍，黄铁军，等.肝苏颗粒对实验性黄疸大鼠肝功能的保护及其机制 [J].中华传染病杂志，2007，25（3）：143-146.

[19] 陈小文，樊国强.苦参碱注射液治疗慢性乙型肝炎效果分析 [J].南华大学学报（医学版），2006（4）：601-603.

[20] 袁受涛，肖倩.苦参碱注射液对慢性肝炎肝纤维化指标的影响 [J].交通医学，2000（5）：482.

[21] 闻云杰，周建娅.苦参碱注射液对肝癌术后患者血清 Egfl7、AFP 及 OPN 变化影响的研究 [J].中国中医药科技，2017，24（1）：12-15.

[22] 陈晶，周文秀，宋波，等.苦参碱注射液对原发性肝癌根治术后患者疗效及 Egfl7、AFP、OPN 的影响 [J].现代中西医结合杂志，2018，27（30）：3389-3392.

[23] 高杰，许春海，梁明，等.草仙乙肝胶囊含药血清诱导大鼠肝星状细胞凋亡及机制研究

[J].哈尔滨医科大学学报，2011，45（6）：550-552.

[24] 马玉芝，周光德，朴美善，等.草仙乙肝胶囊治疗慢性乙型肝炎临床病理研究[J].中华传染病杂志，2006（2）：122-124.

[25] 徐惠波，李水林，李延忠，等.草仙乙肝胶囊对实验性肝损伤的保护作用[J].中国实验方剂学杂志，1999（5）：42-43.

[26] 李水林，金忠吉，李壮，等.草仙乙肝胶囊对鸭乙型肝炎病毒感染的治疗作用[J].延边大学医学学报，1999（2）：97-99.

[27] 郑美淑，姜锺求，南相允.草仙乙肝胶囊抗病毒作用的实验研究[J].中华传染病杂志，2002（3）：49-50.

[28] 思兰兰，刘妍，徐东平，等.舒肝宁注射液体外抗HBV作用[J].中国肝脏病杂志（电

子版），2018，10（4）：66-72.

[29] 潘婷，张金娟，熊英，等.舒肝宁注射液对大鼠酒精性肝纤维化的防治作用研究[J].中国药房，2017，28（19）：2624-2627.

[30] 潘婷.舒肝宁对酒精性肝纤维化作用的实验研究[D].贵阳：贵州医科大学，2017.

[31] 张瑾.舒肝宁注射液对顺铂中毒小鼠肝脏损伤的保护作用[J].中国药房，2016，27（7）：920-922.

[32] 胡丽华.舒肝宁对慢性肝病患者肝功能的影响[J].世界最新医学信息文摘，2018，18（25）：15-16.

[33] 张斌，赵巍，王立蓉.舒肝宁注射液对慢性乙型病毒性肝炎高胆红素血症患者肝功能及胆红素的影响[J].中医药导报，2014，20（16）：71-73.

第三章　抗肝纤维化药

⊙ 安络化纤丸

【组成】地黄、三七、水蛭、僵蚕、地龙、白术、郁金、牛黄、瓦楞子、牡丹皮、大黄、生麦芽、鸡内金、水牛角浓缩粉。

【功效】健脾养肝，凉血活血，软坚散结。

【适应证】肝脾两虚、瘀热互结所致的胁肋胀痛，脘腹胀满，神疲乏力，口干咽燥，纳食减少，便溏不爽，小便黄等；慢性乙型肝炎，乙肝后早、中期肝硬化见上述症候者。

【肝病药理】药理研究表明，安络化纤丸具有抗肝纤维化、抗肝脏脂肪变性、增强免疫功能等作用。

1. **抗肝纤维化**　安络化纤丸能降低HBeAg阴性慢性乙型肝炎患者血清HA、LN、PC Ⅲ和Ⅳ-C水平，缩小门静脉内径

和脾静脉内径，改善肝纤维化[1]。此外，安络化纤丸还可明显降低慢性乙型肝炎患者血清中的基质金属蛋白酶-2（MMP-2）水平，起到抗肝纤维化的作用，其可能机制之一是抑制MMP-2的活性[2]。

2. **抗肝脏脂肪变性**　各剂量安络化纤丸均能有效降低酒精性脂肪肝大鼠血清中TG、TC水平及肝组织中的TG含量，减轻肝组织中的脂质堆积现象，改善肝脏的脂质代谢紊乱，防止肝组织脂肪变性[3]。另外，安络化纤丸能显著升高高脂性脂肪肝大鼠肝组织SOD活性，降低肝组织的MDA水平，抑制脂质过氧化反应，改善肝脏脂肪变性程度[4]。

3. **增强免疫功能**　安络化纤丸能增强正常小鼠和地塞米松所致免疫状态低下小鼠巨噬细胞的吞噬功能，促进血清溶血素的生成；还能显著提高刀豆蛋白A（ConA）

诱导的免疫状态低下小鼠脾脏 T 淋巴细胞增殖功能，增强免疫功能，提高机体抵抗力[5]。

⊙ 扶正化瘀胶囊（片）

【组成】丹参、发酵虫草菌粉、桃仁、松花粉、绞股蓝、五味子（制）。

【功效】活血祛瘀，益精养肝。

【适应证】用于瘀血阻络、肝肾不足所致的胁下痞块，胁肋疼痛，面色晦暗，或见赤缕红斑，腰膝酸软，疲倦乏力，头晕目涩，舌质暗红或有瘀斑，苔薄或微黄，脉弦细等；乙型肝炎肝纤维化见上述症候者。

【肝病药理】经过多中心、随机、双盲、平行对照观察，以治疗前后 2 次肝组织学病理为主要疗效指标，发现扶正化瘀胶囊治疗后肝纤维化逆转率达 52%，明显优于对照组；肝组织炎症活动度、肝纤维化血清标志物（HA、LM、P-Ⅲ-P、Ⅳ-C）、血清肝功能也明显改善，且无明显不良反应，提示扶正化瘀胶囊对慢性乙型肝炎肝纤维化有良好作用，且使用安全[6-7]，扶正化瘀胶囊被列入《肝纤维化中西医结合诊疗指南》[8]。扶正化瘀胶囊可改善肝脏微循环，降低肝硬化门静脉高压[9]；采用随机、双盲、安慰剂对照临床研究，以食管静脉曲张破裂出血为主要终点疗效指标，发现扶正化瘀胶囊能降低肝硬化食管静脉曲张患者累积出血概率[10]。提高肝硬化患者三碘甲状腺原氨酸（triiodothyronine，T_3）、T_3/反式三碘甲状腺原氨酸和尿 17-酮类固醇水平，降低 γ-球蛋白含量及反式三碘甲状腺原氨酸、雌二醇/睾酮水平，调节内分泌激素紊乱、保护肝细胞，从而有利于肝功能的恢复[11]。扶正化瘀胶囊抑制肝星状细胞活化、保护肝细胞过氧化损伤和凋亡、保护肝窦内皮细胞损伤并抑制肝窦毛细血管化[12]。提高肝硬化患者外周血的 NK 细胞活性及其 T 细胞 $CD3^+$、

$CD4^+$ 数量。肝纤维化动物实验提示，扶正化瘀方的抗肝纤维化作用与调节肝脏 NK 细胞活性有关[13]。

⊙ 复方鳖甲软肝片

【组成】鳖甲（制）、莪术、赤芍、当归、三七、党参、黄芪、紫河车、冬虫夏草、板蓝根、连翘。

【功效】软坚散结，化瘀解毒，益气养血。

【适应证】瘀血阻络、气血亏虚兼热毒未尽所致的胁肋隐痛或胁下痞块，面色晦暗，脘腹胀满，纳差便溏，神疲乏力，口干且苦，赤缕红丝等；慢性乙型肝炎肝纤维化以及早期肝硬化见上述症候者。

【肝病药理】药理研究表明，复方鳖甲软肝片具有抗肝纤维化、改善肝脏血液循环等作用。

1. 抗肝纤维化 复方鳖甲软肝片能够明显降低乙肝肝纤维化患者血清 TGF-$β_1$、TNF-α、IL-6 水平，对乙肝肝纤维化有较好的治疗效果[14]。有研究表明，复方鳖甲软肝片可降低 CCl_4 肝纤维化大鼠血清 HA、LN、PCⅢ和Ⅳ-C 水平，降低库普弗细胞和肝脏中 TGF-$β_1$ 蛋白及 mRNA 表达，提示其可能是通过抑制库普弗细胞活化，从而抑制其分泌 TGF-$β_1$，达到抗纤维化的作用[15]。此外，复方鳖甲软肝片能减少肝纤维化大鼠肝组织中的 α-SMA 蛋白、环氧酶-2（cyclooxygenase-2，COX-2）mRNA 及蛋白表达，显著降低血栓素 B2 和 6-酮-前列腺素 $F_{1α}$（6-K-$PGF_{1α}$）含量，表明其能通过下调 COX-2 的表达，抑制 HSC 的活化，干预肝纤维化发展过程[16]。

2. 改善肝脏血液循环 复方鳖甲软肝片联合恩替卡韦能有效降低代偿期乙型肝炎肝硬化患者血浆中 D-二聚体水平，防止血小板聚集，改善血流异常，阻止血栓的形成[17]。

（安海燕、吕志平）

参考文献

[1] 江杰，李丽，王利红，等.安络化纤丸联合阿德福韦酯治疗 HBeAg 阴性慢性乙型肝炎对血清肝纤维化指标的影响 [J].实用肝脏病杂志，2013，16（6）：539-540.

[2] 赵红娜，牛永新，史莉娟.安络化纤丸抗肝纤维化机制探讨 [J].医学信息（手术学分册），2008，21（7）：654-655.

[3] 相妍笑，娄海燕，王菊英，等.安络化纤丸对大鼠酒精性脂肪肝的治疗作用 [J].中国生化药物杂志，2011，32（6）：440-443.

[4] 靖旭，娄海燕，冯一民，等.安络化纤丸对大鼠高脂性脂肪肝的治疗作用 [J].中国生化药物杂志，2012，33（6）：717-720.

[5] 魏欣冰，张岫美，张斌，等.安络化纤丸对免疫功能的影响 [J].中国生化药物杂志，2002（3）：137-139.

[6] 刘平，胡义扬，刘成，等.扶正化瘀胶囊干预慢性乙型肝炎肝纤维化作用的多中心临床研究 [J].中西医结合学报，2003（2）：89-98.

[7] LIU P，HU Y Y，LIU C，et al. Multicenter clinical study on Fuzhenghuayu capsule against liver fibrosis due to chronic hepatitis B[J]. World J Gastroentero，2005，11（19）：2892-2899.

[8] 中国中西医结合学会肝病专业委员会.肝纤维化中西医结合诊疗指南 [J].中华肝脏病杂志，2006，14（11）：866-870.

[9] 顾杰，洪嘉禾，徐列明，等.扶正化瘀胶囊对肝硬化患者门脉血流动力学的影响 [J].上海中医药杂志，2005（11）：32-33.

[10] 肖定洪，顾杰，蔡虹，等.扶正化瘀胶囊预防肝硬化患者食管静脉曲张破裂出血的随机对照多中心临床研究 [J].中华肝脏病杂志，2014，22（8）：594-599.

[11] 胡义扬，刘成，刘平，等.扶正化瘀方对肝硬化患者内分泌激素紊乱的调节作用 [J].中国医药学报，1992，7（5）：27-29.

[12] LIU C H，HU Y Y，XU L M，et al. Effect of FuzhengHuayu formula and its actions against liver fibrosis[J]. Chinese Medicine，2009（4）：12-22.

[13] CHENG Q，LI N，CHEN M，et al.FuzhengHuayu inhibits carbon tetrachloride-induced liver fibrosis in mice through activating hepatic NK cells[J].J Ethnopharmacol，2013，145（1）：175-181.

[14] 张海涛，张雨晴.复方鳖甲软肝片对乙肝肝纤维化患者疗效及血清 TGF-β_1、TNF-α、IL-6 水平的影响 [J].山东医药，2017，57（34）：36-38.

[15] 杨宇，赵月涵，庄海，等.复方鳖甲软肝片防治大鼠肝纤维化作用及机制 [J].贵州医科大学学报，2018，43（12）：1380-1385.

[16] 卜煜锋，陈芝芸，严茂祥，等.复方鳖甲软肝片对肝纤维化大鼠肝组织环氧合酶 -2 表达影响的实验研究 [J].中国中医药科技，2013，20（5）：463-464.

[17] 赵艳梅.复方鳖甲软肝片联合恩替卡韦对代偿期乙型肝炎肝硬化患者疗效及血浆 D- 二聚体水平的影响 [J].中国药物经济学，2017，12（8）：53-55.

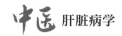

第四章　抗肝脏脂肪沉积药

⊙ 三七脂肝丸

【组成】三七、莪术、云山楂、泽泻、菊花、荷叶、白芍、白术、菟丝子、赤芍、青皮。

【功效】健脾化浊，祛痰软坚。

【适应证】用于脂肪肝、高脂血症属肝郁脾虚者。

【肝病药理】药理研究表明，三七脂肝丸具有保肝调脂、抗肝纤维化等作用。

1. **保肝调脂**　研究表明，三七脂肝丸可以显著降低非酒精性脂肪肝患者血清中的 GPT、GOT、GGT 含量，保护肝细胞，降低肝损伤[1]。此外，三七脂肝丸能够降低肝郁脾虚型脂肪肝大鼠血清中的 TG、TC、LDL-C 水平，升高 HDL-C 水平，减少肝组织脂肪粒，调节血脂代谢紊乱，改善肝功能[2]。

2. **抗肝纤维化**　研究发现，三七脂肝丸可以降低非酒精性脂肪肝患者血清中的 HA、LN、PC-Ⅲ 和 Ⅳ-C 水平，抑制肝纤维化的发生发展[3]。此外，三七脂肝丸联合注射用还原型谷胱甘肽钠还能降低酒精性脂肪肝患者血清中的 HA 和 PC-Ⅲ 浓度，改善肝纤维化，有利于肝功能的恢复[4]。

⊙ 当飞利肝宁胶囊

【组成】水飞蓟、当药。

【功效】清利湿热，益肝退黄。

【适应证】湿热郁蒸所致的黄疸性肝炎、传染性肝炎、慢性肝炎而见湿热证者。

【肝病药理】药理研究表明，当飞利肝宁胶囊具有保肝、抗氧化、抗肝脏脂肪沉积等作用。

1. **抗肝脏脂肪沉积**　当飞利肝宁胶囊能降低非酒精性单纯性脂肪肝患者血清的

TC、TG、GPT 和 Fibro Touch 脂肪指数，从根本上抑制患者肝脏内脂肪的聚集，抵抗肝脂肪变性，改善肝功能[5]。当飞利肝宁胶囊还可以降低高脂饮食联合 CCl₄ 诱导的非酒精性脂肪性肝炎大鼠模型血清中的 GPT、GOT、LDH、TG、TC 和 FFA 水平，下调血清空腹血糖（fasting blood glucose，FBG）和空腹胰岛素（fasting insulin，FIN）水平，减少血清脂联素和肝组织 TNF-α 含量，减轻肝功能损伤和肝脂肪变性，降低血脂，有效防治非酒精性脂肪性肝炎的发生发展，其作用机制可能与改善胰岛素抵抗（insulin resistance，IR）及调节脂联素和 TNF-α 的表达水平有关[6]。

2. **保肝**　当飞利肝宁胶囊联合聚乙二醇干扰素 α-2a 可以显著降低慢性乙型肝炎患者血清中 GOT、GPT、TBIL、HA、Ⅳ-C 和 PCⅢ 水平，改善患者的肝功能和肝纤维化程度[7]。

3. **抗氧化**　当飞利肝宁胶囊可以明显提高慢性乙型肝炎患者血清中 SOD 和 GSH-Px 活性，降低 MDA 水平，提高机体的抗氧化功能或抑制氧自由基的产生，从而起到抗氧化作用[8]。

⊙ 壳脂胶囊

【组成】甲壳、制何首乌、茵陈、丹参、牛膝。

【功效】消化湿浊，活血散结，补益肝肾。

【适应证】湿浊内蕴、气滞血瘀或兼有肝肾不足郁热所致的肝区闷胀不适或闷痛、耳鸣、胸闷气短、肢麻体重、腰膝酸软、口苦口黏、尿黄，舌质暗红，苔薄黄腻，脉或弦数或弦滑等；非酒精性脂肪肝见上述证候者。

【肝病药理】药理研究表明，壳脂胶囊具

有调节血脂、抗氧化、抗炎等作用。

1. 抗肝脏脂肪沉积　壳脂胶囊能降低高脂血症合并脂肪肝患者血清 TG、TC、LDL-C 含量及 GPT、GOT 水平，降低血脂含量，调节脂质代谢紊乱，改善肝功能[9]。此外，壳脂胶囊可上调非酒精性脂肪性肝炎大鼠肝组织中的过氧化物酶体增殖物激活受体 -γ（PPAR-γ）、胰岛素抵抗（IR）蛋白及 PPAR-γ mRNA 的表达，上调葡萄糖转运蛋白 -4（glucosetransporters-4，GLUT-4）水平，改善 IR，调节肝脏脂肪代谢，保护肝细胞功能，从而达到防治非酒精性脂肪肝的作用[10]。

2. 抗氧化　壳脂胶囊能显著降低非酒精性脂肪性肝炎大鼠肝组织中 CYP2E1 和血红素加氧酶 -1（heme oxygenase 1，HO-1）的表达，减少 MDA 含量，增强 SOD 活性，抑制肝脏的氧化应激和脂质过氧化反应，改善肝功能[11]。

3. 抗炎　壳脂胶囊能显著降低非酒精性脂肪性肝炎大鼠血清及肝组织 TNF-α、IL-6 的水平，抑制炎症反应的发生，改善肝损伤，从而起到防治脂肪肝的作用[12]。

⊙ 降脂灵片

【组成】何首乌（制）、枸杞子、黄精、山楂、决明子。

【功效】补肝益肾，养血明目。

【适应证】肝肾阴虚所致的头晕，目昏，须发早白等；高脂血症、脂肪肝见上述证候者。

【肝病药理】药理研究表明，降脂灵片具有调节血脂、抗氧化等作用。

1. 抗肝脏脂肪沉积　降脂灵片联用辛伐他汀能够降低脂肪肝患者血清 GPT、GOT 和 TC、TG、LDL-C 水平，升高 HDL-C 水平，降低血脂反弹率，显著改善血脂水平和肝功能，且疗效较单用辛伐他汀更明显[13]。

2. 抗氧化　降脂灵片能够减少高血脂

大鼠血清 GSH-Px 活性及血浆 LPO 含量，改善血脂结构及血液流变学各项指标，增强机体抗氧化能力[14]。此外，降脂灵片能够明显增加高胆固醇血症患者血清中的 NO 含量，减少 MDA 含量，提高机体抗氧化能力，改善血管内皮功能[15]。

⊙ 荷丹片

【组成】荷叶、丹参、山楂、番泻叶、补骨脂（盐炒）。

【功效】化痰降浊，活血化瘀。

【适应证】高脂血症、脂肪肝属痰浊夹瘀证者。

【肝病药理】药理研究表明，荷丹片具有调节血脂、抗炎等作用。

1. 抗肝脏脂肪沉积　荷丹片能降低慢性非酒精性脂肪性肝病大鼠血清中 GPT、TG、TC、LDL 及肝组织 MDA、TC、TG 含量，升高 HDL 水平，减轻细胞肿胀、脂肪变性、炎症细胞浸润及坏死程度，降低血脂和肝脂，改善肝病理组织学改变[16]。

2. 抗炎　超敏 C 反应蛋白（hs-CRP）是高脂血症致动脉粥样硬化发展过程中的重要标志。荷丹片可以降低高脂血症患者血清 hs-CRP 水平，抑制炎症反应，保护内皮细胞，减慢粥样斑块形成的进程[17]。另外，荷丹片可以下调 ApoE$^{-/-}$ 小鼠血清促炎性细胞因子 IL-1 和 TNF-α 水平，同时上调 IL-10 水平，发挥其抗炎作用[18]。

⊙ 泰脂安胶囊

【组成】女贞叶乙醇提取物。

【功效】滋养肝肾。

【适应证】肝肾阴虚、阴虚阳亢证所致的头晕痛涨、口干、烦躁易怒、肢麻、腰酸、舌红少苔、脉细等；原发性高脂血症、脂肪肝见上述证候者。

【肝病药理】药理研究表明，泰脂安胶囊具有调节血脂、抗肝纤维化、改善微循环障碍等作用。

1. **抗肝脏脂肪沉积** 泰脂安胶囊可以降低高脂血症患者血清中的 TC、TG、LDL-C 水平,升高 HDL-C 水平,纠正血脂代谢异常,从而减少动脉粥样硬化斑块的形成[19]。

2. **抗肝纤维化** 泰脂安胶囊可显著降低肝纤维化大鼠血清和肝组织中的 MDA 含量,减少一氧化氮合酶(NOS)和 NO 的表达,抑制脂质过氧化反应,进而减轻肝损伤,降低肝纤维化程度;还能降低肝脏中 TIMP-1、PDGF 和 TGF-β$_1$ 的表达,促进 ECM 降解,减少胶原纤维生成,阻断肝纤维化的进展[20]。

3. **改善微循环障碍** 泰脂安胶囊能够降低高脂血症患者血小板聚集率和血浆中的 TXB2 水平,修复损伤的血管内皮[21];还能显著降低原发性血脂异常伴 GPT 轻度升高患者血浆 TXB2/6-K-PGF$_{1\alpha}$ 比值,维持血管壁张力和局部有效血流量,避免血小板过度活化,改善肝脏微循环障碍[22]。此外,泰脂安胶囊能够降低高脂血症患者外周血氧化型低密度脂蛋白(oxidized low density lipoprotein, ox-LDL)水平,减少由 ox-LDL 诱导的炎症反应和内皮细胞损伤[23]。

⊙ 强肝胶囊

【组成】茵陈、板蓝根、当归、白芍、丹参、郁金、黄芪、党参、泽泻、黄精、地黄、山药、山楂、六神曲、秦艽、甘草。

【功效】清热利湿,补脾养血,益气解郁。

【适应证】慢性肝炎,早期肝硬化,脂肪肝,中毒性肝炎等。

【肝病药理】药理研究表明,强肝胶囊具有调节血脂、抗炎、抗纤维化等作用。

1. **抗肝脏脂肪沉积** 强肝胶囊能够明显降低非酒精性脂肪肝大鼠肝组织中的 TC、TG 水平和血清瘦素高水平状态,增加瘦素受体 mRNA 的表达,改善瘦素抵抗,起到调节血脂的作用[24]。

2. **抗炎** 强肝胶囊能够降低非酒精性脂肪肝大鼠肝组织中的早期生长反应因子-1(Egr-1)、IL-8 mRNA 和蛋白表达,抑制 Egr-1 介导的 IL-8 表达,从而调节炎症因子的表达,减少炎性浸润[25]。

3. **抗纤维化** 强肝胶囊能降低非酒精性脂肪性肝纤维化患者血清中 HA、LN、PC Ⅲ 和Ⅳ-C 水平,下调肝组织中结缔组织生长因子(connective tissue growth factor, CTGF)的基因和蛋白水平,减少 ECM 胶原 α2(collagen α2, collα2)mRNA 的表达,起到抗肝纤维化的作用[26]。此外,强肝胶囊还能够明显降低慢性乙型肝炎患者血清中的 PDGF-BB、TGF-β$_1$ 和 TIMP-1 活性,增强 MMP-1 活性,在逆转慢性乙型肝炎肝纤维化和减轻肝内炎症坏死方面有较好的疗效[27]。

(安海燕、吕志平)

参考文献

[1] 张建民.三七脂肪丸治疗非酒精性脂肪肝 30 例 [J].基层医学论坛,2011,15(8):234-235.

[2] 孙晓倩,孙蓉.大鼠脂肪肝肝郁脾虚证的模型 [J].中国实验方剂学杂志,2017,23(10):92-98.

[3] 方翠艳,唐明会,赵静媛,等.三七脂肪丸对非酒精性脂肪肝患者肝纤维化指标的影响 [J].中国伤残医学,2013,21(11):240.

[4] 王春靖,李红,赵舒畅,等.古拉定联合三七脂肪丸治疗酒精性脂肪肝的疗效观察 [J].中国医药指南,2012,10(15):229-230.

[5] 武敬,彭雁忠.当飞利肝宁胶囊治疗非酒精性单纯性脂肪肝的效果 [J].实用临床医学,2018,19(6):4-6.

[6] 宋海燕,毛志敏,杨丽丽,等.当飞利肝宁胶囊改善高脂饮食联合四氯化碳诱导的大鼠非酒精性脂肪性肝炎的作用机制 [J].临床肝胆病杂志,2012,28(3):196-200.

[7] 张韬，张丽娟，韩丹.当飞利肝宁胶囊联合聚乙二醇干扰素 α-2a 治疗慢性乙型肝炎的临床研究 [J]. 现代药物与临床，2019，34（5）：1402-1405.

[8] 赵灏，陈伟平，蒋兰英.当飞利肝宁胶囊对慢性乙型肝炎患者抗氧化体系的影响 [J]. 中医杂志，2007（5）：466-467.

[9] 彭玲，向光明，何元军，等.壳脂胶囊在高脂血症合并脂肪肝治疗中的作用 [J]. 西部医学，2008（1）：141-142.

[10] 赵唯含，余轶群，刘丽娟，等.壳脂胶囊对非酒精性脂肪性肝炎大鼠肝组织 PPAR-γ、IR 的作用研究 [J]. 中国中西医结合消化杂志，2014，22（9）：501-505.

[11] 王荣琦，南月敏，赵素贤，等.壳脂胶囊对小鼠非酒精性脂肪性肝炎氧化应激的影响 [J]. 肝脏，2011，16（3）：216-219.

[12] 赵唯含，余轶群，叶杨，等.壳脂胶囊对非酒精性脂肪性肝炎大鼠 TNF-α、IL-6 及 GLUT-4 水平的影响 [J]. 中国中西医结合消化杂志，2015，23（4）：231-234.

[13] 张茂清.辛伐他汀联合降脂灵片治疗对脂肪肝患者血脂水平和肝功能的影响 [J]. 当代医学，2016，22（11）：133-134.

[14] 杨家明，李勇敏，高守泉.降脂灵片对脂类代谢影响的研究 [J]. 湖南中医杂志，2001（3）：50-51.

[15] 秦彦文，杜兰萍，李晋生，等.降脂灵片对高胆固醇血症患者抗氧化能力的影响 [J]. 中华全科医师杂志，2006（1）：41-42.

[16] 徐丽瑛，黎砚书，郑国安，等.荷丹片对慢性非酒精性脂肪性肝病模型大鼠的影响 [J]. 实验动物与比较医学，2018，38（5）：382-386.

[17] 张志勇，周国运，程维.荷丹片对老年高脂血症患者超敏 C- 反应蛋白的影响 [J]. 中西医结合心脑血管病杂志，2015，13（17）：1988-1989.

[18] 于柏青，周玉娟，刘福林，等.荷丹片对 APOE$^{-/-}$ 小鼠炎症因子及氧化应激因子的影响 [J]. 天津医药，2015，43（10）：1144-1146.

[19] 崔金涛.泰脂安胶囊治疗高脂血症 50 例临床观察 [J]. 湖北中医学院学报，1999（1）：12-14.

[20] 童巧霞，吴艳艳.泰脂安胶囊对大鼠肝纤维化模型的影响 [J]. 医药导报，2006（10）：991-994.

[21] 尹义军，金道群.泰脂安胶囊对血脂的调节作用及其对血小板聚集功能的影响 [J]. 时珍国医国药，2013，24（4）：863-865.

[22] 刘胜，覃秀川，刘国树，等.泰脂安胶囊对原发性血脂异常伴 ALT 轻度升高患者血浆前列环素和血栓素的影响 [J]. 西北国防医学杂志，2006（1）：28-30.

[23] 尹义军，汪宏良，吴琴.泰脂安胶囊对血脂的调节作用及其对血清氧化低密度脂蛋白的影响 [J]. 国际检验医学杂志，2013，34（1）：40-41.

[24] 郑培永，王磊，张莉，等.强肝胶囊对非酒精性脂肪肝大鼠肝脏瘦素受体及 P-JAK2 和 P-STAT3 蛋白的影响 [J]. 中国中西医结合消化杂志，2009，17（3）：141-145.

[25] 郝莉莉，刘小溪.基于 Egr-1 调控 IL-8 表达研究强肝胶囊对大鼠非酒精性脂肪肝的改善作用 [J]. 现代药物与临床，2018，33（2）：214-219.

[26] 古赛，黄妙兴.强肝胶囊治疗非酒精性脂肪性肝纤维化的疗效及机制研究 [J]. 中国药房，2011，22（36）：3421-3424.

[27] 王华，杨柳明，黄玲，等.强肝胶囊对慢性乙型肝炎患者肝组织病理及 PDGF-BB、TGF-β$_1$、TIMP-1、MMP-1 的影响 [J]. 中国中西医结合杂志，2011，31（10）：1337-1340.

第五章　抗肝脏肿瘤药

⊙ 艾迪注射液

【组成】斑蝥、人参、黄芪、刺五加；辅料为甘油（供注射用）。

【功效】清热解毒，消瘀散结。

【适应证】适用于原发性肝癌、肺癌、直肠癌、恶性淋巴瘤、妇科恶性肿瘤等。

【肝病药理】

1. **抗肝癌**　艾迪注射液对癌细胞有直接杀伤和抑制作用，对小鼠 H_{22} 实体瘤有明显的抑制作用，可增强小鼠自然杀伤细胞（NK）的活性[1]；可抑制体外培养 Bel-7402 人肝癌细胞的增殖并诱导癌细胞分化，显著降低反映肝细胞恶变的甲胎蛋白（AFP）的分泌量和 γ-谷氨酰转肽酶（γ-GT）、醛缩酶（ALD）活性[2]。艾迪注射液常联合化疗用于原发性中晚期肝癌的治疗，同时对肝转移瘤疗效显著[3]。

2. **免疫调节**　能增强机体的非特异性和特异性免疫功能，提高机体的应激能力。

3. **减毒增效**　本品常和抗癌药 5-FU、CTX 联合应用，与放疗同步治疗有协同增效作用，能使白细胞和血小板保持在正常范围，可对介入化疗起到协同、增效、减毒及提高免疫力的作用[4]。

4. **逆转多药耐药**　本品具有逆转肝癌细胞多药耐药的作用，其机制可能与下调多药耐药相关蛋白 MRP1、P-gp 表达，上调凋亡相关蛋白 PDCD5 的表达有关[5]。

⊙ 西黄丸

【组成】牛黄、麝香、醋乳香、醋没药。

【功效】清热解毒，消肿散结。

【适应证】用于热毒壅结所致的痈疽疔毒，瘰疬，流注，癌肿。

【肝病药理】

1. **抗肝癌**　可提高 H_{22} 肝癌荷瘤小鼠及艾氏腹水瘤 EAC 小鼠生存状态、延长其生存时间，提高荷瘤小鼠生存率[6-7]。其抗肿瘤作用机制主要体现在体外抑制肿瘤细胞增殖、诱导肿瘤细胞凋亡、抗新生血管生长及调节免疫功能等方面。

2. **改善肝癌患者生存质量**　本品能明显改善肝癌患者的生活质量，缓解肝癌引起的腹胀、纳差等临床症状，并对疼痛有较好的控制作用。对晚期癌症患者或化疗放疗失败后的肝癌患者，有规律地坚持口服西黄丸，可以提高生活质量，使肝癌患者腹胀、腹痛、纳差等症状明显改善，肝功能损害及肝区疼痛也有所改善[8-9]。

⊙ 华蟾素片

【组成】干蟾皮提取物。

【功效】解毒，消肿，止痛。

【适应证】用于中、晚期肿瘤，慢性乙型肝炎等症。

【肝病药理】

1. **抗肿瘤**　华蟾素 3g 生药 /kg 对小鼠移植性肿瘤 H_{22} 肝癌具有抑瘤作用。体外药物试验表明华蟾素生药 2mg/ml 对消化系统肿瘤株人肝癌 SMMC-7721 有杀伤作用，其机制为直接杀伤肿瘤细胞 DNA，导致肿瘤细胞坏死。从分子水平观察华蟾素有使 H_{22} 肝癌荷瘤小鼠血浆内 cAMP 含量升高，并使 cAMP/cGMP 比值恢复正常的作用。临床资料表明，华蟾素与索拉非尼或放射性 ^{125}I 粒子植入术联合应用均具有协同作用，疗效比单独用药治疗有所提高，并能减轻放疗辐射与化疗的毒副作用[10-11]。

2. **免疫促进**　华蟾素对 CTX 所致白细胞减少症有防治作用，能提高小鼠淋巴细胞比率，也可提高小鼠血清中 IgG、IgA、IgM 的含量；试验资料也表明，华蟾素具有增强体液免疫和细胞免疫的功能。

3. 抗病毒 华蟾素对 2215 细胞及鸭乙肝病毒均有抑制其复制作用。

⊙ 肝复乐胶囊（片）

【组成】党参、鳖甲（醋制）、重楼、白术（炒）、黄芪、陈皮、土鳖虫、大黄、桃仁、半枝莲、败酱草、茯苓、薏苡仁、郁金、苏木、牡蛎、茵陈、木通、香附（制）、沉香、柴胡等。

【功效】健脾理气，化瘀软坚，清热解毒。

【适应证】适用于肝瘀脾虚为主证的原发性肝癌，症见上腹肿块，胁肋疼痛，神疲乏力，食少纳呆，脘腹胀满，心烦易怒，口苦咽干等。

【肝病药理】

1. 抗肝癌 本品具有抑制 HepG2 细胞增殖的作用，对荷瘤小鼠肝癌也有一定的抑制作用[12]。可诱导正常荷瘤小鼠产生干扰素，提高小鼠天然杀伤细胞活性和增强小鼠巨噬细胞吞噬功能。临床观察发现，单纯使用肝复乐胶囊可以改善肝癌患者的临床症状，恢复患者的体力状况，改善生活质量，降低甲胎蛋白（AFP）值，延长患者的生存期；配合手术治疗、化疗、肝动脉化疗栓塞术（TACE）、门静脉穿刺化疗、射频治疗及联合索拉非尼治疗等均提示抗肝癌疗效较好，并可以提高患者免疫能力和改善生活质量[13-14]。

2. 保肝 本品对对乙酰氨基酚和四氯化碳所致小鼠急性肝损伤有一定保护作用。对原发性肝癌经导管动脉化疗栓塞术后肝损伤则具有预防作用[15]。

⊙ 金龙胶囊

【组成】鲜守宫、鲜金钱白花蛇、鲜蕲蛇。

【功效】破瘀散结，解郁通络。

【适应证】用于原发性肝癌血瘀郁结证，症见右胁下积块，胸胁疼痛，神疲乏力，腹胀，纳差等。

【肝病药理】本品对正常小鼠和荷瘤小鼠的免疫功能具有增强作用，对小鼠肝癌 H_{22}、小鼠肉瘤（S_{180}、W_{256}）有抑制生长作用。

1. 抗肿瘤 金龙胶囊能明显抑制肿瘤生长、复发、转移，对于临床肝癌患者还可改善生活质量，延长生存期。其抗癌作用机制主要包括以下几方面：直接抑制肿瘤生长、促进肿瘤细胞凋亡、诱导肿瘤细胞分化、重塑免疫调节功能、抗肿瘤血管生成等[16-21]。

2. 免疫调节 金龙胶囊具有提高机体免疫功能和增强免疫调节作用[22]。

⊙ 参一胶囊

【组成】人参皂苷 Rg_3。

【功效】培元固本，补益气血。

【适应证】与化疗配合用药，有助于提高原发性肺癌、肝癌的疗效，可改善肿瘤患者的气虚症状，提高机体免疫功能。

【肝病药理】

1. 抗肝癌 药效学试验证实，人参皂苷 Rg_3 口服，对多种动物移植性实体瘤具有抑制作用。与化疗合并用药，对小鼠 H_{22} 腹水型肝癌有明显的抑瘤增效作用，明显延长肝癌小鼠生存期的同时，能明显减轻化疗的毒副反应，能对抗化疗引起的白细胞、血小板和血红蛋白下降，有抗脱发作用，对脱发的抑制率为 71.43%。该药尚可抑制肿瘤血管内皮细胞的增殖生长和新生血管的形成。临床试验显示，参一胶囊试验组和参芪对照组对中晚期肝癌有效率分别为 7.1% 和 3.3%，稳定率分别为 45.3% 和 0%，表明参一胶囊能提高中晚期肝癌化疗有效及稳定率。参一胶囊抗癌的作用机制主要为抑制肿瘤的增殖生长（包括原发灶和转移灶）、着床、浸润、黏附、新生血管形成[23]。

2. 提高免疫 临床观察，参一胶囊能明显提高患者的免疫功能。

⊙ 复方斑蝥胶囊

【组成】斑蝥、人参、黄芪、刺五加、三棱、半枝莲、莪术、山茱萸、女贞子、熊胆粉、甘草。

【功效】破血消瘀，攻毒蚀疮。

【适应证】用于原发性肝癌、肺癌、直肠癌、恶性淋巴瘤、妇科恶性肿瘤等。

【肝病药理】

1. **抗肝癌** 本品能够抑制人肝癌细胞 SMMC-7721 的增殖和诱导凋亡，对 H_{22} 肝癌荷瘤小鼠的肿瘤生长有明显的抑制作用，可延长荷瘤小鼠的生存时间。其抗癌的作用机制主要为诱导肿瘤细胞凋亡，提高机体的细胞免疫功能等 [24-25]。

2. **减毒增效** 本品与抗肿瘤药 5-FU 或环磷酰胺等合用，明显提高抑瘤率，有显著增效作用。对接种 H_{22} 实体瘤小鼠溶血素抗体有显著作用，增强 H_{22} 实体瘤小鼠淋巴细胞转化率，增强免疫功能，显著升高白细胞；提高耐缺氧抗疲劳作用，改善血液微循环。临床观察显示，复方斑蝥胶囊联合化疗及放疗治疗原发性肝癌可以提高疗效，提高患者的生活质量，降低粒细胞减少和贫血等毒副反应的发生，且毒副反应少 [26-28]。

⊙ 养正消积胶囊

【组成】黄芪、女贞子、人参、莪术、灵芝、绞股蓝、炒白术、半枝莲、白花蛇舌草、茯苓、土鳖虫、鸡内金、蛇莓、白英、茵陈（绵茵陈）、徐长卿。

【功效】健脾益肾，化瘀解毒。

【适应证】适用于不宜手术的脾肾两虚、瘀毒内阻型原发性肝癌辅助治疗，与肝内动脉介入灌注加栓塞化疗合用，有助于提高介入化疗疗效，减轻对白细胞、肝功能、血红蛋白的毒性作用，改善患者生存质量，改善脘腹胀满痛、纳呆食少、神疲乏力、腰膝酸软、溲赤便溏、疼痛。

【肝病药理】

1. **抗肝癌** 养正消积胶囊具有抗肿瘤、增效减毒、调节免疫作用。临床中采用多中心、随机、双盲、对照研究表明，养正消积胶囊配合介入化疗辅助治疗原发性肝癌可显著提高化疗药的疗效，提高患者生存质量，改善脘腹胀满、纳减食少、形体消瘦、神疲乏力等症状，其作用机制可能与提高患者细胞免疫功能，抑制血管形成有关 [29-31]。

2. **减毒增效** 养正消积胶囊辅助化/放疗组可降低化/放疗导致的骨髓抑制、白细胞下降、血小板下降、消化道反应、恶心/呕吐、肝脏毒性等不良反应发生率。养正消积胶囊在治疗恶性肿瘤及癌前病变的应用中具有良好的安全性 [32]。

⊙ 消癌平注射液

【组成】通关藤。

【功效】清热解毒，化痰软坚。

【适应证】用于食管癌、胃癌、肺癌、肝癌，并可配合放疗、化疗的辅助治疗。

【肝病药理】

1. **抗肿瘤** 消癌平注射液能明显抑制肝癌细胞增殖，可使肝癌细胞向正常方向分化。消癌平抗肿瘤的作用机制主要有：直接抑制肿瘤生长、阻滞肿瘤细胞周期、诱导肿瘤细胞凋亡、抑制肿瘤血管生成等 [33-36]。

2. **免疫调节** 通关藤提取物体外对正常免疫细胞和造血干细胞无明显细胞毒作用，但有促进 T、B 细胞的增殖作用，从而发挥免疫调节作用 [37]。

⊙ 康莱特软胶囊（注射液）

【组成】软胶囊：薏苡仁油甘油三酯。注射液：注射用薏苡仁油。

【功效】益气养阴，消肿散结。

【适应证】适用于术前及不宜手术的脾虚痰湿型、气阴两虚型原发性非小细胞肺癌及原发性肝癌。配合放、化疗有一定的增效作用。对中晚期肿瘤患者具有一定的抗恶病质和止痛作用。

【肝病药理】

1. **抗肝癌**　本品对裸鼠移植性人体肝癌QGY细胞株有一定抑制作用，能有效抑制C57小鼠肝癌模型的成瘤率及肿瘤的生长[38]。

2. **减毒增效**　康莱特注射液分别和氟尿嘧啶（5-FU）、卡铂（CP）、顺铂（DDP）、丝裂霉素（MMC）联用比单纯化学药物治疗肝癌有明显的增敏作用，对氟尿嘧啶、环磷酰胺或顺铂引起的小鼠白细胞降低、谷丙转氨酶（GPT）升高，以及顺铂引起的小鼠血清尿素氮（BUN）升高有抑制作用[39]。

3. **免疫调节**　本品能促进荷瘤小鼠的脾淋巴细胞增殖，提高NK细胞的活性，促进巨噬细胞吞噬功能；对荷瘤和正常小鼠的常压耐缺氧存活时间、游泳时间有一定延长作用。

4. **镇痛**　本品可抑制醋酸所致小鼠疼痛反应，使扭体次数减少。

⊙ 槐耳颗粒

【组成】槐耳清膏。

【功效】扶正固本，活血消癥。

【适应证】适用于正气虚弱，瘀血阻滞，原发性肝癌不宜手术和化疗者的辅助治疗用药，有改善肝区疼痛、腹胀、乏力等症状的作用。在标准的化学药品抗癌治疗基础上，可用于肺癌、胃肠癌和乳腺癌所致的神疲乏力、少气懒言、脘腹疼痛或胀闷、纳谷少馨、大便干结或溏泄、或气促、咳嗽、多痰、面色㿠白、胸痛、痰中带血、胸胁不适等症，改善患者生活质量。

【肝病药理】

1. **抗肝癌**　槐耳颗粒具有抑制肿瘤生长、诱导肿瘤细胞凋亡、诱导机体产生多种细胞因子、提高机体免疫力等作用[40]。槐耳颗粒和沙利度胺联合用药有明显抑制肿瘤生长的作用，其机制可能是通过下调血管内皮生长因子蛋白表达和降低微血管密度，促进肿瘤细胞凋亡，并且两者有协同作用[41]。临床研究显示，槐耳颗粒治疗中晚期肝癌有一定疗效[42]。用于肝癌肝移植患者，能够提高患者肝移植术后的无瘤生存率和生存时间，对抑制肿瘤复发转移有一定的作用，尤其是针对晚期肝癌肝移植，能够明显改善生存状况，且并不增加免疫排斥反应的发生率[43-44]。

2. **减毒增效**　槐耳颗粒联合化疗治疗原发性肝癌术后复发/转移患者显示安全有效，可降低甲胎蛋白水平与不良反应发生率，改善预后[45]。槐耳颗粒联合索拉非尼治疗小肝癌切除术后或晚期肝癌均显示临床疗效显著。患者身体功能状态变好，治疗临床有效率、临床控制率、1年生存率等提升，而患者的炎症反应指数、血管内皮生长因子（VEGF）、甲胎蛋白（AFP）和白蛋白（ALB）水平则均呈显著降低，联合用药的不良反应发生率低[46-47]。

⊙ 慈丹胶囊

【组成】莪术、山慈菇、鸦胆子、马钱子粉、蜂房等。

【功效】化瘀解毒，消肿散结，益气养血。

【适应证】用于原发性肝癌或经手术、放疗、化疗后患者的辅助治疗。

【肝病药理】

1. **抗肝癌**　本品对肝癌有显著杀灭癌细胞的作用。对肝癌SMMC$_{7721}$具有直接抑制作用，其半数抑制瘤浓度为3.9mg/ml，而对小鼠血液白细胞数、胸腺指数、肝指数、碳粒廓清率、血清溶血素生成、植物凝血素诱导的脾淋巴细胞增殖均无影响[48]。

2. **减毒增效**　慈丹胶囊联合经肝动脉化疗栓塞术（TACE）在肝癌的近期疗效方

面具有优势，能够改善患者近期疗效，提高患者生存率[49]。联合化疗，肝癌患者生存质量改善明显优于中药组和化疗对照组，且有提高患者生存率、保护机体骨髓功能、减轻化疗毒副反应、保护机体免疫功能等作用。慈丹胶囊与化疗药具有协同作用[50-53]。

（庞杰、吕志平）

参考文献

[1] 陈杰，张先稳.艾迪注射液对荷瘤小鼠的抗瘤效应及免疫调节作用[J].徐州医学院学报，2005，25（3）：208-210.

[2] 彭安，陈敏珍，徐仿周，等.艾迪注射液诱导 Bel-7402 人肝癌细胞分化的研究[J].江西中医药，2010，41（6）：38-39.

[3] 王立金，刘冲，刘经选，等.肝动脉化疗联合艾迪注射液治疗肝转移瘤的临床观察[J].中华中医药学刊，2010，28（7）：1456-1458.

[4] 袁维利，乔蓓，常静，等.艾迪注射液联合化疗治疗原发性肝细胞癌系统评价[J].华西医学，2010，25（1）：144-148.

[5] 喻贡金，李红霞，喻超，等.艾迪注射液对人肝癌细胞株多药耐药性的逆转作用[J].贵州医科大学学报，2017，42（7）：759-762.

[6] 王玉荣，曾繁涛，罗意文，等.西黄丸对细胞突变与肿瘤生长抑制的研究[J].宜春学院学报，2008，30（4）：99-100.

[7] 金沈锐，秦旭华，肖桦，等.西黄丸对荷瘤小鼠生存质量的影响[J].中药药理与临床，2011，27（1）：7-8.

[8] 程志强.西黄丸治疗晚期原发性肝癌23例疗效观察[J].中华中医药杂志，2010，25（1）：52-54.

[9] 刘博，于硕，邢莉，等.西黄丸联合介入化疗治疗中晚期原发性肝癌80例疗效分析[J].中华中医药杂志，2010，25（6）：947-948.

[10] 冯丽华，陈毅德，郑志高，等.索拉非尼联合华蟾素片治疗中晚期原发性肝癌的临床疗效观察[J].中国癌症杂志，2012，22（11）：856-859.

[11] 焦勤书，曾宝珠.华蟾素片联合 125 I 粒子植入术治疗晚期原发性肝癌疗效及对相关血液生化指标的影响[J].现代肿瘤医学，2018，26（10）：1565-1569.

[12] 邓玺玮，伍参荣，刘竹筠，等.3种中药制剂对 HepG2 细胞增殖的抑制作用的实验研究[J].中医药导报，2014，20（12）：29-32.

[13] 杨宏丽.肝复乐在肝癌治疗中的临床价值分析[J].江西中医药，2012，43（356）：20-22.

[14] 刘思德，白杨，郭文，等.应用肝复乐片降低射频治疗后肝癌局部复发的随机对照研究[J].南方医科大学学报，2007，27（3）：263-264.

[15] 吴孝雄，陈挺松，孙保木，等.肝复乐胶囊预防原发性肝癌经导管动脉化疗栓塞后肝损伤[J].中成药，2014，36（12）：2475-2478.

[16] 李玉衡.多成分现代鲜药对肿瘤的影响：金龙胶囊能明显抑制肿瘤生长、复发、转移[J].首都医药，2006（2）：39-40.

[17] 李立新，叶胜龙，王艳红，等.金龙胶囊对人肝癌高转移细胞系转移的抑制作用[J].肝脏，2011，16（3）：240-241.

[18] 刘玉琴.金龙胶囊抗肿瘤作用的实验研究[J].首都医药，2010，17（9）：40-41.

[19] 刘瑞，李杰.现代鲜药在肿瘤临床中的应用及其机制探讨[J].辽宁中医杂志，2014，41（1）：45-48.

[20] 高益民，杨振刚.中药鲜药治疗癌症的创新研究[J].首都医药，2010，17（5）：53-54.

[21] 刘玉琴，高进，顾蓓，等.金龙胶囊（JLC）肿瘤细胞诱导分化作用的研究[J].中国肿瘤临床，2004，31（7）：380-383.

[22] 徐淑玲，王笑红，张永祥，等.金龙胶囊对免疫受抑小鼠淋巴细胞亚群的影响[J].中国中医基础医学杂志，2005，11（12）：908-

909.

[23] 富力，鲁岐，刘国有，等.国家一类抗癌新药：人参皂苷 Rg₃ 及制剂的开发研究 [C]// 中国自然资源学会全国第四届天然药物资源学术研讨会论文集.2000：9-13.

[24] 杨军，丁敏，张太君，等.复方斑蝥胶囊抑制人肝癌细胞 SMMC-7721 的增殖和诱导凋亡的实验研究 [J].中成药，2007，29（5）：772-774.

[25] 夏恪迪，张赢予，张馨木，等.复方斑蝥胶囊体内抗肿瘤作用的实验研究 [J].中国药业，2007，16（15）：13-14.

[26] 曹阳.复方斑蝥胶囊治疗原发性肝癌的有效性、安全性及经济性评价 [J].中国医院用药评价与分析，2014，14（8）：711-713.

[27] 李兆元，宁四清，易铁男，等.复方斑蝥胶囊联合化疗及放疗治疗中晚期原发性肝癌的疗效观察 [J].中华全科医学，2013，11（8）：1250-1251.

[28] 王夏飞，王贵吉，裴迎新，等.FOLFOX6 联合复方斑蝥胶囊治疗晚期原发性肝癌的效果 [J].郑州大学学报（医学版），2102，47（3）：385-387.

[29] 孙利，任君霞，田野，等.养正消积胶囊辅助介入化疗治疗原发性肝癌的随机双盲多中心临床研究 [J].世界中医药，2013，8（6）：688-691.

[30] 张剑，吴敏，张自森，等.养正消积胶囊对原发性肝癌肝动脉化疗栓塞术后患者细胞免疫功能及血管形成的影响 [J].中国实验方剂学杂志，2014，20（13）：189-192.

[31] 李红蓉，秘红英，常丽萍.养正消积胶囊治疗肿瘤研究进展 [C]// 第十四届国际络病学大会论文集.2018：224-228.

[32] 薛侃，陕飞，季加孚.养正消积胶囊应用于恶性肿瘤及癌前病变治疗中安全性的 Meta 分析 [J].中国肿瘤临床，2013，40（21）：1318-1323.

[33] 孙珏，沈建华，朱美华，等.消癌平对人肝癌细胞治疗作用的实验研究 [J].上海中医药杂志，2000（7）：12-14.

[34] 温丽娜，郭杨志，仝永娟，等.消癌平注射液对原发性肝癌模型大鼠病理形态和肝癌细胞迁移的影响及其作用机制 [J].中国比较医学杂志，2018，28（6）：46-52.

[35] 姚小燕.消癌平注射液治疗晚期恶性肿瘤机制研究进展 [J].亚太传统医药，2014，10（18）：41-42.

[36] 唐鸿.消癌平注射液治疗原发性肝癌的疗效及对机体免疫功能的影响 [D].南京：南京中医药大学，2011.

[37] 陈兵，李翠萍，欧阳建，等.通关藤提取物体外对人正常免疫细胞及造血干细胞的影响 [J].临床肿瘤学杂志，2010，15（10）：887-890.

[38] 沈丰，孙少华，吴红伟，等.薏苡仁提取物对 C57 小鼠肝癌模型 IL-6 抑制作用的实验研究 [J].中国普外基础与临床杂志，2016，23（1）：38-41.

[39] 唐东平，韦长元，唐凯，等.康莱特注射液对肝癌化疗增敏作用的实验研究 [J].肿瘤防治杂志，2001，8（4）：396-397.

[40] 李思维，邹立勇，尹宜发.槐耳颗粒在肿瘤临床中的应用 [J].中国肿瘤，2005，14（10）：698-700.

[41] 余安平，李雄英，李凌.槐耳颗粒联合沙利度胺抑制鼠肝癌 H22 细胞种植瘤的实验 [J].肿瘤防治研究，2013，40（9）：834-838.

[42] 蒋梅，周岱翰.槐耳冲剂治疗中晚期原发性肝癌 98 例 [J].上海中医药杂志，2004，38（6）：21-22.

[43] 黄炜，严律南，吴泓，等.槐耳颗粒在肝癌肝移植患者术后临床应用价值的回顾性队列研究 [J].中国普外基础与临床杂志，2010，17（6）：547-551.

[44] 莫斌，杨家印，严律南，等.槐耳颗粒用于肝癌肝移植术后的临床观察 [J].四川大学学报（医学版），2011，42（5）：739-741.

[45] 夏念信，邱宝安，王敬晗，等.化疗联合槐耳颗粒对原发性肝癌术后复发 / 转移患者预

后影响研究 [J]. 临床军医杂志, 2017, 45 (9): 887-890.

[46] 唐亦非, 朱晓骏, 黄凌鹰, 等. 槐耳颗粒联合索拉非尼治疗晚期肝癌的临床研究 [J]. 现代药物与临床, 2018, 33 (7): 1732-1735.

[47] 雷建勇, 严律南, 曾勇, 等. 槐耳颗粒与索拉非尼对于小肝癌切除术后的有效性及安全性分析 [J]. 中国普外基础与临床杂志, 2014, 21 (8): 991-995.

[48] 郑伟达. 解读国家抗癌新药 "慈丹胶囊" [J]. 光明中医, 2004, 19 (5): 31-33.

[49] 刘光甫, 黎飞, 毕雪洁, 等. 慈丹胶囊联合 TACE 治疗原发性肝癌临床效果的系统评价 [J]. 中国医院药学杂志, 2016, 36 (17):

1496-1500.

[50] 王俊显, 周超凡, 郑伟达. 应用慈丹胶囊治疗原发性肝癌 325 例临床疗效观察 [J]. 中国肿瘤临床, 2005, 32 (21): 1255-1256.

[51] 许鑫, 郑伟鸿, 郑东海, 等. 慈丹胶囊治疗原发性肝癌 150 例临床观察 [J]. 世界中医药, 2011, 6 (6): 469-470.

[52] 李忠, 王俊显, 李长英, 等. 慈丹胶囊辅助导管化疗治疗原发性肝癌 100 例 [J]. 中国中西医结合杂志, 1999, 19 (1): 50.

[53] 郑伟达, 郑东海, 郑伟鸿. 慈丹胶囊治疗原发性肝癌 325 例临床总结 [J]. 上海中医药杂志, 2002, 36 (12): 7-8.

第六章 安神药

⊙ 百乐眠胶囊

【组成】百合、刺五加、首乌藤、合欢花、珍珠母、石膏、酸枣仁、茯苓、远志、玄参、地黄、麦冬、五味子、灯心草、丹参。辅料为淀粉。

【功效】滋阴清热, 养心安神。

【适应证】用于肝郁阴虚型失眠, 症见入睡困难、多梦易醒、醒后不眠、头晕乏力、烦躁易怒、心悸不安等。

【肝病药理】

1. 镇静催眠 百乐眠胶囊治疗失眠症肝郁阴虚证具有较好的疗效及安全性, 可明显改善患者睡眠质量、缩短睡眠潜入期、减少入睡后觉醒次数等, 提高患者生活质量[1-3]。临床应用本品联合劳拉西泮可明显提高脑卒中睡眠障碍患者的治疗疗效, 有效抑制不良反应发生, 明显提高患者生活质量[4]。临床前药理显示该药物有一定的镇静作用, 能协同戊巴比妥钠的中

枢抑制作用延长睡眠时间, 并且具有协同催眠的作用及较弱的抗惊厥作用。其作用机制与增加小鼠脑内 5- 羟色胺及 γ- 氨基丁酸含量有关[5]。

2. 抗焦虑抑郁情绪 百乐眠胶囊可缓解焦虑、抑郁情绪, 其机制与调节相关神经递质水平有关[6-7]。

⊙ 舒眠胶囊

【组成】酸枣仁 (炒)、柴胡 (酒炒)、白芍 (炒)、合欢花、合欢皮、僵蚕 (炒)、蝉蜕、灯心草。

【功效】疏肝解郁, 宁心安神。

【适应证】用于肝郁伤神所致的失眠, 症见失眠多梦, 精神抑郁或急躁易怒, 胸胁苦满或胸膈不畅, 口苦目眩, 舌边尖略红, 苔白或微黄, 脉弦。

【肝病药理】

1. 镇静催眠 舒眠胶囊治疗失眠症 (肝郁伤神证) 疗效确切, 安全性高、耐受

性好[8]。联合化学药治疗失眠症的临床疗效优于单用化学药治疗，能改善临床症状，安全性好[9-11]。

2. 抗抑郁焦虑　舒眠胶囊能改善焦虑障碍患者的焦虑症状，治疗轻中度抑郁症安全有效[12]。联合氟伏沙明治疗躯体化障碍，患者的躯体化、抑郁、焦虑等指标明显改善[13]。动物实验研究表明，舒眠胶囊及其主要组分可通过上调 ERK-CREB-BDNF 信号通路的有关基因及蛋白表达，有效纠正抑郁症模型大鼠的抑郁性行为改变，改善大鼠抑郁症状[14]。

（庞杰、吕志平）

参考文献

[1] 邹建东，贾云，李如英，等.百乐眠胶囊治疗失眠症肝郁阴虚证的临床研究[J].世界中医药，2014，9（4）：460-462.

[2] 潘虹.百乐眠胶囊治疗肝郁阴虚型不寐的临床研究[D].南京：南京中医药大学，2014.

[3] 张东，于逢春，罗斌，等.百乐眠胶囊治疗失眠症85例[J].南京中医药大学学报，2015，31（5）：488-490.

[4] 王界成.百乐眠胶囊联合劳拉西泮治疗脑卒中睡眠障碍的临床观察[J].中西医结合心脑血管病杂志，2017，15（20）：2626-2629.

[5] 卞勇，唐向东.百乐眠胶囊对失眠症小鼠的治疗机制[J].中华医学杂志，2014，94（46）：3671-3674.

[6] 李亚平，郭子仪.百乐眠胶囊治疗老年神经衰弱后患者血清中 BDNF、5-HT 水平变化意义[J].解放军预防医学杂志，2018，36（11）：1428-1431.

[7] 丁香，黄作义，杨程茹.百乐眠胶囊治疗失眠伴焦虑症的临床观察[J].微量元素与健康研究，2017，34（4）：90-91.

[8] 梁英，汪卫东，张鸿燕，等.舒眠胶囊与解郁安神胶囊治疗失眠症（肝郁伤神证）多中心随机双盲对照研究[J].中国新药杂志，2015，24（10）：1155-1159.

[9] 张杰，范小冬，骆洪，等.舒眠胶囊联合化学药治疗失眠症的系统评价[J].药物评价研究，2018，41（5）：898-903.

[10] 陈艳平，唐建生.失眠症应用舒眠胶囊与艾司唑仑治疗的疗效对比研究[J].中南药学，2017，15（5）：694-696.

[11] 刘娅萍，柴春艳，王甜，等.舒眠胶囊联合右佐匹克隆治疗失眠症的临床研究[J].现代药物与临床，2017，32（11）：2108-2111.

[12] 吕洋洋.帕罗西汀合并舒眠胶囊治疗焦虑障碍分析[J].世界最新医学信息文摘，2019，19（4）：103-104.

[13] 康瑞.氟伏沙明联合舒眠胶囊治疗躯体化障碍疗效观察[J].精神医学杂志，2015，28（4）：295-296.

[14] 穆晓飞.舒郁胶囊及其主要组分对抑郁症模型大鼠中枢系统 ERK-CREB-BDNF 的影响[D].济南：山东中医药大学，2014.

第七章　解郁药

⊙ 柴胡舒肝丸

【组成】白芍、槟榔、薄荷、柴胡、陈皮、大黄、当归、豆蔻、莪术、防风、茯苓、甘草、厚朴、黄芩、姜半夏、桔梗、六神曲、木香、青皮、三棱、山楂、乌药、香附、枳壳、紫苏梗。

【功效】疏肝理气，消胀止痛。

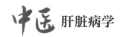

【适应证】用于肝气不舒,胸胁痞闷,食滞不清,呕吐酸水。

【肝病药理】

1. **抗抑郁焦虑** 艾司西酞普兰联合柴胡舒肝丸可以有效提升老年女性脑卒中后抑郁症患者的临床治疗效果,改善患者的认知功能,提高患者的生活质量[1]。

2. **对消化系统的影响** 对于幽门螺杆菌阳性胃溃疡患者,三联疗法(抑酸药联合2种抗生素)联合柴胡舒肝丸用药能有效改善临床症状及胃泌素、内皮素水平,提升幽门螺杆菌根除率[2]。针刺联合柴胡舒肝丸疗法治疗肝胃不和型功能性消化不良疗效显著,并能显著改善患者生活质量[3]。柴胡舒肝丸联合雷贝拉唑治疗老年慢性萎缩性胃炎,能够明显提高临床有效率,改善临床症状以及胃黏膜病变,提高胃泌素分泌,减少血清中的内皮素含量[4]。

⊙ 舒肝解郁胶囊

【组成】贯叶金丝桃、刺五加。

【功效】疏肝解郁,健脾安神。

【适应证】适用于轻、中度单相抑郁症属肝郁脾虚证者,症见情绪低落、兴趣下降、迟滞、入睡困难、早醒、多梦、紧张不安、急躁易怒、食少纳呆、胸闷、疲乏无力、多汗、疼痛、舌苔白或腻,脉弦或细。

【肝病药理】舒肝解郁胶囊治疗轻中度抑郁症安全有效,可改善焦虑/躯体化状态,对认知功能存在一定有益的影响,其疗效与米氮平、文拉法辛、氟哌噻吨美利曲辛、舍曲林、帕罗西汀、氟西汀和西酞普兰等相当,但药物不良反应明显低于后者,是一种较为安全有效的药物[4-7]。本品广泛用于轻中度抑郁症、老年期抑郁症、脑卒中后抑郁/忧郁症、情感性精神病等治疗。本品辅助治疗功能性消化不良并伴有抑郁症状的患者,能明显提高患者生活质量,起效时间缩短,不良反应发生率低[8]。实验研究显示,本品对抑郁症模型

大鼠具有抗抑郁作用,其作用机制可能是通过提高突触间隙单胺递质5-羟色胺浓度,进一步调节下丘脑-垂体-肾上腺轴功能,提升脑源性神经营养因子的水平,保护神经元功能等实现的[9]。

⊙ 解郁丸

【组成】白芍、柴胡、当归、郁金、茯苓、百合、合欢皮、甘草、小麦、大枣。

【功效】疏肝解郁,养心安神。

【适应证】用于肝郁气滞、心神不安所致胸胁胀满,郁闷不舒,心烦心悸,易怒,失眠多梦。

【肝病药理】

1. **抗抑郁焦虑** 解郁丸治疗抑郁症具有一定的临床疗效及安全性,单纯解郁丸治疗与抗抑郁西药比较临床疗效相当,解郁丸与抗抑郁西药联用明显优于单纯服用抗抑郁西药,单纯性抑郁症、卒中后抑郁症、糖尿病并发抑郁症、更年期抑郁症、老年抑郁症等患者用药后均有获益[10-11]。现代药理研究发现,解郁丸有一定的抗焦虑、抗抑郁及催眠作用,其抗抑郁作用机制可能与调节不同脑区的5-羟色胺、去甲肾上腺素等神经递质有关[12-13]。

2. **镇静催眠** 解郁丸的镇静催眠疗效肯定,不良反应少,程度轻,患者服药耐受性好、依从性高[14]。

(庞杰、吕志平)

参考文献

[1] 江永美,潘小明,王慧玲,等.柴胡舒肝丸辅助艾司西肽普兰治疗老年女性脑卒中后抑郁症的临床疗效研究[J].实用药物与临床,2019,22(3):299-302.

[2] 郭静.三联疗法联合柴胡舒肝丸对幽门螺杆菌阳性胃溃疡患者幽门螺杆菌根除率及疗效的影响[J].中成药,2019,41(4):957-959.

[3] 金云隆.针刺联合柴胡疏肝丸治疗肝胃不和型功能性消化不良临床研究 [J].陕西中医，2018，39（3）：400-402.

[4] 胡楚胜，周坦峰，姜蕊，等.雷贝拉唑联合柴胡舒肝丸治疗老年慢性萎缩性胃炎疗效及对血清胃泌素和内皮素的影响 [J].现代中西医结合杂志，2016，25（28）：3162-3164.

[5] 孙新宇，陈爱琴，许秀峰，等.舒肝解郁胶囊治疗轻中度抑郁症的随机双盲安慰剂对照研究 [J].中国新药杂志，2009，18（5）：413-416.

[6] 程龙，李曜均，赵文涛，等.舒肝解郁胶囊治疗轻中度抑郁障碍情绪症状和认知功能的作用 [J].中国药物与临床，2017，17（7）：1000-1001.

[7] 宋万智，杨新玲，卫茂玲.舒肝解郁胶囊治疗轻中度抑郁发作的疗效和安全性的荟萃分析 [J].世界临床药物，2015，36（10）：696-701.

[8] 刘志敏，陆明军，李明，等.舒肝解郁胶囊治疗伴有抑郁症状功能性消化不良患者近期疗效观察 [J].临床消化病杂志，2018，30（3）：139-143.

[9] 王含彦，郭冬梅，唐珍，等.舒肝解郁胶囊的抗抑郁作用及其机制 [J].中成药，2018，40（1）：187-190.

[10] 沈振明，朱关兰，罗和春，等.中药解郁丸与麦普替林治疗抑郁症的疗效对照观察 [J].中国中西医结合杂志，2004，24（5）：415-417.

[11] 王联生，黄世敬，潘菊华，等.解郁丸治疗抑郁症的随机对照试验的系统评价 [J].医学综述，2017，23（10）：2046-2051.

[12] 马荣，钱瑞琴，姚海燕，等.解郁丸抗抑郁作用机制的初步研究 [J].中国实验方剂学杂志，2010，16（10）：168-172.

[13] 马荣，姚海燕，库宝善，等.解郁丸抗焦虑及催眠作用的实验研究 [J].中国实验方剂学杂志，2006（6）：50-53.

[14] 洪永波，罗和春，姚卫海，等.中药解郁丸治疗失眠症 31 例临床观察 [J].中医杂志，2004，4（11）：843-845.

第八章　利胆药

⊙ 十五味赛尔斗丸

【组成】印度獐牙菜、金腰草、火硝、角茴香、洪连、唐古特乌头、石榴子、波棱瓜子、小檗皮、五灵脂、矮丛凤毛菊、黑冰片、川木香、诃子、金精石。

【功效】藏医：清肝热，疏胆排石退黄。中医：清利肝胆，排石退黄。

【适应证】用于胆囊炎、胆石症、胆总管结石属肝胆湿热者。

【肝病药理】

1. 消炎利胆排石　十五味赛尔斗丸是纯藏药验方制剂，对于胆总管结石和肝内胆管结石疗效确切，用药 5~7 天，经 B 超检查发现结石膨胀增大、疏松，有利于结石溶化排出 [1]。十五味赛尔斗丸联合头孢美唑、加替沙星治疗急性胆囊炎可以促进肝胆功能恢复，刺激胆汁、胆汁酸的大量分泌，从而降低胆汁中胆固醇、胆色素的浓度，还具有止痛消炎、清热解毒、广谱抑菌的作用 [2]。

2. 抗内毒素　十五味赛尔斗丸水提取物具有明显的体内体外抗内毒素作用 [3]。

⊙ 大黄利胆片（胶囊）

【组成】大黄、手掌参、余甘子。

【功效】清热利湿，解毒退黄。

【适应证】用于肝胆湿热所致的胁痛，口苦，食欲不振等症；胆囊炎，脂肪肝见上述证候者。

【肝病药理】现代药理研究发现，大黄的主要有效成分大黄素具有抗炎、抗氧化作用，治疗大鼠非酒精性脂肪性肝炎（NASH）能降低大鼠 GPT、GOT、TC、TG、LDL 及肝 TC、TG 含量，具有改善大鼠 NASH 及其糖脂代谢紊乱的作用[4]。余甘子能发挥保肝、保护细胞、减轻氧化损伤等作用[5]。手掌参具有抗氧化、镇静催眠等作用，对乙型肝炎病毒表面抗原具有抑制作用[6]。

1. 利胆退黄 大黄利胆胶囊可影响胆囊结石患者胆汁成分，对胆结石具有良好的治疗和预防作用[7]。大黄利胆胶囊辅助抗生素治疗急性胆囊炎疗效确切，联合用药在抗炎、利胆方面更具优势[8]。大黄利胆胶囊联合熊去氧胆酸治疗肝内胆汁淤积症，对乏力、食欲不振、皮肤瘙痒、尿黄、肝大等方面改善显著，联合用药可提高疗效[9]。

2. **保肝抗炎降脂** 大黄利胆胶囊对大鼠酒精性脂肪肝有显著的治疗作用，其作用机制可能与减轻肝脏脂肪堆积、加速乙醇清除及提高肝脏抗氧化与抗炎能力相关[10]。大黄利胆胶囊临床用于治疗非酒精性脂肪性肝炎，具有改善肝功能和降血脂的作用，能改善肝脏脂肪变，改善中医证候[11]。大黄利胆胶囊和甘草酸二铵治疗非酒精性脂肪性肝炎安全有效，用药后患者临床症状、血常规、生化及彩超等指标均有改善，血清基质金属蛋白酶组织抑制因子 1、肿瘤坏死因子水平降低[12]。

⊙ 金钱草颗粒

【组成】金钱草。

【功效】清利湿热，通淋，消肿。

【适应证】用于热淋，沙淋，尿涩作痛，黄疸尿赤，痈肿疔疮，毒蛇咬伤，肝胆结石，尿路结石。

【肝病药理】金钱草颗粒有显著的消炎利胆作用，对胆囊炎有很好的治疗作用。实验研究显示，金钱草颗粒可抑制由二甲苯致炎所致小鼠耳郭肿胀，能明显增加胆汁分泌[13]。金钱草颗粒治疗胆囊结石患者具有显著的临床疗效，金钱草颗粒可有效减少胆囊结石患者的结石大小和数目，患者血清胆囊收缩素受体数目增加，胆囊功能活跃，排空能力增强[14]。

⊙ 金胆片

【组成】龙胆、金钱草、虎杖、猪胆膏。

【功效】利胆消炎。

【适应证】用于急慢性胆囊炎，胆石症以及胆道感染。

【肝病药理】金胆片可以显著增加肝内胆汁淤积大鼠的胆汁流量和流速，降低血清总胆红素、直接胆红素、谷丙转氨酶、谷草转氨酶和总胆汁酸水平，并可显著缓解胆汁淤积状态下的肝细胞损伤[15]。金胆片对二甲苯所致小鼠耳郭及甲醛所致大鼠足跖炎症均有不同程度的抑制作用[16]。临床观察发现，金胆片应用于胆囊癌围手术期能够减轻患者的炎症反应，降低感染的发生率[17]。金胆片可以显著促进术后胆汁分泌，增加胆汁引流量，抑制胆汁内的细菌滋生，减少细菌数量[18]。

⊙ 胆宁片

【组成】大黄、虎杖、青皮、白茅根、陈皮、郁金、山楂。

【功效】疏肝利胆，清热通下。

【适应证】用于肝郁气滞、湿热未清所致的

右上腹隐隐作痛、食入作胀、胃纳不香、嗳气、便秘；慢性胆囊炎见上述证候者。

【肝病药理】

1. 消炎利胆防石 胆宁片能明显降低肝脏、胆汁 β- 葡糖醛酸糖苷酶活力，降低胆汁中游离胆红素与钙离子含量，逆转成石趋势，使实验动物的成石率显著下降，有明显的防石作用。可增强胆囊上皮细胞吞饮活动，使细胞肿胀变性消退；还可显著提高肝 Na^+-K^+-ATP 酶活性与显著降低 Mg^{2+}-ATP 酶活性。胆宁片有促进胆汁代谢、改善肝细胞超微结构的作用[19-20]。能有效改善胆管结扎小鼠的胆汁淤积、肝功能及减轻病理损害，其作用机制可能与上调 NTCP、MRP3、GSTA1、UGT1A1 和 MDR2 的表达，减少胆汁酸在肝脏中的蓄积有关[21]。

2. 保肝 胆宁片可明显抑制实验性急慢性肝损伤鼠 GPT、GOT 升高，可显著升高四氯化碳引起的血清总蛋白和白蛋白含量降低；肝脏病理组织学检查显示胆宁片可减轻肝细胞脂肪变性程度和纤维化程度。说明胆宁片对小鼠 D- 氨基半乳糖急性肝损伤有较好的保护作用，对四氯化碳所致大鼠慢性肝损伤有一定的预防及治疗作用[22]。

3. 降低肝脏脂肪变性 胆宁片能明显降低脂肪肝大鼠肝脏三酰甘油（TG）、总胆固醇（TC）、游离脂肪酸（FFA）、过氧化氢酶（CAT）及血清 GPT、TG、TC、FFA、CAT、TBA 含量，提高肝脏及血清 CAT 活性，提高肝细胞 PPARα 及 PPARα mRNA 和 CYP7A1 及 CYP7A1 mRNA 的表达，且优于对照药熊去氧胆酸。胆宁片能作用于肝细胞水平，使变性的肝细胞超微结构恢复正常，肝脏脂肪变性显著降低，有非常显著的抗脂变能力[23-24]；

⊙ 胆石通胶囊

【组成】蒲公英、水线草、绵茵陈、广金钱草、溪黄草、大黄、枳壳、柴胡、黄芩、鹅胆粉。

【功效】清热利湿，利胆排石。

【适应证】用于肝胆湿热所致的胁痛、胆胀，症见右胁胀痛、痞满呕吐、尿黄口苦；胆石症、胆囊炎见上述证候者。

【肝病药理】胆石通胶囊对实验大鼠具有利胆作用[25]。胆石通胶囊有明显的防治胆石症作用，胆石通胶囊作用于豚鼠胆囊结石模型，豚鼠胆汁中胆固醇、胆红素、Ca^{2+} 浓度均降低，成石率下降，肝胆病理性显微结构得到改善[26]。

⊙ 胆清胶囊

【组成】虎耳草、凤尾草、大黄、牛胆汁。

【功效】清热利湿，疏肝利胆。

【适应证】用于肝胆湿热所致的脘胁疼痛，呃逆呕恶，口干口苦，大便秘结。

【肝病药理】药效学及急性毒性试验结果表明，本品对实验动物有明显镇痛、消肿、利胆作用，对大鼠离体肠肌无明显作用，但能对抗乙酰胆碱收缩肠肌的作用，能明显抑制金黄色葡萄球菌、大肠埃希菌、乙型溶血链球菌等致病菌。胆清胶囊治疗急慢性胆囊炎有效，治疗胆石症疗效明显[27-28]。胆清胶囊联合熊去氧胆酸胶囊治疗胆囊结石具有较好的临床疗效，可显著改善患者症状，缩小胆囊结石体积，缓解腹痛[29]。胆清胶囊联合熊去氧胆酸胶囊治疗保胆取石术后结石复发效果确切，安全性佳，可有效降低胆囊结石复发率，改善胆囊功能[30]。

⊙ 胆舒胶囊

【组成】薄荷素油。

【功效】疏肝理气、利胆。

【适应证】主要用于慢性结石性胆囊炎、慢性胆囊炎及胆结石肝胆郁结、湿热胃滞证。

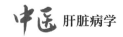

【肝病药理】

1. **利胆排石** 胆舒胶囊经大鼠十二指肠给药，能显著增加大鼠的胆汁分泌量，且有一定的剂量相关性，表明胆舒胶囊有明显的利胆作用。胆舒胶囊在增加胆汁分泌的同时，还能增加胆汁中胆汁酸的浓度，降低胆固醇的浓度，有利于防治胆固醇结石[31]。混合结石是由胆固醇和胆红素钙盐等组成的，研究发现薄荷油不仅能溶胆固醇层，也能作用于色素层。纯的薄荷油可将混合结石溶蚀到胆囊可自行排出的程度[32-33]。

2. **抗炎、解痉、镇痛** 胆舒胶囊对小鼠炎性足肿胀模型有明显的改善作用，在给药后60min、120min时间点测痛阈值明显增高，表明胆舒胶囊具有明显的抗炎、止痛作用[34]。胆舒胶囊能抑制豚鼠离体回肠的收缩活动，并能浓度依赖性地拮抗组胺或乙酰胆碱所致的肠管痉挛，表明胆舒胶囊具有解痉作用，这种抑制作用是非特异性的。在体实验中，胆舒胶囊对平滑肌运动也有抑制作用。

3. **抑制中枢神经系统** 胆舒胶囊灌胃或腹腔注射给药，小鼠很快出现深度醉酒状，40～60min逐渐恢复或出现死亡，表明胆舒胶囊吸收迅速，易通过血脑屏障，对中枢神经系统有抑制作用，但作用维持时间短。薄荷醇能加强戊巴比妥钠的中枢抑制作用，使小鼠入睡时间缩短，但对睡眠时间无影响，并认为可能与促进戊巴妥钠的吸收有关。胆舒胶囊本身有抑制中枢神经系统的作用[35]。

⊙ 茵栀黄口服液
（颗粒、注射液）

【组成】茵陈、栀子、黄芩苷、金银花提取物。

【功效】清热解毒，利湿退黄。

【适应证】用于湿热毒邪内蕴所致急性、慢性肝炎和重症肝炎（Ⅰ型）。也可用于其他型重症肝炎的综合治疗。用于肝胆湿热所致的黄疸，症见面目萎黄、胸肋胀痛、恶心呕吐、小便黄赤。

【肝病药理】本品具有清热、利湿、解毒、退黄、降低谷丙转氨酶、健肝等作用。

1. **保肝、利胆退黄** 茵栀黄注射液有退黄利胆、降酶消炎作用[36]，对D-氨基半乳糖（D-Gal）、四氯化碳（CCl₄）所致小鼠急性、大鼠慢性肝损伤均具有保护作用，减轻肝组织病变程度，并可明显提高小鼠网状内皮系统吞噬功能[37-38]。茵栀黄口服液可以改善非酒精性脂肪性肝炎（NASH）大鼠肝脏脂肪变、肝细胞气球样变、小叶炎症和纤维化，降低NASH大鼠血清转氨酶水平，其机制是通过抑制脂质合成与促进脂质氧化代谢、抑制氧自由基的产生以及抑制炎症相关蛋白和多种趋化因子来缓解NASH[39-40]。茵栀黄注射液可通过干预FXR上调BSEP利胆退黄治疗肝内胆汁淤积[41]。早期临床观察显示，茵栀黄注射液对重症肝炎Ⅰ型、急性黄疸性肝炎、慢性肝炎的退黄效果等方面均有较好的疗效，总有效率90%以上，且无副作用或不显副作用[42]。茵栀黄口服液联合常规疗法治疗新生儿黄疸，能显著提高胆红素水平下降率，降低胆红素水平，缩短黄疸持续时间，减少光疗发生率，提高有效率，而且不良反应轻微[43]。茵栀黄口服液和注射液均可降低肝损伤小鼠血清谷丙转氨酶和总胆红素水平，对肝细胞坏死具有相同的保护作用。口服液在一定剂量下可达到与注射液同等的保肝、降酶、退黄效果，并且口服剂型在临床应用上更为方便和安全[44-45]。

2. **消炎** 有研究显示，茵栀黄注射液用于治疗胆管蛔虫病总有效率100%，显示其有消炎利胆退蛔作用[46]；茵栀黄注射液能有效地治疗湿疹，认为与其具有抗炎、抗变态反应、抗菌作用有关[47]。

3. 免疫调节　茵栀黄口服液和茵栀黄注射液均能明显提高小鼠腹腔巨噬细胞的吞噬功能，表示本品可增强免疫功能[48]。

⊙ 消石利胆胶囊

【组成】醋北柴胡、青皮、黄芩、白芍、大黄、郁金、金钱草、海金沙、鸡内金（炙）、茵陈、姜黄、醋三棱、威灵仙。

【功效】疏肝利胆，行气止痛。

【适应证】清热解毒排石，用于慢性胆囊炎、胆囊结石、胆管炎、胆囊术后综合征及胆道功能性疾病。

【肝病药理】消石利胆胶囊可有效利胆溶石，使增厚的胆囊壁厚度明显缩减，有效缓解胆囊疼痛不适症状，治疗慢性胆固醇性结石性胆囊炎安全有效，其作用与熊去氧胆酸胶囊相当[49]。消石利胆胶囊联合熊去氧胆酸治疗单纯慢性胆囊炎患者，在改善一般临床症状、溶石效果上明显优于单一药物治疗[50]。消石利胆胶囊联合熊去氧胆酸治疗胆囊结石能有效缓解症状，改善胆汁淤积状态，缩小结石直径，抑制机体炎性反应[51]。

⊙ 消炎利胆片

【组成】穿心莲、溪黄草、苦木。

【功效】清热，祛湿，利胆。

【适应证】用于肝胆湿热引起的口苦、胁痛；急性胆囊炎、胆管炎。

【肝病药理】

1. 消炎利胆，溶石防石　消炎利胆片能显著降低 α- 萘异硫氰酸酯致大鼠胆汁淤积的程度，胆汁流量显著增加，肝脏功能改善，乳酸脱氢酶（LDH）、丙二醛（MDA）、肿瘤坏死因子（TNF-α）和细胞间黏附因子 -1（CAM-1）水平均显著降低，组织病理学均较模型组显著改善，其作用机制可能与抗氧化有关[52]。消炎利胆片对胆结石的形成有显著的抑制作用[53]。

2. 保肝消炎　利胆片可显著降低四氯

化碳（CCl_4）和 D- 半乳糖胺（D-Gal）所致的急性化学性肝损伤大鼠 GPT、GOT、ALP 水平及 TBA 和 TBIL 含量，病理检查结果也显示有明显的保肝作用[54]。消炎利胆片提取物对拘束负荷诱发小鼠应激性肝损伤有一定的减轻作用，其作用可能与缓解拘束负荷小鼠的氧化应激状态相关[55]。

3. 抗菌　以消炎利胆片配制的消炎利胆浸膏溶液的体外抗菌活性试验表明，消炎利胆片对大部分受试细菌有一定的抑菌作用。对痢疾杆菌的最低杀菌浓度较对金黄色葡萄球菌、大肠杆菌、沙门菌的最低杀菌浓度为低，表明消炎利胆片对痢疾杆菌的杀菌作用较强；同时测出消炎利胆片对铜绿假单胞菌无抑菌作用[56]。

⊙ 清肝利胆口服液

【组成】茵陈、金银花、栀子、厚朴、防己。

【功效】清利肝胆湿热。

【适应证】用于湿热蕴结所致的纳呆，胁痛，疲倦，乏力，尿黄，苔腻，脉弦。

【肝病药理】

1. 保肝利胆退黄　清肝利胆口服液具有降酶保肝作用，对四氯化碳所致小鼠急性肝损伤，可降低谷丙转氨酶含量，并可明显减少肝纤维组织增生，减少肝中央静脉周围炎症和灶性坏死的范围[57]。本品对大鼠酒精性肝损伤具有保护作用，可显著降低大鼠血清 GOT、GPT 的含量，大鼠肝组织中的过氧化脂质含量降低，肝组织病理学改变较肝损模型组显著减轻[58]。清肝利胆口服液治疗急性黄疸性病毒性肝炎有明显降酶、退黄疗效，明显改善临床症状，疗效确切[59-60]。清肝利胆口服液辅助光疗治疗新生儿高胆红素血症，治疗后直接胆红素、胆汁酸、γ- 谷氨酰转移酶水平明显下降，说明清肝利胆口服液祛湿利胆功效显著[61]。

2. 抑制病毒复制　清肝利胆口服液可

显著改善慢性乙型肝炎患者的临床症状，有明显的降酶、退黄作用，同时显示出对乙肝病毒复制具有一定的抑制作用[62]。

（庞杰、吕志平）

参考文献

[1] 朵德祥，马永祥.十五味赛尔斗丸治疗胆结石的临床研究[J].中国临床药理学杂志，2010，2（10）：737-739.

[2] 安中华，田永丰.十五味赛尔斗丸对急性胆囊炎临床症状缓解持续时间、炎性细胞和总胆汁酸影响的研究[J].河北医药，2014，36（21）：3288-3290.

[3] 孙芳云，赵勤，郝迎新，等.十五味赛尔斗丸抗内毒素作用实验研究[J].中药药理与临床，2012，28（5）：198-199.

[4] 张亚辉，周伏喜，卢放根.大黄素对大鼠非酒精性脂肪肝及其糖脂代谢紊乱的防治作用[J].海南医学，2013，24（5）：636-638.

[5] CHAROENTEERABOON J, NGAMKITIDECHAKUL C, SOONTHORNCHAREONNON N, et al. Antioxidant activities of the the standardized water extract from fruit of Phyllanthus emblica Linn[J].Songklanakarin J Sci Technol，2010，32（6）：599-604.

[6] 格格日勒，包勒朝鲁，那生桑.蒙药材手参研究概况[J].亚太传统医药，2013，9（10）：22-23.

[7] 蒋欢欢，张霞，闫玉洁，等.大黄利胆胶囊对胆囊结石患者胆汁成分的影响[J].海南医学，2016，27（21）：3490-3492.

[8] 唐素敏，李丽华，刘作高.大黄利胆胶囊辅助治疗急性胆囊炎48例疗效观察[J].山东医药，2008，48（8）：11.

[9] 周一鸣，邢开，丛林，等.大黄利胆胶囊联合熊去氧胆酸治疗肝内胆汁淤积症的疗效评价[J].北京医学，2015（3）：279.

[10] 和丽芬，杜俊蓉，余录，等.大黄利胆胶囊对大鼠酒精性脂肪肝的保护作用[J].中华全科医学，2012（11）：1663-1664.

[11] 江宇泳，林静，董培玲，等.大黄利胆胶囊治疗非酒精性脂肪性肝炎的临床研究[J].中国中西医结合杂志，2017，37（5）：539-542.

[12] 蒋允丽，陈光侠，孟勇，等.大黄利胆联合甘草酸二铵治疗非酒精性脂肪性肝炎疗效观察[J].齐齐哈尔医学院学报，2019，40（1）：29-31.

[13] 沈德凤，焦艳，沈洪宽，等.金钱草颗粒剂的药效学研究[J].黑龙江医药科学，2009，32（3）：8-9.

[14] 张平，李春田，马明，等.金钱草颗粒对胆囊结石患者血清CCK-A和VIP水平的影响[J].现代生物医学进展，2015，15（27）：5306-5308.

[15] 陈明，张鑫，李光云，等.金胆片对大鼠肝内胆汁淤积模型的预防作用[J].中国医院药学杂志，2013，33（4）：294-296.

[16] 陈月芳，李永金.金胆片的抗炎作用实验研究[J].江苏大学学报（医学版），2013，13（1）：24-25.

[17] 时红云，叶菊花，陈锐.金胆片对胆囊癌术后患者感染情况及免疫功能的影响[J].中医学报，2017，32（12）：2311-2313.

[18] 吴放.金胆片对胆总管探查术后胆汁内细菌抑制作用的临床观察[J].吉林医学，2012，33（26）：5682-5683.

[19] 朱培庭，徐长生，张静喆，等.中药胆宁片抑制胆色素类结石的研究[J].上海中医药杂志，1990（6）：1-6.

[20] 徐凤仙，汪惠群，刘力，等.胆宁片治疗气郁型胆石症的超微结构观察[J].上海中医药杂志，1990，24（11）：47-49.

[21] 王莉，丁丽丽，杨帆，等.胆宁片对胆汁瘀积小鼠肝脏转运体及代谢酶基因表达的影响[J].中成药，2013，35（7）：1385-1389.

[22] 柳润辉，陈忠梁，李铁军，等.胆宁片对实验性急慢性肝损伤的保护作用[J].药学实践

杂志，2007，25（3）：147-149.

[23] 杨英昕，朱培庭，张静喆，等.胆宁片对高脂模型大鼠脂肪肝及 PPARα、CYP7A1 表达的影响 [J].中国新药与临床杂志，2007，26（10）：721-726.

[24] 柳润辉，陈忠樑，徐瑞林，等.胆宁片对实验性脂肪肝的保护作用 [J].药学服务与研究，2007，7（3）：202-205.

[25] 孟紫芝，张永祥.胆石通胶囊治疗胆石症、胆囊炎 354 例疗效观察 [J].广东医学，1987，8（4）：53.

[26] 陈涛，谭德福，汪均植，等.胆石通胶囊防治胆石症的实验研究 [J].中国中医药科技，2004，11（1）：28-29.

[27] 吴文尧.胆清胶囊治疗急、慢性胆囊炎疗效观察 [J].中国中医急症，1997，6（4）：153-154.

[28] 许得盛，王文健.胆清胶囊治疗胆石症 95 例临床观察 [J].上海医药，2000，21（4）：17-18.

[29] 赵亮，史业东，邢飞，等.胆清胶囊联合熊去氧胆酸胶囊治疗胆囊结石的疗效观察 [J].现代药物与临床，2017，32（12）：2451-2455.

[30] 张志友，刘文生，李鹰，等.胆清胶囊联合熊去氧胆酸胶囊治疗保胆取石术后结石复发的临床效果 [J].中国医药导报，2018，15（32）：121-124.

[31] 山原條二，桑树荣.关于薄荷利胆作用的生物活性成分的研究 [J].中医药信息，1986（2）：39-40.

[32] 田青平，董红伟.混合型结石在纯的薄荷油中的溶石研究 [J].山西医科大学学报，2000，31（1）：36.

[33] 楚人俊，张家碧，蒋明德，等.胆舒治疗胆道感染胆石症的临床及药理研究 [J].临床肝胆病杂志，1991，7（4）：207-208.

[34] 苗万，白利萍，李有才，等.胆舒胶囊的镇痛抗炎研究 [J].中国药物与临床，2012，12（3）：323-324.

[35] 陈光亮，姚道云，汪远金，等.胆舒胶囊主要药效学实验研究 [J].中国中医药科技，2001，8（2）：86-87.

[36] 雷波，陈德永，李惠敏，等.中药 6912 注射液退黄降酶的实验研究 [J].中西医结合肝病杂志，1998，8（3）：161-162.

[37] 李贵海，朱建伟，吴丽丽.茵栀黄颗粒的保肝作用研究 [J].中药材，2001，24（5）：353-355.

[38] 郭青龙，郭殿武，陈真.茵栀黄注射液保肝作用的实验研究 [J].中国药科大学学报，2001，32（6）：440-443.

[39] 刘晓琳，信丰智，杨蕊旭，等.茵栀黄口服液对非酒精性脂肪性肝炎大鼠肝脂肪变的保护作用研究 [J].实用肝脏病杂志，2018，21（3）：380-383.

[40] 刘晓琳，信丰智，杨蕊旭，等.茵栀黄口服液治疗非酒精性脂肪性肝炎大鼠的机制研究 [J].中国中西医结合杂志，2018，38（11）：1356-1362.

[41] 吴海滨，佘世锋，兰绍阳.基于 FXR 探讨茵栀黄注射液利胆退黄的机制研究 [J].辽宁中医杂志，2016，43（4）：845-848.

[42] 钱百炎.重症肝炎药物——茵栀黄注射液的试制 [J].医药工业，1977（6）：13-16.

[43] 韩姗姗，陈文霞，苏素静，等.基于 GRADE 系统的茵栀黄口服液联合常规疗法治疗新生儿黄疸的循证分析 [J].中成药，2019，41（2）：321-326.

[44] 何杰，白敬羽.口服茵栀黄对黄疸型肝炎患者的疗效观察 [J].中成药，1995，17（7）：23-24.

[45] 刘国华，王健，范学林.茵栀黄口服液对实验性肝损伤的药理作用及毒性研究 [J].中药新药与临床药理，1995，6（2）：28-30.

[46] 李建军.茵栀黄注射液治疗胆道蛔虫症 45 例报告 [J].交通医学，1995，9（3）：33.

[47] 孙虹.茵栀黄注射液治疗湿疹的临床疗效观察 [J].临床皮肤科杂志，2003，32（7）：419-420.

[48] 杨彬，潘伟娜，钱建平，等．茵栀黄口服液的药效研究 [J]．中成药，1996，18（4）：34-35.

[49] 谢江，周明忠，蒙谦，等．消石利胆胶囊与熊去氧胆酸胶囊治疗慢性胆固醇性结石性胆囊炎的疗效比较 [J]．中国药房，2016，7（35）：4965-4967.

[50] 胡荣荣．消石利胆胶囊联合优思弗治疗慢性胆囊炎、胆囊结石的临床疗效观察 [D]．长春：吉林大学，2017.

[51] 刘彤，李楠，李栋，等．消石利胆胶囊联合熊去氧胆酸治疗胆囊结石临床研究 [J]．中国药业，2019，28（8）：30-32.

[52] 刘方乐，林朝展，赵威，等．消炎利胆片对ANIT致肝内胆汁淤积大鼠模型的干预作用 [J]．中药材，2016，39（4）：898-901.

[53] 唐干益，李安，李敏，等．消炎利胆片防治胆结石实验研究 [J]．新中医，2015，47（9）：211-213.

[54] 叶木荣，长尾由纪子，李楚源，等．消炎利胆片防治大鼠急性肝损伤的实验研究 [J]．中成药，2006，28（11）：1616-1619.

[55] 尹小萍，栗原博，宝丽，等．消炎利胆片提取物对小鼠应激性肝损伤的影响 [J]．中国中西医结合杂志，2009，29（2）：143-147.

[56] 辛美任．消炎利胆片的体外抗菌活性试验 [J]．广东药学院学报，2003，19（4）：340-341.

[57] 王莉珍．清肝利胆口服液降酶保肝作用的实验研究 [J]．河南中医药学刊，2000，15（2）：15-16.

[58] 王珏，周可军．清肝利胆口服液对酒精性肝损伤的保护作用 [J]．中国医药导报，2011，8（3）：54-55.

[59] 何晶，李亚力，丁波，等．清肝利胆口服液治疗急性黄疸型甲型肝炎42例临床分析 [J]．山东医药，2002，42（28）：37.

[60] 杨汝磊，梁丽莉，闫卫红．清肝利胆口服液治疗急性黄疸型病毒性肝炎疗效观察 [J]．光明中医，2008，23（10）：1532.

[61] 闫凤林，刘亚丽．清肝利胆口服液辅治新生儿高结合胆红素（高直接胆红素）血症疗效观察 [J]．儿科药学杂志，2006，12（1）：58.

[62] 李常青，温韶，詹少锦．清肝利胆口服液治疗慢性乙型肝炎45例疗效观察 [J]．新中医，2004，36（4）：38-39.

第九篇 现代验方

第一章 抗病毒方

⊙ 乙肝六号方

【来源】湖北中医学院（现湖北中医药大学）脏象肝病研究所。

【组成】茵陈、虎杖、枸杞子、制首乌、菟丝子、白花蛇舌草、丹参等12味药组成。

【功效】清热解毒，补肾祛邪。

【方解】乙肝六号方是王伯祥教授等主持的国家科委"七五"国家重点攻关课题的研究成果，是依据清热解毒、补肾祛邪之法，采用有明显抗病毒及提高机体免疫力的12味中药组成。方子由清热利湿解毒、补益肝肾两部分组成：一部分以茵陈、虎杖、白花蛇舌草等清热利湿、解毒祛邪为主，另一部分以枸杞子、制首乌、菟丝子等健脾补肾扶正为主。方中稍佐活血化瘀药如丹参等以推陈出新。全方共奏清热解毒、补肾祛邪之功。

【肝病药理】本方可显著降低血清 GPT 活性，抑制白蛋白含量下降，降低肝组织 Hyp 含量，有较显著的抗慢性肝损伤及一定的抗肝纤维化作用；在抗损伤、保护肝功能方面优于秋水仙碱，在预防肝纤维化方面与秋水仙碱相当[1]。

本方具有促进肝细胞修复并增强其功能、保护肝细胞膜和抑制病毒复制的综合作用。可促进正常肝细胞 DNA 和 RNA 合成，降低培养上清中 GOT、GPT 含量；可改变 Dane 颗粒和管型结构，同时使 DNA-P 活性下降，抑制 PLC/PRF/S 细胞对 HBsAg 的表达，其抗 HBV 的机制主要是作用病毒外壳和抑制其复制过程，对 DNA 分子超螺旋结构没有直接损伤作用[2]。

本方与抗乙肝免疫核糖核酸联用，具有协同作用，能提高患者免疫功能，促进肝细胞修复，增强机体的抗病毒能力，促进病毒血清标志物转阴[3]。

本方联合拉米夫定使用，其抑制病毒复制能力、恢复肝功能、降低复发率等疗效均优于单用拉米夫定组，尤其在 HBeAb 阳转，降低复发率方面与拉米夫定组相比有显著性差异[4]。

⊙ 白花香莲解毒方

【来源】广西中医药大学第一附属医院。

【组成】白花蛇舌草30g，三叶香茶菜20g，黄花倒水莲15g，排钱草15g。

【功效】清热利湿，活血解毒。

【方解】本方根据壮医药"三道两路三气""解毒补虚"理论及"主药、公药、母药、帮药"的配伍原则组方。白花香莲解毒方中白花蛇舌草为主药，具有清热利湿解毒之效；三叶香茶菜为母药，清热解毒，配合主药增强祛邪排毒、清利湿热的作用；黄花倒水莲为公药，益气补虚，健脾利湿，活血祛瘀；排钱草味淡苦，性平，入肝脾经，具有清热解毒之功，为帮药及引药。诸药合用，共奏攻毒、补虚、疏三道、通两路之功效。

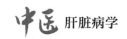 肝脏病学

【肝病药理】拮抗脂质过氧化损害、降低 CD4+/CD25+/Treg 比例以及恢复机体对 HBV 的特异性免疫功能[5-6]。修复肝细胞，降低血清转氨酶水平[7-8]。抑制 HBV 复制及 HBsAg、HBeAg 表达[9-10]。

⊙ 补肾清透方

【来源】广州中医药大学附属深圳医院。

【组成】印度叶下珠 30g，菟丝子 10g，淫羊藿 30g，女贞子 15g，旱莲草 15g，柴胡 10g，白芍 10g，枳实 10g，桃仁 10g，甘草 5g，虎杖 15g。

【功效】解毒利湿，益肾活血。

【方解】补肾清透方为国家"十一五"科技重大专项研究成果。本方是以晚清温病学家柳宝诒"肾虚伏气"理论为指导，总结慢性乙肝"肾虚湿热毒邪内伏肝血"的病机特点而创立的方剂。方中菟丝子、淫羊藿、女贞子、旱莲草固补肾精，肾精足可鼓邪外出；叶下珠、虎杖针对病因"里热之邪"清热解毒；柴胡、白芍、枳实、甘草为四逆散，透邪外出，使内伏之邪循经外出。湿热之邪内伏肝血，邪与血相结，瘀结不解，故以桃仁活血化瘀。全方补中有清，清中有透，合清、透、活、补为一体，共奏益肾活血、清热解毒利湿之功。

【肝病药理】显著降低慢性 HBV 携带者血清 HBV-DNA 水平，可能与恢复特异性 T 细胞免疫功能有关[11]。改善机体免疫状态，打破机体免疫耐受，恢复 T 细胞的功能，促进机体生成更多的 Th1 细胞因子以介导细胞免疫应答[12-13]。显著升高 CD4+、CD4+/CD8+ 水平，降低抑制性 T 细胞（Ts）的活性，对细胞免疫功能具有增强作用[14]。

⊙ 肝乐胶囊

【来源】洛阳市中心医院院内制剂。

【组成】黄芪 15g，茵陈 30g，虎杖 20g，白花蛇舌草 30g，贯众 15g，土茯苓 20g，橘红 20g，板蓝根 30g，丹皮 12g，柴胡

12g，茯苓 20g，薏苡仁 20g，连翘 15g，甘草 6g。

【功效】清热解毒，疏肝理气，化湿活血。

【方解】方用茵陈、白花蛇舌草、贯众、土茯苓、板蓝根等清热解毒，用柴胡疏肝理气；用茯苓、薏苡仁、橘红等化湿祛痰；丹皮、虎杖凉血活血；并加用黄芪益气健脾，扶助正气以祛邪外出。全方共奏清热解毒、疏肝理气、化湿活血之功。

【肝病药理】修复肝脏损害，降低血清中谷丙转氨酶和谷草转氨酶水平[15-16]。抑制乙肝病毒繁殖，促进 HBV 转阴[16-17]。

⊙ 护肝抗原丸

【来源】南方医科大学中医药学院。

【组成】柴胡 15g，丹参 15g，赤芍 10g，虎杖 10g，重楼 10g，溪黄草 15g，黄芪 30g，刺五加 15g，女贞子 15g，五味子 10g。

【功效】清热利湿，疏肝解毒，益气养阴。

【方解】慢性乙型肝炎属中医胁痛、肝着范畴，多病程缠绵，迁延难愈。因肝受湿热邪毒侵袭日久，气机郁滞，疏泄失常，络脉阻滞，形成肝郁血滞的病理改变，加之湿热郁久，气阴耗伤，故在临床表现上往往又呈余邪未尽、正气又虚之候。故应采取清热利湿、疏肝化瘀、益气养阴的方法进行治疗。护肝抗原丸中虎杖、重楼、溪黄草清热解毒祛湿，为君药；丹参、赤芍凉血化瘀，黄芪、刺五加补气健脾，女贞子、五味子滋阴养肝，共为臣药；佐以柴胡疏肝解郁，引药入肝为使。全方共奏清热利湿、疏肝解毒、益气养阴之功效。

【肝病药理】促进胆汁分泌，降低血清胆红素、转氨酶水平；调控体液免疫、消除免疫复合物损害，减少肝内炎症细胞浸润，抑制纤维组织增生；增强网状内皮系统和吞噬细胞功能，提高细胞内 cAMP 的浓度，促进干扰素的生成；增加肝糖原的生成，促进肝细胞合成蛋白质，具有明显

的保肝和降低谷丙转氨酶的作用[18-19]。

⊙ 茵黄清木合剂

【来源】武汉市第一医院院内制剂。

【组成】茵陈 45g，黄芪 22.5g，虎杖 35g，当归 32.5g，鱼腥草 45g，党参 25g，醋延胡索 25g，炒栀子 22.5g，板蓝根 45g，柴胡 22.g，田基黄 45g，紫花地丁 22.5g，白花蛇舌草 45g，炙甘草 75g，蜂蜜 500g，以上诸药加 6 倍体积的水量煎煮，共浓缩制成 1 000ml 的药液。

【功效】清热解毒，健脾益气，疏肝理气。

【方解】方中茵陈、栀子、田基黄清热利湿退黄，为君药；虎杖、鱼腥草、板蓝根、紫花地丁、白花蛇舌草可加强君药清热解毒之功，共为臣药；柴胡、当归、延胡索疏肝理气活血，党参、黄芪、蜂蜜健脾益气扶正，为佐药；炙甘草为使，补脾益气护肝，调和诸药。全方共奏清热解毒、健脾益气、疏肝理气之功。

【肝病药理】抑制乙肝病毒的复制活性，降低 HBV-DNA 水平[20]；增强自然杀伤细胞杀伤活性、巨噬细胞吞噬功能及脾淋巴细胞的增殖反应，提高血清 IL-2 和 IFN-γ 的水平，增强机体的免疫调节作用[21]；抑制肝星状细胞活化，调节相关细胞因子水平，修复肝细胞损伤[21]。

⊙ 复方黄芪颗粒

【来源】中国人民解放军第 302 医院。

【组成】生黄芪，制何首乌，丹参，郁金，虎杖，重楼，地耳草，北豆根，猪苓，女贞子。

【功效】清热利湿解毒，健脾补肾，疏肝活血。

【方解】虎杖、重楼、地耳草、北豆根、猪苓可清热利湿解毒，为君药；生黄芪益气健脾，制何首乌、女贞子补肝益肾，丹参活血祛瘀，郁金疏肝理气，共为臣药。全方清热解毒利湿以祛邪为主，健脾益气、补益肝肾以扶正为辅，兼以疏肝行气活血，共奏扶正祛邪之功。

【肝病药理】降低乙肝病毒的复制水平，促进 HBsAg 转阴；适当延长疗程可以进一步提高其临床疗效，能更有效地抑制 HBV 病毒复制、恢复肝功能[22-23]。增强吞噬系统功能，促进淋巴细胞转化，诱导干扰素生成[23]。修复肝脏功能，降低血清中谷丙转氨酶和谷草转氨酶的水平[23-24]。可在蛋白水平增强 MMP-13 酶蛋白的表达，同时抑制 TIMP-1 酶蛋白的表达，促进 ECM 的降解，从而达到逆转肝纤维化之疗效[25]。能够抑制 HSC 的活化，降低活化 HSC 的数量，从而减少 ECM 的持续生成，达到抗肝纤维化的作用[26]。

⊙ 强肝解毒汤

【来源】开封市中医院。

【组成】薏苡仁 30g，豆蔻 10g，板蓝根 30g，厚朴 12g，丹参 20g，菊花 12g，茯苓 15g，枸杞子 20g，黄精 20g，当归 15g，草河车 30g。

【功效】化湿解毒，疏肝散郁，健脾益肾。

【方解】方中薏苡仁甘淡凉，归脾胃肺经，清利湿热为君；配以厚朴、豆蔻、茯苓等以健脾渗湿，板蓝根、草河车、菊花等清热解毒，枸杞子、黄精、当归等补肝益肾。丹参以活血化瘀，调畅气血。共奏清热化湿解毒、补肾活血之功效。

【肝病药理】减轻肝细胞炎症活动度，明显改善肝功能，延长肝细胞的寿命，促进肝细胞的再生[27]；降低血清 GPT、GOT、TBIL 水平，促进 HBV-DNA 转阴[28]。

⊙ 慢肝 1、2 号方

【来源】上海中医学院附属曙光医院。

【组成】慢肝 1 号方：巴戟天、肉苁蓉、桑寄生、大生地、紫丹参、虎杖根等。慢肝 2 号方：巴戟天、肉苁蓉、桑寄生、紫丹参、虎杖根、白花蛇舌草等。

【功效】清热解毒，活血化瘀，补益肝肾。

【方解】慢肝1、2号方是上海曙光医院王灵台教授等主持的国家科委"七五"国家重点攻关课题的研究成果。慢性肝病多见正邪相搏、虚实夹杂，其病机不外湿、热、毒、瘀和虚，慢性肝病迁延期尤以虚损突出，而且其中肾虚占重要地位，根据慢性肝病这一病机特点，王灵台教授等以补肾为主立法，创立慢肝1、2号方，取得良好临床疗效。慢肝1、2号方均由补肾、解毒、活血药组成，但药味或剂量各有偏重。慢肝1号方以补肾药为主，适用于病情稳定、肾虚较为明显的患者，临床以神疲、乏力、头昏、耳鸣、畏寒、腰酸膝软、遗精/月经不调、舌淡胖、苔薄、边有齿印、脉细等表现为特点。慢肝2号方补肾药味减少，剂量减轻，加重了清热解毒药，适用于湿热未尽、病情有轻度活动的患者，临床以低热、口干苦、尿黄、胁痛、膝软、舌苔白腻或薄黄、脉滑数等肝功能异常（胆红素、谷丙转氨酶升高）为特点。

【肝病药理】提高HBeAg和HBV-DNA的近期转阴率[29]；可提高患者的特异性及非特异性免疫功能，抑制乙肝病毒的复制[29]。补肾为主的方法对HBVM的远期疗效优于清热解毒为主的治法[29]。

（贺松其、张国华）

参考文献

[1] 张建军，盛国光，王伯祥.乙肝六号冲剂抗慢性肝损伤及肝纤维化作用的实验研究[J].中药药理与临床，1996（2）：40-41.

[2] 王伯祥，李延福，李景渊，等."乙肝六号"抗肝炎作用机制的实验研究[J].中西医结合肝病杂志，1991（2）：16-18.

[3] 韦怡，胡肃平，李平.乙肝六号片联合抗乙肝IRNA治疗慢性乙型肝炎[J].中西医结合肝病杂志，1997（3）：162-163.

[4] 李平，韦长江.乙肝6号片与贺普丁联用治疗慢性乙型肝炎48例[J].中西医结合肝病杂志，2005，15（4）：241-242.

[5] 李媛，邱华，官志杰，等.白花香莲解毒方联合恩替卡韦治疗慢性乙型肝炎疗效分析[J].世界最新医学信息文摘，2018，18（6）：150-151.

[6] 龙富立，邱华，张荣臻，等.白花香莲解毒方联合西药治疗重度慢性乙型肝炎疗效观察[J].上海中医药杂志，2013，47（8）：39-41.

[7] 邱华，陈月桥，石清兰.白花香莲解毒方对HepG2.2.15细胞HBV表达和复制的影响[J].中华中医药杂志，2012，27（12）：3228-3230.

[8] 邱华，毛德文，韦艾凌，等.白花香莲解毒方联合阿德福韦酯治疗HBeAg阳性慢性乙型肝炎的临床研究[J].中国中西医结合杂志，2012，32（2）：176-179.

[9] 邱华，毛德文，龙富立，等.白花香莲解毒颗粒对HBV全基因组1.3倍体细胞模型病毒复制与表达的影响[J].中西医结合肝病杂志，2018，28（6）：345-348.

[10] 林英辉，李明芬，潘爱萍.白花香莲解毒方对于乙型肝炎细胞的抑制作用[J].基因组学与应用生物学，2017，36（1）：60-63.

[11] 刘心亮，熊益群，周大桥，等.补肾清透方治疗慢性乙型肝炎患者血清HBV载量及标志物的变化研究[J].现代检验医学杂志，2012（1）：130-131.

[12] 邢宇锋，童光东，贺劲松，等.补肾清透方对慢性HBV携带者血清免疫因子的作用[J].传染病信息，2012，25（3）：158-160.

[13] 刘心亮，熊益群，周大桥，等.补肾清透方对慢性乙肝HBeAg阳性患者血清IL-2、IL-4、IL-10、TNF-α和IFN-γ的影响[J].国际检验医学杂志，2014，35（5）：565-571.

[14] 刘心亮，熊益群，周大桥，等.补肾清透方治疗慢性乙肝e抗原阳性患者外周血T淋巴细胞亚群的变化[J].实验与检验医学，2012，

30（2）：163-165.

[15] 孙蕊，刘世超.肝乐胶囊的制备与临床应用[J].医药导报，2003（4）：268-269.

[16] 李克强，宋倍，史学军.肝乐胶囊治疗慢乙型肝炎 168 例临床观察 [J].现代中医药，2003（3）：23-25.

[17] 李克强.肝乐胶囊治疗慢性乙型肝炎 [J].河南中医，2002（5）：47-48.

[18] 高家信，徐永芳.护肝抗原丸治疗慢性乙型肝炎 80 例临床观察 [J].深圳中西医结合杂志，1997（4）：15-40.

[19] 魏凤环，陈敏婷，沈群，等.护肝抗原胶囊质量标准研究 [J].辽宁中医药大学学报，2017，19（1）：71-74.

[20] 付亚，李桂珍.茵黄清木合剂治疗肝胆湿热型免疫耐受期乙型肝炎病毒携带者的临床观察 [J].河北中医，2017，39（11）：1637-1640.

[21] 付亚.茵黄清木合剂干预乙肝免疫耐受状态的临床疗效及病毒学效应 [D].武汉：湖北中医药大学，2018.

[22] 李筠，杨慧银.复方黄芪颗粒治疗慢性乙型肝炎疗效与疗程的相关性 [J].中医杂志，

2006（10）：763.

[23] 李筠，杨慧银.复方黄芪颗粒治疗慢性乙型肝炎疗程与疗效关系分析 [J].中西医结合肝病杂志，2006，16（4）：199-203.

[24] 李筠，易毛，张敏，等.复方黄芪颗粒治疗慢性乙型肝炎 60 例临床研究 [J].中医杂志，2003（5）：358-359.

[25] 张弢，李筠，赵景民，等.复方黄芪颗粒抗肝纤维化机制的实验研究 [J].中西医结合肝病杂志，2005，15（6）：351-353.

[26] 张弢，李筠，赵景民，等.复方黄芪颗粒对肝纤维化大鼠 α-SMA 蛋白表达的影响 [J].实用中医内科杂志，2007，21（4）：22-23.

[27] 李楠，宋振民.强肝解毒汤联合复方甘草酸苷治疗慢性乙型肝炎疗效观察 [J].中国现代医生，2010，48（28）：104-105.

[28] 史海立，赵庆华.强肝解毒汤配合苦参素治疗慢性乙型肝炎 60 例 [J].光明中医，2007（7）：52-53.

[29] 王灵台，陈建杰，张鸿祥，等.慢肝方治疗慢性活动性乙型肝炎 197 例临床观察 [J].中医杂志，1989，30（2）：27-29.

第二章　抗炎保肝方

⊙ 灵猫方

【来源】上海中医药大学曙光医院。

【组成】黄芪 15g，女贞子 15g，淫羊藿 15g，猫爪草 15g，胡黄连 9g，青皮 9g。

【功效】补肾养肝，清热利湿。

【方解】灵猫方为上海中医药大学曙光医院高月求团队的科研成果，方中胡黄连入血分清热，于此正切合病机；黄芪、淫羊藿补肾壮阳，联合女贞子补肾益精、扶助正气以祛邪外出；胡黄连和猫爪草合用清

热利湿、凉血解毒，祛除肝胆滞留之疫毒湿热，辅以女贞子入肾除热，使邪气去而正气复；肝主疏泄，喜条达而恶抑郁，湿热邪毒蕴积肝脏，则肝失条达，故用青皮疏肝，条达肝气，以恢复肝主疏泄的生理功能。全方以扶正为主，祛邪为辅，诸药配伍，补肝益肾、清湿热、祛疫毒，具有扶正不留邪、祛邪不伤正的特点。

【肝病药理】对 ANIT 小鼠急性肝损伤和 CCl_4 大鼠急性肝损伤均有保肝降酶作用 [1]。抑制肝细胞内 La 蛋白的表达而促进

pgRNA、sRNA 和 cccDNA 的降解，从而抑制 HBV 的复制；抑制肝细胞 HBsAg、HBeAg 表达，与恩替卡韦联用有增效作用[2-4]。促进 pHBV1.3 质粒转染 HepG2 细胞的 I、III 型干扰素产生，增强天然免疫功能，从而抑制 HBV 复制[5]。可通过降低肝组织纤维化蛋白的表达发挥抗肝纤维化的作用[6]。

⊙ 肝炎合剂 1 号

【来源】江苏省连云港市中医院。

【组成】茵陈 30g，栀子 10g，威灵仙 30g，六月雪 15g，生大黄（后下）10g，败酱草 20g，垂盆草 20g，田基黄 20g，赤芍 15g，党参 20g，薏苡仁 20g，焦山楂 15g，炒神曲 15g，清黄散 2g（另服）。

【功效】保肝利胆，清热解毒，健脾和胃。

【方解】肝炎合剂 1 号针对肝胆湿热型急性黄疸性肝炎的病因病机而设，以祛邪为主，扶正为辅，其功能清热解毒，利湿退黄，并兼顾肝胆脾胃功能。方中茵陈、垂盆草、田基黄能清热除湿、退黄疸；山栀清热利尿，凉血解毒；六月雪与败酱草均能清热解毒，两药有保肝利胆作用；大黄功能清热通肠，凉血解毒；赤芍清热凉血、化瘀解毒；党参、薏苡仁补中益气，健脾渗湿；焦山楂、神曲消食和胃；清黄散由青黛和明矾组成，配之可加强清肝退黄之功。诸药合用，湿去热清，肝胆疏利，中焦枢机恢复，邪却而病去。应用于急性黄疸性肝炎治疗，具有较好的疗效。

【肝病药理】具有降低急性黄疸小鼠血清胆红素、转氨酶水平和改善肝脏组织损伤的作用。可增加胆汁分泌，促进胆红素代谢及肝细胞再生，稳定肝细胞膜，防止肝细胞变性[7-9]。

⊙ 肝乐颗粒

【来源】安徽中医药大学第一附属医院。

【组成】柴胡 10g，黄芪 20g，薏苡仁 30g，白芍 15g，白术 15g，猪苓 15g，茯苓 15g，泽兰 10g，板蓝根 15g。

【功效】疏肝理脾，活血解毒。

【方解】方以柴胡一味疏肝解郁、疏泄条达；黄芪性甘温，善入脾经，为补气健脾要药，二者共奏调和肝脾、疏泄气机之效，合为君药。白芍能"于土中泻木"，可养血敛阴，柔肝缓急以止痛，柴胡与白芍一辛一酸，一散一收，疏肝之时无劫阴之弊；白术长于补气以复脾运，益气健脾；茯苓甘淡平和，善入脾经，能健脾补中，又可渗湿利水，扶正祛邪并用；薏苡仁、猪苓可助茯苓健脾渗湿之效，白术、茯苓亦"助土德以升木也"，白术、茯苓、薏苡仁、猪苓助黄芪补脾益气之功。以上五味疏肝理气、健脾补中，是为臣药。泽兰辛散苦泄温通，与白芍同用可活血化瘀，全方疏肝健脾、扶正祛邪，组方严谨，诸药配合，使肝气疏、脾气复，为肝郁脾虚型肝病要方。

【肝病药理】抑制血清中 TNF-α、IL-1、IL-6 的产生与肝脏 TGF-β1 蛋白和结缔组织生长因子（CTGF）mRNA 的表达，促进血清中 IL-10 的生成，起到抗炎的作用[10-11]；降低肝纤维化大鼠血清中 GPT、GOT、MDA 和 Hyp 的含量，升高 SOD 水平，修复肝组织损伤，其机制可能与抗机体脂质过氧化有关[12-13]。能明显降低 NF-κB 在肝纤维化大鼠肝脏中的表达，同时抑制肝纤维化大鼠肝组织中 TNF-α mRNA 的表达[13]。抑制肝纤维化大鼠 TIMP-1 的表达；降低升高的 HA、LN、P III NP、C IV 水平，提示本方具有抗肝纤维化作用[14-15]。

⊙ 肝荣汤

【来源】山东省中医院。

【组成】柴胡、郁金、黄连、黄芩、白芍、赤芍、夏枯草、茵陈、败酱草、茯苓、黄芪、白豆蔻、鸡内金、焦神曲、甘草。

【功效】疏肝健脾，活血解毒，化痰散结。

【方解】方中柴胡在经主气以达阳气，在脏主血以达阴气，宣畅气血，旋转枢机，畅郁阳而化滞阴乃能疏肝解郁；且郁金为血中之气药，既能解气分之郁，又能散血分之瘀，使气顺血行；炒白芍养阴柔肝安脾以养肝体，黄芪益气健脾，四药共为君，相互配伍，使脾气得健、肝气得畅。败酱草、茵陈、黄芩、黄连清热解毒利湿，赤芍活血通络、凉肝清热，共为臣药。茯苓、白豆蔻健脾行气渗湿，醋鸡内金、炒神曲健脾消食和胃、燥土利水，并为佐药。如此用清气、利水、燥土三法，则痰湿自去，脾胃复运，不竭生化之源。甘草为使，调和诸药。诸药合用，力专效宏，共奏疏肝健脾、活血解毒、化痰散结之功效。

【肝病药理】上调血红素氧合酶 1 及胆绿素还原酶 A 的表达，清除自由基，修复组织氧化损伤，保护肝细胞[16]；改善肝脏血流，增加血清蛋白含量，提高补体 C3 和 CIC 的表达；对四氯化碳所造成的小鼠肝脏急性损伤有良好的保护作用[17-18]。

⊙ 补肾解毒健脾冲剂

【来源】广州中医药大学附属深圳医院。

【组成】淫羊藿、杜仲、怀牛膝、黄芪各 15g，枸杞子、金银花、白术、茯苓、枳壳、郁金各 10g，苦味叶下珠 30g，丹参 20g，三七 5g。

【功效】补肾健脾，清热解毒，活血疏肝，行气利湿。

【方解】方中杜仲补肝肾、强筋骨、降血压、安胎；淫羊藿补肾阳、祛风湿；黄芪具有补气固表、利尿托毒、排脓、敛疮生肌等功效；怀牛膝具有活血散瘀、祛湿利尿、清热解毒等功效；金银花可宣散风热、清热解毒；枸杞子具有降低血糖、抗脂肪肝作用，并能抗动脉粥样硬化；茯苓

具有渗湿利水、健脾和胃、宁心安神的功效；白术可健脾益气、燥湿利水、止汗；郁金具有行气解郁、凉血破瘀的功效；枳壳具有破气、行痰、消积等功效；丹参具有活血调经、祛瘀止痛、凉血消痈、清心除烦、养血安神等功效；苦味叶下珠可利水通淋、清热解毒、杀虫止痒、祛痰通经、清肝明目；三七具有散瘀止血、消肿定痛之功效。诸药合用可以集补、清、活三法于一体，共同发挥补肾健脾、清热解毒、活血疏肝、行气利湿的作用。

【肝病药理】能有效降低高危结局的 HBV 免疫耐受患者血清中的 HBV-DNA 水平[19]；提升慢性 HBV 携带者血清 Th1 细胞因子 IL-12 和 IFN-γ 的水平，降低 Th2 细胞因子 IL-4 和 IL-10 的水平，有效改善机体免疫功能，打破机体免疫耐受，恢复 T 细胞的功能[20-21]。能有效减轻肝细胞炎症活动，对肝纤维化也有一定改善作用[20]。

⊙ 参仙乙肝灵

【来源】湖南中医药大学第一附属医院。

【组成】黄芪 20g，党参 20g，淫羊藿 15g，女贞子 15g，枸杞子 15g，白花蛇舌草 20g，虎杖 15g，丹参 15g，郁金 10g，薏苡仁 30g，白芍 15g，甘草 10g。

【功效】补脾益肾，清热解毒，活血化瘀。

【方解】方中生黄芪益气健脾为君，并具有增强免疫功能、改善肝脏供血、防止肝糖原减少、促进肝脏分化增殖、抗病毒作用，党参、淫羊藿益气健脾，枸杞子、女贞子滋补肝肾之阴，白花蛇舌草、虎杖、薏苡仁等能清热解毒，白芍柔肝止痛，配以丹参、郁金疏肝理气、活血化瘀，甘草清热解毒、调和诸药为使。全方具有补脾益肾、清热解毒、活血化瘀之功效。

【肝病药理】减少趋化因子受体（CXCL9、CXCL10）和金属蛋白酶（MMPs）的生成，抑制炎症细胞在肝脏聚集，修复肝脏损害[22-24]。调控树突状细胞的成熟、活化

以及迁移能力，使其能在体内有效地加工和递呈病毒抗原，激发有效的针对 HBV 的细胞免疫应答[25]。能有效抑制病毒复制，提高 HBeAg 阴转率，下调针对 HBV 病毒的 $CD8^+T$ 细胞反应，减轻肝细胞损伤[26]。

⊙ 清肝冲剂

【来源】上海中医药大学附属曙光医院。

【组成】猫人参 30g，黄芩 15g，柴胡 15g，白术 15g、刘寄奴 15g。

【功效】清热解毒，疏肝健脾，利湿化瘀。

【方解】本方主治慢性丙型肝炎，是陈建杰等主持的"九五"攻关课题研究成果。方中以猫人参清热解毒，黄芩清热燥湿，并加强解毒功效；柴胡疏肝解郁，白术甘温燥湿、健脾益气，有扶正固本之功；刘寄奴破血通经，散瘀止痛。全方以清热解毒化湿为主，兼顾到丙型肝炎患者存在着病情迁延、易反复的特点，佐以理气和中健脾之品，诸药配合既可清热解毒、燥湿化瘀，又可理气和中、健脾补气。攻补兼施，寒湿并用，不论丙肝属阴毒湿邪或湿热阳毒，对"毒瘀痰湿内蕴，气滞肝郁脾虚"之慢性肝病患者均可适用。

【肝病药理】本方可抑制肝细胞坏死或凋亡，改善点灶坏死、碎屑坏死和血窦塌陷；能明显减轻慢性丙型肝炎肝组织炎症，能减轻或逆转肝纤维化[27]。本方有明显的保肝和抗病毒作用。半年内 GPT、GOT 复常率分别为 60% 和 52.9%。一年时随访 GPT、GOT 复常率达 88%。血清透明质酸（HA）、Ⅳ型胶原（CⅣ）显著下降；HCV RNA 阴转率为 30.71%；61.1% 的患者病毒含量明显下降[28]。本方对 CCl_4 和 D-氨基半乳糖造成小鼠急性肝损伤模型具有改善肝功能、减轻肝脏病理损害的作用[29]。本方丙肝病毒 RNA（HCV RNA）转阴率与干扰素相仿[30]。

⊙ 清肝解毒片

【来源】山东省济南市中医院。

【组成】茵陈 30g，田基黄 20g，板蓝根 15g，黄芩 9g，连翘 9g，生甘草 3g，丹参 9g，郁金 15g，嫩白蔻 9g，柴胡 9g。

【功效】清热利湿解毒，疏肝解郁活血。

【方解】方中茵陈清热利湿，板蓝根清热解毒，二药共为君药；黄芩、田基黄和茵陈可清热利湿、泻火解毒，为臣药；连翘、生甘草、丹参、郁金、嫩白蔻共为佐药，其中连翘可清热解毒、消散血气结聚；郁金辛开苦降，行气解郁、凉血破瘀；嫩白蔻有化湿、行气、温中、和胃止呕之效；柴胡性平微苦为使，可条达肝气，清热散邪。全方共奏清热利湿解毒、疏肝解郁活血之功效。

【肝病药理】降低血清中 GPT、GOT、TBIL 水平，能显著改善肝细胞的变性、坏死及炎性细胞浸润，恢复肝小叶的正常结构[31-32]。降低血液黏稠度，改善肝脏供血，减轻肝脏脂质过氧化反应，促进胶原的降解[33]。

（贺松其、张国华）

参考文献

[1] 江云，高月求，李桂勇.灵猫方对急性肝损伤模型保肝降酶作用的实验研究[J].中国中医药科技，2012，19（5）：406-407.

[2] 江云，高月求，李曼，等.灵猫方联合替比夫定治疗慢性乙型肝炎患者的疗效及对 NK 细胞功能的影响[J].上海中医药大学学报，2017，31（2）：16-21.

[3] 朱晓骏，张鑫，李曼，等.灵猫方对 HepG2.2.15 和 HepAD38 细胞 La 蛋白表达的影响[J].上海中医药杂志，2017，51（1）：88-91.

[4] 朱晓骏，孙学华，李璐，等.灵猫方药物血清体外抗乙肝病毒作用的研究[J].中西医结

合肝病杂志，2011，21（6）：346-347.

[5]　朱晓骏，张鑫，周振华，等.灵猫方通过增强天然免疫功能抑制乙型肝炎病毒复制的研究[J].中西医结合肝病杂志，2018，28（1）：33-36.

[6]　曾震军，李曼，孙学华，等.中药灵猫方的抗肝纤维化作用及其机制[J].中华临床医师杂志（电子版），2012，6（15）：4258-4261.

[7]　张玲.肝炎合剂1号的药效学研究[J].齐齐哈尔医学院学报，2011，32（1）：4-6.

[8]　张玲，刘小林，陈允旺.肝炎合剂1号治疗急性黄疸型肝炎临床研究[J].吉林中医药，2008（11）：792-793.

[9]　张玲，刘小林，单琳琳，等."肝炎合剂1号"治疗急性黄疸型肝炎的临床研究[J].江苏中医药，2010，42（3）：21-22.

[10]　程德美，李明远，施卫兵.肝乐颗粒联合恩替卡韦治疗肝郁脾虚型慢性乙型肝炎临床疗效观察[J].中医药临床杂志，2016，28（12）：1742-1744.

[11]　张家富，姜辉，高家荣，等.肝乐颗粒对肝纤维化大鼠TGF-β$_1$/Smad信号通路的调控作用[J].中国实验方剂学杂志，2017，23（6）：169-174.

[12]　姜辉，夏伦祝，汪永忠，等.肝乐颗粒对肝纤维化大鼠细胞因子的影响[J].中国中医药科技，2011，18（1）：13-14.

[13]　姜辉，尚莉丽，徐松龄，等.肝乐颗粒对肝纤维化大鼠的保护作用[J].中国实验方剂学杂志，2011，17（12）：167-170.

[14]　姜辉，吴芙蓉，薛雪，等.肝乐颗粒对肝纤维化大鼠纤维化指标的影响[J].中国中医急症，2010，19（4）：636-638.

[15]　姜辉，吴芙，夏伦祝，等.肝乐颗粒抗四氯化碳诱导的大鼠肝纤维化实验研究[J].中药新药与临床药理，2010，21（5）：480-482.

[16]　唐世霞，李勇.肝荣汤治疗慢性乙型肝炎[J].长春中医药大学学报，2016，32（1）：99-101.

[17]　尹常健，陈秀忱，李勇，等.肝荣汤药理及毒理实验研究[J].山东中医学院学报，1989（5）：26-31.

[18]　尹常健，陈秀忱，张莲惠，等.肝荣汤治疗慢活肝100例临床观察[J].山东中医学院学报，1989（5）：21-25.

[19]　王天东.补肾解毒健脾冲剂对慢性乙肝病毒携带者HBV-DNA、HBeAg和肝组织学的作用[J].现代中西医结合杂志，2015，24（21）：2332-2334.

[20]　程晶，唐海鸿，李群，等.补肾解毒健脾冲剂对慢性乙肝病毒携带者HBeAg、HBV-DNA和肝组织学的影响[J].中西医结合肝病杂志，2014，24（4）：200-202.

[21]　程晶，李群，唐海鸿，等.补肾解毒健脾冲剂对高危结局慢性乙肝病毒携带者血清免疫因子的作用[J].湖北中医药大学学报，2016，18（2）：18-21.

[22]　蒋宏平，刘玉娟，李秀，等.参仙乙肝灵联合抗病毒药物治疗HBeAg阳性慢性乙型肝炎的Meta分析[J].湖南中医杂志，2018，34（5）：155-158.

[23]　王书杰，蒋伟，陈隆桂，等.参仙乙肝灵联合HBsAg基因修饰的树突状细胞对HBV转基因小鼠免疫应答及肝细胞损伤的影响[J].广州中医药大学学报，2015，32（1）：106-110.

[24]　胡珊珊，孙克伟.参仙乙肝灵联合替比夫定治疗HBeAg阳性慢性乙型肝炎随机平行对照研究[J].实用中医内科杂志，2012，26（5）：47-49.

[25]　熊焰，陈隆桂，郑海鹏.参仙乙肝灵联合干扰素-α治疗慢性乙型肝炎30例临床观察[J].中医药导报，2010，16（12）：5-7.

[26]　欧松，孙克伟.参仙乙肝灵联合阿德福韦酯治疗慢性乙型肝炎临床观察[J].湖南中医药大学学报，2010，30（9）：193-195.

[27]　王灵台，任进余，王泰龄，等.复方清肝冲剂治疗慢性丙型肝炎的病理学研究[J].中华肝脏病杂志，2000，8（2）：91-93.

[28] 孙学华，高月求，王灵台，等.清肝冲剂治疗慢性丙型肝炎的研究 [J].上海中医药杂志，2003，37（5）：20-22.

[29] 张斌，王灵台，陈建杰，等.清肝冲剂对小鼠急性肝损伤治疗作用的观察 [J].中国中西医结合消化杂志，2001，9（6）：339-340.

[30] 陈建杰，王灵台，任进余，等.清肝冲剂对慢性丙型肝炎的作用研究 [J].中西医结合肝病杂志，2001，11（4）：195-197.

[31] 黄丹青，史红波.清肝解毒片抗慢乙肝肝损伤临床观察 [J].中医药学刊，2005（7）：1277-1278.

[32] 黄丹青，李汉文，史红波.清肝解毒片抗慢性肝损伤的实验研究 [J].中国中医药科技，2005（4）：220.

[33] 黄丹青.清肝解毒片抗慢性乙型肝炎肝损伤的临床与实验研究 [D].济南：山东中医药大学，2003.

第三章　抗肝纤维化方

⊙ 木苏丸

【来源】中国人民解放军总医院。

【组成】鳖甲、当归、茵陈、大枣、黑豆。

【功效】软坚散结，益气养血，化瘀利水。

【方解】木苏丸方药配伍符合中医对肝纤维化、肝硬化认识的病机理论特点。方中鳖甲软坚散结为君，当归活血养血为臣，大枣有补血的功效，茵陈清热利湿，黑豆健脾益气、利湿解毒。诸药合用共奏软坚散结、益气养血、化瘀利水之功。故本方常用于慢性肝病、肝硬化所致的面色晦暗，纳差便溏、腹胀、腹水，倦怠乏力，低蛋白血症、凝血机制障碍、免疫功能低下、肝功能明显受损等患者，对原发性肝癌的综合治疗亦有辅佐作用。

【肝病药理】抑制肝纤维细胞的过度增生，减少胶原蛋白合成，降解肝纤维结缔组织，阻断或逆转慢性肝病向肝纤维化、肝硬化发展的病理过程，使已形成的纤维化降解吸收、促进部分硬化的分解，从而逆转或部分逆转纤维化及肝硬化[1]。提高肝脏蛋白质合成功能，有效提高血清白蛋白含量[2]。减轻肝组织炎性浸润，清除不可逆的坏死细胞，促进肝细胞再生。能显著降低丙二醛（MDA）、升高超氧化物歧化酶（SOD）活性，具有较强的抗氧自由基和抗脂质氧化作用[1]。修复受损可逆的肝细胞，恢复肝细胞的正常功能[3]。升高血红蛋白、降低碱性磷酸酶水平，缩短凝血酶原时间（PT），提高凝血酶原活动度（AT）。增强和恢复凝血功能、免疫功能，增强肝细胞的抗病能力[4]。

⊙ 丹芍化纤胶囊

【来源】贵阳医科大学。

【组成】丹参、赤芍、防己，黄芪、银杏叶。

【功效】活血化瘀，通络软坚。

【方解】丹芍化纤胶囊是程明亮教授根据中医活血化瘀、通络软坚的理论及多年的临床探索研制而成的中药复方制剂，方中丹参、赤芍、银杏叶活血化瘀、通络化脂，黄芪、防己益气利水，全方共奏活血化瘀、通络软坚之功效。

【肝病药理】显著抑制 HSC 的增殖，促进 HSC 的凋亡，减少活化 HSC 的数量和胶原分泌活性[5-6]；增加 Smad-7 的表达，阻断 TGF-β 信号通路，减弱其致肝纤维化的作用，从而使肝纤维化得以改善[7]；通过抑制 TIMP-1 的表达，使其抑制 MMP-1 的能力减弱，从而提高 MMP-1 的活性，促进细胞外基质的降解，逆转肝纤维化的发展[8]；抑制结缔组织生长因子（CTGF）的表达，减少细胞外基质的沉积，改善肝纤维化[9]。

⊙ 壮肝逐瘀煎

【来源】广西中医学院第二附属医院。

【组成】灵芝 20g，当归 10g，黄芪 20g，巴戟天 10g，鳖甲 20g，地鳖虫 10g，三七 5g，绞股蓝 20g，香附 10g，虎杖 15g 等。

【功效】益肝健脾，活血化瘀，解毒散结。

【方解】壮肝逐瘀煎由两组药物组成，一是补益药，体现养肝扶正的治法，其中当归、灵芝、鳖甲养益肝肾之精血，黄芪补中益气健脾，巴戟天以强肾气，绞股蓝既益气扶正又具解毒之功；二是祛瘀解毒药物，三七、地鳖虫、鳖甲等活血逐瘀，破积消癥，软坚散结，对祛除肝脏的陈瘀旧血、通理血脉之涩滞，十分适宜。三七一味，药力峻而性温和，活血而不耗血，止血而不涩血，是化瘀的要药，对于肝硬化既有血脉瘀塞，又见凝血障碍的病理变化来说，用之十分合适。配伍香附行气，可消补益药壅滞之虞，助活血药逐瘀之力。虎杖清热利湿，活血解毒。全方共奏益肝健脾、活血化瘀、解毒散结之功。

【肝病药理】降低血清中指标包括透明质酸（HA）、层粘连蛋白（LN）、Ⅳ型胶原（ⅣC）和Ⅲ型前胶原（PC Ⅲ）[10-11]。抑制肝星状细胞中 TGF-β_1 信号通路的表达，从而抑制肝星状细胞的活化和增殖，减轻肝脏炎症及纤维化程度[12-13]。能调控 HSC 中凋亡因子 PI3K、Akt 蛋白的表达，改善肝纤维化大鼠肝脏的病理变化[14]。

⊙ 补肾柔肝方

【来源】上海中医药大学附属曙光医院。

【组成】炙鳖甲 30g，丹参 15g，淫羊藿 15g，肉苁蓉 10g，黄芪 15g，白术 10g，枸杞子 15g，菟丝子 15g，白芍 15g，青皮 6g。

【功效】补肾填精，柔肝行气，活血软坚。

【方解】补肾柔肝方是王灵台教授多年临床实践经验及科研成果的结晶。方中淫羊藿、枸杞子、菟丝子、肉苁蓉皆为补肾平和之品，兼顾肾之阴阳，温而不燥，补而不峻；淫羊藿为肾经血分之药，温而不热，健脾开胃，既益元阳，又填阴水；肉苁蓉厚重下降，直入肾脉，温而能润，无燥热之害，能温养精血而通阳气；白芍滋补肝肾之阴，又兼柔肝缓急之功；黄芪、白术健脾，以益气生血；青皮疏肝理气，清热解毒，且青皮为肝经引经之药，能引药物直达病所；丹参活血化瘀，生血养血；鳖甲软坚散结。全方配伍紧凑，药专而力宏，攻补兼施，攻而不破，补而不腻，主次有别，相辅相成，共奏补肾、健脾、柔肝、行气、活血、软坚之功效。是预防和治疗慢性肝病肝纤维化脾肾亏虚、瘀血内阻的安全、有效的中药处方。

【肝病药理】本方能明显改善肝纤维化患者的肝功能、肝纤维化指标 HA、PC Ⅲ、LN 等[15-17]；可下调结缔组织生长因子（CTGF）和Ⅰ型胶原的表达，抑制肝星状细胞（HSC）的活化[18]；下调转化生长因子 β Ⅰ型、Ⅱ型受体蛋白的表达，降低 α-平滑肌肌动蛋白（α-SMA）表达，进而抑制肝星状细胞的活化，减少细胞外基质（ECM）的合成、促进 ECM 分解[19]。

⊙ 肝豆扶木汤

【来源】安徽中医药大学第一附属医院。

【组成】何首乌，枸杞子，土茯苓，三七，郁金，白芍，柴胡。

【功效】补益肝肾，豁痰化瘀。

【方解】肝豆扶木汤是治疗肝豆状核变性（WD）型肝纤维化的效方。肝肾亏虚是 WD 肝纤维化的发病基础，而痰瘀互结则是 WD 肝纤维化发病的关键，本方针对正虚邪实、肝肾亏虚为本，痰瘀互结为标的病机特点而设。全方何首乌、枸杞子培补肝肾，用以固本扶正，共为君药。三七活血化瘀，土茯苓解毒除湿，兼以治疗兼证，二药相配共为臣药。佐以白芍酸甘敛阴、养血柔肝，与柴胡合用，以补养肝血、调达肝气，可使柴胡升散而无耗伤阴血之弊。诸药相伍，补而不滞，滋而不腻，活血化瘀，解毒利湿，实为标本兼顾之剂。

【肝病药理】改善肝纤维化的肝功能（GPT和 GOT），并能够降低 TX 小鼠血清的肝纤维化四项指标（HA、LN、Ⅳ-C、PCⅢ）[20-21]。能有效改善 WD 肝纤维化患者的症状体征和实验室指标，改善患者生活质量[22]。抑制肝组织 TGF-β_1/Smad 表达，从而抑制 TGF-β_1/Smad 信号传导的激活，降低肝星状细胞的活化，减少细胞外基质的分泌，抑制肝纤维化的发生和发展[23]。可增加实验性 WD 模型大鼠肝脏 SOD 活性，降低 MDA 含量，调节氧化/抗氧化失衡，防治脂质过氧化，进而发挥其排铜保肝、抗肝纤维化的功效[24-25]。

⊙ 肝脾舒合剂

【来源】济南市中医医院。

【组成】柴胡、生黄芪、白芍、三七、当归、丹参、鸡内金、延胡索、白花蛇舌草。

【功效】疏肝健脾，化瘀软坚行水。

【方解】方中柴胡入肝经，为条达肝气、疏肝解郁之要药。白芍入肝脾经，功效补血养阴、柔肝止痛，两药相伍为君，率诸药直入肝经，意在疏中有补，补中有疏，以补肝体、助肝用，相得益彰。黄芪等相伍为臣，以达益气健脾、补益气血、利湿退黄、利水消肿、保肝降酶之功效。当归、丹参、延胡索养血活血化瘀、软坚散结，鸡内金行气消食利水，白花蛇舌草清热解毒。上药共为佐使，共奏扶正祛邪、

疏肝健脾、化瘀软坚行水、保肝降酶之功效。

【肝病药理】肝脾舒合剂对肝硬化的多项临床症状和体征、肝功能、血液流变学指标的改善明显优于对照组[26]。肝脾舒合剂能有效降低慢性肝损伤大鼠血清中 GPT、GOT 含量，增高白蛋白，提高 A/G 比例，并使肝组织中羟脯氨酸含量明显下降，明显改善肝纤维化大鼠肝脏组织形态[27]。

⊙ 复方 861 合剂

【来源】北京友谊医院。

【组成】丹参、黄芪、鸡血藤、陈皮、香附、人工虫草等。

【功效】益气活血，疏肝理气，养血柔肝。

【方解】复方 861 合剂是著名肝病专家王宝恩教授及其科研团队多年实验研究和临床实践的结晶，由丹参、黄芪、鸡血藤、陈皮、香附、人工虫草等 10 味中药组成。方中丹参活血化瘀，黄芪益气，二药合用取"气为血帅"之意，共为君药。陈皮、香附、人工虫草等疏肝理气、养血柔肝。全方共奏益气活血、疏肝理气、养血柔肝之功效。

【肝病药理】减轻肝脏炎症：治疗后血清 GPT、GOT 下降水平较对照组显著；治疗后小叶内炎症和汇管区碎屑坏死、桥接坏死均有减轻[28-29]；抑制肝星状细胞的分化、增殖，并促进其凋亡，从而抑制胶原的合成[30]；减少 HSC 分泌内皮素-1（ET-1）途径，从而抑制 ET-1 对 HSC 的收缩作用，降低肝窦阻力[31]；抑制细胞因子 TGF-β mRNA 的表达，从而抑制胶原合成、促进胶原降解[32]；通过抑制 MMP-2 的表达，保护纤维化肝组织内包括 HSC 在内的细胞周围正常的基底膜样细胞间质，不被过量表达的 MMP-2 所降解，从而可利于维持 HSC 处于静止状态所需的基质环境[33]。

⊙ 柔肝抑纤饮

【来源】山东中医药大学附属医院。

【组成】鸡血藤20g，当归12g，白芍15g，牛膝12g，三七粉（冲服）3g，小蓟15g，鳖甲（先煎）15g，鸡内金15g，枸杞子15g，水红花子15g，茵陈15g，生甘草3g，薏苡仁30g，土鳖虫6g，皂角刺9g，大枣5枚。

【功效】补血活血，清热滋阴，软坚散结。

【方解】方中鸡血藤、鳖甲、当归、牛膝滋阴补血活血，配以白芍、枸杞子加强补血滋阴之功效，水红花子、土鳖虫、三七粉、皂角刺增强活血通络之力度，佐以茵陈、小蓟清热、祛湿、凉血，薏苡仁、鸡内金健脾祛湿和胃，生甘草清热解毒、调和诸药。全方共奏补血活血、清热滋阴、软坚散结之功效。

【肝病药理】减轻肝脏胆汁淤积，降低血清中HA、LN、ⅣC和PCⅢ水平[34-35]。抑制肝纤维化动物模型肝组织MMP-2、MMP-9的分泌，降低肝窦壁Col-Ⅳ的沉积；抑制肝星状细胞的增殖与活化，使肝窦基底膜的完整性得以保持，起到防治肝纤维化的作用[36-37]。有效清除自由基，保护肝细胞免受自由基损害，降低脂质过氧化反应[36-37]。可抑制TGF-β_1、Smad4的表达[38]。

⊙ 柔木丹颗粒

【来源】陕西中医药大学附属医院。

【组成】生黄芪30g，山药20g，丹参、玄参、浙贝母、山楂、鳖甲、茯苓、当归、川芎各15g，生牡蛎30g，皂角刺10g，汉防己10g，三七末、水蛭末各5g，枳壳10g，柴胡10g。

【功效】软坚散结，益气化瘀。

【方解】方中黄芪、山药、茯苓健脾益气，扶正固本；丹参、山楂、川芎、当归、三七活血化瘀、疏通经络；水蛭、鳖甲、皂角刺、浙贝母、牡蛎、玄参活血祛瘀，软坚散结；汉防己利湿消肿；枳壳、柴胡疏肝行气，诸药配伍，寓"气行则血行""血行则瘀散"之意，达到补气活血、散结排毒之目的。诸药合用，共奏益气活血、行气化瘀、软坚散结之功。

【肝病药理】改善肝功能，降低肝脏炎症程度，同时显著改善血液流变性，降低血黏度，减轻和抑制肝纤维化发生[39-40]。可降低血清中透明质酸（HA）、层粘连蛋白（LN）、Ⅳ型胶原（ⅣC）和Ⅲ型前胶原（PCⅢ）水平，减少肝脏胶原纤维沉积[41-42]。可显著降低小鼠肝组织中α-SMA的表达，能够显著降低Col1A1和TIMP-1的转录水平[43-44]。

⊙ 养肝澳平合剂

【来源】江苏省中医院。

【组成】茵陈，当归，牡丹皮，茜草，凤尾草，白花蛇舌草，赤芍，郁金。

【功效】清热利湿，活血化瘀，解毒散结。

【方解】本方为江苏省中医院中西医结合专家俞荣青教授根据多年临床经验总结制方的院内制剂。方中茵陈为君药，有利湿退黄、解毒疗疮之功用。当归养血活血止痛，赤芍清热凉血、散瘀止痛，丹皮清热凉血、活血祛瘀，茜草凉血止血、化瘀通经，凤尾草、白花蛇舌草清热解毒、利湿通淋，郁金活血止痛、行气解郁、清心凉血、利胆退黄。全方配伍，共奏清热利湿、活血化瘀、解毒散结之效。旨在通过养血活血、凉血理气、清热解毒发挥降低肝细胞炎症水平、抗肝纤维化、抑制乙肝病毒复制作用，减少或延缓病毒耐药变异的发生。

【肝病药理】直接或间接地抑制肝星状细胞活化过程中的TGF-β_1信号通路，抑制肝星状细胞活化，减少细胞外基质合成，促进其降解[45]；具有抗炎、抗脂质过氧化的功效，可减少肝细胞损伤，间接降低胶原蛋白含量[46-48]。

⊙ 海珠益肝胶囊

【来源】湖北省中医院。

【组成】海藻、叶下珠、白花蛇舌草、茯苓、白芥子、莪术。

【功效】清热解毒，健脾化痰，活血消瘀。

【方解】本方为国家"九五"攻关课题科研成果。方中叶下珠性凉，味甘微苦，入肝、肺经，有清热利湿解毒之功效，《全国中草药汇编》记载其有清肝明目、泻火消肿、收敛利水和解毒消积的作用，为君药；白花蛇舌草协助叶下珠清热解毒，为臣药。茯苓健脾化湿；莪术活血祛瘀，与海藻相伍，以解痰阻血瘀、痰瘀胶结之弊；莪术尚能行气，行气既可助化痰，又有利于祛瘀；海藻性味苦、咸寒，能软坚散结，消痰利水；白芥子祛痰散结、利气为使药。诸药合用，共奏解毒、化痰软坚、消瘀之功效。

【肝病药理】对 HBcAg、HBeAg、HBV-DNA 有不同程度的抑制作用，可有效改善肝功能[49]；通过多种机制调节免疫功能，作用于免疫活性细胞，使 TNF-α、sIL-2R 分泌减少，从而增强机体的抗病毒能力[50]；改善患者的肝纤维化，降低肝纤维化指标包括 Ⅲ 型前胶原（PC Ⅲ）和 Ⅳ 型胶原（Ⅳ-C）[51]；降低 Th1 细胞的百分率，恢复 Th1/Th2 的比例，对肝组织损害具有保护和改善作用[52]。本方具有改善 ConA 诱导的肝纤维化小鼠胶原代谢、降低 ECM 合成或促进 ECM 降解的作用[53]。本方能够减少 OB-Rb 的表达，同时抑制 JAK2 的活化，有效阻止 STAT3 的活化，从而下调目的基因的转录，减轻 HSC 活化与增殖，降低胶原的表达和分泌，最终起到抗肝纤维化的作用[53]。

⊙ 福尔肝健脾软肝方

【来源】云南中医学院。

【组成】蓝花参、白芍、三七、莪术、香附。

【功效】健脾益气，理气活血，软肝化积。

【方解】福尔肝健脾软肝方是云南省名老中医苏涟教授治疗肝纤维化的经验方。肝纤维化的主要病机为肝郁脾虚，瘀血阻络。故以健脾益气、理气活血、软肝化积为原则组成福尔肝健脾软肝方。方中蓝花参、三七为云南特产道地药物，其中蓝花参性平味甘微苦，具有健脾益气之效，《滇南本草》曰其能补虚损、益元气、生血，使脾健而统血。三七性温味微苦，具活血化瘀、消肿定痛之功，还能补虚强壮。莪术活血祛瘀；白芍养血柔肝止痛，与莪术相配酸甘敛阴、柔肝软肝散结。香附疏肝理气、行气解郁，气行则血行；诸药合用，共奏健脾理气、活血软肝之功效。

【肝病药理】抑制肝纤维化模型大鼠肝组织 Hyp 含量；抑制基质金属蛋白酶 MMP-2、MMP-9 活性及降低其蛋白表达作用，促进细胞免疫功能[54-55]。该方能明显降低 GPT 含量，具有抗炎与抑制胶原过度增生沉积的作用，且能明显升高白蛋白[56-58]。

（贺松其、张国华）

参考文献

[1] 高峰. 木苏丸对实验性肝纤维化的防治、作用机制研究及临床观察 [D]. 北京：中国人民解放军军医进修学院，2005.

[2] 高峰，程留芳，王志强，等. 木苏丸防治二甲基亚硝胺诱导的大鼠肝纤维化的实验研究 [J]. 现代中西医结合杂志，2004，13（24）：3253-3255.

[3] 高峰，程留芳，张川. 木苏丸治疗肝硬化的临床疗效观察 [J]. 现代中西医结合杂志，2008，17（3）：340-342.

[4] 高峰，程留芳，王志强，等. 木苏丸对大鼠二甲基亚硝胺肝纤维化肝组织 TIMP-1、MMP-2 mRNA 表达的作用 [J]. 世界华人消

化杂志，2005，13（3）：89-91.

[5]　胡爱荣，丁一生，程明亮.丹芍化纤胶囊对大鼠肝纤维化的预防作用及对 HSCs 增殖和活化的影响 [J].中医药学刊，2006（11）：2112-2114.

[6]　姚玉梅，耿晓霞，吴亚云，等.丹芍化纤胶囊对体内外活化肝星状细胞增殖的影响 [J].中医杂志，2005（10）：780-782.

[7]　韩冰，谢汝佳，罗新华，等.丹芍化纤胶囊对实验性肝纤维化大鼠肝脏 Smad-7 表达的影响 [J].贵州医药，2005（5）：401-403.

[8]　谢汝佳，杨勤，耿晓霞，等.丹芍化纤胶囊治疗大鼠肝纤维化对金属蛋白酶组织抑制因子 -1 表达的影响 [J].贵阳中医学院学报，2005（1）：54-57.

[9]　韩冰，杨勤，谢汝佳，等.丹芍化纤胶囊对肝纤维化大鼠肝组织结缔组织生长因子表达的影响 [J].贵阳医学院学报，2004（6）：488-491.

[10]　林寿宁，黄彬，朱永苹，等.壮肝逐瘀煎治疗慢性乙型肝炎肝纤维化临床观察 [J].中国中西医结合消化杂志，2010，18（4）：230-232.

[11]　王振常，王丽，毛德文，等.壮肝逐瘀煎对肝纤维化大鼠肝星状细胞凋亡的影响 [J].中华中医药学刊，2008（10）：2204-2205.

[12]　王振常，王丽，毛德文，等.壮肝逐瘀煎对肝纤维化大鼠转化生长因子 β_1 表达的影响 [J].河南中医，2009，29（8）：751-753.

[13]　林寿宁，王振常，何磊，等.壮肝逐瘀煎对肝纤维化大鼠 TβR Ⅰ / Ⅱ、Smad3、Smad4 和 Smad7 表达的影响 [J].世界华人消化杂志，2008（10）：1105-1109.

[14]　韦维，林寿宁，朱永苹.壮肝逐瘀煎对肝纤维化大鼠肝脏 PI3K、Akt 表达的影响 [J].河南中医，2017，11（11）：1920-1922.

[15]　郑亚江，祝峻峰，任朦.补肾柔肝方治疗慢性乙型肝炎肝纤维化的临床观察 [J].中西医结合肝病杂志，2015，25（3）：145-146.

[16]　张斌，万莫彬，王灵台.补肾柔肝方治疗大鼠肝纤维化的实验研究 [J].中西医结合学报，2005，3（2）：132-135.

[17]　张斌，王灵台.补肾柔肝方对二甲基亚硝胺诱导大鼠肝纤维化的预防作用以及其作用机制 [J].中西医结合学报，2008，6（9）：934-937.

[18]　张斌，王灵台.补肾柔肝方对二甲基亚硝胺诱导大鼠肝纤维化后 CTGF mRNA 表达的影响 [J].世界华人消化杂志，2008，16（20）：2224-228.

[19]　郑亚江，周振华，杜艳芹，等.补肾柔肝方对肝纤维化大鼠肝组织纤维化的影响及机制研究 [J].上海中医药大学学报，2014，28（5）：69-72.

[20]　唐露露，刘丹青，李睿，等.肝豆扶木汤对 TX 小鼠肝纤维化的保护作用及机制研究 [J].中国中西医结合杂志，2018，38（12）：1461-1466.

[21]　杨文明，唐露露，谢文婷，等.肝豆扶木汤对 TX 小鼠肝纤维化 TGF-β1/Smad 信号通路的影响 [J].中西医结合心脑血管病杂志，2018，16（4）：404-407.

[22]　杨文明，方芳，汪美霞，等.肝豆扶木汤治疗 Wilson 病肝纤维化的临床研究 [J].中医药临床杂志，2014，26（11）：1111-1113.

[23]　李睿.肝豆扶木汤对肝豆状核变性肝纤维化临床效用及其对 TGF-β1/Smad 信号转导通路的影响 [D].合肥：安徽中医药大学，2015.

[24]　杨文明，洪亮，汪美霞，等.肝豆扶木汤对实验性 Wilson 病模型大鼠肝铜、血清铜及肝组织自由基代谢的影响 [J].中医药临床杂志，2010（11）：1010-1012.

[25]　杨文明，洪亮，董婷，等.肝豆扶木汤对实验性 Wilson 病模型大鼠肝损害的保护作用 [J].中医药临床杂志，2010（11）：1013-1016.

[26]　陈丽霞，汪玉锟，刘维明，等.肝脾舒合剂治疗肝硬化的临床研究 [J].山东中医杂志，2003，22（5）：268-270.

[27]　陈丽霞，刘维明，汪育锟.肝脾舒合剂抗肝

纤维化的实验研究 [J]. 中国中医药科技，2003，10（2）：86-87.

[28] 段钟平，王宝恩，王泰龄，等．复方中药861冲剂治疗乙型肝炎肝纤维化 [J]. 中华肝脏病杂志，1999（1）：38.

[29] 张永琇．中药861合剂防治肝纤维化的研究 [J]. 中华医学信息导报，1994（11）：8.

[30] 尹珊珊，王宝恩，王泰龄，等．复方861治疗慢性乙型肝炎肝纤维化与早期肝硬化的临床研究 [J]. 中华肝脏病杂志，2004（8）：31-34.

[31] 丁惠国，赵春惠，唐淑珍，等．复方861对肝星状细胞分泌表达内皮素-1蛋白及mRNA的影响 [J]. 中华肝脏病杂志，2003（5）：53.

[32] 王宝恩，贾继东，马红，等．活血化瘀中药861合剂治疗肝纤维化的实验及临床研究 [J]. 医学研究通讯，1996（11）：27-28.

[33] 王海燕，朱跃科，申凤俊，等．复方861对DMN损伤性大鼠肝纤维化肝脏中MMP-2表达的影响 [J]. 中国现代医药杂志，2007（4）：31-34.

[34] 王伟芹，孙健光，李建国，等．柔肝抑纤饮治疗早期肝硬化60例疗效观察 [J]. 山东中医药大学学报，2004（3）：198-200.

[35] 张永，崔莹，张西青，等．柔肝抑纤饮联合贺普丁、贺维力治疗慢性乙型肝炎肝纤维化临床观察 [J]. 中医药临床杂志，2017，29（11）：1884-1886.

[36] 张永，韩宁，尹常健．柔肝抑纤饮联合二至丸逆转DMN大鼠肝窦毛细血管化的对比研究 [J]. 中华中医药学刊，2009，27（5）：1008-1010.

[37] 王伟芹，贾爱芹，杨铂，等．柔肝抑纤饮对实验性肝纤维化大鼠肝组织HSC、MMP-2免疫组化的影响 [J]. 中西医结合肝病杂志，2004（2）：98-100.

[38] 王伟芹，高占华，尹常健，等．肝抑纤饮对实验性肝纤维化大鼠TGF-β_1、Smad4表达的影响 [J]. 中国中医药现代远程教育，2016，14（10）：140-142.

[39] 史晓燕，许小凡，宋亮，等．柔木丹颗粒对四氯化碳诱导小鼠肝纤维化的治疗作用 [J]. 新乡医学院学报，2019，36（1）：1-6.

[40] 郝明霞，常占杰，李长秦．柔木丹颗粒联合拉米夫定治疗肝炎肝硬化45例临床观察 [J]. 四川中医，2007（9）：53-54.

[41] 李日向，常占杰．柔木丹颗粒联合心得安治疗肝炎肝硬化60例疗效观察 [J]. 陕西中医学院学报，2002（2）：36.

[42] 解新科，王静，常占杰，等．柔木丹颗粒对慢性乙型肝炎患者血液流变学及血清肝纤维化指标的影响 [J]. 陕西中医，2006（9）：1068-1070.

[43] 郭英君，常占杰，李京涛，等．柔木丹颗粒治疗慢性乙型肝炎78例疗效观察 [J]. 辽宁中医药杂志，2008，35（4）：539-540.

[44] 席奇，刘亚珠，宋春荣，等．柔木丹颗粒联合恩替卡韦治疗乙型肝炎肝纤维化45例疗效观察 [J]. 中医药导报，2015，21（24）：46-48.

[45] 何晶，邵铭，陆原，等．养肝澳平合剂对肝纤维化模型大鼠的实验研究 [J]. 中国中西医结合杂志，2017，37（7）：825-832.

[46] 温丹枫，车军勇，董筠．养肝澳平合剂治疗慢性乙型肝炎28例 [J]. 陕西中医，2012，33（1）：5-7.

[47] 车军勇，邵铭．养肝澳平合剂治疗慢性乙型肝炎肝纤维化的临床研究 [J]. 辽宁中医药大学学报，2011，13（12）：173-174.

[48] 俞荣青，毕建军，王前山，等．养肝澳平合剂治疗慢性乙型肝炎的临床及实验研究 [J]. 中国中西医结合杂志，1997，17（3）：155-158.

[49] 晏雪生，肖琳，盛国光，等．海珠益肝胶囊治疗慢性乙型肝炎70例临床观察 [J]. 中国中医药科技，2001（5）：322-323.

[50] 龚钰清，盛国光，陈悦．海珠益肝胶囊对慢性乙型肝炎患者血清肿瘤坏死因子-α及可溶性白细胞介素-2受体的影响 [J]. 中西医结

合肝病杂志，2003（2）：79-80.

[51] 龚钰清，盛国光，陈悦，等.海珠益肝胶囊
对慢性乙型病毒性肝炎患者血清 PC Ⅲ及
Ⅳ-C 的影响 [J].湖北中医杂志，2004（11）：
31-32.

[52] 黄育华，晏雪生，彭亚琴，等.海珠益肝胶
囊对免疫性肝损伤小鼠 PRL、ACTH 及辅助
性 T 细胞亚群的影响 [J].中医研究，2007
（12）：4-6.

[53] 李红.探讨海珠益肝方从痰论治肝纤维化的
作用及机制研究 [D].武汉：湖北中医药大
学，2016.

[54] 陈文慧，魏东，唐阁，等.福尔肝健脾软肝
方及拆方对 CCl₄ 肝纤维化大鼠肝功能的影
响 [J].云南中医学院学报，2006，29（4）：
13-16.

[55] 陈文慧，魏东，马洁，等.健脾软肝方及拆
方对 CCl₄ 肝纤维化大鼠 MMP-2、MMP-9 活
性及蛋白表达的影响 [J].云南中医学院学
报，2007，30（1）：29-31.

[56] 陈文慧，顾宏图，王臻南，等.福尔肝 6 号
DMN 诱导肝纤维化大鼠肝脏胶原增生沉积
的影响 [J].云南中医中药杂志，2002，1
（23）：30-32.

[57] 苏涟，张超，陈文慧，等.健脾活血柔肝法
治疗慢性肝炎 257 例疗效观察 [J].中国中西
医结合肝病杂志，1998（8）：288-289.

[58] 陈文慧，王臻楠，陆雄，等.福尔肝Ⅵ号对
二甲基亚硝胺肝纤维化大鼠治疗作用的实验
研究 [J].中国中药科技，2001，8（1）：
15-16.

第四章　抗肝脏脂肪沉积方

⊙ 化浊颗粒

【来源】甘肃中医药大学附属医院。

【组成】黄连 15g，黄柏 15g，鸡内金 15g，山楂 15g，丹参 15g，枳壳 15g。

【功效】行气化痰，健脾消积，化湿祛瘀。

【方解】方中黄连、黄柏具有清热燥湿、泻火解毒之功效，两药善清中、下焦湿热，故为君药。山楂、鸡内金具消食化积、行气散瘀、消食健胃、涩精止遗的作用，二药合用可助黄连、黄柏清热、解毒、化浊之功，共为臣药；枳壳具有行气、化痰、消积的功效，可消心下痞塞之痰，泄腹中滞寒之气，推胃中隔宿之食，消腹中连年之积，配伍其中为佐药；丹参具有活血祛瘀的作用，为使药。诸药合用，共奏行气化痰、健脾消积、化湿祛瘀之功。

【肝病药理】降低 NAFLD 大鼠的肝脏指数，血清 TC、TG 水平[1]。降低 NAFLD 大鼠游离脂肪酸（FFA）和肿瘤坏死因子-α（TNF-α）水平，降低 NAFLD 大鼠 FINS 和 HOMA-IR，改善肝细胞脂肪变性[2-3]。提高胰岛素敏感性，改善胰岛素抵抗，与激活骨骼肌组织胰岛素信号传导通路中 PI-3K 和 GLUT4 的 mRNA 表达有关[4-5]。

⊙ 肝脂清

【来源】山东中医药大学附属医院。

【组成】黄连，陈皮，茯苓，海蛤粉，炒枳实，白豆蔻，丹参，茵陈，薏苡仁，甘草。

【功效】健脾燥湿，化痰散结。

【方解】方中茯苓、薏苡仁、陈皮共为君药，三者共奏健脾渗湿、行气化痰之功；黄连、茵陈、海蛤粉共为臣药，辅助君药

增强清热利湿、化痰软坚散结之功；炒枳实、白豆蔻、丹参为佐药，辅佐君臣疏肝行气、活血通络散结。诸药配伍，共奏健脾燥湿、软坚化痰散结之效。

【肝病药理】可降低血清中 TC、TG、LDL、MDA 水平，有效降低 TNF-α 的表达[6-7]；可减少肝细胞中乙醇诱导性细胞色素酶（CYP2E1）的表达，显著提高大鼠 SOD 活性和降低 MDA 含量，清除自由基，提高机体抗氧化能力[8-9]；降低胰岛素抵抗指数（IR），修复胰岛素介导的糖氧化、贮存异生受损，减少肝脏脂质沉积[10]。

⊙ 降脂颗粒

【来源】上海中医药大学脾胃病研究所。

【组成】绞股蓝 15g，虎杖 15g，茵陈 9g，丹参 9g，干荷叶 6g。

【功效】益气健脾，清热利湿，活血化瘀。

【方解】降脂颗粒是上海中医药大学脾胃病研究所研制的中药复方，方中绞股蓝味甘、苦，性寒，归脾、肺经，功效益气健脾化痰、清热解毒为君；虎杖味苦性寒，归肝、胆、肺经，可活血定痛、清热利湿、解毒化痰；丹参味苦性微寒，直入肝经，能活血祛瘀止痛、凉血消痈，二者相合共为臣，针对本病湿热痰瘀相互胶着的病机；茵陈味苦，性微寒，归脾、胃、肝、胆经，可清利湿热、退黄疸；干荷叶味苦，性平，归肝、脾、胃经，善清热解暑、升发清阳、凉血止血；《本草纲目》载荷叶"服之令人瘦劣"，二药为佐使，诸药合用，针对脂肪肝湿热痰瘀互结于肝的病机，合奏清肝利湿、活血化瘀之功。

【肝病药理】上调胰岛素受体底物 1（IRS-1）的水平、抑制肝细胞胰岛素信号转导抑制因子 3（SOCS-3）的表达，进而改善胰岛素抵抗和肝脏脂肪变性[11]；下调非酒精性脂肪性肝病模型大鼠肝组织中肝 X 受体 α（LXRα）和固醇调节元件结合蛋白 1c（SREBP-1c）表达，从而改善肝脏的脂肪

酸代谢紊乱情况[12]；增加 JAKZ 和 STAT3 的蛋白含量和磷酸化水平，增强瘦素的生物学功能，从而改善胰岛素抵抗和肝脏脂肪变性[13-14]；促进载脂蛋白的合成，改善肝脏组织的血液循环[15]。

⊙ 降脂理肝汤

【来源】湖南中医药大学医学院。

【组成】泽泻 10g，决明子 30g，丹参 10g，郁金 10g，海藻 30g，荷叶 10g。

【功效】化痰活血，降脂理肝。

【方解】方中重用泽泻降脂理肝，配以海藻化痰活血、荷叶升清降浊，丹参、郁金活血通络，疏肝经之瘀，行肝中之结，共奏行气解郁、化痰降浊、活血消瘀之功效。

【肝病药理】可降低非酒精性脂肪性肝病（NAFLD）大鼠血中 FFA 水平，抑制甘油三酯、胆固醇在肝脏的沉积，有效改善脂质代谢[16-18]；可降低 GPT 和 GOT 活性，改善肝脏功能；抑制肝脏 IL-1β 基因的选择性表达，从而减少炎症反应[19]；可抑制大肠杆菌的过度生长，调节肠道菌落平衡，降低内毒素水平[20]。可通过增加脂联素含量，增强胰岛素敏感性，提高 SOD 活性，降低血清 TNF-α 含量，减轻抗氧化应激和炎症，治疗非酒精性脂肪肝，且其剂量与脂联素、SOD 有明显相关性[21]。

⊙ 祛湿化瘀方

【来源】上海中医药大学附属曙光医院肝病研究所。

【组成】茵陈 15g，虎杖 12g，田基黄 12g，姜黄 9g，生山栀 9g。

【功效】清热利湿，活血散瘀。

【方解】脂肪肝属中医学的"积证""胁痛""痰证""瘀血""黄疸""肝痹"等范畴，湿热与瘀血是其主要病理机制。因此以清热祛湿、活血化瘀为法设立本方。方中虎杖、田基黄均有清热利湿、活血散瘀

功效，共为主药；辅以姜黄活血行气，加强散瘀之功；茵陈、栀子以助清热化湿解毒的作用。全方配伍精当，切中脂肪肝之病机，共奏清热利湿、活血化瘀之功效。

【肝病药理】可降低血清 GPT、GOT、TG、TC、LDL-C 水平，具有明显的保肝和降脂作用[22]；可调节高脂饮食诱导的脂肪肝大鼠脂肪代谢、糖类代谢、抗脂质过氧化及药物代谢等相关基因表达[23]。能显著改善高脂饮食诱导的 NAFLD 模型大鼠的肝组织病理学变化，改善模型大鼠血清中饱和脂肪酸和不饱和脂肪酸含量的异常变化，使紊乱的游离脂肪酸谱趋于正常[24]；改善模型大鼠的结肠组织病理和超微结构，减少内毒素肠渗漏，从而减轻肝脏损伤[25]。对 AMPK 活性及其相关的靶蛋白有良性调节作用，升高 AMPK、ACC 磷酸化水平，降低核蛋白 SREBP-1 及 CHREBP 的表达，减少脂肪酸的合成并增强线粒体对脂肪酸的利用和氧化，从而减轻肝脏中脂质的过度沉积[26]。

⊙ 健脾活血方

【来源】上海中医药大学附属曙光医院肝病研究所。

【组成】白术、丹参、枳壳、白芍、葛根、泽泻、姜黄、五味子。

【功效】健脾活血，升清降浊。

【方解】方中白术健脾益气，燥湿利水；白芍养血活血柔肝；两者配伍，健脾、活血、柔肝，共为君药。丹参活血凉血，助白芍活血；葛根升阳止泻，生津止渴，又具解酒之功，共为臣药。方中泽泻、枳壳、姜黄、五味子共为佐药，其中泽泻淡渗、利湿、泄热，与葛根一升一降，调畅气机，升清降浊，使湿热之邪出下焦而解；枳壳行气宽中、化痰消积，反佐白术健脾补气，使气机畅达，补而不滞；姜黄行气活血，使经气条达，通经止痛；五味子取其益肾、涩精之功，以肝肾同治。诸

药合用，共达健脾活血、升清降浊之功效。

【肝病药理】显著升高 GSH 水平，拮抗氧化性毒物导致的肝细胞中毒，提高 T-AOC、T-SOD、CAT 水平[27]；清除 O^{2-} 等自由基，促进 H_2O_2 分解为 H_2O，明显降低 TNOS、iNOS 水平，减少 NO 的合成，减轻肝脏氧化应激损伤[28]；改善肝内微循环，增加肝血流量[29]；改善肝脏的脂肪代谢，通过影响抑制外源性 TC、TG 的吸收，从而影响内源性 TC 代谢及抑制 TG 肝内的合成[30-31]。

⊙ 消木丹颗粒

【来源】陕西中医药大学附属医院。

【组成】白术、茯苓、陈皮、泽泻、柴胡、决明子、姜黄、丹参、山楂、炙甘草。

【功效】健脾化痰祛湿，行气活血化瘀。

【方解】消木丹颗粒是陕西省名中医常占杰教授治疗脂肪性肝病的临床验方。方中白术除湿益燥，和中益气，祛脾胃中寒。茯苓淡能渗湿，甘以助阳，益脾逐水，生津导气。陈皮燥湿化痰，健脾理气。泽泻肥健消水，助去痰湿。柴胡轻清，升达胆气。决明子具利水通便作用。姜黄下气，破血，除风热，消痈肿。丹参可降而行血，通利血脉，破癥除瘕。山楂消肉积、癥结。补益与攻破之品配伍，既能清除痰浊瘀积，又能调节肝脾功能、疏通气血壅滞，从而达到正本清源、阻浊导滞、分流疏导、消通净脂之目的。

【肝病药理】本方可显著降低患者血清 GPT、GOT、GGT、TC、TG、LDL-C 水平，提高 HDL-C 水平[32-33]。提高肝/脾 CT 密度比值，改善肝脏功能[34]。

⊙ 疏肝消脂方

【来源】广州中医药大学深圳附属医院。

【组成】柴胡 10g，白芍 15g，炒枳实

10g，甘草 5g，茵陈 30g，山栀子 10g，泽泻 30g，茯苓 20g，山楂 30g，决明子 20g，荷叶 20g，桃仁 10g，海浮石 30g。

【功效】 疏肝理气，清热祛湿，活血消脂。

【方解】 方中茵陈、栀子清利湿热，配合泽泻、茯苓以健脾祛湿，使湿热之邪得以自小便而出；柴胡、白芍、枳实、甘草为臣，以疏肝理气，四药为经方"四逆散"原方，可升清降浊，透邪外出，舒畅肝气；佐以山楂、决明子、荷叶可利湿化积、活血，桃仁、海浮石为使药，可利水化痰、活血散结，使得湿有去处、郁有通路、瘀血化解。该方结合中医"清""疏""活"理论，以"疏"为根本，具有疏肝理气、清热祛湿、活血消脂的功效。

【肝病药理】 可降低 TG、TC、游离脂肪酸水平，降低全血及血浆黏度，升高 SOD 血清活性，并显著降低 MDA 含量；可增强大鼠体内清除氧化自由基的能力、减轻脂质过氧化反应，起到有效改善肝功能的作用；可上调过氧化物酶体增殖物激活受体（PPAR）和下调固醇调节元件结合蛋白 1c（SREBP-1c）基因表达，从而调节肝内脂肪酸代谢，促进脂肪酸 β 氧化，可能是其治疗非酒精性脂肪性肝炎（NASH）的作用机制之一[35-36]。

（贺松其、张国华）

参考文献

[1] 韩胜南，康学东. 化浊胶囊治疗非酒精性脂肪肝的临床观察研究 [J]. 光明中医，2013，28（1）：29-31.

[2] 康学东，余臣祖，杨伟杰. 化浊颗粒治疗大鼠非酒精性脂肪肝的研究 [J]. 中国实验方剂学杂志，2011，17（18）：200-202.

[3] 康学东，余臣祖，朱瑾，等. 化浊颗粒对非酒精性脂肪肝大鼠血脂代谢的影响 [J]. 中医杂志，2011，52（24）：2125-2127.

[4] 康学东，李芳芳，秦双红. 化浊胶囊治疗非酒精性脂肪性肝病以预防 2 型糖尿病的研究 [J]. 中医研究，2019，32（3）：19-21.

[5] 康学东，李菲，杨维杰，等. 化浊颗粒对 2 型糖尿病大鼠磷脂酰肌醇 3 激酶和葡萄糖转运蛋白 4 基因表达的影响 [J]. 中国中医药信息杂志，2015，22（7）：67-70.

[6] 李勇，王杰，孙建光. 肝脂清治疗脂肪肝 100 例 [J]. 山东中医杂志，2000（6）：343-344.

[7] 牛术仙，仲云，李勇. 肝脂清治疗酒精性脂肪肝大鼠的实验研究 [J]. 中西医结合肝病杂志，2011，21（2）：97-98.

[8] 刘冬梅，李勇，孙欢娜. 肝脂清对酒精性脂肪肝大鼠血清及肝组织 TNF-α 含量的影响 [J]. 山东中医杂志，2009，28（5）：336-337.

[9] 赵海霞，李勇. 肝脂清颗粒剂对酒精性脂肪肝大鼠血液及肝组织 SOD MDA 的影响 [J]. 辽宁中医药大学学报，2008（3）：117-118.

[10] 赵海霞，李勇，牟苒苒. 肝脂清颗粒剂对非酒精性脂肪肝大鼠空腹胰岛素含量及胰岛素抵抗的影响 [J]. 长春中医药大学学报，2007（6）：11-12.

[11] 刘洋，励冬斐，肖贻泰，等. 降脂颗粒调节抵抗素水平改善小鼠非酒精性脂肪性肝炎 [J]. 中华中医药杂志，2014，29（5）：1674-1677.

[12] 杨丽丽，王淼，柳涛，等. 降脂颗粒对非酒精性脂肪性肝病大鼠肝 X 受体 α 和固醇调节元件结合蛋白 1c 表达的影响 [J]. 中西医结合学报，2011，9（9）：998-1004.

[13] 马赞颂，柳涛，郑培永，等. 中药降脂颗粒对非酒精性脂肪肝大鼠肝脏瘦素受体 mRNA 及 P-JAK2/P-STAT3 的影响 [J]. 世界华人消化杂志，2007（32）：3360-3366.

[14] 郑培永，马赞颂，柳涛，等. 降脂颗粒对非酒精性脂肪肝模型大鼠血清瘦素及肝脏瘦素受体 mRNA 的影响 [J]. 中国中医药信息杂志，2008（6）：36-38.

[15] 马赞颂，张莉，柳涛，等. 降脂颗粒对四环素致脂肪肝小鼠血清 ALT、AST 及肝组织

TG、TC 水平的影响 [J]. 河南中医，2010，
30（12）：1169-1171.

[16] 程华初，程婉红，王芳婷，等. 降脂理肝汤对高脂饮食诱导的非酒精性脂肪肝大鼠血常规的影响 [J]. 湖南中医杂志，2018，34（10）：164-167.

[17] 唐标，冯梦君，谢佳楠，等. 降脂理肝汤对非酒精性脂肪肝大鼠生化指标的影响 [J]. 世界华人消化杂志，2015，23（18）：2942-2946.

[18] 冯梦君，谢佳楠，张怡歆，等. 降脂理肝汤对非酒精性脂肪肝大鼠肝组织病理的影响 [J]. 世界华人消化杂志，2015，23（16）：2532-2538.

[19] 刘繁荣，郭新建，李君平. 降脂理肝汤治疗非酒精性脂肪性肝炎 34 例 [J]. 陕西中医药，2015，36（1）：8-9.

[20] 唐标，肖新云，刘又嘉，等. 降脂理肝汤对高脂饮食诱导的非酒精性脂肪肝大鼠肠道微生物及酶活性的影响 [J]. 应用与环境生物学报，2016，22（3）：442-445.

[21] 唐标，冯梦君，谢佳楠，等. 降脂理肝汤对非酒精性脂肪肝大鼠脂联素、SOD、TNF-α的影响 [J]. 湖南中医杂志，2015，31（9）：151-153.

[22] 李红山，冯琴，朱德东，等. 祛湿化瘀方治疗痰瘀互结型非酒精性脂肪性肝炎临床观察 [J]. 中华中医药学刊，2013，31（8）：1764-1767.

[23] 冯琴，唐亚军，李晓飞，等. 祛湿化瘀方对脂肪肝大鼠肝脏基因表达谱的调节作用 [J]. 中国中西医结合杂志，2016，36（2）：203-209.

[24] 苟小军，冯琴，胡义扬. 祛湿化瘀方对非酒精性脂肪肝模型大鼠血清游离脂肪酸谱的影响 [J]. 中国药房，2018，29（24）：3330-3335.

[25] 海亚美，黄甫，冷静，等. 祛湿化瘀方对非酒精性脂肪肝小鼠肠黏膜损伤的保护作用 [J]. 中国中西医结合杂志，2018，38（12）：

1454-1460.

[26] 冯琴，孟胜喜，唐亚军，等. 祛湿化瘀方通过调节 AMPK 活性改善高脂饮食诱导的实验性脂肪肝肝脏脂肪代谢 [J]. 世界中医药，2015，10（2）：153-156.

[27] 徐琳，冯琴，彭景华，等. 健脾活血方对大鼠 24h 急性酒精中毒的保肝效应及机制研究 [J]. 世界中医药，2017，12（7）：1616-1619.

[28] 傅琪琳，胡义扬，黄甫，等. 健脾活血方抗酒精性肝损伤脂质过氧化主效应中药分析 [J]. 中国实验方剂学杂志，2013，19（13）：186-191.

[29] 徐琳，冯琴，彭景华，等. 健脾活血方预防急性醉酒的实验研究 [J]. 中华中医药杂志，2013，28（5）：1313-1316.

[30] 何东仪，胡义扬，薛惠明，等. 健脾活血治疗脂肪肝的临床疗效观察 [J]. 中国中西医结合消化杂志，2001（1）：35-37.

[31] 何东仪，胡义扬，刘平. 健脾活血方治疗脂肪肝的临床研究 [J]. 中西医结合肝病杂志，2000（3）：5-6.

[32] 焦俊喆，关茜，王轲，等. 消木丹颗粒联合恩替卡韦治疗慢性乙型病毒性肝炎合并非酒精性脂肪肝临床研究 [J]. 四川中医，2018，36（9）：80-83.

[33] 刘亚珠，李京涛，席奇. 消木丹颗粒治疗非酒精性脂肪性肝病气郁痰阻证临床观察 [J]. 北京中医药，2016，35（3）：214-215.

[34] 刘宝咸，席奇，南然，等. 综合护理干预联合消木丹颗粒治疗 30 例单纯性脂肪肝疗效观察 [J]. 现代中医药，2016，36（5）：22-24.

[35] 邢宇锋，童光东，周大桥，等. 疏肝消脂方对非酒精性脂肪性肝炎大鼠血脂指标的影响 [J]. 中国实验方剂学杂志，2015，21（20）：141-144.

[36] 邢宇锋，翟芬芬，韩志毅，等. 疏肝消脂方防治高脂饮食诱导的非酒精性脂肪性肝炎大鼠的实验研究 [J]. 中西医结合肝病杂志，2018，28（3）：166-168.

第五章　抗肝脏肿瘤方

⊙ 平调饮

【来源】黑龙江中医药大学附属第一医院。

【组成】黄芪 30g，当归 30g，白芍 15g，熟地黄 15g，重楼 10g。

【功效】滋阴益气养血，解毒散结。

【方解】本方为黑龙江中医药大学附属第一医院宋爱英教授治疗中晚期肝癌的经验方。肿瘤的中晚期，脏腑虚损，气血不足，阴阳失调是基本的病理变化，故本方以益气养血、调和阴阳为法设立。全方重用黄芪、当归益气养血为君，配以白芍、熟地黄取四物汤之意，加强滋阴养血之功，重楼清热解毒、消肿散结。全方共奏滋阴益气养血、解毒散结之功效。

【肝病药理】下调小鼠肝癌模型的 P53、Bcl-2、Bax 蛋白表达，使肝癌细胞发生细胞凋亡，从而抑制肿瘤新生血管的形成[1]；对小鼠 S180 肉瘤有较强的抑瘤作用，并能显著提高机体免疫功能，可以延长 H22 肝癌小鼠生存时间[2]。促进肿瘤细胞分化成熟，抑制肿瘤细胞增殖，降低肿瘤组织和肿瘤周围组织中 VEGF 表达，而对 H22 腹水型小鼠肿瘤的发展起抑制作用[3]。提高胸腺指数，降低 5-FU 对免疫功能的毒性作用，显著延长荷瘤小鼠的生存期[3]。能有效抑制原发性肝癌患者 AFP mRNA、GPC-3mRNA 和 MAGE-1mRNA 表达，在降低 GPC-3mRNA 表达方面效果优于华蟾素[4-5]。

⊙ 叶下珠复方

【来源】广州中医药大学热带医学研究所。

【组成】叶下珠 30g、三七 10g、人参 10g。

【功效】益气养血，活血化瘀，软坚消癥。

【方解】叶下珠复方针对慢性乙型肝炎、肝癌患者邪毒未清（毒）、气血凝滞（瘀）、正气已虚（虚）的中医病机，以清热解毒、活血化瘀及扶正固本为治疗原则，由叶下珠、三七、人参组成。方中叶下珠味苦性寒，具有清热解毒利湿作用，三七活血化瘀消积，人参益气健脾扶正，切中慢性病毒性肝炎和肝癌之毒、瘀、虚的病机。

【肝病药理】抑制乙肝病毒复制、促进 HBeAg 及 HBV-DNA 转阴[6]；诱导肝癌 HepG2 细胞凋亡，抑制肝癌细胞增殖[7]；上调 IL-2 水平、降低 TNF-α 水平来调节机体的免疫反应，从而达到抗肿瘤作用[8]；与拉米夫定联合用药可减少 YMDD（酪氨酸-蛋氨酸-天冬氨酸-天冬氨酸）变异，推迟和避免拉米夫定耐药株产生，以及由此而引起的病毒在体内的持续复制[9]。

⊙ 白蛇六味口服液

【来源】北京市肿瘤防治研究所。

【组成】白英 30g，蛇莓 30g，龙葵 30g，当归 9g，丹参 15g，郁金 9g。

【功效】清热解毒，活血化瘀。

【方解】原发性肝癌多由热毒内蕴、气血瘀滞而成；故治应清热解毒、活血化瘀。方中白英、蛇莓、龙葵清热解毒，当归、丹参、郁金活血行气化瘀。针对气滞血瘀、毒热内结之肝癌，全方共奏清热解毒、活血化瘀之功效。

【肝病药理】体外可抑制肿瘤细胞增殖，可直接作用于细胞膜引起肿瘤细胞损伤[10-11]。具有免疫调节作用，可诱导脾细胞产生 IFN，进而活化 NK 细胞，直接杀伤肿瘤细胞[12]。

⊙ 扶正消瘤合剂

【来源】山东中医药大学附属医院。

【组成】人参 10g，黄芪 20g，女贞子 15g，补骨脂 15g，山慈菇 10g，土茯苓 15g，土贝母 10g，苦参 10g，大黄 10g，莪术 10g，炮穿山甲 5g，水蛭 5g，蜈蚣 2 条。

【功效】益气健脾补肾，清热解毒，化瘀散结。

【方解】恶性肿瘤尤其是晚期癌症，总属本虚标实之证，治宜扶正祛邪、攻补兼施，攻即活血化瘀、软坚散结，补即益气养阴、健脾补肾。扶正消瘤合剂融诸法于一体，方中人参、黄芪、女贞子和补骨脂益气健脾、补肝益肾；苦参、大黄、土贝母、山慈菇和土茯苓清热解毒、祛邪散结；莪术、炮穿山甲、水蛭和蜈蚣活血化瘀、消癥散结。诸药合用，补中寓攻，使正复而不留邪；攻中有补，使邪去而不伤正，共奏扶正祛邪、标本同治之功。

【肝病药理】提高患者的免疫功能，调整 $CD4^+/CD8^+$ 的失衡状态 [13]。提高机体 SOD 等抗氧化酶的活性，对脂质过氧化过程有抑制作用，使体内氧自由基的生成减少 [14]。可增强免疫、降低血液黏滞度、消除微循环障碍，从而减少瘤栓的形成和转移 [15]。

⊙ 松友饮

【来源】上海中山医院肝癌研究所。

【组成】生黄芪，丹参，枸杞，炙鳖甲，焦山楂。

【功效】益肾养肝，调和气血。

【方解】松友饮是我国著名医学专家汤钊猷院士治疗胃癌、肝癌等恶性肿瘤的中医验方，由生黄芪、枸杞、炙鳖甲、丹参、焦山楂等组成。方中生黄芪大补元气，炙鳖甲滋阴补肾，枸杞、丹参养肝补血，焦山楂开胃消食，共奏益肾养肝、调和气血之功。

【肝病药理】下调转移抑制基因 1（MTSS1）的表达，同时抑制天冬氨酸蛋白水解酶（Caspase-3）活化，从而诱导肝癌细胞凋亡 [16]；显著抑制肝癌组织中 PCNA、IL-1β 表达，抑制残癌的生长和转移 [17]；阻碍肿瘤的血管生成，减少肿瘤血供，抑制肿瘤生长 [18-19]；增强机体免疫能力，下调 MMP-2 活性，抑制肿瘤的侵袭能力 [20]。

⊙ 参桃软肝方

【来源】广州中医药大学第一附属医院。

【组成】西洋参 10g，桃仁 10g，当归 10g，大黄 10g，丹参 15g，仙鹤草 15g，人工牛黄 10g。

【功效】健脾益气，解毒祛瘀。

【方解】全方取西洋参健脾益气养阴之效为君药；取桃仁活血祛瘀，仙鹤草清肝解毒凉血，丹参祛瘀活血、凉血柔肝，大黄凉血祛瘀软肝之效，共为臣药；取人工牛黄清肝利胆之效为使药，且引诸药入肝胆；方中有攻有补，寓攻于补，共奏健脾益气、解毒祛瘀之功效。

【肝病药理】减轻患者临床症状，保护患者肝功能，减轻患者肝纤维化 [21]；直接抑制肿瘤生长和减轻瘤重，并对肿瘤组织的 VEGF 表达有显著抑制作用 [22]；减少肿瘤组织新生血管的生成，延缓肿瘤的侵袭和转移 [22]；促进肝癌患者原癌基因 HBx DNA 启动子区域 CpG 位点的甲基化，启动子区域的高甲基化可抑制 HBx 蛋白的表达，从而达到抑制肝癌生长的目的 [23]。

⊙ 健脾化瘀方

【来源】广东省人民医院。

【组成】莪术 12g，白术 20g，茯苓 20g，苦参 12g，佛手 12g，白花蛇舌草 15g。

【功效】健脾益气，化瘀散结。

【方解】方中以莪术为君药，功能行气解郁、破瘀止痛；白术、茯苓、苦参共为臣药，可健脾益气、燥湿利水；佛手、白花蛇舌草为佐使药，其中佛手可理气化痰、疏肝健脾，白花蛇舌草可清热解毒、消瘿散瘤；诸药共用，共奏健脾益气、化瘀散结之功。

【肝病药理】有效降低肿瘤细胞的侵袭能力，并能促使癌细胞凋亡，从而延缓肿瘤复发的进程[24]；抑制肝癌新生血管形成，从而抑制肿瘤细胞的生长与转移[25]；调节肿瘤免疫，抑制肿瘤细胞免疫抑制性细胞因子 TGF-β_1、IL-10 的表达[26-27]。

⊙ 健脾消积汤

【来源】广西医科大学附属肿瘤医院。

【组成】太子参 18g，黄芪 30g，白术 10g，茯苓 12g，陈皮 6g，薏苡仁 30g，郁金 12g，麦芽 12g，枳壳 12g，莪术 10g，青皮 10g，白花蛇舌草 20g，甘草 6g。

【功效】健脾益气，行气消积。

【方解】方中太子参、白术、茯苓、甘草、黄芪健脾益气、燥湿和中；陈皮、青皮、枳壳、麦芽行气消积、和胃止痛；薏苡仁健脾益胃，利湿消肿；莪术活血化瘀，散结止痛；白花蛇舌草清热解毒、消肿散结。诸药合用，具有健脾益气、行气消积之功效。

【肝病药理】提高外周血中 $CD3^+$ 及 $CD4^+$ 的水平，进而提高 NK 细胞活性及白细胞介素水平[28-30]；下调 TGF-β_1 的表达，从而抑制肝癌细胞的增殖、迁移[31]；增强巨噬细胞吞噬作用，促进淋巴细胞的转化，诱导细胞产生干扰素，提高非特异性免疫功能[31]。

⊙ 健脾理气合剂

【来源】复旦大学附属肿瘤医院中医科。

【组成】党参、白术、茯苓、八月札、白花蛇舌草、生山楂、鳖甲、枳壳、厚朴等10 味药。

【功效】健脾理气，消导化积。

【方解】该方为于尔辛教授治疗肝癌的经验方。方中以党参、白术、茯苓健脾益气为君，取四君子之意；配以厚朴、枳壳、八月札疏肝行气；生山楂、鳖甲消导软坚化积；白花蛇舌草解毒利水。全方共奏健脾理气、消导化积抗癌之功效。

【肝病药理】显著抑制小鼠 B16 黑色素瘤脾脏种植瘤的生长，能降低脾虚荷瘤组肝转移的发生率，降低脾虚荷瘤组肝转移的分期[32]；上调 MDR_1/P-gp 的表达，减轻化疗药物对肝脏细胞的损伤[33]；上调瘤细胞 nm23mRNA 表达，抑制脾脏移植瘤生长[34]；抑制肝癌细胞的端粒酶活性，诱导肝癌细胞凋亡[35]。

⊙ 消瘤散

【来源】上海中医药大学附属曙光医院。

【组成】太子参 15g，白术 9g，薏苡仁 15g，枳实 9g，石打穿 15g，石见穿 15g，石上柏 15g，炙鳖甲 9g，炙龟甲 10g，土鳖虫 10g，山慈菇 10g，墓头回 10g，漏芦 10g，蛇六谷 15g，急性子 10g。

【功效】健脾益气，滋阴补肾，消癥散结。

【方解】本方为上海市名中医吴正翔教授治疗恶性肿瘤的经验方。脾虚是肝癌癥积之主要发病因素，脾虚可致痰湿凝聚，日久则气滞、血瘀、痰凝而发为癥瘕、积聚。故方中用太子参、白术、薏苡仁、枳实健脾渗湿、化痰导滞；蛇六谷、漏芦、山慈菇、土鳖虫消结散瘤；急性子、炙龟甲、炙鳖甲滋阴补肾、祛瘀化癥；石打穿、石见穿、石上柏"三石"合用化瘤消积，佐以墓头回清热解毒；诸药合用，共奏健脾益气、滋阴补肾、消癥散结之功效。

【肝病药理】对免疫系统具有广泛调节作用，可增强网状内皮系统吞噬功能、促进特异性抗体形成、调节 TNF-α、IL-6 等分泌[36-39]；促进肿瘤细胞坏死、凋亡；通过抑制细胞外基质降解而抑制肿瘤转移[37]；对肿瘤细胞黏附和侵袭有明显抑制作用[38]；

促进脾 T 淋巴细胞增殖，增强 NK 细胞活性，从而发挥抗肿瘤活性[39]。

⊙ 消癌解毒方

【来源】南京中医药大学第一临床医学院。

【组成】夏枯草 30g，八月札 12g，漏芦 10g，天葵子 10g，北柴胡 6g，香附 8g，太子参 12g，麦冬 8g。

【功效】消癌解毒，益气养阴。

【方解】消癌解毒方以抗癌解毒、扶正祛邪为核心大法，重用清热解毒抗肿瘤的药物，同时针对肿瘤患者阴伤气耗、肝郁气滞的体质，辅以养阴、疏肝药物，全方有的放矢，标本兼治。方中夏枯草、漏芦为君药，抗癌解毒；八月札、天葵子为臣药，化痰散结；太子参、麦冬为佐药，益气养阴，扶正抗癌；北柴胡、香附为使药，疏肝解郁，全方攻补兼施，共奏消癌解毒、益气养阴之功。

【肝病药理】调控 TLRs/NF-κB 信号转导通路，抑制核转录因子 NF-κB 的异常持续活化，促进肿瘤细胞凋亡[40-41]。有效改善 T 淋巴细胞功能，增加 NK 细胞 CD3+、CD4+、CD4+/CD8+ 的表达，改善免疫状态[42-43]。抑制 Survivin 蛋白表达，阻断其对半胱氨酸蛋白水解酶的抑制，从而促进肿瘤细胞凋亡[43]。

（贺松其、张国华）

参考文献

[1] 宋爱英，罗峰，高磊.平调饮对小鼠 H₂₂ 肝癌模型凋亡基因的影响[J].中医药信息，2010，27（3）：37-40.

[2] 宋爱英，毕俊芳.平调饮治疗原发性肝癌的实验研究[J].中国实用医药，2007（9）：14-17.

[3] 高晋生，宋爱英，毕俊芳，等.平调饮抗肿瘤作用的实验研究[J].癌变·畸变·突变，2007，19（5）：392-394.

[4] 宋爱英，杨丹，曹德胜，等.平调饮对原发性肝癌患者 AFP mRNA、MAGE-1 mRNA 表达的影响[J].中国中医药信息杂志，2010，17（7）：17-19.

[5] 宋爱英，孙轶男，刘鲲，等.平调饮对原发性肝癌 AFP mRNA、GPC-3 mRNA 影响的研究[J].现代中西医结合杂志，2010，19（24）：3002-3003.

[6] 李常青，王新华，李广谦，等.叶下珠复方治疗慢性乙型肝炎的临床观察[J].新中医，1998（6）：46-63.

[7] 李思明，裴晶，李伟，等.叶下珠复方对 H₂₂ 肝癌小鼠的体内抑瘤作用研究[J].当代医学，2011，17（27）：8-9.

[8] 鲁玉辉，符林春.叶下珠复方对人肝癌 HepG2 细胞体外增殖抑制及诱导凋亡作用[J].中药新药与临床药理，2007（3）：183-186.

[9] 田广俊，冯天保，唐明增，等.叶下珠复方联合拉米夫定治疗慢性乙型肝炎 30 例的近期疗效观察[J].广州中医药大学学报，2004（4）：257-259.

[10] 张子义，常春燕，李建平.白蛇六味制剂治疗原发性肝癌的实验研究[J].中国医药学报，1997（5）：38.

[11] 章新奇，曹水宁，倪文花.白蛇六味汤加味治疗中晚期肿瘤临床观察：附 27 例报告[J].山西中医，1992（2）：34-35.

[12] 李岩.白蛇六味和蟾蜍制剂的临床疗效与实验研究[J].辽宁中医杂志，1982（3）：46-48.

[13] 贺会江，周延峰，刘朝霞.扶正消瘤合剂抗移植性肿瘤的实验研究[J].山东中医杂志，1997（11）：32-34.

[14] 周延峰，刘朝霞，贺会江.扶正消瘤合剂抗肿瘤肺转移的实验研究[J].山东中医药大学学报，1999（5）：322-323.

[15] 周延峰，焦中华，宋茂美，等.扶正消瘤合剂配合化疗治疗原发性肝癌 15 例[J].山东中医药大学学报，1999（2）：44-46.

[16] 黄修燕，黄自丽，许永华，等. 中药复方"松友饮"诱导肝癌细胞凋亡的实验研究 [J]. 中华中医药学刊，2014，32（2）：249-251.

[17] 黄修燕，黄自丽，汤钊猷，等. 中药复方松友饮抑制姑息性肝切除术后残癌生长和转移的实验研究 [J]. 中华中医药杂志，2010，25（12）：1988-1990.

[18] 黄修燕，黄自丽，汤钊猷，等. 中药复方"松友饮"对高转移人肝癌裸鼠原位移植瘤的抑制作用 [J]. 中华中医药杂志，2010，25（2）：234-237.

[19] 黄修燕，黄自丽，汤钊猷，等. 中药复方"松友饮"增强 IFN-α 抑制肝癌的实验研究 [J]. 中华中医药杂志，2011，26（12）：2859-2861.

[20] 黄修燕，黄自丽，晁愚，等. 中药"松友饮"对高转移人肝癌侵袭性及小鼠免疫功能的影响 [J]. 肿瘤，2008（6）：489-493.

[21] 李穗晖，周瑞生，蔡玉荣，等. 参桃软肝方治疗 Child-PughC 级原发性肝癌的临床观察 [J]. 广州中医药大学学报，2018，35（6）：993-997.

[22] 方焕松. 参桃软肝方联合索拉非尼治疗中晚期原发性肝癌的临床研究及机制探讨 [D]. 广州：广州中医药大学，2015.

[23] 唐莹. 参桃软肝方对 HBx 蛋白导致的肝癌 DNA 甲基化状态的影响 [D]. 广州：广州中医药大学，2018.

[24] 王昌俊，刘友章，许鑫梅. 健脾化瘀复方药物血清对人肝癌细胞 BEL7402 增殖的影响 [J]. 中医药通报，2006（3）：54-56.

[25] 钟崇，卢传辉，苏小康，等. 健脾化瘀方对裸鼠肝癌新生血管生成的影响 [J]. 中国现代医生，2011，49（28）：4-5.

[26] 黄旭晖，张晓文，梁荣华，等. 健脾化瘀方促进小鼠肝癌休眠的作用及其免疫机制研究 [J]. 现代医院，2014，14（9）：22-25.

[27] 黄旭晖. 健脾化瘀方促进小鼠肝癌休眠的机制研究 [D]. 广州：广州中医药大学，2013.

[28] 黄智芬，黎汉忠，张作军，等. 健脾消积汤对晚期原发性肝癌患者生存质量的影响 [J]. 中国中西医结合消化杂志，2010，18（1）：47-48.

[29] 黄智芬，黄其春，陈强松，等. 健脾消积汤对晚期原发性肝癌生活质量及免疫功能的影响 [J]. 中国中西医结合消化杂志，2007（4）：251-253.

[30] 黎汉忠，黄智芬，张作军，等. 健脾消积汤治疗肝癌癌因性疲乏的临床疗效观察 [J]. 中医临床研究，2016，8（10）：18-20.

[31] 田昊，诸佳瑜，莫晓丽，等. 健脾消积汤含药血浆对肝细胞癌 HepG2 细胞的抑制作用及其机制 [J]. 广西医学，2017，39（7）：1025-1028.

[32] 陈颖，陈震，屠红，等. 健脾理气中药对荷 B16 黑色素瘤小鼠肝转移的干预作用 [J]. 上海中医药杂志，2007（10）：79-82.

[33] 郭伟剑，林钧华，于尔辛，等. 健脾理气方对人肝癌细胞 SMMC7721 化疗耐药性的影响 [J]. 中国中西医结合杂志，2001（S1）：116-118.

[34] 陈震，黄雯霞，程琳，等. 健脾理气中药上调 nm23 表达 [J]. 中国癌症杂志，2002（2）：25-27.

[35] 孟志强，郭伟剑，于尔辛，等. 健脾理气方药物血清对肝癌细胞端粒酶活性及凋亡的影响 [J]. 世界华人消化杂志，2000（8）：879-882.

[36] 吴眉，高月求，张斌，等. 消瘤散联合肝动脉化疗栓塞术治疗中晚期肝癌近期疗效观察 [J]. 上海中医药杂志，2018，52（4）：56-58.

[37] 吴眉，高月求，张斌，等. 消瘤散联合姑息疗法治疗晚期原发性肝癌的临床观察 [J]. 上海中医药杂志，2017，51（S1）：77-79.

[38] 高颖，吴眉，唐芯芯，等. 吴氏消瘤散对荷瘤小鼠的抗肿瘤作用 [J]. 中成药，2014，36（3）：446-450.

[39] 吴眉，高颖，唐芯芯，等. "吴氏消瘤散"抗 S180 实体瘤及免疫调节作用的实验研究 [J]. 上海中医药杂志，2014，48（3）：66-69.

[40] 李栋，吴勉华.消癌解毒方加入 LPS 及 CD284 对人肝癌细胞 SMMC-7721 的 TLRs/NF-κB 信号转导通路等关键基因表达的影响[J].中华中医药杂志，2016，31（11）：4693-4698.

[41] 李文婷，周红光，刘颖，等.消癌解毒方对移植性肝癌大鼠免疫功能影响研究 [J].中华中医药学刊，2015，33（8）：1880-1883.

[42] 马艳霞，李黎，吴勉华，等.消癌解毒方对 H₂₂ 荷瘤小鼠移植瘤的抗肿瘤作用机制 [J].中国实验方剂学杂志，2018，24（23）：140-145.

[43] 卢伟，沈波，李黎，等.消癌解毒方对肝癌细胞株 H₂₂ 凋亡及 Survivin 表达的影响 [J].四川中医，2012，30（4）：14-16.

第六章　安神方

⊙ 歧康合剂

【来源】河南省人民医院院内制剂。

【组成】刺梨原汁、苍术。

【功效】扶正固本，补血益气。

【方解】歧康合剂方药配伍符合中医对失眠症认识的病机理论特点。慢性肝病患者常由肝血不足而伴不寐，本方中刺梨健胃消食，苍术燥湿健脾，二者相伍共扶脾胃之气，促进脾胃受纳运化水谷，补养全身气血。诸药合用，共奏扶正固本、补血益气之功。故本方常用于失眠症所致的入睡困难、睡而易醒、醒后不能再睡、睡眠时间短等睡眠障碍。

【肝病药理】增强体内抗氧化能力，使体内自由基代谢得以改善，提高抵抗体内外有害刺激的能力，如增加游泳时间、抗寒冷时间及抗缺氧时间[1]。升高超氧化物歧化酶（SOD），降低脂质过氧化物（LPO），清除体内过多的自由基，改善和治疗组织器官功能紊乱和障碍；增强机体的非特异性与特异性免疫功能和抗应激功能[2]，减少肝脏氧化应激及炎症发生。

⊙ 珍珠养心安神汤

【来源】海南省中医院院内制剂。

【组成】珍珠母、当归、生地黄、人参、酸枣仁、柏子仁、茯神、香附、石菖蒲、沉香、大枣、甘草。

【功效】消痰理气，疏肝解郁。

【方解】珍珠养心安神汤方药配伍符合中医对抑郁、焦虑、失眠、创伤后应激障碍认识的病机理论特点。方中珍珠母可平肝潜阳，镇心安神；当归、生地黄、人参可益气养血滋阴；酸枣仁、柏子仁、茯神安神定志、宁心入寐；石菖蒲化湿和胃、豁痰；沉香可摄纳浮阳；大枣、甘草可甘缓滋补、宁心安神等。诸药合用，共奏消痰理气、疏肝解郁之功。

【肝病药理】降低血浆白介素 -2（IL-2）、白介素 -8 (IL-8)、白介素 -6 (IL-6)、去甲肾上腺素（NE）、丙二醛（MDA）、一氧化氮（NO）和人血管活性肠肽（VIP）含量，升高血浆促肾上腺皮质激素（ACTH）和 SOD 含量[3]。改善创伤后应激障碍（PTSD）的患者症状[3]。

⊙ 珍枣胶囊

【来源】南京中医药大学附属医院院内制剂。

【组成】酸枣仁、珍珠母、夜交藤、川黄连。

【功效】滋阴降火，安神定志。

【方解】珍枣胶囊方药配伍符合中医对失眠症认识的病机理论特点。方中酸枣仁养阴安神、平肝理气；珍珠母潜阳安神、定志平肝，二者共为君药。川黄连清泻心火，但黄连性苦寒，量过恐伤阴，故在成方中用量不大，作为辅助使用；夜交藤有养心安神、引阳入阴的作用。四药合用，共奏滋阴降火、安神定志之功。故本方常用于失眠症所致的头晕、耳鸣、腰膝酸软、面部潮红等阴虚火旺的患者。

【肝病药理】可降低血清 NE 的含量，增加血清 5- 羟色胺的水平，从而缓解老年阴虚火旺型失眠患者的一系列失眠症状，提高睡眠质量[4]。增加老年阴虚火旺型失眠患者的总睡眠时间及慢波睡眠时间，减少其觉醒次数，缩短其睡眠潜伏期时间，调整睡眠结构，治疗失眠[4-5]。减少机体的自发活动，协同戊巴比妥钠的中枢抑制作用，提高戊巴比妥钠阈下剂量的睡眠率，缩短戊巴比妥钠诱导的睡眠潜伏期[6]。

⊙ 梦醒安神片

【来源】吉林省中医中药研究院院内制剂。

【组成】黄连、大黄、胆南星、金礞石、石菖蒲、郁金、丹参、酸枣仁、缬草、香附。

【功效】清火豁痰，理气安神。

【方解】梦醒安神片方药配伍符合中医对焦虑症、精神分裂症认识的病机理论特点。方中以黄连为君药，取其苦、寒泄下，直折火热。金礞石、大黄和胆南星为臣药，制其痰火之因，以丹参、郁金、酸枣仁、石菖蒲、缬草为佐药，助君臣药清火豁痰，行气开郁，养血安神，取香附为使药，可以引领群药直达病所。诸药合用可使火清、痰消、气顺、郁开，共奏清火豁痰、理气安神之功。故本方常用于焦虑症或精神分裂症所致的性情急躁、头痛头晕、失眠多梦、面红目赤、心烦不食，或

语言错乱、喜怒无常等属痰火扰心证者。

【肝病药理】能明显抑制激怒打斗行为；可使机体"失望"不动时间延长；可加强肌力，保持身体平衡，加强神经肌肉功能；对多巴胺系统亢进有明显抑制作用，能明显减少脑中多巴胺含量[7]。

⊙ 舒心安神汤

【来源】南通市中医院院内制剂。

【组成】柴胡、郁金、枳壳、白芍、当归、柏子仁、夜交藤、合欢皮。

【功效】养心安神，疏肝解郁。

【方解】舒心安神汤方药配伍符合中医对心脏神经官能症的病机理论特点。柴胡疏肝解郁，使肝气条达，余症自减；枳壳、郁金调气宽中；白芍、当归养血和血、滋养肝木、柔肝缓急；佐以合欢皮、柏子仁、夜藤养心安神。诸药配伍，疏肝与养心并进，宁心与解郁相融，标本兼治，补而不滞，滋而不腻，共奏养心安神、疏肝解郁之功。故本方常用于心悸、心前区疼痛、胸闷、气短、呼吸困难、头晕、失眠、多梦等肝郁气滞型心脏神经官能症患者。

【肝病药理】通过影响中枢神经系统突触间的多巴胺和单胺类递质的合成和分泌，改善焦虑等症状；抑制胆碱酯酶活性，发挥拟胆碱样作用，扩张血管，减慢心率，修复神经细胞[8]。

⊙ 温胆片

【来源】广州中医药大学第一附属医院院内制剂。

【组成】法半夏、竹茹、枳实、茯苓、郁金、陈皮、甘草。

【功效】理气化痰，清胆和胃，宁心解郁。

【方解】温胆片方药配伍符合中医对抑郁症、焦虑症认识的病机理论特点。方中法半夏燥湿化痰，降逆和中止呕，消痞散结；竹茹清热化痰，止呕除烦；郁金清心

解郁；枳实行气消痰；佐以陈皮理气燥湿，茯苓健脾利湿；以甘草为使药协调诸药。全方具有理气化痰、清胆和胃的功效。故本方常用于抑郁症及焦虑症所致的心烦意乱、焦虑不安、失眠多梦、口干口苦、倦怠乏力、免疫功能低下等患者，对抑郁症的综合治疗有良好作用。

【肝病药理】升高 γ- 氨基丁酸含量，降低神经元活性，防止神经细胞过热，促进血管扩张，降低血压，扩张血管，增加血流量，并降低血氨，促进大脑的新陈代谢，恢复脑细胞功能[9]。降低谷氨酸含量，促进脑组织的新陈代谢和恢复脑细胞功能，改善神经功能[9]。降低脑内海马组织中 5-HT、去甲肾上腺素及多巴胺含量，有效起到镇静催眠作用[10]。有效改善心烦意乱、焦虑不安、失眠多梦、口干口苦等抑郁症及焦虑症患者的临床病理症状[11]。提高下丘脑内 5-HT、5- 羟吲哚乙酸含量，促进快波睡眠及慢波睡眠，改善失眠睡眠机制[12-13]。

⊙ 疏肝养心安神汤

【来源】山东中医药大学附属医院院内制剂。

【组成】香附、郁金、川芎、栀子、黄连、炒酸枣仁、合欢皮、夜交藤、远志、甘草。

【功效】疏肝解郁，养心安神。

【方解】方中香附、郁金二者共为君药，具有疏肝理气、调经止痛、理气调中的功效，善散肝气之郁结，为疏肝解郁之要药，郁金具有清心解郁的功效，与香附合用以加强疏肝解郁之力；川芎为活血行气之要药，黄连、栀子清热泻火、清心除烦，三者共为臣药，以泻火清心，助君药疏肝行气，解郁化火；酸枣仁、夜交藤、合欢皮、远志以养心安神，甘草有缓和药性，调和诸药的作用。诸药合用，共奏疏肝解郁、养心安神之功。故本方常用于失

眠症所致的难以入睡、睡眠不深、易醒、多梦、早醒、醒后不易再睡、醒后感不适、疲乏或白天困倦及长期亚健康失眠状态、脏器功能紊乱、免疫功能下降、心理障碍等，对焦虑症的综合治疗亦有辅佐作用。

【肝病药理】能延长睡眠期，有明显的中枢神经抑制作用[14]；也可以延长睡眠时间，具有明显的镇静催眠作用[14]。改善亚健康失眠患者的失眠症状[15]，以及改善老年失眠患者的临床病症[16]。诱导细胞自噬作用增强[17]，对皮层神经细胞损伤具有较强的保护作用[18]，拮抗神经细胞的毒性，提高脑神经细胞的数量和超微结构[19]。通过下调 PKA 蛋白的表达，上调 PP-2A 蛋白的表达来降低脑神经元过度磷酸化 Tau 蛋白的表达，降低神经细胞毒害作用[20]。增加皮层线粒体 Na^+-K^+-ATPase 和 Ca^{2+}-Mg^{2+}-ATPase 两种酶含量，改善皮层线粒体的超微结构改变，使线粒体肿胀减轻，嵴断裂减少[21]。

⊙ 睡安胶囊

【来源】吉林省中医药科学院院内制剂。

【组成】炒酸枣仁、五味子、远志、首乌藤、丹参、石菖蒲、知母、甘草、茯苓。

【功效】养血安神，清心除烦。

【方解】睡安胶囊方药配伍符合中医对失眠症等认识的病机理论特点。方中酸枣仁养肝血、安心神为君药；首乌藤、丹参补肝养血共为臣药；茯苓益脾和胃、宁心安神，远志安神益智、祛痰解郁，五味子敛气而安心神，石菖蒲豁痰开窍，知母补不足之阴、清内炎之火，甘草清热和药，共为佐使。诸药配伍，共奏养血安神、清热除烦之功。故本方常用于失眠症所致的心烦不寐、怔忡惊悸、梦多易醒或久卧不眠等患者。

【肝病药理】减少自主活动时间，缩短入睡潜伏期，延长睡眠时间，与戊巴比妥钠

有协同作用，提高戊巴比妥钠阈下剂量睡眠时间[22]。延长惊厥潜伏期，对抗中枢兴奋药的作用，具有明显镇静、催眠作用[23]。使单胺类神经递质的分泌增加，降低脑内乙酰胆碱酯酶的活性，抑制 NF-κB 和 p53 活性，使 Caspase-3 的蛋白表达与基因转录分离，减少细胞凋亡[24]。

（高磊、吕志平）

参考文献

[1] 陈金秀，王迪，李国峰 . 歧康合剂抗氧化及抗应激能力作用的研究 [J]. 中医研究，2006（6）：23-24.

[2] 路筱涛，鲍淑娟 . 刺梨多糖对小鼠抗应激功能和免疫功能的影响 [J]. 广州中医药大学学报，2002（2）：141-142.

[3] 郭骏成，陈荣，郭敏，等 . 珍珠养心安神汤对创伤后应激障碍患者 HAMD 和 PTSD-SS 评分及细胞因子和相关代谢产物的影响 [J]. 海南医学，2017，28（13）：2076-2079.

[4] 韩红 . 珍枣胶囊治疗老年阴虚火旺失眠患者临床观察及改善血清 NE、5-HT、睡眠结构作用机制的研究 [D]. 南京：南京中医药大学，2016.

[5] 姚秋菊 . 珍枣胶囊治疗老年阴虚火旺失眠患者疗效观察及改善睡眠结构作用机制的研究 [D]. 南京：南京中医药大学，2013.

[6] 刘海燕，方泰惠，许惠琴 . 珍枣胶囊对小鼠自发活动及睡眠的影响研究 [J]. 现代中西医结合杂志，2004（12）：1568-1569.

[7] 金春花，王英军，姜秀莲 . 梦醒安神片的药理研究 [J]. 中草药，2000（12）：925-927.

[8] 於悦 . 舒心安神汤治疗心脏神经官能症临床研究 [J]. 亚太传统医药，2015，11（24）：118-120.

[9] 陈汉裕，赵丽娴，段骄，等 . 温胆片的临床及药理研究进展 [J]. 广州中医药大学学报，2017，34（3）：461-464.

[10] 刘小河，杨忠奇，冼绍祥，等 . 温胆片对焦虑模型大鼠行为学和单胺类神经递质的影响 [J]. 广州中医药大学学报，2012，29（6）：674-678.

[11] 王文秀 . 温胆片治疗广泛性焦虑症（痰热内扰证）临床疗效观察 [D]. 广州：广州中医药大学，2012.

[12] 张福利，马伯艳，白妍，等 . 温胆汤对失眠大鼠下丘脑内单胺类递质影响的研究 [J]. 中医药信息，2005（2）：48-49.

[13] 姚秋菊，韩旭 .5- 羟色胺与失眠的相关性及中医辨证治疗的研究进展 [J]. 中医药导报，2013，19（2）：108-110.

[14] 陈百泉，杜钢军，许启泰 . 酸枣仁皂苷的镇静催眠作用 [J]. 中药材，2002（6）：429-430.

[15] 牟怀东 . 疏肝养心安神汤治疗亚健康失眠的疗效 [J]. 大医生，2018，3（8）：51-52.

[16] 段婷婷，李宝锋 . 疏肝养心安神汤治疗老年失眠症的临床疗效观察 [J]. 中医临床研究，2016，8（24）：77-78.

[17] 赵欢，陈晓宇，姬飞虹，等 . 远志提取物清除 β 淀粉样蛋白的途径及其信号通路的研究 [J]. 安徽医科大学学报，2014，49（7）：913-917.

[18] 陈勤，李磊珂 . 远志皂苷对 β 淀粉样蛋白 1-40 诱导的体外培养皮层神经细胞损伤的保护作用 [J]. 中国中药杂志，2007（13）：1336-1339.

[19] 陈勤，曹炎贵，张传惠 . 远志皂苷对 β- 淀粉样肽和鹅膏蕈氨酸引起胆碱能系统功能降低的影响 [J]. 药学学报，2002（12）：913-917.

[20] 徐柯乐，陈勤，刘伟，等 . 远志皂苷减轻 Aβ$_{1-40}$ 诱导的 AD 大鼠脑神经元 tau 蛋白 Ser^{396} 位点的过度磷酸化 [J]. 中国病理生理杂志，2012，28（9）：1605-1609.

[21] 许晓伍，陈群，郝木峰，等 . 夜交藤提取物对失眠大鼠额叶皮层神经元线粒体结构和功能的影响 [J]. 广州中医药大学学报，2013，30（6）：872-875.

[22] 项颖，韩大庆，周丹，等 . 睡安胶囊镇静催眠及抗惊厥作用的研究 [J]. 吉林中医药，

2011, 31（2）: 171-172.

[23] 赵平, 凌玉云, 叶志文, 等. 睡安胶囊镇静催眠作用的研究 [J]. 中国中医药信息杂志, 2009, 16（S1）: 24-25.

[24] GIRIDHARAN V V, THANDAVARAYAN R A, BHILWADE H N, et al.Schisandrin B, attenuates cisplatin-induced oxidative stress, genotoxicity and neurotoxicity through modulating NF-κB pathway in mice[J].Free Radic Res, 2012, 46（1）: 50-60.

第七章　解郁方

⊙ 白龙解郁颗粒

【来源】上海长征医院院内制剂。

【组成】法半夏、柴胡、白芍（炒）、大黄（酒制）、当归、石菖蒲、白术（炒）、炙甘草、黄连、陈皮、茯苓、薄荷、龙骨（煅）、牡蛎（煅）。

【功效】消痰行气，除烦解郁，镇静安神，清热泻火，健脾和胃。

【方解】白龙解郁颗粒方药配伍符合中医对抑郁性神经症认识的病机理论特点。方中法半夏为君药，陈皮为臣药，茯苓、白术、薄荷、黄连、大黄、牡蛎、龙骨为佐药，炙甘草为使药。诸药合用，共奏消痰行气、除烦解郁、镇静安神、清热泻火、健脾和胃之功。故本方主要用于治疗抑郁性神经症所致的心烦意乱、情绪低沉、悲忧欲哭、善感多愁、躺而不寐、眠而不实或自觉全身不适、头目昏重、口燥咽干、重病焦虑症状等患者。

【肝病药理】具有抗心肌缺血、抑制血小板聚集、解痉、镇痛、镇静、抗炎、保肝等多种药理作用[1]。临床应用多年显示出良好的抗抑郁疗效，对肿瘤并发抑郁症大鼠模型的海马 Bcl-2、P-ERK1/2 蛋白及基因表达有调节作用。不仅下调肿瘤并发抑郁症患者的 SDS 及 HAMD 评分，具有抗抑郁作用，还能下调血清 IL-8 水平[2]。患者 SDS 和 HAMD 评分明显改善，治疗 6 周后血清 NK 细胞、$CD3^+$、$CD4^+$ 和 $CD4^+/CD8^+$ 升高，$CD8^+$ 下降。可提高肿瘤相关性抑郁患者的生活质量，改善抑郁症状和机体免疫功能[3-4]。

⊙ 更安汤

【来源】山东省中医院院内制剂。

【组成】生地黄、熟地黄、枸杞子、菟丝子、山药、山茱萸、柴胡、白芍、郁金、生龙骨、生牡蛎、百合、炒枣仁、茯苓。

【功效】滋补肝肾，调肝宁心。

【方解】更安汤方药配伍符合中医对围绝经期综合征的病机理论认识。方中枸杞子、生熟地、山药、山茱萸为君药，滋补肝肾之阴；柴胡、郁金和白芍为臣药，疏肝理气，养血柔肝；佐以生龙骨、生牡蛎、百合、酸枣仁等，平肝潜阳，收敛固涩，镇静宁心安神。诸药相伍，以滋补肾阴为主，兼顾心肝脾。故本方常用于围绝经期综合征所致的月经周期改变，血管舒缩功能不稳定导致的潮热、出汗等症状。

【肝病药理】能使垂体、卵巢、子宫重量及血浆中的促黄体生成素（LH）增加，卵巢人绒毛膜促性腺激素（HCG）/LH 受体特异结合力及 LH 受体数量增加，使去卵巢大鼠的垂体对注射促黄体激素释放激素（LRH）的分泌反应提高，表明更安汤对下丘脑卵巢性腺轴有兴奋作用[5-6]。

⊙ 荣肝汤

【来源】关幼波。

【组成】党参、炒白术、炒苍术、木香、茵陈、当归、白芍、香附、佛手、山楂、泽兰、生牡蛎、王不留行。

【功效】健脾疏肝，活血化瘀，清热利湿。

【方解】荣肝汤的方药配伍符合中医对肝炎、早期肝硬化的病机理论认识。方中党参、白术健脾益气，培土荣木；木香醒脾化湿；茵陈清热解毒、利湿退黄；当归、白芍养血柔肝；山楂、泽兰、王不留行活血化瘀；牡蛎软坚散结。诸药合用，共奏健脾疏肝、活血化瘀、清热利湿之功。故本方常用于证属肝郁脾虚、气滞血瘀、湿热未清的慢性肝炎、早期肝硬化，有较好疗效。

【肝病药理】抑制结缔组织增生和提高血浆蛋白，能激活体液免疫；改善肝脏微循环，助肝组织再生作用[7]。增加肝脏血流量，促进肝内纤维胶原代谢及降低肝组织胶原含量等抗肝纤维化作用。减少胶原在肝内的沉积，并通过多环节抗肝细胞变性坏死，促进再生及调节免疫，抑制肝纤维化的形成[7]。改善肝纤维化的肝功能指标和减缓肝细胞病理性改变；降低Ⅰ型胶原蛋白和α-SMA表达，通过有效抑制肝星状细胞增殖及活化，降低肌成纤维细胞的生成，发挥抑制ECM介导的肝纤维化作用[8]。

⊙ 柴丹解郁颗粒

【来源】成都中医药大学附属医院院内制剂。

【组成】柴胡、丹参、酸枣仁、延胡索、郁金。

【功效】疏肝解郁，活血安神，清心泻火。

【方解】柴丹解郁颗粒方药配伍符合中医对抑郁性神经症、神经障碍的病机理论认识。方中柴胡既有良好的疏肝解郁作用又为疏肝诸药之向导，用于肝气郁结、胁肋疼痛等症，是治疗肝气郁结之要药，为君药。酸枣仁补肝胆、益肝血、除心烦、安心神，与柴胡为伍，一散一敛，既疏肝理气，以复肝运，又能补肝血，柔肝体，共奏疏肝理气、解郁安神之效。丹参凉血安神，配以酸枣仁治疗心火偏旺之心悸失眠，此二味共为臣药。延胡索活血行气止痛为佐药。郁金解郁清心，既能活血，又能行气解郁而达止痛之目的，为血中之气药，与柴胡配伍治疗肝郁有热、气血郁滞。诸药合用，共奏疏肝解郁、活血安神、清心泻火之功。故本方常用于肝郁、血瘀、气郁化火所致的失眠、抑郁焦虑、头痛等各种神经症及神经障碍等。

【肝病药理】镇静、安定及延长睡眠时间，解热抗炎、降血脂、促酶分泌、保肝利胆、增强免疫，对实验性肝损伤有明显疗效，改变脑内各部位色氨酸、5-羟色胺含量；对中枢神经系统有抑制作用，能明显抑制自主活动，增强睡眠，增强学习记忆能力；抑制大脑内单胺氧化酶B的活性，具抗抑郁作用[9]。

⊙ 消更解郁汤

【来源】南通市中医院院内制剂。

【组成】白芍、熟地黄、柴胡、牡丹皮、山药、女贞子、白梅花、当归、地骨皮、墨旱莲、玫瑰花、炙甘草、浮小麦。

【功效】滋补肝肾，疏肝解郁，调畅气血。

【方解】消更解郁汤方药配伍符合中医对围绝经期综合征的病机理论认识。方中熟地黄养血滋阴，补精益髓；山药滋阴补肾调肝；二者共为君药。柴胡入肝经，善于条达肝气而解郁；白芍养血调经，平肝止痛；二者配伍，白芍得柴胡之散，柴胡得白芍之收，补肝体不致郁阻气机，协助君药以滋肾疏肝解郁，共为臣药。当归活血调经止痛；牡丹皮清热凉血；女贞子补益肝肾，清虚热；墨旱莲滋补肝肾，凉血止血；地骨皮去下焦虚热；浮小麦益气除热；白梅花、玫瑰花理气解郁，和血散瘀；以上共为佐药。炙甘草为使药，补气健脾，和中缓急，调和诸药。诸药合用，重在补肾疏肝理气，补益气血，补泻兼施，使气固血充，阴阳平衡，肝疏则气血调畅。故本方常用于围绝经期排除器质性病变出现的烘热汗出，情志异常，胸闷胁痛，难入睡等。

【肝病药理】调节机体大脑皮质及下丘脑-垂体-肾上腺卵巢轴各环节，提高雌激素水平，改善卵巢部分功能[10]。降低促卵泡激素及黄体生成素水平、调节单胺类神经递质[11]。

⊙ 解郁一号方

【来源】安徽省中医院院内制剂。

【组成】当归、川芎、百合、月季花、玫瑰花、合欢花、酸枣仁、石菖蒲、白芍、柴胡根、煅龙齿、生甘草。

【功效】疏肝解郁，行气散结，养心安神。

【方解】解郁一号方方药配伍符合中医对抑郁性神经症的病机理论认识。方中柴胡疏肝解郁；酸枣仁养心安神；川芎行气活血止痛，助柴胡以解肝经之郁滞，增其行气止痛之功；芍药养血柔肝，补心安神；玫瑰花、月季花活血调经，解郁疏肝，合欢花"安五脏、和心志、令人欢乐无忧"；石菖蒲安神益智，祛痰开窍；百合清心安神。诸药合用，补散兼顾，升降相宜，共奏解郁之功。故本方常用于抑郁性神经症所致的以持久心境低落为特征的神经性障碍，常伴焦虑、身体不适感和睡眠障碍。

【肝病药理】可显著增加帕金森抑郁患者脑内5-HT、DA、NE水平，发挥其调节中枢神经和促进睡眠作用[12]。能拮抗慢性应激模型大鼠抑郁症，其机制可能与抑制海马细胞凋亡率有关[13]。能升高下丘脑、海马NE、纹状体、大脑皮质DA的含量，并可降低其代谢率[14]。

（高磊、吕志平）

参考文献

[1] 蔺红伟，江春霞，朴淑娟，等.白龙解郁颗粒的质量标准研究[J].药学服务与研究，2018，18（3）：195-198.

[2] 修丽娟，赵婧，刘煊，等.消化道肿瘤并发抑郁症患者血清IL-6、IL-8水平及白龙解郁颗粒的临床疗效[J].中国中西医结合消化杂志，2016，24（6）：446-448.

[3] 张孟仁.肿瘤患者抑郁症的发病情况及中医治疗[J].北京中医药，2013，32（1）：11-14.

[4] 杨玉兴，魏品康，修丽娟，等.白龙解郁颗粒治疗肿瘤相关性抑郁67例临床观察[J].中医杂志，2009，50（3）：218-220.

[5] 闫润虎，刘志诚.女性更年期综合征的中西医认识[J].现代中西医结合杂志，2003（13）：1442-1443.

[6] 李莹莹.更安汤治疗肾虚肝郁型围绝经期综合征的临床研究[J].临床合理用药杂志，2011，4（32）：49-50.

[7] 黎俊民，李敏峰.加味荣肝汤治疗慢性乙型肝炎肝纤维化50例[J].中医杂志，2009，50（9）：815-816.

[8] 谢林钦，朱冠保，黄登.荣肝汤对二甲基亚硝胺大鼠肝纤维化的干预作用研究[J].中国中西医结合外科杂志，2017，23（2）：160-164.

[9] 钟亚玲.柴丹解郁颗粒的药学部分研究[D].成都：成都中医药大学，2008.

[10] 张翠英，瞿惠珍，朱海燕，等.平调汤治疗围绝经期综合征140例临床观察[J].新中医，2016，48（5）：164-166.

[11] 张瑞芬.消更解郁汤治疗肾虚肝郁型围绝经期抑郁症的临床研究[D].济南：山东中医药大学，2007.

[12] 王莉，蔡永亮，王艳昕，等.解郁一号方联合盐酸帕罗西汀治疗帕金森病合并抑郁症状疗效观察[J].中医药临床杂志，2017，29（10）：1702-1705.

[13] 李作平, 赵丁, 任雷鸣, 等. 合欢花抗抑郁作用的药理实验研究初探 [J]. 河北医科大学学报, 2003 (4): 214-216.

[14] 蔡永亮, 张静, 方向, 等. 解郁一号方治疗抑郁性神经症的临床研究 [J]. 北京中医药, 2008 (10): 766-767.

第八章　利胆方

⊙ 化石散

【来源】任继学。

【组成】瓦楞子、鱼枕骨、乌梅、石韦、海金沙、茵陈、栀子、大黄、枳实、萆薢、金银花、野菊花、蒲公英、金钱草。

【功效】清热利胆, 化结排石。

【方解】化石散方药配伍符合中医对肝胆结石、尿路结石, 以及肝炎、胆囊炎、肾炎、肾盂肾炎、膀胱炎等症认识的病机理论特点。方中瓦楞子、鱼枕骨软坚消积; 石韦、海金沙、金钱草利尿通淋排石; 乌梅酸涩入肝经, 驱虫安蛔; 金银花、野菊花、蒲公英清热解毒、清肝利胆; 大黄、栀子、枳实、茵陈通腑攻下。诸药合用, 共奏清肝利胆排石之效。故本方常用于肝胆结石、尿路结石, 以及肝炎、胆囊炎、肾炎、肾盂肾炎、膀胱炎等症的治疗。

【肝病药理】增加胆汁量, 促进胆汁分泌[1]。增加胆汁酸、磷脂, 减少胆固醇、无机盐, 促进肝细胞再生、肝糖原和细胞核中核糖核酸合成[2]。降低急性肝损伤小鼠血清中升高的转氨酶活性。升高 Y 蛋白、Z 蛋白含量及尿苷二磷酸葡萄糖脱氢酶活力, 升高谷胱甘肽水平, 降低肝微粒体中细胞色素 P450s 的活性, 提高谷胱甘肽 S 转移酶（GST）表达[3]。促进胆汁、胰消化液分泌, 助消化、利尿、降低血清胆固醇。解除胆总管括约肌痉挛, 增强十二指肠和胆管舒张, 疏通胆管和微细胆小管内淤积的胆汁; 改善肝功能, 降低血

清 TNF-α、一氧化氮含量, 减少平滑肌肌动蛋白和胶原蛋白表达[4]。增加大鼠尿量, 增加尿液中抑石因子尿凝血酶原片段 I 的含量, 减少成石因子尿钙及尿草酸的含量, 抑制草酸钙结石形成[5]。加速过氧亚硝酸清除, 减轻过氧化损伤, 稳定线粒体膜[6]。

⊙ 加味五金汤

【来源】俞慎初。

【组成】金钱草、海金沙、鸡内金、金铃子、川郁金、玉米须。

【功效】清热利胆, 化结排石。

【方解】加味五金汤方药配伍符合中医对肝胆结石、尿路结石, 以及肝炎、胆囊炎、肾炎、肾盂肾炎、膀胱炎等症认识的病机理论特点。方中金钱草为大金钱草, 苦酸凉, 入肝、胆、肾、膀胱经, 清热、利水、通淋排石; 海金沙甘淡寒, 入小肠、膀胱经, 清热、利水、通淋; 鸡内金入脾、胃、小肠、膀胱经, 健脾胃、消食滞、止遗尿、化结石; 郁金辛苦寒, 入心、肝、肺经, 行气活血、疏肝利胆; 金铃子（川楝子）清热利湿、理气止痛; 玉米须甘平, 和胆、利水。诸药合用, 共奏清热利胆、消炎排石之效。故本方常用于肝胆结石、尿路结石, 以及肝炎、胆囊炎、肾炎、肾盂肾炎、膀胱炎等症的治疗。

【肝病药理】增强胆囊收缩, 胆汁排泄、排石和溶石[7-8]。抑制 HCV-J6/JFH 感染

的细胞中 HCV 的复制，协同 α- 干扰素（α-IFN）抑制 HCV 复制，提高 α-IFN 抗病毒能力，增加 STATs 磷酸化水平，提高调控因子 9 表达 [9]。

⊙ 华春肝胆舒浓缩丸

【来源】河南省中医院院内制剂。

【组成】广木香、青皮、延胡索、郁金、金钱草、栀子、大黄、枳实、厚朴。

【功效】清热利湿，利胆化石，疏肝通腑，理气通络，和胃助运。

【方解】华春肝胆舒浓缩丸方药配伍符合中医对慢性胆囊炎认识的病机理论特点。广木香、青皮疏肝理气，延胡索、郁金行气化瘀止痛，金钱草、栀子清利湿热，大黄、枳实、厚朴通腑利胆。诸药合用，可使气机调畅，湿热清除，胆腑得通，故能取得良好疗效。故本方常用于慢性胆囊炎所致的胁痛、口苦、厌油腻。

【肝病药理】减少离体胆囊平滑肌条收缩，松弛胆囊平滑肌，促进胆囊排空 [10]。促进胆汁、胰消化液分泌，助消化、利尿、降低血清总胆固醇。解除胆总管括约肌痉挛，增强十二指肠和胆管舒张，疏通胆管和微细胆小管内淤积的胆汁；改善肝功能，降低血清 TNF-α、一氧化氮含量，减少平滑肌肌动蛋白和胶原蛋白表达 [11]。降低急性肝损伤小鼠血清中升高的转氨酶活性。升高 Y 蛋白、Z 蛋白含量及尿苷二磷酸葡萄糖脱氢酶活力，升高谷胱甘肽水平，降低肝微粒体中细胞色素 P450s 的活性，提高谷胱甘肽 S 转移酶（GST）表达 [12]。降低 SGPT 活性，促肝功能恢复，降低白细胞，升高红细胞、血红蛋白和总蛋白量 [13]。诱导肝脏微粒体细胞色素 P450，提高肝脏对趋肝毒物的生物转化功能，增强肝脏解毒作用 [14]。

⊙ 利胆溶石胶囊

【来源】西安医科大学第一附属医院院内制剂。

【组成】茵陈、郁金、金钱草、枳壳。

【功效】清热利湿，利胆化石，疏肝通腑，理气通络，护肝利胆。

【方解】利胆溶石胶囊方药配伍符合中医对胆道疾患认识的病机理论特点。方中郁金行气化瘀止痛，金钱草、茵陈清利湿热，枳壳通腑利胆。诸药合用，可使气机调畅，湿热清除，胆腑得通。故本方常用于胆囊结石、胆囊炎、胆管结石、胆道蛔虫等胆道疾患。

【肝病药理】保护肝细胞，改善肝功能，调节胆汁代谢，改变胆汁中有形成分的比例，具有防石、溶石作用 [15]。可疏肝利胆，破坏胆汁中黏蛋白的黏附作用 [2]。促进胆汁排泄，促进肝细胞再生 [2]。

⊙ 利胆化石丸

【来源】江苏省中医院院内制剂。

【组成】金钱草、茵陈、虎杖、香橼皮、莪术、木香、大黄、延胡索。

【功效】清热利胆，化石通淋。

【方解】利胆化石丸方药配伍符合中医对胆及泌尿系统结石认识的病机理论特点。方中虎杖、茵陈、金钱草清热除湿，利胆退黄；莪术、木香、香橼皮行气活血化瘀，助利胆排石；虎杖清热利湿，活血化瘀；大黄，清肠泻火，通便攻石；延胡索活血止痛。诸药共奏清热湿、行气止痛、利胆排石之功。故本方常用于胆及泌尿系统结石的治疗。

【肝病药理】增高输尿管压力，增加蠕动频率及尿量 [16]。增加尿液中抑石因子尿凝血酶原片段 -I 含量，减少成石因子尿钙及尿草酸含量，抑制草酸钙结石形成 [17]。抑制 β-BD 活性，降低葡萄糖醛酸分解率，促进肝脏解毒 [18]。

⊙ 金胆片

【来源】江苏省南京市中医院院内制剂。

【组成】龙胆、金钱草、虎杖、猪胆膏。

【功效】利胆清热，通经活血。

【方解】金胆片方药配伍符合中医对胆道疾患认识的病机理论特点。方中龙胆具有泻火除湿功能；金钱草清利湿热，促进胆总管括约肌松弛，增加胆汁分泌，提高胆汁浓度，有利胆作用。虎杖祛风利湿，散瘀定痛，猪胆膏清热解毒，消肿止痛；诸药合用，共奏利胆清热、通经活血之功。故本方常用于急慢性胆囊炎、胆石症以及胆道感染。

【肝病药理】增高输尿管压力，增加蠕动频率及尿量[16]。降低肝炎患者胆红素水平，达到肝炎退黄的治疗效果[19]。

⊙ 胁腹宁颗粒

【来源】吉林省中医院院内制剂。

【组成】延胡索、川楝子、郁金、木香、金钱草、大黄。

【功效】清热利湿，理气止痛。

【方解】胁腹宁颗粒配伍符合中医对慢性胆囊炎认识的病机理论特点。方中以金钱草为君药，清肝胆二经湿热；以木香、郁金为臣药，理气郁而散结气，活血瘀而除血滞；延胡索、川楝子为佐药，助君臣药加强疏肝理气、活血止痛之功。大黄为使，清热泻火，通腹泻浊。诸药合用，共奏清利肝胆湿热、行气活血止痛、通腑泄浊之功。故本方常用于慢性胆囊炎所致的胁痛、口苦、厌油腻。

【肝病药理】增加胆红素含量，促进胆汁分泌，利胆，松弛胆总管括约肌，增加胆汁流量。对金黄色葡萄球菌、铜绿假单胞菌等多种致病菌具有一定抑菌作用[20]。

⊙ 茵黄清木合剂

【来源】湖北省武汉市第一医院院内制剂。

【组成】茵陈、黄芪、虎杖、当归、鱼腥草、党参、醋延胡索、炒栀子、板蓝根、柴胡、田基黄、紫花地丁、白花蛇舌草、炙甘草、蜂蜜。

【功效】清热解毒，健脾扶正，疏肝理气。

【方解】茵黄清木合剂方药配伍符合中医对慢性乙肝认识的病机理论特点。方中茵陈、栀子、田基黄清热亦能利湿退黄，共为君药；虎杖、鱼腥草、板蓝根、紫花地丁、白花蛇舌草，加强君药清热解毒之功，共为臣药；柴胡、当归、延胡索疏肝理气活血，党参、黄芪、蜂蜜健脾益气扶正，共为佐药；炙甘草为使，补脾益气护肝，调和诸药。诸药合用，共奏清热解毒、健脾扶正、疏肝理气祛邪之功。故本方常用于慢性乙肝的治疗。

【肝病药理】抑制病毒抗原分泌，调节机体免疫功能，修复肝损伤，减慢肝纤维化进程[21]。抑制肝星状细胞活化、调节相关细胞因子水平，起到保肝和抗纤维化作用[21]。增强自然杀伤细胞杀伤活性、巨噬细胞吞噬功能及脾淋巴细胞的增殖反应，提高血清 IL-2 和 IFN-γ 含量，增强机体免疫调节[21]。

⊙ 胆宝颗粒

【来源】江苏省中医院院内制剂。

【组成】金钱草、茵陈、鸡内金、延胡索、白芍、枳实、三棱、莪术、柴胡等。

【功效】清热利湿，利胆化石，疏肝通腑，理气通络，和胃助运。

【方解】胆宝颗粒配伍符合中医对急慢性胆囊炎、胆结石、胆道术后结石、胆石症合并胆汁反流性胃炎认识的病机理论特点。方中金钱草、茵陈清热利湿；柴胡引经入肝，辛散肝气之郁结；白芍养血敛阴、柔肝止痛，青皮、大黄清热泄火，开痞通腑，腑气通则胆气畅顺；陈皮、枳实行气畅中，半夏降逆和胃，鸡内金消谷化食；三棱、莪术破血逐瘀；延胡索活血止痛，兼有温行之意。诸药合用，既能疏肝利胆，清利湿热，旨在安胆；又能理气舒胃，化滞散积，抚慰中宫。虽有寒凉之物，不乏芳香流畅之品，胆胃兼顾，胆胃双调，胆胃同治。故本方常用于急慢性胆囊炎、胆结石、胆道术后结石、胆石症合并胆汁反流性胃炎。

【肝病药理】抑制 β-BD 活性，降低葡萄糖醛酸分解率，加强肝脏解毒[22]。增加大鼠尿量，增加尿液中抑石因子尿凝血酶原片段 I 的含量，减少成石因子尿钙及尿草酸的含量，抑制草酸钙结石形成[23]。对神经痛有镇痛效果，可减弱奥沙利铂抗肿瘤药物治疗肿瘤时引起的疼痛[24-25]。降低血清谷丙转氨酶，使肝小叶中央静脉扩张充血，肝索排列恢复正常，减轻肝细胞颗粒变性[26]。减少离体胆囊平滑肌条收缩，松弛胆囊平滑肌，促进胆囊排空[27]。

⊙ 疏肝利胆胶囊

【来源】甘肃省中医院院内制剂。

【组成】柴胡、金钱草、白豆蔻、荆芥、郁金、枳壳、白芍、炙甘草。

【功效】疏肝利胆，清热祛湿，理气止痛。

【方解】疏肝利胆胶囊方药配伍符合中医对急慢性胆囊炎、胆道炎以及胆结石等症认识的病机理论特点。方中柴胡苦平凉散，可疏肝利胆；白芍苦酸，土中泻木，疏肝柔肝，利胆止痛；郁金辛苦寒，以利胆行气；金钱草甘淡平，归肝入胆，可除湿排石；白豆蔻辛温，归胃经，行气温中；荆芥归肝入脾，理肝疏脾，可散气滞；枳壳苦辛，归胃经，可行气宽中除胀。诸药合用，共奏疏肝利胆、理气止痛之功。故本方常用于主治急慢性胆囊炎、胆道炎以及胆结石等症。

【肝病药理】抑制酒精诱导的脂质过氧化反应对肝组织的损伤，抑制肝炎病毒[28]。降低 SGPT 活性，促进肝功能恢复，降低白细胞，升高红细胞、血红蛋白及总蛋白量[29]。抑制副交感神经兴奋，达到解痉作用[30]。

（高磊、吕志平）

参考文献

[1] 黄亮辉，苏琪，赵婷婷，等.海金沙的化学成分及药理活性研究进展 [J].中药材，2011，34（1）：150-154.

[2] 石景森，任斌，马庆久，等.利胆溶石胶囊防止胆石形成的实验研究 [J].世界华人消化杂志，1998（7）：16-18.

[3] 任治军，张立明，何开泽.栀子主要成分的提取工艺及药理研究进展 [J].天然产物研究与开发，2005（6）：831-836.

[4] 孙汉青，李锦萍，刘力宽，等.大黄化学成分与药理作用研究进展 [J].青海草业，2018，27（1）：47-51.

[5] 陶婷婷，吕伯东，黄晓军，等.金钱草总黄酮提取液抑制大鼠草酸钙结石形成机制的研究 [J].中国现代医生，2016，54（18）：30-33.

[6] 宋子玉，张琴.大黄、乌梅在肝衰竭治疗中作用机制的研究 [J].中西医结合肝病杂志，2012，22（4）：253-256.

[7] 黄亮辉，苏琪，赵婷婷，等.海金沙的化学成分及药理活性研究进展 [J].中药材，2011，34（1）：150-154.

[8] 王宝庆，郭宇莲，练有扬，等.鸡内金化学成分及药理作用研究进展 [J].安徽农业科学，2017，45（33）：137-139.

[9] WATANABE T，SAKAMOTO N，NAKAGAWA M，et al.Inhibitory effect of a triterpenoid compound, with or without alpha interferon, on hepatitis C virus infection[J]. Antimicrob Agents Chemother，2011，55（6）：2537-2545.

[10] 葛少祥，彭代银，刘金旗，等.连钱草治疗胆固醇结石的实验研究 [J].中药材，2007（7）：842-845.

[11] 孙汉青，李锦萍，刘力宽，等.大黄化学成分与药理作用研究进展 [J].青海草业，2018，27（1）：47-51.

[12] 任治军，张立明，何开泽.栀子主要成分的

提取工艺及药理研究进展 [J]. 天然产物研究与开发, 2005（6）: 831-836.

[13] 梁德年, 韩志芬, 华英圣, 等. 温郁金 1 号及 2 号注射液对小鼠心、肝、脾脏器 cAMP 含量的影响 [J]. 中医药学报, 1986（1）: 40-41.

[14] 刘保林, 梁德年. 温郁金 1 号注射液对小鼠肝微粒体细胞色素 P-450 和脂质过氧化的影响 [J]. 中药通报, 1988（1）: 46-47.

[15] 石景森, 任斌, 马庆久, 等. 利胆溶石胶囊治疗胆道疾患 880 例 [J]. 陕西中医, 1999（2）: 49-50.

[16] 莫刘基, 邓家泰, 张金梅, 等. 几种中药对输尿管结石排石机理的研究（摘要）[J]. 新中医, 1985（6）: 53-54.

[17] 陶婷婷, 吕伯东, 黄晓军, 等. 金钱草总黄酮提取液抑制大鼠草酸钙结石形成机制的研究 [J]. 中国现代医生, 2016, 54（18）: 30-33.

[18] 王宏霞. 综合治疗新生儿母乳性黄疸 [J]. 实用儿科临床杂志, 2003（9）: 745.

[19] 万满华, 张书林, 黎昌茂. 重用茵陈、虎杖、金钱草在肝炎退黄治疗中的疗效观察 [J]. 中国医学创新, 2012, 9（6）: 28-29.

[20] 赵宏岩, 刘铁军. 胁腹宁颗粒治疗慢性胆囊炎湿热蕴结证的临床观察 [J]. 中华中医药杂志, 2005（5）: 271-272.

[21] 付亚, 李桂珍. 茵黄清木合剂治疗肝胆湿热型免疫耐受期乙型肝炎病毒携带者的临床观察 [J]. 河北中医, 2017, 39（11）: 1637-1640.

[22] 王宏霞. 综合治疗新生儿母乳性黄疸 [J]. 实用儿科临床杂志, 2003（9）: 745.

[23] 陶婷婷, 吕伯东, 黄晓军, 等. 金钱草总黄酮提取液抑制大鼠草酸钙结石形成机制的研究 [J]. 中国现代医生, 2016, 54（18）: 30-33.

[24] 巫丹. 柴胡与赤芍、醋柴胡与白芍配伍前后药效学比较 [J]. 亚太传统医药, 2017, 13（1）: 18-19.

[25] GUO Z, MAN Y, WANG X, et al.Levo-tetrahydropalmatine attenuates oxaliplatin-induced mechanical hyperalgesia in mice[J].Sci Rep, 2014（4）: 3905.

[26] 刘汉珍, 刘爱荣, 李孝良, 等. 白芍的化学成分及药理研究进展 [J]. 安徽技术师范学院学报, 2001（4）: 54-57.

[27] 阎婷, 王佩琪, 湛鸿利. 金钱草提取物的抗炎利胆作用 [J]. 中国医院药学杂志, 2010, 30（10）: 841-844.

[28] 戈宏焱, 陈博, 刘会龙, 等. 柴胡皂苷对酒精性肝病大鼠的治疗作用 [J]. 中国老年学杂志, 2011, 31（4）: 662-663.

[29] 梁德年, 韩志芬, 华英圣, 等. 温郁金 1 号及 2 号注射液对小鼠心、肝、脾脏器 cAMP 含量的影响 [J]. 中医药学报, 1986（1）: 40-41.

[30] 刘汉珍, 刘爱荣, 李孝良, 等. 白芍的化学成分及药理研究进展 [J]. 安徽技术师范学院学报, 2001（4）: 54-57.

第九章　其他

⊙ 小儿退黄合剂

【来源】江苏省泰兴市人民医院院内制剂。

【组成】茵陈、金钱草、鸡内金、郁金、赤芍、丹参、枳壳、焦楂曲、生黄芪、生栀子、蔗糖。

【功效】清热利湿, 理气活血退黄。

【方解】小儿退黄合剂方药配伍符合中医

对小儿黄疸认识的病机理论特点。方中茵陈、金钱草、郁金、生栀子疏肝利湿，消炎利胆；枳壳、焦楂曲、生黄芪、鸡内金运脾健胃；丹参、赤芍调血活络，诸药合用，共奏清热利湿、理气活血退黄之功。故本方常用于小儿黄疸症。

【肝病药理】改善肝细胞功能，促进肝细胞再生及改善肝脏微循环，增强肝脏解毒功能，同时扩张胆管而加快胆酸、磷脂、胆固醇的分泌排泄，使依赖胆酸部分的胆汁分泌量增加[1]。抑制括约肌收缩，促进十二指肠纵行肌及胆囊收缩[2]。改变胆汁流量，改善胆汁郁结，增强胆汁固有物体胆酸及胆红素排出量[3]。

⊙ 甲苓饮

【来源】陕西省西安市中医医院院内制剂。

【组成】生龟甲、生牡蛎、炙鳖甲、泽泻、猪苓、茯苓、生黄芪、白茅根、泽兰叶、车前子（包）、麦冬、生地黄、白芍、鸡内金、阿胶。

【功效】滋阴利水，散瘀清热。

【方解】方中生龟甲滋阴益精，泽泻利水渗湿泄热，为君药；炙鳖甲、生牡蛎助君药养阴清热、平肝息风、软坚散结，阿胶助生龟甲滋阴补血，猪苓助泽泻利水渗湿，共为臣药；生地黄、麦冬养阴清热，车前子、白茅根清热利尿，生黄芪、茯苓益气健脾利水，鸡内金健脾消食，白芍酸甘养阴，共为佐药；泽兰叶酸敛入肝，利水通络，引药入经，共为使药。本方创新性地运用"三甲复脉汤"合"猪苓汤"加减而成，用于治疗阴虚型肝硬化腹水。本方滋阴而不敛邪，利水而不伤阴，可阻其肝风鸱张之势。此外，本方可畅流清源，阻断病势，对减少上消化道出血、肝性脑病均有一定的作用，通过标本兼治，不图近效而远功自建。故本方常用于治疗肝硬化腹水。

【肝病药理】改善肝脏微循环，促进 Na^+、K^+、Cl^- 的排泄，且可增加免疫功能，增强单核吞噬系统吞噬功能，扩张血管，疏通肝脏微循环，增加血流量，降低门静脉压[4]。使肝硬化腹水模型大鼠摄食、摄水增加，排尿量增多，利胆降酶，改善肝功能，降低肝硬化腹水血清肝纤维化异常指标，改善凝血[5]。

⊙ 扶正化瘀利水汤

【来源】姜春华。

【组成】川大黄、桃仁、地鳖虫、党参、黄芪、白术、黑大豆、泽泻、茯苓、西瓜皮、陈葫芦、玉米须、对座草、木通。

【功效】益气养阴，化瘀利水。

【方解】肝硬化腹水，瘀血肝郁是病原，气虚脾弱是病体，组方从两方面着手：益气健脾以扶正，化瘀利水以祛邪。方中党参、黄芪、白术、茯苓健脾益气，亦具有利水作用，有益于腹水的消除。川大黄、桃仁、地鳖虫三药为《金匮要略》下瘀血汤，治妇人产后腹痛闭经，活血化瘀力强。川大黄泄热解毒，荡涤瘀血，桃仁、地鳖虫破瘀攻积，皆为活血散瘀之重药，为治疗肝硬化腹水之病本即肝血郁滞瘀积而设。黑大豆功兼逐水胀，除胃热，下瘀血，治水肿与腹水均有良效。其余数药则均为利水消胀之品，《本经》谓泽泻能"消水"，西瓜皮清热解暑、止渴利尿，临床证明能治水肿。玉米须利尿泄热利胆，治黄疸，对座草清热利湿消肿，治黄疸水肿，木通利尿通淋。故本方常用于治疗癥瘕、臌胀、水肿、晚期肝硬化腹水。

【肝病药理】抑制结肠血管活性肠肽的释放，升高血清胃动素、NT、生长抑素、乙酰胆碱酯酶（AChE）及结肠 MTL、NT 的水平，增强胞内 Ca^{2+} 浓度，Ca^{2+} 信号系统引发一系列生理功能，使肠道平滑肌收缩[6]。预防肝纤维化，有效阻止血清Ⅰ、Ⅱ型前胶原沉积，促进肝内已沉积的胶原纤维降解吸收[7]。

⊙ 芪术麝乌汤

【来源】徐州医科大学附属医院院内制剂。

【组成】黄芪、白术、麝香、制川乌、丹参、土鳖虫、红花。

【功效】健脾益气，活血化瘀，软坚散结。

【方解】方中以黄芪、白术大补脾气，培土制水；丹参、土鳖虫、红花活血化瘀，散结通络，以攻癥积；麝香通行十二经上下，内透骨髓，外彻皮毛，为芳香走窜之品，善开关利窍，川乌温经活血，善入经络，力能疏通痼阴沉寒，此正宜于臌胀患者久病、肝脾肾俱损、阳虚水盛之体。诸药合用，使气旺、窍开、瘀去，不利水而水自去，并可绝腹水再聚。故本方常用于治疗肝硬化腹水。

【肝病药理】降低血清GPT、GOT、GGT、ALP、TBIL、DBIL水平[8]。提高网状内皮系统的吞噬功能，增加血液白细胞及多核细胞数量，调节淋巴细胞各亚群比例，增强细胞和体液免疫作用[9]。

⊙ 退黄合剂

【来源】重庆市中医院院内制剂。

【组成】茵陈、大黄、矮地茶、田基黄、苏木、瞿麦。

【功效】清热利湿，化瘀退黄。

【方解】方中茵陈为君，清热解毒，利胆退黄，重用茵陈，不仅有利湿退黄作用，同时还能够保肝降酶，恢复肝功能，促进胆红素的结合与排泄，故尊为君药。大黄为治阳黄要药，还可作为治疗肝纤维化的有效药物；田基黄药理作用在于利尿、利胆，其功效为清热解毒，利湿退黄，消肿散瘀。以上二药之功效及药理作用切中病机，可协同加强其疗效，故为臣药。苏木在《本草纲目》中为苏方木，少用则和血，多用则破血，功用类红花。瞿麦能入血分、清血热，利尿通淋退黄、破血通经。矮地茶祛风除湿，散瘀止痛，通经活络。苏木、瞿麦、矮地茶通过活血散瘀、利湿通络来达到协同作用，"祛瘀血，生新血，流利经脉"，改善肝脏微循环，为佐助之药。以上6味药清热利湿，化瘀退黄，使湿邪从二便而出，引黄出窍，诸药合用，相须相使，相得益彰，共奏退黄之效而无损伤脾胃。故本方常用于急性黄疸性肝炎等证。

【肝病药理】改善ANIT诱导的肝损伤，减少谷丙转氨酶（GPT）活性，降低血清直接胆红素（DBIL）和总胆红素（TBIL）含量，减轻肝脏病理性改变[10]。抑制MPO活性，抑制黏附分子ICAM-1表达，减轻肝脏中性粒细胞浸润[10]。增高SOD活性，特异性结合中性粒细胞上CXCR2受体，促进中性粒细胞募集，肝内MIP-2生成[10]。

⊙ 消肿散Ⅱ号

【来源】安徽省铜陵市中医医院院内制剂。

【组成】大黄、芒硝、冰片、肉桂。

【功效】泻下逐水，通利肠道。

【方解】消肿散Ⅱ号方药配伍符合中医对肝硬化腹水认识的病机理论特点。方中大黄、芒硝为苦、寒之品，内服峻下热结，软坚散结，外敷则作用相对缓和，而泻下逐水、通利肠道之力仍存，尤其适用于肝硬化合并大量腹水的患者；冰片，辛、苦，微寒，外用有清热消肿、生肌敛疮之功效。冰片为佐使，协助药物吸收、加强药效；肉桂，辛、甘，大热，蒸腾气化，温阳化气以利水，反佐应用，防止余药寒冷之性太过，损伤正气。四药合用，共奏逐水消肿之目的。故本方常用于治疗肝硬化腹水。

【肝病药理】使奥迪括约肌舒张，胆囊收缩，促进胆汁、胆汁酸和胆红素分泌，增强十二指肠和胆管舒张，疏通胆道和微细胆小管内淤积的胆汁[11]。吸附大量水分，使肠道扩张，引起机械刺激，促进肠蠕动，引发排便效应[12]。调整药物引起的胃肠功能紊乱，减轻腹部疼痛[13]。

☉ 消水汤

【来源】吉林省肿瘤医院院内制剂。

【组成】生黄芪、水红花子、乌药、猪苓、肿节风、当归、枸杞子、莪术、白花蛇舌草、苦参。

【功效】健脾祛湿，益气化瘀，温阳利水，解毒抗癌。

【方解】方中重用生黄芪，补气健脾，温阳利水消肿，发挥其健脾祛湿利水功能，为君药。水红花子、莪术，行气消积，化瘀利水，既可解除癌肿之瘀，又有利水之效，可为臣使。肝癌腹水脾虚湿困，多瘀多寒，乌药辛温，正可理气散结温中。当归、枸杞子扶正补血养肝，使利水而不伤正。猪苓甘平，利水渗湿消肿，作用较茯苓为佳。肿节风、白花蛇舌草、苦参解毒抗癌。故本方常用于肝癌腹水。

【肝病药理】提高过氧化氢酶活力，降低癌细胞和荷瘤机体耗氧能力[14]。激活免疫活性细胞，提高机体的免疫功能；莪术及白花蛇舌草具有杀伤癌细胞和抑制肿瘤细胞增殖作用[15-17]。

☉ 消瘀降浊汤

【来源】山东省寿光市人民医院院内制剂。

【组成】槟榔、木香、丹参、半枝莲、煅牡蛎、川芎。

【功效】活血化瘀，清肝利水。

【方解】消瘀降浊汤方药配伍符合中医对肝硬化腹水认识的病机理论特点。方中丹参为君药，苦，微寒，功在活血清瘀、清热凉血。半枝莲甘、淡、寒，清热解毒，甘淡渗利，利水消肿；川芎辛，温，归肝、胆经，为血中之气药，活血行气止痛。二者共为臣药，木香、槟榔功在行气除胀、疏肝利胆、利尿消肿。煅牡蛎咸、涩，微寒，归肝、肾经，软坚散结，治血瘀气结之癥瘕痞块。诸药合用，共奏活血

化瘀、清肝利水之功。故本方常用于肝硬化腹水。

【肝病药理】作用于花生四烯酸代谢通路阻断诱聚性 TXA2 形成，促进血管壁前列环素生成，抑制血小板聚集，增加血小板流动性[18]。改善外周血液循环，提高机体耐缺氧能力，促进毛细血管网生成[19]。降低肝缺血再灌注损伤的血清转氨酶、LDH 水平，抑制肝组织 LPO、TXB2 的升高，维持缺血及再灌注期 SOD 活性，减轻肝细胞病理性损伤[20]。清除自由基和超氧阴离子自由基，提高体内抗氧化酶活性，抑制脂质过氧化，提高抗氧化能力[21]。增加胆汁流量，具有利胆作用；加速胃排空和增强胃动素释放[22]。降低血清 GPT 和 GOT 的活性、肝组织 MDA 的含量和肝体指数，增加肝组织 NO 含量和 NOS 活性[23]。

（高磊、吕志平）

参考文献

[1] 华圆，冯健，李范珠.茵陈蒿汤利胆退黄物质基础的研究进展[J].中华中医药学刊，2011，29（7）：1520-1521.

[2] 杨翠荣.郁金药理及中医临床应用略述[J].光明中医，2014，29（8）：1772-1773.

[3] 张萍青.加味茵陈蒿汤治疗新生儿母婴血型不合溶血病56例疗效观察[J].齐齐哈尔医学院学报，2002（1）：41-42.

[4] 郝建梅，陈香妮.甲苓饮治疗阴虚型肝硬化腹水的临床研究[J].中西医结合肝病杂志，2008（2）：68-70.

[5] 郝建梅，李幸仓，孙守才，等.甲苓饮治疗大鼠肝硬化腹水的试验研究[J].中国实验方剂学杂志，2010，16（9）：138-140.

[6] 于建玉，廖欣，丁厚伟，等.中药大黄药理作用研究进展及其临床应用[J].中国现代药物应用，2016，10（11）：286-287.

[7] 张晓平，陈建明，强世平，等.山桃仁水煎提取物对肝纤维化小鼠血清Ⅰ、Ⅱ型前胶原

的降解作用 [J]. 福建中医药，2002（4）：36-37.

[8] 黄镇林，何亮颖，王宏涛，等. 土鳖虫活性组分 F2-2 体内抗凝药效实验 [J]. 世界科学技术：中医药现代化，2014，16（6）：1359-1363.

[9] 赵延龙. 中药黄芪的临床应用及药理作用分析 [J]. 中医临床研究，2018，10（11）：128-129.

[10] 陈新瑜，李小清，况舸，等. 退黄合剂对 ANIT 致胆汁淤积性肝损伤的保护作用及机制研究 [J]. 中国中医急症，2014，23（9）：1614-1616.

[11] 华圆，冯健，李范珠. 茵陈蒿汤利胆退黄物质基础的研究进展 [J]. 中华中医药学刊，2011，29（7）：1520-1521.

[12] 江明性，杨藻宸，姚伟星，等.《药理学》介绍 [J]. 医学研究通讯，2000（10）：23-24.

[13] 侯小涛，郝二伟，秦健峰，等. 肉桂的化学成分、药理作用及质量标志物（Q-marker）的预测分析 [J]. 中草药，2018，49（1）：20-34.

[14] 刘顺华，邓文英，徐克友，等. 肿节风腹腔灌注治疗恶性腹水 30 例疗效观察 [J]. 中国误诊学杂志，2003（11）：1656-1657.

[15] 陈德宇，兰伟. 黄芪对小鼠免疫功能的增强作用 [J]. 细胞与分子免疫学杂志，2002（1）：52-53.

[16] 单保恩，张金艳，杜肖娜，等. 白花蛇舌草的免疫学调节活性和抗肿瘤活性 [J]. 中国中西医结合杂志，2001（5）：370-374.

[17] 郭伟剑，于尔辛，郑颂国，等. 健脾理气药诱导人肝癌细胞 SMMC7721 凋亡的研究 [J]. 世界华人消化杂志，2000（1）：52-55.

[18] 吁文贵，徐理纳. 乙酰丹酚酸 A 对血小板花生四烯酸代谢的影响 [J]. 药学学报，1998（1）：63-64.

[19] 蔡琳，彭鹏，郭甜. 丹参药理作用及临床研究进展 [J]. 山东化工，2016，45（17）：51-52.

[20] 朱上林，张汝鹏，林言箴. 川芎嗪对肝缺血再灌注损伤防护作用的实验研究 [J]. 中华消化杂志，1995（3）：139-141.

[21] 赵思远，吴楠，孙佳明，等. 近 10 年牡蛎化学成分及药理研究 [J]. 吉林中医药，2014，34（8）：821-824.

[22] 魏华，彭勇，马国需，等. 木香有效成分及药理作用研究进展 [J]. 中草药，2012，43（3）：613-620.

[23] 赵杰，孙设宗，官守涛，等. 半枝莲多糖对四氯化碳致小鼠肝损伤保护作用的研究 [J]. 中国中医药科技，2012，19（1）：39-40.

第四卷

科学研究卷

第十篇　肝病基础研究

第一章　肝病基础研究的总体思路

在科技日新月异的今天，如何进行中西医结合防治肝脏疾病的基础研究已成为科学研究的热点。本篇主要提出中医肝脏病学基础研究的总体思路，并介绍主要方法，以及主要的应用情况等。本章主要从肝藏象学说、病证结合模型、多组学技术方法等角度提出中医肝脏病学基础研究的总体思路。

一、肝藏象学说的基础研究思路

藏象学说是研究人体脏腑的生理功能、病理变化及其相互关系的学说，其创新和发展直接关系到中医基础理论的发展。有学者认为藏象学说仍建立在"以象测脏，司外揣内"，对外直接描述，对人体内部结构及其功能多停留在推测性描述的层面[1]。其创新的主要目标是通过"由现象推测其本质"的现代中医藏象理论来揭示人体内脏功能和结构，并阐明其作用机制[1]。肝藏象学说的主要研究工作思路如下：

首先，阐明肝藏象的科学内涵。肝属木，主动主升，将军之官。其生理功能为主疏泄，藏血，调畅气机与情志，推动气、血、津液的正常运行。肝主筋，其华在爪，开窍于目，并与胆相表里。以肝藏血研究为例，可以通过科学实验研究来明确肝藏血的脑中枢控脑区、效应器官、调控机制以探讨肝藏血的功能结构及其作用机制，从而阐明肝藏象"内脏结构与作用

机制"的科学内涵。

其次，揭示相关疾病从肝论治的内在机制。通过阐明相关疾病从肝论治的多层次、多环节、多靶标的主要生物学机制和客观依据来为该类病证的中医临床诊疗提供多角度、发病环节明确、方药靶点清楚的理论新向导。

最后，凝练现代中医肝藏象理论框架。依据上述研究得到的结果，凝练现代中医肝藏象的理论框架，进而实现对肝藏象理论从现象描述层面迈向本质阐明的目标[2]。

二、病证结合的研究思路

病证结合是目前中医临床诊断和治疗的重要模式，它既要求重视西医疾病的诊断，又需注重中医证候的判别。因此，病证结合动物模型受到越来越多的关注，不仅为疾病的生理病理机制研究提供了重要的手段和方法，也为中医理论、疾病病证本质、中药药性理论、中药复方药理及中药疗效评价等方面提供客观依据，同时为全面探讨中医证候与疾病病理生理变化、病证特征与中药药理、药效之间的关系提供了新的思路，并逐步成为中医实验动物研究的新方向[3]。

病证结合动物模型的构建思路应注意以下几个方面：

第一，有目的、有依据的造模因素和方法是成功的关键。同时在选择动物时除

了考虑动物种类、品系、性别、年龄等因素外，还应考虑到体质与遗传因素对证候的影响等。

第二，依据相应的疾病和证候的诊断标准，进行病证结合动物模型的建立，有助于提高该模型的成功率。

第三，充分挖掘动物身上的体征、行为学信息等特征对模型进行辨证评价。有助于对病证结合动物模型的进一步认识和确认。

第四，因中医证候具有整体性、时空性、传变性和个体差异性的特点，故找到模型动物相对稳定的时间点及该时间点的证候特征亦十分关键。

第五，反佐药物（包括阳性药物、阴性药物）的选择十分重要。如气虚证的阳性药物应选用四君子汤类，阴性药物可以选择大承气汤类等[4]。

第六，建立规范、可靠、科学的指标评价体系，是病证结合动物模型成功的重要保障。评价指标包括宏观指标，如体征和行为学改变等客观指标；以及微观指标，如形态学、免疫学、生化学、分子生物学，或组学研究相关指标等。

病证结合模型的研究已经成为实现中医药现代化的必要手段之一。无论对于疾病病理过程研究的深入，还是进一步深入认识证候客观化等都具有十分重要的意义[5]。病证结合动物模型不仅促进了中医辨证的微观化、量化、客观化，同时也有助于最终揭示中医证候的本质和内涵；而且可通过中药对病证结合模型动物的影响，评价中药的功效、主治和应用，进一步促使中医理论与临床实践密切结合。

三、组学技术的研究思路

组学技术是研究一个系统中所有的组成部分（基因、mRNA、蛋白质、小分子代谢物、肠道菌群等）及组分之间的相互关联，并分析一定时间内该系统在某因素干预下的动态过程及其变化规律[6]。目前主要包括基因组、转录组、蛋白质组、代谢组和元基因组学等方法。近年来随着生命科学研究技术的迅猛发展，组学技术不断完善与进化，为中西医结合防治慢性肝病的基础研究带来了新的契机。

以多组学为基础的精准医疗，为疾病的诊断分型、个性化用药、疗效评价和预后判断等提供了更精确、更可靠的信息[7]。如蛋白质组一次分析可检测 20%～50% 的基因覆盖，代谢组一次分析即可检测 1 000～2 500 种内源性代谢物，具有高通量的特点。充分将多组学技术应用于病证结合的研究中越来越受到学界的关注[8]。

系统生物学的研究思路和方法虽然与中医学的整体观和辨证论治相似，但在实际的研究中也存在一些难点。比如，证候是在病理状态下人体这一复杂系统的整体反应，而复杂系统是由具有复杂相互作用的组分（或者子系统）组成的。因此，在应用基因、转录、蛋白质、代谢、元基因组学等组学技术探讨中医证候的本质和生物学内涵的研究过程中，应该结合复杂系统的研究方法和思维进行分析和探讨。

此外，单纯研究某一层次的生物分子（核酸、蛋白、小分子代谢物、肠道菌群等）变化，已经很难满足系统生物学的要求。多组学由表入里、系统组合、互相补充，已逐渐成为解析复杂生命系统的强大工具[9]，为疾病研究提供了新的方向。比如通过整合分析多组学多层面的实验数据，获得应激状态、病理生理状态或药物治疗疾病前后的变化信息，通过对基因到 RNA、蛋白质，再到体内小分子代谢物和肠道菌群等，综合分析整体变化的物质分子，反映出组织器官的功能和代谢状态，从而全面解读生物系统的变化和规律[10]。这同时也对如何进行多组学信息的整合、提炼，提出更高的要求。

四、结语

中医学具有复杂性科学的特征，是融自然科学、社会科学、人文科学的多系统、多层次的知识系统。这种复杂性既指人的生命本身的复杂性，更指其科学方法的复杂性。

中医理论体系的独特性与复杂性决定了发展该体系的任务的艰巨性和长期性。首先，中医理论继承与创新面临一些矛盾，如中国古代与现代文化、中西方文化之间的矛盾与冲突等。其次，中医理论基础研究要求根据科学目标在未知领域中进行前瞻性、战略性、全局性的科学实验，是一种创新性的科学实践，需经过实践-认识-再实践-再认识不断重复的过程，以实现从感性认识到理性认识的飞跃。因此，发展中医理论体系的任务是长期而且艰巨的，需要不断科学实践才能实现。

理清中医理论基础研究的思路、方法和基本模式，密切关注世界科学前沿和最新发展动态是十分必要的。今后的研究工作应本着多学科交叉，借鉴现代医学科学技术如多组学技术的研究手段对其疾病机制和证候本质等进行阐释，并充分发挥现代转化医学的优势，将基础研究的实验成果应用于临床，为人类健康服务。这对于促进中医理论的创新和跨越式发展具有十分重要的历史意义和现实价值。

（季光）

参考文献

[1] 乔明琦，韩秀珍.中医药学前沿学科与学科前沿[J].中国中医基础医学杂志，1998（1）：4-7.

[2] 乔明琦.肝藏血主疏泄理论基础研究的关键科学问题、科学假说与学术思路和目标[J].山东中医药大学学报，2010，34（6）：467-469.

[3] 旺建伟，张秋樾，胥风华，等.基于病证结合肠易激综合征动物模型构建方法及研究思路[J].中国药理学通报，2016，32（9）：1198-1202.

[4] 赵辉.试论多因素复合制作病证结合动物模型思路[J].安徽中医药大学学报，2001，20（5）：57-58.

[5] 邓文龙.中医药临床与基础研究的紧密结合：《病证结合动物模型拟临床研究思路与方法》读后[J].中药药理与临床，2015（1）：265-266.

[6] 刘良.充分利用组学技术研究及发展中医药[J].世界科学技术：中医药现代化，2009，11（2）：214.

[7] 潘静琳，刘凤斌.转化医学背景下慢性萎缩性胃炎的中药复方药效物质基础研究现状与思路[J].现代中医临床，2017，24（6）：23-26.

[8] 许伟明，胡镜清，江丽杰.当代病证结合研究思路和方法进展评析[J].世界科学技术：中医药现代化，2016，18（5）：765-779.

[9] 王程成，赵慧，严颖，等.道地药材品质形成机制的组学研究思路[J].中国中药杂志，2018，43（11）：2407-2412.

[10] 朱明丹，杜武勋，姜民，等.中医证候与基因、蛋白质、代谢组学研究思路探讨[J].中国中医基础医学杂志，2010（1）：69-71.

第二章　肝病基础研究的主要方法

一、肝开窍于目的研究方法

"肝开窍于目"，肝血充足则使目有所养，肝血不调则目生疾。临床上许多肝脏疾病都伴有不同程度的眼部疾病，比如黄疸、角膜色素环、视网膜色素变性、眼底血管变化、视神经萎缩、夜盲、闪光盲等变化。现代医学通过研究视网膜动作电位、维生素 A、肝细胞相关因子、肝脏内糖脂代谢、肝脏矿物质代谢等解释"肝开窍于目"的科学性。

（一）视网膜动作电位检测方法

视觉诱发电位（visual evoked potential，VEP）为一种非侵入性的检查方法。有学者使用 VEP 研究方法发现针灸肝经穴位可以改善视神经的传导功能，从神经电生理角度证明了"肝开窍于目"的科学性[1]。其主要方法是采用电生理仪检测，图像反转刺激（P-VEP）在双层铜网屏蔽室内进行，刺激亮度为 $50cd/m^2$，翻转频率 1.5 次/s。固定观察屏心红点，每测一次闭目休息 5min，测 2 次取平均值。检查时针刺肝经穴位，观察记录针刺前、后 P100 潜时变化。

（二）维生素 A 检测方法

维生素 A，也称为视黄醇，从肝脏释放的维生素 A 与视黄醇结合蛋白结合并被转运至视网膜以参与视网膜的光化学反应。若维生素 A 不足，则对弱光的敏感性降低，在严重情况下导致夜盲症。肝脏病变时可引起门静脉高压，导致维生素 A 在肝脏循环中减少并随尿液排出增多。乙醇和一些药物可增加 P450 依赖性酶的活性，加速维生素 A 代谢，并使维持在肝内的维生素 A 不足，从而影响视力。因此，维生素 A 的检测可以间接观察到肝脏疾病对患者视觉功能的影响[2]。

（三）风轮形态改变

有学者使用虹膜检测仪拍摄肝病患者风轮（虹膜）的纹理、陷窝、斑块情况[3]，了解肝脏证候的变化。正常虹膜位于瞳孔周围，为环形薄膜。黄种人的虹膜多为棕黄色，从 3 个方面观察其变化：纹理是否清晰，是否有裂缝；凹陷是否形成；色素斑块是否出现。虹膜检测方法要求：受试者坐位，抬起头，向前倾斜，面向前方，检查者站在受试者的右前方，右手垂直握住相机手柄。拍摄对象的眼睛和相机放在同一水平面上，将相机对准眼球，左手展开受试者的眼睑以露出眼球。当风轮图像清晰时，拍摄图像并存储[3]。通过比较可以发现，肝病患者风轮形态的异常检出率呈上升趋势，表明观察风轮的形状有助于探讨肝病证候的变化。

（四）肝脏糖脂代谢情况的检测

肝脏是合成与储存糖原的场所，调节血糖的平衡。此外，肝硬化患者门静脉高压会伴随侧支循环形成，使肠道吸收的糖类又从侧支循环回到体循环，引起肝源性糖尿病，进而引发微血管疾病，导致糖尿病性视网膜病变[4]。另外，升高的血糖还可引起眼部并发症，如屈光改变、白内障和新生血管性青光眼等。

肝脏是血脂合成和代谢的核心，一些肝脏病变导致血浆胆固醇水平升高。高脂血症患者的眼睑可能由于甘油三酯的沉积而导致扁平黄色瘤，并且还可以引起视网膜小动脉的动脉粥样硬化，出现视盘水肿、眼球运动神经麻痹等病理改变[5]。因此，监测肝脏的糖脂代谢情况可以及时了

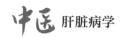

解眼部的情况。

（五）肝细胞相关因子的检测方法

基质金属蛋白酶（matrix metalloproteinase, MMP）参与血管的形成[6]。正常角膜没有血管，肝脏疾病使得血清中 MMP 明显升高。角膜新血管形成，导致角膜的正常透明性丧失，严重情况下可导致失明。因此，测定 MMP 的水平，对眼部疾病的诊断和预防有重要作用。目前主要有化学法、免疫法、酶谱法、荧光底物法和高通量筛选法等测定方法。

（六）矿物质代谢的检测方法

锌是人体必需的微量元素，在人体新陈代谢和酶的激活中起着关键作用。锌在人眼中含量较高，其中视网膜、脉络膜含量最高。锌参与一系列金属酶的活性，对房水形成有重要作用的碳酸酐酶就是一种含锌酶[7]。此外，肝脏中视黄醇结合蛋白的合成和分泌必须有锌的参与。结合眼内锌的含量相对较高以及锌与肝之间的密切关系，如果锌的代谢紊乱，不可避免地会影响肝功能，也会影响眼睛。

二、肝其华在爪的研究方法

《素问·五脏生成篇》曰："肝之合筋也，其荣爪也。"《素问·经脉别论》指出："食气入胃，散精于肝，淫气于筋。"肝其华在爪的主要特征是手脚灵活有力，爪甲坚韧、明亮、红润。

主要的研究方法是观察指甲褶皱的微循环情况。正常指甲有弧度且有光泽感。从指甲的形状和颜色可以看出肝功能是否正常。如果指甲变形，或表现为凹槽或条纹，或破裂或粗糙，表明肝功能可能发生异常。从指甲的外观和颜色变化观察肝功能通常有助于临床诊断。

三、肝主疏泄的研究方法

《格致余论·阳有余而阴不足论》中提到"主闭藏者肾也，司疏泄者肝也"，"肝主疏泄"的生理功能包括调畅气机和情志、运行输布体内精血津液、促进脾胃消化及调节生殖等[8]。因此，基于上述生物学功能有相应的研究方法。

（一）调畅气机与情志

情志变化可引起大脑皮质结构或功能发生改变，因而肝主疏泄调畅情志存在一定的中枢神经生物学机制[9]。严灿等[10]发现调节下丘脑-垂体-肾上腺轴可能是肝主疏泄的中枢神经生物学机制之一，主要涉及下丘脑、海马、杏仁核等部位。应激状态下大鼠血浆中去甲肾上腺素、肾上腺素、β-内啡肽含量明显升高，β-内啡肽是一种参与镇痛、感情应答的神经递质。5-羟色胺是一种重要的中枢神经递质，与情绪、记忆、睡眠、警觉、丘脑下部内分泌调节等有关。因此，通过观察血浆中去甲肾上腺素、肾上腺素、β-内啡肽，以及海马中5-羟色胺含量的变化能从微观上反映出肝的疏泄功能。

（二）促进血液运行与水液输布

肝主疏泄，调节气机，促进气血津液的正常输布和运行。目前研究表明，血液流变学实验中发现肝病患者的血液黏度增加且有瘀滞的倾向。金戈等[11]指出，肝郁证患者血液脂质过氧化增加，红细胞膜流动性降低，微循环障碍，存在黏、稠、凝、聚倾向。观测血液流变学情况可以反映肝主疏泄的功能。

（三）促进脾胃消化

肝主疏泄可以促进脾胃运化水谷精微。生长抑素（somatostatin，SS）是一种典型的脑肠肽，通过抑制胃酸和胰液的分泌，在调节胃肠动力和消化功能中起负面作用。聂丹丽[12]发现与正常大鼠相比，肝郁证大鼠的胃肠运动明显抑制，胃平滑肌张力降低，胃蠕动减少、排空延迟，血浆SS含量升高。凌江红等[12]发现脑肠肽是存在于胃肠道、肠道神经系统和中枢神经系统的肽类激素，与调节胃肠运动、分泌吸收和情绪有关。肝郁状态下机体处于不正常的应激状态，交感神经兴奋，SS 受其影响释放增加，继而影响消化。所以肝主疏泄功能调节脑肠肽的平衡。

（四）调节生殖功能

肝主疏泄的另一重要功能为调节生殖功能，表现在不孕、流产、产后抑郁等多方面。以不孕症为例，肝喜条达，肝气郁结则情志失调、肝失疏泄，最终导致生殖功能下降、女子不孕。女性正常排卵与"下丘脑 - 垂体 - 卵巢轴"密切相关，当神经内分泌系统异常时可以表现为排卵障碍，导致不孕[13-14]。由此可见，肝主疏泄调节生殖功能亦存在现代临床意义。

（五）从神经 - 内分泌 - 免疫网络角度探讨肝主疏泄的功能

肝脏的相关病证可表现出神经 - 内分泌 - 免疫网络的功能异常。陈家旭等[15]认为肝主疏泄的生理病理功能与神经内分泌密切相关。李瀚旻等[16]首次建立左旋谷氨酸单钠 - 肝再生 - 大鼠模型，发现该模型的肝再生功能受到显著抑制，且神经 - 内分泌 - 免疫网络发生紊乱。岳广欣等[17]提出肝主疏泄的调控中枢为动机和情绪中枢大脑边缘系统，其通过下丘脑 - 脑干 - 自主神经和交感 - 肾上腺髓质通路调控肝的疏泄功能。

四、肝藏血的研究方法

肝藏血，主要在于涵养肝气、调节血量、摄血、濡养肝及筋目等方面[18]。一般从正常应激下的生理、病理状态着手，对"肝藏血"中枢调控中的关键脑区和效应器官进行研究。

以神经 - 体液调节的关键性指标"五羟色胺、去甲肾上腺素"等变化作为主线，通过从大脑中枢的功能定位到效应器官功能的研究；同时以关键指标为靶标，进行系统生物学研究。赵丽红等[19]认为"肝藏血"和肝脏储备功能、肝脏合成凝血酶功能、肝脏合成血浆蛋白功能、脾功能、门静脉血流动力学等存在相关性。因此，通过观察患者症状、出凝血时间、血小板、凝血酶原活动度等指标，了解肝病患者凝血机制的变化，亦可观测"肝藏血"功能。

五、肝主筋骨的研究方法

《素问·阴阳应象大论》："肝生筋。"《素问·痿论》："肝主身之筋膜。"均反映出肝和筋的密切关系，筋的结构和功能完整离不开肝的滋养。肝血不足，不能濡养筋脉、眼目、爪甲等，表现为肢体麻木、屈伸不利、爪甲不荣、眼睛干涩、头晕、视力模糊等[20]。从现代医学角度来说，肝脏作为物质代谢中枢，能够为筋骨、肌肉运动提供能量及营养物质。有学者[21]制作小鼠力竭性运动疲劳模型，发现该模型小鼠血清的 GPT、GOT 明显升高，提示高强度训练对小鼠肝组织有损伤，且随着力竭次数的增加其程度加重。该研究证明了"肝主藏血""久行伤筋"的科学性。

六、肝与其他脏腑关系的研究方法

中医认为肝与肾关系密切，即"肝肾同源"或"乙癸同源"。它最早起源于《素问·阴阳应象大论》"肾生骨髓，髓生肝"。表明肝脏和肾脏在生理病理上相互生长、影响，应运而生"肾病从肝论治""肝病从肾论治""肝肾同治"等治法[22]。本节主要以肝肾同源为例，探讨肝与其他脏腑关系的研究方法。

目前实验研究主要注重补肾中药对肝脏的影响，为"肝肾同源"提供客观实验依据。越来越多学者认为"肝肾同源"的实质与神经 - 内分泌 - 免疫网络有着密切的关联，并延伸至下丘脑 - 垂体 - 肝轴[23]。

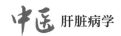

（一）肝脏和肾脏具有相关的物质基础

肝细胞生长因子促进肝细胞 DNA 合成，又有抗肝细胞凋亡、抗肝纤维化作用[24]。另有研究表明，肝细胞生长因子系统在肾脏局部表达并发挥重要作用，Woolf 等[25]认为其在肾脏胚胎发育中起重要作用。

（二）"肝肾同源"与神经 - 内分泌 - 免疫网络机制

肝脏是应激反应的核心，它接受脑的指令。在边缘系统形成情绪反应并传递到交感 - 肾上腺髓质系统；同时边缘系统可通过下丘脑 - 垂体 - 肾上腺皮质轴影响到肾脏，皮质轴的激活引起糖皮质激素分泌增加，从而激活全身能量代谢，并反馈调节边缘系统对刺激的敏感性及对儿茶酚胺的敏感性，从而影响肝功能。因此，肝脏和肾脏共同作用于神经 - 内分泌 - 免疫网络以调节应激反应。李瀚旻等[26]发现"左旋谷氨酸单钠 - 肝再生 - 大鼠模型"的"神经 - 内分泌 - 免疫网络"功能紊乱，肝再生受到显著抑制；左归丸能一定程度上纠正这种紊乱，显著改善模型动物的肝再生，从而促进对"肝肾同源于神经 - 内分泌 - 免疫网络"的认识。

（三）"肝肾同源"与"下丘脑 - 垂体 - 肝轴"

"下丘脑 - 垂体 - 肝轴"的概念于 1982 年首度提出。研究表明，在生理或病理状态下骨髓干细胞可分化为肝细胞。根据上述理论，李瀚旻等[27]提出肝肾同源于"下丘脑 - 垂体 - 肝轴"和"补肾生髓成肝"的假说，采用性别交叉骨髓移植模型，体外细胞培养诱导分化和药物血清学的实验方法发现补肾药含药血清可显著提高骨髓间质细胞向肝细胞的转化率。该研究从宏观水平揭示"补肾生髓成肝"的科学内涵。

（吴涛、季光）

参考文献

[1] ADEVA M M, SOUTO G, BLANCO N, et al.Ammonium metabolism in humans[J]. Metabolism, 2012, 61（11）: 1495-1511.

[2] 张婵，陈永，杨梅，等.现代医学角度解释中医的"肝开窍于目"[J].时珍国医国药，2009, 20（1）: 233-235.

[3] 顾星，刘务勤，赵上果，等.肝郁气滞证与风轮形态变化的相关性研究[C]//全国第十二次中医诊断学术年会.2011: 261-263.

[4] 张悦，董宁.糖尿病视网膜病变中视网膜小胶质细胞活化及干预机制研究进展[J].眼科新进展，2017, 37（9）: 890-893.

[5] 杨文超，任芳芳，卢小波，等.视网膜静脉阻塞与血脂和颈动脉改变的相关性研究[J].国际眼科杂志，2015（3）: 489-491.

[6] GU Y, KE G, WANG L, et al.Silencing matrix metalloproteinases 9 and 2 inhibits human retinal microvascular endothelial cell invasion and migration[J].Ophthalmic Res, 2015, 55（2）: 70-75.

[7] 柳春红，周祖珍.维生素 A、锌、铜、钙对眼组织及视力的影响[J].营养学报，1996, 18（2）: 175-180.

[8] 于宁，张银柱，车轶文，等."肝主疏泄"概念的演进[J].中国中医基础医学杂志，2014（1）: 9-10.

[9] 吴菁，倪祥惠，赵博，等.从"肝应春"理论探讨肝主疏泄对中枢神经递质 5- 羟色胺浓度的影响[J].中华中医药杂志，2015（2）: 513-515.

[10] 严灿，徐志伟.肝主疏泄调畅情志功能的中枢神经生物学机制探讨[J].中国中西医结合杂志，2005, 25（5）: 459-462.

[11] 金戈，董晓丽，明海霞.电刺激单双侧迷走神经对肝郁证大鼠血液流变学的影响[J].中国老年学，2012, 32（19）: 4237-4238.

[12] 陈业强，凌江红.从脑肠肽进行肝郁证与功能性消化不良病证结合研究的思路[J].中医

杂志，2006，47（10）：784-785.

[13] 吴承玉，史话跃.浅析肝主疏泄与生殖的相关性 [J]. 中医药导报，2012，18（8）：6-8.

[14] 赵迪，任杰，安海燕.肝主疏泄的源流追溯及现代研究 [J]. 中国中医基础医学杂志，2017（2）：289-291.

[15] 陈家旭.中医肝本质现代研究进展 [J]. 中国中医基础医学杂志，1998（7）：58-62.

[16] 李瀚旻，张六通，邱幸凡."肝肾同源于脑"与肝肾本质研究 [J]. 中医杂志，2000，41（2）：69-71.

[17] 岳广欣，陈家旭，王竹风.肝主疏泄的生理学基础探讨 [J]. 北京中医药大学学报，2005，28（2）：1-4.

[18] 张浩，魏盛，李倩，等.从 EPO 信号通路途径探讨"肝藏血，主疏泄"的分子机制 [J]. 北京中医药大学学报，2017，40（2）：107-111.

[19] 赵丽红.肝炎肝硬化"肝藏血"功能异常表现与微观指标的相关性研究 [D]. 北京：北京中医药大学，2014.

[20] 韩清民，黄旭东，王跃辉.运用肝脾相关理论治疗膝骨关节炎探讨 [J]. 时珍国医国药，2010，21（8）：2019.

[21] 黎健民.黄精多糖对力竭训练小鼠肝组织损伤的保护作用 [J]. 基因组学与应用生物学，2016，35（5）：1036-1041.

[22] 李忻，文玉敏，严美花，等.浅谈肝肾同源理论的科学内涵 [J]. 中华中医药杂志，2015，30（11）：3853-3855.

[23] 付义，陈冰.神经 - 内分泌 - 免疫 -NEI 网络研究促进中西医交融 [J]. 中华中医药学刊，2008，26（4）：821-822.

[24] AITHAL A P，BAIRY L K，SEETHARAM R N，et al.Human bone marrow-derived mesenchymal stromal cells in combination with silymarin regulate hepatocyte growth factor expression and genotoxicity in carbon tetrachloride induced hepatotoxicity in Wistar rats[J].J Cell Biochem，2019，120（8）：13026-13036.

[25] WOOLF A S，KOLATSIJOANNOU M，HARDMAN P，et al.Role of hepatocyte growth factor/scatter factor and the meet receptor in the early development of the metanephros[J].Journal of Cell Biology，1995，128（1-2）：171.

[26] 李瀚旻，杨木兰，梅家俊，等.左归丸对大鼠转化生长因子 -α、β 及其受体表达的影响 [J]. 中华肝脏病杂志，2004，12（5）：307-308.

[27] 李瀚旻，桂文甲，李晶津，等.左归丸对同种异性骨髓移植小鼠肝再生相关基因信号通路的影响 [J]. 中国组织工程研究，2008，12（31）：6069-6073.

第二节　病证结合的研究方法

病证结合是中西医在思维方法、理论知识的结合，不仅能建立整体宏观特征与微观病理生理变化两者的联系，而且能为证的物质基础和生物学内涵的寻找提供思路和方法[1]。

一、常见肝病疾病模型的制作方法

（一）NAFLD 模型的研究方法

NAFLD 最常用的模型是采用饮食如高脂饲料、药物或毒物诱发模型，混合因素、特殊品系脂肪肝模型等。

1. 饮食 NAFLD 动物造模

（1）高脂饮食：分为高脂肪饲料和高脂肪乳剂[2]。高脂肪饲料多是按照碳水化合物 11%、脂肪 71%、蛋白质 18% 的比例组合而成的，饲养 3 周出现氧化应激和肝脂肪变性[3]。高脂乳剂相比较于高脂饲料更易诱导出 NAFLD，但与灌胃的手法和熟练度有很大的关系[4]。近期有研究者在 30 ～ 32℃运用高脂饲料能制备出高度类似于人类 NAFLD 恶变过程的小鼠模型，提

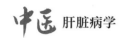

供了新的思路[5]。

（2）**高糖饮食**：Wistar 大鼠禁食 48 小时后给予高糖饲料饲养 2 天，引起肝脏小泡性脂肪变，随着时间的延长而愈加严重[4]。此方法简便易操作，但不能导致纤维化[4]，故常与高脂饮食联合造模。

（3）**胆碱 - 蛋氨酸缺乏**（methionine-choline deficiency，MCD）：其致病机制主要是诱发基质金属蛋白酶及蛋氨酸缺乏导致极低密度脂蛋白合成减少和线粒体功能障碍[6]。此方法简便、重复性好，但无胰岛素抵抗，适合于药物筛选而非用于研究疾病的发病机制[4]。

2. 药物毒物诱发动物模型

（1）**CCl₄诱发模型**：Chung 等[7]选用 6 周龄的雄性 C57Bl/6 小鼠每周 3 次皮下注射 CCl₄ 0.5ml/kg，发现 1 月、2 月、3 月后分别出现轻度脂肪变、中度脂肪变和肝纤维化。也可采用灌胃的方法建模[8]。该方法简单快速，但因 CCl₄ 的肝毒性导致死亡率较高。

（2）**四环素诱发模型**：王晓旭等[9]采用高脂饲料造模，并腹腔注射每 100g 体重 10ml 的盐酸四环素，每 6 天注射 1 次，连续 6 次后大鼠肝脏发生脂肪变性。此方法简便易行且毒性小于 CCl₄[10]。

（3）**乙硫氨酸诱发模型**：一般造模选用雄性 Wistar 大鼠，按每千克体重 0.25g 乙硫氨酸灌胃给药，48 小时出现肝细胞炎性改变[4]。此方法简单快速，但其对肝脏的损伤与 CCl₄ 相比更为严重。

3. 复合造模 NAFLD 动物模型 王俊杰[11]等采用 8 周高脂饮食配合腹腔注射 5%CCl₄的联合造模改善了动物的死亡率、缩短了成模时间。采用链脲霉素联合高脂饲料诱发 NAFLD 兼 2 型糖尿病；二乙基亚硝胺联合高脂饲料诱发 NASH 兼有肝癌[12]。复合造模可缩短造模时间。

4. 特殊品系 分为促进脂肪生成、抑制脂肪氧化和阻碍脂肪转运三种类型。

（1）**促进脂肪生成类品系的动物**：MCD 饮食诱导的瘦素抵抗型（db/db）小鼠[13]能够进展为 NASH 和肝纤维化。Zucker 大鼠和 ob/ob 小鼠已被确认是瘦素基因缺陷鼠，在无诱因的情况下自然发展为肥胖，易患糖尿病和脂肪肝[14]。Soga.M 等[15]建立 fatty liver shionogi 小鼠模型，能自然发展为脂肪肝。还有 PNPLA3 转基因小鼠、芳香酶基因 CYP9 敲除小鼠、SREBP-1C 转基因小鼠、AGOUTI 基因杂合突变小鼠以及 PTEN10 敲除小鼠等[10,16]。

（2）**抑制脂肪氧化类品系的动物**：脂肪酰基辅酶 A 氧化酶敲除小鼠[17]造模 2 个月后肝脂肪变性严重，15 个月可进展为 HCC。MAT1A⁻/⁻ 小鼠[18]可作为 NASH 或 HCC 相关疾病研究的动物模型。

（3）**阻碍脂肪转运的特殊品系**：载脂蛋白（ApoE）小鼠模型[10]、CD36 缺失小鼠模型和幼年内脏脂肪变性小鼠（juvenile visceral steatosis mouse，JVS）模型[19]。

（二）酒精性肝损伤模型的研究方法

1. 急性动物模型 一般采用直接酒精灌胃的方法来造模，储兰兰等[20]给予雄性 ICR 小鼠灌胃 62.5% 乙醇溶液（5g/kg）后禁食，发现 6h 肝脏损伤严重。但急性直接灌胃易致死亡率增加。

2. 慢性动物模型

（1）**Lieber-DeCarli 模型**：最初是 Lieber 实验室建立的，至今应用仍最为广泛。该液体饲料是乙醇、脂肪、蛋白质等按一定比例的混合。

（2）**Gao-Binge 模型**：高斌实验室首次建立 Gao-Binge 模型，第一步给予 Lieber-DeCarli 饮食喂养小鼠 5 天，第二步在饲料中加入 5% 的酒精继续喂养 10 天，第三步是在第 11 天上午对小鼠进行 5g/kg 酒精灌胃，待 9h 后对小鼠进行安乐死，然后采集血浆和肝组织[21]。近年来该模型也进行了多次改进，将酒精的浓度逐渐提高且喂养时间增加到 12 周，再进行 2 次高剂量酒精灌胃，此方法简便易行、死亡率较低[22]。黄东东等[23]发现将 Gao-Binge 模型中乙醇比例改为 30%，高浓度灌胃时的乙醇浓度改为 31.5%，小鼠的厌食率明显降低。此造模与临床指标变化趋势相似[24]，是较为理想的酒精肝模型。

（3）Tsukamoto-French 模型：此模型先手术在大鼠体内植入胃造口导管再给予连续酒精灌胃，随着造模时长的增加，体内酒精的浓度会升高[25]，但该方法技术难度较高，且器材昂贵。

（4）酒精灌胃模型：赵初怀等[26]采用浓度逐渐增加的酒精液体饲料喂食 12 周，该方法简便易行，但大鼠死亡率偏高。王磊等[27]采用酒精 [10ml/（kg·d）] 加玉米油 [2ml/（kg·d）]、吡唑 [25kg/（kg·d）] 混合物灌胃，每天 2 次，第 2 周起开始增加腹腔注射 0.3ml/（kg·d）CCl_4 橄榄油，每周 2 次，造模 10 周时脂肪变性与炎症并见，该模型稳定、可重复。

（三）肝癌模型

常见的肝癌动物模型有如下几种：

1. 诱发性肝癌动物模型　主要是指物理、化学或者生物因素作用于动物诱发肝癌。

（1）亚硝胺类化学物质：该类化合物造模成模率较高，对肝脏针对性强。最为常用的诱癌剂是二乙基亚硝胺（diethylnitrosamine，DEN）[28]。给药途径通过口服（灌胃或口服）和注射（可以是皮下、腹腔或静脉）给药。Sundaram 等[29]连续使用 0.01%DEN 溶液作为实验组大鼠饮用水 16 周，并成功诱发肝癌。Bram 等[30]腹腔注射 DEN 溶液 35mg/kg 1 次，16 周时肝脏发生癌变。

（2）黄曲霉素诱导肝癌模型：传统的造模方法是在 7 天龄小鼠肝脏中注射 6mg/kg 的黄曲霉素 B_1，持续注射 52 周可在肝脏发现肿瘤[31]，但此方法耗时长、不易操作。Villar 等[32]实验中进行改进，用二甲基亚砜溶解黄曲霉素 B_1 后，连续腹腔注射，最快可以 4 周建成肝癌模型，缩短了时间。

（3）CCl_4 诱导肝癌模型：CCl_4 可引起肝巨噬细胞诱导的炎症反应应答，最终可导致形成肝纤维化和肿瘤[33]。在小鼠出生后 6 周，开始静脉注射 CCl_4（10μl/g CCl_4 溶于 10% 橄榄油），每周注射 3 次，4 个月肿瘤形成。

2. 移植性肝癌动物模型

（1）原位移植瘤模型：通常选用生长状态良好的患者 2～3 代肿瘤细胞、体外培养的癌细胞或收集癌种鼠的腹水癌细胞悬液进行皮下注射。例如将切除的肿瘤块处理为 1mm×1mm×1mm 的组织碎片后，用于肝内种植[34]。或将肿瘤细胞悬浮于 10～20μl 含有 50% 基质胶的无血清培养基中，直接采用小切口，将细胞悬液注射至肝内，约 1 周后将形成肝肿瘤[35]。尹君等[36]系统地比较了三种肝癌细胞直接注射不同免疫缺陷小鼠肝的方法，结果发现免疫系统缺陷程度更高的模型鼠，更利于肿瘤细胞生长并导致模型动物快速死亡，缩短实验研究周期。

（2）异位移植瘤模型：先通过异位模型了解肿瘤的生长状况，将先接种于皮下成长的组织块转移植到肝脏上面，再构建原位移植模型。Sun 等[37]将 $1×10^6$ 个小鼠肝癌细胞以及 $2×10^5$ 个肝星状细胞同时注射入 BALB/c 小鼠的肝脏内，除了能够诱导肿瘤的血管及淋巴管再生，活化的 HSCs 还可以显著激活免疫抑制细胞，从而促进肝癌的发生和发展。

（四）胆汁淤积模型

1. 肝外胆汁淤积模型　此类模型的建模关键在于胆总管的结扎，需隔离胆总管并在十二指肠上端进行中段剖腹手术，然后双重结扎胆管，致使肝外胆道阻塞，进而造成胆管扩张、胆汁淤积[38]。还有一种胆管结扎模型，通过结扎左肝管引起胆汁

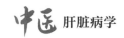

淤积,引起局部堵塞[39]。陈芳芳等[40]在实验中对大鼠的胆管、结扎管与垫片一同进行双重结扎,数天后再将支撑物取出,使其重新通畅,建立了新的可逆性梗阻性黄疸模型。

2. 肝内胆汁淤积模型

（1）α-萘异硫氰酸酯（alpha-naphthylisothiocyanate,ANIT）诱导: ANIT 是一种具有肝脏毒性的物质,易损伤胆管[41]。该造模方式以胆管损伤为主,但 ANIT 单次给药后,其致损过程短暂,限制了需较长时间研究的应用。

（2）脂多糖（lipopolysaccharide, LPS）诱导: LPS 引发肝 Kupffer 细胞自噬和超微结构改变,导致胆汁淤积的发生,是与败血症或脓毒血症相关的胆汁淤积模型的常用介质。

（3）雌激素苯甲酸雌二醇诱导:雌激素通过毁坏肝细胞之间的严密连接结构来增加胆管的通透性;使 Na^+-K^+-ATP 酶活性有所下降,胆酸的摄入不足;导致胆盐输出泵表达受阻,最终胆汁分泌就会受到影响[42]。该模型常用皮下注射,易操作、成功率高。

（4）氯丙嗪诱导:胆汁酸的合成与分泌易受氯丙嗪的影响,氯丙嗪通过干扰线粒体膜上的电位、毁坏核周细胞骨架 F-肌动蛋白的正常分布来影响胆汁酸转运受体表达[43]。

（5）利福平诱导:对小鼠单次使用利福平即可造成明显的胆汁淤积;多次给药后可引发胆汁持续性淤积。

（6）石胆酸诱导:在短时间内给予高剂量的石胆酸,机体内石胆酸浓度大幅度增加会引起肝细胞膜通透性增加,引发炎症;或在胆道和毛细胆管中聚集形成结晶,阻塞胆管,产生胆汁淤积[44]。通常有鼻饲、灌胃给药和腹腔注射等方法。

（7）3,5-二乙氧基羰基-1,4-二氢三甲基吡啶（3,5-diethoxycarbonyl-1,4-dihydrocollidine,DDC）诱导:用含有 1‰ 的 DDC 的饲料喂养小鼠 2 周,就能够建立胆汁淤积的稳定模型,其机制主要与促进胆汁分泌有关[45]。

（五）免疫性肝损伤模型

当前免疫性肝损伤常见动物模型的特点及制备方法分别有以下几种:

1. 刀豆蛋白（concanavalin, Con-A）诱导

1992 年 Tiegs 等[46]建立了免疫性肝损伤模型,主要是通过尾静脉注射 1.5 ~ 30mg/kg 的 Con-A 溶液,8h 后可见不同程度的特异性肝损伤,而且呈剂量依赖性。该模型方法简单、快速,已成为典型的自身免疫性肝炎动物模型。

2. 卡介苗（bacillus calmette-guetin, BCG）联合 LPS 诱导

该模型首先尾静脉注射 BCG（约含 5×10^7 菌,溶于生理盐水）,10 ~ 12 天后注射 LPS（溶于生理盐水）5 ~ 10μg/mg,6 ~ 12h 可见肝功能异常及肝脏的病理改变等[47]。该模型重现性与稳定性良好。

3. 死菌联合 LPS 诱导

1978 年,Ferluga 和 Allison[48]首次发现注射小鼠加热后的死菌 Corynebacterium parvum（短棒状杆菌）可导致大量单核吞噬细胞的浸润,随后注射小剂量的 LPS 后可引发致命性肝炎。该模型制备简易,但致死率高。

4. 异种血清诱导

Paronetto 等发现注射异种血清造成肝损伤[49]。常选择人血清、牛血清、猪血清白蛋白等,对小鼠或大鼠进行皮下、腹腔或尾静脉多次注射。该模型制备简单且稳定。

5. 聚肌苷酸胞苷酸（polyinosinic acid-polycytidylic acid, PolyI: C）诱导

通过对小鼠腹腔注射 5 ~ 20μg/g 的 PolyI: C 可诱发肝脏的炎症反应[50]。该模型制备过程简单。

二、常见肝病证候模型的制作方法

（一）肝气郁结证模型

肝气郁结证动物模型有几种方法：首先是情志刺激法，如夹尾激怒法、捆绑法、颈部戴枷锁单笼喂养法等；第二种是药物方法，如艾叶注射法，四氯化碳、肾上腺素皮下注射法等；第三种是慢性应激法，比如禁食、禁水、热环境、冰水游泳、水平震荡、夹尾刺激、白天黑夜颠倒[51]。采用积分量表的形式记录动物的一般情况，包括活动状态、皮肤毛发改变、对外界刺激的反应、大便性状、精神状态等[52]。

例如通过模具法、夹尾法联合制备肝气郁结型 NAFLD 模型。喂养普通饲料 1 周后，模具法（将颈部枷锁套在大鼠的脖子上，导致大鼠情绪的波动）与夹尾法（用纱布包裹的镊子来回抓住大鼠的尾巴，令它与其他大鼠搏斗，每次刺激 30 分钟）[53]交替使用，同时给予高脂饲料喂养 12 周。

（二）血瘀证模型

血瘀证模型有外伤致瘀、气滞致瘀、寒凝致瘀、气虚致瘀、热毒致瘀、痰浊血瘀等造模方法。外伤致瘀，可采用物理刺激方法对动物肌肉加压等[54]；结合声光电、夹尾、束缚、冰水浴等刺激形成气滞血瘀模型[55]；皮下注射大剂量肾上腺素加冰水应激可模拟出寒凝血瘀证模型[56]；饥饿、强迫游泳导致疲劳等联合制作气虚血瘀模型[57-58]；注射金黄色葡萄球菌结合内毒素等方法联合制作热毒血瘀模型[59]；高脂饮食结合肾上腺素造模痰浊血瘀模型[60]等。

张斌等[61]联合注射二甲基亚硝胺、小牛血清白蛋白和去甲肾上腺素（norepinephrine，NE）方法，建立大鼠肝纤维化血瘀证模型，该动物产生了浓、黏、聚、凝的血瘀证病理状态[62]。扈新刚等[63]建立了血瘀 NAFLD 病证结合模型：室温 24～25℃，水温 22～24℃，直径

150cm、高度为 60cm 的圆形水槽，以大鼠体质量 4% 负重条件下游泳，当沉入水中 10 秒不能浮出水面时停止游泳，然后立即取出大鼠；同时给予高脂饲料喂养 12 周。

（三）脾气虚弱证模型

目前脾虚动物模型的制作有泻下法、饮食失节法、劳倦过度法、理化损伤法等[64]。饮食失节法可细分为饥饱无度法（隔日禁食法）、过食肥甘法（高脂、高乳糖饲料法）、五味偏嗜法（酸味的食醋或苦味的黄连）；劳倦过度法如采用强制游泳法、小站台法；理化损伤法如秋水仙碱法、X 线照射法等。

最常用的建模方法是苦寒泻下法，亦称耗气破气法。1981 年，北京市中医研究所使用利血平（耗竭儿茶酚胺类递质）皮下注射小鼠建立脾虚模型，造模 5 天后动物开始出现进食减少、体重减轻、腹泻、便溏、脱肛、倦卧、拱背、自由活动度减少等类似脾虚的症状[65]。此外，还可以灌胃给药番泻叶、生大黄、小承气汤煎剂等苦寒泻下剂。例如脾气虚弱型 NAFLD 模型可采用苦寒泻下法制作[66]，给大鼠灌服 5g/（kg·d）大黄水煎剂，同时给予高脂饲料喂养 12 周。

（四）肝胆湿热证

1. 湿热型胆囊结石模型　张熙等[67]采用含有辛辣、油腻不同剂量的饲料建立湿热型胆囊结石模型。模型动物具有肉眼可见的胆结石，胆汁黏度增加和胆囊黏膜炎症。

2. 湿热型胆汁淤积模型　吴海滨等[68]采用"高脂高糖饮食 + 湿热环境 +α- 异硫氰酸萘酯"在夏季模拟大鼠胆汁淤积（黄疸湿热证）模型。该模型具有高热、攻击性强、便秘、易怒、尿红、口渴等症状。

3. 湿热型肝癌模型　刘德传等[69]将肿瘤细胞株 Walker-256 注射大鼠皮下长出实体瘤，将瘤体切成小块，将小瘤块手术植入模型组的大鼠肝脏中，并喂食高糖高

脂饲料，并置于高温高湿环境中，制作出湿热型肝癌模型。

（五）肝阴虚证

欧阳取长等[70]给大鼠每周皮下注射0.3ml/100g体重的40%CCl₄花生油2次，6周后改为每周1次，在第5周和第6周，每天1次加1.5ml/100g体重[生药18g/（kg·d）]的附子、肉桂、干姜复方灌胃，共2周。中医理论认为温热中药易伤津耗液，该模型大鼠出现体温升高、被毛疏松无光泽、饮水增加、体重减轻、烦躁、心率加快、大便干结等阴虚内热证候。

（六）肾虚证

肾虚证动物模型常见的方式有：药物干预、手术切除、根据中医病因病机造模等。

1. 药物干预 如采用肾上腺皮质激素氢化可的松、地塞米松或促肾上腺皮质激素[71]，应用甲状腺抑制剂如甲基硫氧嘧啶、丙基硫氧嘧啶[72]，采用雌激素、雄激素皮下注射造模[73]，采用有肾损害作用的药物造模，如腺嘌呤、四氯化碳、庆大霉素、卡那霉素等[74-75]，连续灌胃羟基脲抑制DNA合成[76]等方式。

2. 手术切除 主要是对肾上腺、甲状腺、睾丸和卵巢全部或部分切除[77]。如肾虚型NAFLD模型的建立方法如下：适应性喂养1周后，切除大鼠双侧的睾丸及附睾[78]，并喂食高脂饲料12周。

3. 根据中医病因病机 如恐伤肾：利用猫去恐吓鼠，或反吊荡水形成惊恐应激造模[79]；劳倦过度，房劳伤肾：雄、雌鼠同笼的方法使其房劳过度，或迫使小鼠游泳至过度疲劳等[51]；老年肾虚：除使用自然衰老大鼠[80]外，臭氧O₃、D-半乳糖也可用于促进动物衰老[81]；应用房室不节与强迫游泳致劳倦过度、房劳加惊恐的复合方法造模[82-83]。

（七）血虚证

常见的造模方法有：失血性贫血、失血性贫血加营养不良、溶血性贫血、再生障碍性贫血和复合因素等。失血性贫血常采用放血方法，如体重180～200g大鼠，尾部放血1.5～2ml/只，隔天1次，连续5次；小鼠体重20～22g，尾部放血0.5ml/只，失血后24h形成急性失血性贫血模型。营养不良性血虚是人为造成造血物质的缺乏，如喂食采用低铁饲料配方配制的动物饲料。雄性小鼠或大鼠皮下注射乙酰苯肼以破坏红细胞膜，产生溶血性贫血模型。再生障碍性贫血通常由辐射损伤法、化学损伤等方法造成[84]，如⁶⁰Coγ射线全身照射或者注射环磷酰胺、丝裂霉素、顺铂等化学药物。它还可以通过多种途径引起血虚状态，例如皮下注射乙酰苯肼联合腹腔注射环磷酰胺造成复合血虚模型等[85]。

三、结语

成功建立肝病病证结合动物模型，有助于探讨现代医学疾病、解析中医证候的生物学基础。但目前肝病病证结合动物模型的制备仍存在一些问题。

1. 模型动物缺乏规范化 目前造模对象主要集中在大鼠、小鼠、家兔、豚鼠等动物，种类繁多、品系多样，实验中对不同动物的系统比较研究不足。

2. 刺激因素缺乏标准化 刺激因素缺乏标准化、定量化。动物之间本身存在体质差异，有些动物即使造成了脾虚证，可能自然就恢复了。此外，复合因素造模，在选择不同的造模方法时随意性比较大，不同因素的比例难以量化。

3. 判定标准缺乏标准化 模型的评价指标缺乏客观化、标准化。如脾气虚与脾阳虚的造模方法不明确，苦寒泻下可引起脾气虚，但气虚累积日久则阳虚，而目前的造模方法只注重定性，尚未定量。

相信病证结合模型在不久的将来将会不断完善，更好地应用于中医药研究和探索。

（吴涛、季光）

参考文献

[1] 刘平, 季光, 陈凯先. 病证结合与中西医结合医学学科知识理论体系的构建 [J]. 中国中西医结合杂志, 2010, 30（6）: 565-570.

[2] ZOU Y, LI J, LU C, et al.High-fat emulsion-induced rat model of nonalcoholic steatohepatitis[J].Life Sci, 2006, 79（11）: 1100-1107.

[3] LIEBER C S, LEO M A, MAK K M, et al.Model of nonalcoholic steatohepatitis[J].Am J Clin Nutr, 2004, 79（3）: 502-509.

[4] 曹玉珍, 张秀英, 王鑫, 等. 非酒精性脂肪性肝炎动物模型的研究进展 [J]. 黑龙江畜牧兽医, 2011（1）: 17-20.

[5] 唐致恒, 刘讷鸥, 郑瑞茂. 模拟人类非酒精性肝病的小鼠模型 [J]. 生理科学进展, 2017（5）: 369.

[6] 郑全喜, 王昆, 刘超. 非酒精性脂肪性肝病动物模型的研究进展 [J]. 中国实验方剂学杂志, 2013, 19（2）: 357-360.

[7] CHUNG H, HONG D P, KIM H J, et al.Differential gene expression profiles in the steatosis/fibrosis model of rat liver by chronic administration of carbon tetrachloride[J]. Toxicology and Applied Pharmacology, 2005, 208（3）: 242-254.

[8] DAI N, ZOU Y, ZHU L, et al.Antioxidant properties of proanthocyanidins attenuate carbon tetrachloride（CCl_4）-induced steatosis and liver injury in rats via CYP2E1 regulation[J].Journal of Medicinal Food, 2014, 17（6）: 663-669.

[9] 王晓旭, 王建发, 王德志, 等. 大鼠脂肪肝模型复制试验 [J]. 中国兽医杂志, 2010, 46（1）: 28-30.

[10] 黄海燕, 辛永宁, 姜曼, 等. 非酒精性脂肪性肝病动物实验模型研究进展 [J]. 临床肝胆病杂志, 2014, （9）: 948-953.

[11] 王俊杰, 方会龙, 李纯伟, 等. 非酒精性脂肪肝模型小鼠的建立 [J]. 中国组织工程研究与临床康复, 2011, 15（24）: 4395-4399.

[12] 王春花, 靳丽颖, 王思萌. 非酒精性脂肪性肝病动物模型研究进展 [J]. 中国兽医杂志, 2018, 54（5）: 62-65.

[13] SAHAI A, MALLADI P, PAN X, et al.Obese and diabetic db/db mice develop marked liver fibrosis in a model of nonalcoholic steatohepatitis: role of short-form leptin receptors and osteopontin[J].American Journal of Physiology Gastrointestinal and Liver Physiology, 2004, 287（5）: G1035.

[14] LIN H Z, YANG S Q, CHUCKAREE C, et al.Metformin reverses fatty liver disease in obese, leptin-deficient mice[J].Nature Medicine, 2000, 9（9）: 998-1003.

[15] SOGA M, KISHIMOTO Y, KAWAGUCHI J, et al.The FLS mouse: a new inbred strain with spontaneous fatty liver[J].Laboratory Animal Science, 1999, 49（3）: 269-275.

[16] JONES M E E, THORBURN A W, BRITT K L, et al. Aromatase-deficient（ArKO）mice accumulate excess adipose tissue[J].Journal of Steroid Biochemistry & Molecular Biology, 2001, 79（1）: 3-9.

[17] FAN C Y, PAN J, CHU R, et al. Hepatocellular and hepatic peroxisomal alterations in mice with a disrupted peroxisomal fatty acyl-coenzyme A oxidase gene[J].The Journal of Biological Chemistry, 1996, 271（40）: 24698-24710.

[18] LU S C, ALVAREZ L, HUANG Z Z, et al.Methionine adenosyltransferase 1A knockout mice are predisposed to liver injury and exhibit increased expression of genes involved in proliferation [J].Proceedings of the National Academy of Sciences of the United States of America, 2001, 98（10）: 5560-5565.

[19] 赵晓华, 梁伟海, 李伦, 等. 非酒精性脂肪性肝病动物模型研究进展 [J]. 中华中医药杂

志，2015，30（7）：2441-2444.

[20] 储兰兰，许猛，王妍，等.小鼠急性酒精性肝损伤模型氧化损伤指标的动态监测[J].现代预防医学，2017，44（14）：115-118.

[21] 高斌，常彬霞，徐明江.慢性酒精喂养加急性酒精灌胃的酒精性肝病小鼠模型（NIAAA模型或Gao-Binge模型）[J].传染病信息，2013，26（5）：307-311.

[22] 陈欢，刘燕玲，刘学睿，等.大鼠早期酒精性肝损伤诱导模型的建立及观察[J].中国当代医药，2017，24（20）：7-10.

[23] 黄东东，沃璐璐，阮昕，等.新型酒精性肝病小鼠模型的建立[J].上海交通大学学报（医学版），2017，37（7）：906-913.

[24] 张译文，李昱锦，胡冰芳，等.三种小鼠酒精性肝病短期模型的评价[J].药学学报，2018（2）：236-243.

[25] HARTMANN P, CHEN P, WANG H J, et al.Deficiency of intestinal mucin-2 ameliorates experimental alcoholic liver disease in mice[J]. Hepatology, 2013, 58（1）：108-119.

[26] 赵初环，卢中秋，李惠萍，等.大鼠酒精性肝病模型的建立[J].浙江临床医学，2007，9（4）：435-436.

[27] 王磊，季光，郑培永，等.大鼠酒精性肝纤维化复合模型的建立[J].中西医结合学报，2006（3）：281-284.

[28] NISHIMURA N, KAJI K, KITADE M, et al.Acyclic retinoid and angiotensin-Ⅱ receptor blocker exert a combined protective effect against diethylnitrosamine-induced hepatocarcinogenesis in diabetic OLETF rats[J].BMC Cancer, 2018, 18（1）：1164.

[29] JAGAN S, RAMAKRISHNAN G, ANANDAKUMAR P, et al.Antiproliferative potential of gallic acid against diethylnitrosamine-induced rat hepatocellular carcinoma[J].Molecular & Cellular Biochemistry, 2008, 319（1-2）：51-59.

[30] BLOMME B, HEINDRYCKX F, STASSEN J M, et al.Serum protein N-glycan alterations of diethylnitrosamine-induced hepatocellular carcinoma mice and their evolution after inhibition of the placental growth factor[J]. Molecular & Cellular Biochemistry, 2013, 372（1-2）：199-210.

[31] MCGLYNN K A, KENT H, THOMAS L V, et al.Susceptibility to aflatoxin B1-related primary hepatocellular carcinoma in mice and humans[J].Cancer Research, 2003, 63（15）：4594-4601.

[32] STEPHANIE V, SANDRA O C, BEHNOUSH A A, et al.Aflatoxin-induced TP53 R249S mutation in hepatocellular carcinoma in Thailand：association with tumors developing in the absence of liver cirrhosis[J].PloS one, 2012, 7（6）：e37707.

[33] SHEWEITA S A, EL-GABAR M A, BASTAWY M.Carbon tetrachloride changes the activity of cytochrome P450 system in the liver of male rats：role of antioxidants[J]. Toxicology, 2001, 169（2）：83-92.

[34] CHEN L C, LEE W C, HO C L, et al.Biodistribution, Pharmacokinetics and Efficacy of 188Re（I）-Tricarbonyl-Labeled Human Serum Albumin Microspheres in an Orthotopic Hepatoma Rat Model[J].Vivo, 2018, 32（3）：567-573.

[35] SU Z, WANG X, ZHENG L, et al.MRI-guided interventional natural killer cell delivery for liver tumor treatment[J].Cancer Medicine, 2018, 7（5）：1860-1869.

[36] 尹君，李景丁莎，左丛林，等.人源性肝癌细胞小鼠原位移植瘤模型的建立及特点的比较研究[J].中国比较医学杂志，2018，28（12）：68-74.

[37] SUN B, CHEN Y, XIANG T, et al.The Chinese herb Jianpijiedu contributes to the regulation of OATP1B2 and ABCC2 in a rat model of orthotopic transplantation liver cancer

pretreated with food restriction and diarrhea[J]. Biomed Research International, 2015, 2015 (1): 22-34.

[38] KIM T W, LEE H K, SONG I B, et al.Platycodin D attenuates bile duct ligation-induced hepatic injury and fibrosis in mice[J]. Food Chem Toxicol, 2013, 51: 364-369.

[39] YOKOTA S, ONO Y, NAKAO T, et al.Partial Bile Duct Ligation in the Mouse: A Controlled Model of Localized Obstructive Cholestasis[J].J Vis Exp, 2018, 133: 56930.

[40] 陈芳芳, 鲁正, 付晓君, 等.一种新型可复性梗阻性黄疸大鼠模型的建立 [J]. 中华实验外科杂志, 2018, 35 (9): 1767.

[41] DIETRICH C G, OTTENHOFF R, DE WAART D R, et al.Role of MRP2 and GSH in intrahepatic cycling of toxins[J].Toxicology, 2001, 167 (1): 73-81.

[42] MISZCZUK G S, BAROSSO I R, LAROCCA M C, et al.Mechanisms of canalicular transporter endocytosis in the cholestatic rat liver[J].Biochim Biophys Acta Mol Basis Dis, 2018, 1864 (4 Pt A): 1072-1085.

[43] ANTHERIEU S, BACHOUR-EL AZZI P, DUMONT J, et al.Oxidative stress plays a major role in chlorpromazine-induced cholestasis in human HepaRG cells[J]. Hepatology, 2013, 57 (4): 1518-1529.

[44] WOOLBRIGHT B L, LI F, XIE Y, et al.Lithocholic acid feeding results in direct hepato-toxicity independent of neutrophil function in mice[J].Toxicol Lett, 2014, 228 (1): 56-66.

[45] MARIOTTI V, STRAZZABOSCO M, FABRIS L, et al.Animal models of biliary injury and altered bile acid metabolism[J]. Biochim Biophys Acta Mol Basis Dis, 2018, 1864 (4 Pt B): 1254-1261.

[46] TIEGS G, HENTSCHEL J, WENDEL A.A T cell-dependent experimental liver injury in mice inducible by concanavalin A[J].J Clin Invest, 1992, 90 (1): 196-203.

[47] 杨天健, 魏怀玲, 刘耕陶 .16 种药物对卡介苗加脂多糖引起小鼠免疫性肝损伤的作用 [J].Acta Pharmacologica Sinica, 1997 (2): 185-188.

[48] YOKOCHI, ISHIWATA, HASHIMOTO, et al.Hepatoprotective effect of propagermanium on corynebacterium parvum and lipopolysaccharide - induced liver injury in mice [J].Scandinavian Journal of Immunology, 2010, 48 (2): 183-191.

[49] PARONETTO F, POPPER H.Chronic liver injury induced by immunologic reactions: Cirrhosis following immunization with heterologous sera[J].American Journal of Pathology, 1966, 49 (6): 1087.

[50] SCHMITT T M, KUMER S C, PRUETT T L, et al.Advanced recipient age (>60 years) alone should not be a contraindication to liver retransplantation[J].Transpl Int, 2009, 22 (6): 601-605.

[51] 朱传义, 佩天任, 徐宝林 .肾虚动物模型初报 [J]. 中药药理与临床, 1987 (3): 51-53.

[52] 郭建丽, 冯玛莉, 宋美卿, 等 .情志刺激致大鼠肝郁脾虚证模型的研究 [J]. 中华中医药杂志, 2012 (11): 2976-2978.

[53] 吕志平, 刘承才 ."肝郁"大鼠血浆 TXA$_2$、PGI$_2$ 水平与肝微循环变化及逍遥散作用 [J]. 中国微循环, 2000, 4 (3): 160-161.

[54] 华兴邦, 庄康, 孙晓进, 等 .外伤血瘀证动物模型的研制 [J]. 南京中医药大学学报, 1992 (1): 16-18.

[55] 王婷婷, 贾乘, 陈宇, 等 .大鼠气滞血瘀证模型的建立及影响因素分析 [J]. 中国中药杂志, 2012, 37 (11): 1629-1633.

[56] 王学岭, 陆一竹, 陈晓旭, 等 .寒凝、热毒所致血瘀证模型大鼠血液流变学观察及中药干预作用 [J]. 天津中医药, 2010, 27 (3):

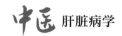

243-244.

[57] 苗兰，潘映红，任建勋，等.气滞血瘀证模型大鼠血清蛋白质组学初步研究 [J]. 中国中医基础医学杂志，2008，14（2）：106-107.

[58] 黄海军，周迎春.血瘀复合证动物模型的研制进展 [J]. 辽宁中医药大学学报，2009，11（5）：222-223.

[59] 卞慧敏，杨进.不同造模方法所致"热毒血瘀证"模型家兔血液流变学改变的比较研究 [J]. 微循环技术杂志：临床与实验，1996（2）：99-101.

[60] 张红霞，刘剑刚，马鲁波，等.柴胡、赤芍与醋柴胡、杭白芍对大鼠高脂血症作用的实验研究 [J]. 中国实验方剂学杂志，2003，9（2）：21-23.

[61] 闫珊珊，窦维华，董少龙，等.血瘀证动物模型的制作及存在问题的探讨 [J]. 中国中医基础医学杂志，2004，10（2）：35-37.

[62] 彭岳，吴光，苏傲蕾，等.肝纤维化血瘀证研究及动物模型构建的思考 [J]. 辽宁中医杂志，2010，2010（11）：2261-2264.

[63] 扈新刚，张允岭，郑宏，等.气虚血瘀大鼠模型糖、脂代谢及氧化应激反应研究 [J]. 北京中医药大学学报，2009，32（4）：249-251.

[64] 吴天石，张会永，张哲，等.脾虚证动物模型造模方法述评 [J]. 中医杂志，2015，56（11）：978-983.

[65] 陈祥贵，赵子厚.四君子汤对利血平化小鼠体内某些机能变化的影响 [J]. 北京医学，1981（5）：293-296.

[66] 罗光宇，黄秀凤，杨明均，等.偏食法塑造大鼠脾气虚证模型研究 [J]. 中医杂志，1990（4）：49-51.

[67] 张熙，雷久士，丁志高.湿热蕴结胆囊结石模型的复制 [J]. 湖南中医药大学学报，2002，22（1）：4-6.

[68] 吴海滨，佘世锋，兰绍阳.茵栀黄注射液对肝内胆汁淤积湿热证大鼠 NTCP、BSEP 表达的影响 [J]. 时珍国医国药，2015（10）：

2318-2321.

[69] 刘德传，吴仕九，文彬，等.清香散对湿热型肝癌模型大鼠 IL-2 及 TGF-α 水平的影响 [J]. 中药材，2004，27（4）：284-285.

[70] 欧阳取长，石林阶.肝阴虚证大鼠模型的初步研究 [J]. 湖南中医药大学学报，1999，19（2）：25-27.

[71] 苟小军，韩宝侠，王朝廷，等.肾阳虚证造模方法考察 [J]. 吉林中医药，2009，29（9）：814-815.

[72] 冯雯，孙永宁.糖尿病阴虚证动物模型的复制 [J]. 安徽中医药大学学报，2009，28（2）：40-42.

[73] 弓丽华，周昕，温莹莹，等.通脉大生片对肾虚排卵障碍型不孕大鼠卵巢颗粒细胞超微结构的影响 [J]. 时珍国医国药，2015（1）：4-6.

[74] 王家辉，陈东，周建国，等.腺嘌呤制作雄性 Wistar 大鼠肾阳虚型不育症动物模型最佳时效和量效的小样本研究 [J]. 中华男科学杂志，2008，14（6）：565-570.

[75] 王德山，王哲，太史春，等.消酐散对肾气虚模型大鼠肾组织 AQP2 表达的影响 [J]. 中国中西医结合肾病杂志，2010，11（1）：25-27.

[76] 冼绍祥，欧明.肾阳虚型心力衰竭肾脏髓质水通道蛋白的表达的实验研究 [J]. 成都中医药大学学报，2007，30（2）：39-41.

[77] 卢德赵，沃兴德，沃立科，等.甲状腺切除的肾阳虚大鼠肝线粒体蛋白质组的研究 [J]. 中医药学报，2008，36（4）：11-5.

[78] 鞠大宏，于福禄，张丽坤，等.滋阴补肾法对卵巢切除所致骨质疏松大鼠成骨细胞 COX-2 蛋白和 mRNA 表达的影响 [J]. 中国中医基础医学杂志，2006，12（12）：918-920.

[79] 沈雁，匡调元，张伟荣，等."恐伤肾"的实验研究 [J]. 中华中医药杂志，1991（1）：13-16.

[80] 朱华，于品，徐艳峰，等.自然衰老过程中

SD 大鼠免疫系统结构功能的变化 [J]. 中国实验动物学报，2018，26（1）：95-100.

[81] 冯秀芝，吴继雷，任艳玲. 基于从肾治未病理论探析常见老年病的防治 [J]. 中华中医药杂志，2015（7）：2445-2447.

[82] 杨裕华，李震. 肾阳虚动物模型及其诊断指标研究近况 [J]. 辽宁中医药大学学报，2007，9（5）：40-42.

[83] 孙理军，李翠娟，王震，等. 肾虚质实验动物模型的构建方法与评价 [J]. 时珍国医国药，2013，24（1）：247-249.

[84] 何颖，张俊玲，沈先荣，等. 西咪替丁对低剂量 ^{60}Coγ 射线照射小鼠肠道免疫组织的保护作用 [J]. 解放军医学杂志，2018，43（8）：6.

[85] 苗明三，方晓艳，孙艳红. 血虚动物模型复制的思考 [J]. 光明中医，2003，18（3）：8-9.

第三节　组学研究方法

一、基因组学

基因组学（genomics）指研究基因组的遗传序列、多样性、表达和功能的一门科学[1]。1920 年 H.WIinkler 最早提出基因组的概念[2]。1986 年 Tomas H.Roderick 首次使用了 genomics 这一词。

（一）研究方法

现阶段基因组学常用的方法包括：

1. **反转录差异显示技术**　该技术以细胞表达的总 RNA 为模板转录成 cDNA，通过 PCR 技术高效扩增，将细胞的基因片段直接显示在 DNA 测序胶上。这种方法周期短，灵敏度和重复性高[3]。

2. **DNA 微阵列**　该技术可在数平方厘米的固相表面安装大量的核酸探针，一次检测即可得到大量基因序列的信息[4]。

3. **基因表达序列分析（SAGE）**　这种技术基于位于 cDNA3' 端的一段 9～11bp 的特殊序列可识别基因组中 95% 的基因的特点，建立 EST 序列库，根据 SAGE 标签来分析基因序列。可用于分析基因序列以及寻找新的基因[5]。

4. **下一代测序技术**　指的是第二、第三、第四代测序技术。第二代测序技术与 PCR 相结合使用，实现高通量的边合成边测序，但无法直接对 DNA 测序；第三代测序基于光信号的测序，结合生物学、化学、计算机学等学科研发而成，不需要 PCR 扩增，直接对 DNA 进行边合成边测序；第四代技术则是使用电信号的测序。

（二）研究步骤

包括基因组的提取、测序和分析三个步骤。

1. **基因组提取**　样本通过细胞裂解与破碎，去除蛋白质、细胞碎片和研磨杂质来取得基因组样本[6]。

2. **基因组测序和分析**　基因组测序和分析往往同步进行，通常使用反转录差异显示技术、DNA 微阵列、基因表达序列分析与测序技术，并结合生物信息学进行测序分析。

（三）问题与展望

基因组学具有高通量、整体性、精准性以及微观化的特点，而且基因组学可直接对微生物的基因组进行分析，不依赖分离培养。现阶段基因组学的问题是亟需可高效处理大量复杂数据的方法，发展既操作准确简便、成本又低的测序技术。

二、蛋白质组学

蛋白质组学是对一种基因所表达的所有蛋白质进行整体、大规模、高通量、系统化的研究，包括蛋白质的表达、结构修饰、蛋白与蛋白相互作用、功能调节等[7]。

在 20 世纪 70 年代开始对蛋白质研究，1995 年 Wilkins 和 Williams 提出了蛋白质组学，进入到组学时代[8]。2014 年 *Nature* 杂志发表了全球人类蛋白质组计划草图，中国将完成任务的 30%[9]。蛋白质组学进

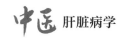

入了以人类蛋白质组计划为重点的新阶段。

（一）研究方法

1. 用于蛋白质组制备与分离的技术

（1）激光捕获显微切割技术：该技术不破坏目标细胞、保持周围组织完整性，直接在冰冻或石蜡包埋的组织切片中取得目标细胞，解决了细胞异质性问题。

（2）双向凝胶电泳：根据蛋白质的等电点和分子量的不同，对蛋白质组进行两次电泳分离，具有较好的分辨率和重复率[8,10]。

（3）高效液相色谱：高效液相色谱是利用样品分子在固液两相间的相互作用进行分离的方法，方法简便，无须样品变性处理，可实现上样、收集、分析自动化，但该技术仅适用于分子量较小的蛋白质的分离。

（4）毛细管电泳法：该法利用样品电荷、分子质量、电泳迁移速率等差异，在高强度电场的作用下对样品进行有效分离。

2. 用于蛋白质的鉴定与分析的技术

（1）质谱技术：该技术可依据产生离子方法的不同分为基质辅助激光光解吸附离子化、电喷雾离子化以及表面增强激光解析离子化质谱。

（2）RNA 干扰技术：该技术可在细胞中形成 RNA 沉默复合体，特异性沉默靶基因，以研究蛋白质功能。但该技术较为复杂且设备昂贵。

（二）研究步骤

目前基因组学的研究步骤主要为分离、鉴定、分析三个步骤[11]。

1. 分离 使用激光捕获显微切割技术从冰冻或石蜡包埋的组织切片中得到样本细胞，再使用离心技术取得蛋白质组，然后使用 2-DE、HPLC 以及 CE 等技术对蛋白质进行分离。

2. 鉴定与分析 利用质谱技术、RNA 干扰等技术对蛋白质的结构、功能以及表达水平进行分析。

（三）问题与展望

蛋白质组学具有复杂性、稳定性、动态性、阶段性的特点[12-13]。其主要的缺陷在于在自动化操作、灵敏度检测方面不够完善；标准不统一，一些新兴的技术不能有效推广与规模化应用；重现性差等。

三、转录组学

转录组学是一门在分子水平研究基因的转录、功能及调控机制，反映基因的表达、量化基因表达差异性的学科[14-15]。自 20 世纪 80 年代以来，转录组以运用高通量技术，大批量分析 RNA 转录本而受到研究者的青睐[16]。1997 年，Veclalesuc 和 Kinzler 等人提出转录组的概念[17]。狭义来说是指所有参与翻译蛋白质的信使 RNA（mRNA）的总和，广义的转录组是指从基因组所转录出来的 RNA 总和，包括 mRNA 和各种非编码的 RNA（ncRNA），如 rRNA、tRNA、snoRNA、microRNA 等[17]。

（一）研究方法

1. 基于杂交技术的基因芯片技术 初期采用基因芯片技术，也称 DNA 微阵列技术，包括寡核苷酸芯片、cDNA 芯片等。用芯片上已知的核酸序列的探针与荧光标记的 cDNA 杂交，通过荧光信号的强弱来判断基因的表达情况。分为高通量可检测全基因转录本改变的全基因组芯片，和低通量可筛选出目的基因的功能分类芯片[17]。

2. 基于测序技术的转录组测序 转录组测序是直接对表达的转录本序列进行测序，确定 cDNA 序列的技术。根据发展的阶段可分为：大多基于 Sanger 测序法的早期测序技术，包括表达序列标签（expressed sequence tag，EST）、基因表达系列分析（serial analysis of gene expression，SAGE）、高通量测序、基因表达上限分析（CAGE）和全长 cDNA 测序（FLcDNA）；

和新一代高通量的全转录组测序技术（RNA sequencing，RNA-Seq）[17]。

早期的测序技术耗时较长且无法区分异构体，故新的测序技术 RNA-Seq 应运而生，包括 Solexa 合成测序、454 焦磷酸测序、SOLiD 连接测序以及单分子测序技术等。它能全面快速地获取几乎所有转录本的序列、表达信息以及丰度。其过程首先将 RNA 逆转录成 cDNA，再将 cDNA 小片段通过比对或拼接，形成全基因组的转录本。然后，将转录本与基因组序列比对得到差异表达的基因，继而发现基因转录后拼接和修饰的机制，也能通过基因序列出现的次数来检测基因表达的丰度[17]。RNA-Seq 具有高通量、快速、准确、灵敏度高和检测范围广的特点，且测序得到的是完整 RNA 序列。

（二）研究步骤

由于目前主流的研究手段是 RNA-Seq，因此本节主要描述 RNA-Seq 的研究步骤。RNA-Seq 的研究流程主要分成 3 个步骤：提取 RNA、构建 cDNA 文库以及数据分析。

1. **提取 RNA**　提取样本总 RNA，运用电泳、分光光度计等分析总 RNA 的完整性与浓度[18]。

2. **构建转录组文库**　mRNA 分离纯化，逆转录后片段化为所需的长度，连接测序接头，完成文库的制备。定量分析 cDNA 文库，然后对转录组进行测序[18]。

3. **数据分析**　处理原始图像得到原始测序片段，过滤后得到测序序列，采用软件比对基因组图谱，再使用其他软件筛选有差异的基因表达并进行可变剪接分析[19]。

（三）问题与展望

转录组学具有空间性、时间性、整体与系统性的特点[20-21]。目前 RNA-Seq 的应用使转录组学的研究变得更为便捷，但也存在一些问题：如需要较大的样本起始量，低样本量或者单细胞 RNA-Seq 技术还

需要进一步发展；需要高效的信息处理及分析方法来处理海量数据[22]。

四、代谢组学

代谢组学采取高通量技术，通过观察生物体内小分子物质的变化找到生物标志物和与之相对应的代谢通路[23-24]。

其发展从 20 世纪 70 年代的代谢轮廓分析到 90 年代以不同对象作为研究对象的命名方式[25]，再到 1998 年 Jeremy Nicholson 将其定义为：通过考察生物体受刺激或干扰后其代谢产物质或量的变化或其不同时间点的差异，研究生物体系代谢途径的技术。分为非靶向代谢组学和靶向代谢组学 2 种类型[26]。一般来说，首先使用非靶向代谢组学全面检测发现生物标志物，在一定基础上再运用精准靶向代谢组学进行分析[27]。

（一）研究方法

1. **常用样品分析方法**　代谢组学的样品分析以核磁共振（nuclear magnetic resonance，NMR）、气相色谱（gas chromatography，GC）、液相色谱（liquid chromatography，LC）、质谱（mass spectrometry，MS）、毛细管电泳（capillary electrophoresis，CE）、免疫磁性微球（immunomagnetic microspheres，IMMS）、傅里叶红外光谱仪（FT-IR）等检测[23,28]。样品量较多时，可以采用 NMR，其处理简单、重现性好。然而成本高、灵敏度较低、检测范围窄等，使其在实际操作中不太常用[29]。样品量较少时，可以采用 MS 与各种色谱联用。目前，比较流行的方法是 LC-MS 和 GC-MS。LC-MS 主要用于不易衍生化、不易挥发和分子量较大的代谢产物[30]。GC-MS 适用于易挥发、非极性代谢产物[31]。当样品量极小，可以考虑使用 CE-MS。CE-MS 需要的样品量极少，样品前处理相对简单，但重现性较差。

2. **常用数据分析方法**　代谢组学数据

分析通常首先采用单变量分析，如 t 检验、χ^2 检验、方差分析、秩和检验等统计方法。当出现多维数学模型时，再使用多变量统计分析方法进行降维处理。常用的多变量统计分析方法有成分分析、偏最小二乘法判别分析、正交偏最小二乘判别分析、层次聚类分析、多元线性回归、逐步判别分析和人工神经网络等[23,28]。

（二）研究步骤

代谢组学的研究步骤包括以下四个步骤[29]。

1. 样品制备及处理　研究样品主要是尿液、血浆或血清、唾液、细胞和组织提取液。常用的方法有有机溶剂沉淀法、固-液萃取法、液-液萃取法[32]。可以引入样本归一化的方法来减轻这些误差[33]。

2. 样品分析　目前主要采用核磁共振和色谱质谱联用技术。

3. 数据分析及标志物识别　数据分析分为四个步骤：数据预处理使数据标准化；单变量分析用于鉴别组间差异表达的化合物；多变量数据分析；数据交叉验证。

4. 提取生物学信息　根据差异代谢物确定生物体内受影响的代谢通路来推测生物体内的变化。

（三）问题与展望

代谢组学具有整体性、动态性、易操作性的优点[34]。但其缺点在于不能对所有小分子进行定性定量检测、重现性不太理想、分析方法繁琐、缺少完善的代谢产物数据库等。

五、元基因组学

元基因组是指整个微生物群落中所有遗传物质的总和。对于人类而言就是指人体中全部微生物基因组的总和，也被称作"人类第二基因组"[35]。

从 1998 年 Handelsman 等[36] 提出概念后，于 2007 年 NTH 人类启动 HMP 项目[37]，迄今最大的肠道细菌基因研究是 2010 年由欧盟资助的"人类肠道元基因组计划"[38]。

（一）研究方法

分为两个层面：采取扩增系统发育标记基因（如 16S rRNA）的方法来识别微生物群落的组成并定量其相对丰度；采用高通量测序技术进行研究，通过结合全基因组测序和扩增子测序获得微生物群落中种群的信息，在基因及功能水平上对微生物群落进行分析[39]。

（二）研究步骤

对于元基因组的分析一般是通过以下几步来实现[40]：

1. 元基因组的提取　样品一般为粪便，先进行细胞裂解与破碎后，去除细胞碎片、蛋白质和研磨物，使用常规 RNA 酶消化处理 RNA。

2. 基因组测序和生物信息学分析　因为测序的不完整性，通常需要拼接工具来完成一整个元基因组的拼装，主要运用 VELET[41] 及 IDBA[42] 的方法。

生物信息学分析主要从两个方面进行分析，包括：质量控制，采用 Fast QC[43]、NGS QC Toolkit[44] 和 Parallel QC[43] 等方法；序列比对和功能划分，采用 BLAST[45]、BLAT[46]、SSAHA2[47]、SOAP2[48]、BWA[49] 和 Bowtie2[50] 等方法。

3. 得出结果　主要分为四个方面：基因比对、主成分分析、显著差异基因分析、患者特有基因分析。

（三）问题与展望

元基因组方法的优点是全面性，但也存在着一些缺点。首先，元基因组测试的样本是一个整体，然而单个样本便可能有着成百上千不同细菌的序列，但测序平台的不同使测序片段在 20～700bp 不等，因此，对于完整基因组的重建困难较大。其次，数据的多源性、庞大性和不完整性导致费时费力。

（吴涛、刘保成、季光）

参考文献

[1] HIETER P，BOGUSKI M.Functional genomics：it's all how you read it [J]. Science，1997，278（5338）：601-602.

[2] MCKUSICK V A. Genomics：structural and functional studies of genomes[J].Genomics，1997，45（2）：244-249.

[3] LIANG P，PARDEE A B.Differential display of eukaryotic messenger RNA by means of the polymerase chain reaction[J].Science，1992，257（5072）：967-971.

[4] SCHENA M，SHALON D，DAVIS R W，et al.Quantitative monitoring of gene expression patterns with a complementary DNA microarray[J].Science，1995，270（5235）：467-470.

[5] VELCULESCU V E，ZHANG L，VOGELSTEIN B，et al.Serial analysis of gene expression[J].Science，1995，270（5235）：484-487.

[6] 魏晓，王雪松，邵长林，等.乙肝肝硬化患者肠道微生物元基因组学的研究 [J]. 军事医学，2011，35（7）：489-493.

[7] 吴彩凤，张颖，刘欣，等.冠心病血瘀证的基因及蛋白质组学研究进展 [J]. 中华中医药杂志，2013，28（10）：2994-2996.

[8] KAHN P.From genome to proteome：looking at a cell's proteins [J].Science，1995，270（5235）：369-370.

[9] 李玉香，戎浩，胡群英，等.蛋白质组学在医学研究中的应用与进展 [J]. 中国组织工程研究，2016，20（33）：4985-4992.

[10] GORG A，WEISS W，DUNN M J.Current two-dimensional electrophoresis technology for proteomics[J].Proteomics，2004，4（12）：3665-3685.

[11] 谢永祥，苏朝东，谢丽萍，等.蛋白质组学在 IgA 肾病的中西医研究进展 [J]. 时珍国医国药，2018，29（10）：2480-2482.

[12] 高雪，郑俊杰，贺福初，等.我国蛋白质组学研究现状及展望[J].生命科学，2007（3）：257-263.

[13] 宋明，陈家旭，刘玥芸，等.论蛋白质组学与中医证候研究 [J]. 中华中医药杂志，2017，32（11）：4804-4807.

[14] JIANG Z，ZHOU X，LI R，et al.Whole transcriptome analysis with sequencing：methods，challenges and potential solutions[J]. Cell Mol Life Sci，2015，72（18）：3425-3439.

[15] LEE L K，FOO K Y.Recent insights on the significance of transcriptomic and metabolomic analysis of male factor infertility[J].Clin Biochem，2014，47（10-11）：973-982.

[16] BANCHEREAU R，CEPIKA A M，BANCHEREAU J，et al.Understanding human autoimmunity and autoinflammation through transcriptomics[J].Annual Review of Immunology，2017，35（1）：337-370.

[17] 侯志伟，王赟，高宏，等.dRNA-seq 原理及其在原核生物转录组学研究中的应用 [J]. 遗传，2013，35（8）：983-991.

[18] 常越，徐姣，闫嵩，等.黄芪六一汤对 2 型糖尿病治疗效果的转录组学研究 [J]. 中国中药杂志，2017，42（14）：2760-2766.

[19] 何航，张妍，高剑峰，等.丹参酮Ⅱ A 促进 Eca109 细胞凋亡转录组学研究 [J]. 时珍国医国药，2018，29（2）：64-66.

[20] CASAMASSIMI A，FEDERICO A，RIENZO M，et al.Transcriptome profiling in human diseases：new advances and perspectives[J]. Int J Mol Sci，2017，18（8）：1652.

[21] 文欢，张大燕，彭成，等.天麻苯丙烷代谢途径的转录组学分析 [J]. 中药材，2017，40（4）：789-796.

[22] CAVILL R，JENNEN D，KLEINJANS J，et al.Transcriptomic and metabolomic data integration[J].Brief Bioinform，2016，17（5）：891-901.

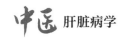

[23] SAFAEI A, OSKOUIE A A, MOHEBBI S R, et al.Metabolomic analysis of human cirrhosis, hepatocellular carcinoma, non-alcoholic fatty liver disease and non-alcoholic steatohepatitis diseases[J].Gastroenterol Hepatol, 2016, 9（3）: 158-173.

[24] IKEGAMI R, SHIMIZU I, YOSHIDA Y, et al.Metabolomic analysis in heart failure[J].Circ J, 2017, 82（1）: 10-16.

[25] 刘昌孝. 代谢组学与医药科学研究 [J]. 中国医学科学院学报, 2007, 29（6）: 712-718.

[26] KHAMIS M M, ADAMKO D J, EL-ANEED A.Mass spectrometric based approaches in urine metabolomics and biomarker discovery[J].Mass Spectrom Rev, 2017, 36（2）: 115-134.

[27] KENNEDY A D, WITTMANN B M, EVANS A M, et al.Metabolomics in the clinic: A review of the shared and unique features of untargeted metabolomics for clinical research and clinical testing[J].J Mass Spectrom, 2018, 53（11）: 1143-1154.

[28] 阿基业，何骏，孙润彬. 代谢组学数据处理：主成分分析十个要点问题 [J]. 药学学报, 2018, 53（6）: 929-937.

[29] CAMBIAGHI A, FERRARIO M, MASSEROLI M.Analysis of metabolomic data: tools, current strategies and future challenges for omics data integration[J].Brief Bioinform, 2017, 18（3）: 498-510.

[30] ZHOU B, XIAO J F, TULI L, et al.LC-MS-based metabolomics[J].Mol Biosyst, 2012, 8（2）: 470-481.

[31] LOPES A S, CRUZ E C, SUSSULINI A, et al.Metabolomic strategies involving mass spectrometry combined with liquid and gas chromatography[J].Adv Exp Med Biol, 2017, 965: 77-98.

[32] CHETWYND A J, DUNN W B, RODRIGUEZ-BLANCO G.Collection and Preparation of Clinical Samples for Metabolomics[J].Adv Exp Med Biol, 2017, 965: 19-44.

[33] WU Y, LI L.Sample normalization methods in quantitative metabolomics[J].J Chromatogr A, 2016, 1430: 80-95.

[34] FROHNERT B I, REWERS M J.Metabolomics in childhood diabetes[J].Pediatr Diabetes, 2016, 17（1）: 3-14.

[35] LIPING Z.Genomics: The tale of our other genome[J].Nature, 2010, 465（7300）: 879.

[36] HANDELSMAN J, RONDON M R, BRADY S F, et al.Molecular biological access to the chemistry of unknown soil microbes: a new frontier for natural products[J].Chemistry, 1998, 5（10）: 245-249.

[37] GROUP N H W, PETERSON J, GARGES S, et al.The NIH human microbiome project[J].Genome Research, 2009, 19（12）: 2317-2323.

[38] JUNJIE Q, RUIQIANG L, JEROEN R, et al.A human gut microbial gene catalogue established by metagenomic sequencing[J].Nature, 2010, 464: 59-65.

[39] SHARPTON T J.An introduction to the analysis of shotgun metagenomic data[J].Frontiers in Plant Science, 2014（5）: 209.

[40] 魏晓，王雪松，邵长林，等. 乙肝肝硬化患者肠道微生物元基因组学的研究 [J]. 军事医学, 2011, 35（7）: 489-493.

[41] ZERBINO D, BIRNEY E.Velvet: algorithms for de novo short read assembly using de Bruijn graphs[J].Genome Research, 2008, 18（5）: 821-829.

[42] YU P, LEUNG H C M, YIU S M, et al.IDBA-UD: a de novo assembler for single-cell and metagenomic sequencing data with highly uneven depth[J].Bioinformatics, 2012, 28（11）: 420-1428.

[43] QIAN Z, XIAOQUAN S, ANHUI W, et

al.QC-Chain：fast and holistic quality control method for next-generation sequencing data[J]. Plos One，2013，8（4）：e60234.

[44] PATEL R K，MUKESH J.NGS QC Toolkit：a toolkit for quality control of next generation sequencing data[J].Plos One，2012，7（2）：e30619.

[45] RUSCH D B，MILLER J，KRAMPIS K，et al.Bioinformatics for genomes and metagenomes in ecology studies[M].浙江：浙江大学出版社，2014.

[46] KENT W J.BLAT：the BLAST-like alignment tool[J].Genome Research，2002，12（4）：656-664.

[47] NING Z，COX A J，MULLIKIN J C.SSAHA：a fast search method for large dna databases[J].Genome Research，2001，11（10）：1725-1729.

[48] LI R，YU C，LI Y，et al.SOAP2：an improved ultrafast tool for short read alignment[J].Bioinformatics，2009，25（15）：1966-1967.

[49] HENG L.Exploring single-sample SNP and INDEL calling with whole-genome de novo assembly[J].Bioinformatics，2012，28（14）：1838-1844.

[50] LANGMEAD B，SALZBERG S L.Fast gapped-read alignment with Bowtie 2[J].Nat Methods，2012，9（4）：357-359.

第三章　肝病基础研究的主要内容

《黄帝内经》中对肝脏生理病理与疾病病因病机、症状、辨证论治方法、治则的认识已有散见描述，如"言人身之脏腑中阴阳，则脏者为阴，腑者为阳。肝、心、脾、肺、肾五脏皆为阴""肝开窍于目"（《素问·金匮真言论》）、"东方生风，风生木，木生酸，酸生肝"（《素问·五运行大论》）、"肝者，罢极之本，魂之居也；其华在爪，其充在筋，以生血气，其味酸，其色苍。此为阳中之少阳，通于春气"（《素问·六节藏象论》）、"五脏化液……肝为泪"（《素问·宣明五气》）等，高度概括了肝体阴而用阳的生理特性，明确指出了肝在地域为东方，在季节为春气，在五行为木，在五色为青，在五味为酸，在五志为魂，在五体为筋，在五官为目，其华在爪，在液为泪。肝主生发，具有促进元气生发和敷布、生发卫气、疏利气血、调畅情志、排泄废物、协调全身各脏腑组织的生理功能，犹如统率军队的将军，深谋远虑，运筹帷幄，安内攘外，在机体生命活动中起着统率作用。后世对肝的研究也以中医学肝的特性为中心，从多个方面展开，用现代医学的角度解读和阐释中医学肝的内涵和应用。

第一节　肝病中医生理病理研究

中医理论源自中国古代哲学思想，将天、地、人与万物视为统一的整体。中医讲的肝脏并不局限于解剖意义的肝脏，它涉及神经、循环、消化、内分泌和生殖等系统，很难给予具体的解剖学定位。中医学认为五脏中的肝作为主疏泄脏器，在人体中占有重要地位，具有调畅气机、调畅情志、调畅血行、分泌排泄胆汁、维持脾胃的升降功能、助脾散精、泄浊解毒、疏利三焦水道、调畅月经、疏泄肾精、疏散外邪等作用。如果疏泄失常则气机紊乱，脏腑功能失调，诸病丛生。中医肝病涉及到临床各科，多达几十种疾病，因而有"肝病十居六七""肝病贼五脏"之说[1]。虽然肝病致病广泛，但气机郁滞是其病理基础，肝主疏泄正常，则机体正常运行，若肝的疏泄不利则导致相关疾病的发生。

一、心理情绪

在调畅气机方面，心理应激方面的研究最能体现"肝主疏泄"的本质和内涵，肝主疏泄功能正常、气机调畅，则精血津液得以输布上达脑窍，情志活动正常。现代医学认为，心理应激的调控由神经、内分泌和免疫三个系统的相互联系、相互作用共同完成，在机体多种层次与水平上形成双向调节环，在整体水平上构成神经内分泌免疫调节。

单胺类神经递质系统涉及情绪与行为的控制，在抑郁症的发病中起非常重要的作用，临床上常用测定脑脊液中 5- 羟色胺及神经递质代谢产物的含量以反映中枢单胺类神经递质的活性。5- 羟色胺又名血清素，是一种重要的中枢神经递质，与其他中枢神经递质一起参与中枢神经系统的神经传递，参与行为活动、情绪、食欲调节等。药理学研究显示，几乎所有在临床上有效的抗抑郁剂都能够增加突触间隙的 5- 羟色胺和去甲肾上腺素的水平。研究证实外周的单胺递质代谢产物可反映脑中单胺类神经递质的状态，血浆中单胺类递质的变化可作为抑郁症疗效评定的一个重要参考指标。女性进入更年期以后雌激素水平降低，下丘脑 - 垂体 - 肾上腺轴功能失调，内分泌紊乱导致中枢神经系统神经递质如NE、5- 羟色胺等的活性发生改变，从而出现自主神经功能失调症状和神经精神症状，也是更年期抑郁症发病重要机制。已有研究表明，雌激素可影响神经元生长、

突触形成以及神经生长因子和其他神经的相互作用，增加脑内单胺类神经元、5- 羟色胺神经元受体的作用，并可促进 5- 羟色胺等神经递质的合成，从而影响大脑功能。

二、心理应激

应激是指机体在受到各种内外环境因素刺激时所出现的非特异性全身反应，除出现气机紊乱的症状外，还会出现失眠、健忘、性欲下降、食欲不振等症状。目前，多数学者认为中医对应激的研究应从肝脏入手，应激可引起人体气机紊乱，从而导致疾病的发生，而肝是调畅气机的主要脏器。中医"肝主疏泄"的功能在机体心理应激中起着决定性的作用，中医的肝是机体调节心理应激反应的核心，治疗上多从调肝入手。近十年来众多学者对中医肝藏象研究所得出的主要一致性结论是：肝的实证和虚证都表现出不同程度的神经内分泌功能紊乱，这主要是因为肝主疏泄与情志关系密切，情志变化引起大脑皮质功能改变所致。通过对调肝、补肾、健脾方药的对比研究，也初步发现：尽管已有的许多研究表明健脾、补肾方药对 NIM 网络亦有一定的调节作用，但多数医家认为从心理应激反应角度而言，健脾、补肾以及调肝方药对 NIM 网络的调节机制及其调控中心可能还存在着一些不同。现有的研究结果初步提示，补肾、健脾方药的作用部位也涉及下丘脑和海马，主要影响中枢氨基酸的生成与代谢，总体上不如调肝方药作用的范围广，这可能是中医学所谓"疏泄"与"调补"的不同之处[2]。

有研究认为应激反应涉及五脏，但以心、肝、肾三脏最为重要。在应激状态下，心负责感觉和知觉的形成，并通过认知评价形成决策，传至皮层下中枢，处理内脏和躯体反馈信息，接受肾上腺皮质激素的调节。肝负责将心下传的决策指令，

在边缘系统形成情绪，并影响蓝斑-去甲肾上腺素神经元/交感-肾上腺髓质系统，引起平滑肌的收缩、血液的重新分布，完成应激心理上、生理上的反应，同时亦影响下丘脑-垂体-肾上腺皮质轴使肾上腺皮质激素分泌增多，是应激反应形成的核心。

三、消化吸收研究

"肝合胆"（《灵枢·本脏》），"肝者，将军之官，谋虑出焉。胆者，中正之官，决断出焉"（《素问·灵兰秘典论》），"肝足厥阴之脉……属肝络胆""胆足少阳之脉……络肝属胆"（《灵枢·经脉》），肝与胆一脏一腑，互为表里，在功能上，肝主疏泄，肝之余气化生胆汁，胆汁疏泄失常则导致胆汁贮存和排泄不利，"肝气热，则胆泄口苦"，甚至凝汁成石；在情志上，肝主谋虑，胆主决断，和情感活动密切相关，两者互济，勇谋双全，肝虚胆怯则易惊善恐；在经脉上，肝胆相互络属，又都布于胸胁，进一步加强了两者生理、病理、证候等的互相影响。消化吸收赖于肝气畅达和胆汁的正常分泌和排泄。

现代研究发现，肝细胞是胆汁酸合成的唯一场所，胆汁酸合成来源于肝细胞内的胆固醇，在一系列酶的催化下生成初级胆汁酸，初级胆汁酸进一步结合牛磺酸或甘氨酸形成结合胆汁酸，分泌进入微胆管，并由肝内胆管系统汇总进入胆囊，浓缩形成胆汁进行储存。进食后，在胆囊收缩素的刺激下胆汁排入十二指肠发挥消化食物、吸收维生素等的作用。95%的胆汁酸在回肠被重吸收，并经由门静脉重新回到肝脏；一部分胆汁酸则在肠道菌的作用下进行转换形成次级胆汁酸，通过主动扩散的方式进入门静脉，重吸收进入肝脏的胆汁酸再次进入下一个循环。在人类，胆汁酸的肠肝循环每天要重复十余次，维持肝脏与肠道的生理平衡。肝脏与胆汁酸的

生理特性很好地解释了肝胆的络属关系和脏腑相互作用。除了胆汁酸对消化吸收产生直接的影响，近年来的研究表明，胆汁酸还可与其受体结合产生多种信号调节。胆汁酸通过核受体 FXR 和膜受体 TGR5 调节胆汁酸合成和转运、糖脂代谢、脂肪组织能量利用、肠道功能和内分泌状态等，胆汁酸的这些生理功能的发现也是对"肝主疏泄"调达气机、维持五脏运行特征的补充阐释。

四、肝主疏泄与生殖

《格致余论·阳有余阴不足论》曰："主闭藏者肾也，司疏泄者肝也。"傅青主认为："舒肝之郁，即开肾之郁，补肝、肾之精，则肝肾之气舒而精通，肝肾之精旺而水利。"虽然肾主生殖，但与肝主疏泄功能亦密切相关。肝性主动，喜条达而恶抑郁，肝疏泄功能正常，气机调畅则气血调和，气布宗筋加之肝血充足则宗筋得以濡养而振奋兴阳用事，男子阴茎伸缩自如，勃起正常，女子阴道润畅，故"男女媾精，万物化生"。

肝-情志-内分泌的关系可以用现代医学下丘脑-垂体-卵巢轴理论解释，情志因素是影响内分泌系统的重要原因，可以通过大脑皮质和中枢神经系统影响丘脑-垂体-卵巢轴[3]。若肝失疏泄，则机体气机紊乱、情志失调，精神刺激作用于生殖内分泌系统或该系统的某部分，使生殖系统功能失衡，生殖健康的"稳态"被打破，导致生殖系统各种疾病的发生。女性月经失调、不孕不育的诊疗与肝主疏泄和藏血密切相关，临床研究和实验研究都有对其相关性和药效作用机制的深入探索。肝主疏泄还可影响多囊卵巢综合征患者的排卵功能。在男性，勃起功能障碍方面的研究也将疾病的核心病机因素与肝气郁滞、肝郁化火关联起来。

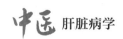

第二节 肝病常用中医治则治法研究

一、疏肝

疏肝是肝病论治最常用的手段，疏肝类方药与疾病改善的相关性也有广泛的报道。目前，疏肝相关研究主要集中在心理疾病、消化系统疾病、生殖系统疾病等研究中。对于抑郁、焦虑等的心理性疾病以及合并症，临床研究应用疏肝类方药能显著改善相应评分，实验研究则将神经递质、激素等的改变与疏肝治疗相关联；疏肝和消化系统疾病研究多从肝脾的功能为切入点，由肝脾失调引起的慢性胃炎、功能性消化不良、炎症性肠病、肠易激综合征等都是相关的研究疾病。此外，肝胆疾病，如慢性肝病、胆道疾病等也会从疏肝健脾角度开展相应的基础和临床研究；生殖系统疾病方面，疏肝多应用于女性乳腺疾病、月经不调、卵巢功能障碍、不孕等方面，男性性功能障碍、不育等方面的研究，与激素和内分泌调节相关联。

二、平肝

平肝是针对肝阳上亢证型的针对性治疗，目前平肝方面的研究多集中在高血压、头痛、眩晕、哮喘、震颤等由肝阳上亢引起的疾病。实验研究也将平肝治疗与高血压病变中的一氧化氮、内皮素、淋巴因子等的改变联系起来；平肝法治疗头痛、偏头痛的临床研究包括方药、针刺、推拿等，实验研究显示效应物质基础可能与内皮素、前脑啡肽原、降钙素基因相关肽和5-羟色胺等相关。平肝清肺方法在哮喘研究方面也有广泛应用，临床研究报道平肝法针刺对咳嗽变异性哮喘以及支气管哮喘有明确的疗效，其疗效物质基础目前涉及研究比较少，有待进一步挖掘。

三、柔肝

《临证指南医案》云"肝为刚脏，宜柔宜和"，柔肝，亦称养肝，是针对肝阴虚、肝血不足的治疗方法，采用甘酸性平或微凉的药物，如白芍、乌梅、佛手、玉竹、黄连等，滋养肝阴，使阴能和阳，阳亢得平，又不戕伐正气。因此，目前柔肝法的应用和研究常见于紧张性头痛、失眠、功能性消化不良、肠易激综合征、循环缺血性眩晕和中风、脂肪肝、肝纤维化、肝硬化等疾病中。科技的发展使得研究手段更新迭代。如代谢组学的应用，探索了柔肝类药物治疗疾病的物质基础，磷脂酰胆碱、溶血磷脂酰胆碱、神经酰胺、脱氧胞苷、甜菜碱等21种小分子代谢物的改变提示治疗对体内代谢轨迹的扰动起到一定的回调作用，药物效应可能与鞘脂代谢、甘油磷脂代谢、亚油酸代谢、α-亚油酸代谢等相关代谢通路有关。此外，表观遗传学分析提示柔肝治疗可能参与miR-300-3p和miR-9a-3p的调节。

四、调肝

肝脏为"气血之脏""气机之脏"，中医医家多提倡从气、血、阴、阳四端以调肝。调肝的应用研究病种比较多，如弥漫性萎缩性胃炎、冠心病心绞痛、炎症性肠病、妇科疾病等。如多囊卵巢综合征治以"调肝补肾"。研究采集70例黄体不全性不孕症的患者，表明调肝补肾治疗有效率为93.4%，显著优于单纯补肾治疗，可见对于治疗黄体功能不全性不孕，并用调肝的重要性。多囊卵巢综合征不孕患者和输卵管性不孕患者应用调肝法治疗亦可显著提高排卵率和妊娠率。

第三节 经典方剂作用研究

在长期的中医临床实践中，先前医家

总结了大量的经典方和经验方应用于肝脏疾病的防治，现代研究系统论证了这些方药的临证效果，并做了很多外延性的研究。目前，代表性方剂的研究模式也在不断地探讨和更新。

一、茵陈蒿汤

茵陈蒿汤出自《伤寒杂病论》，是治疗湿热黄疸的常用方，其证属湿热并重。临床应用以一身面目俱黄，黄色鲜明，舌苔黄腻，脉沉数或滑数有力为辨证要点。茵陈蒿汤组成包括：茵陈 18g，栀子 12g，大黄（去皮）6g，现代药理学应用反相高效液相色谱法测定分析发现茵陈蒿汤中含有 14 种成分，包括滨蒿内酯、儿茶素、绿原酸、东莨菪内酯、金丝桃苷、秦皮乙素、京尼平苷、槲皮素、京尼平、大黄酸、芦荟大黄素、大黄酚、大黄素、大黄素甲醚。茵陈蒿汤是肝胆疾病治疗的常用方剂，现代研究有一定的扩展。

新生儿黄疸多用茵陈蒿汤治疗[4-5]。一项 2016 年的 Meta 分析通过检索 1955 年 4 月至 2016 年 2 月 CNKI、VIP、CMB 三大数据库关于茵陈蒿汤联合西药治疗新生儿黄疸的文献 422 篇，选择符合要求的随机对照试验、临床对照试验共纳入 26 篇随机对照临床研究文献，合计 2 844 例患者。分析结果显示联合治疗组与单纯西医治疗组相比，茵陈蒿汤能够显著提高治疗总有效率、治愈率，缩短血清总胆红素复常时间，黄疸消退时间和住院时间。另一项茵陈蒿汤联合西药治疗急性黄疸性肝炎的 Meta 分析最终纳入 7 个随机对照临床试验共 663 例急性黄疸性肝炎患者，结果显示西药基础上加用茵陈蒿汤治疗急性黄疸性肝炎在总有效率、GPT、GOT 和 TBIL 改善方面均优于单纯采用西药治疗的对照组，也肯定了茵陈蒿汤的临床推广价值。机制方面的探讨目前尚缺乏共识，还需更加规范的设计和实验。

Meta 分析研究的方法系统对茵陈蒿汤及其加减治疗非酒精性脂肪性肝病的临床有效率和安全性全面进行分析评价，截至 2017 年 6 月最终纳入 5 项随机对照试验共 685 例患者，分析结果显示在临床有效性方面，茵陈蒿汤及其加减组优于西医治疗组，茵陈蒿汤及其加减联合西医治疗组优于单纯西医治疗组，差异均具有统计学意义。在以非酒精性脂肪肝大鼠模型为对象的研究中，表明茵陈蒿汤改善表型的机制与胆汁酸代谢和转运相关 NTCP 有关，还与改善胰岛素敏感性和抑制脂质新生合成路径等都有一定的关联。

在酒精性肝纤维大鼠模型中，应用茵陈蒿汤治疗可明显降低血清肝酶并改善纤维化程度，其药效机制可能与大鼠肝脏组织中内质网应激相关通路分子 GRP78、eIF-2α 和凋亡相关分子 Caspase-12 的变化有关。此外，茵陈蒿汤对抗肝纤维化的机制还与 Kupffer 细胞功能、炎症通路分子改变、TGF-β 调节等环节有关。

二、龙胆泻肝汤

龙胆泻肝汤是治疗肝经火热实证、湿热下注证的代表方剂。目前，龙胆泻肝汤的研究包括一系列肝经影响的疾病，如肝郁化火引起的失眠、高血压、突发性耳聋，湿热郁火引起的分泌性中耳炎、带状疱疹、皮肤瘙痒、急慢性胆囊炎等。基础实验研究表明，龙胆泻肝汤干预可影响血清炎症细胞因子表达、免疫蛋白水平、炎症通路分子活化等。

三、小柴胡汤

小柴胡汤出自《伤寒杂病论》，是治疗少阳枢机不利的代表方剂。小柴胡汤治疗病毒性肝炎、药物性肝损伤、肝纤维化等疾病有大量的临床病例研究，结果显示小柴胡汤单独应用或联合西药治疗能有效改善肝功能、抑制肝纤维化、提高病毒载量转阴率、改善症状等。因《伤寒杂病论》中有言"有柴胡证，但见一证便是，不必悉具"，小柴胡汤的临床应用范围非常广，涉及呼吸系统、消化系统、代谢系统等相关疾病。感冒后咳嗽、变异性哮喘、上呼吸道感染等呼吸系统疾病属于半表半里证的也多用小柴胡汤治疗，临床研究表明其有很好的治疗效应。肝胃不和引起的慢性胃炎、反流性食管炎常用小柴胡汤治疗，临床研究发现小柴胡汤治疗组总有效率显著高于对照组。以脂肪肝为代表的代谢性疾病包括高脂血症、甲状腺炎、糖尿病等的临床研究也表明应用小柴胡汤或其加减方治疗可以获得比较好的疗效。基础研究方面，由于疾病的病理机制的差异，目前尚缺乏对小柴胡汤药效物质基础的认识。

四、苓桂术甘汤

苓桂术甘汤出自《伤寒杂病论》，谓："伤寒若吐、若下后，心下逆满，气上冲胸，起则头眩……身为振振摇者，茯苓桂枝白术甘草汤主之。"原方由茯苓四两，桂枝三两（去皮），白术二两（炙），甘草二两（炙），上四味，以水六升，煮取三升，去滓，分温三服。主治脾虚水停，是脾阳虚证的代表方剂。近年来，在非酒精性脂肪性肝病的研究中发现，脾阳虚是疾病慢性化和复杂化的关键，脾阳虚型脂肪肝还是 2 型糖尿病发病的重要危险因素[6]。应用苓桂术甘汤治疗脂肪肝能够获得较好的疗效，基础研究表明，苓桂术甘汤改善脂肪肝的效应与其活化甲状腺素受体有关[7]。此外，表观遗传学的分析也发现了苓桂术甘汤的调控网络和潜在效应通路。

（张莉、郑培永、季光）

参考文献

[1] 李晓娟, 骆仙芳, 楼招欢, 等.《黄帝内经》肝藏象理论探析 [J]. 中华中医药杂志, 2017, 32（3）: 956-959.

[2] 岳广欣, 陈家旭, 王竹风. 肝主疏泄的生理学基础探讨 [J]. 北京中医药大学学报, 2005, 28（2）: 1-4.

[3] 王明晶, 王鑫杏, 刘燕, 等. 浅论肝司生殖 [J].2016, 31（12）: 4953-4955.

[4] 索子敏, 陈明. 茵陈蒿汤治疗新生儿黄疸临床随机对照试验 Meta 分析 [J]. 辽宁中医药大学学报, 2017, 19（4）: 135-138.

[5] 覃晓雾, 卢杰夫, 田惠芳. 茵陈蒿汤治疗急性黄疸型肝炎的 Meta 分析 [J]. 湖南中医杂志, 2016, 32（7）: 162-164.

[6] 柳涛, 张莉, 季光. 中医药治疗非酒精性脂肪性肝病的转化医学实践 [J]. 转化医学杂志, 2016, 5（3）: 178-181.

[7] LIU T, YANG L L, ZOU L, et al.Chinese medicine formula lingguizhugan decoction improves Beta-oxidation and metabolism of Fatty Acid in high-fat-diet-induced rat model of Fatty liver disease[J].Evid Based Complement Alternat Med, 2013, 2013: 429738.

第十一篇 肝病临床研究

第一章 肝病临床研究总体思路

中医肝病临床研究是在中医基本理论的指导下，结合中医临床实践，提出假说，应用现代科学技术和科学方法论，全面系统科学地评价中医药预防、诊断和治疗慢性肝病的临床疗效，有利于中医的学术思想和学术水平的发展，推动中医药走向世界和现代化。

根据临床研究的目的和研究方法，中医肝病临床研究可从名老中医经验继承、证候学研究、治则治法的研究、方药的研究、综合方案的制定与优化、疗效评价体系研究等六个方面展开。

第一节 名老中医经验继承

名老中医具有丰富临床经验、具有较高的学术水平和临证能力，是解决临床疑难疾病的主力军，是中医药行业的宝贵财富。名老中医临床诊疗思维的特点和规律，有利于丰富和创新中医基础理论、临床诊断方法学、临床治疗学。因此，研究名老中医临证、用药经验，掌握中医临床研究思路和方法，传承和创新名老中医经验，对培养出新一代青年名中医，具有重要的意义。

胡镜清归纳总结名老中医经验传承研究主要包括三大内容、九个重点：①名老中医临床诊疗经验的研究，是研究名老中医经验的起点，包括辨证论治临床诊疗策略、临床诊疗行为和临床诊疗技术等重要研究内容。②名老中医学术思想的研究，包括学术思想、学术渊源和学术脉络与文化等重要研究内容。③名老中医医德与治学的研究，包括名老中医人格品行、医德医风和治学方法等方面的研究[1]。

临床研究的类型可以是回顾性研究，如通过个案积累和统计分析、用药经验总结方法、中医临证思维方法学研究、学术经验和思想总结方法等方法继承名老中医经验[2-4]。通过收集和整理中医肝病的名老中医在既往临床工作中保留的临床医案、学术专著、发表论文等相关资料，系统总结、梳理肝病名老中医的学术思想、辨证论治方法、论治特点、诊疗思维模式，利用诸如因子分析、聚类分析等大数据研究手段，发掘名老中医学术思想的精髓。临床研究也可以是前瞻性研究，如通过记录名老中医的临床病案，开展病例对照的队列研究；采用前瞻性研究的方法，在上海市名中医王灵台的补肾法治疗肝病的思想指导下，围绕临床诊治经验、疑难病辨治规律和肝病辨治规律等方面进行病例对照的队列研究，形成临床病例数据库，从而总结出可广泛推广应用的治疗方案和辨证论治方法。

中医学术经验延续发展的主要形式包括名老中医传承。促使名老中医的学术经验延续和发展，并不断发扬光大，可以通过拜师学艺型传承、中医院校型传承、试验型传承、政策型传承等模式进行传承。

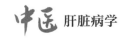

第二节 中医临床证候学研究

中医临床证候是指疾病发生和演变过程中某阶段以及患者个体当时所处特定内、外环境本质的反映，通过临床症状、舌象、脉象、形、色、神表现出来，能够不同程度地揭示病因、病位、病性、邪正盛衰、病势等病机内容，为辨证论治提供依据。中医临床证候是复杂的，反映了多维度、多层次的非线性系统，必须依据中医证候自身规律，运用多种方法将其尽可能地合理分解为数量相对有限、概念相对清晰的具有线性联系性质的成分来进行研究。目前证候学的研究主要围绕证候研究之外在宏观和证候研究之内在微观的规范化、客观化、标准化开展研究。

一、证候研究之外在宏观

通过流行病学调查的方式，通过聚类分析、Logistic 回归分析、决策树、结构方程模型、随机森林、主成分分析、因子分析等方式从中医四诊信息、中医证候量表、临床检验的理化数据等数据中挖掘有效的信息，筛选有效条目，参照现有中医证候标准，获得中医证候的分布和变化的规律[5]；高月求教授依托"十一五"项目，在全国多家中心纳入 2 300 例慢性乙型肝炎患者，采集患者四诊信息和理化信息，通过聚类分析、主成分及因子分析、树结构模型等统计方式获得慢性乙型肝炎患者的证候分类（脾虚湿热多见，其次依次为脾虚湿热兼有肝肾阴虚、脾虚湿热兼有气阴两虚、脾虚湿热兼有脾肾阳虚、脾虚湿热兼有肝气郁结），确定主症和次症；同时专家通过筛选出的有效条目进行经验判断以确定其证候，与统计方式获得的证候分类进行 Kappa 检验一致性分析，不断校正慢性乙型肝炎证候分类并命名，将形成的慢性乙型肝炎中医证型诊断标准、证型分布规律在临床上进行推广应用，进一步修正慢性乙型肝炎中医证型诊断标准，总结出证型分布规律；与临床理化信息进行相关性分析，获得慢性乙型肝炎中医证候生物学特征。张压西教授[6]基于"肝藏血，血舍魂"理论采集了 300 例有睡眠障碍的慢性肝病患者睡眠状况调查表、睡眠状态自评量表（self-rating scale of sleep，SRSS）、匹茨堡睡眠指数量表（Pittsburgh sleep quality index，PSQI）、焦虑自评量表（self-rating anxiety scale，SAS）和抑郁自评量表（self-rating depression scale，SDS）信息，采用中医辨证分型方法发现慢性肝病失眠的中医证候分布规律，频率由大到小依次为肝郁气滞证、肝郁血瘀证、肝血亏虚证和肝胃不和证四个常见证型。

二、证候研究之内在微观

患者症状和体征是疾病和证候的外在表现，中医学认为"有诸内必形诸外"，疾病既然存在有规律性的证候外在表现，那必然有规律性的内在物质基础。缺乏客观量化的证候判定指标和证候疗效评价指标是困扰中医药现代化和国际化的瓶颈，是亟待中医学突破的关键科学问题。近年，系统生物学的飞速发展，为传统中医客观化的研究搭建了更为宽广的技术平台。采用基因组学、转录组学、蛋白质组学、代谢组学等组学的研究方法，结合信息挖掘分析技术，从多个层面不同角度进行研究探索。胡义扬等通过信息分析技术和系统生物学检测技术（转录组、代谢组、元基因组等），开展了以信息整合为基础的证候生物学基础研究，将慢性乙型肝炎患者的单一典型证候患者在转录组、代谢组、蛋白质组层面与证候分型建立关联关系，即慢性乙型肝炎典型证候患者有明确的生物学物质基础分类，不同证候有其特定的差异物质谱；并发现乙肝或肝硬化患者证候间的差异基因表达谱[7]、蛋白质指纹图谱[8]和差异代谢物谱[9]。通过转录 - 代谢整合分析挖掘慢性乙型肝炎中医证候的特征通路，经差异表达、共变化分析及通路模块富集分析等，发现在胆固醇代谢和脂肪酸代谢上的不同模式，可能导致这两种证候慢性乙型肝炎患者在免疫应答上的不同表现；在肠道菌群的元基因组检测中，发现慢性乙型肝炎肝郁脾虚和肝肾阴虚患者的肠道菌群实证结构更为相似，肝胆湿热证与两者相比存在明显的差异；证候改变后血清内毒素结合蛋白（lipopolysaccharides binding protein，LBP）含量发生改变，且大多数情况下，肝郁脾虚证血清 LBP 含量要高于肝胆湿热证。

此外，基于药物靶标网络和证候网络"共模块"的比对分析有助于聚焦潜在证候标志物：胡义扬研究团队以慢性乙型肝炎的肝胆湿热证患者为研究对象，借助转录组学检测技术和生物信息网络的分析方法，构建慢性乙型肝炎肝胆湿热证的特征性分子生物学网络，阐释证候的病理机制，筛选证候网络关键节点得到候选标志物群；采用经典方药茵陈蒿汤干预小样本量的慢性乙型肝炎肝胆湿热证患者，通过对药物"扰动"前后生物网络的比较动态分析，探讨证候网络与方药干预的靶标网络的对应性，从网络共模块中聚焦关键网络节点，得到慢性乙型肝炎肝胆湿热证的潜在生物标志物，并进行初步验证，以期为后期扩大样本验证，并为治疗慢性乙型肝炎肝胆湿热证患者提供新药。

最后，方证相应的疗效反馈可有效验证证候内涵，证候的潜在特征性物谱仍需大样本反复临床验证。研究中医证候，明确诊断问题，不仅需要在事前通过收集症状进行分析，也需要通过正确治疗之后的效应进行反馈和证实。借助该思想可以从辨证论治的中医诊疗终端着手，通过对正确治疗后的疗效反馈，研究药物作用证候的药效靶位和分子机制，以达到逆向佐证辨证的准确性，揭示药理机制，验证证候

潜在标志物的目的。如 Ye 等[10]对糜烂性胃炎湿热证患者，给予半夏泻心汤治疗并采集对应时间点的舌苔，以健康人为对照，通过 16S rRNA V4-V5 区测序发现，芽孢菌属一定比例仅存在于黄苔中；芽孢菌属数量随着用药进程不断减少，并且舌苔菌群整体不断转化为正常菌群，说明了舌苔微生物可作为证候诊断及疗效评价的生物标记物。

第三节　治则、治法的研究

中医治则治法是中医理论体系的重要组成部分。治则是疾病治疗时必须遵循的基本原则，是在整体观念与辨证论治思想指导下制定的治疗疾病准则，对临床立法和立方具有指导意义。治法是在治则指导下制订的针对疾病与证候的具体治疗措施。《黄帝内经》时期初步奠定了中医治则治法的思想理论基础，通过历代医家的不断充实与发展，现已形成内容丰富的中医治则治法理论体系[11]。但各医家医著中治则治法所包含的内容和相互关系，见解颇不一致。因此，系统梳理历代医家医著中关于治则治法的理论认识和特色观点，有助于进一步发展和完善中医治则治法理论体系。

治则治法的研究方法：可以在总结临床证候和证候演变规律的基础上开展治则治法研究、或针对主要的证候开展治则治法研究、或针对普遍采用的治则治法的不足或病机新认识而提出新的治则治法。在上海市名中医王灵台的学术思想指导下，上海中医药大学附属曙光医院肝病科自 20 世纪 70 年代，经长期临床实践发现相当部分慢性乙型肝炎患者除有湿热症状外，尚有肾虚表现，如神情委顿、眩晕耳鸣、腰酸膝软、阳痿遗精或带下清稀、甚或形寒畏冷，部分患者除乏力、腰酸外无其他主诉。中医认为慢性乙型肝炎患者初为感受

湿热之邪，多湿重热微，湿性黏滞，致病情缠绵，湿热易伤阳气，轻则脾阳不运，重则脾阳不振，暂则脾病而已，久则肾阳亦虚；同时对 1 348 例患者进行大样本流行病学调查，发现"肝肾亏虚、湿热未尽"是慢性乙型肝炎持续进展的关键病机，结合中医"肝肾同源"理论，率先提出"慢性乙型肝炎从肾论治"之理论，据此确立了"补肾为主、清化为辅"即补肾方治疗慢性乙型肝炎；历经 30 余年的临床证实了其有效性，得到业内广泛认同，并作为院内制剂使用至今。总之，"从肾论治慢性乙型肝炎"治则治法的研究丰富了慢性乙型肝炎的中医病机学学说和治则治法，是对中医"肝肾同源"理论的发展和阐释。近年各学者基于补肾法外延的各种治法如养阴清泄补肾法、补肾健脾祛邪法、补肾健脾活血法等治疗慢性乙型肝炎也均能明显提高患者升 HBeAg 阴转率、HBeAb/HBeAg 转换率及 HBV DNA 转阴率以及增强抗肝纤维化和改善肝功能的作用[12-14]。王颖等[15]通过检索近 20 年来有关中医药治疗自身免疫性肝炎的相关临床研究，统计自身免疫性肝炎相关证候、治则出现的频次、频率以及药物的名称、种类、出现的频次、频率等，研究自身免疫性肝炎的中医证候分布规律及用药规律，研究表明自身免疫性肝炎多见于女性，中老年多发，主要有 7 个基本证型（频率由大到小依次为肝气郁结证、肝肾阴虚证、血瘀证、湿热蕴结证、气阴两虚证、脾肾阳虚证、肝阴虚证），以肝气郁结证为主，同时也有因气虚、阴虚、血虚、瘀血、湿热等因素的影响而发病者，本虚标实，治疗上以疏肝健脾为主，同时补益肝肾、行气活血、清热利湿等法也为治疗本病的常见方法，为中医药治疗自身免疫性肝炎提供客观依据。

程华焱等[16]以脂肪肝的共识病（证）名"胁痛""积聚"为检索词，对《中华医典》中的明清文献进行检索，收录其方药，并对其药物按功效、四气、五味及归经进行频数统计，分析明清文献中防治脂肪肝相关病症及其用药规律，结果发现明清医家防治脂肪肝以补虚药、理气药、活血化瘀药、温里药等四类药物的使用频率最高，是构成治疗脂肪肝的主要药物；四气以温性药居多占 50.73%，凉性药最少占 1.49%；五味以辛、苦、甘最常见，共计占 90.08%；归经用药以入脾、胃、肝经药物较多，其中以入脾经的药物最多占 22.90%，提示明清医家多认为脂肪肝相关病证的病机本质属于虚实夹杂，证型多以脾气虚弱、气机郁滞、瘀血凝滞型较多见；治疗上注重扶正和祛邪两方面，扶正偏重于温补脾胃，驱邪偏重于疏肝理气、活血化瘀为主，从而总结明清医家治疗脂肪肝相关病证的具体治则是扶正祛邪，标本兼治；从脾论治，助化癥浊；辛开苦降，甘温并施。季庭竹[17]通过对《孟河四家医集》里涉及费氏、马氏、巢氏、丁氏四家医者医书中的中医药文献进行完善的整合梳理，深入挖掘四家对于中医肝系常见病证的辨治与用药规律，发现中医的肝系常见疾病的发病与体质盛衰、七情内伤、劳逸失度、饮食失节等有关。其中眩晕发病机制与虚（阳、阴、气、血）、风（内风、外风）、痰、火、湿相关，病理变化不外乎虚实两端；病位在清窍（脑），与肝脾肾相关，与肝关系密切，肝乃风木之脏，主动主升，若肝肾阴亏，阴不维阳，水不涵木，阳亢于上而头晕作眩；或暴怒气上，挟火扰头则发为眩晕；治疗上以阴阳通调、补虚泻实为原则，虚证当滋养肝肾、补益气血，实证当平肝潜阳、清肝泻火。黄疸发病与风、火、湿、瘀、饮、虚（阳、阴、气、血）相关，病机在于湿困肝脾；阳黄者以湿热疫毒为主，阴黄者以脾虚寒湿热为主；治疗上以化湿邪、利小便为原则，阳黄当清化湿热、通利腑气，阴黄当健脾温化、淡渗利湿。胁痛的发病机制与风、寒、湿、火、痰、瘀、虚（阳、阴、气、血）相关，主要病机在于肝络失和，实证以不通则痛为主，虚证以不荣则痛为主。治疗上以疏肝理气、和络止痛为原则，实证者当疏肝理气、清热利湿、祛瘀通络，虚证者当养阴柔肝。

由此可见，在中医治则治法的研究中，充分发挥治则治法在中医临证理法方药中的承上启下的作用，不断优化临证思维过程，对中医理论体系的丰富和完善以及临床疾病的诊疗都具有一定的积极作用[18]。

第四节　方药的研究

方药即中药学，是研究中药的采制、性能、功效及配伍应用的一门学科，是中医学的重要组成部分。中药药物种类甚多，每一药物都有一定适应范围，以药物的偏性纠正疾病表现的阴阳偏盛偏衰，这些特性（偏性）即中药的性能，也就是中药的药物作用。"性"即药性，"能"即效能，每种中药都有一定的性能。疾病的属性有寒证、热证；病势有向上、向下、入里；病位有脏腑、经络之不同；病有虚证、实证，故中药有性味、归经、升降浮沉、补泻等特性。中药有寒、热、温、凉四性，辛、甘、酸、苦、咸五味，临床辨证用药时，需对中药性味有选择，选择时需要依从以下原则：寒凉能清热，温热祛寒用，辛味能行散，甘缓能补中，苦味能泄降，酸涩收敛功，咸味能软坚，淡渗利水通，甘寒能养阴，芳香必止痛，麻舌常有毒，香窜开窍能，气味相结合，配伍贵变通。疾病的病变部位有上、下、表、里之别，病势有上逆、下陷之异，治疗时要求药物应分别具有升、降、浮、沉的作用趋向，使之有助于调整紊乱的脏腑气机，使气机平顺，或因势利导祛邪外出。病邪在上在表者宜用升浮之药，病邪在下在里

者宜用沉降之品，旨在药达病所；病热逆上宜降，病热陷下宜升；遇到痰涎壅实，胸闷窒呕吐者，利用升浮之瓜蒂以涌吐痰涎；若泻痢初起而系积滞所致者，则用消积导滞、沉降攻下之大黄通泄之，此乃通因通用之法。由此可见，升、降、浮、沉是指药物作用于人体的几种趋向而言。升、浮药物的特点是向上向外，具有升阳、举陷、发表、散寒、祛风、开窍等药理作用；而沉降药物的特点则是向下向里，具有潜阳、降逆、平喘、收敛、泻下、渗利等作用；而药物的升降浮沉主要取决于药物的气味和质地的轻重：味辛甘、气温热的药物，多主升浮；味酸苦咸、气寒凉的药，多主沉降。归经是古人在长期临床实践中认识到某种药物对某些脏腑、经络的疾病具有特殊的治疗效果，总结出来的一种用药规律；由于药物归经不同，同属一性味药物，其作用亦不相同，或作用部位有别，如肉桂和干姜同为温里药，但干姜入肺、脾、胃经，故肺、脾、胃有寒多择用干姜；而肉桂因入肝、肾经，故肝、肾有寒多选用肉桂而不用干姜。药物归经之说不仅可作为选方用药的依据，还可作为随证用药之依据。同时要与药物性味、升降浮沉相结合，与各脏腑间的用药互相兼顾。

在优选方药研究方面，首先要重视药物的配伍。药物有千万种，性能各不同，归经也不同，临床方剂可通过对药物的合理配伍组合，增强或改变药物原有的功用，调其偏性，制其毒性，消除或减缓其对人体的不利因素；在辨证立法的基础上，按一定组方原则，选择适当的药物，选用规定的剂量组成方，以达到最佳的临床疗效。万凌峰等[19]总结了高月求教授临床常用的药对，如龙胆草和甘草、白蒺藜和白菊花、仙茅和淫羊藿、石菖蒲和败酱草、白鲜皮和地肤子等常用药对，根据中药的性味、归经和升降浮沉等特性优化全

方的药性和药效，改善患者相应的临床症状，提高其临床疗效。闫宏胜等[20]总结了疏肝法的临床应用证型和常用药物的临床应用，肝气郁结证以疏肝解郁为治，方选柴胡疏肝散；木郁乘土证应予疏肝扶脾，方可选逍遥散；六郁证以疏肝药为主，以越鞠丸为主方；同时选药时应该遵循以下原则：按病位给药、按病邪的寒热属性用药、肝经行气药与活血药相配伍、对阴虚肝郁者疏肝应兼顾其阴、对气虚肝郁者疏肝应兼顾其气。庄灿皇[21]通过数据挖掘与文献研读方法，对中医药治疗肝纤维化的用药规律进行归纳总结，提出临床治疗肝纤维化的中医证型标准即瘀血互结证、肝郁脾虚证、湿热瘀阻证、肝肾阴虚证和肝气郁结证，并总结出相应的首选处方（分别为血府逐瘀汤、四逆散、茵陈蒿汤、六味地黄丸和小柴胡汤）；同时对治疗肝纤维化的常用有效中药，如古方、效验方、单味药、新型成药、自拟方进行梳理整理，推选出常用单味药如冬虫夏草、扯根菜、水飞蓟、三七、甘草等，古方如血府逐瘀汤、大黄䗪虫丸、补阳还五汤等，有效验方如扶正化瘀胶囊、复方鳖甲软肝片、安络化纤丸。李明等[22]为筛选中医治疗肝纤维化的方药，研究中医治疗肝纤维化的临床用药规律，采用关联规则算法，分析肝纤维化与中医疾病、症状、药物等要素间的对应关系；结果发现关联算法能有效筛选防治肝纤维化相关方药，肝纤维化疾病以脏腑癥积类、虚劳类疾病为主，常用药对有莪术与三棱、青皮与陈皮、槟榔与川木香、川芎与当归、茯苓与白术等。朱邦贤等[23]基于"方证相对"原理构建抗肝肾纤维化方药筛选平台，筛选出与肝纤维化相关的主治方剂20首，单味药（或药对）30种；与肾纤维化相关的主治方剂20首，单味药（或药对）20种，为肝纤维化、抗肾纤维化的基础研究筛选出了有效方剂。由此可见，通过对中医文献的深度发掘和

利用以及总结各名老中医的临证方剂的特点和配伍，有助于挖掘出有效的中药方剂，从而对中药新药的研发有实际应用价值。

在优选方药研究方面，在理、法、方、药确定后，还需要据病情需要和药物的特点采取一定的剂型、用法、用量。其中合理使用药物剂量便成为取得良好临床疗效的关键。方药量效关系是探讨临床处方剂量与治疗效果之间的关系，包括方药剂量与疗效间的规律、影响因素、临床合理用量及用量安全等方面。以临床评价为核心的方药量效关系研究可以有效地将临床症、证、病对应起来，是量效关系研究实现临床回归的重要基础。方药量效关系的研究有不同层次：第一层次是基于个案分析的研究，是最直观的方法之一，有对单个病案的量效关系的研究，如《中华人民共和国药典》规定制川乌和制草乌的最大剂量是3g[24]，有病案报道使用乌头汤合黄芪桂枝五物汤加减治疗重度糖尿病周围神经痛，其中制川乌、制草乌用量从15g逐渐增加至各60g（先煎8h），共治疗6个月，患者疼痛显著缓解且无不良反应发生[25]，体现了以"重剂起沉疴"的用量策略。也有对于经方病案中量效关系的数据挖掘分析，如对使用麻杏石甘汤的135个病案进行了证量效研究，得出麻杏石甘汤原方各味药物用量的最大值与最小值和药物配伍剂量的比例[26]。第二层次是基于循证医学的研究，要求按照随机、对照、双盲的原则开展多中心的剂量平行对照研究，以获取高级别的循证医学证据，可参考《药物临床试验管理规范》（Good Clinical Practice，GCP）进行规范[27]，需关注不同剂量对有效性和安全性的影响，为临床合理用量提供证据。在临床研究的实施中，选择的效应指标需遵循临床研究中对效应指标的要求。研究包括整方量效关系研究和不同剂量水平配伍的方药量效

关系（君药剂量变化的效变规律研究、臣药剂量变化的效变规律研究）研究两个阶段[28]。第三层次是基于真实世界的研究，针对实际的用药情况开展研究，更倾向于在大样本量和广泛受试人群的基础上，开展长期的随访研究，最能反映实际用药的效果。现阶段开展基于真实世界的方药量效关系研究主要有基于横断面调查及经验访谈的经方剂量使用规律研究[29-33]和基于数据挖掘的经方量效关系研究[34-36]。方药量效关系研究虽然取得了一些成绩，但同时仍存在许多问题亟待突破。如文献研究如何更好地为临床研究提供支撑，基础研究尤其是现代多种组学技术如何为揭示量效关系的深层规律做出贡献，临床研究如何与真实世界研究相接轨，临床研究中的量 - 效 - 毒研究如何更符合国际伦理的要求，中药的临床安全性平台如何利用现代科技手段建立等。

近年来，已发现如水飞蓟素、苦参碱、黄芩苷、大黄酸、五味子甲素、三七总皂苷、姜黄素等从植物中提取的成分有利于保护肝脏。目前这些中药临床应用日益广泛，剂型也种类繁多。但由于丸、散、膏、丹及普通片剂、胶囊剂等中药或植物药传统剂型均存在自身固有的缺陷，已远远不能满足人们的需要。近年来，随着复合物、固体分散体、缓控释制剂及微粒制剂制备技术的日臻成熟，研究人员开始将这些新型给药系统应用于中药制剂的开发，目前主要在进行基础研究和动物研究，后期有待开展临床研究[37]。

第五节 综合方案的制定与优化

诊疗方案最优化是指医务人员在医疗服务中，趋利避害，选择使用对患者针对性最强、疗效最好，最有利于疾病康复的综合治疗措施。使用的诊疗技术应是最适宜、最方便、最安全、痛苦最小、效果最佳、费用最低的。优化治疗方案是将诸多的治疗方法和方药进行优化和综合。中医肝病的综合方案的优化治疗是选取在临床中具有中西医结合优势的病种，不但要注重这些病种的现代医学诊疗新进展，同时也发挥中医药在疾病中的诊疗优势，突出中、西医基础理论和临床诊疗方法的有机结合，在临床实践中取长补短，互为补充，力求在中西医结合的诊疗中能优化组合，充分发挥中、西医治疗的各自优势，不断提升中西医结合临床疗效，促进中西医结合学科的发展。并且在开展优化治疗方案研究时一定要找准优化点。

慢性乙型肝炎的优化治疗方案的研究主要是针对临床上 HBsAg 和 HBeAg 低血清学转换率、降低肝硬化和原发性肝癌等并发症的发生。西医的主要优化策略集中在干扰素类药物、核苷（酸）类似物两种抗病毒药物的优化组合，如干扰素加核苷（酸）类似物、无交叉耐药的两种核苷（酸）类似物的联用、延长疗程等。中医药在改善肝功能、调控机体免疫、抗肝纤维化、提高生存质量等方面具有较好的疗效，尤其是调控机体免疫功能，不仅有益于改善慢性乙型肝炎症状，对肝硬化、原发性肝癌也是有效的治疗手段。高月求教授依托"十一五"国家科技重大专项，纳入 1 129 例慢性乙型肝炎患者，分析中医证候规律，其中医证型依次为脾虚湿热证（46.0%）、脾虚湿热兼肝肾阴虚证（23.4%）、脾虚湿热兼气阴两虚证（14.6%）、脾虚湿热兼脾肾阳虚证（8.3%）、脾虚湿热兼肝气郁结证（7.7%）；根据有无抗病毒适应证将其分为抗病毒组和非抗病毒组，抗病毒组在恩替卡韦抗病毒的基础上，治疗组给予灵猫方治疗，对照组给灵猫方安慰剂治疗；非抗病毒组治疗组和对照组分别给予灵猫方和灵猫方安慰剂治疗；治疗 72 周后能增加 HBeAg 血清学转换率[38]。针对 HBeAg 阴性慢性乙型肝炎患者抗病毒治疗后 HBsAg 转阴率很低，导致难以停药的临床难点，"十二五"国家科技重大专项纳入 620 例初治的 HBeAg 阴性慢性乙型肝炎患者，开展随机双盲、安慰剂对照、多中心的前瞻性研究，根据 HBeAg 阴性慢性乙型肝炎的中医病机和特点，优化"十一五"中药方剂灵猫方，建立了补肾健脾利湿方；治疗 120 周后，补肾健脾方联合恩替卡韦治疗 HBeAg 阴性慢性乙型肝炎患者可提高 HBsAg 阴转率（5.16%vs.1.29%，$P<0.05$），治疗组治疗后 HBsAg 水平下降 ≥ 50% 的比例为 32.58%，且有效病例的 HBsAg 基线水平均低于 1 500IU/ml，为补肾健脾方治疗优势病例人群[39]。

由此可见，针对临床治疗的难点和瓶颈，有针对性开展相关治疗方案的优化研究，有利于提高中医药防治中医肝病的临床疗效，提高中医药在临床常见病、难治病防治中的疗效。

第六节　疗效评价体系研究

临床疗效指在临床实践中，运用不同的治疗措施作用于患者，促进患者机体产生的生物—心理—社会属性的独立或综合效应。疗效评价是对临床治疗所产生的效能和效力，按照既定的标准进行定性、定量和综合判断的过程。临床疗效问题是临床医学的核心和关键问题。中医学尤其重视患者的个人主观感受和生活质量的改善，中医药的临床疗效评价侧重于患者个体症状的改善。古代的中医临床疗效评价研究以患者治疗后症状、证候变化为主，体现了中医学整体观及辨证施治的特点，但缺乏对疾病的统一的、公认的、客观的、全面的疗效评价指标和方法，不同研究间的结果缺乏可比性，研究结果难以被国内外同行专家认可。因此，尽快建立一套规范的、能够体现中医特色、客观可行的、获得大多同行专家认可的中医药临床疗效评价体系，成为当代中医学临床研究的重点[40]。

慢性肝病作为我国重要的公共卫生问题，严重影响我国人民的身心健康。中医药能有效改善慢性肝病患者的临床症状、提高生存质量，因此，开展慢性肝病的中医疗效评价体系研究是非常有必要的。虽然目前有很多关于慢性肝病的临床疗效评价体系的研究，但仍然存在以经验为主的中医临床疗效评价缺乏定量标准化研究，套用现代医学评价标准而忽视慢性肝病的中医疗效特点，过于注重生物学指标而忽视对精神、心理和社会关系的评价，以替代疗效指标为主而忽视临床结局指标等问题，因此，迫切需要我们建立高效、全面的中医肝病临床疗效评价体系[41]。根据《草药随机对照临床试验的报告：CONSORT 声明细则》[42]建议"中药临床试验的结局指标除了现代医学的替代指标和可行的终点指标外，还需选择症状和生活质量以全面评价中医药的疗效"。这就要求建立的较为完善的中医药临床疗效评价标准应包括对"病"的公认的常规疗效评定标准、构成证候的若干指标变化的评定标准、生存质量的评定标准（含通用生存质量评定量表、体现中医学特点的通用生存质量量表、疾病特异性的生存质量量表）、安全性评价四个部分的标准[43]。因此，我们在建立中医慢性肝病临床疗效评价体系时，需要：通过对慢性肝病临床病例、文献，回顾性挖掘、分析、提炼出若干体现本病的中医基本证候并指标量化，建立和完善"慢性肝病中医临床评价证候量表"[44]，实现通过中医证候计量方法学，以中医证候定量变化为慢性肝病治疗前后疗效评价的标准；依据美国肝病学会、欧洲肝病学会、亚太肝病学会等国际肝病医疗学术组织的意见，确定血清学、生化学、病毒学、组织学指标和联合应答等指标作为肝病临床试验中临床疗效观察指标；借鉴国际公认的人群健康评定的通用生命质量量表，如健康相关生命质量（health-related quality of life，HRQOL）、慢性肝病问卷（chronic liver disease questionnaire，CLDQ）等量表，结合我国传统文化特色、中医基础理论，建立适用于中医药疗效评价的生存质量通用量表，在与国际接轨同时又立足于中医优势、结合中国国情及中医诊疗特点，制定出一套具有中医特色的慢性肝病患者生命质量测量的特异性量表[45]；建立、健全以患者报告的结局指标（patient reported outcome，PRO）为基础的综合评价体系，如以症状改善、功能恢复及与健康相关生活质量等作为主要的终点指标[46]，PRO包括了中医四诊证候量表、生活质量量表等符合疾病特点的一系列中西医疗效评价标准，是今后中医肝病临床评价的一个重要方向[47]。

采用随机对照研究方法，纳入肝郁脾虚型慢性乙型肝炎患者，随机分为治疗组和对照组，治疗组在给予基础治疗和情志调护基础上加用逍遥散辨证论治，以焦虑自评量表、抑郁自评量表、汉密尔顿焦虑量表（HAMA）和抑郁自评量表（SDS）为主要疗效指标，以中医症候量表、临床疗效指标和安全指标作为次要疗效指标，开展逍遥散辨证论治肝郁脾虚型慢性乙型肝炎的中医证候疗效研究，研究证实逍遥散可显著改善患者的中医症候积分、HAMA积分和SDS积分，主要改善焦虑/躯体化、认知障碍、绝望感、日夜水平等维度，研究表明疏肝健脾治则治法与患者情志改变有密切的相关性，为肝主疏泄理论提供了临床实证依据[48]。纳入健康者、慢性乙型肝炎患者，通过流行病学调查的方法，比较健康者和患者间疲劳量表-14和中医症候积分的差异，证实FS-14量表在乙型肝炎患者人群中具有良好的信效

度，慢性乙型肝炎患者疲劳量表积分显著增高，尤其是肝郁脾虚证和脾肾阳虚证患者与总体疲劳程度具有相关性；慢性乙型肝炎患者给予健脾利湿方治疗后，研究健脾利湿方对慢性乙型肝炎乏力患者的临床疗效，发现健脾利湿方可显著降低患者躯体疲劳及总体疲劳程度，为"肝为罢极之本"理论提供临床实证依据[49-50]。纳入一般失眠患者、慢性乙型肝炎失眠患者，通过流行病学调查的方法研究PSQI量表在慢性乙型肝炎失眠患者中各维度积分特点，研究发现慢性乙型肝炎患者PSQI量表除日间功能外各维度积分、总积分均高于一般失眠患者，慢性乙型肝炎失眠患者以肝郁脾虚证、肝肾阴虚证多见，且两证与PSQI量表积分具有相关性；慢性乙型肝炎失眠患者给予疏肝活血方治疗后，可显著改善患者睡眠质量、入睡时间和睡眠时间，为"肝藏魂"理论提供临床实证依据[51-52]。

总之，建立中医药治疗慢性肝病临床疗效评价体系，应在中医基础理论的指导下，结合慢性肝病患者的中医特点，基于国际通行的临床疗效评价标准，以慢性肝病中医临床证候计量为特色，建立具有中医特色的慢性肝病患者生命质量量表，建立和健全以PRO为基础的综合评价体系，同时需考虑到卫生经济学、伦理学、安全性等评价体系和指标，客观化、科学化、系统化地评价中医药治疗慢性肝病的临床疗效，为中医药的现代化与国际化奠定坚实的基础。

（高月求、张鑫）

参考文献

[1] 胡镜清，路洁，刘喜明，等.名老中医经验传承研究内容与方法的思考[J].中华中医药杂志，2009，24（10）：1346-1348.

[2] 周鹏飞，甄曙光，颜帅.国家级名老中医学术思想传承研究的现状及对策分析[J].中医

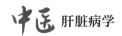

药学报，2019，47（2）：1-5.

[3] 李健阳，张志强，赵建磊.名老中医经验传承模式现状及思考[J].国医论坛，2017，32（3）：64-66.

[4] 柏琳，任玉兰，陈姣，等.名老中医学术思想和临床经验传承研究的现状[J].时珍国医国药，2016，27（6）：1446-1448.

[5] 陶嘉磊，袁斌，汪受传.中医证候学研究的技术方法及其运用现状[J].中华中医药杂志，2018，33（7）：2982-2985.

[6] 张华锋.从"肝藏血，血舍魂"理论探讨慢性肝病失眠的中医证候学特点[D].武汉：湖北中医药大学，2010.

[7] LU Y Y，CHEN Q L，GUAN Y，et al.Study of zheng differentiation in hepatitis B-caused cirrhosis a transcriptional profiling analysis[J].BMC Complement Altern Med，2014，10（14）：371.

[8] SONG Y N，ZHANG H，GUAN Y，et al.Classification of traditional Chinese medicine syndromes in patients with chronic hepatitis B by SELDI-based proteinhhip analysis[J].Evid Based Complement Alternat Med，2012，2012:626320.

[9] SUN S，DAI J，FANG J，et al.Differences of excess and deficiency zheng in patients with chronic hepatitis B by urinary metabonomics[J].Evid Based Complement Alternat Med，2013，2013:738245.

[10] YE J，CAI X，YANG J，et al.Bacillus as a potential diagnostic marker for yellow tongue coating[J].Scientific Reports，2016（6）：32496.

[11] 李扬林，王永萍.中医治则治法理论体系图表试重构[J].贵阳中医学院学报，2010，32（6）：6-9.

[12] 王世伟.养阴清泄补肾法治疗慢性乙型肝炎240例[J].实用中医药杂志，2010，26（7）：45-46.

[13] 陈亮.补肾健脾祛邪方治疗慢性乙型肝炎32

例[J].中国中医药，2010，8（12）：222-223.

[14] 沈均，高书荣，黎芳.补肾健脾活血法治疗慢性乙型肝炎患者临床研究[J].实用肝脏病杂志，2011，14（5）：333-335.

[15] 王颖，郑炜，马俊福，等.中医药治疗自身免疫性肝炎的文献计量研究[J].中华中医药学刊，2016，34（12）：2861-2864.

[16] 程华焱，曾斌芳.防治脂肪肝相关病证的明清方药研究[J].中医药学报，2010，38（4）：3-5.

[17] 季庭竹.孟河四家治肝系常见病证方药规律研究[D].江苏：南京中医药大学，2017.

[18] 杨晗，魏凤琴.中医治则治法关系研究[J].时珍国医国药，2018，29（9）：2215-2216.

[19] 万凌峰，高月求.高月求教授治疗慢性肝病方药撷菁[J].四川中医，2015，33（2）：7-10.

[20] 闫宏胜，王志纯.疏肝法及其常用方药的临床应用[J].中国中医药现代远程教育，2012，10（21）：151-152.

[21] 庄灿皇.基于近二十年文献中医药治疗肝纤维化的方药规律研究[D].广州：广州中医药大学，2016.

[22] 李明，周强，杨丽娜，等.基于关联算法的肝纤维化方药的筛选研究[J].中华中医药杂志，2015，30（8）：2923-2926.

[23] 朱邦贤，周强，李明，等.基于"方证相对"原理抗肝肾纤维化方药筛选平台的构建与应用[J].上海中医药杂志，2013，47（9）：8-10.

[24] 国家药典委员会.中华人民共和国药典（一部）[M].北京：中国医药科技出版社，2015：40，237.

[25] 刘文科，仝小林.仝小林教授应用大剂量毒剧药治疗重症糖尿病周围神经痛验案1则[J].新中医，2010，42（5）：94-95.

[26] 李晨辉.基于医案的麻杏石甘汤证量效关系研究[D].北京：北京中医药大学，2017.

[27] 罗辉，刘建平.中药复方剂量效应关系临床

研究的思考 [J]. 中国中西医结合杂志，2011，31（6）：832-836.

[28] 罗辉，李昕雪，韩梅，等. 中药复方剂量效应关系临床研究方法探讨 [J]. 北京中医药大学学报，2012，35（2）：85-88.

[29] 唐仕欢，杨洪军，黄璐琦，等. 中医临床处方饮片用量调研报告：内科 [J]. 中国中药杂志，2008，33（19）：2257-2263.

[30] 杨洪军，唐仕欢，黄璐琦，等. 中医临床处方饮片用量调研报告：儿科 [J]. 中国中药杂志，2008，33（20）：2395-2400.

[31] 杨洪军，唐仕欢，黄璐琦，等. 中医临床处方饮片用量调研报告：外科 [J]. 中国中药杂志，2008，33（21）：2549-2553.

[32] 唐仕欢，杨洪军，黄璐琦，等. 中医临床处方饮片用量调研报告：妇科 [J]. 中国中药杂志，2008，33（22）：2697-2701.

[33] 唐仕欢，黄璐明，黄璐琦，等. 常用中药饮片用量问卷调查报告 [J]. 中国中药杂志，2010，35（4）：539-543.

[34] 陈丽名，刘绍永，张林，等. 关于经方与当代处方的全方总药量比较 [J]. 中华中医药杂志，2015，30（3）：735-738.

[35] 王婷婷. 国医大师经方方药应用规律研究 [D]. 北京：北京中医药大学，2012.

[36] 姬航宇. 基于多层次文献挖掘的经方用量策略研究 [D]. 北京：北京中医药大学，2012.

[37] 居丽娜，童珊珊，王亮，等. 中药保肝药剂型及质量控制方法研究进展 [J]. 中国中药杂志，2012，37（20）：3007-3011.

[38] ZHU X J, SUN X H, ZHOU Z H, et al.Lingmao formula combined with entecavir for HBeAg-positive chronic hepatitis b patients with mildly elevated alanine aminotransferase：a multicenter, randomized, double-blind, placebo-controlled trial[J].Evidence-Based Complementary and Alternative Medicine，2013，2013:620230.

[39] GAO Y Q, ZHANG X, LI M, et al. Bushenjianpi formula combined with entecavir for HBeAg-negative chronic hepatitis B patients：a multicentre, randomised, double-blind, placebo-controlled trial[J].Lancet，2016，388（S1）：S33.

[40] 董超，赵进喜. 中医药临床疗效评价的研究进展 [J]. 环球中医药，2016，9（1）：110-115.

[41] 张涛，容丽辉，孙克伟，等. 中医药治疗慢性肝病临床疗效评价体系初探 [J]. 中西医结合肝病杂志，2015，25（6）：374-376.

[42] GAGNIER J J, BOON H, ROCHON P.Reporting randomized, controlled trials of herbal interventions：an elaborated CONSORT statement[J].Ann Intern Med，2006，144（5）：364-367.

[43] 费宇彤，刘建平. 国际草药 CONSORT 声明及中药临床试验报告规范化问题思考 [J]. 中国中药杂志，2008，33（1）：89-93.

[44] 朱诗乒，裘生梁. 中医证候量表的研制进展 [J]. 中外医疗，2012，31（9）：182-183.

[45] 盛凤，蒋健，郑鑫. 中医特色肝病量表研制存在的问题与出路 [J]. 中西医结合肝病杂志，2011，21（1）：52-54.

[46] 曹阳，余小萍. PRO 量表国内外研究近况 [J]. 中医杂志，2014，55（8）：710-714.

[47] 刘保延. 患者报告结局的测量原理、方法与应用 [M]. 北京：人民卫生出版社，2011：351-368.

[48] 孙学华，孙青，徐玉萍，等. 疏肝解郁法联合健康教育对慢性乙型肝炎患者情志异常的影响 [J]. 上海中医药杂志，2006（11）：6-7.

[49] 杨婉凤，黄凌鹰，周振华，等. 疲劳量表 -14 在慢性乙型肝炎患者中的信度与效度评价 [J]. 上海中医药大学学报，2012，26（4）：33-36.

[50] 张纯，周振华，孙学华，等. 肝郁脾虚型慢性乙型肝炎中医证候改善与临床疗效的相关性 [J]. 中西医结合肝病杂志，2017，27（5）：263-265.

[51] 张鑫，周振华，李曼，等. "肝藏魂" 理论

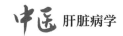

与慢性乙型肝炎伴失眠症状患者的相关性[J].中华中医药杂志,2018,33(1):89-92.

[52] 张鑫,黄凌鹰,周振华,等.基于"肝藏魂"理论观察疏肝活血方对慢性乙型肝炎患者失眠及肝功能的影响[J].上海中医药大学学报,2017,31(1):9-12.

第二章　中医肝病临床医学研究方法

<table>
<tr><td>第一节</td><td>中医肝病临床研究的步骤</td></tr>
</table>

临床研究是以人为研究对象,尤其是以患者为研究对象,以疾病的病因、诊断、治疗、预后、自然病程及预防为主要研究内容,以医疗服务机构为主要研究基地,由多学科人员共同参与组织实施的科学研究活动,以认识疾病的本质,并进行有效防治,达到保障人类健康和促进医学科学进步的目的。设计一个临床研究就是以临床研究数据为主线讲一个破绽尽可能小的故事,来证明被提出的研究选题。临床研究主要经历了科研假说的提出即选题和证明假说(制订方案、实施研究、统计处理、结题总结)两大过程。

一、选题

选题是科研假说提出的过程,是科研的起点,也是关系科研成败和成果大小的关键性问题。选题的目的是形成新方法、新方案、新设备、新药物,验证和提高中医药临床疗效,发展和创新中医理论,得到公认和肯定。选题的手段有临床个案积累和流行病学(循证医学)临床研究方法。科研选题可以根据临床中遇到的问题或者根据项目申报指南的要求,同时结合自己前期预试验的结果,形成研究假说,同时开展文献评价,最终立项。

临床研究的选题需要遵循的基本原则有以下4个特点:

(一)创新性

通过手检、机检查阅5～10年国内外类似研究文献,查新检索,熟知类似研究的过去与现况,确立选题的创新点,避免低水平重复,浪费人力、物力。科研的灵魂是创新,没有创新不叫科研。若查阅文献没有前人研究或者前人部分研究过即为创新,若同样的主题用不同的方法研究也可认为创新,如前人的研究是队列研究,而本次用随机对照试验(randomized controlled trial,RCT),新增加疗效评判指标,采用更高级的统计学方法等。如果已有类似研究,在众多文献的基础上,认真评论其优缺点,在本研究中发扬长处,寻找自己研究的亮点也属于创新。在临床研究中一定要明确提出本研究的创新点。

(二)科学性

针对选题一定要有合适的方法进行科学的研究设计,尽量体现科学性原则。科研假设一定要有理论或实践依据,可以是前人研究或自己观察的启发,也可以是新技术新方法在本领域的应用,或基础研究的继续。

(三)可行性

临床研究的设计一定要有开展本研究的能力和条件,工作量要适中。如临床研究中,患者的数量和来源是否有条件,疗效评估指标的检测方法、技术、设备是否有条件,临床研究的周期是否可行?

(四)实用性

科研选题需要来自于临床实际,能否

解决或回答本专业实际的医学问题、是否为本专业迫切需要解决的问题、是否符合本人或本学科今后的主流研究方向、创新的方法是否能推广应用？

中医肝病的临床研究的选题需要以积累个案经验为基础，临床治疗有效是关键，中医理论指导是点睛，要源于临床治疗有效，指导临床提高疗效，努力寻找目前治疗难点和突破口。如慢性乙型肝炎的治疗难点是促进 HBsAg 和 / 或 HBeAg 的血清学转换，非酒精性脂肪性肝病的治疗难点是基础治疗 6 个月无效或生化检查仍异常者、戒酒 1 月后仍有临床表现和生化异常者、难坚持长期减肥者等，大结节性肝硬化的治疗难点是减少肝癌的发生。

二、制定方案

方案设计是对科学研究具体内容和方法的设想和安排，是整个临床研究的纲领。根据科研选题的目的，根据纳入的研究对象和研究目标进行方案设计。如以病因或危险因素研究为目的，可选用随机对照试验、队列研究、病例对照研究、描述性研究等；以防治性研究为目的，可选用随机对照试验、交叉对照试验、队列研究、病例对照研究、描述性研究等；以预后研究为目的，可选用队列研究、病例对照研究、描述性研究等；以诊断方法的准确性为目的，可选用横断面研究。根据确定的研究设计，确定临床研究的三大要素即处理因素、受试对象和实验效应。

三、实施研究

在临床研究项目实施过程中，需按照已制定的研究设计方案开展研究，获得第一手、客观的临床研究资料。在项目实施的过程中，要保证按设计方案进行，同时要注重临床研究质量控制。在临床研究资料的收集过程中保证资料全面、客观、准确地反映研究对象的本来面目。在临床研

究过程中，提高主要研究者的重视程度，是实施过程中至关重要的；要提高研究者的参与程度，即实际实施过程中可直接提供入组受试者的研究者；研究者需对临床研究的纳入标准相当熟悉；要明确项目实施过程中的具体工作流程，如去哪里知情、完成哪些检查、去哪里领取物、如何确定入组、如何发药、后期如何继续治疗；最后要保障患者的来源。以上五大原则贯彻于项目实施的整个过程。

四、统计处理

在完成了临床研究的患者纳入和随访，获得一手的临床研究资料后，需要将这些原始资料按照一定的方法（如 excel、SAS 等）转化为可供分析的数据格式。在数据转换的过程中，要保证数据的准确性和可分析性。运用各种统计手段，如统计表、统计图、统计指标等各种统计手段对疗效指标的数量特征进行客观如实的描述和表达；再根据纳入患者的疗效指标的信息，对总体作出具有一定概率的估计和推断，如假设检验和参数估计。在实际的统计分析过程中，需要根据研究假说的目的、资料数据的性质、实验设计类型和样本量大小，选择合适的统计分析方法。

五、结题总结

临床研究的结果总结与报告的基本形式是撰写科研论文和课题鉴定总结。研究成果的表述要求材料具体、数据真实可信、格式规范，科学客观地呈现研究过程和方法，合理地解释研究结果；要求论点明确，论据确凿，论证严密，清楚展示理论观点和体系形成的过程。

撰写研究报告的过程是一个不断探索、不断总结的过程。有价值的研究报告不是从"写"开始的，而是从"做"开始，用"写"来指导做，用"做"来充实"写"；"做"的过程既是探索的过程，又是积累写

作材料的过程，从而提高临床研究的质量。撰写研究报告过程需要研究者去钻研，去思考研究问题，去广泛地查阅各种资料，吸取信息，开阔视野，从"封闭"走向"开放"，有利于提高研究者的自身素质。撰写研究报告也是总结发表科研成果的基本手段，是鉴定科研成果的重要依据，有助于更好地交流推广研究成果。因此要保证高质量的研究报告撰写。

第二节 中医肝病临床研究设计的基本原则

医学临床科研设计必须遵循随机、对照和盲法三大基本原则，中医肝病临床研究作为医学临床研究的一部分，也必须遵循以上三大原则。

一、随机原则（randomization）

随机指被纳入的研究对象是从研究总体中任意抽取的，保证每一个研究对象都有同等的机会被分配到治疗组或对照组中。

（一）随机的意义

①可消除在临床研究中因研究对象组别选择不当导致的偏差，即选择性偏倚。②可增加治疗组或对照组间的可比性。③可获得可靠、真实的统计结果。

（二）随机的方法

①简单随机法，即通过掷硬币、掷骰子、抽签、计算机或计算器随机法、随机数字表等方法来确定每一个研究对象是分配到治疗组或对照组。例数少时会导致两组病例数的不均衡。②区组随机法，即按实验单位某"干扰源"（指可能影响到实验单位不具备同质性的潜在变异源，如时间、地域）进行分组，再将每个区组的研究对象随机分组，从而保持组内同质（组间是否异质视实验性质而定），使每个区组接受所有的实验处理，控制了实验中的个体差异。能保证组间均衡，但不利于盲法。③分层随机，即根据研究对象的特征（可能产生混杂作用的某些因素，如年龄、性别、种族、文化程度、居住条件等）、预后因素或危险因素等，将研究对象分为不同的组别，再将层内不同数量的研究对象随机分配到治疗组或对照组。适用于多中心临床试验和需揭示混杂偏倚的研究，但分层多时，需要的样本量大。④比例随机，即某些情况两组研究对象可不均衡（如男性肝癌发生率明显高于女性），规定一定比例后，再将研究对象随机分组到治疗组或对照组。适用于以下研究：比较药物不同剂量的疗效的同时还探讨药物总量与安慰剂的差异；在临床研究实施过程中新加入一种新药需加入观察。难以保证组间可比性，易产生偏倚。

二、对照的原则（contrast）

在临床研究的过程中，所观察到的试验效应不一定只是由处理因素导致，可能存在其他非处理因素的效应，为了消除由非处理因素带来的效应，在临床研究设计中会设定对照，从而控制非研究因素的影响和偏倚，以确定治疗组和对照组的差异是否来自处理因素，同时能确定临床研究中副反应的发生率。

（一）对照的方法

有随机对照、非随机同期对照、交叉对照、历史对照、自身对照、潜在对照、安慰剂对照、相互对照、配比对照、标准对照、空白对照等。

（二）选择对照的注意事项

①组间病例数量、一般情况要保证均衡性。②除处理因素外，组间的非处理因素要对等。③两组间的对照要始终处于同一空间和同一时间，保持同步性。④对照组需要专门设立，一般不能以文献为对照。

三、盲法的原则（blind）

在临床试验中有三个基本角色，即受试对象、执行者和设计者（监督者）。他们当中的一个、二个或三个不知道研究对象接受的是何种干预措施（被分配在观察组还是对照组）时称之为盲法。盲法的意义在于：可消除测量性偏倚。

盲法临床试验包括：①单盲临床试验。该临床研究设计是使研究对象不知道研究因素是什么而研究人员知道。其优点是避免了研究对象的主观因素对研究结果的影响，缺点是不能避免研究人员的主观因素对研究结果所引起的偏倚。如果研究人员在研究过程中暗示或引导研究对象按其研究的意图回答问题或增加某些处置，必将影响研究结果的可靠性和结论的正确性。②双盲临床试验。这种临床研究设计是使研究对象和研究执行人员都不知道研究因素是什么，而设计者知道（不具体操作），在很大程度上减少了研究对象和研究执行人员主观因素对研究结果的影响。与单盲设计相比，双盲设计较复杂，执行起来较困难，但其研究结果更客观、可靠。③三盲临床试验。临床对该方法尚有争议，此方法是设计者、研究执行人员和研究对象都不知道研究因素是什么，虽然可以更客观地评价研究结果，但削弱了对临床研究安全性的监督。

非盲临床试验在临床研究中，有些研究，如手术与非手术或几种手术方法的疗效研究等可用非盲临床试验，即研究对象和研究者都了解分组情况。此法较容易实施，容易发现研究中的问题以便及时处理并判定研究是否继续进行。其主要问题是产生偏倚。

第三节 中医肝病临床研究设计的基本要素

临床研究的基本要素主要包括处理因素、受试对象和实验效应。三大基本要素缺一不可，如何正确选择三要素，是临床研究设计的关键所在[1-3]。

一、处理因素

临床试验中，处理因素是指研究者施加于研究对象的某种干预措施，研究设计阶段，应根据研究目的选定处理因素，可以是一个或者是几个。为了不使研究设计过于复杂，获得可靠的研究结果，不宜同时设定过多的干预因素进入研究。在开展针对人体的临床试验前，必须有充分的临床前动物性研究作为依据，经动物实验证实是有效、无害的干预措施才能过渡到人类机体研究，在不损害人体健康的原则下开展研究工作。伦理学原则是临床研究者必须遵从的准则[1]。

处理因素在实验中所处的状态称为因素的水平。处理因素应标准化，在整个试验过程中，处理因素的强度、频率、持续时间及施加方法等，均应保持在固定的干预方案中，不可随意调换，否则会影响试验结果的评价。除了确定的处理因素以外，凡是影响实验结果的其他因素都称为非处理因素，又称混杂因素。例如：在很多疾病中存在着自愈倾向，在评价治疗效果的研究中，则必须去除病程自然转归对结局的影响，从而客观评价效果；类似的，患者可能因性别、年龄、病变程度等因素的不同，而获得不同的治疗效果。对照研究中，如果比较组间上述非处理因素不均衡，则有可能干扰治疗效应的验证。因此，设计时应充分考虑并控制这些非处理因素，只有这样才能消除它们的干扰作用，减小实验误差。

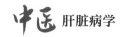

二、受试对象

研究对象是干预措施所作用的个体。临床试验研究的目的通常在于通过对一组研究对象的干预效果分析，揭示干预措施作用于特定人群的干预效能。因此，研究对象的选择是否能充分代表目标人群的特征，将是研究结果可靠性的重要决定因素。研究对象一定要具备可靠性、代表性、依从性高等特点。为了获得严谨的研究结论验证临床命题，以下几点须在研究对象的选择过程中充分考虑[2]。

（一）研究对象的可靠性

所选中的每一个研究对象一定要是需要研究的患有该疾病的一位患者，需要有统一、公认的疾病诊断标准作为纳入患者的判定标准。因为诊断标准的准确性是干预性研究结果可靠性的前提条件。同时在试验前要有稳定的入选标准、排除标准，入选排除标准的制定应从研究目的出发，使纳入的研究对象能够充分代表目标总体的特征；疾病诊断标准仍是制定入选排除标准的首要前提，同时应注意选择对处理因素敏感和反应稳定的个体作为研究对象。同时，对于病情过于复杂，可能干扰有效性评价的病例，应排除在研究范畴之外。此外，在试验前要根据研究目的，确定公认的、可量化的疗效标准。

（二）研究对象的代表性

为保证所选取的研究对象能代表目标人群的所有特征，要求所选中的研究对象的年龄、性别、疾病类型、病情轻重以及有无合并症等，其比例要能代表研究的总体。因此，需要根据研究目的、统计学设计类型，选择相应的样本量估算方法，并采用具有临床依据的估算参数，计算符合统计学要求的样本量。对于研究对象的病情轻重的选择也要根据研究目的，试验开展前确定选取研究对象的病情情况，病情轻的患者因治愈率高而不宜进行疗效判断，病情重的患者的治愈率也不能如实反映疗效，应该避免处于极端病情的患者纳入。

（三）研究对象的依从性

研究对象的依从性一般是指受试者依从性，即受试者是否按照医嘱用药，用药时间、用药量及用药的疗程是否符合方案要求，是否按照访视时间要求来医院就诊。究其研究对象的依从性差的原因有：患者不了解临床研究的整个治疗过程，不理解治疗的重要性，对药物疗效的不信任，或者某些患者治病心切而私自盲目超剂量服药或不经医院诊断自行服药；由于治疗方案过于复杂导致患者不理解而容易漏服，或研究药物的副作用导致患者自行停药。在临床研究的过程中，研究者在知情同意时需要充分与患者阐明研究方案和研究中需要注意的问题，使患者充分了解临床研究的治疗过程，增加信心；在临床研究过程中，需要提高服务态度，碰到问题要及时与患者沟通和解释；尽量简化研究用药的方式、剂型和副作用，以方便患者用药，从而提高患者的依从性。

三、试验效应

试验效应是指处理因素作用于受试对象的反应和结果，是干预效果判定的核心内容。为了准确反映试验效应，需要选择适当的观察指标作为评价治疗效应的疗效指标。这就要求选定的观察指标应与试验效应具有本质联系，能够反映治疗效应的真实强度[3]。试验效应的指标选择需要满足以下要求：

（一）疗效指标的关联性

用于评价临床疗效的指标必须与所研究目的具有本质的关联性，能确切反映处理因素的效应。例如观察中医药治疗慢性乙型肝炎的临床研究，需要选择 HBV-DNA、乙肝两对半等；若观察中医药治疗原发性肝癌的临床研究，需要评估选择患者的生存率；若观察中医药防治大结节性肝硬化的临床研究，需要选择 1 年、5 年的肝癌发生率。

（二）疗效指标的客观性

用于评价临床疗效的指标需要尽量选择能客观定量的指标。主观指标是研究对象的主观感觉、记忆、陈述或研究者的主观判断结果，易受研究者和研究对象心理因素的影响，具有随意性和偶然性；而客观指标则是借助测量仪器和检验等手段获得的观察结果，具有较好的真实性和可靠性。因此在可能的情况下，选择客观指标有助于获得准确的研究结果。例如中医药改善患者临床症状的研究中，尽量不要问患者最近睡眠怎么样，是否有腹痛，需要制作中医症候量表，根据症状的不同程度确定相应的积分，最终以中医症候积分的形式体现。

（三）疗效指标的精确性

疗效指标的精确性包括指标的准确度和精密度。准确度指观察值与真值的接近程度，主要受系统误差的影响；精密度指重复观察时，观察值与其均数的接近程度，其差值来自随机误差。故在指标选择中，应根据临床允许的误差范围，选择具有充分准确度和精密度的观察指标。

（四）疗效指标的有效性

疗效指标的有效性主要由指标的特异性和灵敏性组成。特异性指该指标鉴别真阴性的能力，特异度高的指标能够揭示处理因素的作用，不易受混杂因素的干扰，灵敏度高的指标能将处理因素的效应更好地显现出来。观察指标选择中，应关注其灵敏度和特异度，选择具有较高特异性和灵敏性的指标。

第四节　中医肝病常用临床科研设计的类型

临床科研设计方案大致可以分为两大

类[4]：第一类是描述性研究，包括病例报告、病例分析、横断面研究和纵向研究等；第二类是分析性研究，根据研究者是否能控制研究过程分组，分为暴露和干预两小类，观察性研究即研究者不能控制的研究，包括病例对照研究、回顾性和前瞻性队列研究等；实验性研究即研究者可以控制的研究，包括随机对照试验、非随机同期对照试验和序贯试验等，用于临床科研的实验性研究，称为临床试验。此外，根据研究过程或观察过程的时间顺序可分为回顾性和前瞻性研究两大类。所有的病史分析、病例对照研究和回顾性队列研究都是回顾性研究；所有的临床试验、实验性研究以及大部分队列研究都是前瞻性研究。一般前瞻性研究的结论比较可靠，论证强度高，而回顾性研究则容易产生各种偏倚。

一、描述性研究

描述性研究（descriptive study），又称为描述流行病学（descriptive epidemiology），是流行病学研究方法中最基本的类型，主要用来描述人群中疾病或健康状况及暴露因素的分布情况，目的是提出病因假设，为进一步调查研究提供线索，是分析性研究的基础，也可用来确定高危人群，评价公共卫生措施的效果等。描述性研究常见类型主要有：病例报告、个案研究、横断面研究、生态学研究、历史资料分析、比例死亡比研究等。

（一）病例报告研究

病例报告是对临床上某种罕见病的单个病例或少数病例的详细介绍，属于定性研究，研究涉及少数个案，通过对个案特征的把握得出结论，无须描述事物的集中趋势或离散程度，重点探索其背后的产生原因，为研究者提供分析和决策的线索。病例报告通常针对临床中某一个或几个特殊病例或个别现象进行探讨。若是对几

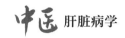

例、几十例、几百例或几千例等相同疾病的临床资料进行整理、统计分析，并得出结论即称为病例系列分析。对于中医肝病的研究主要适用于名中医个案研究，有利于名老中医的学术经验继承。

（二）个案研究

个案研究是指运用流行病学的原理和方法，到发病现场对新发病例的接触史、家属及周围人群的发病或健康状况以及与发病可能有关的环境因素进行调查，以达到查明所研究病例的发病原因和条件，防止再发生类似疾病，控制疫情扩散及消灭疫源地的目的。由于个案研究对象一般为传染病患者，也可是非传染病患者或病因未明的病例等，故主要用于传染病方面的研究，但也有类似于中药治疗的个案研究，如应用大剂量毒剧药治疗重症糖尿病周围神经痛验案的研究[5]。

（三）横断面研究

横断面研究是在特定时间点、特定范围，以个人为单位描述人群中的有关变量以及疾病或健康状况的分布情况，并分析有关因素与疾病之间的关系，即对某一研究对象中的代表性样本（或患者）进行访问、检查或研究以获得对某一特定临床问题的答案。横断面研究包括普查和抽样调查。普查即全面调查，在一定的时间内，对特定范围人群的每一个成员进行调查，有助于疾病的早期发现和早期诊断，确定一个人群某种疾病的全部病例。抽样调查指从总体中用一定方法抽出一部分研究对象作为样本，对样本人群进行调查，根据样本的结果来估计总体人群的特征。横断面研究常用于流行病学调查，可有来自同一群体的自然的同期对照组，结果具有可比性，并且可同时观察多种因素，但由于资料的收集是在单一时间点，虽可回顾性追溯过去有关健康方面的经历，但难以确定暴露与疾病的时间顺序，难以调查死亡病例、病程短已痊愈的病例。横断面研究

在中医肝病的研究中一般用于慢性肝病中医证候规律的研究，如通过纳入慢性乙型肝炎患者，收集患者中医四诊信息，通过归纳等方法获得慢性乙型肝炎患者的中医证候分型，分析其中医病机。

（四）生态学研究

生态学研究是在群体的水平上研究某种因素与疾病之间的关系，以群体为观察和分析的单位，通过描述不同人群中某因素的暴露状况与疾病的频率，分析该暴露因素与疾病之间的关系。在中医肝病的研究中一般用于慢性肝病的危险因素分析研究。

二、分析性研究

分析性研究根据研究者是否能控制研究过程分为观察性研究（横断面研究、病例对照研究、回顾性和前瞻性队列研究等）和实验性研究（随机对照试验、非随机同期对照试验和序贯试验等）。

（一）观察性研究

观察性研究主要包括病例对照研究和队列研究。病例对照研究是以现在确诊的患有某特定疾病的患者作为研究对象，以不患有该病但具有可比性的个体作为对照，通过询问、实验室检查或复查病史，搜集既往各种可能的危险因素的暴露史，测量并比较病例组与对照组中各因素的暴露比例，经统计学检验，若两组差别有意义，则可认为因素与疾病之间存在着统计学上的关联，属于回顾性研究。在中医肝病研究中主要用于探讨危险因素与疾病的关系、药物副作用的防治性研究、探讨影响疾病预后的因素等研究。

队列研究是将某一特定人群按是否暴露于某可疑因素或暴露程度分为不同的亚组，追踪观察两组或多组成员结局（如疾病）发生的情况，比较各组之间结局发生率的差异，从而判定这些因素与该结局之间有无因果关联及关联程度。根据研究对

象进入队列时间及终止观察的时间不同，可分为前瞻性队列研究和历史性队列研究。可用于生存队列、患病率、病因、预后、预防和治疗等几个方面开展相关的研究。对于中医防治慢性肝病的临床疗效评价研究时，可选择一组恰好接受某种治疗方法或某种药物（辨证论治方案）的患者为"暴露组"，选择一组恰好接受其他治疗方法或其他药物的患者为"非暴露组"，然后追踪观察和比较这两组病人的结局，评价该疗法或某种药物的疗效。如高月求教授承担的"十一五"支撑项目属于前瞻性队列研究，即将肝硬化分为代偿期、失代偿期，以常规治疗为对照，研究辨证论治方案的临床疗效，同时应用二元 Logistic 回归将中医证候积分疗效设为应变量，抗病毒治疗、辨证论治、Child-Pugh 分级、慢性肝病量表积分为自变量，建立中医辨证论治疗效评价方法。高月求教授承担的"十三五"国家重大专项中针对 HBeAg 阴性慢性乙型肝炎中医药治疗优势病例（HBsAg 基线水平 ≤ 1 500IU/ml）开展了不同疗程的前瞻性队列研究。

（二）实验性研究

实验性研究主要包括 RCT 和非随机同期对照试验。RCT 是将研究对象随机分组，对不同组实施不同的干预，以对照效果的不同，能最大程度避免临床试验设计、实施中可能出现的各种偏倚，平衡混杂因素，提高统计学检验的有效性等，被公认为是评价干预措施的金标准。适用于回答研究药物在治疗某一疾病的效果上是否优于安慰剂或另一种药物（对照药），某一种新的治疗方法是否优于传统方法。RCT 研究可以分为确定最佳适应证的第一阶段 RCT 研究和验证最佳适应证的第二阶段 RCT 研究，在中医防治慢性肝病的研究中，用于某种中成药的临床疗效的再评价或扩大适应证，以及中医经典方、临床验方和自拟方防治慢性肝病的临床疗效评

价。但临床试验以人为研究对象，很多时候由于客观存在的问题及伦理道德因素，无法进行随机对照双盲的临床试验，这时可以通过自身前后对照研究、交叉对照研究、序贯试验、单病例随机对照试验等方式开展非随机对照临床试验。

总而言之，临床科研设计的类型需要根据研究目的、研究假说，即临床上需要解决的问题，选择假设检验最适宜的研究设计类型，然后选择恰当的研究设计。

第五节　中医肝病临床研究中应注意的几个问题

在开展中医肝病临床研究时，除了注意临床研究的三大基本要素、三大基本原则外，还应注意临床研究过程中统计方法选择、样本量估算、基线水平、依从性、临床研究中主观指标的量化、假设检验的解释、伦理等问题。

一、统计方法选择

统计分析方法选用不当，导致论文的可信度下降或得出错误结论，是科研质量差的一种表面现象。更为严重的是相当多的科研课题设计质量低劣，是不可弥补的错误。因此，选择合适的统计方法是临床研究实施过程中重要的一个影响因素。临床研究资料通常可分为计量资料如身高、体重、血红蛋白、血小板等，分类资料有两分类（如男女、有效无效）、无序多分类（如职业、血型）、有序多分类（如痊愈、显效、有效、无效），不同的研究资料需采取不同的统计方法[6]。

（一）描述统计方法

描述统计是对临床研究和样本人群的特征对应的单变量进行概括性描述，但不对总体特征进行推断。对于定量资料首先要进行正态性检验，若符合正态性分布一般采用均数和标准差，非正态分布需采用

中位数和四分位间距。对于定性资料一般采用频数和百分比描述，其中等级资料可采用中位数和四分位间距进行描述。

主要结局指标通常会采用均值、标准差、中位数、最小值和最大值或范围、变异系数等综合描述。对包含时间的生存资料，对小样本或大样本未分组的生存资料常采 Kaplan-Meier 法，而对例数较多的分组资料采用寿命表法，对生存时间进行中位数和四分位间距的统计描述，同时绘制生存曲线反映生存情况。

（二）推断统计方法

对于单组设计的定性资料，常用于样本率的参数与总体率的差异性检验。成组设计的定性资料若变量是二分类，则可以用四格表，横断面研究的四格表可选择卡方检验或 Fisher 精确检验评价组间构成比的差异，病例对照研究和队列研究的四格表可用 Mantel-Haenszel 卡方对比值比（OR）和相对危险度（RR）进行统计检验；若变量是多值有序变量，可采用 Wilcoxon 秩和检验和 Kruskal-Wallis 检验；若行和列属于配对，可用 McNemar 检验或 Kappa 检验对一致性分布进行定性和定量检验。对于单组设计的定量资料在符合正态分布时可采用单样本 t 检验，不满足正态分布可采用非参数检验。对于成组设计的定量资料，若两组定量资料是配对关系，可计算差值后采用单组设计的方式进行统计；若两组资料是独立的，则需根据正态性和方差齐性检验，选择独立样本 t 检验和 Wilcoxon 秩和检验，或方差分析和 Kruskal-Wallis 检验。对于分析两个变量间的线性关系时，若符合正态分布，则采用 Pearson 相关性分析，若不满足则采用 Spearman 非参数相关分析。对于探究一个因变量与一个或多个自变量的关系，可通过线性回归和曲线回归方式建立回归模型。对于纵向资料对结局指标进行了多次测量，需要使用重复测量的方差分析、混合效应模型和广义估计模型进行统计分析。

二、样本量估算

临床研究中样本量的估算一直是研究者较为关注的问题之一，也是临床研究中首要考虑的重要问题。因临床研究中采用的设计方案种类较多，而每一种方案有各自样本计算方法，导致样本量的估算较为复杂；因样本量的估算要依据一定的计算公式，且满足计算公式的条件时才能计算，导致样本量的估算是临床研究一个难题。一般认为一项临床研究的样本量越大越好，获得假设检验的结论外推性也更强，但无限制地增长样本量会导致临床试验的规模过大，增加实际工作中的困难，导致人、物力和时间的浪费，同时随着样本量增加，很难控制实验条件，包含更多的混杂因素，会对研究结果造成一定的影响。但若样本量的数量较少，没有达到所要求的检验效能，会导致已存在的差别不能体现出来，出现假阴性结果。

（一）样本量估算的条件

在样本量的估算前，必须事先设定检验的第 I 类错误概率 α 即检验水准或显著性水平，设定检验的第 II 类错误概率 β 或检验效能把握度（1-β），了解一些由样本推断总体的信息（如总体标准差、总体率、总体均数等），处理组间差别的估计即确定容许误差后，才能合理估算样本量。

（二）常用样本量估算的方法

因临床研究的目的不同，不同研究目的所采用的样本量估算的方法也不同。因此，在明确研究目的的基础上，结合样本量估算的四个条件，选择合适的方法计算样本量，并以得到的样本量进行研究观察，如果总体参数间确实相差时，则预期按 α 检验水准，有 1-β 的概率得出有显著性的结论。

定量资料间的统计，如样本均数与总

体均数的比较、两样本均数比较、多个样本均数比较、随机区组；定性资料间的统计，如样本率与总体率的比较、两组样本率的比较、多个样本率的比较、病例对照研究和队列研究，以及直线相关的样本量计算的公式各不相同，但基本是可以通过查表法直接查出，也可通过专业的软件SPSS计算[7-8]。

三、基线水平

临床研究结果的真实性除与研究对象的分组、是否做到随机双盲、除处理因素不同外各组患者是否接受了其他的治疗方法等因素有关外，还与组间的基线水平是否有可比性有关。

研究对象的基线情况是指研究对象的各种临床特征和预后因素如性别、年龄、体重指数、基础疾病等一般资料和疾病的病因诊断、功能诊断等。基线水平可以是通过病史询问、体格检查和检验数据获得，可以是数量资料、等级资料、分类资料等。在开始实施处理因素前，不论是何种类型的资料，必须保证两组间的各项重要基线资料的均一性给与评定，通过严格的随机化分组以保证两组患者的基线水平的可比性。若基线情况不一致，说明两组患者治疗前可比性差，可能会对研究结论有影响。但随机化分配即使在样本量较大的情况下，主要影响治疗结果的危险因素或影响预后的预后因素也会出现分布不平衡的可能，使基线资料出现差别，这时就需要把重要的危险因素或预后因素作为分层因素，将患者进行分层后再行分组。通过分层后，可以保证亚组间的基线均衡性，会使某些治疗学试验总体上看来有效，但在亚组中可能无效，究其原因是影响后果的因素未做分层分析。若该分层的不做分层，其结论就会失去临床应用价值。通过保证组间基线资料的均衡性，可以保证疗效指标的组间可比性，以便在相

似的基线条件下只考察处理因素对疗效指标的真实影响。

四、依从性

临床研究的依从性包括研究对象的依从性和研究者的依从性。

（一）研究对象的依从性

研究对象的依从性指研究对象执行研究方案中使用药物、控制饮食、调整生活习惯等行为的依从程度。非依从性可理解为患者不能按医嘱坚持进行药物的自我管理，包括不按处方配药与服完药物后补充药物、服药过多或过少、不遵循医嘱用药如改变服药时间间隔或漏服、擅自停药或服用不适宜药物、使用处方未开的药物、合并使用处方药和非处方药或违禁药物、服用药物期间饮用含酒精类物质[9-10]。患者依从性的好坏是临床疗效的重要影响因素之一，将直接影响研究对象的病情发展和疾病预后，提高患者的依从性在临床研究中有着重要的作用和社会意义。患者对疾病可能造成的危害性或严重程度认识不足、患者不了解或不能耐受药物的不良反应、患者年龄增加或文化程度较低导致难以接受或掌握治疗方法、医生缺乏对患者治疗的督导或使患者对治疗缺乏信心、医生的业务水平不高、就诊医院的差异导致了研究对象的依从性较差。

评价研究对象的依从性尚缺乏统一的标准，常用的依从性公式（%）=（NDP-NME）/（NDP）×100%，其中NDP指处方或医嘱规定的给药次数或剂量，NME指患者服药的失误次数或剂量。一般认为>80%表示具有依从性。也可以根据患者是否完成疗程计算完成治疗率、采用Morisky-Green（MG）标准、利用生存分析技术估计坚持治疗率和中位坚持治疗时间、根据自行设计的调查表采用问卷、交谈或两者结合的形式进行依从性调查。

可加强个体化患者的健康常识的讲

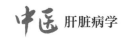

解，提高患者对疾病的相关知识的了解，提高自我护理能力，坚定患者健康信念，对患者进行循环式重复教育以使患者养成良好的用药习惯，提高研究对象的依从性。

（二）研究者的依从性

近期国家科研管理部门在对部分重大临床研究项目中期检查或终期评审时发现，项目实施仍存在许多问题，最突出的表现为研究者依从性不好，即研究者不能严格按设计方案执行，导致数据质量下降。研究者依从性不好往往涉及的是"小问题"，但这些问题破坏了研究方案的设计思想和设计原则，造成数据质量下降，危害全局。主要表现在任意修改方案，不按方案实施；没有理解掌握研究设计方案对临床操作提出的具体要求和实施细节；随意修改数据。这需要我们通过加强教育和培训、改进设计以提高研究方案的可操作性、树立正面典型以提供借鉴参考学习的模板、解决项目实施中的具体问题、选择合适的人做合适的事情等方面提高研究者的依从性[11]。

五、临床研究中主观指标的量化

中药对中医肝病的临床研究，尤其是对中医临床证候学研究时需要对患者症状、体征、实验室检查进行观察和评价，观察资料可分为定性和定量两类。肝病患者的许多症状和体征如腹痛、头昏、头晕、口干口苦、乏力、失眠等都是主观指标，通常只能做出有与无、好与差、是与否的判断即定性判断。但这些主观指标常会有程度上的差异，缺乏客观定量的方法。传统的办法是通过制定一些量化表，如中医症候量表、睡眠状况调查表、睡眠状态自评量表、匹茨堡睡眠指数量表、焦虑自评量表和抑郁自评量表等，将主观症状分级为0、1、2、3级，分为无、轻、中、重。但这种统计方法因每个人的感觉不同，也会导致主观指标的模糊化[12]。

六、假设检验的解释

（一）假设检验的基本思想

假说检验的出发点是判断样本之间差异是由什么原因造成的。样本数据间的差异可由两种原因所致：一是样本来自同一总体，差异因抽样误差所引起；二是样本来自不同总体，差异因不同总体所引起。假设检验是运用反证法原理进行统计分析的，即应用假设两个样本均数可能来源于同一总体，计算出在此假设下的某个统计量的大小，当这个统计量在其分布中的概率较小时（如 $P \le 0.05$），拒绝其假设，而接受其对立假设，认为两样本分别来自不同的总体。假设检验以 P 值大小作为推断依据，即 P 值大表示差异由抽样误差引起可能性大，P 值小表示差异由抽样误差引起可能性小，即由总体不同引起的可能性大。

（二）假设检验的基本步骤

首先建立检验假设，即无效假设 H_0、备择假设 H_1、检验水准 α；随后计算统计量；最后根据统计量的值来得到概率（P）值；再按概率值的大小得出结论。

（三）假设检验结果的判读

当 $P \le \alpha$ 时，概率越小，越有理由拒绝 H_0 假设（无差别假设），即拒绝 H_0 假设的可信程度就越大。在假说检验判读时要注意，当 $P \le \alpha$ 时不能说"P 值越小，组间的差别就越大"；在做出结论时，要避免使用绝对的或肯定的语句；当 $P \le \alpha$ 时，只要 $P \neq 0$，就无法完全拒绝 H_0 假设即不能肯定各总体间有差别；当 $P > \alpha$ 时，只要 $P \neq 1$，就无法完全接受 H_0 假设即不能肯定各总体间无差别。

（四）假设检验结论的两类错误

在假设检验过程中存在两类错误，当 $P \le \alpha$ 时，做出"拒绝 H_0 假设，可认为各总体间有差别"的结论时有可能犯第一类错误，用 α 表示其概率，若 $\alpha=0.05$ 时犯 I 型错误的概率 ≤ 0.05，若假设检验的 P 值比 0.05 越小，犯第一类错误的概率就越小。当 $P>\alpha$ 时，做出"不拒绝 H_0 假设，还不能认为各总体间有差别"的结论时就有可能犯第二类错误，用 β 表示其概念，假设检验 P 值越大，犯第二类错误的概率就越小。

（五）假说检验方法的选择

组间比较/差异分析的临床研究首先需要根据资料类型选择不同的假说检验的方法，如计量资料的假设检验一般选取 t 检验、方差分析、Z 检验、秩和检验等；计数资料的假设检验一般选取卡方检验和 Z 检验；等级资料的假设检验选取秩和检验（Wilcoxon 秩和检验、H 检验、Friedman 检验）。此外，还需要根据数据的组数选择假说检验的方法，如两组比较可选用 t 检验、u 检验、两组秩和检验、四格表和较正四格表的卡方检验等；多组比较可选用方差分析、多组秩和检验、行×列卡方检验等。相关分析/自变量与因变量关系分析/回归分析时，若资料为数值，可选用直线回归、直线相关、等级相关的方法；无序分类变量（计数资料）的相关分析时，前瞻性研究用 RR、归因危险度（AR），回顾性研究可用 OR；有序分类变量（等级资料）等级相关分析时，参数检验可用积矩相关系数（Pearson's），非参数检验可用 Spearman 等级相关系数。

七、伦理

临床研究过程中，除了有专业性设计即用于回答医学专业本身科学问题的研究设计、科学性设计即保证回答医学专业问题时的真实性和可靠性外，还需要有伦理设计，以公正、尊重人格，力求使受试者最大程度获益和尽可能避免伤害。《临床研究规范与准则：伦理与法规》（第3版）（中文翻译版）中提到："希望通过给临床研究

者提供更多、更翔实的内容，让世界各地的临床研究人员逐步遵循临床研究的统一化规范和准则，并以最高质量来完成临床试验研究工作。"

医学伦理学是运用一般伦理学原则解决医疗卫生实践和医学发展过程中的医学道德问题和医学道德现象的学科，它是医学的一个重要组成部分，又是伦理学的一个分支。在医学伦理学中需遵循以下三个最基本的伦理学原则。

（一）病人利益第一

要求医务人员需在主观上、动机上、客观上、行动效果上对患者确有助益，且有义务不去有意地或因疏忽大意而伤害患者。由于患者大多不懂医学，且患者的身心处于弱势地位，不能作出合乎理性的决定，为了患者的利益，应由医务人员代替患者作出决定，但一定要以患者的利益为第一位。

（二）尊重患者

在临床研究过程中，要尊重患者的自主权利，即患者有权利就关于自己的医疗问题作出决定。但有些患者因年幼、无知、智力低下、精神不正常等，降低或缺乏了自主作出合理决定的能力，这时需要医务人员加以干涉以保护患者不受他们自己行动造成的伤害。要求医务人员或研究人员在试验前必须充分取得患者的知情同意，即受试者在作出接受试验的决定前，应知道试验的性质、持续时间和目的、方法和手段，可能发生的不方便和危害及对个人健康可能产生的影响。

（三）公正的形式原则

指在形式上要求对在有关方面相同的人要同样对待，对在有关方面不同的人应该不同对待。这些有关方面可以是个人的需要、能力、已经取得的成就，或已经对社会作出的贡献、对社会可能作出的潜在贡献等，公正原则在讨论医疗卫生资源的宏观分配和微观分配时十分重要。

为了引导和规范我国涉及人的中医药临床研究伦理审查工作，推动中医药临床研究健康发展，更好地维护人民健康，国家中医药管理局制定了《中医药临床研究伦理审查管理规范》，并对临床科研定下伦理硬指标，即必须遵循国际通则为中医药国际化铺路、尊重中医特点体现行业特色、强调受试者权益严管研究者越界、清扫现存突出问题提升伦理审查水平，此规范的实施有利于保证患者这一弱势群体在临床研究过程中的利益保障。

（高月求、张鑫）

参考文献

[1] 李雪迎.临床实验设计三要素之处理因素[J].中国介入心脏病学杂志，2014，22（4）：219.

[2] 李雪迎.临床实验设计三要素之研究对象[J].中国介入心脏病学杂志，2014，22（5）：317.

[3] 李雪迎.临床实验设计三要素之处理效应[J].中国介入心脏病学杂志，2014，22（6）：360.

[4] 范维琥.临床科研设计有哪些基本类型?[J].新药与临床，1992（1）：46.

[5] 刘文科，仝小林.仝小林教授应用大剂量毒剧药治疗重症糖尿病周围神经痛验案1则[J].新中医，2010，42（5）：94-95.

[6] 黄桥，黄笛，靳英辉，等.临床研究中常用的统计方法和常见问题[J].中国循证心血管医学杂志，2017，9（11）：1288-1293.

[7] 时景璞.临床研究中样本量的估计方法[J].中国临床康复，2003（10）：1569-1571.

[8] 梁世锵.常见临床试验设计中样本含量估计的方法[J].预防医学情报杂志，1992（4）：236-239.

[9] 支英杰，谢雁鸣.浅析临床研究中影响患者依从性问题的因素与对策[J].中医杂志，2010，51（S1）：1-3.

[10] 朱大乔，李雪玉，何丹丹.原发性高血压药物治疗依从性的评价方法[J].中国行为医学科学，2003，12（1）：100-102.

[11] 赵一鸣.改善临床研究者依从性的对策和方法[J].中华医学杂志，2005（23）：1588-1590.

[12] 翟华强，向楠.对主观性指标进行量化的探讨[J].中华中医药杂志（原中国医药学报），2006（增刊）：104-106.

第三章　中医肝病临床研究的主要内容

第一节　名中医经验继承的主要内容

名老中医的学术思想、诊疗经验、临床技法是中医药的知识精华和知识载体。国务院《中医药创新发展规划纲要（2006—2020年）》指出："系统继承中医药的宝贵知识和经验是中医药发展创新的源泉和基础。"其中一项任务就是"收集整理名老中医的学术思想、临床经验和用药方法并进行系统研究，建立高效的传承方法和个体化诊疗体系"。名中医的经验传承可通过全面深入地对名中医的学术思想、思辨特点、临床经验、医案医话、成才轨迹等内容进行整理、挖掘、继承。通过全面、深入地对名老中医学术思想与临床经验进行整理、挖掘、继承，对名中医经验的继承具有重要的意义。

一、名中医经验继承的主要内容

（一）名老中医临床诊疗经验的研究

主要包括辨证论治临床诊疗策略、临床诊疗行为和临床诊疗技术等重点内容。临床诊疗策略指名老中医在辨证论治时，其思维演绎的过程和处理的策略，如诊察中重点关注的症、辨证依据、治疗立据点、组方原则、遣药心得等。诊疗行为是指具体使用的药物等。诊疗技术指独创的诊疗技术、方法或工具。许多学生只是注意名老中医的处方用药，其实我们更应该体会他们的临床诊疗策略。临床诊疗策略是学习的精华。

（二）名老中医学术思想的研究

主要包括学术思想、学术渊源和学术脉络与文化等研究内容。总结名老中医的创新学术观点或思想，并梳理其学术渊源及学术发展脉络。

（三）名老中医医德与治学的研究

主要包括名老中医人格品行、医德医风、治学方法等的研究。

二、名老中医经验继承的主要方法

（一）跟师学艺

最传统的名老中医传承的方法是口传心授、跟师随诊。通过师傅口传心授，徒弟心领神会，耳濡目染中更能体会到师傅深厚中医底蕴的精髓，经言传身教领悟并传承师傅的学术思想和临证经验，促使名医的临证经验得以代代相传，是千百年来中医传承与发展的基石[1]。

（二）数据采集和挖掘

自 2013 年国家启动了"十二五"国家科技支撑计划"名老中医临床经验、学术思想传承研究"项目，建立了名老中医传承社会化服务平台暨全国名老中医传承工作站，成为现代名老中医经验传承的重要载体，逐步形成了"临床数据采集 - 数据挖掘提取 - 临床运用验证 - 实验机制研究 - 指导临床"的模式[2]。

数据采集和挖掘指依托高度结构化数据采集系统，全面、动态、规范化采集专家医案的临床信息，运用描述性分析、多元线性回归分析、Logistic 回归分析、判别分析、人工神经网络、决策树、贝叶斯网络、聚类分析、主成分分析、因子分析、关联规则等多种数据挖掘手段，对名老中医的学术思想和临床经验进行传承，探索出更多口传心授、手工统计、人脑总结等方式无法探及的新规律[3-4]。通过对数据的采集和深度挖掘，可以将其完整地记录在全国名老中医传承工作站中，以便总结经验、科研攻关、指导临床等。常用的数据挖掘软件有甲骨文数据挖掘（oracle data mining，ODM）、怀卡托智能分析环境（waikato environment for knowledge analysis，Weka）、矩阵实验室（matrix laboratory，MATLAB）、Python、R 等软件，但由于中医医案信息具有非标准化与个性化的特点，成为从海量的医案数据进行分析挖掘的瓶颈。针对中医药数据的特点，北京中医药大学基础医学院中医学信息研究室研发了医案数据处理系统和中医处方智能分析系统，中国中医科学院中药研究所研发了中医传承辅助系统，其中中医传承辅助系统综合运用文本挖掘、描述性分析、关联规则、复杂系统熵等数据挖掘手段，能充分体现中医医案的特色，且易于操作，成为目前较主流的中医药信息处理平台[5]。中医传承辅助系统主要包括医案分析（如症状频次、规律、聚类）、药味分析（药味频次、用量）、方剂分析（组方规律、新方分析）、方证分析（通过可视化的药 - 证 - 症网络得出药味、证候、症状之间的对应关系）4 大板块的数据挖掘。数据挖掘技术不仅可将隐藏于海量医案的深层规律较为全面地解析并表达，一定程度上排除挖掘人员主观意识的干扰，而且能发现其中蕴藏的新处方、新理论，促进其在临床的应用，提高临证疗效。要保证医案的数量和质量、使用标准化和统一化的中医用语、经过中医药专家在中医药理论指导下进行反复分析和论证，才能形成真正有价值的名老中医的经验。

（三）定性访谈

定性访谈是指研究者以开放式或半开放式的提问的方式，有目的地通过口头谈话的方式从受访者处收集第一手资料的研究方法[6]，能深层次地了解受访者的态度、看法、思想等。在访谈前需要确定本次访谈的主要研究目的和内容，然后进行研究设计、进行正式的访谈，最后将访谈的资料进行转录、分析并撰写报告，此过程可以循环往复，其往复的次数主要取决于研究目的、资源分配，且遵循"信息饱和"的原则[7]。如通过定性访谈法研究名老中医周平安运用表里和解法治疗流行性感冒，得出寒邪和内热是流行性感冒的重要病机，清肠保肺是重要治法[8]。定性访谈尊重受访者的解释，能给受访者充分自由的表达空间，可产生新的理论和捕捉到其他研究方法无法探及的微妙信息，适合主观性较强的诊疗经验和学术思想的传承研究[9]。但定性访谈也存在分析资料时的主观性、因方言导致资料转录有误、因资料收集和分析不是同一人导致理解有误、对已故名老中医的弟子或后人的访谈易导致信息误差等不足[10]。

（四）病案整理和经验总结

病案整理和经验总结是由名老中医传承人在跟诊中通过对有效病案中诊断方法进行归纳、临证思路进行梳理，对用方用药选择规律的总结，提炼名老中医的学术思想和经验，是目前最为常用的研究手段[11]。在总结的过程中可以疾病、方剂、治则治法和临床流行病学为线索进行整理[12]。以疾病为线索，如总结名老中医王灵台治疗慢性肝病的经验时，认为慢性肝病病机为正气亏损、邪毒为患，治则以益气活血通络、健脾柔肝补肾、清热解毒散结、调和阴阳，建立了肝八味用于治疗慢性肝炎和肝纤维化、肝硬化（代偿期）[13]；以方剂为线索，如对刘学勤运用温胆汤的规律总结中，得出通过对温胆汤的随证加减，可治疗心悸、脏躁、不寐等疾病[14]；以治则治法为线索，如总结关幼波从络论治形成的"络病学说"，用于治疗黄疸、癥病、外感发热等疾病[15]。病案总结具有灵活性强，不耗费大量人力和时间，分析过程能与中医药思维更密切结合的优点，但存在结论的主观性较强、经验收集过程方式单一、收集数据的模式不规范等缺点。

（五）临床流行病学方法

随着循证医学的发展，回顾性队列研究、前瞻性随机对照研究、横断面研究、Meta分析等临床流行病学研究方法也广泛运用于名老中医的经验传承研究中。回顾性队列研究是在名老中医治疗过的患者中，根据患者在过去某时间点的病情或暴露情况对其进行纳入并分组，追溯从过去某时间点到其后的某时为止，比较不同组的结局差异，从而判断治疗方法与结局之间的关联[16]。前瞻性随机对照研究是招募具有某种病证的患者，将患者随机分为对照组和治疗组，治疗组采用名老中医经验方治疗，对照组采用安慰剂或现有方法治疗，评估经验方的临床疗效[17]。横断面研究指在某特定的时间，对名老中医治疗的某种症状或证型的患者临床资料进行收集、描述，为进一步的研究提供线索[18]。Meta分析指对多个临床研究结果进行综合分析[19]。临床流行病学研究可提高名老中医经验研究的科学性和可推广性。但存在研究周期长、人力物力投入大、完成难度高等不足之处。

（六）经验方或新方的机制研究

为了提升疾病的治疗理论和临床用药前的有效性及安全性的评估，部分学者运用动物实验的手段阐释名老中医特色治法和经验方剂的治疗机制[20]。名老中医的特色治法和经验方剂如有望开发为新药，则还需动物实验及临床试验进一步验证，即成药性研究。

第二节 证候学研究的主要内容

中医药的临床治疗学以辨证论治为主要特点和方法。"辨证论治"体现了中医药学对人体生理、病理规律的认识，是有别于现代医学诊疗体系的一大特色和优势。辨证是论治的前提和立足点，也是中医学独特的认识、诊断和治疗疾病的途径和方法，是中医的精髓所在。"证候"是疾病过程中某一阶段（时点）机体对内外致病因素作出的综合反应，包括病因、病位、病势、病机等多方面内容，在宏观上表现为特定的症状、体征（舌象、脉象等）的有机组合，是从整体观出发对疾病内在变化的概括。由于证候的判断（辨证）以症状、舌象、脉象等一系列软指标或定性指标为依据，很大程度上有赖于研究者的个人经验。随着中医学对"证候"认识的不断深入，现代中医界对其有一些新的理解和诠释，认为证候是一个非线性的"内实外虚""动态时空""多维界面"的复杂巨系统，表现出既稳定又不恒定、既可预测又不可拘泥、既有个性又有共性的特性。正是证候的这种"高维性"和"混沌性"，成为影响证候标准化、规范化的重要原因[21]，但中医证候诊断标准和分布规律研究是中医学科不得不面对又不得不解决的基本科学问题，建立中医诊治规范化体系，避免时空一致同一患者中医证候诊断的差异，从而建立可供实施执行的诊疗规范，不仅对于指导临床治疗、提高临床疗效有重要意义，也有助于国际医学界认识中医学证候的客观存在，对推动中医药走向世界也有重要的作用。建立中医证候诊断标准和分布规律一直是中医药学科长期苦苦追寻的目标，由于研究思路和研究方法的局限，尚未取得公认且推广应用的研究成果。目前证候标准和分布规律研究多采取病证结合的研究方法，旨在探索具体疾病的中医证候规律，中医学学科特点决定了研究疾病必须是中医药防治确有疗效的病种，只有以证-方-效这一中医临床诊治思维方式为纲，通过临床疗效确定证候规律，才更具指导意义。

现代医学对慢性乙型病毒性肝炎的治疗目前主要使用抗病毒药物，虽取得一定疗效，由于病毒的耐药及其发病机制不明确等问题，目前疗效尚不满意[22]。广大中医工作者对该病进行了深入的临床和实验研究，已取得了诸多进展，尤其在控制肝脏炎症、抗肝纤维化、调控免疫、改善生活质量等方面具有一定优势，在慢性乙型肝炎防治阵地中占有十分重要的地位。在慢性乙型肝炎中医证候规律研究中，建议重点进行以下几个方面的研究。

一、研发中医四诊信息结构化数据采集平台

（一）文献荟萃，提取慢性乙型肝炎的中医证候数量、出现频率，中医症候条目及其分级

中医四诊信息采集规范是建立证候规律的关键，建立结构化的中医症候信息采集条目是保证信息采集一致性的关键，需在慢性乙型肝炎中医药防治文献荟萃的基础上，听取相关专家团队的评议意见，参考《中药新药临床研究指导原则》和中医5版教材《中医内科学》《中医诊断学》有关中医肝病中（包括胁痛、黄疸、积聚）常见四诊信息，建立四诊信息调查初始表。建立四诊信息调查初始表最为关键的是条目选择和确定分级标准，症候条目池主要来源于前期文献资料和专家团队意

见。由于中医药防治慢性乙型肝炎的临床研究文献良莠不齐的现状，需制定文献遴选标准，重点选择中医证型明确，且涵盖诊断标准的文献。中医医案往往是中医症候描述最为详细的文献资料，因此如何提取医案中症候信息条目是值得关注和重视的。个人认为，为保证选择医案疾病一致性，尽量选择慢性乙型肝炎诊断明确的现代医案为宜，明清及以前医案以胁痛、黄疸、积聚诊断为宜，应将医案中所有中医症候纳入条目池。在建立条目池过程中，最有价值的文献资料当属《中药新药临床研究指导原则》、中医5版教材《中医内科学》《中医诊断学》，因为这些文献资料是现代中医名家在系统总结历代中医文献基础上结合集体经验形成的，具有十分重要的指导意义。由于中医学属经验医学，专家团队意见对初始调查表条目选择和分级标准确定，应该通过德尔菲法的至少两轮专家问卷调查，通过统计分析采信专家团队意见。

（二）应用四诊信息调查初始表进行临床流行病学预调查

确定疾病纳入标准，尽量选择初治病例以避免前期治疗对中医症候的干扰，建立数据库，通过统计学分析结合专家经验，确立疾病中主要、次要症候及其程度分级，形成中医证候信息采集量表，保证中医四诊信息采集条目标准化和结构化，规范四诊信息采集录入手段，建立结构化数据采集平台，实现证候信息的量化提取。在临床流行病学预调查过程中，加强人员培训十分关键，其中纳入标准、信息采集方式、观察表填写尤为重要，一致性是研究结果可靠性的保证。应用主成分分析、因子分析、树结构模型等方法进行流调资料统计分析，结合专家团队意见，确立中医主要、次要症候及分级标准。

（三）信息采集和统计、分析

采用多中心、大样本的流行病学调查

方法，应用中医证候信息采集量表系统规范化采集慢性乙型肝炎的中医四诊信息，并采集病程、感染模式、生活习惯、人口学、理化指标、生存质量量表等信息，建立数据库。中医四诊资料应用适合中医学证候规律研究特点的快速聚类分析、主成分及因子分析、树结构模型、数据挖掘、综合建模等技术方法，确立证候分类及其组成的主症、次症，并构建证候数字化判识模式，应用该判识模式回顾性诊断纳入病例，与提取阳性症候由专家盲法判断的证型诊断和统计学分析所得标准回顾性诊断结果进行三者之间 Kappa 一致性比较，总结出中医证型的主症、次症标准。

在建立中医证型诊断标准后，在回顾性诊断纳入病例时可得到慢性乙型肝炎中医证候分布规律，其中可能大部分是兼杂证，应根据诊断标准符合程度确立主证，如症候符合率大于50%为主症，小于50%为次症等。明确慢性乙型肝炎证候规律的意义在于"审证求因"，发展其病因病机理论，从而指导中医治疗，提高临床疗效。在中医证候分布规律明确的基础上，进一步统计分析中医证候规律与病程、感染模式、生活习惯、人口学、理化指标、生存质量量表等信息相关性，从而丰富中医证候的生物学基础，进而发展和完善微观辨证。

二、中医证型诊断标准的临床再验证

中医证候诊断是中医诊断目的，也是中医理、法、方、药的依据，临床疗效是评价其准确性的最客观的依据，因此，中医证候诊断标准必须经过临床验证才具有实用性和推广性。在中医药防治慢性乙型肝炎的临床研究中，应用研究所得的中医证型诊断标准为病例纳入标准，经过临床辨证论治后的疗效评价，分析方药治疗变化显著之证候，进一步验证中医证候诊断标准。

在临床验证过程中，在中医证候诊断标准已建立的基础上，充分采信专家团队意见，根据主症/证确立基本方、根据次症/证确立辨证加减，为保证辨证论治方案实施，应限定基本方组成（以不超过7味为宜，剂量也应固定）、辨证加减药味和剂量（每个次症/证对应1~2味中药，剂量限定一个范围），应用明确有效的相对一致的中医辨证论治方案，有助于临床研究实施。根据中医证-方-效对应原则，从治疗前后中医症候变化可验证中医证候诊断标准，也可能部分修正中医证候诊断标准。

中医证候规律研究是中医药研究的热点也是难点之一，目前大多研究西医疾病的中医证候规律，也有部分研究中医证候基本特征。根据目前中医药临床实践，以前者研究更有指导意义，在研究过程中，也可选择疾病常见证候进行研究，笔者曾选取慢性乙型肝炎常见证候——脾虚证进行证候量表研究探索，首先进行文献荟萃，罗列所有文献报道的脾虚证组成症状，建立中医专家调查表，按重要性排序，选取10个最常见症状，参照国外生存质量量表的研制方法，建立慢性乙型肝炎脾虚证候量表。以"方-证-效"的相关性为主轴，将量表应用于疗效评价，应用健脾方药治疗慢性乙型肝炎脾虚证患者，通过比较治疗组治疗前后的量表变化和两组间差异以明确量表的灵敏性和准确性。从效度（validity）、信度（reliability）和反应度（responsiveness）加以评价，进一步修正，从而建立中医证候量表研制方法，为进一步优化中医证型诊断标准和疗效评价体系做出示范性研究[23]。在该研究过程中，困惑的问题就是慢性乙型肝炎的中医证候复杂性，脾虚既可伴肝郁，也可伴湿热、阴虚、瘀血等兼证，单纯脾虚证较为少见，影响研究成果的推广应用，因此，

进行中医证候量表之前，首先要明确中医证候诊断标准，其次要明确中医证候分布规律，只有选取较常见的中医证候分类（也可能是兼杂证），再进行证候量表研究才可能形成可推广应用的研究成果。

第三节　治则治法研究的主要内容

中医治则是指治疗疾病时必须遵循的基本原则，是在整体观念和辨证论治思想指导下制定的准绳，对临床立法、处方、用药/针灸等具有普遍指导意义，包括概括治病的总原则或治疗一类病症的总原则，和专论各不同病证的治疗原则，如正与邪、阴与阳、虚与实等，由此形成一套扶正祛邪、调整阴阳、三因制宜、治病求本、未病先防、既病防变、虚则补之、实则泻之等治疗原则[24]。治法是在一定治则指导下制定的针对疾病与证候的具体治疗大法和治疗方法，治疗大法是较高层次的，治疗方法是指具体治疗办法，如内治法、外治法、针灸疗法、意疗法、补益法、温里法等[25]。

中医的治则治法的临床研究一方面通过临床流调的方式对慢性肝病的证候分布规律、遗传背景、病机进行分析，从而建立相应的治则治法；另外一方面可以通过文献检索的方式整理归纳慢性肝病的中医治法分类，明确中医治疗的治疗大法，确定主要的治则方向，为制定标准化的中医治疗方案提供理论依据。

一、临床流调研究

通过对临床一线专家进行慢性肝病的问卷调查，运用组合分析、排列分析等统计学方法，以描述分析、归纳总结出慢性肝病的诊疗方案（包括法、方、药），为进一步的科学研究及临床诊疗提供参考[26]。

（一）明确研究目的

确定拟开展研究的慢性肝病病种。

（二）资料收集

设计慢性肝病的证候要素、证候特征、证候病机演变规律、常用治疗方法、常用中药及代表方剂的问卷调查表，采用临床流行病学横断面调查方法，对从事相关专业的临床一线医师进行调查。

（三）资料分析

常以描述统计为主，针对特定数据结构也采用其他数理模型。以列联表和堆叠条形图展现原始结果，了解专家答题的基本情况。组合分析采用关联规则分析，分析各专家给出的诊疗顺序、治法、治方以及治药四个方面的方案组合，发掘专家在回答法、方、药各问题时的内在联系，找到合适的诊疗方案（包括法、方、药）。排序分析／交叉分析计算不同的诊疗方案的百分比。

二、文献分析

通过文献检索慢性乙型肝炎、肝纤维化、肝硬化、原发性肝癌等慢性肝病的证候分析和治则治法的文献，分析总结慢性肝病的中医证候分布规律和病机，确定治则治法[27]。

（一）明确研究目的

确定拟开展研究的慢性肝病病种。

（二）资料收集

通过文献检索的方式，搜集与拟研究病种相关的中西医治疗的临床研究。在文献检索前，制定文献检索的纳入标准（包括专家经验介绍、临床诊治思路、临证用药、临床研究、医案列举，必须要有对拟研究病种的中医证治规律的讨论）和排除标准（一些信息不全的文献、辨证分型术语不规范者、个案报道、名老中医经验等），以及检索的数据库（中国知网、维普中文科技期刊、万方数据库等）等。

（三）资料的整理

文献载录的不同名称治法，按异名同类或相近治法、独立治法、混合治法等方式进行归纳，以执简驭繁。按出现频率高低分为常见治法和少见治法。涉及 2 种或 2 种以上的治法称为混合治法，归纳分析该病种的主要治则治法的构成比，并且对主要治则治法的构成比进行两两比较，对 7 种主要治法的构成比进行两两比较，寻找常用治法和少用治法。

第四节　方药研究的主要内容

方药的研究主要包括临床上的方药优选（既重视药物的配伍，还要注意用量、用药方法、用药的时间）、证效关系、量效关系、时效关系和用药方法等主要研究内容。其中临床研究主要着眼于药物的剂量和量效关系的研究[28]。药物剂量的研究根据研究的阶段不同，采取的研究设计不同，可以是不同剂量组作平行设计，可以是可变剂量设计。本节以探究药物剂量的临床研究为例，设计临床研究如下。

一、确定临床研究的目标

以初步评价中药治疗某种证型的慢性肝病患者的临床疗效及安全性，并探索不同剂量和疗程的初步有效性为目标。

二、临床试验要点

临床试验设计重点关注的要点有受试者选择的合理性、剂量和用药间隔的设定的方案设计、对照药的选择、观察周期、疗效和安全性观察指标等。

（一）诊断标准

慢性肝病的西医诊断需要根据中华医学会、亚太肝病学会、欧洲肝病学会、美国肝病学会制定的诊疗指南，疾病诊断应依据目前国际和国内公认的、最新的分类标准。

　　中医证候诊断方面，参照中华中医药学会制定的《病毒性肝炎中医辨证标准》《慢性乙型肝炎中医诊疗指南》《中医肝癌诊疗指南（草案）》《慢加急性肝衰竭中医内科临床诊疗指南》[29-32]。但也常有相互兼夹或伴其他兼证，应予注意。

（二）受试者选择

1. 纳入标准　应根据临床研究药物的适应证选择合适的证型患者。

2. 排除标准　对于存在影响临床疗效评价、有伴发疾病的受试者应予以排除。肾功能是药物安全性重要指标，应在纳入时对肾功能进行限定。

（三）退出和中止试验标准

1. 退出标准　试验中如出现受试者治疗无应答，甚至病情加重或者出现严重并发症及严重不良事件者，该受试者一般应中止研究、退出试验，并采取必要的应对措施。试验开始前，申办者应拟定终止试验标准及补救治疗方案。另外，根据知情同意书的规定，受试者有权中途退出试验，或受试者虽未明确提出退出试验，但不再接受用药及检测而失访，也属于"退出"（或称"脱落"），应尽可能了解其退出的原因。

2. 中止标准　在试验中发现临床试验方案有重大失误或存在重要偏差，发生严重安全性问题时应考虑中止试验。

（四）给药方案的设计

　　研究者应根据研究阶段不同，采用不同的研究设计[33-34]。

1. 不同剂量组作平行设计　根据《药典》的安全剂量、医院制剂剂量、汤剂的生药量为基础，设置不同剂量，作平行设计。可分为低剂量试验组、中剂量试验组、高剂量试验组、对照组（安慰剂对照或/和阳性药对照）。

2. 可变剂量设计　可变剂量设计指同一组患者在试验过程中根据研究设计变化药物的剂量，能快速获得最优治疗剂量的信息，可节约样本量和试验周期。可变剂量设计可分为选择性可变剂量设计、固化可变剂量设计、可变多剂量组设计。

　　（1）选择性可变剂量设计： 首先确定每个剂量的目标疗效，逐步加量，待达到截止剂量、目标药效、固定疗程后即可停止试验。可分为试验组（低剂量—增加剂量—增加剂量—截止剂量）和对照组（安慰剂对照或/和阳性药对照）。

　　（2）固化可变剂量设计： 首先设立不同的剂量、预定加量时间、到达截止剂量后中止试验等3个要素。可分为试验组（剂量—增加N次剂量—截止剂量）和对照组（安慰剂对照或/和阳性药对照）。

　　（3）可变多剂量组设计： 分为小剂量组（小剂量—小剂量—小剂量）、中剂量组（小剂量—中剂量—中剂量）、大剂量组（小剂量—中剂量—大剂量）和对照组（安慰剂对照或/和阳性药对照）。

（五）对照药的选择

　　对照药可根据试验目的（有效性或非劣性临床研究），可选用安慰剂，或选择国际国内指南中推荐的与试验药物作用相似的西药，或有明确循证医学证据的功能主治相近的中成药作为对照药物。

（六）筛选期、疗程和随访

　　筛选期一般可设定在3天至2周之内，疗程和随访时间应根据中药的特点和临床疗效来确定。

（七）有效性指标

　　根据研究目的和临床疗效选择具体的疗效指标。改善临床症状的临床研究，以一种临床症状的改善作为疗效指标。保肝降酶、利胆退黄的临床研究应采用多个疗效指标，可以根据试验目的选择1～2个主要疗效指标和多个次要疗效指标。抗肝纤维化的临床研究应采用肝脏病理为主要疗效指标、无创诊断指标为次要疗效指标。抗乙肝病毒作用的临床研究，应选择病毒学或血清学的1～2个主要疗效指标和多个次要疗效指标。对于肝衰竭的临床研究，应选择肝脏生化功能或肝细胞再生增殖、内毒素检测中的 1～2 个主要疗效指标和多个次要疗效指标。对于中医证候疗效研究可选择与证型相关的中医证候。

（八）安全性指标

应关注一般状况、生命体征（体温、呼吸、心率、血压），血、尿、便常规，肝肾功能、甲胎蛋白和心电图等安全性指标。根据试验目的设计访视的时点。在进行加载试验研究时要注意药物相互使用的安全性问题。

（九）合并用药

1. 对入组时合并用药的限定　入组的患者如病毒性肝炎尤其是慢性、重型肝炎、肝硬化患者在就诊时已应用或必须应用抗病毒治疗，故纳入、排除标准应对合并用药做出规定，以减少对疗效判定的影响。

2. 试验期间合并用药　受试者在试验期间不能同时使用与试验药物功能主治相同或相似的中药。

第五节　综合防治方案制定与优化的主要内容

综合诊疗方案的制定是目标明确、设计合理、分步推进和规范实施的一系列科学研究过程。本节就病毒性肝炎的临床综合方案的制定和优化的临床研究设计如下。

一、确定临床研究的目标

急性病毒性肝炎以抗炎保肝、消退黄疸为目的。慢性病毒性肝炎、淤胆型肝炎、重型肝炎、肝硬化（代偿期）以最大限度地长期抑制或消除病毒，减轻肝细胞炎症坏死及肝纤维化，延缓和阻止疾病进展，减少和防止肝硬化失代偿、原发性肝癌及其并发症的发生，从而改善生活质量

和延长存活时间为目标。

（一）评价中医药对肝硬化患者临床症状的改善疗效

肝硬化（代偿期）最常见症状为乏力、腹胀、肝区疼痛。多数患者有食欲减退、恶心、便溏等消化道症状。临床研究可定位在改善患者乏力、腹胀、纳差等主要临床症状上，尤其是缠绵反复的体倦乏力。

（二）评价中医药对急性肝炎或慢性肝炎的保肝降酶疗效

多年的临床实践已经证实，中医药的保肝降酶作用优势明显，临床研究定位于评价中药高效安全的保肝降酶效应。

（三）评价中医药对急性肝炎或慢性肝炎或肝硬化的利胆退黄疗效

多年临床实践已经证实，中医药的利胆退黄作用优势明显，临床研究定位在于中药对符合单一疾病诊断同时 TBIL 升高（TBIL>2×ULN，同时 ALT 和 AST GOT<2×ULN）或符合单一疾病诊断同时满足胆汁淤积性肝病诊断的患者的利胆退黄作用。

（四）评价中医药对慢性肝炎或肝硬化的抗肝纤维化作用

抗肝纤维化作用也是中医药治疗慢性病毒性肝炎、肝硬化的一大优势。临床研究的定位在于评价中医药对患者肝纤维化程度的改善。

（五）评价中医药对慢性肝炎患者乙肝病毒的抑制作用

尽管在多年的研究中并未发现疗效肯定的中药，可能是还未找到此类中药。但由于目前现代医学的抗乙肝病毒药物均未能理想地解决临床抗乙肝病毒的应答不全、停药复发等问题，因此，进一步积极寻找抗乙肝病毒作用的中药，也是一个亟须的临床定位。

（六）中医药调控慢性肝炎患者免疫功能

中医药以调控人体功能状态见长，调

控免疫可能是中医药治疗病毒性肝炎的优势环节之一，但目前存在作用靶点不明确、研究方法局限等问题，因此，在进行中药调控非特异或特异细胞免疫方法学研究的基础上，研究中药调控慢性肝炎患者免疫作用成为中药治疗慢性肝炎的关键优势环节。

（七）中医药提高重型肝炎患者的生存率

重型肝炎患者的临床研究重在探索中医药通过调控患者免疫功能、促进肝细胞再生、清除内毒素血症以提高患者生存率。

二、临床试验要点

研究应以临床定位为纲，科学设计临床试验方案，保证临床试验结论的可靠性，以评价新药的临床价值和上市价值。临床试验设计重点关注的技术问题包括受试者的合理选择、给药方案的设计、对照药的选择、观察周期、疗效和安全性观察指标等。

（一）诊断标准

目前，病毒性肝炎西医诊断标准有2010年和2015年中华医学会肝病专业委员会和感染病专业委员会的诊疗指南，2018年中华医学会感染病分会肝衰竭与人工肝学组、中华医学会肝病分会重型肝病与人工肝学组的治疗指南。还有亚太肝病学会、欧洲肝病学会、美国肝病学会的诊疗指南。疾病诊断应依据目前国际和国内公认的、最新的分类标准[35-37]。

中医证候诊断方面，应参照中华中医药学会肝胆病分会制定的《病毒性肝炎中医辨证标准》和《慢性乙型肝炎中医诊疗指南》。但也常有相互兼夹或伴其他兼证，应予注意。

（二）受试者选择

1. 纳入标准　应根据临床研究的不同临床定位，关注受试者在纳入研究时疗效指标的界定和影响疗效判定的药物种类和剂量，进行必要的限定。对影响疗效判定的药物种类和剂量需有规定。

2. 排除标准　对于存在影响中药临床疗效评价、有伴发疾病的受试者，如酒精性脂肪性肝病、非酒精性脂肪性肝病、自身免疫性肝病、遗传代谢性肝病及严重内科疾病、药物过敏、妊娠（或计划妊娠）等，应予以排除。肾功能是药物安全性重要指标，应在纳入时对肾功能进行限定。

（三）退出和中止试验标准

1. 退出标准　试验中如出现受试者治疗无应答，甚至病情加重或者出现严重并发症及严重不良事件者，该受试者一般应中止研究、退出试验，并采取必要的应对措施。试验开始前，申办者应拟定终止试验标准及补救治疗方案。另外，根据知情同意书的规定，受试者有权中途退出试验，或受试者虽未明确提出退出试验，但不再接受用药及检测而失访，也属于"退出"（或称"脱落"），应尽可能了解其退出的原因。

2. 中止标准　出现以下情况应及时中止临床试验：在试验中发现临床试验方案有重大失误，或者在实施中发生了重要偏差，难以评价药物效应；临床试验中发生严重安全性问题，研究者认为受试者安全性可能受到危害时。

（四）给药方案的设计

研究者应根据中药的组方特点，结合既往应用情况、药物的作用方式及不良事件发生情况来确定给药方案。

（五）对照药的选择

对照药可以根据不同临床定位，除了安慰剂外，还可以选择国际国内病毒性肝炎诊疗指南中推荐的，与试验药物作用相似的西药或有明确循证医学证据的功能主治相近的中成药作为对照药物。应进行有效性或非劣性临床研究。如定位于改善临床症状、保肝降酶、利胆退黄的临床研究，应进行优效性研究，建议选择以安慰剂作为对照或具有明确循证医学证据的功能主治相近的中成药作为对照药，中成药作为对照药时，除功能主治相近外，原则上应选择制剂类型及用法用量相同的品种；定位在抗肝纤维化的临床研究，如以抗病毒作为基础治疗，建议选择以安慰剂或具有明确循证医学证据的功能主治相近的中成药作为对照药，中成药作为对照药时，除功能主治相近外，原则上应选择制剂类型及用法用量相同的品种；定位在抗乙肝病毒的临床研究，如以 HBV DNA 下降或低于检测下限为目标，建议选择目前抗病毒的西药作为对照药，如以乙肝血清学指标阴转或血清转换率为目标，建议在联合抗病毒西药的基础上，选择安慰剂作为对照药；定位在调控免疫的临床研究，由于目前尚无明确调控免疫作用的中药新药上市，慢性肝炎研究建议在联合抗病毒西药的基础上，选择安慰剂作为对照药。

（六）筛选期、疗程和随访

根据受试者入组前所使用治疗病毒性肝炎药物的半衰期来设定洗脱时间，筛选期一般可设定在 3 天至 2 周之内。疗程及随访时间应根据药物作用特点和临床定位来确定。

1. 定位在改善临床症状的新药研究 建议其疗程不少于 2 周，但不宜超过 4 周，随访时间可为 4 周。

2. 定位在保肝降酶的新药研究 建议其疗程不少于 2 周，但不宜超过 4 周，随访时间可为 4 周。

3. 定位在利胆退黄的新药研究 根据目标人群的不同，其疗程为：对于急性和慢性病毒性肝炎、重型肝炎建议其疗程不少于 4 周，但不宜超过 12 周；淤胆型肝炎、肝硬化建议其疗程不少于 12 周，但不宜超过 24 周。随访时间可为 12 周。

4. 定位在抗肝纤维化的新药研究 建议其疗程不少于 12 个月，随访时间可为 6

个月。

5. 定位在抗乙肝病毒的新药研究 建议其疗程不少于 12 个月，随访时间可为 6 个月。

6. 定位在调控免疫的新药研究 建议其疗程不少于 12 个月，随访时间可为 6 个月。

7. 定位在促进肝细胞再生的新药研究 建议其疗程不少于 4 周，但不宜超过 12 周，随访时间可为 4 周。

8. 定位在清除内毒素血症的新药研究 建议其疗程不少于 2 周，但不宜超过 4 周，随访时间可为 4 周。

（七）有效性指标

根据不同临床定位来选择具体的疗效指标。定位在改善临床症状的新药研究，常以一种临床症状的改善作为疗效指标。定位在保肝降酶、利胆退黄的新药研究应采用多个疗效指标，可以根据试验目的选择 1~2 个主要疗效指标和多个次要疗效指标。定位在抗肝纤维化的新药研究应采用肝脏病理为主要疗效指标和无创诊断指标为次要疗效指标。定位在抗乙肝病毒作用的新药研究，应选择病毒学或血清学的 1~2 个主要疗效指标和多个次要疗效指标。定位在调控免疫作用的新药研究，应选择细胞免疫或体液免疫的 1~2 个主要疗效指标和多个次要疗效指标。定位在肝细胞再生作用的新药研究，应选择肝脏生化功能或肝细胞再生增殖的 1~2 个主要疗效指标和多个次要疗效指标。定位在清除内毒素血症作用的新药研究，应选择内毒素检测中的 1~2 个主要疗效指标和多个次要疗效指标。

由于中医证候疗效是具有中医特色的疗效指标，复方新药制剂与中医证候存在"方证对应"的关系，故中医证候疗效也要作为有效性指标。

1. 定位在改善临床症状的新药研究 用于评价临床症状的有效性指标需被公

认，原则上应当是国际国内公认的评价指标，如改善疲乏症状，可选择疲劳严重度量表等国际公认量表。由于很多症状或体征尚无可参考的公认评价指标，也可以考虑使用单项症状或体征的消失率来进行有效性评价。主要疗效可定位于单一症状，也可是复合症状、体征。

2. 定位在保肝降酶的新药研究　肝脏生化功能指标可用于评价疗效，可根据研究目的选择其中 ALT/AST 等主要疗效指标和多个次要疗效指标。

3. 定位在利胆退黄的新药研究　肝脏生化功能指标中总胆红素包括直接和间接胆红素、胆汁酸、胆汁淤积酶 AKP/GGT 等可用于评价疗效，可根据研究目的选择其中 1～2 个主要疗效指标和多个次要疗效指标。

4. 定位在抗肝纤维化的新药研究　肝脏病理、肝纤维化 Ishak 或 Metavir 分期为主要疗效指标，FibroScan 检查、FibroTouch 检查、APRI 评分、FIB-4 指数、血清肝纤维化标志物等作为次要指标。

5. 定位在抗乙肝病毒的新药研究　建议根据研究目的，选择乙肝病毒学和血清学指标中 1～2 个为主要疗效指标，其他病毒学或血清学指标为次要疗效指标。具体参考《慢性乙型肝炎抗病毒治疗药物临床试验技术指导原则》。

6. 定位在调控免疫的新药研究　应根据研究病种选择不同疗效指标。研究慢性乙型肝炎，由于目前尚无公认乙肝病毒感染免疫应答指标，该研究的主要疗效指标或次要疗效指标可根据药物前期研究基础选择。建议采用乙肝血清学表面抗原或/和 E 抗原下降或阴转或血清学转换作为主要疗效指标。研究重型肝炎应以患者生存率（28 天、3 个月、6 个月生存率）为主要疗效指标。调控免疫的新药研究也可根据前期研究基础选择部分细胞免疫或体液

免疫指标作为主要疗效指标。

7. 定位在肝细胞再生的新药研究　一般以重型肝炎为研究病种。由于尚无公认的肝细胞再生临床检测指标，建议选择 28 天、3 个月、6 个月生存率为主要疗效指标，可选择肝脏生化功能或血糖、总胆固醇、胆碱酯酶、凝血酶原活动度等为多个次要疗效指标。

8. 定位在清除内毒素血症的新药研究　一般以重型肝炎为研究病种，建议选择 28 天、3 个月、6 个月生存率为主要疗效指标，可选择鲎试验、炎症因子（如 TNF-α、LPS、IL-6、IL-1、NO 等）、CRP、血氨等为多个次要疗效指标。

（八）安全性指标

中药新药研究应根据新药的处方、药物特点和前期研究结果来选择具体的安全性指标。首先应关注一般状况、生命体征（体温、呼吸、心率、血压），血、尿、便常规，肝肾功能、甲胎蛋白和心电图等安全性指标。应根据试验目的的不同，设计访视的时点。另外，如药物可能潜在远期不良反应，应在试验结束后一定时期，设置随访观察期。

当中药新药与抗病毒药物联合使用，进行加载试验研究时，尤其要注意药物相互使用的安全性问题。

（九）合并用药

基于目前病毒性肝炎治疗理念和临床研究进展，患者常常联合应用多种药物进行治疗，需要严格限定受试者的合并用药。目前治疗病毒性肝炎临床常用药物主要分为抗病毒药物和保肝降酶药物，提倡抗病毒为关键治疗，但保肝降酶治疗也非常普遍。

1. 对入组时合并用药的限定　由于病毒性肝炎尤其是慢性、重型肝炎、肝硬化患者在就诊时已应用或必须应用抗病毒治疗，且常常应用保肝降酶药物，故纳入、排除标准还必须对治疗病毒性肝炎的合并

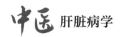

用药做出规定，以减少对疗效判定的影响。

2. 试验期间合并用药 受试者在试验期间不能同时使用与试验药物功能主治相同或相似的中药。

试验期间，对于入组时已应用的抗病毒药物应保持剂量、用法不变，除试验过程中因病毒耐药或停药病情加重而退出的患者，原则上不可以更换或加用抗病毒药物。由于病毒性肝炎病情常常反复，试验期间患者的肝功能明显异常，除了以保肝降酶、利胆退黄为定位的新药研究外，其他新药研究可以考虑选用仅具有降酶退黄作用的药物。

试验过程中的合并用药常常影响对新药安全性的判定，应予以关注。

（十）有效性指标评估中的质量控制

病毒性肝炎尤其是慢性肝炎、重型肝炎、肝硬化等的疗效评价指标包括诸多指标，如临床症状、生化学应答、病毒学应答、血清学应答、病理学应答、影像学检查等。其中病理学和影像学评估具有一定主观性，应加强质量控制，第三方盲法评价十分必要。

在临床症状评估中，常采用中医证候量表，量表使用者均应事先进行培训和考核，并经过一致性检验，保证量表评价的可靠性和可重复性。

（高月求、张鑫）

参考文献

[1] 徐春波，王思成，贺兴东，等.名老中医传承研究模式与研究方法 [J].世界中医药，2009，4（6）：342-344.

[2] 王映辉，张润顺，吴洁，等.名老中医经验传承研究模式探索 [J].中国中医基础医学杂志，2008，14（6）：417-418.

[3] 殷瑞刚，魏帅，李晗，等.深度学习中的无监督学习方法综述 [J].计算机系统应用，2016，25（8）：1-7.

[4] 牟冬梅，冯超，王萍.数据挖掘方法在医学领域的应用及 SWOT 分析 [J].医学信息学杂志，2015，36（1）：53-57.

[5] 卢朋，李健，唐仕欢，等.中医传承辅助系统软件开发与应用 [J].中国实验方剂学杂志，2012，18（9）：1-4.

[6] 廖星，谢雁鸣.定性访谈法在中医临床研究中的应用 [J].中西医结合学报，2008，6（2）：119-123.

[7] PATTON M Q.Qualitative research and evaluation methods[M].3rd ed. Thousand Oaks, California：Sage Publications Inc，2002：374-380.

[8] 张晓雷.基于定性研究的周平安表里和解法治疗流行性感冒传承研究 [D].北京：北京中医药大学，2017：118-120.

[9] 李迅，刘智君，李昕雪，等.定性访谈在中医药干预癌症研究中的应用 [J].北京中医药大学学报，2011，34（9）：581-584.

[10] 廖星，谢雁鸣.基于半结构深度访谈法探讨中医临床研究的方案优化 [J].中西医结合学报，2009，7（4）：309-314.

[11] 张磊，师帅，杨玥.名老中医学术思想研究体系建设思路探讨 [J].中华中医药杂志，2017，32（7）：2858-2861.

[12] 王映辉，张润顺，吴洁，等.名老中医经验传承研究模式探索 [J].中国中医基础医学杂志，2008，14（6）：417-418.

[13] 张景豪，郑超，周振华，等.王灵台运用"肝八味"治疗慢性肝病临床经验 [J].上海中医药杂志，2017，51（12）：23-25.

[14] 刘晓彦，刘静生.刘学勤教授妙用温胆汤治疗疑难杂症经验撷萃 [J].中医研究，2013，26（7）：49-51.

[15] 齐京，王新颖，徐春军.关幼波从络论治验案剖析 [J].中西医结合肝病杂志，2016，26（1）：37.

[16] 邓鹏，胡丹，伍建光，等.中药热奄法治疗慢性稳定型心绞痛阴寒凝滞证 50 例回顾性

队列研究 [J]. 中医杂志，2018，59（5）：398-401.

[17] 何佩珊，潘国凤，王笑民，等."老十针"防治乳腺癌化疗相关恶心呕吐的前瞻性随机对照研究 [J]. 中华中医药杂志，2017，32（6）：2805-2807.

[18] 徐兢鸿，益明辉，杨薇，等.痛风性关节炎患者中医体质及相关因素横断面研究 [J]. 风湿病与关节炎，2018，7（6）：15-18，

[19] 张令霖，连新福，方格，等.血府逐瘀汤联合西药治疗缺血性中风临床疗效 Meta 分析 [J]. 广州中医药大学学报，2018，35（5）：927-933.

[20] 张雅静，刘建平.动物实验《ARRIVE 声明》报告国际规范及促进结果利用的建议与思考 [J]. 中国中西医结合杂志，2018，38（12）：1507-1510.

[21] 高月求，王灵台.慢性乙型肝炎中医证型研究探讨 [J]. 中国中医基础医学杂志，2003，9（8）：40-41.

[22] HOOFNAGLE J H，DOO E，LIANG T J，et al.Management of hepatitis B：summary of a clinical research workshop[J].Hepatology，2007，45（4）：1056-1075.

[23] 乐敏，黄杏，高月求.慢性乙型肝炎脾虚证候量表研制初探 [J]. 上海中医药杂志，2008，42（3）：6-9.

[24] 李姿慧，胡建鹏，王键.中医治则治法研究与探讨 [J]. 安徽中医学院学报，2007，26（6）：1-4.

[25] 国家卫生健康委员会，国家中医药管理局.中医临床诊疗术语　治法部分：GB/T 16751.3—1997[S]. 北京：中国标准出版社，1997.

[26] 谷丽艳，张明雪，刘宁，等.冠心病合并肾病的治则治法研究 [J]. 辽宁中医杂志，2016，43（6）：1131-1136.

[27] 王萍.慢性乙型肝炎中医药治法治则分类研究（附：龙柴方对 48 例 CHB 患者的临床疗效再评价）[D]. 南京：南京中医药大学，2012.

[28] 阎博华，邵明义，毕京峰，等.中药新药临床试验设计规范化探讨 [J]. 时珍国医国药，2009，20（9）：2366-2367.

[29] 中华中医药学会肝胆病专业委员会，中国民族医药学会肝病专业委员会.慢性乙型肝炎中医诊疗指南（2018 年版）[J]. 中西医结合肝病杂志，2019，29（1）：97-102.

[30] 中华中医药学会肝胆病分会.病毒性肝炎中医辨证标准（2017 年版）[J]. 中西医结合肝病杂志，2017，27（3）：193-194.

[31] 中华中医药学会.中医肝癌诊疗指南（草案）[C]//2007 国际中医药肿瘤大会会刊. 2007：433-435.

[32] 中华中医药学会.慢加急性肝衰竭中医临床诊疗指南 [J]. 临床肝胆病杂志，2019，35（3）：494-503.

[33] 梁伟雄.中药新药临床试验的剂量探索 [J]. 中药新药与临床药理，2007，18（5）：415-416.

[34] 郑青山，孙瑞元.新药临床研究的可变剂量设计 [J]. 中国临床药理学与治疗学，2005，10（4）：479-480.

[35] 中华中医药学会肝胆病专业委员会，中国民族医药学会肝病专业委员会.慢性乙型肝炎中医诊疗指南（2018 年版）[J]. 中西医结合肝病杂志，2019，29（1）：97-102.

[36] 中华中医药学会肝胆病分会.病毒性肝炎中医辨证标准（2017 年版）[J]. 中西医结合肝病杂志，2017，27（3）：193-194.

[37] 中华中医药学会.慢加急性肝衰竭中医临床诊疗指南 [J]. 临床肝胆病杂志，2019，35（3）：494-503.

第十二篇 肝病中药新药研发

第一章 肝病中药新药研究的总体思路与方法

新药研究的目的是满足尚未满足的临床需求，只有抓住这一关键点，才能开发出有用的好的新药。中医肝胆病学发展到现在，新药的研究与开发仍然存在很多空白，不能满足临床的需求。目前肝胆病领域尚未满足的临床需求主要有以下这些。

一、病毒性疾病尚无满意的中医药治疗方法

病毒性肝炎，尤其是乙型和丙型病毒性肝炎目前尚无有效的治疗方法，西医治疗方法在丙型病毒性肝炎上取得了巨大的突破，但乙肝治疗仍然存在耐药性等缺陷。刘耕陶院士及其团队围绕肝脏药理，以五味子为例展开深入研究，结果表明五味子具有抗肝细胞损伤、抗氧化、诱导肝药物代谢酶（细胞色素 P450）、刺激肝蛋白质和糖原合成、逆转肿瘤多药耐药（MDR）等作用。在发现五味子有抗肝损伤作用机制的基础上，为寻找治肝炎新药，经历 10 年时光，发现五味子丙素的一种类似物联苯双酯有显著保肝作用且毒性低，合成较容易。临床应用证明，联苯双酯对慢性乙型、丙型肝炎患者降低转氨酶作用显著，无明显副反应，在全国广泛应用已 20 多年，直至今天，国内仍有二十多家药厂生产该药，连续多年出口韩国、埃及、印度尼西亚、越南、缅甸等国家。为寻找比联苯双酯更好的治肝炎新药，刘院士团队又与有关专家合作，经历十余年，终于研发成功双环醇（bicyclol，商品名：百赛诺）。该药对慢性乙型肝炎患者有显著降低转氨酶作用，对抑制乙肝病毒复制亦有一定疗效，2004 年国家颁发正式生产证书，双环醇在 15 个发达国家获专利保护，成为我国第一个拥有自主知识产权的抗肝炎新药。这一案例说明从中药中寻找肝病治疗药物是大有前途的。

慢性病毒性乙型肝炎是由于乙型肝炎病毒（HBV）持续复制而引发的，临床表现为轻重程度不一的炎症性肝病。安全有效的重组人肝表面抗原疫苗的研发成功成为控制慢性病毒性乙型肝炎的重要里程碑，使乙肝感染率急剧下降。然而，对于那些慢性感染 HBV 患者，如何有效地治疗，从而预防威胁生命的肝病，是摆在我们面前的重要课题。乙型、丙型和丁型肝炎经过 10~20 年的病程，约有 20% 将发展为肝硬化，1%~5% 会变成肝癌。因此，慢性病毒性肝炎的治疗是亟待解决的重大临床需求。目前，治疗慢性肝炎药品种，归纳起来可分为四大类：①抗病毒药，如干扰素和拉米夫定；②免疫调节

剂，如特异性免疫核糖核酸和特异性转移因子；③改善肝功能药，如联苯双酯、甘草甜素；④中药，如苦参素、抗肝纤维化中药复方861合剂。上述药物各有一定疗效，但至今没有满意的治疗药。

二、肝纤维化、肝硬化尚无病理上逆转和治疗的有效手段

虽然临床已有一些治疗肝纤维化药物上市，然而疗效并不令人满意。研发高效的抗肝纤维化药物，以及治疗肝硬化及各种并发症如腹水、静脉曲张、肝功能损害等的有效方法仍为临床所需。近20年来，中医中药治疗肝纤维化取得一定进展，上市了扶正化瘀胶囊/片、复方鳖甲软肝片、安络化纤丸、强肝胶囊等中成药，临床上得到广泛应用，在消退腹水、提升血清白蛋白水平、缩小脾脏、改善面色和提高生活质量等方面收获了肯定的临床疗效。但由于各种原因，这些中医中药治疗肝纤维化的有效性尚缺乏高级别循证医学证据，尚未被认同。中医药阻断和逆转肝纤维化，阻断向肝硬化进展的临床需求非常强烈。

三、发病率较少的肝胆疾病未引起重视

如自身免疫性肝炎、原发性胆汁性胆管炎、原发性硬化性胆管炎、肝血管性疾病、慢性肝衰竭、肝内胆汁淤积、药物性或中毒性肝病、酒精性肝炎或肝硬化等，均未见到有新药开发和研究。

第二节　肝病中药新药研发的临床定位

临床定位是指中药新药在拟定目标适应证中预期的治疗作用，该作用应具有公认的临床价值。客观、恰当的临床定位可以降低药物的研发风险。

确定药物的临床定位需考虑：适应证疾病发生发展演变规律；适应证疾病现阶段医学进展所能达到的治疗水平，中医药目前在目标适应证治疗中的作用和地位及药物潜在的临床价值；需明确是治疗用药还是预防用药，是影响疾病进程还是改善症状，是联合现有治疗方法还是单独使用等。

在中药治疗肝胆疾病的新药研发中，根据处方来源、临床用药经验、临床前研究结果，确定好临床定位，是开发成功的关键。

以肝癌为例，临床定位可分为以下几种类型：

（一）肝癌治疗用药

以生存期延长和/或生活质量的改善作为主要疗效指标，同时瘤灶缩小或持续稳定等为前提条件。需要注意，生活质量需要严格定义，如仅以生活质量改善作为主要疗效指标，临床试验至少需要安慰剂对照。此类定位的中药新药研究一般涵盖如下内容：①单独使用中药治疗；②中药联合化疗、放疗、靶向药物等常规治疗增加其临床疗效；③手术、化疗、放疗、靶向药物等常规治疗后的中药巩固治疗或维持治疗。

（二）肿瘤治疗辅助用药

在不影响原有常规治疗方法（如手术、放疗、化疗等）疗效的前提下，预防和/或减轻肿瘤治疗所致的不良反应的药物：①以单一不良反应为治疗目的，例如放疗后的口干、化疗后的呕吐等；②以复合症状群为治疗目的，应选择放化疗等常规治疗相关的主要不良反应；③作为预防用药，应预先明确放化疗等常规治疗相关的不良反应发生率或程度，或选择可预期发生不良反应的适应人群。

（三）改善肿瘤症状用药

以改善肿瘤相关的主要症状为疗效指标，包括癌性疼痛、癌性发热、癌因性疲

乏等。改善肿瘤症状的有效性评价应采用公认的量表及评价标准，并注意体现中医辨证论治的原则，根据药物组成特点，考察中医证候疗效。

第三节 **肝病中药新药研发的处方来源**

拟开发中药新药的处方来源，可以反映处方的临床应用历史情况，为品种的有效性和安全性提供一定的参考依据。根据肝胆病中药新药的处方来源和技术特点，有以下几类：

一、中药复方制剂

复方制剂的处方来源主要包括经典名方、临床经验方、科研方以及医院院内制剂等。此类制剂应该关注处方来源、应用、筛选或演变情况过程，重点关注处方来源或临床应用历史的可靠性，如以前作为医院院内制剂使用于临床，应有批准院内制剂的批件；如是经典名方，应明确出处，是否经过加减，如何加减等；如是临床医生的经验方，应有具体规范的临床观察总结报告，明确原临床适应病证、用法用量、疗程、疗效特点、安全性情况等，此类临床观察应尽量说明病例纳入标准、药效指标及疗效判定标准，以及设置的对照情况、运用的分析统计方法和临床观察质量控制方法。

（一）源于古方

中医药有几千年的人类应用史，并在此基础上总结形成了独特的理论体系，古人对于中医药的认识，是当今中成药新药研发的丰富宝库；大量的中国古代医学宝典，是当今肝胆病中药新药研究取之不竭的源泉。

但古代浩如烟海的医方，也存在着良莠不齐的现象；对疾病认识水平的不同，导致在治法、治则上也有相应的变化；现代社会及自然环境的改变，使现代疾病在病因病机及疾病谱上也会产生相应的改变。也有许多的古方，或是由于当初对其组方中某些药味认识的偏差，或由于药材生长环境的改变，或由于疾病谱的变化，导致这些处方已不适合制成现代中药复方制剂。源于古方且临床仍较为广泛应用的中药新药研究，其有效性依据一般较为充分。但由于传统的制备工艺一般不适合于工业化生产，且多数传统制剂存在服药量大、生物利用度低、起效慢或口感差难以服用等缺点，新的制备工艺一般是根据对其中药味的现代研究，有目的地去除无效成分，提高有效成分的得率，并通过适当的制剂工艺使其起效更快、作用更强、临床顺应性更好。

（二）来源于临床应用经验

许多长期在一线工作的临床中医师，根据自己多年来的潜心研究与观察，形成了对某一疾病有独特效果的经验处方。这类处方有些是在古方的基础上化裁而来，多数符合中医药理论；有些是祖传经验方，这些组方中经常含有较少应用的中药材，对其性味、归经等药理特性尚不够明确，中医药理论难以解释。

这类处方的有效性基础是肯定的，但又是相对的，一人、一地的经验，不一定适合大规模的人群，为了更好地反映这类处方广泛用于临床的可能价值，在立题之初，应系统整理、归纳已进行的临床观察，分析其用药特点与用药人群，初步评价其临床疗效，并与已上市同类药物进行比较，说明其开发为成药的优势。

如为祖传经验方，且含有较少应用的中药材或某一地区民间习用的药材，中医药理论难以解释，则应根据拟定的功能主治，对其各种可能的药理作用进行观察，进行更为全面的非临床药效学试验研究，以全面考察其作用靶点及作用强度，为权衡其临床应用价值提供参考。

（三）依据中医药理论组方

这类处方主要依据市场需求及近年来某一疾病的临床研究现状，根据当今大多数中医师的临床用药经验，在中医药理论指导下组成新的处方。中医药学是一门以临床经验为基础的医学，其已形成的理论是在过去的经验上总结出来的，运用该理论指导临床用药有很大的指导意义，但由此组成的处方未经过长期的临床观察，往往有一定的开发风险。中医药理论是指导临床用药的重要理论基础，但单凭中医药理论配伍，有些可能并不能达到理想的治疗效果，其配比的合理性更是单凭中医药理论难以准确予以指导，往往需经过临床应用后，经反复调整才能加以确认。如无临床应用基础，在立题之初，对各味药的配伍及配比进行研究是提高临床疗效的途径之一。

（四）依据现代药理研究结果

自20世纪30年代以来，随着化学分离纯化手段的不断发展，中药活性成分的研究越来越多，中药的有效性本质在逐步地被揭示，如豆科植物中的大豆总黄酮类成分的雌激素样作用、多糖类成分的免疫调节作用、香豆素类成分的抗凝作用和光敏作用等。根据对有效成分的药理活性的研究结果而制成的制剂逐渐增多，这些制剂的临床定位更加明确，临床研究的目的更加清楚，特别是质量控制方面更加全面和有针对性。但是，由于临床疾病往往不是单一因素造成的，人体疾病与动物模型的病理基础不同，根据非临床的研究结果进入临床研究后，受试物在人体的药理作用往往不能与非临床试验结果一致。所以，根据对有效成分的药理活性研究结果为线索进行新药研制，其开发风险较大。

二、有效部位和有效成分制剂

有效部位和有效成分新药的开发目前有以下途径：①富集药材的有效部位或有效成分，是目前开发的一个重要途径。例如已有粗制剂上市，但疗效不显著，不能满足临床疗效需求，经研究发现是其中某一个或某一类成分起作用，通过分离提纯，加以富集，加大用量，增强疗效。②除去有毒成分，增加安全性：例如有些药材或粗制剂疗效确切，但毒副作用较大，限制了临床应用，经研究发现起治疗作用的成分与毒性成分可以分离，于是通过分离纯化有效物质，去除有毒杂质，增加安全性。③以中药材用途为线索，精制提取有效部位或有效成分：例如人参传统用于补益，于是提取人参总皂苷作为癌症辅助治疗用药。④已有成方制剂的精制开发。⑤发现新的有效成分或有效部位。

第四节　肝病中药新药研发的立题目的与依据

立题是中药、天然药物新药研究开发的根基和轴心，整个新药研究工作都要立足并围绕立题展开；立题是否合理，立题依据是否充分是关乎新药开发成败的关键因素之一。

根据现行《药品注册管理办法》附件一的规定，3号申报资料为新药立题的目的与依据，要求中药、天然药物制剂应当提供处方来源和选题依据，国内外研究现状或生产、使用情况的综述，以及对该品种创新性、可行性、剂型合理性和临床使用必要性等的分析，包括和已有国家标准的同类品种的比较；中药还应提供有关传统医药的理论依据及古籍文献资料综述等。同时，现行药品注册管理法规背景下，对中药新药研发立题在符合中医药理论，重视临床应用基础，以临床需求为导向，关注资源、环境保护和可持续发展等方面提出了基本要求。

现行药品注册管理法规要求对新药研发立题的目的与依据进行详细的说明。撰写立题目的与依据不仅仅是为了完成申报资料的撰写要求，保证申报资料的完整性，更为重要的是要在撰写过程中完成一个重要的立题调研工作过程。一个具体中药、天然药物新药品种的开发立题并非纯粹的相关申报资料的撰写，中药、天然药物新药研发的立题源于深入的调查研究和综合的分析思考，其实质是一个系统、科学、严谨的工作过程。

分析药品注册申报资料对于立题目的与依据的要求，其核心体现的是要求对具体品种的临床应用定位、适应证、拟解决的临床问题以及品种的特点进行明确和阐述。明确适应证主要是要具体明确用于何种疾病或中医证候，或者是想改善何种临床症状；而对于拟解决临床问题的明确，需要基于对适应证的全面认识，包括对适应证的中医病因病机、治法治则的认识，对适应证的现代医学病理病机的认识，对适应证现有治疗方法的认识，对适应证诊断标准、疗效判定指标和标准的认识，对适应证预后和转归的认识以及对适应证的流行病学认识等等；在上述因素明确的前提下，才能突出品种的个性特征，亦即品种的自身特点。简而言之，对立题目的与依据核心要求的考虑其实解决的是怎样设计，如何入手进行具体品种研究的问题。

处方合理性论述：中药复方制剂的处方合理性是指依据中医药理论和中医临床用药经验来分析组方的科学性，包括处方中君、臣、佐、使药味的划分及各自的功效、性味归经是否符合中医立方遣药的原则，复方功效的概括是否符合中医方剂理论的认识，整体治疗原则是否符合现代中医常规认识等等；明确处方中是否含有毒性药材及十八反、十九畏等配伍禁忌，含有毒性药材的需要说明毒性药材的日用量，明确是否超出《药典》规定。

中药复方前期临床使用经验与后续开发研究的桥接和关联性非常重要。许多中药复方制剂都是源于临床经验方、院内制剂或协定方，但在开发过程中，往往忽视以往使用时的提取工艺、用药剂量，后期研发的新药在工艺、剂量等方面较原方的相应内容已经发生了很大的变化，或者在后期的研究过程中，对于中医证型的选择、适应证类型的确定等方面，偏离了原方使用的中医证型或具体疾病类型。这会极大地削弱以往的临床应用经验对现在开发的新药制剂有效性、安全性评价的参考价值。因此，应充分重视中药复方前期临床使用经验与后续开发研究的桥接和关联性分析，包括工艺、用法用量、临床适应病证、疗程、适用人群等的对应性考虑。

对于中药复方制剂的处方来源和组方合理性的分析，只是为品种的有效性安全性评价提供了一定的参考依据，但不能完全代表处方的安全和有效。更有力的支持依据来源于后续科学的研究数据。

（张磊、何华玉、张莉、赵梦茹）

第二章　肝病中药新药的临床前研究

第一节　肝病中药新药的临床前研究概述

临床前研究在新药研究和开发中起着关键的作用。新药的基本要求是安全、有效、质量可控，其中安全和有效就是药物临床前研究的主要内容。根据国家《药品注册管理办法》的有关要求，结合我国中药研发的实际情况，临床前研究主要有药学研究、药理学研究、安全性评价。药学研究主要是确定药物的提取、浓缩、干燥、制剂等环节的工艺路线和工艺参数，以及进行质量控制研究和稳定性研究，为临床研究提供稳定的受试物质。药理学研究主要包括两方面：①主要药效学研究；②一般药理学研究。安全性评价主要包括：①急性毒性试验；②长期毒性试验；③过敏性、溶血性、局部刺激性和依赖性试验；④致突变试验；⑤生殖毒性试验；⑥致癌试验。药理学研究和安全性评价为临床研究提供初步有效性和安全性数据，降低临床试验风险。中药新药开发的最终目的是满足临床的需要，因此，临床前的中药药效学实验和安全性评价必须紧密围绕临床目标，始终以临床应用为主线，进行有针对性的设计，并且要通过中药药效学和非临床安全性的研究，探索受试中药的作用特点，为后期临床试验提供研究方向和依据。

本节主要讲述肝胆病新药研发临床前药效学研究及安全性评价，提高对新药研发过程及结果的综合分析能力和自我评价意识。

一、主要药效学研究

是在动物器官、组织、细胞、亚细胞、分子、基因水平等模型上，采用整体和离体的方法，进行实验研究，以阐明药物防治疾病的效应及其作用机制。通过药效学研究，可以明确新药是否有效、药理作用的强弱和范围（量效关系、时效关系、构效关系）。临床前药效学要研究与其功能主治关联较为密切的药理作用。通过研究，明确它们的作用强度和特点，与已上市销售的同类药品相比，有什么独特的优点，从而决定其是否有必要行进一步系统深入的药效评价研究；在药效研究的同时，可在有药效的基础上研究其作用部位

和作用机制。

二、非临床安全性评价

任何药物当剂量足够大或疗程足够长时都具有不可避免的毒理学作用。这一方面是由于药物本身固有的药理作用往往不可能是单一的，可体现在常用量短期给药时所出现的副作用，以及在长期治疗过程中，药物在体内蓄积后，对靶器官的毒性作用；另一方面则可由于用药个体的遗传学差异或特殊的生理状态（年龄、性别、妊娠等）和病理状态的易感性所决定。20世纪60年代以来的严重"药害事件"就使人们认识到新药临床前研究时，安全性评价的重要性与必要性。

新药临床前毒理学研究（也称非临床安全性研究）涉及全身毒性和局部毒性研究，是为新药临床用药的安全性提供实验依据，并为临床用药毒副反应监测提供重要信息。因此，新药毒理学研究的目的主要为：①发现中毒剂量；②发现毒性反应；③确定安全范围；④寻找毒性靶器官；⑤判断毒性的可逆性。

因此，新药临床前毒理学研究的目的和意义，概括地讲是通过动物实验以确立：①出现毒性反应的症状、程度、剂量、时间、靶器官以及损伤的可逆性；②安全剂量及安全范围。通过上述资料的获得，达到预测人类临床用药的可能毒性，制定防治措施，同时推算临床研究的安全参考剂量和安全范围（定量）的目的。

三、综合分析与评价

要根据临床前药效学和安全性评价结果，结合临床定位、人用经验、中医理论指导等，进行风险与获益的综合分析与评估，主要包括：

（一）有效性分析及评价

重点分析各项药效学试验的量效关系（如起效剂量、有效剂量范围等）及时效关

系（如起效时间、药效持续时间或最佳作用时间等），并对药理作用特点进行综合评价。

（二）安全性分析及评价

结合一般药理学试验结果，重点分析急性毒性和长期毒性试验中的毒性剂量反应关系（中毒或致死剂量、安全剂量或安全范围）、时间反应关系（毒性出现的时间、持续时间、恢复时间）、中毒靶器官及毒性反应的可逆程度以及受试物在试验浓度和/或剂量下是否具有溶血性、过敏性、局部刺激性及依赖性，在致突变、生殖毒性及致癌试验中重点分析出现的阳性结果的剂量反应关系，明确其毒性作用特点，综合分析及评价各项安全性试验结果之间的相关性及种属差异性。以下方面尤其要进行关联分析：急性毒性与长期毒性试验所观察到的毒性反应、毒性器官的相关性；静脉注射的长期毒性试验结果与过敏性、溶血性及局部刺激性试验结果的相关性；体外试验与体内试验结果的相关性；啮齿类和非啮齿类动物毒性反应的差异性等。

（三）药理毒理综合分析及评价

计算药效学起效剂量与毒理学安全剂量、临床拟用剂量的倍数关系，初步判断其安全范围。分析药效学、毒理学与药代动力学结果之间的相关性，如药效学作用部位、毒理学毒性靶器官及受试物分布和/或消除途径之间的关系，吸收速率与起效时间的关系，作用维持时间与药物消除速率的关系。若不同试验或文献研究结果存在不一致性，则应阐明其主要差异，分析其可能原因。

（四）与药学研究间的相关性分析

综合分析有效性和安全性与处方、工艺及质量标准之间的关系。当毒理学研究出现了与处方中药材特点不相符合、又难以解释的毒性反应时，应结合制备工艺，分析其毒性产生的可能原因，并阐明工艺的合理性。总之，应结合药效学和毒理学研究结果，对所有可能影响有效性或引起安全性担忧的药学方面的因素加以考虑和分析。

（五）与临床研究间的相关性分析

分析药效学试验结果与拟定的功能主治的关系，以及药效学有效剂量或起效剂量与拟定的临床试验剂量的关系。分析毒理学安全剂量与Ⅰ期临床初始剂量的关系，提示给临床的毒性反应、毒性靶器官、中毒剂量和临床研究期间需监测的指标等。分析动物药代动力学研究结果对临床人体药物代谢研究的参考意义。

第二节　肝病中药新药临床前药效学研究的主要方法

一、研究方法

新药的主要药效学应在体内、体外两种以上的实验中获得证明，其中一种必须在整体的正常或病理动物模型中进行，同时实验模型必须能反映药物作用的本质及与治疗指征的相关性。

（一）体外研究分析法

体外研究分析法是采用离体器官，如离体肠管、心脏、血管、子宫及离体神经肌肉等，单一地考察药物对某一部分的作用。如新药对离体器官的作用，在试管内研究新药对致病微生物的作用，抗肿瘤药物体外筛选等。此类方法的共同特点是方法简便，敏感性高，比体内法用药量少，结果判断更直接，不需消耗大量动物。

（二）体内研究法

体内研究法是指整体动物身上进行的，在若干其他因素综合参与下考察药物作用的方法，根据实验动物情况可分为正常动物法和实验治疗法。观测药物对疾病的疗效，则常用病理模型动物。药效学研究要选择合适的动物模型，所谓合适就是既能反映临床疾病的病理生理过程，又能反映药理作用的本质。模型动物一般要选择与人体解剖、生理反应和功能类似的动物，不同的动物模型选择不同的动物。

二、实验动物的选择

实验动物的选择及质量控制是药效学研究的重要基础，合格的实验动物应是品系明确、健康无疾病、营养状态良好，对药效学研究反应敏感的动物。动物的种类、品系、年龄、性别、遗传状态、饲养条件等因素直接影响药效学评价的结果。一般实验多选用成年动物，研究抗衰老药物需选用老年动物、研究生长发育或内分泌药物需选用幼年动物。一般实验选用雄性动物或雌雄动物各半，但进行致畸试验及雌性内分泌和生殖系统药物研究应选择雌性动物，镇痛实验的热板法和足跖刺激法因雄性动物的阴囊对热敏感也选用雌性动物。为了使实验结果尽量与人接近，除了上面一些最基本的考察外，还应考虑动物对药物反应性的差异问题，包括动物与人的差异，不同种属之间、同种动物不同品系之间的差异。为了使实验结果尽量与人接近，开始应多选择几种动物，采用比较药效学的办法，对药物在不同动物中的反应做定性与定量比较，然后选择最合适的动物模型进行实验。

三、剂量选择

在主要药效学试验给药方案的设计中，需要考虑给药剂量范围、开始给药时间、给药持续时间和给药间隔等。药效学研究的剂量应能反映量效关系，即从无效剂量开始，直到最大效应的浓度。体外实验要求测出 ED 或有效剂量范围，体内实验应不少于三个剂量。量效关系不明确的药物应说明原因。中药、天然药物自身具有复杂的特点，因此，在主要药效学的试验中应该依据受试药物和模型的特点，参照同类药物，进行探索性试验，确定最佳的给药持续时间及给药间隔。

四、给药途径选择

选择合适的给药途径时应考虑到药物的理化性质、体内转化过程以及临床应用的需要等，尽量采用拟推荐临床应用的给药方法。如该方法在动物上无法实施时，应给予说明，改用其他方法，如特殊部位的贴剂及腔道给药等。

五、观察指标

药效学研究的检测指标应能反映主要药效作用的药理本质，因而应选用客观、灵敏准确定量或半定量的测定方法。如脂肪肝除选用脂代谢紊乱模型的血脂指标（包括 TG、TC、LDL-C、HDL-C）外，还应选用肝细胞损伤的病理指标。药效学指标，有些可通过仪器测定，可用光密度、放射性等表示，但有些实验结果只能加以主观判断，应尽量将主观判断的指标转变成定量或半定量的模型。

第三节　肝病中药新药临床前安全性评价的主要方法

一、主要研究内容

新药临床前安全性评价（即临床前毒理学研究）涉及全身毒性和局部毒性研究，是为新药临床试验的安全性提供实验依据，并为临床用药毒副反应监测提供重要信息，通过完成对不同动物、不同给药途径的单次给药急性毒性研究和长期反复给药的长期毒性研究，以明确药物的毒性和靶器官，确定其安全剂量，为制订临床用药方案提供依据。主要内容包括：①发现中毒剂量，了解受试药物单次给药的中毒剂量，必要时测出半数致死量 LD_{50}；②初步了解反复给药时产生毒性反应的剂量范围，为进一步毒性研究和/或临床研究剂量设计提供依据；③发现动物对药物产生的毒性反应，为临床用药安全性和毒副反应观察提供信息；④确定安全范围，了解单次或反复给药时，在什么剂量范围内有效（主要药效学）而不产生毒副反应；⑤寻找毒性靶器官，发现动物出现毒性反应时，药物毒理作用所累及的器官或组织，为临床用药毒副反应监测及新药开发结构改造提供依据；⑥判断毒性的可逆性，了解药物对机体的毒性作用是否可恢复，及其恢复的程度和所需时间，为新药是否有价值进一步研究提供取舍依据和为指导临床合理用药提供依据。

二、肝胆病常见的毒性药物

中药的毒性、安全性检测已成为中药研究的又一热点，即如何准确、快速、高效地评价中药复方及其组成药物是否有毒，如何确定中药有毒成分、有毒部位及其含量和作用机制，已成为毒理研究工作的重点。

药物毒性可由以下原因产生：中药种类繁多，长期以来一物多名，异物同名，易张冠李戴，导致品种混淆，用药错乱，产生毒性；同一中药由于产地不同，采集季节及部位应用不同，其作用、毒性也不相同；炮制加工不规范，造成不及或太过现象，炮制与不炮制的同一中药的毒性不同；不同的证候，须用不同的药物，如药证不符，可能产生不良反应。方剂的配伍可直接影响中药的毒性，大部分方剂配伍得当可减少有毒中药的毒性或改变中药有毒成分在体内（肠道或血液中）的存在状态。

研究发现，引起肝肾毒性的药物多含生物碱类、马兜铃酸类、萜类与内酯类。

（一）生物碱类

有报道称款冬花中的吡咯烷类生物碱具有肝毒性，含有肝毒性生物碱的中药还有紫草、秋水仙、山豆根等。

（二）马兜铃酸类

含有马兜铃酸类植物药多见肾毒性，关于肝脏毒性有待进一步的研究。梁琦等报道了广防己、粉防己的肝肾毒性及其差异。

（三）萜与内酯类

研究表明，黄药子的肝毒性成分主要是黄毒素（二萜内酯类成分）。王加志等报道黄药子中二萜类内酯对大鼠肝细胞有损伤作用。呋喃三萜类物质川楝素是川楝子主要的药理活性成分，已证明除引起较严重的急性消化道不良反应外，还可引起急性中毒性肝炎，致转氨酶升高，出现黄疸等症状。

（四）其他

毒蛋白类：毒蛋白主要存在于一些种子类的中药中，如苍耳子、蓖麻子、望江南子等。苍耳子主要毒性成分有毒蛋白、苍术苷等，现代临床对苍耳子致肝不良反应的报道较多，多数是单味药汤剂或复方过量引起，一般苍耳子中毒后，肝损伤症状明显，肝大，伴有谷丙转氨酶和胆红素升高。皂苷类：在致肝损伤的中药中，地榆、合欢皮、柴胡、商陆、重楼和三七等药物的肝毒性可能与其所含的皂苷有关。黄伟等报道由柴胡提取一定剂量的柴胡总皂苷粗制品可导致大鼠明显的肝毒性损伤甚至死亡，柴胡总皂苷是其产生肝毒性的主要物质基础，且其损伤途径与氧化损伤机制相关。

（赵梦茹、张磊）

第三章　肝病中药新药临床试验研究

第一节　临床试验的概述及相关法规与规章

一、临床试验的概述

临床试验（clinical trial），指任何在人体（病人或健康志愿者）进行药物的系统性研究，以证实或揭示试验药物的作用、不良反应及/或试验药物的吸收、分布、代谢和排泄，目的是确定试验药物的疗效与安全性。人体志愿者也称为受试者，受试者可能是患者或者健康志愿者。药物临床试验是用来研究药物的有效性、安全性和质量等问题，以考察其能否上市用于特定人群的临床试验，根据研究目的的不同，可以分为安全性试验、有效性试验、安全性和有效性试验、生物等效性试验/生物利用度试验和药代动力学/药效动力学试验。

安全性试验：仅评估研究药物在试验计划的使用情况下的安全性。

有效性试验：仅考察研究药物作用于疾病或健康状态的效果。

安全性和有效性试验：同时考察和评价研究药物的安全性和有效性。

生物等效性试验/生物利用度试验：生物利用度指药物活性成分从制剂释放吸收进入全身循环的程度和速度；生物等效性试验是指用生物利用度研究的方法，一般以药代动力学参数为指标，比较同一种药物的相同或者不同剂型的制剂，在相同的试验条件下，其活性成分吸收程度和速度有无统计学差异的人体试验。

药代动力学/药效动力学试验：药物在机体一段时间内的行为，包括吸收、组织分布和定位、生物转化和排泄的过程称为药代动力学；药物对生物系统的作用称为药效动力学。

二、临床试验的分期

我国《药品注册管理办法》将药物临床试验分为Ⅰ、Ⅱ、Ⅲ、Ⅳ期，概念如下：

Ⅰ期临床试验：初步的临床药理学及人体安全性评价试验。其目的是观察人体对于药物的耐受程度和药代动力学，为制定给药方案提供依据。Ⅰ期临床试验通常需要有20~100名健康志愿者或患者参加。与后期临床试验相比，Ⅰ期临床试验的方案更简略、更灵活，但是必须要详细说明有关安全性的关键要素。

Ⅱ期临床试验：治疗作用初步评价阶段。其目的是初步评价药物对目标适应证患者的治疗作用和安全性，也包括为Ⅲ期临床试验研究设计和给药剂量方案的确定提供依据。此阶段的研究设计可以根据具体的研究目的，采用多种形式，包括随机盲法对照临床试验。Ⅱ期临床试验通常是对药品首次进行对照临床研究，参与的受试者在100~500名。有些制药公司会将Ⅱ期进一步细分为Ⅱa期和Ⅱb期，Ⅱa期指的是用于研究剂量的临床试验，Ⅱb期则是用于评价药物有效性的临床试验。

Ⅲ期临床试验：治疗作用确证阶段。其目的是进一步验证药物对目标适应证患者的治疗作用和安全性，评价利益与风险关系，最终为药品上市许可申请的审查提供充分的依据。试验一般应为具有足够样本量的随机盲法对照试验。Ⅲ期临床试验的受试者数量可以达到数百人到数千人不等，多在多个医学中心进行，在医生的严格监控下，进一步获得该药物的有效性资料和观察副作用，以及与其他药物的相互作用关系。Ⅲ期临床试验是整个临床试验中最主要的一步，在开展前必须得到药物有效性的初步证据。

Ⅳ期临床试验：新药上市后应用研究阶段。其目的是考察在广泛使用条件下的药物的疗效和不良反应，评价在普通或者特殊人群中使用的利益与风险关系以及改进给药剂量等。此外，Ⅳ期临床试验还会针对之前未研究过的患者人群，如针对儿童开展研究。

根据药物研究规律，原则上药物临床试验可按照Ⅰ、Ⅱ、Ⅲ期的顺序实施，也可根据药物特点、适应证以及已有的支持信息，采用灵活的方式开展适用的试验。不同临床试验研究阶段，对试验的偏重也有所不同，Ⅰ期试验更偏重受试者的安全性评价，Ⅱ期和Ⅲ期则更偏重设计的科学性，以期获得的结果符合上市要求。

三、临床试验相关法规与规章

我国对于新药研究制定了一系列法规与规章，以期保证药品研究过程的规范，数据与研究结果的科学、真实与可信。

《中华人民共和国药品管理法》是以药品监督管理为中心内容，对药品评审与质量检验、医疗器械监督管理、药品生产经营管理、药品使用与安全监督管理、医院药学标准化管理、药品稽查管理、药品集中招投标采购管理等做了深入论述，是药品管理纲领性文件。《中华人民共和国药品管理法》规定，新药的研制必须按照国务院药品监督管理部门的规定，如实报送研制方法、质量指标、药理及毒理试验结果等有关资料和样品，经国务院药品监督管理部门批准后，方可进行临床试验。

《中华人民共和国药品管理法实施条例》是2002年颁布的第360号中华人民共和国国务院令，自2002年9月15日起实施，后根据2016年国务院第666号令修

订，其中就药品生产企业、药品经营企业、医疗机构的药剂、药品等管理规定进行明确。该条例第三十条规定，药物临床试验申请经国务院药品监督管理部门批准后，申报人应当在经依法认定的具有药物临床试验资格的机构中选择承担药物临床试验的机构，并将该临床试验机构报国务院药品监督管理部门和国务院卫生行政部门备案。药物临床试验机构进行药物临床试验，应当事先告知受试者或者其监护人真实情况，并取得其书面同意。

《药物临床试验质量管理规范》（GCP）是根据《中华人民共和国药品管理法》《中华人民共和国药品管理法实施条例》，参照国际公认原则而制定的，它是药物临床试验全过程的标准规定，包括方案设计、组织实施、监查、稽查、记录、分析、总结和报告。为保证药品临床试验结果科学可靠，保护受试者合法权益，药品临床试验应遵循GCP的原则，这是药品临床试验过程规范的重要保证。临床研究的各项规定均建立在《中华人民共和国药品管理法》《中华人民共和国药品管理法实施条例》以及GCP基础之上。

第二节 肝病中药新药Ⅰ期临床试验设计

Ⅰ期临床试验是对药物进行初步的临床药理学及人体安全性评价试验，包括人体耐受性试验和人体药代动力学等研究。本节主要介绍Ⅰ期人体耐受性试验的设计。

一、人体耐受性试验

人体耐受性研究是首次观察人体对新药的耐受程度，观察内容包括随人体给药剂量增加而出现不良反应的情况，观察剂量与不良反应、剂量与实验室指标异常之间的关系。人体耐受性试验的主要目的是获得人体能够耐受新药的剂量范围，探索

药物的最大耐受剂量（maxium tolerate dose，MTD），为人体药代动力学和Ⅱ期临床试验提供参考的给药剂量范围。其研究设计包括单次给药耐受性试验和多次给药耐受性试验，耐受性试验通常先进行单次给药耐受性试验，在此基础上确定是否进行连续给药耐受性试验。

二、耐受性试验方法和设计

Ⅰ期临床试验需要合格的试验场所，试验前要做好可能出现一切突发事件的应急处置准备工作。肝胆病中药新药研究尤其需要注意药物的肝损害。

（一）单次给药的耐受性试验

1. **受试者** 肝胆病研究一般选择健康志愿者，年龄在18岁到50岁之间，同批受试者年龄相差最好在10岁以内，男女各半，女性受试者应排除月经期、妊娠期和哺乳期。如果研究药物为肝癌药物，则选择肝癌患者作为受试对象，通常选择较轻的患者。Ⅰ期临床试验需明确定义"健康者"，受试者需经过体格检查，保证无严重心、肝、肾、血功能异常；无精神异常和药物过敏史；无任何脏器慢性疾病；3个月内未用过已知对某脏器有损害药物；近期未使用各种药物；试验前3个月未参加过其他临床试验。

2. **试验设计** Ⅰ期临床试验可以是开放、基线对照的，也可以采用随机化和盲法提高观察结果的准确性。Ⅰ期临床人体耐受性试验总体设计理念为从起始剂量到最大剂量之间设若干组，各个试验组的剂量由小到大逐组进行，直至找到最大耐受剂量（MTD）或到达设计的最大剂量。按

照法规要求，试验的最低受试者例数为20~30例，实际上，一个严谨而周密的试验结束时的最终例数往往超过30例。通常情况下，最小剂量到最大剂量之间会设若干（3~7）组，低剂量组可2~3人，随着剂量的增加，受试者数量可逐渐递增，接近治疗量时可每组6~8人，递增的目的是便于尽快发现不良反应。如果药物的活性较大或毒性较大时，例如抗肿瘤药物，则剂量递增梯度应缩小，可多设几个组，增加试验例数。

耐受性试验中，每位受试者只用一种剂量，不得再次用其他剂量。试验从起始剂量开始，剂量逐步向上递增，只有当一个剂量水平试验结束并确定该剂量安全后，才可以继续下一个较高剂量的试验。

3. **研究起始剂量的确定** 在进行人体耐受性试验前，应掌握两个方面的信息，一个是非临床研究评价结论，另一个是研究药物或类似药物已有的临床研究或文献信息。这些信息对于估算人体试验的安全起始剂量，选择监测临床不良反应的指标具有重要意义。确定起始剂量需本着安全与科学的原则。

起始剂量的确定首先参考临床应用资料，有同样药临床耐受性试验参考（国外文献），取其起始剂量的1/2作为起始剂量；有同类药临床耐受性试验参考，取其起始量1/4作为起始剂量；或同类药临床治疗量的1/10作为起始剂量。因此，肝胆病中药新药研究可以参考既往同类药临床耐受性试验。

由动物试验结果估算起始剂量，主要有以下5种，见表12-3-2-1。

表12-3-2-1 由动物试验结果估算起始剂量的方法

名称	描述	备注
Blach well 法	最敏感动物的 LD_{50} 的 1/600；最小有效量的 1/60 以下	无

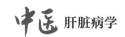

名称	描述	备注
改良 Blach well 法	两种动物急性毒性试验 LD_{50} 的 1/600；两种动物长期毒性试验有毒量的 1/60	主要考虑安全性，以其中最低者为起始剂量，是目前常用的方法
Dollry 法	最敏感动物最小有效剂量的 1/50 ~ 1/100	考虑有效性
改良 Fibonacci 法	小鼠急性毒性试验 LD_{10} 的 1/100；大动物最低毒性剂量的 1/40 ~ 1/30	简单易行，但起始量较大，常用于抗癌药
NOAEL 法	根据体表面积（或 mg/kg），将最敏感动物 NOAEL 换算成人体等效剂量的 1/10	FDA《人体首剂最大安全起始剂量的估算》，不涉及内源性激素、蛋白或预防性疫苗

4. 研究最大剂量的估算 估算最大设计剂量通常有以下三种方法：①同一药物、同类药物或结构相似药物单次最大剂量；②动物长期毒性试验中引起中毒症状或脏器出现可逆性变化的剂量的 1/10；③动物长期毒性试验中最大耐受量的 1/5 ~ 1/2。最大剂量范围内应包括预期的有效剂量。如试验达到最大剂量受试者仍无不良反应时，试验即可结束。剂量递增到出现终止指标或其他较严重的不良反应时，虽未达到最大剂量，也应终止试验。

5. 剂量递增设计 在确定了起始剂量和最大剂量后，需要设计剂量递增方案，以便开展剂量递增的爬坡试验。剂量级别的多少需视药物的安全范围大小，根据需要而定，一般不少于 5 个剂量组。通常采用费氏递增法（改良的 Fibonacci 法）设计剂量爬坡方案，即当初试剂量为 n（g/m²）时，其后按顺序递增的剂量分别是 2n、3.3n、5n、7n，此后则依次递增前一剂量的 1/3。其特点是开始递增速度快，后期增速较慢，在确保受试者安全的情况下，以合理的速度和梯度迅速达到耐受性临床试验的终止目标。另外，剂量递增设计还有固定比例递增法，即剂量按照固定比例递增，但临床实际应用较少。在目前已有的肝胆病研究中，递增的剂量设计分别是 2n、3n、4n、5n……，每次递增一个单位剂量。

（二）连续给药耐受性试验

连续给药耐受性试验是在单次给药的基础上，对药物进行进一步耐受性和安全性评价。其研究方法与单次给药基本相同，但需要注意以下问题：①受试者：连续给药耐受性试验通常至少预做两个剂量组，每组 6~8 例，男女各半。②剂量设计：给药剂量按单次给药耐受性试验未出现不良反应的最大剂量（最大耐受量）下降 1 个剂量进行。如试验中出现明显的不良反应，则再下降 1 个剂量进行另一组试验；如试验中未见明显的不良反应，即上升一个剂量（即用最大耐受量）进行耐受性试验。

三、耐受性试验结果分析应关注的事项

（一）不良事件/不良反应的观察与判断

必须确保受试者的安全，在试验期间必须对所有不良事件进行监测并详细加以记录，同时为发生任何不良事件/不良反应的受试者提供有效的医疗处理。分析不良反应与剂量的依赖关系，如有明显剂量依赖关系，说明该反应确为新药所引起，应予重视。同时，分析还应重视不良反应时间，是渐次加重还是自行缓解。

鉴于中药有性味、归经的特殊性，Ⅰ期临床试验也可研究与中药药性相关的不良反应。

（二）耐受性试验中应注意的问题

Ⅰ期耐受性试验中，如果"最大剂量"设计过低，未达到药物实际的最大耐受量，将导致得出的Ⅱ期临床试验推荐剂量偏低，可能直接影响Ⅱ期临床试验药物的有效性。在设计安全剂量时，应充分认识到实验动物与人之间的差异，对安全性指标的设计要全面并科学评价。如果受试者为患者，在不增加受试者痛苦的前提下，可以同时进行一些无创性检查以观察疗效。

四、肝胆病中药新药Ⅰ期耐受性试验实例

利胆溶石软胶囊Ⅰ期临床试验设计

试验以中国健康成年受试者为研究对象，进行利胆溶石软胶囊临床人体耐受性研究，从安全的初始剂量开始，观察人体对该药的耐受性及其产生的不良反应。该研究采用的是平行随机双盲设计，具体试验分组如表12-3-2-2所示。该试验平行分为两组，先进行单次给药的耐受性试验，6组后在前期研究结果基础上进行了连续给药耐受性试验。该连续性给药耐受性试验剂量组1的每次剂量为0.8ml，根据连续给药耐受性试验剂量设计原则，此剂量为次最大耐受剂量，试验中出现明显的不良反应，因此耐受性试验剂量组2的每次剂量为0.4ml，在组1的基础上又下降了1个剂量。

表12-3-2-2　利胆溶石软胶囊Ⅰ期临床试验设计的试验分组

试验药	用法	对照药	
利胆溶石软胶囊（软胶囊剂；规格0.4ml/粒；口服，1天1次）	每次0.4ml,用药时程:1天。单次给药组剂量组1	利胆溶石软胶囊模拟剂（软胶囊剂；规格0.4ml/粒；口服，1天1次）	
	每次0.8ml,用药时程:1天。单次给药组剂量组2		每次0.8ml,用药时程:1天。单次给药组剂量组2
	每次1.6ml,用药时程:1天。单次给药组剂量组3		每次1.6ml,用药时程:1天。单次给药组剂量组3
	每次2.4ml,用药时程:1天。单次给药组剂量组4		每次2.4ml,用药时程:1天。单次给药组剂量组4
	每次2.8ml,用药时程:1天。单次给药组剂量组5		每次2.8ml,用药时程:1天。单次给药组剂量组5
	每次3.2ml,用药时程:1天。单次给药组剂量组6		每次3.2ml,用药时程:1天。单次给药组剂量组6
利胆溶石软胶囊（软胶囊剂；规格0.4ml/粒；口服，1天3次）	每次0.8ml,用药时程:连续用药共计7天。连续给药组剂量组1	利胆溶石软胶囊模拟剂（软胶囊剂；规格0.4ml/粒；口服，1天3次）	每次0.8ml,用药时程:连续用药共计7天。连续给药组剂量组1
	每次0.4ml,用药时程:连续用药共计7天。连续给药组剂量组2		每次0.4ml,用药时程:连续用药共计7天。连续给药组剂量组2

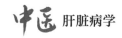

五、小结

Ⅰ期临床试验是新药首次应用于人体，主要目的是考察健康受试者对新药的耐受性和药代动力学性质，为接下来应用于患者的Ⅱ期临床试验提供治疗剂量和可能出现的副反应提供参考。肝胆病中药新药相关的Ⅰ期临床试验较少，而中医治疗肝胆疾病历史悠久，效果也比较明显，中医可以从整体调节脏腑功能，调理气血阴阳，在抗纤维化或肝硬化方面具有优势，提示肝胆病相关中药新药研究具有巨大潜力。虽然Ⅰ期临床试验在新药整个临床试验周期中占比较小，但所谓"欲事之无繁，则必劳于始而逸于终"，一个良好的Ⅰ期临床试验，能够尽可能发现新药的特性，为接下来的Ⅱ、Ⅲ期临床试验设计提供扎实的事实依据。

第三节 肝病中药新药Ⅱ期临床试验设计

在Ⅰ期临床试验明确了药物人体耐受性、安全性、药代动力学特点和推荐的Ⅱ期推荐剂量（recommended phase Ⅱ dose, RP2D），即可以开始启动Ⅱ期临床试验。Ⅱ期临床试验又称为探索性临床试验，是新药首次在患者身上进行、以探索有效性为目的的临床试验。探索性临床试验通常对受试者进行严格筛选，以保证受试者人群的同质性，并对受试者进行严密监测。Ⅱ期临床试验可用多种研究设计，包括平行对照和自身对照。

Ⅱ期临床试验根据目的不同又可分为Ⅱa期和Ⅱb期。Ⅱa期主要是为了确定新药对患者的最佳服用剂量、MTD等，常采用剂量递增设计；Ⅱb期主要是评估新药的有效性和安全性，评估研究终点、受试群体的选择，为Ⅲ期临床试验设计提供依据，常采用平行剂量-效应设计。

一、肝胆病中药新药Ⅱ期临床试验方法和设计

Ⅱ期临床试验设计方法根据有无对照组设置，分为单臂试验和随机对照试验。另外，还包括随机撤药试验设计等。大多数肝胆病的Ⅱ期临床试验设计均推荐采用临床对照设计，肝胆病肿瘤新药则更多地使用单臂试验方法。

（一）单臂临床试验设计

单臂研究（single arm study）：即单组临床试验，指的是仅有实验组而没有为试验组设计相对应的对照组的研究。单臂试验常用于肿瘤新药Ⅱ期临床试验中，目的是淘汰无效剂量、筛选敏感瘤种，以便进一步深入研究。单臂试验又分为单臂单阶段和单臂多阶段。单臂单阶段试验是最简单的试验设计，其在计划样本数量的病人都接受治疗后，根据治疗效果最后得出试验结论。此方法的缺陷是：如果在达到样本量之前，发现治疗无效，也不能及时终止试验，造成资源浪费和伦理学困境。

单臂多阶段试验设计能够避免单阶段试验设计的缺陷，能在试验组疗效未达到预期效果时，终止该试验组的研究，避免更多的受试者接受无效治疗。单臂多阶段试验设计主要包括单臂二阶段试验设计、单臂可变二阶段试验设计和单臂三阶段试验设计。

单臂二阶段试验和单臂可变二阶段试验均可以在早期发现试用药有效率低时，终止试验研究。单臂可变二阶段试验是最佳二阶段设计的优化方案，可以降低单臂二阶段试验的假阴性率。虽然这两种试验可以较早的终止研究，但当试验开始时出现大量失败，则无法提前终止试验，三阶段设计的单臂试验设计优势则是可以在更早期终止无效临床试验。单臂试验的多阶段设计有明确的早期终止研究的准则，因此当试验药有效率较低时，可在早期终止

研究，这样可以避免更多的受试者接受无效治疗。这种方法也可用来早期淘汰不良反应高的药物。

（二）随机对照试验设计

单臂、非随机化试验常常采用历史对照，这增加了对新药有效性判断的偏倚。为了降低Ⅲ期临床试验的风险，Ⅱ期临床鼓励采用随机对照设计。Ⅱ期随机对照临床试验设计可应用于评价多种剂量、多种给药方案、试验治疗和标准治疗对比的研究，通过对试验药物有效率进行评估，为Ⅲ期临床提供有效率最佳剂量或最佳给药方案。Ⅱ期随机化临床试验所需的样本量往往不足以对试验药提供明确的优效性、非劣效性或等效性推断，但可以为Ⅲ期临床试验提供有借鉴意义的数据，为有前景的新药进入Ⅲ期临床提供量化依据。

（三）随机撤药设计

随机撤药设计试验是指受试者在初步接受试验药物治疗后，疾病处于稳定状态，此时将受试者随机分配到继续使用试验药物组或使用安慰剂组，进行一段时间的治疗。继续治疗的过程中，两组之间出现的任何差异均可以证明试验药物的疗效。这种设计的优点是即使被分配到安慰剂组，病人的使用阶段比较短，伦理风险降低。这种设计方法适用于复发性疾病发作的药物（肝胆疾病中如肝内胆汁淤积），抑制症状或体征（肝胆疾病中如黄疸、食欲不振、恶心、呕吐）的药物的研究。

二、肝胆病中药新药Ⅱ期临床试验实例

（一）单臂临床试验设计

1. 阿可拉定2线治疗晚期肝细胞癌患者的开放、单臂Ⅱ期临床研究 该试验是以晚期肝细胞癌（HCC）患者为研究对象，探索晚期肝细胞癌患者的最佳支持性

疗法加阿可拉定的疗效和安全性，试验目标入组50人。该研究的主要有效性指标为晚期HCC患者接受口服阿可拉定治疗至PD时间（TTP）。该试验采用的是单臂二阶段试验设计，两组药物均为阿可拉定软胶囊，服用方法相同，均为规格为100mg（装量为400mg）的软胶囊，口服给药，每日早、晚（即每12小时）各服用6粒药物，于餐后30分钟服用大约250ml温水整粒吞服。该试验设计用于探索单剂量试验药物对目标患者的有效性。

2. 人参次苷H滴丸治疗晚期肝癌的开放、无对照、多中心的Ⅱa期临床试验 该试验同样以晚期肝癌患者为研究对象，评价人参次苷H滴丸对于提高晚期肝癌患者生活质量的作用。该研究的主要终点指标为患者生活质量（QOL）和中医症状体征评分改善情况，为有效性指标。该研究共有3组实验组，试验药物均为人参次苷H滴丸，不同的是3组受试者服用剂量不同，分为低、中、高组。试验药物均为滴丸剂（28mg/粒），低剂量组5粒/袋，中剂量组10粒/袋，高剂量组20粒/袋。服用方法均为口服给药，1天2次，每次1袋，连续用药共计2个月。该试验设计对多种剂量进行探讨，目的是淘汰无效剂量。

（二）随机对照试验设计

1. 八味利胆颗粒治疗慢性胆囊炎伴结石评价有效性和安全性的随机、安慰剂对照、双盲单模拟、多中心Ⅱ期临床研究 该试验为剂量探索性试验，是为了初步评价八味利胆颗粒治疗慢性胆囊炎伴结石（肝胆湿热证）的有效性和安全性。该试验的具体设计如图12-3-3-1所示。试验药与安慰剂均为2.5g/袋的颗粒剂，服用方法均为口服给药，1天3次，每次2袋，连续用药共计4周。

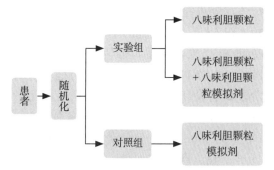

图 12-3-3-1　八味利胆颗粒治疗慢性胆囊炎伴结石的具体设计

2. 肝力保胶囊治疗慢性乙型肝炎有效性和安全性的随机双盲、安慰剂平行对照、加载试验、多中心临床研究　该试验为试验药物有效性探索性研究，探索肝力保胶囊治疗慢性乙型肝炎（湿热脾虚证）的抗炎保肝作用和抗病毒作用，以及对慢性乙型肝炎的证候改善作用。该试验的具体设计如图 12-3-3-2 所示。实验组与对照组均采用了阳性治疗药物恩替卡韦分散片，以保障受试者利益。恩替卡韦分散片均为规格 0.5mg/ 片的片剂；口服，1 天 1 次，每次 1 片，用药时程：连续用药共计 24 周。试验结束后赠送 6 个月用量药物。试验药物与模拟剂的剂型、服用方法相同，均为胶囊剂，规格 0.3g/ 粒；口服，1 天 3 次，每次 3 粒，用药时程：连续用药共计 24 周。

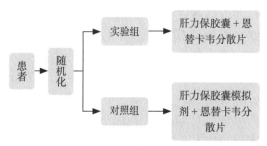

图 12-3-3-2　肝力保胶囊治疗慢性乙型肝炎的具体设计

三、小结

Ⅱ期临床试验一般是新药首次应用于目标患者，用以观察新药的初步有效性和安全性。Ⅲ期临床试验一般为大规模确证性试验，是评价、批准新药最关键的证据，因此，作为先头部队的Ⅱ期临床试验对Ⅲ期具有重大意义。合理科学的Ⅱ期临床试验设计，不仅能够在早期辨析新药进一步开发的价值，同时还能够为Ⅲ期临床试验推荐合理的临床定位、拟用于治疗适应证、适宜的纳入疾病人群的选择、主要疗效指标、安全性指标、给药剂量、给药方法、疗程等，可谓责任重大。正所谓"秤砣虽小压千斤"，Ⅱ期临床试验在整个新药临床试验中起到承上启下的作用。目前，有相当一部分的中医肝胆病中药新药相关的Ⅱ期临床试验正在进行或者已经结束，但是这些研究设计较为单一，除与肝癌相关的个别试验采用了单臂临床试验设计，其他均为剂量探索性随机对照试验。中医肝胆病中药新药Ⅱ期临床试验缺乏给药方法、疗程等相关研究。

第四节　肝病中药新药Ⅲ期临床试验设计

Ⅲ期临床试验是新药临床研究阶段的关键性试验，是新药能否最终获批上市的临床基础。Ⅲ期临床试验又称为确证性临床试验，以确定治疗获益为试验的首要目的。Ⅲ期临床试验是为了进一步确证Ⅱ期临床试验所得的关于有效和安全的初步证据，研究内容涉及剂量效应关系的进一步探索，或对更广泛人群、疾病的不同阶段，或合并用药的研究。

一、肝胆病中药新药Ⅲ期临床试验方法和设计

Ⅲ期临床试验一般将新药与现有标准

治疗进行比较，研究分为优效性试验和非劣效性试验。Ⅲ期临床研究应遵循随机、对照、重复的原则，并采取盲法。原则上采用双盲。证候类中药新药研究应首选安慰剂对照，如果已有针对该证候的上市中成药，可选择其中具有临床治疗优势的中成药作对照，且该药获得公认。Ⅲ期临床研究试验设计类型的选择十分重要，这将决定样本量的估计、研究过程及质量。

（一）平行分组设计

平行分组设计是将受试者随机分配到各试验组，同时进行临床试验。平行分组设计是一种完全随机化设计，基本上分为两种，即分组对照设计和配对平行设计。这种设计方法的优点主要有实施起来简单而容易，被广为接受；适用于急性病症，如胆石症、急性肝炎等；研究分析不复杂，对结果的解释直截了当。该方法的缺点为往往需要较多患者。

（二）交叉设计

交叉设计是一种改良的随机区组化设计，是一种特殊的自身对照设计，在该设计中，每个区组在不同阶段接受超过一种治疗，包括试验药物和对照药物。在交叉设计中，每种顺序中的治疗数目不一定大于或等于与其对比的治疗数目。最简单的交叉设计是 2×2 形式（AB/BA），每个受试者都需经历筛选期、第一试验阶段、洗脱期、第二试验阶段。交叉设计试验的优点有：①有利于去除个体间的差异性；②通过合适的随机化将患者分配到治疗顺序中，可以为治疗之间的差异提供无偏倚估测。该方法的缺点则是不能检测延滞效应，使用该设计需说明如何消除延滞效应，或可采用重复交叉设计，例如 ABBA/BAAB 设计。交叉设计常可用于控制病情的药物临床设计，如肝胆病中的慢性胆囊炎等相对稳定的疾病。交叉试验不适用于进行性疾病或有望治愈的疾病。

（三）析因设计

析因设计是将试验中各因素的所有水平进行完全交叉而形成的分组试验设计，常用于检测试验用药间是否存在相互作用，或探索两种及以上药物不同剂量的最佳组合。该设计的优点是在 ≥ 2 个治疗方法并且不交互的临床试验中，所需样本量更少，精度更高。然而，当因素或因素水平过多时，析因设计的分组则较多，所需样本量也较多。

（四）成组序贯设计

成组序贯设计以成组和序贯的方式，对受试者的结果进行评估，该评估是在试验期间定期进行的，一旦可以得出有效或无效结论，即可停止试验。在实施成组序贯试验期间，常常需要有独立的数据安全监查委员会，对试验进行审核或期中分析，向申请人建议是否继续或者停止。成组序贯设计在试验药物疗效明显优于对照药物时，可以较早停止临床试验，缩短试验时间。然而由于成组序贯试验需要多次揭盲，故双盲试验往往不能采用。

（五）加载设计

加载设计是联合治疗设计的一种方法，指的是受试者除维持标准治疗的方案外，被随机给予试验药物或安慰剂。这种设计的优点在于可以避免单纯使用安慰剂而引发的伦理学争议，但也因为临床标准治疗，受试者得到的疗效往往是多种施加因素的结果，故而导致了疗效确认的困难，也使得药物毒性解释有时变得复杂和困难。

二、肝胆病中药新药Ⅲ期临床试验实例

目前，肝胆病中药新药Ⅲ期临床研究较少，在已完成或进行中的临床中，研究设计均采用了平行分组设计，研究方法的差异主要为对照方法。具体见表12-3-4-1。

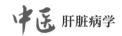

表 12-3-4-1 肝胆病中药新药 Ⅲ 期临床平行分组设计实例

研究	试验分组		持续时间	主要终点
	试验药	对照药		
阿可拉定对比索拉非尼一线治疗 PD-L1 阳性晚期肝细胞癌	阿可拉定软胶囊	甲苯磺酸索拉非尼片(Sorafenib tosylate tablets);商品名:多吉美(Nexavar)	每4周为1个用药治疗周期;用药时程:连续用药,直至疾病进展或不能耐受	总生存期(OS)
复方鳖甲软肝片(含发酵虫草菌粉 Cs-4)临床试验	恩甘定/恩替卡韦胶囊+新复方鳖甲软肝片+复方鳖甲软肝片模拟剂	恩甘定/恩替卡韦胶囊+复方鳖甲软肝片+新复方鳖甲软肝片模拟剂	连续用药,共计52周	瞬时弹性成像(FibroScan)肝组织学变化(纤维化分期、炎症分级)
双轻颗粒治疗非酒精性单纯性脂肪肝 Ⅲ 期临床试验	双轻颗粒	双轻颗粒模拟剂	24周	肝脾 CT 比值

三、小结

Ⅲ期临床主要用来回答一个问题:新药的受益/风险比如何?为回答该问题,Ⅲ期临床试验一般是具有足够受试者样本量的随机盲法对照试验。Ⅲ期临床试验结束时需要提供具有统计学意义的结论,包括新药目标适应证、适用人群、主要疗效指标、给药途径、用法用量及疗程、足够支持注册申请的安全性信息,并针对有效性安全性数据进行全面的风险/效益的评估等。Ⅲ期临床试验为新药最终上市提供确切的证据。

随着我国 GCP 的逐渐规范,现已有越来越多的多中心双盲试验实施,肝胆病的中药新药研究相关临床试验也不例外。然而肝胆病中药新药研究的临床试验方案的设计方面仍然存在问题,试验研究目的定位单一,部分疾病证候评分系统仍缺乏统一标准,临床试验设计未充分考虑如何体现中医药的治疗优势。总体而言,肝胆病中药新药临床研究仍有较大的发展空间,肝胆病中药新药研发仍在起步阶段。

(何华玉、张磊)

第四章　中药肝病中药新药上市后再评价

第一节　概述

一、中药上市后再评价相关概念及研究目的

中药上市后临床再评价是药品上市后再评价的重要组成部分，是运用最先进的中医药学成果对已批准上市的中成药在临床应用中的疗效、不良反应、用药方案、复方药物的配伍、中药的长期效应及费用 - 效益比等是否符合安全、有效、经济的原则做出科学的评价，以促进临床合理用药。

中药上市后研究目的是观察中药在扩大人群，尤其是上市前被排除的诸如老年人、儿童、妊娠和哺乳期妇女中应用的安全性、有效性和经济性，因此其研究对象需要是未加任何限定的、具有广泛代表性的人群；由于要观察偶发、迟发或罕见的不良反应/事件，所以要有足够的样本量，并观察足够长的时间；由于要观察实际使用情况，包括联合用药以及复杂合并病症用药下的情况，因此无法严格限定疾病和治疗方案。这就要求与经典循证医学方法不完全相同的研究方法，可能会产生完全不同的证据形式。中药上市后再评价是基于证据体的宏观评价。

二、肝胆病中药上市后再评价的现状和必要性

随着人们健康意识的日益提高，中药的临床疗效和安全性成为社会普遍关注的问题。我国《药品管理法》第三十三条明确规定：国务院药品监督管理部门组织药学、医学和其他技术人员，对新药进行审评，对已经批准生产的药品进行再评价。肝病具有发病率高、病程长、难以彻底治愈、病情反复发作的特点，肝病治疗药物用药量大，用药周期较长。肝病患者大都伴有胆囊疾病，需要同时应用胆病治疗药。在国内市场中，肝胆用药占有重要地位。但由于肝胆病中药在上市前临床研究过程中，受到临床试验病例较少、研究时间短、受试人群范围窄、用药条件控制较严、临床试验观察指标局限等诸多因素的限制，使得中药上市前的有效性和安全性评价内容不充分[1]。因此，在中药上市后的实际应用过程中，不良事件（adverse events，AEs）和不良反应（adverse drug reactions，ADRs）时有发生，给患者造成伤害的同时，也严重地制约了中药产业的健康发展。肝胆病中药上市前研究很难观察到偶发或罕见的 ADRs、迟发的 ADRs、过量用药引起的 ADRs、长期用药发生的 ADRs、合并用药情况下发生的 ADRs 以及 ADRs 发生的影响因素（机体、药品、给药方法、药物相互作用等），不能对药物的安全性进行全面评估。肝胆疾病中药品上市后在广大人群中应用的有效率、长期效应、剂量和疗程、新的适应证以及影响药品疗效的因素（治疗方案、患者年龄、生理状况、合并用药等）也都是上市前研究所未能解决的。以上这些不仅是肝胆病新药而且是所有中药上市后再评价中的关键性问题，必须通过开展中药上市后再评价研究来进一步完善中药产品有效性和安全性方面的信息，进而有效地解决这些问题。

肝胆疾病是当代多发病，其辨证论治方药散见于黄疸、胁痛、腹胀等各篇。肝胆病中药上市后再评价是对药品上市前研究的必要补充及上市后研究的全面总结，是药品评价过程的重要阶段，具有举足轻重的地位。由于我国药品上市后再评价尚

缺乏相关法规制度要求，造成上市后再评价以自发研究为主的局面，但存在"研究目的单一，方法多样、人力、物力资源分散[2]"等不足。也导致肝胆病新药上市后不良反应/事件频发，引起国家药品监督管理局高度重视。

三、中药上市后再评价的主要内容

（一）安全性再评价

安全性再评价是中药上市后再评价的首要研究内容，主要包括：①对中药上市后应用中ADRs/AEs自发报告信息的收集；②监测中药上市后新的或严重的ADRs；③对中药上市后ADRs/AEs的评价和分析，为相应措施的采取提供依据；④建立用药安全信息反馈机制，为中药安全性的进一步提高和改善提供科学依据。

（二）有效性再评价

有效性再评价仍然是中药上市后再评价的重要内容，主要包括：①根据中医病证结合的理论特色进一步评价中药原有的适应证；②在应用中发现中药新的适应病证，淘汰不再适应的病证；③进一步明确中药的临床用药剂量和疗程；④研究药物之间的相互作用，包括相互配伍、合并用药等。

（三）经济学评价

中药以"效"和"廉"而深受广大患者的青睐，但近年来中药的价格也日益高涨，"廉"的优势呈消退趋势。因此，有必要通过对治疗某些疾病的上市中药和相关西药作经济学评价比较研究，遴选出性价比较好的中药，以供临床用药参考。

四、肝胆病中药上市后再评价的临床研究方法

目前开展的肝胆疾病中药上市后再评价研究，存在样本量不足、设计不严谨、缺乏中医特色、低水平重复等问题，不利于客观、全面、真实地评价上市后肝胆病中药的安全性和有效性，今后要根据中药组成成分、药品性质和所治疗的肝病、胆囊等疾病以及患者群体等不同情况，选择合适的临床研究方法。在条件允许的前提下，可以优先考虑采取真实世界研究（real world study，RWS）[3-4]的理念，在尽可能贴近肝胆疾病临床实际的条件下开展再评价工作。同时，可以根据具体情况选择性地采取以下研究方法：

①描述性研究：在收集病例报告的基础上，开展横断面研究，初步评价上市后肝胆病相关中药的安全性和有效性及影响因素。②分析性研究：采用病例对照研究或队列研究的方法开展肝胆病新药上市后安全性和有效性再评价的临床观察性研究。实用性随机对照试验（pragmatic randomized controlled trial，PRCT）[5]可以弥补上市前研究所要求采用的解释性随机对照试验（explanatory randomized controlled trial，ERCT）的不足之处，获得比较全面、可靠的药物安全性和有效性结论。

参考文献

[1] 郭晓昕，颜敏，吴晔.如何认识中药上市后的再评价[J].中国新药杂志，2000，9（8）：513.

[2] 刘佳，吴晔程，鲁榕.制定我国《药品再评价管理办法》的法律依据及有关问题分析[J].中国卫生法制，2005，13（6）：10.

[3] 杜文.药物流行病学与上市后再评价[J].中国处方药，2008（4）：66.

[4] 田峰，谢雁鸣.真实世界研究：中医干预措施效果评价的新理念[J].中西医结合学报，2010，8（4）：301.

[5] 费宇彤，杨红，刘建平.实用性随机对照试验及其在中医药领域的应用[J].中医杂志，2008，49（2）：116.

第二节　肝胆病中药上市后安全性再评价

一、目的与内容

临床安全性评价的目的是研究肝胆病中成药在临床实际应用过程中的安全性，是对肝胆病患者中成药使用的全过程进行评价，主要是在广大肝胆疾病人群中考察应用中药和停药后发生的药物不良反应，以及长期服用肝胆病新药发生的不良反应，研究不良反应发生的影响因素（患者情况、药品性质、给药方法、药物相互作用等）[1]，主要体现为：描述患者服用新药后不良反应表现、类型、严重程度及转归；明确不良反应发生率；探讨不良反应相关危险因素及发生机制；评价在特殊人群中或长期用药等情况下的安全性。

二、选择适合的临床试验设计类型

（一）队列研究

队列研究是肝胆病中药上市后安全性再评价常用的设计方法，可以对多种药物不良反应结果进行研究，预测从暴露到事件发生的时间。根据从暴露于某因素到发生研究结局之间的时间长短及研究结局发生率的大小，选择不同类型的队列研究方法。队列研究亦可用于中药上市后临床有效性的再评价，包括对临床适应证疗效的再评价、新适应证的发现、服用剂量验证、不同剂量疗效的比较等方面，从而帮助改进给药方案或选择适应证。

（二）实用性随机对照试验方法

在众多再评价方法中，大样本多中心随机对照临床试验是药物再评价的最佳方法[2]。大样本多中心随机对照临床试验是指由多个医疗中心参加的以常见病为对象的大样本随机对照试验。肝胆病中药上市后证候再评价研究同样需要大样本多中心

随机对照临床试验方法，以寻求最佳的循证医学证据，传统的经典随机对照试验（ERCT）由于设计严格，具有很好的内部真实性，但其外推性较差，因此，不能完全代表应用于广泛人群后的真实疗效和安全性，而且患者在实际诊治疾病过程中，往往肝、胆、心血管、消化道等多种疾病同时进行诊疗，因此，在传统RCT无法解决这些难题的情况下，出现了实用性随机对照试验（PRCT）方法。PRCT与传统的ERCT比较，虽然内部真实性低，但具有外部真实性高、与临床治疗实际情况接近、可综合性评价治疗措施的实际效果等特点，更适合用来评价以个体化辨证论治和复杂性干预为特点的中医药疗法的临床效果[3]。

三、纳入特殊人群与确定样本量

肝胆病中药上市前临床研究患者之间的同质性较好，并且样本量较小，随访时间较短，故无法证实在临床实际情况条件下哪一种中成药更有效，上市前临床试验得出的结论不能直接推广应用到更广泛的人群。肝胆病新药上市后评价的人群比上市前的人群范围更为广泛，包括了儿童、老年人、肝肾功能有轻度损害的患者等特殊用药群体，更能反映临床实际使用情况。

与一般中药上市前的临床试验样本含量500~2 000例相比，大多数上市后队列研究包括至少1万例暴露者，这需要非常大的肝胆病目标人群，而病例-对照研究可能需要相对少得多的样本，但一般也需要从等同于队列研究的目标人群中选择出病例组和对照组[4]。

四、评价指标

肝胆病中药上市后安全性再评价通常是使用该中药与未使用该中药组成试验组与对照组，但是混杂因素的处理是因果关

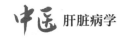

系评价的关键。安全性评价除考察常规理化指标外，一定要针对中药作用特点来设计相应的安全性指标，如某些中药可能会引起消化系统、呼吸系统的症状，如腹泻腹痛、失眠、虚不受补等现象，因此，预期不良反应的指标应包括相关的症状体征。

五、安全性监测方法

我国采取相对可行的监测模式为多中心医院集中监测，以对确定为重点监测品种的肝胆病中药实施监测，及时发现那些未知或非预期的不良反应，并作为这些药品的早期的预警系统。中华中医药学会制定了《中成药上市后安全性医院集中监测技术规范》的团体标准，张俊华等[5]组织领域内的专家学者形成了"中药注射剂临床安全性集中监测研究设计与实施专家共识"，从科学性和操作层面进行了规范，但由于发布时间较晚，行业内重视程度不够，尚待进一步推广。

六、肝胆病中成药上市后临床安全性评价实例

20世纪70年代初期，日本津村顺天堂将小柴胡汤药物制成颗粒剂，成为风靡一时的治疗慢性肝病的畅销药。日本只根据西医的诊断（慢性肝炎、肝硬化）就用柴胡汤汉方药，并强调"汉方药非常安全，长期服用也没问题""慢性肝炎肝硬化患者有关小柴胡汤的'证'消失了，还要继续长期服用小柴胡汤"[6]，造成小柴胡汤在日本不辨证、长期使用。"小柴胡汤事件"所涉及的间质性肺炎、药物性肝炎等严重及死亡病例，与当时日本医师合并使用干扰素、汉方药西用、辨病不辨证等因素可能有关。我国柴胡口服制剂涉及不良事件文献报道较少，表现为皮肤过敏反应和汗出过多；柴胡注射液涉及的不良事件主要表现为过敏样反应，2例违背说明书

的肌内注射用法，误用为静脉滴注者分别引起低钾血症和肾衰竭，1例死于过敏性休克，在我国柴胡制剂相关的文献病例中尚未见日本"小柴胡汤事件"涉及的2种严重不良事件，目前尚缺乏主动监测和大样本临床研究数据等高级别证据。因此，中药上市后监测和研究的重点是识别药品上市前研究过程中未被发现的安全性问题，如迟发的、新的、罕见的严重不良反应、药物相互作用、对特殊人群的影响等，它既是全面获得上市后的安全性和有效性信息、为临床用药提供最佳治疗方案的有效途径，也是识别上市后药品风险因素，科学、客观地评价上市后药品的风险/效益，为制定风险控制措施提供科学依据的重要方式。

参考文献

[1] 谢雁鸣.中药上市后再评价的基本原则[C]//老年性疾病药物研究与老年患者合理用药研讨会.2006：14.

[2] 王文.大样本多中心随机临床试验是药物再评价的最佳方法[J].中国循证医学杂志，2002，2（3）：145.

[3] 费宇彤，杨红，刘建平.实用性随机对照试验及其在中医药领域的应用[J].中医杂志，2008，49（2）：116.

[4] STROM B L，KIMMEL S E.药物流行病学教程[M].曾繁典，施侣元，詹思延，译.Hoboken：John Wiley & Sons（Asia）Pet. Ltd.，2008：22.

[5] 张俊华，任经天，胡镜清，等.中药注射剂临床安全性集中监测研究设计与实施专家共识[J].中国中药杂志，2017，42（1）：6.

[6] 有地滋.近代医学的诊断和汉方医学的诊断[J].汉方临床，1971，18（3）：164.

第三节　肝病中药新药上市后有效性再评价

一、目的与内容

肝胆病中药上市后有效性再评价是验证药物在广泛人群中使用的有效率、长期效应和发现新的适应证，探讨新的适应证或修改适应证内容[1]，以及特殊人群疗效、评价用药剂量、疗程的合理性[2]和影响因素（制剂类型、患者年龄及生理状态、并发疾病、合并用药等）对疗效的影响。有效性再评价是肝胆病中药上市后临床再评价的重要内容，主要包括：①根据中医病证结合的理论特色进一步评价中药原有的功能主治；②在临床应用中发现治疗肝胆病的中药新的功能主治，淘汰不再适应的病证；③进一步明确肝胆病中药的临床用药剂量、疗程及使用方法；④研究药物之间的相互作用，包括相互配伍、合并用药等。

二、严格遵循中药说明书及国家法规

目前国家虽无针对药品上市后再评价的正式法规文件，但在遵循《药物临床试验质量管理规范》《中华人民共和国药品管理法》《中华人民共和国药品管理法实施条例》等法规要求去设计试验方案的同时，还应遵循《药品上市后临床试验指导原则（草案）》《药品再评价管理办法（草案）》《中药注射剂安全性再评价临床研究评价技术原则（试行）》等。肝胆病中药临床试验中的用法、用量、功能主治、用药禁忌等应与说明书内容相符。

三、实验设计类型的选取

试验设计类型的选取要切合试验目的，一般来说，肝胆病中药上市后临床再评价常采用真实世界研究（RWS）来解决药品在上市后关注广泛用药人群的有效性及安全性问题，RWS实为一种设计理念，是对药品的治疗效果研究，在设计类型上可以是队列研究设计、横断面设计、实用性随机对照试验设计等[3]，其与药品上市前治疗效力研究常采用的解释性随机对照试验设计比较，在随机、对照、干预措施、样本量、研究人群、试验质量控制、统计分析等方面都存在差异，在试验方案设计时根据试验设计目的正确选择试验方案。

四、样本量的估算

在肝胆病中药上市后药品临床安全性和有效性再评价试验中，已经开始运用真实世界研究的理念，采取大样本观察性试验设计，但目前还没有确切的样本含量估算方法，倾向于在大样本人群（>500例）中研究上市药物的安全性和有效性，以保证具有良好的代表性。然而，必须在综合考虑检验效能、研究成本和实际可操作性的基础上，根据具体的临床再评价试验设计类型来估算并确定试验所需的样本含量。

五、疗效评价

肝胆病中药上市前临床试验更多关注的是药品的有效性，为发现药物的净效应，设计时选择与安慰剂作对照。肝胆病中药上市后有效性再评价常选用常规公认的阳性药物作对照。肝胆病中药上市后有效性再评价应针对上市前因样本量小和时间所限未能考察和解决的问题而进行研究，尤其是中药长期疗效、具体给药方案、合并用药、对生命质量影响、对终点事件的干预程度等。

肝胆病上市中药真实世界研究的疗效评价指标应选择疾病的结局指标和重要临床事件，如痊愈率、死亡率、致残率、复发率、心脑血管事件（心肌梗死、脑卒

中）、生活质量等，同时根据中药作用特点设定中医证候疗效评价指标 [4-5]。

（何华玉、张磊、季光）

参考文献

[1] 王忠，王永炎．中药上市后临床再评价研究 [J]．中国中药杂志，2007，32（1）：84.

[2] 谢雁鸣，田峰．中药上市后再评价关键问题商榷 [J]．中国中药杂志，2010，35（11）：1494.

[3] 田峰，谢雁鸣．真实世界研究：中医干预措施效果评价的新理念 [J]．中西医结合学报，2010，8（4）：301-306.

[4] 谢雁鸣，魏戌．中药上市后安全性及有效性再评价临床试验设计要求 [J]．中国中药杂志，2011，36（20）：2768.

[5] 何伟，程淼．中药上市后临床有效性再评价试验设计流程及要点 [J] 中草药，2013，44（5）：637.

第十三篇 中医肝脏病学研究进展

第一章 肝藏象的现代研究进展

藏象理论是中医学的核心知识体系之一，研究藏象本质是推动中医药学术发展的重要途径，相关学术研究十分活跃，已取得若干进展。近现代藏象本质研究至少形成三种代表性学说："藏象纯功能说""藏象指标说"和"藏象结构功能说"，其中"藏象结构功能说"是藏象现代研究获得的主流认识[1]。肝藏象的现代研究主要采用现代科学技术围绕肝藏象的主要功能（肝主升发、肝藏血主疏泄）及其主要证候开展系统深入的基础及临床应用研究。随着中医/中西医结合研究资料的不断积累，建立在现代医学脏器组织生物学基础之上新的肝藏象概念（以肝脏为中心联系多种脏器组织的结构功能体系）及其新的肝藏象功能（肝主生发）认识，通过不断深入研究，取得了若干创新发展。

一、肝藏象现代研究的简要回顾

藏象概念是中医学反映病证特有属性的思维形式。近一个世纪以来，大量新的临床实践，丰富的基础与临床研究，产生了若干新的认识、新的发现、新的技术和新的研究方向，远远超出了原有藏象概念的内涵和外延，故藏象概念的演变是中医学术发展的最好体现。藏象概念的演变，虽划分不出明确的时间界限，但却能清楚

地看到三种演变形式：第一，功能赋予实体——实体功能统一；第二，功能脱离实体——实体功能分离；第三，功能涵盖实体——实体功能重组。藏象概念的第三种演变形式反映了藏象现代研究的主流，即根据现有的有关中医形体结构与功能结构比较统一的科研资料（基础与临床），先将中医的形体概念与功能概念进行重组，初步提出有别于传统的藏象概念，极大地推进了藏象的现代研究。

肝藏象的现代研究较充分地反映了功能涵盖实体——实体功能重组的研究成果[2]。1978年湖北中医学院藏象肝病研究所在全国率先开展"肝郁证"的临床及实验研究，发现"肝郁证"患者具有交感神经功能和甲状腺功能的改变，探讨了相关生物学指标的变化规律及其生物学基础，并开展了"肝开窍于目"的系列肝藏象本质的研究。在此之后，有学者相继报道了采用四氯化碳及艾叶等中毒法复制"肝郁证"小鼠、大鼠动物模型及其相关研究。1981年前后，湖南医学院附属医院较为系统地研究了"肝郁脾虚证"。辽宁中医学院郑洪新博士报道了"肝郁气滞证"患者的病理解剖学基础的研究结果。1987年前后，黑龙江中医学院黄柄山教授对"肝郁气滞证"临床特征及其生物学基础进行较

深入的研究。20世纪90年代前后，湖南医科大学附属湘雅医院金益强教授等相关研究团队连续对肝阳上亢、肝火上炎、肝胆湿热及肝血虚证进行了较全面的研究，总结出上述5证的基本病理变化特征及其生物学基础。采用现代医学理论、方法及动物模型，对肝主升发本质进行了较系统的研究，认为肝阳上亢证表现为外周交感-肾上腺髓质功能偏亢；肝阳化风证出现时，机体处于应激状态，肾上腺皮质、外周交感-肾上腺髓质功能均亢进，且伴有脑供血障碍、脑组织损伤。近些年来，山东的乔明琦教授及其团队、广州的吕志平教授及其团队、北京的王伟教授及其团队获得国家多个项目的重点资助，较全面深入地开展了"肝藏血主疏泄"的现代研究，重点关注下丘脑-肾上腺轴、性腺轴与肝藏象的相关机制，揭示从脑调控中枢到效应器官的生物学基础。上海中医药大学刘平教授及其团队对肝脏病"虚损生积"的病因病机进行了系统深入研究，其中正虚血瘀是基础证候，据此提出扶正化瘀的治疗原则，并研究开发出扶正化瘀胶囊这一具有抗肝纤维化作用的有效药物，丰富了肝藏象的理论认识和临床实践[3]。其他学者针对肝主疏泄调节消化的生物学基础研究主要集中在脑肠肽、胃肠激素、幽门螺杆菌等方面，并进行了"肝病传脾"的相关研究。湖北李瀚旻教授及其团队重点坚持从肝脏研究肝藏象的研究方向，创新发展"肝主生发"（髓生肝、髓失生肝、补肾生髓成肝）的肝藏象理论体系，获得中医药调控肝再生防治肝脏及其相关病证的基础与临床应用成果[4]。

二、"肝主升发"的现代研究 [5-14]

有学者通过文献整理研究，探讨肝气主升与肝藏象证候的关系，认为肝气升发失常主要有太过与不及，导致肝气逆、肝气郁，进一步出现肝火上炎、肝阳上亢、肝风内动或肝郁气滞等证。湖南医学院附属医院（中南大学湘雅医院）对比检测肝火证、肝胆湿热证、肝火上炎证、肝气郁结证等患者的相关生物学指标，结果发现肝火证以内源性内分泌失调功能代谢偏亢为主，肝胆湿热证以外源性炎症反应、脂质过氧化自由基损伤为明显，肝火上炎证以内源性神经-体液代谢失调，交感神经功能偏亢和炎症反应为特征。前列腺素 $E_2\alpha$（$PGE_2\alpha$）和精氨酸加压素（AVP）升高是肝火上炎证区别于肝肾阴虚证和肝阳上亢证的重要指标。肝气郁结证与中枢神经对情绪调节的功能异常密切相关。采用病证结合选择研究对象，对照健康人群，检测540例中医肝系证候及相关证候患者进行去甲肾上腺素（NE）、肾上腺素（E）血浆含量检测，结果发现大部分肝系实证组患者血浆 NE、E 含量均增高，大部分虚证组患者降低，不同年份健康人检测值无明显差别。肝阳化风证血浆 NE 和 E 含量为5证（肝气郁结、肝阳上亢、肝阳化风、肝火上炎、肝血虚证）中最高值，且显著高于健康对照组。肝血虚证血浆 NE 和 E 含量为5证中最低，且显著低于健康对照组。肝阳上亢证和肝火上炎证血浆 NE、E 均显著高于健康对照组。肝阳上亢证患者的 NE、E、大脑中动脉平均血流速度（McA-Vm）及收缩峰血流速度（Vs）等4项指标的测值均显著高于健康组，肝阳上亢证组血浆 NE 与 E、McA-Vm 与 Vs、NE 与 Vs 之间呈正相关关系。并发现高血压病肝阳上亢证患者的酪氨酸羟化酶（TH）基因有显著扩增。肝阳上亢证酪氨酸羟化微卫星 D11S4046 中 A1 型明显高于健康人组及肝肾阴虚组。采用自发性高血压大鼠（SHR）加灌附子汤方法复制高血压肝阳上亢证动物模型，结果发现肝阳上亢大鼠 TH 免疫组化阳性产物增高，TH 基因原位杂交信号明显增强。采用双肾双夹加灌附子汤复制高血压肝阳上亢证大鼠模型，观察潜阳方（石决明、钩藤、黄芩、桑寄生、葛根、川牛膝）的疗效及机制，结果发现潜阳方降低实验动物血压、减轻肝阳上亢症状的机制可能与降低血浆 NE、E 及脑干 NE 和升高脑干 5-HT 含量有关。

三、"肝藏血主疏泄"的现代研究 [15-20]

有关"肝藏血主疏泄"的现代研究：有多家研究机构相关临床及科研工作者进行了大量研究，发现肝气郁结证的生物学基础可能是持久的情绪变化使中枢调控紊乱，表现为交感神经功能紊乱，抗利尿激素（ADH）及肾素 - 血管紧张素分泌或释放增加等相关变化。"疏泄"的生物学机制整体上与调节下丘脑 - 垂体 - 肾上腺轴相关，在下丘脑内聚集许多神经递质，其中对情绪调节发挥关键作用有去甲肾上腺素（NE）、多巴胺（DA）、5- 羟色胺（5-HT）和乙酰胆碱（Ach）。

乔明琦教授认为：近些年来欧美国家生命科学兴起的"结构功能学"（structural biology）为肝藏象的现代研究提供了新的研究思路，即活体结构和功能机制是深化肝藏象现代研究的两大关键科学问题。借助现代检测手段，深入机体内部，探索不同层次的结构联系及具体机制，实现由现象描述向本质发现的飞跃。总结山东、广州、北京、湖南、湖北、上海等单位对肝藏象不同侧面的现代研究发现：肝藏血主疏泄的关键调控部位在脑，从脑调控中枢到效应器官的生物学基础是肝藏血主疏泄功能的本质，其中中枢调控在于脑内不同脑区的功能配合，并经特定神经体液途径作用于相应效应器官。乔明琦教授及其团队以肝藏基本功能为研究对象，深入揭示肝藏功能机制及其活体结构。拟定肝郁证临床表现调研表，在济南地区开展肝郁证临床流行病学调查及相关生物学指标检测，发现肝郁证呈现情绪亢奋、急躁易

怒、头腹胀痛或情绪低落、郁郁寡欢、胸闷太息两种不同类型的症候群，且不同症候群患者的血、尿中去甲肾上腺素等生物学指标差异显著。肝疏泄失常的主要外在病因是情志刺激，提出"多情志交织共同致病"的概念。其内在病因是"气血潜在不畅"，如经前期、睡眠欠佳、身体疲劳状态下易受外界情志刺激而发病。发现情志致病方式与伤肝规律，多种情志组合伤肝以及肝为主兼及胆胃的概率占总病例数的 61.3%，认为肝调畅情志功能包括下丘脑在内的复杂结构通过调节单胺类神经递质与激素水平的变化，据此提出"多情志交织共同致病，首先伤肝"的假说。通过流行病学调研方法研究经前期综合征（PMS）证候分布规律，建立 PMS 肝气逆、肝气郁病证结合的临床诊断和疗效评价标准。发现经前平颗粒（白芍、香附、川楝子、柴胡、川芎、枳壳、姜半夏、豆蔻、木香、甘草）治疗 PMS 肝气逆的疗效机制之一可能是升高儿茶酚胺、去甲肾上腺素，降低肾上腺素。

复制 PMS 肝气逆、肝气郁病证结合大鼠、猕猴模型，研究该 PMS 两证模型外周血尿和器官神经递质、性激素水平与中枢内含量变化关系，进一步在分子和基因水平揭示肝主疏泄的生物学基础。着重研究调肝方药作用于脑中枢相关脑区的组织、细胞及分子，阐明作用途径及共性作用机制。研究结果表明，肝藏血主疏泄中枢调控部位主要集中于脑中枢，其脑区定位涉及边缘叶、海马、丘脑、小丘脑等区域，但其定位远未达成共识。发现 PMS 肝气逆证大鼠模型下丘脑和边缘叶 ERα、ERβ 表达显著降低，PMS 肝气逆证猕猴模型血清雌二醇（E_2）在黄体期明显下降，下丘脑 ERβ 的蛋白质和 mRNA 表达下降。

王伟教授及其研究团队通过比较分析应激状态下高血压肝火亢盛证大鼠的宏观表征及微观理化指标变化，探讨肝主疏泄

的生物学基础，结果发现在肝疏泄正常的状态下，受到外界刺激时，机体可在一定程度上作出适应性反应，而肝失疏泄导致的高血压肝火亢盛证的大鼠在受到应激刺激时出现应激损伤表现，其机制可能与血管紧张素Ⅱ（AngⅡ）、NE含量升高有关。吕志平教授及其研究团队发现肝郁大鼠模型血浆、肝组织MDA明显增高，SOD明显降低，过氧化作用导致肝细胞线粒体损伤，逍遥散具有抗氧化、减轻线粒体损伤的作用。

四、"肝主生发"的创新发展[21-44]

肝藏象的现代本质研究一直存在"肝脏非肝藏""肝藏不包括肝脏"类似于"白马非马"的哲学认识误区，故肝藏象现代本质研究存在"脱离肝脏主体""肝藏象本质任意组合""肝藏象偏中心、多中心或无中心"的研究偏向，过分强调"他脏病证从肝藏论治"，忽视"肝脏病证从肝藏论治""肝脏病证从他脏论治"和"肝脏与他脏同治"的肝藏象现代本质研究，出现临床广泛采用"肝脏病从肝藏论治"而缺乏肝藏象理论指导依据（理论与临床脱节）的尴尬局面。为解决这一影响中医药学术发展的关键科学问题，李瀚旻教授提出"肝藏象肝脏中心说"，带领科研团队坚持从肝脏本体研究肝藏象的研究方向，创新发展"肝主生发"的肝藏象理论体系，揭示中医药防治肝脏病证以"肝再生"修复机制为主的生物学基础，引领中医药调控肝再生防治肝脏及其相关病证疗效机制的新研究方向。在继承《内经》"髓生肝"理论认识的基础上，揭示了干细胞及其组织微环境是"髓本质"的生物学基础，创新"髓失生肝"的病因病机和"补肾生髓成肝"治疗法则，极大地提高了中医药防治肝脏及其相关病证的能力和水平。目前将"肝主生发"简要表述为：肝脏具有主管以肝脏为中心的相关脏腑组织的发生发育和

再生修复结构功能体系的作用及其机制，中医药具有通过调控发生发育和再生修复失衡防治肝脏及其相关病证的作用及其机制。通过20多年系统深入研究，在"肝主生发"与"肝主升发"的深化整合、"肝主生发"与"生机学说"的深化整合、基础研究与临床实践的深化整合、还原研究与整体研究的深化整合等诸多方面取得了若干进展。

（一）"肝主生发"与"肝主升发"的深化整合

"肝主生发"与"肝主升发"在病因病机、主要证候和组织定位方面虽有明确区别，但又存在相互影响的密切关系。近些年来，相关学术团队对"肝主生发"与"肝主升发"的相互影响机制进行了一系列深入研究，获得了一些深化整合的研究成果。肝再生修复机制是"肝主生发"重要生物学基础之一，常见主要证候包括肝郁脾虚、肝胆湿热、瘀血阻络、脾肾阳虚、肝肾阴虚等，其病理组织学基础主要定位于肝脏组织。"肝主升发"是指"肝具有升生阳气以启迪诸脏，升发阳气以调畅气机的作用"。肝气对气机的影响主要表现为升举、疏通之作用。现代科技工作者采用现代医学理论、方法及动物模型，对"肝主升发"本质进行了较系统的研究，将"肝主升发"的代表性证候肝火上炎、肝阳上亢、肝阳化风、肝郁证等的病理组织学基础主要定位于脑组织。MSG-大鼠-肝再生模型的创建与应用，揭示了肝组织与脑组织在病理损伤与再生修复方面的相互影响机制及其相关中医药的疗效机制，初步揭示"肝主生发"与"肝主升发"相互影响的现代生物学机制。发现在MSG-大鼠-肝再生模型中，下丘脑弓状核的损伤可通过下丘脑-垂体-肝轴影响肝再生过程，肝大部切除又能加重MSG-大鼠-肝再生模型的下丘脑弓状核的损伤，左归丸和地五养肝胶囊在一定程度上改善肝再生紊乱的

同时还能改善下丘脑弓状核的病理损伤。最近的研究又发现，肝大部切除造成的肝脏损伤加重了 MSG- 大鼠 - 肝再生模型肝脏脂肪变性程度和脂质代谢异常程度。柴胡疏肝散组方在改善 MSG- 大鼠 - 肝再生模型肝脏脂肪变性和脂质代谢的同时，增加了 MSG- 大鼠 - 肝再生模型眶额叶皮层 BDNF、VEGF 等神经营养因子。六味地黄丸组方在改善 MSG- 大鼠 - 肝再生模型肝脏结构和肝脏脂肪变性的同时，减轻了 MSG- 大鼠 - 肝再生模型眶额叶皮层的尼氏体和神经突的病理损伤，具有促进脑神经细胞修复的作用。

（二）"肝主生发"与"生机学说"的深化整合

"肝主生发"重点研究肝脏主管发生发育与再生修复的作用机制及其临床应用，而"生机学说"是全面研究揭示中医药影响机体发生发育及再生修复的作用机制及其临床应用，"肝主生发"是"生机学说"的重点内容之一，"生机学说"将"肝主生发"的内容整合其中。"肝主生发"的理论认识的意义在于，维护生机从"肝藏"论治是其重要的防治策略之一。

从肝脏损伤与肝再生修复失衡的肝肾精虚诸证的生物学基础的认识，深化推进病理损伤与再生修复失衡或病理损伤与发生发育失衡是虚证本质的生物学基础等更高层次的认识，从而将"肝主生发"与"生机学说"的相关理论统一整合。

根据 HCC 的肝癌干细胞起源说，HCC 发生发展过程中存在"肝干细胞与肝癌干细胞动态失衡"机制，当其机制趋向于肝干细胞向肝癌干细胞转化，表现为肝癌干细胞数量增加、恶性化增强，肝干细胞的再生修复机制受到抑制，HCC 发生风险增加，或 HCC 进展加速。当其机制趋向于肝癌干细胞向肝干细胞转化，表现为肝癌干细胞数量减少、恶性化降低，肝干细胞数量增加，肝再生修复机制增强，HCC 发生

风险降低，或 HCC 发展进程延缓、阻断，甚至逆转。存在于慢性肝病患者体内的恶化环境是启动和促进肝干细胞向肝癌干细胞转化、HCC 发生发展的必要条件和关键因素，改善慢性肝病患者体内的恶化环境是延缓、阻断、逆转肝干细胞向肝癌干细胞转化及防治 HCC 发生发展的有效途径。当慢性肝病患者进入肝癌发生发展阶段，除了肝脏损伤与肝再生修复失衡的病理机制继续存在外，更严重的是出现了肝癌细胞的发生发育，治疗的重点必然关注如何抑制肝癌细胞的增殖和诱导肝癌细胞的凋亡，包括清除已有的肝癌细胞和组织。从认识异常的或恶化的肝再生微环境不利于肝癌的发生发展及复发转移的客观事实出发，提出肝癌的肝再生微环境的新概念，有利于从整体上认识和把握肝再生微环境与炎症损伤微环境、免疫调控微环境、血管新生微环境及肠道微生态微环境等肝癌微环境对肝癌发生发展及复发转移影响的相关机制，确立基于肝癌的肝再生微环境的肝癌防治新策略，提出同时兼顾肝癌细胞及肝再生微环境的肝癌三级预防的新方案。在手术切除、放化疗（包括中药"以毒攻毒"）及各种介入治疗消灭或控制肝癌细胞增殖和扩散的同时，如何避免形成恶化的肝再生微环境和改善已形成的恶化肝再生微环境在临床应用中已获得一定重视，多种相关的治疗方案已显著提高了临床疗效。将肝癌的肝再生微环境与肝癌的发生发展联系起来进行研究，极大地推进了"发生发育"与"再生修复"，"肝主生发"与"生机学说"相关研究的深化整合。基于"补肾生髓成肝"的肝癌三级预防方案是中医药通过调控肝再生（改善肝再生微环境）防治肝癌发生发展、复发转移的重要成果之一，已获得多项较高级别循证医学证据和部分疗效机制。汤钊猷院士及其研究团队发现中药复方松友饮（黄芪、丹参、枸杞子、鳖甲、山楂）的疗效

更侧重于改变肝癌的生物学特征，具有下调肝癌干细胞相关指标，抑制"上皮-间质转化"，改善肝再生微环境，提高免疫功能的作用及机制。最近一个高级别的循证医学研究证据表明，槐耳颗粒能降低肝癌患者术后复发率，提高生存期。其作用机制之一可能与其抑制肝癌干细胞和改善肝再生微环境相关。

"肝主生发"的研究首先以肝再生修复机制为主要切入点，重点研究中医药调控成熟机体因病理学损伤后组织器官结构和功能的再生修复机制及其临床应用。在此研究基础上推进到运用"肝主生发"的理论认识和研究成果，进一步深入研究人生命的开始和人体发生过程中的许多重要变化，掌握人体各种器官、结构之间的正常关系及其先天性畸形的形成以及个体各个发育阶段所呈现的独特性，揭示中医药在相关过程的作用及机制，尤其是目前尚不能解决的肿瘤、衰老、某些精神疾病、畸形等问题，从而寻找解决这些问题的途径和方法。

为深入研究神经-内分泌-免疫-肝再生调控网络对肝再生的影响及机制和深入研究中医药通过该网络系统调控肝再生防治肝脏及其相关病证的疗效机制，李瀚旻教授及其团队创建了病证结合的 MSG-大鼠-肝再生模型。MSG-大鼠是出生时下丘脑弓状核受损后出现神经-内分泌-免疫紊乱的大鼠模型，成年 MSG-大鼠再行肝大部切除手术或肝脏中毒法就复制出神经-内分泌-免疫紊乱状态下的肝再生大鼠模型。该模型的"病"即神经-内分泌-肝再生紊乱状态下的肝脑疾病，"证"即肝肾精虚/肝肾阴虚及其兼夹证。已运用该创新动物模型开展了一系列"肝主生发"与"肝主升发"，"肝主生发"与"生机学说"相关的深化整合研究。实验结果表明，体现"补肾生髓成肝"治疗法则的左归丸、地五养肝胶囊等具有通过神经-内

分泌-免疫-肝再生调控网络改善 MSG-大鼠-肝再生模型肝再生紊乱的作用，具有改善肝损伤与肝再生修复失衡、脑损伤与脑组织再生修复失衡的作用。

（三）基础研究与临床实践的深化整合

近些年来兴起的转化或转换医学（translational medicine）的新思维方式迅速将基础医学研究和临床治疗连接起来，促进了"肝主生发"相关的基础研究与临床实践的深化整合。从外来的致病因素（病毒、细菌、寄生虫、酒精、毒素等）出发研究肝脏病的防治取得很大进展，使人类获得极大的健康受益，但许多关键科学问题仍未完全解决，面临诸多新的临床难题。从人体内在机制（宿主因素）探讨解决肝脏病的防治难题是学术界一直努力的方向之一，近些年来获得更大的关注。肝再生机制一直是学术界高度关注的肝脏病发生发展的重要宿主因素，经过近一个世纪的努力，随着以干细胞为中心的再生医学迅速发展，目前对肝再生调控机制的研究进展迅速，但调控肝再生的手段与方法的研究进展相对缓慢，具有高级别循证医学证据的调控肝再生的具体技术与方法十分有限。有关"肝主生发"的基础研究，近些年来重点研究中医药调控肝再生防治肝脏病证的作用及其机制，其研究成果正好作为再生医学目前缺乏有效地调控肝再生手段与方法的补充，并将相关研究成果迅速转化应用于临床实践，提出基于调控肝再生防治肝衰竭、肝硬化及肝癌的策略与方案，基于"补肾生髓成肝"的肝衰竭、肝硬化及肝癌防治方案是其重要研究成果之一，分别获得基于真实世界临床数据和 RCT 临床试验相关循证医学证据的证实。中医药调控肝再生防治肝脏及其相关病证的基础与临床应用，相关研究成果纳入国家中医药管理局中医/中西医结合临床诊疗指南和中西医结合专家共识。"补肾生髓成肝"治疗法则指导辨证论治参与的

中西医结合治疗方案可显著降低慢性乙型肝炎（慢加急性及慢性）肝衰竭的死亡率（16.67%），低于西医对照组（51.61%）及"补气解毒方"对照组（35.38%，$P<0.05$）。此外，"补肾生髓成肝"组的血清白蛋白水平显著高于西医对照组（$P=0.021$）。采用悬液芯片技术检测治疗 8 周后的血清肝再生相关细胞因子，发现"补肾生髓成肝"参与的中西医结合治疗可促进患者体内 VEGF、SCF 和 HGF 表达上调，促使 TGF-β_1 表达下调，有助于减少肝细胞凋亡，促进肝再生修复；还可促进 IFN-γ 分泌，发挥免疫调节、抗病毒、抗肝纤维化、抗肝癌变的作用。提示体现"补肾生髓成肝"综合治疗方案可通过调控肝再生相关的细胞因子表达，起到调控肝损伤与肝再生失衡，发挥抑制肝损伤、促进肝再生的综合作用。

慢性乙型肝炎（CHB）的发生发展过程和结局决定于 HBV 与感染个体的相互作用，没有 HBV 就没有 CHB，但仅有 HBV 不能完全决定 CHB 的病程进展，故治疗 CHB 必须同时注重 HBV 与宿主因素。在现有 CHB 的治疗和研究中，大多注重病毒因素，例如病毒载量、病毒基因型、病毒变异及耐药等与预后的关系，对于宿主因素的研究却相对较少。HBeAg 阴性 CHB 患者的 HBV-DNA 复制程度一般并不高，抗病毒治疗虽能有效抑制 HBV-DNA 复制，但肝组织学应答率不高，阻止其病程进展的作用有限，提示宿主因素可能已成为促进 HBeAg 阴性 CHB 病程进展的主要矛盾方面。研究发现，肝再生修复机制是否正常是决定 HBeAg 阴性 CHB 病程进展的重要宿主因素之一，正常的肝再生修复机制促进 HBeAg 阴性 CHB 病情稳定，或趋向康复，若肝再生修复机制异常则促进 HBeAg 阴性 CHB 病情反复，或趋向恶化。HBeAg 阴性 CHB 患者存在的肝纤维化的异常肝再生微环境是其肝癌发生风险居高

不下的重要机制之一。一个随机对照临床试验（RCT）结果表明，单用地五养肝胶囊，或是联合恩替卡韦治疗 HBeAg 阴性 CHB，在治疗后 48 周，地五养肝胶囊联合抗病毒药物恩替卡韦治疗 HBeAg 阴性 CHB 的组织学应答优于单独恩替卡韦治疗，其肝组织病理变化显著减轻，差异有统计学意义（$P=0.036$）。依据肝组织学指标绘制的治疗期生存曲线 Log-rank（Mantel-Cox）显示，地五养肝胶囊联合恩替卡韦治疗组的肝组织学改善优于恩替卡韦对照组，差异有统计学意义（$P=0.0303$）。随访期生存曲线显示，地五养肝胶囊治疗组 HBeAg 阴性慢性乙型肝炎患者的肝硬化发生率（0%）明显低于恩替卡韦对照组（60.00%），差异有统计学意义（$P=0.0078$）。单用地五养肝胶囊或联合恩替卡韦治疗较单用恩替卡韦治疗的肝组织学改善时间较早，进展为肝硬化的速度显著变缓。随访至 2017 年底，恩替卡韦对照组已有 4 例（9.3%）发展为 HCC，而单用地五养肝胶囊或联合恩替卡韦治疗组尚未出现发展为 HCC 的病例，经统计学处理有显著性差异（$P<0.05$），提示单用地五养肝胶囊或联合恩替卡韦治疗具有降低 HBeAg 阴性 CHB 患者肝癌发生风险的作用。采用 REACH-B 和 Li-Ma 肝癌预测模型发现地五养肝胶囊单用或联合 ENT 治疗均具有降低 HBeAg 阴性 CHB 患者肝癌发生风险的作用。在深入研究肝癌的肝再生微环境及"补肾生髓成肝"改善肝再生微环境防治肝癌的作用及机制的基础上，提出基于"补肾生髓成肝"的肝癌三级预防方案，在获得初步循证医学证据的基础上在临床推广应用。

（四）还原研究与整体研究的深化整合

随着分子生物学技术的发展，肝再生调控的分子机制不断被揭示。目前已认识到，肝再生过程具有感受态（G0 期→G1 期的转变）和进展态（G1 期→S 期的转变）

的肝再生调控的两个关键环节，感受态是肝再生的启动和准备阶段，需要多种相关基因的表达和细胞因子的调控，以决定肝再生的进程和时序。近年来在肝部分切除或化学性损伤动物模型中对于肝脏生长发育的调控机制进行了大量的研究，尤其是转基因和基因敲除小鼠动物模型的应用使肝再生的分子生物学研究取得突破性进展。发现了肝内存在着多种细胞因子，通过复杂的递质网络系统，调控着肝细胞再生的启动、终止及正常"静止态"的维持。但肝再生的调控机制极其复杂，已知众多细胞因子在肝再生过程中发挥重要作用，细胞因子促进或抑制肝细胞的增殖，通过干预细胞周期去完成肝再生过程。但许多具体调控机制尚未完全清楚。更重要的是肝再生需要的细胞因子呈网络式调控，缺乏某一单独基因很少导致肝再生完全受阻。由于 HGF 促进肝再生的明确效应，在临床中已得到广泛应用，但其疗效并不显著。在临床研究中发现，肝损伤后外周血 HGF 水平明显增高，在急性重型肝炎患者中可达正常人的 30 倍，并与患者的病情严重程度呈正相关，但高水平的 HGF 并未能有效挽救肝衰竭，临床运用 HGF 治疗重型肝炎并未显著降低病死率，其临床疗效尚待进一步验证。基于"补肾生髓成肝"的肝衰竭中西医结合治疗方案在西医基础治疗的基础上，采用体现"补肾生髓成肝"治疗法则的中医药可降低乙肝相关性慢加急性或慢性肝衰竭的死亡率，其作用机制之一可能是网络式调控肝再生机制，使其紊乱的肝再生机制得到一定程度的改善。

根据"还原研究"的思维方式，采用现代科技方法较深入地研究了"肝主生发"的生物学基础，主要运用交叉性别骨髓移植模型、多种肝损伤动物模型、MSG-大鼠-肝再生模型、骨髓干细胞分别与肝细胞或肝癌细胞共培养技术、基因芯片技术、蛋白质质谱分析技术、酵母双杂交和免疫共沉淀技术等，发现"髓生肝"的生物学基础至少涉及多个肝再生相关的信号通路，主要包括细胞凋亡信号通路、Focal Adhesion 通路、MAPK 信号通路、Wnt 信号转导通路、Toll 样受体信号通路、JAK-STAT 信号通路、VEGF 信号通路、TGF-β 通路。HGF 表达上调，TGF-β 表达下调，MAPK 和 Wnt 与肝再生相关的经典信号通路的相关基因表达下调。发现"髓失生肝"的病因病机至少存在两种病理模式，一是由"髓"本身的异常导致肝脏病证的发生发展，二是"髓"转化生成肝的机制发生紊乱导致肝脏病证的发生发展。揭示了相关的多个关键基因及其关键蛋白质的相互作用机制。体现"补肾生髓成肝"治疗法则的左归丸、地五养肝胶囊、抗毒软坚胶囊、补肾消石退黄颗粒、姜黄胶囊等的疗效机制涉及下丘脑-垂体-肝轴、神经-内分泌-免疫-肝再生调控网络、骨髓干细胞转化为肝脏细胞、肝组织微环境等多个途径与环节。

现代系统生物学技术为从整体研究肝藏象本质及其中医药的疗效机制提供了有效手段与方法。有学者利用网络药理学方法探讨左归丸"补肾生髓成肝"的疗效机制，结果发现左归丸"补肾生髓成肝"的疗效机制可能是其药效活性成分通过靶基因-信号通路网络调节药物、乙醇及病毒因素等引起的肝组织应答，动态调节肝组织细胞增殖/凋亡，多层次、多途径实现减轻组织损伤、优化肝脏再生修复。发现地五养肝胶囊防治肝癌的有效化合物分子有 98 个，对应的作用靶标有 56 个，揭示了其部分网络式作用方式。采用动物实验结合细胞实验进一步揭示了地五养肝胶囊防治肝癌的疗效机制。

（李瀚旻）

参考文献

[1] 李瀚旻. 论藏象概念的三种演变形式 [J]. 湖北中医杂志, 2001, 23 (1): 7-8.

[2] 乔明琦. 肝藏象现代研究总体思路、基本目标及主要进展 [J]. 山东中医药大学学报, 2005, 29 (2): 91-94.

[3] 李瀚旻. 肝硬化 "虚积互生" 的病机探讨 [J]. 中华中医药学刊, 2015, 33 (12): 2825-2827.

[4] 李瀚旻. 中医药调控肝再生基础与临床 [M]. 武汉: 华中科技大学出版社, 2016.

[5] 鞠佃君, 王海军. 肝气主升与肝藏象证候关系分析 [J]. 时珍国医国药, 2015, 26 (3): 671-673.

[6] 黎杏群, 李家邦, 张海男, 等. 肝火证、肝胆湿热证的病理生理学基础研究 [J]. 湖南医科大学学报, 1996, 21 (1): 34-39.

[7] 黎杏群, 张海男, 金益强, 等. 肝火上炎证的病理生理学基础研究 [J]. 中医杂志, 2002, 43 (1): 54-56.

[8] 陈泽奇, 陈国林, 金益强, 等. 肝阳上亢证的病理生理学基础研究 [J]. 中国现代医学杂志, 2000, 10 (10): 21-26.

[9] 宋炜熙, 金益强, 鄢东红, 等. 肝系不同证候血浆去甲肾上腺素和肾上腺素含量分析 [J]. 山东中医药大学学报, 2004, 28 (2): 110-113.

[10] 胡随瑜, 金益强, 张翔, 等. 肝阳上亢证实验诊断指标研究 [J]. 中医杂志, 1998, 39 (11): 680-682.

[11] 金益强, 胡随瑜, 鄢东红, 等. 高血压肝阳上亢证的分子机理研究 [J]. 中国中西医结合杂志, 2000, 20 (2): 87-90.

[12] 肖纯, 金益强, 胡随瑜, 等. 潜阳方对高血压肝阳上亢证大鼠模型的实验研究 [J]. 湖南中医学院学报, 1999, 19 (2): 8-10.

[13] 金益强, 朱崇学, 刘爱平, 等. 中医肝病五类证候血浆去甲肾上腺素和肾上腺素含量及诊断意义 [J]. 湖南医科大学学报, 1997, 22

[14] 马雪玲, 王田, 刘婧玮, 等. 从高血压肝火亢盛证的应激变化探讨肝主疏泄的生物学基础 [J]. 世界中医药, 2017, 12 (12): 3063-3067.

[15] 魏盛, 乔明琦. 肝主疏泄机制研究进展、主要功能及其展望 [J]. 陕西中医学院学报, 2014, 37 (3): 4-8.

[16] 乔明琦, 魏盛, 王海军, 等. 新概念: 理论前提, 揭示概念内涵, 朝向现代科学——现代中医基础理论系列研究 (上篇 I) [J]. 世界科学技术: 中医药现代化, 2014, 16 (2): 216-223.

[17] 乔明琦, 高冬梅, 郭英慧, 等. 新理论: 桥梁原理, 揭示机制、解释现象、走向科学理论——现代中医基础理论系列研究 (上篇 II) [J]. 世界科学技术: 中医药现代化, 2014, 16 (3): 460-468.

[18] 乔明琦, 张惠云, 高冬梅. 经前平颗粒对经前期综合征肝气逆证患者尿中神经递质变化的影响 [J]. 辽宁中医杂志, 2007, 34 (3): 257-259.

[19] 吕志平, 刘承才. 肝郁动物模型肝细胞线粒体超微结构观察 [J]. 湖南中医杂志, 2000, 16 (5): 61-62.

[20] 吕志平, 刘承才. 肝郁致瘀机理探讨 [J]. 中医杂志, 2000, 41 (6): 367-368.

[21] 李瀚旻. 论 "肝主生发" [J]. 中华中医药学刊, 2009, 27 (10): 2021-2025.

[22] 李瀚旻. 肝藏象肝脏中心说 [J]. 世界中医药杂志, 2011, 6 (1): 11-15.

[23] 李瀚旻. 髓本质研究进展 [J]. 湖北中医药大学学报, 2015, 17 (6): 100-103.

[24] 李瀚旻. 中医药调控肝再生的研究进展与展望 (述评) [J]. 世界华人消化杂志, 2017, 25 (15): 1338-1344.

[25] LI H M, GAO X, YANG M L, et al.Effects of Zuogui Wan on neurocyte apoptosis and down-regulation TGF-β_1 expression in nuclei of arcuate hypothalamus of monosodium

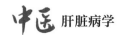

glutamate-liver regeneration rats[J].World Journal of Gastroenterology, 2004, 10（19）: 2823-2826.

[26] ZHAO B B, LONG Q H, WANG C Y, et al.Protective effects of liu wei di huang wan on the liver, orbitofrontal cortex nissl bodies, and neurites in MSG+PH-induced liver regeneration rat model[J].Evid Based Complement Alternat Med, 2018, 2018: 9090128.

[27] LI H, ZHANG L.Liver regeneration microenvironment of hepatocellular carcinoma for prevention and therapy[J].Oncotarget, 2017, 8（1）: 1805-1813.

[28] 李瀚旻.基于"补肾生髓成肝"的肝癌三级预防方案的构建与应用[J].中西医结合肝病杂志, 2015, 25（6）: 369-372.

[29] 李瀚旻.肝癌的肝再生微环境的研究进展及展望（述评）[J].世界华人消化杂志, 2018, 26（26）: 1529-1536.

[30] 李瀚旻.中医药调控肝再生的基础与临床研究[J].中华中医药学刊, 2017, 35（8）: 1927-1931.

[31] LI H, YE Z, GAO X, et al. Diwu yanggan capsule improving liver histological response for patients with HBeAg-negative chronic hepatitis B: Randomized controlled clinical trial[J].Am J Transl Res, 2018, 10（5）: 1511-1512.

[32] SHEN X, CHENG S, PENG Y, et al.Attenuation of early liver fibrosis by herbal compound "Diwu Yanggan" through modulating the balance between epithelial-to-mesenchymal transition and mesenchymal-to-epithelial transition[J].BMC Complement Alternat Med, 2014（14）: 418.

[33] ZHAO B B, LI H M, GAO X, et al.The herbal compound "diwu yanggan" modulates liver regeneration by affecting the hepatic stem cell microenvironment in 2-acetylaminofluorene/

partial hepatectomy rats[J]. Evid Based Complement Alternat Med, 2015, 2015: 468303.

[34] 李瀚旻.神经-内分泌-免疫-肝再生调控网络[J].中西医结合肝病杂志, 2014, 24（4）: 193-196.

[35] LI H M, YE Z H, ZHANG J, et al.Clinical trial with traditional Chinese medicine intervention "tonifying the kidney to promote liver regeneration and repair by affecting stem cells and their microenvironment" for chronic hepatitis B-associated liver failure[J].World J Gastroenterol, 2014, 20（48）: 18458-18465.

[36] LI H M, YE Z H, GAO X, et al.Diwu Yanggan capsule improving liver histological response for patients with HBeAg-negative chronic hepatitis B: Randomized controlled clinical trial[J].American Journal Translational Research, 2018, 10（5）: 1511-1512.

[37] YE Z H, GAO X, ZHAO B B, et al.Diwu Yanggan capsule inhibits the occurrence and development of liver cancer in the Solt-Farber rat model by regulating the Ras/Raf/Mek/Erk signaling pathway[J]. Am J Transl Res, 2018, 10（11）: 3797-3805.

[38] 李瀚旻."补肾生髓成肝"治疗肝脏病的基础与临床应用[J].中国科技成果, 2017（23）: 57.

[39] 李瀚旻.中医药研究的必然与偶然统一于或然[J].中华中医药学刊, 2018, 36（8）: 1799-1802.

[40] 李瀚旻."肝主生发"的研究进展及展望[J].中华中医药学刊, 2019, 37（11）: 2567-2574.

[41] 李瀚旻.左旋谷氨酸单钠-大鼠-肝再生模型的创建与应用价值[J].临床肝胆病杂志, 2019, 35（11）: 2600-2604.

[42] DAI L, GAO X, YE Z H, et al. The "Traditional Chinese medicine regulating liver

regeneration" treatment plan for reducing mortality of patients with hepatitis B-related liver failure based on real-world clinical data[J]. Front Med, 2021, 15 (3): 495-505.

[43] 李瀚旻, 刘建忠. "髓"为中心的治疗靶点 [J]. 中华中医药学刊, 2022, 40 (1): 1-6.

[44] 李瀚旻. 中医药防治肝癌的传承创新 [J]. 中西医结合肝病杂志, 2022, 32 (8): 677-682, 693.

第二章　肝脏疾病证候及其生物学基础研究进展

辨证论治是中医药理论的核心，是中医认知、治疗疾病的基本思想，证候是辨证论治核心中的灵魂。为何同一疾病会有不同的"证"的状态？不同的疾病又有相同的"证"的状态？如何用现代语言阐释中医理论的科学内涵是有待解决的重大科学问题。

在现代医学高度发达的今天，传统的辨证论治已被赋予新的内涵，"证"难以脱离"病"而独立存在。自 20 世纪 50 年代起，医学研究人员开始了以疾病临床理化指标为基础的证候客观化探索，许多学者通过病 - 证 - 临床常用指标的研究来解释中医证候的特征。例如，有不同学者共同发现慢性乙型肝炎（CHB）湿热证患者肝功能谷丙转氨酶（GPT）、谷草转氨酶（GOT）、血清总胆红素（TBIL）水平较其他证型明显增高[1-2]，且在重症肝炎患者中，血清胆红素水平与湿热程度呈正相关[3]。在代谢性疾病中，非酒精性脂肪肝（NAFLD）湿热困脾证者的甘油三酯（TG）水平高于其他证[4]。从不同肝纤维化程度的慢性丙型肝炎（CHC）患者中医证候表现及中医证素特点，通过分析 390 例 CHC 患者的中医证候信息和瞬时弹性成像肝硬度值（LSM）的关联性，发现 LSM<7.3kPa 的 CHC 中医证候主要为肝郁脾虚；LSM 在 7.3 ～ 14.6kPa 的 CHC 中医证候主要是肝郁脾虚和血瘀肾虚；LSM>14.6kPa 的 CHC 中医证候主要为气虚血瘀、肝肾阴虚[5]。上述研究在临床常用生化指标层面发现了不同证型之间的差异，探讨了中医证候与西医临床表征之间的关联性，但证候作为一个非线性的"内实外虚""动态时空"和"多维界面"的复杂巨系统[6]，从传统的临床实验室或影像学数据中难以寻找证候的分类指标[7]。毕竟临床西医疾病指标所反映的是何种疾病，何种程度，与证候之间的关联性有限，否则很难存在"同病异证""异病同证"现象。中医证候的规范化辨证和客观化物质基础依然是困扰中医界的难题，证候应该有其特有的物质基础。

本文以中医肝病为切入点，对当前肝脏疾病中医证候的研究进展进行概述。

一、证候动物模型研究

相较于当下西医成熟的体内、体外疾病模型，中医缺少公认的动物或者体外模型，这也是中医证候没法有效地经过体内体外实验推导和验证病理机制或者探讨因果关系的重要原因。因此，中医证候模型的研究显得极其重要。目前，中医证候模型的研究尚处于探索阶段，以湿热证动物模型为例，造模方法主要包括喂养高脂饲料以内生湿热，置身湿热环境感受湿热外邪和通过致病微生物感染诱发湿热外感3大途径。例如，采用高脂饮食、高温、高湿的环境以及灌服大肠杆菌的方式处理Wistar大鼠进行湿热证的造模，发现肝组织中的TLR4 mRNA、NF-κBp65、CD14 mRNA表达随着造模的时间增加而逐渐增强，且与正常组具有明显差异。用药组在造模之前灌服甘露消毒丹，用药组的TLR4 mRNA呈下降趋势，且在12h与24h时与模型组有明显差异，NF-κBp65、CD14 mRNA表达也显著降低[8-9]。朱闽等[10]就目前不同疾病湿热证"病证结合"动物模型的研究进展进行了总结，方法以"高脂饲料、湿热环境、致病微生物"共同作用为主，造模的成功与否多以症状评定，而对证候物质基础的研究则开展较少。湿热证动物模型的研究多发现免疫、炎症反应是湿热证发病的重要因素。赵荣华等[11]采用慢性束缚结合过度疲劳和饮食失节法模拟造模肝郁脾虚大鼠模型，实验4周末时，与正常组相比，肝郁脾虚证候模型组大鼠爬格数、里程数、直立次数和修饰时间均显著降低（$P<0.05$），中央格停留时间显著升高（$P<0.05$），在四君子汤干预后，上述症状得到显著改善。但鉴于动物模型尚不能模拟人的证候的复杂性，采用证候动物模型探究湿热证本质在不同的学者中仍存争议。

二、证候辨识的规范化研究

中医证候的标准化质控是一个源头性的问题，证候生物信息的注释以准确的判定为前提，但是证候辨证的过程中却有很多的干扰。中医的症状多是自身感受的表达，辨证的过程也容易受到医者经验的影响。此外，中医证候的名称缺少规范化。张志斌和王永炎老师曾做过《中国医学百科全书·中医学》《中国大百科全书·中国传统医学》《中医临床诊疗术语：证候部分》《中医病证诊断疗效标准》，吴兰成主编《中国中医药学主题词表》，邓铁涛主编《中医证候规范》，欧阳锜主编《中医证症病三联诊疗》等7种书中近1700个常用证候名的统计，各书均使用统一表述的证候名只是极少数，不到10%[12]。证候名称的边界模糊，概念不清成为阻碍其规范化和客观化研究的难题，比如说如何区分"湿热内蕴"和"湿热蕴结"之间的内涵差异？或者同属中焦的肝胆湿热和脾胃湿热都有湿热的成分，如何区分"肝胆"和"脾胃"定位上的差异？中医证候名称和辨证的规范是亟待解决的基石性问题。针对中医辨证过程中的主观因素偏差，不少学者尝试在辨证和分析的过程中更多采取无监督的方式来尽可能减少"人为辨证"所带来的干扰。例如通过构建证候判定的数学模型，提高证候诊断效率，筛选并提取影响模型判定的关键参数（症状）是探索规范化辨证的一种有效方式。例如，收集某医院住院乙型肝炎相关性慢加急性（亚急性）肝衰竭（HBV-ACLF）患者247例病例资料，录入数据库，由研究人员对录入数据进行字段提取后，对相关数据进行频数分析、关联规则、社会网络等分析。发现HBV-ACLF病位主要在肝、脾，证型以湿热瘀黄、脾虚瘀黄、寒湿困脾证为主，治疗多以祛湿退黄、化瘀解毒、温阳健脾为法。药物频次≥12的药物43味，使用频率居于前10位的药物分别为茵陈、赤芍、丹参、白术、甘草、薏苡仁、石菖蒲、黄芩、虎杖和滑石[13]。有学者根据所收集到的883例乙肝患者中医临床资料，采用粗糙集方法建立中医证候决策信息表，提取与乙肝证型有密切关联的症状、体征，然后利用关联规则找出不同证型下的中医临床指标的相关性。通过对临床数据的挖掘分析，发现口苦、舌苔薄和脉弦等对肝胆湿热证判定以及舌胖、舌荣等对肝郁脾虚证的诊断分析具有参考价值[14]。笔者所在研究团队前期基于多视图策略的改进协同训练算法构建了慢性乙型肝炎（CHB）中医辨证模型，提高了诊断和预测的准确性；并采用信息增益法（information gain，IG）筛选 CHB 湿热证和脾虚证的主要证素，CHB 湿热证者主要表现为口苦，口干渴，口臭，身目发黄，大便臭秽，红赤舌，苔黄或微黄，厚腻苔；脾虚证者主要表现为乏力，口淡，便溏，舌体胖大或伴见齿痕舌，舌淡苔薄白，脉弦细；为规范化临床辨证提供参考依据[15-16]。有学者[17]通过随机森林算法分析 CHB 病人的细胞因子谱并进行了初步验证。发现不同的证具有特征性细胞因子谱，而 IL-17、MIP-1α 和 MIP-1β 联合诊断的曲线下面积（area under curve，AUC）达到了 0.827，可以用来区分 CHB 肝胆湿热和肝肾阴虚证候，但上述的研究结果仍待更大人群的有效验证。

在证候名称的规范化方面，有学者采用系统评价、病例回顾、横断面调查等多种途径全面获得特定疾病的证候名称及分布；通过德尔菲法和共识会议，以期对实质相同但名称不同的证候名称达成共识[18]。随着信息学的迅猛发展，在大数据的基础上，采用人工智能的方式开展中医药信息标准术语的规范化研究是一大趋势。例如运用文献计量学的研究方法对中医脾胃系统疾病范围的症状术语进行标准化研究，通过搜集相关标准、教材及学术期刊等普遍认可的文献，从中提取原始中医脾胃病症状词语，并按照术语命名的 7 大原则确定术语词条，对于遴选的中医脾胃病症状术语按照部位进行归类，参照术语定义原则界定其概念后征求专家意见进而不断修改完善，最终确立中医脾胃病常见症状术语并构建中医脾胃病症状术语数据库[19]。另有学者按信息标准项目中的术语、英文及定义，对中医药信息标准研究与制定项目中上报的 101 个信息标准项目的术语进行提取，然后汇总、整理成包含项目编号、术语名称、术语定义及术语英文等内容的电子表格，最终形成术语词条库。通过从术语名称、术语定义和术语英文 3 个方面进行规范，旨在建立能够体现属 - 种关系的术语概念体系，避免术语使用界限模糊，同时为术语的一致化与标准化提供基础。但由于目前各权威单位在研究术语标准时没有与现有的或其他正在研制的标准进行协调和统一，发布的标准未形成体系，尚待进一步的整合和统一[20]。

三、证候客观化物质基础研究

受中国传统哲学的影响，中医非常强调整体性，关注人与环境的关系，例如在《内经》里面我们以"肝"为例，对"肝"所对应的方位、季节，以及在人体内的情志属性、开窍位置等都有很明晰的定义，《素问·阴阳应象大论》曰："东方生风，风生木，木生酸，酸生肝……在天为风，在地为木，在体为筋，在脏为肝。在色为苍，在音为角，在声为呼，在变动为握，在窍为目，在味为酸，在志为怒。"可见中医讲究的是人和环境的相互作用，是一种整体和系统的观念。因此，在这种观念的推动下，中医对疾病的诊治非常关注辨证的过程。这在证候的字义概念中也有体现，我们从《说文解字》中对"证"和"候"的解释来说，"候，伺望也"，是"证"的外在表现，"证，告也，从言"，通过外在表现的观望来辨析和告知"证"，是一种言而有信文化的体现。目前普遍对证候的解释是证候为疾病过程中一定阶段的病位、病因、病性、病势及机体抗病能力的强弱等本质有机联系的反应状态。以最常见"脾阳虚证"为例，其病位在脾，病因是寒邪为害，病性为寒，病势属虚。那么在这样一个抽象的整体的概念下，中医证候有没有特定的生物学基础？这是一直困扰我们的一个问题。但不管是中医还是西医，人体作为一个共同的研究载体，在一定的程度上中西医是可以沟通的，但是面对中医证候的高维、系统和整体的属性，我们怎么去降维和分解？采用什么样的方式进行生物信息学的注释？

系统生物学作为生命科学中的新兴领域，采用基因组学、转录组学、蛋白质组学、代谢组学等方法，结合信息挖掘分析技术从多个层次不同角度进行研究探索，体现了整合的思想以及可预测、个体化的新医学诊疗目的[21-22]。由于可以通过采用系统的、综合的思路和手段从整体水平上动态地对一个集合体系（细胞、组织或生物体）的存在特征、活动规律和相互联系加以阐述，从而寻找规律，揭示自然界生物体所蕴含的奥秘，系统生物学是当前生命复杂体系研究比较公认的科学思维方式和研究手段。近年来，采用系统生物学进行中医证候研究的相关文献逐年递增，系统生物学是研究生物系统中所有组成成分的构成，并且分析这些组分之间的相互关系的学科，其研究思路和方法与中医证候都具有整体性的特点，有望带来重要的方法学突破[23-24]。以血液、尿液、粪便等生物样品为窗口，从不同"组学"层面探测特定证候下的全身"病理"状态，得到对应"组""群""谱"调控规律与中医辨证之间的关联性，与传统中医通过外部特征的望闻问切推测整体证候状态的司外揣内的诊断思路具有相通之处。以系统生物学为方法，借助信息技术和系统生物学技术进行以信息整合为基础的证候生物学研究成为中医药研究的重要突破口[25]，为中医证候科学内涵的阐释和中医证候客观化标志物谱的研究提供了示范。

目前，采用系统生物学的方法对慢性肝病中医证候的研究发展迅速，研究多采用病证结合的方式，从中医"同病异证"的传统理论出发，在同一疾病背景下分列不同证候的组别，同时以健康志愿者为对照，阐释同病异证的生物信息学差异。有学者[26]以 CHB 患者为切入点，研究采用气相色谱 - 质谱（GC-MS）代谢组学技术探讨了实证和虚证的实质内涵。与无特定证候者相比较，CHB 实证和虚证患者的差异代谢物谱和代谢途径显著不同，实证者较虚证者有更活跃的免疫应答反应，木糖苷、核糖核酸、尿酸、D- 核糖和环己酮的表达水平对于区分两种证候有指导意义。有学者基于 RNA-Seq 技术分析肝失疏泄人群的差异表达基因，从转录组水平进一步揭示"肝主疏泄"的分子机制。研究发现，肝失疏泄人群与肝主疏泄组相比有 55 个显著差异基因，其中上调基因有 35 个，下调基因有 20 个。GO 功能显著性富集分析结果显示，这些差异表达基因与防御反应、细胞吞噬、免疫球蛋白黏附等功能密切相关。KEGG 通路显著富集分析结果表明这些基因与系统性红斑狼疮疾病的发病机制关系密切。其中 FCGR1C、FCGR1B、LCN2 与 IL-10 四个差异基因差异倍数较高且上述通路上均显著富集。研究发现"肝主疏泄"的内在分子机制与机体的免疫系统功能密切相关[27]。丁峰等[28]通过同位素标记相对和绝对定量（isobaric tags for relative and absolute quantification，iTRAQ）技术分析原发性肝癌不同中医证型的差异蛋白表达谱，拟从唾液蛋白质水平阐述原发性肝癌肝郁证的证候本质，发现 260 个蛋白在肝郁证组中特异性表达，包括 124 个上调蛋白和 136 个下调蛋白。GO 功能分类和 KEGG 通路分析表明，肝郁证组中特异表达蛋白主要涉及蛋白酶体通路、溶酶体通路、黏附连接通路等。研究建立了肝郁证肝癌特异的蛋白数据库，并筛选出了与肝郁证肝癌发生发展可能相关的多个差异蛋白。

证候研究依托于病的信息但是又超越了病，例如"异病同证"即提示不同疾病也有共性的特征，说明证候的物质基础可能是有别于现有疾病分类下的独立体系。另有学者基于"异病同证"的中医理论，聚焦不同西医疾病背景下的共性中医证候信息。例如，使用 iTRAQ 结合 LC-MS/MS 技术筛选结直肠癌和肝癌术后肝肾阴虚证患者的共性血浆蛋白。结果表明，KNG1、AMBP、SERPING1 等在两组术后患者中均差异表达，并与补体和凝血级联途径密切相关[29]。进一步验证表明，与无明显中医证候组相比，肝肾阴虚组患者的 C7 水平显著增加，建模后 ROC 曲线表明，C7 和 SERPING1 在直肠癌和肝癌术后患者中区分肝肾阴虚证和隐证型者具有潜在的诊断价值，为基于"异病同证"探索肝肾阴虚证的物质基础提供了证据。Dai J Y 等[30-31]，采用代谢组学的检测方法探讨 CHB 和 NAFLD 患者湿热证的共性内涵机制，通过对血、尿代谢物谱的分析发现两种常见慢性肝病的湿热证患者共同存在体液代谢紊乱，消化能力下降和肠道菌群失调，并结合临床实验室指标和中医症状指标，筛选参数并构建了湿热证的判别模型。

现有研究已发现运用系统生物学技术，证候可以在物质基础层面明确分类，提示证候确有特定的生物学基础，但是如何从中揭示证候内涵并有效提取可用于临床诊断和疗效评价的量化指标？2004 年，Barabasi 和 Oltva 将复杂的生物现象及相互作用抽象表达为网络，提出了生物网络学的概念，依据该理论，生物的化学平衡是动态平衡，当生物网络为平衡状态时，机体处于健康状态，反之，当网络平衡被扰乱或破坏时即可导致病理或疾病状态[32]。鉴于证候是对动态变化的机体病理生理整体反应状态的外在表现的推理和概括[6,33]，因此，中医证候的整体观及动态性与生物网络平衡动态的阐释疾病发生发展的观点具有相通性。生物网络的分析方法是揭示

证候内涵的有效手段，通过对生物网络拓扑结构分析，可以客观、准确地找出具有特定生物功能的，在网络构成中起关键作用的节点（node）用于证候客观标志物的筛选。例如，李梢教授等，发现慢性浅表性胃炎和慢性萎缩性胃炎寒证、热证患者存在代谢 - 免疫网络的失衡，其中寒证患者表现出较低水平的能量代谢，而热证患者存在过激的免疫应答，通过对网络关键节点的提取，验证得到瘦素是寒证的特异性标志物，CCL2/MCP1 是热证的标志物[34]。

近年来，肠道微生态成为阐释中医证候内涵的新方向，被称为人体第二基因组的"人体微生物组"为全面解析人体健康奥秘以及阐释中医证候内涵和中药药理机制开辟一个新的研究领域。正常成年人肠道栖息着 1 000 ~ 1 200 种不同的细菌，细菌细胞数量大约 10^{14} 个（大约 1 ~ 2kg 重），其细胞总量几乎是人体自身细胞的 10 倍，而细菌微生物所携带的基因数量是人体自身基因数量的 150 倍，相当于人体的"第二个基因组"[35]。目前已发现，"第二基因组"与人体免疫、炎症反应、营养代谢、药物作用等多种生理病理反应息息相关[36-39]，并在此基础上形成了"肠 - 肝轴""肠 - 脑轴"等理论体系。目前研究已证实，肠道微生物和宿主之间存在复杂而又动态的交互关系，对于维持宿主整体的内稳态至关重要。人体共生微生物，尤其是共生肠道微生物群的组成作为人体一种重要的涌现特性，可以忠实地反映人体的健康状况，肠道微生态系统的动态性以及靶效的整体性与中医证候相通，为中医证候的研究提供了理论依据，并成为当下中医药研究的一大热点。有学者比较分析乙型肝炎肝硬化积证与臌胀两种不同中医病名下肝肾阴虚证患者的肠道菌群分布差异，研究发现在门的水平上，与积证肝肾阴虚证组比较，臌胀肝肾阴虚证组的变形菌门的丰度显著增加（P_{fdr}=0.009）；拟杆

菌门细菌的丰度显著减少（P_{fdr}=0.048），放线菌门和硬壁菌门的丰度均有所减少，但2组间差异无统计学意义（P_{fdr}值均>0.05）。在属的水平上，与积证肝肾阴虚证组比较，臌胀肝肾阴虚证组变形菌门的肠杆菌属（P_{fdr}=0.035）和大肠杆菌-志贺菌属（P_{fdr}=0.007）丰度均显著增加；放线菌门的双歧杆菌属（P_{fdr}=0.009）和放线菌属（P_{fdr}=0.04），硬壁菌门的毛螺菌属（P_{fdr}=0.003）、丁酸弧菌属（P_{fdr}=0.009）、假丁酸弧菌属（P_{fdr}=0.041）、罗氏菌属（P_{fdr}=0.049）、柔嫩梭菌属（P_{fdr}=0.021）的丰度均显著减少。研究说明与积证肝肾阴虚证比较，臌胀肝肾阴虚证肠道菌群的特征为有益菌显著减少，条件致病菌显著增加。提示对臌胀肝肾阴虚证者在滋养肝肾的同时也要重视涤荡胃肠，调节肠道菌群的失衡状态[40]。笔者研究团队采用16S rDNA测序和代谢组学检测相结合的方式探讨CHB白苔和黄苔患者的口腔微环境差异，研究发现与CHB白苔患者相比，CHB黄苔者的乙型肝炎病毒DNA（HBV-DNA）滴度较高，拟杆菌门的水平明显较低，变形菌门丰度显著升高。菌群功能预测分析发现，CHB黄色舌苔患者的舌苔菌群主要参与氨基酸代谢相关途径，这与代谢组学分析结果一致。对菌群、临床指标和代谢物进行相关性网络分析，黄苔患者的奈瑟菌科丰度与HBV-DNA水平呈正相关，与S-腺苷-L-蛋氨酸水平呈负相关。研究说明了不同苔色的CHB患者存在特定临床特征和细菌结构，对传统的舌诊进行了特点病证结合背景下的生物信息阐释[41]。

随着高通量测序技术、菌株分离技术、无菌小鼠菌群移植等技术的快速发展，整体肠道微生态的研究已经从单一的相关关系研究递进到因果关系的探索上。早在2013年，法国学者就已经通过菌群移植，发现来自具有高血糖和高血清炎症因子的肥胖小鼠的粪便菌群移植给无菌鼠后，受体小鼠也表现出高血糖、高胰岛素血症和肝脏的脂质沉积，证实了肠道菌群可调节脂肪的摄取和从头合成（De novo lipogenesis，DNL），从而促进肝脏的脂质沉积[42]。另一方面，中医诊断讲究司外揣内，问二便是中医问诊的重要环节，越来越多的研究证据说明中药有调节肠道菌群的功效[43]，其中不乏葛根芩连汤这样的高水平临床干预研究[44]。笔者所在研究团队的经验复方"QSHY"方具有清湿热的功效，前期机制研究中也明确"QSHY"方可以有效降低高脂饮食诱导的NAFLD小鼠的肝组织脂质沉积和炎症损伤，并可调节NAFLD实验鼠肠道菌群[45-47]。但是现有研究缺乏肠道菌群与证候因果关系的有效论证和高质量的文章发表。在缺乏有效证候模型的前提下，借助于临床干预，结合使用无菌小鼠菌群移植等方法，对于间接阐释肠道菌群微生态与证候因果关系具有积极意义。

四、思考与展望

中医证候研究近年来得到快速发展，但是到目前为止，还没有关于证候的真正公认的有效的注释，这是因为证候的研究中尚存在不少未克服的难点。例如证候的定位问题，随着古人对疾病认识的逐步发展，我们在辨证中有很多方法体系，例如八纲辨证、脏腑辨证、气血津液辨证、六经辨证、卫气营血辨证、三焦辨证、病因辨证等等，虽然各有特点但是也相互补充，增加了解读证候的困难。此外，还有证候的兼夹问题，目前在临床上很难看到一个典型的单一的证候，更多是证候兼夹并存的非典型状态，无形中增加了证候生物信息分析的噪音干扰。在注释证候信息的时候，会受到疾病或者是中医体质的"病理"常态的干扰，如何剥离疾病和体质等因素的背景信息也是困扰证候研究的一大难题。

其次，证候的研究要落实到因果关系的探讨。现有研究多停留在伴随现象的相关性分析，但是证候特定性物质基础的确认及潜在标志物的最终转化应用，都需要在相关性分析的基础上进一步升华为因果关系的验证。中医强调以方测证，中药干预后证候的改变与否与其生物信息的变化进行对比分析是验证证候物质基础的手段，科学严谨的实验设计和必要动物模型的应用是实现因果关系探讨的有效方式。在种种的难题下我们还是需要病证结合，并且在分组的时候需要考虑到"同病异证"和"异病同证"相结合，在探索差异和共性的过程中获得证候的特异性信息。

证候的客观化和规范化一直是困扰中医药现代化的瓶颈，证候的病理机制内涵有待阐释。本文以慢性肝病为例，阐述中医证候研究的现状，并针对证候研究中缺少有效动物模型、缺乏因果关系探讨等困境，提出了若干思考，以期抛砖引玉，为证候研究探索有效方法。同时，我们注意到，随着目前多组学检测技术和大数据分析技术的快速迭代，有助于中医证候这样高纬度复杂系统的研究。而近年来，有关于中医证候以及方药机制的研究，无论方法手段还是文章的数量和质量均呈逐年递增的态势。随着中医药相关研究影响力的逐步扩大，从临床需求出发，经过科学合理的实验设计和求证，进一步解决实际问题的过程，有利于中医药研究与成果应用转化的良性互动和发展。

（赵瑜、胡义扬）

参考文献

[1] 雷长国，覃建锋，蔡林.慢性乙型肝炎中医证型与临床检验指标相关性研究 [J].中国中医基础医学杂志，2017，23（3）：357-358.

[2] 张玲，蒋桦，潘虹.慢性乙型肝炎中医证型与临床检验指标相关性研究 [J].浙江中医药大学学报，2012，36（1）：21-22.

[3] 于姜标，江一平.重症肝炎肝胆湿热程度与生化指标及预后的关系 [J].实用中西医结合临床，2009，9（1）：5-7.

[4] 陈阳，冷雪，杜莹，等.非酒精性脂肪肝中医证候分布特点及与临床指标的相关性分析 [J].中华中医药学刊，2014，32（7）：1556-1558.

[5] 张弘，陶森，段毅力，等.慢性丙肝不同肝纤维化程度中医证候相关分析 [J].天津中医药，2018，35（8）：576-579.

[6] 田金洲，王永炎，时晶，等.证候的概念及其属性 [J].北京中医药大学学报，2005（5）：6-8.

[7] 赵瑜，彭景华，李雪梅，等.基于受试者工作特征曲线和逐步判别分析法探索实验室指标对慢性乙型肝炎中医证候诊断的价值 [J].中西医结合学报，2012，10（12）：1382-1387.

[8] 程方平，李家庚，刘松林，等.湿热证大鼠模型的研制与评价 [J].中华中医药学刊，2007（12）：2549-2551.

[9] 程方平，刘松林，杨红兵，等.甘露消毒丹对温病湿热证大鼠 LBPmRNA、CD14mRNA、NF-κBp 动态干预 [J].中国实验方剂学杂志，2008（4）：56-59.

[10] 朱闽，何清湖，荀建宁.中医"湿热证"病证结合动物模型研究进展 [J].中华中医药杂志，2017，32（2）：656-658.

[11] 赵荣华，谢鸣，刘进娜，等.肝郁、脾虚和肝郁脾虚证模型大鼠行为学变化及柴疏四君子汤对其作用的比较 [J].北京中医药大学学报，2015，38（8）：515-518.

[12] 张志斌，王永炎.证候名称及分类研究的回顾与假设的提出 [J].北京中医药大学学报，2003，26（2）：1-4.

[13] 王雅，陈斌，龙远雄，等.基于数据挖掘的慢加急性（亚急性）肝衰竭证素分布特点及用药规律研究 [J].湖南中医药大学学报，2017，37（11）：1234-1237.

[14] 孙继佳，王鲲．基于粗糙集技术的乙肝中医临床症候关联规则挖掘研究 [J]．数理医药学杂志，2017，30（10）：1423-1425.

[15] KANG H, ZHAO Y, LI C, et al. Integrating clinical indexes into four-diagnostic information contributes to the Traditional Chinese Medicine （TCM）syndrome diagnosis of chronic hepatitis B[J]. Sci Rep, 2015（5）：9395.

[16] ZHAO Y, KANG H, PENG J H, et al. Key symptoms selection for two major syndromes diagnosis of Chinese medicine in chronic hepatitis B[J]. Chin J Integr Med, 2017, 23（4）：253-260.

[17] LU Y Y, ZHAO Y, SONG Y N, et al. Serum cytokine profiling analysis for zheng differentiation in chronic hepatitis B[J]. Chin Med, 2015（10）：24.

[18] 邱瑞瑾，张晓雨，李敏，等．中医证候命名规范化研究在核心指标集构建中的意义及方法 [J]．中华中医药杂志，2018，33（6）：2240-2243.

[19] 倪菲，曲金桥，王彩霞，等．基于文献计量学方法的中医脾胃病症状术语标准化研究 [J]．辽宁中医杂志，2018，45（10）：2086-2087.

[20] 张盼，毛树松，邓文萍．中医药信息标准术语规范化研究 [J]．医学信息学杂志，2018，39（5）：12-15.

[21] HOOD L, HEATH J R, PHELPS M E, et al.Systems biology and new technologies enable predictive and preventative medicine[J]. Science, 2004, 306（5696）：640-643.

[22] AUFFRAY C, CHEN Z, HOOD L.Systems medicine：the future of medical genomics and healthcare[J].Genome Medicine, 2009, 1（1）：2.

[23] 陈竺．系统生物学：21 世纪医学和生物学发展的核心驱动力 [J]．世界科学，2005（3）：2-5.

[24] 苏式兵，胡义扬，赵立平，等．慢性乙型病毒性肝炎中医证候生物学基础的研究思路 [J]．中国中西医结合杂志，2011，31（2）：252-255.

[25] WANG X, ZHANG A, SUN H, et al. Systems biology technologies enable personalized traditional Chinese medicine：a systematic review[J].Am J Chin Med, 2012, 40（6）：1109-1122.

[26] SUN S, DAI J, FANG J, et al.Differences of excess and deficiency zheng in patients with chronic hepatitis B by urinary metabonomics[J]. Evid Based Complement Alternat Med, 2013, 2013：738245.

[27] 田蕾，吴昊，韦昱，等．基于 RNA-Seq 技术探讨肝失疏泄状态人群的转录组学特征 [J]．中华中医药杂志，2019，34（5）：2083-2088.

[28] 丁峰，孙珂焕，曹美群，等．基于 iTRAQ 技术的肝癌肝郁证唾液蛋白质组学 [J]．武汉工程大学学报，2019，41（3）：205-212.

[29] CHEN J, YE C, HU X, et al.Serum metabolomics model and its metabolic characteristics in patients with different syndromes of dyslipidemia based on nuclear magnetic resonance[J].Journal of Pharmaceutical and Biomedical Analysis, 2019, 167：100-113.

[30] DAI J, SUN S, CAO J, et al.Similar connotation in chronic hepatitis B and nonalcoholic Fatty liver patients with dampness-heat syndrome[J].Evid Based Complement Alternat Med, 2013, 2013：793820.

[31] DAI J, SUN S, PENG J, et al.Exploration of macro-micro biomarkers for dampness-heat syndrome differentiation in different diseases[J]. Evid Based Complement Alternat Med, 2013, 2013：706762.

[32] HU J X, THOMAS C E, BRUNAK S. Network biology concepts in complex disease

comorbidities[J].Nature Reviews Genetics，2016，17（10）：615-629.

[33] 吕爱平.论中医辨证思维的内涵与特点 [J].中国中医基础医学杂志，2009（7）：481-503.

[34] LI R，MA T，GU J，et al.Imbalanced network biomarkers for traditional Chinese medicine syndrome in gastritis patients[J].Sci Rep，2013（3）：1543.

[35] QIN J，LI R，RAES J，et al.A human gut microbial gene catalogue established by metagenomic sequencing[J].Nature，2010，464（7285）：59-65.

[36] POSTLER T S，GHOSH S.Understanding the holobiont：how microbial metabolites affect human health and shape the immune system[J].Cell Metab，2017，26（1）：110-130.

[37] CLEMENTE J C，MANASSON J，SCHER J U.The role of the gut microbiome in systemic inflammatory disease[J].BMJ，2018，360：j5145.

[38] HAMOUD A R，WEAVER L，STEC D E，et al.Bilirubin in the liver-gut signaling axis[J].Trends Endocrinol Metab，2018，29（3）：140-150.

[39] KUNDU P，BLACHER E，ELINAV E，et al.Our gut microbiome：the evolving inner self [J].Cell，2017，171（7）：1481-1493.

[40] 蔡文君，栾雨婷，刘成海，等 .乙型肝炎肝硬化积证与臌胀肝肾阴虚证肠道菌群特征比较分析 [J].临床肝胆病杂志，2019，35（4）：785-789.

[41] ZHAO Y，MAO Y F，TANG Y S，et al.Altered oral microbiota in chronic hepatitis B patients with different tongue coatings[J].World J Gastroenterol，2018，24（30）：3448-3461.

[42] LE ROY T，LLOPIS M，LEPAGE P，et al.Intestinal microbiota determines development of non-alcoholic fatty liver disease in mice[J].Gut，2013，62（12）：1787-1794.

[43] XU J，CHEN H B，LI S L.Understanding the molecular mechanisms of the interplay between herbal medicines and gut microbiota[J].Med Res Rev，2017，37（5）：1140-1185.

[44] XU J，LIAN F，ZHAO L，et al.Structural modulation of gut microbiota during alleviation of type 2 diabetes with a Chinese herbal formula[J].ISME J，2015，9（3）：552-562.

[45] FENG Q，LIU W，BAKER S S，et al.Multi-targeting therapeutic mechanisms of the Chinese herbal medicine QHD in the treatment of non-alcoholic fatty liver disease[J].Oncotarget，2017，8（17）：27820-27838.

[46] YIN X，PENG J，ZHAO L，et al.Structural changes of gut microbiota in a rat non-alcoholic fatty liver disease model treated with a Chinese herbal formula[J].Syst Appl Microbiol，2013，36（3）：188-196.

[47] FENG Q，GOU X J，MENG S X，et al.Qushi Huayu Decoction inhibits hepatic lipid accumulation by activating AMP-activated protein kinase in vivo and in vitro[J].Evid Based Complement Alternat Med，2013，2013：184358.

第三章 中医药抗炎保肝与免疫调节研究进展

一、肝损伤的分类

肝损伤大致可分为四大类，分别为病理性肝损伤、化学性肝损伤、闭合性肝损伤和开放式肝损伤。其中病理性肝损伤和化学性肝损伤最为常见。

（一）病理性肝损伤

1. **病毒感染** 由多种肝炎病毒引起，具有传染性强，传播途径复杂，流行面广泛，发病率高等特点。目前病毒性肝炎主要分甲型、乙型、丙型、丁型和戊型肝炎五种，近年又发现有己型肝炎和庚型肝炎。其中甲型和戊型肝炎具有自限性，一般不会转为慢性，少数可发展为肝硬化，为急性肝炎，其二者为粪-口途径传播，即通常所说的"病从口入"。

2. **脂肪肝** 脂肪肝是指由于各种原因引起的肝细胞内脂肪堆积过多的病变，是一种常见的肝脏病理改变，而非一种独立的疾病。脂肪性肝病正严重威胁国人的健康，成为仅次于病毒性肝炎的第二大肝病，发病率在不断升高，且发病年龄日趋年轻化。正常人肝组织中含有少量的脂肪，如甘油三酯、磷脂、糖脂和胆固醇等，其重量约为肝重量的 3%~5%，如果肝内脂肪蓄积太多，超过肝重量的 5% 或在组织学上肝细胞 50% 以上有脂肪变性时，就可称为脂肪肝。

3. **自身免疫性肝病** 自身免疫性肝病是以肝脏为相对特异性免疫病理损伤器官的一类自身免疫性疾病，主要包括自身免疫性肝炎（AIH）、原发性胆汁性肝硬化（PBC）、原发性硬化性胆管炎（PSC）。

（二）药物或化学毒物损伤

许多药物和化学毒物都可引起肝脏损伤，发生药物性肝炎或中毒性肝炎。对肝脏的损害程度取决于药物或化学毒物的服用或接触剂量的时间，以及个体素质差异。长期服用或反复接触药物和化学毒物，可导致慢性肝炎，甚至肝硬化。

1. **药物性肝损伤** 由于药物本身或药物在体内代谢产物引起的肝脏损伤。目前已经明确有 900 种药物会引起药物性肝损伤。轻度和中度药物性肝损伤几乎没有具体的临床表现，重度药物性肝损伤才会出现跟病毒性肝损伤一致的临床表现（化学药中化疗药、抗结核药、解热镇痛药、降糖、降脂、降压、免疫抑制剂、抗真菌、抗病菌、抗病毒等 800 种；中药中苍耳子、土三七、黄药子、雷公藤、千里光、五倍子、生首乌等 100 种，都会引起肝损伤）。

2. **酒精性肝损伤** 酒精对肝脏的损害是很严重的，损害的后果包括酒精性脂肪肝、酒精性肝炎、酒精性肝硬化，主要是由于酒精（乙醇）及其代谢产物乙醛的毒性对肝细胞直接损害造成的。据研究，如果每天饮入酒精含量达 150g 以上，持续 5 年以上者，有 90% 可发生各种肝损害；10 年以上则有约三成发生慢性肝炎，约有四分之一发展为肝硬化。

（三）其他原因

原发和继发的肝脏肿瘤、心功能不全导致肝脏淤血、某些先天性肝脏疾病、静脉高价营养等，都可以造成不同程度的肝损害，这些肝损害的早期表现往往是转氨酶或胆红素的升高，不祛除病因，肝脏的损害会进一步加重。此外，很多全身性传染病都可侵犯肝脏，如 EB 病毒、细菌性传染病中的伤寒等，都可以引起血清转氨酶的升高或其他肝功能异常。

二、中药抗炎保肝的研究进展

病毒性肝炎、肝纤维化、脂肪肝、酒精肝、药物性肝损害及肝硬化、肝癌等肝病是当今威胁人类健康的一类主要疾病。我国是肝病发生率较高的国家，而保肝包括保护肝细胞，加速肝功能恢复，促使肝细胞再生，防止肝纤维化的产生等，是治疗早期肝病的重要治疗方法。多年来，文献报道了中药对急慢性肝脏损伤疾病有确切疗效，其中很多具有减轻肝细胞和组织损伤、促使受损肝细胞修复与再生、恢复肝脏功能的作用[1]。

（一）中药复方的抗炎保肝作用

1. 小柴胡汤　小柴胡汤出自《伤寒杂病论》，是传统的保肝名方，由柴胡、黄芩、半夏、人参、炙甘草、生姜、大枣组成，加用丹参、黄芪，具有疏肝和胃、补气健脾之功效。临床试验表明，单用小柴胡汤可以改善慢性乙型肝炎、肝纤维化，且疗效优于大黄䗪虫丸，联合核苷（酸）类药物治疗慢性乙型肝炎时在 GPT、GOT、TBIL 复常，血清 HBeAg 和 HBV-DNA 转阴方面有明显提高。

2. 四逆散　四逆散出自《伤寒论·辨少阳病脉证并治》，由柴胡、枳实、芍药、炙甘草组成，具有透邪解郁、疏肝理脾的功效。临床研究证实，四逆散对各种条件所诱导的肝损伤、脂肪肝、肝纤维化等均具有治疗作用。加味四逆散可明显改善酒精性肝病患者的症状和体征，并能降低 TNF-α、白细胞介素 -6（IL-6）、GOT、GPT 水平；加味四逆散可明显改善脂肪肝伴高脂血症患者临床症状，降低血脂及血黏度。

3. 补肾方　补肾方是上海市名中医王灵台教授治疗慢性肝病的经验方，其主要由巴戟天、淫羊藿、菟丝子、桑寄生、丹参、青皮、虎杖、黄芩组成。临床研究证实，补肾方对慢性乙型肝炎（CHB）患者临床症状与体征的改善具有明显的作用，治疗后患者乏力、腹胀、腰酸、遗精及睡眠不佳等症状改善，同时提高肝功能复常率、血清 HBV-DNA 和 HBeAg 的阴转率，降低血清 HBsAg 的表达水平。

4. 温肾方　温肾方由乌头、巴戟天、淫羊藿、地黄、黄芪、黄芩、青蒿、甘草组成，可以促进替比夫定治疗后 GPT（2-10ULN）的 CHB 患者 HBeAg 的血清学转换。温肾方能够提高 HBeAg 血清学转换率，促进 HBV-DNA 阴转和 GPT 复常。

5. 调脂固本益肝汤　调脂固本益肝汤由黄芪、何首乌、肉苁蓉、鹿角霜、枸杞子、茯苓、泽泻、姜黄、醋炙鳖甲、生甘草、白芥子、山楂、酒制大黄、白术组成，该方用于治疗脂肪性肝炎，治疗后患者血清 GPT、GOT、GGT、TP、ALB、TB、CH、TG、HDL-C、LDL-C、全血比黏度的水平均恢复正常。

6. 降酶汤　中药降酶汤由茵陈、栀子、田基黄、墨旱莲、白芍、天花粉、神曲组成，可改善慢性酒精性脂肪肝和非酒精性脂肪肝患者的肝功能（GPT、GOT、ALP、GGT）、血脂（TG/TC）以及肝纤维化水平（LN、HA、PCⅢNP、CIV）。

7. 复方六月雪　中药复方六月雪是通过长时期的民间临床观察而拟定的治疗急慢性乙型肝炎的验方，由六月雪、白花蛇舌草和栀子花根等组成，具有清热解毒、利湿退黄和促进肝功能恢复等功效。实验研究发现，复方六月雪具有治疗鸭乙型肝炎所致的肝损伤作用，其高剂量组明显降低 GPT 和 GOT 的活性且治疗 3 天后无反跳现象。另有体外研究发现，复方六月雪具有抗乙肝病毒的作用。

8. 参葛方　参葛方由丹参、葛根、垂盆草、夏枯草、白术、泽泻组成。临床研究证实，参葛方不仅能明显改善非酒精性脂肪性肝炎患者临床症状，也可明显降低患者血清 GPT、GOT、GGT、总胆固醇水平，影像学指标也有一定程度改善[2]。

（二）中成药的抗炎保肝作用

1. 大黄䗪虫丸 大黄䗪虫丸出自汉代张仲景的《金匮要略》，主要由大黄、黄芩、干地黄、干漆、芍药、桃仁、杏仁、䗪虫、虻虫、蛴螬、水蛭、甘草等 12 味中药组成，其功能为祛瘀生新、缓中补虚。研究者应用大黄䗪虫丸治疗慢性肝炎患者，发现患者在血清白蛋白（A）、血清球蛋白（G）、γ球蛋白、免疫球蛋白（IgG）、甘油三酯（TG）等方面改善明显，黄疸消失，肝功能恢复正常。

2. 鳖甲煎丸 鳖甲煎丸为张仲景所创，由炙鳖甲、赤硝、射干、鼠妇虫、蜣螂、土鳖虫、干姜、大黄、桂枝、石韦、厚朴、阿胶、柴胡、黄芩、芍药、牡丹皮、蜂房、桃仁、瞿麦、人参、半夏、葶苈子、凌霄花等 23 味药物组成。临床研究表明，应用鳖甲煎丸联合恩替卡韦治疗乙肝肝硬化代偿期患者，治疗后研究组的肝纤维化指标（HA、LN、PC Ⅲ 和Ⅳ -C）水平均明显优于西医常规治疗的对照组，同时研究组总胆红素（TBIL）、白蛋白（ALB）和谷丙转氨酶（GPT）水平等肝功能指标均明显优于对照组，提示加服鳖甲煎丸可减轻患者肝损伤和肝纤维化程度，且不会增加副作用，疗效确切。

3. 朝阳丸 朝阳丸由已故著名肝病专家姜庭栋发明。该药由生黄芪、鹿茸、大黄、绿矾、青皮、大枣、桃仁、铜绿等 19 味药组成，具有疏肝、化瘀、清热解毒、温肾、健脾之功效。临床研究证实，朝阳丸治疗无症状型乙肝病毒携带者，可降低 GPT 水平、促进 HBsAg 和 HBeAg 转阴。

4. 垂盆草冲剂 垂盆草冲剂的主要来源为中药垂盆草，具有清热利湿的功效。临床研究证实该药能明显降低转氨酶水平，多用于治疗急性肝炎、迁延性肝炎及慢性肝炎活动期。治疗慢性乙型肝炎，用药 1 个月 GPT 复常率为 40%，3 个月达到 90%。

5. 强肝胶囊 强肝胶囊由白芍、板蓝根、丹参、当归、党参、地黄、甘草、黄精、黄芪、秦艽、山药、山楂、神曲、茵陈、郁金、泽泻等药物组成。临床研究证实，强肝胶囊在改善非酒精性脂肪性肝病患者的 GPT、GOT、GGT、TG 等方面具有显著的作用，并且无明显毒副作用，安全性较高。

6. 五味子制剂 五味子制剂主要成分为五味子乙素、丙素等，能够可逆性地抑制肝细胞内的转氨酶活性，修复肝组织，增强肝细胞的解毒功能。五味子制剂治疗慢性乙型肝炎患者 2 ~ 3 个月，GPT 复常率为 90.6%，GOT 复常率为 81.1%。

7. 茵兰益肝颗粒 茵兰益肝颗粒由茵陈、郁金、当归、连翘、丹参、板蓝根、手参、淡竹叶等药物组成，具有清热祛湿、行气活血、利胆退黄的功效。临床试验研究发现，茵兰益肝颗粒可使急性药物性肝损伤患者 GPT、GOT、TBIL 明显下降。Ⅱ、Ⅲ 期临床试验认为茵兰益肝颗粒治疗慢性病毒性肝炎（肝胆湿热、气滞血瘀证）具有改善肝功能，恢复 GPT、GOT 水平，抑制 GPT、GOT 反跳以及改善患者症状的作用。

（三）单味中药和中药单体的抗炎保肝作用

1. 甘草酸制剂 甘草酸制剂是当前肝病领域中用于抗炎保肝治疗的一线药物之一。目前甘草酸制剂已历经了四代，包括第一代甘草甜素片、第二代以 β 体甘草酸单铵盐为主要成分的复方甘草酸制剂、第三代 α 体和 β 体的混合制剂甘草酸二铵以及第四代单一的 18α 异构体甘草酸制剂异甘草酸镁。研究发现，甘草酸单铵组、甘草酸二铵组和复方甘草酸苷治疗自身免疫性肝炎（AIH），可明显降低转氨酶及胆红素水平，分别获得 78.2%、81.6% 和 82.7% 的完全应答率，与激素治疗组的完全应答率（83.3%）比较，无显著性差异，甘草酸制剂可获得与激素相同的近期疗效。甘草酸制剂治疗慢性乙型肝炎，肝功能复常率约为 70% ~ 90%。甘草酸制剂对肝脏类固醇代谢酶有较强的亲和力，阻碍皮质醇与醛固酮的灭活，具有皮质激素样效应，起到抗炎、抗过敏及保护肝细胞膜等作用。

2. 山豆根制剂　肝炎灵注射液治疗慢性乙型肝炎，肌注 2 ~ 3 个月，GPT 复常率达到 85.6%，肝脏组织炎症程度也有一定程度下降。

3. 丹参　丹参可以活血化瘀、改善肝微循环、减轻局部血瘀，具有保肝降脂作用，且能降低血清总胆固醇和甘油三酯水平。丹参中脂溶性成分丹参酮 II A 具有抗氧化、抗菌、抗炎，降低血液黏度，促进纤溶，抑制血小板聚集，延长血栓形成及促进血栓溶解从而达到保肝护肝的作用。

4. 蛤蚧　蛤蚧有纳气平喘、补肺益肾、助阳益精的功效，如今在免疫调节、平喘、抗炎抗衰老等方面应用广泛。有研究表明，建模小鼠脂质过氧化发生后，应用蛤蚧能有效恢复 MDA、GSH 及 GSSG 等指标，控制脂质过氧化程度，减轻内质网应激反应，从而缓解脂肪化的发生。研究发现蛤蚧能够有效抑制 TNF-α、IL-6 等炎症因子水平，从而缓解炎症反应对肝功能的不良影响，达到保肝护肝的作用。

5. 半枝莲多糖（SPS）　SPS 是从半枝莲中分离的主要有效成分之一，研究表明不同浓度 SPS 能降低肝体指数、降低丙二醛（MDA）含量和 GPT、GOT 活性，对 CCl₄ 所致化学性肝损伤有保护作用；SPS 增加肝组织 NO 含量和增强 NOS 活性，可有效阻止 CCl₄ 所引起的脂质过氧化，因而对 CCl₄ 所引起的小鼠肝损伤有保肝作用。

6. 白芍　白芍乙醇提取物对四氯化碳诱导的急性肝损伤有保护作用，并发现白芍乙醇提取物可明显增加 SOD、CAT 等的活性，而较显著地抑制 MDA 等氧自由基的产生。白芍总苷是从白芍中提取的有效成分，研究发现白芍总苷能改善肝功能，对大鼠酒精性肝损伤具有保护降酶作用，能有效降低大鼠血清转氨酶的水平，使肝细胞脂肪变性、坏死和炎性细胞浸润等变化得到明显改善，并可通过降低血清 MDA 水平，提高 SOD 的含量，拮抗氧化应激的损伤，还可减少肝组织中 NF-κBp65 的含量，抑制炎症反应，从而保护肝细胞。

7. 葛根枳椇子栀子提取物（PHGE）　葛根枳椇子栀子提取物具有解酒护肝作用，研究发现 PHGE 具有明显预防和 / 或改善酒精性脂肪肝的作用，其能改善肝功能，降低血糖和胆固醇水平。

8. 黄芩苷　实验证实，经 BCG 和 LPS 所造成小鼠免疫性的肝损伤，给予黄芩苷干预后能显著减轻血中的 GOT 及 GPT 的升高，提示其具有保肝作用。

三、中药通过调节免疫抗炎保肝的机制研究

（一）常用的肝损伤动物模型

1. 化学性肝损伤

（1）CCl₄ 致肝损伤模型：CCl₄ 是肝毒剂，是肝损伤实验模型研究中的最古老、使用最多的肝毒性物质。机制研究发现，肝损伤过程中，各种细胞酶被释放到血液中。环氧化酶 -2（COX-2）催化前列腺素（PG）合成以促进炎症反应，同时增加肝星状细胞（HSC）的激活和增殖，导致肝纤维化。细胞色素 450（CYP450）将 CCl₄ 转化为毒性代谢物质，影响 DNA 和细胞膜完整性，导致酯类的氧化降解，改变肝细胞的基因表达。此外，肝细胞分泌大量的炎症因子如肿瘤坏死因子 -α（TNF-α）刺激免疫相关的细胞，产生大量细胞因子，

致使介质引起炎症反应，激活胱天蛋白酶，导致细胞凋亡。

（2）D-半乳糖胺（D-GalN）致肝损伤模型：D-GalN是一种肝毒性和肝损伤的药物，已经被广泛用于实验性肝衰竭的动物模型制备。D-GalN引起肝损伤机制与CCl_4引起肝损伤的机制相似。D-GalN引起葡糖氨聚集，结合尿苷二磷酸（UDP），引起尿苷三磷酸（UTP）缺乏，抑制UDP葡萄糖焦磷酸化酶，导致碳水化合物和卵磷脂的代谢抑制。D-GalN能够抑制肝细胞RNA和蛋白质的合成，促进膜的丢失，进一步导致细胞坏死。同时，库普弗细胞和肝窦内皮细胞释放促进各种酶和炎症因子表达的细胞因子。D-GalN也可以结合特异性的肝实质细胞，影响细胞膜完整性，细胞外钙离子大量内流，使细胞内外钙稳态受损，因此导致代谢紊乱。D-GalN引起小叶中心肝细胞坏死、多形核细胞浸润和巨噬细胞扩增，与病毒性肝炎类似。由于D-GalN模型的特点，它被用于肝保护药物的筛选。

（3）α-异硫氰酸萘酯（α-ANIT）致肝损伤模型：α-ANIT是一种肝毒物，被用于制备胆汁淤积小鼠模型。ANIT引起的肝损伤是由ANIT-GSH复合物引起的，复合物穿过小血管膜后分离，在胆管产生游离GSH和ANIT。积聚的ANIT和GSH损害胆管内皮细胞，因此导致肝内胆管增殖和小叶间胆管炎症。胆汁反流和增加形成周围炎症，肝细胞损伤能够减少胆汁淤积黄疸、高胆红素血症和胆汁的形成，而增加趋化因子和黏附因子水平，介导炎症细胞和中性粒细胞浸润、加重炎症反应。ANIT引起肝细胞凋亡、上调Caspase-9和细胞色素c表达水平，抑制增殖细胞核抗原（PCNA）的mRNA和蛋白表达。在小鼠模型，ANIT明显增加内质网应激相关基因标志物的表达水平，包括GRP78、PERK、eIF2、IRE-1和ATF6的表达水平。ANIT上调GRP78蛋白表达水平，激活IRE1的磷酸化。此外，ANIT以浓度依赖方式增加NF-κB/IL-6/STAT信号，促进NF-κB激活，进一步激活PPARα，引起肝损伤，增加GPT/GOT水平。ANIT通过结合中性粒细胞的IL-8Rβ，增加MIP-2的表达水平。而且，ANIT通过NADPH产生大量活性氧，引起肝脏的炎症反应，增加胆汁淤积和肝坏死。

2. 免疫性肝损伤模型

（1）ConA致肝损伤模型：ConA是一种外源植物凝集素，主要由$CD4^+T$淋巴细胞和自然杀伤T（NKT）细胞介导反应。研究证实，ConA诱导的肝损伤模型可以更好地模拟免疫性肝损伤的发病机制。ConA进入脾脏后，激活T淋巴细胞（Th1和Th2），分泌Th1和Th2细胞因子。大量的细胞因子包括TNF-α、IFN-γ、IL-2、IL-1β等等，它们通过门静脉进入肝脏，与巨噬细胞结合激活$CD4^+T$细胞。因此，NF-κB和IRF-3被激活后引起促炎因子和黏附分子的表达，导致肝细胞受损。

（2）卡介苗（BCG）联合脂多糖（LPS）致肝损伤模型：BCG联合LPS可以导致急性肝损伤，该模型可以用于病毒性肝炎和筛选通过免疫调节保护肝脏的药物。该模型的发病机制与乙型肝炎类似。其组织损伤是由肝脏坏死和大量单核细胞浸润引起，以肝脏内出现肉芽肿为特征，这是细胞免疫引起的变态反应。BCG通过致敏T淋巴细胞，增加库普弗细胞、巨噬细胞和中性粒细胞的数量，减弱激活的TB-TCR反应。LPS干预后，变应的库普弗细胞和巨噬细胞被激活，释放大量细胞毒性因子如TNF-α、NO、自由基、白三烯，致使肝脏坏死。

（3）D-氨基半乳糖（D-GalN）联合LPS致肝损伤模型：D-GalN联合LPS引起的肝损伤模型用于研究内毒素肝损伤。D-GalN结合肝细胞的UDP，UTP耗竭，抑制 RNA 和蛋白质的合成，导致代谢性阻塞和细胞死亡。脂多糖活化库普弗细胞和巨噬细胞，使它们合成并分泌 TNF-α 及其他炎性细胞因子，使小鼠发生 D- 氨基半乳糖致敏继而肝细胞凋亡、坏死。

（二）中药通过调节免疫抗炎保肝的机制

1. 中药复方的免疫调节作用

（1）中药复方对免疫细胞亚群和细胞因子的调节作用

1）温肾方：温肾方（乌头、巴戟天、澳洲白藜、淫羊藿、地黄、黄芪、黄芩、青蒿、甘草）治疗 CHB 后，HBeAg 血清学转换的患者的 Th17/Treg 比例明显高于未发生血清学转换的患者，说明提高 Th17/Treg 比例是温肾方的免疫调节机制之一。

2）补肾健脾方：补肾健脾方（醋青皮、胡黄连、猫爪草、黄芪、淫羊藿、女贞子）可提高 CHB 患者 Th1 细胞因子 IFN-γ、IL-2 水平，降低 Th2 细胞因子 IL-6、IL-10 水平，改善 Th1/Th2 细胞平衡。此外，补肾方可降低 CHB 患者 Treg 细胞频数及其 PD-1 的表达水平，可增加 CHB 患者外周血 DC 频数，降低其抑制性配体 PD-L1 的表达水平[3]。

3）四逆散及加味四逆散：四逆散加味（柴胡、白芍、枳实、甘草、云茯苓、白术）能纠正 CHB 患者外周血 T 细胞亚群的紊乱，使患者外周血 CD4+T 细胞水平较治疗前明显上升，CD8+T 细胞水平明显减少，CD4+T/CD8+T 比值明显增加。四逆散加味（柴胡、枳实、白芍、炙甘草、人参、白术、茯苓、鳖甲、穿山甲）通过抑制多种细胞因子，如 IL-1 和 TNF-α，调控 RhoA/ROCK 通路，干预 α-SMA、TGF-β1 基因以及 PDGF-BB 与受体的表达，发挥抗肝纤维化作用。

4）茵陈蒿汤：茵陈蒿汤（茵陈、大黄、栀子）可上调慢加急性肝衰竭大鼠模型肝内 DC 的 Axl 表达，抑制 DC 的凋亡，

抑制肝脏炎症，保护肝脏。

5）健脾方：健脾方（潞党参、炒白术、薏苡仁、云茯苓、鸡内金、怀山药、川石斛、寸麦冬、炙甘草）通过增加 CHB 患者外周血 DC 细胞正性共刺激分子表达，增强混合淋巴细胞反应，改善患者的 DC 功能。

6）当归六黄汤：当归六黄汤（当归、黄芩、黄连、黄柏、熟地黄、生地黄、黄芪）通过调节 ob/ob 小鼠的 PI3k 或 PPAR-γ 通路，发挥抗炎、抗胰岛素抵抗和抗脂肪变性的作用，以此调节免疫和代谢平衡。当归六黄汤可直接抑制 ob/ob 小鼠 DC 的活化和功能，促进 Treg 的生成和 DC-Treg 的相互作用，改善其代谢功能[4]。

（2）中药复方对先天免疫模式识别受体的调节作用

1）清肝活血方：清肝活血方（柴胡、黄芩、丹参、鳖甲、葛根）对复合因素（酒精、高脂饮食、腹腔注射 CCl4）诱导的大鼠酒精性肝病具有防治作用，治疗组肝脏的脂肪病变及炎症明显改善，血清中 GOT、GPT 水平明显降低，肝组织中白细胞分化抗原 14（CD14）、TLR4、TNF-α mRNA 表达和蛋白表达显著抑制。结果表明，清肝活血方可通过调控 CD14/TLR4 信号通路，抑制炎症产生，达到抗肝细胞损伤作用。

2）加味泽泻汤：加味泽泻汤（泽泻、白术、大黄）对高脂饮食诱导的大鼠非酒精性脂肪性肝病具保护作用，与模型组比较，治疗组大鼠肝组织中 TLR4 蛋白表达被显著抑制，其下游相关分子核转录因子 -κB（NF-κB）、磷酸化 p65（p-p65）、Caspase-1、MAPK、p38MAPK、磷酸化的 p38 丝裂原活化蛋白酶（p-p38）表达被显著抑制，表明加味泽泻汤通过抑制 TLR4 信号通路活化，从而抑制炎症，达到保肝作用。

3）补肾方：补肾方（巴戟天、淫羊

藿、菟丝子、桑寄生、丹参、青皮、虎杖、黄芩）能够抑制HepG2.2.15细胞上清液中HBsAg、HBeAg的分泌，显著上调线粒体抗病毒蛋白（MAVS）的表达，并能明显活化IRF-3，诱导IFN-β的表达，从而发挥抗病毒作用。补肾方可改善ConA诱导HBV转基因小鼠肝组织炎症变性坏死，抑制小鼠血清HBsAg及肝组织内HBcAg的表达，并提高小鼠血清IFN-β水平，上调TBK-1、STING的表达，下调TRADD的表达，提示其作用机制与MAVS介导的信号通路有关。

2. 中成药的免疫调节作用

（1）**扶正化瘀胶囊**：扶正化瘀胶囊可降低CCl₄诱导肝纤维化模型小鼠血清GPT、GOT水平，降低肝组织α-SMA水平，保护肝脏，其机制与激活肝脏NK细胞，提高NK细胞IFN-γ表达有关。

（2）**复方鳖甲软肝片**：复方鳖甲软肝片治疗肝纤维化大鼠后，大鼠肝纤维化指标（透明质酸、层粘连蛋白、Ⅲ型前胶原、Ⅳ型胶原）、肝功能指标（GPT、GOT、ALB、TBIL）及肝脏指数（体质量、肝脏湿重、肝脏指数）明显优于模型组，说明该药可减轻大鼠肝纤维化的程度。机制研究证实，复方鳖甲软肝片具有抑制肝库普弗细胞活化的作用，并可抑制其分泌TGF-β，从而起到抗肝纤维化的作用。

（3）**强肝胶囊**：强肝胶囊联合二甲双胍可降低非酒精性脂肪肝患者外周血中FPG、HOMA-IR、TG、TC、GPT、GOT水平，其作用机制与抑制NLRP3炎症小体及其下游炎症因子L-1β、IL-18的表达有关。

（4）**荣肝合剂**：荣肝合剂可降低ConA肝损伤小鼠外周血中GPT、GOT水平，改善病理组织学损伤，减轻细胞炎症、坏死及炎细胞浸润，甚至逆转肝纤维化。机制研究证实，荣肝合剂可降低急性

损伤小鼠血清TNF-α、INF-γ、IL-4、IL-10水平。

3. 单味中药和中药单体的免疫调节作用

（1）**单味中药和中药单体对免疫细胞亚群的调节作用**

1）**红花提取物（HYSA）**：HYSA通过减少脾脏Treg细胞频数和肿瘤组织Foxp3和RoRγt的表达水平、增强小鼠的免疫能力和减少顺铂的副作用，调节肝癌模型小鼠的免疫微环境，发挥抗肿瘤的作用[5]。

2）**黄芪甲苷**：黄芪甲苷可通过促进DC成熟和抗原递呈功能、增加其功能性细胞因子IL-12的释放，进而增强DC诱导的特异性CTL细胞毒性作用，有望作为一种天然的免疫增强剂应用于DC介导的抗肝癌治疗。

3）**苦参素**：苦参素能够调节CHB患者的细胞免疫功能。苦参素可提高CHB患者外周血HBV特异性CTL和Th1频数。苦参素干预HBsAg转基因小鼠，外周血Th1型细胞因子明显升高，Th2型细胞因子明显降低，调节Th1/Th2细胞因子比例平衡，使免疫反应由Th1型向Th2型逆转。

4）**姜黄素**：姜黄素能影响淋巴细胞归巢现象，降低ConA诱导肝损伤模型小鼠肝内CD4⁺T细胞浸润，与下调黏附分子ICAM-1和趋化因子CXCL10表达有关。

（2）**单味中药和中药单体对细胞因子的调节作用**

1）**枳椇子**：枳椇子润燥止渴，属凉血类药物，具有清热利尿、解酒毒之功效。研究表明，枳椇子总黄酮可使酒精肝模型大鼠血清中TNF-α水平显著下降，从而减轻肝脏的损伤，修复循环负荷。

2）**当归**：当归的主要活性成分为阿魏酸、藁本内酯和当归多糖等，具有调节机体免疫力、补血、活血、保肝等作用[6]，抑制脂肪细胞释放IL-6、TNF-α等炎症因

子，促进脂肪合成、调控代谢紊乱、降低转氨酶，能较好地防治脂肪肝。

3）野菊花：野菊花各部位对免疫性肝损伤大鼠血清中GOT、GPT、TNF-α、IFN-γ水平的升高具有不同程度的抑制作用，病理组织学观察可见其对免疫性肝损伤病变均有改善作用。说明野菊花中萜类和黄酮类化合物对ConA致小鼠免疫性肝损伤均具有一定的保肝作用。

4）柿叶总黄酮提取物（PLF）：PLF抑制H22肝肿瘤模型小鼠的发生率达49.35%。相比于环磷酰胺的严重副作用，PLF具有抗恶病质的作用，体现为不影响小鼠的体重和食物摄入。机制研究发现，PLF可增加胸腺指数、血清IL-18水平、单核细胞/巨噬细胞吞噬作用、血清溶血素和NK细胞活性。

5）高丽红参提取物：高丽红参提取物能明显增加酒精肝模型小鼠的体重，改善模型小鼠肝组织的脂肪变性，降低模型小鼠肝脏的TLR4、IL-1β和TNF-α表达水平[7]。

6）梓醇：梓醇可以剂量依赖的方式抑制炎症因子（如COX-2、IL-1β、TNF-α、IL-18和IL-6）来抑制四氯化碳诱导的肝纤维化。

7）獐牙菜苦苷：獐牙菜苦苷具有抗肝损伤和抗炎作用，对Caspase-3具有抑制作用，部分是通过Nrf2/HO-1途径实现的。体外研究表明，獐牙菜苦苷可显著调节IFN-γ、IL-10和IL-4的表达，改善LPS诱导的炎症细胞因子表达和抑制自由基的释放。

8）白藜芦醇（resveratrol，Rsv）：Rsv具有极强的生物活性，有抗氧化应激、抗炎的作用。研究发现，Rsv可以抑制ACC、PPAR-γ、SREBP-1 mRNA等脂肪形成相关基因的表达，降低肝脏TNF-α、IL-6和NF-κB mRNA表达水平，表明改善脂质代谢、下调炎症通路表达是Rsv治疗

NAFLD的作用机制之一。另有研究表明，Rsv可通过调节肝库普弗细胞中CD14表达调控肝脏炎症反应，缓解NAFLD肝脏炎症程度。

9）黄芩苷：黄芩苷能明显抑制钙离子的载体A23187，诱导巨噬细胞的PGE₂合成，而降低花生四烯酸等代谢，减少炎性介质的生成，同时也能抑制肥大细胞的组胺释放，使肥大细胞的膜稳定，进一步抑制炎性介质释放，从而对肝细胞有保护作用。

10）姜黄素：姜黄素能够减轻ConA诱导小鼠免疫性肝损伤，机制为降低肝内炎症介质TNF-α、IFN-γ、IL-4的分泌，增加调节性细胞因子IL-10的分泌，减轻肝脏炎症。

（3）单味中药和中药单体对先天免疫模式识别受体的调节作用

1）黄芪：黄芪作为一种常用中药，具有多种药理活性，药理学研究表明，黄芪有效组分及主要成分在体内外水平均具有保肝作用。其主要机制可能与其影响TGF-β/Smad通路、Notch通路、MAPK通路、Nrf2通路、NF-κB通路、PPARγ通路及FXR信号通路等相关。黄芪总黄酮是黄芪另一类关键组分。在失血再灌注和对乙酰氨基酚所致肝损伤模型上，黄芪总黄酮可清除氧自由基，具有预防肝损伤作用。在二甲基亚硝胺（DMN）诱导大鼠肝硬化模型上，黄芪总黄酮具有抗肝硬化作用，作用机制与抑制脂肪酸转位酶和环氧化酶2表达、抑制转化生长因子β受体Ⅰ（TGF-βR1）表达、上调肝组织核因子过氧化物酶体增殖因子活化受体γ（PPARγ）及法尼酯衍生物X受体（FXR）表达有关。

2）黄芩苷：黄芩苷可抑制酒精性脂肪肝缺血/再灌注损伤，GPT、TNF-α和IL-6的水平，减弱肝组织中TLR4、MyD88 mRNA的表达以及NF-κB核易位，表明黄芩苷可以通过抑制TLR4通路介导的酒精

性脂肪肝的炎症反应从而减轻缺血/再灌注所致的肝细胞损伤。

3）桔梗素 D：桔梗素 D 能降低酒精肝模型小鼠的血清 GPT、GOT、TBIL 和 TG 水平，同时显著降低血清中 LPS 水平，下调髓鞘分化蛋白 -2（MD-2）水平，降低肝组织中 TLR4、MyD88、CD14 和 TNF-受体相关因子 -6（TRAF-6）的 mRNA 表达，从而抑制 NF-κBp65 及 LPS 介导的炎症因子如 TNF-α 和 IL-6，表明桔梗素 D 通过下调 TLR4-MyD88-NF-κB 信号通路改善酒精性肝损伤[8]。

4）绿原酸：绿原酸对 ConA 诱导的小鼠肝炎具有保护作用，治疗后小鼠血清 GOT、GPT 水平明显下降，TNF-α 和 IFN-γ 水平也显著下降，肝组织病理损伤和肝细胞凋亡减轻。此外，绿原酸能够下调黏附分子（ICAM-1、VCAM-1 和 ELAM-1）的表达，并抑制 TLR4 信号通路的相关分子表达，包括 TLR4、p-IRAK1、p-IκB 激酶和 p-p38 表达。

（4）单味中药和中药单体对肝脏氧化应激反应的调节作用

1）葛根素：葛根素治疗酒精性肝损伤模型大鼠，可降低血清 GPT、GOT 水平，通过拮抗脂质过氧化等机制对急性酒精中毒所致肝损伤起保护作用[9]。

2）姜黄素：姜黄素能降低肝损伤大鼠氧化应激反应，对酒精诱导大鼠肝损伤具有保护作用；对 ConA 诱导的 GPT、GOT 活力升高有降低作用，降低肝脏 MDA 水平和提高 SOD 活力，对此三者诱导的肝组织病理情况均可减轻，可以减轻肝损伤。

3）小檗碱：小檗碱能显著降低肝损伤模型小鼠血清 GPT 和 GOT 活性，增加小鼠肝脏 SOD 活性，降低肝脏 MDA 水平，对 CCl_4 所致小鼠急性肝损伤和 LPS 引起的肝损伤有保护作用[10]。

4）异甘草酸：异甘草酸能降低急性酒精性肝损伤小鼠的死亡率、延长动物存活时间，降低小鼠血清 GPT、GOT 水平，提高肝组织中降低的 GSH、SOD 和 GSH-Px 活性，改善肝脏病理变化，对小鼠急性酒精性肝损伤有一定的保护作用。

5）橙皮苷（hesperidin，HDN）：HDN 具有抗脂质过氧化、抗炎、免疫调节等药理作用。橙皮苷预处理可减轻刀豆蛋白 A（ConA）所致小鼠急性免疫性肝损伤，发现橙皮苷预处理能降低模型小鼠肝和脾指数，降低血清中 GPT、GOT 水平及 MDA 含量，提高 SOD 活性；明显抑制肝细胞凋亡，上调 Bcl-2 表达，下调 Bax 表达。

（高月求、李曼）

参考文献

[1] ZHANG H Y，WANG H L，ZHONG G Y，et al.Molecular mechanism and research progress on pharmacology of traditional Chinese medicine in liver injury[J].Pharm Biol，2018，56（1）：594-611.

[2] 陈亨平，姚君，陈招娣，等.参葛方配合饮食及运动疗法干预非酒精性脂肪性肝炎的临床研究[J].中西医结合肝病杂志，2009，19（5）：273-275.

[3] JI L S，GAO Q T，GUO R W，et al. Immunomodulatory effects of combination therapy with bushen formula plus entecavir for chronic hepatitis B patients[J].J Immunol Res，2019，2019：8983903.

[4] CAO H，TUO L L，TUO Y L，et al.Immune and metabolic regulation mechanism of dangguiliuhuang decoction against insulin resistance and hepatic steatosis[J].Front Pharmacol，2017（8）：445.

[5] MA Y，FENG C，WANG J.Hydroxyl safflower yellow A regulates the tumor immune microenvironment to produce an anticancer effect in a mouse model of hepatocellular carcinoma[J].Oncology Letters，2019，17

（3）：3503-3510.

[6] WANG K P, WU J, CHENG F, et al.Acidic polysaccharide from angelica sinensis reverses anemia of chronic disease involving the suppression of inflammatory hepcidin and NF-κB activation [J].Oxid Med Cell Longev, 2017, 2017：7601592.

[7] BANG C S, HONG S H, SUK K T, et al.Effects of Korean red ginseng（panax ginseng）, urushiol（rhus vernicifera stokes）, and probiotics（lactobacillus rhamnosus R0011 and lactobacillus acidophilus R0052）on the gut-liver axis of alcoholic liver disease [J].J Ginseng Res, 2014, 38：167-172.

[8] XU J Y, ZHANG L, LI Z P, et al.Natural products on nonalcoholic fatty liver disease[J]. Current drug Targets, 2015, 16（12）：1347-1355.

[9] KANG O H, KIM S B, MUN S H, et al.Puerarin ameliorates hepatic steatosis by activating the PPARα and AMPK signaling pathways in hepatocytes[J].Int J Mol Med, 2015, 35（3）：803-809.

[10] YAN H M, XIA M F, WANG Y, et al.Efficacy of berberine in patients with non-alcoholic fatty liver disease[J].PLoS One, 2015, 10：e0134172.

第四章　中医药防治慢性乙型肝炎研究进展

慢性乙型肝炎（CHB）是指由 HBV 持续感染引起的肝脏慢性炎症性疾病，可分为 HBeAg 阳性慢性乙型肝炎和 HBeAg 阴性慢性乙型肝炎。据世界卫生组织报道，全球约有 20 亿人曾感染 HBV，其中 2.57 亿人为慢性 HBV 感染者，仅 2015 年就有 88.7 万人死于 HBV 感染导致的肝硬化或肝细胞癌[1]。我国更是 CHB 的高发地区[2]。现有的治疗手段仅能长期抑制 HBV 病毒的复制，很少能实现 HBV 的彻底清除。中医药在防治慢性乙型肝炎方面一直进行着积极有益的探索，中西医结合治疗有望成为 HBV 感染实现功能性治愈的新途径。

一、慢性乙型肝炎的中医治疗概述

（一）古代中医学的认识

中医药在传染病的防治方面历史悠久，根据 HBV 感染的致病性、传染性、潜伏性等特点，"发则有证可辨，伏则无机可寻"，对于临床表现十分轻微、无症状的携带者，可归为"疫毒""杂气"。《黄帝内经》首提"五疫"，《素问·刺法论》中记载："五疫之至，皆相染易，无问大小，病状相似。"提出了疫病具有传染性。明代的吴又可提出新的病原学观点，将"杂气"与"六淫"区分开，在《温疫论·杂气论》中提及"盖当时适有某气，专入某脏腑、某经络，专发为某病"，提出疫病毒气致病具有专一性。《温疫论·论气盛衰》云"至于微疫，反觉无有，盖毒气所钟不厚也"，认为疫毒的强弱与病情轻重相关。还认识到疫病发病隐匿易于慢性化，这些与 HBV 感染的特点不谋而合。

"邪伏既久，气血必伤"，伴随疾病的进展，肝脏炎症反应反复发作，临床表现为胁痛、腹胀、厌食油腻、黄疸、肝脾肿大等，也可归属于"胁痛""肝虚""黄疸""积聚"等范畴。《黄帝内经》中首次提出了胁痛的发生与肝病有关，如《灵枢·五邪》曰"邪在肝，则两胁中痛"，《素问·脏气法时论》提及"肝病者，两胁下痛引少腹，令人善怒"，张仲景在《伤寒论》中也有关于胁痛的论述，《伤寒论·辨太阳病脉证并治》曰："往来寒热，胸胁苦满，嘿嘿不欲饮食，心烦喜呕，或胸中烦而不呕，或渴，或腹中痛，或胁下痞硬。"这些症状的描述与慢性乙型肝炎患者的临床表现颇为相似。其创制的小柴胡汤是治疗慢性乙型肝炎的常用方剂，为后世辨证论治提供了思路。隋代《诸病源候论·肝病候》云："肝气不足，则病目不明，两胁拘急，筋挛，不得太息，爪甲枯，面青，善悲恐，如人将捕之，是肝气之虚也。"清·尤怡《金匮翼·胁痛》云："肝虚者，肝阴虚也。阴虚则脉细急，肝之脉贯膈布胁肋，阴虚血燥，则经脉失养而痛，其症胁下筋急，不得太息，目昏不明，爪枯色青，遇劳则甚。"两书中记载的"肝虚"症状表现如"两胁拘急""胁肋痛""面青""不得太息"等与慢性乙型肝炎临床常见的症状表现如胁痛、食欲不振、肝病面容等高度相似。明代《医学正传·积聚》曰："痞气在胃脘，腹大如盘，久不愈，令人四肢不收，发黄疸，饮食不为肌肤。"清代《慎斋遗书·痞块》记载："痞块，肝积也，肝经湿热之气聚而成也。"可见"积聚"与由于湿热蕴结、阻滞气机、气滞血瘀而致肝大伴发黄疸的慢性乙型肝炎患者的临床表现一致。

（二）病因病机认识

在中医理论的指导下，基于本病的临床特点，后世医家不断探索总结，目前对于慢性乙型肝炎的病因病机转变已有了比较完善的认识。HBV病毒具有典型的致病性、传染性，感染人体后大多缠绵难愈，故大多数医家将HBV病毒归为湿热疫毒之邪。若素体禀赋不足，或体质虚弱，或年幼正气未充，而致气血津液不足，不能濡养脏腑，脏腑功能失调，则无力抗邪，此时乙肝病毒入侵，正邪相争，而致疾病慢性化或伏而待发，若再遇外感、情志、饮食、劳倦等耗伤正气，邪盛正衰，则导致疾病发生。慢性乙型肝炎的病位主要在肝，多涉及脾、肾。湿热之邪可使肝主疏泄功能失调，木克脾土，进而导致脾之运化功能失常，疾病日久，伤及肾精，脾肾两脏受损，则不能推动津、液、血的正常运行，进一步导致湿、痰、瘀等病理产物的形成。故慢性乙型肝炎的治疗可从肝、脾、肾三脏论治，结合"湿、热、瘀、毒"等邪实，根据不同患者给予个体化治疗，辨证施治，攻补兼施。

（三）辨证论治

基于对慢性乙型肝炎的充分认识，不少医家经过长期的实践总结，积累了丰富的经验。叶永安等开展全国范围内多中心慢性乙型肝炎（GPT ≥ 2×ULN）患者证候调查，归纳该病的证候分布特点以及主要证型。结果提示肝胆湿热和肝郁脾虚证具有较高的发生率，复合证候"肝胆湿热，肝郁脾虚"证为慢性乙型肝炎（GPT ≥ 2×ULN）临床最常见相兼证候，肝郁脾虚及肝胆湿热证患者常见症状构成比及肝功能指标有显著差异[3]。焦云涛等通过分析CHB患者的用药规律得出，肝郁脾虚证、肝胆湿热证是HBeAg阳性CHB常见证型，总结出了核心药对和新处方，以供临床借鉴[4]。孙建光等利用数据挖掘方法，系统分析慢性乙型肝炎（GPT<2ULN）中医证候组群分布规律和中医证型与各影响因素之间的关系，150例CHB（GPT<2ULN）患者中湿热蕴结型为最常见证型，且其HBeAg与HBV DNA阳性率最高；肝郁气滞型发病年龄最小、病程最短[5]。2018年慢性乙型肝炎中医诊疗指南

将临床常见基本证型归纳为"肝郁脾虚证""肝胆湿热证""肝肾阴虚证""瘀血阻络证""脾肾阳虚证"5大类[6]。

陈建杰教授基于HBV湿热毒邪的特点，从湿热论治本病，多采用清热化湿法，创立清热化湿方，对于肝胆湿热型慢性乙型肝炎临床疗效肯定[7]。贾庆宇等在"肝肾同源""精血同源"的理论基础上探讨了温肾助阳法治疗慢性乙型肝炎携带者，他认为肾元亏虚是HBV感染慢性化的主要原因，尤其是对于母婴传播的患者，先天脏腑娇弱，肾气未充之时即感染病邪，先天受损，无法滋养后天之精，因此，注重"温补肾元，扶正解毒"的治则，利用中药打破免疫耐受，可达到清除病毒的目的[8]。卢秉久教授以疏肝健脾为核心，加用活血、行气之品，能够有效改善患者的临床症状[9]。吕宝伟等基于伏邪理论探讨扶正祛邪法治疗慢性乙型肝炎，慢性乙型肝炎的发病特点符合中医学的伏邪理论，且正虚在其发病中起着关键作用，所以扶正祛邪当贯穿慢性乙型肝炎的整个病程。朱源等总结了肝郁气滞症候发生机制及疏肝解郁法的临床疗效[10]。李可老中医在治疗过程中重视脾胃，注重温阳，反对寒凉之品，强调寒湿为患[11]。蓝青强教授临床治疗慢性乙型肝炎，基于肝脾同治的思想，善用柴芍六君子汤化裁，效果显著[12]。

（四）临床研究

在辨证论治理论的指导下，不少复方经临床验证确有疗效，并开展了相关临床研究。张纯等[13]探讨肝郁脾虚型慢性乙型肝炎中医证候改善与临床疗效的相关性，结果显示逍遥散治疗组患者中医证候积分改善与年龄、治疗前HAMA评分、SAS减分、体重变化因子减分、治疗后HBV DNA阴转、治疗前HBeAg（－）均具有相关性。肖明中等[14]对于ETV治疗后的HBeAg阳性CHB气虚毒蕴证患者加用牛黄参胶囊，结果显示益气解毒法能明显改善气虚毒蕴证患者的中医临床症状和体征，能够提高CHB患者HBeAg血清转换率。吕建林等[15]观察解毒化瘀颗粒对于慢性乙型肝炎重症化倾向的阻断作用及其临床疗效，证实了中西医结合治疗对于慢性乙型肝炎重症化有阻断作用。

2008年我国开始部署和实施传染病重大专项研究，开展针对不同人群的大规模、高级别的临床研究，具有重大的意义，经过"十一五"和"十二五"两个实施周期，已取得了丰硕成果。深圳市中医院周大桥团队主持的"十二五"重大传染病防治专项课题针对HBV携带者进行中医药研究，研究结果表明补肾解毒方对HBV-DNA及乙型肝炎表面抗原（HBsAg）、HBeAg有一定的抑制作用，并可提高机体的细胞免疫功能[16]。上海中医药大学曙光医院高月求团队主持的"十二五"重大传染病防治专项课题应用补肾健脾利湿方联合恩替卡韦治疗HBeAg阴性CHB，使HBsAg的清除率明显提高[17]。叶永安团队在"十二五"重大传染病防治专项课题期间，针对HBeAg阳性CHB，采用调肝益脾颗粒或者调肝健脾解毒颗粒联合恩替卡韦的中西医结合治疗方案，使试验组HBeAg转阴率较对照组提高9.45%。王端端等[18]观察逍遥散联合重组人干扰素α-2b治疗慢性乙型肝炎的临床疗效，试验组患者在中医证候改善、肝功能恢复、HBeAg和HBV DNA阴转率、HBeAg血清学转换率、不良反应发生率等方面均优于对照组（$P<0.05$）。

目前中成药中扶正化瘀片[19]、鳖甲软肝片[20]与安络化纤丸[21]在临床应用较为广泛，且开展了一系列实验研究和临床研究，主要适用于瘀血阻络型慢性乙型肝炎及其肝硬化，研究已证实其能够减轻慢性乙型肝炎的临床症状，有延缓甚至逆转肝炎后肝纤维化的作用。王晓波等[20]观察复方鳖甲软肝片联合核苷类药物（NAs）治疗慢性乙型肝炎肝纤维化的临床疗效，对于瘀血阻络、气阴亏虚的慢性乙型肝炎肝纤维化的患者，使用 NAs 抗病毒同时联合鳖甲软肝片抗肝纤维化，患者可受益。片仔癀对于慢性乙型肝炎患者的治疗，可在一定程度上改善患者的消化道症状，并有保肝、降酶、促进肝细胞修复、再生的作用；片仔癀治疗慢性乙型肝炎患者在症状、体征、肝功能指标改善方面与多烯磷脂酰胆碱作用相当[22]。

叶下珠、苦参素等中药制剂、黄芪多糖、灵芝多糖等中药提取物也被证实具有一定的抑制病毒复制、调节人体免疫的作用。叶下珠胶囊、苦参素胶囊适用于肝胆湿热型慢性乙型肝炎，能够延缓慢性乙型肝炎的纤维化进程和影响患者的免疫学状态[23]。王李安安等[24]观察了中药复方叶下珠颗粒剂治疗慢性乙型肝炎肝纤维化瘀血阻络的临床疗效，比较两组 GPT、GOT、TB、HBV-DNA、FibroScan 硬度值及症状评分，复方叶下珠能有效改善慢性乙型肝炎肝纤维化瘀血阻络证的临床症状、肝功能及肝纤维化。

二、慢性乙型肝炎的西医治疗概述

CHB 的治疗药物目前仅局限于核苷（酸）类似物（NAs）和干扰素两大类。NAs 具有良好的耐受性，可以有效抑制 HBV 复制和控制肝病进展，先后有拉米夫定、阿德福韦酯、替比夫定、恩替卡韦、替诺福韦、替诺福韦艾拉酚胺等药物上市，但整体 HBsAg 清除率、HBeAg 消失率仍偏低；有报道称 8 年 TDF 的 HBeAg、HBsAg 消失率可达 31% 和 13%[25]，但该类药物停药后短期内复发风险高，长期治疗后 HBsAg 的清除率低且无法根除共价闭合环状 DNA（cccDNA）[26]。干扰素长期使用可以一定程度上抑制 HBV DNA 的复制和 cccDNA 的形成，但不能清除 cccDNA，

且不良反应较多[27]。尽管干扰素能提供有限疗程的治疗方案，但由于适应证相对局限，给药方式不便，以及常见副作用等问题，使其广泛应用受限，且总体应答率依然偏低。尽管有研究对 IFN 联合 / 序贯 NAs 的治疗方案进行了有益尝试，但其成本效益需进一步研究，其广泛应用有待商榷。

目前对 HBV 的生命周期及免疫机制已经有了更为深入的探讨，大量靶向 HBV 生命周期各点的新型抗病毒药物及免疫调节剂正在进行或即将进入临床试验，包括入胞抑制剂、病毒转录抑制剂、病毒聚合酶抑制剂，核衣壳组装调节剂和 HBsAg 分泌抑制剂、Toll 样受体激动剂等[28]，上述药物均以 CHB 的临床治愈和 / 或功能性治愈为目标。然而，现阶段上述药物仍处于临床前阶段，缺乏高级别的临床证据，故依然难以判断采用何种策略或机制的药物有望真正实现 CHB 功能性治愈率的有效提升。

三、中医药治疗慢性乙型肝炎的整体观

中医药治疗 CHB 有着悠久的历史，在改善临床症状，减轻肝脏炎症、抗病毒、抗纤维化以及调节机体免疫功能方面发挥作用。在传统中医"治未病"和"辨证论治"的思想指导下，对于慢性乙型肝炎提出中西医结合优化治疗策略和方案，开展高级别循证医学依据的中医药临床研究是目前中医防治慢性乙型肝炎的核心。

"治未病"思想起源于《黄帝内经》，于仲景时代得到发扬，在清代《温热论》形成较为完善的体系。其基本内容包括"未病先防""既病防变""病后防复"3 个方面，这与慢性乙型肝炎的中医防治的全局观不谋而合，在该思想的指导下，依据疾病进展的不同阶段，采取个体化治疗方案。针对"携带者"，立足未病先防，通过

纯中药治疗，延缓肝脏纤维化的进展，降低肝硬化与肝癌的发生率。对于已有肝脏炎症改变的慢性乙型肝炎患者，根据"既病防变"，采取中西医结合治疗，提高 HBeAg 的转阴率、HBsAg 的清除率，同时也包括降低核苷酸耐药率。核苷酸类药物的长期应用可以有效控制 HBV 的复制，但给患者带来了较为沉重的经济与心理负担，目前，在现有指南推荐的抗病毒疗程后，仍有部分患者出现临床复发，停药后的复发是临床治疗的难点，这与中医学"病后防复"的思想相应，中医药治疗的免疫调节作用使中西医结合治疗或者足疗程抗病毒治疗后的纯中药治疗成为降低核苷酸类似物停药复发率的一种选择。

四、中医药治疗慢性乙型肝炎的物质基础

近年来，不少学者试图运用现代医学研究方法探究中医药治疗慢性乙型肝炎的物质基础，为慢性乙型肝炎中医辨证论治提供客观依据。

慢性乙型肝炎患者疾病表现不明显，尤其是免疫耐受期的患者，给辨证论治带来一定的困难，探索辨证分型与客观指标之间的相关性可以指导临床治疗。郑启忠等[29] 对 555 例慢性乙型肝炎患者进行中医辨证分型，并对其肝组织进行常规 HE 染色及免疫组织化学染色，分析不同证型慢性乙型肝炎患者肝组织内 HBsAg、HBcAg 表达情况。结果表明慢性乙型肝炎不同中医证型肝组织 HBcAg 阳性表达在 6 个证型间分布的差异均有显著性统计学意义（$P<0.01$）。梁惠卿等[30] 开展了相似的研究，观察 CHB 者肝组织乙型肝炎核心抗原（HBcAg）表达模式与中医证型及肝组织炎症、纤维化等指标的关系，结果表明肝组织 HBcAg 表达模式与中医证型、肝组织炎症、纤维化程度均有相关性；HBcAg 阴性组、胞浆型 HBcAg 组及肝郁脾虚证、湿

热蕴结证多处于慢性乙型肝炎活动期，正气未伤，免疫功能较强，为抗病毒治疗的较佳时机。

中医体质学说是中医理论的基本内容之一，中医体质的差异可以决定疾病的发生、发展、转变及预后，已经在一些疾病中得到充分应用。贾士杰[31] 探讨 CHB 患者肝组织炎症及纤维化程度与中医体质的相关性，阴虚质和血瘀质患者肝组织炎症和纤维化程度偏重。徐强[32] 则认为慢性乙型肝炎患者的免疫状态对其中医体质类型分布有一定影响，其在免疫耐受期多见平和质，在免疫清除期和低水平复制期多见气虚质。

慢性乙型肝炎与人体免疫状态息息相关，中医学的传统理论蕴含着丰富的免疫学思想，中药与免疫调节有着紧密的联系，西医学认为，免疫系统是机体抵御病原菌最重要的保卫系统，能够识别"异己"，排除"非己"，并通过自身免疫耐受和免疫调节使免疫系统内环境保持稳定，其免疫平衡观念与中医学阴阳平衡的理念极其相似。中医学认为，"阴平阳秘"机体才能维持正常生理功能；"正气存内""精神内守，真气存之"，是机体防御、协调五脏六腑十二经络气血、驱邪外出的重要内在功能。可见，中医与西医虽然属于不同的医学体系，但对免疫状态的认识方面却有相似之处。张振宇等[33] 通过对慢性乙型肝炎各中医证型患者外周血 T 淋巴细胞亚群及 Th1 细胞和 Th2 细胞分泌的细胞因子的检测和分析，证实外周血 T 淋巴细胞亚群及 Th1、Th2 细胞分泌的细胞因子水平可为 CHB 患者中医辨证分型的客观化提供依据。现代医学将人类外周 T 淋巴细胞分为两个亚群，即 CD4+T 淋巴细胞、CD8+T 淋巴细胞，其中 CD4+T 淋巴细胞群具有辅助诱导功能，CD8+T 淋巴细胞群有抑制杀伤功能，二者相互影响，共同调节机体的免疫平衡。因此，现代医学将 CD4+/CD8+T

淋巴细胞比值作为评估机体免疫状态的一项重要指标。例如，CD4$^+$/CD8$^+$T 细胞比值高于正常，表明免疫状态过度活跃；低于正常，则表明免疫状态低下。江宇泳等[34]研究发现，CHB 患者中医证型分布与 CD4$^+$T 淋巴细胞和 CD8$^+$T 淋巴细胞数量及二者之间的比值存在一定关系，即与其自身免疫功能密切相关，如肝郁脾虚、湿热证患者免疫功能明显高于其他证型，且肝肾阴虚、脾肾阳虚证患者免疫功能相对低下。王振常等[35]对 381 例慢性乙型肝炎患者进行辨证分型，并检测血清 T 淋巴细胞亚群、IL-2、IL-10、IL-12、免疫球蛋白、TNF-α 及补体 C3 水平。结果：肝郁脾虚、肝肾阴虚和脾肾阳虚证 CD4 渐降而 CD8、CD4/CD8 渐升；湿热中阻证与脾肾阳虚、肝肾阴虚证相比 CD8 明显降低而 CD4/CD8 渐高；IgM、IgG 水平在湿热中阻、瘀血阻络证高于肝郁脾虚、脾肾阳虚、肝肾阴虚证；慢性乙型肝炎各中医证型的细胞因子及 C3 水平与正常对照组相比均有明显差异，肝郁脾虚、肝肾阴虚、脾肾阳虚组 C3 水平明显低于湿热中阻、瘀血阻络组。

五、小结与展望

近年来，随着乙肝疫苗和抗病毒药物的普及与发展，HBV 感染的疾病谱发生了明显的变化，治疗的难点聚焦于实现临床治愈、HBV 携带者早期干预、安全停药、CHB 相关肝纤维化及肝硬化人群。西医治疗上的难点给中医药的应用提供了很好的契机，也是中医药治疗的优势领域。通过中西医优势互补，联合治疗提升西医标准治疗的疗效，以及使用纯中药在西医治疗尚无共识意见的疾病关键节点（如携带者、轻症肝纤维化）形成疗效突破。通过中医药的合理介入，能够在该病的立体防控上获得显著效果。我们要把握时机，结合现代研究，充分挖掘中医药对慢性乙型肝炎临床治疗难点的治疗优势和巨大潜力，开展国际认同和符合循证医学的临床研究，合理利用西医治疗的新药物、新方法，充分借鉴最新的生物学技术，坚持以中医药治疗为核心的中西医结合治疗，我国未来对中医药这一独有的卫生资源将更加重视，其具有的原创性、独有性的天然属性，将作为解决乙肝这一我国重大卫生问题的一种重要手段，具有不可替代的优势。

（叶永安）

参考文献

[1] 王贵强，王福生，成军，等. 慢性乙型肝炎防治指南（2015 年版）[J]. 中国肝脏病杂志（电子版），2015，7（3）：1-18.

[2] PETRUZZIELLO A.Epidemiology of hepatitis B virus（HBV）and hepatitis C virus（HCV）related hepatocellular carcinoma[J].Open Virol J，2018（12）：26-32.

[3] 叶永安，田德禄，蒋健，等.1003 例慢性乙型肝炎（ALT ≥ 2×ULN）患者中医常见症状及证候分布特点研究 [J]. 世界中医药，2015，10（9）：1293-1298.

[4] 焦云涛，李小科，杨先照，等. 基于关联规则和复杂系统熵聚类的 HBeAg 阳性慢性乙型肝炎用药规律分析 [J]. 临床肝胆病杂志，2016，32（11）：2075-2079.

[5] 孙建光，王伟芹，孙玉莉，等. 利用数据挖掘技术分析 150 例 ALT<2 倍正常值上限的慢性乙型肝炎中医证候规律 [J]. 中西医结合肝病杂志，2016，26（3）：133-136.

[6] 中华中医药学会肝胆病专业委员会，中国民族医药学会肝病专业委员会. 慢性乙型肝炎中医诊疗指南（2018 年版）[J]. 临床肝胆病杂志，2018，34（12）：2520-2525.

[7] 成扬，薛建华，陈建杰. 陈建杰教授采用清热化湿法治疗慢性乙型肝炎经验 [J]. 世界中西医结合杂志，2018，13（9）：1227-1229.

[8] 贾庆宇，邢军彪，聂志红，等. 从温肾助阳

解毒法治疗慢性乙型肝炎病毒携带者引发的中医理论探析 [J]. 医学理论与实践，2018，31（1）：59-61.

[9] 王晓婷. 中医治疗 e 抗原阳性慢性乙型肝炎经验总结 [J]. 中医临床研究，2018，10（1）：77-79.

[10] 朱源，周振华，孙学华，等. 慢性乙型肝炎肝郁气滞证候发生机制的研究进展 [J]. 中西医结合肝病杂志，2016，26（6）：381-384.

[11] 吴小明. 李可治疗乙型肝炎经验探析 [J]. 浙江中医杂志，2019，54（1）：17.

[12] 黎芬芬，邓鑫. 蓝青强应用柴芍六君子汤论治慢性乙型肝炎经验 [J]. 中华中医药杂志，2016，31（12）：5095-5097.

[13] 张纯，周振华，孙学华，等. 肝郁脾虚型慢性乙型肝炎中医证候改善与临床疗效的相关性 [J]. 中西医结合肝病杂志，2017，27（5）：263-265.

[14] 肖明中，邵冬珊，刘璐，等. 益气解毒法联合恩替卡韦治疗 HBeAg 阳性慢性乙型肝炎气虚毒蕴证患者临床研究 [J]. 中西医结合肝病杂志，2017，27（5）：276-278.

[15] 吕建林，张荣臻，王挺帅，等. 解毒化瘀颗粒对乙型肝炎重症化阻断作用的临床研究 [J]. 中西医结合肝病杂志，2017，27（2）：75-76.

[16] 彭得倜，邢宇锋，魏春山，等. 补肾解毒方对慢性 HBV 携带者免疫耐受的临床研究 [J]. 时珍国医国药，2016，27（12）：2949-2951.

[17] JI L S，GAO Q T，GUO R W，et al. Immunomodulatory effects of combination therapy with bushen formula plus entecavir for chronic hepatitis B patients[J].J Immunol Res，2019，2019：8983903.

[18] 王端端，陈月桥，毛德文，等. 逍遥散联合重组人干扰素 α-2b 治疗慢性乙型肝炎的研究 [J]. 中西医结合肝病杂志，2018，28（4）：197-199.

[19] 唐礼瑞，郭涛，陶艳艳，等. 扶正化瘀胶囊联合核苷（酸）类药物治疗慢性乙型肝炎肝纤维化的初步系统评价 [J]. 中西医结合肝病杂志，2013，23（3）：183-187.

[20] 王晓波，庄小芳，郭峰，等. 复方鳖甲软肝片联合核苷类药物治疗慢性乙型肝炎肝纤维化临床研究 [J]. 中西医结合肝病杂志，2017，27（5）：279-281.

[21] 谭行华，李常青，邹尚荣，等. 安络化纤丸对二甲基亚硝胺诱导大鼠肝纤维化的抑制作用 [J]. 中华肝脏病杂志，2010，18（1）：9-12.

[22] 钟蕊，段钟平，陈煜，等. 片仔癀治疗慢性乙型肝炎的临床研究 [J]. 胃肠病学和肝病学杂志，2017，26（11）：1290-1293.

[23] 朱睿. 苦参素联合恩替卡韦治疗对慢性乙肝患者肝纤维化进程及免疫应答状态的影响 [J]. 海南医学院学报，2018，24（11）：1069-1072.

[24] 王李安安，彭立生，魏春山，等. 复方叶下珠治疗慢性乙型肝炎肝纤维化瘀血阻络证 33 例 [J]. 江西中医药大学学报，2018，30（5）：34-36.

[25] MARCELLIN P，GANE E G，FLISIAK R，et al.Long term treatment with tenofovir disoproxil fumarate for chronic hepatitis B infection is safe and well tolerated and associated with durable virologic response with no detectable resistance：8 year results from two phase 3 trials[J]. Hepatology，2014（60）：313A-314A.

[26] LOK A S，ZOULIM F，DUSHEIKO G，et al.Hepatitis B cure：from discovery to regulatory approval[J].J Hepatol，2017，67（4）：847-861.

[27] MARCELLIN P，AHN S H，MA X，et al.Combination of tenofovir disoproxil fumarate and peginterferon alpha-2a increases loss of hepatitis B surface antigen in patients with chronic hepatitis B[J]. Gastroenterology，2016，150（1）：134-144.

[28] 郑金伟，袁权，夏宁邵. 慢性乙型肝炎潜在

治疗靶点和新药研发进展 [J]. 微生物学报，2019，59（8）：1437-1451.

[29] 郑启忠，毛乾国，张玉凤，等.慢性乙型肝炎中医辨证分型与肝组织内 HBsAg、HBcAg 表达的相关性研究 [J]. 中医临床研究，2018，10（8）：4-7.

[30] 梁惠卿，许诗霖，毛乾国，等.慢性乙型肝炎患者肝组织 HBcAg 表达模式与中医证型的关系 [J]. 中华中医药杂志，2018，33（12）：5366-5369.

[31] 贾士杰，张厅红，范慧敏，等.慢性乙型肝炎患者肝组织炎症及纤维化与中医体质关系的研究 [J]. 中西医结合肝病杂志，2017，27（5）：266-268.

[32] 徐强，刘凤，范灵芝，等.不同免疫状态慢性乙型肝炎患者中医体质类型分布 [J]. 中医杂志，2017，58（14）：1205-1208.

[33] 张振宇，黄衍松，李伟冰，等.慢性乙型肝炎中医证型与患者细胞免疫功能关系研究 [J]. 中西医结合肝病杂志，2018，28（1）：8-10.

[34] 江宇泳，王融冰.慢性乙型肝炎中医证型与细胞免疫的关系 [C]// 首届国际中西医结合肝病学术会议论文汇编.2005：119-121.

[35] 王振常，毛德文，黄彬，等.慢性乙型肝炎中医证型与免疫功能关系的初步研究 [J]. 广西中医药，2009，32（4）：8-11.

第五章　中医药抗肝纤维化的研究进展

肝纤维化见于肝炎病毒、酒精、药物、血吸虫等原因引起的大多数慢性肝病，是慢性肝病向肝硬化发展的必经病理过程，因此，抗肝纤维化是慢性肝病的重要治疗措施。近40年来，肝纤维化的现代医学研究取得了长足进展，随着肝星状细胞（hepatic stellate cell，HSC）分离培养与功能的发现，明确了肝纤维化不仅是一种组织结构塌陷的被动过程，也是机体对慢性损伤修复的一种主动反应；肝细胞损伤、肝星状细胞的活化、胞外基质成分代谢失衡等因素在其中发挥重要作用。肝纤维化既有共性形态特征与病理机制，又有不同病因肝纤维化的各自特点 [1]。诊断上出现肝脏硬度值与血清标志物等非创伤检测方法，治疗上自 2000 年 Wanless[2] 首先报道抗病毒可促进乙肝肝纤维化消退，越来越多的研究证实不仅肝纤维化，一定程度的肝硬化都是可逆的 [3]。长期以来，中医药经过临床实践，形成了以辨证论治为

特色的肝纤维化相关疾病诊治经验；尤其近 30 年来，通过实验探索与循证医学的研究，产生了抗肝纤维化的中成药与有效经验方，并初步建立中西医结合抗肝纤维化治疗方案。随着中药质量的提高与临床研究的发展，质量上乘、疗效显著的抗肝纤维化中药新药必将进一步出现，以满足慢性肝病患者的临床需求，并促进中医药的现代化与国际化发展。本文就中医药对肝纤维化疾病诊治的传统认识、近年临床研究进展、未来发展做一讨论综述。

第一节　抗肝纤维化意义重大

肝纤维化的病理结局是肝硬化，病理生理表现为门静脉高压与肝细胞功能减退，临床可出现食管-胃底静脉曲张破裂出血、腹水等失代偿期症状及并发症，严重威胁患者生命健康。而且，肝硬化后期患者的医疗费用远远高于其他慢性肝病的

患者，给患者家庭与社会带来巨大的经济负担[1]。因此，阻止或逆转肝纤维化有着重要意义。

人们对抗肝纤维化治疗重要性的认识过程曲折变化。虽然20世纪60年代即了解了肝纤维化的病理特征与临床意义，但一直没有理想的治疗办法，大多认为肝纤维化是不可逆的，对相关研究缺乏重视。

21世纪初拉米夫定等核苷（酸）类抗乙肝病毒药物的发现与广泛应用，发现患者不仅改善临床症状、出现病毒学与生化学应答，同时病理学证实部分患者肝纤维化出现明显消退——即组织学应答[2]，这种现象被后来越来越多的慢性乙型肝炎或乙肝肝硬化较大规模、规范的临床研究所证实[3]，即说明在有效的抗乙肝病毒治疗下，不仅肝纤维化，甚至一定程度的肝硬化也是可逆的。随着广泛抗病毒药物的应用，却也使许多人单纯地认为抗病毒等病因治疗可以解决所有问题，抗肝纤维化治疗不再必要。

随着抗病毒药物在慢性乙型肝炎、慢性丙型肝炎中的长期应用与随访观察，发现抗病毒治疗虽然作用显著，但不能解决慢性病毒性肝炎、肝硬化的所有问题，不能替代抗肝纤维化治疗。由于有效抑制乙肝病毒对肝纤维化的作用有限，有研究显示，拉米夫定、恩替卡韦治疗1年的肝纤维化改善率为35%～39%[4]；初始抗病毒时，显著肝纤维化（≥F3）的慢性乙型肝炎患者，即使延长疗程至5～10年，仍有1/3患者肝纤维化未能改善[5-6]；不少患者在有效控制病毒复制后，肝纤维化、肝硬化依然存在甚或进一步发展[7-8]；丙肝患者通过药物清除丙型肝炎病毒（hepatitis C virus，HCV）获得持续病毒学应答（sustained virological response，SVR）后，仅53%的患者能够获得组织学的逆转，而未获得SVR的患者，仅有19%的人群肝纤维化能够得到稳定控制[9]。究其原因，主要有：HSC一旦活化可自分泌多种细胞因子维持活化的持续；肝脏微环境破坏，如肝组织炎性免疫细胞的迁移、表型与功能异常，将导致细胞与细胞间、细胞与基质间复杂的病理变化；肝内血管异常与肝实质细胞再生障碍，如肝窦毛细血管化、动静脉瘘造成肝小叶内血流动力学改变，肝细胞凋亡坏死等。

此外，目前尚有许多种类的慢性肝病缺乏有效的病因治疗措施，如非酒精性脂肪肝、遗传代谢性肝病等。因此，对于慢性肝病患者，病因治疗是必须的，而针对肝纤维化的治疗也是必要的。在目前有效抗炎病毒治疗的背景下，依然需要重视抗肝纤维化的治疗学研究。

第二节　中医对肝纤维化肝硬化的认识

根据临床特点，肝纤维化和肝硬化多属于中医"胁痛""积聚"等范畴。病因病机多因正气虚损，虚邪贼风如"六淫"太过或"七情"不适等方可乘虚而入，而致气滞血瘀，常常过程迁延，日久而成。《灵枢·百病始生》云"积之始生，得寒乃生，厥乃成积也"。过量饮酒也是其重要因素，"又多饮人结成酒癖，肚腹积块，胀急疼痛，或全身肿满，肌黄少食……肝积在左胁下，状如覆杯……名曰肥气"（《证治要诀》）。《诸病源候论》说："诸脏受邪，初未能成积聚，留滞不去，乃成积聚。"即指出了本病迁延日久的特点。治疗方面，主要体现于扶正祛邪，扶正则重在健脾益气，祛邪则重在活血化瘀。《素问·至真要大论》提出"结者散之，留者攻之"等原则。张仲景《金匮要略》中指出："积者，脏病也，终不移；聚者，腑病也，发作有时，展转痛移，为可治。"不仅区别积聚的程度，且提出"见肝之病，知肝传脾，当先实脾"的健脾扶正治则，所创立的桃仁承气汤、下瘀血汤、大黄䗪虫丸、桂枝茯苓丸等多首活血化瘀方剂，沿用至今。明·王肯堂《证治准绳·积聚》云："治疗是病必分初、中、末三法。"即需根据病程病情合理攻邪或补虚。清·王清任《医林改错》则强调瘀血在积聚发病中的重要作用，进一步发展膈下逐瘀汤等活血化瘀方剂。清·沈金鳌《杂病源流犀烛》提出"去瘀"之外，尚需注意"行气"与"涤痰"。

近代随着西学东渐，衷中参西的中医实践与研究逐渐兴起。半个多世纪以来，在西医疾病诊断下的中医辨证，中西医病证结合治疗肝纤维化、肝硬化的临床研究取得进展，但健脾扶正、活血祛瘀的治疗思想一脉相承[10]。如王玉润教授认为肝硬化的病机是"肝络阻塞，血瘀气滞"，治疗上以活血化瘀、行气通络为主，擅用桃红饮加减；关幼波则认为气虚血滞是早期肝硬化之本，多用健脾益肾与活血通络之品，如黄芪、女贞子、旱莲草、瓜蒌、赤芍等。邓铁涛主张在补气运脾的基础上使用祛瘀药，自创软肝煎（太子参、白术、茯苓、土鳖虫、丹参等）；朱良春认为该病正虚邪恋，但禀赋有强弱，感邪有轻重，治疗上当需注意疏肝与养肝、补虚与驱邪、在气与在血之区别[11]。姜春华认为"瘀血郁肝是病原，气虚脾弱是病体"，多采用下瘀血汤加味（大黄、桃仁、土鳖虫、炮山甲、丹参、鳖甲、黄芪、白术、党参），曾以此法治疗肝硬化一例，偶然治疗前后2次手术探查，发现肝右叶结节明显好转[12]。

20世纪80年代以后，采用动物模型开展中药抗肝纤维化的药效评价，并结合细胞实验探讨作用机制，发现强肝软坚汤、复方861方、丹参、桃仁及其成分、葫芦素B、齐墩果酸、甘草甜素等药效作用[10]，并发现扶正化瘀方保护肝细胞、抑制HSC细胞活化、改善肝脏微环境等作用机制[13]。一系列的临床与基础研究提示肝纤维化的中医病机特点既存在共性，也存在个性；正如现代医学近年来也提出肝纤维化既存在共同核心细胞分子机制，如TGF-β等导致星状细胞活化等，也存在因病因差异的特殊分子病理机制[1]。中医学则认为肝纤维化的共性病机为正虚血瘀（气阴虚损、瘀阻肝络）[14]。"益气养阴、活血化瘀"是其基本治法，可选用黄芪、白术、生地黄、麦冬、丹参、桃仁、赤芍等[15]。然而，疾病病变程度不同的患者、或同一患者的不同疾病阶段可有不同的证候表现，主要表现为肝胆湿热、肝郁脾虚、肝肾阴虚等。因此，在基本治法的基础上，尚需要结合患者的主要证型，分别选方用药，如肝胆湿热证，加用茵陈蒿汤；肝郁脾虚证，加用逍遥散；肝肾阴虚证，选用一贯煎等[15]。

第三节 中医药逆转肝纤维化的循证研究

20世纪90年代以后开展循证医学的临床试验，发明多个国家食品药品监督管理总局批准的抗肝纤维化中成药产品或经验方，形成肝纤维化中西医结合诊疗指南，彰显了中医药的疗效优势[15]。这些中药产品或经验方除了用于缺乏病因治疗的肝纤维化患者，也用于慢性乙型肝炎等有效病因治疗患者。虽然抑制乙型肝炎病毒复制可阻止或逆转乙肝肝纤维化，但是不少乙肝病毒阴性的患者其肝纤维化依然存在甚至进展，因此实践中也初步形成了抗乙肝病毒联合抗肝纤维化中药的治疗方案。常见中成药与经验方如下（表13-5-3-1）。

表 13-5-3-1　抗肝纤维化中成药及经验方

方名	组成	功效	主治
扶正化瘀胶囊	丹参、发酵虫草菌粉、桃仁、松花粉、绞股蓝、五味子	活血祛瘀,益精养肝	乙型肝炎肝纤维化属瘀血阻络,肝肾不足证
复方鳖甲软肝片	鳖甲、莪术、赤芍、当归、三七、党参、黄芪、紫河车、冬虫夏草、板蓝根、连翘	软坚散结,化瘀解毒,益气养血	慢性乙型肝炎肝纤维化,及早期肝硬化属瘀血阻络、气血亏虚兼热毒未尽证
安络化纤丸	地黄、三七、水蛭、僵蚕、地龙、白术、郁金、牛黄、瓦楞子、牡丹皮、大黄、生麦芽、鸡内金、水牛角浓缩粉	健脾养肝,凉血活血,软坚散结	慢性乙型肝炎,乙肝后早、中期肝硬化,表现为肝郁脾虚,瘀热互结证候者
复方 861 合剂	丹参、黄芪、陈皮、香附、鸡血藤等 10 味中药	活血化瘀,疏肝理气,养血柔肝	慢性乙型肝炎肝纤维化、早期肝硬化
大黄䗪虫丸	熟大黄、土鳖虫、水蛭、虻虫、蛴螬、干漆、桃仁、杏仁、生地黄、黄芩、白芍、甘草等	活血破瘀,通经消癥	瘀血内停所致的癥瘕、闭经,症见腹部肿块、肌肤甲错、面色黧黑、潮热羸瘦、经闭不行
强肝胶囊	茵陈、板蓝根、当归、白芍、丹参、郁金、黄芪、党参、泽泻、黄精、地黄、山药、山楂、六神曲、秦艽、甘草	清热利湿,补脾养血,益气解郁	慢性肝炎、早期肝硬化、脂肪肝、中毒性肝炎等

（一）中药抗肝纤维化的疗效评价

1. 扶正化瘀胶囊／片剂　刘平等采用多中心、随机、双盲并以和络舒肝胶囊为平行对照的方法,开展 3 个中心共 216 例受试者 6 个月治疗的 Ⅱ 期临床试验,以肝组织学病理为主评价扶正化瘀方的抗肝纤维化疗效与安全性[16]。其中 93 例治疗前后 2 次肝活检,扶正化瘀方组 50 例,对照组 43 例。结果表明:治疗前两组肝纤维化程度基本相似,扶正化瘀方治疗后纤维化程度明显下降,逆转率达 52%,优于对照组,且肝组织炎症活动度、肝纤维化血清标志物（HA、LM、P-Ⅲ-P、Ⅳ-C）也明显改善,无明显不良反应。其后,针对丙型肝炎肝纤维化的美国 Ⅱ 期临床试验表明:扶正化瘀片对 HCV 基因 Ⅰ 型、对干扰素不应答的难治性慢性丙型肝炎肝纤维化患者有良好的安全性和药物耐受性,对阻止肝组织纤维化的发展有良好作用趋势[17]。

2. 复方鳖甲软肝片　有报道观察复方鳖甲软肝片对慢性乙型肝炎肝纤维化的组织病理及肝星状细胞凋亡作用[18],65 例慢性乙型肝炎患者治疗前、后（治疗 6 个月）肝穿组织,采用 Ishak 肝纤维化评分,应用 TUNEL 和 α-SMA 双标记免疫组化染色显示 HSC 的凋亡,结果显示治疗组肝组织炎症活动度和肝纤维化程度均有明显改善,活化 HSC 数量明显减少,而 HSC 凋亡数量显著增加。证实复方鳖甲软肝片有改善肝组织纤维化与炎症作用,机制与抑制 HSC 活化、促进活化 HSC 凋亡有关。

3. 复方 861 合剂　尹珊珊等采用随机、双盲、安慰剂对照的方法,以治疗前后肝穿病理组织学为评价指标,纳入乙肝肝纤维化 S2～S4 患者 136 例,以安慰剂为对照,治疗 24 周,52 例治疗组、50 例安慰剂组的患者完成治疗前后肝穿刺。以纤维化半定量计分下降 2 分以上为逆转,治疗组有效率为 38.8%（26/67）显著高于安慰剂组 1.5%（10/69）;且治疗组血清肝功能与肝纤维化血清标志物水平明显改善，未见明显不良反应，证实复方 861 方可逆转慢性乙型肝炎肝纤维化与早期肝硬化[19]。

4. 安络化纤丸 采用随机、双盲、对照、安慰剂试验方法[20]，纳入慢性乙型肝炎早期肝纤维化患者（GPT<2ULN，S≤2），随机分为试验组（安络化纤丸治疗）和对照组（模拟剂）治疗 48 周。以肝纤维化分期（S）下降 1 期以上为有效，结果试验组有效 22 例（53.7%），无效 14 例（34.1%），进展 5 例（12.2%），对照组有效 12 例（34.3%），无效 13 例（37.1%），进展 10 例（28.6%）。安络化纤丸明显优于对照组。

此外，其他中药复方制剂[10]，如强肝胶囊、疏肝理脾片、柔肝冲剂、丹芍冲剂等，经典方如大黄䗪虫丸、鳖甲煎丸与小柴胡汤等，均报道有不同程度的抗肝纤维化作用。

（二）联合治疗评价

1. 扶正化瘀胶囊/片剂 + 核苷（酸）类 我们曾应用 Meta 分析方法系统评价了核苷（酸）类抗病毒药物与扶正化瘀胶囊联合应用对乙肝肝纤维化的疗效。共 8 个相关临床研究、合计 608 例纳入评价。结果显示：治疗 24～48 周后，比较患者肝纤维化血清标志物、肝功能、脾脏厚度的改善程度，核苷（酸）类似物 + 扶正化瘀胶囊联合组明显优于单用核苷（酸）类药物组[21]。近期一项小样本临床试验阶段性纳入 52 例乙肝肝纤维化患者，随机分为 2 组，试验组（26 例），给予扶正化瘀片联合恩替卡韦；对照组（26 例）给予安慰剂联合恩替卡韦，疗程 48 周，以治疗前后的肝组织病理为主要疗效指标，结果发现扶正化瘀片联合恩替卡韦相比单用恩替卡韦能更好逆转肝纤维化[22]。我们开展的"十二五"传染病重大专项，即是针对乙肝早期肝硬化的"初治"与"经治"患者进行

扶正化瘀片联合恩替卡韦的联合治疗，开展大样本的临床研究，以肝组织病理为主要终点指标，评价联合方案较单纯抗病毒治疗的优势，结果表明：中西药联合可提高乙肝肝硬化初治患者的肝组织学逆转，且减少乙肝肝纤维化的进展；中西医结合治疗能够促进恩替卡韦经治、HBV DNA 阴性、但依然高度肝纤维化患者的肝组织逆转；扶正化瘀片与 ETV 联合应用安全，不良反应轻微。

2. 复方鳖甲软肝片 + 核苷（酸）类 杨永平等在"十二五"传染病重大专项中，以复方鳖甲软肝片联合恩替卡韦评价对抗乙肝肝纤维化的临床疗效和安全性。结果表明，经双盲治疗 72 周后，702 例患者接受前后两次肝活组织检查，联合组逆转肝纤维化达 59.6%，显著高于单纯 ETV 治疗；对于代偿期肝硬化，联合组的肝纤维化逆转率也明显高于单纯 ETV 组[23]。

3. 安络化纤丸 + 核苷（酸）类 黄志杰等观察恩替卡韦联合安络化纤丸治疗慢性乙肝肝纤维化的临床疗效，纳入 134 例患者，随机分为对照组（66 例）和研究组（68 例），分别单服恩替卡韦，或恩替卡韦 + 安络化纤丸，治疗 48 周后，两组患者肝功能、血清肝纤维化指标及脾厚度均较治疗前明显下降，但研究组下降更为显著，提示恩替卡韦联合安络化纤丸能够改善乙肝肝纤维化患者的血清肝纤维化指标与肝功能[24]。

此外，尚有大黄䗪虫丸联合恩替卡韦[25]、强肝胶囊联合拉米夫定[26]等，针对乙肝肝纤维化，疗程 24～48 周，以肝病理组织学或血清纤维化指标为评价指标，报道有不同的肝纤维化改善作用。

第四节 中医药抗肝纤维化的研究发展

虽然中医药抗肝纤维化研究近年来有

了长足发展，但是其产品质量、临床疗效与推广应用均有待进一步提高，迫切需要质量稳定、疗效确切、机制清楚的中药抗肝纤维化新产品，以满足临床需求。

（一）基于细胞分子药理机制的中药活性评价与质量控制

质量控制是制约中药疗效的重要瓶颈。与化学药物单一成分不同，中药成分复杂，既类别庞杂又数量多样；且容易受栽培种植与制备工艺等多种因素影响，导致中药材与中成药的成分物质均存在模糊与不确定特点，影响中药的稳定性。因此，建立健全抗肝纤维化中药质量控制体系，保障源头质量，对于提高中医药抗肝纤维化的研究水平与临床疗效、促进其现代化与国际化发展有重要意义。

目前中药的质量控制除了按照 GAP 要求栽培种植，并通过基原鉴定等以评价药材种质资源外，主要是基于化学成分分析进行药材、生产过程与产品的质量控制。比如，通过薄层色谱定性，继而指标性成分测定以定量。但是这些指标性成分不一定是有效成分，缺乏专属性与代表性。基于整体信息、反映物质群的指纹图谱方法具有整体性与模糊性，某种程度上符合中药多组分与多靶点的特点[27]，是目前中药质量控制的重要方法，对提高中药的稳定性及其质量发挥了重要作用。但是，目前很难测到全部成分，不少成分在特定波长下没有紫外吸收；中药成分容易受到药材、制备工艺的影响而变化较大；检测到的物质成分群不一定是有效成分群，尚无反映临床疗效的特征成分群，有时理化检测指标基本相同，但是生物活性差异较大。因此，需要建立化学成分分析之外的质控新方法。

临床疗效是中药物质成分群的最终反映与价值所在，而生物活性信息则是疗效实现的前提与基础，因此，通过生物活性评价，检测药物的有效性，可揭示中药质量的特性，进而质量控制[28-29]。如何评价生物活性？整体模型动物药效实验当然最为可靠，但是该方法动物数量、经费与时间成本均过高，且存在模型动物组内与药品批次间的差异，因此其可行性差。在药理机制明晰的前提下，选择专属性强、灵敏度高的细胞系进行评价，方便可行[29]。我们在近期的扶正化瘀片生物活性质量控制方法中，基于该方影响肝细胞损伤与肝星状细胞活化等药理基础，首先考察扶正化瘀片浸膏溶解的影响因素，配制标准溶解液；继而评价该方的细胞生物学活性，尤其是对细胞信号转导分子的效应，发现相应药理分子靶点；然后建立荧光素酶标记靶点效应基因的检测细胞系，观察标准溶解液对检测细胞系效应基因的表达，以动物模型实验验证并优化检测细胞系，希冀快速稳定地评价抗肝纤维化中药的生物活性及其质量。

（二）组织病理、门静脉压力与临床事件相结合的疗效评价方法

虽然肝纤维化非创诊断如血清肝纤维化标志物、肝脏硬度值（LSM）检测等取得了较大进展，但均存在特异性与敏感性等问题，肝组织活检病理分析依然是肝纤维化的诊断与疗效评价的"金标准"。对于肝组织病理样本误差与专家判读主观差异等局限，目前除了提高超声引导下肝组织取材的质量，如治疗前后尽量取在肝脏大致相同位置、足够宽度与长度的样本等，评价方法也有诸多改进，包括增加判读内容，如北京标准中的肝纤维化变化趋势[30]；基于图像测量的客观定量判读，如通过数字化扫描，测定胶原面积（CPA）[31]。这些方法的改进无疑会提高肝纤维化的病理诊断水平，但是仍然只是反映肝脏的结构变化，这些结构改变所导致的功能状态与临床变现如何，不能仅仅从病理分析中找到答案。抗肝纤维化治疗的最终目的是患者生活质量提高、功能改善与相关临床事

件的延缓或减少,肝组织病理只是肝纤维化的替代指标,而非临床终点效应,因此,需要结合治疗终点目标的功能与临床预后评价。

门静脉压力升高是肝纤维化的病理生理体现,可以通过肝静脉压力梯度(hepatic venous pressure gradient,HVPG)测定,直接了解门静脉压力;或胃镜下食管-胃底静脉曲张程度观察,间接了解门静脉压力变化。更重要的是,随肝纤维化的持续发展,可能发生肝硬化失代偿,出现上消化道出血、腹水、肝癌等临床事件,也会影响患者的生活质量。中医症状量表与西医生活质量量表如SF-36等有许多相似之处,对症状证候的改善是中医临床疗效的直观体现与重要特点。中医药干预治疗后,需要长期随访这些临床事件的发生、机体功能与生活质量的变化。不仅这些功能、生活质量与预后的改善才是真正的目的,而且这些临床数据也可修正优化病理分析方法。

(三)基于靶标有效成分优化组合的中药成分复方新药研发

药物研发有其明显的时代特征。早期,"神农尝百草",中药疗效的发现有很大的偶然性。随着经验的积累,形成对中药性味功效与中医辨证论治的认识。目前抗肝纤维化的中成药或经验方,很多就是基于这种理论认识,加之研究者的临床经验而初步形成,并在实践中发展优化而固定成方。这种朴素的辨证论治方法不仅给我们研究留下丰富的资源,也将在实践中长期存在,指导临床个体化辨证用药。但是囿于历史条件的限制,一些基于文献认识与个人经验形成的中药方剂对于进一步的新药研发显得较为粗糙粗放。有的方剂组成差异较大,有的大同小异,也缺乏相互比较,并不知晓这些方剂抗肝纤维化的疗效强弱与作用特点,且存在一些相同或相似水平的重复研究。

近年来现代医学对肝纤维化的机制与药理靶标不断发现,中医药对部分方剂的有效成分及其作用特点不断发现,为我们基于药理靶标与有效成分发展新药提供了基础。但是单一中药成分的作用常常并不优于复方[32],尚没有出现成分或组分的抗肝纤维化中药新药。这提示我们不宜完全摒弃古老的中医辨证思维,而需要新时代下的辨证复归。从中药复方,到效应成分,再重组成分形成新的成分复方,并不是简单地重复组合复方,而是体现了去粗取精、去伪存真的认识过程,体现了从朴素辨证到科学辨证的发展路径[33]。参见图13-5-4-1。

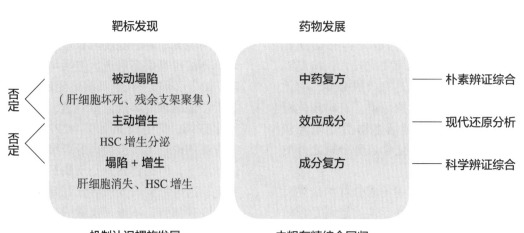

图 13-5-4-1 基于药物靶标的中药成分复方研发思路示意图

既往我们首先文献分析挑选有抗肝纤维化活性或疗效的中药方剂，对以活血化瘀为主的类方比较，发现"复肝丸"作用明显[34]。继而活性追踪发现效应成分，以靶标进行计算机虚拟筛选，发现几个成分组方，进而星点设计优化成分配伍比例，细胞学初步验证，继而动物实验验证，初步发现较好的中药成分组方ALC[35]。参见图13-5-4-2。希望通过类似的长期艰苦探索，研发出来自中药复方，但是质控明晰、机制清楚、疗效优越的抗肝纤维化成分复方[35-36]。

（刘成海）

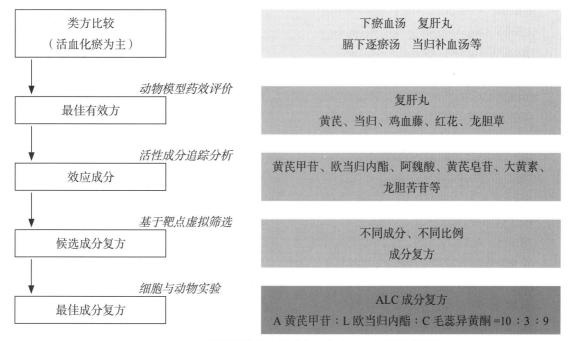

图13-5-4-2　抗肝纤维化中药成分复方（ALC）研发示意图

参考文献

[1] VOLK M L, MELLINGER J, BANSAL M B, et al.A roadmap for value-based payment models among patients with cirrhosis[J]. Hepatology, 2019, 69（3）：1300-1305.

[2] WANLESS I R, NAKASHIMA E, SHERMAN M.Regression of human cirrhosis：morphologic features and the genesis of incomplete septal cirrhosis[J].Archives of pathology & laboratory medicine, 2000, 124（11）：1599-1607.

[3] LOK A S F.Hepatitis：long-term therapy of chronic hepatitis B reverses cirrhosis[J].Nature Reviews Gastroenterology & Hepatology, 2013, 10（4）：199-200.

[4] CHANG T T, GISH R G, DE MAN R, et al.A comparison of entecavir and lamivudine for HBeAg-positive chronic hepatitis B[J].New England Journal of Medicine, 2006, 354（10）：1001-1010.

[5] MARCELLIN P, GANE E, BUTI M, et al.Regression of cirrhosis during treatment with tenofovir disoproxil fumarate for chronic hepatitis B：a 5-year open-label follow-up study[J].The Lancet, 2013, 381（9865）：468-475.

[6] XU B, LIN L, XU G, et al.Long-term

lamivudine treatment achieves regression of advanced liver fibrosis/cirrhosis in patients with chronic hepatitis B[J].Journal of Gastroenterology and Hepatology, 2015, 30 (2): 372-378.

[7] KEEFFE E B, DIETERICH D T, HAN S H B, et al.A treatment algorithm for the management of chronic hepatitis B virus infection in the United States: 2008 update[J]. Clinical Gastroenterology and Hepatology, 2008, 6 (12): 1315-1341.

[8] LOK A S F, MCMAHON B J.Chronic hepatitis B: update 2009[J]. Hepatology, 2009, 50 (3): 661-662.

[9] AKHTAR E, MANNE V, SAAB S.Cirrhosis regression in hepatitis C patients with sustained virological response after antiviral therapy: a meta-analysis[J].Liver International, 2015, 35 (1): 30-36.

[10] 刘成海, 刘平, 胡义扬, 等.中医药抗肝纤维化临床与基础研究进展 [J]. 世界科学技术: 中医药现代化, 2007, 9 (2): 112-119.

[11] 杨世兴, 孙塑伦, 张学文.碥石集（第4集）: 著名中医学家经验传薪 [M]. 西安: 陕西科学技术出版社, 2003: 84-87.

[12] 贝润浦. 姜春华治疗肝硬化的经验 [J]. 中医杂志, 1983 (2): 12-14.

[13] LIU C, HU Y, XU L, et al.Effect of Fuzheng Huayu formula and its actions against liver fibrosis[J].Chinese Medicine, 2009 (4): 12.

[14] 周滔, 刘成海, 陈园, 等.气血理论在慢性肝病肝纤维化治疗中的指导作用 [J]. 上海中医药大学学报, 2007, 21 (2): 34-36.

[15] 中国中西医结合学会肝病专业委员会.肝纤维化中西医结合诊疗指南 [J]. 中华肝脏病杂志, 2006, 14 (11): 866-870.

[16] LIU P, HU Y Y, LIU C, et al.Multicenter clinical study on Fuzhenghuayu capsule against liver fibrosis due to chronic hepatitis B[J]. World Journal Gastroenterology, 2005, 11

(19): 2892-2899.

[17] HASSANEIN T, BOX T D, TONG M J, et al.Sa1319 a phase Ⅱ, randomized, placebo-controlled, double-blind, multi-center study to assess the antifibrotic activity of Fuzheng Huayu in chronic hepatitis c patients with hepatic fibrosis (S-USIIT-01) [J]. Gastroenterology, 2014, 146 (5): S-261.

[18] 周光德, 李文淑, 赵景民, 等.复方鳖甲软肝片抗肝纤维化机制的临床病理研究 [J]. 解放军医学杂志, 2004, 29 (7): 563-564.

[19] 尹珊珊, 王宝恩, 王泰龄, 等.复方861治疗慢性乙型肝炎肝纤维化与早期肝硬化的临床研究 [J]. 中华肝脏病杂志, 2004, 12 (8): 31-34.

[20] 蔡少桐.安络化纤丸阻断慢性乙型肝炎早期肝纤维化的临床研究 [D]. 福州: 福建中医药大学, 2017.

[21] 唐礼瑞, 郭涛, 陶艳艳, 等.扶正化瘀胶囊联合核苷（酸）类药物治疗慢性乙型肝炎肝纤维化的初步系统评价 [J]. 中西医结合肝病杂志, 2013, 23 (3): 183-187.

[22] 赵长青, 徐列明. 扶正化瘀胶囊/片治疗肝纤维化和肝硬化的临床研究进展 [J]. 世界中医药, 2014, 9 (5): 561-567.

[23] 陈艳, 杨永平. 中医药阻断逆转肝纤维化的现状、希望与挑战 [J]. 临床肝胆病杂志, 2018, 34 (4): 689-693.

[24] 黄志杰, 曾翠萍. 恩替卡韦联合安络化纤丸治疗 HBeAg 阳性慢性乙型肝炎肝纤维化134 例 [J]. 中西医结合肝病杂志, 2016, 26 (2): 74-75.

[25] 陈宏斌. 恩替卡韦联合大黄䗪虫丸治疗乙型肝炎肝纤维化的临床效果 [J]. 临床医学研究与实践, 2018, 3 (5): 133-134.

[26] 王华, 赵延龙, 徐克成, 等.强肝胶囊联合拉米夫定治疗慢性乙型肝炎肝纤维化的临床病理观察 [J]. 中国中西医结合杂志, 2006, 26 (11): 978-980.

[27] 罗国安, 王义明, 曹进, 等. 建立我国现代

中药质量标准体系的研究 [J]. 世界科学技术, 2002, 4 (4): 5-11.

[28] 李波, 朴晋华. 中药生物活性质量控制的思考 [J]. 中国药品标准, 2012, 13 (1): 5-8.

[29] LAM W, REN Y, GUAN F, et al. Mechanism based quality control (MBQC) of herbal products: a case study YIV-906 (PHY906) [J].Front Pharmacology, 2018 (9): 1324.

[30] SUN Y, ZHOU J, WANG L, et al.New classification of liver biopsy assessment for fibrosis in chronic hepatitis B patients before and after treatment[J].Hepatology, 2017, 65 (5): 1438-1450.

[31] XU S Y, WANG Y, TAI DCS, et al. qFibrosis: a fully-quantitative innovative method incorporating histological features to facilitate accurate fibrosis scoring in animal model and chronic hepatitis B patients[J].J

Hepatology, 2014, 61 (2): 260-269.

[32] 郭洁, 董宇, 唐健元. 中药复方新药立题依据的临床问题探讨 [J]. 中国中药杂志, 2017, 42 (5): 844-847.

[33] 《自然辩证法原理》编写组. 自然辩证法原理 [M]. 上海: 上海科学技术出版社, 1985: 202-214.

[34] 赵韦, 赵志敏, 王峥涛, 等. 活血化瘀类方抗肝纤维化疗效比较 [J]. 中药药理与临床, 2012, 28 (3): 15-18.

[35] GUO T, LIU Z L, ZHAO Q, et al.A combination of astragaloside I, levistilide A and calycosin exerts anti-liver fibrosis effects in vitro and in vivo[J].Acta Pharmacologic Sinica, 2018, 39 (9): 1483-1492.

[36] 刘成海, 赵志敏, 吕靖. 中医对肝纤维化逆转的认识与治疗 [J]. 临床肝胆病杂志, 2019, 35 (4): 728-733.

第六章　中医药防治肝癌研究进展

原发性肝癌（简称肝癌）是目前我国第 4 位的常见恶性肿瘤及第 3 位的肿瘤致死病因，严重威胁我国人民的生命和健康[1]。随着医学技术进步，越来越多的方法被运用到肝癌的治疗中，肝癌治疗的模式也由原来单一以手术为主，向着多学科综合治疗模式转变。中医药作为我国特有的肝癌治疗方法，具有预防发生、减轻毒性和提高疗效以及减少肿瘤的复发和转移的优势[2-3]，在肝癌的综合治疗中发挥着越来越大的作用。近年来，围绕中医药治疗肝癌开展了不同形式的临床研究，获得中医药疗效的确实证据，与此同时，对于中医药在防治肝癌的分子作用机制也进行了深入研究，在阐明中医药疗效具体机制的同时，更为肝癌防治提供了新药物、新理念。

一、临床研究进展

中医药是实践医学，遵循着从实践到理论再到实践的发展规律，临床疗效是中医药在肝癌治疗中得以广泛应用的原因和保证。中医药重视个体化，强调辨证论治，因此疗效报道往往以临床经验总结和病例观察为主。在循证医学时代背景下，常常因疗效评价证据级别不够而受到质疑。因此近年来，研究者围绕中医药防治肝癌的优势领域，组织开展了不同形式的临床科研，取得了一些临床疗效的客观证据，为中医药的应用提供了有力支撑。

（一）中医药预防肝癌术后复发研究

手术目前仍是肝癌治疗的主要手段，但肝癌的复发率很高，成为阻碍肝癌整体疗效提高的重要因素。目前预防术后复发的常用方法包括 TACE 术、抗病毒治疗以及新近研究的靶向药物治疗和免疫治疗等，但这些方法的效果均未能得到公认[4]。中医药强调整体治疗，兼顾抗肿瘤和保护机体，在预防术后复发上可以发挥较好的作用。陈孝平等[5]组织开展了一项由 39 个中心参与的随机对照Ⅳ期临床试验，观察了中药槐耳颗粒对于肝细胞癌术后复发的预防作用。研究纳入 1 044 例患者，随机分组至接受口服槐耳颗粒治疗或空白对照组，最长治疗周期为 96 周。结果显示治疗组和对照组的平均无复发生存时间（RFS）分别为 75.5 周和 68.5 周（HR：0.67，95%CI：0.55 ~ 0.81）。术后 2 年的无复发生存率分别为 62.39% 和 49.05%（P=0.000 1），总生存时间（OS）分别为 95.19% 和 91.46%（P=0.020 7）。翟笑枫等[6]采用中药复方口服联合中药注射液静脉滴注形成综合方案，用于小肝癌术后复发的预防。在一项多中心临床研究中，364 名肝癌术后患者随机分组接受中药干预（中医组）或预防性 TACE 术（对照组）。经过近 10 年的观察随访，中药组和对照组 1、3、5 年复发率分别是 21.11%、46.67%、54.44% 和 35.32%、59.24%、69.57%，两组比较差异显著。上述两项多中心大样本研究结果显示，中医药在预防肝癌术后复发方面有着比较显著的优势。

（二）中医药联合 TACE 等治疗研究

对于无法手术的中期肝癌患者，目前主要的治疗方式为经动脉化疗栓塞术（TACE）等局部治疗与放疗、化疗等的序贯组合，强调多学科协作综合治疗[7]。在这一阶段中药常与其他疗法联用，一方面可以顾护整体起到减少不良反应、提高生活质量的作用，同时一些具有抗肿瘤效果的中药常可以协同治疗调高疗效。

TACE 栓塞肿瘤供血血管控制肿瘤生长，在取得疗效的同时，往往伴随较明显的炎症反应，引发血管新生及不良反应[8]。TACE 治疗期间同时使用中医药，在改善炎症反应，减轻术后不良反应，提高 TACE 整体疗效方面有着积极作用。1 篇包含了 15 项 RCT、1 225 个病例的系统评价研究了华蟾素注射液联合 TACE 对比 TACE 治疗原发性肝癌的疗效[28]。结果显示：联合组的近期有效率优于对照组（58%vs.40%），生活质量稳定率更好（81%vs.55%），1 年生存率（67%vs.43%，）和 2 年生存率（49%vs.26%）差异均有统计学意义[9]。石芳毓等[10]总结了三氧化二砷联合 TACE 的疗效，发现两组客观缓解率（objective response rate，ORR）、生活质量改善率及生活质量降低率比较差异均有明显统计学意义。

改进 TACE 治疗方法，寻找低毒高效的合适药物，一直是提高 TACE 疗效的重要研究方向。中药注射液是目前临床常用的肝癌治疗药物，除静脉滴注外，近年来被应用于 TACE 术中进行肝动脉灌注，取得一定疗效。目前三氧化二砷等药物已被广泛用于 TACE 术中，念丁芳等[11]的研究显示三氧化二砷 TACE 治疗方案与传统的 TACE 治疗方案相比较，疗效相近，不良反应少，患者生活质量好。刘群等[12]将 80 例中晚期原发性肝癌患者随机分为治疗组和对照组，分别给予华蟾素注射液和表柔比星注射液灌注，治疗后 6d，治疗组美国东部肿瘤协作组 ZPS 评分显著改善，治疗后 6 周，治疗组的肝胆肿瘤治疗功能评定量表各维度评分及总分均显著高于对照组。

除 TACE 外，中医药在与放疗、化疗等联用也取得较好效果。放射治疗在肝癌综合治疗中地位日渐突出，增强肝癌放疗敏感性、避免及减轻肝癌放射治疗中的毒副反应是目前研究的热点[13]，中医药可以减轻放射性肝损伤、放射性肠炎等，部分中药有着放疗增敏作用，因此在临床上常与放疗联合使用[14]。庞军等[15]将100例大肝癌患者随机分为治疗组和对照组，治疗组予体部伽玛刀加中药治疗，中药治疗采用中药协定1号处方和2号处方加减，1号处方以健脾和胃、清热理气为主；2号方以健脾和胃、疏肝理气为主。结果显示两组患者治疗后肿瘤控制总有效率和1年生存率无显著差别，而治疗组能明显提高患者生活质量、减轻临床症状和改善肝功能。

（三）中药注射液治疗晚期肝癌研究

中医药是晚期肝癌患者的重要治疗方法，采用现代科学技术与方法，从中药、天然药物的单方或复方中提取有效物质制成中药制剂应用广泛，通过大量临床研究，发现中药制剂具有缩小肿瘤，改善症状、生存质量和提高免疫功能等作用，从多种途径发挥抗肿瘤作用[16]。

胡正操等[17]采用随机对照方法验证艾迪注射液的临床疗效，将63例晚期肝癌患者，随机分为艾迪治疗组和对照组，观察近期疗效、生存质量及不良反应变化。结果显示治疗组的实体瘤疗效、疼痛疗效及卡氏评分均优于对照组，未发现严重的不良反应。吴霞[18]等对艾迪注射剂的临床有效剂量做了探索性研究，治疗组分为3个剂量组，艾迪剂量分别为40ml、60ml和90ml，结果治疗组患者临床症状与对照组比较明显改善。治疗组甲胎蛋白下降率较对照组明显升高，以90ml治疗组效果明显。由此可见，艾迪注射液具有一定的抗肿瘤作用，治疗晚期肝癌能缓解临床症状，改善生活质量，其效果有剂量依赖性。马英杰[19]等将80例中晚期原发性肝癌患者随机分成华蟾素治疗组和对照组各40例，在控制肿瘤方面，治疗组的恶化率（17.5%）低于对照组（30%），治疗组12

个月生存率（30%）显著高于对照组（17.5%）。3个RCT（n=330）[20-22]对比了华蟾素注射液与一般治疗/常规治疗用于无法（或不愿意）手术的晚期原发性肝癌患者的疗效[48-50]。合并结果显示：联合组ORR 29.0%vs.19.5%，DCR 70%vs.52%，生活质量改善率43%vs.29%，均更高（P<0.05）。

消癌平注射液。1项RCT（n=80）研究了消癌平注射液联合常规治疗对比常规治疗的疗效[20]。结果显示：联合组临床恶化率（17.5%vs.30.0%，P<0.05）更低，1年生存率（37.5%vs.20.0%，P<0.05）更高，实验室指标血清总胆红素和谷丙转氨酶改善更好[23]。另1项RCT（n=68）的结果显示，消癌平注射液联合支持治疗对比支持治疗，联合组生活质量（KPS评分）（67±8vs.53±9，P<0.05）更高[24]。

二、实验研究

中药治疗肝癌的机制是多方面的，而临床常用的中药复方更加可能通过抑制增殖、诱导细胞周期阻滞和凋亡、抑制黏附侵袭能力、抑制血管生成、调节免疫、改善肿瘤微环境等多方面对肝癌细胞发挥作用。

（一）抑制增殖

异常增殖是癌细胞的主要特征，肝癌细胞的增殖异常迅速，许多中药可通过抑制肝癌细胞增殖，发挥抗肿瘤作用。仲飞等发现西黄丸含药血清能抑制BEL-7404细胞增殖，诱导其发生凋亡与自噬，抑制自噬可以增强西黄丸含药血清对BEL-7404细胞的增殖抑制和凋亡诱导效应[25]；高剂量和中剂量鳖甲煎丸含药血清可显著抑制肝癌细胞增殖，且该作用与药物浓度有关[26]；芪术汤可通过减少cyclin B1、cyclin D1的表达水平进而抑制肝癌细胞增殖[27]。Chao W等[28]发现，在DEN诱导的肝癌及TGF-β₁预处理的肝癌HepG2细胞中，黄芪及丹参药对能上调 miR-145 及降低 miR-21 表达水平，研究还发现该药对可进一步通过上调 p-Smad3 的表达进而抑制肝癌细胞增殖及促进肝癌细胞凋亡。梁淑芳等[29]采用 MTT 实验探索解毒颗粒对肝癌细胞增殖能力的影响，研究结果表明，解毒颗粒能抑制人肝癌 SMMC-7721 及 Huh7 细胞的增殖，呈量效关系。有学者[30]采用肝癌移植瘤模型及克隆形成实验探索小柴胡汤对肝癌的影响，发现小柴胡汤能显著减轻荷瘤小鼠瘤子的体积和重量及抑制肝癌 Huh-7 细胞的克隆形成，此外，体内和体外实验均证实，该方能有效抑制增殖标志物 Ki-67 的表达水平。

（二）诱导细胞周期阻滞和凋亡

细胞凋亡又称程序性细胞死亡，受到抑制后，细胞寿命延长，更利于突变积累，是恶性肿瘤形成的重要机制之一。有学者[31]发现扶正清解方通过激活 p38 MAPK 信号通路和线粒体凋亡途径诱导 HepG2 细胞凋亡。实验表明，鳖甲煎丸可以促进肝癌细胞的凋亡，达到抑瘤的目的，机制可能与通过 Wnt/β-catenin 信号通路调控 Tbx3 的表达有关[32]。罗春蕾等[33]对移植性肝癌小鼠灌胃六味地黄丸药液，并进行相关指标检测，发现六味地黄丸可明显抑制瘤体生长，阻滞瘤体细胞周期并诱导凋亡，降低血清血管内皮生长因子水平，降低肿瘤 ADC 值，从而发挥较好的抗肿瘤作用。韦佳等[34]采用逆转录 - 聚合酶链反应（RT-PCR）和免疫组化（IHC）检测瘤组织中的颗粒酶 B 和穿孔素的水平，结果发现小半夏加茯苓汤可升高 H22 荷瘤小鼠瘤体中的颗粒酶 B 及穿孔素的表达量，这可能是诱导细胞凋亡的机制之一。黄修燕等[35]通过观察"松友饮"对人肝癌细胞 MHCC97H 凋亡的影响，发现细胞凋亡率与时间呈正相关，机制可能涉及 MTSS1 基因表达抑制与 Caspase-3 活化。莪术汤可通过上调 Caspase-3 及下调 BCL-2 的

表达进而促进肝癌细胞凋亡[27]。吴坚等[36]探讨健脾消癥方防治肝癌的作用机制时发现，该方能诱导 HepG2 细胞的凋亡，增加细胞内活性氧的产生及上调 Caspase-3、Casepase-9 蛋白的表达，通过增加细胞内活性氧浓度进而诱导细胞的凋亡。

（三）抑制黏附侵袭能力

肿瘤细胞的黏附侵袭能力与肿瘤恶性程度相关，直接影响疾病的预后。程旸等[26]采用 Matrigel 模型，检测细胞的黏附能力，探究含药血清对 HepG2 侵袭性的影响，结果证明，与空白血清相比，鳖甲煎丸含药血清可显著抑制 HepG2 对基底膜的黏附及侵袭迁移作用，且抑制作用与含药血清浓度相关。罗昌国等[37]探讨温阳活血法对小鼠 H22 肝癌肺转移的抑制作用，发现温阳活血复方具有明显的抑瘤作用，并且在阳虚证组中效果更佳。梁淑芳等[29]证实解毒颗粒通过抑制 TGF-β₁ 诱导上皮间质转化进而抑制肝癌细胞的侵袭。有学者[38]采用含有健脾解毒汤的血清干预人肝癌细胞 SMMC-7721 后发现，健脾解毒汤能显著增加 Smad7 的表达水平，同时抑制 p-Smad3 的表达，进而促进 E-cadherin 的表达，抑制 N-cadherin 及 Vimentin 的表达，最终抑制肿瘤细胞的侵袭和转移。卓少元等[39]探索健脾益气汤防治肝癌的机制，采用 TGF-β₁ 诱导肝癌 SMMC-7721 细胞形成 EMT 模型，健脾益气汤含药血清干预后，Vimetin 蛋白的表达显著降低，肝癌细胞的迁移受到抑制。张景洲等[40]研究发现，扶正解毒通络方能显著下调肝癌细胞 HepG2 基质金属蛋白酶 2、基质金属蛋白酶 9 的表达及抑制细胞的侵袭。方瑜课题组[41]采用扶正抗癌方干预 TGF-β₁ 诱导肝癌细胞 HepG2 上皮间质转化（EMT）进程，结果发现，肝癌 HepG2 细胞的上皮标志蛋白（E-cadherin）表达上调，间质细胞标记物（Vimetin）表达受到抑制。

（四）抑制血管生成

血管新生在肿瘤发展过程中，具有不可替代的作用，不仅可以为瘤体提供养分，而且利于后续的转移。曾普华等[42]观察益气化瘀解毒方对人肝癌裸鼠 HepG2 移植瘤微血管密度（microvascular vascular density，MVD）、HIF1a、VEGF/激酶插入区受体（kinase insert domain receptor，KDR）表达的影响，发现益气化瘀解毒方能明显抑制人肝癌裸鼠移植瘤 MVD、HIF1a、VEGF 和 KDR 的表达而发挥抗血管生成作用。汤新跃等[43]建立 H22 荷瘤小鼠动物模型，检测肿瘤组织的微血管计数和 VEGF 表达阳性细胞的面积占比，结果表明，鳖甲煎丸可显著降低肝癌组织 VEGF 的表达，抑制新生微血管的生成，进而对肿瘤组织的生长和转移有一定的抑制作用。罗庆东等[44]应用免疫组化法检测 VEGF 及其受体 Flt-1 的表达，鳖甲煎丸高、中、低剂量组 VEGF、Flt-1 染色强度较模型组明显下降，表明鳖甲煎丸可能通过抑制肿瘤组织 VEGF 的高表达及下调其受体 Flt-1 的表达抑制肝癌的侵袭和转移。卜凡儒等[45]观察到化痰祛瘀方含药血清能使肝癌细胞内的 VEGF 表达下调，且与含药血清剂量呈负相关，免疫荧光试验显示，高剂量化痰祛瘀含药血清（24g/kg）可以完全抑制 VEGF 蛋白的表达。申秀云等[46]证实莪术抗瘤方能有效降低二乙基亚硝胺（DEN）诱导肝癌模型鼠血清中 IL-1β 的水平，进而抑制肿瘤血管新生和浸润。

（五）调节免疫

肿瘤患者的免疫功能不仅与肿瘤的发生和发展密切相关，而且对判断肿瘤患者治疗效果和评估疾病预后有重要的参考价值。陈嘉璐等[47]发现温阳法代表方四逆汤对肝癌有抑制作用，同时具有免疫保护作用。关硕等[48]研究西黄丸提取物对荷瘤大鼠免疫清除功能的影响，发现西黄丸提取物能通过促进 T 淋巴细胞的增殖与活化，增强荷瘤机体的免疫清除功能。章红燕等[49]探讨小柴胡汤对改善 H22 肝癌小鼠免疫功能及其抑制肿瘤增殖的效果，表明一定剂量的小柴胡汤能有效抑制 H22 肝癌小鼠癌细胞的生长，并能改善机体免疫水平。张露蓉等[50]研究发现玉屏风散组的肝癌荷瘤小鼠，脾重和脾脏指数均呈上升趋势，脾脏中 CD19$^+$B 细胞数量、CD19$^+$/CD80$^+$B 细胞比例、巨噬细胞比例和数量、CD4$^+$T 和 CD8$^+$T 细胞数量以及肿瘤组织中 CD4$^+$T 和 CD8$^+$T 细胞比例均显著增加，说明玉屏风散对肝癌荷瘤小鼠机体免疫具有广泛调节和增强作用。

中药临床使用效果明显，但是其具体机制还有待进一步探究，尤其是中药复方多靶点的治疗作用，是中药复方治疗肝癌的一大优势，但同时也是其机制难以明确的主要原因。利用当今网络大数据，将中药复方的临床疗效和基础实验机制研究有机结合，能有效发挥中药复方临床疗效显著的优势，更好地促进中药复方的推广和使用。

（瞿笑枫）

参考文献

[1] ZHENG R S, SUN K X, ZHANG S W, et al.Report of cancer epidemiology in China, 2015[J].Chin Joncol, 2019, 41（1）：19-28.

[2] WANG X, WANG N, CHEUNG F, et al.Chinese medicines for prevention and treatment of human hepatocellular carcinoma current progress on pharmacological actions and mechanisms[J].Journal of Integrative Medicine, 2015, 5（13）：142-164.

[3] LING C Q, YUE X Q, LING C.Three advantages of using traditional Chinese medicine to prevent and treat tumor[J].Journal of Integrative Medicine, 2014, 13（12）：331-335.

[4] HEIMBACH J K, KULIK L M, FINN R S, et al.AASLD guidelines for the treatment of hepatocellular carcinoma[J].Hepatology, 2018, 67 (1): 358-380.

[5] CHEN Q, SHU C, LAURENCE A D, et al.Effect of Huaier granule on recurrence after curative resection of HCC: a multicentre, randomised clinical trial[J].Gut, 2018, 67 (11): 2006-2016.

[6] ZHAI X F, LIU X L, SHEN F, et al. Traditional herbal medicine prevents postoperative recurrence of small hepatocellular carcinoma: A randomized controlled study[J]. Cancer, 2018, 124 (10): 2161-2168.

[7] 中华人民共和国卫生和计划生育委员会医政医管局.原发性肝癌诊疗规范（2017年版）[J].中华消化外科杂志, 2017, 16（7）: 705-720.

[8] PETRILLO M, PATELLA F, PESAPANE F, et al.Hypoxia and tumor angiogenesis in the era of hepatocellular carcinoma transarterial loco-regional treatments[J].Future Oncology, 2018, 14 (28): 2957-2967.

[9] 荣震, 陈羽娜, 莫春梅, 等.华蟾素注射液联合肝动脉栓塞化疗治疗原发性肝癌的Meta分析[J].广州中医药大学学报, 2016, 33（2）: 274-280.

[10] 石芳毓, 娄丽丽, 谢吻, 等.中药注射剂联合肝动脉插管栓塞化疗术治疗肝癌的网状Meta分析[J].中国实验方剂学杂志, 2016, 22（10）: 180-187.

[11] 念丁芳, 燕爱凤, 侯立泳, 等.三氧化二砷在TACE治疗原发性肝癌中的临床应用[J].中国中西医结合影像学杂志, 2015, 13（2）: 211-213.

[12] 刘群, 翟笑枫, 郎庆波, 等.华蟾素肝动脉栓塞治疗对中晚期原发性肝癌患者生存质量的影响[J].安徽中医药大学学报, 2014, 33（2）: 21-24.

[13] 彭海波, 吴大可.体外放疗在肝癌治疗中的应用进展[J].现代肿瘤医学, 2011, 19（7）: 1463-1465.

[14] 荣震, 王同彪, 何杰.中药联合放疗在原发性肝癌治疗中的研究进展[J].光明中医, 2014, 29（10）: 2225-2228.

[15] 庞军, 陈浩涛, 陈燕.立体定向放射治疗联合中药治疗原发性大肝癌的临床研究[J].中国癌症防治杂志, 2012（2）: 158-162.

[16] 何岚, 蔡宇, 徐月红, 等.中药注射液抗肿瘤作用机理的研究进展[J].中成药, 2004, 26（10）: 846-848.

[17] 胡正操, 李永杰, 陈素梅.艾迪注射液对降低化疗毒副反应的临床观察[J].华夏医学, 2012, 25（1）: 68-70.

[18] 吴霞, 李慧.不同剂量艾迪注射液治疗原发性肝癌晚期的疗效观察[J].现代中西医结合杂志, 2011, 20（36）: 4665-4666.

[19] 马英杰, 马玉平.华蟾素注射液治疗中晚期原发性肝癌临床疗效观察[J].辽宁中医药大学学报, 2010（1）: 123-124.

[20] 陈喆, 翟笑枫, 苏永华, 等.华蟾素注射液治疗中晚期原发性肝癌临床疗效观察[J].中西医结合学报, 2003, 1（3）: 184-186.

[21] 龙德, 赵永心, 卢慕舜, 等.华蟾素治疗中晚期原发性肝癌HBV-DNA高表达患者的近期疗效[J].广州中医药大学学报, 2014, 31（1）: 35-39.

[22] 丁俊琪.华蟾素注射液及片剂序贯治疗原发性肝癌的临床疗效[J].医学临床研究, 2015, 32（3）: 528-530.

[23] 吕芳芳.消癌平注射液治疗中晚期原发性肝癌临床观察[J].河北中医, 2011, 33（8）: 1218-1219.

[24] HUANG, Z, WANG Y, CHEN J, et al.Effect of Xiaoaiping injection on advanced hepatocellular carcinoma in patients[J].Journal of Traditional Chinese Medicine, 2013, 33（1）: 34-38.

[25] 仲飞, 戴一, 张锋利, 等.西黄丸含药血清对人肝癌BEL-7404细胞增殖和凋亡及自噬

的影响 [J]. 中华肿瘤防治杂志，2015，22
（22）：1735-1740.

[26] 程旸，贺松其，朱云，等 . 鳖甲煎丸抑制肝
癌细胞增殖、黏附及侵袭作用的实验研究
[J]. 中国中西医结合杂志，2013，33（5）：
664-667.

[27] WAN L F, SHEN J J, WANG Y H, et
al.Extracts of Qizhu decoction inhibit hepatitis
and hepatocellular carcinoma in vitro and in
C57BL/6 mice by suppressing NF-κB
signaling[J].Scientific reports, 2019, 1（9）:
1415.

[28] CHAO W, CHEN W, FANG M, et
al.Compound astragalus and salvia miltiorrhiza
extract inhibits hepatocellular carcinoma
progression via miR-145/miR-21 mediated
Smad3 phosphorylation[J].Journal of
Ethnopharmacology, 2019, 231（13）: 98-
112.

[29] LIANG S F, ZOU Y, GAO J, et al.The
Chinese medicine, jiedu recipe, inhibits the
epithelial mesenchymal transition of
hepatocellular carcinoma via the regulation of
Smad2/3 dependent and independent
pathways[J]. Evidence-based Complementary
and Alternative Medicine, 2018, 11（201）:
1-8.

[30] ZHAO J, LIU L, ZHANG Y, et al.The
herbal mixture Xiao-Chai-Hu Tang（Xcht）
induces apoptosis of human hepatocellular
carcinoma Huh7 cells in vitro and in vivo[J].
Afr J Tradit Complement Altern Med, 2017,
14（3）: 231-241.

[31] CHEN X Z, LI J N, ZHANG Y Q, et
al.Fuzheng Qingjie recipe induces apoptosis in
HepG2 cells via P38 MAPK activation and the
mitochondria-dependent apoptotic pathway[J].
Molecular Medicine Reports, 2014, 9（6）:
2381-2387.

[32] 文彬，孙海涛，贺松其，等 . 鳖甲煎丸对

HepG2 裸鼠移植瘤的抑制作用及瘤体组织中
β-catenin、Tbx3 表达水平的影响 [J]. 南方医
科大学学报，2016，36（2）：210-214.

[33] 罗春蕾，顾怡，钟蕙，等 . 六味地黄丸抑制
移植性原发性肝癌小鼠肿瘤生长的实验研究
[J]. 河北中医，2015，37（10）：1519-1522.

[34] 韦佳，杨长福，陈倩，等 . 小半夏加茯苓汤
对 H22 荷瘤小鼠瘤体中颗粒酶 B 和穿孔素
表达的影响 [J]. 时珍国医国药，2015，26
（9）：2086-2089.

[35] 黄修燕，黄自丽，许永华，等 . 中药复方
"松友饮"诱导肝癌细胞凋亡的实验研究 [J].
中华中医药学刊，2014，32（2）：249-251.

[36] 吴坚，张星星，顾培青，等 . 健脾消癥方诱
导肝癌细胞 HepG2 凋亡的作用研究 [J]. 江苏
中医药，2017，49（2）：79-82.

[37] 罗昌国，李阳，陆运鑫，等 . 温阳活血法对
原发性肝癌肺转移抑制作用的实验研究 [J].
广西中医药，2015，38（2）：67-69.

[38] ZHONG C, ZHANG Y F, HUANG J H, et
al.The Chinese medicine, Jianpi Huayu
decoction, inhibits the epithelial mesenchymal
transition via the regulation of the Smad3/
Smad7 cascade[J].American Journal of
Translational Research, 2017, 9（6）: 2694-
2711.

[39] 卓少元，谢金玲 . 健脾益气方含药血清下调
Vimentin 蛋白水平对人肝癌细胞 SMMC-
7721 的影响 [J]. 时珍国医国药，2017，28
（1）：55-59.

[40] 张景洲，冯相伟，孟繁平 . 扶正解毒通络方
对人肝癌 HepG2 细胞 MMP-2、MMP-9 表达
及细胞侵袭作用的影响 [J]. 中国免疫学杂
志，2017，33（4）：542-544.

[41] 方瑜，肖海娟，李仁廷，等 . 扶正抗癌方通
过逆转 HepG2 细胞 EMT 抗肝癌的实验研究
[J]. 中医药导报，2019，25（1）：60-63.

[42] 曾普华，郜文辉，潘敏求，等 . 益气化瘀解
毒方对人肝癌裸鼠 HepG2 移植瘤 MVD、
HIF1a、VEGF/KDR 表达的影响 [J]. 中华中

医药学刊，2014，32（7）：1563-1565.

[43] 汤新跃.经方鳖甲煎丸抑制 H22 肝癌细胞血管生长的实验研究 [J].陕西中医，2015，7（36）：929-930.

[44] 罗庆东，王月飞，赵红晔，等.鳖甲煎丸对肝癌荷瘤小鼠肿瘤组织生长及转移的影响 [J].中国实验方剂学杂志，2012，18（14）：230-232.

[45] 卜凡儒，张超，蒋树龙.化痰祛瘀方含药血清对肝癌细胞血管内皮生长因子的调控作用研究 [J].新中医，2013，45（9）：154-156.

[46] 申秀云，陈曦，赵雁力.莪芪抗瘤方对二乙基亚硝胺（DEN）诱导肝癌模型鼠肿瘤微环境调控机制的研究 [J].新中医，2016，48（3）：234-236.

[47] 陈嘉璐，李湧健，张晓迪.四逆汤上调 p53 蛋白表达诱导肝癌细胞凋亡研究 [J].中华中医药杂志，2013，28（2）：548-551.

[48] 关硕，杨伟，胡俊霞.西黄丸氯仿提取物对荷瘤大鼠免疫清除功能的影响 [J].中国现代应用药学，2014，31（2）：144-148.

[49] 章红燕，何福根，姜建伟.小柴胡汤对 H22 肝癌小鼠癌细胞的增殖抑制作用及其作用机制研究 [J].中华中医药学刊，2014，32（6）：1386-1388.

[50] 张露蓉，姚霏，江国荣.玉屏风散对 Hepa1-6 肝癌荷瘤小鼠免疫调节的影响 [J].东南大学学报（医学版），2014，33（1）：34-39.

第七章　中医药治疗慢性肝衰竭研究进展

一、关于肝衰竭、慢性肝衰竭的概念

肝衰竭是临床常见的严重肝病症候群。是多种因素引起的严重肝脏损害，导致合成、解毒、代谢和生物转化功能严重障碍或失代偿，出现以黄疸、凝血功能障碍、肝肾综合征、肝性脑病、腹水等为主要表现的一组临床症候群。

在我国，引起肝衰竭的主要病因是肝炎病毒（尤其是 HBV），其次是药物及肝毒性物质（如酒精、化学制剂等）。儿童肝衰竭还可见于遗传代谢性疾病。

基于病史、起病特点及病情进展速度，肝衰竭可分为四类：急性肝衰竭（acute liver failure，ALF）、亚急性肝衰竭（subacute liver failure，SALF）、慢加急性（亚急性）肝衰竭和慢性肝衰竭（chronic liver failure，CLF）。

慢性肝衰竭，是指在肝硬化基础上，缓慢出现肝功能进行性减退导致的以反复腹水和 / 或肝性脑病等为主要表现的慢性肝功能失代偿，组织病理学表现为弥漫性肝脏纤维化以及异常增生结节形成，可伴有分布不均的肝细胞坏死。临床诊断标准包括，在肝硬化基础上，缓慢出现肝功能进行性减退和失代偿：①血清 TBIL 升高，常 <10×ULN；②白蛋白（Alb）明显降低；③血小板明显下降，PTA ≤ 40%（或 INR ≥ 1.5），并排除其他原因者；④有顽固性腹水或门静脉高压等表现；⑤肝性脑病 [1]。

二、中医对于慢性肝衰竭相关病证的认识

目前肝衰竭的内科治疗尚缺乏特效药物和手段，原则上强调早期诊断、早期治疗，采取相应的病因治疗和综合治疗措

施，并积极防治各种并发症。基于上文关于现代医学对于肝衰竭定义、病因、分类、诊断标准等的认识，慢性肝衰竭具有如下特征：慢性进展、迁延难治，除黄疸以外往往并发症复杂，患病人群逐渐消耗、极为痛苦。中华中医药学会在2019年颁布了《慢加急性肝衰竭中医临床诊疗指南》[2]，但尚无关于中医药治疗慢性肝衰竭相关行业标准。

慢性肝衰竭患者发病后往往出现重度的身目尿黄，甚至伴有神志不清等症状，虚实夹杂，治疗难度大。可分属中医"黄疸"中的"阴黄""瘟黄"及"厥证"中的"肝厥"范畴。慢性肝衰竭的中医致病因素包括气、血、水、食、瘀、虫等多种。

目黄、身黄、尿黄，是黄疸的基本特征。《素问·六元正纪大论》云"湿热相交，民当病瘅"，指出其病因主要为"湿热相交"。东汉·张仲景所著《伤寒杂病论》也有关于黄疸病名和主要症状的记载，将黄疸分为黄疸、谷疸、酒疸、女痨疸和黑疸。《景岳全书·黄疸》"胆伤则胆气败而胆液泄，故为此证"，并认为"所以凡患此者，多致不救"，强调本病应"速救其本，犹可挽回"。关于"阴黄"的论述，《黄帝内经》《伤寒论》中虽无"阴黄"之名，但在论黄疸的过程中都隐含了阴黄的一面，认为阴黄系脾脏寒湿不运，胆汁浸淫，外溢肌肤，则发而为黄。关于阴黄的发病机制，陈洁真等认为阴黄发生的病理过程中，"瘀""毒"贯穿本病的始终，浊毒内侵肝脏，致肝脏气机不畅而失疏泄，木强乘脾，脾失健运，终致脾阳受损。

中医"臌胀""积聚"等疾病，也包含了进展为慢性肝衰竭的患者可能合并的病证范畴。《黄帝内经》认为邪气客于胃肠，寒温不次，邪气稍至，血气稽留不得行，积聚乃成，又曰："卒然外中于寒，若内伤于忧怒，则气上逆，气上逆则六输不通，温气不行，凝血蕴里而不散，津液涩渗，

著而不去，而积皆成矣。"《素问·阴阳应象大论》认为臌胀的病因病机为饮食不节而致"浊气在上"。《丹溪心法》提出"七情内伤，六淫外侵，饮食不节，房劳致虚……清浊相混，隧道壅塞，郁而为热，热留为湿，湿热相生，遂成胀满"，同时认识到"臌"有"蛊"义，由虫而起[3]。喻嘉言认识到臌胀乃水裹、气结、血凝所致，且癥积日久可致臌胀，"凡有癥瘕、积块、痞块皆胀之根"[4]。此外，从"积聚"的角度出发，吴谦认为：癥瘕乃风寒干及卫气，可与肠外，僻而内著，日以益大[5]，或干及营气，客于胞中，恶血留止，日以益大。近代医家唐容川在总结前人的基础上认为"血臌"的发病与接触疫水有关[6]。李东垣认为"臌胀"可由"黄疸""积聚"迁延日久，肝、脾、肾失调，气、血、水瘀滞腹中所致[7]。

程锦国认为肝衰竭初起多因感受湿热疫毒之邪，进一步则湿热瘀结于里，致热入营血，内陷心包，扰乱神明，瘀热深入营血，耗血动血，损伤脉络，或湿热瘀毒下注，灼伤肾气，肾失开合，出现小便较少，也可出现肝风内动，表现为扑翼样震颤、手足拘挛等，病情好转后，大多出现气阴两亏，余邪留恋[8]。

茹清静等提出慢性肝衰竭"胃气衰竭"学说，认为"气、血、水、瘀"作为致病之因，贯穿本病的始终，"胃气"为病变之本，与慢性肝衰竭疾病的进展密切相关[9]。

辨证论治是中医诊疗疾病的关键，对不同的证型以不同治法，达到治疗之目的。结合慢性肝衰竭的中医病因病机以及临床表现，我们可以对慢性肝衰竭的中医证型进行如下归纳：因本病乃为日久迁延不愈，正气耗伤，邪气留恋，故多属于本虚标实之证。标实者有血瘀、气滞、水湿、食积等，本虚者又有脾阳虚、肾阳虚、脾气虚、肾气虚、胃气虚、胃阳虚，病位多涉及肝、肾、脾胃，晚期病邪可及

心。在疾病发生的不同病理阶段，慢性肝衰竭的中医证候也有所变化。早期，因外感寒湿疫毒之邪，邪气内侵，或因情志不疏，或因饮食失调而致气机不畅，肝失疏泄，横逆犯脾，脾失健运，脾胃相连，脾气受损，必累及胃，胃为水谷之海，胃气失和，不能化生气血以濡养肝脏，肝失疏泄更甚。此时，正气未虚，主要以邪实为主，证型分布多为气滞、湿阻、食积等证。中期，中焦湿浊之邪久居不散，从阳明之气化热，水热蕴结，或从太阴湿土以寒化，而致水湿内停。气为血之帅，气滞则血停，久则脉道壅塞，而致血瘀。此期正气渐虚，机体以正虚邪实为主，其证型分布多为气滞湿阻、水热互结、瘀结水停、水湿困脾。晚期，后天日损，累及先天，肾火渐衰，无以温煦脾阳，水湿更胜，且肾者主水，肾气受损，则开阖失调，水液停聚于体内。肾阳渐微，日久累及于阴，或因湿热蕴久伤及阴气，又或瘀而化热伤阴，而致阴液不足，最终发展为阴阳两虚。此期正气消残，邪气侵凌，其证多为邪实正虚。其证型虚实掺杂，主要分为阳虚水停、瘀结水留、阴虚水停、瘀结正虚、阴阳两虚等。除此之外，晚期痰积湿阻互结，正虚邪盛，常由于食饮不节或感受外邪而致病情迅速恶化，导致邪闭心窍、阳脱阴竭等变证。

目前，国内外尚缺少针对慢性肝衰竭中医证型的研究，也未形成统一慢性肝衰竭的中医证型标准。张琴[10]等将223例肝炎后肝硬化患者的中医证候和实验室检查结果进行联系，通过统计学分析后显示：肝炎肝硬化是由于湿热疫毒留恋日久，迁延不愈而致正气亏损，若再次遭遇损伤肝脏的种种诱因，可因邪盛正虚，正不胜邪，而致正气骤损，引发慢性肝衰竭。饮酒、情志改变、过度劳累等不利因素可以使机体免疫力降低，成为该病的常见诱因。李秀惠等通过临床上对肝衰竭患者的

症状、体征进行收集和分析后，将肝衰竭证型分为邪实和本虚两类，常见的邪实类有阳毒内盛、水浊内停、阴毒内结、肝脾血瘀、湿热中阻5个证型；本虚类有肝阳虚、肾阳虚、肾气虚、脾阳虚、肝阴虚、脾气虚、肾阴虚、肝气虚8个证型[11-12]。姚欣等以聚类的方式对肝衰竭患者的四诊信息进行统计学分析后，得出肝衰竭中医证型可分为湿邪困脾证、热毒炽盛证、肝郁气滞血瘀证、痰蒙神窍证、肝肾阴虚证、脾肾阳虚证和肝胆湿热证等[13]。徐庆年等临床选取了257例慢性重型肝炎患者进行回顾性分析，其中肝硬化患者占到50%以上，腹水发生率均在75.0%以上，结果显示：在慢性肝衰竭患者的中医证型中，脾阳虚、肾阳虚等阳虚表现占有一定比例[14]。

综上，当代医家对慢性肝衰竭的病因病机认识与古代医家的认识基本保持一致，本病病机可概括为肝失疏泄，气滞血瘀，进而犯脾，脾失健运，水湿内聚，进而土壅木郁，以致肝脾俱病，病延日久，累及于肾，肾官开阖不利，水湿不化，则胀满愈甚；其主要病位在肝，横连于胆，克伐脾胃，下涉于肾，血脉受损，水湿停聚，三焦俱病。慢性肝衰竭中医证型多虚实兼夹，标实者有血瘀、气滞、水停、湿阻等，本虚者有肝肾阴虚、脾肾阳虚、脾胃气虚。慢性肝衰竭的治疗以扶正祛邪为主，中医药治疗慢性肝衰竭具有优势。

三、中医药治疗慢性肝衰竭的研究现状

（一）单味中药基础及临床研究

1. 大黄 大黄[15]味苦，性寒，归脾、胃、大肠、肝、心包经，自古以来各医家均认为其是治疗肝衰竭的要药，现代研究表明大黄的药效主要成分为蒽醌衍生物，大约有3%～5%的含量，其他成分以葡萄糖结合苷为主，同时还含有游离苷，主要包括大黄酸、芦荟大黄素、大黄素等，还

含有草酸钙、大黄鞣质、葡萄糖、脂肪酸、大量淀粉和果糖。大黄的化学成分比较复杂，现代药理研究表明，大黄具有保肝利胆、调节胃肠功能，可增加平滑肌收缩频率，促进胃肠蠕动，保护消化道黏膜，抗肿瘤，其所含的5种羟基蒽醌均具有抗病毒抗炎作用，也可通过清除自由基、降血脂等作用保护心血管，用于肝衰竭，不仅具有利胆退黄、清热解毒、活血化瘀止血之功，也有推陈出新、荡涤肠胃、釜底抽薪之效。

周仲瑛教授认为大黄具有保肝利胆、调节微循环障碍、抗病原微生物和抗内毒素、止血调节免疫等作用，可以作用于肝衰竭疾病转变的各个环节，重用大黄，以凉血化瘀为法配合其他方药，在临床工作中辨明主次，可明显提高临床疗效，降低死亡率[16]。谢德俊按炮制方法将大黄分为4类论述，生大黄，性寒味苦，气味重浊，走而不守直达下焦，具有泻下利尿的作用；黄酒拌炒而成酒大黄，其泻下作用较生大黄减弱，但借酒引药上行，可清上焦实热，具有泻火凉血的功效；熟大黄泻下作用缓和，增强了活血祛瘀的作用；大黄经炭制后可明显增强吸附和收敛作用，常用于各种出血的治疗[17]。

2. **赤芍**　赤芍味苦，性微寒，归肝经，功能行瘀止痛、凉血消肿。汪承柏教授根据临床工作经验及动物实验研究，认为黄疸之所以持久不退，与胆汁淤积因子的产生、肝脏炎症及肝内微循环障碍、胆红素代谢障碍等因素有关，据此首先提出"凉血活血重用赤芍"治疗肝衰竭[18]。现代药理研究表明，赤芍的化合物构成主要有酚酸类及单萜类，此外还有胡萝卜苷、山柰酚、熊果苷、没食子酸乙酯、没食子酸甲酯，以及一些糖、鞣质、脂肪油、淀粉、树脂和蛋白质等，赤芍主要通过单萜及其苷类物质、没食子酸及其衍生物发挥药理作用，具有抗炎、抗氧化、改善心血

管系统的功效，可配伍大黄激活超氧化物歧化酶，清除自由基，又可提高红细胞C3b受体免疫功能，阻断炎症过程以达到退黄的目的[19]。廖永强研究发现赤芍肝衰竭的治疗中对感染的控制具有加强作用，并具有改善肝脏微循环、降低门静脉压力、促进肝脏病变修复和肝细胞再生等作用，临床大剂量重用赤芍，可调节肠道菌群，促进毒素的排泄[20]。

（二）辨证论治方药临床研究现状

1. **内治法**　张仲景《伤寒杂病论》治肝诸法中，如"诸病黄家，但利其小便"等，共记载治肝16方、36味药，其代表方茵陈蒿汤、茵陈术附汤、茵陈五苓散等经典方剂疗效可靠，一直沿用至今。

汪承柏认为，本病之病因病机为血瘀血热，当以凉血活血为治，据此创用了"凉血活血重用赤芍"的治疗方法。

谌宁生认为：慢性肝衰竭的发病规律是按照卫气营血传变，因此按卫气营血辨证分为邪在卫分/气分、瘟邪入气、邪入营血、瘟邪内陷4型，毒为致病之因，瘀为病变之本，赤芍和大黄为治疗要药，认为解毒凉血化瘀法治疗肝衰竭疗效优于一般辨证治疗[21]。

钱英以卫气营血辨证，认为随肝衰病情进展，病邪入营，以扶正兼祛邪为法，祛除毒热、瘀血、痰湿，扶正以"存津液、保胃气"为目的，以益气、温阳、养阴为主；晚期邪盛正脱，治宜固脱、救逆、回阳[22]。

贾建伟认为在治疗上应当顾护正气，充分发挥理脾法，将清下、消导、温补三法灵活应用，攻补兼施[23]。

慢性肝衰竭有慢性肝病基础，久病则容易导致机体正气损耗，故本病的中医治疗法则为扶正祛邪。随着慢性肝衰竭中医研究的深入，不难发现慢性肝衰竭中胃气虚衰较为明显，故顾护胃气是慢性肝衰竭有效的治法之一。唐智敏等对107例终末

期肝病患者进行胃气评估后，分为"胃气不降""胃气上逆"和"胃气相对良好"3组，观察患者肝功能储备和死亡率之间的关系，研究显示"胃气相对良好""胃气不降""胃气上逆"三组患者肝功能储备依次降低，而死亡率分别为 1/21、13/29 和 35/47，依次上升 [24-25]。

茹清静等根据"腹泻程度""营养状况""乏力程度""神色""胃气上逆程度""腹胀程度""舌苔望诊""食欲减退程度"等 8 项指标初步建立了胃气虚损证的证候定量评估模型，并对慢性肝衰竭胃气虚衰证中医治法的基本思路予以初步确立，其中在温阳健脾养肝法治疗慢性肝衰竭方面积累了一定的经验，并结合脐部皮透、保留灌肠等其他中医药治疗方式对肠源性内毒素血症的慢性肝衰竭患者的治疗进行干预，以此来达到顾护"胃气"，提高慢性肝衰竭患者生活质量和延长存活期的目标 [26]。

现代医学认为，在肝衰竭的发病过程中，肝细胞的大量坏死、炎性细胞的浸润以及肝脏缺血性损伤是其核心环节，免疫介导的肝损伤在肝衰竭发病中发挥重要作用。经方茵陈蒿汤加味治疗慢性肝衰竭，重用茵陈为君药，苦泄下降；臣以栀子清热降火，通利三焦，助茵陈引湿热从小便而出，导瘀热从大便而下。茵陈酮具有退热、抗菌作用，大黄对免疫功能有双向调节作用，能清除氧自由基，还能保肝、利胆、抑菌、抗炎、抗病毒、泻下及延缓衰老，能减轻肠源性内毒素血症所致的 TNF、IL-1 等炎性因子对肝细胞的损伤作用，减少并发症的发生，解除微循环障碍，有利于肝组织血供，促进肝细胞再生，通过中医学整体观念及辨证施治，结合现代免疫学及药理学研究，高效利用中药多种有效成分从整体对患者进行调节，针对性地减少慢性肝衰竭病变的复杂性和多证候性，改善患者预后。

陈向明临床研究表明，茵陈术附汤加味治疗能够显著改善患者肝功能和凝血功能 [27]，郭新建等以结肠灌洗联合加味茵陈蒿汤保留灌肠治疗慢性乙型肝炎肝衰竭患者 72 例，随机分为治疗组 36 例和对照组 36 例，治疗组在常规内科综合治疗同时采用结肠灌洗联合加味茵陈蒿汤保留灌肠治疗，疗程 6 周，结果治疗组的总有效率为 58.3%，显著高于对照组的 44.4%，组间疗效差异具有统计学意义（$P<0.05$）[28]。刘政芳等以凉血解毒化瘀方联合中药灌肠治疗慢加急（亚急）性肝衰竭湿热瘀黄证患者 68 例，随机分为试验组 33 例和对照组 35 例，对照组予西医综合治疗（复方甘草酸苷、还原型谷胱甘肽、促肝细胞生长素、前列地尔，并根据病情可行人工肝、抗病毒、抗感染治疗），试验组在对照组基础上予凉血解毒化瘀方口服（组成：赤芍、丹参、茵陈、麸炒白术、茜草、白花蛇舌草等）联合大黄乌梅合剂灌肠治疗，结果试验组临床有效率为 84.8%，优于对照组的 51.4%（$P<0.05$）[29]。廖陆雷等以大黄乌梅煎剂高位保留灌肠结合中药口服治疗瘀黄型乙型肝炎相关慢加急性肝衰竭患者 60 例，随机分为试验组 40 例和对照组 20 例，两组均给予基础治疗和对症支持治疗，试验组加用大黄乌梅煎高位保留灌肠，同时给予清热利湿、化瘀解毒方口服，共治疗 8 周。结果试验组总有效率为 47.5%，明显高于对照组的 15.0%；试验组并发症发生率低于对照组，差异具有统计学意义（$P<0.05$）[30]。

毛德文等研究解毒化瘀 II 方的中药配方颗粒对肝衰竭大鼠肝线粒体内脂质过氧化作用的影响。结果证明解毒化瘀 II 方中药配方颗粒剂对暴发性肝衰竭肝细胞具有较强的保护作用，其作用机制可能是通过拮抗脂质过氧化来实现 [31]。扈晓宇等观察清热化瘀中药复方对肝衰竭大鼠高迁移率族蛋白 B1（HMGB1）表达的影响，从

mRNA 水平探讨其抗肝衰的机制。研究中发现：清肝方可有效改善 D-GalN 诱导的大鼠的肝功能、凝血功能及肝脏病理，降低死亡率[32]。马文峰等探讨生脉散对肝衰竭内毒素血症模型大鼠的作用机制，结果发现细胞凋亡增加可能是炎症活动不能控制、免疫修复障碍的重要原因[33]。

2. 外治法　肠源性内毒素血症，是由于肝细胞丧失代谢内毒素的能力，使内毒素不断在人体中累积，内毒素的持续存在又导致肝细胞坏死，出现并发症的概率增高，进而增加患者死亡率。清除内毒素血症是慢加急性肝衰竭治疗的关键之一，中医外治法具有简单方便、副作用小及易推广等特点。

李筠等采用"菌毒并治"之法，考虑慢性肝衰竭在慢性肝病基础上发生的内毒素血症，中医辨证多为正气亏损，热毒癖于血分，此时在益气扶正、提高免疫基础上，应用生大黄、乌梅高位保留灌肠，以通腑泄热，排便解毒，用金银花、穿心莲等以清热解毒，赤芍凉血，一则防治内毒素血症，以免肝脏再受双重打击；二则通过通腑泄热、酸化肠腔环境，减少氨中毒以预防肝性脑病和肝肾综合征。通过减少和控制并发症以达到降低肝衰竭病死率的目的[34]。

对于肝性脑病的预防和治疗方面，大黄煎剂通过抑制革兰氏阴性菌清除肠源性内毒素，抑制肠道菌群并促进肠道运动，改善肠壁水肿，减少内毒素的产生和肠壁的吸收，大黄煎剂灌肠治疗慢加急性肝衰竭，可明显提高内毒素清除率，降低血氨，改善患者发热、腹胀等临床症状。廖树琪等予大黄煎剂（醋制大黄 30g、乌梅 30g）灌肠治疗慢加急性肝衰竭，与乳果糖对照组相比，大黄煎剂保留灌肠在降低 TNF-α、肠源性内毒素及血氨等方面优于乳果糖，在存活率方面，大黄煎剂组存活率为 72.55%，明显高于对照组的 42.55%[35]。

邱华等人观察大黄煎剂、食醋及乳果糖三种肝性脑病灌肠方案治疗，经灌肠治疗，大黄煎剂组起效时间较食醋组及乳果糖组短，大黄煎剂和乳果糖组总有效率无显著性差异，但都高于食醋组，大黄组出现的不良反应主要为腹泻，食醋组主要不良反应为腹痛，乳果糖组主要不良反应为腹胀，经研究发现大黄煎剂具有较高的临床疗效、药物经济优势，并且具有起效快、安全性高、技术操作简便及适宜推广等特点[36]。

3. 多途径给药　党中勤采用多种途径给药治疗慢性肝衰竭，在对照组基础上，治疗组加用中药静脉滴注、中药口服方药、中药保留灌肠、中药贴敷及中药穴位注射等中医多用途给药，经观察，中医多途径给药可显著降低 TBIL，同时在预防感染、上消化道出血、肝性脑病等并发症方面明显优于对照组[37]。

（三）中西医结合治疗慢性肝衰竭研究进展

大量研究表明，在单纯西医治疗基础上，根据患者临床症状辨证施治的中西医结合治疗方案，往往能改善患者肝脏功能，提高患者的生存率。目前慢性肝衰竭的西医治疗主要包括内科对症处理、人工肝、肝移植等，中医常规治疗以辨证论治为主，针对病情组成专方，两者合用在临床治疗中取得了较好的疗效。

四、中医药治疗慢性肝衰竭的发展方向

慢性肝衰竭是一组复杂、危重的临床症候群。对疾病进展中出现的严重黄疸、感染、腹水、消化道出血、肝性脑病、肝肾综合征等，中医学多种诊疗措施能改善腹胀、乏力、便干等症状，但是，单用中医药治疗疾病及其并发症困难很大。而西医的抗生素、激素、胃镜或介入止血，血浆置换、人工肝技术等对慢性肝衰竭治疗

有一定疗效，也有副作用。近些年，中西医结合治疗一直是临床主导治疗慢性肝衰竭的方法，也是今后的发展方向。为更好地实施中西医结合治疗，我们应该认清自身存在的问题并积极寻求解决办法。目前我们对慢性肝衰竭的中医病机演变规律和证候内在规律性认识不足，临床治疗缺乏系统地反映中医诊疗特色的手段，缺少符合中医自身规律的疗效评价方法，中医药作用机制的临床基础研究薄弱，这些影响了对中医药治疗慢性肝衰竭疗效的客观评价，影响了对中医药治疗的优势和特点等的展示。所以，需要从基础和临床多方面开展对慢性肝衰竭的研究。

（一）加强中医药治疗慢性肝衰竭作用机制研究

本文侧重论述中医药治疗慢性肝衰竭的研究进展，不可忽略的是，诊疗技术的突破有赖于基础研究的进展，有赖于基础与临床研究相结合，有赖于更科学的转化医学研究。本病发病机制十分复杂，是连续演变的过程，如及时有效治疗，疾病可能进入相对稳定的平台期。现代医学研究手段的日新月异，使得中医药治疗慢性肝衰竭相关机制研究取得显著进展，药理学证实中医药辨证论治具有多效应、多靶点改善肝功能损害、减轻或延缓肝病并发症发生等积极作用，"自噬学说""肠源性内毒素血症学说""肠道菌群紊乱学说"等在临床治疗慢性肝衰竭有效的中医药干预措施中，已进一步得到验证。如能进一步阐明中医药是否能真正改善肝细胞功能，提高肝细胞再生能力，进一步阐明中医药对慢性肝衰竭疾病进程中肝脏及其他组织器官炎症反应及免疫功能等的影响，则有助于更好地动态评估临床疗效、有助于明确中医药治疗本病的靶点和最佳时机。

（二）加强对慢性肝衰竭临床诊疗的研究

祖国医学史籍中并无"慢性肝衰竭"病名记载，患者常具有下列某组或多组疾病相关临床特征，如"疫毒""积聚""疫黄""黄疸""胁痛""呕吐""臌胀""血证""厥证"等，证候复杂，变证多，兼夹证多，其证候演变规律尚需深化研究。

1. 注重对四诊信息的研究，把握好辨证分型的基础 要注意收集临床症状体征、舌象、脉象，还要研究中医四诊信息与西医检验指标的相关性，进而使中医证型具有中西医特点，增加临床对复杂疾病的准确判定。

2. 注重对中医病因病机的进一步探讨 本病虽然千变万化，其病因病机与"毒""瘀""虚"最相关，毒为致病之因，瘀为病之征，虚为病之本，还可以间杂湿、热、痰等多种病因病理。所以，以病机为核心认识本病发生发展，就能不拘泥于一法一药一方。而目前，对其核心病机和病机演变，兼夹病机及其对疾病发展的影响尚未形成相对统一的意见。

3. 注重对中医辨证思路的研究 目前各医家多从三焦辨证、卫气营血辨证、脏腑辨证等治疗慢性肝衰竭，由于疾病的复杂性，决定了其辨证分型也较为复杂，通常多种证型相兼存在，且随着疾病进展，证型也发生改变，单一证型极为少见。有的按照西医对慢性肝衰竭分类早、中、晚3期辨证，有按照黄疸、腹水、出血、昏迷主要并发症予以分类辨证，还有提出4期辨证，即暴发期、平台期、坏证期或恢复期等。寻找有效可行的诊断模式和辨证方法，对精准治疗具有重要意义[38-39]。

4. 注重对治疗手段的研究 目前中医治疗方法有口服、静脉输注、灌肠、针灸、穴位外敷和各种仪器等，部分内容受此文篇幅所限，未能详述，如何科学运用这些方法，也是临床亟需研究的课题。

（三）建立中医药治疗慢性肝衰竭的疗效评价体系

国际公认的肝衰竭疗效指标包括生存

率、死亡率、临床治愈率、好转率等。现代医学认为，慢性肝衰竭临床恶化标准包括：①乏力、纳差、腹胀、出血等临床症状及体征加重；②肝功能指标加重；③新发并发症和／或肝外脏器功能衰竭，或原有并发症加重。不同病因和肝病基础的慢性肝衰竭患病人群异质性，脏器衰竭的进展速度或常见并发症不同。肝衰竭患者通过肝组织活检金标准进行疗效判定的风险大于获益，常难以实现。即便对于现代医学而言，鉴于肝衰竭的复杂性及疾病的危害程度严重，随机双盲的临床研究不宜开展，其指南中亦有些推荐意见的证据级别相对较低，新的疗法有待进一步验证。

目前，中医药治疗慢性肝衰竭的临床研究质量参差不齐，方法学各异，文献报告质量普遍较低。多数相关研究能参照《中药新药临床研究指导原则》（2002 版），根据症状、体征、实验室检查（肝功能指标、凝血指标）等将治疗效果分为治愈、显效、有效、无效、死亡 5 种结局，大多数研究运用了综合疗效评价，但疗效判定标准未能统一，既包括了如症状评分、生活质量评分等主观标准，又有以 Child-Pugh、MELD 评分等为依据者。另外，可能还存在着不规范分组、研究者偏倚、选择性报告研究结果、样本量计算方式未能充分考虑复杂因素以及疾病病死率高等因素造成研究例数不足、未能足够重视对疾病进展的必然不良结局与研究相关不良反应等的观察和报告等情况，导致部分疗效评价标准难以充分体现干预措施的实际作用效力，难以得到公认。此外，中医药治疗慢性肝衰竭时，对肝外器官损失或衰竭如何量化评价，尚有待进一步明确。上述问题将不利于中医药治疗慢性肝衰竭方案、方法的推广和应用。有关中医药辨证论治临床疗效评价体系和方法学研究等一系列问题，因其复杂性，成为中医药学乃至全世界医学科研方法学研究领域的难题

和关注的焦点。而慢性肝衰竭症候群的复杂性，使得对中医药治疗本病的临床有效性进行确证性研究及评价方法学探索，更具挑战。

（张寅、李秀惠）

参考文献

[1] 中华医学会感染病学分会肝衰竭与人工肝学组，中华医学会肝病学分会重型肝病与人工肝学组.肝衰竭诊治指南（2018 年版）[J].临床肝胆病杂志，2019，35（1）：38-44.

[2] 中华中医药学会.慢加急性肝衰竭中医临床诊疗指南 [J].临床肝胆病杂志，2019，35（3）：494-503.

[3] 朱丹溪.朱丹溪医学全书 [M].2 版.北京：中国中医药出版社，2015：20.

[4] 喻嘉言.喻嘉言医学全书 [M].北京：中国中医药出版社，1999：347.

[5] 吴谦.医宗金鉴 [M].北京：中国医药科技出版社，2011：497.

[6] 唐容川.中西汇通医书五种 [M].2 版.哈尔滨：北方文学出版社，2007：21.

[7] 李东垣.脾胃论 [M].北京：中国中医药出版社，2007：30.

[8] 程锦国.急性重症肝炎的辨证与治疗体会 [J].上海中医药杂志，1992（8）：5-6.

[9] 詹晓庆，茹清静.茹清静治疗慢性肝衰竭经验 [J].江西中医药大学学报，2017，29（1）：26-28.

[10] 张琴，刘平，陈惠芬，等.肝炎后肝硬化中医证候的多元分析 [J].中西医结合肝病杂志，2003，13（2）：69-72.

[11] 李秀惠，胡建华，勾春燕，等.260 例乙型重型肝炎症候学前瞻性调查分析 [J].中西医结合肝病杂志，2006，16（4）：236-238.

[12] 胡建华，李秀惠，勾春燕，等.慢性乙型重型肝炎症候学前瞻性调查分析 [J].中华实用中西医杂志，2007，20（8）：665-670.

[13] 姚欣，辛伟.慢性乙型重型肝炎中医证型临

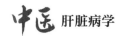

床特点分析 [J]. 湖北中医杂志，2010，32
（5）：13-14.

[14] 徐庆年，杨宗国，陈晓蓉，等. 慢性重型肝
炎发病特点及与中医证型相关性的临床分析
[J]. 西部中医药，2011，24（9）：43-45.

[15] 傅兴圣，陈菲，刘训红，等. 大黄化学成分
与药理作用研究新进展 [J]. 中国新药杂志，
2011，16（7）：1534-1538.

[16] 陈四清，郭立中. 周仲瑛从瘀热论治重型肝
炎临证经验：周仲瑛瘀热论学术思想临证应
用之一 [J]. 江苏中医药，2009，41（6）：1-4.

[17] 谢德俊. 大黄在肝病治疗中的具体应用 [J].
安徽医药，2002（1）：77.

[18] 汪承柏. 中医中药治疗重度黄疸肝炎的研究
思路 [J]. 中西医结合肝病杂志，1998，8
（1）：1-2

[19] 冀兰鑫，黄浩，李长志，等. 赤芍药理作用
的研究进展 [J]. 药物评价研究，2010，15
（3）：233-236.

[20] 廖永强，李晓良. 重用赤芍治疗乙型肝炎相
关性慢加急性肝衰竭临床研究 [J]. 新中医，
2013，8（10）：31-34.

[21] 谌宁生，孙克伟. 试谈重型肝炎辨证论治之
经验 [J]. 中西医结合肝病杂志，2002，12
（3）：163-164.

[22] 钱英. 中医药治疗重型肝炎的现状与思考 [J].
中西医结合肝病杂志，2002，12（1）：129-
130.

[23] 时海艳，赵洁，贾建伟. 贾建伟运用治肝理
脾三步法治疗肝衰竭经验 [J]. 河南中医，
2014（7）：1294-1295.

[24] 唐智敏，辛伟，瞿晓东，等. 肝硬化肝功储
备力与中医证型演变的关系 [J]. 中西医结合
肝病杂志，1993，3（4）：5-7.

[25] 唐智敏，方步武，陈川明，等. 胃气在终末
期肝病中的预后价值 [J]. 中国中西医结合脾
胃杂志，1994，2（1）：21-24.

[26] 茹清静，叶卫江，杨丹红，等. 肝衰竭患者
胃气定量评估及其与预后的关系 [J]. 中华中
医药杂志，2012，27（5）：1304-1308.

[27] 陈向明，李钊成. 茵陈术附汤加味治疗慢性
肝衰竭阴黄证临床研究 [J]. 深圳中西医结合
杂志，2016，26（16）：50-51.

[28] 郭新建，党东. 结肠灌洗联合加味茵陈蒿汤
保留灌肠治疗慢性乙型肝炎肝衰竭 36 例 [J].
陕西中医，2014，35（7）：858.

[29] 刘政芳，黄伟，李芹，等. 凉血解毒化瘀方
联合中药灌肠治疗慢加急（亚急）性肝衰竭
湿热瘀黄证临床研究 [J]. 中国中医药信息杂
志，2016，23（2）：37-41.

[30] 廖陆雷，陆云霞，凌玉，等. 大黄芒硝汤保
留灌肠治疗脓毒症合并肠功能障碍 62 例 [J].
河南中医，2019，39（2）：237-241.

[31] 张荣臻，毛德文，王挺帅，等. 中药治疗肝
衰竭机制的研究进展 [J]. 湖南中医药大学学
报，2020，40（2）：251-256.

[32] 扈晓宇，张扬. 清热化瘀中药复方对急性肝
衰竭大鼠肝组织 HMGB1 表达的干预研究 [J].
中国实验方剂学杂志，2013，19（2）：172-
178.

[33] 马文峰，周小舟，孙新锋，等. 生脉散抑制
急性肝衰竭大鼠内毒素血症的机制研究 [J].
河北中医，2013，35（7）：1056-1061.

[34] 李筠，王立福. 肝衰竭中西医结合治疗经验
分享 [C]// 第 7 届全国疑难及重症肝病大会，
2013：468.

[35] 廖树琪，毛德文. 大黄煎剂保留灌肠治疗重
型肝炎 40 例总结 [J]. 湖南中医杂志，2002，
18（4）：3-4.

[36] 邱华，毛德文，韦艾凌. 大黄煎剂对急性肝
衰竭大鼠肝性脑病防治机制的实验研究 [J].
中国中医急症，2007，16（2）：195-197.

[37] 党中勤，党志博，王宇亮，等. 中医多途径
给药治疗乙型肝炎慢加急性肝衰竭理论探析
和运用体会 [J]. 中医研究，2018，31（8）：
4-5.

[38] 张秋云，刘绍能，李秀惠. 慢性病毒性乙型
重型肝炎病因病机探讨 [J]. 北京中医，
2006，25（1）：48-50.

[39] 张秋云，李秀惠，王融冰，等. 慢性病毒性

乙型重型肝炎中医证候分布及组合规律研究 　　[J].北京中医药，2008，23（2）：87-90.

第八章　中医药防治非酒精性脂肪肝研究进展

非酒精性脂肪性肝病（NAFLD）是一种与胰岛素抵抗（insulin resistance，IR）和遗传易感密切相关的代谢应激性肝损伤，疾病谱包括非酒精性肝脂肪变、非酒精性脂肪性肝炎（NASH）、肝硬化和肝细胞癌（HCC）。NAFLD不仅可以导致肝病残疾和死亡，还与代谢综合征（metabolic syndrome，MS）、2型糖尿病、动脉硬化性心血管疾病以及结直肠肿瘤等的高发密切相关。随着肥胖和代谢综合征的流行，NAFLD已成为我国第一大慢性肝病。生活方式干预是NAFLD的基本治疗措施，单纯西医治疗尚未取得满意疗效，近年来中医药在NAFLD的临床和科研领域均取得了一定的进展，本章将对中医药在NAFLD领域的研究进展进行简要概述[1-2]。

一、中医概述

历代医家对其多有描述，如《灵枢·五邪》曰："邪在肝，则两胁中痛。"《难经·五十六难》："肝之积，名曰肥气。"《金匮要略》曰："积者，脏病也，终不移。"根据其发病特点及临床特征，大致可归属于"胁痛""痞满""肝胀""肝着""肝癖""痰浊""湿阻""肥气""积聚"等范畴。NAFLD的中医病名曾被定为"肝癖"，2009年版《非酒精性脂肪性肝病中医诊疗共识意见》将NAFLD不同发展阶段的病名分别定义为"肝癖""胁痛""积聚"[3]。

二、病因病机

古人对NAFLD病因病机散在于一些古籍中，《古今医鉴》中载有："胁痛或痰，积流注于血，与血相搏留为病。"《灵枢》中载有："邪在肝，则两胁中痛，寒中，恶血在内。"情志失调，则气机不畅，肝失疏泄，气滞血瘀，痰湿瘀结于胁下，形成本病。现代医家认为该病多因饮食不节、劳逸失度、情志失调、久病体虚引起，导致肝失疏泄、脾失健运、湿邪内侵、痰浊内蕴、肾精亏损、痰浊不化等，进而引起肝、脾、肾功能失调，湿热痰瘀互结于肝。根据病理表现和临床特点，NAFLD分为早、中、晚三期，各期有着不同的病因病机。早期以气机不畅为主，疾病多在气分，以肝郁脾虚为主要病机，中期主要表现为痰湿内阻或湿热蕴结，晚期痰瘀互结证候突出，常兼见正气不足，随着病情演变，可出现虚实、气血的病机转化。总的来说，本病和痰、湿、瘀、积有关，病位主要在肝，但与胆、脾、肾关系密切，以实证为主，本虚标实[4-7]。

（一）病因

1. 饮食不节　过食肥甘厚味，阻碍脾胃运化，脾失健运，水谷精微不能输布转化为营卫气血，反成痰浊膏脂，痰浊内蕴，蕴结于肝，发为本病。

2. 七情失调　情志内伤既可直接伤及内脏，致使脏腑功能紊乱；也可导致气机升降失调，影响水液代谢、血液运行，而变生痰、瘀；也可因肝失疏泄、气机逆乱，横犯脾胃，脾的运化有赖于肝的疏泄功能正常，肝失疏泄则脾失健运，脾失健运则水谷不能归于正化，精微不能输布，化为脂膏痰浊沉积于肝而发病。

3. 劳逸失调 《素问·宣明五气篇》提到"久视伤血，久立伤骨，久行伤筋，久卧伤气，久坐伤肉"，说明长期劳逸过度，可导致机体受损而致病。清代王孟英言："盖太饱则脾困，过逸则脾滞，脾气因滞而少健运，则饮停聚湿也。"神劳伤脾，房劳伤肾，脾肾损伤，气血生化不足、津液输布代谢失常，以致为病。少劳多逸，使气血运行不畅，脾胃功能减弱，脾失健运，痰饮、水湿内停而致病。

4. 肾气亏虚 临床 NAFLD 发病多为中老年人，与老年人肾中精气渐虚有关。肾精亏虚，膏脂不藏，化入血中，痰瘀互结以致血脂升高，沉积于肝而成脂肪肝。肾中精气渐虚，火不温土或水不涵木，则肝疏泄失司，脾失健运，液积、脂凝，聚集于肝脏则成本病。

（二）病机

1. 肝失疏泄 肝属木，喜调达，气机的调畅依赖于肝疏泄功能的正常。肝气条达，气机通畅，则气血运行，脾胃运化正常，痰瘀无从化生。若疏泄失常，气机不调，水道不通，气津不化，气血津液输布障碍，水停饮聚，凝而成痰成脂；同时，肝的疏泄功能正常，是脾胃正常升降的重要条件。若肝之疏泄功能失常，直接影响脾的运化升清功能，表现为肝失疏泄，脾虚不运，精微不布，聚湿生痰，壅于肝脏，发为本病。

2. 脾失健运 脾胃者，仓廪之本，营之居也，名曰器，能化糟粕、转味而入出者也。脾主升清，胃主降浊，脾胃健运则水谷精微可得正常运化及输布。若有饮食不节，劳逸失常，忧思伤脾，或病后正气虚弱，或肝脏失养，气机不畅影响脾之健

运，均可使脾胃受伤，脾失健运，水谷精微不归正化，精微反为糟粕，生湿化痰，发为本病。

3. 肾气亏虚 肾中精气渐虚，肾阳不足，脾阳失其温煦，健运失常，生湿化痰；或肾阴不足，水不涵木，阴不制阳，虚火内燔，蒸熬津液，清从浊化，痰湿内生，气血瘀滞，即肾虚可致痰瘀内停，发为本病。

4. 痰湿内阻，痰瘀互结 感受湿热疫毒，酿湿生热，湿热之邪中阻，损伤脾胃，脾失运化，不能输布水谷之精微，湿热瘀结于肝，湿浊凝聚而成痰，痰阻气滞，渐致血行不畅，脉络壅塞，痰浊与气血搏结于肝胆，形成脂肪肝。痰来自津，瘀本乎血。津血同源，故津液与血液中任何一方的运行失常都会影响到对方，而痰湿、瘀血分别是津液和血液代谢障碍的病理产物，可相互转化，由痰致瘀或由瘀致痰，痰瘀互结，又成为新的病因，导致疾病的演绎和转变。

三、证候与辨证

（一）传统辨证分型

目前 NAFLD 辨证分型标准主要依据各级肝病学会专家共识、诊疗指南以及各学者临床流调和文献数据库挖掘，但总的来说研究结果较为相似无明显争议，其核心证型分别是：湿浊内停证、肝郁脾虚证、湿热蕴结证、痰瘀互结证、脾肾两虚证[1,8-9]。

（二）体质类型与证素辨证

体质类型与证素辨证是当代学者在传统中医理论基础上形成的独特辨证方式，补充和发展传统辨证论治理论，是中医诊疗方法学上的一次突破。体质是在人体获得先天禀赋的基础上及受到后天发育过程中各种因素影响，如地理环境、饮食习惯、情志因素、年龄、性别等，形成某一时期的相对稳定状态。而证素辨证则是在

遵循中医的基本理论、综合各种辨证方法的基础上提出的,通过综合统一的一种辨证,简化临床辨证,提高临床辨证的准确度的一种方法。

1. 体质类型 中医认为素体禀赋决定对某些病邪的易感受性,《石室秘录》云:"肥人多痰,乃气虚也,虚则气不能营运,故痰生之。"NAFLD 患者中肥胖者比例高于正常人,肥胖者形盛气虚,多为素体阳虚之人。体质代了个体或者某一类似群体的特征。因此有学者将体质引入到 NAFLD 病因病机的解释中。王琦提出了九种中医体质,包括平和质、气虚质、阳虚质、阴虚质、痰湿质、湿热质、血瘀质、气郁质、特禀质。王慧英等人对 141 例 NAFLD 患者进行研究,结果显示:痰湿质患者所占的比例最大,占总例数的 43.3%,其次依次为气虚质(17%)、湿热质(8.5%)、平和质(7.1%)、阴虚质(6.4%)、气郁质(6.4%)、阳虚质(5%)、血瘀质(4.3%)和特禀质(2.1%)。许羽洁对 189 例 NAFLD 患者进行研究,结果显示:痰湿质所占的比例最大(24.9%),其次依次为湿热质(16.9%)、气虚质(16.4%)、阴虚质(15.3%)、阳虚质(11.6%)、气郁质(6.4%)、平和质(4.8%)、血瘀质(2.1%)和特禀质(1.6%)。何秀玲等研究 956 例老年人脂肪肝中医体质分型,前三位分别是痰湿质(33.58%)、气虚质(19.77%)、湿热质(16.21%)。赵文霞等研究 1 163 例 NAFLD 体质类型,发现气虚质占总例数的 34.48%,痰湿质为31.90%,明显高于其他体质类型,而平和质仅占 5.5%[10-11]。

2. 证素辨证 2004 年朱文锋教授提出创立以"证素"为核心的新的辨证体系,所谓"证素",即辨证的基本要素。"证素"是通过对"证候"(症状、体征等病理信息)的辨识而确定的病位和病性,是构成"证名"的基本要素。证素辨证是在传统中医理论指导下确立的辨证思维模式,根据证候作出证素判断,根据证素的变化确定不同的证名,用有限的"证素"统领无限的证候和证名,这种辨证思维模式符合辨证实际。黎英贤等在对脂肪肝中医证候及证素研究中发现证候分布规律为肝郁、脾虚、痰湿、血瘀、湿热、阴虚、阳虚等 7个相关证候群,主要证型归纳为肝郁脾虚、痰湿内阻、痰瘀互结、瘀血阻络、湿热内蕴、肝肾亏虚、脾肾阳虚。从证素分布特征来看,本病病位类证候要素出现频率 >5% 分别是肝、脾、肾、胃、胆,病性类证候要素出现频率 >5% 分别是痰、血瘀、湿、气滞、气虚,基本符合上述中医理论对 NAFLD 的认识。可见,本病病位在肝,与脾、肾、胃、胆密切相关,发病机制多与痰湿、血瘀、肝郁(气滞)、脾虚(气虚)等密不可分[12-13]。

四、中药治疗

除生活方式干预外,药物治疗是目前NAFLD 治疗的主要手段,特别是在现阶段尚未发现疗效确切西药的前提下,中药在NAFLD 的治疗中发挥了主导作用。因此,该领域的中医药研究也成了热点,随着研究的深入也筛选出一批具明确疗效的中药复方、单味中药、中药有效成分以及中成药。

(一)中药复方

NAFLD 的中药复方治疗主要分为两大类,一类是基于传统辨证基础上的经典古方治疗,如 NAFLD 临床路径、诊疗指南、专家共识中所推荐的成方(胃苓汤、逍遥散、三仁汤、茵陈五苓散、血府逐瘀汤、二陈汤、四君子汤、金匮肾气丸等)。祁佳等对二陈汤为主方治疗 NAFLD 相关文献76 篇进行了系统评价,结果证实二陈汤治疗非酒精性脂肪肝的临床疗效显著,可降低 NAFLD 患者 TC、TG、GGT、GPT 水平,且在安全性方面,未有不良反应报道。张琰等通过实验研究发现,二陈汤可有效改善模型鼠 GPT、GOT、TG、TC 及肝脏组织 SOD、MDA、CYP2E1 含量，改善氧化应激，恢复线粒体能量代谢障碍。孙克伟在丹栀逍遥散治疗非酒精性脂肪肝的临床研究中发现：丹栀逍遥散治疗组治疗总有效率为 91.11%，明显高于对照组的 73.33%，治疗后，丹栀逍遥散组患者 GOT、GPT、GGT、TC、LDL-C、HDL-C、TG 水平改善，优于对照组。杨家耀等通过体外研究证实四君子汤、理中汤和附子理中汤 3 种汤药均能有效促进非酒精性脂肪肝细胞的增殖并抑制其凋亡，与模型组相比，治疗组 Caspase-3、Caspase-8、Caspase-9 和 Bax 蛋白表达量出现下调，而 PCNA 和 Bcl-2 蛋白的表达量出现上调，且附子理中汤组的调节效果最明显[14-18]。

另一类是近代各医家基于自身临床经验所自拟处方。贺建国用调脂复肝汤治疗 60 例 NAFLD 患者 3 个月，研究结果表明，调脂复肝汤加减能显著降低血清 TC、TG、GPT、GOT、GGT 水平，升高 HDL-C 水平，调整体内脂质代谢。高月求教授自拟参葛方，临床研究表明，该方可明显改善患者的症状及体重指数，显著降低患者血清 GPT、GOT、TC 水平，也可以改善患者肝/脾 CT 值的等级，动物实验研究也证实，参葛方除了抗脂质过氧化作用外，还可降低大鼠血清胰岛素水平、改善胰岛素抵抗。季光教授以降脂颗粒（绞股蓝、虎杖、茵陈、丹参、干荷叶）治疗 NAFLD 临床研究显示：总有效率达 76.56%，明显高于对照组的 52.54%；治疗组治疗后肝脏 B 超病情分布与 GPT、TC、LDL 的改善均优于对照组。实验研究显示：降脂颗粒对 NAFLD 大鼠肝脏脂质和炎症有较好的治疗作用，可增加肝脏瘦素受体 mRNA 表达及 P-JAK2、P-STAT3 蛋白含量；上调 IRS-1、抑制 SOC3 表达、改善 IR 及肝脂肪变性，降低模型大鼠肝组织 FFA、TAG 含量

及 LXRα、SREBP-1c 的表达水平。周显华等发现加味楂曲饮（焦山楂、生山楂、神曲、丹参、枸杞子、茯苓、决明子、荷叶、绞股蓝、普洱茶等）对 NAFLD 患者有明显的保肝降酶作用，并减轻了 NAFLD 患者的肝脏组织学病变程度。孙建光等采用补肾化浊方（枸杞子、女贞子、黄精、决明子、炒山药、泽泻、茯苓、薏苡仁、冬瓜仁、茵陈、败酱草、芦根等）对 NAFLD 大鼠进行药物治疗，结果显示治疗能明显改善大鼠血清 GPT、GOT、瘦素水平，对大鼠 IRI、ISI 均有改善，肝脏病理检查脂肪染色和糖原染色改善明显[19-23]。

（二）单味中药

韩莉等收集中国知网、维普、万方数据库中 2000—2013 年有关 NAFLD 中医证候及治疗的临床研究文献，利用数据挖掘方法发现：文献中总计用药 168 味，其中出现频次在前 20 种的药物由高到低为：山楂（101）、泽泻（101）、丹参（86）、茯苓（82）、柴胡（65）、决明子（63）、白术（62）、甘草（55）、郁金（53）、陈皮（52）、茵陈（43）、半夏（43）、何首乌（40）、白芍（35）、枳壳（32）、赤芍（29）、大黄（29）、当归（28）、荷叶（23）、黄芪（22）。常用药物以补虚药使用频率最多，其余依次为利水渗湿药、活血化瘀药、清热药、理气药。赵文霞等对近 10 年有关脂肪肝临床研究的文献研究发现：非酒精性脂肪肝用药频率最高的是消食药山楂 33 次，频率 3.08%，其次为活血化瘀药丹参 25 次，频率 2.33%，利水渗湿药泽泻 23 次，频率 2.15%，非酒精性脂肪肝的临床用药前五类分别为补虚药、利水渗湿药、活血化瘀药、清热药、消食药。卢秉久等基于现代文献探讨中药复方防治脂肪肝用药规律，共收集处方 184 首，所涉及中药 160 味，中药处方所涉及药物分类以补虚药、利水渗湿药、活血化瘀药、清热药、理气药和解表药为主，累计频率

可达 81.09%。单味药使用频率在 30% 以上的药物分别是泽泻、山楂、丹参、柴胡、茯苓、决明子、郁金、白术、茵陈。文献数据挖掘的方法是临床研究的常用方法，不仅可以高效归纳、筛选有效药物、治疗方法，并且可为进一步药效研究提供研究对象。治疗 NAFLD 药理作用以调节血脂、抗氧化、保护肝脏、抗炎、改善胰岛素抵抗为主[24-32]。

1. 丹参　性苦、微寒，入心、肝经。有祛瘀止痛、活血通经、清心除烦之功。丹参可降低 NAFLD 模型大鼠血清 TC、TG、GPT、GOT 和肝组织中 TC、TG、MDA 的含量，升高肝组织中 SOD 的活性，减轻肝功能的损伤程度，病理结果也显示丹参能够改善肝组织脂变程度。丹参具有较好的降脂护肝功能，可通过改善脂质代谢、抗脂质过氧化等起到治疗 NAFLD 作用。丹参酮是丹参的脂溶性有效成分，能加快血液速度，改善微循环，同时又是良好的自由基清除剂，能消除血流瘀滞，具有降酶、护肝、促进肝细胞再生、降低甘油三酯的作用。

2. 赤芍　味苦，性微寒，归肝经，有散瘀镇痛、清热凉血之功，现代药理研究发现赤芍具有降血脂、抗动脉硬化、抗肿瘤、抗血栓的作用。主要用于柔肝软坚、凉血止痛、化瘀退黄等方面。赵文霞等研究赤芍对 NAFLD 大鼠的治疗作用，结果显示：赤芍能有效降低肝匀浆 FFA、TG、MDA 水平，改善肝脂质代谢，病理结果显示肝组织脂变程度减轻。

3. 三七　性甘、微苦，温，归肝、胃经。具有散瘀止血、消肿定痛之功。研究发现三七粉治疗组血清 TG、TC、GGT、GPT 含量明显低于模型组，肝细胞膜边界较完整，炎性浸润有所改善。李玲等发现，三七粉治疗组可改善 NAELD 模型大鼠空腹胰岛素水平、降低胰岛素抵抗指数、降低血清中 TC、TG、GPT 以及 GOT

水平，增加肝组织中 GSH、SOD 水平，降低 MDA 水平，肝组织内脂滴明显变小。

4. 泽泻　性寒，味甘、淡，入肾、膀胱经，具有利水渗湿、泄热、化浊降脂等功效，用于小便不利、水肿胀满、泄泻尿少、痰饮眩晕、热淋涩痛、高脂血症等病症。泽泻主要化学成分为三萜类化合物（泽泻醇 A、泽泻醇 B 及其衍生物）、倍半萜类化合物（泽泻醇，环氧泽泻烯，泽泻萜醇 A、B、C，磺酰泽泻醇 A、B、C、D 等）、二萜类化合物以及一些类脂和糖类化合物；其主要药理作用包括利尿，抗结石，抗高血压、高血脂，抗动脉粥样硬化，抗脂肪肝，免疫调节等。实验表明：盐泽泻能改善脂肪肝小鼠的肝指数、肝脂肪酶水平和肝细胞脂肪变。泽泻提取物可改善油酸和棕榈酸混合物诱导的 HepG2 细胞脂肪变性，降低细胞 JNK1、p-JNK1、GRP78、CHOP 和 XBP-1 表达水平，增加 STAT3 表达，降低脂肪肝大鼠血清中 GPT、GOT、TG 水平，减少肝组织 CYP2E1、CYP2A5 基因表达。

5. 决明子　性味甘、苦、咸，微寒，归肝、大肠经。有清肝明目、利水通便之功。现代药理学研究表明，决明子具有降血压、降血脂、保护肝脏等多种药理作用。临床观察显示决明子有很好的降低血清甘油三酯和总胆固醇的作用。决明子乙酸乙酯提取物能明显降低实验大鼠肝脏组织及血清中 TG、TC、LDL-C 和血清中 GPT、GOT 含量，升高 HDL-C，改善肝脏的病理损害，起到保肝降脂作用。

6. 女贞子　性味甘、苦，凉，入肝、肾经。有滋补肝肾、明目乌发之功。现代研究表明，女贞子主要含有三萜类、裂环烯醚萜苷类和对羟基苯乙醇苷类等化学成分，具有保肝、提高机体免疫功能、抗衰老等多种药理作用。女贞子可降低 NAFLD 大鼠血清 TG、TC、GPT、GOT 水平，减轻肝细胞气球样变，有明显的保肝作用。

7. **虎杖** 性微寒，归肝、胆、肾经。具有利湿退黄，清热解毒，散瘀止痛，止咳化痰之功。近年来研究发现，虎杖在心血管疾病、肿瘤治疗、保肝利胆、降血糖、提高免疫力等方面具有显著功效。主要含有蒽醌类、黄酮类、酚类以及一些单糖类化合物，能保肝抗病毒、扩血管。实验研究表明，虎杖能降低 NAFLD 大鼠 TNF-α 水平、改善 IR 状态；能降低 AFL 大鼠血清 GGT 含量，提高血清 PPARγ 浓度，提高大鼠肝脏 GSH 水平，降低 TNF-α 和 LN 的含量，抑制乙醇导致的肝细胞膜脂质过氧化与炎症变化，改善肝脏内脂质含量，避免细胞功能的损害，从而有效清除各种有害物质在肝脏的蓄积，发挥保护肝脏的作用。

8. **山楂** 性味酸、甘，归脾、胃、肝经。有消食化积、行气散瘀之功，且有明显降血脂、调节脂质代谢、抑制脂肪在肝内沉积的作用。山楂叶总黄酮能抑制或清除氧自由基、改善肝功能、调节脂质代谢、治疗脂肪肝。山楂叶总黄酮可激活、促进 PPARα、PPARγ 的表达，从而抑制 NF-κB 活化、TNF-α 等炎性介质进而减轻 NASH 肝组织炎症和坏死。

9. **荷叶** 性苦、涩，味平，归心、肝、脾经。具有清暑利湿，升发清阳，止血之功。现代药理研究表明，荷叶具有利尿、通肠毒、解热、抑菌、解痉、降低血清中甘油三酯和胆固醇含量等作用。荷叶能改善 NAFLD 大鼠肝脂肪变程度，降低血清 TC、TG、GOT 及肝脏 HMG-CoA 水平，升高肝脏 GSH、LPL 水平，下调肝组织 CYP2E1 和 SREBP-1C mRNA 及 CYP2E1 蛋白表达水平，实现调节脂代谢、抗脂质过氧化作用，并能调节 TXB2/6-Keto-PGF$_{1\alpha}$ 比值，改善血小板功能。

10. **黄芪** 性甘，微温，归肺、脾、肝、肾经。有益气固表、敛汗固脱、托疮生肌、利水消肿之功。现代研究，黄芪含皂苷、蔗糖、多糖、多种氨基酸、叶酸及硒、锌、铜等多种微量元素。具有增强机体免疫功能、保肝、利尿、抗衰老、抗应激、降压和较广泛的抗菌作用。主要成分黄芪多糖不仅能降低 NAFLD 模型组大鼠血脂和 MDA 含量、提高 T-SOD 活性，还能降低 NAFLD 模型组大鼠血清中葡萄糖和肝组织中 TC 和 TG 含量，改善肝组织形态，改善肝组织脂肪变性程度。黄芪甲苷 Ⅳ 能通过增加脂肪组织瘦素的敏感性以及调节能量代谢，从而有效地改善肥胖小鼠的脂质代谢。

（三）中药有效成分

决明子乙醇提取物，可下调 NAFLD 大鼠血清 TC、TG 和 LDL-C 的含量，升高 HOL 的含量，降低血清内 GOT、GPT 和 GST 的含量，减少肝组织脂肪浸润，提高模型大鼠血清 GSP-Px、SOD 和 NOS 活性，降低 NO、MDA、FMN、AGEs、FBG 水平，并降低 INS 水平，上调 ISI，提高肝组织中 SOD 和 NOS 活性，降低 NO、MDA 含量，说明决明子乙醇提取物，对脂肪肝大鼠具有调脂保肝作用，与其拮抗胰岛素抵抗、增强抗氧化能力以及抑制氧化糖基化反应有关。

丹参总酮和总酚酸均能显著降低模型大鼠血清和肝组织 TC、TG、FFA、MDA 的含量，降低血清 GPT、GOT 水平，增加肝组织 SOD 活性，通过促进脂质代谢、抗脂质过氧化等机制起到治疗 NAFLD 的作用。

姜黄素可降低 NAFLD 家兔血浆 TG、TC、LDL-C，升高 HDL-C，降低 IRI；降低肝组织 TGF-β$_1$、TNF-α 表达，升高 PPAR-γ 蛋白表达；肝脂肪变性及肝纤维化程度明显好转，实验结果提示姜黄素可降低 NAFLD 家兔血脂、肝脏脂质合成与聚积，有效改善肝脂肪变性及纤维化程度，进而有效防治 NAFLD。

胡志希等基于文献统计分析方法检索文献 279 篇，总结出中药有效成分治疗 NAFLD 药理作用为调节血脂、抗氧化、保护肝脏、抗炎、改善胰岛素抵抗。调节血脂作用包括降低 TC、TG、LDL、升高 HDL，抗氧化作用包括改善 MDA、SOD，抗炎作用包括降低 TNF-α，保护肝脏作用包括降低 GPT、GOT。具有保肝、调脂、抗氧化作用的有：姜黄素、丹参多酚、黄芩素、苦参碱、大黄素、天麻素、人参皂苷、熊去氧胆酸、松子油、甘草甜素、虫草多糖、白芍总苷、儿茶素、续断皂苷、花椒麻素、橙皮苷、栀子苷、葛根素、枸杞多糖、川芎嗪、灵芝多糖、萜类、茵陈醇提物、桑叶黄酮、海藻多糖、乌药叶总黄酮、葱白醇提物、穿心莲内酯、山楂总黄酮、荔枝核皂苷、大蒜素、鸡骨草总黄酮、荷叶生物碱 / 黄酮、五味子素 / 总三萜、菊花羧甲基提取物、决明子总蒽醌、银杏叶黄酮等。改善胰岛素抵抗的有：姜黄素、丹参多酚、黄芩素、苦参碱、大黄素、天麻素、人参皂苷、虫草多糖、白芍总苷、儿茶素、橙皮苷、栀子苷、蛇床子素、银杏叶黄酮、穿心莲内酯、山楂总黄酮、荔枝核皂苷、灵芝多糖、萜类、茵陈醇提物、桑叶黄酮[33-35]。

五、NAFLD 的非药物中医治疗

近年来 NAFLD 的治疗除传统中药外，针灸、埋线也得到了一定的应用。针灸治疗多以辨证取穴为主，疏肝理气取肝俞、太冲；健脾化痰取丰隆、中脘、足三里；利胆泄热取阳陵泉。各医家治疗也多在此基础上各有特色。如刘喆针刺治疗脂肪肝以化痰祛湿、疏肝健脾、化瘀通络为主，主穴：选用足三里、丰隆、内关、三阴交、太冲、公孙；配穴：肝胆湿热加日月、阴陵泉，痰瘀互结加血海、曲池、合谷，肝郁脾虚加期门、脾俞、肝俞，脾虚湿盛加脾俞、阴陵泉，肝肾阴虚加肾俞、

肝俞、太溪。穴位埋线常取肌肉丰厚处穴位配伍使用，如肝俞、丰隆、足三里；中脘、天枢、丰隆、阴陵泉、阳陵泉、带脉；中脘、气海、天枢、脾俞[36-38]。

六、NAFLD 中西医结合治疗

现代医学认为 NAFLD 治疗的首要目标为减肥和改善 IR，预防和治疗 MS、T2DM 及其相关并发症，从而减轻疾病负担、改善患者生活质量并延长寿命；次要目标为减少肝脏脂肪沉积，避免因"附加打击"而导致 NASH 和慢加急性肝功能衰竭；对于 NASH 和脂肪性肝纤维化患者还需阻止肝病进展，减少肝硬化、HCC 及其并发症的发生。因此，治疗首要措施为健康饮食和加强锻炼的生活方式。其次针对 NAFLD 不同阶段进行药物及非药物干预，如：ω-3 多不饱和脂肪酸可用于 NAFLD 患者高 TG 轻症的治疗；二甲双胍可以改善 IR、降低血糖和辅助减肥，用于 NAFLD 患者 T2DM 的预防和治疗；水飞蓟素（宾）、双环醇、多烯磷脂酰胆碱、甘草酸二铵、还原型谷胱甘肽、S- 腺苷甲硫氨酸、熊去氧胆酸等可针对不同类型肝脏损伤进行治疗；中、重度肥胖可考虑减肥手术治疗。NAFLD 中西医结合治疗多体现在 NASH 阶段，即在胃苓汤、逍遥散、三仁汤、茵陈五苓散、膈下逐瘀汤、二陈汤、四君子汤等为主方基础上随证加减，并配合上述一种或两种保肝药物进行治疗。此外，将上述保肝药物与具有治疗脂肪肝作用的中成制剂联合使用也是目前较为常用的 NAFLD 中西医结合治疗手段[39]。

七、NAFLD 的中医循证研究

循证医学是遵循证据的医学，强调最佳的临床证据是任何诊治决策的基础，大样本的随机对照试验和随机对照试验的系统评价，无疑是获取最可靠临床证据的核心方法。随着中医药在脂肪肝领域研究的

不断深入，一些随机对照试验和文献的系统评价也在该领域不断发展和完善。2012年一项中药治疗 NAFLD 系统评价检索了2003 年至 2009 年相关文献 175 篇，纳入 8 篇文献共 743 例患者，Jadad 评分结果显示只有 3 篇文献为较高质量研究，在改善 TC、BMI 指标方面，治疗组疗效优于对照组；在改善 CT、B 超指标方面，两组差异无统计学意义；在改善临床总有效率、TG、GOT、GPT、临床症状 / 证候方面，两组疗效不能确定，中医药治疗脂肪肝的安全性较高，但尚无足够的证据证明中药口服比西药或安慰剂口服治疗 NAFLD 更有效。茵陈蒿汤治疗 NAFLD 的系统评价，纳入 14 个 RCT 合计 1 214 例 NAFLD 受试者，试验组采用茵陈蒿汤加减或结合西药治疗，对照组采用西药或中成药或安慰剂治疗，只有 4 个 RCT 报告不良反应结局指标。次要终点指标 Meta 分析结果显示：含茵陈蒿汤加减组治疗后 GPT、GOT、GGT、TG、TC、LDL、证候积分改善效果显著优于对照组，以及总有效率、证候有效率、B 超有效率显著优于对照组。结论：茵陈蒿汤加减治疗 NAFLD 有效且安全。有关柴胡疏肝散治疗 NAFLD 有效性与安全性的系统评价，纳入 10 个 RCT 合计 802 例 NAFLD 受试者，试验组采用柴胡疏肝散加减或结合西药治疗，对照组采用西药治疗，仅有 2 个 RCT 报告不良反应结局。对次要终点 Meta 分析结果显示：试验组治疗后 GPT、GOT、TC、LDL 及总有效率均优于对照组。结论：柴胡疏肝散治疗 NAFLD 有效且安全。基于甘草有效组分治疗 NAFLD 的系统评价，纳入了共有 28 个 RCT，合计 2 260 例 NAFLD 受试者，试验组采用甘草有效组分制剂或结合西药或中成药治疗，对照组采用西药或中成药治疗，有 16 个 RCT 报告不良反应结局指标。Meta 分析结果显示试验组治疗后 GPT、GOT、GGT、TG、TC 改善效果及总有效率显著优于对照组，得到了甘草有效组分治疗 NAFLD 有效且安全的结论。但上述研究由于所纳入 RCT 方法学质量均较低，均属于高偏倚风险。因此，中医药在治疗 NAFLD 领域循证依据，尚需要更多高质量、大样本、严格设计的随机对照试验做支撑 [40-43]。

八、NAFLD 中医诊疗专家共识要点

辨证论治是中医疾病诊治的精髓所在，但其掌握和熟练运用需要长期的临床实践积累，疗效参差不齐，为了普及脂肪肝的规范治疗，顺应国际医学发展趋势，中华中医药学会先后于 2009 年及 2017 年发布了《非酒精性脂肪性肝病中医诊疗专家共识意见》，共识全面规范了中医对非酒精性脂肪肝诊治流程。

首先，规范病名及病因病机。其次，规范了证型和辨证要点：

（1）湿浊内停证，主症为右胁肋胀满；次症为形体肥胖、周身困重、倦怠、胸脘痞闷、头晕、恶心，舌淡红，苔白腻，脉弦滑。

（2）肝郁脾虚证，主症为右胁肋胀满或走窜作痛，每因烦恼郁怒诱发；次症为腹胀、便溏、腹痛欲泻、乏力、胸闷、善太息，舌淡边有齿痕，苔薄白或腻，脉弦或弦细。

（3）湿热蕴结证，主症为右胁肋胀痛；次症为恶心、呕吐、黄疸、胸脘痞满、周身困重、纳呆，舌质红，苔黄腻，脉濡数或滑数。

（4）痰瘀互结证，主症为右胁下痞块或右胁肋刺痛，次症为纳呆、胸脘痞闷、面色晦暗，舌淡暗有瘀斑，苔腻，脉弦滑或涩。

（5）脾肾两虚证，主症为右胁下隐痛；次症为乏力、腰膝酸软、夜尿频多、大便溏泻，舌淡，苔白，脉沉弱。

上述证候，主症 1 项 + 次症 2 项，参考舌脉，即可诊断。

第三，规范了治疗方案，明确了分期论治，初期的治疗方法主要为疏肝理气、健脾和胃；中后期的治疗方法主要为健脾益肾、化瘀散结，佐以清热化湿；重症患者应采取中西医结合治疗。湿浊内停证，治以祛湿化浊，主方：胃苓汤；肝郁脾虚证，治以疏肝健脾，主方：逍遥散；湿热蕴结证，治以清热化湿，主方：三仁汤合茵陈五苓散；痰瘀互结证，治以活血化瘀，祛痰散结，主方：膈下逐瘀汤合二陈汤；脾肾两虚证，治以补益脾肾，主方：四君子汤合金匮肾气丸。此外，一些中成药也用于特定证型的治疗，如：当飞利肝宁胶囊可用于湿热内蕴证；化滞柔肝颗粒可用于湿热中阻证；壳脂胶囊可用于湿浊内蕴、气滞血瘀或兼有肝肾不足郁热证；逍遥丸用于肝郁脾虚证。最后，规范了疗效评价标准，将症状、生化、影像、生存质量等评价标准全部纳入考量范畴，全面客观评价治疗效果。

九、小结

NAFLD 已成为现今常见病多发病，现代医学缺乏特异且疗效确切的治疗方法，中医药治疗体现了多层次、多靶点、多途径、整体性的特点，在改善胰岛素抵抗、调节脂质代谢、抗脂质过氧化、调节炎症细胞因子、调控脂质代谢相关因子、调节肠道菌群方面均证实了中医药的疗效。但目前尚缺乏中医药在 NAFLD 领域的高证据级别研究结果，以及公认具有确切疗效的中药制剂，因此，以临床疗效为基础的药物研究仍是未来 NAFLD 中医研究的重点和广大中医药从业者的努力方向。

（王磊、季光）

参考文献

[1] 中华医学会肝病学分会脂肪肝和酒精性肝病学组，中国医师协会脂肪性肝病专家委员会.非酒精性脂肪性肝病防治指南（2018 年更新版）[J].临床肝胆病杂志，2018，34（5）：947-957.

[2] 冯琴，胡义扬.非酒精性脂肪性肝病的中药治疗 [J].现代医药卫生，2017，33（5）：664-668.

[3] 中华中医药学会脾胃病分会.非酒精性脂肪性肝病中医诊疗专家共识意见（2017）[J].临床肝胆病杂志，2017，33（12）：2270-2274.

[4] 张技，李白雪，张传涛，等.非酒精性脂肪肝的中医药治疗研究进展 [J].中药与临床，2014，5（1）：63-64.

[5] 徐三鹏，白洲霞，杨少军.中医药治疗非酒精性脂肪性肝病研究进展 [J].辽宁中医药大学学报，2016，18（12）：78-80.

[6] 黄立飞.浅谈中医对非酒精性脂肪肝病因病机的认识及辨证论治 [J].中医临床研究，2017，9（9）：88-90.

[7] 许勇，陶颖，苟小军.非酒精性脂肪肝中医病因病机探析 [J].中华中医药学刊，2016，34（17）：2586-2589.

[8] 李志国，姜韩雪，焦云涛，等.非酒精性脂肪性肝病中医证型分布的文献分析 [J].中华中医药杂志，2017，32（10）：4713-4715.

[9] 张慧芹，郝钰，李健，等.文本挖掘非酒精性脂肪性肝病中医证候及用药规律 [J].中国中医基础医学杂志，2014，20（8）：1120-1122.

[10] 何婷婷，钱涯邻，陈维铭.260 例非酒精性脂肪肝病患者中医体质分型研究 [J].内蒙古中医药，2018，37（5）：1-2.

[11] 谢雨萌，毛乾国.非酒精性脂肪肝患者中医体质及相关证型研究 [J].医学信息，2018，31（7）：46-49.

[12] 李建超，彭俊，彭清华，等.证素及证素辨

证研究的思考 [J].2016, 36（2）: 3-8.

[13] 黎英贤, 梁宏才, 池晓玲, 等.脂肪肝中医证候及证素的文献研究 [J].新中医, 2017, 49（7）: 168-170.

[14] 石磊, 杨鹏, 郭舜, 等.二陈汤对非酒精性脂肪肝 CYP2E1 及线粒体能量代谢的影响 [J].中国药师, 2017, 20（2）: 205-207.

[15] 祁佳, 张宇锋, 夏清青.二陈汤治疗非酒精性脂肪肝的系统评价 [J].辽宁中医杂志, 2015, 42（12）: 2276-2280.

[16] 唐丹, 孙克伟.丹栀逍遥散治疗非酒精性脂肪肝的临床效果 [J].中外医学研究, 2018, 16（6）: 42-43.

[17] 路帅, 韩雪, 张睦清, 等.丹参防治大鼠非酒精性脂肪肝的药效机制研究 [J].甘肃中医学院学报, 2012, 29（2）: 4-6.

[18] 杨家耀, 陶冬青, 刘嵩, 等.3 种温阳健脾汤药对非酒精性脂肪肝细胞增殖与凋亡的影响 [J].中国中药杂志, 2017, 42（8）: 1591-1596.

[19] 杨丽丽, 王淼, 柳涛, 等.降脂颗粒对非酒精性脂肪性肝病大鼠肝 X 受体 α 和固醇调节元件结合蛋白 1c 表达的影响 [J].中西医结合学报, 2011, 9（9）: 998-1004.

[20] 王静.非酒精性脂肪肝中医治疗进展 [J].医学理论与实践, 2017, 30（12）: 1747-1749.

[21] 郑颖, 孙华胜, 毛乾国.中医防治非酒精性脂肪性肝病研究进展 [J].医学信息, 2018, 31（15）: 25-28.

[22] 隋晓丹, 邓厚波, 刘铁军.中医药防治非酒精性脂肪肝病的研究进展 [J].世界华人消化杂志, 2013, 21（18）: 1708-1713.

[23] 曾斌芳, 杨旋, 王洁.中医药治疗非酒精性脂肪肝的临床进展 [J].新疆医科大学学报, 2018, 41（2）: 144-146.

[24] 吕佳, 江云, 张鑫, 等.酒精性脂肪性肝病中医研究进展 [J].上海中医药杂志, 2017, 51（1）: 238-241.

[25] 何佳, 卢秉久.基于现代文献的中药复方防治脂肪肝用药规律探究 [J].辽宁中医杂志,
2016, 43（7）: 1364-1367.

[26] 刘鸣昊, 王胜超, 张丽慧, 等.近 10 年脂肪肝的中医证治用药规律分析 [J].中华中医药学刊, 2016, 12（34）: 2852-2855.

[27] 韩莉, 王观龙, 杨钦河, 等.数据挖掘非酒精性脂肪性肝病中医证候及用药特点 [J].北京中医药大学学报, 2015, 38（7）: 496-500.

[28] 楼招欢, 程斌, 夏伯侯, 等.荷叶对高糖高脂饮食诱导的实验性非酒精性脂肪肝的作用研究 [J].中华中医药杂志, 2017, 32（5）: 2169-2173.

[29] 刘玮, 钱善军, 黄平, 等.虎杖对大鼠酒精性脂肪肝的作用及机制 [J].中成药, 2018, 40（1）: 184-186.

[30] 宋义勇.虎杖对非酒精性脂肪肝脂质过氧化和氧化应激的影响 [J].中华临床医师杂志, 2016, 10（11）: 1580-1583.

[31] 宋丽, 潘瑞, 田兴勇, 等.盐制对泽泻抗脂肪肝作用的影响 [J].时珍国医国药, 2018, 29（1）: 92-94.

[32] 赵蓬.近六年单味中药及其有效成分对实验性非酒精性脂肪肝动物模型影响的研究进展 [J].2017, 26（1）: 50-53.

[33] 钟周, 邓焱坤, 胡志希, 等.基于文献的单味中药有效成分治疗脂肪肝药理作用特点分析 [J].中国中医药信息杂志, 2016, 23（7）: 42-45.

[34] 袁前发, 唐思梦, 陈思羽, 等.黄芪多糖对非酒精性脂肪肝病大鼠的治疗作用 [J].第二军医大学学报, 2018, 39（5）: 573-579.

[35] 李珊珊, 陈少彬, 龚先琼.中药单体治疗非酒精性脂肪性肝病研究进展 [J].医学信息, 2018, 31（21）: 24-28.

[36] 杨凯, 陈欣, 孙树香, 等.穴位埋线治疗单纯性脂肪肝及其影像学改变 [J].中国中医基础医学杂志, 2013, 19（5）: 558.

[37] 龚秀杭.穴位埋线治疗非酒精性脂肪肝的临床研究 [J].实用医学杂志, 2012, 28（11）: 1902-1904.

[38] 程井军, 任婕, 吴其恺, 等. 针药结合治疗脂肪肝的疗效观察 [J]. 时珍国医国药, 2016, 27（3）: 635-636.

[39] 中华医学会肝病学分会脂肪肝和酒精性肝病学组, 中国医师协会脂肪性肝病专家委员会. 非酒精性脂肪性肝病防治指南（2018年更新版）[J]. 临床肝胆病杂志, 2018, 34（5）: 947-957.

[40] 魏华凤, 季光. 中药口服治疗非酒精性脂肪肝临床随机对照试验的系统评价 [J]. 中华中医药杂志, 2012, 27（5）: 1309-1314.

[41] 张良登, 魏玮, 孙晓红, 等. 茵陈蒿汤加减治疗非酒精性脂肪肝的随机对照试验系统评价与 Meta 分析 [J]. 世界华人消化杂志, 2014, 22（16）: 2327-2337.

[42] 张良登, 孙晓红, 魏玮, 等. 柴胡疏肝散治疗非酒精性脂肪肝的系统评价与 Meta 分析 [J]. 世界中西医结合杂志, 2014, 9（9）: 1004-1007.

[43] 张良登, 孙晓红, 魏玮, 等. 甘草有效组分治疗非酒精性脂肪肝的系统评价 [J]. 世界中西医结合杂志, 2014, 9（6）: 565-575.

第九章　中医药防治酒精性肝病的研究进展

酒精性肝病（alcoholic liver diseases, ALD）是由于长期大量饮酒造成的肝脏疾病。根据流行病学调查资料[1-15]显示, 酒精性肝病已严重危害人民健康, 及时发现、预防和治疗是防治 ALD 进展的关键。在戒酒的基础上, 西医有肯定的疗效, 但在改善患者理化指标的同时, 却难以有效提高其生活质量, 长期的胁痛、纳差、腹胀、口苦、咽干、大便溏泄或黏腻不爽等症状令患者不胜其扰[16]。故本文概述中医在治疗酒精性肝病方面潜在的优势和特色, 以期结合西医治疗起到优势互补效果。

一、中医对酒精性肝病的认识

（一）病名及病因病机

古代医家根据喝酒引起的机体损害将本病归属于"伤酒""胁痛""酒癖""酒疸""积聚""酒臌"等范畴。

中医认为酒为水谷之精气, 剽悍而有毒。长期饮用, 嗜酒无度, 易伤及脏腑。酒与湿、热、气有关, 亦易入血分而影响血液正常运行, 损阴又伤阳。

本病的发生还与个人体质内在因素有关,《圣济总录》曰:"胃弱之人, 因饮酒过多, 酒性辛热……酒与饮俱不化, 停在胁肋, 结聚成癖……故谓之酒癖。"明·龚廷贤提出:"伤酒之病, 虽为酒而作, 实因脾土虚弱, 不能专主湿热而发。"提出脾胃虚弱者更易患病。

综上所述, 先天禀赋不足、脾胃虚弱是本病的内在因素, 酒毒湿热之邪是本病的外因。除此之外, 情志不遂、贪逸少劳、药毒、疫毒伤肝等诸多因素也与本病的发生相关。本病病位在肝胆, 涉及脾、胃、肾三脏。

（二）分期病机

早期, 饮酒过度, 酒毒湿热, 蕴积中焦, 脾失升清, 胃失降浊, 聚湿生痰, 肝失条达, 肝脾同病, 则为伤酒、胃癖或胁痛等症。早期土壅木郁, 以邪实为主, 正气未衰。

中期，病延日久或治不得法，痰、湿、热蕴而不化，渐则气滞血瘀，停于胁下。湿热熏蒸肝胆，胆汁分泌失常，不循常道外溢肌肤，亦可发为酒疸之证。中期湿、热、痰、瘀相互搏结，邪气渐盛，正气稍衰。

后期，若失治误治或继续纵酒无度，则肝脾不调，正气渐耗，久则及肾，三焦气化不利，津液输布异常，湿聚水生，水液潴留，而成臌胀、酒臌之证。后期肝脾肾失调，正虚邪恋，本虚标实。

（三）肠-肝轴理论与肝脾学说

"肠-肝轴"学说由 Marshall 提出，即肠道和肝脏间存在相互作用的生理病理调控机制。肝与肠具有共同的胚胎起源，两者通过门静脉系统联系在一起，肠道来源的血液进入体循环前必须经过门静脉系统流经肝脏，肝脏处于清除肠道微生物及其产物的第一防线[17]。正常情况下，肠黏膜屏障可允许少量内毒素通过肠道进入门静脉系统，以维持肝网状内皮系统处于活化状态。当肠黏膜屏障受损时，大量细菌及毒素从肠道经门静脉系统进入肝脏，激活肝内固有的巨噬细胞-KCs，分泌一系列细胞因子产生炎症级联反应，引起或加重肝损伤。而肝细胞受损后分泌的炎症因子，通过胆汁的肝肠循环引起或加重肠道损伤[18]。随着"肠-肝轴"理论的广泛认可及研究的不断深入，越来越多的研究表明酒精摄入形成的异常的"肠-肝轴"导致了 ALD 的发生发展[19]。具体机制包括：肠道微生态失衡；肠道通透性增加；肠源性内毒素血症；炎症细胞因子的产生[20]。

肠-肝轴理论与中医肝脾相关学说有一定的相通性[21]。生理上肝主疏泄，调畅气机，协调脾胃升降，疏利胆汁分泌顺畅，助脾运化；脾为"气血生化之源"，脾气健旺，运化正常，气血化生有源，肝得以濡养而肝气冲和条达。即所谓"土得木而达""木赖土以培之"。且肝藏血，脾统血，两者在血液运行时亦相辅相成。病理上若肝疏泄失司，木不疏土或木旺克土，脾失运化，清浊相混而下；另外，脾失运化，湿浊内生，中焦气机不畅，土壅木郁，影响肝之疏泄。现代研究发现通过肝脾同治，用中药调整肠道功能可以有效治疗 ALD。

二、中医药防治酒精性肝病

"不治已病治未病"，本病的治疗应预防与治疗并重，预防为先。具体治疗应遵循以下几个原则：①坚持中医整体观念，辨病与辨证相结合；②标本兼顾，实则解酒毒，清湿热，祛痰浊，活血祛瘀，行气导滞，软坚散结等；虚则滋补肝肾，温补脾肾等；③分期阶段治疗，由于 ALD 的几种病理类型，即 AS、AH、ALF 和 ALC 相继发生，可以合并存在，呈现不断动态变化的过程，故针对不同阶段各自的病理特点，采用相应的治疗原则，进行动态治疗；④借鉴现代研究成果，中西医结合治疗[22-25]。

（一）辨证论治

不同医家对本病的辨证分型存在不同观点，参考各医家意见[26-27]后分型如下：

1. **肝郁脾虚型**　治拟疏肝健脾。方选逍遥丸加减：逍遥丸（柴胡、当归、白芍、炒白术、茯苓、炙甘草、薄荷、生姜）出自宋代《太平惠民和剂局方》，是治疗肝郁脾虚证型的经典方，具有疏肝健脾之功效。蔡新吉等[28]用逍遥丸治疗 52 例肝郁脾虚型的 ALD 患者，结果显示该药可显著降低患者的中医证候积分，明显改善患者恶心、腹胀等主要症状，总有效率为100%。

2. **肝胆湿热型**　治拟清肝利胆。方选：

（1）**茵陈蒿汤加减**：茵陈蒿汤（茵陈、栀子、大黄）出自东汉《伤寒论》，具有清热利湿退黄之功效，是主治湿热发黄的一张卓效方剂。马力等[29]将 88 例酒精性肝病患者，分为茵陈蒿汤加味治疗组 45 例，口服水飞蓟素胶囊对照组 43 例，结果治疗组总有效率为 81.92%，显著高于对照组（$P<0.05$）。

（2）龙胆泻肝汤加减：龙胆泻肝汤（龙胆草、栀子、黄芩、木通、泽泻、车前子、柴胡、甘草、当归、生地黄）出自清代《医方集解》，具有清泻肝胆实火，清利肝经湿热之功效。高新建等[30]将 80 例酒精性肝病患者随机分为两组，用龙胆泻肝汤加减治疗 40 例湿热型酒精性肝病，设多烯磷脂酰胆碱胶囊对照组，治疗 20 天后，治疗组总有效率为 95%，明显优于对照组（$P<0.05$）。王国成[31]将 70 例酒精性肝病患者随机分为对照组 35 例和研究组 35 例，其中对照组采用多烯磷脂酰胆碱治疗，研究组采用龙胆泻肝汤进行治疗。结果显示研究组的治疗效果优于对照组（$P<0.05$）。王福大[32]随机抽选 80 例酒精性肝病患者分为甲乙两组，每组 40 例。甲组采取多烯磷脂酰胆碱片治疗，乙组采取龙胆泻肝汤治疗，结果显示乙组临床治疗总有效率为 95.0%，两组对比差异具有统计学意义（$P<0.05$）。

3. **气滞血瘀型**　治拟行气活血。方选膈下逐瘀汤加减：膈下逐瘀汤（灵脂、当归、川芎、桃仁、丹皮、赤芍、乌药、延胡索、甘草、香附、红花、枳壳）出自清代《医林改错》，具有活血逐瘀、破癥消结之功效。有医家[27,33]选膈下逐瘀汤辨证治疗酒精性肝病。

4. **痰瘀互结型**　治拟活血化痰。方选：

（1）鳖甲煎丸：鳖甲煎丸（鳖甲胶、阿胶、蜂房、鼠妇虫、土鳖虫、蜣螂、硝石、柴胡、黄芩、制半夏、党参、干姜、厚朴、桂枝、炒白芍、射干、桃仁、牡丹皮、大黄、凌霄花、葶苈子、石韦、瞿麦）出自东汉《金匮要略》，具有活血化瘀、软

坚散结之功效。不少医家[27,34]选鳖甲煎丸辨证治疗酒精性肝病。

（2）大黄䗪虫丸：大黄䗪虫丸（熟大黄、土鳖虫、水蛭、虻虫、蛴螬、干漆、桃仁、炒苦杏仁、黄芩、地黄、白芍、甘草）出自东汉《金匮要略》，具有活血破瘀、通经消癥之功效。有医家[27,34]选大黄䗪虫丸辨证治疗酒精性肝病。

5. **肝肾阴虚型**　治拟滋补肝肾。选方：

（1）一贯煎加减：一贯煎（北沙参、麦冬、当归、生地黄、枸杞子、川楝子）出自清代《续名医类案》。具有滋阴疏肝之功效。青献春教授[35]依据酒精性肝病的三期病因病机特点，灵活运用一贯煎化裁论治该病，临床疗效显著。

（2）六味地黄汤：六味地黄汤（熟地黄、酒山茱萸、牡丹皮、山药、茯苓、泽泻）出自宋代《小儿药证直诀》。具有滋阴补肾之功效。梁卫等[27]选用六味地黄汤辨证治疗酒精性肝病。

（3）滋水清肝饮：滋水清肝饮（熟地黄、当归身、白芍、酸枣仁、山茱萸、茯苓、山药、柴胡、山栀、丹皮、泽泻）出自清代《医宗己任编》。具有滋阴养血、清热疏肝之功效。有医家[36-37]选用滋水清肝饮辨证治疗酒精性肝病。

6. **脾肾阳虚型**　治拟温补脾肾。选方：

（1）济生肾气丸加减：济生肾气丸（熟地黄、山茱萸、牡丹皮、山药、茯苓、泽泻、肉桂、附子、牛膝、车前子）出自宋代《济生方》。具有温肾化气、利水消肿之功效。有医家[38-39]选用济生肾气丸辨证治疗酒精性肝病。

（2）附子理中丸加减：附子理中丸（附子、人参、干姜、甘草、白术）出自宋代《太平惠民和剂局方》。具有温中健脾之功效。任延明等[40]选用附子理中丸辨证治疗酒精性肝病。

（3）五苓散加减：五苓散（猪苓、茯苓、白术、泽泻、桂枝）出自东汉《伤寒论》。具有利水渗湿、温阳化气之功效。有医家[27,41-42]选用五苓散辨证治疗酒精性肝病。

（二）分期论治

关于本病的治疗思路，不少医家[25,43-46]主张结合体质，在辨病辨证的思想指导下分期论治。如季光等[24,47]认为本病早期对应于酒精性脂肪肝阶段，属肝气郁结、痰湿内阻，应疏肝理气、化痰祛湿；中期对应于酒精性肝炎阶段，属气、血、痰浊搏结，肝胆湿热者应清热利湿，气滞痰阻则导滞宣腑、理气化痰，气滞血阻又需理气活血、通络清积；末期对应于酒精性肝硬化阶段，病及肝肾，气滞血瘀，水湿内停，故益气活血、扶正固本、逐水利湿。理气活血应贯穿始终，攻补兼施，照顾兼证。如卢秉久等[46,48]认为酒精性肝病临床分为"酒痞""酒癖"和"酒臌"三个阶段，"酒痞"多"湿热内蕴"，治以"清热利湿，健脾解酒"；"酒癖"多"气滞血瘀"，治以"活血化瘀，理气化痰"；"酒臌"阶段多正气亏虚，治以"扶正祛邪，治病求本"。

（三）辨病论治

1. 经方

（1）葛花解醒汤：葛花解醒汤（白豆蔻、砂仁、葛花、干生姜、神曲、泽泻、白术、橘皮、猪苓、人参、白茯苓、木香、青皮）出自金代《脾胃论》，具有分消湿热、温中健脾之功效。尹周安等[49]认为该方专注"解酒"，贯穿了专病专药之组方思路，注重调肝理脾，上下分消湿热酒毒，攻补兼施，肝脾同调，配伍严谨。翁卫东[50]将120例ALD患者随机分为治疗组和对照组各60例，均戒酒，对照组给予口服多烯磷脂酰胆碱胶囊，在此基础上治疗组加用葛花解醒汤口服，疗程为3个月。结果治疗组在肝功能、肝纤维化指标

和CT肝/脾比值的改善方面均优于对照组（$P<0.05$）。

（2）二至丸解醒汤：二至丸解醒汤由二至丸（女贞子、墨旱莲）和葛花解醒汤二方合成，其中二至丸出自明代王三才的《医便》。何义华等[51]将120例ALD患者随机分成治疗组和对照组各60例，对照组予常规治疗，治疗组在常规治疗的基础上加用二至丸解醒汤（葛花、木香、人参、猪苓、茯苓、陈皮、白术、干姜、泽泻、青皮、砂仁、白豆蔻、墨旱莲、女贞子），疗程为12周。治疗后除GPT外，治疗组其余肝功能指标、脂肪衰减指数和肝脏硬度指数改善程度均明显优于对照组（$P<0.01$）。

（3）黄连温胆汤：黄连温胆汤自唐代孙思邈《备急千金要方》中温胆汤演绎而来，具有清热、醒神、化痰、开窍、活血化瘀之功效。马善桐等[52]将57例ALD患者随机分为治疗组30例和对照组27例，全部患者均在严格戒酒的基础上，给予高蛋白、低脂饮食，并予能量合剂和维生素B、C等静脉滴注每日1次。治疗组加用黄连温胆汤加减。治疗8周以后，治疗组总有效率83.3%，与对照组有显著性差异（$P<0.01$）。

（4）栀子大黄汤：栀子大黄汤（栀子、大黄、枳实、淡豆豉）出自东汉《金匮要略》。李欣昕等[53]通过在分子水平上研究评价了栀子大黄汤对急性酒精性肝损伤引起的肝内磷脂变化的保护作用。

（5）茵陈五苓散：茵陈五苓散（茵陈、白术、赤茯苓、猪苓、桂枝、泽泻）出自东汉《金匮要略》。周焕等[54]研究发现，相对于对照组，治疗组血清GPT、GOT均明显降低（$P<0.01$），肝组织病理学改变显著减轻。

2. 自拟方

（1）清肝活血方：季光等[55]将120例ALD患者随机分为清肝活血方（柴胡、黄

芩、丹参、鳖甲、葛根）组 60 例、小柴胡冲剂组 30 例和一般治疗组 30 例（口服葡醛内酯片和维生素 C）。清肝活血方组总体疗效改善情况优于其他两组，GPT、GOT、TG 的降低优于其他两组（$P<0.01$），GGT、VLDL 的降低优于一般治疗组（$P<0.01$），清肝活血方并可降低肝纤维化标志物、细胞因子水平，抗肝脏脂质过氧化损伤，改善脂肪肝程度。

（2）**清肝化湿活血汤：**姚志山等[56]将 175 例 ALD 患者随机分为治疗组 87 例和对照组 88 例。对照组采用戒酒、营养支持、多烯磷脂酰胆碱、还原性谷胱甘肽、异甘草酸镁、熊去氧胆酸胶囊等治疗，治疗组在对照组治疗方案的基础上加用清肝化湿活血汤（茯苓、陈皮、泽泻、郁金、山楂、丹参、大黄、半夏、葛花、桃仁、厚朴、柴胡、甘草）加减治疗。治疗 12 周后，治疗组的肝功能指标得到明显改善，总有效率为 82.8%，两组比较差异有统计学意义（$P<0.05$）。

关于自拟方治疗本病的研究比较多，除了以上两张方，还包括健脾活血解毒汤[57]、健脾活血方[58-59]、调肝汤[60]、调肝活血方[61]、化痰活血汤[62]、酒肝乐[63]、葛花醒酒益肝方[64]、护肝醒脾汤[65-66]、当归白术汤[67]、肝易复[68]、清化瘀毒方[69]、枳黄方[70]、清脂颗粒[71]、保肝颗粒[72]、肝脾调补方[73]、调肝理脾方[74]、柔肝固肠方[75]等。

3. 中成药

（1）**强肝胶囊：**强肝胶囊是由白芍、党参、黄芪、山药、黄精、地黄、丹参、当归、山楂、神曲、茵陈、郁金、秦艽、板蓝根、泽泻、甘草组成。具有清热利湿、补脾养血、益气解郁之功效。吴军伟[76]选取 120 例酒精性脂肪肝患者，随机分为 2 组，治疗组 60 例予强肝胶囊进行治疗，对照组 60 例采用甘草酸二铵等常规保肝治疗，治疗时间为 8 周。研究结束后，治疗组 GPT、GOT、STB、GGT 及肝纤维化指标均显著下降（$P<0.05$），治疗组总有效率为 90%，与对照组有显著性差异（$P<0.05$）。张显耀[77]将本病患者随机分治疗组 126 例，对照组 60 例。治疗组用强肝胶囊，对照组给予护肝片。2 个月为 1 个疗程。结果显示治疗组总有效率为 81.3%，与对照组有非常显著性差异（$P<0.01$）。

（2）**茵栀黄颗粒：**茵栀黄颗粒由茵陈、栀子、黄芩苷、金银花组方，具有利湿退黄、清热解毒之治疗功效。杨兴平等[78]将 120 例 ALD 患者随机分为对照组和治疗组各 60 例。对照组口服水飞蓟宾胶囊，治疗组在对照组治疗基础上口服茵栀黄颗粒，疗程均为 12 周，治疗后治疗组的总有效率为 85%，与对照组比较差异具有统计学意义（$P<0.05$），能改善患者的肝功能和肝纤维化。

（3）**肝苏颗粒：**肝苏颗粒为赶黄草的单味中药制剂，具有清热解毒、退黄化湿、活血散瘀、利水消肿之功效。胡祥宇等[79]将 ALD 患者随机分为观察组与对照组各 45 例，治疗 3 个月后，观察组患者的肝脏生化检查结果明显好于对照组，观察组患者总有效率为 84.4%，明显高于对照组（$P<0.05$）。

（4）**双虎清肝颗粒：**双虎清肝颗粒由金银花、白花蛇舌草、虎杖、黄连、蒲公英、野菊花、紫花地丁、丹参、瓜蒌、麸炒枳实、法半夏、甘草等组成，具有清热利湿、化痰宽中、理气活血之功效。付修文等[80]将 86 例 ALD 患者随机分为治疗组 45 例和对照组 41 例，两组患者均予基础治疗，均服用复方益肝灵。在此治疗基础上，治疗组患者口服双虎清肝颗粒，对照组口服凯西莱（硫普罗宁）。治疗 3 个月后治疗组总有效率 71.11%，与对照组有显著性差异（$P<0.05$）。

（5）**当飞利肝宁胶囊：**当飞利肝宁胶囊是由水飞蓟和当药组成，具有清利湿热、益肝退黄之功效。李春颖[81]将84例ALD患者随机分为治疗组和对照组各42例。对照组口服益肝灵片、肌苷片、维生素C和B类维生素；治疗组在此基础上给予当飞利肝宁胶囊治疗，12周为1个疗程，结果显示两组患者总有效率比较差异有统计学意义（P<0.05），治疗组优于对照组。治疗组治疗后肝功能等指标水平明显降低，与治疗前比较差异有统计学意义（P<0.05）。

（6）壳脂胶囊：壳脂胶囊是由甲壳、制何首乌、牛膝、茵陈、丹参组成，具有清化湿浊、活血散结、补益肝肾之功效。尹澎等[82]将酒精性脂肪肝患者81例随机分为观察组43例和对照组38例，两组常规给予禁酒和低脂饮食，对照组加用水飞蓟素治疗，观察组加用壳脂胶囊治疗。治疗12周后，观察组总有效率90.7%，与对照组比较差异显著（P<0.05）。壳脂胶囊可降低酒精性脂肪肝患者的TG、TC水平，促进GPT、GOT、GGT好转，改善肝组织炎症状况。

其他的中成药研究还包括安络化纤丸[83-84]、六味五灵片[85]、解酒口服液[86]、八味护肝胶囊[87]、清源调脂胶囊[88]、脂肝康胶囊[89]、泰脂安胶囊[90]、九味肝泰胶囊[91]、菊杞保肝胶囊[92]、灵须护肝片[93]等。

4. 中药 薄怀来等[94]通过对中药组分的统计发现，ALD用药主要分为活血化瘀药、利水渗湿药、清热药、理气药、补气药、化湿药、解酒药、解表药和化痰药。赵桐等[95]研究发现活血化瘀药和补虚药使用药味和频次都较高，以下依次为清热药、利水渗湿药、理气药、消食药等。

目前针对酒精性肝病的单味中药和单体中药研究比较多的包括葛根[96-99]、枳椇子[100-105]、丹参[106-107]、垂盆草[108]、三七[109-111]、藏红花[112]、大黄[113]、决明子[114]、党参[115]、黄芪[116]、五味子[117-118]、鸡血藤[119]、鳖甲[120]、苦参[121]、石斛[122-124]、刺五加[125]、乌药[126-129]、辛夷[130]、莲子[131]、橘红[132]、大枣[133]、冬凌草[134]、山楂[135]、姜黄[136]、赶黄草[137]、牡蛎[138-139]、茶多酚[140-141]、芦丁[142]、白藜芦醇[143]、海兔素[144-147]等。

三、行为治疗

（一）戒酒

作为病因治疗，戒酒是治疗酒精性肝病的关键。戒酒能限制肝脂肪变性（hepatic steatosis，HS）的发展，并防止进一步的肝损伤、纤维化和HCC的可能性。Child-Pugh A级的ALD患者戒酒后5年生存率可超过80%，Child-Pugh B、C级患者在戒酒后也能使5年生存率从30%提高至60%[148]。疾病早期戒酒则30%的患者可以完全恢复健康[149]。确定患者嗜酒后，告知患者当前问题所在以及饮酒的危害性，并给予具体建议。在戒酒过程中建议给予鼓励和监督，或是由心理医师进行专科治疗，以提高患者的自我控制能力。如沈靖等[150]研究显示成立戒酒互助小组是有一种有效的干预模式，可以明显改善ALD患者对酒精的依赖和渴求程度，降低患者复饮率。

部分患者在戒酒过程中可能会出现酒精戒断综合征（alcoholic withdrawal syndromes，AWS）。AWS是酒精依赖患者突然停止或减少饮酒所引起的一系列症状和体征，常发生在戒酒后的6～24h。轻中度的AWS可表现为血压增高、心率加快、烦躁、焦虑、头痛、恶心、呕吐、震颤和反射亢进，重症AWS可出现昏迷、心搏骤停、震颤性谵妄和癫痫。赵俊叶等[151]研究发现采取积极有效的临床护理干预措施，能使戒断综合征患者克服负性心理情绪反应，有效改善心理状况，提高治疗依从性，促进症状好转和疾病康复。若经上述心理治疗未能成功戒酒或是出现戒断综合征的患者，可予以药物治疗。苯二氮䓬类药物（地西泮、氯氮䓬、劳拉西泮、奥沙西泮等）被认为是 AWS 治疗的首选用药。对于老年和肝功能不全患者应用短效和中效类药物（如劳拉西泮、奥沙西泮）较安全[152-153]。

（二）加强营养支持

目前西医的研究提示，营养不良是酒精性肝病的危险因素之一[154]。且长期嗜酒，饮食摄入少，加上酒精对胃肠的长期刺激易致消化吸收不良，以及肝脏营养物质储备不足，可以导致 ALD 患者存在不同程度的营养不良，从而与酒精协同作用导致肝脏损害。如中医认为的 ALD 患者由于脾不能升清，胃不能降浊，导致中焦斡旋失司，气机壅滞，进而影响水谷精微的正常运化。故在戒酒的基础上应选择高蛋白[1.2～1.5g/（kg·d）]、高热量[35～40kcal/（kg·d）]、低脂饮食，并注意补充维生素 B_1、维生素 B_6、维生素 C、维生素 K、叶酸、维生素 A 和维生素 E，以及微量元素（锌、硒等）[155-156]。补充锌能增强 ADH 活性和抑制 CYP2E1 来改善 ALD[157]。同时应规律饮食及作息，调畅情志以保持心情愉悦。

四、临床疗效评价

（一）评估方法

目前，有几种方法[158-160]可用于评估 ALD 的严重程度和近期存活率，包括 Child-Pugh 积分系统、PT-胆红素判别函数（Maddrey 判别函数）和终末期肝病模型（MELD）分级等，其中 Maddrey 判别函数的价值较高，其判别函数公式为：$46 \times PT$（s）差值 +TBIL（mg/dl）。

（二）中医药治疗酒精性肝病临床疗效 Meta 分析

汤明珠等[161]计算机检索近 10 年公开发表的采用中医药治疗酒精性肝病的临床随机对照试验文献，经双人独立筛选后，应用 RevMan5.3 软件对文献数据行 Meta 分析。共纳入 11 篇文献，共计病例 965 例。异质性分析 $P=0.57$，$I^2=0\%$，各研究同质性良好，采用固定效应模型进行 Meta 分析，得出 OR 值为 3.75，95%CI 为（2.81～5.00），菱形位于中间线的右侧，$Z=8.98$，$P<0.00001$，表明中医药疗法对于酒精性肝病较单纯西医药疗法临床疗效显著。

（三）营养治疗对酒精性肝病疗效的荟萃分析

别彩群等[162]检索 PubMed、Embase、Web of Science、The Cochrane Central Register of Controlled Trials、中国期刊全文数据库、中国科技期刊数据库（维普）、万方数字化期刊全文数据库等从建库到 2014 年 11 月有关营养治疗对 ALD 疗效的临床随机对照试验，采用 RevMan5.1.0 软件对入选试验进行 Meta 分析。共 12 项 RCTs，508 例 ALD 患者符合入选标准。Meta 分析结果显示，与对照组相比，营养治疗可以更有效地降低 ALD 患者血清总胆红素（$P=0.04$）及碱性磷酸酶（$P=0.04$）水平，提高血清转铁蛋白水平（$P<0.00001$），但在其他肝功能指标及 ALD 并发症等方面，两种治疗方法的差异无统计学意义（$P>0.05$）；营养治疗组短期及长期死亡发生率、感染发生率与对照组相比差异亦无统计学意义（$P>0.05$）。由此可见，营养治疗可明显改善 ALD 患者血清总胆红素、碱性磷酸酶、转铁蛋白等部分肝功能指标，有望提高患者生存质量，但不能改善短期或长期生存率、其他肝功能及 ALD 并发症等指标，可以作为 ALD 患者的常规治疗方法。

（魏华凤、季光）

参考文献

[1] 中华医学会肝病学分会脂肪肝和酒精性肝病学组，中国医师协会脂肪性肝病专家委员

会.酒精性肝病防治指南（2018 年更新版）
[J].实用肝脏病杂志，2018，21（2）：170-
176.

[2] 宋阳，周飞，陈立刚.《2018 年欧洲肝病学
会临床实践指南：酒精性肝病管理》摘译
[J].临床肝胆病杂志，2018，34（7）：1415-
1419.

[3] MANN R E, SMART R G, GOVONI R.The
epidemiology of alcoholic liver disease[J].
Alcohol Res Health, 2003, 27（3）：209-
219.

[4] TAN H H, VIRMANI S, MARTIN
P.Controversies in the management of alcoholic
liver disease[J].Mt Sinai J Med, 2009, 76：
484-498.

[5] MONTEIRO M G.Alcohol and public health in
Latin America：how to prevent a health
disaster?[J].Adicciones, 2013, 25：99-105.

[6] 中华医学会肝病学分会脂肪肝和酒精性肝病
学组，中国医师协会脂肪性肝病专家委员
会.酒精性肝病防治指南（2018 年更新版）
[J].临床肝胆病杂志，2018，34（5）：939-
946.

[7] 季成叶.我国大学生过量饮酒行为流行现状
[J].中国学校卫生，2010，31（10）：1157-
1160.

[8] 陈士林，孟晓丹，王炳元，等.辽宁省部分
城市酒精性肝病流行现状调查 [J].实用肝脏
病杂志，2010，13（6）：428-430.

[9] WANG H, MA L, YIN Q, et al. Prevalence
of alcoholic liver disease and its association
with socioeconomic status in North-Eastern
China[J].Alcohol Clin Exp Res, 2014, 38
（4）：1035-1041.

[10] 黄顺玲，戴水奇，张雪红，等.湖南省酒精
性肝病流行病学调查概况 [J].中国医师杂
志，2005，7（3）：426-427.

[11] 鲁晓岚，陶明，罗金燕，等.饮酒与肝病流
行病学调查 [J].中华肝脏病杂志，2002，10
（6）：467-468.

[12] 厉有名，陈卫星，虞朝辉，等.浙江省酒精
性肝病流行病学调查概况 [J].中华肝脏病杂
志，2003，11（11）：647-649.

[13] ZHOU Y J, LI Y Y, NIE Y Q, et
al.Prevalence of fatty liver disease and its risk
factors in the population of South China[J].
World J Gastroenterol, 2007, 13（47）：
6419-6424.

[14] 姚锦慧，赵秋冬，熊鹏芬，等.云南元江少
数民族酒精性肝病流行病学调查 [J].胃肠病
学和肝病学杂志，2011，20（12）：1137-
1139.

[15] 邹正升，赵军，王晓霞，等.住院的酒精性
肝病患者临床疾病特点分析 [J].实用肝脏病
杂志，2014，17（1）：26-29.

[16] 庞树朝，郭卉.中医药治疗酒精性肝病研究
述评 [J].世界中西医结合杂志，2016，11
（1）：140-142.

[17] WLODARSKA M, FINLAY B B.Host
immune response to antibiotic perturbation of
the microbiota[J].Nature, 2010, 3（2）：100-
103.

[18] ASSIMAKOPOULOS S F, SCOPA C D,
VAGIANOS C E.Pathophysiology of increased
intestinal permeability in obstructive
jaundice[J].World J Gastroenterol, 2007, 13
（48）：6458-6464.

[19] CHEN P, SCHNABL B.Host-microbiome
interactions in alcoholic liver disease[J].Gut
and Liver, 2014, 8（3）：237-241.

[20] 栾倩，哈成勇，张玉彬.基于肝肠轴治疗酒
精性肝病的研究进展 [J].药物生物技术，
2018，25（4）：368-371.

[21] 刘近明，赵国荣，邹俊驹，等.肝脾相关、
肠 - 肝轴和酒精性肝病 [J].中西医结合肝病
杂志，2019，29（1）：59-62.

[22] 李丹青，肖达民，李升伟，等.酒精性肝病
不同分期中医病机特征探讨 [J].广州中医药
大学学报，2017，34（6）：931-934.

[23] 安国辉.中医药诊治酒精性肝病思路探讨 [J].

四川中医，2015，33（10）：17-18.

[24] 季光，郑培水.加强中医药防治酒精性肝病的研究 [J].江西中医学院学报，2005，17（2）：15-16.

[25] 金容炫，张浩，田德禄.田德禄教授治疗酒精性肝病的临床经验 [J].中国中医基础医学杂志，2003，9（8）：66-67.

[26] 张安华.中医对酒精性肝病成因的理解 [J].世界最新医学信息文摘，2015，15（90）：131-132.

[27] 梁卫，吴承玉.酒精性肝病辨治心得 [J].中医杂志，2013，54（5）：433-434.

[28] 蔡新吉，魏振满，毕京峰.逍遥丸对酒精性肝病肝郁脾虚证中医证候的疗效观察 [J].中华中医药学刊，2013，31（6）：1265-1267.

[29] 马力，马军梅.茵陈蒿汤加味治疗酒精性肝病的临床观察 [J].宁夏医学杂志，2009，31（10）：923-924.

[30] 高新建，王云，汤沙.龙胆泻肝汤治疗酒精性肝病 40 例 [J].中国医药科学，2013，3（16）：88-89.

[31] 王国成.龙胆泻肝汤应用在酒精性肝病患者治疗中的临床效果 [J].世界最新医学信息文摘，2019（2）：142.

[32] 王福大.龙胆泻肝汤应用在酒精性肝病患者治疗中的临床效果 [J].中国医药指南，2018（4）：162-163.

[33] 王伯祥.中医肝胆病学 [M].北京：中国医药科技出版社，1993：253-260.

[34] 陈小林，王希利.王希利教授治疗酒精性肝病经验撷要 [J].实用中医内科杂志，2008，22（7）：18-19.

[35] 吉军霞，青献春.青献春运用一贯煎治疗酒精性肝病经验 [J].中国当代医药，2012，19（34）：96-97.

[36] 孙劲晖，赵鲲鹏，孙岸弢.酒精性肝病治疗思路阐要 [J].中医药学报，2012，40（1）：1-4.

[37] 肖达民，李丹青，吴艳华.酒精性肝病的中医临床研究进展 [J].中药新药与临床药理，2018，29（1）：118-122.

[38] 杨静波.中医辨证治疗酒精性肝病 46 例 [J].中国民间疗法，2007，15（6）：39-40.

[39] 聂晶晶，王骁，唐艳.酒精性肝病的中西医结合治疗进展 [J].河南中医，2016，36（4）：738-740.

[40] 任延明.酒精性肝病的中医病机浅探 [J].青海医学院学报，2004，25（2）：140-141.

[41] 王晓燕，庞浩龙，贡联兵.酒精性肝病中成药的合理应用 [J].人民军医，2017，60（8）：820-821.

[42] 张华锋，张亚西.张亚西教授分型论治酒精性肝病经验 [J].甘肃中医，2009，22（6）：16-17.

[43] 马卫国，张良，叶永安.田德禄教授治疗酒精性肝病的经验探讨 [J].中西医结合肝病杂志，2007，17（2）：111-112.

[44] 张成博，赵益梅，韩涛.酒精性肝病的中医治疗进展 [J].山东中医杂志，2006，25（4）：283-285.

[45] 师宁，苏泽琦，李培彩，等.酒精性肝纤维化中医证候分类研究 [J].中华中医药杂志，2013，28（7）：2119-2122.

[46] 相芳萍，卢秉久.卢秉久治疗酒精性肝病经验 [J].山东中医杂志，2016，35（3）：237-238.

[47] 钟杰璋，陈贻威，潘家丽，等.中药治疗酒精性肝病的研究进展 [J].世界中医药，2018，13（2）：504-507.

[48] 张慧珍，卢秉久.卢秉久辨治酒精性肝病经验 [J].长春中医药大学学报，2018，34（4）：692-695.

[49] 尹周安，毛娅男，龙玲，等.酒精性肝病的防治策略及东垣葛花解醒汤的组方思路 [J].中医药导报，2017，23（14）：34-36.

[50] 翁卫东.葛花解醒汤治疗酒精性肝病的临床疗效观察 [J].中华中医药学刊，2010，28（6）：1226-1227.

[51] 何义华，罗建君，文安怡，等.二至解醒汤

治疗酒精性肝病临床研究 [J]. 中医学报,
2018, 33（241）: 1099-1102.

[52] 马善桐, 袁士良. 黄连温胆汤加减治疗酒精
性肝病 30 例临床观察 [J]. 江苏中医药,
2009, 41（11）: 31-32.

[53] 李欣昕, 陈林飞, 欧阳永中, 等. 栀子大黄
汤对酒精性肝损伤保护作用的质谱评价 [J].
中国医科大学学报, 2015, 46（5）: 579-
586.

[54] 周焕, 蔡军红, 陈少玲. 茵陈五苓散对大鼠
酒精性肝损伤防治作用的研究 [J]. 现代中西
医结合杂志, 2006, 15（8）: 1005-1006.

[55] 季光, 王育群, 曹承楼, 等. 清肝活血方治
疗酒精性肝病的临床研究 [J]. 中国中西医结
合杂志, 2004, 24（1）: 13-16.

[56] 姚志山, 刘丁丁, 云翔. 清肝化湿活血汤联
合保肝降酶药物治疗酒精性肝病的效果分析
[J]. 临床肝胆病杂志, 2016, 32（8）: 1557-
1561.

[57] 魏彩祥, 李少平, 邓延坤. 健脾活血解毒汤
治疗酒精性肝病 30 例疗效分析 [J]. 中国中
医急症, 2009, 18（10）: 1601-1602.

[58] 唐开斌, 夏仁, 李丽娟. 健脾活血方治疗酒
精性肝损伤的疗效及作用机制研究 [J]. 四川
中医, 2015, 33（5）: 53-55.

[59] 傅琪琳, 胡义扬, 黄甫, 等. 健脾活血方抗
酒精性肝损伤脂质过氧化主效应中药分析
[J]. 中国实验方剂学杂志, 2013, 19（13）:
186-191.

[60] 左馨卉. 调肝汤治疗酒精性肝病临床疗效观
察 [J]. 四川中医, 2012（3）: 72-73.

[61] 张洁玉. 调肝活血方抗酒精性肝病的临床观
察 [J]. 中医药学报, 2007, 35（3）: 56-57.

[62] 杜景海. 化痰活血汤治疗酒精性肝病临床观
察 [J]. 中华中医药学刊, 2007, 25（4）:
854-855.

[63] 喻洪伟, 张春梅. 酒肝乐治疗酒精性肝病疗
效观察 [J]. 辽宁中医杂志, 2003, 30（4）:
284.

[64] 方艳琳, 张凡鲜, 秦莉花. 葛花醒酒益肝方

治疗酒精性肝病 [J]. 新乡医学院学报,
2009, 26（3）: 278-280.

[65] 石振海, 闫爱春, 薄爱华, 等. 护肝醒脾汤
治疗酒精性肝病的临床研究 [J]. 中国中西医
结合消化杂志, 2008, 16（6）: 401-403.

[66] 闫爱春, 石振海, 薄爱华, 等. 护肝醒脾汤
治疗酒精性肝病 50 例临床观察 [J]. 辽宁中
医杂志, 2009, 36（6）: 943-944.

[67] 韩海啸, 江一墩, 王志斌, 等. 当归白术汤
加减治疗新马地区酒精性脂肪肝的临床研究
[J]. 中华中医药学刊, 2011, 29（2）: 435-
437.

[68] 毛中伏, 谈硕彦, 闫昌誉, 等. 解酒中药复
方"肝易复"对小鼠急性酒精性肝损伤的保
护作用 [J]. 中药新药与临床药理, 2016, 27
（5）: 660-665.

[69] 王邦才, 张宇, 何国浓. 清化瘀毒方对酒精
性大鼠肝纤维化转化生长因子 β₁ 表达的影
响 [J]. 中华中医药学刊, 2011, 29（9）:
2009-2011.

[70] 张维丽, 潘玲, 胡胜军, 等. 枳黄方对急性
酒精性肝病大鼠 TNF-α 和内毒素的影响 [J].
中西医结合肝病杂志, 2006, 16（2）: 99-
100.

[71] 刘维明, 刘相花, 王玉娟, 等. 清脂颗粒干
预酒精性脂肪肝形成的实验研究及对大鼠血
清 TNF-α、Leptin 水平的影响 [J]. 世界中医
药, 2015, 10（8）: 1231-1234.

[72] 张英莉, 范颖, 訾慧, 等. 保肝颗粒对小鼠
急性酒精性肝损伤的保护作用 [J]. 中国实验
方剂学杂志, 2015, 21（12）: 108-111.

[73] 阮连国, 张妍, 吴建红, 等. 肝脾调补方对
大鼠急性酒精性肝损伤的防护作用研究 [J].
中西医结合肝病杂志, 2014, 24（2）: 104-
105.

[74] 邓秀兰, 冯军安, 张晓晶, 等. 调肝理脾方
制剂防治小鼠乙醇性肝损伤的实验研究 [J].
中华中医药杂志, 2008, 23（5）: 402-405.

[75] 姚东升, 胡义扬, 傅琪琳, 等. 柔肝固肠方
改善慢性酒精性肝损伤大鼠肠道通透性的机

制研究 [J]. 世界中医药，2015，10（2）：174-177.

[76] 吴军伟 . 强肝胶囊治疗酒精性脂肪肝的疗效观察 [J]. 现代中西医结合杂志，2013，22（9）：2898-2900.

[77] 张显耀 . 强肝胶囊治疗酒精性肝病 126 例疗效观察 [J]. 浙江中医杂志，2007，42（1）：58.

[78] 杨兴平，蒋丽琳 . 茵栀黄颗粒联合水飞蓟宾胶囊治疗酒精性肝病的疗效观察 [J]. 现代药物与临床，2019，34（3）：701-704.

[79] 胡祥宇，袁叶飞 . 肝苏颗粒治疗酒精性脂肪肝的临床疗效观察 [J]. 西南军医，2013，15（6）：647-648.

[80] 付修文，高连印 . 双虎清肝颗粒联合复方益肝灵治疗酒精性肝炎 45 例 [J]. 中西医结合杂志，2007，17（6）：373-375.

[81] 李春颖 . 当飞利肝宁胶囊治疗酒精性肝病 42 例 [J]. 中 医 杂 志，2012，53（16）：1418-1419.

[82] 尹澎，陈玉琪 . 壳脂胶囊结合运动锻炼治疗酒精性脂肪肝疗效观察 [J]. 人民军医，2010，53（2）：123-124.

[83] 何仁辉，白宇鹏 . 还原型谷胱甘肽联合安络化纤丸治疗酒精性脂肪肝 100 例 [J]. 临床消化病杂志，2012，24（3）：137-138.

[84] 靖旭，娄海燕，冯一民，等 . 安络化纤丸对大鼠高脂性脂肪肝的治疗作用 [J]. 中国生化药物杂志，2012，33（6）：717-720.

[85] 周利军 . 六味五灵片治疗酒精性肝病 168 例临床观察 [J]. 中西医结合肝病杂志，2015，25（5）：308-310.

[86] 陈东方，李立，王亚东，等 . 解酒口服液对乙醇致急性肝损伤的保护作用 [J]. 中国实验方剂学杂志，2011，17（10）：199-201.

[87] 任延明，任世存，乔晓鸣 . 八味护肝胶囊治疗酒精性肝病 42 例临床观察 [J]. 江苏中医药，2004，25（9）：25-26.

[88] 林爱清，李文彪，张瑞芬，等 . 清源调脂胶囊治疗酒精性肝病临床效果评价 [J]. 中西医

结合肝病杂志，2006，16（1）：11-13.

[89] 苗士奎，安春绵，任莹，等 . 脂肝康胶囊治疗酒精性肝病的临床研究 [J]. 中西医结合肝病杂志，2005，15（5）：266-269.

[90] 崔大江，刘艳巧，聂丹丽，等 . 泰脂安胶囊治疗酒精性脂肪肝的实验研究 [J]. 中药新药与临床药理，2003，14（6）：386-387.

[91] 闫嘉茵，许海江，张晓坚，等 . 九味肝泰胶囊对急性酒精性肝损伤小鼠的防护作用及其机制 [J]. 中国医院药学杂志，2015，35（15）：1347-1351.

[92] 杜丽萍，康永，郝旭亮，等 . 菊杞保肝胶囊对大鼠亚急性酒精性肝损伤的保护作用及其机理 [J]. 中成药，2015，37（6）：1325-1329.

[93] 綦菲，陈丽艳，孙银玲，等 . 灵须护肝片对急性酒精性肝损伤的保护作用 [J]. 长春中医药大学学报，2015，31（2）：232-234.

[94] 薄怀来 . 中药复方制剂治疗酒精性肝病规律探讨 [J]. 中医临床研究，2017，9（14）：3-6.

[95] 赵桐，钟赣生，陈绍红，等 . 近 5 年酒精性肝病中医药治疗组方用药规律研究 [J]. 中国临床医生，2013，41（12）：13-15.

[96] 崔团，彭景华，唐亚军 . 葛根总黄酮对 Lieber -Decarli 酒精性肝损伤大鼠库普弗细胞活化信号通路的干预作用 [J]. 上海中医药大学学报，2011，25（3）：71-75.

[97] 季红，郭鑫，尹鹏 . 葛根素对急性酒精性肝损伤的预防作用 [J]. 医学综述，2016，22（15）：3048-3049.

[98] 吴国琳，陈玖，余国友，等 . 葛根素对酒精性肝损伤大鼠肝组织 TGF-β_1 和 α-SMA 表达的影响 [J]. 中国中药杂志，2008，33（19）：2245-2249.

[99] BENLHABIB E，BAKER J I，KEYLER D E.Effects of purified puerarin on voluntary alcohol intake and alcohol withdrawal symptoms in P rats receiving free access to water and alcohol[J].Journal of Medicinal Food，2004，7（2）：180-186.

[100] 王文香，田菊霞，关媛媛，等．枳椇子对大鼠酒精性肝损伤的影响 [J]．浙江中医杂志，2012，47（5）：370-371.

[101] 张永昕，俞发．枳椇子总黄酮治疗酒精性肝病及其作用机制研究 [J]．中药材，2010，33（11）：1782-1785.

[102] 余选良，朱肖鸿，冯舒．枳椇子治疗酒精性肝病现状 [J]．浙江中西医结合杂志，2017，27（4）：342-344.

[103] 朱肖鸿，朱强，叶蕾，等．枳椇子对大鼠酒精性脂肪肝的预防作用及机制 [J]，中西医结合肝病杂志，2007，17（4）：220-222.

[104] 丁静，朱肖鸿．枳椇子预防大鼠酒精性脂肪肝的实验研究 [J]．浙江中西医结合杂志，2007，17（3）：156-158.

[105] 稽扬，陆红．枳椇子药理研究概况 [J]．中医药学报，2002，30（1）：54-56.

[106] 刘永刚，陈厚昌．丹参酮ⅡA 对四氯化碳致大鼠肝纤维化的实验研究 [J]．中药材，2002，25（1）：31-33.

[107] 王蓉，原永芳．丹酚酸B 药理作用的研究概况 [J]．中医药导报，2011，17（4）：130-132.

[108] 林远灿，骆海莺，金乾兴．垂盆草总黄酮影响肝星状细胞凋亡的作用机制研究 [J]．中国中药杂志，2015，40（16）：3273-3277.

[109] 何蓓白，陈芝云，赵振中，等．三七对酒精性肝病大鼠肝脏瘦素及受体表达的影响 [J]．中国中医药科技，2010，17（2）：122-124.

[110] 吴黎艳，陈芝芸，严茂祥，等．三七对酒精性肝病大鼠肝组织 CYP2E1 表达的影响 [J]．中华中医药杂志，2011，26（6）：1395-1398.

[111] 张永生，徐珊，赵育芳，等．三七总苷对肝纤维化模型大鼠的干预作用 [J]．中医杂志，2011，52（19）：1671-1675.

[112] 马安林，吴铁墉．藏红花对酒精及酒精加四氯化碳所致大鼠肝损伤的防治作用 [J]．中西医结合肝病杂志，2000，10（6）：34-35.

[113] 聂克．大黄药理作用研究及思考 [J]．山东中医药大学学报，2009，33（3）：239-240.

[114] 林冬静，金政．决明子提取物对急性肝损伤保护作用的实验研究 [J]．时珍国医国药，2006，17（2）：214-215.

[115] 张亮，韩春姬，李莲姬，等．轮叶党参提取物对酒精性肝损伤的保护作用 [J]．中国组织工程研究与临床康复，2007，11（29）：5742-5744.

[116] 张霄翔，扬雁，陈敏珠．黄芪多糖对HSC-T6 细胞增殖及胶原产生的影响 [J]．中国临床药理学与治疗学，2003，8（6）：645-647.

[117] 李丽波，王玉祥，杨宏艳，等．五味子乙素诱导的 HSP27 和 HSP70 对 Con A 诱导小鼠肝损伤的保护作用 [J]．第三军医大学学报，2013，35（12）：1210-1214.

[118] 苑荣爽，孙卉，杨雪晗，等．五味子多糖与泽泻提取物联合应用对小鼠急性酒精性肝损伤的保护作用 [J]．北华大学学报：自然科学版，2017，18（4）：454-458.

[119] 亢泽春，刘少华，高聪，等．鸡血藤总黄酮对酒精性肝损伤的保护作用及机制 [J]．中国老年学杂志，2013，33（23）：5951-5953.

[120] 高建蓉，姚航平，刘焱文，等．鳖甲水煎液药物血清对肝星状细胞的作用 [J]．中华中医药学刊，2013，31（11）：2525-2528.

[121] 高艳，郑萍，闫琳，等．苦参碱对大鼠慢性酒精性肝损伤的作用及初步机制研究 [J]．中国药理学通报，2013，29（7）：1012-1016.

[122] 钱明雪，李胜立，李凡，等．6 种石斛多糖抗亚急性酒精性肝损伤作用的比较 [J]．中国药学杂志，2015，50（24）：2117-2123.

[123] 王凤华，韩吉春，李德芳，等．霍山石斛水提取物通过介导 NF-κB/p65 和 p38 MAPK 减轻小鼠酒精性肝损伤 [J]．天然产物研究与开发，2017，29（4）：569-574.

[124] 孟海涛，汪鹤，查学强，等．霍山石斛不同提取物抗小鼠亚急性酒精性肝损伤活性的比较研究 [J]．食品科学，2015，36（13）：229-234.

[125] 郝乘仪, 白婷, 南极星, 等. 刺五加酸对酒精性肝损伤的影响 [J]. 中国实验方剂学杂志, 2012, 18 (24): 198-200.

[126] 谭明明, 张泓, 王军伟. 乌药对急性酒精性肝损伤的保护作用及机制初探 [J]. 安徽医科大学学报, 2015, 50 (12): 1773-1775.

[127] 陈伟民, 王军伟, 朱玮华. 乌药提取物对大鼠急性酒精性肝损伤预防作用的抗氧化机制研究 [J]. 中国医刊, 2013, 48 (1): 99-100.

[128] 聂子文, 郭建生, 陈君, 等. 乌药不同提取物对小肠推进胃排空的影响 [J]. 中药药理与临床, 2011, 27 (2): 93-95.

[129] 陈卓亮, 王军伟, 谭明明, 等. 乌药不同提取部位对大鼠急性酒精性肝损伤的保护作用研究 [J]. 浙江中医杂志, 2014, 49 (7): 538-539.

[130] 黄川锋, 王海鑫, 康爱英, 等. 辛夷对急性酒精性肝损伤小鼠的肝保护作用及机制研究 [J]. 中国临床药理学杂志, 2015, 31 (7): 515-518.

[131] 阎纳新, 武谦虎. 空心莲子草醇提物对小鼠急性酒精性肝损伤的防护作用 [J]. 中国药业, 2015, 24 (14): 26-27.

[132] 肖凤霞, 张旭倩, 邓少东, 等. 毛橘红总黄酮对酒精性肝损伤大鼠肝组织病理的影响 [J]. 中药新药与临床药理, 2012, 23 (6): 615-619.

[133] 申军华, 李芳芳. 大枣对酒精性肝病小鼠肝组织 CYP2E1 和 TNF-α 表达的影响 [J]. 中国中西医结合杂志, 2014, 34 (4): 466-470.

[134] 宋琪雯, 刘智, 孙为民, 等. 冬凌草对酒精性肝损伤模型大鼠炎性因子及肝功能的影响 [J]. 中国生化药物杂志, 2015, 35 (10): 15-17.

[135] 潘莹, 江海燕, 丁国强, 等. 大果山楂总黄酮对实验性酒精肝损伤保护作用的研究 [J]. 中医药学刊, 2004, 22 (12): 2293-2311.

[136] 荣爽, 李珂, 宋方方, 等. 姜黄素对乙醇诱导的大鼠原代肝细胞损伤的防护作用 [J]. 环境与健康杂志, 2009, 26 (6): 487-489.

[137] 石晓, 卓菊. 赶黄草总黄酮抗大鼠酒精性肝纤维化作用的实验研究 [J]. 中药材, 2015, 38 (7): 1485-1487.

[138] 张博, 张翠萍, 田字彬, 等. 牡蛎提取物治疗乙醇性肝病的临床效果 [J]. 青岛大学医学院学报, 2010, 46 (2): 122-124.

[139] 张博, 张翠萍, 江月萍, 等. 牡蛎肝宝对大鼠酒精性肝病的抗脂质过氧化作用 [J]. 世界华人消化杂志, 2010, 18 (4): 340-345.

[140] 冯亮, 汪燕, 潘小玲. 茶多酚对酒精性肝损伤大鼠的抗炎抗氧化保护作用 [J]. 中国药业, 2015, 24 (22): 37-38.

[141] 欧阳宏, 厉有名, 秦月花, 等. 慢性酒精性肝病大鼠肝脏白细胞介素 10 的表达及茶多酚的影响 [J]. 中华肝脏病杂志, 2005, 13 (7): 551-552.

[142] CHUFFA L G, FIORUCI-FONTANELLI B A, BORDON J G, et al. Rutin ameliorates glycemic index, lipid profile and enzymatic activities in serum, heart and liver tissues of rats fed with a combination of hypercaloric diet and chronic ethanol consumption[J]. Indian J Biochem Biophys, 2014, 51 (3): 215-222.

[143] 刘颖, 张璐, 窦博鑫, 等. 白藜芦醇对酒精性肝损伤大鼠保护作用的研究 [J]. 哈尔滨商业大学学报: 自然科学版, 2015, 31 (1): 14-17.

[144] 丰暖, 梁惠, 戈娜, 等. 海兔素对酒精性肝损伤大鼠 Fas/FasL 及 TNF-α 表达的影响 [J]. 中国海洋药物, 2014, 33 (2): 24-30.

[145] 戈娜, 梁惠, 刘颖, 等. 海兔素对慢性酒精性肝损伤大鼠肝超微结构及 NO 和 iNOS 的影响 [J]. 中国海洋药物, 2014, 33 (3): 63-68.

[146] 傅泳, 刘颖, 刘曼, 等. 海兔素对酒精诱导大鼠肠上皮细胞屏障损伤的保护作用 [J]. 中国海洋药物, 2016, 35 (2): 65-71.

[147] 刘靖靖, 梁惠, 戈娜, 等. 海兔素对酒精性肝损伤大鼠免疫调节作用的研究 [J]. 营养学报, 2015, 37 (5): 484-489.

[148] 刘国涛，朱玉翠，张涛，等.酒精性肝病研究进展[J].世界华人消化杂志，2017，25（15）：1382-1388.

[149] 朱冰，刘利敏，刘鸿凌.重症酒精性肝炎治疗进展[J].实用肝脏病杂志，2016，19（1）：117-120.

[150] 沈靖，黄芳芳，王珠美.戒酒互助小组对酒精性肝病患者饮酒行为自我管理的影响[J].世界华人消化杂志，2017，25（10）：904-908.

[151] 赵俊叶，安纪红.酒精性肝病合并戒断综合征患者护理干预效果分析[J].中国肝脏病杂志，2015，7（1）：83-85.

[152] 买买提江·吾布力·艾山，孙福荣，王炳元.酒精性肝炎的防治进展[J].胃肠病学和肝病学杂志，2013，22（3）：208-209.

[153] 朱慧艳，李婷冶，陈洁.酒精性肝病的诊断和治疗进展[J].医学综述，2014，20（14）：2556-2559.

[154] 范建高，丁晓东.酒精性肝病的危险因素[J].中华肝脏病杂志，2010，18（3）：173-174.

[155] 王迎春，孔维宗.酒精性肝病的营养支持[J].实用肝脏病杂志，2014，17（5）：456-458.

[156] FRAZIER T H, STOCKER A M, KERSHNER N A, et al.Treatment of alcoholic liver disease[J].Therap Adv Gastroenterol, 2011（4）：63-81.

[157] ZHOU Z, WANG L, SONG Z, et al.Zinc supplementation prevents alcoholic liver injury in mice through attenuation of oxidative stress[J].Am J Pathol, 2005, 166：1681-1690.

[158] SRIKUREJA W, KYULO N L, RUNYON B A, et al.MELD score is a better prognostic model than Child-Turcotte-Pugh score or discriminant function score in patients with alcoholic hepatitis[J].J Hepalol, 2005, 42（5）：700-706.

[159] SAID A, WILLIAMS J, HOLDEN J, et al.Model for end stage liver disease score predicts mortality across a broad spectrum of liver disease[J].J Hepatol, 2004, 40（6）：897-903.

[160] CARITHERS R J, HERLONG H E, DIEHL A M, et al.Methylprednisolone therapy in patients with severe alcoholic hepatitis. A randomized multicenter trial[J].Ann Intern Med, 1989, 110（9）：685690.

[161] 汤明珠，姜锦林.中医药治疗酒精性肝病临床疗效Meta分析[J].亚太传统医药，2018，14（2）：97-99.

[162] 别彩群，吴胜兰，汤绍辉.营养治疗对酒精性肝病疗效的荟萃分析[J].解放军医学杂志，2015，40（11）：927-933.

第十章　中医药防治胆汁淤积的研究进展

一、概念

（一）现代医学的概述

胆汁淤积是由于各种原因导致胆汁生成、分泌、结合或排泄障碍的病理生理过程，表现为肝脏以及体循环内胆酸、胆固醇及胆红素等过度堆积，造成肝细胞及机体损伤，临床上主要表现为黄疸、皮肤瘙痒、小便黄、大便色浅或灰白等一系列综合征。各种原因导致肝脏病变，致使胆汁淤积为主要表现的肝脏病变统称为胆汁淤积性肝病[1]。根据具体发病部位又可再分为肝内胆汁淤积和肝外胆汁淤积，其中肝内胆汁淤积根据发生在肝细胞水平和胆管或胆小管水平的病理功能障碍再细分为肝细胞性胆汁淤积和胆管或胆小管性胆汁淤积。也可根据疾病发生的遗传背景分为遗传性胆汁淤积和获得性胆汁淤积。在排除机械性胆道梗阻及胆道手术史的条件下，引起胆汁淤积的常见的内科病因有病毒性肝炎、药物性肝炎、自身免疫性肝炎、原发性胆汁性胆管炎、妊娠期肝内胆汁淤积症、良性复发性肝内胆汁淤积、进行性家族性肝内胆汁淤积、阿拉日耶综合征、胆道闭锁、全肠外营养诱导的胆汁淤积、酒精性肝病及遗传性肝病等，长期持续的胆汁淤积将会进展为肝纤维化甚至肝硬化[2]。

（二）祖国医学的认识

胆汁淤积性肝病根据其临床症状主要将其归属于祖国医学的"黄疸""胁痛"范畴，进展到肝硬化阶段则归属于"积聚""臌胀"范畴。祖国医学对黄疸的认识久远，早在《黄帝内经》就进行了详尽的记载和描述。此外，部分古代医籍对黄疸进行分类，《金匮要略》将黄疸分为黄疸、酒疸、谷疸、女劳疸和黑疸[3]。而胁痛是以部位和自觉症状命名的病证，《素问·脏气法时论》曰："肝病者，两胁下痛引少腹，令人善怒。"[4]患者病久不愈，脏腑失和，正气亏虚，瘀滞气血而成积聚。肝硬化失代偿期腹水形成可见腹部膨隆如鼓则是臌胀阶段，臌胀的名称也始于《内经》，同时详细记载了臌胀的临床表现[5]。

二、中医病因病机

（一）各家学说

胆汁淤积性肝病主要从"黄疸"进行认识和论治。对于黄疸的病因病机，不同的医家都有不同的认识。从《黄帝内经》开始就在寻求黄疸的病因，《内经》中认为，黄疸的内因为本经脏腑自病和气郁久逆，外因主要是暑湿热，而湿热相搏是其主要的发病机制。《圣济总录·黄疸门》："大率多因酒食过度，水谷相并，积于脾胃，复为风湿所搏，热气郁蒸，所以发为黄疸。"提出饮食不节是发病原因之一。张仲景在《伤寒论》中云："阳明病……此为瘀热在里，身必发黄。""伤寒发汗已，身目为黄……以寒湿在里不解故也。"张璐《张氏医通》中载："诸黄虽多湿热，然经脉久病，不无瘀血阻滞也。"《医学心悟》指出："瘀血发黄，亦湿热所致。瘀血与积热熏蒸，故见黄色也。"均指出瘀热是黄疸的发病原因之一。《景岳全书·黄疸》中指出："胆黄证……皆因伤胆。盖胆伤则胆气败而胆液泄，故为此证。"《临证指南医案》中说："气血不行则发黄。""阳黄之症湿从热化，瘀热在里，胆热液泄所致。"提出了黄疸辨证的新思路，胆汁入血的病因得到重视。总之，引起黄疸的病因很多，结合各家之言，本病的病因主要有感受外邪，湿热内侵；饮食不节，脾胃湿热；素体阳虚，脾胃虚寒；久病迁移，气血瘀滞。病因关键在于湿邪。肝喜疏泄条达、胆宜宣泄疏通，湿热熏蒸，蕴结胆道，瘀阻血络，脉道不通而致胆汁排泄不畅，外溢肌肤，阻塞胆道，以及肝气郁结，郁久化火，造成胆汁淤积，而湿热发黄是病机之关键[5]。

（二）现代认识

现代国内中医药学者对胆汁淤积性肝病的病因病机进行了研究和探讨，但目前对其病因病机认识不一致。汪承柏[6]认为血瘀血热是基本病因病机。赵翠英等[7]认为病机为肝郁脾虚，气滞湿停，郁而化火，湿热交阻，蕴结肝胆，气机失畅，胆汁排泄失常。关幼波[8]认为，阳黄是由于湿热疫毒，或湿热熏蒸，日久酿毒，湿热胶固之邪入于血分，阻滞百脉，逼迫胆液外溢，浸渍于肌肤而发黄。其病因病机主要是湿热蕴于血分，"病在百脉"。提出了"治黄必治血，治黄需解毒，治黄要治痰"的观点，为黄疸的治疗提供了新的思路。

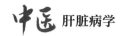

三、胆汁淤积的西医发病机制及临床表现

（一）临床表现

除引起胆汁淤积原发疾病相关临床症状外，肝脏胆汁淤积本身可引起相关临床症状，以及因胆汁淤积而致的继发性改变。胆汁内物质包括胆汁酸盐、胆红素等在肝脏、血液及其他组织聚积是胆汁淤积出现常见临床表现的主要原因。患者早期可无不适症状，可有乏力、纳差、恶心、上腹部不适等非特异性症状。后期出现的相关临床表现主要有黄疸、皮肤瘙痒、疲劳、脂肪泻、黄色瘤和骨质疏松[9]。

1. 黄疸 黄疸通常为首发症状，包括尿色加深呈橘黄色、巩膜黄染、陶土色粪便等，胆红素转运和排泄障碍是其产生原因，其中以直接胆红素升高为主，由肝细胞损害引起的黄疸可同时存在直接和间接胆红素升高，但一般直接胆红素比间接胆红素升高的幅度大。

2. 瘙痒 是胆汁淤积的并发症之一，表现为间断或持续存在的皮肤瘙痒而无原发性皮肤损害的临床症状，与黄疸先后或同时出现。其发病机制尚不清楚，目前认为与血清胆汁酸沉积于皮肤、血清自分泌运动因子活性增加和溶血磷脂酸形成有关。

3. 脂肪泻 胆汁不能正常排放入肠道导致脂肪吸收障碍，典型表现为粪便色淡、量多，油脂状或泡沫状，常浮于水面。

4. 黄色瘤 慢性胆汁淤积患者还可出现皮肤黄色瘤。

5. 骨质疏松 是以单位体积骨组织总量减少为特征，表现为骨小梁明显减少、变薄，骨密质表现为骨皮质变薄、疏松，严重可发生骨折。骨质疏松与维生素吸收障碍、营养不良密切相关。

（二）发病机制

胆汁淤积性肝病发病机制尚不清楚，肝内胆汁淤积发生、发展是一个较为复杂的过程，目前尚不能完全明确其发病机制。正常的胆汁生成、分泌、排泄是机体重要的生理过程，并且其机制非常复杂。胆汁最先由肝细胞分泌到小胆管和胆小管，胆管也分泌一小部分，胆汁在生成过程中要经过不断地吸收和分泌，胆汁成分不断变化，还有胆汁肝肠循环、肾肝循环、肝胆分流等过程。由于胆汁分泌障碍、胆汁流梗阻或者两者并存的原因导致胆汁淤积的发生。胆汁分泌障碍可能由于先天性的某些胆汁转运蛋白缺乏或不足引起，也可以由炎症、毒素、药物、酒精、自身免疫或激素等后天因素引起。胆汁流梗阻往往由于结石、肿瘤、胆管炎症等引起的流出道机械梗阻或胆汁成分的改变引起的胆汁黏稠所致。各类循环过程由肝、胆管、肠道和肾脏上皮细胞上的转运体来完成，因此这些转运体基因和蛋白的变化会影响胆汁的生成、分泌、排泄，从而导致胆汁淤积。此外，肝内胆汁淤积与肝窦基侧膜和毛细胆管膜的改变、肝细胞骨架的改变、紧密连接、囊泡转运、信号转导及胆汁分泌的调节异常、毛细胆管和肝内胆管的阻塞、肠道微生物群[10]等有密切联系。细胞分泌胆汁发生障碍，毛细胆管、细胞骨架和高尔基体等细胞器功能异常，使胆汁分泌减少，导致正常数量的胆汁不能下达十二指肠，并使胆汁成分，如结合胆红素、胆汁酸、胆固醇和碱性磷酸酶等反流至血液。尽管目前对胆汁淤积的研究不断取得进展，但因其相关机制和病因极其复杂，仍需通过更多研究进一步探索其生理机制[11-12]。

（三）辅助检查

1. 实验室检查 结合胆红素及总胆红素（TBIL）均升高，结合胆红素占总胆红素的比例往往大于60%，不论从肝内或肝外胆汁淤积，总胆红素最高可达 684mmol/L，它是由毛细胆管反流至血浆或肝窦膜双向转运的结果。血清碱性磷酸酶（ALP）升高是胆汁淤积最具特征性的肝功能异常，通常首先出现。血清 γ- 谷氨酰转氨酶（GGT）存在于肝细胞的毛细胆管膜和小胆管细胞顶端膜上，大多数胆汁淤积疾病有 GGT 升高。血清胆汁酸升高是胆汁淤积主要的、特征性的生化异常。血清胆汁酸可明显升高，往往超过 300μmol/L，这是由于肝脏不能有效清除胆汁酸之故。慢性胆汁淤积的患者血脂通常显著升高，主要是磷脂和总胆固醇。胆汁淤积有胆红素尿，粪胆原极少或无。

2. **影像学检查**　B 超、CT、MRI、MRCP、PTC、超声内镜：检查应从无创开始，B 超可观察胆总管、左右肝管、肝内胆管有无扩张，胆管内膜是否光整，有无狭窄，管壁有无僵硬，胆囊大小，内有无结石、肿瘤，以及囊壁厚度。CT 能显示胰头大小，有无单发或多发的低密度区、胰管扩张程度，有时还可以发现十二指肠壶腹肿瘤。MRI 检查较 CT 更为准确，MRCP 可清楚显示肝内外胆管结构。通过上述影像学检查显示有胆管扩张及胆囊增大，考虑胆总管下端梗阻者，或胆管不扩张怀疑胆总管结石、硬化性胆管炎和胰腺疾病者，宜行 MRCP，肝内胆管扩张而胆囊不增大者行 PTC。近来超声内镜用于诊断肝外胆汁淤积，其灵敏度、准确率较 B 超和 CT 更优。

3. **肝组织学**　通常在进一步明确胆汁淤积的病因或考虑遗传代谢性疾病时可考虑行肝脏穿刺活检，但应注意一次肝脏活检并不能全面反映肝脏组织的病变。病理改变主要为肝小叶重度淤胆，汇管区有小胆管增生并充满胆汁，有炎性细胞浸润。

四、中医治疗要点

明代《景岳全书》已初步认识到黄疸的发生与胆汁外泄密切相关，提出了"胆黄"这一病名，对黄疸的治疗提出了"诸病黄家，但利其小便"等原则，首创茵陈蒿汤、茵陈五苓散、麻黄连翘赤小豆汤等方剂，更为后人称颂沿用。《诸病源候论》认识到"卒然发黄"的"急黄"是由热毒并加，首次提出了"阴黄"病名。宋代《伤寒微旨论》除论述了黄疸的"阳证"外，还特设"阴黄证"篇。元代《卫生宝鉴》总结了前人的经验，进一步明确湿从热化为阳黄，湿从寒化为阴黄，把阳黄和阴黄的辨证论治系统化，对临床实践指导意义较大，至今仍被采用。对黄疸的传染性及其严重性，清代《沈氏尊生书》中已有认识，书中指出："又有天行疫疠，以至发黄者，俗称之瘟黄，杀人最急。"

（一）祛湿退黄，参合他法

张仲景在《金匮要略》中曰："黄家所得，从湿得之。"指出湿邪为黄疸的主要致病因素。可见古人多主张治黄需利湿，湿去黄易散。因此，黄疸病的治疗当以祛湿退黄为基本大法，而通利二便是驱逐体内邪气的主要途径。正如张仲景在《金匮要略》中所云："诸病黄家，但利其小便，假令脉浮，当以汗解之。""热在里，当下之。"

（二）活血化瘀，两者兼顾

张仲景在《伤寒论》中云："瘀热在里，身必发黄。"巢元方在《诸病源候论》中说："血瘀在内，则时时体热而发黄。"《医学心悟·发黄》篇提出了"瘀血发黄"的理论，提出"祛瘀生新而黄自退"。汪承柏等认为瘀热是本病的基本病机。以上各家的论点足以说明黄疸一病是由于湿热蕴于血分，"病在百脉"。既然是血脉受病，治黄必然要从治血着手，在祛湿退黄的基础上予凉血活血、养血活血、温通血脉的治疗。

（三）清热解毒，灵活施治

巢元方在《诸病源候论》中云："脾胃

有热，谷气郁蒸，因为热毒所加，故卒然发黄……"《圣济总录》中云："大抵东南之域，其地湿，其气热，湿热相蒸，易成瘅毒，人感其邪，有此黄病。"关幼波认为，湿热久羁蕴毒，热毒瘀结，则湿热益盛。湿热益盛，则毒邪益炽。湿热与毒邪如此相互影响，则黄疸益甚。故提出在祛湿基础上加用解毒药，常用化湿解毒、凉血解毒、通下解毒、利湿解毒、酸敛解毒之法进行治疗。

（四）化痰行滞，审证求因

关幼波认为："湿热内蕴，日久灼津炼液为痰。"痰阻脉道，则胆汁不循常道外溢发黄。故治黄要化痰，痰滞得通，则瘀热得清，黄疸得以消退。关幼波还提出，化痰法需与行气、活血、化瘀法配合使用。王丽萍结合西医学观点，从"痰湿"着手，采用化痰活血方治疗难治性黄疸，临床疗效显著。

（五）疏肝健脾，扶正祛邪

脾胃为气机升降之枢纽，肝胆主气机之疏泄，气失调畅则湿邪阻滞，故辨证运用利湿退黄之法的同时应注意和胃疏肝，使气机调达，输布归常，则湿邪可祛，黄疸可退。

五、胆汁淤积的中医内治法

（一）辨证论治

1. **肝胆湿热** 湿热内盛，阳热偏盛，熏蒸肝胆，以致身目发黄，黄色鲜明，发热口渴。当治以清热利湿，化浊退黄，方用茵陈蒿汤、茵陈五苓散、甘露消毒丹加减。其中茵陈蒿汤由茵陈、栀子、大黄组成，具有清热、利湿、退黄的功效，是治疗黄疸的代表方。方剂中茵陈为君药，长于清热利小便而去湿；栀子为臣药，善于泻肝胆之火；茵陈配栀子，可使湿热之邪从小便而出；大黄为佐药，专于泻火通下行瘀；茵陈配大黄，能使瘀热之邪从大便而解。三药协同，清利降泄，引湿热之邪

从二便分散，邪有出路，则湿祛黄疸自除。康梦等[13]治疗急性黄疸性肝炎患者76例，对照组采用异甘草酸镁注射液治疗，治疗组在对照组的基础上加服茵陈蒿汤加减，结果治疗组总有效率为92.1%，明显优于对照组。兰绍阳等[14]研究分析茵陈蒿汤治疗后肝内胆汁淤积湿热证大鼠肝组织中钠离子——牛磺胆酸共转运多肽表达变化的规律，发现茵陈蒿汤能上调牛磺胆酸共转运多肽的表达来促进胆盐转运，促进胆汁排泄，减轻肝细胞的损害。

2. **热毒炽盛** 疫毒重感，热毒侵入营血，以致黄疸加深，壮热烦渴，神昏谵语等者，以清热解毒、醒神开窍为主，方用清热地黄汤、犀角地黄汤、安宫牛黄丸、《千金》犀角散加味等。郑国军等[15]运用茵陈蒿汤联合犀角地黄汤同时联合保肝降酶西药治疗胆汁淤积性肝病30例，对照组为单纯西药治疗，结果显示治疗组在退黄、消除腹胀、口干口苦等症状方面疗效显著，无论是治愈率还是总有效率都明显优于对照组。

3. **肝郁脾虚** 肝郁脾虚，土虚木贼，木郁于中，则以疏肝解郁、调达气机为主，方用小柴胡汤、柴胡疏肝散加减；脾虚阴盛，湿从寒化，伴寒湿者当合温化寒湿，健脾活血，方用茵陈术附汤、茵陈理中汤、胃苓汤等加减。伴气血亏虚黄疸，当合益气养血，方用小建中汤、小柴胡汤、圣愈汤等加减。伴痰黄互结，当健脾化痰，方用二陈汤。如杨林相[16]辨证分型论治肝内胆汁淤积261例，湿热偏重型治以疏肝解郁、清热利湿，方用小柴胡汤加减，寒湿偏重型治以健脾和胃，温化寒湿，方选茵陈四苓汤加减，脾虚血滞型治以疏肝理气，活血健脾，方选丹栀逍遥散加减。曲长江等[17]观察了茵陈术附汤对中医阴黄证黄疸大鼠免疫指标的影响，结果显示茵陈术附汤组免疫球蛋白G、免疫球蛋白M、补体3、补体4水平较其他各组

升高，表明茵陈术附汤可改善阴黄证大鼠的体液免疫低下状态。

4. 瘀血阻络　脾土失健，气血乏源，瘀血阻滞，以致发黄，则以活血化瘀、软坚散结为主，佐以健脾养肝，方用血府逐瘀汤、复元活血汤、桃红四物汤、鳖甲煎丸等加减。气血亏虚黄疸，当合益气养血，方用小建中汤、圣愈汤、血府逐瘀汤等加减。如赵龙庄[18]对30例淤胆型肝炎患者采用血府逐瘀汤加减（茵陈、白花蛇舌草、当归、干姜、桃仁、红花等）并配合常规保肝西药治疗，结果治愈29例。李珺等[19]选取98例诊断为婴儿胆汁淤积性肝病的患儿，随机分成治疗组及对照组各49例，治疗组又按照中医证候分型分为寒湿阻滞证（Ⅰ组）及气滞血瘀证（Ⅱ组）两个亚组，其中对照组采用西医常规治疗，治疗组在对照组的基础上加用桃红四物汤合茵陈蒿汤加减而成的活血利胆经验方，疗程均为4周，结果提示活血退黄经验方对Ⅰ型及Ⅱ型婴儿胆汁淤积性肝病均有显著疗效，对Ⅱ型婴儿胆汁淤积性肝病中医证候疗效优于Ⅰ型。

（二）自拟方治疗

佘万祥等[15]将70例患者随机分为两组，对照组给予甘草酸二铵、苦黄注射液、丁二磺酸腺苷蛋氨酸、熊去氧胆酸胶囊治疗，治疗组在对照组治疗基础上口服凉血祛瘀退黄汤，疗程为20~30天，结果治疗组治愈率52.78%，总有效率94.45%，明显高于对照组。

高宏等[20]将90例胆汁淤积性肝炎患者随机分为2组，每组45例。对照组给予西医常规治疗，治疗组在对照组治疗基础上联合活血祛湿方治疗，疗程4周，结果表明活血祛湿方联合熊去氧胆酸片治疗胆汁淤积性肝炎临床疗效肯定，可明显改善患者临床症状及肝功能。

张峰[21]将72例酒精性肝病伴肝内胆汁淤积患者随机分为熊去氧胆酸联合脂溶性维生素注射液治疗对照组和在对照组基础上联合益肝退黄汤治疗组，疗程4周，结果显示观察组治疗后各项临床症状改善情况和临床总有效率显著高于对照组，且ALT、AST、GGT、TBIL、ALP水平及sVCAM-1水平均低于治疗前，且观察组治疗后各指标水平均低于对照组，提示益肝退黄汤联合脂溶性维生素治疗酒精性肝病伴肝内胆汁淤积患者疗效确切，其机制可能与通过改善胆汁酸的代谢状况，降低sVCAM-1水平有关。

（三）中成药

瞿芳[22]将72例患有肝内胆汁淤积的患者随机分为对照组和治疗组各36例，治疗组在进行常规营养支持和护肝、降酶治疗的基础上，给予患者口服疸清颗粒，6片/次，3次/d，对照组在进行常规营养支持和护肝、降酶治疗的基础上，给予患者静脉滴注腺苷蛋氨酸，500mg/次，2次/d，疗程为1~2个月，治疗组的总有效率显著高于对照组。

张建平等[23]研究了龙胆泻肝丸对阻塞性黄疸大鼠肝脏转运靛氰绿的影响。结果表明龙胆泻肝丸能显著降低阻塞性黄疸大鼠血清中转氨酶的活性和胆红素的含量，提高阻塞性黄疸大鼠的肝血流量和肝清除率。

（四）单药研究

中药治疗胆汁淤积性肝病具有多成分、多靶点特点，形成机制特别复杂。中医药可以通过多靶点、多途径作用，针对发病机制同时兼顾中医症候进行治疗。近年来，对中医药在治疗胆汁淤积性肝病方面的研究不断深入，已经取得初步进展，尤其对单味中药的研究进一步完善了中医药治疗胆汁淤积性肝病的相关机制。

1. 茵陈　茵陈含有茵陈酮、香豆精等药物成分，其性味苦、平，具有清湿、利尿、退黄疸等功效。茵陈对于治疗胆道结石和胆汁引流不畅有明显的应用价值，其

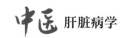

作用机制目前认为在于改善肝细胞功能，促进肝细胞再生，增加胆酸、磷脂、胆固醇的分泌排泄，从而使依赖胆酸部分的胆汁分泌量增加。研究发现茵陈蒿汤能增加肝内胆汁淤积湿热证大鼠的体质量，有效改善胆汁淤积、肝功能及减轻肝脏病理损害，且能提高肝内胆汁淤积湿热证大鼠肝细胞牛磺胆酸共转运多肽的表达[24]。

2. **大黄**　主要成分为大黄素，具有泻下攻积、清热凉血、泻火解毒、祛瘀通经之功效。药理研究表明大黄可通过降低血清中 TNF-α、NO 及内毒素含量，减少平滑肌肌动蛋白及胶原蛋白的基因表达，缓解机体炎性高动力状态，而减轻肝细胞炎性坏死，促使肝细胞的修复再生[25-26]。周欣等[27]通过实验证实大黄可以促进胆汁分泌，减少脂质过氧化物的产生。周方等[28-29]认为大黄素可调节肝脏牛磺胆酸共转运多肽、多耐药相关蛋白 3 及与胆汁酸代谢相关的 P- 糖蛋白的表达，以减少胆汁酸在肝脏中的蓄积，可能是对胆汁淤积性肝炎发挥保肝退黄作用机制之一。Ding Y[30]等的研究也证明大黄素能够抑制氧化损伤，改善肝脏微循环，减少肝脏的损伤，控制中性粒细胞浸润。

3. **芍药**　药性寒，入肝、脾经，有养血柔肝、缓中止痛、敛阴收汗功效。目前对其主要活性成分芍药苷的研究发现，芍药苷具有镇静、抗惊厥、镇痛、抗炎、抗血小板聚集、抗氧化等药理作用[31]。罗琳等[32]发现高剂量芍药苷可以使胆汁淤积小鼠肝组织中还原型辅酶Ⅱ氧化酶 4 表达明显减少，牛磺胆酸共转运多肽表达显著上升，提示芍药苷可能通过抗氧化减轻肝细胞损伤和增强肝细胞对血液中胆盐的摄取，从而起到利胆退黄保肝降酶的作用。Zhao 等[33]研究证明灌服芍药苷可以降低 α- 萘异硫氰酸盐造成的急性肝损伤模型小鼠总胆汁酸、总胆红素、直接胆红素、ALT、AST、ALP 水平，通过抑制还原型

烟酰胺腺嘌呤二核苷酸磷酸氧化酶减少活性氧化物质的产生，进而发挥对肝脏的保护作用。并研究指出芍药苷通过激活 NF-E2 相关因子（Nrf2）介导的磷脂酰肌醇 3 激酶 / 蛋白激酶 B（PI3K/Akt）依赖通路诱导谷胱甘肽合成，从而发挥对 α- 萘异硫氰酸盐小鼠模型的肝保护作用。

4. **藏茵陈**　川西獐牙菜又名藏茵陈，是治疗黄疸的传统珍稀药材，主要成分为齐墩果酸、芒果苷等，具有清肝利胆的作用。Chai J 等[34]观察胆管结扎大鼠灌服齐墩果酸后肝功能、药物代谢酶、膜转运蛋白和核受体以及转录因子的表达水平，结果证明口服齐墩果酸可减轻胆管结扎大鼠的肝损伤、炎症和胆汁淤积，具有治疗肝内胆汁淤积的作用，并且可能与诱导肝解毒酶和由核受体和转录因子介导的外流转运体有关。柴进等[35]用芒果苷刺激 HepG2 细胞 72h 后，细胞膜转运蛋白 MRP3 的 mRNA 和蛋白表达上调，其作用强于熊去氧胆酸（UDCA）阳性对照组，结果表明芒果苷能够显著刺激 HepG2 细胞膜胆酸转运蛋白 MRP3 的表达，且 MRP3 的表达上调可能与核受体 PXR、CPF 途径相关，从而起到利胆退黄的功效。

5. **牛黄**　牛黄具有化痰开窍、凉肝息风、清热解毒的功效。Liu 等的研究表明腹腔注射人工牛黄 5 天，可以降低 17α- 乙炔基雌二醇诱导的胆汁淤积模型大鼠的血清生化指标，减少胆汁流量，对病理学有所改变并能提高 P-gp、Mrp2、乳腺癌耐药蛋白等蛋白及 mRNA 的表达。

6. **甘草**　甘草具有和中缓急、解毒、调和诸药的功效，其中甘草酸、甘草次酸、异甘草素等成分具有抗炎、增强免疫、抗纤维化等多种作用[36]。赵营等[37]研究肝内胆汁淤积模型大鼠肝细胞葡萄糖醛酸结合能力和葡萄糖醛酸结合物胆排泄情况，发现甘草酸、甘草次酸及苦参碱对肝内胆汁淤积有良好的保护作用。

7. 丹参 丹参具有活血化瘀的功效。Zhang等[8]的研究发现丹参的主要成分之一丹参酮ⅡA通过上调PXR受体，诱导CYP3A11、CYP3A13、多药耐药基因1的表达，促进石胆酸代谢，减少对肝脏的损害，从而对石胆酸诱导的胆汁淤积模型肝脏具有保护作用。

8. 虎杖 虎杖归肝、胆、肺经，有效成分有白藜芦醇、虎杖苷等。有祛风利湿、活血化瘀等作用。已有研究表明白藜芦醇具有心血管保护、抗氧化、抗自由基等广泛的药理作用。王君等[38]研究表明虎杖对α-异硫氰酸萘酯诱导的急性肝内胆汁淤积大鼠具有保肝退黄作用，腹腔注射虎杖活性成分白藜芦醇8天能降低血清中ALT、AST、ALP水平，降低肝匀浆中丙二醛含量，提高超氧化物歧化酶活性，提示白藜芦醇有降酶保肝的作用，可能与其具有抗氧化和细胞保护作用有关。

六、胆汁淤积的中医外治法

中医的外治疗法发展迅速，具有简便效验等特点。主要包括中药外洗、中药灌肠、敷脐疗法、穴位敷贴、针灸疗法等。中医外治法同内治法一样，八纲辨证，遣方用药，目前药理研究中的透皮给药系统亦提供了很好的理论支持。透皮给药系统是指药物以一定速率通过皮肤，经毛细血管吸收进入体循环而产生疗效的一类给药系统[39]。药物透皮吸收除具有消除药物浓度峰谷现象等优点，还可避免胃肠道刺激、肝脏的"首关效应"等特点，值得临床推广使用[14]。中医药可以中西结合、针药并用、通过多途径给药，显现出中医药的优势和特色。

（一）中药外用法

李树鱼等[40]将108例足月新生儿随机分为中药洗浴组、中药灌肠组和对照组。三组均给予双歧杆菌四联活菌片口服。研究结果表明中西药结合治疗组及西药对照组间比较黄疸发生率、持续时间及生理性黄疸转为病理性黄疸率差异有统计学意义（$P<0.05$）。吴俊华[41]选用122例胆汁淤积性肝病继发皮肤瘙痒患者作为研究对象，其中60例外用炉甘石洗剂设为对照组，其余62例给予中药冷敷并结合常规护理设为观察组，结论表明将中药冷敷与常规护理结合应用于胆汁淤积性肝病继发皮肤瘙痒患者，可有效缓解患者皮肤瘙痒症状与促进皮损好转。

（二）中药灌肠法

王红霞等[17]对中药保留灌肠辅助治疗黄疸性肝炎的临床疗效进行了研究。对照组63例采用常规保肝抗炎、对症支持等治疗，治疗组在对照组基础上加用中药保留灌肠（茵陈100g，栀子30g，大黄30g，蒲公英30g，乌梅30g，水煎2次，取汁400ml），200ml/次，2次/d，疗程为1个月。结果显示治疗组在症状评分及TBIL、GPT水平上均显著低于对照组（$P<0.05$），治疗组总有效率也显著高于对照组（$P<0.01$）。此外，王志敏等[42]自拟丹赤退黄汤采用直肠滴入治疗婴儿巨细胞病毒性肝炎，结果表明丹赤退黄汤结合更昔洛韦抗病毒及保肝治疗的疗效明显优于单用西药治疗。

（三）针刺疗法

陈兰等[43]将80例乙型肝炎合并急性淤胆型肝炎患者随机分为2组，对照组40例采用西药综合治疗，治疗组40例在对照组基础上加用针灸疗法。总有效率治疗组和对照组分别为97.5%、80.0%，两组差异有统计学意义（$P<0.05$）。杨越[44]将140例患者按单盲、随机原则平均分为治疗组和对照组，治疗组采用针刺足三里、太冲穴，对照组采用托尼萘酸片口服，显效率、总有效率分别为67.2%、93.8%，而对照组分别为50.8%、88.5%，两组比较有显著性差异。可见此法对急性淤胆型肝炎有其独特的疗效。

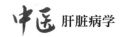

（四）穴位注射

张敏等[45]采用小剂量地塞米松足三里穴位注射加用葛根素治疗重度黄疸性肝炎，与常规对症支持治疗进行比较。结果显示治疗组在症状改善及肝功能指标恢复方面显著优于对照组（P<0.05）。李宜川等[46]将 60 例慢性重度乙型肝炎黄疸患者随机分为对照组 30 例，予常规对症支持治疗及普通退黄治疗，治疗组 30 例在此基础上给予地塞米松足三里穴位注射。治疗 4 周后结果提示治疗组乏力、纳差及皮肤、巩膜黄染恢复正常时间均优于对照组，TBIL 及 ALT 下降水平高于对照组（P<0.05）。两项研究均表明通过在足三里穴注射激素，能更好地改善肝脏微循环，促进胆汁的分泌和排泄，达到最佳的治疗效果。

（五）穴位贴敷

周裴等[47]用中药敷脐联合西药治疗婴儿肝炎综合征，结果显示治疗组总有效率高于对照组，黄疸消退时间、肝脾回缩时间较对照组明显缩短，差异有统计学意义。袁凯等[48]用中药巴布膏剂外敷穴位配合口服熊去氧胆酸治疗 50 例婴儿胆汁淤积性肝病患儿，结果治疗后试验组总有效率为 86%，治愈率为 72%，与对照组比较，差异有统计学意义（P<0.05）。

七、胆汁淤积性肝病的西医治疗

（一）诊断基础疾病

胆汁淤积性肝病往往是不同疾病伴随症状或临床表现之一。对病因明确的胆汁淤积，如果有可能均应力争根治或控制基础疾病。如对胆小管的免疫性损伤，免疫抑制剂有效；对药物性胆汁淤积，及时停用相关药物；对病毒性肝炎所致的胆汁淤积，应在对症处理的同时，给予彻底的抗病毒治疗；妊娠期肝内胆汁淤积者，妊娠晚期可手术提前终止妊娠；对感染引起的胆汁淤积，加强抗感染治疗。

（二）促进胆汁的代谢和排泌

熊去氧胆酸是目前用于治疗胆汁淤积的主要药物，能够加强 BSEP 等的表达，从而促进微胆管对胆盐的排泌，可刺激微胆管对 HCO_3^- 的排泌，促进磷脂的分泌。此外，UDCA 可防止疏水性胆酸对肝细胞的损害。因此 UDCA 可用于原发性胆汁性肝硬化、单发性硬化性胆管炎、妊娠肝内胆汁淤积症、静脉高营养及环孢素、石胆酸等所致的肝内胆汁淤积，也用于良性复发性胆汁淤积、囊性纤维化等。常用剂量为 10～15mg/kg。S-腺苷甲硫氨酸是另一种促进胆汁排泌药物，其转甲基作用有利于改善细胞膜的流动性，提高膜蛋白的转运功能；其转巯基作用有利于细胞内谷胱甘肽合成，促进谷胱甘肽依赖型胆汁的排泌；其转氨丙基作用则有利于细胞的再生。可用于急慢性肝病、妊娠及性激素等所致的肝内胆汁淤积，常用口服剂量为 800～1 600mg/d。利福平能促进有机阴离子和胆盐非依赖性胆汁排泄，且能够刺激 CYP3A 酶活性，促进疏水性胆盐转化为亲水无毒的胆盐。

（三）减轻胆汁的破坏作用

包括保护胆管细胞和抑制肝细胞凋亡。保护胆管细胞的主要目的就是增强胆汁的亲水性、降低细胞毒性。熊去氧胆酸是胆汁中正常的亲水胆盐成分，占胆汁总量的 1%～3% 不等。临床上给予 UDCA 口服，可以提高 UDCA 到胆汁总量的 40% 以上，能有效地提高胆汁的亲水性、降低细胞毒性。此时 UDCA 由于能够促进磷脂的分泌也能提高胆汁的亲水性。研究表明，脱氧胆酸能诱导肝细胞的凋亡，表现为 Tunnel 阳性细胞增多，其可能的机制认为是 CD95 受体的激活，促进死亡诱导信号复合物的形成，caspase 8 分子活化，后者能改变线粒体膜的通透性，继而活化效应 caspase 分子，诱导细胞凋亡。研究显示，UDCA 能够稳定线粒体膜，抑制线粒体膜通透性通道的形成，阻止凋亡进程。

（四）抑制炎症反应和抗纤维化

抗炎和抑制纤维化过程是慢性淤胆性疾病将来治疗的一个关键目标。大鼠实验显示，6-乙基鹅去氧胆酸可抑制胆总管结扎术胆汁性肝纤维化的发生，并认为是通过 FXR 介导的。另有小鼠实验也显示，Nor-UDCA（UDCA 分子 C23 类似物）具有抑制肝纤维化作用。尚无人的相关研究报道，但为淤胆型肝病抗纤维化治疗指明了一个新的方向。

（五）糖皮质激素

糖皮质激素具有免疫抑制、抗炎、促进胆汁分泌等作用，对各种肝内胆汁淤积均有效。特别适用于淤胆型急性病毒肝炎，对药物和其他病因引起的免疫反应也有抑制作用。自身免疫性肝病引起的肝内胆汁淤积，糖皮质激素可能仍是首选药物。

（六）改善瘙痒症状

胆汁淤积性肝病导致的瘙痒症状对患者来说常常难以忍受，临床上也缺乏有效的治疗手段。一般先进行原发病治疗，在除外其他全身性疾病或皮肤病引起的皮肤瘙痒时可采用 UDCA 改善胆汁淤积，UDCA 是治疗 PBC 的一线用药，可以缓解部分患者的瘙痒症状。然而，对于绝大多数患者，UDCA 不仅不能治疗瘙痒，更有可能在初始应用大剂量治疗时加重瘙痒症状。考来烯胺长期作为治疗胆汁淤积性瘙痒的一线用药，是一种阴离子交换树脂，对胆盐有很强的亲和力，在肠内与胆盐结合，使之由粪便中排出，以降低血清胆酸的浓度，对缓解肝内胆汁淤积所致皮肤瘙痒有一定作用，但目前临床证据不足。二线治疗方案中有利福平、阿片受体拮抗剂、舍曲林以及鼻胆管引流等。其中利福平可通过诱导产生肝微粒体酶、增加葡萄糖醛酸化，改善胆汁酸代谢，对慢性胆汁淤积的瘙痒有治疗作用，每日口服 300 ~

600mg，5 ~ 7 天内缓解瘙痒。但药物副作用发生率高，限制了临床应用。阿片受体拮抗剂代表药物有纳洛酮和纳美芬，纳洛酮需静脉滴注或皮下注射，长期应用不便。纳美芬从小剂量开始口服，2mg 每日 2 次，在数周内逐渐递增至维持量。瘙痒明显而顽固者，必要时可采用血浆置换。由于对瘙痒的病理生理机制尚不清楚，因此目前治疗方案有限，期待进一步的研究成果，为瘙痒的治疗提供安全有效的治疗方法[49]。

（七）补充维生素

有脂溶性维生素缺乏者，补充维生素 A、D、E、K。

（八）基因治疗

遗传性胆汁淤积性疾病，根据相应转运蛋白的缺乏，可进行相应转运体蛋白基因克隆、转移和表达治疗。

（高月求、孙学华）

参考文献

[1] EASL Clinical Practice Guidelines：Management of cholestatic liver diseases[J]. Journal of Hepatology，2009，51（2）：237-267.

[2] NGUYEN K D，SUNDARAM V，AYOUB W S.Atypical causes of cholestasis[J].World Journal of Gastroenterology，2014，20（28）：9418-9426.

[3] 阎小燕.黄疸证治沿革文献研究[J].山东中医药大学学报，2007（5）：409-412.

[4] 万青威.中医内科胁痛的病因和诊断[J].世界最新医学信息文摘，2017，17（73）：131-132.

[5] 罗世坤.历代中医文献关于鼓胀病之论述[J].黑龙江中医药，2015，44（6）：66-69.

[6] 朱云，汪承柏.汪承柏诊治黄疸思路与方法[J].中医杂志，2012，53（18）：1546-1547.

[7] 赵翠英，陈静琴，陈华，等.茵黄合剂治疗

妊娠肝内胆汁郁积症的临床研究——附100例疗效观察 [J]. 江苏中医，2000（3）：8-9.

[8] 赵伯智. 关幼波教授学术思想与临床经验 [J]. 北京中医，1994（1）：13-17.

[9] 中华医学会肝病学分会，中华医学会消化病学分会，中华医学会感染病学分会. 胆汁淤积性肝病诊断和治疗共识（2015）[J]. 实用肝脏病杂志，2016，19（6）：2-12.

[10] 贾昊宇，杨长青. 胆汁酸的肝肠循环及肠道微生态在胆汁淤积性肝病发病和治疗中的作用 [J]. 临床肝胆病杂志，2019，35（2）：270-274.

[11] 申弘，胡萌，魏泽辉，等. 胆汁的生成、分泌、排泄及胆汁淤积发生机制 [J]. 临床肝胆病杂志，2019，35（2）：431-437.

[12] 沈斐斐，陆伦根. 胆汁淤积性肝病的病因 [J]. 实用肝脏病杂志，2016，19（6）：644-646.

[13] 康梦，孙克伟. 茵陈蒿汤加味治疗急性黄疸型肝炎38例临床观察 [J]. 湖南中医杂志，2018，34（5）：70-71.

[14] 黄际薇，张永明，黄凤爱，等. 促进药物透皮吸收的方法 [J]. 中国医院药学杂志，2000（11）：40-42.

[15] 郑国军，杨闯，孙海清. 茵陈蒿汤联合犀角地黄汤治疗胆汁淤积性肝病30例 [J]. 中西医结合肝病杂志，2018，28（1）：51-53.

[16] 杨林相. 辨证分型治疗肝内胆汁淤积性黄疸261例 [J]. 实用中医药杂志，2010，26（9）：616-617.

[17] 曲长江，吴谙诏，王文丽，等. 茵陈术附汤对中医阴黄证黄疸动物模型影响的实验研究 [J]. 辽宁中医学院学报，2006（1）：89-90.

[18] 赵龙庄. 血府逐瘀汤加减治疗淤胆型肝炎30例 [J]. 陕西中医，2005（9）：880-881.

[19] 李珺，汤建桥. 活血退黄经验方用于婴儿胆汁淤积性肝病的疗效观察 [J]. 中国中西医结合消化杂志，2015，23（3）：192-195.

[20] 高宏，杨海. 活血祛湿方联合熊去氧胆酸片治疗胆汁淤积性肝炎临床疗效观察 [J]. 现代中西医结合杂志，2016，25（27）：3015-3017.

[21] 张锋. 益肝退黄汤联合脂溶性维生素治疗酒精性肝病伴肝内胆汁淤积疗效及对血清甘胆酸、结合胆汁酸和sVCAM-1水平的影响 [J]. 现代中西医结合杂志，2017，26（30）：3365-3367.

[22] 瞿芳. 疸清颗粒治疗急性肝内胆汁淤积的临床效果 [J]. 实用临床医药杂志，2016，20（9）：156-157.

[23] 张建平，周琰，王林，等. 龙胆泻肝丸对阻塞性黄疸大鼠肝脏转运功能的影响 [J]. 中成药，2007（7）：979-980.

[24] 兰绍阳，佘世锋，张达坤. 茵陈蒿汤对肝内胆汁淤积湿热证大鼠肝组织 NTCP 表达的影响 [J]. 中药新药与临床药理，2012，23（3）：279-283.

[25] JIN H, SAKAIDA I, TSUCHIYA M, et al.Herbal medicine Rhei rhizome prevents liver fibrosis in rat liver cirrhosis induced by a choline-deficient L-amino acid-defined diet[J]. Life Sciences, 2004, 76（24）：2805-2816.

[26] 杜怡雯，冯江毅，胡黎文，等. 大黄的药理活性研究及临床应用 [J]. 中医临床研究，2018，10（25）：24-27.

[27] 周欣，黄志华，林汉华. 大黄对急性肝内胆汁淤积大鼠治疗效应的实验研究 [J]. 中国中西医结合杂志，2001（S1）：75-77.

[28] 周方，许红梅. 大黄素对胆汁淤积大鼠肝细胞转运体基因表达的影响 [J]. 第四军医大学学报，2009，30（22）：2663-2666.

[29] 周方，许红梅. 大黄素对肝内胆汁淤积大鼠P-gp 表达的影响 [J]. 中国中药杂志，2010，35（7）：908-911.

[30] DING Y, ZHAO L, MEI H, et al.Exploration of Emodin to treat alpha-naphthylisothiocyanate-induced cholestatic hepatitis via anti-inflammatory pathway [J]. European Journal of Pharmacology, 2008, 590（1-3）：377-386.

[31] 张晔. 芍药苷对各类型肝损伤保护作用的实

验研究进展 [J]. 现代中西医结合杂志，2019，28（6）：681-684.

[32] 罗琳，吴锋，窦志华，等 . 芍药苷对胆汁淤积肝损伤保护作用机制研究 [J]. 南通大学学报（医学版），2011，31（6）：450-452.

[33] ZHAO Y L，ZHOU G D，WANG J B，et al.Paeoniflorin protects against ANIT-induced cholestasis by ameliorating oxidative stress in rats[J].Food Chem Toxicol，2013（58）：242-248.

[34] CHAI J，DU X，CHEN S，et al.Oral administration of oleanolic acid，isolated from Swertia mussotii Franch，attenuates liver injury，inflammation，and cholestasis in bile duct-ligated rats[J].International Journal of Clinical and Experimental Medicine，2015，8（2）：1691-1702.

[35] 张艳梅，柴进，阳勇，等 . 芒果苷上调 HepG2 细胞膜蛋白 MRP3 和核受体 PXR、CPF 表达 [J]. 第三军医大学学报，2011，33（3）：246-249.

[36] 王兵，王亚新，赵红燕，等 . 甘草的主要成分及其药理作用的研究进展 [J]. 吉林医药学院学报，2013，34（3）：215-218.

[37] 赵营，张玉林，徐林刚，等 . 甘草酸、甘草次酸及苦参碱等对实验性胆汁淤积大鼠作用的比较 [J]. 中国药科大学学报，2007（3）：256-260.

[38] 王君，何炳书 . 白藜芦醇对 α- 萘异硫氰酸酯所致大鼠黄疸模型的作用 [J]. 中成药，2009，31（1）：127-128.

[39] 司国民，李云，李咸营，等 . 中医外治法与透皮给药系统 [J]. 中国医学科学院学报，2006（3）：468.

[40] 李树鱼，张晚鱼 . 中西医结合防治新生儿黄疸疗效观察 [J]. 中国误诊学杂志，2010，10（18）：4325.

[41] 吴俊华 . 中药冷敷结合常规护理治疗慢性胆汁淤积性肝病继发皮肤瘙痒的疗效观察 [J]. 慢性病学杂志，2015，16（2）：226-227.

[42] 王志敏，曹珂 . 自拟丹赤退黄汤直肠滴入治疗婴儿巨细胞病毒肝炎临床研究 [J]. 中医药临床杂志，2012，24（7）：654-655.

[43] 陈兰，钱玉平 . 针灸结合西医综合疗法治疗乙型肝炎合并肝内胆汁淤积 40 例：附西医综合疗法治疗 40 例对照 [J]. 浙江中医杂志，2005（11）：37.

[44] 杨越，李平 . 针刺足三里、太冲穴治疗急性淤胆型肝炎临床观察 [J]. 湖北中医杂志，2008（2）：20-21.

[45] 张敏，韩丹，蔡霞 . 葛根素加地塞米松足三里穴位注射治疗肝炎重度黄疸的研究 [J]. 现代中西医结合杂志，2006（22）：3034-3035.

[46] 李宜川，黄瑾 . 足三里注射地塞米松治疗慢性重度乙型肝炎黄疸 28 例 [J]. 中医外治杂志，2007（6）：31-32.

[47] 周斐，张文丽，樊沙丽 . 中药敷脐联合西药治疗婴儿肝炎综合征 60 例 [J]. 陕西中医，2011，32（7）：808-810.

[48] 袁凯，吴淼，韩杰 . 中药巴布剂外敷治疗婴儿巨细胞病毒感染胆汁淤积性肝病的疗效分析研究 [J]. 时珍国医国药，2018，29（7）：1665-1666.

[49] 顾天翊，陆伦根 . 浅谈胆汁淤积性肝病瘙痒的治疗 [J]. 肝脏，2018，23（7）：572-573.

第十一章　中药肝毒性及其防治研究进展

近年来，传统中草药（TCM）及其制剂使用引起的肝损伤事件报道日益增加，中草药相关肝损伤（herb-induced liver injury，HILI）也成为国内外重点关注的医疗安全问题，通过临床流行病学、发生风险因素、诊断与治疗等方面的研究，中药肝毒性研究及其治疗均取得了积极进展。

一、中草药肝毒性

中医很早就有关于中草药毒性的认识，《神农本草经》记载有100余种不同程度毒性药物，《中国药典（2015版）》明确记载83种有毒中草药，其中包括70味草药。随着时代变迁，中草药形式与应用亦有发展，既有个体化的辨证处方方剂，也有固定组成的中成药产品，包括汤剂、颗粒剂、片剂、胶囊、贴剂、丸剂、注射剂等剂型，且不同领域人员对其应用安全性存在较大分歧。造成这种聚讼纷纭的原因有很多，一方面大众对中草药肝毒性的认识还不够深入，部分媒体对一些研究报告过度解读从而产生歧义，另一方面流行病学调查困难，较难基于人口学弄清服用中草药的人群[1]。

（一）中草药毒性的历代认识

古时先人们已在实践中认识到中草药的毒副作用，《素问·五常政大论》提示药物的使用应注意药物毒副作用："病有久新，方有大小，有毒无毒，固宜常制矣。大毒治病，十去其六，常毒治病，十去其七，小毒治病，十去其八，无毒治病，十去其九。"《神农本草经》按照"有毒无毒、养命、养性、治病"将药物划分上、中、下三品，其下品多用于杀虫辟邪，多为毒药[2]。唐代《新修本草》乃世界第一部官修药典，以墨字标记药物有毒无毒。

南北朝《本草经集注》中记载有"若有毒宜制，可用相畏相杀者，不尔勿合用也"。同时代《雷公炮炙论》对药物质量的控制，诸如炮制方法等进行了总结，如何首乌"九蒸九制"。明代李时珍编纂的《本草纲目》更正历代本草学上的谬误，总结历代药用植物的资料，按照"十六部为纲，六十类为目，各以类从"的方式对药用植物进行界定，强调药物种类的毒性差异，如"葶苈子有甘苦二种，正如牵牛，黑白二色，急、缓不同"。

（二）中草药毒性的现代认识

中医理论中有"天人相应"的概念，人类与自然界植物等在冲突中共同进化，人类从植物中获取营养与药效物质，而植物为了自身的生存发展，生长出物理性角刺与化学性毒素物质等防御措施。当外来的植物成分进入人体后，首先要经过代谢解毒的主要器官——肝脏。因此，以植物为主的中草药出现肝毒性自是情理之中。当然，人体对于这种毒性并非被动接受，一方面，人体肝脏在毒性成分暴露的过程中不断适应、进化解毒功能，减少毒性损伤；另一方面，人类在中草药运用的过程中，逐步形成了药物配伍、中草药炮制减毒增效的理论与方法，主动预防肝损伤的发生发展[1]。由此可见，中草药出现肝毒性，当属寻常之事。许多植物化学物质均可损伤肝脏，一些与用药剂量有关，另一些可能与个体特异质相关，但并不常见。

（三）中草药肝损伤的流行病学特征

DILI的发生率在逐年上升，但因其发病特殊性，现尚未有基于流行病学统计下的确切发病率。法国和冰岛的数据表明，DILI的发病率分别约为每年13.9/100 000和19.1/10 000[3-4]；2017年美国药物致肝损伤网络（DILIN）的一项基于人群的前瞻性研究，研究显示每 10 万居民有 2.7 人患DILI[5]。一些国家和地区的小规模调查显示 DILI 中 HILI 的比例为 0.5%~24.2%[6]，其中美国和冰岛有报道草药和膳食补充剂约占 DILI 病因的 16% 左右[7]。目前我国报道的 DILI 主要来源于相关医疗中心的住院或门诊患者[8-9]，由于缺乏大规模的流行病学资料，DILI 在我国一般人群中的发病率并不能准确统计。通过卫健委公布的全国每年住院人口总数和全国人口基数来估算，我国普通人群 DILI 发生率应不低于 24.2/10 000[10]。其中一项多中心回顾性队列研究显示，在中国 DILI 中 HILI 的比例为 21%[6]。有的报道中草药药源性肝损伤占所有药物肝损伤的 36%，甚或超过50%[11]，但是也有报道中草药药源性肝损伤仅占 0.12%[12]。我国最近一项流行病学调查显示 26.81% 的药物肝损伤是由中草药和膳食补充剂造成[13]。以上所报道的中草药占所有药物致 DILI 的比例数据差异很大，是因为这种占比不是基于人口学的发生率，由于调查样本的地区、医院、科室等特点不同，此类占比出现较大差异。另外，在 DILI 的临床分型分布和特点方面有统计显示，肝细胞损伤型是临床最常见的类型，朱春雾等[14]临床数据报道，肝细胞损伤型占 70.11%，与国内外相关报道结果一致[15]。也有研究显示，年龄、性别与临床类型存在一定相关性，胆汁淤积型和混合型 DILI 中老年患者比中青年患者多，而肝细胞损伤型 DILI 中青年患者比老年患者多[16]。目前基于中草药在所有药物性肝损伤中占比的流行病学数据，很难厘清服用中草药的人口学资料，且中草药溯源困难，因此这类横断面调查对于了解中草药肝损伤发生率意义有限，宜长期队列随访，着重研究 HILI 的风险因素、临床特征、防治措施与预后特点。

二、HILI 的发生机制及风险因素

（一）HILI 的发生机制

药物性肝损伤机制复杂，根据主要损伤机制，药物性肝损伤传统上分为直接肝损伤和特异质肝损伤 2 种，但现在认识到间接肝损伤是第 3 种类型，且可能是 HILI 类型的发病机制[1]。

直接肝毒性是由对肝脏存在固有毒性的药物引起，主要是对肝实质细胞的直接毒性。这种损伤常见、可预测、具有剂量依赖性且可在动物模型中复制。如千里光中的吡咯里西啶生物碱、麻黄碱类生物碱等。潜伏期一般较短，通常在摄入较大治疗剂量或超治疗剂量（故意或意外用药过量）后 1~5 日内发病。

特异质肝毒性，急性肝细胞型肝炎是特异质肝损伤的最常见表现。潜伏期通常为 5~90 日。症状和病程类似于急性病毒性肝炎，即 GPT 明显升高（升高至 5~50 倍），而 ALP 水平仅小幅升高。特异质型肝损伤机制并不清楚，目前形成了多种机制假说，由于中草药的复杂性和特殊性，长期以来中草药 IDILI 往往被忽视，但是近年来部分传统"无毒"中草药特异质肝损伤问题也逐渐被证实。目前研究表明机体免疫是 IDILI 发生的主要诱因，形成了半抗原假说、基因多态性假说、危险因子假说、免疫药理效应假说、免疫稳态失衡假说、免疫炎症假说和中草药免疫应激"三因致毒"假说，但是基本上都还未能完全证实。这类中草药发生肝毒性更多与机体特异质有关，即使服用相同药物，人群中也仅仅是少部分发生肝毒性，其机制在于其基因、免疫等特异性背景，多与适应性免疫有关。例如，何首乌诱发特异质肝损伤的易感基因 *HLA-B*35:01*，证实了何首乌肝损伤与遗传因素，尤其是免疫相关遗传差异有关[17]。

间接肝毒性，由药物与人体相互作用

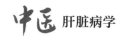

引起，而不是由药物的固有肝毒性或免疫原性引起；这一类型的肝损伤常会诱发或加重肝病。脂肪肝可能是药物产生的间接作用导致，其中包括导致体重增加（利培酮和氟哌啶醇）或者改变三酰甘油处置（洛美他派）或胰岛素敏感性（糖皮质激素）的药物。急性肝炎也可能是药物产生的间接作用导致，其中包括导致乙型肝炎病毒复活的抗癌化疗药或者导致免疫重建和丙型肝炎加重的抗逆转录病毒药物。间接肝损伤中一种越来越常见的形式是由各种免疫调节剂、肿瘤坏死因子拮抗剂以及抗肿瘤检查点抑制剂引起的免疫介导肝损伤，上述药物中检查点抑制剂最为明显。这些药物中有许多是单克隆抗体，因此不太可能引起直接或特异质肝损伤。具有免疫表现的肝细胞型或混合型肝炎通常在治疗开始后的 2～12 周内（或 1～3 个疗程后）发生，并且通常在再次应用时的常规监测中检测到肝酶升高。这类病例很多无黄疸且无症状表现，如果不干预，肝炎可能加重并危及生命。

中草药成分复杂，在体内代谢后，是否作为半抗原诱导机体免疫，或通过影响肝脏的其他调节功能，并在机体特殊背景的基础上导致肝毒性，有待进一步探索。间接肝损伤是一种新的、尚未完全得到认可的肝毒性类别。其比特异质肝损伤常见得多，是对一整类药物（如肿瘤坏死因子拮抗剂和检查点抑制剂）产生的共同反应，而不是对某一随机的特定药物（如呋喃妥因或阿托伐他汀）产生的罕见特异质反应。间接肝毒性 DILI 具有独特的临床表现，相关发病机制多有合理的解释，故此类 DILI 通常是可预防或治疗的。间接药物性肝损伤代表了扩大的肝毒性概念，帮助我们深入了解加重的肝病（如导致乙型肝炎病毒复活的免疫调节类型）或了解肝病的易感性。参见图 13-11-1。

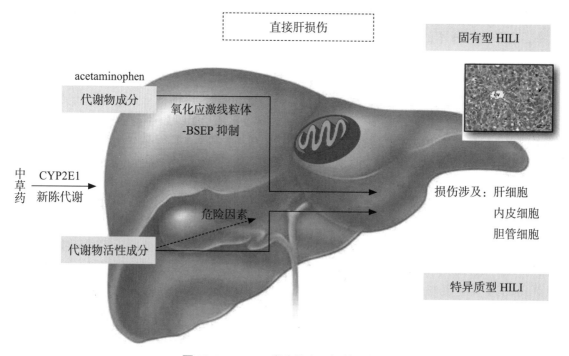

图 13-11-1　HILI 发生的毒理机制示意图

（二）HILI 的风险因素

中草药药源性肝损伤的影响因素众多，除中草药本身潜在的肝毒性外，同中草药的质量、炮制、配伍、联用、剂量、患者体质及基础疾病等因素也存在相关性，主要有药物因素、患者因素、不合理用药等三个方面。

1. 患者因素　从发病机制来看，中草药药源性肝损伤主要分为直接肝损伤、特异质肝损伤和间接肝损伤。直接肝损伤程度与用药剂量呈正比，潜伏期短；而特异质型肝损伤只对少数特异质机体产生肝毒性，与用药剂量无关，存在显著个体性差异。

特异质型肝损伤与机体状态包括生理和病理状态，均与年龄、性别、遗传、种族、体质等因素有关。这些因素可影响药物代谢、神经内分泌免疫网络、肝脏微环境，从而导致机体对药物敏感性存在差异[17]。研究表明，高龄者易发生 HILI，且女性更易发生胆汁淤积型 HILI[18]，而男性 HILI 患者的死亡 / 肝移植风险有所增加[19]。但也有研究认为，HILI 患者的易感性、特异性与年龄不相关。一些 40 岁以上患者易发生 DILI，不仅与药物使用频率密切相关，而且受细胞色素 P450 酶的变化影响[20]。

另外，特异质型肝损伤与免疫、遗传、代谢等因素有关。药物代谢酶与免疫系统在肝脏中共存使其成为易感个体中最容易发生药物不良反应的器官之一。适应性免疫损伤，可能是特异性 DILI 潜伏期长的原因，在特异性 DILI 发作期间，肝脏通常会被细胞毒性 CD8⁺T 细胞浸润[21]。其次，遗传变异对阐明药物诱导的严重不良事件（SAE）潜在的生物学机制有重要意义。基因的多态性是引起 HILI 的重要机制之一，全基因组关联研究已经鉴定来自主要组织相容性复合物系统的等位基因，表明适应性免疫系统在 DILI 发病机制中的基本作用[22]。N- 乙酰基转移酶 2（NAT2）

基因型可能是与抗结核药物治疗有关的药物性肝损伤发展的危险因素[23]。人白细胞抗原（HLA）基因可能通过细胞色素 P450（CYP）系统（第一阶段），解毒效应（第二阶段）与排泄和转运（第三阶段）引起生物活化途径的多态性[24]。HLA 区的单核苷酸多态性与氟氯西林、西美加群、拉帕替尼和阿莫西林 - 克拉维酸的特异肝毒性有关[25]。相对西药而言，HLA 基因型作为 DILI 的强风险因子，可能涉及呈递给 T 细胞的药物——肽加合物[26]，如肖小河课题组提出，*HLA-B*35:01* 等位基因是何首乌药物性肝损伤的遗传风险因子[27]。部分药物也可通过改变 HLA 分子的肽结合槽结构，进而活化药物特异性 T 细胞，导致免疫介导的肝损伤[28]。因此，免疫特异质人群或患有免疫性相关基础疾病的人群可能更容易发生肝损伤，此类人群服药时应当注意可能的肝损伤风险，建议定期监测肝功能。

间接肝损伤则与患者的基础疾病密切相关。虽然将慢性肝病作为 DILI 危险因素的前瞻性研究较少，但慢性肝病仍可能是少数药物导致 DILI 的危险因素。美国 DILIN 研究表明，10% 的 DILI 患者预先存在基础肝病[29]。非酒精性脂肪肝（NAFLD）、酒精性肝病（ALD）、慢性 HBV 感染、慢性 HCV 感染及肝硬化，均可能增加 DILI 发生的风险[30]。中草药可能通过影响肝脏和肠道中的抗逆转录病毒药物代谢来增强抗病毒药物的毒性[31]。

2. 药物因素　中草药肝毒性与中草药质量控制、炮制工艺有关。中草药的质量始终是影响中草药安全性的关键因素之一，近年来中草药的质量问题频发，包括伪品混用、产地差异、存储不当、农药残留、有毒物质污染等。

中草药质量因素：有充分的证据表明中草药产品的质量是可变的并存在争议的[32]，与西药根据监管机构的监督计划要求明确定义药物的化学成分和质量不同，中草药产品质量问题可能会引发肝损伤并成为主要的危险因素。对于伪品混用问题，部分中草药名称易混淆，比如将有肝毒性风险的土三七同三七混用易发生肝损伤。中草药的产地是影响中草药质量的重要因素，不同的产地品质差异较大。有文献报道对不同产地千里光急性毒性实验的研究，结果发现来自 5 个不同产地的药材按照毒性强弱依次分为河南＞江苏＞浙江＞广西、湖北。淫羊藿也因产地不同，质量控制存在多基源、多产地、难鉴别的问题，导致其毒性差异较大[33]。何首乌在不同地理区域毒性也存在明显差异，以四川产何首乌的毒性最大[34]。另外，中草药还可能受产地土壤和水源的重金属、农药、化肥等污染，从而导致肝损伤的发生[35]。综上所述，由于伪品混用、产地不同、存储不当等原因造成的质量差异可能增加中草药发生肝损伤的风险。

中草药炮制的目的是对中草药进行增效减毒，原则意义上只有经过炮制的中草药才可以在临床上使用，因此炮制是中草药安全使用的重要保障之一。然而部分中草药炮制不当或者未经炮制便在临床上使用，易造成中草药的潜在肝毒性，从而引起不良反应的发生。如制何首乌传统方法需"九蒸九晒"与水提工艺，二苯乙烯苷含量较低，很少引起肝损伤，如果改用醇提工艺等，则可导致二苯乙烯苷含量增加，从而导致肝损伤[36]。此外，还有对大黄生品和炮制品的研究表明[37]，引起肝损伤的中毒剂量依次为：大黄＜醋大黄＜酒大黄＜熟大黄＜大黄炭，提示炮制可以有效降低生大黄的肝损伤风险。因此，合理炮制可以降低中草药的肝毒性，炮制不当可能增加中草药发生肝损伤的风险。

3. 不合理用药 不合理用药是导致中草药药源性肝损伤的重要原因之一，常见的不合理用药情况包括不合理配伍、超剂量、重复用药、多药联用和药不对证等。

辨证论治是中医认识和治疗疾病的基本原则，无论是中草药自拟方还是中成药均需按照中医药理论的君臣佐使进行合理配伍，然而现在部分中草药的配伍不是完全按照中医药理论，甚至有时出现十八反及十九畏的配伍禁忌，抑或不合理地使用中草药大处方，从而增加药物不良反应的发生风险。此外，患者自行购买服用中草药及中草药制剂，也可能是 HILI 发生的潜在危险因素。由此可见，在使用中草药时，医家应辨证施治、方证或方药相对，才能取得较好的治疗效果；反之，若药不对证，则易发生肝损伤等毒副反应。如日本研究显示，有汉方医专家出诊的门诊患者中汉方药导致肝损害的发生率仅为 0.1%，而对便利店小柴胡汤售后调查显示，其肝损害发生率为 0.64%[38]。

超剂量和重复用药是不合理用药的重要表现。中成药与中草药饮片、中成药与中成药间重复用药导致单味药剂量累计增加，会增大 HILI 发生的风险。如补骨脂及其口服制剂造成肝损伤可能因日服剂量大、服用生补骨脂及补骨脂原粉入药等。在不良反应风险信号评估中，日服补骨脂量 >4g 和 2～4g 致肝损伤不良反应的构成比分别为 <2g 制剂的 4.74 和 2.61 倍[39]。此外，中草药与常规药物的代谢相互作用可能引起肝脏损伤，尤其是那些同时服用多种药物的患者。药物间相互作用可能通过改变药用成分的吸收、分布、代谢和排泄引起全身药代动力学变化，导致许多不良反应，包括移植排斥反应、血管并发症、肾毒性和出血风险增加[40]。还有一些患者缺乏用药常识，使用民间偏方或长期大剂量服用个别未知品种的中草药均会增加 HILI 的发生率。因此，在医生指导下科学合理使用中草药才是正确的选择。

临床用药中经常会出现中草药与中草药的联用及中草药与西药的联用，尽管多数药联用的目的是增加疗效，但是不合理的联用可能会造成如肝损伤等不良反应的发生，也是不容忽视的重要问题。

（三）中草药药源性肝损伤的相关风险信号

1. **HILI 的临床症状特征**　HILI 的临床特点与 DILI 相似，但 HILI 患者的性别分布、肝脏生化指标、肝损伤临床模式、因果关系评估和死亡率等临床特征与西药引起的 DILI 不同[41]。DILI 的潜伏期从几天到几个月不等[42]，美国 LiverTox 数据库表明肝毒性的潜伏期为 4 周至 6 个月。而多数中草药作用和缓，HILI 潜伏期较长，对于新使用的中草药，发生肝损伤的中位时间为 3 个月[43]，但另有研究发现，中西药在 DILI 的慢性化和 ALF 的发生率方面没有差异[42]。与西药相比，HILI 生化指标异常更明显[14]。HILI 具有与其他肝病相似的临床特征，如肝区不适等[44]，有研究表明 HILI 患者会出现疲劳（67.3%）、黄疸（60.3%）、厌食（58.0%）、恶心（35.9%）和发热（19.3%），也会出现皮疹、瘙痒等症状[45]。

2. **HILI 的病理特征**　HILI 的肝损伤病理无特异性，可出现所有肝损伤的病理特征，包括肝细胞变性坏死、炎细胞浸润、胆管损伤和纤维组织增生、血管病变等。HILI 的病理模式目前分为四种：肝细胞型、胆汁淤积型、混合型和肝血管内皮损伤型。前三种类型可以同 DILI 一样用 R 值划分[46]。第四种类型，肝血管内皮损伤型 HILI，在 HSOS/VOD 患者中发现，肝血管性损害主要与使用千里光、土三七、黄药子等含有吡咯里西啶生物碱的中草药有关，造成肝腺泡 III 区为主的肝窦扩张、充血、血栓，肝细胞肿胀坏死、肝板萎缩，肝内小静脉内膜下纤维增生、管壁增厚与管腔狭窄[47]。

（四）几种代表性中草药的肝损伤研究

1. **雷公藤**　雷公藤中两种主要生物活性成分雷公藤多苷和雷公藤内酯具有广泛的抗癌、抗炎和免疫抑制作用。然而，雷公藤可产生肝毒性，其由肝 CYP450 介导的肝毒性机制尚未阐明。基于差异表达基因的生物学功能，雷公藤诱导小鼠肝损伤的发生和发展与肝细胞的免疫应答、代谢、凋亡和细胞骨架高度相关[48]。雷公藤及其提取物通过影响 T 细胞和 B 细胞的增殖和活化，T 细胞亚群比例，单核细胞、巨噬细胞和免疫球蛋白的炎症反应，以及细胞因子的分泌达到免疫调节作用[49]。中性粒细胞浸润的炎症反应可能在雷公藤内酯诱导的肝毒性中起作用，但并非肝损伤的主要原因[50]。

雷公藤内酯是雷公藤的主要有效成分之一，也是引起肝肾不良反应的主要成分。以斑马鱼作为模型系统证明了雷公藤内酯毒性的机制之一为抑制肝细胞 RNA 合成[51]，通过影响 RNA 聚合酶 II 来抑制肝细胞基因转录从而造成肝损伤[52]。影响线粒体分裂相关的有丝分裂是雷公藤内酯诱导肝毒性的一种新机制，雷公藤内酯以浓度依赖的方式在 L02 细胞中引起 ROS 产生增加、线粒体去极化减少、ATP 产生减少、线粒体 DNA 复制数减少、线粒体碎片化和线粒体动力学紊乱[53]。体外研究表明，雷公藤内酯能显著增加人正常肝 HL7702 细胞自噬相关蛋白（即 Beclin 1 和微管相关蛋白 1 轻链 3- II）的形成和表达，并诱导氧化应激[54]，单剂量雷公藤内酯（600μg/kg）诱导的 TLR4-Myd88-NF-κB 通路活化和氧化应激可能参与了 NLRP3 炎症小体的激活[55]。肝脏自然杀伤 T 细胞促成雷公藤内酯诱导的肝损伤的机制[56]，炎症小体的激活加重了雷公藤内酯诱导的急性肝损伤，炎症小体可作为雷公藤内酯所致肝毒性的新的治疗靶点[57]。

雷公藤治疗类风湿关节炎（RA）时用甘草 - 雷公藤（20：10）复方煎剂联合对抗单用雷公藤产生的肝毒性作用，发现配伍使用可降低患者不良反应发生[57]。槲皮素能减少氧化应激和炎症来改善雷公藤多苷诱导的肝损伤[58]。动物实验中，栀子苷能通过增强组织修复和再生细胞因子之一的肝脏生长因子-β₁（TGF-β₁）的 mRNA 表达，从而预防小鼠雷公藤多苷诱导的肝损伤[59]。梓醇和三七总皂苷通过核因子红系 2 相关因子 2（Nrf2）/ 抗氧化反应元件途径协同诱导 Nrf2 转录表达和磷酸化 Nrf2（p-Nrf2）表达激活从而对 TP 所致的肝毒性具有协同保护作用[60]。维生素 C 通过减轻氧化应激对雷公藤内酯醇诱导的小鼠急性肝毒性起到保护作用[61]。单肽可能通过减轻氧化应激通路相关的 Nrf2 和 HO-1 蛋白的表达来减轻雷公藤内酯诱导的肝损伤[62]。

2. 何首乌 2012 年 9 月美国国家医学图书馆发布的 LiverTox 数据库中收录 600 余种具有肝毒性的西药和中草药，其中何首乌作为一个专题被收录，较系统综述了何首乌及其制剂肝损害的国际报道。何首乌为蓼科植物何首乌的块根，药用有生首乌、制首乌两种，治疗范围也不相同，其主要成分为二苯乙烯类、蒽醌类、黄酮类、磷脂类等。虽然报道何首乌肝损伤的病例增多，但关于何首乌导致肝损伤的毒性成分及导致肝损伤机制尚未完全阐明。何首乌服用剂量和时间与肝损伤发生与否无明显依赖关系，提示何首乌肝损伤为特异质型，可能存在易感人群，并且病例大多伴有免疫紊乱或为自身免疫性疾病，提示免疫紊乱可能是何首乌及相关制剂导致肝损伤的重要风险因素之一[63]。有动物实验发现，根据药物的剂量和机体自身状态不同，何首乌根据药物的剂量和机体自身状态在小鼠肝脏中可以发挥肝毒性损伤和肝保护两种作用[64]。何首乌的乙醇提取物通过 Nrf2 激活调节肝损伤中的氧化还原状态并控制阻塞性胆汁淤积中的肝胆汁酸稳态来达到保护作用[65]。但亦有研究报道，

PM 的两种化合物大黄素 -8-O-β-D- 葡萄糖苷（EG）和 2,3,5,4'- 四羟基二苯乙烯 -2-O- 葡萄糖苷（TSG）通过引起鞘脂和原发性胆汁酸代谢途径的显著紊乱造成了 PM 的特异性损伤[66]。小样本研究发现，何首乌引起的肝损伤的主要临床病理损伤模式为中度至重度肝炎伴或不伴胆汁淤积，大多数患者可以完全康复，但也会有部分发生肝衰竭及死亡[67]。HLA-B*35:01 等位基因是 PM-DILI 的遗传风险因子，是预测人类 PM-DILI 的潜在生物标志物[27]。遗传影响药物代谢酶（Ⅰ期和Ⅱ期）的表达和活性的环境因素，参与这些代谢物排泄（Ⅲ期）的转运蛋白，决定了活性代谢物的形成和积累速率[68]。轻度免疫应激（MIS）可能是特异性药物性肝损伤（IDILI）的易感因素之一，MIS 可能促进肝脏中 PM 诱导的初始细胞损伤的免疫应答，并且 MIS 诱导的趋化因子上调和代谢重编程可能是导致 PM-IDILI 易感性的重要机制[69]。

3. 马兜铃 《中国药典》2015 年版马兜铃科植物仅有马兜铃、天仙藤和细辛三个药物。《中草药大典》中，也仅收载 12 种马兜铃科药用植物，如长叶马兜铃、北马兜铃、马兜铃、广防己、广西马兜铃、木通马兜铃、绵毛马兜铃、宝兴马兜铃、耳叶马兜铃、管花马兜铃、北细辛、细辛。韩泽广发现单独使用马兜铃酸即可引起小鼠肝癌，呈现剂量依赖性，即马兜铃酸剂量越大，引起肝癌的时间越短，并且肿瘤越大，马兜铃酸可能导致 DNA 损伤，AAI-DNA 加合物通过特征碱基 A-T 颠换导致癌基因 HRAS（Q61L，CAA>CTA）的激活突变引发肝癌[70]。膀胱癌相关蛋白（bladder cancer-associated protein，BLCAP）基因在包括膀胱癌在内的多种肿瘤中具有抑癌作用，AAI 下调 BLCAP 基因的表达，提示 BLCAP 可能参与了 AAI 相关肿瘤的发生[71]。

三、HILI 的诊断

（一）目前 HILI 的诊断方法

在临床诊断中肝损害药源的追溯是很重要的，其次是判断分型、分期和分类。如果患者有疑似肝毒性的中草药用药史，则做出 HILI 的疑似诊断；在此基础上如排除西药影响，则可做出临床诊断；如进一步检测出 HILI 的体内特异性标志物，则可做出明确诊断。我国 2018 版《中草药药源性肝损伤临床评价技术指导原则》HILI 因果关系评估包括三个层级：肝损伤与药物的关系；肝损伤与中草药的关系；肝损伤与某种中草药的关系。创新性地将中草药药源性肝损伤因果关系评估分为排除、可疑、可能、很可能、肯定五级，并确立了中草药药源性肝损伤因果关系评估流程[72]。因此，中草药溯源在 HILI 诊断中有重要作用。HILI 诊断可以应用 Roussel Uclaf 因果关系评价法（the Roussel Uclaf causality assessment method，RUCAM）量表评分进行因果关系评估，但新版 RUCAM 量表不适用于评估慢性 DILI 和慢性 HILI，也不适用于评估已有肝病患者的疑似 DILI 和疑似 HILI 的评估[73]。且由于中草药的不良反应报道较少、化合成分较多，RUCAM 量表对于 HILI 评估存在一定偏差。HILI 的肝组织病理学尚未找到特异性，其病理学评价更多的是评估其严重程度，但对于如土三七导致的 SOS/VOD 血管损伤诊断具有较高的诊断价值。药物再刺激试验虽然诊断效能较高，但由于其具有阴性率及对患者的损伤风险不可控等因素，应用亦受到限制。

关于 HILI 的生物标志物诊断效能的研究目前仍缺乏令人满意的进展，目前唯一确切且临床具有实用价值的仅有吡咯-蛋白加合物血清学检测以预测土三七与千里光导致的 SOS/VOD[74]。Su 等[75] 利用对乙酰氨基酚和黄药子制备 DILI 模型，在肝损伤前期，采用 qRT-PCR 法检测，在样本稀释 50 倍时 miRNA-122 检测敏感性仍然很好。毒理蛋白质组学通过比较特定细胞、组织或器官在毒物作用前后的蛋白质表达谱的变化，可在短时间内筛选出毒物相关的特征性表达蛋白。利用 NMR 技术研究大黄素处理后大鼠尿液、血浆和肾脏组织萃取物中内源性代谢产物谱的变化，发现血浆中肌氨酸、异丁酸盐和 3-羟基丁氨酸升高[76]。中草药款冬亦能检测到微量吡咯里西啶生物碱[77]。盛云华等采用基于 ^{1}H-核磁共振（NMR）的代谢组学方法，分析黄药子乙醇提取物（RDB）致肝损伤大鼠血清和尿液中代谢产物随时间的动态变化，发现血清中脂质（LDL/VLDL）、谷氨酸、磷酸胆碱和甘油磷酸胆碱，及尿液丙酮酸盐和 N-乙酰谷氨酸均可作为 RDB 致肝损伤的早期潜在生物标志物[78]。HLA 等位基因与某种药物继发的 DILI 之间的特定关联可以转化为基因检测中作为中草药的肝损伤标志物。

根据国家药品监督管理局发布关于中草药药源性肝损伤临床评价技术指导原则，HILI 的病理模式基于受损的靶细胞类型目前分为四种：肝细胞型、胆汁淤积型、混合型和肝血管内皮损伤型。依据发病机制将 HILI 临床分型为固有型和特异质型。固有型具有药物剂量及种类相关性，特异质型又可分为超敏性的免疫特异质性 HILI 和自身免疫性特异质性 HILI。根据病程不同，HILI 临床分期可分为急性和慢性，若发病第 2 个月仍有持续性 TBIL>$2.8×ULN$ 和 ALP>$1.1×ULN$，则高度预示 DILI 慢性化可能[7]，我国《药物性肝损伤诊治指南》（2015 版）上通常认为 6 个月是急慢性分期的时间节点。HILI 根据严重程度分为五级：1 级（轻度肝损伤）；2 级（中度肝损伤）；3 级（重度肝损伤）；4 级（急性肝衰竭）；5 级（致命）。

（二）基于网络的中草药毒性机制与发生预警

中草药的毒性机制复杂，毒性发生影响因素众多，通过大数据的网络平台，整合数据资料，建立毒性机制与临床发生的预警是近年开始探索的研究之一。

药物质量是 HILI 的重要原因，有研究建立多维结构过程的动态质控体系，以优化中草药制剂的质量控制，包括中草药药材的前处理、制剂工艺、剂型和给药途径等方面，从而提高产品质量与减少可能的肝毒性[79]。而证型等机体因素影响可导致 HILI 的发生，肖小河等系统对比分析中草药和化学药在毒性特点、用药规律、评价需求等方面异同的基础上，提出中草药病证毒理学理念，构建关联临床病证的中草药安全性评价新策略和方法，以期科学认知和精准评价中草药毒性的相对性、易感性及可控性[80]；贾晓斌等结合网络毒理学和病/证模型具有了淫羊藿的肝毒性机制[81]。在中草药肝毒性大数据平台方面，目前肝脏毒性知识库（LTKB）中包含由 FDA 确定的 DILI 严重性问题，来自 LiverTox 数据库的 DILI 严重性评分，以及来自文献的其他 DILI 分类方案。其中 LiverTox 数据库可提供有关 DILI 治疗、分型、因果关系评估和治疗等信息，目前包含 37 种草药制剂，其中 28 种具有肝损伤的风险。这些数据可以成为开发生物标记物，预测模型和评估来自新兴技术（如计算机，高通量和高含量筛选方法）数据的有用资源[82]。但是，这些数据库的中草药数量与信息尚较少，应用性也有待进一步发展。

四、中草药肝损伤的治疗

首先，所有疑似中草药造成肝损伤的患者都应该停药并密切监测肝功能。其次，可以根据损伤类型给予肝脏保护药物，如 N- 乙酰半胱氨酸、熊去氧胆酸和皮质类固醇等对症治疗，重症考虑肝移植[83]。区分可以安全地继续使用药物和可能造成 HILI 的肝脏酶学阈值尤为重要，如权衡雷公藤制剂停药引起原发病进展和继续用药导致肝损伤加重的风险的肝脏酶学数值。2011 年国际严重不良反应协会将 DILI 生化学判断标准调整为出现以下任一情况：① GPT ≥ 5 倍正常值上限（ULN）；② GPT ≥ 3×ULN，且 TBIL ≥ 2×ULN；③ ALP ≥ 2×ULN，特别是伴有 5′-NT 或 GGT 升高（以排除骨病）[84]。Hy's 法则包括在开始药物治疗后的任何时间，GOT 或 GPT 超过正常上限（ULN）3 倍或 ALP 超过 1.5 倍 ULN 与胆红素升高超过 3 倍 ULN 则预示着严重的肝损伤，建议终止使用药物。一旦怀疑或确定了 DILI，则应迅速停用可疑药物以及支持治疗并开始监测。如果 GPT 升高至 ULN 的 8 倍以上，则临床医生应考虑在那时停止使用该药物，因为通常认为这是 DILI 可能发展为 ALF 且不可逆转的阈值[85]。但特异质型 DILI 潜伏期长，通常在连续治疗 1 至 6 个月后发生，并且可能在停用肝损药物后持续数周[86]。由于担心会产生更严重的反应（ALF/ 死亡），通常不建议对可能会引起急性 DILI 的相同药物进行再次暴露[87]。

关于 DILI 及 HILI 的治疗现尚无临床证据表明有确切疗效的药物。一项随机对照试验显示 N- 乙酰半胱氨酸（NAC）可降低非对乙酰氨基酚药物引起的急性肝功能衰竭而无法得到肝移植患者的死亡率[88]。而对于单次急性过量服用 4 小时后对乙酰氨基酚血浆浓度超过 150μg/ml，就应开始用 NAC 治疗[89]。2017 年美国胃肠病学会指出，针对表现为非对乙酰氨基酚相关 ALF 的患者，仅推荐在临床试验范围应用 NAC，而美国肝病学会指南对于确诊或怀疑毒蕈中毒者推荐应用青霉素 G 和 NAC 螯合剂，已被用于治疗与 DILI 相关的重金属中毒[90]。水飞蓟宾是从菊科药用植物水飞蓟种皮中提取，具有明显的保肝、抗炎、抗肝纤维化等作用，一项随机双盲对照试验显示，水飞蓟素降低了抗结核药相关 DILI 的发生率[91]。对护肝治疗不应答的伴有自身抗体阳性的 DILI 患者，可选择中小剂量、中短疗程的糖皮质激素治疗，但停药后容易病情复发[92]。尽管激素可以治疗药物诱发的自身免疫性肝炎[93]，但糖皮质激素应用于 DILI 的治疗应十分谨慎，且不建议直接使用糖皮质激素治疗 DILI 所致的急性肝功能衰竭以及长期黄疸[94-95]。熊去氧胆酸胶囊对于 DILI 造成的黄疸疗效，尚无可靠研究。消胆胺作为胆汁酸洗脱形式的治疗策略已被用于治疗来氟米特相关 DILI[96]。当患者出现 DI-ALF，需要尽早考虑肝移植。

五、问题与展望

目前中草药药源性肝损伤临床研究尚存在较多问题：①回顾性调查多，前瞻性研究少；②横断面调查多，队列随访观察预后少；③排除性诊断多，疑似药物样品、临床表现与生物样本等完整证据链诊断少；④现象观察较多，毒理机制研究少。我们在承担的上海市中医三年行动计划重点项目等课题中，将首先回顾分析中草药药源性肝损伤发生的风险因素，建立中草药药源性肝损伤预测模型。继之选择常见肝损伤药物——雷公藤等制剂，建立临床队列，以发现其临床特征与防治方法；优化建立中草药毒性研究技术平台，结合临床生物样本，发现以上中草药的肝损伤的毒性生物标志物、毒性成分、体内过程与毒理机制，以期促进中草药药源性肝损伤的临床与应用基础研究。

（刘成海、杨涛、王宇、罗琼）

参考文献

[1] 罗琼，杨涛，刘成海.中草药药源性肝损伤的研究难点 [J].中西医结合肝病杂志，2020，30（1）：17-19.

[2] 马继兴.神农本草经辑注 [M].北京：人民卫生出版社，1995：2-5.

[3] BJORNSSON E S，BERGMANN O M，BJORNSSON H K，et al.Incidence，presentation，and outcomes in patients with drug - induced liver injury in the general population of Iceland[J].Gastroenterology，2013，144（7）：1419-1425.

[4] SGRO C，CLINARD F，QUAZIR K，et al.Incidence of drug - induced hepatic injuries：a French population - based study[J].Hepatology，2002，36（2）：451-455.

[5] VEGA M，VERMA M，BESWICK D，et al.The incidence of drug and herbal and dietary supplement - induced liver Injury：preliminary findings from gastroenterologist - based surveillance in the population of the state of delaware[J].Drug Saf，2017，40（9）：783-787.

[6] WANG J B，ZHU Y，BAI Z F，et al.Guidelines for the diagnosis and management of herb-induced liver injury[J].Chin J Integr Med，2018，24（9）：696-706.

[7] EASL Clinical Practice Guidelines：Drug-induced liver injury[J].J Hepatol，2019，70：1222-1261.

[8] 赖荣陶，王晖，桂红莲，等.138 例药物性肝损伤患者的临床特征及肝脏组织学改变 [J].中华肝脏病杂志，2012，20（4）：185-189.

[9] 郝坤艳，于乐成，何长伦，等.基于 Roussel Uclaf 因果关系评估量表的药物性肝损伤 140 例诊治分析 [J].中华肝脏病杂志，2014，22（12）：938-941.

[10] LARREY D.Epidemiology and individual susceptibility to adverse drug reactions affecting the liver[J].Semin Liver Dis，2002，22（2）：145-155.

[11] OU P C，CHEN Y，LI B Z，et al.Causes，

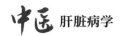

clinical features and outcomes of drug-induced liver injury in hospitalized patients in a Chinese tertiary care hospital[J].Springer Plus, 2015, 22（4）: 802.

[12] MELCHART D, HAGER S, ALBRECHT S, et al.Herbal traditional Chinese medicine and suspected liver injury: A prospective study[J].World J Hepatol, 2017, 9（29）: 1141-1157.

[13] CONG W H, XIN Q Q, GAO Y Q.RE: incidence and etiology of drug-induced liver injury in China[J].Gastroenterology, 2019, 157（5）: 1438-1439.

[14] 朱春雾, 王海南, 袁继丽, 等.445 例药物性肝损伤的临床分析 [J].临床肝胆病杂志, 2018, 34（2）: 354-358.

[15] 王静, 马园园, 刘成海, 等.基于文献的药物性肝损伤流行病学分析 [J].中西医结合肝病杂志, 2019, 29（5）: 452-455.

[16] CHALASANI N, FONTANA R J, BONKOVSKY H L, et al.Causes, clinical features, and outcomes from a prospective study of drug-induced liver injury in the United States[J].Gastroenterology, 2008, 135（6）: 1924-1934.

[17] 刘婧茜, 丁选胜.不同机体状态下中药肝毒性研究进展 [J].药学进展, 2017, 41（8）: 619-623.

[18] LIN N H, YANG H W, SU Y J, et al.Herb induced liver injury after using herbal medicine: A systemic review and case-control study[J].Medicine（Baltimore）, 2019, 98（13）: e14992.

[19] WANG R, QI X, YOSHIDA E M, et al.Clinical characteristics and outcomes of traditional Chinese medicine-induced liver injury: a systematic review[J].Expert Rev Gastroenterol Hepatol, 2018, 12（4）: 425-434.

[20] PELKONEN O, TURPEINEN M, HONKAKOSKI P, et al.Inhibition and induction of human cytochrome P450 enzymes: current status[J].Arch Toxicol, 2008, 82（10）: 667-715.

[21] FOUREAU D M, WALLING T L, MADDUKURI V, et al.Comparative analysis of portal hepatic infiltrating leucocytes in acute drug-induced liver injury, idiopathic autoimmune and viral hepatitis[J]. Clin Exp Immunol, 2015, 180（1）: 40-51.

[22] ORTEGA-ALONSO A, STEPHENS C, LUCENA M I, et al.Case characterization, clinical features and risk factors in drug-induced liver injury[J].Int J Mol Sci, 2016, 17（5）: E714.

[23] NG C S, HASNAT A, AL MARUF A, et al.N-acetyltransferase 2（NAT2）genotype as a risk factor for development of drug-induced liver injury relating to antituberculosis drug treatment in a mixed-ethnicity patient group[J]. Eur J Clin Pharmacol, 2014, 70（9）: 1079-1086.

[24] ANDRADE R J, ROBLES M, ULZURRUN E, et al.Drug-induced liver injury: Insights from genetic studies[J].Pharmacogenomics, 2009, 10（9）: 1467-1487.

[25] ROBERT J, FONTANA.Pathogenesis of idiosyncratic drug-induced liver injury and clinical perspectives[J].Gastroenterology, 2014, 146（4）: 914-928.

[26] URBAN T J, DALY A K, AITHAL G P.Genetic basis of drug-induced liver injury: present and future[J].Semin Liver Dis, 2014, 34（2）: 123-133.

[27] LI C, RAO T, CHEN X, et al.*HLA-B*35:01* allele is a potential biomarker for predicting polygonum multiflorum-induced liver injury in humans[J].Hepatology, 2019, 70（1）: 346-357.

[28] KINDMARK A, JAWAID A, HARBRON C

G, et al.Genome-widepharmacogenetic investigation of a hepatic adverse event without clinical signs of immunopathology suggests an underlying immune pathogenesis[J]. Pharmacogenomics J, 2008, 8（3）: 186-195.

[29] CHALASANI N, FONTANA R J, BONKOVSKY H L, et al.Causes clinical features, and outcomes from a prospective study of drug-induced liver injury in the United States[J].Gastroenterology, 2008, 135（6）: 1924-1934.

[30] TESCHKE R, DANAN G.Drug-induced liver injury: Is chronic liver disease a risk factor and a clinical issue?[J].Expert Opin Drug Metab Toxicol, 2017, 13（4）: 425-438.

[31] VAN DEN BOUT-VAN DEN BEUKEL C J, KOOPMANS P P, VAN DER VEN A J, et al.Possible drug-metabolism interactions of medicinal herbs with antiretroviral agents[J]. Drug Metab Rev, 2006, 38（3）: 477-514.

[32] 中华中医药学会肝胆病分会, 中华中医药学会中成药分会.中草药相关肝损伤临床诊疗指南 [J].临床肝胆病杂志, 2016, 32（5）: 835-843.

[33] 邓爱平, 方文韬, 周青罡.淫羊藿质量影响因素及质控对策分析 [J].中国中药杂志, 2018, 42（5）: 1062-1070.

[34] LIN L, LI H, LIN H, et al.A New Perspective on Liver Injury by Traditional Chinese Herbs Such As Polygonum multiflorum: The Geographical Area of Harvest As an Important Contributory Factor[J].Front Pharmacol, 2017, 20（8）: 349.

[35] HAYASHI P H, BARNHART H X, FONTANA R J, et al.Reliability of causality assessment for drug, herbal and dietary supplement hepatotoxicityin the drug-induced liver injury network（DILIN）[J]. Liver Int,

2015, 35（5）: 1623-1632.

[36] 崔鹤蓉, 柏兆方, 宋海波, 等.从古今炮制方法演变探讨何首乌毒性的潜在影响因素 [J].中国中药杂志, 2016, 41（2）: 333-339.

[37] 杨武德, 李聪.大黄生品及炮制品中总糖及多糖的含量测定 [J].中国药房, 2010, 21（19）: 1759-1761.

[38] HUANG D L, XIANG J, LIU X D, et al.Advancesin the research of traditional Chinese medicine induced liver injury[J]. Strait Pharm J, 2012, 24（10）: 13-15.

[39] 宋海波.基于不良反应监测数据的补骨脂临床用药风险信号及主要风险特征分析 [C]//中国毒理学会第七次全国毒理学大会暨第八届湖北科技论坛论文集.2015:147.

[40] FASINU P S, BOUIC P J, ROSENKRANZ B.An overview of the evidence and mechanisms of herb-drug interactions[J].Frontiers Pharmacol, 2012, 30（3）: 69.

[41] ZHU Y, NIU M, CHEN J, et al.Hepatobiliary and pancreatic: Comparison between Chinese herbal medicine and western medicine-induced liver injury of 1985 patients[J].J Gastroenterol Hepatol, 2016, 31（8）: 1476-1482.

[42] 中华医学会肝病学分会药物性肝病学组.药物性肝损伤诊治指南 [J].临床肝胆病杂志, 2015, 31（11）: 1752-1769.

[43] 吴晓宁, 尤红, 贾继东.2003—2007 年国内药物性肝损伤临床特点文献综合分析 [J].肝脏, 2008, 13（6）: 463-466.

[44] TESCHKE R, FRENZEL C, GLASS X, et al.Herbal hepatotoxicity: A critical review[J]. Br J Clin Pharmacol, 2013, 75（3）, 630-636.

[45] MA X, PENG J H, HU Y Y.Chinese herbal medicine-induced liver injury[J]. J Clin Transl Hepatol, 2014, 2（3）: 170-175.

[46] TESCHKE R, ZHANG L, LONG H, et

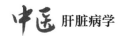

al.Traditional Chinese medicine and herbal hepatotoxicity: a tabular compilation of reported cases[J].Ann Hepatol, 2015, 4（1）: 7-19.

[47] LI C.Progress in research of herbal induced liver damage[J].J Pract Hepatol, 2013, 16（3）: 278-281.

[48] CHEN Y, ZHANG X M, HAN F M, et al.Gene expression profile analyses of mice livers injured by Leigongteng[J].World J Gastroenterol, 2007, 13（26）: 3619-3624.

[49] LUO D, ZUO Z, ZHAO H, et al.Immunoregulatory effects of Tripterygium wilfordii Hook F and its extracts in clinical practice[J].Front Med, 2019, 13（5）: 556-563.

[50] WANG X Z, ZHANG S Y, XU Y, et al.The role of neutrophils in triptolide-induced liver injury[J].Chin J Nat Med, 2018, 16（9）: 653-664.

[51] Vliegenthart A D B, Wei C, Buckley C, et al.Characterization of triptolide-induced hepatotoxicity by imaging and transcriptomics in a novel zebrafish model[J].Toxicological Sciences, 2017, 159（2）: 380-391.

[52] ZHENG N, WANG T, WEI A, et al.High-content analysis boosts identification of the initial cause of triptolide-induced hepatotoxicity[J].J Appl Toxicol, 2019, 39（9）: 1337-1347.

[53] HASNAT M, YUAN Z, NAVEED M, et al.Drp1-associated mitochondrial dysfunction and mitochondrial autophagy: a novel mechanism in triptolide-induced hepatotoxicity[J].Cell Biol Toxicol, 2019, 35（3）: 267-280.

[54] WEI Y M, LUAN Z H, LIU B W, et al.Autophagy in triptolide-mediated cytotoxicity in hepatic cells[J].Int J Toxicol, 2019, 38（5）: 436-444.

[55] YUAN Z, HASNAT M, LIANG P, et al.The role of inflammasome activation in Triptolide-induced acute liver toxicity[J].International Immunopharmacology, 2019, 25（75）: 105754.

[56] WANG X Z, XUE R F, ZHANG S Y, et al.Activation of natural killer T cells contributes to triptolide-induced liver injury in mice[J].Acta Pharmacol Sin, 2018, 39（12）: 1847-1854.

[57] 李涯松, 童培建, 马红珍, 等. 甘草对雷公藤治疗类风湿关节炎的减毒增效作用 [J]. 中国中西医结合杂志, 2006, 26（12）: 1117.

[58] WANG J, MIAO M, ZHANG Y, et al.Quercetin ameliorates liver injury induced with Tripterygium glycosides by reducing oxidative stress and inflammation[J].Can J Physiol Pharmacol, 2015, 93（6）: 427-433.

[59] WANG J, MIAO M, QU L, et al.Protective effects of geniposide against Tripterygium glycosides（TG）-induced liver injury and its mechanisms[J].J Toxicol Sci, 2016, 41（1）: 165-173.

[60] FENG Z, ZHOU C, DONG S, et al.Catalpol and panax notoginseng saponins synergistically alleviate triptolide-induced hepatotoxicity through Nrf2/ARE pathway[J].Toxicol In Vitro, 2019, 56: 141-149.

[61] XU P, LI Y, YU Z, et al.Protective Effect of Vitamin C on Triptolide-induced Acute Hepatotoxicity in Mice through mitigation of oxidative stress[J].An Acad Bras Cienc, 2019, 91（2）: 1-10.

[62] ZHOU Y, SUN Y, LI P, et al.Monoside antagonizes triptolide-induced hepatocyte apoptosis the anti-oxidative stress pathway[J].Nan Fang Yi Ke Da Xue Xue Bao, 2018, 38（8）: 949-955.

[63] 中华中医药学会中成药分会, 中华中医药学会肝胆病分会, 中国药学会临床中药学专业

委员会，等.何首乌安全用药指南 [J]. 临床肝胆病杂志，2019，35（12）：2687-2693.

[64] RUAN L Y，LI M H，XING Y X，et al.Hepatotoxicity and hepatoprotection of *Polygonum multiflorum* Thund. as two sides of the same biological coin[J].J Ethnopharmacol，2019，230（10）：81-94.

[65] LIN E Y，CHAGNAADORJ A，HUANG S J，et al.Hepatoprotective activity of the ethanolic extract of *Polygonum Multiflorum* Thunb. against oxidative stress-induced liver injury[J].Evid Based Complement Alternat Med，2018：4130307.

[66] ZHANG L，LIU X，TU C，et al.Components synergy between stilbenes and emodin derivatives contributes to hepatotoxicity induced by Polygonum multiflorum[J].Xenobiotica，2019，19（8）：1-27.

[67] WANG Y，WANG L，SAXENA R，et al.Clinicopathological features of He Shou Wu-induced liver injury：This ancient anti-aging therapy is not liver-friendly[J].Liver Int，2019，39（2）：389-400.

[68] AITHAL G P.Of potions，poisons，polygonum，and pre-emptive polymorphism[J].Hepatology，2019，70（1）：8-10.

[69] TU C，HE Q，LI C Y，et al.Susceptibility-related factor and biomarkers of dietary supplement polygonum multiflorum-induced liver injury in rats[J].Front Pharmacol，2019，335（10）：1-16.

[70] LU Z N，LUO Q，ZHAO L N，et al.The mutational features of aristolochic acid-induced mouse and human liver cancers[J].Hepatology，2019，71（3）：1-10.

[71] HUANG Y T，WU T S，LU C C，et al.Aristolochic acid I interferes with the expression of BLCAP tumor suppressor gene in human cells[J].Toxicol Lett，2018，291（7）：

129-137.

[72] 中药药源性肝损伤临床评价技术指导原则 [J].临床肝胆病杂志，2018，34（7）：1403-1409.

[73] 于乐成，陈成伟.新版 RUCAM：药物和草药诱导性肝损伤的重要评估工具 [J].肝脏，2016，21（6）：493-498.

[74] LIN G，WANG J Y，LI N，et al.Hepatic sinusoidal obstruction syndrome associated with consumption of Gynura segetum[J].J Hepaol，2011，54（4）：666-673.

[75] SU Y W，CHEN X，JIANG Z Z，et al. A panel of serum microRNAs as specific biomarkers for diagnosis of compound-and herb-induced liver injury in rats[J].PLoS ONE，2012，7（5）：e37395.

[76] 王清秀，吴纯启，廖明阳.大黄及其主要成分的毒性毒理研究 [J].毒理学杂志，2007，21（4）：301-302.

[77] 濮社班，徐德然，张勉，等.中药款冬中肝毒吡咯里西啶生物碱的 LC/MSn 检测 [J].中国天然药物，2004，2（5）：293-296.

[78] 盛云华，乔靖怡，金若敏，等.基于 ¹H- 核磁共振代谢组学研究黄药子乙醇提取物致肝损伤的潜在生物标志物 [J].中国药理学与毒理学杂志，2016，30（4）：306-315.

[79] LIU Y，WANG G，ZHONG Q X，et al.Influence factors of hepatotoxicity of traditional Chinese medicine preparation products based on multidimensional structure dynamic process[J].Zhongguo Zhong Yao Za Zhi，2017，42（16）：3031-3035.

[80] 王伽伯，崔鹤蓉，柏兆方，等.精准医学下的中药安全性评价策略和方法：病证毒理学 [J].药学学报，2016，51（11）：1681-1688.

[81] 宋捷，钟荣玲，夏智，等.中药肝毒性研究方法技术的新进展及其应用 [J].中国中药杂志，2017，42（1）：41-48.

[82] THAKKAR S，CHEN M，FANG H，et al.The liver toxicity knowledge base（LKTB）

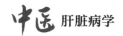

and drug-induced liver injury（DILI） classification for assessment of human liver injury[J].Expert Rev Gastroenterol Hepatol, 2018, 12（1）: 31-38.

[83] VERMA S, KAPLOWITZ N.Diagnosis, management and prevention of drug-induced liver injury[J].Gut, 2009, 58（11）: 1555-1564.

[84] 陈成伟. 药物性肝损伤的研究进展及我国存在的问题 [J]. 临床肝胆病杂志, 2018, 34（6）: 1147-1151.

[85] SUDSAKORN S, BAHADDURI P, FRETLAND J, et al.2020 FDA drug-drug interaction guidance: a comparison analysis and action plan by pharmaceutical industrial scientists[J].Curr Drug Metab, 2020, 21（6）: 403-426.

[86] FONTANA R J.Idiosyncratic drug-induced liver injury is associated with substantial morbidity and mortality within 6 months from onset[J].Gastroenterology, 2014, 147（1）: 96-108.

[87] PAPAY J I, CLINES D, RAFI R, et al.Drug-induced liver injury following positive drug rechallenge[J].Regulatory toxicology and pharmacology, 2009, 54（1）: 84-90.

[88] MICHAEL D, LEISE M D, JOHN J, et al.Drug-induced liver injury[J].Mayo Clin Proc, 2014, 89（1）: 95-106.

[89] CHAN S T, CHAN C K, TSE M L, et al.Paracetamol overdose in Hong Kong: is the 150-treatment line good enough to cover patients with paracetamol-induced liver injury[J].Hong Kong Med J, 2015, 21（5）: 389-393.

[90] BLANUSA M, VARNAI V M, PIASEK M.Chelators as antidotes of metal toxicity: therapeutic and experimental aspects[J].Curr Med Chem, 2005, 12（23）: 2771-2794.

[91] LUANGCHOSIRI C, THAKKINSTIAN A, CHITPHUK S, et al.A double-blinded randomized controlled trial of silymarin for the prevention of antituberculosis drug-induced liver injury[J].BMC Complement Altern Med, 2015, 23（9）: 2-7.

[92] 黄春洋, 单晶, 廖慧钰, 等 . 甲基强的松龙治疗药物性肝损伤患者临床及实验室特点分析 [J]. 实用肝脏病杂志, 2019, 22（2）: 208-211.

[93] BJORNSSON E, TALWALKAR J, TREEPRASERTSUK S, et al.Drug-induced autoimmune hepatitis: clinical characteristics and prognosis[J].Hepatology, 2010, 51（6）: 2040-2048.

[94] DERTINGER S, DIRSCHMID K, VOGEL W, et al.Immunosuppressive therapy for carbamazepine-induced hypersensitivity syndrome and hepatitis[J].J Hepatol, 1998, 28（2）: 356-357.

[95] LEE T, LEE Y S, YOON S Y, et al.Characteristics of liver injury in drug-induced systemic hypersensitivity reactions[J].J Am Acad Dermatol, 2013, 69（3）: 407-415.

[96] WONG S P, CHU C M, KAN C H, et al.Successful treatment of leflunomide-induced acute pneumonitis with cholestyramine wash-out therapy[J].J Clin Rheumatol, 2009, 15（8）: 389-392.

第十二章　中医药治疗慢性胆囊炎胆石症研究进展

慢性胆囊炎是由急性或亚急性胆囊炎反复发作，或长期存在的胆囊结石所致胆囊功能异常。慢性胆囊炎常合并胆囊结石，临床上称为慢性结石性胆囊炎，慢性结石性胆囊炎占所有慢性胆囊炎的90%以上；急性结石性胆囊炎和慢性结石性胆囊炎是同一疾病的不同阶段的表现。中医药治疗从整体出发，辨证论治，对本病的治疗有其特色。

一、中西医病因病机

（一）中医理论基础

慢性胆囊炎胆石症属中医"胆胀""胁痛""黄疸"等范畴。《灵枢·胀论》曰："胆胀者，胁下痛胀，口中苦，善太息。"说明中医胆胀的症状与慢性胆囊炎的临床特点有关联。肝、胆作为脏与腑各具其生理功能与特性，肝五行属木，肝主生长升发，喜条达，主疏泄；胆为"中精之腑"，主决断，以降为顺，借助肝的疏泄，配合脾胃之升降，共同调畅全身气机。肝失条达，即肝气不畅，累及胆腑，导致气机失调，胆汁排泄受阻，胆汁淤积，形成实邪，即所谓"不通则痛"。胆隶属于肝，肝胆疏泄失常，致木不疏土，脾气失运，浊邪壅塞，升降失常。

肝与胆不仅在生理上密不可分，而且在病理上也常相互影响。病理性胆汁的产生是胆石形成的病理基础，而肝阴不足，引起胆汁化生乏源，则不能生成正常胆汁。肝失疏泄，肝郁气结，胆腑失调，胆汁贮藏、排泄异常，甚至淤积，为胆石产生提供了必要的时间和条件。对于胆囊结石的认识，很长时间以来集中在肝外胆道

发生的变化，认为肝外胆道（包括胆囊在内）是产生结石的场所。依据中医理论及生理解剖，胆与肝相连，附于肝之短叶间，有经脉互为络属，构成表里关系，胆汁来源于肝之余气，胆汁所以能正常排泄和发挥作用，亦依靠肝的疏泄功能。胆病多由肝而生，肝之疏泄功能失常，会影响胆汁的分泌与排泄而形成胆道疾病。上海中医药大学附属龙华医院朱培庭教授通过对经典医籍的理解，加上自身丰富的临床经验和实验研究的积累，首先提出了"胆病从肝论治"的学术思想[1]。而胆病每每累及于肝，胆汁排泄不畅，会影响肝之疏泄，二者常常相互影响。因此，胆囊结石病灶在胆，源头在肝。

总的来说，胆石症的病位在肝胆，基本病因病机主要有肝郁气滞、湿热内阻、瘀血内结、情志失调、痰浊凝聚、饮食不节等方面。

（二）慢性胆囊炎胆石症病因

慢性结石性胆囊炎的病因和发病机制[2]：

1. **胆囊结石**　结石导致反复的胆囊管梗阻，并造成胆囊黏膜损伤，出现反复的胆囊壁炎性反应、瘢痕形成和胆囊功能障碍。胆石症的发生与诸多因素有关，是环境因素、遗传因素以及个人生活方式共同作用的结果，从最新国内外研究结果来看，胆石症的成因分为三方面：

（1）**饮食结构：**胆石症患者往往早餐不规则或喜油腻饮食如动物脂肪、油煎食物、肉食、奶油等。

（2）**患者自身因素：**如高脂血症、高血压、年龄、肥胖和BMI增加等。

（3）遗传因素：胆石症具有家族聚集性的特点。目前人类对于导致肝内外胆管结石形成的基因的研究，主要是围绕着能够影响胆汁成分发生变化的相关基因，如胆固醇、胆汁酸、磷脂和胆红素代谢的基因，通过调控这些基因的表达而影响胆汁的成分，最终诱发胆结石的生成。此外，也有研究证实一些疾病：如慢性肝病（肝硬化、脂肪肝）、糖尿病、胃切除术、十二指肠憩室等也是胆石症发病的危险因素。

2. 细菌感染 正常胆汁是无菌的，当胆囊或胆管出现结石嵌顿、梗阻，则可能导致肠道细菌逆行感染。

慢性胆囊炎、胆石症的病因和发病机制研究有助于人们进一步研究中医药治疗的相关机制和中医药治疗的方证效应，探寻新的中医药治疗方法和提高临床疗效。

二、中医药临床治疗

（一）辨证分型

既往对慢性胆囊炎、胆石症的辨证大多总结为肝胆气郁型，治疗上予以疏肝利胆。而近年来许多医家提出了自己不同的观点。朱培庭教授总结自己的临床经验后发现，慢性胆囊炎、胆石症病人中肝胆气郁型仅占 44.16%，肝阴不足型却占 55.47%；尤其在 50 岁以后肝阴不足型有上升的趋势，达到了 72.37%[3]。刘敏等[4] 以流行病学为基础，剔除年龄、性别、文化等无差别因素，对 200 例患者进行证候分析，将证型分为肝胃郁热型、肝胃气滞型、肝胆湿热型、肝气郁滞型、肝阴不足型；其中以肝胃郁热型为最多，占总患者人数的 33%，占据第二位的是肝胃气滞证，所占比例为 26%。姜树民教授[5] 结合病因病机将本病分为肝郁气滞、肝胆湿热、肝胆郁积、肝郁脾虚四型。

经过多年实践，在总结了众多医家的观点后，2017 年胆囊炎中医诊疗专家共识意见 [6] 将慢性胆囊炎分为肝胆气滞证（治法：疏肝利胆，理气解郁；主方：柴胡疏肝散）、肝胆湿热证（治法：清热利湿，利胆通腑；主方：龙胆泻肝汤或大柴胡汤）、胆热脾寒证（治法：疏利肝胆，温脾通阳；主方：柴胡桂枝干姜汤）、气滞血瘀证（治法：理气活血，利胆止痛；主方：血府逐瘀汤）、肝郁脾虚（治法：疏肝健脾，柔肝利胆；主方：逍遥散）、肝阴不足（治法：养阴柔肝，清热利胆；主方：一贯煎）、脾胃气虚证（治法：理气和中，健脾和胃；主方：香砂六君子汤）。自此，慢性胆囊炎胆石症的临床辨证分型得以达成共识。

辨证分型是中医临床治疗的基础，经过多年的发展和中医临床实践的不断总结，慢性胆囊炎、胆石症的辨证分型也终于达成共识、得到初步的统一，这对于慢性胆囊炎、胆石症中医药的临床研究和提高中医药治疗效果具有深远的意义。

（二）经方治疗

1. 大柴胡汤 大柴胡汤是来源于张仲景《伤寒杂病论》中的名方之一。"诸黄腹痛而呕者，宜柴胡汤"，胆为六腑之一，以通为顺，故宜用大柴胡汤。由柴胡、黄芩、大黄、枳实、半夏、芍药、大枣、生姜组成，其功效为和解少阳，内泻热结，主治少阳阳明合病；证见往来寒热，胸胁苦满，呕不止，郁郁微烦，心下痞硬；或心下满痛，大便不解；或协热下利，舌苔黄，脉弦数有力。大柴胡汤具有内泻热结、和解少阳的功效，临床上大量研究表明，大柴胡汤用于治疗胆石症、胆囊炎等胆系疾病效果显著，常用于治疗慢性胆囊炎、胆石症属少阳阳明合病者。

2. 小柴胡汤 小柴胡汤为"和法"的代表方，由柴胡、黄芩、人参、甘草、半夏、生姜、大枣组成，可使邪气得解，少阳得和，上焦得通，津液得下，胃气得和，有汗出热解之功效。小柴胡汤证的典型症状为"往来寒热，胸胁苦满"，见于发热性疾病的迁延期，适用于胆囊炎引起的发热，可用于治疗"心烦喜呕，默默不欲饮食"的慢性胆囊炎。

3. 半夏泻心汤　半夏泻心汤出自《伤寒论》，由半夏、黄芩、干姜、人参、甘草、黄连、大枣组成。诸药相合，辛开苦降，寒温并用，阴阳并调，使壅滞之浊邪开泄，中焦之气机调畅，则痞满饱胀之症自消。用于慢性胆囊炎之脘腹或右上腹痞胀不适等症，或右胁胀痛，纳呆恶心，口苦泛酸，嗳气等消化不良症状。

4. 茵陈蒿汤　茵陈蒿汤最先出现于《伤寒论》，其用于治疗瘀热发黄，由茵陈、栀子、大黄构成，具有清热、利湿、退黄之功效。主治湿热黄疸，临床常用于治疗胆囊炎、胆石症等疾病所引起的黄疸，证属湿热内蕴者。

治疗慢性胆囊炎胆石症的经方是经过千百年中医临床实践而被证实有明确临床疗效的经典处方，至今仍然在治疗慢性胆囊炎胆石症方面发挥着巨大的作用，当前治疗慢性胆囊炎胆石症的中医临床实践中随处可见中医经方的影子，其治则治法和组方原则一直指导着中医临床。而围绕这些经方的研究也让我们不断增加着对慢性胆囊炎胆石症的中医病因病机的认识，并借此提高中医药治疗的临床效果。

（三）单药

由于中药化学组成复杂，阐明中药的原理及作用机制不仅需要开展严格的临床试验，在此基础上还要进一步揭示中药的药效物质基础。

吴洪娟等[7]通过随机对照试验研究金钱草对胆囊结石患者血清胆囊收缩素（cholecystokinin，CCK）受体和血管活性肠肽（vasoactive intestinal peptide，VIP）水平的影响。结果证明胆囊收缩素不仅可促进胆囊收缩和胆汁排出，还可通过神经机制来调节胆囊收缩；CCK-A参与胆囊收缩、促进胆汁排出，可有效预防胆囊结石的形成；血管活性肠肽除了具有很强的扩

血管和松弛胃肠道血管平滑肌作用，还参与胆管的生理功能调节，可抑制胆囊收缩；VIP水平升高可抑制胆囊收缩运动，促进胆囊结石的产生。研究提示，加用金钱草水煎剂口服可有效缓解胆囊结石患者各种症状，减少胆囊结石数目，缩小结石直径，可能与其调节VIP和CCK-A水平有关。

黄彭等[8]采用网络药理学对金钱草的临床作用进行评价，对金钱草中的成分及胆囊相关疾病靶点进行筛选，最后对成分-靶点和疾病-靶点网络进行融合，筛选共同的交集靶点，构建活性成分-治疗靶点-疾病相互作用网络图。通过对交集靶点进行通路富集分析后，得到金钱草活性成分通过ABC转运体通路发挥治疗胆石症作用的结论，参与到其中的基因有ABCC3、ABCB1、ABCC2和ABCB4。

有学者[9]通过随机对照实验研究大黄素对胆固醇结石豚鼠胆囊平滑肌细胞运动信号转导系统的影响，发现胆囊收缩功能障碍可导致胆囊平滑肌细胞的运动信号传导系统发生紊乱。大黄素可通过调节血浆CCK、胆囊细胞Ca^{2+}浓度及Gs、Gi、Cap的蛋白和mRNA水平，增强胆囊收缩功能，减轻胆汁淤积。

中药化学组成复杂，一般含有众多具有药效活性的成分，因而导致探究中药的作用机制是一个复杂的过程，涉及多成分、多机制的研究，通过借助分子生物学及网络药理学等方法，在中药药理研究与中药临床研究之间搭建桥梁，有望为揭示中药的药效物质基础迈出关键一步。

（四）经验方

历代医家在继承古人组方的思想上，针对胆石症病因病机，结合自身临证经验，创立了许多治疗慢性胆囊炎胆石症的处方，并对这些自拟方进行了深入的方证效应机理研究。

韩柯鑫等[10]以随机平行对照研究自拟

疏肝利胆汤（方用金钱草 50g，柴胡、郁金、青皮、黄芩各 20g，白芍、厚朴、枳实各 15g，甘草 5g）治疗肝郁气滞型胆石症的疗效，该方主治湿热内蕴，郁蒸日久，致使肝失疏泄，胆失通降，结为砂石，治疗重在肝、胆、胃三经。总有效率（83.33%）明显优于对照组。

郑晓蕾等[11]在用自拟蒌枳汤治疗胆石症的临床试验中，发现患者服用自拟蒌枳汤（瓜蒌，枳实，金钱草，鸡内金，郁金，厚朴，白芍）1 个月后，治愈 63 例，显效 21 例，无效 12 例，总有效率为 87.5%。此方以清利肝胆湿热为主，加用软坚化瘀之品，从而达到软坚散结、化石溶石之功效。

升清胶囊由大黄、虎杖、陈皮构成，具有清热除湿、行气活血的功效，用于慢性胆囊炎胆石症之"气血郁滞"。孙逊等[12]总结课题组相关研究，证明升清胶囊除了具有降低血清胆固醇含量、胆囊胆汁黏度、改善胆道收缩功能的作用，还能调节成石相关基因的表达和胃肠激素及其受体水平；升清胶囊一方面可以通过降低细胞外乳酸脱氢酶（LDH）、细胞内丙二醛（MDA）含量，升高细胞内超氧化物歧化酶（SOD）、还原型谷胱甘肽（GSH）含量来减轻肝细胞的氧化损伤程度，提高肝细胞抗氧化能力以利于细胞损伤的修复，另一方面通过下调 SCP2 mRNA 及蛋白表达来减少肝细胞分泌胆固醇入胆汁，上调 CYP7A1 mRNA 及蛋白表达来加速胆汁酸生成，从而防止胆固醇结晶析出，达到降低胆结石形成的作用。

唐乾利等通过多项研究[13-14]对胆固醇结石模型小鼠进行中药干预，发现经验方大黄灵仙胶囊（方用生大黄，威灵仙，金钱草，芒硝，枳壳，泽兰，柴胡，鸡内金，郁金，磁石，黄芪，甘草）调控肝细胞转运蛋白的作用机制，并发现大黄灵仙胶囊可以改变炎性因子 TNF-α、IL-6、

IL-1β 表达水平，进而稳定肝细胞胆管侧细胞膜 ABC 家族和 EGR-1 蛋白的转录，使之趋于正常水平，从而改善病理性胆汁及其代谢物的分泌。

总而言之，基于胆石症之胆失疏泄，胆液久瘀不畅，聚而为石的基本病机，经验方在组方用药上有一定规律，常用药包括疏肝理气的柴胡、郁金、白芍，清热利湿的茵陈、大黄、栀子等，利胆排石的海金沙、金钱草、鸡内金等。通过生理及药理研究，发现经验方的作用机制主要涉及保肝利胆、抗炎抑菌、提高免疫、提高胆囊运动功能，增强胆囊的收缩性，降低胆结石的形成率等方面。通过总结临床上疗效确切的经验方，将其中的经典用药予以简化浓缩，再加以疗效验证，形成各类疗效显著的成药。

（五）中成药制剂

最新中医诊疗专家共识意见[6]中的中成药如消炎利胆片、胆舒胶囊、清肝利胆口服液、金胆片、利胆排石片、复方鸡骨草胶囊、胆石通胶囊等，皆对慢性胆囊炎胆石症有针对性的效果。

胆宁片是目前为数不多的，具有防石溶石作用的纯中药制剂。其以大黄、虎杖、青皮、山楂等 7 味中药作为主要成分。具有消炎利胆、防石护肝、清热通下之功效，对于慢性胆道疾病、脂肪肝及便秘均具有较好的治疗效果。

胆舒胶囊主要成分为茵陈和薄荷素油，其中茵陈具有疏肝利胆、清热通下、消炎镇痛、通淋排浊、祛黄利水等作用，可降低胆红素增加导致的黄疸。薄荷素油具有预防结石形成、溶解胆囊结石的功效。临床上用于胆囊炎、胆管炎、胆道术后感染及胆道结石。

清肝利胆口服液为祛湿剂，具有清利肝胆湿热之功效。方中主药有茵陈、栀子、防己、金银花、厚朴。主治纳呆、胁痛、疲倦乏力、尿黄，苔腻、脉弦，肝郁

气滞、肝胆湿热未清等症。临床用于治疗急慢性肝炎和胆囊炎。

金胆片由龙胆、金钱草、虎杖、猪胆膏组成。主要功效为利胆消炎。用于急慢性胆囊炎、胆石症以及胆道感染。

利胆排石片主药为金钱草、茵陈、黄芩、木香、郁金、大黄、槟榔、枳实、芒硝、厚朴。常用于湿热蕴毒、腑气不通所致的胁痛、胆胀，症见胁肋胀痛、发热、尿黄、大便不通。

消炎利胆片主药为金钱草、溪黄草、田基黄、白芍、甘草、陈皮、木香、姜黄、半夏、黄芩，诸药互相配合，达到清热利胆、疏滞行气的作用。主治肝胆湿热所致的胁痛、口苦；急慢性胆囊炎、胆管炎见上述证候者。

复方鸡骨草胶囊由鸡骨草、栀子、枸杞子、白芍、茵陈、五味子、三七、人工牛黄、珍珠层粉构成，用于肝胆湿热所致的胁肋不舒、脘腹胀满、疲倦乏力、口苦尿黄。

胆石通胶囊由蒲公英、水线草、溪黄草、茵陈、金钱草、大黄、黄芩、鹅胆草、枳壳、柴胡组成，有清热利湿、退黄排石、行气止痛等功效。主治肝胆湿热所致的胁痛、胆胀，症见右胁胀痛、痞满呕吐、尿黄口苦等胆石症、胆囊炎患者。

近年来，围绕中成药的功效、机制的研究是中医药治疗慢性胆囊炎、胆石症研究的重要组成部分，多项研究表明中成药在改善胆石症的临床症状、胆囊收缩功能以及降低胆汁的成石趋势方面有一定的作用，且具有应用便捷、有效，易被患者接受等优势，进一步开发出更多疗效确切、治病机制清晰的中成药，对于扩大中医药在慢性胆囊炎、胆石症治疗方面的应用有重要的意义。

（六）非药物治疗

胆石症的非药物治疗主要包括针刺、耳穴、艾灸、推拿等治疗方法，而临床上以针刺和耳穴疗法最常见。

有学者[15]在麻醉状态下对40只豚鼠的天枢（ST25）、期门（LR14）、阳陵泉（GB34）和胰胆（CO11）等穴位分别应用了手动针刺（MA）和电针刺（EA），同时监测奥迪括约肌（SO）肌电活动和胆囊压力。发现在刺激ST25或LR14后显著增加了SO肌电活动的频率和幅度，同时降低了胆囊压力。相反，刺激GB34或CO11后可显著降低SO肌电，增加胆囊压力。结果证明，针刺对胆囊压力和SO功能具有双向作用，作用机制可能是通过人体自主反射与内脏的相互作用实现的。

耳者，宗脉之所聚也。中医学认为耳与机体脏腑经络存在密切的联系，肝胆、交感、神门及内分泌等耳穴具有疏肝利胆、疏通经络、调节脏腑功能的作用。唐建娟[16]将60例胆石症胆绞痛患者随机分为对照组和观察组各30例，对照组采用西药消炎利胆治疗，观察组在此基础上加用耳穴埋豆治疗，结果显示2组患者干预后疼痛均有减轻，观察组优良率（100%）优于对照组（76.6%）。范军臣等[17]通过Meta分析显示在耳穴贴压应用于胆囊切除患者的RCT中，耳穴贴压组在缩短进食时间、降低腹胀和恶心呕吐的发生率、降低患者术后疼痛评分等方面均具有明显优势。

中医学博大精深，治疗胆石症除采用汤剂、耳穴、针刺外，可根据患者的自身情况，采用同病异治的方法，如艾灸、推拿、情志疏导疗法、饮食疗法等，使治疗的方法个体化，特别是对于那些不适合手术治疗的患者，更有利于充分发挥中医的优势。

（七）中医药在治疗慢性胆囊炎胆石症方面的用药规律探讨

慢性胆囊炎胆石症的临床表现有所不同，中医对慢性胆囊炎也有许多不同的辨证，但用药却存在诸多共通之处。

鲍雪东等[18]通过总结分析朱培庭教授治疗胆石症的用药规律，发现朱教授共用中药127种，高频率药物17种，前6位依次为茵陈、虎杖、生山楂、黄芪、太子参、枸杞子，总结得出朱培庭教授治疗胆石症多采用益气养阴、疏肝利胆法，同时体现了"胆病从肝论治"的学术思想。

刘向津等[19]基于中医传承辅助平台软件，分析和总结中医药治疗慢性胆囊炎的用药规律，对中医药治疗慢性胆囊炎的方剂用药规律进行分析得出：现代临床治疗慢性胆囊炎的中药药性以寒、温为主，药味以苦、辛为主，通过用药频次分析进一步总结出治疗慢性胆囊炎的常见药物有柴胡、枳实、白芍、黄芩、郁金、甘草、金钱草、大黄、川楝子和延胡索。通过关联规则对收集的处方进行挖掘分析，所收集的处方中常用的核心药对（如柴胡-枳实、黄芩-柴胡、白芍-枳实、郁金-枳实等）以疏肝利胆、理气解郁、清热利湿、利胆通腑为主，体现了慢性胆囊炎的临床治疗原则。

借助大数据分析，可以发现治疗胆石症的中药多具有疏肝利胆、和降通腑、清热化湿、调畅气机等作用，可为临床应用和新药研发等提供参考，并为进一步探索临床治疗慢性胆囊炎的组方用药规律提供线索和启示，从而更好地发挥中医药的治疗优势，减轻患者医疗负担。

三、中西医结合治疗

在《胆囊炎中医诊疗专家共识意见（2017）》[6]中，对慢性胆囊炎胆石症的治疗规范形成共识，对慢性胆囊炎伴有胆石症者，诊断确立后行胆囊切除术是合理的根本治法。如患者有心、肝、肺等严重疾病或全身情况不能耐受手术，可予内科治疗。慢性胆囊炎实证以祛邪为主，如清热利湿、疏肝利胆、行气活血等，虚证以扶正为主，如健脾益气、养阴柔肝等，同时可配合中医特色疗法，如针灸、耳穴、药物贴敷及穴位埋线等中医治疗。

（一）对"排、溶、碎、取"的新认识

20世纪80年代以来，胆囊结石发病率逐年上升，因此，临床上出现了结石的"排、溶、碎、取"等[20]中西医结合治疗方法。

由于中药排石疗法很难将胆囊结石安全排到肠道，并面临胆管梗阻和胆源性胰腺炎的风险，此种方法2000年之后鲜见报道。

溶石疗法由于服药时间长和药物对肝脏负荷较大，约1/3患者在治疗过程中不能坚持服药，另有部分患者治疗过程中有急性发作。由于结石完全溶解者也有超过50%的结石复发，并且手术治疗的日渐成熟及中医药对胆石成石机制的研究日渐完善，目前各种溶石治疗已经不予提倡。

由于一般功率的体外碎石不能满足胆结石碎石疗法的临床应用，并且结石碎片可能导致胆道梗阻及胆源性胰腺炎，因此碎石疗法不宜推广。

从20世纪90年代开始发展起来的保胆取石术目前仍作为一种治疗方案在临床上得到应用，保胆取石是指在不伤及胆囊组织的情况下，直接将胆囊内的结石取出。经历了老式"保胆取石"术、经皮胆囊镜"保胆取石"术、微创纤维胆道镜"保胆取石"术这几种方式，直至新型的腹腔镜联合胆道镜微创"保胆取石"术，但由于术后结石复发率较高，因此限制了其在临床中的应用。但近些年来，保胆取石术联合中药治疗被证明在临床中具有防止结石复发，改善患者生活质量等作用。王艳勤等[21]通过临床对照试验探究利胆汤联合腹腔镜保胆取石术对胆囊结石术后胃肠功能恢复及胆囊壁厚度的影响，治疗组在治疗后进流食时间、进普食时间、肠鸣音恢复时间、肛门排气时间、肛门排便时间均明显少于对照组，且胆囊壁厚度明显小于

对照组，并发症总发生率 3.13% 显著低于对照组 25.81%，证明利胆汤与腹腔镜保胆取石术联合治疗胆囊结石，可显著促进术后胃肠功能恢复，且能明显缩小胆囊壁厚度。

总之，保胆手术联合中医药治疗可以保留胆囊的功能，且能降低术后副作用及弥补以往保胆取石术后胆结石复发率高的弊端，近年来也越来越被更多人所接受，有望得到进一步的发展。

（二）手术联合中药治疗的前景

目前胆囊切除术仍旧作为慢性胆囊炎胆石症的首选治疗方法，但数据显示，胆囊切除术后胆道仍存在结石复发的可能，而胆囊切除术后联合中药治疗对预防术后胆石复发方面也具有一定优势。在高瑛等[22]的随机对照研究中发现，胆石症术后（包含胆囊切除及保胆取石术）患者联用小柴胡汤可调节血清总胆汁酸浓度从而抑制胆石形成，对于预防术后胆石形成、降低结石复发率有积极的临床意义。

胆道残余结石是在手术治疗（指胆囊切除和胆道取石术）胆石症后，由于各种原因（术前检查不完善、急诊手术、术者经验不足），胆道出现未取干净的"漏网"结石，研究证明，对胆道残余结石患者采取取石联合中药治疗具有一定优势。黄谊等[23]在对胆石症术后胆道残余结石患者的随机对照研究中发现，胆道残余结石病人采用取石联合中药胆道排石合剂（栀子、威灵仙、大黄、车前草、白芍、虎杖、橘核、枳壳、党参、郁金、甘草）治疗，半年内的复发率为 3.77%，明显低于对照组的 16.98%。

肝外胆管结石主要是指位于肝总管和胆总管内的结石，目前多采用腹腔镜胆总管切开取石术或经十二指肠镜逆行胰胆管造影（ERCP）下奥迪括约肌切开取石术（EST）治疗，但都存在一定的术中结石残留和术后结石复发率，中医中药有助于促进残余结石的排出和防治术后结石复发。张建等[24]在继发性胆总管结石患者行 EST 联合利胆排石汤的随机对照试验中，通过观察 2 组结石排出率及体征、生化指标、术后并发症等，发现应用中药治疗胆总管结石可促进排石，改善肝功能及减少术后并发症等。

李健等[25]通过临床 RCT 试验研究茵栀黄注射液胆道冲洗联合中药口服对经口胆道镜术后胆道感染的防治作用，结果发现运用中药组病人胆管炎发生率和胆汁细菌培养阳性率明显下降，胆汁引流量显著增加，血清 TB、GPT、AMY 明显下降，表明中药胆石术后方联合茵栀黄注射液进行胆道冲洗具有利胆消炎、有助于控制经口胆道镜术后合并的胆道感染等作用。

因此，慢性胆囊炎胆石症在现代外科手术治疗的基础上应用中医中药，发挥中药抗炎、利胆、排石、防治结石再生等优势，可有效改善临床症状，这将是未来中西医结合治疗慢性胆囊炎胆石症的临床发展方向。

四、中医药防治慢性胆囊炎胆石症实验研究

临床是开展胆石症实验研究的基础与源泉，实验研究必须与临床相结合，围绕疾病变迁与演变的规律，进一步拓展研究思路，为中医药防治慢性胆囊炎胆石症提供新的方法。

当前临床胆囊结石的类型主要为胆固醇结石及色素结石，探索其发生的病理生理异常机制对于胆石症的防治具有重要意义。胆石症与胆汁胆固醇过饱和胆固醇结晶形成有关；此外，胆汁成核异常和胆囊收缩能力减弱对于胆石形成具有促进作用，并且结石在胆囊和胆管形成后，可刺激胆囊黏膜，引起胆囊和胆管的慢性炎症。西药内治一般在控制感染及溶石治疗，中药防治慢性胆囊炎胆石症的机制涉

及以下多个方面：

刘莹露等[26]通过观察胆宁片对胆色素结石型豚鼠胆汁C反应蛋白（CRP）、血清前列腺素 E_2（PGE_2）及血清胰岛素敏感性指数影响的实验，发现模型组豚鼠的胆汁C反应蛋白含量远高于空白组，证明胆色素型结石豚鼠存在炎症反应，给予胆宁片治疗后，其胆汁C反应蛋白的含量明显下降（$P<0.05$），说明胆宁片能有效抑制其炎症反应。同时，大剂量胆宁片组的胆汁C反应蛋白含量明显少于小剂量及中剂量组，差异有统计学意义（$P<0.05$），证明胆宁片抑制炎症反应的作用在一定范围内与剂量相关。

刘莹露等[27]通过观察疏肝利胆方干预胆色素结石模型豚鼠的随机对照试验中，发现中药组胆色素结石成石率较模型组明显下降，且中药组中血清 IL-15、IL-1β、PGE_2 的含量减少，IL-2 的含量增加，胆汁 IL-15、CRP 的含量减少，IL-2 的含量增加，实验证明疏肝利胆方可以通过下调某些促炎细胞因子、调节免疫机制从而影响胆红素的代谢过程，降低胆色素结石成石率。

茹丽等[28]通过随机对照试验证明舒胆胶囊能明显抑制二甲苯致小鼠耳肿胀度、醋酸致小鼠腹腔毛细血管通透性增加、大鼠棉球肉芽肿增生，并促进犬胆汁分泌量的增加，并且可明显对抗乙酰胆碱引起的豚鼠胆囊平滑肌强烈收缩活动，具有明显的抗炎利胆作用。

刘爽峰等[29]通过随机对照试验表明，胆舒胶囊治疗慢性胆囊炎疗效显著，同时具有抗炎、抗病毒作用，可显著促进机体凝血功能和帮助免疫细胞水平恢复正常。

清热利胆汤是治疗胆石症的经典方剂，由金钱草、黄芩、枳实、木香、栀子、大黄组成，临床应用广泛。有学者[30]采用 UHPLC-QTOF-MS 组分分析技术探究清热利胆汤治疗胆石症的化学特征及作用机制。在对清热利胆汤的化学成分进行分析后，确定了六味药的 72 个成分；基于网络药理学平台，针对清热利胆汤的识别成分，进一步探讨了清热利胆汤的多组分-多靶点-多路径机制。通过草本化合物-化合物靶向网络分析，发现清热利胆汤中的多种成分可以对同一靶标（IL-10、MAPK1、HSF1 等）发挥联合作用，并发现清热利胆汤可能通过肿瘤通路（hsa05200）（包含 PTGS2、TP53 和 IL6 等基因位点）及 MAPK 信号通路在胆石症的治疗预防中起重要作用。

实验研究表明，中医药防治胆结石病的作用机制有别于化学药物，是在器官、组织、细胞、分子水平通过不同的作用途径影响结石的生成。对于药物的开发和从分子生物学角度阐述慢性胆囊炎胆石症中医药治疗的机制有很大的帮助。

五、中医药防治慢性胆囊炎胆石症的临床研究

近年来，对于中医药防治慢性胆囊炎胆石症，人们不仅在实验方面取得不错的成绩，在临床研究方面同样进行了深入的研究。

余顺顺等[25]在为慢性胆囊炎患者提供小柴胡汤加减治疗后，有效改善了患者的临床症状和体征，同时患者的胆囊壁厚度及胆囊大小也得到了明显的改善，从而提升了患者的临床疗效及生活质量。

夏建中等[31]通过随机对照试验探究中药化石排石汤治疗胆结石的临床疗效，其中实验组在常规西药治疗基础上应用中药化石排石汤（海金沙、鸡内金、金钱草、黄芩、郁金、甘草、大黄、木香、柴胡、白芍、枳壳、茵陈、半夏），与对照组比较，试验组取得更好的治疗效果。该方可促进胆汁分泌与胆囊收缩，从而降低胆道压力；同时还能调整胆汁中的镁、钙元素，调和胆酸与胆固醇比例，最终阻止胆

结石形成。

于海涛等[32]选取江西中医药大学附属中西医结合医院 2015 年 9 月—2016 年 9 月间腹腔镜胆囊切除术后自愿服用大柴胡汤的 30 例患者为治疗组，并选取同期 30 例术后常规处理患者为对照组。术后 1 年监测显示大柴胡汤组胆道动力障碍发生率 3.33%，低于对照组 26.67%，治疗组患者胆道奥迪括约肌基础压低于对照组，证明大柴胡汤能够防治腹腔镜胆囊切除术后胆型奥迪括约肌的功能障碍。

陈慕媛等[33]利用 Meta 分析评价疏肝利胆汤加减治疗慢性胆囊炎的有效性和安全性，对 RCT 试验进行相关分析后显示，疏肝利胆汤加减治疗慢性胆囊炎的临床疗效优于对照组；试验组临床有效率为对照组的 4.62 倍；试验组改善临床症状与减少复发率的效果优于对照组。

多数中医药防治慢性胆囊炎胆石症的临床研究中归纳和总结了中医药可以明显改善或抑制胆石症的形成，具有疗效可靠、副作用小、复发率低的优势。但是根据对中医药防治胆囊炎胆石症的临床研究 Meta 分析发现，由于研究方法存在不同程度的方法学的缺陷，临床研究质量不高、可重复性差、证据等级低等缺陷，使得结论存在某种偏倚，影响了研究结果的真实性和对结果的实用性的正确理解和评价。中医药防治慢性胆囊炎胆石症的临床研究还缺乏高水平的随机对照研究，目前仍期待设计严谨、实施科学、报告完整的大样本高质量的 RCT 研究的出现，以期能为临床提供可靠的依据，使中医药防治慢性胆囊炎胆石症能进一步推广应用。

六、总结

慢性胆囊炎胆石症患者的临床表现因个人体质的差异，饮食及生活习惯的不同，外界环境的影响及病程长短各异，在临床上可以表现出不同的中医证型。近年来中医对慢性胆囊炎胆石症的认识及治疗逐渐系统化与规范化，其中在辨证分型上趋向统一，形成共识。在治疗上，对慢性胆囊炎胆石症的中医治疗和中西医结合治疗等多种手段的运用更为规范。临床上除了加强对经典方及经验方的研究和精准应用，更是开发出许多确有疗效的中成药制剂，为慢性胆囊炎胆石症的辨证分型治疗提供了更多的选择。在中西医结合治疗方面，对胆囊切除术及微创保胆取石术后结合中医药防治结石复发、对术后残余结石的防治均取得新的认识和更好的疗效。在中药防治胆囊炎、胆囊结石的实验和临床研究中，人们对慢性胆囊炎胆石症成石机制的认识逐步完善，从对疾病临床疗效观察发展到较深入的分子水平研究。

中医药治疗慢性胆囊炎胆石症的前景是广阔的，随着科学技术的不断进步，随着新技术、新方法在治疗慢性胆囊炎胆石症中医研究中的应用，我们必然会对该病有更深入的了解，从而不断提升中医药治疗慢性胆囊炎胆石症的临床疗效。

（许阳贤、刘洋、季光）

参考文献

[1] 张静喆.胆病从肝论治：朱培庭学术经验精髓[M].北京：科学出版社，2008.

[2] 中华消化杂志编辑委员会.中国慢性胆囊炎、胆囊结石内科诊疗共识意见（2014 年，上海）[J].临床肝胆病杂志，2015，31（1）：7-11.

[3] 朱培庭.胆石病"从肝论治"要点[J].上海中医药大学学报，2007，21（6）：1-3.

[4] 刘敏，赵亚伟，高星亮.慢性胆囊炎中医证候研究[J].中国中医药信息杂志，2010，17（4）：22-24.

[5] 陈辰，姜树民.姜树民教授治疗慢性胆囊炎经验[J].辽宁中医药大学学报，2012，14（3）：157-158.

[6] 张声生，赵文霞．胆囊炎中医诊疗专家共识意见（2017）[J]．中国中西医结合消化杂志，2017，25（4）：241-246．

[7] 吴洪娟，李春兰，马春兰，等．金钱草对胆囊结石患者血清胆囊收缩素受体和血管活性肠肽水平的影响[J]．现代中西医结合杂志，2017，26（25）：2793-2795．

[8] 黄彭，曲佳琳，常乐，等．金钱草治疗胆囊相关疾病作用机制的网络药理学研究[J]．中国药房，2019，30（9）：1220-1225．

[9] FANG B J, SHEN J Y, ZHANG H, et al. Effect of emodin on mobility signal transduction system of gallbladder smooth muscle in Guinea pig with cholelithiasis[J]. Asian Pac J Trop Med, 2016, 9: 1013-1018.

[10] 韩柯鑫，许斌，孟宪萌．疏肝利胆汤治疗肝郁气滞胆石症随机平行对照研究[J]．实用中医内科杂志，2017，31（6）：15-17．

[11] 郑晓蕾，米彩锋．自拟萎枳汤治疗胆石症96例疗效分析[J]．中国现代药物应用，2016，10（7）：257-258．

[12] 孙逊，张静喆，章学林，等．LXRs/FXR介导的胆固醇／胆汁酸代谢链在疏肝利胆中药"从肝论治"胆固醇结石中的重要作用[J]．中华中医药杂志，2017，32（3）：1178-1180．

[13] 唐乾利，吕震，王兵，等．大黄灵仙胶囊调控ABCB11和AB-CC2干预胆结石形成的作用机制研究[J]．重庆医学，2018，47（1）：4-6．

[14] 俞渊，王兵，唐乾利，等．大黄灵仙颗粒调控IL-6、EGR-1表达治疗胆石症的实验研究[J]．辽宁中医杂志，2017，44（7）：1514-1518．

[15] ZHAO J, YU Y, LUO M, et al. Bi-directional regulation of acupuncture on extrahepatic biliary system: An approach in guinea pigs[J]. Sci Rep, 2017, 7（1）: 14066.

[16] 唐建娟．耳穴埋豆缓解胆绞痛的疗效观察[J]．浙江中医杂志，2016，51（5）：366．

[17] 范军臣，王玉玲，张会敏，等．耳穴贴压对胆囊切除患者术后胃肠功能恢复影响的Meta分析[J]．中国护理管理，2017，17（10）：1324-1330．

[18] 鲍雪东，李炯．朱培庭治疗胆石病用药频率分析[J]．江苏中医药，2016，48（3）：23-24．

[19] 刘向津，郭卉．中医药治疗慢性胆囊炎方剂用药规律分析[J]．天津中医药，2017，34（6）：384-387．

[20] 冯健，崔乃强．中西医结合治疗胆石病的现状与展望[J]．临床肝胆病杂志，2018，34（4）：704-709．

[21] 王艳勤．利胆汤联合腹腔镜保胆取石术对胆囊结石术后胃肠功能恢复及胆囊壁厚度的影响[J]．现代诊断与治疗，2017，28（22）：4196-4197．

[22] 高瑛，石坤和，顾渊，等．胆石症术后联合中药制剂对患者血清总胆汁酸及预后情况的影响[J]．世界中医药，2017，12（2）：355-358．

[23] 黄谊，黄嘉年，钟崇．胆道排石合剂联合胆道取石对胆石症术后胆道残余结石的治疗效果分析[J]．中华中医药学刊，2017，35（6）：1538-1540．

[24] 张建，梅小才，张礼涛，等．EST加利胆排石汤治疗胆总管结石的临床研究[J]．贵阳中医学院学报，2016，38（3）：64-66．

[25] 李健，牛社辉，郑传彬，等．茵栀黄胆道冲洗联合中药口服防治经口胆道镜术后胆道感染的临床观察[J]．中国中医药科技，2017，24（5）：612-613．

[26] 刘莹露，吴薇，徐天舒．胆宁片对胆色素结石型豚鼠胆汁CRP、血清PGE_2及血清胰岛素敏感性的影响[J]．西部中医药，2017，30（11）：18-21．

[27] 刘莹露，王玉娟，徐天舒．疏肝利胆方干预胆色素结石模型豚鼠的作用机制研究[J]．河南中医，2017，37（3）：417-420．

[28] 茹丽，郭起岳，徐勤，等.舒胆胶囊抗炎利
胆作用的研究 [J].中南药学，2017，15
（11）：1528-1531.

[29] 刘爽峰.胆舒胶囊对慢性胆囊炎患者凝血功
能及免疫细胞水平的影响 [J].中国药业，
2017，26（13）：72-74.

[30] HUANG P，KE H，QIU Y，et
al.Systematically characterizing chemical
profile and potential mechanisms of qingre
lidan decoction acting on cholelithiasis by
integrating UHPLC-QTOF-MS and network

target analysis[J].Evid Based Complement
Alternat Med，2019，2019：2675287.

[31] 夏建中.中药化石排石汤治疗胆结石的临床
疗效 [J].大医生，2018，3（9）：42-43.

[32] 于海涛，冯志，夏雨.大柴胡汤对腹腔镜术
后胆型 Oddi括约肌功能障碍的影响 [J].当
代医学，2017，23（18）：108-110.

[33] 陈慕媛，李辉标，唐洪梅，等.疏肝利胆汤
加减治疗慢性胆囊炎的 Meta 分析 [J].西北
药学杂志，2018，33（6）：844-848.

第十三章　中医药治疗慢性肝病的循证医学评价

一、引言

循证医学评价是医疗干预措施运用于临床实践之前的必要步骤。循证医学评价主要围绕有效性、安全性和卫生经济学展开，涉及的领域包括预防、诊断筛查、治疗、预后、康复等。研究手段包括系统评价、Meta 分析、随机对照试验、非随机对照试验、队列研究、病例对照、病例系列及个案报告等。开展临床证据循证评价对未来制定指南和临床路径具有重要意义。采用系统评价的方法对证据进行综合得到了国内外临床专家和学者的一致认可，也是临床指南制定的基础工作和重要步骤。而 Cochrane 系统评价由于其严格的制作程序和方法学专家的指导，是当前循证评价的高级别证据，也是世界卫生组织等国际医疗机构制定医疗政策或指南的首选依据，2020 年 Cochrane 系统评价的影响因子达到 9.266 分。本章将简单介绍系统评价的基本步骤和方法，同时对当前有关中医药治疗慢性肝病的 Cochrane 系统评价证据进行介绍。

二、系统评价步骤及方法

（一）提出问题

开展系统评价的首要步骤是提出一个清晰合理的临床研究问题。依据研究目的不同，临床问题可分为诊断、干预、预后等。以干预性系统评价为例，研究问题应当明确人群类型、干预措施类型（和对照）以及关注的结局指标。在构建临床问题时，可参照 PICOS 准则，分别代表人群（participants）、干预措施（intervention）、对照措施（control）、结局指标（outcome）、研究类型（study design）。临床问题可以较为宽泛也可以相对具体，两种情况均存在利弊，需要结合研究目的进行设置。进行 Cochrane 系统评价时，需要首先对题目进行注册。

（二）方案撰写和注册

确定临床问题后，需要撰写研究方

案，作为未来开展研究的指导依据，以尽可能避免因研究结果、基金来源等问题而改变方法或选择性报告有利的结局。研究方案的撰写存在固定的模块，可阅读Cochrane手册并完成各部分内容的填写，从题目注册到方案提交最好不超过6个月。除了参考Cochrane手册，还要注意查看各Cochrane评价小组官网的信息，留意是否有需要特别注意的地方。例如，Cochrane肝胆病组的方法指导原则中特别提到了肝胆病领域系统评价结局指标设定的问题，因而在方案制定时，就要参考这一标准进行指标设定。研究方案提交之后，会有2~3个审稿专家和编辑对方案进行评审，根据评审意见修改通过之后，方案得以在Cochrane图书馆上发表。

（三）文献检索

文献检索的目的是尽可能收集系统评价临床问题相关的所有文献，方法主要包括电子数据库检索和手工检索。国外常用医学电子数据库，例如Cochrane图书馆、Pubmed、Embase、Web of Science；国内常用电子数据库包括万方、维普、中国知网（CNKI）、中国生物医学文献服务系统（SinoMed）。手工检索方式主要包括浏览纳入研究的参考文献列表、咨询相关领域专家以查看是否存在漏检的可能性。由于可能存在灰色未发表文献，需要对临床试验注册库进行检索，以查看是否存在正在进行的临床试验或未发表的试验；临床试验注册平台主要包括世界卫生组织临床试验注册平台、ClinicalTrials.gov和中国临床试验注册中心（ChiCTR）。

（四）文献筛选和提取

为保证文献筛选和信息提取的准确性，需要研究者两两一组独立筛选和提取资料，并对结果进行核对，意见不一致时进行讨论，或咨询第三名研究者进行判定。文献筛选通常包含题目及摘要筛选和全文筛选。题目及摘要筛选时应当遵循较

为严格的排除标准，即通过浏览题目和摘要可明确判断不符合入选标准时方可排除，如果存在不确定性，需要保留至全文阅读筛选阶段。整个文献筛选流程依据PRISMA报告标准制成流程图。

确定纳入分析的文献后，需要采用预先设计好的资料提取表提取信息，通常包含纳入研究的一般特征（如年份、作者、国家、研究环境）、研究对象信息（如诊断、年龄、性别、合并症）、干预措施信息（如药物名称、剂量、剂型、给药途径、疗程）、对照措施信息（如名称、剂量、剂型、给药途径、疗程）、结局指标信息（如主要结局、次要结局）。

（五）文献质量评价

由于系统评价结果和结论受到纳入研究质量的影响，因此需要对文献偏倚风险进行评价。针对纳入文献的不同研究类型，可采取不同的质量评估工具。针对随机对照试验，通常采用Cochrane风险评估工具，观察性研究可采用Newcastle-Ottawa Scale（NOS）量表。文献质量评价同样需要两两一组单独评估，并核对检查。

（六）数据合并与分析

采用Meta分析的方法对数据进行合并统计，根据数据类型是二分类变量还是连续性变量选择合适的效应量指标。二分类变量可选择危险比（risk ratio，RR）、比值比（odds ratio，OR）、风险差（risk difference，RD）等进行数据合并，连续性变量则可选择均差（mean difference，MD）、标准化均差（standard mean difference，SMD）等。对于研究能否合并需要进行异质性评估，包括方法学异质性、临床异质性、统计学异质性，只有当异质性较小时，合并结果才具有一定的价值，而如果研究间异质性较大，则不建议进行合并，可采用定性描述的方法。当研究中出现缺失数据，且联系原作者未果时，需要对缺失数据进行填补。在数据充

足的情况下，可采用亚组分析和敏感性分析的方法对可能影响效应量的因素进行探究。采用倒漏斗图结合统计检验的方式（如：Egger 检验）检测是否存在发表偏倚。

（七）GRADE 评价

使用 GRADEpro GDT 软件创建了证据概要表（summary of findings，SoF），对主要结局和次要结局的结果和证据的可信度进行报告。从研究设计和实施 5 个方面对证据的质量进行评估：研究内部偏倚风险、证据间接性（包含受试者、干预措施、对照措施、结局指标）、不可解释的异质性或结果的不一致性（包括亚组分析的问题）、结果不精确性和发表偏倚风险。证据等级和推断强度的定义如下：

高质量：我们非常有信心研究结果接近于真实效应值；中等质量：我们对研究结果有一定的信心，真实效应值有可能与研究测得的效应值相似，但也有可能完全不同；低质量：我们对研究结果与真实值的接近程度不确定，真实效应值可能与研究测得的效应值完全不同；极低质量：我们对研究结果与真实值的接近程度几乎没有信心，真实效应值可能与研究结果完全不同。

三、中医药治疗慢性乙型肝炎 Cochrane 系统评价

（一）甘草类属

研究发现从甘草根中提取的甘草酸及其衍生物可能具有保肝、抗病毒、增强免疫调节等作用[1]。基于甘草提取物而制成的制剂，包括甘草酸单铵（商品名：强力宁）和甘草酸二铵（商品名：甘利欣），目前被用于治疗慢性乙型肝炎（简称慢乙肝）[1]。日本在 1980 年首次报道了用甘草酸的单铵盐、甘草甜素与甘氨酸、半胱氨酸的复方制剂在临床上治疗慢性肝炎有效[1]。国内早在 1994 年临床上就已经开始广泛使用甘草酸 / 甘草次酸制剂[1]。夏芸等人采用 Cochrane 系统评价的方法对甘草属制剂治疗慢乙肝的疗效和安全性进行了评估[1-3]。由于纳入的随机对照试验不存在甘草属制剂与抗病毒药物直接对比的试验，因此甘草属制剂作为慢乙肝抗病毒治疗的替代疗法的效果未能进行分析。基于 29 篇随机对照试验的证据，对甘草属制剂作为抗病毒辅助治疗药物的疗效和安全性进行了报告[1]。Meta 分析结果显示加载甘草属制剂后，与单独抗病毒基础治疗相比，非严重不良事件的发生率暂未发现存在差异（$RR=1.02$；95%CI 0.89—1.16；5 个试验；539 名受试者），且未发生严重不良事件。甘草属制剂联合治疗组对于血清乙肝表面抗原（HBsAg）清除效果与单独应用抗病毒治疗暂未发现存在显著性差异（$RR=0.95$；95%CI 0.88—1.02；7 个试验；639 名受试者）；而对于血清 HBV-DNA 阴转效果则甘草属制剂联合治疗组效果更好（$RR=0.78$；95%CI 0.64—0.94；21 个试验；1 938 名受试者）；并且抗病毒药物基础上加载甘草属制剂后，对血清乙肝 e 抗原（HBeAg）的阴转效果更好，两组血清 HBeAg 阳性检出率结果显示差异具有统计学显著性（$RR=0.73$；95%CI 0.56—0.95；20 个试验；1 799 名受试者）。抗病毒治疗基础上加载甘草属制剂后，对于慢乙肝患者的抗病毒复制效果更好，但病毒清除指标未发现存在差异，且是否有助于改善患者健康相关生命质量、并延缓疾病进展和死亡的发生，尚不清楚。考虑到夏芸等人的研究发表于 2011 年，且纳入的随机对照试验均为高偏倚风险，因此，尚需要对最近十年的研究证据进行更新补充，以分析结论是否有所改变。

（二）苦参属

中药苦参为豆科植物苦参的干燥根，随着现代工艺制备的不断发展，研究者从苦参及苦豆子植物中提取出多种生物碱，

其中尤以苦参碱（$C15H24N20$）和氧化苦参碱（$C15H24N202$）含量最多，共占98%左右[4]。苦参素是一种含有氧化苦参碱及少量氧化槐果碱的混合物[4]。在国家药品监督管理局网站进行检索发现经批准上市的可用于肝病治疗的苦参类药品包括：苦参碱（素）葡萄糖注射液、苦参碱（素）氯化钠注射液、苦参碱（素）注射液、肝炎灵注射液、苦参素片、苦参素分散片、苦参素胶囊、苦参素软胶囊和苦参素滴丸。

梁宁等人开展了2项有关苦参类制剂治疗慢性乙型肝炎的Cochrane系统评价，分别探讨了苦参类制剂对比不治疗或安慰剂的效果[5]和苦参类制剂对比其他药物的效果[6]。苦参类制剂与安慰剂或不治疗对比的系统评价共纳入35项随机对照试验，共3 556例慢乙肝患者[5]。1项试验为苦参类制剂对比安慰剂，显示苦参类制剂的抗病毒复制效果与肝功能指标复常的效果优于安慰剂。其他34项试验则为苦参类制剂联合基础治疗对比基础治疗，联合治疗组与基础治疗相比在死亡率与严重不良事件发生率方面暂未发现存在差异。未获得健康相关生命质量、乙型肝炎相关死亡率或发病率的数据。对于非严重不良事件发生率这一结局，Meta分析结果表明苦参类制剂组与对照组相比，组间无统计学显著性差异（$RR=1.10$；95% CI 0.76—1.59；10个试验；1 050名受试者）。对于血清HBV-DNA和HBeAg阳性检出率指标，Meta分析结果显示苦参类制剂组阳性检出率更低，差异具有统计学显著性（HBV-DNA阳性检出率：$RR=0.61$；95%CI 0.55—0.68；29个试验；2 914名受试者。HBeAg阳性检出率：$RR=0.71$；95%CI 0.66—0.76；20个试验；2 129名受试者）。试验序贯分析（trial sequential analysis，TSA）表明非严重不良事件Meta分析尚需纳入更多试验，而血清HBV-DNA、HBeAg的

Meta分析达到了所需样本量。与口服胶囊和混合给药途径相比，静脉滴注可能会增加不良事件发生的风险。证据质量受到纳入研究偏倚风险、异质性、不精确性和发表偏倚影响，证据等级为极低。

另一项探究苦参类制剂对比其他疗法有效性和安全性的Cochrane系统评价共纳入10项试验，涉及898名受试者[6]。10项试验中苦参类制剂的剂型和给药途径包括胶囊口服、静脉滴注、肌内注射，疗程为1～12个月不等。对照药物包括拉米夫定、阿德福韦酯、干扰素、硫普罗宁、胸腺肽和其他中药。未获得死亡率、严重不良事件、健康相关生命质量、乙型肝炎相关发病率的数据。与其他疗法相比，苦参类制剂对非严重不良事件（$RR=0.86$；95%CI 0.42—1.75；2个试验；163名受试者）和血清HBV-DNA阴转（$RR=1.14$；95%CI 0.81—1.63；8个试验；719名受试者）的效果尚不明确。而苦参类制剂可能有助于血清HBeAg的阴转（$RR=0.86$；95%CI 0.75—0.98；7个试验；588名受试者）。TSA分析表明所有Meta分析均未达到所需样本量。证据质量受到纳入研究偏倚风险、异质性、不精确性和发表偏倚影响，证据等级为极低。

（三）叶下珠属

叶下珠属制剂是指基于不同种类叶下珠属植物的提取物和分离的主要有效成分制成的制剂。叶下珠属植物中分离鉴定出的大量化合物，主要包括生物碱、黄酮苷、木脂体、苯酚类和萜类，前期研究发现大多数这类化合物与体内的重要关键性酶有关，可能通过改善酶活性等来达到病毒抑制效果。大量临床研究中报道了叶下珠属制剂可能存在抗病毒效应，被用于慢乙肝治疗。夏芸等人采用Cochrane系统评价的方法分别探究了叶下珠属制剂与不治疗或安慰剂对照治疗慢乙肝的疗效和安全性，以及叶下珠属制剂与抗病毒药物对

照[7]治疗慢乙肝的疗效和安全性[1,7-8]。

Meta 分析结果显示，叶下珠属制剂联合基础治疗与基础治疗单独应用相比，对于血清 HBsAg 清除效果未发现存在差异（RR=0.95；95%CI 0.90—1.00；4 个试验；317 名受试者）。而对于血清 HBV-DNA 阴转效果，叶下珠属制剂联合治疗组效果更好（RR=0.51；95%CI 0.36—0.73；12 个试验；1 022 名受试者）；对于联合基础治疗药物的进一步分析表明，叶下珠属制剂与干扰素或胸腺肽联合应用较两者单独应用能显著提高血清 HBV-DNA 清除率，而叶下珠属制剂与拉米夫定或阿德福韦酯联合应用与上述抗病毒药物单独使用比较，对于清除血清 HBV-DNA 未发现存在差异。对于血清 HBeAg 阴转效果，叶下珠属制剂联合使用组效果更好（RR=0.54；95%CI 0.38—0.75；15 个试验；1 179 名受试者）；对联合基础治疗药物进行分析发现，叶下珠属制剂与阿德福韦酯联合与单独使用阿德福韦酯相比，未发现存在差异；但是叶下珠属制剂与 α- 干扰素、拉米夫定、胸腺肽、阿糖腺苷分别联用的效果与以上药物单独使用相比，效果更好。联合叶下珠属制剂治疗与单独基础治疗相比，发生不良事件的风险暂未发现存在差异（RR=1.04；95%CI 0.66—1.63；3 个试验；100 名受试者）。

叶下珠属制剂与对照药物（拉米夫定、干扰素、胸腺素）相比，对血清 HBsAg 清除的效果未发现存在差异（RR=1.00；95%CI 0.93—1.08；4 个试验；222 名受试者）；并且对血清 HBV-DNA 的阴转效果也未发现存在差异（RR=0.83；95%CI 0.53—1.31；4 个试验；219 名受试者）。Meta 分析结果显示叶下珠属制剂对血清 HBeAg 的阴转效果优于对照药物（RR=0.76；95%CI 0.64—0.91；5 个试验；271 名受试者）。由于研究数量较少，且研究的质量较低，因此无法肯定地得出叶下珠属制剂与不同对照药物对比的效果关系。

（四）小柴胡汤

孔德昭等人开展的一项小柴胡汤治疗慢乙肝的 Cochrane 系统评价共涉及 10 项随机对照试验 926 名受试者[9]。小柴胡汤的方剂构成包括柴胡、半夏、人参、甘草、黄芩、生姜、大枣。考虑到临床随证加减等问题，系统评价中小柴胡汤的定义是复方中至少包含四味主药：柴胡、半夏、人参、黄芩。Meta 分析结果显示小柴胡汤联合基础治疗与单用基础治疗相比，HBV-DNA 阳性检出率较低，差异具有统计学显著性（RR=0.62；95%CI 0.45—0.85；3 个试验；222 名受试者）；而联合小柴胡汤治疗组血清 HBeAg 阳性检出率与基础治疗组未发现存在差异（RR=0.72；95%CI 0.50—1.02；2 个试验；160 名受试者）。关于小柴胡汤的安全性问题，基于本 Cochrane 系统评价分析结果，未发现联合小柴胡汤治疗后不良事件发生率与单独基础治疗存在差异（RR=0.43；95%CI 0.02—11.98；2 个试验；240 名受试者）。而由于纳入研究数量较少，基于当前证据下，传统中药方剂小柴胡汤与小柴胡汤加减方的疗效是否存在差异尚无法判断。由于纳入的随机对照试验均未报告小柴胡汤对于慢乙肝患者死亡、严重不良事件发生、健康相关生命质量、乙肝相关死亡或合并症发生的影响，小柴胡汤对临床终点结局的效果亟待进一步研究。

（五）针刺

孔德昭等人开展了一项 Cochrane 系统评价来探讨针刺治疗慢乙肝的疗效和安全性[10]。不同研究对于针刺的定义可能存在不同。在此 Cochrane 系统评价中，针刺的施用方式（如中医式、日式、韩式、西式）以及实施方案（如穴位的数量与名称、针刺的深度、手法、留针时间、每日针刺次数）都不做限制，针刺的定义相对广泛，既包括常规皮肤刺入性针刺，如手工针刺、电针等，也包括穴位刺激疗法如激光针灸、穴位按压、穴位注射、穴位草药敷贴、艾灸。纳入的 8 项临床随机对照试验共随机分配 555 例患者。所有纳入研究均比较针刺疗法联合常规疗法对照常规疗法，有 2 项试验研究穴位注射疗法，3 项试验研究穴位贴敷疗法，2 项试验研究手工针刺疗法，1 项试验研究艾灸疗法。没有 1 项研究对全因死亡率、严重不良事件、健康相关生存质量、乙肝相关死亡率或乙肝相关并发症这些结局指标进行评估和报告。对于非严重不良事件发生率这一结局指标，针灸疗法组与对照组相比较，干预效应差异无统计学意义（RR=0.67；95%CI 0.43—1.06；3 个试验；203 名受试者）。对于 HBV-DNA 阳性检出率这一结局指标，联合针灸组与单独基础治疗组相比，可降低 HBV-DNA 阳性人群比例（RR=0.45；95%CI 0.27—0.74；1 个试验；58 名受试者）。对于血清 HBeAg 阳性检出率这一结局指标，针灸疗法联合组与单独基础治疗组相比，干预效应差异无统计学意义（RR=0.64；95%CI 0.11—3.68；2 个试验；158 名受试者）。而对于不同针刺疗法、疗程、诊断标准、合并疾病是否对疗效产生影响，由于证据数量较少，多数无法进行分析，或分析后也未能发现存在差异。

四、中草药治疗无症状乙型肝炎病毒携带者 Cochrane 系统评价

无症状乙肝病毒携带者是指乙肝表面抗原阳性持续半年以上，但肝功能指标正常，无肝炎症状和体征的乙肝病毒感染者。在单味中药治疗乙肝病毒携带者的临床研究中，早先开展研究的最热门药物为叶下珠[11]。1988 年，印度 Thyagarajan 等[11-12]人研究发现，服用印度属叶下珠后乙肝病毒携带者血清 HBsAg 清除率达到 59%，但

是该研究受试者脱落率高达 20% 以上。此后，多个学者以不同种属的叶下珠对乙肝病毒携带者的抗病毒效果进行探究，但大多结果否定了叶下珠对血清表面抗原清除的效果[11,13-15]。叶下珠对乙肝病毒携带者治疗效果仍存在争议。除了口服单味药以外，也有研究者对中药提取物和复方中药干预乙型肝炎携带者的治疗效果进行了讨论。汪等人[16]研究发现苦参素能够升高乙肝病毒携带者外周血 CD4$^+$、CD25$^+$ 和调节性 T 淋巴细胞计数水平，有利于改善免疫水平。陈等人[17]开展的一项多中心随机双盲对照试验显示，服用补肾健脾方 52 周后，HBeAg 阳性乙肝病毒携带者血清 HBV-DNA 水平较安慰剂组显著下降，血清 HBeAg 均值及 HBsAg 均值下降水平也显著优于安慰剂组（补肾健脾方：淫羊藿、印度叶下珠各 30g，菟丝子、猪苓各 10g，杜仲、怀牛膝、黄芪、白术、茯苓、枳壳、郁金、枸杞子各 15g，丹参 20g，三七 5g）。一项随机安慰剂对照试验发现，口服补肾清透方颗粒 48 周后，乙肝病毒携带者 IL-2、TNF-α、IFN-γ 水平与安慰剂组相比显著升高，血清 IL-10 水平显著降低（补肾清透方：印度叶下珠 30g、菟丝子 10g、淫羊藿 30g、女贞子 15g、旱莲草 15g、柴胡 10g、白芍 10g、枳壳 10g、桃仁 10g、甘草 5g、虎杖 15g）[18]。李红德采用生活质量评价量表 SF-36 及焦虑自评量表 SAS 对六君解毒汤干预乙肝病毒携带者的效果进行评价，结果显示六君解毒汤组生活质量及心理状态得分均显著低于对照组，说明六君解毒汤能够改善生活质量并排解焦虑心理（六君解毒汤：黄芪、党参、白术、茯苓、甘草、丹参、麦芽、半枝莲各 10g，制半夏、陈皮、郁金、茵陈各 6g，叶下珠 30g 等）[19]。

一项有关中草药治疗无症状乙肝病毒携带者的 Cochrane 系统评价，共纳入 3 篇随机对照试验，涉及 309 名乙肝病毒携带

者，结局指标观察时间为治疗后至少随访3个月[20]。其中所有试验均未报告死亡、乙肝疾病进展（肝硬化、肝癌）、健康相关生命质量、血清 HBV-DNA 水平等结局指标[20]。3 项试验分别报告了使用中草药与干扰素或安慰剂相比，对血清 HBsAg 和血清 HBeAg 的效果，只有 1 项研究显示服用草药'健脾温肾方'可能比干扰素的血清HBsAg 清除效果更好，其他研究均未发现草药与干扰素或安慰剂相比在血清 HBsAg 和血清 HBeAg 阴转方面存在差异[20]。中草药治疗无症状乙肝病毒携带者是否存在安全性问题，只有 1 篇研究对此进行报告，且结果显示服用中草药并未发生严重不良事件[20]。由于该篇 Cochrane 系统评价发表时间为 2001 年，近 20 年间已经有新的研究证据产生，因此，冯等人于 2017 年对此进行了更新检索，并报告了基于最新证据下 27 项随机对照试验 3 412 位受试者的结果[11]。中草药能否延缓或增加乙肝病毒携带者死亡和并发症（肝硬化、肝癌等）的发生风险，仍未有一项随机对照试验对此进行探究，可能与病程进展相对缓慢，随访观察期较长有关。基于 3 项研究（174名乙肝病毒携带者）的结果显示，中草药与不治疗或非特异性药物相比，可能会有助于改善乙肝病毒携带者的生活质量[11]。14 项试验中服用中草药的 1 712 位乙肝病毒携带者报告了未发生严重不良事件，而95 位使用了中草药的受试者报告发生了胃肠道反应等非严重性的不良事件[11]。Meta分析结果显示服用中草药与不治疗相比，在血清 HBsAg 清除方面未发现存在差异（$RR=0.96$；$95\%CI$ 0.91—1.02；2 个试验；200 名受试者）；与安慰剂相比，也未发现中草药的血清 HBsAg 清除效果更好或更差（$RR=0.99$；$95\%CI$ 0.98—1.021；6 个试验；1 203 名受试者）；而中草药作为非特异性药物或干扰素治疗乙肝病毒携带者的辅助疗法，则可能会增加血清 HBsAg 清除率

（与非特性药物相比：$RR=0.95$；$95\%CI$0.91—0.98；2 个试验；443 名受试者。与干扰素相比：$RR=0.83$；$95\%CI$ 0.72—0.96；2 个试验；121 名受试者）[11]。在血清 HBeAg 清除方面，Meta 分析结果显示服用中草药与安慰剂相比未发现存在差异（$RR=0.99$；$95\%CI$ 0.96—1.02；6 个试验；869 名受试者）；而与不治疗或非特性药物或干扰素相比，中草药的 HBeAg 清除效果可能更好（与不治疗相比：$RR=0.72$；$95\%CI$ 0.60—0.87；4 个试验；453 名受试者。与非特异性药物相比：$RR=0.81$；$95\%CI$ 0.69—0.94；4 个试验；346 名受试者。与干扰素相比：$RR=0.79$；$95\%CI$0.69—0.91；2 个试验；189 名受试者）；而干扰素联合中草药使用与干扰素单用相比，未发现能提高血清 HBeAg 清除效果（$RR=0.47$；$95\%CI$ 0.20—1.12；2 个试验；121 名受试者）[11]。对于 HBV-DNA 清除效果，Meta 分析结果显示中草药效果优于不治疗或干扰素，并与非特异性疗法联合使用后优于非特性疗法单独使用（与不治疗相比：$RR=0.74$；$95\%CI$ 0.62—0.89；4个试验；438 名受试者。与干扰素相比：$RR=0.88$；$95\%CI$ 0.78—0.99；2 个试验；189 名受试者。联用后与非特异性疗法单用相比：$RR=0.82$；$95\%CI$ 0.75—0.90；3个试验；409 名受试者）[11]。

五、中草药治疗慢性丙型肝炎 Cochrane 系统评价

由于缺乏潜在宿主库或基因组存档，与其他病毒感染如乙型病毒感染或人类免疫缺陷病毒感染相比，清除丙型肝炎病毒是可能实现的。因此，当前丙型肝炎西医治疗的终极目标是治愈，而不是长期的病毒抑制。前期研究表明，消灭丙肝病毒可能会降低失代偿期肝硬化和肝癌的发生风险，同时可能会降低丙型病毒性肝炎相关死亡率[21-22]。通常，治疗结束 24 周后获得

持续病毒学应答被认为是治愈，因为这种情况下丙肝复发率不足 1%，复发的可能性极低。而自 2013 年以来，治疗结束后 12 周获得持续性病毒学应答被作为丙型肝炎疗效指标得到普遍认可。有研究表明，治疗结束后 5 年内获得持续性病毒学应答的丙型肝炎患者全因死亡率会降低 62%，同时肝癌发生风险从 9.3% 下降到 2.9%[23]。

刘建平等人开展的一项草药制剂治疗慢性丙型肝炎的 Cochrane 系统评价共纳入 10 项随机对照试验，涉及 10 种不同的草药提取物或草药复方[24]。4 项安慰剂对照的试验结果均显示，草药与安慰剂相比在丙肝病毒 RNA 清除方面未发现存在差异，草药组与安慰剂组均在治疗结束后未发生 1 例丙肝病毒 RNA 清除；且草药组与安慰剂组在降低血清谷丙转氨酶（GPT）水平方面未发现存在差异。与安慰剂相比，草药复合配方降低血清天门冬氨酸氨基转移酶（GOT）水平效果可能不存在差异，水飞蓟素则降低血清 GOT 水平效果更好。2 项干扰素对照的试验结果均显示，草药与干扰素在丙肝病毒 RNA 清除和血清 GPT 复常方面效果暂未发现存在差异。3 项草药联合干扰素与干扰素单用对比的研究中，丙肝胶囊和肝素胶囊辅助干扰素治疗慢性丙型肝炎的效果与单用干扰素相比未发现差异；而丙肝汤剂联合使用后，血清病毒清除和 GOT 复常效果更好。另有 2 项试验结果显示草药复方的血清丙肝病毒清除效果和 GPT 复常效果优于对照药物，分别是甘草酸苷联合利巴韦林和水飞蓟素联合葡萄糖内酯。但是以上结果均基于单个研究证据，随机误差风险很高。

基于刘建平等人 2001 年发表的丙肝 Cochrane 系统评价，严毓倩等人对此进行了更新，文献检索截至时间 2018 年 8 月。更新后的系统评价共纳入随机对照试验 24 项，丙型肝炎受试者 1 946 名。24 项研究共涉及 3 种草药提取物（水飞蓟素、甘草甜素、苦参素）和 13 个中药复方（包括 9 个自拟方和 4 个辨证或随症加减方）。药物剂型包括胶囊、片剂、汤剂、颗粒剂、口服液和注射剂。11 项安慰剂对照的试验结果显示，未发现证据表明草药制剂与安慰剂在死亡率、不良事件发生率、健康相关生命质量、丙肝相关发病率、持续性病毒学应答、谷丙转氨酶阴转等方面存在显著差异。1 项试验显示草药制剂与利巴韦林相比，在全因死亡率、严重不良事件发生率、丙肝相关死亡率方面无显著差异，而利巴韦林组持续性病毒学应答率更高。1 项试验显示草药制剂与利巴韦林联合盐酸金刚烷胺和熊去氧胆酸相比，持续性病毒学应答率无显著差异。10 项草药制剂联合抗病毒治疗（干扰素 + 利巴韦林）与单用抗病毒治疗的试验结果显示，联合草药用药组非严重不良事件发生率（$RR=0.89$；95%CI 0.82—0.98；6 个试验；524 名受试者），未获得持续性病毒学应答率（$RR=0.75$；95%CI 0.62—0.91；9 个试验；620 名受试者），血清谷丙转氨酶阴转失败率（$RR=0.66$；95%CI 0.45—0.93；4 个试验；219 名受试者）呈现显著降低。虽然 Meta 分析结果显示草药制剂作为辅助药物在减少不良反应发生、改善肝功能和提高持续性病毒学应答方面具有一定效果，但 Meta 分析中纳入试验的研究对象大多数为不同草药提取物或草药复方，较高的临床异质性影响了 Meta 分析结果的可信度及结论的临床推广性。

六、中医药治疗酒精性肝病 Cochrane 系统评价

Buzzetti 等人[25] 开展的一项 Cochrane 系统评价中报告了水飞蓟治疗酒精性肝病的相关研究结果。1 项水飞蓟对比不治疗的研究显示酒精性肝炎患者在死亡和不良事件发生率方面两组间不存在差异。另有 4 项研究评估了水飞蓟与不治疗相比对其

他酒精性肝病（除酒精性肝炎以外）的疗效，其中1项研究结果显示两组在降低死亡率方面不存在差异，而其余3项研究Meta分析结果显示两组间不良事件发生率也未发现存在差异（$OR=1.70$；$95\%CI$ 0.48—5.98；3个试验；296名受试者）。

Rambaldi等人[26]开展了一项水飞蓟制剂治疗酒精性肝病和/或乙型肝炎或丙型肝炎肝病的Cochrane系统评价，纳入13项随机对照915名受试者。水飞蓟与安慰剂或无干预相比对死亡率的影响无显著性差别（$RR=0.78$；$95\%CI$ 0.53—1.15；13个试验；915名受试者），且水飞蓟疗程是否大于6个月对疗效没有影响。按照受试者疾病类型进一步分析，对于酒精性肝病患者，水飞蓟能显著降低死亡发生风险（$RR=0.58$；$95\%CI$ 0.34—0.98；657名受试者），但是只关注高质量文献证据，Meta分析结果则显示水飞蓟组与对照组对死亡率的影响无显著差别（$RR=0.34$；$95\%CI$ 0.06—2.11；2个试验；176名受试者）。对于酒精性肝病同时合并丙型肝炎病毒抗体呈阳性的患者，1项研究结果显示水飞蓟组与对照组的死亡率无显著差别。对于乙型肝炎患者，1项研究结果显示水飞蓟组与对照组均未发生死亡。对于丙型肝炎患者，1项研究结果显示水飞蓟组与对照组均未发生死亡。对于乙型肝炎合并丙型肝炎感染患者，1项研究结果显示水飞蓟组与对照组均未发生死亡。对于肝病相关死亡率这一结局指标，Meta分析结果显示水飞蓟能显著降低肝病相关死亡率的发生风险（$RR=0.50$；$95\%CI$ 0.29—0.88；4个试验；844名受试者）；其中，3项研究对象为酒精性肝病，另外1项为酒精性肝病伴或不伴有丙型肝炎病毒抗体阳性。水飞蓟组与对照组在肝脏相关并发症（腹水、肝性脑病、胃肠出血、肝肾综合征）发生风险方面暂未发现存在差异。1项报告肝组织检查的结果显示水飞蓟组与对照

组对肝组织活检肝炎或肝纤维化指标的影响没有差异。水飞蓟与严重不良事件风险的显著增加无关。

七、中草药治疗脂肪肝Cochrane系统评价

临床上有大量单味中药或中药复方用于脂肪肝治疗并取得一定疗效报道。单味中药如山楂和丹参相关临床试验结果显示对脂肪肝具有一定疗效[27]。中药复方如调志养肝汤和胆宁胶囊在改善非酒精性脂肪肝患者症状、体征、肝功能、血脂、体重指数等方面存在优势[28-29]。刘兆兰等人开展了一项有关草药治疗脂肪肝的Cochrane系统评价，证据来源为77篇随机对照试验，6 753名脂肪肝患者的结果[30]。其中5篇试验对象为酒精性脂肪肝，56项试验对象为非酒精性脂肪肝，3项试验对象为混合性脂肪肝，另有13篇试验未详细陈述脂肪肝的类型。77项临床试验共涉及75种不同的单味草药、中成药和中药自拟方。对构成草药进行分析，发现最常使用的草药为：山楂、丹参、泽泻、柴胡、决明子、黄芪、大黄、姜黄、陈皮、茯苓、白术、茵陈蒿、半夏、虎杖、甘草、党参、枳实、莲子、荷叶、芍药、三七、何首乌。这些草药具有益气补血、强肝健脾、清热化痰的功效，可根据中医理论选择草药。由于纳入研究未报告全因死亡率、肝病相关死亡率、肝病相关发病率和健康相关生命质量结局，因此草药治疗对改善脂肪肝患者生命质量、延缓疾病进展及死亡发生的效果尚不清楚。5项研究报告了草药组与对照组的不良事件发生率，未发现存在组间显著性差异。以超声检查肝脏得分作为评价指标，草药组与对照药物组相比能够改善超声检查结果（降脂利肝汤联合生活方式干预 vs. 生活方式干预；柴胡疏肝散 vs. 非诺贝特缓释胶囊联合生活方式干预）。以超声检查肝脏回声强度作为评价指

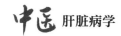

标，草药组与对照药物组相比超声检查结果未发现存在差异（结肠药草透析疗法加生活方式干预 vs. 生活方式干预）。以异常超声检查结果作为评价指标，7 项报告了该结局指标的试验中，3 项研究提示草药组与对照组相比能显著降低异常超声检查结果的人数（杏子 vs. 维生素 B、维生素 C 加葡萄糖酸内酯片；散瘀化浊汤 vs.Essentiale®；抗脂方 vs. 硫普罗宁）。以肝区近场弥漫性点状高回声结果进行评价，健肝降脂胶囊联合生活方式干预组的超声检查结果更好。以肝远端回声减弱、超声血流量降低、肝血管纹理不清晰作为评价指标，健肝降脂胶囊联合生活方式干预组与对照组不存在差异。以肝脏超声检查结果未得到改善的患者人数作为评价指标，11 项报告了该结局指标的研究中只有 2 项研究结果提示草药组改善的人数显著高于对照组（消瘀化痰汤联合生活方式干预 vs. 复方蛋氨酸、胆碱酒石酸氢盐联合生活方式干预；利湿活血通络汤联合生活方式干预 vs. 硫普罗宁联合生活方式干预）。所有纳入试验均报告了血清 GPT 水平，显示草药组与对照组相比能显著降低血清 GPT 水平。77 项试验中 64 项报告了血清 GOT 水平，结果均显示草药组与对照组相比能显著降低血清 GOT 水平。由于涉及的 75 种草药制剂几乎只有 1 项研究证据，且证据质量不高，因此，研究结果的随机误差风险较大，需要更多研究对结果进行确证。

（刘建平、梁宁）

参考文献

[1] 夏芸.甘草类制剂和叶下珠属治疗慢性乙型肝炎的系统研究 [D]. 北京：北京中医药大学，2011.

[2] XIA Y, LIU J P, GLUUD C.Glycyrrhizin versus antiviral drugs for chronic hepatitis B virus infection[J].Cochrane Database Syst Rev, 2011（2）：CD009003.

[3] XIA Y, HAN M, LIU J P, et al.Glycyrrhizin for chronic hepatitis B virus infection[J].Cochrane Database Syst Rev, 2011（1）：CD008956.

[4] 张红梅，陈晓明 . 苦参素的药学研究进展 [J]. 中国药业，2007, 16（16）：63-64.

[5] LIANG N, KONG D Z, MA S S, et al.Radix Sophorae flavescentis versus no intervention or placebo for chronic hepatitis B[J].Cochrane Database Syst Rev, 2019（4）：CD013089.

[6] LIANG N, KONG D Z, LU C L, et al.Radix Sophorae flavescentis versus other drugs or herbs for chronic hepatitis B[J].Cochrane Database Syst Rev, 2019（6）：CD013106.

[7] XIA Y, LUO H, LIU J P, et al.Phyllanthus species versus antiviral drugs for chronic hepatitis B virus infection[J].Cochrane Database Syst Rev, 2013（4）：CD009004.

[8] XIA Y, LUO H, LIU J P, et al.Phyllanthus species for chronic hepatitis B virus infection[J].Cochrane Database Syst Rev, 2011（4）：CD008960.

[9] KONG D Z, LIANG N, YANG G L, et al.Xiao Chai Hu Tang, a Chinese herbal medicine formula, for chronic hepatitis B[J].Cochrane Database Syst Rev, 2019（11）：CD013090.

[10] KONG D Z, LIANG N, YANG G L, et al.Acupuncture for chronic hepatitis B[J].Cochrane Database Syst Rev, 2019（8）：CD013107.

[11] 冯硕 . 中药治疗慢性乙肝病毒携带者、肝纤维化和肝硬化的系统评价及结论偏倚方法学研究 [D]. 北京：北京中医药大学，2017.

[12] THYAGARAJAN S P, SUBRAMANIAN S, THIRUNALASUNDARI T, et al. Effect of Phyllanthus amarus on chronic carriers of hepatitis B virus[J].Lancet, 1988, 2（8614）：

764-766.

[13] LEELARASAMEE A, TRAKULSOMBOON S, MAUNWONGYATHI P, et al.Failure of Phyllanthus amarus to eradicate hepatitis B surface antigen from symptomless carriers[J]. Lancet, 1990, 335（8705）: 1600-1601.

[14] MILNE A, HOPKIRK N, LUCAS C R, et al.Failure of New Zealand hepatitis B carriers to respond to Phyllanthus amarus[J].N Z Med J, 1994, 107（980）: 243.

[15] THAMLIKITKUL V, WASUWAT S, KANCHANAPEE P.Efficacy of Phyllanthus amarus for eradication of hepatitis B virus in chronic carriers[J].J Med Assoc Thai, 1991, 74（9）: 381-385.

[16] 汪增秀, 吴银亚, 谭善忠, 等.中药苦参中的苦参素对慢性 HBV 携带者外周血 Tregs 比例的影响及意义 [J]. 环球中医药, 2014（s1）: 58-59.

[17] 陈英杰, 童光东, 贺劲松, 等.补肾健脾方对 HBeAg 阳性乙肝病毒携带者的抗病毒疗效 [J]. 中西医结合肝病杂志, 2012, 22（4）: 200-204.

[18] 倪伟, 施维群, 茹清静, 等.补肾清透方对 HBeAg 阳性慢性 HBV 携带者细胞因子的影响研究 [J]. 中华中医药学刊, 2015, 33（3）: 543-545.

[19] 李红德.六君解毒汤治疗 HBeAg 阴性乙肝携带者的临床效果观察 [J]. 光明中医, 2015, 30（10）: 2151-2153.

[20] LIU J P, MCINTOSH H, LIN H.Chinese medicinal herbs for asymptomatic carriers of hepatitis B virus infection[J].Cochrane Database Syst Rev, 2001（2）: D2231.

[21] BACKUS L I, BOOTHROYD D B, PHILLIPS B R, et al.A sustained virologic response reduces risk of all-cause mortality in patients with hepatitis C[J].Clin Gastroenterol Hepatol, 2011, 9（6）: 509-516.

[22] VAN DER MEER A J, VELDT B J, FELD J, et al.Association between sustained virological response and all-cause mortality among patients with chronic hepatitis C and advanced hepatic fibrosis[J].JAMA, 2012, 308（24）: 2584-2593.

[23] HILL A M, SALEEM J, SIMMONS B, et al.Effects of sustained virological response （SVR） on the risk of liver transplant, hepatocellular carcinoma, death and re-infection: meta-analysis of 129 studies in 23309 patients with hepatitis C infection[J]. Hepatology, 2014.

[24] LIU J P, MANHEIMER E, TSUTANI K, et al.Medicinal herbs for hepatitis C virus infection[J].Cochrane Database Syst Rev, 2001（4）: CD003183.

[25] BUZZETTI E, KALAFATELI M, THORBURN D, et al.Pharmacological interventions for alcoholic liver disease （alcohol-related liver disease）: an attempted network meta-analysis[J].Cochrane Database Syst Rev, 2017（3）: CD011646.

[26] RAMBALDI A, JACOBS B P, GLUUD C.Milk thistle for alcoholic and/or hepatitis B or C virus liver diseases[J].Cochrane Database Syst Rev, 2007（4）: CD003620.

[27] 谢晶日.脂肪肝的中医研究现状 [J]. 现代消化及介入诊疗, 2009, 14（4）: 242-246.

[28] 谷灿立, 张运克, 付月箫, 等.Effect of Tiaozhi Yanggan decoction（调脂养肝汤）in treating patients with non-alcoholic fatty liver[J].Chinese Journal of Integrative Medicine, 2007（4）: 275-279.

[29] 季光, 范建高, 陈建杰, 等.胆宁片治疗非酒精性脂肪性肝病（湿热型）的临床研究[J]. 中国中西医结合杂志, 2005（6）: 485-488.

[30] LIU Z L, XIE L Z, ZHU J, et al.Herbal medicines for fatty liver diseases[J].Cochrane Database Syst Rev, 2013（8）: CD009059.